Allergologie

Tilo Biedermann
Werner Heppt
Harald Renz
Martin Röcken
(Hrsg.)

Allergologie

2. Auflage

Mit 275 Abbildungen

Springer

Herausgeber
Tilo Biedermann
Klinikum rechts der Isar der Technischen Universität München, München

Werner Heppt
Städtisches Klinikum Karlsruhe, Karlsruhe

Harald Renz
Universitätsklinikum Gießen und Marburg GmbH, Marburg

Martin Röcken
Universitätsklinikum Tübingen, Eberhard Karls Universität, Tübingen

ISBN 978-3-642-37202-5 978-3-642-37203-2 (eBook)
DOI 10.1007/978-3-642-37203-2

Die Deutsche Nationalbibliothek verzeichnet diese Publikation in der Deutschen Nationalbibliografie; detaillierte bibliografische Daten sind im Internet über http://dnb.d-nb.de abrufbar.

Umschlaggestaltung: deblik Berlin
Fotonachweis Umschlag: © lochstampfer/fotolia.com

Gedruckt auf säurefreiem und chlorfrei gebleichtem Papier

Springer-Verlag ist Teil der Fachverlagsgruppe Springer Science+Business Media
www.springer.com

Vorwort

Der Innovationsschub im Fach Allergologie in den letzten Jahrzehnten ist beträchtlich. Neue Entwicklungen, angestoßen durch epidemiologische Erhebungen, moderne Methoden und Erkenntnisse der Genetik, der translationalen Immunologie und Allergentypisierung, sowie neuartige Therapieoptionen bilden die Grundlage dafür, dass Allergien heute besser verstanden werden und immer differenziertere Behandlungsmöglichkeiten zur Verfügung stehen. Die 2. Auflage des erstmals 1998 erschienenen Buches »Allergologie« spiegelt die enormen Entwicklungen wider. Die vorliegende Neuauflage gibt sowohl Ärzten in Ausbildung als auch erfahrenen Allergologen die Möglichkeit, wichtige Fragen zu Grundlagen, zum pathogenetischen Verständnis und zum richtigen Vorgehen in Diagnostik und Therapie nachzuschlagen. In den ersten zwei Sektionen wird aktuelles Grundlagenwissen übersichtlich vermittelt, in den Sektionen 3 und 4 die Klinik und Diagnostik verschiedener allergologischer Krankheitsbilder praxisnah dargestellt. Evidenzbasierte Medizin und die Möglichkeiten einer »targeted therapy« stehen im Zentrum der Sektion 5 zur Therapie, wichtige Präventionskonzepte folgen in Sektion 6.

Mit diesen Inhalten und dem strukturierten Aufbau gelingt es diesem Buch, den Bogen zu schlagen zwischen wissenschaftlichem Fortschritt, den Entwicklungen der Medizin und ihrem ganz konkreten Nutzen für den allergologisch tätigen Arzt. Studierenden, Wissenschaftlern und ärztlichen Kollegen – gleich welcher Spezialisierung – bietet das Buch die Möglichkeit einer schnellen Orientierung sowie einer vertieften Auseinandersetzung. Verweise zwischen den einzelnen Kapiteln erleichtern das Querlesen. Das Buch dokumentiert die gute Zusammenarbeit zwischen Fachvertretern unterschiedlichster Disziplinen und vermittelt so dem Leser den Status quo in der Allergologie. Gleichwohl wird der Blick auf innovative, interdisziplinäre Versorgungskonzepte der Zukunft gerichtet, in denen die ganzheitliche Betreuung des Allergikers im Vordergrund steht.

In besonderer Weise möchten die Herausgeber allen Autoren danken. Wenn die Zeit immer knapper, immer schnelllebiger wird, ist es eine Herausforderung, ein Buchkapitel von nachhaltiger Wirkung und Aktualität zu erstellen. Dies ist allen Autoren ausnahmslos gelungen. Für die Umsetzung dieses Buchprojektes danken wir im Besonderen Herrn Dr. Klaus Richter und Herrn Willi Bischoff vom Springer-Verlag, den Lektorinnen Frau Sabine Thürk von Alesco Concepts, Frau Heidrun Schoeler und Frau Silja von Rauchhaupt sowie stellvertretend für Mitarbeiterinnen in den Sekretariaten Frau Brigitte Frey aus Tübingen, Frau Sibylle Walter und Frau Monika Hane aus München.

Die Herausgeber
Tilo Biedermann, Werner Heppt, Harald Renz, Martin Röcken
München, Karlsruhe, Marburg, Tübingen, im Sommer 2015

Inhaltsverzeichnis

Autorenverzeichnis

Prof. Dr. med. Heidrun Behrendt
Zentrum Allergie und Umwelt (ZAUM)
Technische Universität München und Helmholtz Zentrum München
Biedersteiner Straße 29
80802 München

Prof. Dr. med. Karl-Christian Bergmann
Allergiezentrum Charité Berlin
Klinik für Dermatologie, Venerologie und Allergologie – Charité – Campus Mitte
Luisenstraße 2
10117 Berlin

Prof. Dr. med. Kirsten Beyer
Klinik für Pädiatrie m. S. Pneumologie und Immunologie
Charité Campus Virchow-Klinikum
Augustenburger Platz 1
13353 Berlin

Prof. Dr. med. Tilo Biedermann
Klinik und Poliklinik für Dermatologie und Allergologie
Klinikum rechts der Isar der Technischen Universität München
Biedersteinerstraße 29
80802 München

Prof. Dr. med. Andreas Bircher
Dermatologische Klinik
Allergologische Poliklinik
Universitätsspital Basel
4031 Basel
Schweiz

Prof. Dr. med. Stephan C. Bischoff
Institut für Ernährungsmedizin
Universität Hohenheim
Fruwirtstraße 12
70593 Stuttgart

Prof. Dr. rer. nat. Armin Braun
Fraunhofer Institut für Toxikologie und Experimentelle Medizin (ITEM)
Medizinische Hochschule Hannover (MHH)
Nikolai-Fuchs-Straße 1
30625 Hannover

Prof. Dr. rer. nat. Heimo Breiteneder
Institut für Pathophysiologie & Allergieforschung
Medizinische Universität Wien
Währinger Gürtel 18-20, AKH-EBO-3Q
1090 Wien
Österreich

Prof. Dr. med. Knut Brockow
Klinik und Poliklinik für Dermatologie und Allergologie
Klinikum rechts der Isar
Technische Universität München
Biedersteiner Straße 29
80802 München

Dr. med. Marie-Charlotte Brüggen
Abteilung für Immundermatologie und Infektiöse Hautkrankheiten
Universitätsklinik für Dermatologie
Medizinische Universität Wien
Währinger Gürtel 18–20
1090 Wien
Österreich

Prof. Dr. rer. nat. Jeroen Buters
ZAUM-Zentrum Allergie und Umwelt
Technische Universität München
Biedersteiner Straße 29
80802 München

Dr. med. Adam Chaker
HNO-Klinik
Klinikum rechts der Isar
Technische Universität München
Ismaninger Straße 22
81675 München

Prof. Dr. med. Carl-Peter Criée
Evangelisches Krankenhaus Göttingen-Weende e.V.
Abt. Pneumologie, Beatmungsmedizin/Schlaflabor
Pappelweg 5
37120 Bovenden

Prof. Dr. med. Ulf Darsow
Klinik und Poliklinik für Dermatologie und Allergologie
Klinikum rechts der Isar
Technische Universität München
Biedersteiner Straße 29
80802 München

Prof. Dr. med. Bernadette Eberlein
Klinik und Poliklinik für Dermatologie und Allergologie
Klinikum rechts der Isar
Technische Universität München
Biedersteiner Straße 29
80802 München

Prof. Dr. med. Alexander Enk
Hautklinik der Ruprecht-Karls-Universität Heidelberg
Im Neuenheimer Feld 440
69120 Heidelberg

Dr. med. Michelle M. Epstein
Abteilung für Immundermatologie und Infektiöse Hautkrankheiten
Universitätsklinik für Dermatologie
Medizinische Universität Wien
Währinger Gürtel 18–20
1090 Wien
Österreich

Dr. med. Jörg Fischer
Universitäts-Hautklinik
Universitätsklinikum Tübingen
Eberhard Karls Universität
Liebermeisterstraße 25
72076 Tübingen

Prof. Dr. med. Claus Garbe
Universitäts-Hautklinik
Universitätsklinikum Tübingen
Eberhard Karls Universität
Liebermeisterstraße 25
72076 Tübingen

PD. Dr. med. Kamran Ghoreshi
Universitäts-Hautklinik
Universitätsklinikum Tübingen
Eberhard Karls Universität
Liebermeisterstraße 25
72076 Tübingen

Prof. Dr. med. Uwe Gieler
Universitäts-Hautklinik Gießen
Justus-Liebig-Universität Gießen
Gaffkystraße 14
35392 Gießen

Dr. Dr. med. Emmanuella Guenova
Dermatologische Klinik
UniversitätsSpital Zürich
Gloriastrasse 31
8091 Zürich
Schweiz

Charlotte Harai
Hals-, Nasen-, Ohrenklinik
SLK-Kliniken
Am Gesundbrunnen 20–26
74078 Heilbronn

Dr. med. Markus Heppt
Klinik und Poliklinik für Dermatologie und Allergologie
Klinikum der Universität München (LMU)
Frauenlobstraße 9–11
80337 München

Prof. Dr. med. Werner Heppt
Hals-, Nasen-, Ohrenklinik
Kopf- und Halschirurgie
Plastische Gesichtschirurgie
Städtisches Klinikum Karlsruhe
Moltkestraße 90
76133 Karlsruhe

Prof. Dr. med. Jens Hohlfeld
Fraunhofer Institut für Toxikologie und Experimentelle Medizin
Feodor-Lynen-Straße 15
30625 Hannover

Dr. med. Kim Husemann
Klinik Schillerhöhe
Robert-Bosch-Krankenhaus GmbH
Solitudestraße 18
70839 Gerlingen

Prof. Dr. med. Thilo Jakob
Klinik für Dermatologie, Venerologie
und Allergologie
Universitätsklinikum Gießen
Gaffkystr. 14
35385 Gießen

Prof. Dr. med. Swen Malte John
Institut für interdisziplinäre Dermatologische
Prävention und Rehabilitation (iDerm)
Universität Osnabrück
Sedanstraße 115
49090 Osnabrück

Prof. Dr. med. univ. Michael Kabesch
Kinderuniversitätsklinik Ostbayern (KUNO)
Standort Klinik St. Hedwig
Steinmetzstraße 2–4
93049 Regensburg

PD Dr. med. Jörg Kleine-Tebbe
Allergie und Asthma-Zentrum Westend
Praxis Hanf, Ackermann-Simon & Kleine-Tebbe
Spandauer Damm 130, Haus 9
14050 Berlin

Dr. med. Andreas Klemmer
Klinik für Innere Medizin, Pneumologie
Universitätsklinikum Gießen und Marburg GmbH
Standort Marburg
Baldingerstraße
35043 Marburg

Prof. Dr. med. Ludger Klimek
Zentrum für Rhinologie und Allergologie
Wiesbaden
HNO-Universitätsklinik Mannheim
An den Quellen 10
65185 Wiesbaden

PD Dr. med. Martin Kohlhäufl
Klinik Schillerhöhe
Robert-Bosch-Krankenhaus GmbH
Solitudestraße 18
70839 Gerlingen

Prof. Dr. med. Matthias Kopp
Klinik für Kinder- und Jugendmedizin
Universitätsklinikum Schleswig-Holstein
Airway Research Center North
Deutsches Zentrum für Lungenforschung
Ratzeburger Allee 160
23538 Lübeck

Prof. Dr. rer. nat. Ursula Krämer
IUF – Leibniz-Institut für umweltmedizinische
Forschung gGmbH
Auf'm Hennekamp 50
40225 Düsseldorf

Prof. Dr. med. Norbert Krug
Fraunhofer Institut für Toxikologie und
Experimentelle Medizin
Feodor-Lynen-Straße 15
30625 Hannover

PD Dr. Dipl.-Psych. Jörg Kupfer
Inst. für Med. Psychologie
Justus-Liebig-Universität Gießen
Friedrichstraße 36
35392 Gießen

Dr. rer. nat. Marinus Lamers
Forschergruppe Allergologie
Klinik für Dermatologie und Venerologie
Universitätsklinikum Freiburg
Hauptstraße 7
79104 Freiburg

Prof. Dr. med. Susanne Lau
Sektion Päd. Allergologie/Immunologie
Klinik für Pädiatrie m. S. Pneumologie und
Immunologie
Charité Campus Virchow-Klinikum
Augustenburger Platz 1
13353 Berlin

Prof. Dr. med. Markus Magerl
Klinik für Dermatologie, Venerologie und
Allergologie
Charité – Universitätsmedizin Berlin
Chariteplatz 1
10117 Berlin

Prof. Dr. med. Marcus Maurer
Klinik für Dermatologie, Venerologie und
Allergologie
Charité – Universitätsmedizin Berlin
Chariteplatz 1
10117 Berlin

Prof. Dr. med. Hans F. Merk
Universitäts-Hautklinik
RWTH Aachen
Pauwelsstraße 30
52074 Aachen

Prof. Dr. med. Martin Metz
Klinik für Dermatologie, Venerologie und Allergologie
Charité – Universitätsmedizin Berlin
Charitéplatz 1
10117 Berlin

Prof. Dr. med. Dr. h. c. Erika von Mutius
Ludwig-Maximilians-Universität
Dr. von Haunersches Kinderspital
Lindwurmstraße 4
80337 München

PD Dr. med. Volker Niemeier
Universitäts-Hautklinik Gießen
Justus-Liebig-Universität Gießen
Gaffkystraße 14
35392 Gießen

Prof. Dr. med. Bodo Niggemann
Klinik für Pädiatrie m. S. Pneumologie und Immunologie
Charité Campus Virchow-Klinikum
Augustenburger Platz 1
13353 Berlin

Prof. Dr. med. Dennis Nowak
Institut und Poliklinik für Arbeits-, Sozial- und Umweltmedizin
Klinikum der Universität, LMU
Ziemssenstraße 1
80336 München

PD Dr. med. habil. Wolf Nürnberg
Teilbereich Sozialmedizinischer Dienst
Deutsche Rentenversicherung Mitteldeutschland
Produktion und Service
Georg-Schumann-Straße 146
04159 Leipzig

Dr. med. Uta Ochmann
Institut und Poliklinik für Arbeits-, Sozial- und Umweltmedizin
Klinikum der Universität, LMU
Ziemssenstraße 1
80336 München

Prof. Dr. med. Markus Ollert
Department of Infection and Immunity
Luxembourg Institute of Health
House of BioHealth
29, rue Henri Koch
4354 Esch-sur-Alzette
Luxemburg

Prof. Dr. med. Reinhard Pabst
Medizinische Hochschule Hannover
Carl-Neuberg-Straße 1
30625Hannover

Juniorprof. Dr. phil. nat. Andrea Pautz
Institut für Pharmakologie
Universitätsmedizin der Johannes Gutenberg-Universität Mainz
Obere Zahlbacher Straße 67
55131Mainz

Prof. Dr. med. Oliver Pfaar
Zentrum für Rhinologie und Allergologie Wiesbaden
HNO-Universitätsklinik Mannheim
An den Quellen 10
65185 Wiesbaden

Prof. Dr. med. Bernhard Przybilla
Hautarztpraxis
Schmuckerweg 1
81825 München

Prof. Dr. rer. nat. Andreas Radbruch
Deutsches Rheuma-Forschungszentrum Berlin (DRFZ)
Institut der Leibniz-Gemeinschaft
Charitéplatz 1
10117 Berlin

Dr. med. Susanne Radonjic-Hoesli
Institut für Pharmakologie
Universität Bern
Friedbühlstrasse 49
3010 Bern
Schweiz

Dr. rer. nat. Verena Raker
Hautklinik der Universitätsmedizin Mainz
Johannes Gutenberg-Universität Mainz
Langenbeckstraße 1
55131 Mainz

Prof. Dr. med. Harald Renz
Institut für Laboratoriumsmedizin und Pathobiochemie, Molekuldiagnostik
Universitätsklinikum Gießen und Marburg GmbH
Baldingerstraße
35043 Marburg

Prof. Dr. med. Dr. phil. Johannes Ring
Klinik und Poliklinik für Dermatologie und Allergologie
Klinikum rechts der Isar
Technische Universität München
Biedersteiner Straße 30
80802 München

Dr. rer. nat. Elke Rodriguez
Klinik für Dermatologie, Venerologie und Allergologie
Campus Kiel
Universitätsklinikum Schleswig-Holstein
Schittenhelmstraße 7
24105 Kiel

Prof. Dr. med. Martin Röcken
Universitäts-Hautklinik
Universitätsklinikum Tübingen
Eberhard Karls Universität
Liebermeisterstraße 25
72076 Tübingen

Prof. Dr. med. Franziska Ruëff
Klinik und Poliklinik für Dermatologie und Allergologie
Klinikum der Universität München (LMU)
Frauenlobstraße 9–11
80337 München

Prof. Dr. med. Torsten Schäfer
Dermatologische Praxis
Kirchplatz 3
87509 Immenstadt

Prof. Dr. med. Knut Schäkel
Hautklinik der Ruprecht-Karls-Universität Heidelberg
Im Neuenheimer Feld 440
69120 Heidelberg

Dr. med. Sybille Scheewe
Fachklinik Sylt für Kinder und Jugendliche
Steinmannstraße 52-54
25980 Sylt/Westerland

Dr. med. Dr. rer. nat. Oliver Schmetzer
Klinik für Dermatologie, Venerologie und Allergologie
Charité – Universitätsmedizin Berlin
Chariteplatz 1
10117 Berlin

Prof. Dr. rer. nat. Carsten B. Schmidt-Weber
Zentrum Allergie und Umwelt (ZAUM)
Technische Universität und Helmholtz Zentrum München
Biedersteiner Straße 29
80802 München

Prof. Dr. med. Joachim Sennekamp
Malteser Lungen- und Allergiezentrum Bonn
Weberstraße 118
53113 Bonn

PD Dr. med. Frank Siebenhaar
Klinik für Dermatologie, Venerologie und Allergologie
Charité – Universitätsmedizin Berlin
Chariteplatz 1
10117 Berlin

Prof. Dr. med. Hans-Uwe Simon
Institut für Pharmakologie
Universität Bern
Friedbühlstrasse 49
3010 Bern
Schweiz

Dr. med. Bianka Sobolewska
Universitäts-Augenklinik
Eberhard Karls Universität
Schleichstraße 12
72076 Tübingen

Prof. Dr. rer. nat. Edzard Spillner
Immunological Engineering Group
Department of Engineering
Aarhus University
8000 Aarhus C
Dänemark

PD Dr. med. Doris Staab
Klinik für Pädiatrie m. S. Pneumologie und Immunologie
Charité Campus Virchow-Klinikum
Augustenburger Platz 1
13353 Berlin

Prof. Dr. med. Kerstin Steinbrink
Hautklinik der Universitätsmedizin Mainz
Johannes Gutenberg-Universität Mainz
Langenbeckstraße 1
55131 Mainz

Prof. Dr. med. Georg Stingl
Abteilung für Immundermatologie und Infektiöse Hautkrankheiten
Universitätsklinik für Dermatologie
Medizinische Universität Wien
Währinger Gürtel 18–20
1090 Wien
Österreich

PD Dr. med. Martin Teufel
Psychosomatische Medizin und Psychotherapie
Innere Medizin VI
Universitätsklinikum Tübingen
Osianderstraße 5
72076 Tübingen

PD Dr. med. Anja Thielitz
Hautarztpraxis Haldensleben
Gerikestraße 4
39340 Haldensleben

Prof. Dr. med. Peter Thomas
Klinik und Poliklinik für Dermatologie und Allergologie
Klinikum der Universität München (LMU)
Frauenlobstraße 9–11
80337 München

Prof. Dr. med. Axel Trautmann
Klinik und Poliklinik für Dermatologie und Allergie
Universitätsklinikum Würzburg
Josef-Schneider-Straße 2
97080 Würzburg

Prof. Dr. med. Rudolf Valenta
Abteilung für Immunpathologie
Institut für Pathophysiologie und Allergieforschung
Zentrum für Pathophysiologie, Infektiologie und Immunologie
Medizinische Universität Wien
Währinger Gürtel 18–20
1090 Wien
Österreich

Prof. Dr. med. Claus Vogelmaier
Klinik für Innere Medizin, Pneumologie
Universitätsklinikum Gießen und Marburg GmbH
Standort Marburg
Baldingerstraße
35043 Marburg

Dr. med. Thomas Volz
Klinik und Poliklinik für Dermatologie und Allergologie
Klinikum rechts der Isar
Technische Universität München
Biedersteinerstraße 29
80802 München

Prof. Dr. med. Stephan Weidinger
Klinik für Dermatologie, Venerologie und Allergologie
Universitätsklinikum Schleswig-Holstein
Campus Kiel
Schittenhelmstraße 7
24105 Kiel

Dr. rer. nat. Christin Weise
Klinik für Dermatologie, Venerologie und Allergologie
Allergie-Centrum-Charité
Charité – Universitätsmedizin Berlin
Charitéplatz 1
10117 Berlin

PD Dr. med. Karsten Weller
Klinik für Dermatologie, Venerologie und Allergologie
Charité – Universitätsmedizin Berlin
Charitéplatz 1
10117 Berlin

Prof. Dr. med. Thomas Werfel
Klinik für Dermatologie, Allergologie und Venerologie
Medizinische Hochschule Hannover
Carl-Neuberg-Straße 1, OE6610
30625 Hannover

Dr. med. Florian Wölbing
Klinik und Poliklinik für Dermatologie und Allergologie
Klinikum rechts der Isar
Technische Universität München
Biedersteinerstraße 29
80802 München

Dr. med. Eva Wollmann
Abteilung für Immunpathologie
Institut für Pathophysiologie und Allergieforschung
Zentrum für Pathophysiologie, Infektiologie
und Immunologie
Medizinische Universität Wien
Währinger Gürtel 18–20
1090 Wien
Österreich

Prof. Dr. med. Margitta Worm
Klinik für Dermatologie, Venerologie und
Allergologie
Charité – Universitätsmedizin Berlin
Charitéplatz 1
10117 Berlin

PD Dr. med. Amir Yazdi
Universitäts-Hautklinik
Universitätsklinikum Tübingen
Eberhard Karls Universität
Liebermeisterstraße 25
72076 Tübingen

Prof. Dr. med. Manfred Zierhut
Universitäts-Augenklinik
Eberhard Karls Universität
Schleichstraße 12
72076 Tübingen

Prof. Dr. med. Stephan Zipfel
Psychosomatische Medizin und Psychotherapie
Innere Medizin VI
Universitätsklinikum Tübingen
Osianderstraße 5
72076 Tübingen

Prof. Dr. med. Torsten Zuberbier
Klinik für Dermatologie, Venerologie und
Allergologie
Charité – Universitätsmedizin Berlin
Charitéplatz 1
10117 Berlin

Abkürzungen

AA	allergisches Asthma
AAF	Aminosäurenformula
AAS	Angioödemaktivitätsscore
ABPA	allergische bronchopulmonale Aspergillose
ACE	Angiotensin-Converting Enzyme
Ach	Acetylcholin
ACTH	adrenocorticotropes Hormon
AD	atopische Dermatitis
AE	atopisches Ekzem
AERD	»aspirin-exacerbated respiratory disease«, Aspirin-exazerbiertes respiratorisches Syndrom
AF	»platelet activating factor«
AGEP	akute generalisierte exanthematische Pustulose
ACPR	Agency for Health Care Policy and Research
AhR	Aryl-Hydrocarbonsäure-Rezeptor
AI	Analgetikaintoleranz
AID	»activation-induced cytidine deaminase«
AIU	Aspirin-induzierte Urtikaria/Anaphylaxie
AKD	allergische Kontaktdermatitis
ALT	alveolar assoziiertes lymphatisches Gewebe
AMP	antimikrobielles Peptid
ANCA	antineutrophiler zytoplasmatischer Antikörper
APC	antigenpräsentierende Zelle
APRIL	»a proliferation-inducing ligand«
APZ	antigenpräsentierende Zelle
ASIT	allergenspezifische Immuntherapie
ASS	Acetylsalizylsäure
ATP	Adenosin-Triphosphat
BAFF	»B-cell activating factor from the TNF familiy«, B-Zell-aktivierender Faktor
BAL	bronchoalveoläre Lavage
BALT	»bronchus-associated lymphoid-tissue«
BAT	Basophilenaktivierungstest
BCMA	»B-cell maturation antigen«
BCR	B-Zell-Rezeptor
BHR	bronchiale Hyperreabilität
BKV	Berufskrankheitenverordnung
BRALT	bronchiolar assoziiertes lymphatisches Gewebe
Bregs	regulatorische B-Zellen
BRI	»building related illness«
CALT	Konjunktiva-assoziiertes lymphatisches Gewebe
CAST	»cellular antigen stimulation test«
CCD	»cross-reactive carbohydrate determinants«
CF	zystische Fibrose
CFTR	»cystic fibrosis transmembrane conductance regulator«
CGRP	»calcitonin gene-related peptide«
CHES	chronische hyperplastische eosinophile Sinusitis
CHS	»contact hypersensitivity reaction«, Kontaktallergie
CLA	»cutaneous lymphocyte associated antigen«
CAPS	»cryopyrin-associated periodic syndrome
CLIP	»class II-associated invariant chain peptide«
CLP	»cecal ligation and puncture«
CLR	»C-type lectin receptor«
COPD	»chronic obstructive pulmonary disease«, chronisch-obstruktive Bronchitis
COX	Cyclooxygenase
CRD	»component resolved diagnosis«
CRH	Corticotropin-Releasing Hormon
CRS	chronische Rhinosinusitis
CRTH2	»chemoattractant receptor-homologous molecule expressed on Th2 cell«
CSBP	zytokinspezifisches Bindungsprotein
CSR	»class-switch DNA recombination«
CSU	chronisch-spontane Urtikaria
CTLA-4	zytotoxisches T-Lymphozyten-Antigen-4
DAAB	Deutscher Allergie- und Asthmabund e. V.
DAMP	»danger associated molecular pattern«
DARPins	»designed ankyrin repeat proteins«
DBPCFC	doppelblinde, plazebokontrollierte orale Provokation
DC	dendritische Zelle
DDC	dermale dendritische Zelle
DiF	Immunfluoreszenz-Untersuchung
DISH	»drug-induced hypersensitivity syndrome«
DNCG	Dinatriumcromoglicicum
DOCK8	»dedicator of cytokinesis-8«
DPBB	Double-Psi-Beta-Barrel
DRESS	»drug reaction with eosinophilia and systemic symptoms«
DTH	»delayed type hypersensitivity«
DVT	digitale Volumentomographie
EAA	exogen-allergische Alveolitis
ECM	extrazelluläre Matrix
ECP	»eosinophil cationic protein«
EDC	epidermaler Differenzierungskomplex
EDN	»eosinophil derived neurotoxin«
EET	»eosinophil extracellular traps«
EGF	»epidermal growth factor«
EGFR	»epidermal growth factor receptor«
eHF	extensiv hydrolysierte Formula auf Kuhmilchbasis
EIA	Enzymimmunoassay
ELISA	»enzyme linked immunosorbent assay«
EMA	Europäische Zulassungsbehörde für Arzneimittel
E-NTPDase	Ekto-Nukleotid-Triphosphat-Diphosphohydrolase
EoE	eosinophile Ösophagitis
EPO	eosinophile Peroxidase
ER	endoplasmatisches Retikulum
ERAP	ER-Aminopeptidase

ERV	exspiratorisches Reservevolumen
EVC	exspiratorische Vitalkapazität
FDEIA	»food-dependent exercise-induced anaphylaxis«
FEF	maximale (forcierte) exspiratorische Atemstromstärke bzw. Flussgeschwindigkeit
FESS	funktionelle endoskopische Nasennebenhöhlenoperation
FEV	Einsekundenkapazität
FITC	Fluoresceinisothiocyanat
FLAP	5-Lipoxygenase-aktivierendes Protein
FLG	Filaggrin
FRC	funktionelle Residualkapazität
FVC	forcierte Vitalkapazität
GM-CSF	»granulocyte-macrophage colony-stimulating factor«
GOS	Galakto-Oligosaccharid
GRE	»glucocorticoid-responsive elements«
GWAS	genomweite Assoziationsstudie
HAE	hereditäres Angioödem
HDM	Hausstaubmilbenantigen
HES	hypereosinophiles Syndrom
HEV	»high endothelial venule«
HG-SIT	Hymenopterengift-spezifische Immuntherapie
HIES	Hyper-IgE-Syndrom
HLA	»human leukocyte antigen«, humanes Leukozyten-Antigen
HPA	»hypothalamus pituitary adrenal«
IAR	intermittierende allergische Rhinitis
IC	inspiratorische Kapazität
ICF	Internationale Klassifikation der Funktionsfähigkeit, Behinderung und Gesundheit
IDC	inflammatorische dendritische Zelle
IEI	»ideopathic environmental illness«
IEL	intraepitheliale Lymphozyten
IF	Intermediärfilament
Ii	invariante Kette
IL	Interleukin
ILC	»innate lymphoid cell«
ILF	isolierte Lymphfollikel
INCI	International Nomenclature of Cosmetic Ingredients
IRV	inspiratorisches Reservevolumen
ITAM	»immunoreceptor tyrosine-based activation motif«
ITGV	intrathorakales Gasvolumen
ITIM	»immunoreceptor tyrosine-based inhibition motif«
iTregs	induzierbare Tregs
IV	Ichthyosis vulgaris
IVC	inspiratorische Vitalkapazität
JAK	Januskinase
KC	Keratinozyt
KiGGS	Kinder- und Jugendgesundheitssurvey
LALT	»larynx-associated lymhoid-tissue«
LCR	Locuskontrollregion
LD	»linkage disequilibrium«
LDLR	Lipoproteinrezeptor
LLN	»lower limit of normal«
LNIT	lokal-nasale Immuntherapie
LP	Lamina propria
LPS	Lipopolysaccharid
LST	Lymphozytenstimulationstest
LT	Leukotrien
LTi	»lymphoid tissue inducer«
LTP	Lipidtransferprotein
LTT	Lymphozytentransformationstest
LZ	Langerhans-Zelle
LZP	Lebenszeitprävalenz
MALT	»mucosa-associated lymphoid tissue«
MAMP	»microbial associated molecular pattern«
MAPK	mitogenaktivierte Proteinkinase
MAT	»modular antigen translocation«
MBP	»major basic protein«
MCS	»multiple chemical sensitivity«
MdE	Minderung der Erwerbsfähigkeit
MDP	»muramyl dipeptide«
MDSC	»myeloid derived suppressor cell«
MEF	maximale exspiratorische Atemstromstärke bzw. Flussgeschwindigkeit
MFI	»mean fluorescent intensity«
MHC	»major histocompatibility complex«, Haupthistokompatibilitätskomplex
MLP	»major latex protein«
MMAS	monoklonales Mastzellaktivierungssyndrom
MMP	Matrix-Metalloproteinase
MPA	mikroskopische Polyangiitis
NALT	»nose-associated lymphoid-tissue«
NARES	nichtallergische Rhinitis mit Eosinophiliesyndrom
NFAT	nukleärer Faktor aktivierter T-Zellen
NFS	nichtspezifische, funktionelle und somatoforme Körperbeschwerden
NK-Zellen	natürliche-Killerzelle
NKA	Neurokinin A
NLR	NOD-like Rezeptor
NMA	Nahrungsmittelallergie
NMI	Nahrungsmittelintoleranz
NNA	Neurotrophin-Neuropeptid-Stressachse
NO	Stickstoffmonoxid
NPY	Neuropeptid-Tyrosin
Nrf2	»nuclear factor-erythroid 2-related factor 2«
NSAID	nichtsteroidale Antiphlogistika
nsLTP	nichtspezifisches Lipidtransferprotein
NSP	»non-specific pattern«
OAS	orales Allergiesyndrom
PAC	»perennial allergic conjunctivitis«
PAF	»platelet activating factor«, plättchenaktivierender Faktor
PAMP	»pathogen associated molecular pattern«
PAN	Panarteriitis nodosa
PBMC	»peripheral blood mononuclear cell«

PD-1	»programmed death-1 receptor«
PDC	plasmazytoide dendritische Zelle
PDCO	Paediatric Commitee
PDGFR	»platelet-derived growth factor receptor«
PE	Phycoerythrin
PE-DY647	Phycoerythrin-Dyomics 647
PEF	»peak expiratory flow«
PER	persistierende allergische Rhinitis
PerCP	Peridinin-Chlorophyll-Protein-Komplex
PG	Prostaglandin
PHA	Phytohämagglutinin
PIF	»peak inspiratory flow«
PIP	»paediatric investigation plan«
PLA	Phospholipase A
PLC	»peptide loading complex«, Peptidbeladungskomplex
PP	Peyer's Patches, Periodenprävalenz
PPI	Protonenpumpeninhibitor
PRR	»pattern recognition receptor«, Pathogenerkennungsrezeptor
PSGL-1	P-Selektin-bindender Glykoproteinligand 1
RABA	»rapid acting beta2-agonist«
RBL-Zelle	»rat basophile leukemia cell«
RLR	»Rig-I like helicase receptor«
ROAT	»repeated open application test«
ROC	»receiver operator characteristic«
ROS	reaktive Sauerstoffspezies
RRP	»ripening related protein«
RSV	»respiratory syncytial virus«
RV	Residualvolumen
SA	sympathische Achse
SAC	»saisonal allergic conjunctivitis«
SAFS	»severe asthma with fungal sensitation«
SALT	»skin-associated lymphoid tissue«
SBS	Sick-Building-Syndrom
SC	»secretory component«
SCAR	schwere kutane Arzneimittelreaktion
SCF	»stem cell factor«, Stammzellfaktor
SCIT	subkutane Immuntherapie
SDRIFE	»symmetrical drug-related intertriginous and flexural exanthema«
SEGRA	selektive Glukokortikoid-Rezeptor-agonisten
SI	Stimulationsindex
SJS	Stevens-Johnson-Syndrom
SLAN	6-sulpho LacNac
SLIT	sublinguale Immuntherapie
SNP	»single nucleotide polymorphism«
SOTI	spezifische orale Toleranzinduktion
sR_{AW}	spezifischer Atemwegswiderstand
STAT	»signal transducers and activators of transcription«
SYK	»spleen tyrosine kinase«
TACI	»transmembrane activator and cyclophilin ligand interactor«
TAP	»transporter associated with antigen processing«
TARC	»thymus- and activation-regulated chemokine«
Tat	»transactivator of transcription«
TAV	Therapieallergene-Verordnung
TCM	»central memory T cell«
TCR	T-Zell-Rezeptor
TEC	thymische Epithelzelle
TEN	toxische epidermale Nekrolyse, Lyell-Syndrom
TFH	follikuläre T-Helferzelle
TGF	»transforming growth factor«
TGV	thorakales Gasvolumen
Th	T-Helfer-Lymphozyt
TIX	therapeutischer Index
TLC	totale Lungenkapazität
TLR	Toll-like Rezeptor
TNF	Tumornekrosefaktor
Treg	regulatorische T-Zelle
TRM	»tissue-resident memory«
TSLP	»thymic stromal lymphopoeitin«
TT	Tetanus-Toxoid
UAS	Urtikariaaktivitätsscore
UAW	unerwünschte Arzneimittelwirkung
UCT	Urtikariakontrolltest
UVT	Unfallversicherungsträger
VC	Vitalkapazität
VCD	»vocal cord dysfunction«
VEGFR	»vascular endothelial growth factor receptor«
VIP	vasoaktives intestinales Peptid
VOC	volatile organische Substanz
VZ	Atemzugvolumen, Tidalvolumen
WDEIA	»wheat-dependent exercise-induced anaphylaxis«

Grundlagen allergischer Erkrankungen

Geschichte der Allergologie

K.-C. Bergmann, J. Ring

T. Biedermann et al. (Hrsg.), *Allergologie*,
DOI 10.1007/978-3-642-37203-2_1,

1.1 Einleitung

Bereits aus der Antike (Ring 2014a) und dem Mittelalter (Ring 2014b) sind uns das Bestehen allergischer Erkrankungen und erste diagnostische Hinweise bekannt. Die größten Umwälzungen im Verständnis und in der Diagnostik allergischer Erkrankungen haben sich aber naturgemäß im 20. Jahrhundert abgespielt (Bergmann 2014a); daher seien diese hier hervorgehoben. Eine umfassende Darstellung der gesamten Allergiegeschichte ist bei Schadewaldt (1983) und in einer kürzlich erschienenen Monographie (Bergmann u. Ring 2014) zu finden.

Gleich im ersten Jahr dieses Jahrhunderts geschah etwas Wichtiges: Die erste Patientenorganisation, der »Heufieber-Bund von Helgoland«, wurde gegründet (◻ Abb. 1.1) – eine Vereinigung von Heuschnupfenleidenden, die sich im Vereinigungsregister des königlichen Landgerichts von Altona (Hamburg) am 10. September 1900 eintragen ließ. Die Patienten hatten sich seit 1897 auf der Insel Helgoland getroffen, weil dort der Heuschnupfen seltener auftrat als auf dem Festland. Sie wollten ihrem gemeinsamen Leiden die Stirn bieten, sich informieren über Fortschritte in der Behandlung und auch den sozialen Kontakt halten.

Nach mehr als 100 Jahren ist diese Vereinigung – der heutige »Deutscher Allergie- und Asthmabund e. V.« (DAAB) – weiter aktiv und sehr erfolgreich.

1.2 Immuntherapie: Das »Rückgrat der Allergologie«

In den »Medical News« von New York (Curtis 1900) konnte man 1900 den wahrscheinlich ersten Bericht über den Gebrauch von wässrigen Pollenextrakten bei »ungefähr acht oder zehn« Patienten mit »Coryza«, d. h. Heuschnupfen, lesen. Der HNO-Arzt Henry Holbrook Curtis (1856–1920) berichtete über »bemerkenswerte Ergebnisse« bei diesen Patienten im Anschluss an subkutane Injektionen und die orale Anwendung von Extrakten aus Ambrosia, des »old enemy ragweed« – »the recognized king of pollens«. Es scheint, dass es keine weiteren Untersuchungen durch ihn selbst gegeben hat, aber die Idee wurde erfolgreich in London aufgenommen.

Leonard Noon (1878–1913) veröffentlichte 1911 (Noon 1911) die erste dokumentierte Wirksamkeit der subkutanen Immuntherapie (SCIT) bei Gräserpollenallergikern, deren Erfolg er durch konjunktivale Provokationstests im St. Mary's Hospital in London kontrollierte.

Nach dem frühen Tod von Noon setzte sein Freund John Freeman (1877–1962) die Arbeiten zur Immuntherapie fort und publizierte nur 3 Monate später eine ausführlichere Arbeit zur Wirkung einer SCIT bei 20 Patienten (Freeman 1911). Seiner Meinung nach waren die Ergebnisse »disappointing«, »inconclusive« oder »failure« in 3 Fällen und nur »moderately, fairly or eminently satisfactory« in 16 Fällen. Diese bemerkenswert sachliche Beurteilung eigener Ergebnisse der Immuntherapie zeigten spätere Autoren nicht immer.

Freeman und Noon verabreichten ihren Patienten zunehmende Dosen grob zubereiteter Allergenextrakte, bis deren Symptome reduziert wurden. Noon unternahm bereits die ersten Versuche einer Allergenstandardisierung und begründete mit ihnen den Gebrauch der »Noon-Einheit«.

In den nächsten 50 Jahren nach Noon gab es nur anekdotische Berichte über die Wirkung einer SCIT. Erst 1954 haben A. W. Frankland und R. Austin die erste plazebokontrollierte Doppelblindstudie zur SCIT publiziert (Frankland u. Augustin 1954). »Bill« Frankland ist im Alter von über 100 Jahren noch immer aktiv und hat erst kürzlich den EAACI-Kongress 2014 in Kopenhagen besucht (◻ Abb. 1.2).

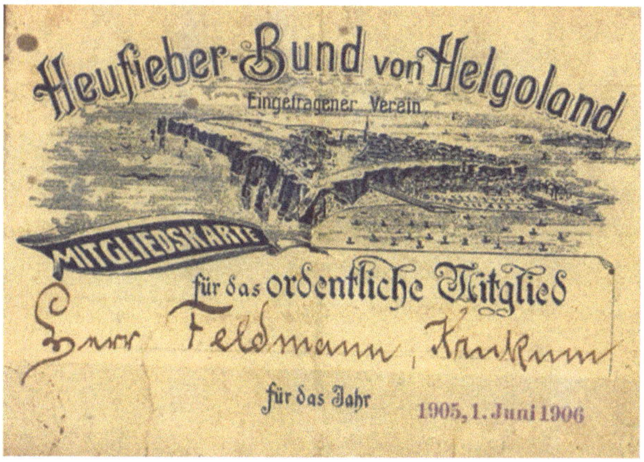

◻ **Abb. 1.1** Mitgliedskarte im Heufieber-Bund von 1905/1906. (Aus Ring 2014b)

1.3 Anaphylaxie – die Entdeckung eines neuen Feldes

1902 haben Paul Portier (1850–1935) und Charles Richet (1866–1962) in einer kurzen, nur wenig mehr als 2 Seiten umfassenden Veröffentlichung nach einem Vortrag vor der Pariser »Société de Biologie« erstmalig den Begriff »anaphylactic reaction« benutzt (Portier u. Richet 1902).

Beide Autoren wollten zu dieser Zeit lediglich einen Aspekt im Gebiet der Serologie und Immunitätsforschung stimulieren, aber sie begründeten mit der Entdeckung der Anaphylaxie eine neue Arbeitsrichtung. Richet erhielt 1913 dafür den Nobelpreis.

Zu Beginn des 19. Jahrhunderts beherrschten die Ideen von Robert Koch die Szene durch seine neue Tuberku-

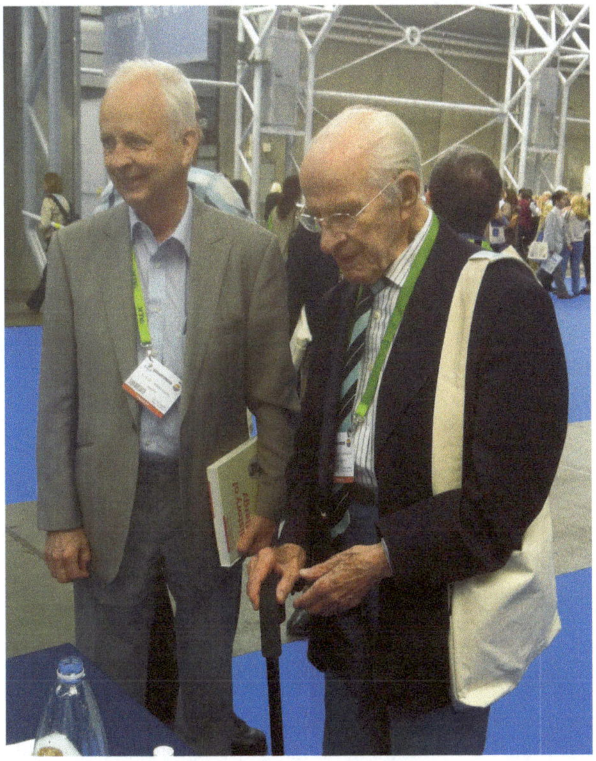

Abb. 1.2 A. W. Frankland (*rechts*) und G. Johannson (*links*) auf dem EAACI-Kongress 2014 in Kopenhagen

losetherapie mittels Tuberkulin (seit 1897). Im gleichen Jahr hatte Paul Ehrlich den Begriff der Seitenkettentheorie ins Leben gerufen, und 1892 veröffentlichte Behring »Die Blutserumtherapie«. Der schnelle Aufstieg der Bakteriologie und die Möglichkeiten der Immunisierung gegen Infektionskrankheiten beherrschten den Mainstream der Medizin während dieser Jahre.

Richet und Portier studierten 1901 auf einer Yacht die toxischen Qualitäten bestimmter Quallenarten, die nach dem Kontakt zu urtikariellen Reaktionen führten. Konnte man Tiere durch die wiederholte Einspritzung der Toxine unempfindlich, tolerant oder sogar immun machen?

Nein, das Gegenteil trat ein: Wiederholte Einspritzungen bereits geringster Mengen der Toxine führten nach einer Inkubationszeit zu typischen klinischen Reaktionen mit Tachykardie, Blutdruckabfall, Diarrhö, Ateminsuffizienz und sogar zum Tod im Fall eines anaphylaktischen Schocks.

Diese Phänomene wichen beträchtlich vom Bild einer primären Vergiftung ab. Es war eine neue Form der Überempfindlichkeit entdeckt worden: die Anaphylaxie. Dieses Phänomen stimulierte weltweit enorm die weitere Forschung zu allergischen Reaktionen.

1.4 Das Wort (und Konzept) »Allergie«

Am 24. Juli 1906 wurde das Wort »Allergie« erstmalig in einer Veröffentlichung von Clemens von Pirquet in der Zeitschrift »Münchener Medizinische Wochenschrift« verwendet. Er schreibt: »Wir brauchen ein neues [...] Wort für die Zustandsänderung, die der Organismus durch die Bekanntschaft mit irgendeinem organischen, lebenden oder leblosen Gift erfährt [...] Für diesen allgemeinen Begriff der veränderten Reaktionsfähigkeit schlage ich den Ausdruck ›Allergie‹ vor« (von Pirquet 1906).

Die Bedeutung des Begriffs hat seinen Ursprung im griechischen Wort »allos« (anders) und »ergos« (Tätigkeit). Innerhalb weniger Jahre eroberte der neue Ausdruck die ganze Welt und verdrängte alle älteren Namen wie Idiosynkrasie, Überempfindlichkeit oder Atopie.

Das Wort »Allergie« begründete zugleich ein klinisches Konzept, das es ermöglichte, auch solche Krankheitsbilder zu verstehen, deren Genese man bisher nicht einordnen konnte.

1.5 Serumkrankheit und der Fall Langerhans

Die Entwicklung und der Gebrauch von Impfstoffen für die Prophylaxe und Therapie von Infektionskrankheiten wie Diphtherie und Wundstarrkrampf führten zu einem völlig neuen klinischen Krankheitsbild, der Serumkrankheit. Was war los?

Zunächst war nach den Injektionen von Impfstoffen nur über harmlose Nebenwirkungen wie urtikarielle und lokale Exantheme berichtet worden, dann aber über ein tragisches Ereignis: Am 4. April 1896 injizierte der bekannte Berliner Pathologe Robert Langerhans (1859–1904) 1,2 ml Diphterieantiserum subkutan seinem eigenen fast 2-jährigen Kind aus prophylaktischen Gründen – und vor seinen eigenen Augen verstarb sein Kind 7 min später. Was für eine Tragödie! Langerhans berichtete detailliert (Langerhans 1896). Bis 1910 wurden 41 Todesfälle nach Diphtherieimpfstoff-Injektionen beschrieben (Lamson 1924). Die Serumkrankheit forderte viele Opfer.

Den Begriff der Serumkrankheit als Folge anaphylaktischer Reaktionen auf Fremdeiweiß prägte von Pirquet zusammen mit Béla Schick (1877–1967) im Jahre 1903 (von Pirquet u. Schick 1903).

Das Konzept der Anaphylaxie fand weltweit großes Interesse, und es wurden immer mehr Details bekannt. Nicolas Maurice Arthus (1862–1945) prägte 1903 den Begriff der lokalen Anaphylaxie, auch bekannt als Arthus-Reaktion (Entzündung und Nekrosen in der Haut ca. 6–8 h nach wiederholten Injektionen auch nichtgiftiger Stoffe, z. B. Milch) (Arthus 1903). Später wurde die Arthus-Reaktion als eine lokale Typ-III-Reaktion (Immunkomplex-vermittelte Reaktion) eingeordnet.

1.6 Anaphylaktischer Schock und lokale Immunität

1907 hat Alexandre Besredka (1870–1940) den Begriff »anaphylaktischer Schock« veröffentlicht (Besredka u. Steinhardt 1907). Er versuchte zu dieser Zeit im Institut Pasteur in Paris die toxische (anaphylaktische) Wirkung von Impfstoffen durch eine antianaphylaktische Impfung zu hemmen. Diese Versuche scheiterten – der Begriff »anaphylaktischer Schock« aber ist geblieben.

1919 hat Besredka auch seine Ideen zur lokalen Immunität der Schleimhäute veröffentlicht. Diese beruht überwiegend aus sekretorischem IgA, das unabhängig vom Serum-IgA wirkt. Er wurde deshalb als der »Vater der Schleimhautimmunität« bekannt.

1908 berichtete der französische Kinderarzt Victor H. Hutinel über Fälle von anaphylaktischen Reaktionen nach dem Essen: die Nahrungsmittelanaphylaxie (Hutinel 1908).

Karl Hansen schuf 1941 das Konzept des anaphylaktischen Schockfragments beim Asthma (Hansen 1941). Er schrieb: »In Wirklichkeit tritt aber beim Menschen ein Universalschock zumeist nicht auf, vielmehr werden nur ein oder mehrere Symptome des Schocks deutlich, welche wir ‚Schockfragmente' nennen wollen.« Die akute Obstruktion beim Asthma bronchiale war für ihn ein solches Schockfragment.

1.7 Atopie

Arthur Fernandez Coca (1875–1959) und Robert Anderson Cooke (1880–1960) benutzten den Begriff »Atopie« erstmalig 1921 auf einem Kongress in Washington und veröffentlichten ihn 1923 (Coca u. Cooke 1923). Sie verstanden unter Atopie spontan auftretende Erkrankungen wie Heuschnupfen und Asthma vor dem Hintergrund einer genetischen Disposition zur Bildung von Reaginen, d. h. IgE-Antikörpern.

Zuerst nur in den USA verwendet, erhielt das Wort »Atopie« globale Aufmerksamkeit. Viele Ärzte gebrauchen das Wort »Atopie« für jede IgE-vermittelte Reaktion. Ring hat die Atopie 1991 definiert als »eine familiär auftretende Tendenz zur Entwicklung bestimmter Krankheiten (Rhinokonjunktivitis, Asthma bronchiale, Ekzem) auf dem Boden einer Überempfindlichkeit von Haut und Schleimhäuten gegen Umweltstoffe, assoziiert mit erhöhter IgE-Produktion und/oder veränderter unspezifischer Reaktivität« (Przybilla et al. 1991).

1.8 Die Übertragbarkeit einer Allergie durch Blut oder »die Suche nach dem Übeltäter«

Seit der Beschreibung der Serumkrankheit durch von Pirquet wurde der Auslöser der Reaktionen gesucht. Waren es Zellen oder Eiweiße im Blut, die die allergischen Reaktionen auslösten? Ein Ereignis im Central Park in New York und die Aufmerksamkeit des Arztes Dr. Ramirez waren Ausgangspunkt dieser aufregenden Suche.

Ein bisher gesunder 35-jähriger Kellner mit einer negativen Familiengeschichte hatte eine Bluttransfusion (600 ml) wegen einer Anämie erhalten. Zwei Wochen später erlitt er ohne erkennbaren Grund 5 min nach dem Besteigen einer Pferdkutsche im Central Park einen Asthmaanfall. Er wurde zu Dr. Ramirez gebracht, der einen positiven Hauttest mit verdünntem (1:20.000) Pferdeserum fand. Er konnte in Erfahrung bringen, dass der Blutspender ein Asthmatiker war, der ebenfalls auf Pferdeschuppen positiv reagierte.

Dr. Ramirez schlussfolgerte zu Recht, dass die Allergie mit dem Blut übertragen worden war. Der kurze Fallbericht wurde 1919 veröffentlicht (Ramirez 1919). Er zeigt, welche Bedeutung eine einzelne genaue Beobachtung in der praktischen Medizin haben kann – dies gilt sicher auch noch heute.

Nur 3 Jahre nach Ramirez‹ Beobachtung haben Karl Prausnitz (1876–1963) und sein Helfer Heinz Küstner (1897–1963) im weit entferntem Wroclaw (Polen) nachgewiesen, dass zur Übertragung einer Allergie nicht das ganze Blut, sondern nur Serum ausreicht; Zellen spielten keine Rolle in der Übertragung.

Heinz Küstner arbeitete am Hygieneinstitut in Wroclaw als jüngerer Wissenschaftler in der Abteilung von Prausnitz. Er war gegen Fisch allergisch. Prausnitz war gegen Pollen allergisch, konnte aber Fisch ohne Probleme essen. Das Serum von Küstner wurde nun in verschiedenen Verdünnungen in die Haut von Prausnitz eingespritzt. Am nächsten Tag wurde ein Fischextrakt in der Nähe der Injektionsstellen des Serums von Küstner und in andere Gebiete gegeben. Nur dort, wo am Vortag Serum von Küstner injiziert wurde, entstand eine Rötung und Schwellung.

Mit diesem Experiment und seiner Veröffentlichung (Prausnitz u. Küstner 1921) wurde bewiesen, dass die allergische Reaktion mit dem Serum übertragen werden kann. Die Prausnitz-Küstner-Reaktion wurde für Jahrzehnte die klassische Methode, um allergenspezifische Antikörper zu demonstrieren.

1.9 Allergiediagnostik

Nach früheren überwiegend kasuistischen Beobachtungen über nasale und konjunktivale Reaktionen nach dem meist zufälligen Kontakt mit Allergenen wurden wissenschaftlich fundierte Tests von Charles Harrison Blackley (1820–1900) begründet, die er oft bei sich selbst ausprobierte. Er schrieb dazu 1873: »It is, however, much easier to try and theorise than to carry out experiments, and especially when these would have to be tried on the theoriser's own person« (Blackley 1873).

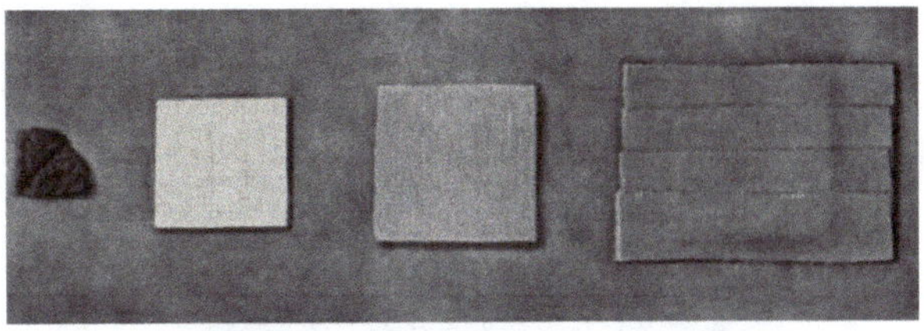

Abb. 1.3 Läppchentest mit Textilstücken. (Aus Berger u. Hansen 1940)

1.9.1 Scratch-Test

Die Beschreibung des Scratch-Tests mit Pollenextrakten in der eigenen Haut durch Blackley (1873) war ein Meilenstein in der Entwicklung der Allergiediagnostik. Später wurde der »scarification test« von Blackley durch Oskar Menderson Schloss (1882–1952) 1912 ausführlicher beschrieben (Schloss 1912) und durch Isaac Walker 1917 sehr populär als Asthmatest benutzt (Walker 1917).

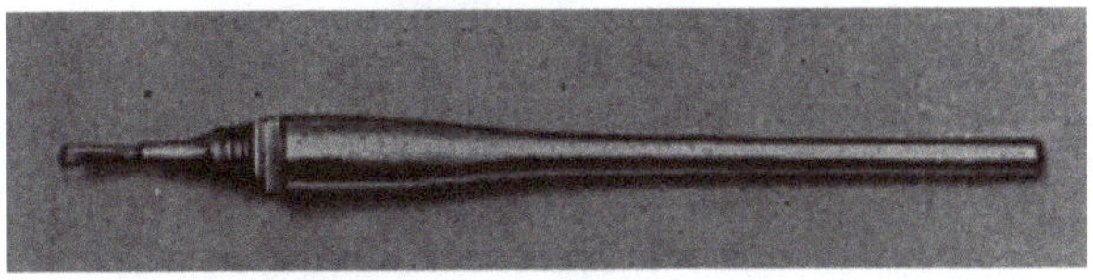

Abb. 1.4 Der Hautbohrer für den Prick-Test von Clemens von Pirquet. (Aus Ring 2014b)

1.9.2 Läppchenprobe (Epikutantest)

Nach Hans Schadewaldt, dem Nestor der deutschen Allergiegeschichte (1923–2009), hat die Geschichte der modernen allergologischen Hautteste mit der Einführung der sog. Läppchenprobe (Abb. 1.3) durch den deutschen Dermatologen Josef Jadassohn (1863–1936) 1894 angefangen (Schadewaldt 1983). Jadassohn nannte die einfache Anwendung von Testsubstanzen ohne Verletzung einen »funktionellen Hauttest« (Jadassohn 1986).

Bruno Bloch (1878–1933) entwickelte die Methode ab 1928 weiter und verhalf ihr zur allgemeinen Anerkennung als »Läppchenprobe nach Jadassohn-Bloch«. Von M. B. Sulzberger stammt der Ausdruck »Patch-Test« (1931; nach Berger u. Hansen 1940).

1.9.3 Prick-Test

1890 stellte Robert Koch auf dem 10. Intern. Med. Kongress in Berlin sein Tuberkulin und zugleich einen subkutanen Tuberkulintest vor. Von Pirquet modifizierte den Test, indem er das Tuberkulin auf die Haut des Unterarms auftropfte und dann mit einer Impflanzette (»Pirquet-Bohrer«, Abb. 1.4) durch den Tropfen stach und so die Haut skarifizierte. Diese Vorläuferform des Prick-Tests wurde in Wien am 6. Juni 1907 vorgestellt (von Pirquet 1907).

Der modifizierte Prick-Test in seiner heute verwendeten Form wurde von Frau Helmtraut Ebruster entwickelt und 1959 veröffentlicht (Ebruster 1959). Dieser Test ist der weltweit am häufigsten angewandte Allergietest.

1.9.4 Intrakutantest

Am 22. März 1908 empfahl der Essener Arzt Felix Mendel (1862–1925) die intrakutane Applikation von Tuberkulin, ohne dieser Methode einen eigenen Namen zu geben. Er wurde deshalb – fast – vergessen (Mendel 1908).

Einige Monate später, am 10. August 1908, publizierte Charles Mantoux (1877–1947) die dann nach ihm benannte Tuberkulinprobe, fairerweise auch bekannt als Mendel-Mantoux-Test.

1.9.5 Reibetest

Der technisch einfachste Hauttest zum Nachweis einer IgE-vermittelten Sensibilisierung wurde erst 1961 durch den leider kürzlich verstorbenen Albert Oehling (1928–2014) beschrieben (Oehling u. Gronemeyer 1961). Er wies mit ihm die klinisch aktuelle Sensibilisierung gegen Abachiholz bei einem Tischler durch einfaches Reiben mit dem nativen Holz auf dem Unterarm nach.

1.9.6 Konjunktivale Provokation

Die »ophthalmo reaction« wurde von Blackley bereits 1873 in der Diagnostik des Heuschnupfens verwendet, aber die Methode geriet in Vergessenheit. 1907 machten Leon Charles Albert Calmette (1863–1933) und Alfred Wolff-Eisner (1877–1948) auf die Nützlichkeit des Konjunktivaltests für die Diagnose der Tuberkulose aufmerksam (Calmette 1907; Wolff-Eisner 1907).

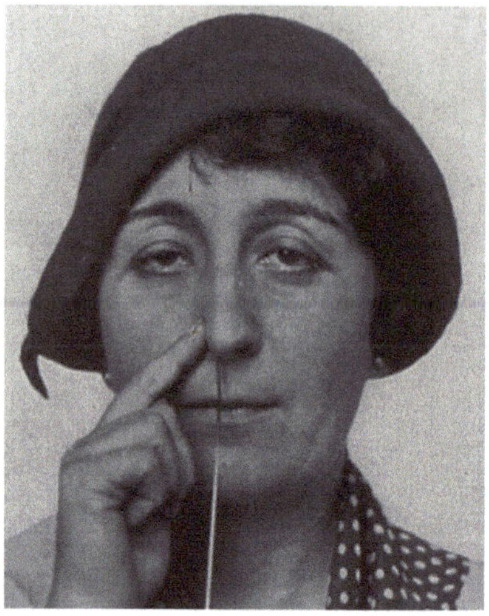

Abb. 1.5 Die Stieltupfermethode nach Urbach. (Aus Urbach 1935a)

1.9.7 Nasale Provokation

Die Entwicklung der nasalen Provokation begann u. a. 1852 mit der Veröffentlichung eines Fallberichts durch den britischen Arzt William P. Kirkman (1827–1852). Kirkman hatte Heuschnupfen und in der Weihnachtszeit 1851 nahm er in seinem Gewächshaus Gräser in die Hand und sog Pollen durch die Nase ein: Er nieste sofort und hatte auch alle weiteren Symptome von Heuschnupfen innerhalb der nächsten Stunde (Kirkman 1852).

1925 hat William W. Duke (1883-1946) den Test als einen Routinetest vorgeschlagen (Duke 1925), der er allerdings bis heute nicht geworden ist. 1933 entwickelte Erich Urbach (1893–1946) die »Stieltupfermethode« (Urbach 1935a, Abb. 1.5) und seit 1935 wurden die Allergene als Puder auf die Nasenschleimhaut aufgeblasen (Urbach 1935b).

1.9.8 Inhalative Provokationen

1925 veröffentlichten die Brüder Simon S. (1892–1957) und Charles S. Leopold (1896–1960) eine Inhalationstechnik für Allergene. Sie war in erster Linie nicht für die Routine, sondern für experimentelle Tests gedacht (Leopold u. Leopold 1925). Ab 1952 nutzten Schiller und Lowell Allergenaerosole für die Inhalation, insbesondere für Hausstaub und Pollenextrakte. Ein Abfall der Vitalkapazität von 10 % wurde als positive Reaktion bewertet (Schiller u. Lowell 1952). 1956 haben Wilhelm Gronemeyer (1912–1990) und Erich Fuchs (1921–2008) den inhalativen Pneumometrie-Test als eine Routinemethode in Deutschland veröffentlicht, anwendbar besonders für die Diagnose des Berufsasthmas (Fuchs et al. 1956).

1.10 Entdeckung von Immunoglobulin E

Kimishige Ishizaka (1925) und Teruko Ishizaka (1926) immunisierten Kaninchen mit dem Serum von Ragweed-Pollenallergikern und absorbierten das Antiserum mit IgG, IgA, IgM und IgD. Mit dem Überstand nach den Absorptionen war eine Prausnitz-Küstner-Reaktion auslösbar. Damit war 1966 eine neue Immunoglobulinklasse namens Gamma E (Erythem) entdeckt worden (Ishizaka et al. 1996).

Die Zeit für die Entdeckung von IgE war offenbar reif, denn zur gleichen Zeit entdeckten S.G.O. Johansson und H. Bennich ein atypisches Myelomprotein, das nicht in die bekannten Immunglobulinklassen passte und zunächst IgX, später IgND benannt wurde (Johansson 1967). Es stellte sich heraus, dass dieses IgND mit IgE identisch war – die lange Suche nach den geheimnisvollen Reaginen war zu Ende.

Literatur

Arthus M (1903) Injections répétées de sérum de cheval chez le lapin. CR Soc Biol 55: 817–820

Berger W, Hansen K (1940) Allergie. Thieme

Bergmann K-C (2014) Milestones in the 20th Century. In: Bergmann K-C, Ring J (Hrsg) History of Allergy. Chem Immunol Allergy, Vol 100. Karger, Basel, S 27–45

Bergmann K-C, Ring J (2014) History of Allergy. Chem Immunol Allergy, Vol 100. Karger, Basel

Besredka A, Steinhardt E (1907) De l'anaphylaxie et de l'antianaphylaxie vis-a-vis du serum de cheval. Ann Inst Pasteur 21: 117

Blackley CH (1873) Experimental Researches on the Causes and Nature of Catarrhus Aestivus (Hay-Fever or Hay-Asthma). Bailliere, Tindeall and Cox, London, S 73

Calmette LCA (1907) Sur un nouveau procédé de diagnostic de la tuberculose chez l'homme par l'ophthalmo-réaction à la tuberculine. Comptes rendus de l'Académie des sciences, Paris, 144: 1324–1326

Coca AF, Cooke RA (1923) On the classification of the phenomenon of hypersensitiveness J Immunol 8: 163

Curtis HH (1900) The immunizing cure of hay-fever. Medical News 77: 16–18

Duke WW (1925) Allergy, asthma, hay fever, urticaria and other manifestation of reaction. The C.V. Mosby Company, St. Louis

Ebruster H (1959) Der Pricktest, eine neuere Cutanprobe zur Diagnose allergischer Erkrankungen. Wien klin Wochenschr 71: 551–554

Frankland AW, Augustin R (1954) Prophylaxis of summer hay-fever and asthma. A controlled trial comparing crude grass-pollen extracts with the isolated main protein component. Lancet: 1055–1057

Freeman J (1911) Further observations on the treatment of hay fever by hypodermic inoculations of pollen vaccine. Lancet II: 814–817

Fuchs E, Gronemeyer W, Iwanoff I (1956) Der inhalative Antigen-Pneumometrie-Test zur Ermittlung des aktuellen Allergens bei berufsbedingtem Asthma bronchiale. Dtsch med Wochenschr 81: 339

Hansen K (1941) Asthma als Schockfragment. Wien klin Wschr 54: 175

Hutinel VH (1908) Intolérance pour le lait et anaphylaxie chez les nourrissons. Clinique Paris 3: 227
Ishizaka K, Ishizaka T, Hornbrook MM (1996) Physicochemical properties of reaginic antibody. V. Correlation of reaginic activity wth gamma-E-globulin antibody. J Immunol 97: 840–853
Jadassohn J (1986) Zur Kenntnis der medikamentösen Dermatosen. Verh Dtsch Derm Ges 5: 103
Johansson SG (1967) Raised levels of a new immunoglobulin class (IgND) in asthma. Lancet 2: 951
Kirkman W (1852) Case of hay fever. Providence Med Surg J 12: 360
Lamson RW (1924) Sudden death associated with the injection of foreign substances. JAMA 82: 109
Langerhans R (1896) Tod durch Heilserum! Berl Klin Wochenschr 33: 602
Leopold SS, Leopold CS (1925) Bronchial asthma and allied allergic disorders. JAMA 84: 731
Mendel F (1908) Die von Pirquetsche Hautreaktion und die intrakutane Tuberkulinbehandlung. Med Klin 4: 402
Noon L (1911) Prophylactic Inoculation Against Hay Fever. Lancet 1: 1572–1573
Oehling A, Gronemeyer W (1961) Int. Congress Series No. 42. Abstract 143 vom 4th Int. Congr. Allergology, New York
von Pirquet C (1906) Allergie. Münch Med Wschr 53: 1457
von Pirquet C (1907) Tuberkulindiagnose durch cutane Impfung. Berlin. Klin Wochenschr 44: 644
von Pirquet C, Schick B (1903) Zur Theorie der Inkubationszeit. Wien klin Wochenschr 16: 758
Portier P, Richet Ch (1902) De l'action anaphylactique de certain nénins. CR Soc Biol 54: 170
Prausnitz K, Küstner H (1921) Studien über die Überempfindlichkeit. Zbl Bakt 86: 160
Przybilla B, Ring J, Ruzicka T (1991) Handbook Atopic Eczema. Springer, Berlin
Ramirez MH (1919) Horse asthma following blood transfusion. Report of case. JAMA 73: 984–985
Ring J (2014a) History of Allergy in Antiquity. In: Bergmann K-C, Ring J (Hrsg) History of Allergy. Chem Immunol Allergy, Vol 100. Karger, Basel, S 2–14
Ring J (2014b) History of Allergy in the Middle Ages and Renaissance. In: Bergmann K-C, Ring J (Hrsg) History of Allergy. Chem Immunol Allergy, Vol 100. Karger, Basel, S 15–20
Schadewaldt H (1983) Geschichte der Allergologie, Vol 1–4. Dustri, München
Schiller IW, Lowell FC (1952) The inhalation test as a diagnostic procedure with special emphasis on the house dust allergen. J Allergy 23: 234
Schloss OM (1912) A case of allergy to common food. Am J Dis Child 3: 341
Urbach E (1935a) Klinik und Therapie der allergischen Krankheiten. Maudrich, Wien
Urbach E (1935b) Fortschritte in der Testung und Behandlung allergischer Kranker. Wien klin Wochenschr 48: 251
Walker IC (1917) Study III. Studies on the Sensitization of Patients with Bronchial Asthma to Bacterial Proteins as demonstrated by the Skin Reaction and the Methods employed in the Preparation of these Proteins. J Med Res 35: 487–495
Wolff-Eisner A (1907) Die kutane und konjunktivale Tuberkulinreaktion, ihre Bedeutung für Diagnostik und Prognose der Tuberkulose. Zeitschr für Tuberkulose 12: 21–25

Epidemiologie allergischer Erkrankungen

E. von Mutius

T. Biedermann et al. (Hrsg.), *Allergologie*,
DOI 10.1007/978-3-642-37203-2_2, © Springer-Verlag Berlin Heidelberg 2016

2.1 Einleitung

Allergische Erkrankungen sind in allen Altersklassen weit verbreitet, sei es als atopische Dermatitis, Heuschnupfen bzw. Asthma bronchiale im Kindesalter oder als berufsbedingtes Ekzem bzw. Asthma bronchiale im Erwachsenenalter. Für das Studium des natürlichen Verlaufs von der Kindheit bis in das Erwachsenenalter und für die Aufklärung ursächlicher Faktoren in der Entstehung allergischer Erkrankungen erscheint die Anwendung epidemiologischer Methoden sinnvoll, da ein großer Teil der Bevölkerung betroffen ist. Zudem sind allergische Erkrankungen von enormer gesundheitspolitischer Relevanz, da sie zu erheblichen Einbußen der Aktivität der Betroffenen, wie z. B. Schulausfall oder Arbeitsunfähigkeit, führen. Neben der individuellen Betroffenheit entstehen erhebliche volkswirtschaftliche Belastungen, die in der Größenordnung von 5–10 Mrd. Euro jährlich in Deutschland anzusetzen sind.

2.2 Epidemiologische Grundbegriffe

Die Epidemiologie ist eine relativ junge Disziplin, die erst nach dem 2. Weltkrieg in großen Studien angewandt wurde. Als wissenschaftliche Methode ist sie geeignet, das Auftreten von Erkrankungen in der Bevölkerung zu untersuchen und in Beziehung zu möglichen Kausalfaktoren zu setzen. Mithilfe epidemiologischer Verfahren werden einerseits die Erkrankungshäufigkeit und andererseits die sog. Exposition, d. h. Einflüsse, denen einzelne Individuen oder Gruppen ausgesetzt sind und denen möglicherweise eine Rolle bei der Pathogenese der jeweiligen Erkrankung zukommen könnte, gemessen. Die Erkrankungshäufigkeit kann als Inzidenz oder als Prävalenz bestimmt werden. Die Inzidenz misst das Auftreten von Neuerkrankungen in einem bestimmten Beobachtungszeitraum. Die Prävalenz bestimmt den Anteil der Population (in %), die zu einem bestimmten Zeitpunkt erkrankt ist.

Epidemiologische Kenngrößen

$$\text{Inzidenzrate (I)} = \frac{\text{Anzahl der Neuerkrankungen}}{\text{Summe der Beobachtungszeiträume (= Personenjahre)}}$$

$$\text{Prävalenz} = \frac{\text{Anzahl der Erkrankten}}{\text{Gesamtzahl der untersuchten Population}}$$

$$\text{Relatives Risiko} = \frac{I_1 - I_0}{I_0} = \frac{I_1 - 1}{I_0}$$

$$\text{Odds Ratio} = \frac{I_1}{I_0} = \frac{a \times d}{b \times c}$$

Im epidemiologischen Sinn entspricht ein Effekt der Differenz des Krankheitsauftretens in 2 Bevölkerungsgruppen, die hinsichtlich eines charakteristischen, möglicherweise kausal auslösenden Merkmals (= Exposition) unterschiedlich sind, also der Differenz der Inzidenzraten zwischen exponierter(1_{1-}) und nichtexponierter (1_{0-}) Population. In aller Regel werden jedoch relative Effekte berechnet. Dafür wird die Differenz der Inzidenzraten in Bezug auf einen Referenzwert, in diesem Fall die Inzidenzrate der nichtexponierten Population, gesetzt. Üblicherweise wird die Subtraktion von 1 vernachlässigt und die Proportion relatives Risiko genannt.

Ein besonderer Fall ergibt sich bei der Auswertung von Fall-Kontroll-Studien. In einer Fall-Kontroll-Studie werden alle Fälle einer bestimmten Erkrankung, die in einer Population auftreten, und eine Zufallsstichprobe aus allen Nichtfällen derjenigen Population, aus welcher die Fälle stammen, gesammelt und zur Exposition in Bezug gesetzt. Ähnliche Konstellationen ergeben sich auch bei Querschnittstudien, in denen eine Zufallsstichprobe der Bevölkerung untersucht wird, um die Krankheitshäufigkeit, die sog. Prävalenz, in exponierten und nichtexponierten Gruppen zu vergleichen (Tab. 2.1).

Das relative Risiko ergibt sich jetzt als Odds Ratio (axd/bxc). Eine Odds Ratio (OR) von 1 bedeutet kein Effekt, eine OR = 0,5 ein um 50 % erniedrigtes Risiko, eine OR = 1,3 ein um 30 % erhöhtes Risiko, eine OR = 2 ein 2-fach erhöhtes Risiko usw. Eine angenehme statistische Besonderheit betrifft ferner die Odds Ratio: Wenn das 95-%-Vertrauensintervall die1 nicht mit einschließt, ist eine statistische Signifikanz auf dem Niveau p<0,05 gegeben.

Epidemiologische Studien sind im Gegensatz zu experimentellen Untersuchungen, die präzise Versuchsbedingungen vorgeben, Beobachtungsstudien, die versuchen, die Vielfalt der in einer Population bestehenden Erscheinungen hinsichtlich Krankheitsausprägung und Exposition möglichst akkurat zu beschreiben und in Bezug zueinander zu setzen.

Sie sind anfällig gegenüber einer Vielzahl von sog. Störvariablen, die den eigentlichen Zusammenhang zwischen Erkrankung und Exposition verschleiern oder verzerren können. Die Qualität epidemiologischer Studien hängt u. a. entscheidend davon ab, ob und wie derartige Störvariablen erfasst und in den statistischen Analysen berücksichtigt werden.

Tab. 2.1 Querschnittstudie

	Exponiert	Nichtexponiert
Fälle	a	b
Kontrollen	c	d

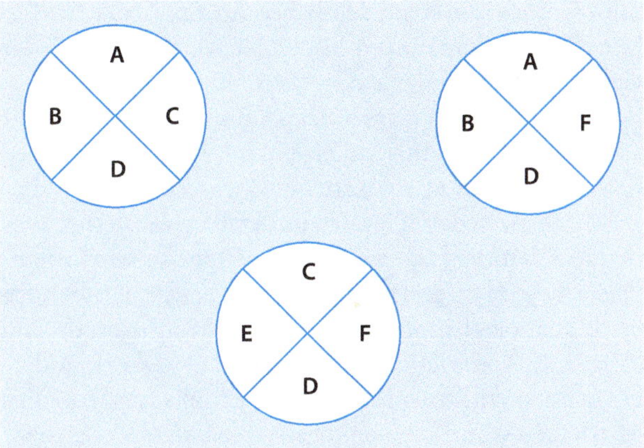

Abb. 2.1 Schematische Darstellung von ausreichenden und notwendigen Ursachen von Erkrankungen. In diesem Beispiel handelt es sich bei dem Faktor *D* um eine ausreichende Ursache, da ohne diesen Faktor keine Erkrankung eintritt (z. B. eine bestimmte genetische Prädisposition). Die Faktoren *A, B, C, E* und *F* stellen hingegen notwendige Ursachen dar, die bei manchen, aber nicht allen Konstellationen von Teilursachen vertreten sind. (Nach Rothman 1986)

2.3 Ursachen von Erkrankungen

Ein Ziel epidemiologischer Studien besteht in der Aufklärung ursächlicher Faktoren in der Entstehung von Erkrankungen. Als Ursache kann ein Ereignis, ein Zustand oder eine Eigenart, die eine wesentliche Rolle beim Auftreten von Erkrankungen spielt, definiert werden. Alle Erkrankungen stellen jedoch komplexe, multifaktorielle Geschehnisse dar, die in aller Regel keiner Monokausalität gehorchen. Vielmehr müssen viele Teilursachen angenommen werden, die erst in bestimmten Konstellationen zur Erkrankung führen. Die ausreichende Ursache (»sufficient cause«) wird als Set minimaler Bedingungen und/oder Ereignisse, die unausweichlich eine bestimmte Erkrankung zur Folge hat, definiert. Hingegen entspricht eine notwendige Ursache einer Teilursache, die allein für sich nicht für die Manifestation einer Erkrankung ausreicht, aber in Zusammenhang mit anderen Kausalfaktoren zur Manifestation einer Erkrankung führt (Abb. 2.1).

Aber auch ausreichende Ursachen sind im biologischen Sinn komplexer Natur, meist beinhalten sie extrinsische und intrinsische Faktoren. Als Beispiel sei der Zusammenhang zwischen Zigarettenrauchen und Asthma genannt. Rauchen kann als alleinige Ursache nicht genannt werden, da einerseits der Begriff zu unscharf erscheint (wie viele Zigaretten, mit/ohne Filter, wie lange und wie tief inhaliert etc.), andererseits bleiben die Wirtsfaktoren, die ein Individuum empfänglich für die Effekte von Zigarettenrauch machen, d. h. die anderen Komponenten der ursächlichen Konstellation, unberücksichtigt. Dennoch können in epidemiologischen Studien einzelne Faktoren identifiziert werden, die eine notwendige, aber nicht ausreichende Ursache darstellen, wie im o. g. Beispiel das Zigarettenrauchen. Sie sind von erheblicher gesundheitspolitischer Relevanz, da durch Prävention auch von Teilursachen die Morbidität erheblich gesenkt werden kann.

Wann können epidemiologisch aufgezeigte Assoziationen im Allgemeinen als kausale Zusammenhänge betrachtet werden?

Stärke der Assoziation Schwächere Zusammenhänge könnten durch Störfaktoren hervorgerufen werden. Ein Störfaktor liegt vor, wenn eine Variable mit beidem, nämlich der Erkrankung und der möglichen Teilursache assoziiert ist und dadurch den eigentlichen Zusammenhang verzerrt. Beispielsweise interessiert der mögliche schädliche Effekt des Passivrauchens auf die Lungenfunktion von Kindern. Dann könnte der Sozialstatus eine Störvariable sein, da mehr Eltern aus niedrigeren sozialen Schichten rauchen, und die Lungenfunktion dieser Kinder durch diesen niederen sozialen Status (z. B. durch Ernährung, intrauterine Faktoren etc.) schon herabgesetzt sein könnte. Das Argument der Stärke der Assoziation gilt im Allgemeinen nicht in der Umweltepidemiologie, wo die Zusammenhänge in aller Regel schwach sind und weiterhin bestehen, wenn die statistischen Analysen für alle möglichen Störvariablen adjustiert wurden.

Konsistenz der gefundenen Zusammenhänge Unterschiedliche Forschergruppen sind in unterschiedlichen Populationen zu ähnlichen Resultaten gelangt.

Zeitlicher Zusammenhang Die Teilursache geht der Erkrankung voraus. Dies klingt selbstverständlich, wird aber häufig in retrospektiven Studien nicht geprüft.

Biologischer Gradient Das Vorhandensein einer Dosis-Wirkungs-Beziehung, bspw. zwischen der Anzahl der gerauchten Zigaretten und Einbußen der Lungenfunktion.

Biologische Plausibilität Diese ist häufig zunächst nicht evident. Dieser Frage sollte aber möglichst durch andere Studienarten (z. B. experimentell) nachgegangen werden.

2.4 Allergische Erkrankungen – Definitionen

Die Begriffe »Allergie« und »Atopie« werden häufig vage und ungenau definiert. Ursprünglich wurde der Ausdruck »Allergie« von v. Pirquet 1906 generiert, der erkannt hatte, dass Antikörper sowohl Erkrankungen hervorrufen als auch unterdrücken können. Der Terminus, der dem Griechischen »allos« (Veränderung des ursprünglichen Zustands) angelehnt ist, bezog sich auf das Konzept, dass eine Exposition gegenüber einem Fremdstoff eine Veränderung der Reaktivität eines Individuums gegenüber der Umwelt induziert, die bei nachfolgendem Kontakt mit dieser Substanz entweder steigt (Hypersensitivität) oder abnimmt (Hyposensitivität oder Immunität). Im weiteren Verlauf wurde eine Assoziation zwischen bestimmten immunologischen Mechanismen und verschiedenen klinischen Syndromen beobachtet, die aufgrund der möglicherweise zugrunde liegenden pathophysiologischen Gemeinsamkeiten zusammengefasst wurden. Gell u. Coombs schlugen vor, allergische Reaktionen in 4 immunologisch vermittelte Kategorien einzuteilen, wobei die IgE-vermittelte Soforttypreaktion als Typ I bezeichnet wurde. Neben diesen immunologisch vermittelten Krankheitsentitäten fallen jedoch im klinischen Alltag immer wieder Unverträglichkeitsreaktionen, z. B. gegen Nahrungsmittel – für das Kindesalter sei die Kuhmilchproteinintoleranz erwähnt – auf, die keiner dieser o. g. Kategorien zugeteilt werden können. Hier sollte zur Vermeidung von Begriffskonfusionen von Unverträglichkeiten und nicht von Allergien gesprochen werden. Als Atopie wird in der Regel der Nachweis spezifischer IgE-Antikörper definiert und als atopische Erkrankungen diejenigen, die mit Atopie, also der Produktion spezifischer IgE-Antikörper, einhergehen, nämlich die atopische Dermatitis, der Heuschnupfen und das Asthma bronchiale. Trotz dieser immunologischen Gemeinsamkeiten liegen den verschiedenen atopischen Erkrankungen unterschiedliche genetische und umweltbedingte Determinanten zugrunde.

Es gibt keine allgemein anerkannten Definitionen von z. B. Asthma bronchiale, atopischer Dermatitis oder Heuschnupfen für epidemiologische Zwecke. Fragen wie »Hatten Sie jemals pfeifende Atemgeräusche (›wheeze‹)?« werden andere Prävalenzen hervorbringen als die Frage »Hat ein Arzt bei Ihnen schon einmal ein Asthma bronchiale festgestellt?«. Wenn verschiedene Krankheitsdefinitionen in unterschiedlichen Studienregionen angewandt werden, entstehen daraus enorme Variationen in der Prävalenz der untersuchten Erkrankung, die zwar einerseits auf realen Unterschieden basieren könnten, andererseits aber auch nur methodische Verschiedenheiten der einzelnen Studien widerspiegeln könnten.

2.5 Prävalenz und natürlicher Verlauf allergischer Erkrankungen

Schilderungen von Patienten mit Asthma gehen bis in die Antike zurück, wohingegen erste Beschreibungen von Heuschnupfen erst seit Ende des 18. Jahrhunderts vorliegen. Seit der 2. Hälfte dieses Jahrhunderts sind zahlreiche Studien zur Prävalenz allergischer Erkrankungen durchgeführt worden, die einen deutlichen Anstieg in der Häufigkeit dieser Erkrankungen in den letzten Jahrzehnten des vergangen Jahrhunderts aufweisen (Eder et al. 2006).

Die epidemiologische Erfassung der Prävalenz der atopischen Dermatitis ist erschwert, da keine sicheren In-vivo- oder In-vitro-Tests und keine eindeutigen diagnostischen, epidemiologisch umsetzbaren Kriterien existieren. Allerdings hat eine Arbeitsgruppe in Großbritannien validierte diagnostische Kriterien aufgestellt, die auch in epidemiologischen Studien von großem Nutzen sind (The U.K. Working Party's Diagnostic Criteria for Atopic Dermatitis; Williams et al. 1994). Die atopische Dermatitis wird häufig schon im Säuglingsalter manifest, wobei mehr Jungen als Mädchen erkranken. In einer Befragung Münchner Schulkinder gaben die Eltern in annähernd 14 % der Fälle an, dass ihr Kind an einer Neurodermitis leide.

Die allergische Rhinitis wird gewöhnlich im Kindesalter, zunehmend in der Adoleszenz manifest, persistiert in das Erwachsenenalter hinein und klingt mit fortgeschrittenem Alter ab. Immerhin betrug die Prävalenz der allergischen Rhinitis in einer englischen Studie bei über 70jährigen Personen noch 7,9 %. Bei Kindern jünger als 4 Jahre ist die Häufigkeit der allergischen Rhinitis wohl auf unter 5 % anzusiedeln, sie steigt dann im Schulalter an. Realistische Zahlen für Adoleszenz und frühes Erwachsenenalter könnten um 20 % liegen.

Die Prävalenz des kindlichen Asthmas zeigt eine große Variation in verschiedenen Regionen der Welt, wobei die Raten mit annähernd 1 % in manchen Entwicklungsländern auf mehr als 25 % in einigen Industrieländern (Australien, Neuseeland) steigen. Für Deutschland erscheint eine Prävalenz von annähernd 10 % im Schulalter realistisch. Damit ist das Asthma bronchiale die häufigste chronische Erkrankung im Kindesalter. Jungen sind öfter betroffen als Mädchen. In der Pubertät verlieren viele Patienten ihre Symptome, wobei diejenigen, die milde Verläufe im Schulalter aufwiesen, eher dazu neigen, beschwerdefrei zu werden, als diejenigen, die schwer an Asthma erkrankten. Nach einer australischen Studie verlieren bis zum Alter von 20 Jahren ungefähr die Hälfte der milden Asthmatiker ihre Beschwerden. Allerdings traten bei annähernd 1/3 dieser Patienten im Alter von 28 Jahren wieder asthmatische Symptome auf. Auch kehrt sich im Erwachsenenalter das Geschlechtsverhältnis um: Mehr Frauen als Männer erkranken dann an Asthma.

Im wiedervereinigten Deutschland bestand eine für die Epidemiologie einmalige Situation. Fast wie in einem natürlichen Experiment sind Populationen, die genetisch sehr ähnlich sind, im östlichen wie im westlichen Teil des Landes über Jahrzehnte sehr unterschiedlichen Umweltbedingungen ausgesetzt gewesen. Diese unterschiedlichen Expositionen haben sowohl im Kindes- wie auch im Er-

Tab. 2.2 Prävalenzen allergischer Erkrankungen in Deutschland

Ort	Alter (Jahre)	Definition	Prävalenz (in %)	Erstautor
Baden-Württemberg	6	Asthma LZP	1,9	Wichmann
Baden-Württemberg	6	Obstruktive Bronchitis	11,4	Wichmann
Bayern	6	Ekzem PP	11,9	Kunz
Freiburg i. Brsg.	9–11	Asthma LZP	3,8–5,6	Fischer
		Heuschnupfen LZP	11,5	
		Ekzem LZP	9,9	
München	9–11	Asthma LZP	9,3	von Mutius
		Heuschnupfen LZP	8,6	
		Ekzem LZP	13,9	
Leipzig	9–11	Asthma LZP	7,3	von Mutius
		Heuschnupfen LZP	2,4	
		Ekzem LZP	13,0	
Hamburg	20–44	Asthmaattacken	3,0	Nowak
		Heuschnupfen LZP	22,8	
Erfurt	20–44	Asthmaattacken	1,3	Nowak
		Heuschnupfen LZP	13,2	

LZP Lebenszeitprävalenz.
PP Periodenprävalenz, d. h. Erkrankung in den letzten 12 Monaten.

wachsenenalter zu erheblichen Unterschieden in der Prävalenz dieser Erkrankungen geführt, wobei die Personen, die in der ehemaligen DDR aufgewachsen waren, seltener an Heuschnupfen oder Asthma bronchiale erkrankt waren und seltener eine allergische Sensibilisierung im Haut-Prick-Test oder im RAST aufwiesen als die Westdeutschen (von Mutius et al. 1994; Nowak et al. 1993) (Tab. 2.2).

Die Epidemiologie hat ganz wesentlich zur Charakterisierung des Asthma bronchiale in einzelne Phänotypen beigetragen. Basierend auf den Befunden der Children's Respiratory Study in Tucson sind distinkte Phänotypen wie »transient wheeze«, »persistent wheeze« und »late-onset wheeze« definiert worden (Martinez et al. 1995). Spätere Studien, die einen hypothesenfreien Ansatz wie die latente Klassenanalyse gewählt haben, haben die frühen Befunde bestätigt, verfeinert und zudem auf das Erwachsenenalter übertragen. Die Relevanz dieser Charakterisierung liegt darin, dass je verschiedene Determinanten für die einzelnen Phänotypen aufgezeigt wurden, die nahe legen, dass Asthma nicht eine Erkrankung, sondern eher ein Syndrom mit unterschiedlicher zugrunde liegender Pathophysiologie ist.

Zunahme der Prävalenz allergischer Erkrankungen

In vielen westlichen Ländern wird über eine Zunahme der Prävalenz des Asthma, des Heuschnupfens und der atopischen Dermatitis berichtet. In wiederholten Prävalenzstudien, die über die Jahre mit identischer Methodik durchgeführt wurden, konnte ein konsistenter Anstieg der Erkrankungshäufigkeit dokumentiert werden (Eder et al. 2006) (Tab. 2.3).

Ein methodisches Problem liegt dennoch all diesen Studien zugrunde. Der Anstieg der von Eltern berichteten Prävalenzen könnte auf einer vermehrten öffentlichen Aufmerksamkeit und daraus folgend einer besseren und häufigeren Diagnostik asthmatischer und allergischer Erkrankungen beruhen. Gegen diesen Einwand sprechen jedoch die Resultate einer kürzlich ebenfalls in Australien durchgeführten Studie, die neben einem Anstieg der Zwölfmonatsprävalenz für »wheeze« auch einen Anstieg der Prävalenz der bronchialen Hyperreaktivität auf Histaminprovokation von 9,1 % im Jahr 1982 auf 19,8 % im Jahr 1992 aufzeigten. Diese Prävalenzzunahme scheint vorwiegend leichte bis mittelschwere Verlaufsformen zu betreffen. In der einzigen englischen Studie zu dieser Frage wurde aufgezeigt, dass schwere Asthmaattacken über die Jahre

Tab. 2.3 Anstieg der Prävalenz allergischer Erkrankungen in den letzten Jahrzehnten

Land	Alter (Jahre)	Periode	Definition	Prävalenzanstieg (in %)	Erstautor
Schweiz	15	1968–1981	Asthma LZP	1,9–2,8	Varonier
England	12	1973–1988	Asthma LZP	5,5–12,0	Burr
			Heuschnupfen	9,4–14,9	
			Ekzem	4,8–15,9	
Schottland	8–13	1964–1989	»wheeze« LZP	10,4–19,8	Ninan
			Heuschnupfen	3,2–11,9	
			Ekzem	5,3–12,0	
Neuseeland	12–18	1975–1989	Asthma PP	5,1–8,0	Shaw
Australien	7	1964–1990	Asthma oder »wheeze« LZP	19,1–46,0	Robertson
			Asthma	9,1–37,7	Peat
	8–10	1982–1992	»wheeze« PP	10,4–27,6	
			Heuschnupfen	20,5–34,0	
			Ekzem	20,3–24,4	

LZP Lebenszeitprävalenz.
PP Periodenprävalenz, d. h. Erkrankung in den letzten 12 Monaten.

1978–1991 bei Kindern nicht an Häufigkeit zugenommen haben, auch sank die Zahl der Schulfehltage bei allerdings gesteigertem Gebrauch antiasthmatischer Medikation.

Seit dem Beginn des neuen Millenniums haben sich die Raten in Baden-Württemberg, der Schweiz und Italien auf hohem Niveau stabilisiert. Allerdings ist mit der raschen Urbanisierung in Dritte-Welt-Ländern mit einer weiteren Zunahme in diesen Regionen zu rechnen.

2.6 Mortalität des Asthma

Seit den 1970er Jahren ist ebenfalls ein ansteigender Trend zu häufigeren Krankenhauseinweisungen wegen Asthma bronchiale und zu größerer Mortalität an Asthma bei Kindern und Erwachsenen in verschiedenen westlichen Ländern zu verzeichnen. Über mögliche Gründe ist viel diskutiert worden.

Einerseits fand eine Änderung der ICD-Klassifizierung von Asthma als Todesursache statt, doch scheint dies nicht für den Anstieg der Mortalität bei jüngeren Personen verantwortlich zu sein. Ein Anstieg in Prävalenz und Schweregrad des Asthmas könnte dem Phänomen zugrunde liegen, oder eine erhöhte Asthmasterblichkeit resultierte aus dem veränderten Gebrauch bzw. Missbrauch von Asthmamedikationen. Hinsichtlich der Sorge, dass die Art der Asthmatherapie selbst zur Mortalität beitragen könnte, sind etliche Studien aus Neuseeland und Kanada publiziert worden, die den Zusammenhang zwischen Gebrauch von β_2-Sympathomimetika, v. a. des Fenoterol, und der Asthmatodesrate untersucht haben. Sie legen nahe, dass ein vermehrter Gebrauch von Fenoterol mit der Asthmamortalität assoziiert ist. Allerdings bleibt offen, ob dieser Zusammenhang dem Medikament selbst zuzuschreiben ist oder nur Ausdruck einer verstärkten Medikation von β_2-Mimetika statt Steroiden bei zunehmendem Schweregrad des Asthma ist.

2.7 Determinanten für die Entstehung allergischer Erkrankungen

2.7.1 Intrinsische Faktoren

Familiäre Prädisposition

Wenn zuvor genannte Kriterien (▶ Abschn. 2.3) zur Beurteilung der Kausalität von Assoziationen zwischen epidemiologisch identifizierten Risikofaktore und der Entstehung atopischer Erkrankungen angelegt werden, so erfüllt eine positive Familienanamnese für atopische Erkrankungen all diese Kriterien. Die familiäre Prädisposition ist der Faktor, der

- in allen Studien konsistent,
- in ausreichender Stärke (OR > 2),
- »dosisabhängig« (das Risiko steigt, je mehr Familienangehörige betroffen sind),

- vor der Krankheitsmanifestation mit biologisch plausiblen Hypothesen (genetische Determinanten)

aufgezeigt wurde. In manchen Familien findet jedoch nur eine Segregation bestimmter atopischer Erkrankungen statt, d. h., die meisten Mitglieder weisen ein atopisches Ekzem auf, wohingegen in anderen Familien Asthma oder Heuschnupfen vorherrscht. Folglich müssen neben hereditären Faktoren, die eine atopische Konstellation (erhöhtes Gesamt-IgE, Bildung spezifischer IgE-Antikörper) bestimmen könnten, krankheitsspezifische hereditäre Faktoren angenommen werden, die im Rahmen dieser atopischen Konstellation die spezifische Krankheitsmanifestation regulieren. Auf genetische Faktoren wird im Einzelnen in ► Kap. 3 eingegangen.

Das Geschlecht

Während der Kindheit weisen Jungen ein höheres Risiko auf, Asthma zu entwickeln als Mädchen, wohingegen im Erwachsenenalter Frauen ein höheres Risiko haben als Männer. Diese Geschlechtsunterschiede in der Asthmaprävalenz und dem Schweregrad des Asthmas, die sich zum Zeitpunkt der Pubertät umkehren, können bislang nicht erklärt werden. Es wird angenommen, dass der Rückgang der Asthmasymptomatik während der Adoleszenz aus einer verminderten klinischen und immunologischen Aktivität resultieren könnte, die direkt mit hormonellen Veränderungen assoziiert ist. Diese Veränderungen des Hormonstatus könnten die Größe der Atemwege, Entzündungsreaktionen sowie die Funktionen der Muskulatur und der Gefäße beeinflussen. Auch der Heuschnupfen sowie die atopische Sensibilisierung, d. h. der Nachweis spezifischer IgE-Antikörper entweder an Mastzellen der Haut im Prick-Test oder im Serum, ist bei Jungen häufiger nachweisbar als bei Mädchen. Die Gründe hierfür sind ebenfalls unbekannt.

2.7.2 Bedeutung von Umweltfaktoren in der Entstehung atopischer Erkrankungen

Allergische Krankheiten variieren erheblich sowohl in der Symptomatologie als auch im Schweregrad. Zwillingsstudien haben gezeigt, dass die Konkordanz allergischer Krankheiten zwischen monozygoten Zwillingen relativ schwach ist, wenn man sie mit derjenigen anderer genetisch bestimmter Krankheiten vergleicht. Auch erscheint es unwahrscheinlich, dass der Anstieg der Prävalenz allergischer Erkrankungen über die letzten Jahrzehnte Veränderungen genetischer Faktoren zuzuschreiben ist. Ferner können die Unterschiede in der Prävalenz allergischer Erkrankungen zwischen Ost- und Westdeutschland nicht durch genetische Unterschiede erklärt werden.

> **Es gibt gute Gründe anzunehmen, dass Umweltfaktoren im allerweitesten Sinn eine entscheidende Rolle bei der Entstehung und Manifestation allergischer Erkrankungen spielen.**

Art und Ausmaß der Allergenexposition

Es ist gezeigt worden, dass im Kindesalter mit steigenden Konzentrationen von Innenraumallergenen das Risiko einer entsprechenden Sensibilisierung, insbesondere bei genetisch prädisponierten Individuen, steigt. Dies ist sowohl für Hausstaubmilben- als auch für Katzensensibilisierungen in zahlreichen Studien dokumentiert worden. Diese Zusammenhänge sind aber nicht auf das Asthma bronchiale übertragbar. Es gab keinen Unterschied in der Prävalenz des Asthmas zwischen Kindern, die in einer milbenfreien bzw. milbenreicheren Umgebung aufgewachsen waren trotz Unterschieden in der Sensibilisierungsrate auf Milben. Zudem ist deutlich gezeigt worden, dass eine Reduktion der Allergenkonzentrationen im Wohnbereich nicht der Manifestation eines Asthmas vorbeugen kann. Im Gegenteil, es gibt zunehmend Belege dafür, dass der frühe, allerdings orale Allergenkontakt zu einer Toleranzentwicklung führt. Die kürzlich erschienene LEAP-Studie belegt eindrücklich, dass der frühe Konsum von Erdnuss zur Toleranz führt, wohingegen die Vermeidung mit einem Risiko der Erdnussallergie verbunden war (Du Toit et al. 2015). Darauf wird im ► Kap. 60, Primär und Sekundärprävention, näher eingegangen werden.

Im Erwachsenenalter sind bezüglich neu eingetretener Sensibilisierungen am Arbeitsplatz keine Schwellendosen bekannt (Mapp 1994). Vielmehr scheint die Sensibilisierungsrate entscheidend von der Art des Allergens und von zusätzlichen Faktoren, wie z. B. Aktivrauchen, abzuhängen. Bei manchen Formen des Berufsasthmas sind jedoch Zusammenhänge zwischen dem Ausmaß der Allergenexposition und der Prävalenz der Erkrankung beschrieben worden. Die Zunahme der Ambrosia in unseren Breiten hat Sorgen ausgelöst, dass mit diesem neuen Allergen auch die Atopierate steigen könnte. Da eine Monosensibilisierung auf Ambrosia sehr selten ist, erscheint diese Sorge unbegründet. Allerdings kann sich bei betroffenen Patienten die Dauer der Beschwerden verlängern.

Ernährung

Die Rolle des Stillens für die Entwicklung allergischer Erkrankungen wird sehr kontrovers diskutiert. Es finden sich in der Literatur von »Schutz« über »keinen Effekt« bis zu »Risiko« alle möglichen Befunde. Diese Unklarheiten beruhen möglicherweise darauf, dass genetische Faktoren und/oder Milchinhaltsstoffe nicht berücksichtigt worden sind (Abb. 2.2).

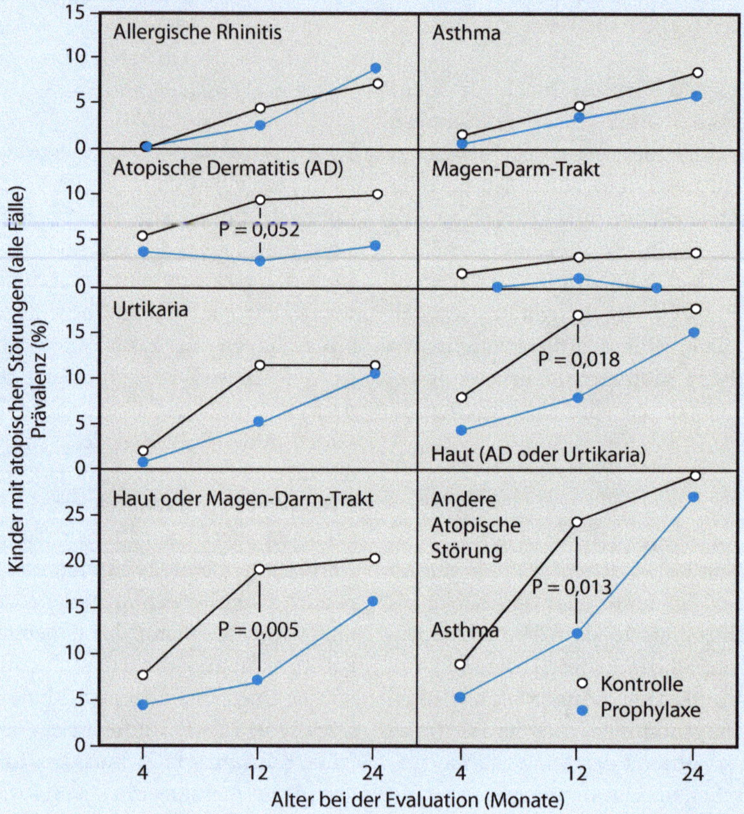

Abb. 2.2 Periodenprävalenz verschiedener allergischer Erkrankungen im Alter von 4, 12 und 24 Monaten bei Kindern, die hypoallergene Milchen (Prophylaxegruppe) erhielten im Vergleich zu Kindern, die normal ernährt wurden. Ein transienter Benefit fand sich in der Gruppe der mit Hydrolysat-Milchen ernährten Kinder im Alter von 12 Monaten, der jedoch im Alter von 2 Jahren nicht mehr nachweisbar war. (Nach Zeiger et al. 1986)

Andere diätetische Faktoren könnten bei der Entwicklung allergischer Erkrankungen eine Rolle spielen. Starker Konsum von frischem öligen Fisch ist mit einem Schutz vor Asthma und bronchialer Hyperreaktivität in Zusammenhang gebracht worden. Nachfolgend ist die Rolle von verschiedenen gesättigten und ungesättigten Fettsäuren diskutiert worden. Die bisherigen Studien haben aber bislang keine eindeutigen Ergebnisse erbracht. Eine randomisierte, kontrollierte klinische Interventionsstudie (CAPS Study) bei Kindern mit einer positiven Familienanamnese für Asthma hat keinen präventiven Effekt auf Asthma, atopische Dermatitis und Atopie im Alter von 5 Jahren aufzeigen können. Die Intervention bestand in der Supplementation mit Omega-3-Fettsäuren und der diätetischen Restriktion von Omega-6-Fettsäuren.

Allerdings gibt es zunehmend Hinweise dass Adipositas und zunehmender BMI mit Asthma assoziiert sind. Potenzielle Erklärungen sind physikalische Phänomene, die bei Adipositas auf die Lungenfunktion einwirken. Allerdings ist auch zunehmend gezeigt worden, dass die Adipositas als Teil des metabolischen Syndroms mit inflammatorischen Prozessen einhergeht.

Hygienehypothese

Zahlreiche Studien haben eine starke inverse Assoziation zwischen der Anzahl älterer Geschwister eines Probanden und der Prävalenz von Heuschnupfen und atopischer Sensibilisierung festgestellt.

In der ersten wegweisenden Publikation im British Medical Journal (Strachan 1989) hat David Strachan vorgeschlagen, dass »Infektionen in der Kindheit, die durch einen unhygienischen Kontakt mit älteren Geschwistern übertragen werden oder die pränatal von einer Mutter übertragen werden, die durch den Kontakt mit ihren älteren Kindern infiziert sei«, der Entwicklung von allergischen Erkrankungen vorbeugen könnten (Abb. 2.3).

> **Einzelkinder weisen ein signifikant höheres Risiko auf, eine allergische Sensibilisierung oder einen Heuschnupfen zu entwickeln als Probanden aus kinderreichen Familien.**

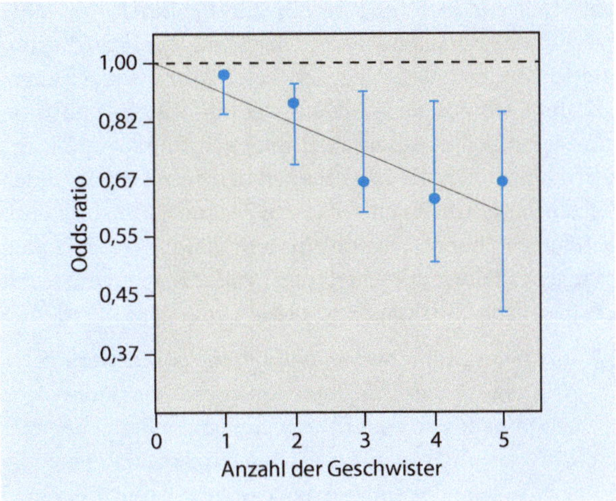

Abb. 2.3 Risiko der Entwicklung einer atopischen Sensibilisierung im Hautpricktest nach der Anzahl der Geschwister eines Kindes. Bei 4 oder mehr Geschwistern fand sich annähernd eine Halbierung des Risikos verglichen mit Einzelkindern. (Nach von Mutius et al. 1994)

Ausgehend von dieser Beobachtung ist die Rolle des Krippenaufenthalts untersucht worden. Ein ähnlich protektiver Effekt wurde gefunden, wenn Kinder früh im Leben in einer Kinderkrippe betreut worden sind. Diese Hypothese ist hinsichtlich der unterschiedlichen Prävalenzen atopischer Erkrankungen in ost- und westeuropäischen Ländern von Interesse, da in der ehemaligen DDR die große Mehrheit der Kinder von ihrem ersten Geburtstag an in Kinderkrippen betreut wurde, wohingegen in Westdeutschland Kinderkrippen nur für eine Minderzahl von Kindern in dieser Altersgruppe zugänglich waren. Ferner fand sich ein deutlicher inverser Zusammenhang zwischen der Anzahl der Personen im Haushalt und der atopischen Sensibilisierung in Litauen und Estland: Je mehr Personen auf engem Raum lebten, desto geringer war die Erkrankungsrate.

Des Weiteren sind orofäkale Infektionen wie Salmonellen, Hepatitis A, Toxoplasmose und Helicobacter pylorii betrachtet worden. Etliche Studien haben gezeigt, dass eine positive Serologie gegenüber diesen Erregern mit einer erniedrigten Prävalenz allergischer Erkrankungen assoziiert war. Ob dies tatsächlich einen kausalen Zusammenhang darstellt in dem Sinn, dass die Infektion immunologisch eine Verringerung der IgE-Bildung und der damit einhergehenden Erkrankungen bewirkt, ist unklar. Alternativ kann eine positive Serologie nur ein Indikator für einen »unhygienischeren« Lebensstil sein.

Die biologische Plausibilität der Hypothese, dass frühkindliche Infekte der Entstehung einer atopischen Sensibilisierung und der Manifestation allergischer Erkrankungen vorbeugen könnten, beruht auf Beobachtungen der IgE-Regulation (Schaub et al. 2006) (▶ Kap. 3). Vereinfacht dargestellt kann demnach das Vorliegen von zwei T-Helferzellpopulationen angenommen werden. Th_2-Zellen fördern die IgE-Produktion. Im Gegensatz dazu unterdrücken Th_1-Zellen und ihre Zytokine, v. a. das IFN-γ, die Funktion der Th_2-Zellen. Es konnte gezeigt werden, dass IFN- γ, welches u. a. im Verlauf viraler Infektionen gebildet wird, ein starker Inhibitor vieler Th_2-Zellfunktionen ist. Die Erkenntnisse zur Induktion von toleranzvermittelnden T-Helferzellpopulationen während der Auseinandersetzung mit Mikroben und Infekten erweitern die Hygienehypothese um mögliche weitere biologische Wirkungsweisen (▶ Kap. 11).

Im weiteren Verlauf ist mehr Augenmerk auf die Umweltbelastung mit Mikroorganismen gelegt worden. Es konnte wiederholt gezeigt werden, dass Kinder, die auf einem Bauernhof aufwachsen, eine deutlich geringere Prävalenz von Asthma, Heuschnupfen und atopischer Sensibilisierung aufweisen als Nachbarskinder aus demselben Dorf, die nicht auf einem Bauernhof aufgewachsen sind (von Mutius u. Vercelli 2010). Als wirksame Exposition wurden der Aufenthalt in Kuhställen und der Konsum unbehandelter Kuhmilch identifiziert. Mikroben, wie sie in Kuhställen zu finden sind, könnten daher einen Schutz vor Asthma und Allergien bewirken. Tatsächlich wurde in weiteren Studien gezeigt, dass die Menge von Endotoxin als Marker für gramnegative Bakterien in Umweltproben negativ mit atopischer Sensibilisierung, Heuschnupfen und atopischer Dermatitis assoziiert ist. Ähnliches konnte für Marker für grampositive Bakterien, z. B. Muraminsäure, oder für Schimmelpilze, z. B. extrazelluläre Polysaccharide, gezeigt werden. Wenn das gesamte Erregerspektrum untersucht wird, zeigt sich, dass die Diversität der mikrobiellen Exposition in der Umwelt vor der Entwicklung eines Asthma bronchiale schützen kann. Inwieweit diese Umweltexposition eine Veränderung des Mikrobioms sowohl der Atemwege als auch des Gastrointestinaltrakts herbeiführt, ist derzeit Gegenstand weiterer Untersuchungen.

Im Gegensatz zur Hygienehypothese, die einen Schutz vor Asthma und allergischen Erkrankungen postuliert, sind virale Infekte lange Zeit als Wegbereiter des kindlichen Asthma bronchiale angesehen worden. Zweifelsohne sind sie potente Auslöser, wenn die Asthmaerkrankung erst einmal manifest ist. Bei über 70 % der Asthmaepisoden sind virale Agentien als Auslöser aufgezeigt worden. Neben RSV sind v. a. die Rhinoviren vorherrschend (Kim u. Gern 2012). Inwieweit diese viralen Infekte einen kausalen Mechanismus für die Entstehung eines Asthma darstellen, bleibt unklar (Fuchs u. von Mutius 2013).

In einer Follow-up-Studie von Säuglingen mit nachgewiesener, klinisch manifester RSV-Bronchiolitis wurde im Alter von 3 Jahren ein signifikant häufigeres Auftreten von obstruktiven Bronchitiden und eine erhöhte Sensibilisierungsrate auf alimentäre und inhalative Allergene gezeigt.

Umgekehrt könnten aber auch genetische und andere Wirtsfaktoren, die mit einer frühen Sensibilisierung auf alimentäre wie inhalative Allergene einhergehen, eine größere Empfänglichkeit dieser Individuen für virale Infekte, insbesondere mit RSV und Rhinovirus, bedingen. Die Viren würden in dieser Denkweise nur eine sowieso schon zugrunde liegende Asthmadisposition aufdecken. Dieses »Henne-Ei-Problem« wäre nur zu lösen, wenn eindeutige Prädiktoren für Asthma bekannt wären. Aus logistischen Regressionsmodellen lässt sich nicht ablesen, ob einer bestimmten Variablen die Bedeutung eines Prädiktors oder eines Risikofaktors zukommt.

Verschiedene Arbeitsgruppen haben weiterhin nachgewiesen, dass bei Kindern mit »transient wheeze« eine Verringerung der Lungenfunktion dieser Erkrankung vorausgeht und nicht, wie lange angenommen wurde, durch virale Infekte sekundär entsteht. Kongenital engere Atemwege prädisponieren also dazu, bei Infekten der oberen Luftwege eine obstruktive Symptomatik zu entwickeln, wohingegen Kinder ohne diese präexistente anatomische Besonderheit bei ähnlichen Infekten keine pulmonalen Beschwerden aufweisen. Die Lungenfunktionseinbußen bleiben bis ins Erwachsenenalter nachweisbar und stellen möglicherweise ein Risiko für die Entwicklung einer COPD dar. Im Kindesalter verschwinden aber die klinischen Beschwerden aufgrund des allgemeinen Lungenwachstums nach Ablauf der ersten 3 Lebensjahre.

▪ Luftschadstoffe

▪▪ Passivrauchexposition

Es erscheint zunächst sinnvoll anzunehmen, dass Passivrauchen ähnliche Effekte bewirkt, wie sie vom Aktivrauchen her bekannt sind. Jedoch unterscheiden sich sowohl die Inhaltsstoffe des inhalierten Rauchs als auch die Art der Inhalation. Passiv eingeatmeter Tabakrauch ist ein Gemisch aus aktiv ausgeatmetem Tabakrauch, Rauch aus dem Zigarettenstummel zwischen zwei Zügen, Rauch aus dem Zigarettenstummel während eines Zuges und den Gasen, die durch das Zigarettenpapier in die Umgebung diffundieren. Dieses Gemisch verändert sich weiter, da Nikotin sich verflüchtigt, verschiedene chemische Reaktionen mit unterschiedlichen Oberflächen auftreten können und die Konzentrationen je nach Lüftungsverhalten abnehmen. Auch nimmt der Partikeldurchmesser von durchschnittlich 0,4 μg bei aktiv inhaliertem Tabakrauch auf 0,3 μg bei passiv inhaliertem Tabakrauch ab.

Individuelle und sozioökonomische Faktoren sind wahrscheinlich wichtige Einflussfaktoren, welche die Empfindlichkeit eines Individuums gegenüber den Einwirkungen des Passivrauchens bestimmen. Bei Erwachsenen kann ein Ausleseprozess in dem Sinn angenommen werden, dass diejenigen Personen, die gegenüber den irritierenden Effekten des Tabakrauchs empfindlicher sind, entweder gar nicht erst zu rauchen beginnen oder aber rascher das Rauchen wieder einstellen. Passivrauchexponierte Kinder haben dagegen keine Wahl, sodass angenommen werden muss, dass in der kindlichen Population ein wesentlicher Anteil auch sehr empfindlicher Kinder vertreten ist. Das Rauchverhalten der Bevölkerung in den letzten Jahren hat sich ferner zu Ungunsten exponierter Kinder verändert. Obwohl insgesamt weniger Personen rauchen, ist doch der Anteil rauchender Frauen und somit die häusliche Tabakrauchexposition angestiegen.

> **Im Kindesalter scheint die Annahme gerechtfertigt, dass die Passivrauchexposition kausal mit einem erhöhten Risiko der Entwicklung von Infektionen des unteren Atemtrakts wie Bronchitis und Pneumonie, vor allen Dingen bei Säuglingen und jungen Kindern, assoziiert ist.**

Die Auswirkungen von Aktiv- wie Passivrauchexposition sind ausführlich untersucht worden. Ferner wurde in vielen Studien konsistent gefunden, dass eine geringe, aber signifikante und dosisabhängige Verringerung der Lungenfunktion zu finden ist. Weiterhin ist gezeigt worden, dass Passivrauchexposition mit zusätzlichen Episoden und einem erhöhten Schweregrad der Beschwerden von an Asthma erkrankten Kindern assoziiert ist. Schließlich wird die Passivrauchexposition als ein Risikofaktor für die Neuentstehung von Asthma bei Kindern, die zuvor keine Symptome hatten, angesehen.

Hinsichtlich der atopischen Sensibilisierung und allergischer Erkrankungen sind die Befunde verschiedener Studien widersprüchlich. Obwohl bei Erwachsenen Aktivrauchen zu einer Erhöhung des Gesamt-IgE im Serum führt, kann ein eindeutiger Zusammenhang zwischen atopischer Sensibilisierung und Aktiv- oder Passivrauchexposition derzeit nicht nachgewiesen werden. Hingegen ist wiederholt gezeigt worden, dass das Rauchverbot in öffentlichen Räumen zu einer signifikanten Abnahme der Krankenhausaufnahmen wegen Asthma geführt hat (Mackay et al. 2010).

Einige genetische Faktoren, die die Empfindlichkeit des Individuums auf Passiv-und Aktivrauchexposition bestimmen, werden in ► Kap. 3 unter dem Thema der Gen-Umwelt-Interaktionen abgehandelt.

▪ Luftverschmutzung

Viele Studien haben sich mit den Einflüssen von Luftschadstoffen wie Schwebstaub, Ozon, Stickoxiden und Schwefeldioxid auf den kindlichen Atemtrakt befasst (Eder et al. 2006). Hierbei ist es schwierig, die individuelle Schadstoffexposition eines Kindes zu ermitteln, da Kinder sich zum einen etwa zu 70 % in Innenräumen aufhalten und andererseits bestimmte Expositionen, wie z. B. Verkehrsbelastungen, individuell nur schwer abschätzbar sind.

Auch ist es problematisch, mögliche Interaktionen zwischen z. B. Temperatur, Luftfeuchte und Schadstoffgemischen zu erfassen. Zu vielen anderen chemischen Verbindungen, die möglicherweise als Schadstoffe anzusehen sind, ist zudem kaum etwas bekannt.

Viele Erkenntnisse über Zusammenhänge zwischen Luftschadstoffen und kindlichen Atemwegserkrankungen sind der Epidemiologie zu verdanken. Im Blickpunkt der Epidemiologie stehen jedoch Populationen, nicht einzelne Individuen. Daher kann es schwierig sein, derartiges Wissen im klinischen Alltag im Umgang mit einzelnen Patienten anzuwenden. Epidemiologisch gewonnene Risikoabschätzungen können wenig der Prognose im Einzelfall dienen, da es bislang keine objektiven Parameter dafür gibt, welche Personen empfindlicher auf Schadstoffe reagieren als andere. Insgesamt wird aus den bislang vorliegenden Arbeiten jedoch deutlich:

Mit Ausnahme des Tabakrauchs sind Luftschadstoffe nicht in erster Linie Verursacher von Erkrankungen wie Asthma, Heuschnupfen, Allergien oder Pseudokrupp, sondern sie können Exazerbationen zugrunde liegender Erkrankungen bewirken bzw. unspezifische Beschwerden des Atemtrakts im Sinn einer Bronchitis auslösen.

SO_2 und Schwebstaub

Es gibt wenig Grund zur Annahme, dass hohe Konzentrationen von SO_2 und Schwebstäuben Kausalfaktoren für die Entstehung von allergischen Erkrankungen sind. In Regionen mit hoher Konzentration von SO_2 und Schwebstaub in Ostdeutschland und Polen war die Prävalenz des Asthmas, der bronchialen Hyperreaktivität, des Heuschnupfens und der atopischen Sensibilisierung signifikant niedriger als in weniger mit Schadstoffen belasteten Regionen in Westdeutschland bzw. Schweden.

Die Prävalenz der Bronchitis und der Beschwerden des oberen Atemtrakts könnte jedoch durch ansteigende Konzentrationen dieser Schadstoffe bedingt sein, wie es in zahlreichen epidemiologischen Studien aufgezeigt worden ist.

Ozon

Die Effekte des Ozons auf Lungenfunktion und Atemwegsbeschwerden sind vorwiegend in Klimakammerstudien bei gesunden und asthmatischen Probanden untersucht worden. Das Ausmaß der spirometrischen Veränderungen und der Beschwerdehäufigkeit wie Husten, Kurzatmigkeit oder Schmerzen bei tiefer Inspiration, die einem bestimmten Expositionsgrad zuzuschreiben ist, variierten stark zwischen den Probanden. Sie sind jedoch bei einzelnen Individuen in starkem Maß reproduzierbar, sodass sie wohl die Reaktivität eines bestimmten Probanden gegenüber Ozon widerspiegeln. Eine schnelle Adaptation auf eine kontinuierliche Exposition ist von den meisten Untersuchern beobachtet worden. Ein Anstieg der bronchialen Reaktivität auf Histamin und Methacholin ist nach Ozonexposition auch bei gesunden Probanden beobachtet worden. Inwieweit diese Veränderungen nach der Exposition persistieren, ist derzeit noch offen. Sehr wenige epidemiologische Studien haben die Effekte einer Langzeitexposition mit Ozon auf die Prävalenz des Asthmas und der allergischen Erkrankungen untersucht, und die Ergebnisse sind widersprüchlich. Es gibt deshalb bislang wenig Hinweise darauf, dass Ozonbelastung ein Kausalfaktor für die Entwicklung von Asthma oder allergischen Erkrankungen ist.

Straßenverkehr

Ein Anstieg in der Prävalenz unspezifischer respiratorischer Symptome und eine Verminderung der Lungenfunktion ist bei Kindern und Erwachsenen aufgezeigt worden, die in Regionen starken Verkehrsaufkommens leben. Darüber hinaus fanden sich Effekte auf die Prävalenz des Heuschnupfens und der atopischen Sensibilisierung, insbesondere auf Pollen. Belastungen durch Lastwagen kommt wohl mehr Bedeutung als dem KFZ-Verkehr zu. Inwieweit dies auf eine vermehrte Ruß- und Dieselexposition oder eine verstärkte Feinstaubexposition zurückzuführen ist, ist unklar.

Literatur

Du Toit G, Robert G, Sayre PH, Bahnson HT, Radulovi S, Santo AF, Brough HA, Phippard D, Bastin M, Feeney M, Turcanu V, Sever ML, Gomez Lorenzo M, Plaut M, Lack G, for the LEAP Study Team (2015) Randomized Trial of Peanut Consumption in Infants at Risk for Peanut Allergy. N Engl J Med 372: 803–813

Eder W, Ege MJ, von Mutius E (2006) The asthma epidemic. N Engl J Med 355(21): 2226–2235

Fuchs O, von Mutius E (2013) Prenatal and childhood infections: implications for the development and treatment of childhood asthma. Lancet Respiratory Medicine 1(9): 743–754

Kim WK, Gern JE (2012) Updates in the relationship between human rhinovirus and asthma. Allergy Asthma Immunol Res 4(3): 116–121

Mackay D, Haw S, Ayres JG, Fischbacher C, Pell JP (2010) Smoke-free legislation and hospitalizations for childhood asthma. N Engl J Med 363(12): 1139–1145

Mapp C (1994) Occupational asthma. Eur Respir J 7: 153–164, 346–371, 544–568, 761–778, 961–980

Martinez FD, Wright AL, Taussig LM, Holberg CJ, Halonen M, Morgan WJ (1995) GHMA Personnel. Asthma and wheezing in the first six years of life. N Engl J Med 332: 133–138

von Mutius E, Vercelli D (2010) Farm living: effects on childhood asthma and allergy. Nat Rev Immunol 10(12): 861–868

von Mutius E, Martinez FD, Fritzsch C, Nicolai T, Roell G, Thiemann HH (1994) Prevalence of asthma and atopy in two areas of West and East Germany. Am J Respir Crit Care Med 149: 358–364

Nowak D, Heinrich J, Beck E et al. (1993) Differences in respiratory symptoms between two cities in western and eastern Germany: the first report in adults. Am Rev Resp Dis 147 (Suppl): A378

Rothman KJ (1986) Modern epidemiology. Little, Brown & Co, Boston

Schaub B, Lauener R, von Mutius E (2006) The many faces of the hygiene hypothesis. J Allergy Clin Immunol 117(5): 969–77; quiz 978

Strachan DP (1989) Hay fever, hygiene, and household size. BMJ 299(6710): 1259–1260

Williams HC, Burney PG, Hay RJ, Archer CB, Shipley MJ, Hunter JJ, Bingham EA, Finlay AY, Pembroke AC, Graham-Brown RA et al. (1994) The U.K. Working Party's Diagnostic Criteria for Atopic Dermatitis. I. Derivation of a minimum set of discriminators for atopic dermatitis. Br J Dermatol 131(3): 383–396

Zeiger RS, Heller S, Mellon M, O'Connor R, Hamburger RN (1986) Effectiveness of dietary manipulation in the prevention of food allergy in infants. J Allergy Clin Immunol 78: 224–238

Genetik und Epigenetik von allergischen Erkrankungen und Asthma

S. Weidinger, E. Rodríguez, M. Kabesch

T. Biedermann et al. (Hrsg.), *Allergologie*,
DOI 10.1007/978-3-642-37203-2_3,

3.1 Einleitung

Bei allergischen Erkrankungen handelt es sich um eine sehr heterogene Gruppe von Krankheitsbildern, die eine Vielzahl an Unterschieden, aber auch Gemeinsamkeiten in der Pathogenese, dem Verlauf und den betroffenen Organen aufweisen. Das atopische Ekzem, Asthma und allergische Rhinitis treten häufig in Kombination und/oder sequenziellem Verlauf auf. Daneben zeigen diese Krankheitsbilder eine familiäre Häufung, weshalb man bereits vor 100 Jahren eine pathophysiologische Verwandtschaft und eine erbliche Komponente vermutete (Cooke u. Van Der Veer 1916). Mithilfe von Zwillings-, Adoptions- und Familienstudien wurde die Erblichkeit atopischer Erkrankungen später empirisch auf > 70 % geschätzt, und die erbliche Prädisposition gilt damit als bestimmender Faktor (Van Beijsterveldt u. Boomsma 2007). Im Gegensatz zu monogenen Erkrankungen, bei denen Veränderungen in einem einzelnen Gen zur Veränderung eines einzelnen oder weniger physiologischer Prozesse mit oft gravierenden Auswirkungen führen, beruhen atopische Erkrankungen auf einer Kombination aus vielen verschiedenen genetischen Faktoren (Polygenie), die einzeln betrachtet das Krankheitsrisiko jeweils nur gering beeinflussen, im Zusammenspiel mit Umweltfaktoren aber entscheidend für die Krankheitsausprägung sind. Solche Erkrankungen werden auch als »komplexe« Erkrankungen/Phänotypen bezeichnet. Weitere Kennzeichen komplexer Phänotypen sind

- reduzierte Penetranzen (unvollständige Wahrscheinlichkeit, beim Vorliegen eines spezifischen Genotyps zu erkranken),
- Phänokopien (nichterbliche, umweltbedingte Faktoren für bestimmte Phänotypen),
- genetische Heterogenität (Veränderungen in unterschiedlichen Genen können identische Krankheitsbilder auslösen) und
- phänotypische Heterogenität (die Diagnose »atopisches Ekzem« umfasst verschiedene Erscheinungs- und Verlaufsformen, und Varianten im gleichen Gen können zum Teil sehr unterschiedliche Krankheitsbilder auslösen).

Klassische Kopplungs-, Kandidatengen- und v. a. genomweite Assoziationsstudien konnten in den letzten Jahren sehr erfolgreich eine große Zahl genomischer Risikoloci für allergische Erkrankungen identifizieren. In vielen Fällen sind die ursächlichen Gene, Genveränderungen und Mechanismen aber noch unbekannt, und insgesamt erklären diese bislang bekannten genetischen Faktoren nur einen geringen Teil der phänotypischen Varianz (»missing heritability«) (Manolio et al. 2009). Neben seltenen Varianten, verschiedenen strukturellen Variationen (z. B. »copy number variations«) und epistatischen Effekten (Gen-Gen-Interaktionen) rücken deshalb auch Umweltfaktoren sowie epigenetische Faktoren als weitervererbbare erworbene Eigenschaften stärker in den Fokus der Forschung. Im Gegensatz zu genetischen Faktoren könnten veränderte Umweltfaktoren und deren Vermittlung durch epigenetische Mechanismen den in den letzten Jahrzehnten insbesondere in industriell entwickelten Ländern und Schwellenländern beobachteten Anstieg der Prävalenz allergischer Erkrankungen erklären (Deckers et al. 2012).

3.2 Genetik von allergischen Erkrankungen und Asthma

Zur Identifikation von Suszeptibilitätsloci für komplexe Erkrankungen werden v. a. Assoziationsstudien verwendet. Dabei werden Erkrankte mit Gesunden verglichen, um Unterschiede in der Frequenz von genetischen Merkmalen (Veränderung in der Erbsubstanz) zu finden, die mit der Erkrankung assoziiert sind. In der Regel werden hierzu sog. SNPs (»single nucleotide polymorphisms«), also der Austausch einer einzelnen Base in der humanen DNA Sequenz, herangezogen. SNPs repräsentieren die häufigste Form der genetischen Variation zwischen Individuen und weisen in der Regel 2 mögliche Ausprägungen (d. h. 2 mögliche Allele, z. B. die Basen C und T) auf, welche kombiniert zu 2 homozygoten (CC und TT) und einem heterozygoten (CT) Genotyp führen können. Bislang sind > 88 Mio. dieser genetischen Marker durch das »International HapMap Project« und das »1000-Genomes-Projekt« in öffentlichen Datenbanken annotiert (http://www.ncbi.nlm.nih.gov/snp) worden. Wenige dieser Genvarianten liegen in regulatorischen oder proteinkodierenden Abschnitten des Genoms und verursachen Änderungen in Menge oder Funktion eines Proteins, während die meisten SNPs ohne direkte funktionelle Konsequenz sind, dafür aber mit den eigentlichen kausalen Genvarianten in Beziehung stehen können (sog. Kopplungsungleichgewicht/»linkage disequilibrium«, LD).

In Kandidatengenstudien werden SNPs in ausgewählten Genen analysiert, von denen angenommenen wird, dass sie aufgrund ihrer (bereits vorab bekannten) Funktion in die Krankheitspathogenese verwickelt sind. Viele der in den letzten Jahrzehnten auf Grundlage solcher Ansätze postulierten genetischen Assoziationen sind jedoch falsch-positiv und lassen sich in unabhängigen Studien nicht bestätigen, weil das Studiendesign Mängel wie zu kleine Fallzahlen, ungeeignete Kontrollkollektive, mangelhafte Biostatistik oder unvollständige genetische Abdeckung der betreffenden Genregionen aufweist.

Durch die technologischen Entwicklungen der letzten Jahre im Bereich der Hochdurchsatz-Genotypisierung wurden Kandidatengenstudien zunehmend durch hypothesenfreie genomweite oder hochdichte Kartierungsstudien abgelöst, in denen mehrere Millionen SNPs in einer großen Anzahl an Probanden parallel untersucht werden können, um Suszeptibilitätsloci zu identifizieren und einzugrenzen (Hardy u. Singleton 2009). Gleichzeitig bildeten sich für viele komplexe Erkrankungen Forschungsverbünde, die Studienpopulationen und Assoziationsdaten in Form von Metaanalysen zusammenführen, was die Detektion von Loci mit schwachen Effekten ermöglicht. Zudem führte die Verbesserung biostatistischer Methoden zu immer ausgefeilteren Analyseverfahren, die es inzwischen erlauben, auch nicht typisierte Varianten durch sog. Genotyp-Imputation zu bestimmen (Marchini u. Howie 2010). Dieses statistische Schätzverfahren beruht auf SNP-Referenzdatenbanken und der bereits beschriebenen Tatsache, dass sich SNPs innerhalb einer genomischen Region häufig im Kopplungsungleichgewicht befinden. So können mittels typisierter Marker auch nicht direkt typisierte SNPs auf Assoziation getestet werden. Meistens handelt es sich bei den in genomweiten Assoziationsstudien (GWAS) primär identifizierten Markern nicht um die tatsächlichen kausalen Genvarianten. Der assoziierte SNP befindet sich mit der »echten Risikovariante« im LD, und diese gilt es, nachfolgend mittels Feinkartierungsstudien und funktionellen Analysen zu detektieren. Für den Großteil der bislang für häufige Erkrankungen identifizierten Suszeptibilitätsloci stehen Analysen, die die konkreten molekularen Mechanismen aufdecken, allerdings noch aus (Chakravarti et al. 2013; Manolio 2010) und eine Zuordnung zu einem bestimmten Gen als Ursprung des Assoziationssignals ist deshalb nicht möglich. In allen Fällen ist die vorgenommene Zuordnung nur suggestiv, solange der tatsächliche Zusammenhang zwischen Genmutation und Erkrankung nicht experimentell gesichert ist. In diesem Sinn sind auch die durch GWAS identifizierten Risikogene in ◘ Tab. 3.1 zu verstehen. Diese Liste ist außerdem nicht exklusiv, denn die GWAS ist zwar sehr gut geeignet, bisher unbekannte Assoziationen aufzuzeigen, sie ist aber aufgrund der Methodik nicht in der Lage, Gene als Risikofaktoren auszuschließen. Ein wesentlicher Grund dafür ist, dass GWAS eine deutlich geringere Abdeckung des Genoms mit genetischen Markern bieten, als dies durch die Bezeichnung »genomweit« suggeriert wird. Viele genetische Varianten, die mit unterschiedlichen, z. B. familiären Formen von atopischen Erkrankungen assoziiert sind, wurden bisher nicht entdeckt. Hier sind neue Erkenntnisse von der Gesamtgenomsequenzierung zu erwarten, die mittlerweile soweit ausgereift ist, dass sie zeitnah in Populationsstudien eingesetzt werden kann, und die tatsächlich eine DNA-Analyse auf genomweiter Basis ermöglicht.

Im Folgenden werden einige der bekannten Risikoloci und Kandidatengene für Atopie als intermediärem Phänotyp sowie das atopische Ekzem und Asthma als wichtigste atopische Erkrankungen dargestellt. Aus Platzgründen wird auf die Darstellung des genetischen Kenntnisstandes zu weiteren allergischen Phänotypen verzichtet.

3.3 Atopie

Atopie ist per se keine Erkrankung, sondern beschreibt die Neigung, mit Überempfindlichkeitsreaktionen, v. a. mit allergischen Reaktionen vom Soforttyp (Typ-I-Allergie), auf den Kontakt mit ansonsten harmlosen Substanzen aus der Umwelt zu reagieren. Viele, aber nicht alle Patienten mit atopischen Erkrankungen sind in diesem Sinn »atopisch« (Novak u. Bieber 2003). Atopie wird im Forschungskontext oft über allergische Sensibilisierung (Nachweis von spezifischem IgE und/oder Prick-Testreaktivität) definiert und als sog. intermediärer Phänotyp oder Endophänotyp untersucht. Ein weiterer oft herangezogener (quantitativer) Endophänotyp ist das Gesamt-IgE. Unter Endophänotypen versteht man Parameter, die mit der Entstehung der Erkrankung von Interesse pathophysiologisch in Zusammenhang stehen und genetisch determiniert sind, aber nur einen Teilaspekt im Entstehungsmechanismus der Erkrankung repräsentieren. Oft sind diese Parameter mit den Ursachen einer komplexen Erkrankung näher assoziiert und können diese besser umschreiben als der klinische Phänotyp selbst. Demnach repräsentieren Endophänotypen eine Verbindung zwischen Genen und dem klinischen Phänotyp mit reduzierter genetischer Heterogenität. Besonders geeignet als intermediäre Phänotypen sind quantitative, gut messbare biochemische Parameter, wodurch im Gegensatz zu qualitativen Parametern eine deutlich verbesserte statistische Power erreicht werden kann. Die Analyse solcher intermediärer Phänotypen stellt also eine komplementäre Suchstrategie dar. Im Rahmen von Assoziationsstudien wurde bislang eine Vielzahl von genetischen Risikofaktoren für IgE als intermediären Phänotypen identifiziert (◘ Tab. 3.1). Diese haben aber oftmals keinen signifikanten oder nur schwache Effekte auf die Endpunkte AE, Asthma oder Rhinitis (Weidinger et al. 2010), was die phänotypische und pathophysiologische Komplexität dieser Erkrankungen verdeutlicht und die primäre Rolle der Atopie für diese Erkrankungen, analog zu vielen epidemiologischen Beobachtungen, in Frage stellt (Flohr et al. 2004).

3.4 Atopisches Ekzem

Seit den 1990er Jahren wurde eine große Zahl an Fall-Kontroll-Studien zu Kandidatengenen für das atopische Ekzem (AE) durchgeführt (Vercelli 2008). Mit diesem An-

Tab. 3.1 In GWAS identifizierte Suszeptibilitätsloci für Asthma, atopisches Ekzem und Atopie. Sortiert nach chromosomaler Position

Locus	Gen(e)	Funktion[a]	Asthma	AE	Atopie[b]	Referenz
1p13.1	IGSF3	–	x			Ding et al. 2013
1q21.3	FLG (EDC)	Epidermale Differenzierung		x		Esparza-Gordillo et al. 2009
1q21.3	CRCT1	Zell-Zell-Adhäsionen	x			Torgerson et al. 2011
1q21.3	IL6R	Zellwachstum, -differenzierung	x			Ferreira et al. 2011a
1q23.1	PYHIN1	Transkriptionsregulation	x			Torgerson et al. 2011
1q23.2	DARC; **FCER1A**	Th_2-Immunantwort			x	Granada et al. 2012; Weidinger et al. 2008b
1q25.3	XPR1	–	x			Esparza-Gordillo et al. 2009
1q31.3	**DENND1B**; CRB1	Clathrin-vermittelte Endozytose	x			Sleiman et al. 2010
1q44	C1orf100	–	x			Forno et al. 2012
2q12.1	SLC9A4; **IL1RL1; IL18R1; IL18RAP**	Th_1/Th_2-Immunantwort	x	x	x	Bonnelykke et al. 2013[c]
2q33.1	PLCL1	Endozytose			x	Hinds et al. 2013
3p21.33	GLB1	Kohlenhydratstoffwechsel		x		Hirota et al. 2012
3p26.2	IL5RA	Th_2-Immunantwort	x			Forno et al. 2012
3q12.2	ABI3BP	–	x			Ding et al. 2013
3q13.2	ATG3; CCDC80	Autophagozytose; Adipogenese	x	x		Ding et al. 2013; Hirota et al. 2012
3q28	LPP	Zell-Zell-Adhäsionen, Transkriptionsregulation			x	Bonnelykke et al. 2013; Hinds et al. 2013
4p14	TLR1; TLR6; TLR10	Angeborene Immunität			x	Bonnelykke et al. 2013; Hinds et al. 2013
4p14	KLHL5	–	x			Ding et al. 2013
4q27	ADAD1; **IL2; IL21**	T-Zellhomöostase		x	x	Bonnelykke et al. 2013; Ellinghaus et al. 2013; Hinds et al. 2013
4q31.21	GAB1	Zellwachstum, -differenzierung	x			Hirota et al. 2011
5q12.1	PDE4D	cAMP-Hydrolyse	x			Himes et al. 2009
5q13.1	PTGER4	T-Zellsignalisierung			x	Hinds et al. 2013
5q22.1	WDR36; TMEM232; SLC25A46; **TSLP**	Th_2-Immunantwort	x	x	x	Bonnelykke et al. 2013[d]
5q31.1	KIF3A;**IL4; IL5; IL13**; RAD50	Th_2-Immunantwort	x	x	x	Granada et al. 2012[e]
5q31.3	NDFIP1	Zellwachstum, -differenzierung	x			Wan et al. 2012
6p21.32-33	MHC (mehrere Gene)	Angeborenen und adaptive Immunität	x	x	x	Bonnelykke et al. 2013[f]
6q14.3	TBX18	Embryonalentwicklung			x	Levin et al. 2013
6q27	T gene	Mesodermentwicklung	x			Tantisira et al. 2012
7p22.2	CARD11	Adaptive Immunität		x		Hirota et al. 2012

Tab. 3.1 (Fortsetzung)

Locus	Gen(e)	Funktion[a]	Asthma	AE	Atopie[b]	Referenz
7q32.3	MKLN1	Interaktion mit extrazellulärer Matrix	x			Ellinghaus et al. 2013
8q24.11	SLC30A8	Zinktransporter	x			Noguchi et al. 2011
8q24.21	MYC-PVT1	Transkriptionsregulation			x	Bonnelykke et al. 2013
9p21.1	ACO1	Cytosolischer Eisensensor	x			Wan et al. 2012
9p24.1	RANBP6; **IL33**	Th_2-Immunantwort	x		x	Binia u. Kabesch 2012; Hinds et al. 2013; Torgersone t al. 2011
9q21.31	TLE4; CHCHD9	Transkriptionsregulation	x			Hancock et al. 2009
10p14	GATA3	T-Zelldifferenzierung			x	Hinds et al. 2013
10q21.1	PRKG1	Zellwachstum, -differenzierung	x			Ferreira et al. 2011a
10q21.2	ZNF365	–		x		Hirota et al. 2012
10q22.1	PSAP	Glycosphingolipid-Katabolismus	x			Ding et al. 2013
10q24.2	HPSE2	Organisation der extrazellulären Matrix	x			Ding et al. 2013
11p13	PRR5L	Zellmigration, Apoptose		x		Ellinghaus et al. 2013
11p15.4	OR10A3; **NLRP10**	Angeborene Immunität		x		Hirota et al. 2012
11q13.1	**OVOL1**; AP5B1	Epidermale Differenzierung		x		Paternoster et al. 2012
11q13.5	C11orf30; LRRC32	Interferon-Signalweg; Immuntoleranz	x	x	x	Bonnelykke et al. 2013[g]
11q23.2	C11orf71	–	x			Torgerson et al. 2011
12q13.2	CDK2; IKZF4	Zellzyklus; lymphatisches System	x			Hirota et al. 2011
12q13.3	STAT6	IL4/IL13-Signaltransduktion			x	Bonnelykke et al. 2013; Granada et al. 2012
13q21.31	PCDH20	Ca^{2+}-abhängige Zelladhäsion	x			Sun et al. 2011
14q21.1	FOXA1; TTC6	Transkriptionsregulation			x	Hinds et al. 2013
15q21.2	SCG3	–	x			Li et al. 2010
15q22.2	RORA	Steroidhormon-Signal-transduktion	x			Moffatt et al. 2010
15q22.33	SMAD3	Transkriptionsregulation, Endo-dermentwicklung	x		x	Hinds et al. 2013, Moffatt et al. 2010
16p13.13	CLEC16A	–		x		Ellinghaus et al. 2013
17q12-21.1	**ORMDL3**; GSDMA; GSDMB	ER-Stress, T-Zellinduktion	x		x	Ferreira et al. 2011b[h]
17q21.32	ZNF652	Transkriptionsregulation		x		Ellinghaus et al. 2013
19p13.2	ACTL9; ADAMTS10	Proteolyse		x		Paternoster et al. 2012
19q13.42	ZNF665	Transkriptionsregulation	x			Wan et al. 2012
20p13	MAVS	Interferon-Signaltransduktion	x			Li et al. 2010
22q12.3	IL2RB	Th_2-Immunantwort	x			Cantero-Recasens et al. 2010

Tab. 3.1 (Fortsetzung)

Locus	Gen(e)	Funktion[a]	Asthma	AE	Atopie[b]	Referenz
20q13.2	**CYP24A1**; PFDN4	Vitamin-D-Stoffwechsel		x		Hirota et al. 2012
20q13.2	NFATC2	Transkriptionsregulation			x	Hinds et al. 2013
20q13.33	GMEB2; STMN3; RTEL1; **TNFRSF6B**; ARFRP1; ZGPAT; LIME1; SLC2A4RG; ZBTB46	Apoptose, T-Zelldifferenzierung		x		Ellinghaus et al. 2013; Sun et al. 2011

AE atopisches Ekzem.
[a]Bei mehreren Genen pro Locus: Funktion bezieht sich auf Gen(e) in fetter Schrift.
[b]Atopie: erhöhtes Serum-IgE/spezifisches IgE/Prick-Test/Selbstauskunft.
[c]Ellinghaus et al. 2013; Hinds et al. 2013; Hirota et al. 2012; Moffatt et al. 2010; Ramasamy et al. 2012; Torgerson et al. 2011; Wan et al. 2012
[d]Hinds et al. 2013; Hirota et al. 2011; Ramasamy et al. 2011; Sun et al. 2011; Torgerson et al. 2011
[e]Li et al. 2010; Moffatt et al. 2010; Paternoster et al. 2012; Wan et al. 2012; Weidinger et al. 2008b
[f]Granada et al. 2012; Hinds et al. 2013; Hirota et al. 2011, 2012; Lasky-Su et al. 2012; Moffatt et al. 2010; Noguchi et al. 2011; Ramasamy et al. 2011, 2012; Weidinger et al. 2007
[g]Esparza-Gordillo et al. 2009; Ferreira et al. 2011a; Hinds et al. 2013; Ramasamy et al. 2011
[h]Hinds et al. 2013; Moffatt et al. 2010, 2007; Torgerson et al. 2011; Wan et al. 2012

satz konnten aber, oft aufgrund fehlender Replikation, nur wenige genetische Loci als zuverlässige Risikofaktoren etabliert werden (Barnes 2010). Eine bemerkenswerte Ausnahme stellt das Filaggrin-Gen dar. Filaggrin (FLG) ist ein für die Ausbildung und Integrität der epidermalen Barriere wichtiges Strukturprotein. Das Vorläuferprotein des Filaggrin wird als biologisch inaktives Profilaggrin im oberen Stratum (Str.) granulosum exprimiert. Im weiteren Verlauf der Keratinozytendifferenzierung wird es in 10–12 identische Filaggrinpeptide gespalten. Diese vernetzen die Keratin-Intermediärfilamente (Keratin-IF), was zur Abplattung der Keratinozyten hin zu Corneozyten führt. Weiterhin kommt den FLG-Peptiden eine Schlüsselrolle bei der korrekten Ausbildung und Ausschleusung der sog. Odland-Lipidkörperchen zu, die für die Bildung der extrazellulären Lipidschicht im Str. corneum notwendig sind. Nach der Vernetzung der IF dissoziieren die FLG-Peptide wieder und werden proteolytisch zu kleinen hygroskopischen Molekülen wie z. B. Aminosäuren, Urocaninsäure und Milchsäure abgebaut, die als »natürliche Feuchthaltefaktoren« für die Hydratation des Str. corneums sorgen. Daneben regulieren sie den Oberflächen-pH und die Proteasenaktivität in der Haut und haben antimikrobielle Eigenschaften. Damit vereint dieses Schlüsselprotein der Epidermis viele zentrale bei AE gestörte Funktionen. 2006 wurden erstmals Nullmutationen (zu einem Verlust der Expression führende Genvarianten) im Profilaggrin-Gen bei Familien mit Ichthyosis vulgaris (IV), der häufigsten monogenen Verhornungsstörung, beschrieben, wo sie ein semidominantes Vererbungsmuster zeigen (Smith et al. 2006). Die IV ist gekennzeichnet durch eine charakteristische Xerose, die auch den primären, nahezu vollständig penetranten, durch FLG-Mutationen hervorgerufenen Phänotyp darstellt (Flohr et al. 2010; Novak et al. 2007), und die Assoziation mit Atopie und atopischen Erkrankungen. Nachfolgend konnte eine beeindruckende Anzahl an Assoziationsstudien die überragende Rolle einer erblich bedingten (durch 1 Defektallel) Reduktion der Expression biologisch aktiven Filaggrins für das AE zeigen. Dabei zeigt sich ein populationsspezifisches Muster an Mutationen und deren Häufigkeiten (Abb. 3.1) (Chen et al. 2011).

Obwohl die verschiedenen Polymorphismen in diesem Gen, das im sog. epidermalen Differenzierungskomplex (EDC) auf Chromosom 1q21.3 liegt, durch positionelle Klonierung entdeckt wurden (Palmer et al. 2006), konnten auch in allen bis jetzt durchgeführten GWAS sehr starke Assoziationssignale im EDC beobachtet werden, die auf die FLG-Nullmutationen zurückzuführen sind (Ellinghaus et al. 2013; Esparza-Gordillo et al. 2009; Novak et al. 2007; Paternoster et al. 2012; Sun et al. 2011; Weidinger et al. 2007). Während ca. 8 % der allgemeinen Bevölkerung an einem erblichen Filaggrinmangel leiden, findet man unter AE-Patienten 20–30 % Mutationsträger (Rodriguez et al. 2009). Neben dem mehr als 3fach erhöhten Risiko für die Manifestation eines AE prädisponiert ein Filaggrindefekt außerdem zu allergischer Sensibilisierung und begleitendem Asthma (Rodriguez et al. 2009; Weidinger et al. 2008c, 2007). Weiterhin wurden Filaggrinmutationen mit

- viralen (Eczema herpeticatum) und bakteriellen Infektionen im Rahmen des AE (Cai et al. 2012; Gao et al. 2009),
- allergischer Kontaktsensibilisierung und Kontaktekzem gegen Nickel (Novak et al. 2007; Ross-Hansen et al. 2011),
- irritativem Kontaktekzem (Visser et al. 2013) und
- Erdnussallergie (Asai et al. 2013; Brown et al. 2011)

in Verbindung gebracht. Offensichtlich befördert ein Mangel an biologisch aktivem Filaggrin die Penetration bestimmter Antigene und Allergene, die so Zugang zu immunkompetenten Zellen erlangen und entzündliche Reaktionen hervorrufen können (Hudson 2006). Filaggrinmutationen kennzeichnen insgesamt möglicherweise einen speziellen Subtyp des AE (Irvine 2007) und werden zunehmend zur Stratifizierung von Patienten auch im Zusammenhang mit Behandlungsansätzen herangezogen (Hotze et al. 2014). Sie zählen zu den stärksten bekannten Risikofaktoren für komplexe Erkrankungen überhaupt. Die Erkenntnisse zu FLG und den Auswirkungen erblich bedingter Störungen der Synthese und Prozessierung von Profilaggrin haben pathophysiologische Konzepte nachhaltig verändert und die Haut und ihre Barrierefunktion in das Zentrum der Forschung gerückt. Neben Störungen der Filaggrinexpression durch das entzündliche Mikromilieu (Howell et al. 2007) und genetisch-bedingten Störungen der Filaggrinprozessierung (Weidinger et al. 2008a) ist davon auszugehen, dass Varianten in anderen Genen des EDC wie z.B. Hornerin, welche ebenfalls die epidermale Barrierefunktion beeinflussen, für die Entstehung des AE in einzelnen Patienten eine Rolle spielen (Esparza-Gordillo et al. 2009; Pellerin et al. 2013).

Im Rahmen mehrerer GWAS und Kartierungsstudien (Ellinghaus et al. 2013; Esparza-Gordillo et al. 2009; Hirota et al. 2012; Paternoster et al. 2012; Sun et al. 2011; Weidinger et al. 2007) konnten inzwischen neben FLG insgesamt 19 neue und robuste Suszeptibilitätsloci in asiatischen und europäischen Populationen identifiziert werden (▣ Tab. 3.1). Für viele der dabei erfassten Gene ist die genaue Funktion unbekannt oder die Verbindung zur Pathogenese des AE auf der Grundlage des bisherigen Wissensstands nicht direkt ersichtlich. Diese Funde stellen jedoch den bereits erwähnten Vorteil eines hypothesenfreien Ansatzes heraus, der es ermöglicht, bislang unbekannten pathophysiologischen Mechanismen des AE auf die Spur zu kommen.

Einige der neu identifizierten Suszeptibilitätsregionen beinhalten Gene, die für die Barrierefunktion der Haut (z. B. OVOL1) sowie innate (z. B. NLRP10) und adaptive Immunmechanismen (z. B. RAD50/IL13) wichtig sind. Von besonderem Interesse ist das Zytokingencluster auf Chromosom 5, für dessen Gene starke Assoziationssignale mit atopischen Erkrankungen, aber auch vielen Th_{17}-vermittelten Krankheiten wie Psoriasis vulgaris und chronisch-entzündlichen Darmerkrankungen beobachtet wurden. Neben genetischen Varianten sind in dieser Region auch epigenetische Mechanismen von großer Bedeutung. In der Region um das RAD50 Gen liegt eine sog. Locuskontrollregion (LCR). LCRs repräsentieren distale Steuerelemente der Genexpression, die viele Tausend Basenpaare vom Transkriptionsstart entfernt liegen können und aus DNase-I-sensiblen Regionen bestehen, d. h. Stellen im Chromatin, an denen die DNA von den Histonen abgewickelt ist, sodass Transkriptionsfaktoren binden können. Die LCR im RAD50-IL13-Bereich ist durch mehrere DNase-hypersensitive Stellen (Rad50 Hypersensitive Sites = RHS) charakterisiert, von denen die RHS 5–7 T-Zell-spezifisch sind und funktionell relevante Genvarianten für atopische Erkrankungen tragen (Kretschmer et al. 2014). Auch die Zytokin-Rezeptoren IL1RL1, IL18R1 und IL18RAP im gleichnamigen Cluster auf Chromosom 2q12.1 und TSLP auf Chromosom 5q22.1, in denen häufige Genvarianten mit AE assoziiert wurden, beeinflussen das Th_{17}/Th_2-Gleichgewicht. Die beiden epithelialen Zytokine TSLP und IL33 – über seinen spezifischen Rezeptor IL1RL1 – induzieren die Freisetzung der Th_2-Interleukine IL4, IL5 und IL13 (Savinko et al. 2013; Siracusa et al. 2011), während IL18 über einen Rezeptorkomplex aus IL18R1 und IL18RAP sowohl die Produktion von Th1- als auch Th_2-Zytokinen stimulieren kann (Nakanishi et al. 2011).

Ein weiterer interessanter AE-Risikolocus befindet sich auf Chromosom 20q13.33 und umfasst mehrere Gene, von denen TNFRSF6B (DcR3) der interessanteste Kandidat ist. DcR3 erfüllt verschiedene immunmodulatorische Funktionen und reguliert die Differenzierung von Makrophagen, dendritischen Zellen, Monozyten und T-Helferzellen (Hsu et al. 2002; Lin u. Hsieh 2011).

Weitere immunologische Risikogene sind essenziell für die Signalweiterleitung über stimulierte Antigenrezeptoren und die NFκB-vermittelte Differenzierung und Aktivierung der verschiedenen Lymphozytensubgruppen (CARD11) (Stepensky et al. 2013), oder die Transkriptionsregulation Interferon-stimulierter Gene (C11orf30/EMSY) (Ezell et al. 2012).

Die Tatsache, dass auch bestimmte HLA-Haplotypen mit AE assoziiert sind, unterstützt die Annahme, dass zumindest bei einem Teil der Patienten Autoimmunmechanismen eine Rolle spielen (Tang et al. 2012).

Insgesamt scheinen die meisten der immunologischen Risikoloci für das AE nicht spezifisch für diese Erkrankung zu sein, sondern eher Bedeutung im Kontext der Entzündungsbereitschaft und aberrierenden Immunmechanismen zu haben.

In der Zusammenschau der bislang bekannten Teile der genetischen Architektur des AE scheint eine geschwächte epidermale Barrierefunktion, die die Penetra-

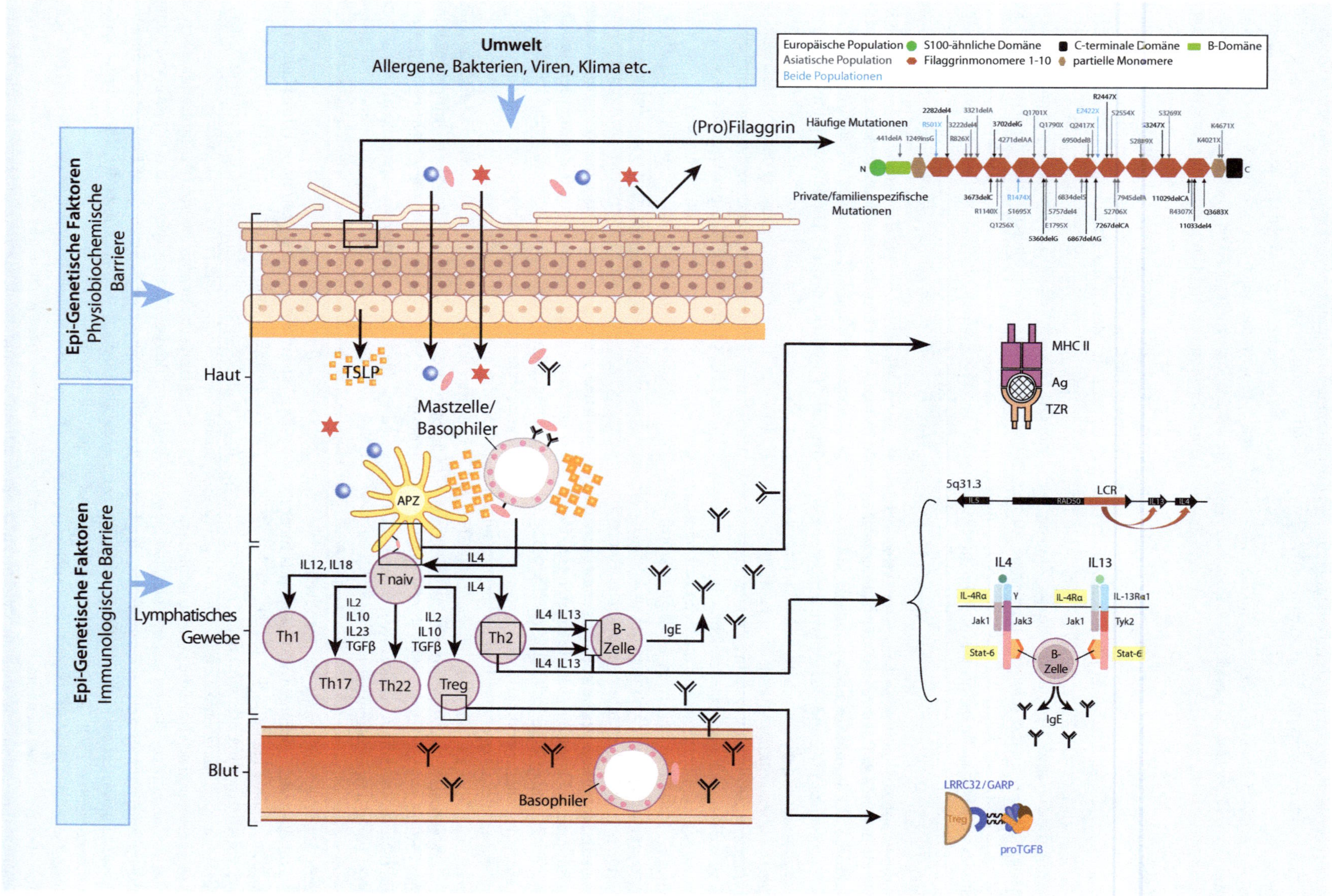

■ **Abb. 3.1** Vereinfachtes Modell, welches versucht, genetische und pathophysiologische Erkenntnisse zum atopischen Ekzem zu integrieren. Eine primär defiziente epidermale Barriere erlaubt das vermehrte Eindringen von Allergenen und Pathogenen. Beeinflusst von genetischen Faktoren, welche Immunantwortmuster steuern, kommt es zu allergisch-entzündlichen Reaktionen

tion von Pathogenen und Allergenen erleichtert, sowie inadäquate Immunantworten auf diese Umweltreize (◻ Abb. 3.1) die Ätiologie des AE zu bestimmen.

3.5 Asthma

Auch in der Asthmagenetik führte der Weg über Kopplungsstudien an Familien mit Asthma und Kandidatengenanalysen in Fall-Kontroll-Studien zu genomweiten Assoziationsanalysen. Die erste GWAS zu Asthma wurde 2007 im Rahmen des GABRIEL-Konsortiums publiziert und zeigte v. a. eine signifikante Korrelation zwischen Asthma und Polymorphismen in der Region 17q21 (Moffatt et al. 2007). Diese Suszeptibilitätsregion konnte bislang in einer Vielzahl von Studien repliziert werden und gilt als gesichert, die kausalen Gene und Genvarianten sind aber bislang unklar (Binia u. Kabesch 2012). Eine zweite große GWA-Studie des GABRIEL-Konsortiums mit mehr als 10 000 Asthmafällen und noch mehr gesunden Kontrollen konnte 2010 zeigen, dass Polymorphismen in 17q21 im Wesentlichen mit einer Asthmaform korrelieren, die in der Kindheit beginnt und ins Erwachsenenalter persistiert (Moffatt et al. 2010). Die genetische Analyse half also dabei, Unterschiede in den Asthmaformen herauszuarbeiten und zu verdeutlichen, dass es nicht nur einen Pathomechanismus gibt, der zu Asthma führt. Vielmehr liegen unterschiedlichen Asthmaformen spezifische Genveränderungen zugrunde. Darüber hinaus konnten durch das GABRIEL-Konsortium weitere genetische Assoziationen mit Asthma identifiziert und in Megaanalysen ergänzt werden. Für wenige Kandidatengene und Genveränderungen ist der kausale Zusammenhang zwischen Polymorphismus und Erkrankungsentstehung bisher gezeigt worden. Hier sind Gene, die aus dem Kandidatengenansatz stammen im Vorteil, denn für diese Gene liegen oft funktionelle und immunologische Daten über ihre mögliche Rolle bei Asthma und Allergie vor. Im Gegensatz dazu sind Gene, die erst kürzlich in GWAS-Analysen mit Asthma assoziiert wurden, oft unbekannt. Erst langsam stehen entsprechende Modelle zur Verfügung, um diese Gene zu untersuchen. So konnte mittlerweile für ORMDL3, eines der Kandidatengene auf Chromosom 17q21, gezeigt werden, dass es in einer Reihe von Zellfunktionen und Mechanismen eine Rolle spielt, die potenziell mit Asthma in Zusammenhang gebracht werden können. Das ORMDL-Protein, das im endoplasmatischen Retikulum lokalisiert ist,

- ist für die Ca^{2+}-Homöostase in der Zelle wichtig,
- vermittelt Stressreaktionen des endoplasmatischen Retikulums (ER-Stress) (Cantero-Recasens et al. 2010),
- kann T-Lymphozyten induzieren (Carreras-Sureda et al. 2013) und
- spielt eine Rolle für die Migration von Eosinophilen (Ha et al. 2013).

Das initiale Assoziationssignal hat hier also dazu beigetragen, ganz neue Zusammenhänge in der Krankheitsentstehung zu entdecken.

Ebenso liegen mittlerweile funktionelle Daten für IL33- und den IL33-Rezeptor IL1RL1 vor, die beide in GWA-Studien mit Asthma assoziiert waren und gemeinsam in einem Signalweg vorkommen, der nicht nur zum atopischen Ekzem, sondern auch zur Asthmapathogenese beitragen könnte. Während IL33 bei Zellschädigung freigesetzt wird, ist IL1RL1 (auch ST2 genannt) Teil des IL33-Rezeptorkomplexes. Die Aktivierung dieses Signalwegs spielt, wie bereits erwähnt, bei der Th_2-Antwort eine Rolle, aber auch Mastzellen, NK-Zellen, Eosinophile und wohl auch T-regulatorische Zellen tragen IL1RL1-Rezeptoren und sprechen auf IL33 Exposition an. Die Assoziation von Genveränderungen in diesen Genen scheint also die Funktion dieser für Asthma wichtigen Mechanismen zu beeinflussen und so zur Krankheitsentstehung beizutragen.

3.6 Epigenetik von allergischen Erkrankungen und Asthma

Die Epigenetik, definiert als die Veränderung der Genexpression, die nicht auf einer Veränderung der DNA-Sequenz selbst beruht, repräsentiert eine plausible regulatorische Verbindung zwischen Umwelteinflüssen und Genomfunktion und wird immer stärker als wichtiger Faktor in der Entstehung komplexer Erkrankungen wahrgenommen. Epigenetische Modifikationen wie die DNA-Methylierung stellen einen stabilen und potenziell erblichen Mechanismus dar, durch den Umweltfaktoren v. a. während der embryonalen Entwicklung, aber auch im postnatalen Leben eines Individuums Einfluss auf Krankheitsentwicklung und -verlauf nehmen können (Tammen et al. 2013).

Als epigenetische Mechanismen zur Regulation der Genexpression werden Histonmodifikationen, DNA-Methylierung und nichtkodierende MicroRNA bezeichnet (◻ Abb. 3.2), die alle die genomische DNA-Sequenz nicht verändern. Diese Mechanismen sind gewebe- und zellspezifisch und können offenbar über Zellteilung (Mitose und Meiose) stabil weitergegeben werden (Bird 2002).

DNA als zentrales Molekül der genetischen Vererbung wird über verschiedenste Ebenen reguliert. Der Zugriff auf DNA und die Übersetzung von DNA in RNA (Transkription) und von RNA in Proteine (Translation) ist nicht dem Zufall überlassen und streng reglementiert. So ist DNA nur dann ablesbar, wenn sie in einem »offenen« Zustand vorliegt, dem sog. Euchromatin. Dies entsteht dann, wenn die DNA, die sich normalerweise eng verpackt im Zellkern befindet, ihre enge Bindung an DNA-assoziierte Proteine lockert. Diese Proteine werden Histone genannt und organisieren die DNA, indem sie diese aufspulen und damit verpacken. Ist DNA von Histonen entpackt, was durch Histonacetylierung geschieht, ist sie damit noch immer nicht »entsichert«, denn als zweiter Regulationsmechanismus für die Kontrolle der Genexpression fungiert die Methylierung. Dies bedeutet, dass an bestimmten Stellen der DNA, an der Nucleotide in einer spezifischen Abfolge vorkommen (CpG-Dinucleotide), am Pyrimidinring des Cytosins eine Methylgruppe angehängt wird (Methylierung; ◻ Abb. 3.2). Mehr als 75 % der im humanen Genom vorkommenden individuellen CpGs sind im Normalzustand methyliert (Antequera 2003). Unmethylierte CG-Dinukleotide finden sich v. a. in sog. CpG-Inseln, die oft mit Genpromotoren assoziiert sind. Soll ein Gen deaktiviert bzw. aktiviert werden, muss die Methylierung durch Enzymeinwirkung aktiv verändert werden. Eine Methylierung der Promoterregion führt in der Regel zu einer Transkriptionsinhibition, also »Stilllegung« des entsprechenden Gens (Jones 2012). Aber auch wenn es bereits zur Transkription gekommen ist, gibt es weitere regulatorische Mechanismen. Dazu gehören nichtkodierende MicroRNA-Moleküle, die die Translation blockieren können und so insbesondere für die Balance und Feinsteuerung der Genexpression über mehrere Gene oder Signalwege hinweg eine wichtige Rolle spielen. Genomweite Methylierungsanalysen sind bei komplexen Erkrankungen in letzter Zeit häufiger geworden, v. a. weil damit hypothesenfrei, also ohne dass man sich auf einen bestimmten Genlocus als Kandidat festlegen muss, per Hochdurchsatzverfahren – ähnlich wie GWA Studien – das Genom in großen Teilen untersucht werden kann. Als Untersuchungsmaterial dient leicht gewinnbare DNA, die mit Bisulfit behandelt wird, um Methylierungsmuster sichtbar zu machen. Auch wenn DNA-Methylierung nicht der einzige epigenetische Mechanismus ist, gibt sie doch einen guten Einblick, welche Gene und Signalkaskaden durch bestimmte Umwelteinflüsse oder bei Erkrankungen modifiziert werden. Gleichzeitig sind diese Änderungen im Methylierungsmuster zeitlich stabiler erfassbar als die Genexpression auf RNA-Ebene.

Genetische Mutationen können epigenetische Mechanismen beeinflussen, indem sie z. B. Methylierungsloci zerstören oder neu schaffen. Ebenso sind genetische Varianten in den Enzymen der Acetylierungs- oder Methylierungsregulation in der Lage, die entsprechenden Mechanismen graduell zu beeinflussen. So legen Analysen an Pflanzen nahe, dass mehr als die Hälfte der Stellen im Genom, die unterschiedliche Methylierung aufweisen können, durch Mutationen beeinflusst werden (Schmitz et al. 2013).

Ebenso können aber Umwelteinflüsse Auswirkungen auf epigenetische Mechanismen haben: Beispiele hierfür sind

- die Veränderung der Methylierung durch Aufnahme von Folsäure als Methyldonor mit der Nahrung,
- die Beeinflussung der Histonacethylierung und der Gen-Methylierung durch Rauchen und
- die Auswirkung verschiedener Medikamente (wie Glukokortikoide) auf die Histonacetylierung durch Enzymaktivierungen (Kabesch u. Adcock 2012).

Dass epigenetische Mechanismen bei der Tumorentstehung z. B. über Stilllegung von Tumorsuppressorgenen eine Rolle spielen, ist schon seit Längerem bekannt, und in den letzten Jahren wurde klar, dass sie auch an der Entstehung von komplexen Erkrankungen beteiligt sind. Dass sie auch die Asthma- und Allergieentstehung, dass Umweltfaktoren eine wichtige Rolle bei der Entstehung von Asthma und Allergie spielen und sich viele Besonderheiten komplexer Erkrankungen über epigenetische Mechanismen erklären lassen, die eine Brücke zwischen Umwelt und genetischer Prädisposition schlagen. Dabei sind die Auswirkungen zum Teil zell- und gewebespezifisch (treffen also bei Asthma z. B. nur auf Lungenepithelzellen zu), in anderen Fällen global an allen Zellen zu beobachten und damit auch an leicht zugänglichen Blutzellen messbar (Stefanowicz et al. 2012). Für das AE wurde in der bislang einzigen veröffentlichten epigenom- und transkriptomweiten Assoziationsstudie beobachtet, dass mit der mRNA-Expression korrelierte AE-spezifische Methylierungsmuster v. a. in der Epidermis zu finden sind (Rodriguez et al. 2014).

Tatsächlich publizierte epigenetische Daten zu Asthma und Allergie sind noch rar; es scheint derzeit noch so, als ob es ebenso viele perspektivische Übersichtsarbeiten wie Originalarbeiten in dem Feld gibt. Belastbare Zusammenhänge wurden aber mittlerweile für die Rolle von Zigarettenrauch auf die Histonacetylierung und (in geringerem Grad) DNA-Methylierung etabliert (Kabesch u. Adcock 2012). Es gibt aber auch Hinweise, dass die Epigenetik an der Vermittlung von gesundheitsschädlichen Effekten durch Luftschadstoffe wie z. B. Autoabgase beteiligt ist. So scheint bereits pränatale Autoabgas-Exposition im Mutterleib zu einer Veränderung der Methylierung bei den Nachkommen zu führen und mit einem höheren Asthmarisiko assoziiert zu sein (Breton et al. 2009).

Aber auch Umweltkonstellationen, die vor Asthma schützen, können über epigenetische Mechanismen wirken: Das Aufwachsen auf dem Bauernhof führt zu einer Veränderung des Methylierungsmusters in Genen, die mit der Induktion der T-Zellantwort (IL13) und Asthma assoziiert sind (ORMDL3) (Michel et al. 2013). Dieser Prozess ist dynamisch und spielt sich in den ersten Lebensjahren ab, also genau in der Zeit, die für die Entstehung von Allergien und Asthma entscheidend ist. Gerade weil es sich bei epigenetischen Mechanismen aber nicht um Veränderungen handelt,

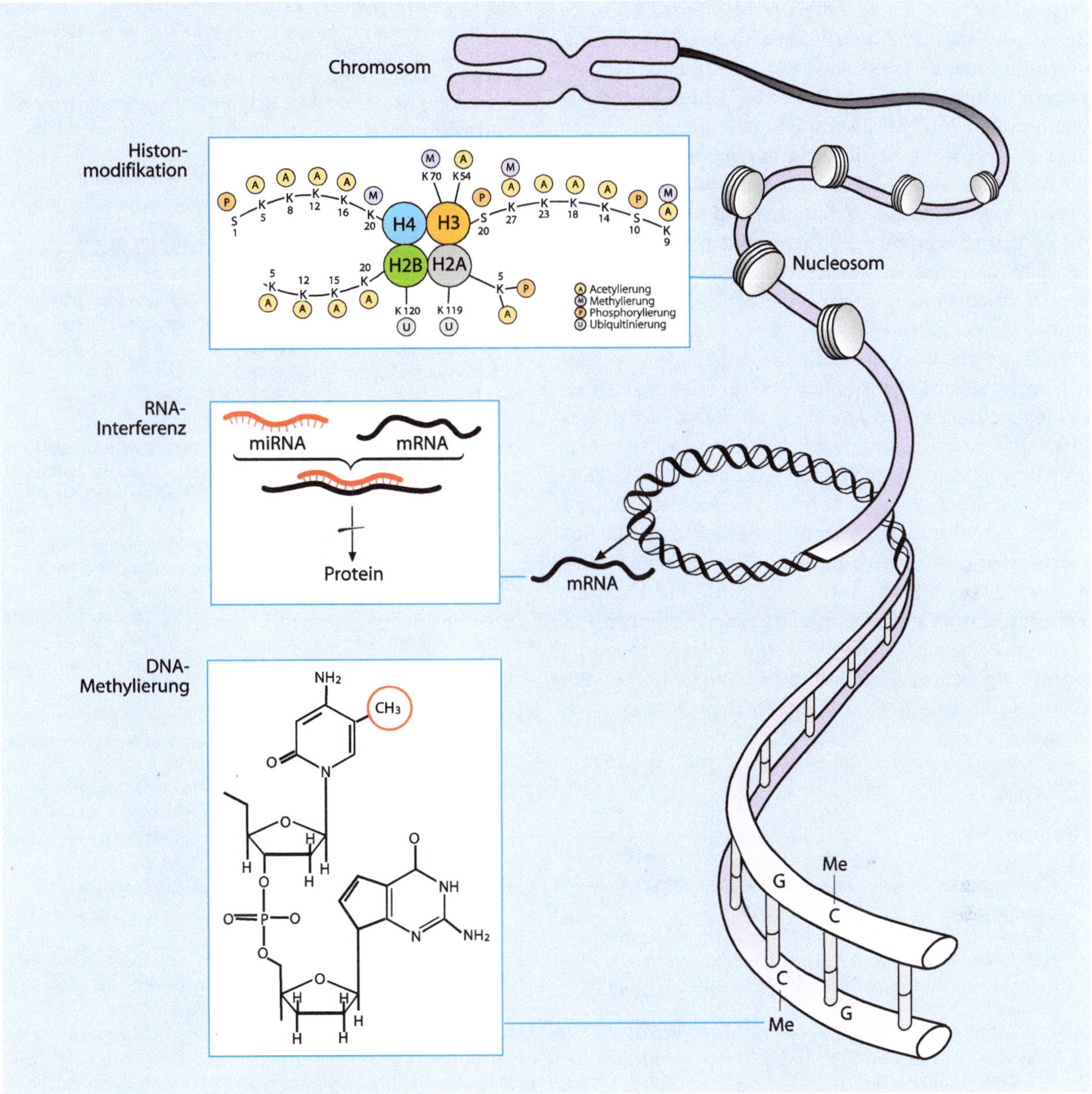

Abb. 3.2 Mechanismen zur Regulation der Genexpression: Histonmodifikation, RNA-Interferenz und DNA-Methylierung

die im genetischen, DNA-basierten Code festgeschrieben sind, ergibt sich das Potenzial für medikamentöse Eingriffe. So hat sich die Epigenetik zu einem Zukunftsfeld der Arzneimittelforschung entwickelt. Dabei geht es aber nicht nur darum, neue Medikamente mit epigenetischer Wirkung zu entdecken, sondern auch die Wirkung von bereits bekannten Medikamenten auf epigenetische Mechanismen zu definieren. Zwei dieser »alten« Medikamente, die zu einer starken epigenetischen Modulation führen, sind in der Asthma- und Allergietherapie sehr gut bekannt: Glukokortikoide und Theophyllin (Barnes 2009, 2013).

3.7 Ausblick

In den letzten Jahren hat sich das Wissen um genetische Risikofaktoren für komplexe Erkrankungen explosionsartig vermehrt und zu völlig neuen Einsichten in die molekularen Pathomechanismen allergischer Krankheiten geführt. Die Funktionsaufklärung identifizierter Krankheitsgene wird das Verständnis für allergische Erkrankungen weiter stark beeinflussen und die Entwicklung innovativer Methoden zur Frühdiagnostik und Risikoabschätzung sowie neuer rationaler Behandlungsmethoden ermöglichen. Aufgrund des Fortschritts im Bereich der hochdimensionalen genetischen und genomischen Technologien verstehen wir zunehmend, dass bestimmte durch die individuelle Prädisposition beeinflusste molekulare Mechanismen wie Entzündungsreaktionen über organbasierte Krankheitsgrenzen hinweg von Bedeutung sind. Die Molekulargenetik wird in diesem Zusammenhang zu einer präziseren und personalisierteren Medizin beitragen, die bisherige Krankheitsdefinitionen und -klassifikationen überdenkt und die Organgrenzen der medizinischen Disziplinen auflöst. Angesichts immer rascher fallender Kosten für die Genomsequenzierung ist es im Prinzip bereits heute möglich, einen einzigen universellen diagnostischen Test für alle aufgeklärten monogenetischen Krankheiten anzubieten. In näherer Zukunft wird man damit vermutlich auch das Risiko für komplexe Erkrankungen, deren Verläufe und Komorbiditäten, und die zu erwartende Reaktion von Patienten auf bestimmte Behandlungen vorhersagen können. Die Tumormedizin spielt hier bereits den Vorreiter, und diese Entwicklungen werden an die Beratung und klinische Versorgung von Patienten mit allergischen Krankheitsbildern und damit auch an die betreuenden Ärzte erhebliche Ansprüche stellen. Gleichzeitig beinhalten sie enorme Chancen, die die Allergologie entscheidend voranbringen können.

Literatur

Antequera F (2003) Structure, function and evolution of CpG island promoters. Cell Mol Life Sci 60: 1647–1658

Asai Y, Greenwood C, Hull PR et al. (2013) Filaggrin gene mutation associations with peanut allergy persist despite variations in peanut allergy diagnostic criteria or asthma status. J Allergy Clin Immunol 132: 239–242

Barnes KC (2010) An update on the genetics of atopic dermatitis: scratching the surface in 2009. J Allergy Clin Immunol 125: 16–29 e11–11; quiz 30–11

Barnes PJ (2009) Targeting the epigenome in the treatment of asthma and chronic obstructive pulmonary disease. Proc Am Thorac Soc 6: 693–696

Barnes PJ (2013) Theophylline. Am J Respir Crit Care Med 188: 901–906

Binia A, Kabesch M (2012) Respiratory medicine – genetic base for allergy and asthma. Swiss Med Wkly 142: w13612

Bird A (2002) DNA methylation patterns and epigenetic memory. Genes & Development 16: 6–21

Bonnelykke K, Matheson MC, Pers TH et al. (2013) Meta-analysis of genome-wide association studies identifies ten loci influencing allergic sensitization. Nat Genet 45: 902–906

Breton CV, Byun HM, Wenten M et al. (2009) Prenatal tobacco smoke exposure affects global and gene-specific DNA methylation. Am J Respir Crit Care Med 180: 462–467

Brown SJ, Asai Y, Cordell HJ et al. (2011) Loss-of-function variants in the filaggrin gene are a significant risk factor for peanut allergy. J Allergy Clin Immunol 127: 661–667

Cai SC, Chen H, Koh WP et al. (2012) Filaggrin mutations are associated with recurrent skin infection in Singaporean Chinese patients with atopic dermatitis. Br J Dermatol 166: 200–203

Cantero-Recasens G, Fandos C, Rubio-Moscardo F et al. (2010) The asthma-associated ORMDL3 gene product regulates endoplasmic reticulum-mediated calcium signaling and cellular stress. Hum Mol Genet 19: 111–121

Carreras-Sureda A, Cantero-Recasens G, Rubio-Moscardo F et al. (2013) ORMDL3 modulates store-operated calcium entry and lymphocyte activation. Hum Mol Genet 22: 519–530

Chakravarti A, Clark AG, Mootha VK (2013) Distilling pathophysiology from complex disease genetics. Cell 155: 21–26

Chen H, Common JE, Haines RL et al. (2011) Wide spectrum of filaggrin-null mutations in atopic dermatitis highlights differences between Singaporean Chinese and European populations. The British journal of dermatology 165: 106–114

Cooke R, Van Der Veer A (1916) Human sensitization. J Immunol: 201–305

Deckers IA, Mclean S, Linssen S et al. (2012) Investigating international time trends in the incidence and prevalence of atopic eczema 1990–2010: a systematic review of epidemiological studies. PLoS One 7: e39803

Ding L, Abebe T, Beyene J et al. (2013) Rank-based genome-wide analysis reveals the association of ryanodine receptor-2 gene variants with childhood asthma among human populations. Hum Genomics 7: 16

Ellinghaus D, Baurecht H, Esparza-Gordillo J et al. (2013) High-density genotyping study identifies four new susceptibility loci for atopic dermatitis. Nat Genet 45: 808–812

Esparza-Gordillo J, Weidinger S, Folster-Holst R et al. (2009) A common variant on chromosome 11q13 is associated with atopic dermatitis. Nat Genet 41: 596–601

Ezell SA, Polytarchou C, Hatziapostolou M et al. (2012) The protein kinase Akt1 regulates the interferon response through phosphorylation of the transcriptional repressor EMSY. Proc Natl Acad Sci U S A 109: E613–621

Ferreira MA, Matheson MC, Duffy DL et al. (2011a) Identification of IL6R and chromosome 11q13.5 as risk loci for asthma. Lancet 378: 1006–1014

Ferreira MA, Mcrae AF, Medland SE et al. (2011b) Association between ORMDL3, IL1RL1 and a deletion on chromosome 17q21 with asthma risk in Australia. Eur J Hum Genet 19: 458–464

Flohr C, Johansson SG, Wahlgren CF et al. (2004) How atopic is atopic dermatitis? J Allergy Clin Immunol 114: 150–158

Flohr C, England K, Radulovic S et al. (2010) Filaggrin loss-of-function mutations are associated with early-onset eczema, eczema severity and transepidermal water loss at 3 months of age. Br J Dermatol 163: 1333–1336

Forno E, Lasky-Su J, Himes B et al. (2012) Genome-wide association study of the age of onset of childhood asthma. J Allergy Clin Immunol 130: 83–90 e84

Gao PS, Rafaels NM, Hand T et al. (2009) Filaggrin mutations that confer risk of atopic dermatitis confer greater risk for eczema herpeticum. J Allergy Clin Immunol 124: 507–513, 513.e501–507

Granada M, Wilk JB, Tuzova M et al. (2012) A genome-wide association study of plasma total IgE concentrations in the Framingham Heart Study. J Allergy Clin Immunol 129: 840–845 e821

Ha SG, Ge XN, Bahaie NS et al. (2013) ORMDL3 promotes eosinophil trafficking and activation via regulation of integrins and CD48. Nat Commun 4: 2479

Hancock DB, Romieu I, Shi M et al. (2009) Genome-wide association study implicates chromosome 9q21.31 as a susceptibility locus for asthma in mexican children. PLoS genetics 5: e1000623

Hardy J, Singleton A (2009) Genomewide association studies and human disease. N Engl J Med 360: 1759–1768
Himes BE, Hunninghake GM, Baurley JW et al. (2009) Genome-wide association analysis identifies PDE4D as an asthma-susceptibility gene. Am J Hum Genet 84: 581–593
Hinds DA, Mcmahon G, Kiefer AK et al. (2013) A genome-wide association meta-analysis of self-reported allergy identifies shared and allergy-specific susceptibility loci. Nat Genet 45: 907–911
Hirota T, Takahashi A, Kubo M et al. (2011) Genome-wide association study identifies three new susceptibility loci for adult asthma in the Japanese population. Nat Genet 43: 893–896
Hirota T, Takahashi A, Kubo M et al. (2012) Genome-wide association study identifies eight new susceptibility loci for atopic dermatitis in the Japanese population. Nat Genet 44: 1222–1226
Hotze M, Baurecht H, Rodriguez E et al. (2014) Increased efficacy of omalizumab in atopic dermatitis patients with wild-type filaggrin status and higher serum levels of phosphatidylcholines. Allergy 69: 132–135
Howell MD, Kim BE, Gao P et al. (2007) Cytokine modulation of atopic dermatitis filaggrin skin expression. J Allergy Clin Immunol 120: 150–155
Hsu TL, Chang YC, Chen SJ et al. (2002) Modulation of dendritic cell differentiation and maturation by decoy receptor 3. J Immunol 168: 4846–4853
Hudson TJ (2006) Skin barrier function and allergic risk. Nat Genet 38: 399–400
Irvine AD (2007) Fleshing out filaggrin phenotypes. J Invest Dermatol 127: 504–507
Jones PA (2012) Functions of DNA methylation: islands, start sites, gene bodies and beyond. Nat Rev Genet 13: 484–492
Kabesch M, Adcock IM (2012) Epigenetics in asthma and COPD. Biochimie 94: 2231–2241
Kretschmer A, Moller G, Lee H et al. (2014) A common atopy-associated variant in the Th2 cytokine locus control region impacts transcriptional regulation and alters SMAD3 and SP1 binding. Allergy 69: 632–642
Lasky-Su J, Himes BE, Raby BA et al. (2012) HLA-DQ strikes again: genome-wide association study further confirms HLA-DQ in the diagnosis of asthma among adults. Clin Exp Allergy 42: 1724–1733
Levin AM, Mathias RA, Huang L et al. (2013) A meta-analysis of genome-wide association studies for serum total IgE in diverse study populations. J Allergy Clin Immunol 131: 1176–1184
Li X, Howard TD, Zheng SL et al. (2010) Genome-wide association study of asthma identifies RAD50-IL13 and HLA-DR/DQ regions. J Allergy Clin Immunol 125: 328–335 e311
Lin WW, Hsieh SL (2011) Decoy receptor 3: a pleiotropic immunomodulator and biomarker for inflammatory diseases, autoimmune diseases and cancer. Biochem Pharmacol 81: 838–847
Manolio TA (2010) Genomewide association studies and assessment of the risk of disease. N Engl J Med 363: 166–176
Manolio TA, Collins FS, Cox NJ et al. (2009) Finding the missing heritability of complex diseases. Nature 461: 747–753
Marchini J, Howie B (2010) Genotype imputation for genome-wide association studies. Nature reviews. Genetics 11: 499–511
Michel S, Busato F, Genuneit J et al. (2013) Farm exposure and time trends in early childhood may influence DNA methylation in genes related to asthma and allergy. Allergy 68: 355–364
Moffatt MF, Kabesch M, Liang L et al. (2007) Genetic variants regulating ORMDL3 expression contribute to the risk of childhood asthma. Nature 448: 470–473
Moffatt MF, Gut IG, Demenais F et al. (2010) A large-scale, consortium-based genomewide association study of asthma. N Engl J Med 363: 1211–1221
Nakanishi K, Yoshimoto T, Tsutsui H et al. (2001) Interleukin-18 is a unique cytokine that stimulates both Th1 and Th2 responses depending on its cytokine milieu. Cytokine Growth Factor Rev 12: 53–72
Noguchi E, Sakamoto H, Hirota T et al. (2011) Genome-wide association study identifies HLA-DP as a susceptibility gene for pediatric asthma in Asian populations. PLoS genetics 7: e1002170
Novak N, Bieber T (2003) Allergic and nonallergic forms of atopic diseases. J Allergy Clin Immunol 112: 252–262
Novak N, Baurecht H, Schafer T et al. (2007) Loss-of-Function Mutations in the Filaggrin Gene and Allergic Contact Sensitization to Nickel. J Invest Dermatol 128: 1430–1435
Palmer CN, Irvine AD, Terron-Kwiatkowski A et al. (2006) Common loss-of-function variants of the epidermal barrier protein filaggrin are a major predisposing factor for atopic dermatitis. Nat Genet 38: 441–446
Paternoster L, Standl M, Chen CM et al. (2012) Meta-analysis of genome-wide association studies identifies three new risk loci for atopic dermatitis. Nat Genet 44: 187–192
Pellerin L, Henry J, Hsu CY et al. (2013) Defects of filaggrin-like proteins in both lesional and nonlesional atopic skin. J Allergy Clin Immunol 131: 1094–1102
Ramasamy A, Curjuric I, Coin LJ et al. (2011) A genome-wide meta-analysis of genetic variants associated with allergic rhinitis and grass sensitization and their interaction with birth order. J Allergy Clin Immunol 128: 996–1005
Ramasamy A, Kuokkanen M, Vedantam S et al. (2012) Genome-wide association studies of asthma in population-based cohorts confirm known and suggested loci and identify an additional association near HLA. PLoS One 7: e44008
Rodriguez E, Baurecht H, Herberich E et al. (2009) Meta-analysis of filaggrin polymorphisms in eczema and asthma: robust risk factors in atopic disease. J Allergy Clin Immunol 123: 1361–1370 e1367
Rodriguez E, Baurecht H, Wahn AF et al. (2014) An Integrated Epigenetic and Transcriptomic Analysis Reveals Distinct Tissue-Specific Patterns of DNA Methylation Associated with Atopic Dermatitis. J Invest Dermatol
Ross-Hansen K, Menne T, Johansen JD et al. (2011) Nickel reactivity and filaggrin null mutations--evaluation of the filaggrin bypass theory in a general population. Contact Dermatitis 64: 24–31
Savinko T, Karisola P, Lehtimaki S et al. (2013) ST2 regulates allergic airway inflammation and T-cell polarization in epicutaneously sensitized mice. The Journal of investigative dermatology 133: 2522–2529
Schmitz RJ, Schultz MD, Urich MA et al. (2013) Patterns of population epigenomic diversity. Nature 495: 193–198
Siracusa MC, Saenz SA, Hill DA et al. (2011) TSLP promotes interleukin-3-independent basophil haematopoiesis and type 2 inflammation. Nature 477: 229–233
Sleiman PM, Flory J, Imielinski M et al. (2010) Variants of DENND1B associated with asthma in children. N Engl J Med 362: 36–44
Smith FJ, Irvine AD, Terron-Kwiatkowski A et al. (2006) Loss-of-function mutations in the gene encoding filaggrin cause ichthyosis vulgaris. Nat Genet 38: 337–342
Stefanowicz D, Hackett TL, Garmaroudi FS et al. (2012) DNA methylation profiles of airway epithelial cells and PBMCs from healthy, atopic and asthmatic children. PLoS One 7: e44213
Stepensky P, Keller B, Buchta M et al. (2013) Deficiency of caspase recruitment domain family, member 11 (CARD11), causes profound combined immunodeficiency in human subjects. J Allergy Clin Immunol 131: 477–485 e471

Sun LD, Xiao FL, Li Y et al. (2011) Genome-wide association study identifies two new susceptibility loci for atopic dermatitis in the Chinese Han population. Nat Genet 43: 690–694
Tammen SA, Friso S, Choi SW (2013) Epigenetics: the link between nature and nurture. Mol Aspects Med 34: 753–764
Tang TS, Bieber T, Williams HC (2012) Does »autoreactivity« play a role in atopic dermatitis? J Allergy Clin Immunol 129: 1209–1215 e1202
Tantisira KG, Damask A, Szefler SJ et al. (2012) Genome-wide association identifies the T gene as a novel asthma pharmacogenetic locus. AmJ Respir Crit Care Med 185: 1286–1291
Torgerson DG, Ampleford EJ, Chiu GY et al. (2011) Meta-analysis of genome-wide association studies of asthma in ethnically diverse North American populations. Nat Genet 43: 887–892
Van Beijsterveldt CE, Boomsma DI (2007) Genetics of parentally reported asthma, eczema and rhinitis in 5-yr-old twins. Eur Respir J 29: 516–521
Vercelli D (2008) Discovering susceptibility genes for asthma and allergy. Nature Rev Immunol 8: 169–182
Visser MJ, Landeck L, Campbell LE et al. (2013) Impact of atopic dermatitis and loss-of-function mutations in the filaggrin gene on the development of occupational irritant contact dermatitis. Br J Dermatol 168: 326–332
Wan YI, Shrine NR, Soler Artigas M et al. (2012) Genome-wide association study to identify genetic determinants of severe asthma. Thorax 67: 762–768
Weidinger S, Rodriguez E, Stahl C et al. (2007) Filaggrin mutations strongly predispose to early-onset and extrinsic atopic dermatitis. J Invest Dermatol 127: 724–726
Weidinger S, Baurecht H, Wagenpfeil S et al. (2008a) Analysis of the individual and aggregate genetic contributions of previously identified serine peptidase inhibitor Kazal type 5 (SPINK5), kallikrein-related peptidase 7 (KLK7), and filaggrin (FLG) polymorphisms to eczema risk. J Allergy Clin Immunol 122:560–568 e564
Weidinger S, Gieger C, Rodriguez E et al. (2008b) Genome-wide scan on total serum IgE levels identifies FCER1A as novel susceptibility locus. PLoS genetics 4: e1000166
Weidinger S, O'Sullivan M, Illig T et al. (2008c) Filaggrin mutations, atopic eczema, hay fever, and asthma in children. J Allergy Clin Immunol
Weidinger S, Baurecht H, Naumann A et al. (2010) Genome-wide association studies on IgE regulation: are genetics of IgE also genetics of atopic disease? Current opinion in allergy and clinical immunology 10:408–417
Weidinger S, Willis-Owen SA, Kamatani Y et al. (2013) A genome-wide association study of atopic dermatitis identifies loci with overlapping effects on asthma and psoriasis. Hum Mol Genet 22: 4841–4856

Natürliche Immunität und ihre Bedeutung für das Mikrobiom

T. Biedermann, T. Volz

T. Biedermann et al. (Hrsg.), *Allergologie*,
DOI 10.1007/978-3-642-37203-2_4,

4.1 Einleitung

Das natürliche Immunsystem – auch als angeborenes Immunsystem bezeichnet – hat sich evolutionär lange vor dem adaptiven, erworbenen Immunsystem entwickelt, um auf Infektionen zu reagieren und einen Organismus davor schützen zu können. Es setzt sich aus sekretorischen und zellulären Komponenten zusammen, die eine erste rasch einsetzende hocheffektive Immunreaktion auslösen können. Zum sekretorischen Anteil zählen das Komplementsystem und die antimikrobiellen Peptide (AMPs), die hauptsächlich von Epithelzellen und bestimmten Leukozytenpopulationen gebildet werden und eine erste Verteidigungslinie an den Grenzflächen zwischen Individuum und Umwelt aufbauen. Die wohl wichtigste Komponente des natürlichen Immunsystems sind Rezeptoren, die Bestandteile von Bakterien, Viren und Pilzen erkennen und dieses Erkennen in biologische Signale übersetzen. Die verschiedenen Familien dieser Pathogenerkennungsrezeptoren (PRR), die Ende der 1990er-Jahre entdeckt und umfangreich charakterisiert wurden, sollen im Folgenden im Mittelpunkt stehen. Ihre Aktivierung führt nicht nur zur Auslösung einer initialen Immunreaktion wie in niederen Organismen, sondern beeinflusst bspw. bei Säugern in entscheidendem Maß auch die Qualität der nachfolgenden adaptiven Immunantwort durch B- und T-Zellen. Direkte zelluläre Effektoren der natürlichen Immunität stellen neben den Epithelzellen der Oberflächenorgane v. a. Mastzellen und basophile Granulozyten (▶ Kap. 6) sowie eosinophile Granulozyten dar (▶ Kap. 7), deren Funktionen in den entsprechenden Kapiteln ausführlich behandelt werden. Am Prozess der Übersetzung von Signalen der natürlichen Immunität in adaptive Immunantworten sind insbesondere dendritische Zellen (DC) beteiligt, die eine entscheidende Schnittstelle zwischen natürlicher und adaptiver Immunität bilden. Seit Mitte der 2000er-Jahre wurden neue Populationen von bislang nicht bekannten Zellen des angeborenen Immunsystems charakterisiert, die als »innate lymphoid cells« (ILC) bezeichnet werden. ILCs finden sich speziell in den Oberflächenorganen mit ständigem Kontakt zur Umwelt und sind dort Teil einer lokalen Immunantwort.

4.2 Pathogenerkennungsrezeptoren

Die Unterscheidung zwischen potenziell gefährlichem »Fremd« und harmlosem »Selbst« stellt die zentrale Aufgabe des Immunsystems dar. Das natürliche Immunsystem verfügt dazu über zahlreiche Rezeptoren, die die Anwesenheit von Mikroorganismen detektieren können. Gemäß ihrer Funktion werden diese Rezeptoren als Pathogenerkennungsrezeptoren (engl.: pathogen recognition receptors, PRR) bezeichnet. Rezeptoren des adaptiven Immunsystems, nämlich T-Zell-Rezeptor (TCR) und B-Zell-Rezeptor (BCR), benötigen ein sog. klonales Re-Arrangement, welches den Mechanismus der Adaptation darstellt und eine bestmögliche Anpassung zur immunologischen Erkennung erlaubt. PRR dagegen sind keimbahnkodierte Rezeptoren und benötigen kein Re-Arrangement. Ihre Spezifität besteht darin, Moleküle zu erkennen, die für Mikroorganismen (Bakterien, Viren oder Pilze) charakteristisch sind. PRR signalisieren so dem Immunsystem die Präsenz potenziell schädlicher Mikroben. Moleküle, die von PRR spezifisch erkannt werden, werden auch als MAMP bzw. PAMP (»microbial/pathogen associated molecular pattern«) bezeichnet (Takeuchi u. Akira 2010). Zu MAMPs zählen Proteine, Lipide, Lipoproteine, Kohlenhydratverbindungen und Nukleinsäuren. Für Mikroorganismen sind MAMPs essenzielle Bestandteile, z. B. der bakteriellen Zellwand oder des Erbguts. Aus diesem Grund stellen Mutationen für Mikroben keinen Evasionsmechanismus dar, der eine Erkennung durch PRR verhindern könnte. Der Verlust oder die Veränderung derart essenzieller Bestandteile gefährdet ihr Überleben. Bislang wurde 4 große Gruppen von PRR beschrieben: Toll-like Rezeptoren (TLR), NOD-like Rezeptoren (NLR), RIG-I-like Helikasen (RLR) und C-type Lektine (CLR) (Takeuchi u. Akira 2010).

Toll-like Rezeptoren (TLR) und ihre MAMPs wurden umfassend charakterisiert (Kawai u. Akira 2010). TLRs können hinsichtlich ihrer sub-zellulären Verteilung in 2 Gruppen eingeteilt werden (◻ Abb. 4.1): TLR1, TLR2, TLR4, TLR5, TLR6 und TLR11 überwachen die Zelloberfläche und erkennen v. a. MAMPs, die von bakteriellen Zellwänden oder Pilzen stammen. TLR3, TLR7, TLR8 und TLR9 finden sich in bestimmten intrazellulären Kompartimenten, den Endolysosomen und sind auf mikrobielle oder virale Nukleinsäuren (RNA oder DNA) spezialisiert (◻ Tab. 4.1) (Blasius u. Beutler 2010; Kawai u. Akira 2010). Als ein prominentes Beispiel sei das Lipopolysaccharid (LPS) aus der Zellwand gramnegativer Bakterien genannt, welches TLR4 bindet und wesentlich zu den Symptomen bei gramnegativer Sepsis beiträgt (Poltorak et al. 1998). Nachdem der TLR seinen Liganden erkannt hat, wird nach Aktivierung einer intrazellulären Signalkaskade die Transkription von Zytokinen unterschiedlicher Qualität reguliert (Kawai u. Akira 2010). Dabei konnten zwei Hauptwege der Signaltransduktion identifiziert werden. Alle TLR mit Ausnahme von TLR3 aktivieren über das Adaptormolekül MyD88 den Transkriptionsfaktor NFκB. Als Folge werden proentzündliche Zytokine, wie z. B. Interleukin-(IL-)1, IL-6, TNFα, IL-12p70 und IL-23 gebildet. Dies ist besonders für bakterielle TLR-Liganden sehr gut beschrieben worden. Die Erkennung von viralen TLR-Liganden kann über den MyD88-Signalweg auch die Produktion von

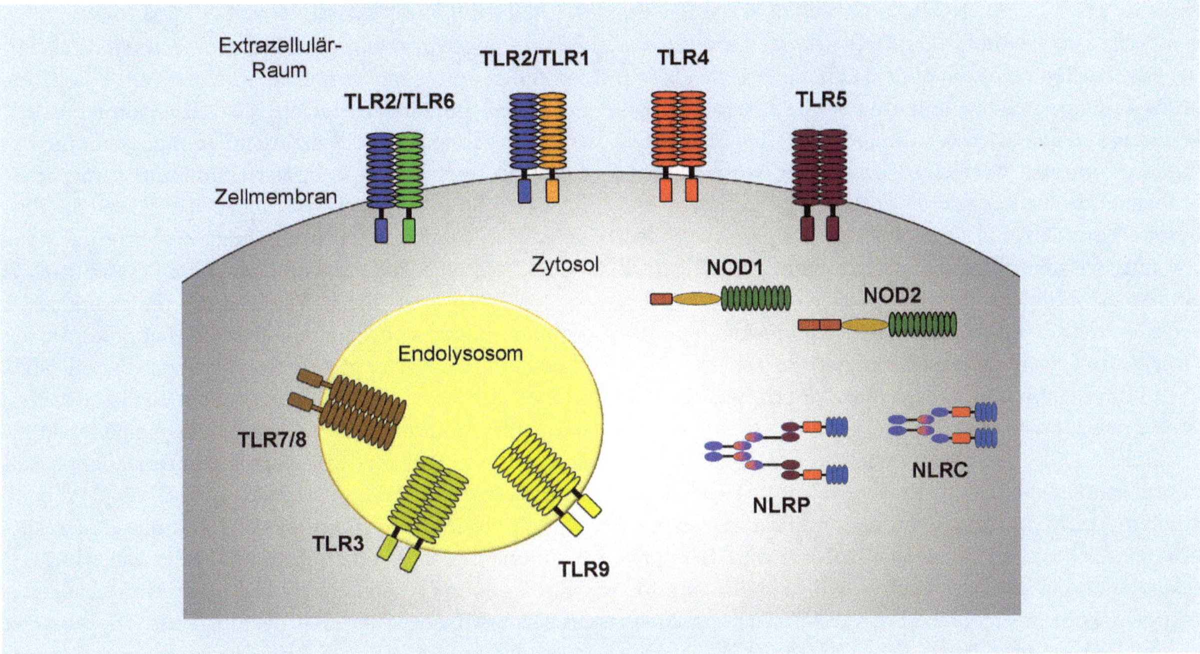

Abb. 4.1 Subzelluläre Verteilung von Toll-like-Rezeptoren und NOD-like Rezeptoren. TLRs, die bakterielle Zellwandbestandteile – wie z. B. Lipoproteine (TLR2/1, TLR2/6), Lipopolysaccharide (TLR4) oder Flagellin (TLR5) – erkennen, liegen an der Zellmembran vor. Im Gegensatz dazu können TLRs, die Nukleinsäuren mikrobiellen Ursprungs detektieren (TLR3, TLR7, TLR8 und TLR9), in intrazellulären Kompartimenten wie dem Endolysosom gefunden werden. NLRs, zu denen NOD1 und NOD2 sowie die Inflammasom-aktivierenden NLRPs und NLRCs gehören, werden hingegen zytosolisch exprimiert

Typ-I-Interferon initiieren und somit eine antivirale Immunantwort auslösen. Ein zweiter Signalweg, der über das Adaptormolekül TRIF vermittelt wird, wird von TLR3 und TLR4 aktiviert und führt ebenfalls zur Induktion von Typ-I-Interferonen.

In Ergänzung zu ihrer Rolle als initiale Abwehr nach außen können TLRs auch »Gefahr« im Inneren erkennen, die im Gewebe bspw. im Rahmen eines Gewebeschadens entsteht. Hierbei binden körpereigene Moleküle die TLRs. Diese Signalmoleküle werden als DAMP (»danger associated molecular pattern«) bezeichnet (Chen et al. 2007, 2010). So kann endogene RNA, die als Folge von Zellnekrosen freigesetzt wird, TLR3 aktivieren und eine Entzündungsreaktion auslösen (Cavassani et al. 2008). Bestandteile von hochmolekularen Verbindungen der extrazellulären Matrix (ECM), wie z. B. Hyaluronsäure-Fragmente, können TLR2 und TLR4 aktivieren (Jiang et al. 2005), was auch bei der Immunantwort im Rahmen einer Kontaktallergie eine Rolle spielt (Esser et al. 2012; Martin et al. 2008).

Die NLRs sind eine weitere große Gruppe von PRR. NLRs werden ausschließlich zytoplasmatisch exprimiert (Abb. 4.1) und können in 2 Hauptgruppen unterteilt werden: die NOD-Proteine – mit NOD1 und NOD2 als wichtigsten Vertretern – und die Inflammasom aktivierenden NLRs mit NLRPs als bedeutendsten Rezeptoren

Tab. 4.1 Übersicht über die wichtigsten TLR- und NOD1/2-Liganden

PRR	Ligand	Ursprung
TLR1/2	Tri-acylierte Lipoproteine	Bakterien
TLR2	Lipoproteine, Lipoteichonsäure	Bakterien
TLR3	Doppelsträngige RNA (ds RNA)	Viren
TLR4	LPS	Gramnegative Bakterien
TLR5	Flagellin	Bakterien
TLR6/2	Di-acylierte Lipoproteine	Bakterien
TLR7/ TLR8	Einzelsträngige RNA (ss RNA)	Viren
TLR9	CpG-reiche DNA	Bakterien
NOD1	γ-D-glutamyl-mesodiaminopimelic acid (iE-DAP)	Gramnegative Bakterien
NOD2	Muramyl dipeptide (MDP)	Grampositive und -negative Bakterien

(Meylan et al. 2006). NOD1 und NOD2 erkennen Bestandteile von Peptidoglykan, welches das Grundgerüst der bakteriellen Zellwand bildet (Kanneganti et al. 2007). NOD-Proteine stellen somit eine zweite Instanz der Erkennung von Bakterien dar, die entweder obligat intrazellulär vorkommen oder einer Erkennung von zellmembrangebundenen Rezeptoren entkommen konnten. Insbesondere mittels NOD-Proteinen konnte gezeigt werden, wie über das an sich relativ starre System der PRR doch eine breite Vielfalt an Immunantworten reguliert werden kann, indem die verschiedenen PRR alleine oder in unterschiedlichen Kombinationen aktiviert zu unterschiedlichen Immunantworten führen (Girardin et al. 2003; Volz et al. 2010, 2012a).

NLRPs sind dadurch charakterisiert, dass sie das Inflammasom, einen Multi-Protein-Komplex, aktivieren können. Aktivierung des Inflammasoms führt zur Expression von Caspasen, die inaktives pro-IL-1β und IL-18 prozessieren und in ihre biologisch aktive – entzündungsfördernde – Form überführen (Schroder u. Tschopp 2010). Für NLRP3 konnten bspw. eine Vielzahl von Liganden bestimmt werden: Bakterientoxine, bestimmte Viren und Hefen. Interessanterweise können aber auch kristalline Stoffe, wie z. B. Asbestkristalle oder Harnsäure bei Gicht, NLRP3-abhängig IL-1 regulieren (Schroder u. Tschopp 2010). Eine Rolle des Inflammasoms und insbesondere von NLRP3 ist für eine Reihe entzündlicher Erkrankungen neben der Gicht nachgewiesen worden. NLRP3 wird auch Cryopyrin genannt. Eine Mutation im Gen CIAS1, welches Cryopyrin kodiert, führt innerhalb der ersten Lebenswochen zu einer entzündlichen Systemerkrankung mit Fieber, Hautausschlag, Gelenkschäden, Schwerhörigkeit und geistiger Retardierung bei chronischer Meningitis (»neonatal onset multisystem inflammatory disease«). Weitere angeborene Syndrome, die durch Mutation von CIAS1 hervorgerufen werden, sind die familiäre Kälteurtikaria und das Muckle-Wells-Syndrom (Church et al. 2008). Beide Syndrome haben einen milderen Verlauf und sind gekennzeichnet durch Episoden mit Urtikaria und systemischen Entzündungszeichen. Die Antagonisierung von IL-1 bei diesen angeborenen Erkrankungen und bei erworbenen IL-1-Erkrankungen wie dem Schnitzler-Syndrom (Urtikaria, monoklonale Gammopathie, chronische Entzündung) ist therapeutisch erfolgreich (Neven et al. 2008; Volz et al. 2012b).

TLR und NLR stellen die beiden wichtigsten Familien an Pathogenerkennungsrezeptoren (PRR) dar, die durch exogene und endogene Liganden aktiviert werden können.

Rolle von PRR bei allergischen Erkrankungen

Erkrankungen des atopischen Formenkreises sind bekanntermaßen mit einer Immundominanz von Th_2-Zellen assoziiert. Im Modell des allergischen Asthmas wurde erstmals gezeigt, dass das natürliche Immunsystem an der Entwicklung einer Th_2-dominierten Immunantwort beteiligt ist. TLR4-Aktivierung durch niedrige Dosen LPS führte zu Th_2-Dominanz und Asthma, wohingegen hohe Dosen LPS eine Th_1-Antwort induzierten (Eisenbarth et al. 2002; Tan et al. 2010). Die klinische Relevanz dieser Befunde ergibt sich daraus, dass das Majorallergen der Hausstaubmilbe »Der p2« Homologien zu MD2 hat. MD2 ist zur Aktivierung von TLR4 notwendig und kann mittels ubiquitär vorkommender Mengen LPS eine Th_2-dominierte Immunantwort mit nachfolgendem allergischen Asthma auslösen (Hammad et al. 2009; Trompette et al. 2009). Eine ähnliche Funktion als »Adjuvans« in der Ausbildung eines allergischen Asthmas besitzt der TLR5-Ligand Flagellin (Wilson et al. 2012). Eine Aktivierung von NOD2 kann ebenfalls eine nachfolgende Th_2-Antwort auslösen, und seine Beteiligung an der Entwicklung eines experimentellen allergischen Asthmas wurde mehrfach demonstriert (Duan et al. 2010; Magalhaes et al. 2008, 2011). Diese Befunde weisen darauf hin, wie z. B. Infekte mittels der natürlichen Immunität eine bronchiale Hyperreagibilität verstärken können.

Auch für Immunreaktionen vom Spättyp, wie sie dem Kontaktekzem zugrunde liegen, ist eine Rolle für das angeborene Immunsystem in den letzten Jahren herausgearbeitet worden. Werden Mäuse mit dem Hapten TNCB sensibilisiert, entwickeln sie bei erneutem Kontakt mit TNCB eine Immunreaktion vom Spättyp (Typ IV nach Coombs und Gell) (Biedermann et al. 2000). Im Gegensatz dazu unterbleibt die Ausbildung dieser Immunreaktion bei Mäusen, die für TLR2 und TLR4 defizient sind (Martin et al. 2008). Als mögliche (endogene) Liganden für diese TLRs spielen wahrscheinlich Hyaluronsäure-Fragmente eine Rolle, die in Folge der TNCB-Exposition in der Haut entstehen und als endogene Liganden für TLR2 und TLR4 beschrieben worden sind (Esser et al. 2012; Martin 2012, 2008). Die häufigste Kontaktallergie richtet sich gegen Nickel, und heute wissen wir warum dies so ist: Nickel bindet direkt an histidinreiche Sequenzen von TLR4 und induziert proinflammatorische Zytokine und in der Folge eine Sensibilisierung gegenüber Nickel (Schmidt et al. 2010). Im Tiermodell konnte außerdem gezeigt werden, dass neben TLRs auch NLRs, welche das Inflammasom aktivieren, bei der Ausbildung einer Kontaktallergie (»contact hypersensitivity reaction«, CHS) beteiligt sind (Watanabe et al. 2007; Yazdi et al. 2007). Die Aktivierung von NLRP3 über den Rezeptor P2X7 scheint hier eine bedeutende Rolle zu spielen (Weber et al. 2010).

4.3 Antimikrobielle Peptide

Oberflächenorgane wie die Haut, aber auch die Schleimhäute des Respirations-, Gastrointestinal- und Urogenitaltrakts sind ständig einer Vielzahl von Mikroorganismen ausgesetzt. Um Infektionen durch bakterielle, fungale oder virale Pathogene bereits frühzeitig zu verhindern, bilden Epithelzellen antimikrobielle Peptide (AMP), die eine Art »chemische Barriere« zusätzlich zur zellulären epithelialen Barriere darstellen. Als AMP werden aus 10–50 Aminosäuren bestehende Polypeptide bezeichnet, die aufgrund ihrer namensgebenden Funktion identifiziert und charakterisiert wurden (Harder et al. 2007). AMPs werden hinsichtlich struktureller Ähnlichkeiten in unterschiedliche Gruppen klassifiziert. Die Familien der α- und β-Defensine, Ribonukleasen, Cathelicidine und S100-Proteine stellen die Hauptvertreter dar (Harder et al. 2007). Defensine und Cathelicidin wirken als kationische AMPs über ihre amphipathische Struktur. Sie werden in die bakterielle Zellmembran eingebaut (Abb. 4.2), und durch Bildung von Poren kommt es zu einer Zerstörung bzw. Lyse des Bakteriums (Gallo u. Hooper 2012). Psoriasin aus der Familie der S100-Proteine vermittelt seine Wirkung über Deprivation des für Bakterien notwendigen Spurenelements Zink (Zn^{2+}) (Gläser et al. 2005).

Die bedeutende klinische Relevanz antimikrobieller Peptide für Immunantworten der Haut wurde für die atopische Dermatitis im Jahr 2002 erstmals gezeigt. Im Gegensatz zu Patienten mit Psoriasis, bei denen eine vermehrte Expression von LL-37, einem Cathelicidin, und humanem β-Defensin 2 (HBD-2) gefunden werden konnte, ist die Aufregulation dieser AMPs in der Haut von Patienten mit atopischer Dermatitis reduziert (Ong et al. 2002). Die Induktion von LL-37, HBD-2 und HBD-3 wird durch die Th_2-Zytokine IL-4 und IL-13 inhibiert, womit auch die Besiedelung und konsekutive Infektion durch Staphylokokken bei Patienten mit atopischer Dermatitis erklärt werden kann (Nomura et al. 2003). Neben dieser sekundären Reduktion von AMPs durch Th_2-Zytokine ist das AMP »Dermcidin«, welches von Schweißdrüsen produziert wird, in AD-Patienten primär vermindert (Rieg et al. 2005; Schittek et al. 2001). Funktionelle Konsequenzen sind bspw. eine reduzierte Kontrolle der Replikation von Vaccinia-Virus und Herpes-simplex-Viren durch LL37, was die Suszeptibilität zur generalisierten Herpesinfektion (Eczema herpeticatum) oder zu Infektionen mit Impfviren (Eczema vaccinatum) bei diesen Patienten erklärt (Howell et al. 2006a, b). AMPs sind auch am Gastrointestinaltrakt von Bedeutung, da sie dort die homöostatische Besiedlung der Darmschleimhaut durch kommensale Bakterien regulieren. Eine verminderte Expression von AMPs und eine Störung dieser Homöostase wird als ein wichtiger Aspekt in der Pathogenese von chronisch-entzündlichen Darmerkrankungen, besonders dem M. Crohn, gesehen (Xavier u. Podolsky 2007).

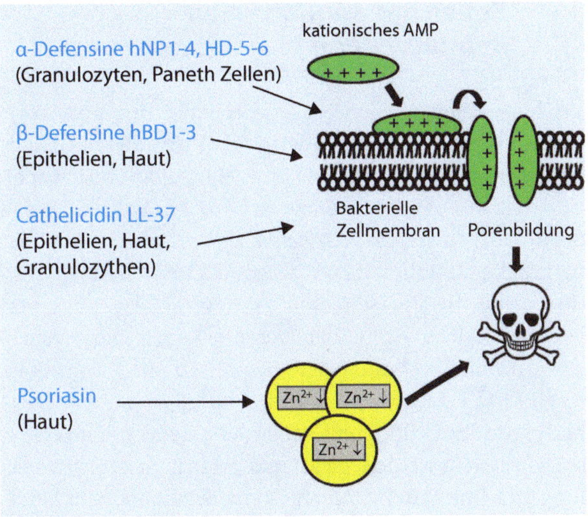

Abb. 4.2 Wirkmechanismen antimikrobieller Peptide. Kationische antimikrobielle Peptide (Defensine und Cathelicidine) werden aufgrund ihrer positiven Ladung in die – negativ geladene – bakterielle Zellmembran eingebaut und bewirken dort die Bildung von Poren. Dadurch kommt es zum Verlust der Membranstabilität, Verlust intrazellulärer Flüssigkeit und letztendlich zum Absterben des Bakteriums. Psoriasin aus der Familie der S100-Proteine entfaltet seine Wirkung über die Deprivation von Zink-(Zn^{2+})-Ionen, welche für die Wirksamkeit bestimmter bakterieller Enzyme notwendig sind

AMP besitzen neben ihrer antimikrobiellen Aktivität zusätzlich immunmodulatorische Funktionen (Lai u. Gallo 2009). Humane β-Defensine können Entzündungszellen rekrutieren, da sie je nach Subklasse chemotaktisch auf Neutrophile, Mastzellen, Monozyten oder dendritische Zellen wirken – entweder durch direkte Mechanismen oder sekundär durch Induktion von Chemokinen (Lai u. Gallo 2009). Am Beispiel des Cathelicidin wird deutlich, dass diese Vertreter der natürlichen Immunität sehr pleiotrope Wirkungen entfalten können: Cathelicidin greift direkt in die TLR-abhängige Aktivierung von dendritischen Zellen ein, indem eine über TLR4 vermittelte Ausreifung verhindert wird. Fehlt Cathelicidin, entsteht folglich nach repetitiver Sensibilisierung mit einem Kontaktallergen in Mäusen eine deutlich stärkere Dermatitis (Di Nardo et al. 2007). Cathelicidin im Komplex mit DNA aktiviert dagegen TLR9 z. B. auf plasmazytoiden dendritischen Zellen, welche über Typ-I-Interferone eine entzündliche Kaskade in Gang setzen, die für die Entzündung bei Psoriasis verantwortlich gemacht wird (Lande et al. 2007). Ein ähnlicher Mechanismus wurde auch für HBD-2 und HBD-3 beschrieben, welche ebenfalls im Komplex mit DNA plasmazytoide DC aktivieren können (Tewary et al. 2013).

AMP sind wichtige Effektormoleküle des natürlichen Immunsystems, die an Epithelien eine »chemische Barriere« gegenüber Mikroorganismen bilden.

4.4 Zellen des angeborenen Immunsystems

Wichtige Effektorzellen des angeborenen Immunsystems werden detailliert in gesonderten Kapiteln dieser Grundlagensektion besprochen (▶ Kap. 6, Mastzellen und Basophile; ▶ Kap. 7, Eosinophile Granulozyten). Im Folgenden soll die Rolle der dendritischen Zellen als zentrale Sentinels der natürlichen Immunität kurz dargestellt werden. Ihre Funktion der Antigenpräsentation und der Polarisierung von T-Helfer-Zellen wird näher in den ▶ Kap. 5 und ▶ Kap. 8 sowie in den Abschnitten der ▶ Kap. 12 zu SALT und ▶ Kap. 13 zu MALT ausgeführt. Eine erst in jüngster Vergangenheit entdeckte Zellpopulation, die »innate lymphoid cells«, soll vorgestellt werden, da sie maßgeblich an der Entwicklung von Immunreaktion an Grenzflächenorganen beteiligt ist und auch für die Entwicklung von Allergien eine bedeutende Rolle spielen wird.

4.4.1 Dendritische Zellen und Makrophagen

Dendritische Zellen (DC) und Makrophagen differenzieren sich aus hämatopoetischen Vorläuferzellen der myeloiden-monozytären Reihe und stellen zwei Hauptvertreter aus der Reihe der Phagozyten dar (Hashimoto et al. 2011). DCs kommen in großer Anzahl in den Grenzflächenorganen, wie der Haut, dem Darm oder der Lunge vor. Dort bilden sie ein weitverzweigtes Netzwerk und fungieren quasi als Wächterzellen, die z. B. über PRR (▶ Abschn. 4.2) Gefahrensignale aus der Umwelt erkennen. Für DCs können vereinfacht 2 funktionell unterschiedliche Zustände beschrieben werden. DCs, die neu aus dem Blutstrom in die peripheren Gewebe migrieren oder sich dort »in Ruhe« befinden, werden als unreife (»immature«) DCs bezeichnet. Kommt es zur Aktivierung von PRR, wandern DCs aus diesen peripheren Geweben in die sie drainierenden Lymphknoten ein. Durch einen gleichzeitig ablaufenden Reifungsprozess, der zur vermehrten Antigenpräsentation, Sekretion von Zytokinen und Expression kostimulatorischer Moleküle führt, können DCs im Lymphknoten effizient T-Zellen aktivieren und in ihre Subtypen polarisieren (De Jong et al. 2005).

> **DCs kommt im Rahmen der angeborenen Immunität eine besondere Rolle zu, da sie durch ihre Fähigkeit, naive T-Zellen zu aktivieren und eine adaptive Immunantwort auszulösen, sich an der Schnittstelle zwischen natürlicher und adaptiver Immunität befinden.**

4.4.2 »Myeloid-derived suppressor cells« (MDSC)

Gr1+ CD11b+ Myeloid Derived Suppressor Cells (MDSC) sind eine heterogene Gruppe von Vorläuferzellen der myeloischen Linie. Sie akkumulieren typischerweise nach Stimulation durch innate Zytokine wie Interleukin-(IL)-6, TNF oder IL 1 (Bunt et al. 2007; Chalmin et al. 2010). In den letzten Jahren wurde erkannt, dass MDSCs eine wichtige Zellpopulation zur Modulation von Immunreaktionen darstellen (Gabrilovich u. Nagaraj 2009). Die charakteristischste funktionelle Eigenschaft der MDSCs ist ihre Fähigkeit, T-Zellreaktionen zu unterdrücken, was v. a. für die Tumorimmunologie und Infektionen von großer Bedeutung ist (Gabrilovich et al. 2001; Delano et al. 2007; Walter et al. 2012). Kürzlich wurde die Bedeutung der MDSCs für die Pathogenese der atopischen Dermatitis herausgearbeitet: Die nachhaltige Aktivierung von PRRs in der Haut bei atopischer Dermatitis stimuliert über TLR2-TLR6-Heterodimere die Produktion von IL-6, führt zur Akkumulation von MDSCs in Blut und Haut und supprimiert so die antiinfektiöse Immunantwort und fördert den Circulus vitiosus der Entzündung bei atopischer Dermatitis weiter (Skabytska et al. 2014). MDSCs können als eine modulierende Gegenreaktion des Immunsystems sinnvoll sein, um Immunreaktionen und Entzündung zu beenden. Bei der atopischen Dermatitis führt dies aber im Gegenteil zu einer weiteren Exazerbation der Entzündung. Da MDSCs in der Tumorimmunologie bereits etablierte Therapietargets sind, könnte sich auch für Patienten mit atopischer Dermatitis die Inhibition der MDSCs in Zukunft anbieten.

4.4.3 »Innate lymphoid cells« (ILC)

In den letzten Jahren wurde eine neue Familie von Immunzellen beschrieben, die lymphoiden Ursprungs sind, aber im Gegensatz zu Lymphozyten nicht ihre typischen Oberflächenmarker exprimieren (CD4, CD8, CD19, CD20) und auch keinen antigenspezifischen Rezeptor (TCR oder BCR) besitzen. Diese Zellen werden als »innate lymphoid cells« bezeichnet (ILC) (Spits et al. 2013). In der aktuellen Nomenklatur werden ILCs anhand exprimierter Transkriptionsfaktoren und sekretierter Zytokine in Subtypen klassifiziert, die sich an die Einteilung von T-Helferzellen anlehnt (Biedermann et al. 2004; Ghoreschi et al. 2011). ILC1 sind charakterisiert durch Produktion des Zytokins IFN-γ bei fehlender Sekretion von Th_2- und Th_{17}-Zytokinen (Spits et al. 2013). Der ebenfalls mit Th_1-Zellen assoziierte Transkriptionsfaktor T-bet wird allerdings nicht konsistent von allen ILC1 exprimiert. Die wichtige und schon lange gut untersuchte Population der NK-Zellen, die neben ihrer zytotoxischen Aktivität auch IFN-γ produzieren können, wird ebenfalls zu den ILC1 gerechnet. ILC2 produzieren die typischen Th_2-Zytokine IL-4, IL-5 und IL-13 und sind auf die Transkriptionsfaktoren GATA-3 und RORα angewiesen. Zur Gruppe der ILC3 werden ILCs gezählt, die IL-17 und/oder IL-22 produzieren und durch Expression des Transkriptionsfaktors RORγt gekennzeichnet sind.

ILCs finden sich v. a. in Epithelien von Oberflächenorganen, und ihre funktionelle Rolle wurde zunächst im Kontext von Immunantworten des Darms erforscht (Tait u. Artis 2012). ILC2 tragen über die Produktion von IL-13 essenziell zur Bekämpfung von intestinalen Wurminfektionen bei (Neill et al. 2010). ILC3 produzieren IL-22, welches zur Kontrolle einer gastrointestinalen Infektion mit dem Pathogen Citrobacter rodentium notwendig ist. Neben Ihrer Funktion zur Bekämpfung von Pathogenen spielen ILC2 auch eine bedeutende Rolle bei Typ-2-Immunantworten gegenüber Allergenen. Bei experimentell erzeugtem Asthma gegenüber Hausstaubmilbenantigen (HDM) sind in Abwesenheit von T-Zellen ILC2 die Hauptquelle der Th_2-Zytokine IL-5 und IL-13, was ausreicht, eine Entzündung der Atemwege auszulösen (Halim et al. 2012). In atopischer Dermatitis fanden sich ILCs vermehrt, und in einem gut etablierten Mausmodell der atopischen Dermatitis (TSLP-Dermatitis) konnten ILC2 sogar als Auslöser identifiziert werden (Kim et al. 2013). Ähnlich wie Th_2-Zellen können ILC2 aber auch überschießende Entzündungsreaktionen verhindern (Biedermann et al. 2001; Ghoreschi et al. 2003; Roediger 2013). An der Darmschleimhaut wirken ILC3 über die Produktion antimikrobieller Peptide aus Epithelzellen. In diesem Prozess spielt die endogene Darmflora bzw. ihre Zusammensetzung eine entscheidende Rolle (Sonnenberg u. Artis 2012). Zunehmend wird verstanden, welchen Einfluss mikrobielle Signale der endogenen Standortflora für die Aufrechterhaltung von Immunhomöostase und Balancierung entzündlicher und antientzündlicher Immunantworten hat. Dies soll im folgenden Abschnitt näher dargestellt werden.

4.5 Mikrobiom

Die beiden Grenzflächenorgane Darm und Haut sind von einer Vielzahl Bakterien besiedelt, die als endogene Mikroflora oder Mikrobiom bezeichnet werden (Grice u. Segre 2011). Zunehmend wird verstanden, dass Mikrobiom und Immunsystem in der Regel miteinander interagieren und dass diese vielfältigen Interaktionen für die Immunhomöostase an Grenzflächenorganen von entscheidender Bedeutung sind. Die zugrunde liegenden Mechanismen wurden zunächst im Kontext von Immunreaktionen am Gastrointestinaltrakt untersucht (Kamada et al. 2013); zunehmend stehen aber auch kutane Immunreaktionen im Fokus der Mikrobiomforschung (Naik et al. 2012; Zeeuwen et al. 2013). Wird die Interaktion von Mikrobiota und Immunsystem empfindlich gestört, so kann dies zu fehlregulierten Immunantworten und als Folge davon zu Allergie oder Autoimmunität führen. Die zentrale Rolle der natürlichen Immunität in der Ausbildung und Aufrechterhaltung dieser Immunhomöostase soll im Folgenden exemplarisch dargestellt werden.

Mäuse, die unter keimfreien Bedingungen aufgezogen wurden und deren Darm nicht bakteriell besiedelt ist, weisen ein unterentwickeltes intestinales Immunsystem auf (Sommer u. Bäckhed 2013). Dabei ist u. a. die Produktion von AMPs vermindert, die Dicke der Mukusschicht reduziert und sekundäre lymphatische Organe (Peyersche Plaques und mesenteriale Lymphknoten) sowie isolierte lymphoide Follikel (ILF) in der Darmschleimhaut sind nicht voll ausgebildet (Renz et al. 2012). Nach Aktivierung des natürlichen Immunsystems durch LPS oder Peptidoglykan kommt es zur Normalisierung des Aufbaus der Mukusschicht. Weiterhin ergaben Untersuchengen, dass die Induktion von ILF in der Darmschleimhaut entscheidend von der Aktivierung des Rezeptors NOD1 abhängt, der Peptidoglykan-Fragmente gramnegativer Bakterien erkennt (Bouskra et al. 2008). Auch ist die Expression bestimmter AMPs, v. a. des Lectins RegIII-γ, abhängig von der Mikrobiota (Cash et al. 2006). Die Aktivierung von Mechanismen der natürlichen Immunität durch die Mikrobiota ist somit für die Ausbildung eines voll funktionsfähigen und adäquat reagierenden Immunsystems im Darm unerlässlich. Letzteres reguliert wiederum die Qualität der Immunantwort gegenüber oral aufgenommenen Antigenen, pathogenen und kommensalen Mikroorganismen.

Zahlreiche exogene oder endogene Faktoren können zu einer Veränderung in der Zusammensetzung der Mikrobiota führen (Garn et al. 2013). Dabei spielt nicht nur die quantitative, sondern auch die qualitative Zusammensetzung der Mikrobiota eine Rolle. Als Folge dieser Dysbiose kann die Qualität von lokalen und systemischen Immunantworten drastisch beeinflusst werden (◘ Abb. 4.3). So findet sich eine reduzierte mikrobielle Vielfalt der gastrointestinalen Mikrobiota überdurchschnittlich häufig bei Kindern mit Allergien und (atopischem) Ekzem (Garn et al. 2013). Eine Dysbiose der Mikrobiota der Haut einhergehend mit eingeschränkter Diversivität der einzelnen Spezies konnte bei Personen mit atopischen Erkrankungen detektiert werden (Hanski et al. 2012). Dabei zeigte sich eine Korrelation einer reduzierten Vielfalt an gramnegativen Gamma-Proteobakterien, insbesondere des Genus *Acinetobacter*, einer verminderten Sekretion des tolerogenen und antientzündlichen Zytokins IL-10 und einer atopischen Konstellation.

Eine Integration von möglichen Therapieansätzen der Zukunft kann auf der Basis dieser Erkenntnisse erfolgen, in dem gezielt tolerogene Mechanismen des angeborenen

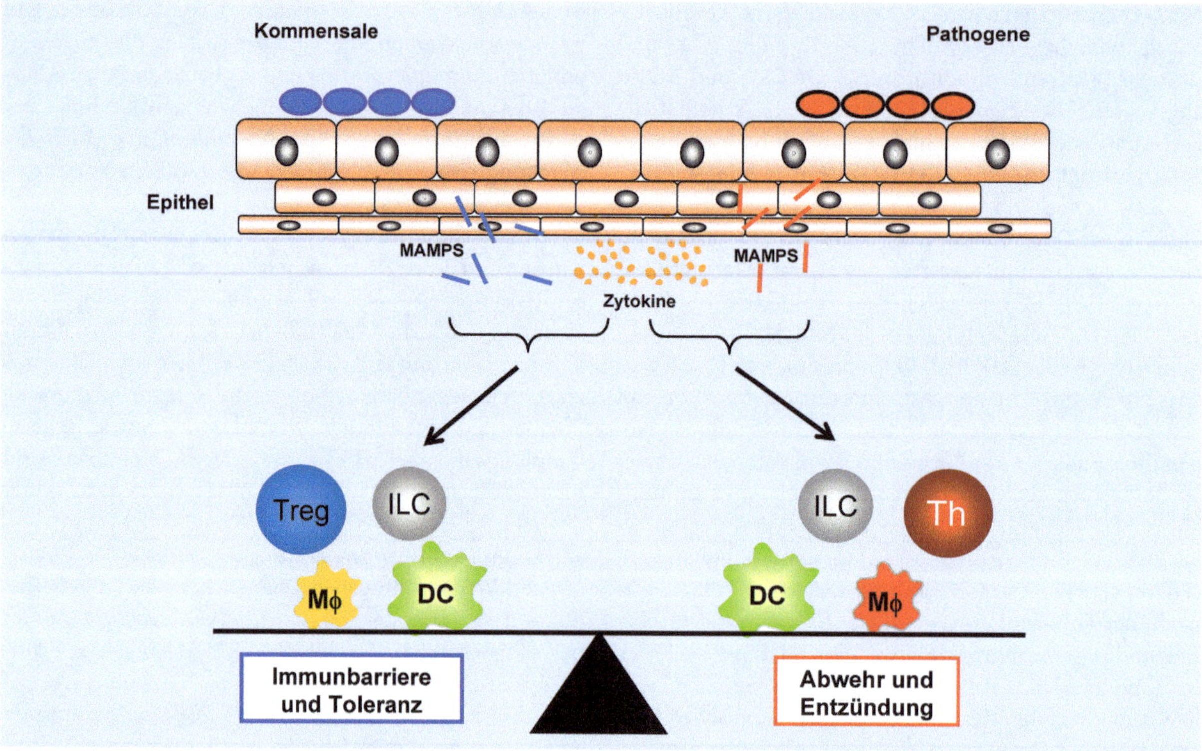

Abb. 4.3 Regulation der Immunhomöostase durch das Mikrobiom. Das Mikrobiom reguliert die Ausbildung von qualitativ unterschiedlichen Immunantworten (tolerogen oder inflammatorisch) gegenüber Kommensalen und Pathogenen über eine Vielzahl verschiedener Zellen der angeborenen (*DC*, *ILC*, Makrophagen) und adaptiven (*Treg*, *Th*) Immunität. Unter physiologischen Bedingungen (Eubiose) besteht eine Balance zwischen den verschiedenen Qualitäten der Immunantwort (Immunhomöostase). Kommt es zu einer starken Veränderung des Mikrobioms (Dysbiose) wird dieses Gleichgewicht verschoben und eine dominierende entzündliche Immunantwort kann ausgelöst werden

Immunsystems benutzt werden. In ersten Studien konnte die gezielte Modulation von Immunantworten der Haut und des Darms durch mikrobielle Signale bereits gezeigt werden (Rembacken et al. 1999; Volz u. Biedermann 2009; Volz et al. 2014).

4.6 Fazit

Obwohl evolutionär bereits frühzeitig entstanden, hat man die Bedeutung der natürlichen Immunität erst in den letzten Jahren besser verstanden. Heute ist klar, dass Immunreaktionen auf die Initiierung und Modulation durch Signale der natürlichen Immunität angewiesen sind. Nicht nur antimikrobielle Immunantworten, sondern auch allergische Immunreaktionen involvieren Aktivierungswege des natürlichen Immunsystems. Auch die Besiedlung der Oberflächenorgane des Körpers mit dem Mikrobiom und die sich daraus ergebenden Konsequenzen werden über Signale und Mechanismen der natürlichen Immunität vermittelt. Außerdem ist es in letzter Zeit gelungen, die Bedeutung der Signale der natürlichen Immunität auch für chronisch-entzündliche Erkrankungen wie die atopische Dermatitis herauszuarbeiten (Kaesler et al. 2014). Diese Erkenntnisse positionieren die natürliche Immunität und ihre Bestandteile als potenzielle therapeutische Targets in den Mittelpunkt des Interesses. Ihre Inhibition kann ein Ansatz für die Therapie sein, ihre Aktivierung in geeignetem Setting eine Stimulation der Toleranz bedeuten (Volz et al. 2014).

Literatur

Biedermann T, Kneilling M, Mailhammer R, Maier K, Sander CA, Kollias G, Kunkel SL, Hültner L, Röcken M (2000) Mast cells control neutrophil recruitment during T cell-mediated delayed-type hypersensitivity reactions through tumor necrosis factor and macrophage inflammatory protein 2. J Exp Med 192: 1441–1452

Biedermann T, Mailhammer R, Mai A, Sander C, Ogilvie A, Brombacher F, Maier K, Levine AD, Röcken M (2001) Reversal of established delayed type hypersensitivity reactions following therapy with IL-4 or antigen-specific Th2 cells. Eur J Immunol 31: 1582–1591

Biedermann T, Röcken M, Carballido JM (2004) Th1 and TH2 lymphocyte development and regulation of TH cell-mediated immune responses of the skin. J Investig Dermatol Symp Proc 9: 5–14

Blasius AL, Beutler B (2010) Intracellular Toll-like Receptors. Immunity 32: 305–315

Bouskra D, Brezillon C, Berard M, Werts C, Varona R, Boneca IG, Eberl G (2008) Lymphoid tissue genesis induced by commensals through NOD1 regulates intestinal homeostasis. Nature 456: 507–510

Bunt SK, Yang L, Sinha P, Clements VK, Leips J, Ostrand-Rosenberg S (2007) Reduced inflammation in the tumor microenvironment delays the accumulation of myeloid-derived suppressor cells and limits tumor progression. Cancer Res 67: 10019–10026

Cash HL, Whitham CV, Behrendt CL, Hooper LV (2006) Symbiotic bacteria direct expression of an intestinal bactericidal lectin. Science 313: 1126–1130

Cavassani KA, Ishii M, Wen H, Schaller MA, Lincoln PM, Lukacs NW, Hogaboam CM, Kunkel SL (2008) TLR3 is an endogenous sensor of tissue necrosis during acute inflammatory events. J Exp Med 205: 2609–2621

Chalmin F, Ladoire S, Mignot G, Vincent J, Bruchard M, Remy-Martin JP, Boireau W, Rouleau A, Simon B, Lanneau D, De Thonel A, Multhoff G, Hamman A, Martin F, Chauffert B, Solary E, Zitvogel L, Garrido C, Ryffel B, Borg C, Apetoh L, Rebe C, Ghiringhelli F (2010) Membrane-associated Hsp72 from tumor-derived exosomes mediates STAT3-dependent immunosuppressive function of mouse and human myeloid-derived suppressor cells. J Clin Invest 120: 457–471

Chen CJ, Kono H, Golenbock D, Reed G, Akira S, Rock KL (2007) Identification of a key pathway required for the sterile inflammatory response triggered by dying cells. Nat Med 13: 851–856

Chen GY, Nunez G. Sterile inflammation: sensing and reacting to damage (2010) Nat Rev Immunol 10: 826–837

Church LD, Cook GP, McDermott MF (2008) Primer: inflammasomes and interleukin 1β in inflammatory disorders. Nat Clin Pract Rheumatol 4: 34–42

De Jong EC, Smits HH, Kapsenberg ML (2005) Dendritic cell-mediated T cell polarization. Springer Semin Immunopathol 26: 289–307

Delano MJ, Scumpia PO, Weinstein JS, Coco D, Nagaraj S, Kelly-Scumpia KM, O'Malley KA, Wynn JL, Antonenko S, Al-Quran SZ, Swan R, Chung CS, Atkinson MA, Ramphal R, Gabrilovich DI, Reeves WH, Ayala A, Phillips J, Laface D, Heyworth PG, Clare-Salzler M, Moldawer LL (2007) MyD88-dependent expansion of an immature GR-1(+)CD11b(+) population induces T cell suppression and Th2 polarization in sepsis. J Exp Med 204: 1463–1474

Di Nardo A, Braff MH, Taylor KR, Na C, Granstein RD, McInturff JE, Krutzik S, Modlin RL, Gallo RL (2007) Cathelicidin antimicrobial peptides block dendritic cell TLR4 activation and allergic contact sensitization. J Immunol 178: 1829–1834

Duan W, Mehta AK, Magalhaes JG, Ziegler SF, Dong C, Philpott DJ, Croft M (2010) Innate signals from Nod2 block respiratory tolerance and program T(H)2-driven allergic inflammation. J Allergy Clin Immunol 126: 1284–1293 e10

Eisenbarth SC, Piggott DA, Huleatt JW, Visintin I, Herrick CA, Bottomly K (2002) Lipopolysaccharide-enhanced, toll-like receptor 4-dependent T helper cell type 2 responses to inhaled antigen. J Exp Med 196: 1645–1651

Esser PR, Wölfle U, Dürr C, Von Loewenich FD, Schempp CM, Freudenberg MA, Jakob T, Martin SF (2012) Contact sensitizers induce skin inflammation via ROS production and hyaluronic acid degradation. PLoS One 7: e41340

Gabrilovich DI, Nagaraj S (2009) Myeloid-derived suppressor cells as regulators of the immune system. Nat Rev Immunol 9 :162–174

Gabrilovich DI, Velders MP, Sotomayor EM, Kast WM (2001) Mechanism of immune dysfunction in cancer mediated by immature Gr-1+ myeloid cells. J Immunol 166: 5398–5406

Gallo RL, Hooper LV (2012) Epithelial antimicrobial defence of the skin and intestine. Nat Rev Immunol 12: 503–516

Garn H, Neves JF, Blumberg RS, Renz H (2013) Effect of barrier microbes on organ-based inflammation. J Allergy Clin Immunol 131: 1465–1478

Ghoreschi K, Thomas P, Breit S, Dugas M, Mailhammer R, Van Eden W, Van Der Zee R, Biedermann T, Prinz J, Mack M, Mrowietz U, Christophers E, Schlöndorff D, Plewig G, Sander CA, Röcken M (2003) Interleukin-4 therapy of psoriasis induces Th2 responses and improves human autoimmune disease. Nat Med 9: 40–46

Ghoreschi K, Laurence A, Yang XP, Hirahara K, O'shea JJ (2011) T helper 17 cell heterogeneity and pathogenicity in autoimmune disease. Trends Immunol 32: 395–401

Girardin SE, Travassos LH, Herve M, Blanot D, Boneca IG, Philpott DJ, Sansonetti PJ, Mengin-Lecreulx D (2003) Peptidoglycan molecular requirements allowing detection by Nod1 and Nod2. J Biol Chem 278: 41702–41708

Gläser R, Harder J, Lange H, Bartels J, Christophers E, Schröder JM (2005) Antimicrobial psoriasin (S100A7) protects human skin from Escherichia coli infection. Nat Immunol 6: 57–64

Grice EA, Segre JA (2011) The skin microbiome. Nat Rev Microbiol 9: 244–253

Halim TY, Krauss RH, Sun AC, Takei F (2012) Lung natural helper cells are a critical source of Th2 cell-type cytokines in protease allergen-induced airway inflammation. Immunity 36: 451–463

Hammad H, Chieppa M, Perros F, Willart MA, Germain RN, Lambrecht BN (2009) House dust mite allergen induces asthma via Toll-like receptor 4 triggering of airway structural cells. Nat Med 15: 410–416

Hanski I, Von Hertzen L, Fyhrquist N, Koskinen K, Torppa K, Laatikainen T, Karisola P, Auvinen P, Paulin L, Makela MJ, Vartiainen E, Kosunen TU, Alenius H, Haahtela T (2012) Environmental biodiversity, human microbiota, and allergy are interrelated. Proc Natl Acad Sci USA 109: 8334–8339

Harder J, Gläser R, Schröder JM (2007) Human antimicrobial proteins effectors of innate immunity. J Endotoxin Res 13: 317–338

Hashimoto D, Miller J, Merad M (2011) Dendritic cell and macrophage heterogeneity in vivo. Immunity 35: 323–335

Howell MD, Gallo RL, Boguniewicz M, Jones JF, Wong C, Streib JE, Leung DY (2006a) Cytokine milieu of atopic dermatitis skin subverts the innate immune response to vaccinia virus. Immunity 24: 341–348

Howell MD, Wollenberg A, Gallo RL, Flaig M, Streib JE, Wong C, Pavicic T, Boguniewicz M, Leung DY (2006b) Cathelicidin deficiency predisposes to eczema herpeticum. J Allergy Clin Immunol 117: 836–841

Jiang D, Liang J, Fan J, Yu S, Chen S, Luo Y, Prestwich GD, Mascarenhas MM, Garg HG, Quinn DA, Homer RJ, Goldstein DR, Bucala R, Lee PJ, Medzhitov R, Noble PW (2005) Regulation of lung injury and repair by Toll-like receptors and hyaluronan. Nat Med 11: 1173–1179

Kaesler S, Volz T, Skabytska Y, Köberle M, Hein U, Chen K-M, Guenova E, Wölbing F, Röcken M, Biedermann T (2014) TLR2 ligands promote chronic atopic dermatitis by IL-4-mediated suppression of IL-10. J Allergy Clin Immunol 134: 92–99

Kamada N, Seo SU, Chen GY, Nunez G (2013) Role of the gut microbiota in immunity and inflammatory disease. Nat Rev Immunol 13: 321–335

Kanneganti TD, Lamkanfi M, Nunez G (2007) Intracellular NOD-like receptors in host defense and disease. Immunity 27: 549–559

Kawai T, Akira S (2010) The role of pattern-recognition receptors in innate immunity: update on Toll-like receptors. Nat Immunol 11: 373–384

Kim BS, Siracusa MC, Saenz SA, Noti M, Monticelli LA, Sonnenberg GF, Hepworth MR, Van Voorhees AS, Comeau MR, Artis D (2013) TSLP

Elicits IL-33-Independent Innate Lymphoid Cell Responses to Promote Skin Inflammation. Sci Transl Med 5: 170ra16

Lai Y, Gallo RL (2009) AMPed up immunity: how antimicrobial peptides have multiple roles in immune defense. Trends Immunol 30: 131–141

Lande R, Gregorio J, Facchinetti V, Chatterjee B, Wang YH, Homey B, Cao W, Su B, Nestle FO, Zal T, Mellman I, Schröder JM, Liu YJ, Gilliet M (2007) Plasmacytoid dendritic cells sense self-DNA coupled with antimicrobial peptide. Nature 449: 564–569

Magalhaes JG, Fritz JH, Le Bourhis L, Sellge G, Travassos LH, Selvanantham T, Girardin SE, Gommerman JL, Philpott DJ (2008) Nod2-dependent Th2 polarization of antigen-specific immunity. J Immunol 181: 7925–7935

Magalhaes JG, Rubino SJ, Travassos LH, Le Bourhis L, Duan W, Sellge G, Geddes K, Reardon C, Lechmann M, Carneiro LA, Selvanantham T, Fritz JH, Taylor BC, Artis D, Mak TW, Comeau MR, Croft M, Girardin SE, Philpott DJ (2011) Nucleotide oligomerization domain-containing proteins instruct T cell helper type 2 immunity through stromal activation. Proc Natl Acad Sci U S A 108: 14896–14901

Martin SF (2012) Contact dermatitis: from pathomechanisms to immunotoxicology. Exp Dermatol 21: 382–389

Martin SF, Dudda JC, Bachtanian E, Lembo A, Liller S, Durr C, Heimesaat MM, Bereswill S, Fejer G, Vassileva R, Jakob T, Freudenberg N, Termeer CC, Johner C, Galanos C, Freudenberg MA (2008) Toll-like receptor and IL-12 signaling control susceptibility to contact hypersensitivity. J Exp Med 205: 2151–2162

Meylan E, Tschopp J, Karin M (2006) Intracellular pattern recognition receptors in the host response. Nature 442: 39–44

Naik S, Bouladoux N, Wilhelm C, Molloy MJ, Salcedo R, Kastenmuller W, Deming C, Quinones M, Koo L, Conlan S, Spencer S, Hall JA, Dzutsev A, Kong H, Campbell DJ, Trinchieri G, Segre JA, Belkaid Y (2012) Compartmentalized control of skin immunity by resident commensals. Science 337: 1115–1119

Neill DR, Wong SH, Bellosi A, Flynn RJ, Daly M, Langford TK, Bucks C, Kane CM, Fallon PG, Pannell R, Jolin HE, McKenzie AN (2010) Nuocytes represent a new innate effector leukocyte that mediates type-2 immunity. Nature 464: 1367–1370

Neven B, Prieur AM, Quartier dit Maire P (2008) Cryopyrinopathies: update on pathogenesis and treatment. Nat Clin Pract Rheumatol 4: 481–489

Nomura I, Goleva E, Howell MD, Hamid QA, Ong PY, Hall CF, Darst MA, Gao B, Boguniewicz M, Travers JB, Leung DY (2003) Cytokine milieu of atopic dermatitis, as compared to psoriasis, skin prevents induction of innate immune response genes. J Immunol 171: 3262–3269

Ong PY, Ohtake T, Brandt C, Strickland I, Boguniewicz M, Ganz T, Gallo RL, Leung DY (2002) Endogenous antimicrobial peptides and skin infections in atopic dermatitis. N Engl J Med 347: 1151–1160

Poltorak A, He X, Smirnova I, Liu MY, Van Huffel C, Du X, Birdwell D, Alejos E, Silva M, Galanos C, Freudenberg M, Ricciardi-Castagnoli P, Layton B, Beutler B (1998) Defective LPS signaling in C3H/HeJ and C57BL/10ScCr mice: mutations in Tlr4 gene. Science 282: 2085–2088

Rembacken BJ, Snelling AM, Hawkey PM, Chalmers DM, Axon ATR (1999) Non-pathogenic Escherichia coli versus mesalazine for the treatment of ulcerative colitis: a randomised trial. The Lancet 354: 635–639

Renz H, Brandtzaeg P, Hornef M (2012) The impact of perinatal immune development on mucosal homeostasis and chronic inflammation. Nat Rev Immunol 12: 9–23

Rieg S, Steffen H, Seeber S, Humeny A, Kalbacher H, Dietz K, Garbe C, Schittek B (2005) Deficiency of dermcidin-derived antimicrobial peptides in sweat of patients with atopic dermatitis correlates with an impaired innate defense of human skin in vivo. J Immunol 174: 8003–8010

Roediger B, Kyle R, Yip KH, Sumaria N, Guy TV, Kim BS, Mitchell AJ, Tay SS, Jain R, Forbes-Blom E, Chen X, Tong PL, Bolton HA, Artis D, Paul WE, De St Groth BF, Grimbaldeston MA, Le Gros G, Weninger W (2013) Cutaneous immunosurveillance and regulation of inflammation by group 2 innate lymphoid cells. Nat Immunol 14: 564–573

Schittek B, Hipfel R, Sauer B, Bauer J, Kalbacher H, Stevanovic S, Schirle M, Schroeder K, Blin N, Meier F, Rassner G, Garbe C (2001) Dermcidin: a novel human antibiotic peptide secreted by sweat glands. Nat Immunol 2: 1133–1137

Schmidt M, Raghavan B, Müller V, Vogl T, Fejer G, Tchaptchet S, Keck S, Kalis C, Nielsen PJ, Galanos C, Roth J, Skerra A, Martin SF, Freudenberg MA, Goebeler M (2010) Crucial role for human Toll-like receptor 4 in the development of contact allergy to nickel. Nat Immunol 11: 814–819

Schroder K, Tschopp J (2010) The inflammasomes. Cell 140: 821–832

Skabytska Y, Wölbing F, Günther C, Köberle M, Kaesler S, Chen KM, Guenova E, Demircioglu D, Kempf WE, Volz T, Rammensee HG, Schaller M, Röcken M, Götz F, Biedermann T (2014) Cutaneous Innate Immune Sensing of Toll-like Receptor 2-6 Ligands Suppresses T Cell Immunity by Inducing Myeloid-Derived Suppressor Cells. Immunity 41: 762–775

Sommer F, Bäckhed F (2013) The gut microbiota-masters of host development and physiology. Nat Rev Microbiol 11: 227–238

Sonnenberg GF, Artis D (2012) Innate lymphoid cell interactions with microbiota: implications for intestinal health and disease. Immunity 37: 601–610

Spits H, Artis D, Colonna M, Diefenbach A, Di Santo JP, Eberl G, Koyasu S, Locksley RM, Mckenzie AN, Mebius RE, Powrie F, Vivier E (2013) Innate lymphoid cells - a proposal for uniform nomenclature. Nat Rev Immunol 13: 145–149

Tait Wojno ED, Artis D (2012) Innate lymphoid cells: balancing immunity, inflammation, and tissue repair in the intestine. Cell Host Microbe 12: 445–457

Takeuchi O, Akira S (2010) Pattern recognition receptors and inflammation. Cell 140: 805–820

Tan AM, Chen HC, Pochard P, Eisenbarth SC, Herrick CA, Bottomly HK (2010) TLR4 signaling in stromal cells is critical for the initiation of allergic Th2 responses to inhaled antigen. J Immunol 184: 3535–3544

Tewary P, De La Rosa G, Sharma N, Rodriguez LG, Tarasov SG, Howard OM, Shirota H, Steinhagen F, Klinman DM, Yang D, Oppenheim JJ (2013) beta-Defensin 2 and 3 Promote the Uptake of Self or CpG DNA, Enhance IFN-alpha Production by Human Plasmacytoid Dendritic Cells, and Promote Inflammation. J Immunol 191: 865–874

Trompette A, Divanovic S, Visintin A, Blanchard C, Hegde RS, Madan R, Thorne PS, Wills-Karp M, Gioannini TL, Weiss JP, Karp CL (2009) Allergenicity resulting from functional mimicry of a Toll-like receptor complex protein. Nature 457: 585–588

Volz T, Biedermann T (2009) Outside-in. Probiotische Externa. Hautarzt 60: 795–801

Volz T, Nega M, Buschmann J, Kaesler S, Guenova E, Peschel A, Röcken M, Götz F, Biedermann T (2010) Natural Staphylococcus aureus-derived peptidoglycan fragments activate NOD2 and act as potent costimulators of the innate immune system exclusively in the presence of TLR signals. FASEB J 24: 4089–4102

Volz T, Kaesler S, Biedermann T (2012a) Innate immune sensing 2.0 – from linear activation pathways to fine tuned and regulated innate immune networks. Exp Dermatol 21: 61–69

Volz T, Wölbing F, Fischer J, Braun M, Maggoschitz I, Schaller M, Berneburg M, Biedermann T (2012b) Dermal interleukin-1 expression and effective and long-lasting therapy with interleukin-1 receptor antagonist anakinra in Schnitzler syndrome. Acta Derm Venereol 92: 393–394

Volz T, Skabytska Y, Guenova E, Chen KM, Frick JS, Kirschning CJ, Kaesler S, Röcken M, Biedermann T (2014) Nonpathogenic Bacteria Alleviating Atopic Dermatitis Inflammation Induce IL-10-Producing Dendritic Cells and Regulatory Tr1 Cells. J Invest Dermatol 134: 96–104

Walter S, Weinschenk T, Stenzl A, Zdrojowy R, Pluzanska A, Szczylik C, Staehler M, Brugger W, Dietrich PY, Mendrzyk R, Hilf N, Schoor O, Fritsche J, Mahr A, Maurer D, Vass V, Trautwein C, Lewandrowski P, Flohr C, Pohla H, Stanczak JJ, Bronte V, Mandruzzato S, Biedermann T, Pawelec G, Derhovanessian E, Yamagishi H, Miki T, Hongo F, Takaha N, Hirakawa K, Tanaka H, Stevanovic S, Frisch J, Mayer-Mokler A, Kirner A, Rammensee HG, Reinhardt C, Singh-Jasuja H (2012) Multipeptide immune response to cancer vaccine IMA901 after single-dose cyclophosphamide associates with longer patient survival. Nat Med 18: 1254–1261

Watanabe H, Gaide O, Petrilli V, Martinon F, Contassot E, Roques S, Kummer JA, Tschopp J, French LE (2007) Activation of the IL-1beta-processing inflammasome is involved in contact hypersensitivity. J Invest Dermatol 127: 1956–1963

Weber FC, Esser PR, Müller T, Ganesan J, Pellegatti P, Simon MM, Zeiser R, Idzko M, Jakob T, Martin SF (2010) Lack of the purinergic receptor P2X(7) results in resistance to contact hypersensitivity. J Exp Med 207: 2609–2619

Wilson RH, Maruoka S, Whitehead GS, Foley JF, Flake GP, Sever ML, Zeldin DC, Kraft M, Garantziotis S, Nakano H, Cook DN (2012) The Toll-like receptor 5 ligand flagellin promotes asthma by priming allergic responses to indoor allergens. Nat Med 18: 1705–1710

Xavier RJ, Podolsky DK (2007) Unravelling the pathogenesis of inflammatory bowel disease. Nature 448: 427–434

Yazdi AS, Ghoreschi K, Röcken M (2007) Inflammasome activation in delayed-type hypersensitivity reactions. J Invest Dermatol 127: 1853–1855

Zeeuwen PL, Kleerebezem M, Timmerman HM, Schalkwijk J (2013) Microbiome and skin diseases. Curr Opin Allergy Clin Immunol 13: 514–520

Antigen- bzw. Allergenpräsentation

M.-C. Brüggen, M. M. Epstein, G. Stingl

T. Biedermann et al. (Hrsg.), *Allergologie*,
DOI 10.1007/978-3-642-37203-2_5, © Springer-Verlag Berlin Heidelberg 2016

5.1 Mechanismen der Antigenpräsentation

5.1.1 Einleitung

Grundlegend für unser Verständnis der Entstehung einer Immunantwort war die Erkenntnis, dass T-Lymphozyten mittels ihrer antigenspezifischen Rezeptoren nicht Proteinantigene per se erkennen. Stattdessen erkennt der T-Zell-Rezeptor (TZR) Komplexe, die an der Oberfläche antigenpräsentierender Zellen (APC) exprimiert sind und aus Histokompatibilitätsantigenen und von Proteinantigenen herstammende Peptide zusammengesetzt sind. Letztere werden durch die sog. Antigenprozessierung gewonnen, bei der in Zellen aufgenommene oder von Zellen synthetisierte Proteine enzymatisch in Fragmente zerlegt werden. Die involvierten Histokompatibilitätsantigene werden entweder vom Haupthistokompatibilitätskomplex (MHC = »major histocompatibility complex«) oder vom CD1-Komplex kodiert. Der Haupthistokompatibilitätskomplex des Menschen wird als HLA-(humane Leukozyten-Antigene)-Komplex bezeichnet und die entsprechenden Genprodukte als HLA-Antigene. Dabei unterscheidet man MHC-/HLA-Antigene der Klasse I von solchen der Klasse II (Überblick bei Blum et al. 2013). Peptid-MHC-I-Komplexe werden durch die TZR CD8-positiver Zellen erkannt und Peptid-MHC-II-Komplexe von den TZR CD4-positiver T-Zellen. Während nahezu alle kernhaltigen Zellen an ihrer Oberfläche MHC-I-Antigene tragen, sind MHC-II-Antigene nur an der Oberfläche bestimmter Leukozyten (dendritische Zellen [DC], B-Zellen und Monozyten-Makrophagen) konstitutiv nachweisbar. Die Expression von MHC II kann durch bestimmte Mediatoren, wie z. B. Interferon-gamma (IFN-γ), jedoch auch in diversen Epithelzellen und Endothelzellen induziert werden.

Im Gegensatz zu Peptidantigenen werden Lipidantigene nicht in Verbindung mit MHC-, sondern mit CD1-Molekülen von bestimmten T-Zellen erkannt. Dieser CD1-abhängige Präsentationsweg (Überblick bei Barral u. Brenner 2007) ist gerade in der Haut von besonderer Bedeutung, da CD1-Moleküle präferenziell von APCs der Haut, d. h. Langerhans-Zellen (LZ) und dermalen dendritischen Zellen (DDC), exprimiert werden.

Daraus folgt: Nicht nur hämatopoetische, sondern auch ektodermale und mesenchymale Zellen sind prinzipiell zur Antigenpräsentation befähigt und können als Zielstrukturen für Effektor-T-Zellen fungieren.

Die Präsenz von Fremdpeptid-MHC-Komplexen (»altered-self«) an der Oberfläche somatischer Zellen führt jedoch nicht zwangsläufig zur Entstehung einer primären Immunantwort. Die Auslösung einer solchen, d. h. die Stimulierung naiver T-Zellen, ist den »professionellen« APCs, v. a. DCs, vorbehalten. Aber auch nicht jeder Kontakt zwischen einer professionellen APC und einer naiven T-Zelle resultiert in der Aktivierung der letzteren. Hierfür sind neben der als Signal 1 bezeichneten Erkennung des Peptid-MHC-Komplexes durch den TZR auch kostimulatorische Moleküle (Signal 2) sowie bestimmte Zytokine (Signal 3) erforderlich. Die alleinige Vermittlung von Signal 1 bewirkt meist eine langandauernde funktionelle Blockade (Anergie, antigenspezifische Toleranz) oder gar die Deletion der antigenerkennenden T-Zelle.

5.1.2 Endogener Antigen-MHC-Klasse-I-Präsentationsweg

Struktur des MHC-I-Komplexes

Der MHC-I-Komplex (Überblick bei Blum, Wearsch et al. 2013) besteht aus mehreren, durch Duplikation entstandenen Genen. In der Maus kodieren diese die H2-D, K und L-Moleküle (Gorer et al. 1948), im Menschen die HLA-A, B, und C-Antigene (Dausset 1958). In beiden Spezies gibt es weitere Klasse-I-Gene, genannt Klasse-Ib-Gene, sowie eine Reihe »MHC-ähnlicher« (MHC-like), nicht im MHC-Komplex kodierter Moleküle, zu denen auch die CD1-Glykoproteine zählen. Sowohl der MHC-I- als auch der MHC-II-Komplex weisen einen hohen allelischen Polymorphismus auf, der im Bereich der Peptidbindungsstellen besonders ausgeprägt ist. Durch die verschiedenen Allele ergibt sich eine enorme Erweiterung des Spektrums an Peptiden, die gebunden werden können. Dies trägt gemeinsam mit der Vielfalt der TZR-Spezifitäten zur enormen Diversität der adaptiven Immunantwort bei.

MHC-I-Moleküle sind aus zwei Untereinheiten, einer schweren (α-Kette) und einer leichten Kette, genannt β_2-Mikroglobulin (β_2m), zusammengesetzt. β_2m wird im Gegensatz zur α-Kette nicht von Genen des MHC-Komplexes kodiert und weist keinerlei Polymorphismen auf. Die α-Kette besteht aus 3 Segmenten (α-Domänen), von denen eines (α_3) das Molekül in der Zellmembran verankert und die anderen beiden (α_1 und α_2) gemeinsam die Peptidbindungsfurche bilden. Letztere besteht aus insgesamt 8 antiparallelen β-Faltblättern, die an den Enden von α-helikalen Strukturen abgeschlossen werden. Diese taschenartige Form begrenzt das Spektrum der Peptide, die gebunden werden können, vorwiegend auf Octa- und Nonapeptide.

Antigenprozessierung

Von der Zelle synthetisierte, zytoplasmatisch lokalisierte Proteine sowohl zellulären als auch viralen Ursprungs müssen in Peptide aufgespalten werden, um in den MHC-I-Präsentationsweg eingeschleust werden zu können (Abb. 5.1a). Die zentrale Schaltstelle der Proteindegrada-

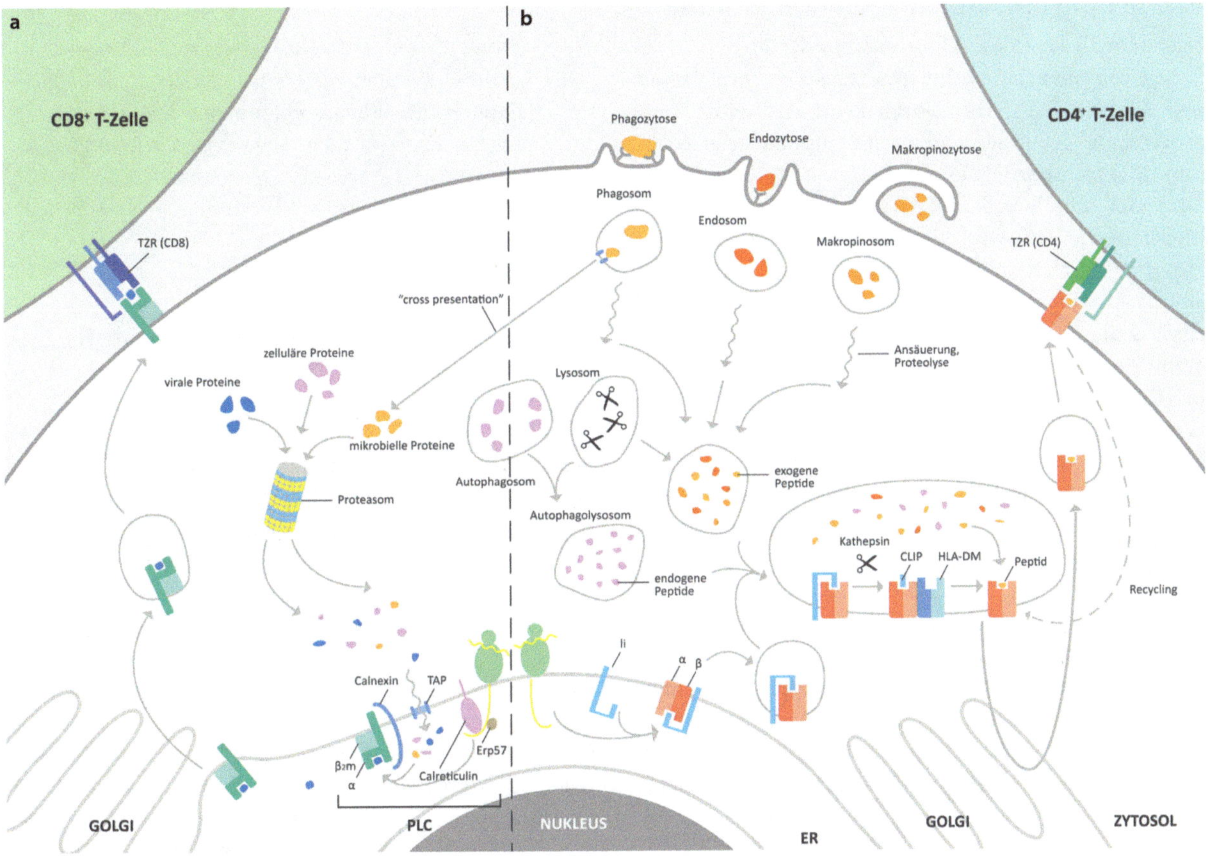

Abb. 5.1 **a** MHC-I-Präsentationsweg: Zytosolische Proteine endogenen, viralen, oder mikrobiellen Ursprungs werden vom Proteasom in Peptide zerlegt. Mikrobielle Proteine stammen hierbei aus Phagosomen, die sie mittels Retranslokation ins Zytosol verlassen können (»cross presentation«). Die Peptide werden via TAP ins ER transportiert. TAP fügt sich mit den Chaperonen Tapasin, Calreticulin, Calnexin und ERp57 zum sog. »peptide loading complex« (PLC) zusammen, der die Stabilisierung des aus der β_2m- und α-Kette bestehenden MHC-I-Komplexes und seine anschließende Beladung mit Peptiden ermöglicht. Der MHC-I-Peptidkomplex durchquert den Golgi-Apparat und wird an die Zelloberfläche transportiert, wo er vom spezifischen TZR CD8-positiver T-Zellen erkannt wird. **b** MHC-II-Präsentationsweg: Exogene Proteine werden mittels verschiedener Mechanismen (Phago-, Endo- und Makropinozytose) von der Zelle in Organellen (Phago-, Endo-, Makropinosomen) aufgenommen. Diese säuern sich an (was die Aktivierung proteolytischer Enzyme zur Folge hat) und fusionieren mit den enzymreichen Lysosomen sowie auch untereinander. Dabei werden die Proteine in Peptide zerlegt. Proteine endogenen Ursprungs können über die sog. Autophagosomen in den MHC-II-Präsentationsweg eingeschleust werden. Im ER fügen sich α- und β-Kette des MHC-II-Komplexes mithilfe der invarianten Kette I_i zu Nonameren (mit je 3 α-, β-, und I_i-Ketten) zusammen. Diese werden zu den peptidenthaltenden Vesikeln transportiert, wo I_i von Cathepsinen degradiert wird und nur ein die Peptidfurche besetzendes Segment (CLIP) hinterlässt. HLA-DM bewirkt dessen Ablösung, wodurch der Platz frei wird für endo- oder exogene Peptide, die die Furche nun besetzen. Der MHC-II-Peptid-Komplex wird an die Zelloberfläche transportiert, wo er vom spezifischen TZR CD4-positiver Zellen erkannt wird. Der »recycling pathway« erlaubt dabei das Ent- bzw. erneute Beladen internalisierter MHC-II-Moleküle mit Peptiden

tion ist das Proteasom, ein zylindrischer Proteinkomplex, der nichtgefaltete Proteine mittels Adenosin-Triphosphat-(ATP)-abhängiger Proteolyse degradiert. Das Proteasom eukaryoter Zellen (20S) setzt sich aus je 2 äußeren und inneren Molekülringen zusammen. Jeder äußere Molekülring besteht aus 7 α-, jeder innere aus 7 β-Untereinheiten. Die Threonin-Proteaseaktivität in nichtstimulierten Zellen ist auf 3 Untereinheiten der inneren Ringe (β_1, β_2 und β_5) beschränkt. In bestimmten Proteasomen, den sog. Immunproteasomen (Überblick bei Sijts u. Kloetzel 2011), werden diese infolge IFN-γ-Stimulation gegen andere katalytische β-Untereinheiten (LMP_1/β_1i, LMP_2/β_2i, $MECL_1/\beta_5i$) ausgetauscht und eine neue, regulatorische Untereinheit (11S) angedockt. Dies ermöglicht die ATP-unabhängige Proteolyse von Peptiden und begünstigt die Entstehung von MHC-I-bindenden, dominanten T-Zell-Epitopen. Ubiquitinierung ist ein zusätzlicher und selektiver Mechanismus, um zelluläre Proteine in den MHC-I-Präsentationsweg einzuschleusen. Das 20S-Proteasom kann ubiquinierte Proteine jedoch nur in Gegenwart einer weiteren 19S-Untereinheit aufspalten.

Peptidantigenbeladung und -präsentation

Nachdem die Peptide das Proteasom verlassen haben, werden sie von einem heterodimeren Transporterproteinkomplex namens TAP (»transporter associated with antigen processing«) gebunden und ins endoplasmatische Retikulum (ER) transportiert (Androlewicz et al. 1993) (◘ Abb. 5.1a). Der peptidbeladene TAP fügt sich mit den neu synthetisierten MHC-I-Molekülen und 4 Chaperonen (Calnexin, Erp57, Calreticulin und Tapasin) zum sog. Peptidbeladungskomplex (PLC = »peptide loading complex«) zusammen. Dieser ermöglicht eine optimale Faltung und Stabilisierung des ursprünglich unstabilen, »leeren« MHC-I-Heterodimers und seine Beladung mit hochaffinen Peptiden. Zu lange Antigenpeptide werden so zugeschnitten, dass sie in der Peptidbindungsfurche des MHC-I-Moleküls Platz finden. Eines der dafür verantwortlichen Enzyme, eine ER-Aminopeptidase (ERAP1), spaltet zu lange Peptide, lässt jedoch die in die Furche passenden Octa- und Nonapeptide unangetastet. Nach der Bindung des Peptids werden die Chaperone freigesetzt und der neugebildete Peptid-MHC-I-Komplex verlässt das ER in vesikulären Strukturen, welche den Golgi-Apparat durchqueren und mit der Zellmembran fusionieren. So wird der Peptid-MHC-I-Komplex letztlich an der Zelloberfläche exprimiert, wo er vom spezifischen TZR CD8-positiver Zellen erkannt werden kann.

Klinische Bedeutung

Peptide, die von nichtmutierten zellulären Selbst-Proteinen herstammen, werden normalerweise ignoriert, während Peptide mutierter oder pathogener mikrobieller Proteine (nonself) eine im Idealfall produktiv-protektive Immunantwort auslösen. Dieser Überwachungsmechanismus (»immune surveillance«) spielt v. a. in der antiviralen und antitumoralen Immunantwort eine entscheidende Rolle. Dies wird eindrücklich illustriert am Beispiel von Versuchstieren, bei denen ein oder mehrere Elemente der Antigenprozessierungsmaschinerie durch genetische Manipulation ausgeschaltet wurden: Sie weisen völlig unzureichende Mengen an zellmembrangebundenen immunogenen Peptid-MHC-I-Molekülen auf und sind dementsprechend krankheitsanfällig. Ähnliche Befunde lassen sich bei Patienten mit fortgeschrittener Tumorerkrankung erheben, und es ist wahrscheinlich, dass diese Defekte für die Krankheitsprogression zumindest mitverantwortlich sind.

MHC-I-Präsentationsweg

- Beim Menschen HLA-A, -B und -C: kodiert im MHC (Gen-Loci A/B/C)
- β_2m- und α-Kette, α_1/α_2-Segmente (α-Kette) bilden gemeinsam Peptidbindungsfurche
- Prozessierung intrazellulärer (zytosolischer) Antigene endogenen/viralen/mikrobiellen Ursprungs
- Peptid-MHC-I-Komplex bindet den TZR CD8-positiver Zellen, v. a. in der zellvermittelten Immunantwort
- Wichtig für antivirale und antitumorale Abwehr

5.1.3 Exogener Antigen-MHC-Klasse-II-Präsentationsweg

Struktur des MHC-II-Komplexes

MHC-II-Moleküle sind in der Maus in 2facher (I-A und I-E), im Menschen in 3-facher Form (HLA-DR, HLA-DQ und HLA-DP) angelegt (Überblick bei Blum et al. 2013). MHC-II-Moleküle bestehen aus einer α- und einer β-Kette, wobei die Peptidbindungsstelle dort lokalisiert ist, wo die N-terminalen Regionen beider Ketten zusammenkommen und sich gegenüberstehen. Im Unterschied zu MHC I, wo die Peptidbindung in einer nach allen Seiten begrenzten Tasche erfolgt, ist die Peptidbindungsfurche von MHC-II-Molekülen eine nach beiden Seiten hin offene »Falte«, in der 12–25 Aminosäuren umfassende Peptide Platz finden. Die Bindungsspezifität wird allein durch die Affinität der zentral gelegenen 9 Aminosäuren für das gegebene β-Allelprodukt bestimmt.

Antigenprozessierung

Exogene Antigene werden von APCs auf verschiedene Arten aufgenommen, um in den MHC-II-Präsentationsweg eingeschleust zu werden: Phagozytose, Rezeptor-(Clathrin)-vermittelte Endozytose und Makropinozytose (◘ Abb. 5.1b). Letztere ist ein nichtselektiver Aufnahmemechanismus, durch den extrazelluläre Antigene in sog. Makropinosomen in die Zelle gelangen. Bei der rezeptorvermittelten Endozytose werden Antigene durch verschiedene Rezeptoren (B-Zell-Antigen-Rezeptor, Fc-Rezeptoren, C-Typ-Lektin-Rezeptor DEC-205, Mannose- und Transferrin-Rezeptoren) gebunden und mittels Formung sog. früher Endosomen internalisiert. Die Phagozytose ist ein Mechanismus, durch den partikuläre exogene Antigene (z. B. Fragmente von Mikroorganismen) von professionellen APCs, v. a. Makrophagen, in Phagosomen aufgenommen werden.

Nach erfolgter Internalisierung werden die exogenen Antigene in Peptidfragmente zerlegt. Dies geschieht im Zuge der in den Vesikeln stattfindenden Ansäuerung, welche die Aktivierung proteolytischer Enzyme zur Folge hat. Des Weiteren können die Vesikel mit enzymreichen, sauren Kompartimenten, den sog. Lysosomen, und/oder untereinander fusionieren, indem angesäuerte Endosomen (genannt »späte Endosomen«) Makropinosomen oder Phagosomen aufnehmen. In Phagosomen enthaltene Peptide können allerdings auch ins Zytoplasma transloziert werden und so in den Klasse-I-Präsentationsweg gelangen. Dieses als »Kreuzpräsentation« (»cross presentation«) bezeichnete Phänomen (Überblick bei Joffre et al. 2012) stellt einen wichtigen Mechanismus in der Wirtsabwehr gegen neoplastisch transformierte Zellen und bestimmte Mikroorganismen dar.

Neben exogenen Antigenen gelangen auch bzw. sogar mehrheitlich endogene Peptide in den MHC-II-Präsentationweg. Als Schnittstelle agieren hierfür insbesondere die Lysosomen. Diese fusionieren nicht nur mit Vesikeln, die exogene Antigene enthalten, sondern auch mit sog. Autophagosomen, in denen sich endogene Proteine nuklearen und zytosolischen Ursprungs befinden. Dieser Prozessierungsmechanismus endogener Antigene wird auch als »endogene Präsentation« bezeichnet.

Peptidantigenbeladung und -präsentation

Die endo- und exogene Peptidfragmente enthaltenden Organellen werden von Vesikeln mit neu synthetisierten, »leeren« MHC-Klasse-II-Molekülen angesteuert. Letztere werden im ER synthetisiert, wo sich α- und β-Segmente zusammenfügen. Dies geschieht mithilfe der sog. invarianten Kette I_i (I_i = invariant chain; CD74), einem nicht vom MHC kodierten, in verschiedenen Spleißvarianten vorkommenden Transmembran-Glykoprotein. I_i bildet zuerst ein Trimer, an das sich dann je 3 α- und β- Ketten anlagern (und somit Nonamere bilden). Zudem steuert I_i die Faltung der MHC-II-Ketten, schützt die MHC-II-Peptidbindungsstelle vor der Aufnahme endogener Peptide und ermöglicht den Transport der α-β-I_i-Nonamere via Golgi und Trans-Golgi in die Peptidsegmente enthaltenden Vesikel.

In diesen erfolgt zunächst die progressive, Kathepsin-S-mediierte Degradierung von I_i unter Belassung eines nichtpolymorphen Peptids (CLIP = »class II-associated I_i peptide«), das die Peptidbindungsgrube blockiert. Die Abspaltung von CLIP wird schließlich von HLA-DM, einem vom MHC kodierten Glykoprotein, gesteuert. HLA-DM, dessen Aktivität wiederum durch ein weiteres MHC-kodiertes Protein (HLA-DQ) (herunter)reguliert wird, begünstigt die Bestückung der Bindungsgrube mit hochaffinen Peptiden bzw. fördert die Ablösung von Peptiden mit niedriger Bindungsaffinität. HLA-DM erfüllt somit eine Funktion, die mit der des Chaperons Tapasin im MHC-I-Pfad vergleichbar ist. Nach erfolgter Beladung wird der Peptid-MHC-II-Komplex an die Zellmembran transportiert, wo er durch den spezifischen TZR von CD4-positiven T-Zellen erkannt werden kann.

Alternative Prozessierungsmechanismen

Ebenso wie exogene Proteine unter bestimmten Voraussetzungen in den Klasse-I-Präsentationsweg eingeschleust werden können (»cross presentation«), gibt es neben dem beschriebenen »klassischen« MHC-II-Präsentationsweg exogener Antigene alternative Prozessierungsmechanismen für die Bildung von MHC-II-Peptidkomplexen:

Extrazelluläre Prozessierung und Peptidbeladung Manche APCs wie bspw. unreife DCs sezernieren lysosomale Proteasen in den Extrazellularraum. Leere MHC-II an der Zelloberfläche können mit denaturierten Proteinen oder – nach Katabolismus derselben – mit Peptiden in einer HLA-DM-unabhängigen Weise beladen werden.

Rezirkulierende MHC-II-Moleküle (»recycling pathway«) Ausgehend von der Beobachtung, dass auch reife MHC-II-Antigene internalisiert werden können, stellte sich letztlich heraus, dass diese zwischen Zelloberfläche und dem frühen endosomalen Kompartiment rezirkulieren und dabei immer neu be- und entladen werden. Dieser Präsentationsweg findet bei viralen Glykoproteinen und bakteriellen Toxinen statt.

Endogene Präsentation (▶ Abschn. 5.1.3, Antigenprozessierung) Mechanismus, durch den sowohl zelluläre als auch nukleäre Proteine mittels Autophagie in Lysosomen gelangen und so in den MHC-II-Präsentationsweg eingeschleust werden.

Welcher der beschriebenen Präsentationswege im Einzelfall beschritten wird, hängt von vielen Faktoren ab, u. a. der Art des Pathogens, aber auch von der Natur der beteiligten APCs.

MHC-II-Präsentationsweg
- Im Menschen HLA-DR, -DQ und -DP: kodiert im MHC (Gen-Loci DR/DQ/DP)
- MHC-II-Komplex besteht aus α- und β-Kette, bilden gemeinsam Peptidbindungsfurche
- Prozessierung extrazellulärer Antigene aus Phago-/Endo-/Makropinosomen
- Prozessierung zytosolischer Proteine aus Autophagosomen
- Peptid-MHC-II-Komplex bindet den TZR CD4-positiver Zellen, v. a. in der humoralen Immunantwort
- Wichtig für antimikrobielle Abwehr

5.1.4 Lipidantigen-CD1-Präsentationsweg

Struktur und Expression von CD1-Molekülen

Lipidantigene körpereigenen und -fremden (insbesondere mikrobiellen) Ursprungs können in Verbindung mit CD1 von bestimmten T-Zellen erkannt werden (Überblick bei Barral u. Brenner 2007). CD1-Glykoproteine gehören zu den sog. MHC-ähnlichen Molekülen und beinhalten im Menschen 5 Isoformen (CD1a–e), während es in der Maus nur CD1d gibt. In beiden Spezies wird CD1d von den meisten B-Zellen, aber auch von diversen nichthämatopoetischen Zellen wie z. B. Epithelzellen exprimiert. CD1a–c findet man auf DCs, wobei LZs eine besonders starke Expression von CD1a und DDCs eine Expression von CD1c aufweisen. CD1e wird nicht an der Oberfläche von DCs exprimiert, sondern verbleibt im endosomalen Raum.

Die Struktur von CD1-Molekülen erinnert stark an die von MHC-I-Komplexen. Auch CD1 wird aus β_2m und einer schweren Kette zusammengesetzt, die mit 2 Segmenten (α_1 und α_2) die Antigenbindungsfurche bildet und durch ein weiteres (α_3) stabilisiert wird (Überblick bei Adams u. Luoma 2013). Die Bindungsfurche ist trotz ähnlicher Struktur (antiparallele α-Helices) verglichen mit MHC I deutlich voluminöser und besteht aus hydrophoben Aminosäuren. Dies ermöglicht die Bindung von endo- und exogenen Lipidantigenen verschiedenster Lipidklassen wie z. B. Glyko-, Phospho-, Sphingolipiden. Mykobakterielle Lipide werden dabei bevorzugt von CD1a–c-Molekülen gebunden, während über CD1d mehrheitlich körpereigene Phospholipide präsentiert werden.

Lipidantigenprozessierung und -präsentation

CD1-Moleküle werden im ER synthetisiert, zusammengefügt und mit endogenen Lipiden beladen. Die so geformten Lipidantigen-CD1-Komplexe werden an die Zelloberfläche transportiert, von wo sie mittels Endozytose wieder internalisiert werden. In verschiedenen endosomalen Kompartimenten können die gebundenen (endogenen) gegen neue Lipidantigene endogenen oder exogenen Ursprungs ausgetauscht werden. Die exogenen Lipidantigene werden mittels Phago- oder Endozytose, u. a. via Lipoproteinrezeptoren (LDLR) oder C-Typ-Lektine wie dem auf LZs exprimierten Langerin, aufgenommen. Nach der Beladung der CD1-Moleküle mit neuen Lipidantigenen werden die neu geformten Komplexe an die Zelloberfläche zurückgebracht.

Bis zu 10 % aller zirkulierenden T-Zellen können CD1-Lipidantigen-Komplexe erkennen, wobei αβ-TZR-exprimierende T-Zellen CD1a–c-gebundene, T-Zellen mit gamma/delta (γδ)-TZR CD1c-gebundene Lipide erkennen. Lipid-CD1d-Komplexe hingegen werden von sog. NKT-Zellen erkannt, die zwar große Mengen an Th_1-/Th_2-Zytokinen produzieren, jedoch nicht wie »konventionelle« T-Zellen nach erfolgter Aktivierung durch ein Antigen proliferieren können.

CD1-Präsentationsweg

- MHC-ähnliches Molekül, beim Menschen 5 Isoformen (CD1a–e)
- Außerhalb des MHC kodiert, nichtpolymorph
- CD1 besteht aus β_2m- und α-Kette, α_1/α_2-Segmente (α-Kette) formen gemeinsam hydrophobe Lipidbindungsfurche
- Prozessierung von Lipidantigenen diverser Lipidklassen, endogen oder exogen (aus Phago-/Endosomen)
- Wichtig für antimikrobielle Abwehr

5.2 Phänotyp und Funktion antigen-/allergenpräsentierender Zellen

5.2.1 Einleitung

Wie bereits weiter oben ausgeführt, ist prinzipiell jede MHC-I- oder -II-tragende Zelle zur Antigenpräsentation befähigt. Die Fähigkeit jedoch, naive T-Zellen zu stimulieren, ist ganz bestimmten Zellen, den sog. professionellen APC, vorbehalten. Solche professionellen APCs gehören zum allergrößten Teil, wenn nicht ausnahmslos, zur Familie der DCs. Ursprünglich wurden DCs aufgrund ihrer Gestalt identifiziert, d. h. den dem Haar der Medusa nicht unähnlichen, von der Zelloberfläche ausgehenden, hirschgeweihartigen zytoplasmatischen Ausläufern. Bald stellte sich heraus, dass DCs hämatopoetischen Ursprungs sind, ihnen aber die linienspezifischen Marker anderer Leukozyten (z. B. CD3, CD20, CD14, CD15, CD56) fehlen. Im Lauf der Zeit zeigte sich, dass die DC-Familie phänotypisch heterogen ist und einzelne Subpopulationen anhand der Präsenz bestimmter Strukturen/Marker definiert werden können (Übersicht über DCs der Haut in ◘ Tab. 5.1) (Überblick bei Collin et al. 2013; Merad et al. 2013). LZs bspw. werden selektiv über ihre Expression von CD1a und Langerin identifiziert. Zudem werden DCs mittlerweile in 2 Gruppen unterteilt: Die erstmals von Steinman und Cohn in der Milz beschriebenen »konventionelle« DCs (Steinman u. Cohn 1973) werden dabei den sog. plasmazytoiden DCs (PDC) gegenübergestellt, die morphologisch wie Plasmazellen aussehen und nach Stimulation große Mengen sog. Typ 1-Interferone (v. a. Interferon-alpha [IFN-α]) produzieren (Überblick bei Reizis et al. 2011).

Da allergenspezifische Immunantworten insbesondere über die Haut und den Respirationstrakt ausgelöst werden, werden wir uns auf die Beschreibung antigenpräsentierender DCs in diesen beiden Organen konzentrieren.

Tab. 5.1 Phänotyp und Funktion humaner DC-Subpopulationen in der Haut

	LZ	DDC (CD1c⁺DC)	CD141⁺DC	PDC	IDC	CD14⁺DC
Vorläufer	Selbsterhaltend? Monozytär?	Myeloid		Plasmazytoid	Monozytär	
Marker	**Langerin, CD1a,** CD11c (low), CD11b, E-Cadherin, DEC-205	**CD1c (BDCA-1),** CD1a, CD1b, CD11c, CD11b, CD33, CD172, DEC-205, CLEC6A, CLEC7A, CD206 (Mannose-Rez.)	**CD141 (BDCA-3),** CD11c, DEC-205, CLEC9A	**CD303 (BDCA-2), CD304 (BDCA-4),** CD45RA, CD123 (IL-3R), DEC-205	CD1a, CD1c, CD11c, CD11b, CD206, CD209	**CD14,** CD11c, CD11b, CD163, CD209, FXIIIA, SIRP-α
Fc-Rezeptoren	FcεRI, FcγRII	–	–	FcαR, FcγRIIa, FcεRI	FcεRI	–
Toll-like-Rezeptoren	TLR1, TLR2, TLR6	TLR1–8	TLR1–3, TLR6, TLR8	TLR1, TLR6, **TLR7, TLR9**	–	TLR1–9
Hauptfunktion	**Initiation/ Regulation** der T-Zellantwort	**Stimulation naiver T- Zellen**	**Kreuzpräsentation**	**Antivirale Immunantwort** (Th_1/Th_2-Induktion)	**Induktion Th17-Antwort**	**Tolerogen?**
Zytokinproduktion	TNF-α, IL-6, IL-8, IL-10, IL-12	TNF-α, IL-8, IL-10, IL-12, IL-23	TNF-α, (CXCL10), IFN-γ	Typ-I-Interferone (IFN-α)	IL-1β, TNF-α, IL-6 und IL-23	IL-1β, IL-6, IL-8, IL-10

Allen der aufgelisteten DCs fehlen die sog. Linienmarker (CD3, CD14, CD19, CD20, CD56, glycophorin A), jedoch exprimieren sie CD45 sowie HLA-DR.
Fett gedruckt hervorstechende Moleküle bzw. wichtige Funktionen.

5.2.2 Antigen-/allergenpräsentierende Zellen der Haut

Einleitung

Die Haut als flächenmäßig größtes Organ verbindet unseren Körper mit der Umwelt und grenzt ihn gleichzeitig von dieser ab. Einerseits muss sie für die Homöostase des Wirtsorganismus wichtige Signale in beiden Richtungen zulassen (z. B. ultraviolette Strahlung, Schweiß- und Talgabsonderung), andrerseits gilt es die Integrität des Körpers zu wahren, d. h., er muss vor Schadstoffen und/oder pathogenen Mikroorganismen geschützt werden. Diese Schutzfunktion wird auch als Barrierefunktion bezeichnet. Sie hat mehrere Komponenten, nämlich eine mechanisch-physikalische, eine chemische und eine immunologische (Überblick bei Elias u. Schmuth 2009). Erstere wird durch mehrere Lagen abdichtender Filtersysteme gewährleistet. Diese bestehen aus ziegelbauähnlich angeordneten Strukturproteinen (z. B. Filaggrin, Claudin), die durch einen lipidhaltigen »Zwischenzement« zusammengehalten werden. So können Elektrolyte und kleinmolekulare Substanzen mühelos passieren, während große Eiweißkörper oder gar partikuläre Elemente (z. B. Mikroorganismen) abgehalten werden. Die chemische Barriere ist im Wesentlichen der die Haut umgebende Säureschutzmantel, der auch das Überwuchern pathogener Mikroorganismen verhindert. Zudem besitzt die Haut eine immunologische Schutzfunktion, die sie befähigt, gegen in sie eindringende oder gar in ihr selbst vorhandene pathogene Mikroorganismen eine schützende Abwehrreaktion aufzubauen. Vonseiten des angeborenen Immunsystems besonders hervorzuheben sind hierbei u. a. die von Keratinozyten selbst produzierten sog. antimikrobiellen Peptide ebenso wie Makrophagen und Neutrophile. Sind T-Zellen die Träger der immunologischen Schutzfunktion, so sind es in der Epidermis (LZ) und der Dermis (DDCs sowie CD141-positive DCs, [CD141⁺DC]) angesiedelte DCs, die aufgrund ihrer besonderen Eigenschaften antigene Stimuli in der Haut aufnehmen, verarbeiten und in immunologisch relevanter Weise in den peripheren lymphatischen Organen, den regionären Lymphknoten, an T-Zellen präsentieren und somit eine adaptive Immunantwort auslösen.

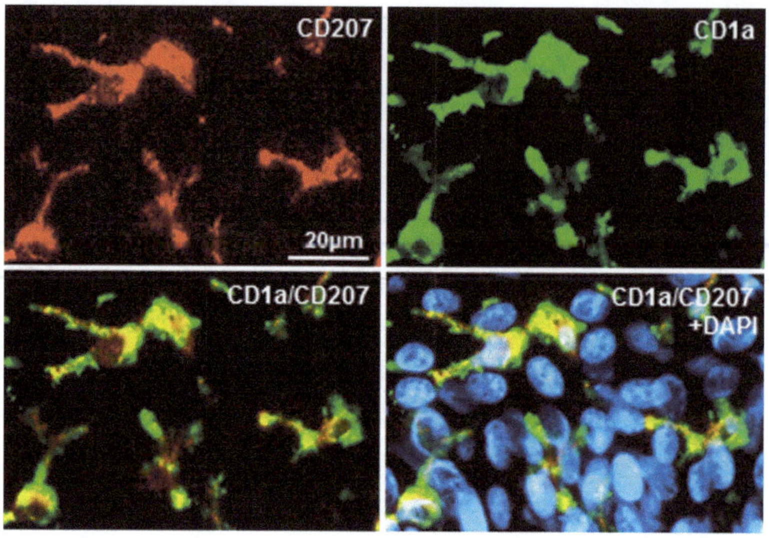

Abb. 5.2 Langerhans-Zellfärbung in der humanen Epidermis. Immunfluoreszenzfärbung von LZs in humaner Epidermis. Gefärbt wurden CD1a in *grün* (Alexa Fluor 488) und CD207 in *rot* (Alexa Fluor 568). Die Marker sind einzeln, übereinandergelegt sowie in Kombination mit dem doppelsträngige DNA (aller Zellkerne) anfärbenden DAPI (4',6-diamidino-2-phenylindole, *blau*) dargestellt

Schutzfunktionen der Haut
- Mechanische Barriere: Strukturproteine (Filaggrin etc.), Lipide
- Chemische Barriere: Säureschutzmantel
- Immunologische Barriere:
  - Angeborenes Immunsystem: Antimikrobielle Peptide, Makrophagen, Neutrophile
  - Adaptives Immunsystem: Schlüsselfunktion von APCs für T-Zellantworten

Langerhans-Zellen

Langerhans-Zellen (LZ) sind hämatopoetischen Ursprungs und finden sich im geschichteten Plattenepithel der Haut und hautnaher Schleimhäute (Überblick bei Romani et al. 2012). Sie sind in diesem Grenzgewebe netzförmig verteilt und an die sie umgebenden Keratinozyten der tieferen Epithelschichten mittels eines E-Cadherin-abhängigen Mechanismus verankert. Ihre Dendriten können LZs mithilfe sog. dichter Verbindungen (engl. »tight junctions«) zwischen den Keratinozyten hindurch bis unter das Stratum corneum ausstrecken, um externe Antigene aufzunehmen (Kubo et al. 2009). LZs machen 1–2 % aller Epidermalzellen aus und sind in Hämatoxylin-Eosin-gefärbten Schnitten nur schwer von ihren Symbionten zu unterscheiden. Auf semidünnen bzw. ultradünnen Schnitten erkennt man sie aufgrund ihres stark gelappten Kerns und ihres hellen Zytoplasmas. Im Elektronenmikroskop finden sich in diesen Zellen tennisschlägerartige, pentalaminäre zytoplasmatische Organellen, genannt Birbeck-Granula. In diesen findet sich das C-Typ-Lektin Langerin, über das LZs Lipidantigene in den CD1-Präsentationsweg einschleusen. Die lichtmikroskopische Darstellung von LZs in normaler menschlicher Haut bzw. angrenzender Schleimhaut erfolgt entweder histochemisch durch den Nachweis von Ekto-Nukleotid-Triphosphat-Diphosphohydrolase-(NTPDase)-Aktivität oder immunhistologisch mittels antikörpervermittelter Färbung von Antigenen, die in LZs, nicht jedoch in anderen Epidermalzellen exprimiert werden (Abb. 5.2, Tab. 5.1): Dazu zählen Langerin, CD1a, der niedrigaffine Fc-gamma-Rezeptor II (FcγRII, auch genannt CD32), der hochaffine Fc-epsilon-Rezeptor I (FcεRI) sowie die vom MHC kodierten Klasse-II-Antigene (HLA-DR, HLA-DQ, HLA-DP).

Die Ontogenese der LZs ist etwas umstritten. Untersuchungen an MHC-disparaten Knochenmarkschimären der Maus weisen auf eine Herkunft aus dem Knochenmark hin. Heute herrscht die Meinung vor, dass LZs von monozytoiden Zellen des Dottersacks und/oder der Leber abstammen, die sich dann in der Dermis festsetzen.

Unter homöostatischen Bedingungen reifen diese Vorläuferzellen zu LZs aus und halten ihre Dichte durch Selbsterneuerung konstant. Werden LZs jedoch in großem Rahmen depletiert oder zerstört, z. B. im Rahmen entzündlicher Prozesse oder schwerer Verbrennungen, so erfolgt die Repopulation aus Monozyten des peripheren Blutes. Die Entstehung von LZs aus ihren Vorläuferzellen erfordert ein Zusammenwirken verschiedener hämatopoetischer Zytokine, wobei der »transforming growth factor-beta« (TGF-β) (Borkowski et al. 1996) und der M-CSF-Rezeptor-Ligand IL-34 (Wang et al. 2012) eine besonders wichtige Rolle spielen. Auf diese Art und Weise können beträchtliche Mengen von LZs in vitro aus Blutmonozyten oder aus zirkulierenden CD34-positiven, linien-negativen Zellen hergestellt werden. Die Funktion der LZs ist seit ihrer Entdeckung heftig umstritten. Unbestritten ist, dass sie dem Immunsystem angehören und Antigene in MHC-I-, MHC-II- und/oder CD1a- abhängiger Weise an T-Zellen präsentieren können. Quantität und Qualität der eingeleiteten T-Zell-Antwort werden dabei von jenen Signalen (z. B. Zytokine, Neuropeptide) bestimmt, die auf LZs in vitro und – wichtiger – in vivo einwirken.

In nichtirritierter Haut residierende bzw. frisch aus dem Gewebeverband herausgelöste menschliche LZs exprimieren sehr stark CD1a, CD11c, Langerin (CD207) sowie ihre wichtigste NTPDase CD39. HLA-Antigene sind zwar im Zytoplasma, nicht oder kaum aber an der Zelloberfläche zu finden. Im Elektronenmikroskop zeigen sich im Zytoplasma reichlich Birbeck-Granula. Die Fc-Rezeptoren, FcγRII und FcεR, sowie der C-Typ-Lektin-Rezeptor DEC-205 ermöglichen bzw. erleichtern es »ruhenden« LZs, auch große (komplexierte) Proteinantigene/-allergene aufzunehmen. Werden frisch aus nichtirritierter Haut isolierte LZs als Stimulatoren einer primären Immunantwort eingesetzt, so ist das Ausmaß der T-Zell-Proliferation äußerst bescheiden, und es kommt sogar zu einer präferenziellen Aktivierung regulatorischer T-Zellen (Treg). Wird jedoch die Homöostase der Haut gestört und wirken Gefahrensignale (z. B. Mikroorganismen, Kontaktallergene, ultraviolette Strahlung) auf sie ein, so ändert sich das Bild schlagartig. Keratinozyten beginnen plötzlich verstärkt proinflammatorische Zytokine (z. B. IL-1α, TNF-α, GM-CSF) zu synthetisieren, und LZs werden zur Produktion von IL-1β, IL-6 und IL-12 angeregt. LZs verändern auch ihre Gestalt, d. h., ihre Größe und Dendrizität nehmen zu, und durch den Verlust der E-Cadherine verlieren sie ihre Verankerung an die umgebenden Keratinozyten. Gleichzeitig verschiebt sich ihr Immunphänotyp vom Antigen-Aufnahmemodus hin zum Immunstimulierungsmodus (Schuler u. Steinman 1985; Enk et al. 1993). Das zeigt sich in einer Hinunterregulierung der NTPDase, der Fc-Rezeptoren und des Langerins sowie einer gleichzeitigen Hinaufregulierung aktivierender kostimulierender Moleküle wie CD40, CD54, CD58, CD80, CD83 und CD86. Je nach »Ausreifungsgrad« können LZs die Aktivierung und Expansion IL-22-positiver Zellen bewirken (Fujita et al. 2009) oder auch Antigene von umgebenden Zellen aufnehmen und dann präsentieren (Kreuzpräsentation) (Klechevsky et al. 2008).

Dermale DCs

Dermale DCs (DDC) (Überblick bei Collin et al. 2013; Merad et al. 2013) finden sich vorzugsweise um den dermalen Gefäßplexus herum lokalisiert und weisen lobulierte Zellkerne sowie gefaltete, unregelmäßig konfigurierte Zellmembranen auf. Ihr Zytoplasma erscheint elektronendicht und beinhaltet Organellen für aktiven zellulären Metabolismus, nicht aber Birbeck-Granula (Lenz et al. 1993; Nestle et al. 1993). In der älteren Literatur wurde angenommen, dass es sich bei diesen Zellen um migrierende LZs handelt, die sich auf ihrem Weg von der Epidermis in den regionären Lymphknoten befinden. Für einzelne dieser DDCs mag dies auch zutreffen, mehrheitlich handelt es sich jedoch um aus dem Blut stammende, HLA-Klasse-II-positive, liniennegative Zellen, die eine Reihe myeloischer Marker tragen wie bspw. CD11b, CD11c, CD13, CD33, CD172 (SIRP-α) (◘ Tab. 5.1). Der charakteristischste Marker für DDCs ist CD1c (BDCA1), während das in LZs sehr stark ausgeprägte CD1a nur schwach exprimiert ist.

Ihre Oberflächendichte an aktivierenden kostimulatorischen Molekülen ist höher als die ihrer Vorläuferzellen im peripheren Blut. DDCs sind mit einer Vielzahl von Mustererkennungsrezeptoren (PRR = »pattern recognition receptors«) und Antigenaufnahmerezeptoren ausgestattet. Dazu zählen die sog. Toll-like-Rezeptoren (TLR) TLR1-8, die Lektine Dektin-1 (CLEC7A) und Dektin-2 (CLEC6A), der Mannose-Rezeptor (CD206; CLEC13D) sowie DEC-205 (CD205; CLEC13B).

DDCs sind potente Stimulatoren naiver CD4- und CD8-positiver T-Zellen, sind jedoch kaum an der Kreuzpräsentation von Antigenen aus symbiontischen Zellen beteiligt. Je nach Art und Ausmaß des Stimulus können DDCs entweder IL-12 oder IL-23 produzieren und damit T-Zellen einerseits in die Typ-I-, andrerseits in die Typ-17-Richtung treiben.

CD141-positive DCs

Etwa 10 % aller myeloiden DCs des peripheren Blutes reagieren mit dem Antikörper BDCA-3, der gegen CD141 (Thrombomodulin) gerichtet ist (◘ Tab. 5.1). Diese $CD141^{+}$DCs konnten vor Kurzem auch in bestimmten nichtlymphatischen Organen wie z. B. der Haut und der Lunge nachgewiesen werden (Überblick bei Collin et al. 2013; Merad et al. 2013). Da $CD141^{+}$DCs eine sehr kleine Zellpopulation darstellen und CD141 zudem auch von anderen Zelltypen exprimiert wird, ist der In-situ-Nachweis schwierig. Ähnlich den CD8-positiven DCs in lymphatischen Organen und den CD103-positiven Gewebe-DCs der Maus sind $CD141^{+}$DCs des Menschen in besonderer Weise zur Kreuzpräsentation von Antigenen an CD8-positive T-Zellen befähigt. Dies wird ermöglicht durch die Expression von Aufnahmerezeptoren, die extrazelluläre nekrotische Zellen (CLEC9A) sowie virale Nukleinsäuren (TLR3, TLR8) binden.

Plasmazytoide DCs

Im peripheren Blut findet sich eine liniennegative Zellpopulation, die sich schon rein morphologisch deutlich von den klassischen DCs abhebt (Überblick bei Reizis et al. 2011). Wie schon der Name (PDC = plasmazytoide dendritische Zelle) sagt, ähneln sie Plasmazellen, sind aber in keiner Weise an der Antikörperproduktion oder sekretion beteiligt. PDCs fehlen die typischen myeloischen Marker CD11b, CD11c, CD13 und CD33 und anstatt CD45RO tragen sie CD45RA an ihrer Oberfläche. Die typischen Markermoleküle der PDCs sind der IL-3R CD123, CD303 (CLEC4C; BDCA-2) und CD304 (Neuropilin; BDCA-4) (◘ Tab. 5.1). Die Bestückung mit den zytoplasmatischen Rezeptoren TLR 7 und 9 erlaubt es ihnen, Signale von viralen und körpereigenen Nukleinsäuren zu übertragen, was zur Ausschüttung großer Mengen von IFN-α führt. Über die funktionellen Eigenschaften dieser Zellen wird bis heute gerätselt. Im Ruhezustand induzieren sie regulatorische T-Zellen, was angesichts der Aufnahme autologer Nukleinsäuren durchaus sinnvoll erscheint. Nach Aktivierung durch TLR-7- und/oder TLR-9-Agonisten durchlaufen sie einen Reifungsprozess und akquirieren eine dendritische Gestalt. Zur Generierung einer virusspezifischen adaptiven Immunantwort tragen PDCs v. a. indirekt, d. h. mittels reger Produktion von Typ-I-Interferonen bei. Letztere induzieren u. a. die Hochregulation von MHC- und kostimulatorischen Molekülen und favorisieren die Kreuzpräsentation (Le Bon et al. 2003) von Antigenen sowie die Entstehung von Th1- und zytotoxischen T-Zellantworten.

Inflammatorische DCs

Nach Einwirken von Gefahrensignalen bzw. proinflammatorischen Stimuli nimmt die Zahl der Leukozyten in primär nichtlymphoiden Organen (z. B. Haut, Respirationstrakt) dramatisch zu. Dabei handelt es sich insbesondere um Granulozyten, Monozyten und PDCs. Darüber hinaus erscheinen sog. inflammatorische dendritische Zellen (IDC) auf der Bildfläche, die hauptsächlich von CD14-positiven Monozyten, zum Teil aber möglicherweise auch von DCs des peripheren Blutes abstammen (Überblick bei Collin et al. 2013; Merad et al. 2013). Diese IDCs enthalten den Transkriptionsfaktor zbtb46, tragen CD1c, CD1a, CD206, FcεR1 und SIRP-α, sind aber CD16- und CD209-negativ (◘ Tab. 5.1). In vitro sezernieren sie IL-1β, TNF-α, IL-6 und IL-23 und sind daher befähigt, Th17-Antworten zu stimulieren. Diesen Zellen gegenüber steht eine Population sog. SLAN-(6-sulpho LacNac)-positiver DCs. Sie sind CD16+, CD14± und TNF-α-positiv. In läsionaler psoriatischer Haut sind sie – gemeinsam mit den von ihnen nur schwer abgrenzbaren CD16- und CD163-positiven Makrophagen – die wichtigste Quelle dieses proinflammatorischen »Meister-Zytokins« (Brunner et al. 2013).

CD14-positive DCs

Viele offene Fragen hinterlässt eine weitere, kürzlich in der Haut und anderen Organen identifizierte DC-Subpopulation: Die CD14-positiven DCs ($CD14^+DC$), deren Phänotyp zwischen DCs und Makrophagen liegt (Überblick bei Collin et al. 2013; Merad et al. 2013). Einerseits exprimieren diese Zellen makrophagentypische Marker wie CD163, CD209 und FXIIIA, unterscheiden sich aber von Makrophagen in charakteristischen Aspekten wie der Granularität und Autofluoreszenz (◘ Tab. 5.1). Andrerseits sind $CD14^+DCs$ stark MHC-II- und CD11c-positiv und exprimieren die TLR 1–9. Von anderen DCs grenzen sie sich durch funktionelle Unterschiede sowie die Nichtexpression charakteristischer Marker dieser Populationen ab (z. B. CD1a, CD1c). Zwar werden $CD14^+DCs$ in Kultur CD141-positiv, doch fehlt ihnen die Fähigkeit der »wahren« $CD141^+DCs$ zur Kreuzpräsentation. Im Gegensatz zu $CD1c^+DCs$ und IDCs sind $CD14^+DCs$ nicht zur Stimulation naiver T-Zellen respektive zur Induktion einer Th17-Antwort befähigt und zeigen insgesamt einen recht unreifen Phänotyp. Sie zeigen eine sehr schwache/keine Expression von kostimulatorischen Molekülen (CD80, CD83, CD86), und in vitro nehmen $CD14^+DCs$ einen myeloiden DC- oder LZ-ähnlichen Phänotyp an. Interessanterweise können $CD14^+DCs$ die Entwicklung regulatorischer T-Zellen induzieren, was vermuten lässt, dass sie eine eher tolerogene Rolle spielen.

5.2.3 Antigenpräsentierende Zellen des Respirationstrakts

Einleitung

Exogene Antigene gelangen kontinuierlich durch die Atmung in den Respirationstrakt, sei es in Form von Partikeln, Mikroorganismen oder Allergenen. Entsprechend ausgefeilt sind die Abwehrmechanismen des respiratorischen Systems, um sich zu schützen. Neben der sog. mukoziliären Clearance im Nasopharynx und dem die Alveolen schützenden Surfactant ist hierbei die Aufnahme und Präsentation von Antigenen durch Makrophagen und DCs von essenzieller Bedeutung. Ebenso wichtig wie die antigenpräsentierende Funktion dieser Zellen ist ihre Kapazität, die Immunhomöostase sowie die Toleranz gegenüber harmlosen eingeatmeten Antigenen zu erhalten.

Makrophagen

Quantitativ sind Makrophagen in der Lunge die bei Weitem prädominanteste APC-Population und von den leitenden Atemwegen bis hin ins Lungenparenchym zu finden, wo sie sowohl das Interstitium als auch die Alveolen besetzen (Überblick bei Hussell u. Bell 2014). Im alveolären Raum erfüllen Makrophagen eine Art Filter- bzw. Erstabwehrfunktion, indem sie die Alveolen patrouillieren und einen Großteil der eingeatmeten Antigene abfangen, bevor unter dem Epithelium lokalisierte DCs diese aufnehmen bzw. eine Immunantwort induzieren können. Interstitielle Makrophagen können mittels der Ausschüttung von IL-10 die von harmlosen Antigenen in Kombination mit LPS induzierte Ausreifung und Migration von DCs verhindern (Bedoret et al. 2009). Neben diesen wichtigen DC-Regulationsfunktionen können Makrophagen pathologische Prozesse in der Lunge, v. a. mittels Zytokinproduktion, sowohl in eine pro- (TNF-α, IL-1β, IL-17 etc.) als auch in eine antiinflammatorische (TGF- β, IL-10, IL-12 etc.) Richtung hin beeinflussen.

Makrophagen

- Quantitativ prädominierend
- Entlang des ganzen Respirationstrakts, alveolär sowie interstitiell
- Regulation von Lungen-DCs durch:
  - Alveoläre »Filterfunktion«
  - Im Interstitium IL-10-Produktion
- Sowohl pro- als auch antiinflammatorische Funktionen

DCs

Trotz ihrer quantitativen Unterlegenheit gegenüber Makrophagen spielen Lungen-DC seine Schlüsselrolle in der Regulation von Immunantworten sowie in der Pathogenese diverser Atemwegserkrankungen (Überblick bei Gill 2012). Die humanen DC-Subpopulationen der Lunge sind – verglichen mit jenen der Haut – noch unzureichend charakterisiert, insbesondere aufgrund der Schwierigkeit, an entsprechendes Gewebematerial heranzukommen. Unser Wissen über Lungen-DCs stammt derzeit vorwiegend aus Mausstudien, wobei zu beachten ist, dass Maus und Mensch zwar ähnliche, jedoch nicht 1:1 vergleichbare DC-Subpopulationen aufweisen.

DCs sind entlang des gesamten Respirationstrakts, sprich vom Nasenepithel bis hin zu den Alveolen, zu finden. Dabei nimmt ihre Dichte, je weiter man sich in die Tiefe des Atemtrakts bewegt, kontinuierlich ab (Schon-Hegrad et al. 1991). Neuere Erkenntnisse zeigen, dass in den verschiedenen Kompartimenten funktionell und phänotypisch unterschiedliche DC-Subpopulationen angesiedelt sind, die zudem Unterschiede in ihrer Mobilität und Erneuerungszeit (»Turnover-Rate«) aufweisen (von Garnier et al. 2005). Auch die Lokalisation der DCs ober- oder unterhalb der Basalmembran, im Lungeninterstitium oder in den Alveolen geht mit funktionellen Unterschieden einher (Thornton et al. 2012). DCs der Bronchien/Bronchiolen sind mehrheitlich unterhalb des Flimmerepithels in der Submukosa lokalisiert und weisen eine schwache Dendrizität, dafür aber eine hohe Mobilität auf. DCs auf alveolärem Niveau und (etwas weniger ausgeprägt) in der Trachea hingegen sind oft in engstem Kontakt mit dem Epithelium und strecken ihre Dendriten in einem kontinuierlich dynamischen Prozess Richtung Lumen aus.

▪ $CD1a^+Langerin^+DCs$ (LZ)

In mehreren Studien konnten CD1a, Langerin und Birbeck-Granula exprimierende DCs (d. h. LZs bzw. LZ-ähnliche DCs) in den leitenden Atemwegen intraepithlial, nicht jedoch im Lungeninterstitium identifiziert werden (Demedts et al. 2005). Derzeit ist noch unklar, in welchem Zusammenhang diese Zellen zu anderen DCs wie CD1c+ DCs stehen. Auch ihre funktionelle Bedeutung ist noch weitgehend ungeklärt, aber es konnte bereits gezeigt werden, dass LZs in den Atemwegen von Rauchern und Patienten mit chronisch obstruktiver Lungenerkrankung (COPD = »chronic obstructive pulmonary disease«) akkumulieren (Van Pottelberge et al. 2010).

▪ $CD1c^+DCs$

$CD1c^+DCs$ sind von den leitenden Atemwegen bis hin in die Alveolen in der Submukosa (d. h. unterhalb der Basalmembran) und auch im Lungeninterstitium sowie in bronchoalveolärer Lavageflüssigkeit zu finden. $CD11b^+DCs$ der Maus, die den humanen $CD1c^+DCs$ sehr ähnlich sind, sind mobiler als z. B. »intraepitheliale« DCs, und ihre Dendriten sind weit weniger ausgeprägt als bei letzteren (Thornton et al. 2012). Zudem sind sie sehr potent, was die Sensibilisierung und das Restimulieren von T-Zellen angeht. Aus zahlreichen Studien geht hervor, dass $CD11b^+DCs$, u. a. durch ihre Sekretion von TNF-α und dem Th_2-Zellen anziehenden Chemokinliganden CCL17 (TARC = »thymus and activation-regulated cytokine«) stark in die Asthma-Pathogenese (► Abschn. 5.3.3) involviert sind.

▪ $CD141^+DCs$

Die anatomische Verteilung humaner $CD141^+DCs$ im Respirationstrakt ist noch unzureichend beschrieben, doch ihre Äquivalente in der Maus ($CD103^+DC$) sind v. a. entlang der Alveolen und der größeren leitenden Atemwege lokalisiert. Dort stehen sie in engster Verbindung mit dem respiratorischen Epithelium, worauf ihre Bezeichnung als »intraepitheliale« DCs zurückzuführen ist. Ähnlich wie LZs in der Haut strecken $CD103^+DCs$ ihre tentakelartigen Dendriten dank der Expression von »tight junctions« zwischen den Epithelzellen hindurch ins Lumen, um dort Antigene aufzunehmen (Sung et al. 2006). $CD103^+DCs$ sind insbesondere in der antiviralen Immunantwort von großer Bedeutung, im Kontext von Asthma scheinen sie hingegen weniger relevant zu sein.

▪ PDCs

Die Präsenz von PDCs, charakterisiert durch ihre Oberflächenmarker CD123 und BDCA-3, konnte bisher im

Lungeninterstitium sowie in bronchoalveolärer Lavageflüssigkeit nachgewiesen werden. Im Vergleich zu CD141- bzw. CD1c-positiven DCs der Lunge weisen PDCs einen sehr unreifen Phänotyp auf. Mausdaten legen nahe, dass PDCs eine Schlüsselrolle im Entwickeln/Erhalten der Toleranz gegenüber eingeatmeten Allergenen spielen (Kool et al. 2009).

Dendritische Zellen

- Quantitativ den Makrophagen unterlegen
- Dichte nimmt in der Tiefe des Respirationstrakts ab
- Funktionelle Unterschiede je nach Lokalisation:
  - Leitende Atemwege: mobile DCs, Sensibilisierung und Restimulation von T-Zellen
  - Alveolen: dendritenreiche DCs, Aufnahme und Prozessierung von Antigenen
- Schlüsselrollen der DC-Subpopulationen:
  - LZs: In der COPD?
  - $CD1c^+$DCs: Asthma-Pathogenese
  - $CD141^+$DCs: Immunantwort bei Virusinfektionen
  - PDCs: Entwicklung/Erhaltung von Toleranz gegenüber »harmlosen« Antigenen

5.3 Allergenpräsentierende Zellen bei allergischen Erkrankungen

5.3.1 Allergische Kontaktdermatitis (AKD)/ Allergisches Kontaktekzem

Einleitung

AKD ist der Prototyp einer zellvermittelten Immunreaktion vom Spättyp (DTH = »delayed-type hypersensitivity«, Typ-IV-Reaktion nach Coombs & Gell). Landsteiner & Chase erbrachten als erste den Nachweis, dass chemisch hochreaktive Substanzen (Haptene) als Auslöser und Lymphozyten als Träger dieser Immunantwort fungieren (Landsteiner u. Chase 1942). Die Entstehung einer AKD läuft in 2 Phasen ab. Die asymptomatische Sensibilisierung auf ein Allergen geht einer sich klinisch als AKD manifestierenden Auslösereaktion voraus, die bei erneutem Kontakt mit diesem Allergen auftritt. Während die Sensibilisierungsphase unterschiedlicher Dauer sein kann, ist die Auslösereaktion in ihrem zeitlichen Ablauf streng definiert. Sie beginnt bzw. entwickelt sich erst mehrere Stunden nach erneutem Auftragen des Allergens, erreicht ihren Höhepunkt nach 48–72 h und bildet sich dann langsam zurück. Da die Haut sowohl als Induktions- als auch als Zielorgan der AKD fungiert, taugt sie vortrefflich zum Studium der zellulären und molekularen Geschehnisse der Kontaktsensibilisierung (Überblick bei Honda et al. 2013).

Sensibilisierungsphase

Frey und Wenk entdeckten 1957, dass die Kontaktsensibilisierung an das Vorhandensein funktionstüchtiger Lymphgefäße gebunden ist und die Aktivierung allergennaiver Lymphozyten nicht in der Haut, sondern im Lymphknoten erfolgt (Abb. 5.3). Diese Erkenntnis warf die Frage auf, wie das auf die Haut aufgebrachte bzw. in sie eingebrachte Allergen/Hapten den hautdrainierenden Lymphknoten erreicht (Frey u. Wenk 1957). Experimente von Macher und Chase legten nahe, dass Haptene bei einer erfolgreichen Kontaktsensibilisierung in gebundener Form zum regionären Lymphknoten transportiert werden (Macher u. Chase 1969). Somit setzte die Suche nach einer migrierenden allergenpräsentierenden Zelle der Haut ein. Eine Vielzahl experimenteller Daten sprach dafür, dass LZs diese Aufgabe erfüllen. So konnten nach Kontaktsensibilisierung Birbeck-Granula-tragende Zellen im regionären Lymphknoten und später, beim klinisch manifesten Ekzem, in unmittelbarer Nachbarschaft von Lymphozyten beobachtet werden (Überblick bei Silberberg et al. 1976). In vitro erwiesen sich LZs als potente Stimulatoren primärer und sekundärer Immunantworten, auch wenn Haptene als Antigen dienten (Stingl et al. 1978). Wichtig in diesem Zusammenhang war auch die Beobachtung, dass das Auftragen von Haptenen auf die Haut nach nur kurzer Zeit Keratinozyten sowie dermale Mastzellen zur Produktion großer Mengen proinflammatorischer Zytokine wie IL-1 und TNF-α anregt, die für die Ausreifung von LZs in immunstimulatorische DCs verantwortlich sind (Enk u. Katz 1992). In-vivo-Experimente ergaben schließlich, dass das Auftragen von Haptenen auf einen Hautbezirk mit hoher LZ-Dichte regelmäßig zur Sensibilisierung führt, während die Applikation auf ein LZ-armes Areal in antigenspezifischer Toleranz mündet (Streilein et al. 1980). Aus diesen und anderen Befunden resultierte die These, dass LZs beim Entstehen der Kontaktsensibilisierung eine wichtige, ja entscheidende Rolle spielen.

In den letzten Jahren erlitt diese Annahme allerdings einen schweren Dämpfer. Mehrere Forschergruppen produzierten Mäuse, denen LZs bzw. Langerin-positive Zellen aufgrund einer genetischen Manipulation fehlten. Wurden bei solchen Tieren Kontaktallergene appliziert, so zeigte sich in der Mehrzahl der Studien, dass LZs für eine erfolgreiche Sensibilisierung nicht erforderlich (Kissenpfennig et al. 2005) oder sogar hinderlich (Kaplan et al. 2005) waren. Interessant in diesem Zusammenhang war auch, dass nach dem Auftragen von Hapten auf eine intakte Haut zuerst die DDCs und erst mit deutlicher Verzögerung die LZs im regionären Lymphknoten ankamen. Gemeinsam mit der Beobachtung, dass frisch isolierte LZs präferenziell regulatorische T-Zellen aktivierten (Seneschal et al. 2012), führten diese Experimente zur Hypothese, dass in der Entste-

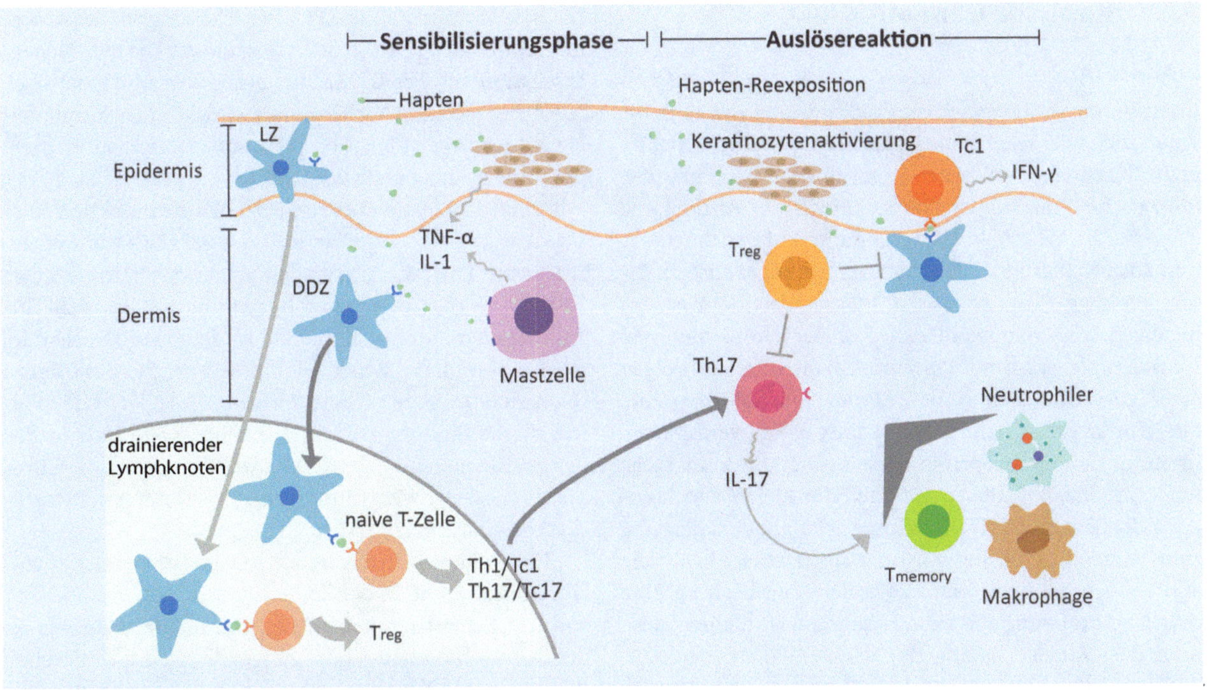

Abb. 5.3 Pathogenese der allergischen Kontaktdermatitis. Während der Sensibilisierungsphase regen in die Haut eindringende Haptene Keratinozyten und Mastzellen zur Ausschüttung proinflammatorischer Zytokine wie TNF-α und IL-1β an. DDCs nehmen Haptene auf und transportieren sie in den drainierenden Lymphknoten, wo sie eine Th_1/Tc_1- und Th_{17}/Tc_{17}-prädominierte T-Zellantwort induzieren. Nach erfolgter Sensibilisierung kommt es bei Haptenreexposition zur Auslösereaktion: DCs (unklar ob DDCs, IDCs oder PDCs die Hauptakteure sind) interagieren mit den die Haut infiltrierenden Th_1/Tc_1- und Th_{17}/Tc_{17}-Zellen. Durch IL-17 werden Neutrophile, Makrophagen und T_{memory}-Zellen in die Haut gelockt

hung kutaner, also auch allergenspezifischer Immunantworten LZs eher eine unterdrückende, tolerisierende Funktion ausüben, während DDCs nach Erhalt eines Gefahrensignals zu Stimulatoren einer robusten proliferativen T-Zell-Antwort ausreifen.

Unklar bleibt, ob und wenn ja, inwieweit sich die tierexperimentell gewonnenen Daten auf den Menschen übertragen lassen. Bei der intradermalen Injektion von Candida albicans bspw. scheint auch die Zahl der eingesetzten Mikroorganismen ausschlaggebend dafür zu sein, ob humane LZs die T-Zell-Antwort regulierend oder fördernd beeinflussen (Seneschal et al. 2012).

Auslösereaktion

Im Gegensatz zu der von Fall zu Fall unterschiedlich langen Sensibilisierungsphase sind Ablauf und Intensität der Auslösephase genau festgelegt. Nach einer 48-stündigen »crescendo-Phase« erreicht sie ihre maximale Ausprägung, die weitere 24 h bestehen bleibt und dann sukzessive abfällt (»decrescendo«). Die Frage nach der pathophysiologisch relevanten APC-Population stellt sich auch hier, wobei zu bedenken ist, dass die T-Lymphozyten des allergischen Kontaktekzems (Abb. 5.3) sowohl der Th_1/Tc_1-, als auch der Th_{17}/Tc_{17}- Linie angehören (Nakae et al. 2002). Allem Anschein nach sind LZs nicht vonnöten, als Kandidaten kommen DDCs, IDCs und die zahlenmäßig stark vertretenen PDCs infrage (Bangert al. 2003; Überblick bei Honda et al. 2013).

Allergische Kontaktdermatitis

- Erstmalige Beschreibung durch Landsteiner/Chase
- Zellvermittelte Immunreaktion vom Spättyp (Typ IV nach Coombs & Gell)
- Verlauf in 2 Phasen:
  - Sensibilisierung auf Allergen: asymptomatisch, unterschiedliche Dauer
  - Auslösereaktion bei Reexposition: klinisch manifest, strenger zeitlicher Ablauf
- Relevante APCs:
  - Sensibilisierungsphase: DDCs, LZs (?)
  - Auslösereaktion: PDCs (?)

5.3.2 Atopische Dermatitis (AD)

Einleitung

Unter Atopie verstehen wir die Prädisposition einer Person, sequenziell oder seltener auch gleichzeitig eine oder mehrere der folgenden Krankheiten zu entwickeln: Heuschnupfen (allergische Rhinokonjunktivitis), allergisches Asthma und eben eine als AD, früher als Neurodermitis, bezeichnete ekzematöse Hauteruption. Der genaue pathogenetische Zusammenhang zwischen diesen 3 Zustandsbildern ist uns nicht genau bekannt, wohl auch deshalb, weil Asthma und Heuschnupfen, zumindest in ihrem akuten Verlauf, Folgen einer IgE-vermittelten Immunreaktion vom Soforttyp sind, die AD hingegen Charakteristika einer T-Zell-vermittelten Immunreaktion vom Spättyp aufweist. Die AD nimmt meist schon im Säuglingsalter ihren Lauf, die Atemwegserkrankung deutlich später. Daher nimmt man an, dass der Weg zum Vollbild der Erkrankung, der sog. atopische Marsch, also die Sensibilisierungsphase, in der Haut beginnt. Eine mögliche Erklärung für diese Hypothese ist die Beobachtung, dass Atopiker häufig eine gestörte Barrierefunktion der Haut aufweisen (Überblick bei Elias u. Schmuth 2009). Bei einem Gutteil der PatientInnen ist diese Störung auf eine genetisch bedingte Funktionsverlustmutation in einem oder mehreren Barrierebaustein(en) zurückzuführen. Dabei handelt es sich meistens um das Glykoprotein Filaggrin (Palmer et al. 2006), seltener um das interzelluläre Verbindungsprotein (auch Junktionsprotein) Claudin (De Benedetto et al. 2011). Eine fehlende oder ungenügende Expression von Barriereproteinen kann aber auch Folge einer verstärkten Proteaseaktivität in der Epidermis sein, wie bspw. beim Netherton-Syndrom, dem eine Mutation eines Serinprotease-Inhibitors (kodiert vom Gen SPINK5) zugrunde liegt. Interessanterweise sind zudem Th_2-Zytokine sowie IL-22 imstande, Barriereproteine herunterzuregulieren. In jedem Fall bedeutet eine defekte Barriere, dass großmolekulare Substanzen (z. B. Proteine, Mikroorganismen, Staub) in die Haut eindringen können, ihre Homöostase stören und gleichzeitig eine gegen sie selbst gerichtete Immunreaktion initiieren. Daraus wird es verständlich, dass Atopiker gegen Hausstaubmilben, Baum- und Gräserpollen, Pilzallergene und andere Umweltbestandteile überempfindlich reagieren.

Akute und chronische Phase

Die Natur der für die initiale Sensibilisierung verantwortlichen Zelle ist nicht mit Sicherheit geklärt (Überblick bei Novak 2012). Ihre Position in der suprabasalen Epidermis und somit in nächster Nähe zu eindringenden Allergenen macht LZs zu guten Kandidaten für diese Aufgabe. Tatsächlich können diese Zellen in vitro die in der akuten Phase der AD dominierenden Th_2- und T22-Antworten induzieren (Fujita et al. 2009) (▣ Abb. 5.4). Nach eingetretener Sensibilisierung, sprich in der chronischen Phase der AD, sind IDCs der dominierende APC-Typ. Charakteristisch sowohl für LZs als auch IDCs in der AD ist die starke Oberflächenexpression von FcεRI. Mithilfe dieses Rezeptors, der nach Allergenexposition hochreguliert wird, können (zumindest in vitro) Allergen-/IgE-Komplexe außerordentlich effizient prozessiert und präsentiert werden (Maurer et al. 1996). Während die Ligation des FcεRI bei LZs die Induktion einer Th_2-Antwort zur Folge hat, führt sie bei IDCs zur Freisetzung von Th_1-polarisierienden Zytokinen (Novak et al. 2004b). Dies ist insofern von Bedeutung, als dass sich Th_1-Zellen in der chronischen Phase zu den bereits vorhandenen Th_{22}- und Th_2-Zellen »dazugesellen« und das Infiltrat sogar zu dominieren scheinen (▣ Abb. 5.4). Es ist noch offen, ob die Bindung von Allergen-/IgE-Komplexen durch den FcεRI einen für den schubhaften Verlauf und die Chronizität der Gewebeentzündung in der AD mitverantwortlichen Mechanismus darstellt.

Die Rolle von PDCs in der AD ist bisher noch unzulänglich erforscht. In der Epidermis sowie im Peripherblut von AD-Patienten scheinen sie anzahlmäßig reduziert, in der Dermis hingegen erhöht zu sein. FcεRI-exprimierende PDCs von AD-Patienten zeigten nach Allergenexposition zudem eine verminderte Kapazität, ihre Schlüsselfunktion, d. h. die Ausschüttung von Typ-I-Interferonen in Reaktion auf virale Antigene, auszuführen (Novak 2004a). Dies könnte mitunter dazu beitragen, dass AD-Patienten eine erhöhte Anfälligkeit auf Virusinfektionen wie z. B. *Herpes simplex* aufweisen.

Auch bei der Entwicklung von Exazerbationen der AD infolge bakterieller Infektionen (typischerweise durch Staphylococcus aureus [S. aureus]) könnten DCs eine Rolle spielen. So wurde zumindest in vitro gezeigt, dass Lipoteichonsäure, ein in der Waschflüssigkeit von superinfizierten AD-Läsionen massenhaft vorhandener Bestandteil der *S.-aureus*-Membran, DCs zur regen Produktion von Zytokinen wie TNF-α, IL-1β und IL-6 anregt (Voorhees et al. 2011). Ob und wenn ja, welche DC-Populationen in diesem Zusammenhang von Bedeutung sind, bleibt zu klären.

Atopische Dermatitis

- Atopie: Prädisposition für AD, Asthma und allergische Rhinokonjunktivitis
- AD: Beginn meist im Säuglingsalter, Atemwegserkrankung später
- Epidermale Barrierestörung als Schlüsselelement in der AD:
  - Mutationen in Barrierebausteine kodierenden Genen/v. a. Filaggrin
  - Verstärkte Proteaseaktivität (Netherton-Syndrom)
  - Th_2-Zytokine (IL-4, IL-5, IL-13), IL-22

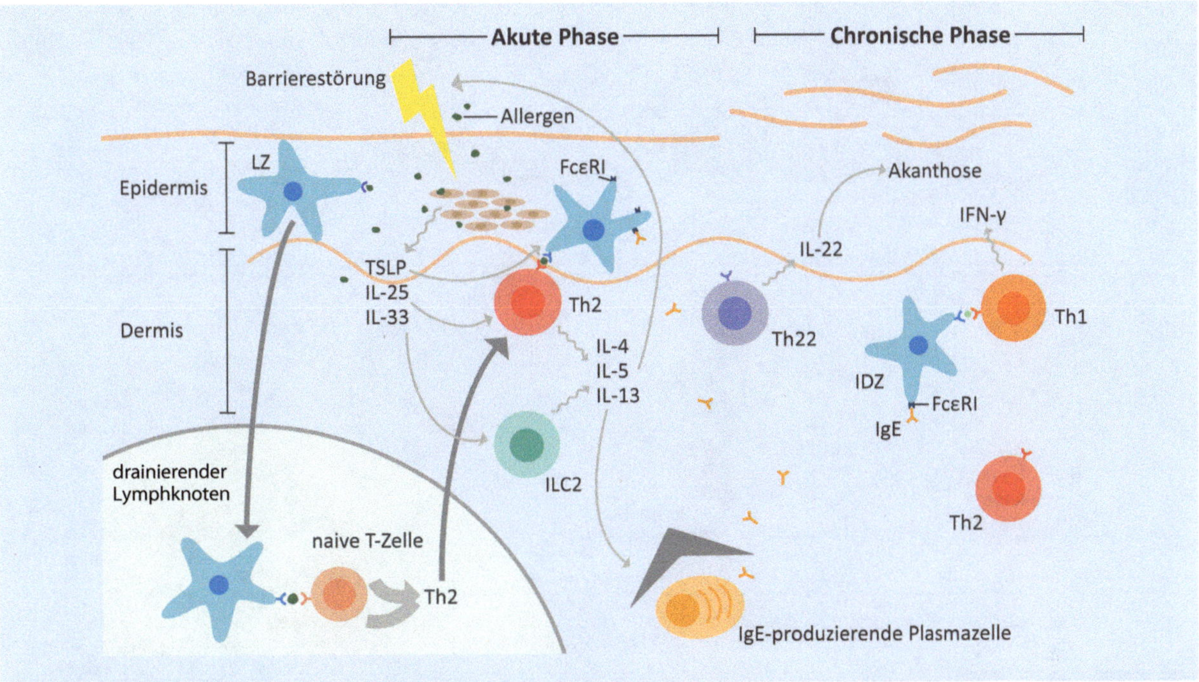

Abb. 5.4 Pathogenese der atopischen Dermatitis. Aufgrund der Barrierestörung dringen Allergene in die Epidermis ein, wo sie v. a. von LZs aufgenommen werden, die im drainierenden Lymphknoten vorwiegend eine Th_2-Antwort induzieren, was wiederum zur Bildung IgE-produzierender Plasmazellen führt. Von Keratinozyten produzierte Mediatoren (insbesondere TSLP) regen die in der Akutphase prädominierenden ILC2 und Th_2-Zellen zur Zytokinproduktion an, was u. a. die Barrierestörung weiter verschlimmert. In der chronischen Phase scheinen IDCs die pathophysiologisch relevanteste DC-Population zu sein. Mittels des FcεRI nehmen sie Allergene auf und präsentieren diese in besonders effizienter Weise an T-Zellen. Die Immunantwort ist geprägt von Th_2-, Th_1/Tc_1- und Th_{22}/Tc_{22}- Zellen. Das von letzteren ausgeschüttete IL-22 trägt zur Ausbildung der für die chronische Phase typischen Akanthose bei

- Relevante APCs:
  - Akute Phase: LZs
  - Chronische Phase: IDCs
- Hocheffiziente Antigenprozessierung/-präsentation mittels FcεRI

Th_2-polarisierende Faktoren

Nicht restlos geklärt ist zudem die Frage, welche Faktoren für die Th_2-Polarisierung in der AD verantwortlich sind. Erwiesen ist, dass ein an den Th_2-Zytokinen IL-4, IL-5 und IL-13 reiches Milieu die Entwicklung einer Th_2-dominierten Gewebereaktion begünstigt. Woher diese Zytokine ursprünglich herstammen, entzieht sich unserer genauen Kenntnis. Interessant in diesem Zusammenhang ist die kürzliche Entdeckung, dass nicht nur Th_2-Zellen, sondern auch die sog. angeborenen lymphoiden Zellen der Gruppe 2 (ILC2 = »type 2 innate lymphoid cells«) große Mengen an Th_2-Zytokinen in der AD produzieren (Salimi et al. 2013). Eine Schlüsselrolle in der Induktion Th_2-dominierter Immunantworten spielt TSLP (»thymic stromal lymphopoietin«), ein dem IL-7 verwandtes Zytokin (Überblick bei Ziegler 2012). TSLP ist meist epithelialen Ursprungs und wird in läsionaler Haut von AD-Patienten massenhaft von Keratinozyten produziert. Von aktivierten (TLR-Liganden, Th_2-Zytokine) Keratinozyten freigesetztes TSLP bindet an einen auf LZ/DC-exprimierten Rezeptorkomplex, der aus der α-Kette des IL-7-Rezeptors (IL-7Rα) und dem eigentlichen TSLP-Rezeptor besteht. Nach erfolgter Signaltransduktion bewirken diese TSLP-geprägten LZs/DCs in OX40L-abhängiger Weise eine Ausreifung naiver T-Zellen in Th_2-Zellen. Sowohl Th2-Zellen als auch ILC2s, die beide den Prostaglandin D2-Rezeptor (CRTH2 = »chemoattractant receptor-homologous molecule expressed on Th_2 cells«) exprimieren, regt TSLP zur Produktion großer Mengen an Th_2-Zytokinen an.

Neben TSLP gibt es zahlreiche andere Faktoren, die zur Entstehung einer Th2-Antwort führen. Dazu gehören das von Epithel- bzw. Epidermalzellen produzierte IL-25 (IL-17E), sowie das von Makrophagen, Mastzellen und Epithelzellen herstammende und zur IL1-Familie gehörende IL-33. Beide dieser Mediatoren induzieren u. a. eine verstärkte Produktion von IL-5 und 13 und sind an der Aktivierung von Mastzellen und Basophilen beteiligt. Auch das von diesen beiden Zellen freigesetzte Histamin und sogar

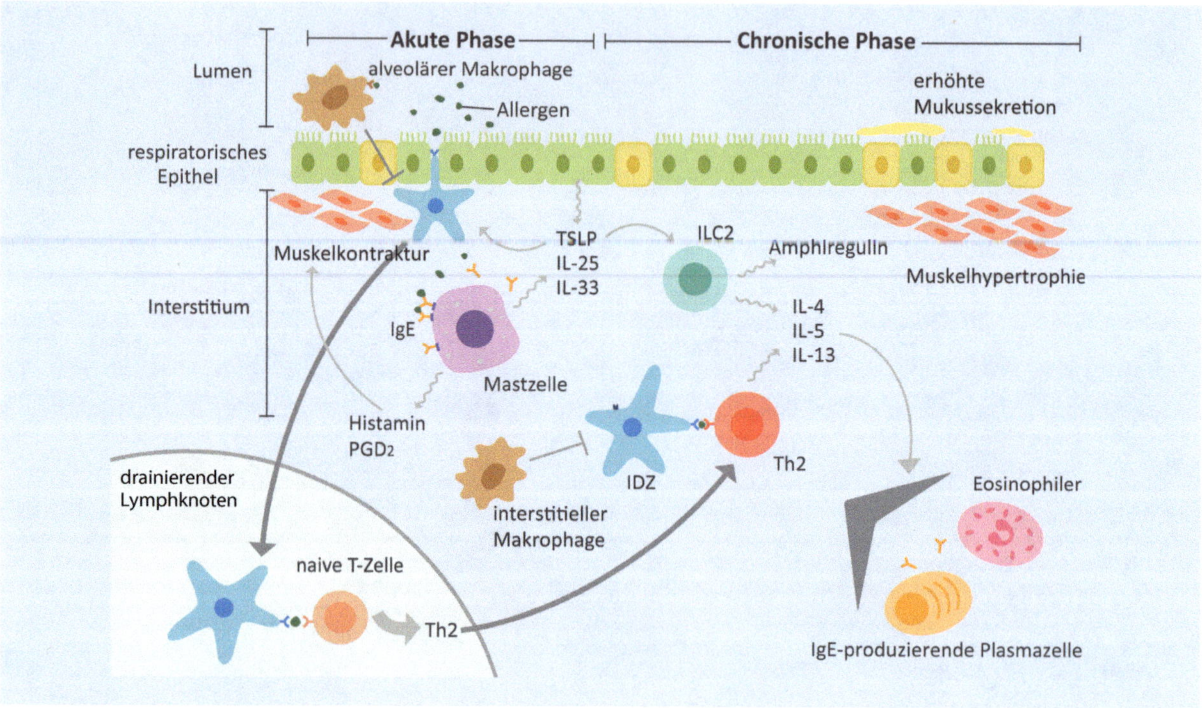

Abb. 5.5 Pathogenese des allergischen Asthmas. In der akuten Phase des AA prädominiert eine IgE-mediierte Reaktion vom Soforttyp. Inhalierte, nicht von alveolären Makrophagen abgefangene Antigene werden von DCs aufgenommen, die im drainierenden Lymphknoten vorwiegend eine Th_2-Antwort induzieren. Von Epithelzellen produzierte Mediatoren (TSLP, IL-25, IL-33) verstärken die Produktion von Th_2-Zytokinen durch ILC2s und Th_2-Zellen, während interstitielle Makrophagen eher eine regulatorische Funktion erfüllen

Pollenantigene selber favorisieren eine Th_2-Polarisierung. Bei letzteren geschieht dies mittels der Freisetzung von Prostaglandin-ähnlichen Lipiden, sog. E(1)-Phytoprostanen, welche die IL-12-Produktion von DCs blockieren (Traidl-Hoffmann et al. 2005).

Wichtige Th_2-polarisierende Faktoren

- TSLP: Schlüsselfunktion, produziert von Keratinozyten
- IL-25, IL-33: Verstärkt Th_2-Zytokinausschüttung, Mastzellaktivierung
- Histamin: Verstärkt Th_2-Zytokinausschüttung
- Pollenantigene: E(1)-Phytoprostane, blockieren IL-12-Produktion

5.3.3 Allergisches Asthma

Einleitung

Allergisches Asthma (AA) ist eine Überempfindlichkeitsreaktion des Immunsystems gegen Inhalationsallergene, also gegen Eiweißkörper, die von den meisten Menschen nicht als schädlich wahrgenommen werden. Es ist der Prototyp einer Th_2-dominierten Immunantwort, der bei der akuten Verlaufsform eine IgE-mediierte Reaktion vom Soforttyp zugrunde liegt (Abb. 5.5). Hält die Inhalation der Allergene an, so kommt es zur chronischen Gewebeentzündung. Diese zeichnet sich aus durch Eosinophilen-Reichtum, bronchiale Hyperreaktivität, vermehrte Schleimproduktion mit Hyperplasie der Becherzellen sowie der glatten Muskulatur in den Bronchien und letztlich die mit Gewebeumbau einhergehende Obstruktion der Atemwege.

Die durch die Produktion von IL-4, IL-5 und IL-13 charakterisierte adaptive Th_2-Antwort steht sicherlich im Vordergrund, jedoch weiß man heute, dass auch andere Lymphozytenpopulationen beteiligt sind wie bspw. γδ-T-Zellen, Th_{17}- und Th_9-Zellen, sowie ILC2 (Abb. 5.5). Letztere produzieren zwar die gleichen Zytokine wie Th_2-Zellen, sind aber Teil des natürlichen bzw. angeborenen Immunsystems und tragen keine TZR an ihrer Oberfläche.

Makrophagen und DCs

Die Frage, ob die Exposition gegenüber einem Inhalationsallergen in Sensibilisierung, d. h. in AA, oder in Toleranz mündet, wird im Wesentlichen von der Zahl und vom Aktivitätszustand zweier unterschiedlicher APC-Populationen bestimmt, und zwar von den DCs und den Makrophagen (Überblick bei Gill 2012; Hussell u. Bell 2014). Nach entsprechender Aktivierung (s. unten) sind DCs sowohl imstande als auch vonnöten, eine Th_2-Antwort auf Allergene zu induzieren. Alveoläre Makrophagen und solche im Interstitium üben hingegen eine inhibierende Funktion aus und unterdrücken die Aktivierung der DCs. In den Atemwegen finden sich DCs intraepithelial wie im darunter liegenden Bindegewebe. Ähnlich den LZs der Haut strecken sie ihre Dendriten ins Lumen vor und suchen dieses im Normalfall nach pathogenen Mikroorganismen ab. Dies gelingt ihnen leicht mittels ihrer PRR wie bspw. TLRs, NOD-ähnliche oder C-Typ-Lektin-Rezeptoren. Interessanterweise können sich auch bestimmte Allergene an PPR (DC-SIGN, Mannose-Rezeptor, Dectin-2) der DCs binden und deren Funktion so beeinflussen, dass eine Th_2-polarisierte Antwort resultiert. Solche DCs produzieren zwar kein IL-4, jedoch offensichtlich auch nicht die für die Auslösung einer Th_1- (IL-12) oder Th_{17}-Antwort (IL-6, TGF-β, IL-23) benötigten Botenstoffe. Zusätzlich zu dieser direkten Interaktion zwischen dem inhalierten Allergen und der DC wird die Funktion der letzteren auch durch allergenexponierte Epithelzellen entscheidend beeinflusst. Wichtig dabei ist TLR4, nach dessen Ligation Epithelzellen TSLP, IL-25 (= IL-17E), IL-33, GM-CSF und wahrscheinlich auch IL-1α produzieren, alles Zytokine, welche die Immunantwort in die Th_2-Richtung treiben. Von besonderer Bedeutung sind auch verschiedene Chemokine, wobei v. a. CCL20 und CCL17 hervorzuheben sind. CCL20 wird ebenfalls von allergenexponierten Epithelzellen produziert und wirkt auf DCs stark chemoattraktiv. CCL17 wird von letzteren nach TSLP-Stimulation in großen Mengen synthetisiert und spielt eine entscheidende Rolle in der Rekrutierung von Th_2-Zellen. Zudem können bestimmte in Feinstaub (z. B. Zigarettenrauch oder Dieselruß) enthaltene Partikel an der Entstehung eines allergischen Asthmas beteiligt sein.

Welche DC-Subpopulation nun tatsächlich beim AA die pathophysiologisch relevante ist, ist noch nicht genau geklärt. In der Maus scheinen sowohl CD11b-positive, von Monozyten abstammende DCs, als auch CD103-positive DCs das in die Lunge geratene Allergen in die mediastinalen Lymphknoten zu transportieren. Beim Menschen sind - ähnlich wie bei der AD - HLA-DR-, CD11c-, CD206-, CD11b-, SIRPα-, und FcεRI-positive IDCs wahrscheinlich am wichtigsten. PDCs haben im Gegensatz dazu eine tolerisierende Wirkung und aktivieren präferenziell regulatorische T-Zellen.

Allergisches Asthma

- Akute Form: IgE-mediierte Reaktion vom Soforttyp
- Chronische Form: Vor allem Th_2-mediierte Antwort, Eosinophile, ILC2, Th_{17}/Th_9
- DCs:
  - Vonnöten zur Induktion der Th_2-Antwort
  - FcεRI-positive IDCs vermutlich wichtigste DC-Subpopulation
- Makrophagen: Regulatorische Funktion
- Wichtige Th_2-polarisierende Faktoren:
  - DCs: Aufnahme bestimmter Allergene über PRR, CCL17-Produktion
  - Epithelzellen: Produktion von TSLP, IL-25, IL-33 (nach TLR4-Ligation), CCL20
  - Feinstaub (Zigarettenrauch- und Dieselrußpartikel etc.)

Literatur

Adams EJ, Luoma AM (2013) The adaptable major histocompatibility complex (MHC) fold: structure and function of nonclassical and MHC class I-like molecules. Annu Rev Immunol 31: 529–561

Androlewicz MJ, Anderson KS, Cresswell P (1993) Evidence that transporters associated with antigen processing translocate a major histocompatibility complex class I-binding peptide into the endoplasmic reticulum in an ATP-dependent manner. Proc Natl Acad Sci U S A 90(19): 9130–9134

Bangert C, Friedl J, Stary G et al. (2003) Immunopathologic features of allergic contact dermatitis in humans: participation of plasmacytoid dendritic cells in the pathogenesis of the disease? J Invest Dermatol 121(6): 1409–1418

Barral DC, Brenner MB (2007) CD1 antigen presentation: how it works. Nat Rev Immunol 7(12): 929–941

Bedoret D, Wallemacq H, Marichal T et al. (2009) Lung interstitial macrophages alter dendritic cell functions to prevent airway allergy in mice. J Clin Invest 119(12): 3723–3738

Blum JS, Wearsch PA, Cresswell P (2013) Pathways of antigen processing. Annu Rev Immunol 31: 443–473

Borkowski TA, Letterio JJ, Farr AG, Udey MC (1996) A role for endogenous transforming growth factor beta 1 in Langerhans cell biology: the skin of transforming growth factor beta 1 null mice is devoid of epidermal Langerhans cells. J Exp Med 184(6): 2417–2422

Brunner PM, Koszik F et al. (2013) Infliximab induces downregulation of the IL-12/IL-23 axis in 6-sulfo-LacNac (slan)+ dendritic cells and macrophages. J Allergy Clin Immunol 132(5): 1184–1193.e1188

Collin M, Koszik F, Reininger B et al. (2013) Human dendritic cell subsets. Immunology 140(1): 22–30

Dausset J (1958) Iso-leuko-antibodies. Acta Haematol 20(1–4): 156–166

De Benedetto A, Rafaels NM, McGirt LY et al. (2011) Tight junction defects in patients with atopic dermatitis. J Allergy Clin Immunol 127(3): 773–786 e771–777

Demedts IK, Brusselle GG et al. (2005) Identification and characterization of human pulmonary dendritic cells. Am J Respir Cell Mol Biol 32(3): 177–184

Elias PM, Schmuth M (2009) Abnormal skin barrier in the etiopathogenesis of atopic dermatitis. Curr Opin Allergy Clin Immunol 9(5): 437–446

Enk AH, Katz SI (1992) Early molecular events in the induction phase of contact sensitivity. Proc Natl Acad Sci U S A 89(4): 1398–1402

Enk AH, Angeloni VL et al. (1993) An essential role for Langerhans cell-derived IL-1 beta in the initiation of primary immune responses in skin. J Immunol 150(9): 3698–3704

Frey JR, Wenk P (1957) Experimental studies on the pathogenesis of contact eczema in the guinea-pig. Int Arch Allergy Appl Immunol 11(1–2): 81–100

Fujita H, Nograles KE et al. (2009) Human Langerhans cells induce distinct IL-22-producing CD4+ T cells lacking IL-17 production. Proc Natl Acad Sci U S A 106(51): 21795–21800

von Garnier C, Filgueira L et al. (2005) Anatomical location determines the distribution and function of dendritic cells and other APCs in the respiratory tract. J Immunol 175(3): 1609–1618

Gill MA (2012) The role of dendritic cells in asthma. J Allergy Clin Immunol 129(4): 889–901

Gorer PA, Lyman S, Snell GD (1948) Studies on the Genetic and Antigenic Basis of Tumour Transplantation. Linkage between a Histocompability Gene and «Fused" in Mice. Proc R Soc Lond B(135): 499–505

Honda T, Egawa G et al. (2013) Update of immune events in the murine contact hypersensitivity model: toward the understanding of allergic contact dermatitis. J Invest Dermatol 133(2): 303–315

Hussell T, Bell TJ (2014) Alveolar macrophages: plasticity in a tissue-specific context. Nat Rev Immunol 14(2): 81–93

Joffre OP, Segura E et al. (2012) Cross-presentation by dendritic cells. Nat Rev Immunol 12(8): 557–569

Kaplan DH, Jenison MC et al. (2005) Epidermal Langerhans cell-deficient mice develop enhanced contact hypersensitivity. Immunity 23(6): 611–620

Kissenpfennig A, Henri S et al. (2005) Dynamics and function of Langerhans cells in vivo: dermal dendritic cells colonize lymph node areas distinct from slower migrating Langerhans cells. Immunity 22(5): 643–654

Klechevsky E, Morita R et al. (2008) Functional specializations of human epidermal Langerhans cells and CD14+ dermal dendritic cells. Immunity 29(3): 497–510

Kool M, van Nimwegen M et al. (2009) An anti-inflammatory role for plasmacytoid dendritic cells in allergic airway inflammation. J Immunol 183(2): 1074–1082

Kubo A, Nagao K et al. (2009) External antigen uptake by Langerhans cells with reorganization of epidermal tight junction barriers. J Exp Med 206(13): 2937–2946

Landsteiner K, Chase MW (1942) Experiments on transfer of cutaneous sensitivity to simple compounds. Proc Soc Exp Biol Med 49: 688–690

Le Bon A, Etchart N et al. (2003) Cross-priming of CD8+ T cells stimulated by virus-induced type I interferon. Nat Immunol 4(10): 1009–1015

Lenz A, Heine M et al. (1993) Human and murine dermis contain dendritic cells. Isolation by means of a novel method and phenotypical and functional characterization. J Clin Invest 92(6): 2587–2596

Macher E, Chase MW (1969) Studies on the sensitization of animals with simple chemical compounds. XII. The influence of excision of allergenic depots on onset of delayed hypersensitivity and tolerance. J Exp Med 129(1): 103–121

Maurer D, Fiebiger S et al. (1996) Peripheral blood dendritic cells express Fc epsilon RI as a complex composed of Fc epsilon RI alpha- and Fc epsilon RI gamma-chains and can use this receptor for IgE-mediated allergen presentation. J Immunol 157(2): 607–616

Merad M, Sathe P et al. (2013) The dendritic cell lineage: ontogeny and function of dendritic cells and their subsets in the steady state and the inflamed setting. Annu Rev Immunol 31: 563–604

Nakae S, Komiyama Y et al. (2002) Antigen-specific T cell sensitization is impaired in Il-17-deficient mice, causing suppression of allergic cellular and humoral responses. Immunity, vol. 17, no. 3, pp. 375–387, 2002

Nestle FO, Zheng XG et al. (1993) Characterization of dermal dendritic cells obtained from normal human skin reveals phenotypic and functionally distinctive subsets. J Immunol 151(11): 6535–6545

Novak N (2012) An update on the role of human dendritic cells in patients with atopic dermatitis. J Allergy Clin Immunol 129(4): 879–886

Novak N, Allam JP, Hagemann T et al. (2004a) Characterization of FcepsilonRI-bearing CD123 blood dendritic cell antigen-2 plasmacytoid dendritic cells in atopic dermatitis. J Allergy Clin Immunol 114(2): 364–370

Novak N, Valenta R, Bohle B et al. (2004b) FcepsilonRI engagement of Langerhans cell-like dendritic cells and inflammatory dendritic epidermal cell-like dendritic cells induces chemotactic signals and different T-cell phenotypes in vitro. J Allergy Clin Immunol 113(5): 949–957

Palmer CN, Irvine AD et al. (2006) Common loss-of-function variants of the epidermal barrier protein filaggrin are a major predisposing factor for atopic dermatitis. Nat Genet 38(4): 441–446

Reizis B, Bunin A et al. (2011) Plasmacytoid dendritic cells: recent progress and open questions. Annu Rev Immunol 29: 163–183

Romani N, Brunner PM, Stingl G (2012) Changing views of the role of Langerhans cells. J Invest Dermatol 132(3 Pt 2): 872–881

Salimi M, Barlow JL et al. (2013) A role for IL-25 and IL-33-driven type-2 innate lymphoid cells in atopic dermatitis. J Exp Med 210(13): 2939–2950

Schon-Hegrad MA, Oliver J et al. (1991) Studies on the density, distribution, and surface phenotype of intraepithelial class II major histocompatibility complex antigen (Ia)-bearing dendritic cells (DC) in the conducting airways. J Exp Med 173(6): 1345–1356

Schuler G, Steinman RM (1985) Murine epidermal Langerhans cells mature into potent immunostimulatory dendritic cells in vitro. J Exp Med 161(3): 526–546

Seneschal J, Clark RA et al. (2012) Human epidermal Langerhans cells maintain immune homeostasis in skin by activating skin resident regulatory T cells. Immunity 36(5): 873–884

Sijts EJ, Kloetzel PM (2011) The role of the proteasome in the generation of MHC class I ligands and immune responses. Cell Mol Life Sci 68(9): 1491–1502

Silberberg I, Baer RL, Rosenthal SA (1976) The role of Langerhans cells in allergic contact hypersensitivity. A review of findings in man and guinea pigs. J Invest Dermatol 66(4): 210–217

Steinman RM, Cohn ZA (1973) Identification of a novel cell type in peripheral lymphoid organs of mice. I. Morphology, quantitation, tissue distribution. J Exp Med 137(5): 1142–1162

Stingl G, Katz SI et al. (1978) Immunologic functions of Ia-bearing epidermal Langerhans cells. J Immunol 121(5): 2005–2013

Streilein JW, Toews GT et al. (1980) Tolerance or hypersensitivity to 2,4-dinitro-1-fluorobenzene: the role of Langerhans cell density within epidermis. J Invest Dermatol 74(5): 319–322

Sung SS, Fu SM et al. (2006) A major lung CD103 (alphaE)-beta7 integrin-positive epithelial dendritic cell population expressing Langerin and tight junction proteins. J Immunol 176(4): 2161–2172

Thornton EE, Looney MR et al. (2012) Spatiotemporally separated antigen uptake by alveolar dendritic cells and airway presentation to T cells in the lung. J Exp Med 209(6): 1183–1199

Traidl-Hoffmann C, Mariani V et al. (2005) Pollen-associated phytoprostanes inhibit dendritic cell interleukin-12 production and augment T helper type 2 cell polarization. J Exp Med 201(4): 627–636

Van Pottelberge GR, Bracke KR et al. (2010) Selective accumulation of Langerhans-type dendritic cells in small airways of patients with COPD. Respir Res 11: 35

Voorhees T, Chang J et al. (2011) Dendritic cells produce inflammatory cytokines in response to bacterial products from Staphylococcus aureus-infected atopic dermatitis lesions. Cell Immunol 267(1): 17–22

Wang Y, Szretter KJ et al. (2012) IL-34 is a tissue-restricted ligand of CSF1R required for the development of Langerhans cells and microglia. Nat Immunol 13(8): 753–760

Ziegler SF (2012) Thymic stromal lymphopoietin and allergic disease. J Allergy Clin Immunol 130(4): 845–852

Mastzellen und Basophile

M. Maurer, F. Siebenhaar, O. Schmetzer, M. Metz

T. Biedermann et al. (Hrsg.), *Allergologie*,
DOI 10.1007/978-3-642-37203-2_6,

6.1 Einleitung

Mastzellen und Basophile sind Schlüsselzellen der Auslösung Typ-I-allergischer Reaktionen und induzieren Abwehrreaktionen des angeborenen Immunsystems. Beide entwickeln sich aus pluripotenten Stammzellen des Knochenmarks. Mastzellen zirkulieren als unreife Vorläuferzellen im Blut und wandern von dort vornehmlich in Organe ein, die uns von der Umwelt abgrenzen, also in die Haut, die Atemwege und den Gastrointestinaltrakt. Dort reifen sie aus und positionieren sich präferenziell in der Nähe von Gefäßen, Nerven und Epithelien. Basophile hingegen reifen im Knochenmark aus, ehe sie zirkulieren. Auch sie wandern in Oberflächenorgane ein, jedoch fast ausschließlich, wenn diese Entzündungsreaktionen entwickeln (Metz et al. 2013; Voehringer 2013). Mastzellen und Basophile zeigen viele Gemeinsamkeiten, doch auch einige wichtige Unterschiede. Sie sind sich in ihrem Ansprechen auf Wachstumsfaktoren und Aktivatoren, in ihrer Expression von Rezeptoren und Mediatoren sowie in ihren Funktionen bei physiologischen und pathologischen Prozessen sehr ähnlich. Beide exprimieren bspw. den hochaffinen IgE-Rezeptor FcεRI und weisen zytoplasmatische Granula mit präformierten Entzündungsmediatoren auf, die sie nach Aktivierung per Degranulation freisetzen. Mastzellen und Basophile sind an vielen Erkrankungen beteiligt und tragen dort zur Pathogenese bei oder sind für deren Vermeidung oder Abheilung wichtig. Unterschiedlich sind Mastzellen und Basophile insbesondere in ihrer Ontogenese, ihrer Verteilung und ihrer Lebenszeit. Das Verständnis der Biologie von Mastzellen und Basophilen hilft in der Behandlung von Patienten mit Allergien und mit anderen, insbesondere entzündlichen, Erkrankungen sowie bei der Entwicklung besserer Therapiemöglichkeiten (◻ Tab. 6.1).

6.2 Mastzellen

Mastzellen (MZ) sind entscheidend an der Auslösung und Regulation allergischer Reaktionen beteiligt. Bei Typ-I-allergischen Reaktionen sind sie essenziell und damit ein therapeutisches Ziel bei allen allergischen Erkrankungen, z. B. der allergischen Rhinitis und der Anaphylaxie. Teleologisch gesehen sind Mastzellen Abwehrzellen. Als wichtiger Teil des natürlichen Immunsystems erkennen sie an den Oberflächen des menschlichen Körpers, also in der Haut, den Atemwegen und im Verdauungstrakt, Gefahrensignale wie Bakterien oder Parasiten und leiten nachfolgend protektive Abwehrreaktionen ein (Galli u. Tsai 2012; St John u. Abraham 2013).

6.2.1 Ontogenese, Differenzierung, Verteilung und Morphologie

Aus pluripotenten Stammzellen im Knochenmark entwickeln sich Vorläuferzellen (Mastzellprogenitoren), die ins Blut freigesetzt werden und dort zirkulieren. Erst wenn diese Vorläuferzellen in Gewebe einwandern, entwickeln sie sich unter dem Einfluss lokaler Faktoren zu reifen Mastzellen. Entscheidend für diesen Differenzierungsprozess ist der Mastzellwachstumsfaktor des Stammzellfaktors (SCF = »stem cell factor«), der an den Membranrezeptor KIT bindet. Weiterhin wichtig für das Ausreifen menschlicher Mastzellen sind unter anderem Interleukin-(IL)-3 sowie IL-4 und IL-9 (Metz et al. 2013). In der menschlichen Haut finden sich Mastzellen präferenziell in der Nähe von Gefäßen, sensorischen Nerven und Haarfollikeln. Die Anzahl an Hautmastzellen nimmt unabhängig von der Körperregion von subepidermal nach subkutan ab. In der Epidermis finden sich unter physiologischen Bedingungen keine Mastzellen. In der Dermis ist jede 5. bis 10. Zelle eine Mastzelle. Über den Körper verteilt nimmt die Anzahl an Hautmastzellen von zentral (Bauch und Rücken) nach pe-

◻ **Tab. 6.1** Allgemeine Merkmale von Mastzellen und Basophilen

Aspekt	Mastzelle	Basophiler
Ort der Entstehung	Knochenmark	Knochenmark
Ort der Ausreifung	Bindegewebe, Schleimhäute	Knochenmark
Lebensdauer	Wochen bis Jahre	Tage
Zellmorphologie	Ca. 10–15 µm groß, mononukleär mit zahlreichen kleinen metachromatischen zytoplasmatischen Granula	Ca. 5–7 µm groß, meist segmentierter Nukleus mit wenigen und relativ großen metachromatischen zytoplasmatischen Granula
Syntheseleistung	Histamin, Proteoglykane (v. a. Heparin), Proteasen, Zytokine	Histamin, Proteoglykane, Proteasen, Zytokine

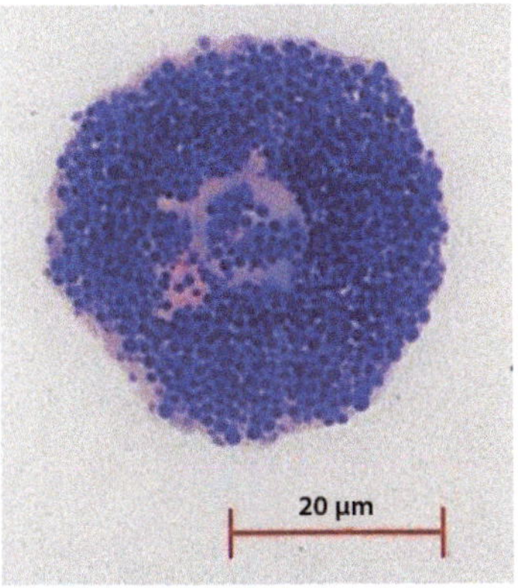

■ **Abb. 6.1** Murine peritoneale Mastzelle. Die Abbildung zeigt eine aus der Bauchhöhle der Maus gewonnene Mastzelle mit den typischen zytoplasmatischen Granula, in denen Proteasen und Histamin präformiert vorliegen. Giemsafärbung, 1000-fache Vergrößerung

ripher (Gesicht, Hände, Füße) fortschreitend zu (Weber et al. 2003).

Mastzellen sind mit verschiedenen routinehistologischen Färbungen gut lichtmikroskopisch darstellbar. Besonders geeignet und etabliert sind Färbungen mit Toluidinblau und Giemsa (■ Abb. 6.1). Mastzellen zeigen hier die für sie typische Metachromasie ihrer zahlreichen zytoplasmatischen Granula. Immunhistologisch lassen sich Mastzellen am besten mit Antikörpern gegen den hochaffinen IgE-Rezeptor, gegen KIT oder gegen Tryptase nachweisen. Mastzellen sind größer als andere residente Gewebezellen und zeigen unsegmentierte ovale und oft auch exzentrisch gelegene Zellkerne und – nur in hoher Vergrößerung sichtbar – dünne Zellmembranausläufer. Elektronenmikroskopisch stellen sich die zytoplasmatischen Granula humaner Mastzellen als elektronendicht dar und zeigen neben amorphen Strukturen kristalline Spiral- und Gitterstrukturen, die durch die gespeicherten Proteasen-Proteoglykan-Komplexe bedingt sind (Metz et al. 2013; Voehringer 2013).

6.2.2 Rezeptoren und Aktivierung

Mastzellen exprimieren eine große Vielzahl und Vielfalt an Membranrezeptoren. Diese werden nach ihrer Funktion (aktivierend oder inhibierend), ihren Liganden (exogen oder körpereigen), ihrer Struktur (z. B. G-Protein- oder Ionenkanal-gekoppelt) und den Effekten ihrer Aktivierung unterschieden (z. B. Differenzierung, Degranulation, Migration, Proliferation). Von besonderer Bedeutung für die Biologie und Funktion von Hautmastzellen sind der hochaffine Immunglobulin-E-Rezeptor FcεRI, der SCF-Rezeptor KIT, G-Protein-gekoppelte Rezeptoren für Neuropeptide und Komplementkomponenten, sowie Toll-like Rezeptoren (Metz et al. 2008; Tete et al. 2012; St John u. Abraham 2013) (■ Abb. 6.2).

FcεRI

Der membranständige hochaffine IgE-Rezeptor FcεRI wird von Mastzellen und Basophilen, aber auch von humanen Monozyten/Makrophagen, Eosinophilen und dendritischen Zellen exprimiert. Der FcεRI auf Mastzellen und Basophilen setzt sich aus 4 transmembranösen Polypeptidketten zusammen, jeweils einer α- und β-Kette und zwei γ-Ketten. Im Gegensatz dazu exprimieren Monozyten/Makrophagen, Eosinophile, und dendritische Zellen trimere Rezeptoren (eine α- und zwei γ-Ketten). Die Bindung von IgE erfolgt durch die α-Kette. Der β-Kette und den γ-Ketten kommen Funktionen in der Signaltransduktion und -modulation nach FcεRI-Aktivierung zu (Turner u. Kinet 1999; Gilfillan u. Rivera 2009).

FcεRI bindet außer IgE keine weiteren Immunglobuline, und ein Rezeptor bindet jeweils ein monomeres IgE. Die Affinität des FcεRI für monomeres IgE ist sehr hoch ($Ka = 10^{-10}/M$), und IgE bleibt deshalb lange, mit einer Halbwertszeit von mehreren Tagen, an FcεRI gebunden. Von Mastzell-FcεRI freigegebenes IgE kann von derselben oder benachbarten Mastzellen erneut gebunden werden, sodass IgE-Antikörper mehrere Wochen lang an Mastzellen gebunden im Gewebe verbleiben (Kashiwakura et al. 2011).

Das Binden von IgE an FcεRI führt zu verschiedenen Effekten auf Mastzellen, u. a. zu einer Erhöhung der FcεRI-Expression. Diesem Effekt liegt zugrunde, dass IgE die Internalisierung und den Abbau des membranständigen FcεRI inhibiert und die Produktion von FcεRI und dessen Transport zur Zellmembran erhöht. Außerdem kann monomeres IgE in Mastzellen die Produktion von Zytokinen und Differenzierungsprozesse induzieren. Das Binden von IgE führt jedoch nicht zu einer Degranulation von Mastzellen. Diese erfolgt IgE-induziert nur bei einer Kreuzvernetzung von mindestens zwei FcεRI. Dabei ist die Stärke der Reaktion von Mastzellen von der Anzahl an kreuzvernetzten FcεRI abhängig: Je mehr FcεRI aggregieren, desto mehr Granula und Mediatoren werden freigesetzt. Unter physiologischen Bedingungen exprimieren Mastzellen zwischen mehreren Tausend und 1 Mio. FcεRI. Um eine klinisch relevante Degranulation zu induzieren, ist bereits die Aggregation von wenigen hundert Rezeptoren ausreichend (Turner u. Kinet 1999; Gilfillan u. Rivera 2009; Kashiwakura et al. 2011).

Bei der Sensibilisierung gegen ein Allergen kommt es zur Produktion von allergenspezifischen IgE-Antikörpern, die mit ihren Fc-Anteilen an FcεRI auf der Oberfläche von Mastzellen binden. IgE-beladene Mastzellen degranulieren, wenn multivalente Allergene an ihre jeweiligen FcεRI-

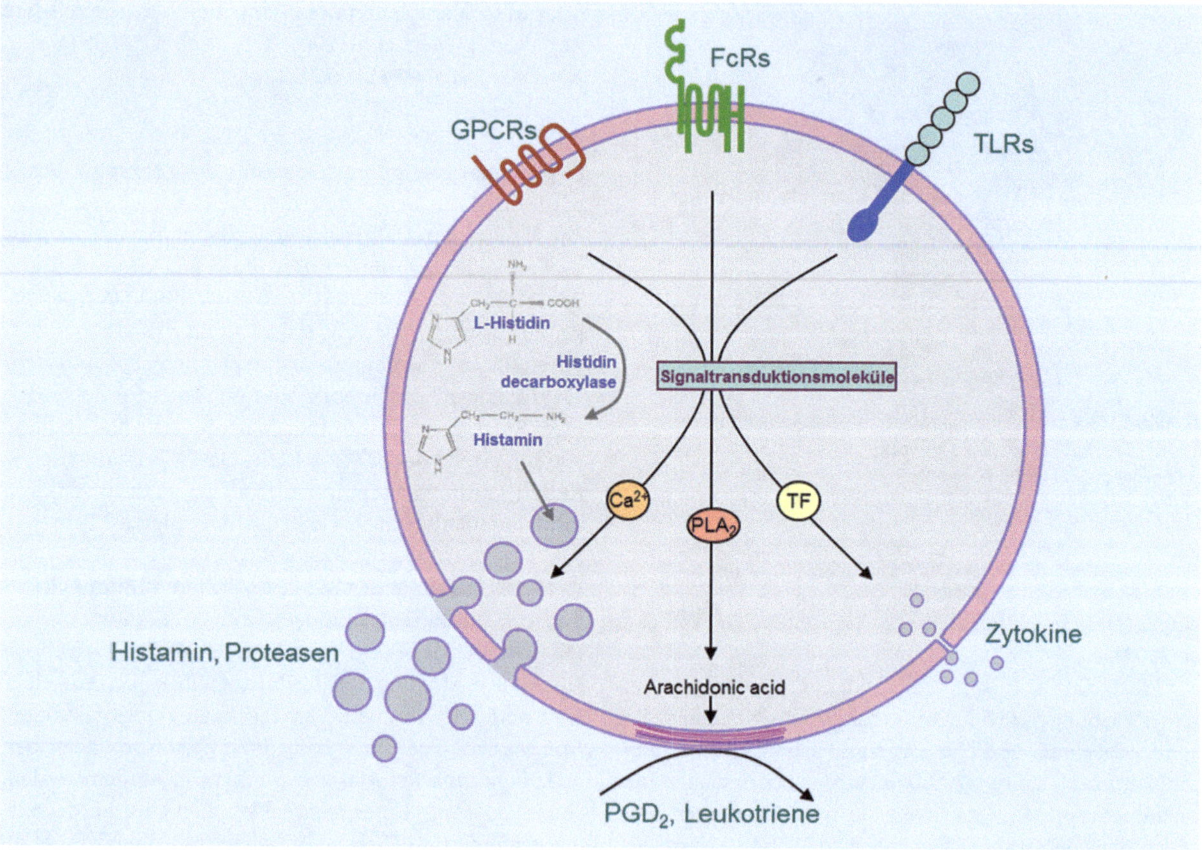

Abb. 6.2 Schematische Darstellung der Aktivierung. Signaltransduktion und Freisetzung von Mediatoren durch Mastzellen. Die Grafik zeigt exemplarisch die Expression von aktivierenden Rezeptoren auf der Zellmembran von Mastzellen. Das Binden von Liganden durch diese Rezeptoren führt zu Signaltransduktionswegen, die zur Degranulation von Mastzellen und der Freisetzung von präformierten Mediatoren, der raschen Neusynthese von Prostaglandinen und Leukotrienen und/oder zur Freisetzung von de novo synthetisierten Zytokinen führen

ständigen IgE-Antikörper binden und so zu einer Polymerisierung von FcεRI auf der MZ-Membran führen. Diese Allergen-/IgE-/FcεRI-abhängige Aktivierung von MZ setzt komplexe intrazelluläre Signaltransduktionsprozesse in Gang: Zunächst kommt es zur Rekrutierung der Tyrosinkinase Lyn, die durch die Phosphorylierung aktivierender Teile der FcεRI-β- und -γ-Ketten die Tyrosinkinase Syk rekrutiert, die ebenfalls durch Lyn-vermittelte Phosphorylierung aktiviert wird. Durch aktiviertes Syk werden über verschiedene interagierende Signaltransduktionswege das Freisetzen zytoplasmatischer Granula, die Sekretion von Lipidmediatoren und die Neusynthese von Zytokinen induziert. Wichtig für die Degranulation ist die Zunahme der intrazellulären Konzentration von Kalzium, durch Freisetzung aus zytoplasmatischen Speichern und durch die Aktivierung membranständiger Kalziumkanäle. Entscheidend für die Produktion von Lipidmediatoren ist die Aktivierung der Arachidonsäure-freisetzenden Phospholipase A2 durch phosphoryliertes ERK1/2. Die Neusynthese von Zytokinen wird mittels verschiedener Mechanismen induziert, u. a. sind ERK- und JNK-abhängige Signaltransduktionsmechanismen involviert (Turner u. Kinet 1999; Gilfillan u. Rivera 2009).

Zu einer IgE-/FcεRI-vermittelten Aktivierung von Mastzellen kommt es nicht nur in Folge der Bindung von Umweltallergenen an FcεRI-ständiges IgE. Auch IgG-anti-IgE-Antikörper, Superantigene, die Bindung von Autoantigenen an gegen diese gerichtetes IgE sowie Antikörper gegen FcεRI selbst führen zur Aktivierung und Degranulation von Mastzellen. Diesen Mechanismen wird eine pathogenetische Relevanz bei zahlreichen nicht allergischen mastzell(mit)vermittelten entzündlichen Erkrankungen wie der chronischen spontanen Urtikaria, dem bullösen Pemphigoid und der rheumatoiden Arthritis zugesprochen. Die physiologische Relevanz IgE-vermittelter Mastzellaktivierung bleibt unklar. Die hohen IgE-Serumspiegel bei Infektionen durch Parasiten und die Ergebnisse experimenteller Arbeiten mit Mausmodellen lassen vermuten, dass mastzellvermittelte Abwehrreaktionen gegen Parasiten durch IgE ausgelöst oder verbessert werden.

Eine IgE-induzierte Aktivierung und Degranulation führt bei Mastzellen in der Regel nicht zu deren Tod. Mast-

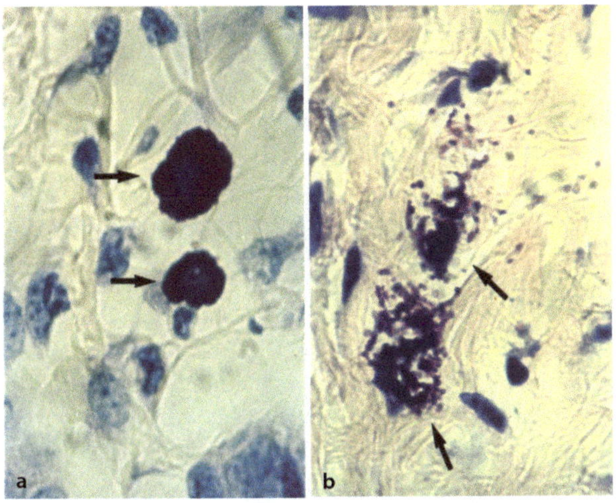

Abb. 6.3 Mikroskopische Darstellung nichtdegranulierter und degranulierter Mastzellen. **a** Die Mastzellen liegen unter physiologischen Bedingungen als voll granulierte Mastzellen vor, so wie hier am Beispiel von zwei Hautmastzellen gezeigt (*Pfeile*). **b** Nach der Degranulation von Mastzellen kommt es zur Freisetzung der zytoplasmatischen Granula und damit der darin enthaltenen Mediatoren. Mastzellen können nach Degranulation regranulieren und zeigen sich nach Abschluss der Regranulation wieder als voll granulierte Mastzellen im Gewebe (**a**)

zellen können sogar eine fast vollständige Freisetzung ihrer Granula überleben und multiple Zyklen von De- und Regranulation durchlaufen (Abb. 6.3). Elekronenmikroskopisch sind schon kurz nach Degranulation Zeichen von Regranulation zu sehen, einschließlich der Produktion neuer zytoplasmatischer Granula, die zu einem großen Teil aus wiederverwendeten Membranbestandteilen bestehen. Während dieser Regenerations- und Reparaturphase sind Mastzellen weitgehend aktivierungsrefraktär. In der Haut dauert diese Refraktärphase, in der nach erfolgter Degranulation keine oder nur eine deutlich abgeschwächte mastzellabhängige Entzündungsreaktion ausgelöst werden kann, wenige Tage. Im Anschluss daran können Mastzellen erneut aktiviert werden, degranulieren und Mediatoren frei setzen.

KIT

KIT (CD117) ist der Rezeptor des Stammzellfaktors (SCF). KIT wird im Knochenmark von Stammzellen exprimiert und während der Ontogonese aller Zellen mit Ausnahme von Mastzellen herunterreguliert. In gesunder Haut findet sich KIT außer auf Mastzellen nur auf Melanozyten. Die Bindung von SCF an KIT führt zu dessen Dimerisierung und zur Anschaltung diverser Signaltransduktionswege, die zum Teil mit denen des FcεRI überlappen. Das Binden von SCF an KIT auf der Zellmembran ist essenziell für die Entwicklung, Differenzierung und das Überleben von Mastzellen und führt in reifen Mastzellen über eine Vielzahl von Signaltransduktionswegen zur Aktivierung, Chemotaxis, Proliferation und einer Erhöhung der Aktivierbarkeit von Mastzellen (Metz et al. 2013).

G-Protein-gekoppelte Rezeptoren

Mastzellen exprimieren eine große Vielzahl G-Protein-gekoppelter Rezeptoren. Das Binden von deren Liganden kann Mastzellen aktivieren oder inhibieren. Zu den aktivierenden Liganden mastzellexprimierter G-Protein-gekoppelter Rezeptoren gehören Neuropeptide wie Substanz P, die Komplementfaktoren C3a und C5a, Prostaglandin E2 und Leukotrien C4, zu den inhibierenden Noradrenalin (Gebhardt et al. 2005; Metz et al. 2013).

Toll-like Rezeptoren

Toll-like Rezeptoren dienen der Erkennung von Pathogenen, also von Pilzen, Parasiten, Bakterien und Viren. Von den bisher 10 bekannten Toll-like Rezeptoren werden fast alle von humanen Mastzellen exprimiert. Das Spektrum der von Mastzellen nach Toll-like-Rezeptor-Aktivierung produzierten und freigesetzten Mediatoren ist breit, umfasst vornehmlich Zytokine und ist abhängig davon, welcher Toll-like Rezeptor aktiviert wird. Zellmembranständige Toll-like Rezeptoren und andere Rezeptoren für pathogene Signale wie CD48 ermöglichen die Einleitung angeborener protektiver Immunantworten gegen Pathogene durch Mastzellen (Saluja et al. 2012; St John u. Abraham 2013).

6.2.3 Mediatoren

Mastzellen produzieren und sezernieren eine Vielzahl verschiedener Mediatoren. Allgemein werden die von aktivierten Mastzellen freigesetzten Mediatoren in 3 Gruppen eingeteilt:

1. Mediatoren, die in den zytoplasmatischen Granula gespeichert vorliegen und per Degranulation freigesetzt werden. Hierzu zählen Histamin, Heparin und andere Proteoglykane sowie Tryptase, Chymase und andere Proteasen
2. Unmittelbar nach Aktivierung Arachidonsäure-abhängig produzierte Lipidmediatoren wie Prostaglandine, Leukotriene und Plättchen-aktivierender Faktor (PAF)
3. Nach Aktivierung de novo synthetisierte Zytokine und Chemokine

Präformierte Mastzellmediatoren

Dem granulaständigen Histamin kommt aufgrund seiner wichtigen Funktion bei der Auslösung Typ-I-allergischer Reaktionen eine besondere Bedeutung zu. Histamin wird in gesunder Haut so gut wie ausschließlich von Mastzellen produziert. Histamin wird durch Decarboxylierung von Histidin synthetisiert und ebenso wie exogenes Histamin in die zytoplasmatischen Granula transportiert und dort von den sauren Gruppen des Heparins in inaktiver Form gebunden und bis zur Degranulation gelagert. Neben der klassischen »anaphylaktischen« Degranulation, typischerweise in Folge einer IgE-vermittelten Aktivierung, können Mastzellen Histamin auch mittels intrazellulärer Fusion ihrer Granula miteinander und mit der Zellmembran, mittels der sog. Piecemeal-(= stückweise)-Degranulation, freisetzen. Freigesetztes Histamin wird in der Haut nach kurzer Zeit enzymatisch deaktiviert, wenn es nicht an Histaminrezeptoren bindet. In menschlicher Haut sind alle 4 bekannten Histaminrezeptoren exprimiert. Für die entzündlichen Effekte von Histamin sind v. a. H1-Rezeptoren auf Hautgefäßen verantwortlich, in geringerem Maß auch H2- und H4-Rezeptoren. Aktivierte H1-Rezeptoren führen an kutanen Arteriolen zu Vasodilatation, einer erhöhten Durchblutung und Erythem sowie an postkapillären Venolen zu einer erhöhten Extravasation und damit zur Entstehung lokaler Ödeme (Huang u. Thurmond 2008; Harvima u. Nilsson 2011).

Der Mastzellmediator Heparin ist das wichtigste Matrixproteoglykan der zytoplasmatischen Granula menschlicher Hautmastzellen. In den Granula bindet Heparin Histamin, saure Hydrolasen, neutrale Proteasen und Zytokine und ermöglicht so deren Speicherung. Nach Sekretion der Granula reguliert Heparin die Freisetzung dieser Mediatoren aus der Granulamatrix und damit deren Funktion und Aktionsradius. Heparin hat neben der Modulation der Expression und Aktivität anderer Mastzellmediatoren zahlreiche weitere wichtige biologische Funktionen. Heparin hemmt die Blutgerinnung, die Aktivität des Komplementsystems sowie die Zytokinsynthese zahlreicher Zellen. Es fördert die Migration von Endothelzellen und Angiogenese sowie die Proliferation epithelialer Zellen und hat entzündungshemmende Effekte (Harvima u. Nilsson 2011; Lundequist u. Pejler 2011; Ronnberg et al. 2012).

Die neutralen Proteasen Tryptase, Chymase und Carboxypeptidase A sowie saure Hydrolasen wie β-Hexosaminidase und β-Glukuronidase machen bis zur Hälfte des zellulären Gesamtproteins humaner Mastzellen aus. Tryptase wird von allen humanen Mastzellen produziert, und Mastzellen sind die einzigen Zellen, die relevante Mengen von Tryptase herstellen. Hautmastzellen exprimieren α- und β-Tryptase und membranständige γ-Tryptase. Unter physiologischen Bedingungen macht α-Tryptase, das von Mastzellen konstitutiv freigesetzt wird, den größten Teil der im Serum nachweisbaren Tryptase aus. β-Tryptase liegt in den Granula von Mastzellen wie Histamin an Heparin gebunden vor, wird zusammen mit Heparin bei Degranulation freigesetzt und durch den nachfolgenden Verlust der Bindung an Heparin inaktiviert. Freigesetzte Tryptase stimuliert glatte Muskelzellen, fördert die Rekrutierung von Neutrophilen und Eosinophilen, induziert die Proliferation und Kollagensynthese von Fibroblasten und aktiviert Matrixmetalloproteinasen (Metz u. Maurer 2007; Lundequist u. Pejler 2011).

Lipidmediatoren

Zur De-novo-Produktion von Lipidmediatoren kommt es, wenn in Folge der Stimulation von Mastzellen Phospholipase A2 aktiviert und Phosphatidylcholin zu Arachidonsäure umgewandelt wird. Es entstehen Leukotriene, Prostazykline, Thromboxan, Prostaglandine und PAF. Wird Arachidonsäure durch 5-Lipoxygenase zu LTA4 konvertiert, bilden sich LTB4 und/oder LTC4, das wichtigste MZ-Leukotrien, sowie LTD4 und LTE4. Die Cysteinyl-Leukotriene LTC4, LTD4 und LTE4 führen zu entzündlichen Hautreaktionen durch rezeptorvermittelte Effekte auf glatte Muskelzellen und Endothelzellen. Die intrakutane Injektion von LTC4 in nanomolaren Konzentrationen induziert Vasodilatation (Rötung) und Extravasation (Quaddel), die über mehrere Stunden andauern (Maxwell et al. 1990).

Die Umsetzung von Arachidonsäure zu Prostaglandin (PG) H2 durch Zyklooxygenase 1 und 2 (COX-1, COX-2) führt zur Bildung von PGD2, PGE2, und PGF2 sowie Prostazyklin (PGI2) und Thromboxan A2 (TXA2). IgE-aktivierte Mastzellen produzieren vorrangig PGD2, das innerhalb weniger Minuten nach Stimulation freigesetzt wird.

Zytokine und Chemokine

Mastzellen produzieren und sezernieren nach Aktivierung große Mengen verschiedener proinflammatorischer und entzündungsmodulierender Zytokine und Chemokine, u. a. IL-1, IL-3, IL-4, IL-5, IL-6, IL-8, IL-10, IL-13, Tumornekrosefaktor (TNF), »transforming growth factor« (TGF)-β, Eotaxin und CCL5. Zytokine und Chemokine werden von aktivierten Mastzellen de novo synthetisiert und Stunden bis Tage nach Aktivierung freigesetzt. Einige Zytokine, z. B. TNF, IL-5 und VEGF, werden in den zytoplasmatischen Mastzellgranula gespeichert und, anders als von Makrophagen oder Lymphozyten, unmittelbar nach Aktivierung freigesetzt.

6.2.4 Funktionen

Am besten bekannt und untersucht ist die Rolle von Mastzellen als Schlüsselzelle der Auslösung von Beschwerden bei IgE-vermittelten Allergien. Darüber hinaus werden Mastzellen und ihre proentzündlichen Effekte als mitverantwortlich für die Entstehung zahlreicher weiterer Erkrankungen gesehen, insbesondere chronisch-entzündlicher Erkrankungen der Haut, der Atemwege, des Darms und der Gelenke. Dies stützt sich neben tierexperimentellen Beobachtungen insbesondere auf die histologisch nachgewiesene Erhöhung der Anzahl von Mastzellen bei solchen Erkrankungen. Neuere Arbeiten an Mausmodellen weisen auf weitere Funktionen von Mastzellen hin. Einerseits wird vermutet, dass Mastzellen bei entzündlichen Erkrankungen auch modulierende Effekte haben und Entzündungsreaktionen herunterregulieren und beenden können (Metz et al. 2007). Andererseits wird den proentzündlichen Effekten von Mastzellen eine schützende Funktion zugesprochen, z. B. in der Abwehr von Bakterien. Zumindest bei Mäusen scheint erwiesen, dass dies so ist: Während normale Mäuse eine akute bakterielle Sepsis weitgehend unbeschadet überstehen, überleben Mäuse, die keine Mastzellen haben, diese nicht. Auch konnte gezeigt werden, dass die Erhöhung der Anzahl von Mastzellen in Folge der Behandlung von Mäusen mit dem Mastzell-Wachstumsfaktor SCF dosisabhängig vor den Folgen einer Sepsis schützt (Maurer et al. 1998). Neuere Arbeiten zeigen, dass Mastzellen durch die Freisetzung verschiedener Proteasen in der Lage sind, die Gifte verschiedener Schlangen zu detoxifizieren (Metz et al. 2006; Schneider et al. 2007).

6.3 Basophile

Basophile und Mastzellen zeigen viele Gemeinsamkeiten. Basophile entwickeln sich – wie Mastzellen – aus CD34- und KIT-positiven myeloischen Stammzellen im Knochenmark, exprimieren FcεRI, haben metachromatische zytoplasmatische Granula, die Histamin enthalten und per Degranulation freigesetzt werden, und sie produzieren und sezernieren Th_2-Zytokine. Basophile weisen jedoch auch entscheidende Unterschiede zu Mastzellen auf (▫ Tab. 6.1).

Basophile sind mit einem Durchmesser von 5–8 µm kleiner als Mastzellen und haben weniger, dafür jedoch größere Granula. Anders als Mastzellen werden Basophile als reife Zellen aus dem Knochenmark freigesetzt und finden sich unter physiologischen Bedingungen im Blut, wo sie etwa 1 % der Leukozyten ausmachen und nur wenige Tage überleben. Im Vergleich zu Mastzellen enthalten die Granula von Basophilen weniger Heparin und deutlich weniger Tryptase. Anders als Mastzellen produzieren Basophile kein Prostaglandin D_2 (Metz et al. 2013; Voehringer 2013).

Die physiologischen und pathologischen Funktionen humaner Basophiler sind weiterhin weitgehend unklar. Es wird vermutet, dass deren Produktion und Freisetzung von IL-4 und IL-3 für Th_2-Antworten wichtig ist und dass Basophile zur Abwehr von Parasiten, insbesondere von Helminthen, beitragen.

Literatur

Galli SJ, Tsai M (2012) IgE and mast cells in allergic disease. Nat Med 18: 693–704

Gebhardt T, Gerhard R, Bedoui S, Erpenbeck VJ, Hoffmann MW, Manns MP, Bischoff SC (2005) beta2-Adrenoceptor-mediated suppression of human intestinal mast cell functions is caused by disruption of filamentous actin dynamics. Eur J Immunol 35: 1124–1132

Gilfillan AM, Rivera J (2009) The tyrosine kinase network regulating mast cell activation. Immunol Rev 228: 149–169

Harvima IT, Nilsson G (2011) Mast cells as regulators of skin inflammation and immunity. Acta Derm Venereol 91: 644–650

Huang JF, Thurmond RL (2008) The new biology of histamine receptors. Curr Allergy Asthma Rep 8: 21–27

Kashiwakura J, Otani IM, Kawakami T (2011) Monomeric IgE and mast cell development, survival and function. Adv Exp Med Biol 716: 29–46

Lundequist A, Pejler G (2011) Biological implications of preformed mast cell mediators. Cell Mol Life Sci 68: 965–975

Maurer M, Echtenacher B, Hultner L, Kollias G, Mannel DN, Langley KE, Galli SJ (1998) The c-kit ligand, stem cell factor, can enhance innate immunity through effects on mast cells. J Exp Med 188: 2343–2348

Maxwell DL, Atkinson BA, Spur BW, Lessof MH, Lee TH (1990) Skin responses to intradermal histamine and leukotrienes C4, D4, and E4 in patients with chronic idiopathic urticaria and in normal subjects. J Allergy Clin Immunol 86: 759–765

Metz M, Brockow K, Metcalfe DD, Galli SJ (2013) Mast cells, basophils, and mastocytosis. In: Rich RR, Fleisher TA, Shearer WT et al. (Hrsg) Clinical Immunology: Principles and Practice, 4. Aufl. Elsevier, S 284–297

Metz M, Grimbaldeston MA, Nakae S, Piliponsky AM, Tsai M, Galli SJ (2007) Mast cells in the promotion and limitation of chronic inflammation. Immunol Rev 217: 304–328

Metz M, Maurer M (2007) Mast cells--key effector cells in immune responses. Trends Immunol 28: 234–241

Metz M, Piliponsky AM, Chen CC, Lammel V, Abrink M, Pejler G, Tsai M, Galli SJ (2006) Mast cells can enhance resistance to snake and honeybee venoms. Science 313: 526–530

Metz M, Siebenhaar F, Maurer M (2008) Mast cell functions in the innate skin immune system. Immunobiology 213: 251–260

Ronnberg E, Melo FR, Pejler G (2012) Mast cell proteoglycans. J Histochem Cytochem 60: 950–962

Saluja R, Metz M, Maurer M (2012) Role and relevance of mast cells in fungal infections. Front Immunol 3: 146

Schneider LA, Schlenner SM, Feyerabend TB, Wunderlin M, Rodewald HR (2007) Molecular mechanism of mast cell mediated innate defense against endothelin and snake venom sarafotoxin. J Exp Med 204: 2629–2639

St John AL, Abraham SN (2013) Innate immunity and its regulation by mast cells. J Immunol 190: 4458–4463

Tete S, Tripodi D, Rosati M, Conti F, Maccauro G, Saggini A, Salini V, Cianchetti E, Caraffa A, Antinolfi P, Toniato E, Castellani ML, Pandolfi F, Frydas S, Conti P, Theoharides TC (2012) Role of mast cells in innate and adaptive immunity. J Biol Regul Homeost Agents 26: 193–201

Turner H, Kinet JP (1999) Signalling through the high-affinity IgE receptor Fc epsilonRI. Nature 402: B24–30

Voehringer D (2013) Protective and pathological roles of mast cells and basophils. Nat Rev Immunol 13: 362–375

Weber A, Knop J, Maurer M (2003) Pattern analysis of human cutaneous mast cell populations by total body surface mapping. Br J Dermatol 148: 224–228

Eosinophile Granulozyten

S. Radonjic-Hoesli, H.-U. Simon

T. Biedermann et al. (Hrsg.), *Allergologie*,
DOI 10.1007/978-3-642-37203-2_7,

7.1 Einleitung

Im Jahre 1879 stellte Paul Ehrlich erstmals eine starke Affinität einer bis dahin namenlosen, als grobkörnig granuliert (Wharton 1846) beschriebenen Blutzelle für den Farbstoff Eosin fest. Dieses Färbeverhalten war in der Folge namensgebend für den Eosinophilen (Ehrlich 1879).

Der Eosinophile gehört zu den Leukozyten. Mit Neutrophilen und Basophilen zählt er aufgrund seines granulären Inhalts zu den Granulozyten. Er macht im Differenzialblutbild eines gesunden Menschen 1–5 % der Leukozytenfraktion aus (▣ Abb. 7.1a) (Behm u. Ovington 2000). Die Produktion des Eosinophilen aus hämatopoetischen Vorläuferzellen findet im Knochenmark statt und wird durch Zytokine reguliert. Die beiden wichtigsten Faktoren zur Ankurbelung der Eosinopoese sind Interleukin-(IL)-5 (Lopez et al. 1986) und »granulocyte-macrophage colony-stimulating factor« (GM-CSF) (Metcalf et al. 1986). Unter homöostatischen Bedingungen lässt sich der Eosinophile u. a. im Knochenmark, in der Milz, in den Lymphknoten, im Gastrointestinaltrakt, mit Ausnahme des Ösophagus, im Thymus, Uterus und den Glandulae mammariae nachweisen (Blanchard u. Rothenberg 2009). Eine starke Zunahme der Anzahl Eosinophiler im Blut (▣ Abb. 7.1b) oder im Gewebe ist mit Pathologien diverser Ätiologien verbunden (Simon u. Simon 2007).

Ultrastrukturell lassen sich verschiedene Granula-Unterformen erkennen, wobei die sekundären Granula den weitaus größten Teil ausmachen. Sie sind der Speicherort der 4 eosinophilen granulären Proteine: »major basic protein« (MBP), »eosinophil cationic protein« (ECP), »eosinophil peroxidase« (EPO), »eosinophil-derived neurotoxin« (EDN). Neben seiner typischen Granulation ist der Eosinophile durch einen zweilappigen Kern gekennzeichnet (▣ Abb. 7.2) (Giembycz u. Lindsay 1999).

Bis heute wirft der Eosinophile zahlreiche Fragen bezüglich seiner Bedeutung in der Homöostase sowie der Pathogenese diverser Erkrankungen auf.

7.2 Funktionen des Eosinophilen

Die Funktionen, welche dem Eosinophilen im Lauf der Zeit zugeschrieben wurden, waren stets eng mit den Kenntnissen über seine Granula verbunden. Der Zytotoxizitätsnachweis der eosinophilen granulären Proteine ließ die Forscher von der anfänglichen Annahme einer eher antiinflammatorischen Rolle des Eosinophilen abkommen. Dem Eosinophilen wurde fortan eine primär zerstörende Effektorfunktion mit hohem gewebeschädigenden Potenzial zugeschrieben (Gleich u. Adolphson 1986). Eine erhöhte Anzahl der Eosinophilen im Blut oder Gewebe ließ auf eine Rolle des Eosinophilen in der Pathogenese allergischer Erkrankungen, insbesondere Asthma bronchiale und der antiparasitären Abwehr schließen (Ehrlich et al. 1900). Letzteres wurde durch den In-vitro-Nachweis der Zerstörung von mit Immunoglobulin oder komplementbeschichteten Helminthen sowie der In-vivo-Assoziation von Eosinophilen mit zerstörten Helminthen und deren Degranulation erhärtet (Behm u. Ovington 2000). Eine im Vergleich zum Neutrophilen niedrigere Phagozytoseaktivität (Brewer 1994) bei zugleich stärkerer H_2O_2-Produktion und Ausschüttung zytotoxischer granulärer Proteinen untermauerte die Annahme, dass der Eosinophile insbesondere bei der Abwehr großer, nicht phagozytierbarer Pathogene von Bedeutung ist.

Aufgrund des umfangreichen Arsenals an Zytokinen, Chemokinen, Lipidmediatoren und Wachstumsfaktoren in den Eosinophilengranula (Gleich u. Adolphson 1986) sowie der Fähigkeit ihrer selektiven Ausschüttung (Melo et al. 2013) wird den Eosinophilen außerdem eine immunmodulatorische Funktion zugeordnet.

Ein entscheidender Schritt für die Erforschung der Funktionen der Eosinophilen war die Entwicklung von Methoden, welche die Reduktion eines Anstiegs der Eosinophilen oder deren Ablation in Mäusen ermöglichte. Anfänglich wurden zu diesem Zweck blockierende Antikörper gegen IL-5 eingesetzt, später IL-5-knockout und IL-

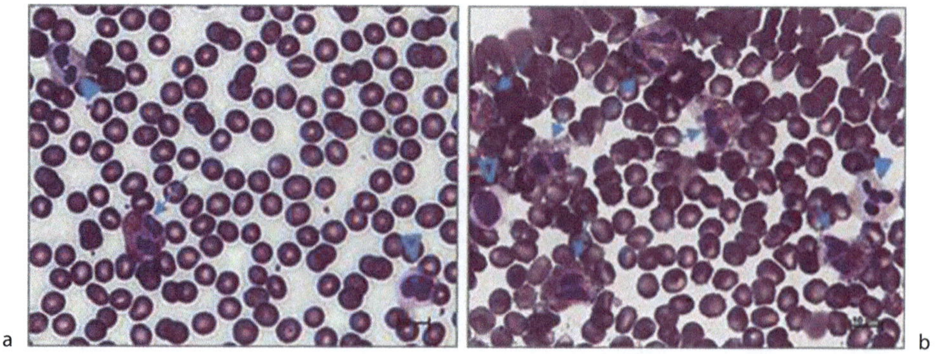

▣ **Abb. 7.1** Peripherer Blutausstrich eines gesunden Probanden (**a**) und eines Patienten mit Hypereosinophilie (**b**). Eosinophile sind mit einem Pfeil markiert. Die gefüllten Pfeilspitzen zeigen auf Neutrophile, die leeren auf Lymphozyten

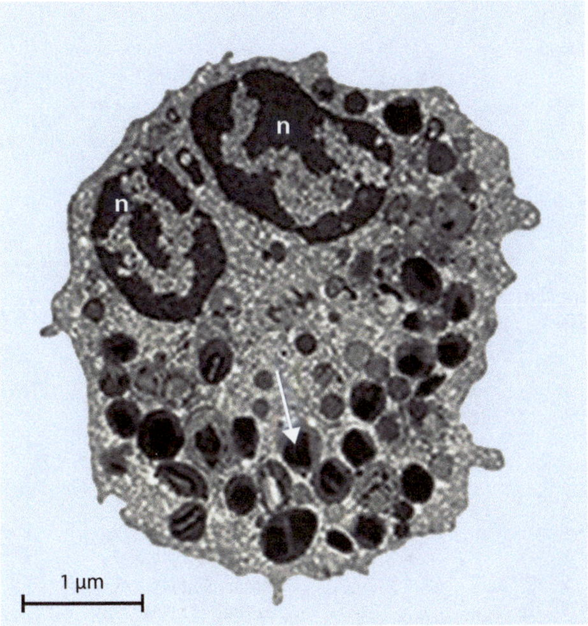

Abb. 7.2 Elektronenmikroskopisches Bild eines isolierten Eosinophilen. Im Kern der sekundären Granula (*Pfeil*) befindet sich das MBP, die anderen basischen Proteine befinden sich in der Matrix. *n* Nukleus

5-transgene Mäuse (Meeusen u. Balic 2000). Dies erlaubte zwar eine Modulation der Eosinophilenanzahl, die Beeinflussung anderer Faktoren konnte dabei jedoch nicht ausgeschlossen werden. Erst die Entwicklung zweier Mausstämme, bei welchen die Eosinophilenablation auf der spezifischen Interferenz mit der Eosinophilopoese beruht (PHIL [Lee et al. 2004] und ΔdblGATA [Yu et al. 2002]), führte zu aussagekräftigen, neuen Erkenntnissen über den Eosinophilen. Heute wird der Eosinophile als multifunktionale Zelle verstanden. In Abb. 7.3 werden die bisher beschriebenen Funktionen des Eosinophilen – in nicht abschließender Weise – dargestellt. Im Folgenden wird auf einige dieser Funktionen eingegangen.

7.2.1 Antiparasitäre Effektorfunktion

Lange wurde angenommen, dass die antiparasitäre Abwehr, namentlich die von Helminthen, der evolutionsbiologische Grund für die Existenz des Eosinophilen sei. Diese Annahme beruhte einerseits auf den oben erwähnten histologischen Beobachtungen und andererseits auf der positiven Korrelation der infektbedingten Eosinophilie mit der Abwehr von Parasiten (Meeusen u. Balic 2000).

Diese Auffassung wurde in den letzten Jahren in Frage gestellt, denn Mausstämme mit einer Ablation der Eosinophilienlinie (ΔdblGATA und PHIL) wiesen unter Laborbedingungen keine Infektanfälligkeit gegenüber Parasiten auf (Swartz et al. 2006). Auch bei Patienten mit Eosinopenie findet sich keine Infektanfälligkeit gegenüber Parasiten (Gleich et al. 2013), wenngleich die Aussagekraft dieser Beobachtung angesichts heutiger Hygienebedingungen eingeschränkt ist. Immerhin wiesen Meerschweinchen nach Depletion der Eosinophilen im Blut eine erhöhte Infektanfälligkeit für Trichostrongylus colubriformis auf (Gleich et al. 1979). Die antiparasitäre Funktion der Eosinophilen kann also nicht pauschal bewertet werden, sondern muss je nach Pathoorganismus und Situation bzw. Untersuchungsmethode gesondert bewertet werden, einige Beispiele zur Illustration ihrer Rolle werden im Folgenden dargestellt. Eine verminderte Elimination von *B.-pahangi*-Larven wurde nach Eosinophilenablation mit CCR3-Antikörper nachgewiesen. Zudem zeigten IL-5-depletierte Mäuse eine erhöhte Wurmzahl in der Primärinfektion mit *Strongyloides venezuelensis, S. ratti, Angiostrongylus cantonensis, Onchocerca lienalis* und IL-5-transgene Mäuse eine verbesserte Abwehr gegen *N. brasiliensis* (Meeusen u. Balic 2000). Die Zerstörung von Pathoorganismen kann aber auch unabhängig von den typischen Eosinophilenprodukten EPO und MBP stattfinden, da sowohl $EPO^{-/-}$- als auch $MBP^{-/-}$-Mäuse bezüglich der Larvenelimination keinen Unterschied zum Wildtyp zeigten (Ramalingam et al. 2005). In manchen Situationen instruieren Parasiten Eosinophile sogar dazu, dass sie ihr Überleben sichern, wie es für *T.-spiralis*-Larven in PHIL- und ΔdblGATA-Mäusen gezeigt wurde. Als Mechanismus hierfür wurde ein Anstieg von T-Helfer-(Th)2-Zellen mit verminderter iNOS-Produktion von Makrophagen und Neutrophilen herausgearbeitet (Gebreselassie et al. 2012). Eosinophile spielen also eine wichtige Rolle bei der Abwehr vieler Parasiten, sie können aber auch modulatorisch wirken oder verzichtbar sein, je nach Parasit und Stadium.

7.2.2 Antibakterielle Effektorfunktion

Eine weitere Effektorfunktion des Eosinophilen ist die antibakterielle Abwehr. Von zentraler Bedeutung sind dabei wiederum die granulären Proteine. In-vitro-Experimente zeigten eine Toxizität von granulären Proteinen für Pseudomonas aeruginosa (*P. aeruginosa*) (Linch et al. 2009) und von ECP und MBP für *Staphylococcus aureus* und *Escherichia coli* (*E. coli*) (Lehrer et al. 1989) sowie von EPO in Kombination mit reaktiven Sauerstoffradikalen für *E. coli* (Persson et al. 2001). Der Eosinophile besitzt, wie der Neutrophile, die Fähigkeit zur Phagozytose. Daher wurde die Zerstörung der phagozytierten Bakterien durch eine Fusion der Granula mit dem Phagosom postuliert. Es wurden zwei weitere Mechanismen beobachtet, die durch Ausschüttung der granulären Proteine zu der Bekämpfung der Bakterien im extrazellulären Raum führen (Yousefi et al. 2012). Eine

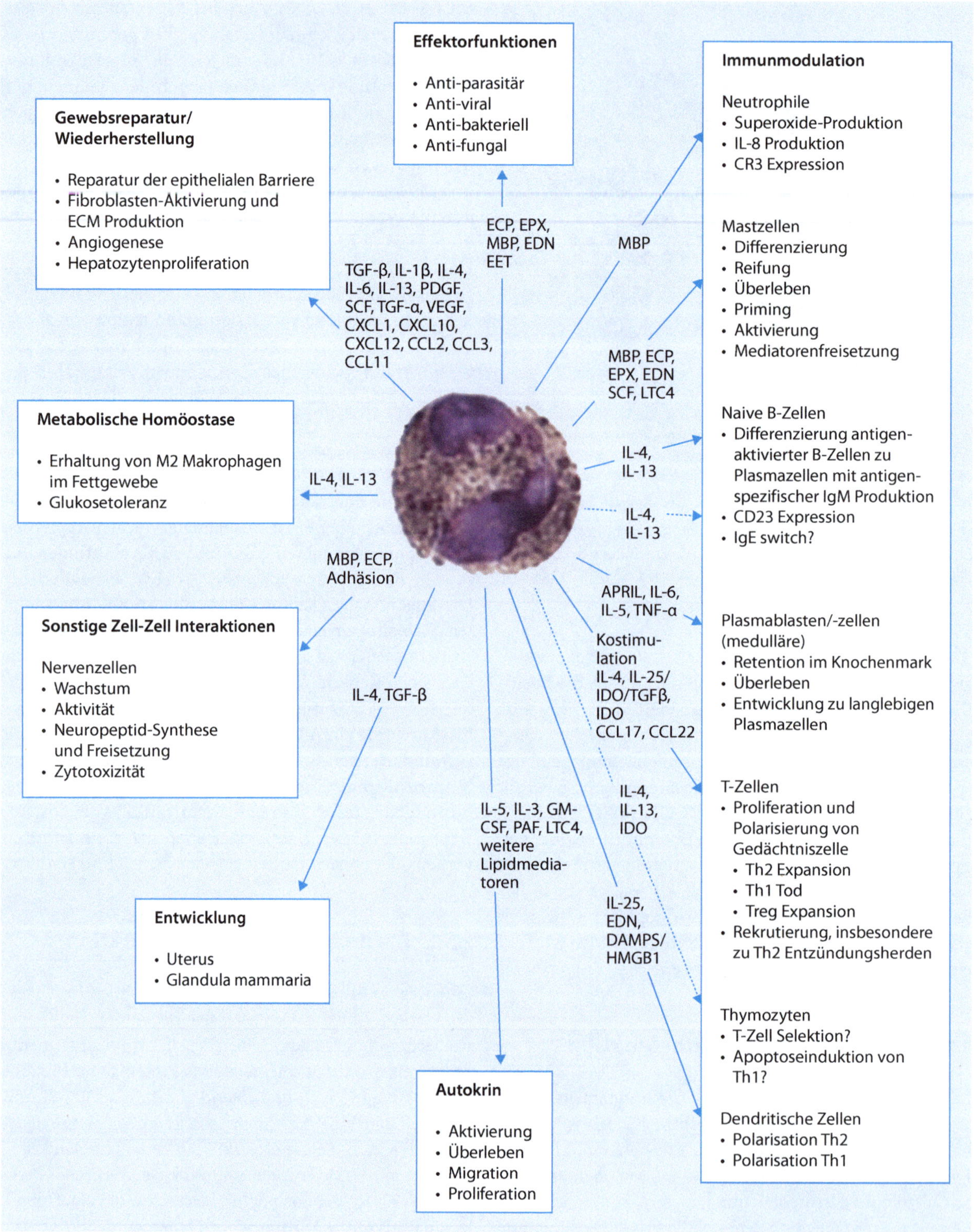

Abb. 7.3 Schematische Übersicht über in der Literatur beschriebene Funktionen der Eosinophilen. Werden diese als Hypothesen dargelegt, so wird mit gepunktetem Pfeil und Fragezeichen in der Grafik darauf hingewiesen

bemerkenswerte Form der extrazellulären bakteriellen Abwehr ist das Einfangen der Bakterien in Netzen, bestehend aus mitochondrialer DNA und granulären Proteinen, »eosinophil extracellular traps« (EET). Die DNA ist hierbei von entscheidender Bedeutung, da der antibakterielle Effekt für opsonierte *E. coli* durch DNAse-Behandlung aufgehoben werden konnte (Yousefi et al. 2008).

Neben der grundsätzlichen Fähigkeit zur antibakteriellen Abwehr, wurde in Mausexperimenten zumindest für einige Pathogene die Bedeutung der Eosinophilen für die antibakterielle Abwehr belegt. Im Gegensatz zum Wildtyp lag bei Mäusen ohne Eosinophile (PHIL-Mäuse) im Peritonitismodell die Bakterienzahl nach *P.-aeruginosa*-Infektion höher, IL-5-transgene Tiere zeigten eine signifikant bessere Überlebensrate und der adoptive Transfer Eosinophiler von IL-5-transgenen Mäuse in den Wildtyp reduzierte die Bakterienlast um 95 %. Zudem konnte gezeigt werden, dass der adoptive Transfer von Eosinophilen oder auch nur der granulären Proteine allein in einem polymikrobiellen Sepsismodell (CLP = »cecal ligation and puncture«) zu einem signifikanten Anstieg der Überlebensrate des Wildtyps führt (Linch et al. 2009). IL-5-transgene Mäuse wiesen zudem eine intestinale Eosinophileninfiltration mit Nachweis von »eosinophil extracellular traps« (EET) nach CLP auf (Yousefi et al. 2008).

7.2.3 Immunregulatorische Funktion

Der Eosinophile verfügt über die Fähigkeit, zahlreiche Zytokine zu produzieren und zu sezernieren (Melo et al. 2013). In-vivo-Untersuchungen an Patienten mit verschiedenen eosinophilen Erkrankungen lassen vermuten, dass es verschiedene Subpopulationen von Eosinophilen gibt, die aufgrund unterschiedlicher Zytokinexpression funktionell verschieden sind (Roth et al. 2011). Wie In-vitro-Experimente zeigten, weist der Eosinophile unter IL-5-Exposition die Tendenz zur Th_2-Polarisierung auf (Schmid-Grendelmeier et al. 2002). Auf der anderen Seite kommt dem Eosinophilen eine Bedeutung in der Amplifikation der Th2-Immunantwort zu (MacKenzie et al. 2001; Shi et al. 2004). In Kokulturen führte die Präsenz des Eosinophilen zu einem Anstieg der IL-4-, IL-5- und IL-13-Produktion in den T-Zellen. Dieser Zusammenhang wird durch den Nachweis untermauert, dass ΔdblGATA- (Fulkerson et al. 2006) und PHIL-Mäuse (Jacobsen et al. 2008) nach Allergenprovokation niedrigere Spiegel der Th2-Zytokine aufwiesen. In PHIL-Mäusen wurde weiter demonstriert, dass der adoptive Transfer von antigenspezifischen T-Zellen nicht ausreicht, um nach Allergenprovokation eine Th_2-Immunantwort hervorzurufen. Eine solche wird nur durch den zusätzlichen Transfer von Eosinophilen erreicht (Jacobsen et al. 2008).

7.2.4 Metabolische Funktion

Die Glukosehomöostase wird durch alternativ aktivierte Makropagen im Fettgewebe reguliert. Ihre Entstehung wird durch IL-4 induziert. Wu et al. (2011) konnten den Nachweis erbringen, dass die Quelle des IL-4 im perigonadalen Fettgewebe hauptsächlich Eosinophile sind (90 %). Zugleich zeigten sie eine negative Korrelation des Körpergewichts der Mäuse mit dem Ausmaß der Eosinopheleninfiltration im Fettgewebe auf. ΔdblGATA-Mäuse wiesen unter einer Hochfettdiät eine gegenüber dem Wildtyp gestörte Glukosetoleranz, erhöhte Nüchternglukose und verminderte Insulinsensitivität des Fettgewebes auf. Wurden Wildtypmäuse auf Hochfettdiät mit dem Helminthen *Nippostrongylus brasiliensis* infiziert, führte dies zu einer Verminderung der Fastenglukose und Erhöhung der Insulinsensitivität und Glukosetoleranz. Die infizierten Tiere wiesen zudem eine Zunahme der Eosinophileninfiltration und eine Verminderung des Makrophageninfiltrats im perigonadalen Fettgewebe auf. Letzteres Phänomen lässt sich durch eine Verminderung der klassisch aktivierten Makrophagen erklären, welche typischerweise unter Hochfettdiät vorzufinden sind (Wu et al. 2011).

Bei schweren Asthmatikern wurde eine positive Korrelation zwischen dem Body-Mass-Index (BMI) und der Eosinophileninfiltration im Lungengewebe beobachtet. Zudem korrelierte der IL-5-Spiegel im Sputum positiv mit dem BMI (Lloyd u. Saglani 2013). Ob jedoch der Eosinophile, entweder direkt oder indirekt, auch metabolische Prozesse beim Menschen beeinflusst, ist gegenwärtig nicht bekannt.

7.2.5 Eosinophile und allergische Erkrankungen

Allergische Erkrankungen gehen oftmals mit einer Eosinophilie des Gewebes und/oder des Blutes einher. Die Rolle des Eosinophilen in der Pathogenese dieser Erkrankungen ist nach wie vor Gegenstand der Forschung. Eine Bedeutung in der Pathogenese des Asthmas konnte experimentell durch Allergenprovokation (Ovalbumin) von PHIL- (Jacobsen et al. 2008) und ΔdblGATA-Mäusen (Walsh et al. 2008) aufgezeigt werden. Sie wiesen eine verminderte T-Zell-Rekrutierung, Mukusproduktion und bronchiale Hyperreagibilität auf. Dies lässt auf eine Bedeutung des Eosinophilen in der Modulation und Regulation der allergeninduzierten Immunreaktion der Lunge schließen (Jacobsen et al. 2008).

Auch Patientendaten weisen auf eine Bedeutung des Eosinophilen für die Entstehung allergischer Entzündung hin. Eine Korrelation der Eosinophilenzahl mit dem Schweregrad der Erkrankung konnte z. B. bei akuter atopischer Dermatitis gezeigt werden (Simon et al. 2004). Die Eosinophilie im Sputum moderat bis schwer erkrankter Asthmatiker erwies sich als positiver Vorhersagewert für den Therapieerfolg. So konnten Exazerbationen durch Therapiestrategien, welche sich an der Sputumeosinophilie orientierten, im Vergleich zu herkömmlichen Therapieansätzen, signifikant reduziert werden (Green et al. 2002; Nair et al. 2009; Haldar et al. 2009; Laviolette et al. 2013). Der Nachweis der Eosinophilen-Peroxidase im Sputum kann hierbei als spezifischer Marker genutzt werden (Nair et al. 2013). Morphologische Veränderungen der Eosinophilen im Sputum sind zudem Indikatoren für den Schweregrad von Asthmaexazerbationen bei Kindern (Muniz-Junqueira et al. 2013).

Die meisten Erkenntnisse zu der Rolle des Eosinophilen in der Pathophysiologie allergischer Erkrankungen des Menschen liegen zum Asthma bronchiale vor (Wardlaw et al. 2000). MBP-Konzentrationen, welche im Sputum gemessen werden konnten, zeigen eine Zytotoxizität für respiratorische Epithelzellen (Frigas et al. 1981). Hinzu kommen die erheblichen Mengen an Sauerstoffradikalen, welche durch die infiltrierenden Eosinophilen produziert werden und ebenso ein gewebeschädigendes Potenzial aufweisen (Henricks u. Nijkamp 2001). Der Eosinophile ist zudem Quelle von Lipidmediatoren (Leukotrien [LT], C4, LTD4 und »platelet activating factor« [PAF]), die nachweislich zur Bronchokonstriktion führen (Dahlen et al. 1980; Rubin et al. 1987) und die im Plasma asthmatischer Kinder heraufreguliert sind (Isono T et al. 1985).

Im ▶ Abschn. 7.2.3 wurde bereits auf die Fähigkeit des Eosinophilen zur Amplifikation der Th_2-Immunantwort hingewiesen. Eine weitere immunmodulierende Wirkung des Eosinophilen ist in der Interaktion mit Mastzellen zu finden. Eosinophile sind in der Lage, durch direkten Zell-Zell-Kontakt Mastzellen zur Tryptase- und β-Hexosaminidasefreisetzung zu führen (Elishmereni et al. 2013).

7.2.6 Remodeling

Eine Rolle des Eosinophilen in der Gewebereparatur und -remodellierung konnte sowohl in Mäusen wie in Patienten aufgezeigt werden. Im oben beschriebenen Asthmamodell war die peribronchiale Fibrosierung in ΔdblGATA- (Humbles et al. 2004) und IL-5 defizienten (Cho et al. 2004) Mäusen im Vergleich zum Wildtyp signifikant reduziert. Patienten mit atopischem Asthma (Flood-Page et al. 2003), eosinophiler Ösophagitis (EoE) (Straumann A et al. 2010) oder nach Allergenprovokation atopischer Haut (Phipps et al. 2004) zeigten eine verminderte Fibrosierung nach anti-IL-5-Antikörpertherapie. Bei asthmatischen Patienten wurde zudem eine Reduktion der TGF-β1-mRNA in Eosinophilen und der TGF-β1-Konzentrationen im Sputum nachgewiesen sowie als Zeichen des Remodeling eine Reduktion der Dichte und Dicke der Tenascin-C-Expression in der retikulären Basalmembran (Flood-Page et al. 2003).

7.2.7 Effekt auf Plasmazellen

Chu et al. (2011) konnten den Eosinophilen als Hauptproduzenten von APRIL und IL-6 im Knochenmark identifizieren und somit dem Eosinophilen eine weitere Funktion zuweisen, den Erhalt langlebiger Plasmazellen im Knochenmark. Die Zahl der langlebigen Plasmazellen wie auch die APRIL- und IL-6 Produktion war stark in PHIL- und ΔdblGATA-Mäusen erniedrigt (Chu et al. 2011).

7.3 Eosinophilie

Diverse Erkrankungen allergischer und infektiöser Genese gehen mit einer Eosinophilie des Blutes und/oder des Gewebes einher. Die Eosinophilie beruht jedoch nicht nur auf einer gesteigerten Produktion des Eosinophilen. Vielmehr ist es ein Ungleichgewicht zwischen Zellproduktion und Zelltod, welches ursächlich für dieses Phänomen ist. Die Eosinophilie kann nach ihrer Ursache in eine intrinsische oder extrinsische Eosinophilie unterteilt werden (Simon u. Simon 2007). Finden sich Genmutationen der Eosinophilenvorläuferzellen, so ist die Ursache von intrinsischer Natur. Die extrinsische Eosinophilie ist durch eine vermehrte Zytokinproduktion bedingt. Ursprung dieser vermehrten Produktion können sowohl T-Zellen wie auch Tumorzellen sein. Beispiele einer extrinsischen Eosinophilie sind allergische und autoimmune Erkrankungen, Hodgkin-Lymphome sowie solide Tumoren bspw. der Blase (◘ Abb. 7.4) (Simon u. Simon 2007).

Übersteigt die Eosinophilenkonzentration im Blut $1{,}5 \times 10^9$ Eosinophile/l, so wird dies als Hypereosinophilie beschrieben. Unter den hypereosinophilen Syndromen (HES) werden Erkrankungen zusammengefasst, welche mit einer Hypereosinophilie und damit verbundenen Organschäden einhergehen. Letztere beinhalten sowohl

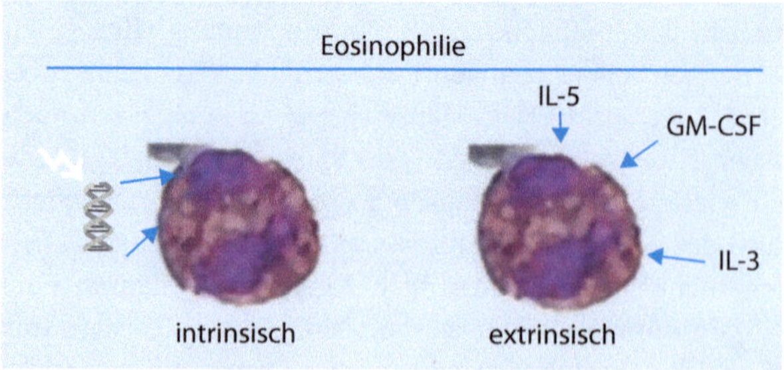

◘ **Abb. 7.4** Klassifikation der Eosinophilie

Fibrosierungen diverser Organe – hier ist insbesondere auf die Endomyokardfibrose hinzuweisen – als auch vermehrtes Auftreten von Thrombosen, Neuropathien und Hautveränderungen (Simon et al. 2010; Valent et al. 2012).

Therapieerfolge bei einigen HES-Patienten mit einer empirische Behandlung mit dem Tyrosinkinase-Inhibitor Imatinib führte zu der Identifizierung einer Unterform des intrinsischen HES (Cools et al. 2003). Die klonale Proliferation der Eosinophilen beruht auf einer Genfusion (FIP1L1-PDGFRA), welche in konstitutiv aktiver Tyrosinkinase mit Aktivierung der Proliferation und Überlebenssignalen resultiert (Rosenberg et al. 2013). 10–14 % aller HES-Patienten leiden an dieser Unterform der HES. Sie weisen sehr hohe Eosinophilenzahlen, erhöhte Tryptase- und Vitamin-B12-Spiegel im Blut auf. Typischerweise kommt es weiter zu Endorganschäden bis hin zur Endomyokardfibrose (Simon u. Klion 2012).

Geht eine Hypereosinophilie extrinischer Ursache mit durch sie bedingten Organschäden einher, so handelt es sich um ein sekundäres HES (Valent et al. 2012). Die Ursache liegt hier nicht in den Eosinophilen und ihren Vorläuferzellen, sondern beruht auf vermehrter Produktion von Eosinopoetinen mit reaktiver Expansion der Eosinophilen. 10–15 % der HES-Patienten weisen eine aberrante oder klonale T-Zell-Population auf, welche vermehrt IL-5 und/oder IL-3 produziert (Simon u. Klion 2012). Diese Patienten zeigen oftmals Hautmanifestationen wie etwa Urtikaria, Ekzem oder Erythrodermie (Rosenberg et al. 2013). Generell wird die Therapie dieser Patienten nach wie vor durch Glukokortikoide dominiert. Zur Kortisoneinsparung können Interferon-α oder Anti-IL-5-Antikörper eingesetzt werden (Simon u. Klion 2012).

Intrinsische Eosinophilie

Genetische Veränderungen in:

- Pluripotenten hämatopoetischen Stammzellen
  - Chronische eosinophile Leukämien
  - Akute myeloide Leukämien
  - Idiopathisches HES
- Multipotenten myeloiden Stammzellen
  - Akute und chronische myeloide Leukämien
  - Chronische eosinophile Leukämien
  - Myelodysplatisches Syndrom
  - Idiopathisches HES

Extrinsische Eosinophilie

- T-Zellen
  - Allergien
  - Autoimmunerkrankungen
  - Infektionen
  - Immundefekte
  - Medikamenteninduzierte Erkrankungen
  - Klonale T-Zell-Erkrankungen
  - Idiopathisches HES
- HES
  - Morbus Hodgkin
  - Kutanes T-Zell-Lymphom
  - Akute lymphoblastische/lymphozytische Leukämien
  - Karzinome

7.4 Zusammenfassung

Über 150 Jahre nach seiner Erstbeschreibung ist unser Verständnis zum Eosinophilen heute sehr umfassend und seine Rolle experimentell in vieler Hinsicht gut untersucht. Seine Plastizität und pleiotropen Wirkungen werfen weiter viele Fragen auf und gerade seine Rolle bei Erkrankungen und gezielte Wege therapeutischer Interventionen stehen im Zentrum laufender Untersuchungen.

Literatur

Behm CA, Ovington KS (2000) The role of eosinophils in parasitic helminth infections: insights from genetically modified mice. Parasitol Today 16: 202–209

Blanchard C, Rothenberg ME (2009) Biology of the Eosinophil. Adv Immunol 2009; 101: 81–121

Brewer DB (1994) Texts and documents. Max Schultze and the living, moving, phagocytosing leucocytes: 1865. Medical History 38: 91–101

Cho JY, Miller M, Baek KJ, Han JW, Nayar J, Lee SY, McElwain K, McElwain S, Friedman S, Broide DH (2004) Inhibition of airway remodeling in IL-5-deficient mice. J Clin Invest 113: 551–560

Chu VT, Fröhlich A, Steinhauser G, Scheel T, Roch T, Fillatreau S, Lee JJ, Löhning M, Berek C (2011) Eosinophils are required for the maintenance of plasma cells in the bone marrow. Nat Immunol 12: 151–159

Cools J, DeAngelo DJ, Gotlib J, Stover EH, Legare RD, Cortes J, Kutok J, Clark J, Galinsky I, Griffin JD, Cross NCP, Tefferi A, Malone J, Alam R, Schrier SL, Schmid J, Rose M, Vandenberghe P, Verhoef G, Boogaerts M, Wlodarska I, Kantarjian H, Marynen P, Coure SE, Stone R, Gilliland DG (2003) A tyrosine kinase created by fusion of the PDGFRA and FIP1L1 genes as a therapeutic target of imatinib in idiopathic hypereosinophilic syndrome. N Engl J Med 348: 1201–1214

Dahlen SE, Hedqvist P, Hammarstrom S, Samuelsson B (1980) Leukotrienes are potent constrictors of human bronchi. Nature 288: 484–486

Ehrlich P (1879) Ueber die specifischen Granulationen des Blutes. Arch Anat Physiol (Physiol Abt) 571–579

Ehrlich P, Lazarus A, Myers W, Woodhead G (1900) Histology of the blood: normal and pathological. In: J and CF Clay. University Press, Cambridge

Elishmereni M, Bachelet I, Nissim Ben-Efraim AH, Mankuta D, Levi-Schaffer F (2013) Interacting mast cells and eosinophils acquire an enhanced activation state in vitro. Allergy activation state in vitro. Allergy 68: 171–179

Flood-Page P, Menzies-Gow A, Phipps S, Ying S, Wangoo A, Ludwig MS, Barnes N, Robinson D, Kay AB (2003) Anti-IL-5 treatment reduces deposition of ECM proteins in the bronchial subepithelial basement membrane of mild atopic asthmatics. J Clin Invest 112: 1029–1036

Frigas E, Loegering DA, Solley GO, Farrow GM, Gleich GJ (1981) Elevated levels of eosinophil granule major basic protein in the sputum of patients with bronchial asthma. Mayo Clin Proc 56: 345–353

Fulkerson PC, Fischetti CA, McBride ML, Hassman LM, Hogan SP, Rothenberg ME (2006) A central regulatory role for eosinophils and the eotaxin/CCR3 axis in chronic experimental allergic airway inflammation. Proc Natl Acad Sci USA 103: 16418–16423

Gebreselassie NG, Moorhead AR, Fabre V, Gagliardo LF, Lee NA, Lee JJ, Appleton JA (2012) Eosinophils preserve parasitic nematode larvae by regulating local immunity. J Immunol 188: 417–425

Giembycz MA, Lindsay MA (1999) Pharmacology of the eosinophil. Pharm Rev 2: 213–339

Gleich GJ, Adolphson CR (1986) The eosinophilic leukocyte: structure and function. Adv Immunol 39: 177–253

Gleich GJ, Olson GM, Herlich H (1979) The effect of antiserum to eosinophils on susceptibility and acquired immunity of the guinea-pig to Trichostrongylus colubriformis. Immunol 37: 873–880

Gleich GJ, Klion AD, Lee JJ, Weller PF (2013) The consequence of not having eosinophils. Allergy 68: 829–835

Green RH, Brightling CE, McKenna S, Hargadon B, Parker D, Bradding P, Wardlaw AJ, Pavord ID (2002) Asthma exacerbations and sputum eosinophil counts: a randomised controlled trial. Lancet 360: 1715–1721

Haldar P, Brightling CE, Hargadon B, Gupta S, Monteiro W, Sousa A, Marshall RP, Bradding P, Green RH, Wardlaw AJ, Pavord ID (2009) Mepolizumab and exacerbations of refractory eosinophilic asthma. N Engl J Med 360: 973–984

Henricks PA, Nijkamp FP (2001) Reactive oxygen species as mediators in asthma. Pulm Pharmacol Ther 14: 409–420

Humbles AA, Lloyd CM, McMillan SJ, Friend DS, Xanthou G, McKenna EE, Ghiran S, Gerard NP, Yu C, Orkin SH, Gerard C (2004) A critical role for eosinophils in allergic airways remodeling. Science 305: 1776–1779

Isono T, Koshihara Y, Murota S, Fukuda Y, Furukawa S (1985) Measurement of immunreactive leukotriene C4 in blood of asthmatic children. Biochem Biophys Res Commun 130: 486–492

Jacobsen EA, Ochkur SI, Pero RS, Taranova AG, Protheroe CA, Colbert DC, Lee NA, Lee JJ (2008) Allergic pulmonary inflammation in mice is dependent on eosinophil-induced recruitment of effector T cells. J Exp Med 205: 699–710

Laviolette M, Gossage DL, Gauvreau G, Leigh R, Olivenstein R, Katial R, Busse WW, Wenzel S, Wu Y, Datta V, Kolbeck R, Molfino NA (2013) Effects of benralizumab on airway eosinophils in asthmatic patients with sputum eosinophilia. J Allergy Clin Immunol doi: 10.1016/j.jaci.2013.05.020. [Epub ahead of print]

Lee JJ, Dimina D, Macias MP, Ochkur SI, McGarry MP, O'Neill KR, Protheroe C, Pero R, Nguyen T, Cormier SA, Lenkiewicz E, Colbert D, Rinaldi L, Ackerman SJ, Irvin CG, Lee NA (2004) Defining a link with asthma in mice congenitally deficient in eosinophils. Science 305: 1773–1776

Lehrer RI, Szklarek D, Barton A, Ganz T, Hamann KJ, Gleich GJ (1989) Antibacterial properties of eosinophil major basic protein and eosinophil cationic protein. J Immunol 142: 4428–4434

Linch SN, Kelly AM, Danielson ET, Pero R, Lee JJ, Gold JA (2009) Mouse eosinophils possess potent antibacterial properties in vivo. Infect Immun 77: 4976–4982

Lloyd CM, Saglani S (2013) Finding a link between obesity and asthma. Nat Med 19: 976–977

Lopez AF, Begley CG, Williamson DJ, Warren DJ, Vadas MA, Sanderson C (1986) Murine eosinophil differentiation factor. An eosinophil-specific colony-stimulating factor with activity for human cells. J Exp Med 163: 1085–1099

MacKenzie JR, Mattes J, Dent LA, Foster PS (2001) Eosinophils promote allergic diseas of the lung by regulating CD4+ Th2 lymphocyte function. J Immunol 167: 3146–3155

Meeusen EN, Balic A (2000) Do Eosinophils have a role in the killing of helminth parasites? Parasitol Today 16: 95–101

Melo RC, Liu L, Xenakis JJ, Spencer LA (2013) Eosinophil-derived cytokines in health and disease: unraveling novel mechanisms of selective secretion. Allergy 68: 274–284

Metcalf D, Burgess A, Johnson G, Nicola N, Nice E, DeLamarter J, Thatcher D, Mermod J (1986) In vitro actions on hemopoietic cells of recombinant murine GM-CSF purified after production in Escherichia coli: comparison with purified native GM-CSF. J Cell Physiol 128: 421–431

Muniz-Junqueira MI, Barbosa-Marques SM, Junqueira Jr LF (2013) Morphological changes in eosinophils are reliable markers of the severity of an acute asthma exacerbation in children. Allergy 68: 911–920

Nair P, Pizzichini MM, Kjarsgaard M, Inman MD, Efthimiadis A, Pizzichini E, Hargreave FE, O'Byrne PM (2009) Mepolizumab for prednisone-dependent asthma with sputum eosinophilia. N Engl J Med 360: 985–993

Nair P, Ochkur SI, Protheroe C, Radford K, Efthimiadis A, Lee NA, Lee JJ (2013) Eosinophil peroxidase in sputum represents a unique biomarker of airway eosinophilia. Allergy 68: 1177–1178

Persson T, Andersson P, Bodelsson M, Laurell M, Malm J, Egesten A (2001) Bactericidal activity of human eosinophilic granulocytes against Escherichia coli. Infect Immun 69: 3591–3596

Phipps S, Flood-Page P, Menzies-Gow A, Ong YE, Kay AB (2004) Intravenous anti-IL-5 monoclonal antibody reduces eosinophils and tenascin deposition in allergen-challenges human atopic skin. J Invest Dermatol 122: 1406–1412

Ramalingam T, Porte P, Lee J, Rajan TV (2005) Eosinophils, but not eosinophil peroxidase or major basic protein, are important for the host protection in experimental Brugia pahangi infection. Infect Immun 73: 8442–8443

Rosenberg HF, Dyer KD, Foster PS (2013) Eosinophils: changing perspectives in health and disease. Nat Rev 13: 9–22

Roth N, Städler S, Lemann M, Hösli S, Simon HU, Simon D (2011) Distinct eosinophil cytokine expression patterns in skin diseases – the possible existence of functionally different eosinophil subpopulations. Allergy 66: 1477–1486

Rubin AHE, Smith LJ, Patterson R (1987) The bronchoconstrictor properties of platelet-activating-factor in humans. Am Rev Respir Dis 136: 1145–1151

Schmid-Grendelmeier P, Altznauer F, Fischer B, Bizer C, Straumann A, Menz G, Blaser K, Wüthrich B, Simon HU (2002) Eosinophils express functional IL-13 in eosinophilic inflammatory diseases. J Immunol 169: 1021–1027

Shi HZ, Xiao CQ, Li CQ, Mo XY, Yang QL, Leng J, Chen YQ (2004) Endobronchial eosinophils preferentially stimulate T helper cell type 2 responses. Allergy 59: 428–435

Simon D, Simon HU (2007) Eosinophilic disorders. J Allergy Clin Immunol 119: 1291–1300

Simon D, Braathen LR, Simon HU (2004) Eosinophils and atopic dermatitis. Allergy 59: 561–570

Simon HU, Klion A (2012) Therapeutic approaches to patients with hypereosinophilic syndromes. Semin Hematol 49: 160–170

Simon HU, Rothenberg ME, Bochner BS, Weller PF, Wardlaw AJ, Wechsler ME, Rosenwasser LJ, Roufosse F, Gleich GJ, Klion AD (2010) Refining the definition of hypereosinophilic syndrome. J Allergy Clin Immunol 126: 45–49

Straumann A, Conus S, Grzonka P, Kita H, Kephart, Bussmann C, Beglinger C, Smith DA, Patel J, Byrne M, Simon HU (2010) Anti-interleukin-5 antibody treatment (mepolizumab) in active eosinophilic oesophagitis: a randomized, placebo-controlled, double-blind trial. Gut 59: 21–30

Swartz JM, Dyer KD, Cheever AW, Ramalingam T, Pesnicak L, Domachowske JB, Lee J, Lee NA, Foster PS, Wynn TA, Rosenberg HF (2006) Schistosoma mansoni infection in eosinophil lineage-ablated mice. Blood 108: 2420–2427

Valent P, Klion AD, Horny HP, Roufosse F, Gotlib J, Weller PF, Hellmann A, Metzgeroth G, Leiferman KM, Arock M, Pharm D, Butterfield JH, Sperr WR, Sotlar K, Vandenberghe P, Haferlach T, Simon HU, Reiter A, Gleich GJ (2012) Contemporary consensus proposal on critera and classification of eosinophilic disorders and related syndromes. J Allergy Clin Immol 130: 607–612

Walsh ER, Sahu N, Kearley J, Benjamin E, Kang BH, Humbles A, August A (2008) Strain-specific requirement for eosinophils in the recruitment of T cells to the lung during the development of allergic asthma. J Exp Med 205: 1285–1292

Wardlaw AJ, Brightling C, Green R, Woltmann G, Pavord I (2000) Eosinophils in asthma and other allergic diseases. Br Med Bull 56: 985–1003

Wharton Jones T (1846) The blood-corpuscle considered in its different phases of development in the animal series. Memoir I. Vertebrata. Philosophical Transactions of the Royal Society of London 136: 63–87

Wu D, Molofsky AB, Liang HE, Ricardo-Gonzalez RR, Jouihan HA, Bando JK, Chawla A, Locksley RM (2011) Eosinophils sustain adipose alternatively activated macrophages associated with glucose homeostasis. Science 332: 243–247

Yousefi S, Gold JA, Andina N, Lee JJ, Kelly AM, Kozlowski E, Schmid I, Straumann A, Reichenbach J, Gleich GJ, Simon HU (2008) Catapult-like release of mitochondrial DNA by eosinophils contributes to antibacterial defense. Nat Med 14: 949–953

Yousefi S, Simon D, Simon HU (2012) Eosinophil extracellular DNA traps: molecular mechanisms and potential roles in disease. Curr Opin Immunol 24: 736–739

Yu C, Cantor AB, Yang H, Browne C, Wells RA, Fujiwara Y, Orkin SH (2002) Targeted deletion of a high-affinity GATA-binding site in the GATA-1 promoter leads to selective loss of the eosinophil lineage in vivo. J Exp Med 195: 1387–1395

Adaptive Immunität durch T-Lymphozyten

K. Ghoreschi, M. Röcken

T. Biedermann et al. (Hrsg.), *Allergologie*,
DOI 10.1007/978-3-642-37203-2_8,

8.1 Einleitung

Die Entwicklung und Auslösung zellulärer und humoraler Immunantworten gegen Protein- und Peptid-Allergene oder auch gegen Haptene werden durch T-Lymphozyten gesteuert. Die immunologischen Grundlagen folgen den gleichen Prinzipien wie die Induktion und Unterhaltung vom Immunantworten gegen pathogene Erreger. Antigenspezifische Rezeptoren der T-Lymphozyten erkennen die Zielstrukturen, und ihr Ursprung bestimmt den Ort der durch T-Lymphozyten vermittelten Entzündung. Die dabei sezernierten Zytokine haben viele Funktionen. Zytokine steuern einerseits die Differenzierung der T-Lymphozyten, und die von T-Lymphozyten sezernierten Zytokine wiederum bestimmen den Verlauf einer Entzündung. Die Erkenntnisse zur Regulation der durch T-Lymphozyten vermittelten Immunantworten durch Zytokine, ihre Rezeptoren und Signalwege erlauben, den Ablauf der allergischen Entzündung zu verstehen und neue Therapieansätze zu entwickeln, die sich an der Pathogenese orientieren.

8.2 Antigenerkennung und Stimulation von T-Lymphozyten

8.2.1 T-Zell-Rezeptor und Antigenerkennung

T-Lymphozyten sind funktionell eine heterogene Gruppe von Lymphozyten, die als gemeinsames Merkmal den T-Zell-Rezeptor (TCR) tragen. Der den Immunglobulinen ähnliche TCR erlaubt den T-Lymphozyten die für sie spezifische Antigenstruktur, ein Peptid, zu erkennen. Im Gegensatz zu Immunglobulinen erkennt der TCR jedoch nur dann ein Peptid, wenn es ihm vom Haupthistokompatibilitätskomplex (MHC = »Major histocompatibility complex«) präsentiert wird (▶ Kap. 5, Antigenpräsentation). MHC-Klasse I (HLA-A, HLA-B und HLA-C) präsentieren Peptide an T-Lymphozyten, die das CD8-Molekül exprimieren und primär als zytotoxische T-Lymphozyten (Tc) wirken; MHC-Klasse II (HLA-DR, HLA-DQ und HLA-DP) präsentieren Peptide an T-Lymphozyten, die das CD4-Molekül exprimieren und primär als T-Helfer-Lymphozyten (Th) fungieren.

Damit Th und Tc ein Antigen erkennen und anschließend gegen dieses Antigen eine Immunantwort hervorrufen können, werden mindestens 3 Signale benötigt. Diese werden durch das Zusammenwirken mehrerer funktioneller Einheiten vermittelt (◘ Abb. 8.1):

- Der »dreimolekulare« Komplex aus TCR-Peptid-MHC, der die Antigenspezifität und die grundlegenden Bindungsdynamiken bestimmt, benötigt die funktionelle Stabilisierung über die Korezeptoren CD4 oder CD8
- Kostimulatorische Moleküle, die unabhängig vom TCR-Peptid-MHC-Komplex Signale übertragen und so entweder die Aktivierung oder Desaktivierung/Paralyse der T-Lymphozyten verursachen
- Soluble Mediatoren, Zytokine, die primär zur Differenzierung der T-Lymphozyten beitragen

Nach heutigen Erkenntnissen besteht die Funktion der Th primär darin, den Verlauf von Immunantworten zu steuern. Die Spezifität wird dadurch gewährt, dass immer nur Th aktiviert werden, die ein spezifisches Antigen erkennen, und nur aktivierte Th ihre Umgebung messbar beeinflussen.

Der Einfluss auf die Umgebung, die umgebenden Zellen wie Makrophagen, Fibroblasten und beim Ekzem auch Keratinozyten und Melanozyten, ist zum einen durch direkte, antigenspezifische Zell-Zell-Interaktionen gegeben. Zum anderen werden umgebende Zellen durch Zytokine beeinflusst.

8.2.2 Akzessorische Moleküle

Die Interaktion des TCR-Peptid-MHC-Komplexes mit Bildung der immunologischen Synapse ermöglicht die Kommunikation von T-Lymphozyten und antigenpräsentierenden Zellen (APCs) über akzessorische, kostimulatorische Rezeptoren. Diese entscheidet dann, ob T-Lymphozyten aktiviert, anerg, paralysiert oder apoptotisch werden (◘ Abb. 8.1). Eine Reihe kostimulatorischer Rezeptorligan-

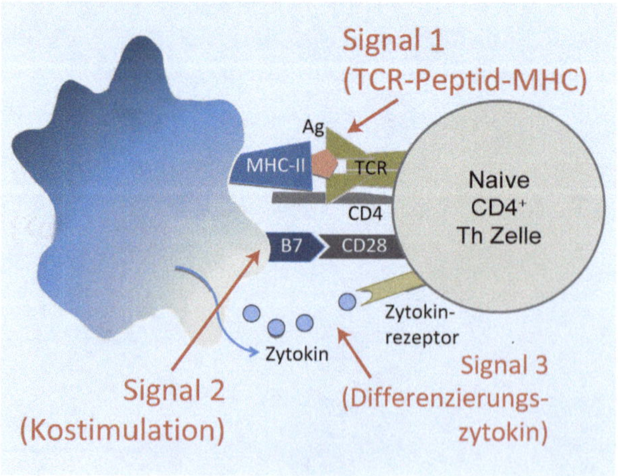

◘ **Abb. 8.1** Vorgang der Aktivierung ruhender T-Lymphozyten bis hin zur Zytokinproduktion. Für eine effiziente Aktivierung sind 3 Signale notwendig. *APC* Antigenpräsentierende Zelle, *TCR* T-Zell-Rezeptor, *MHC* Haupthistokompatibilitätskomplex, *Th* T-Helfer-Lymphozyt, *Ag* = Antigen

denpaare sind mittlerweile bekannt, deren wichtigster Vertreter CD28 auf den T-Lymphozyten und die B7-Moleküle B7-1 und B7-2 als Bindungspartner auf den APC sind. Die zusätzliche Aktivierung des CD28-Rezeptors von T-Lymphozyten ermöglicht ihre optimale Aktivierung und klonale Expansion. B7-Moleküle können eine Immunantwort auch limitieren. Das tritt bspw. dann ein, wenn die B7-Moleküle B7-1 und B7-2 nicht an CD28, sondern an den verwandten Rezeptor CTLA-4 binden. CTLA-4 wird im Anschluss an die T-Lymphozyten-Aktivierung später als CD28 exprimiert und hat eine deutlich höhere Affinität zu den B7-Molekülen als CD28. CTLA-4 hat somit die natürliche Funktion der Bremse nach der Aktivierung. Ein weiteres Beispiel für die funktionell wahrscheinlich wichtigste Inhibition der T-Zell-Antwort bildet der Rezeptor PD1, der von T-Lymphozyten exprimiert wird und sein Ligand PD-L1. Kostimulatorische Moleküle können somit aktivierende oder inhibierende Auswirkungen auf die Immunantwort haben. Beispiele weiterer Rezeptor-Liganden-Paare, die die T-Zell-Antwort fördern, sind CD40-CD40L, OX40-OX40L oder ICOS-B7- H2- Das Wissen über die Struktur und Funktion dieser akzessorischen Moleküle ist auch therapeutisch von großer Bedeutung. So kann die therapeutische Gabe von CTLA-4 zur immunsuppressiven Behandlung der rheumatoiden Arthritis genutzt werden. Die Blockade von CTLA-4 und insbesondere PD-1 wirkt dagegen immunaktivierend. Die hierzu entwickelten Antagonisten bilden eine neue Form der Immuntherapie für die Behandlung von Patienten mit metastasierten Tumoren wie dem malignen Melanom. Die Interaktion mit akzessorischen Molekülen für die Behandlung von allergischen Krankheiten hat bisher nur präklinische Bedeutung.

8.3 T-Helfer-Zell-Populationen und ihre Schlüsselzytokine

8.3.1 Bedeutung von Zytokinen für die Immunantwort

Mit ihren Zytokinen bestimmen Th einerseits das Immunglobulinmuster von B-Lymphozyten und andererseits das biologische Verhalten von APC, Makrophagen, Eosinophilen sowie von zahlreichen Zellen, die nicht der hämatopoetischen Zellreihe zuzuordnen sind. Wichtig ist, dass die Zytokinproduktion nicht zufällig verteilt ist, sondern in bestimmten Zytokinmustern geordnet ist, die dann die funktionelle Heterogenität der T-Zellen definieren. Andererseits bestimmen Zytokine die Differenzierung einer T-Zelle. Somit ist die Erforschung von Zytokinen, ihre Regulation, Signalübertragung und Auswirkung auf die Genexpression zu einem Schwerpunkt der Immunologie geworden.

Tc scheinen, verglichen mit Th, eher Effektor- als Regulatorfunktionen zu übernehmen. Wichtige Mediatoren, die von diesen Zellen sezerniert werden, sind zytotoxisch und zytolytisch wirkende Proteine. Die zytotoxische Antwort richtet sich zumeist gegen intrazelluläre Pathogene. Auch Tc können Zytokine sezernieren; die wichtigsten sind nach derzeitigen Kenntnissen IFN-γ und TNF.

Dagegen ist das Aufgabenspektrum der Th wesentlich vielfältiger. Die Prägung der Th-Zellen und die während dieser Zeit übermittelten Zytokinsignale bestimmen dabei ihre Differenzierung in unterschiedliche Subpopulationen. Während der Aktivierung durch eine professionelle APC (▶ Kap. 5, Antigenpräsentation) durchlaufen naive Th und Tc eine Reihe von Differenzierungsvorgängen. Kurz zusammengefasst werden sie erst zu Blasten, teilen sich vielfach und gewinnen in diesem Proliferationsprozess die Fähigkeit, Zytokine zu produzieren. Sie verändern ihre Oberflächenmoleküle, Migrationseigenschaften, Adhäsions- und Interaktionseigenschaften (▶ Kap. 10, Immunologische Grundprinzipien der allegischen Entzündung).

Im Anschluss an die Aktivierung und Expansion stirbt ein Teil der aktivierten T-Lymphozyten. Die übrigen gehen in einen Ruhezustand zurück und bilden zusammen den Pool der Gedächtnis-T-Lymphozyten, der Memory Th und Memory Tc. Zusammen mit den voraktivierten B-Lymphozyten sind sie für das immunologische Gedächtnis verantwortlich. Insgesamt ist der Zustand der Gedächtniszellen wenig charakterisiert. Es ist davon auszugehen, dass es sich um einen dynamischen Zustand handelt, der von der Intensität und der Zeit der zurückliegenden Stimulation abhängt. Von naiven Th/Tc unterscheiden sich die Gedächtniszellen in erster Linie dadurch, dass sie leichter und schneller aktivierbar sind und auf eine nachfolgende zweite, dritte oder weitere Aktivierung hin ein bereits vorbestimmtes Muster an Zytokinen sezernieren. Das Spektrum des Zytokinmusters, das Memory Th während einer zweiten oder späteren Aktivierung sezernieren, wird während der ersten Stimulation weitgehend festgelegt.

8.3.2 Th_1 und Th_2

Th-Zellen können prinzipiell ein großes Spektrum unterschiedlicher Zytokine sezernieren (◘ Tab. 8.1). Differenzierte Th-Zellen besitzen allerdings ein eingeschränktes Zytokinmuster, und der jeweilige Phänotyp einer Th-Zell-Antwort ist für die Entstehung allergologischer und entzündlicher Krankheiten von großer Bedeutung.

Mitte der 1980er-Jahre wurde beobachtet, dass sich Th-Zell-Klone aufgrund ihres unterschiedlichen Zytokinmusters in zwei Th-Populationen unterteilen lassen. Später fand man, dass dies Folge einer Differenzierung naiver Th-Zellen in den einen oder den anderen Phänotyp ist. Als

Tab. 8.1 Th-Populationen, charakteristische Zytokine und Mastertranskriptionsfaktoren

Th-Zell-Typ	Charakteristische Zytokine	Mastertranskriptionsfaktor
Th_1	IFN-γ, IL-2, TNF	T-bet
Th_2	IL-4, IL-5, IL-13	GATA3
Th_{17}	IL-17, IL-22, TNF	RORγt, RORα
Treg	IL-10, TGF-β	FoxP3
Tfh	IL-21	Bcl-6

IL Interleukin, *IFN* Interferon, *TNF* Tumornekrosefaktor

8

Th_1-Zellen wurden die T-Lymphozyten definiert, die vorwiegend IFN-γ sezernieren. Th_1-Zellen produzieren auch IL-2 und TNF, aber weder IL-4 noch IL-5. Den Gegenpol stellen die Th_2-Zellen dar, die die Zytokine IL-4, IL-5 und IL-13 produzieren, aber kein IFN-γ (Tab. 8.1). Diese primäre Unterteilung hat große funktionelle Konsequenzen, da Th_1- und Th_2-Lymphozyten den Ablauf der Immunantworten in vivo antigenspezifisch regulieren können.

So werden Th_1 als die wichtigsten Promotoren für die Immunantwort vom zellulären Typ (im Englischen delayed type hypersensitivity, DTH) angesehen. Über die Produktion von IL-2 aktivieren sie Th und Tc und unterstützen die Typ-IV-Reaktion. Über die Produktion von IFN-γ aktivieren sie Makrophagen, initiieren in diesen die Produktion von IL-12, TNF und NO und tragen so zur Abwehr intrazellulärer Pathogene, zur Granulombildung und zur Typ-IV-Reaktion, bspw. bei der Kontaktallergie, bei. Th_1-Immunantworten dienen auch der Tumorabwehr. Somit haben sie zwei eng assoziierte zentrale Funktionen: Sie sind einerseits essenziell für die Auslösung der Reaktion und andererseits deren zentrale Gedächtniszelle.

Ihre wichtigsten Gegenspieler sind die Th_2-Zellen und ihr Zytokin IL-4. Über IL-4 inhibieren Th_2-Zellen die Th1-vermittelte Aktivierung der Typ-IV-Reaktion. Wiederum sind die Th_2-Zytokine wichtig für die IgE-vermittelten Typ-I-Reaktionen, für die Soforttypallergien und die Entstehung von atopischen Erkrankungen. IL-4 fördert in B-Lymphozyten den Immunglobulin-Switch zum IgE (▶ Kap. 9, B-Lymphozyten und der Antikörperklassenwechsel zu IgE). Das Th2-Zytokin IL-5 ist ein wichtiger Mediator für die Aktivierung von eosinophilen Granulozyten (▶ Kap. 7, Eosinophile Granulozyten). Th_2 sind außerdem wichtig für die Abwehr von Wurminfekten.

8.3.3 Th_{17} und Treg

Nachdem nicht alle immunologischen Antworten auf die klassische Th_1-Th_2-Dichotomie zurückzuführen waren, wurde klar, dass weitere Th-Zell-Populationen existieren müssen (Tab. 8.1). Die Population der regulatorischen T-Lymphozyten (Treg) ist nicht wie die anderen Th-Populationen durch die Expression bestimmter Zytokine definiert, sondern durch ihre funktionelle Eigenschaft, die Proliferation von T-Zellen zu unterdrücken. Solche Tregs entstehen als natürliche Tregs (nTreg) im Thymus (▶ Kap. 11, Immunologische Toleranz und ihre Mechanismen), lassen sich aber auch in vitro induzieren (iTreg). Tregs können entzündliche Immunantworten limitieren und sind für die Toleranzentstehung gegenüber körpereigenen und köperfremden Antigenen von größter Wichtigkeit. Erst Anfang dieses Jahrtausends wurde eine weitere Th-Population beschrieben, die sehr große Bedeutung erlangt hat, die IL-17-sezernierenden Th_{17}-Zellen. Diese produzieren verschiedene Mitglieder der IL-17-Familie wie IL-17A und IL-17F und weitere Zytokine wie IL-21, IL-22 und TNF. Die Abwehr extrazellulärer Pathogene wie Candida- oder Staphylokokkeninfekte erfordert Th_{17}-Immunantworten. Die Pathogenese einer Reihe von organspezifischen Autoimmunkrankheiten wird auf autoreaktive Th_{17}-Zellen zurückgeführt. Th_{17}-Zellen könnten bei kontaktallergischen Reaktionen von Bedeutung sein, bei denen Infiltrate aus neutrophilen Granulozyten eine wichtige Rolle spielen.

8.3.4 Tfh und weitere Th-Zell-Populationen

Eine wichtige Funktion von Th-Zellen ist, B-Zellen zur T-Zell-abhängigen Antikörperproduktion und zum Klassenwechsel der Immunglobuline anzuregen (▶ Kap. 9, B-Lymphozyten und der Antikörperklassenwechsel zu IgE). Diese Prozesse finden primär in den lymphatischen Keimzentren statt und werden von follikulären Th (Tfh) gesteuert. Es wird noch diskutiert, ob Tfh eine eigenständige Th-Population ist, oder ob sie aus Th_1, Th_2 oder Th_{17} im Lymphknoten hervorgehen. Neben den 5 derzeit am besten etablierten Th-Populationen, Th_1, Th_2, Th_{17}, Treg und Tfh, sind weitere Th-Populationen beschrieben, deren Eigenständigkeit und Funktionen jedoch nicht vollends geklärt sind. Hierzu gehören die Th_0, aktivierte Th, die IL-2 und GM-CSF produzieren, aber sonst keine Dominanz klassischer Th-Populations-definierender Zytokine wie IL-4, IL-17 oder IFN-γ aufzeigen. IL-9-produzierende Th_9-Zellen und IL-22-produzierende Th_{22}-Zellen sind weitere Beispiele spezialisierter Th, die im Verlauf bestimmter entzündlicher, infektiöser oder regulatorischer Prozesse auftreten (▶ Kap. 11, Immunologische Toleranz und ihre Mechanismen).

8.4 Helfer-Zell-Differenzierung

8.4.1 Differenzierungszytokine und ihre molekularen Signalwege

Die Differenzierung von naiven Th in Richtung einer spezialisierten Th-Zell-Population findet während der Aktivierung durch APC statt. Dies gewährleistet, dass der Zytokinphänotyp einer Immunantwort immer antigenspezifisch ist; somit weisen jene T-Lymphozyten, die gemeinsam durch ein Antigen aktiviert werden, ein verwandtes Zytokinmuster auf. Zahlreiche Vorgänge sind an dieser Differenzierungsphase beteiligt: Die TCR-Peptid-MHC-Interaktion, CD4, CD8 und weitere Adhäsionsmoleküle, kostimulatorische Moleküle, das Zytokinmuster der APC sowie jene Zytokine, die von Bystanderzellen sezerniert werden. Bestimmte Zytokine steuern dabei hauptverantwortlich die Differenzierung von Th-Zellen in einen bestimmten Phänotyp (▫ Abb. 8.2).

Wichtig ist, dass die Differenzierung von Th-Zellen in Richtung spezialisierter Th-Zellen nur während der Stimulation über den TCR erfolgt. Die Induktion von differenzierten Th bedarf dabei mehrerer Signale, zunächst mindestens einer Stimulation durch das Antigen und durch Zytokine (▫ Abb. 8.1; ▫ Abb. 8.2).

Für die Induktion von IL-4-produzierenden Th_2 ist die Gegenwart von IL-4 erforderlich. Die Entwicklung von Th_1 während der Stimulation mit Antigen benötigt IL-12 und wird durch IFN-γ unterstützt. Die Differenzierung von Th17 ist dagegen komplexer und benötigt zumindest 2 Signale, von denen eines in der Regel IL-6 ist, entweder in Kombination mit TGF-β oder IL-23. Weitere Th17-fördernde Zytokine sind IL-1 und IL-21. Treg können in vitro durch die Kombination von IL-2 und TGF-β induziert werden (iTreg). Die exakte Zytokinkombination, die für die Generation von Tfh wichtig ist, gilt es noch zu bestimmen; hier gelten IL-6 und IL-21 als wichtige Kandidaten.

Die molekularen Signalwege vieler Zytokine, die an der Th-Zell-Differenzierung beteiligt sind, sind inzwischen relativ gut untersucht. Die meisten dieser Zytokine binden an sog. Typ-I- oder Typ-II-Zytokin-Rezeptoren, die ihre Signale über Januskinasen (JAK) und »signal transducers and activators of transcription (STAT) übermitteln (▫ Abb. 8.3). IL-2, IL-4, IL-6, IL-12, IL-21, IL-23 und IFN-γ binden alle an Typ-I- oder Typ-II-Zytokinrezeptoren. Diese Gruppe von Zytokinrezeptoren besitzt keine intrinsische Kinaseaktivität. Stattdessen assoziieren sie nach Stimulation mit JAKs. Phosphorylierungen aktivieren die JAKs und bereiten Bindungsstellen für STATs. Die STAT-Moleküle werden wiederum durch Tyrosinphosphorylierung aktiviert und neigen dann dazu, Dimere zu bilden und in den Zellkern zu translozieren. Hier regulieren sie anschließend die Expression ihrer Zielgene.

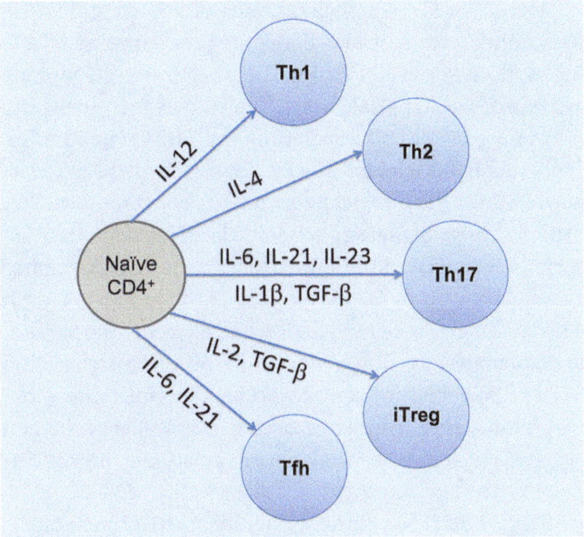

▫ **Abb. 8.2** Entwicklung der 5 derzeit wichtigsten Th-Zell-Populationen aus naiven CD4⁺-T-Helfer-Lymphozyten (Th). Die jeweiligen Zytokine bestimmen während der Aktivierung von naiven Th ihre Differenzierung in *Th1*, *Th2*, *Th17*, *iTreg* oder *Tfh*

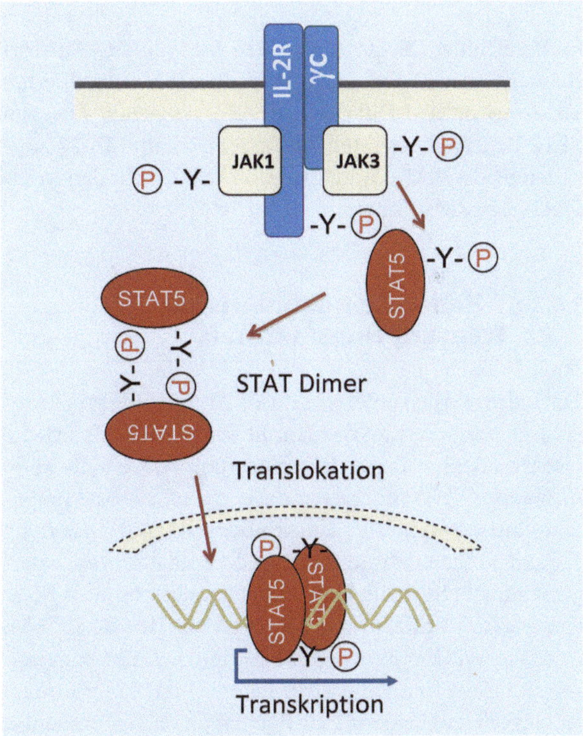

▫ **Abb. 8.3** Die Signalkaskade vom Zytokin bis zur DNA am Beispiel von IL-2. Nach Bindung des Zytokins an seinen Typ-I- oder Typ-II-Zytokinrezeptor assoziieren Januskinasen (*JAK*) mit dem Rezeptor. Diese werden durch Phosphorylierung von Tyrosinresten (*-Y-P*) aktiviert. Auch der Rezeptor wird von den JAKs phosphoryliert und ermöglicht so Bindungsstellen für STAT-Transkriptionsfaktoren. Diese werden durch die JAKs phosphoryliert und bilden Dimere, die in den Zellkern wandern können. Dort erfolgt die Bindung aktivierter STATs an Promotorsequenzen von Genen zur Regulation ihrer Expression

Der JAK-/STAT-Signalweg ist für Allergien und DTH-Reaktionen von zentraler Bedeutung, da einzelne STAT-Moleküle eng mit der Produktion bestimmter Zytokine assoziiert sind. IL-4 aktiviert STAT6, welches zwingend notwendig ist zur Differenzierung von Th2-Lymphozyten. Ein anderes Beispiel ist STAT4, das durch IL-12 aktiviert wird und für die Entwicklung von Th_1 bedeutend ist. Der dritte wichtige Signalweg scheint STAT3 zu sein, da Ausschalten von STAT3 die Entwicklung von Th17-Lymphozyten durch IL-6, IL-21 und IL-23 verhindert. Durch Chromatin-Immunpräzipitation und ausgedehnte parallele Sequenzierung sind genomweite Bindungsstellen von STATs in Th-Zellen erkannt worden, die zahlreiche wichtige Bindungsstellen identifizierten. Vereinfacht scheinen gegenwärtig folgende molekulare Regulationen für die Th-Differenzierung zu gelten:

- IL-12 und IFN-γ fördern über die Aktivierung von STAT4 und STAT1 die Entwicklung von Th1,
- IL-4 fördert über die Aktivierung von STAT6 die Entwicklung von Th_2,
- IL-6, IL-21 und IL-23 fördern über die Aktivierung von STAT3 die Entwicklung von Th_{17}.

Im Bereich der Effektorfunktionen wird die Th_2-Antwort ebenfalls über STAT6 reguliert; für die IFN-γ-mediierten Th1-Antworten ist dagegen STAT1 essenziell. Die von Th17-Zellen sezernierten Zytokine IL-21 und IL-22 aktivieren beide STAT3, während IL-17 selbst nicht den JAK-/STAT-Signalweg aktiviert.

8.4.2 T-Helfer-Zell-definierende Transkriptionsfaktoren

Th-Zellen werden einerseits durch Aktivierung von Transkriptionsfaktoren aus der Familie der STATs definiert, die meist zu Beginn ihrer Differenzierungsphase aktiv sind. Aktivierte STATs induzieren dabei ein sehr charakteristisches Muster an Mastertranskriptionsfaktoren. Dies führt dazu, dass jede definierte Th-Zell-Population typischerweise durch eine hohe Expression eines bestimmten Mastertranskriptionsfaktors gekennzeichnet ist (Tab. 8.1). Anschließend bestimmt die Expression dieser Mastertranskriptionsfaktoren (Masterregulatoren) das Zytokinmuster, das die jeweilige Th-Zell-Population nach Stimulation in vitro oder in vivo sezerniert.

Der Mastertranskriptionsfaktor von Th_2 ist GATA3, von Th_1 T-bet und von Th17 RORγt. Treg und iTreg sind überwiegend durch FoxP3 charakterisiert, während für Tfh Bcl-6 wichtig ist.

Dabei ist zu beachten, dass Immunantworten in vivo und die damit verbundene Th-Zell-Differenzierung nicht auf einer strikten »On/Off-Regulation« beruhen, wie sie bei digitalen Signalen bekannt sind. Immunreaktionen, werden zwar stark durch die oben beschriebenen Zytokinmuster dominiert, unabhängig davon ob sie antiinfektiöser, autoreaktiver oder allergischer Natur sind. Allerdings sind die involvierten T-Zell-Populationen heterogen, und die Level der Zytokinproduktion in den differenzierten Th-Zell-Populationen schwanken im Verlauf der Immunantwort. Wichtig scheint dabei zu sein, dass der »biologische Phänotyp« einer Immunantwort insbesondere zu Anfang der Reaktion festgelegt wird und den Verlauf charakterisiert. Dies ist meistens der Fall bis zum Höhepunkt der Reaktion; anschließend flacht die Zytokinproduktion ab und es treten Gegenregulationen auf. Besonders bekannt ist dies klinisch im Anschluss an sehr starke bakterielle und virale Infekte, die mit einer sehr starken Th_1/Th_{17}-Aktivierung einhergehen. Wird die starke Entzündung überwunden, geht diese Th_1/Th_{17}-dominierte Immunantwort in ihrer Spätphase nicht selten in eine IL-4-dominierte Th_2-Antwort über, die sich im Blutbild in Form einer Eosinophilie zeigt.

8.5 Therapeutische Regulation der adaptiven Immunantwort

8.5.1 Immunregulation durch Zytokin- und Anti-Zytokin-Therapien

Die intrazellulären Signale, die von Zytokinen aktiviert werden, induzieren nicht nur die Differenzierung naiver Th-Zellen in eine spezialisierte Population, sondern können auch aktiv die Differenzierung in andere Populationen verhindern. So verhindert IL-4 durch Aktivierung von STAT6 die Differenzierung von naiven Th in Richtung Th_1. Der Th_1-Mastertranskriptionsfaktor T-bet kann dagegen die Differenzierung in Richtung Th_2 unterdrücken. Interessanterweise verhindern sowohl IL-4 als auch IFN-γ sowie ihre jeweiligen Signalmoleküle die Differenzierung von naiven Th in Th17. Auf ähnliche Weise kann die Differenzierung von iTreg und Th17 gesteuert werden. IL-6 aktiviert STAT3 und kann so die iTreg-Differenzierung verhindern, da STAT3 die FoxP3-Induktion in aktivierten Th-Lymphozyten verhindert und diese stattdessen in Richtung Th17 differenzieren. IL-2 hingegen kann über die Aktivierung des Transkriptionsfaktors STAT5 FoxP3 induzieren und damit Th-Lymphozyten in Richtung iTreg differenzieren. Gleichzeitig unterdrückt STAT5 direkt die Entwicklung von Th17-Lymphozyten.

Diese genauen Kenntnisse über den Phänotyp einer pathogenen Immunantwort bei Autoimmunkrankheiten oder bei Allergien erlauben es, heute mithilfe von Zytokinen oder Zytokin-neutralisierenden Antikörpern in die Immunantwort aktiv einzugreifen, um so Krankheiten zu behandeln. Dabei können Effektorzytokine wie TNF oder IL-17 bei Th_1/Th_{17}-mediierten Autoimmunkrankheiten oder IL-4 und IL-5 bei Th_2-mediierten allergischen Krankheiten therapeutisch neutralisiert werden. Alternativ kann die Differenzierung der Immunantwort beeinflusst werden. Das Th_2-Zytokin IL-4 oder die Neutralisation von IL-12/IL-23 können bestimmte Th_1/Th_{17}-mediierte Autoimmunkrankheiten verbessern, indem sie schädliche Th_1/Th_{17}-Immunantworten bei entzündlichen Autoimmunkrankheiten wie der Psoriasis in eine Th_2-Immuantwort umlenken. Im Gegensatz dazu stärkt IFN-α die Induktion von Th_1-Immunantworten bei bestimmten viralen Infektionen oder in der Tumortherapie.

8.5.2 Molekulare Möglichkeiten der Immunregulation

Neben Zytokinen oder Anti-Zytokinen können die Signalwege von Zytokinen unterbrochen werden, um Allergien, Autoimmunkrankheiten oder Tumorkrankheiten zu behandeln. Dies kann sowohl durch extrazelluläre Blockade von Zytokinrezeptoren als auch durch intrazelluläre Blockade von Zytokinrezeptoren geschehen. Hierfür eignen sich v. a. Kinaseinhibitoren, wie sie zum Einsatz von Tumorkrankheiten genutzt werden. Die derzeitigen Entwicklungen beschäftigen sich mit kleinmolekularen Inhibitoren, die direkt mit Zytokinsignalwegen und den damit zusammenhängenden Immunantworten interagieren. Hierzu gehören JAK-Inhibitoren, die sich bereits in klinischer Anwendung befinden, und Moleküle, die direkt mit STAT-Transkriptionsfaktoren interagieren können.

Weiterführende Literatur

Abbas AK, Murphy KM, Sher A (1996) Functional diversity of helper T lymphocytes. Nature 383: 787–793

Braumüller H, Wieder T, Brenner E, Aßmann S, Hahn M, Alkhaled M, Schilbach K, Essmann F, Kneilling M, Griessinger C, Ranta F, Ullrich S, Mocikat R, Braungart K, Mehra T, Fehrenbacher B, Berdel J, Niessner H, Meier F, van den Broek M, Häring HU, Handgretinger R, Quintanilla-Martinez L, Fend F, Pesic M, Bauer J, Zender L, Schaller M, Schulze-Osthoff K, Röcken M (2013) T-helper-1-cell cytokines drive cancer into senescence. Nature 494(7437): 361–365

Breit S, Steinhoff M, Blaser K, Heusser CH, Seebald W, Levine AD, Röcken M (1996) A strict requirement of interleukin-4 (IL-4) for induction of IL-4 in antigen-stimulated human T cells. Eur J Immunol 26: 1860–1865

Chen L, Flies DB (2013) Molecular mechanisms of T cell co-stimulation and co-inhibition. Nat Rev Immunol 13: 227–242

Ghoreschi K, Thomas P, Breit S, Dugas M, Mailhammer R, van Eden W, van der Zee R, Biedermann T, Prinz J, Mack M, Mrowietz U, Christophers E, Schlöndorff D, Plewig G, Sander CA, Röcken M (2003) Interleukin-4 therapy of psoriasis induces Th2 responses and improves human autoimmune disease. Nat Med 9: 40-46

Ghoreschi K, Laurence A, O'Shea JJ (2009) Janus kinases in immune cell signaling. Immunol Rev 228: 273–287

Ghoreschi K, Laurence A, Yang XP, Hirahara K, O'Shea JJ (2011) T helper 17 cell heterogeneity and pathogenicity in autoimmune disease. Trends Immunol 32: 395-401

Ihle JN (1996) STATs: Signal transducers and activators of transcription. Cell 84: 331–334

Kapsenberg ML, Wierenga EA, Bos JD, Jansen HM (1991) Functional subsets of allergen-reactive human CD4+ T cells. Immunol Today 12: 392–395

Leonard WJ (1996) STATs and cytokine specificity. Nature Med 2: 968–969

Mosmann TR, Coffman RL (1989) TH1 and TH2 cells: different patterns of lymphokine secretion lead to different functional properties. Annu Rev Immunol 7: 145–173

Mosmann TR, Sad S (1996) The expanding universe of T-cell subsets: Th1, Th2 and more. Immunol Today 17: 138–146

Murphy WJ, Welniak L, Back T, Hixon J, Subleski J, Seki N, Wigginton JM, Wilson SE, Blazar BR, Malyguine AM, Sayers TJ, Wiltrout RH (2003) Synergistic anti-tumor responses after administration of agonistic antibodies to CD40 and IL-2: coordination of dendritic and CD8+ cell responses. J Immunol 170: 2727–2733

O'Shea JJ, Paul WE (2010) Mechanisms underlying lineage commitment and plasticity of helper CD4+ T cells. Science 327: 1098–102

Paul WE, Seder RA (1994) Lymphocyte responses and cytokines. Cell 76: 241–251

Powrie F, Coffman RL (1993) Cytokine regulation of T-cell function: potential for therapeutic intervention. Immunol Today 14: 270–274

Ramiscal RR, Vinuesa CG (2013) T-cell subsets in the germinal center. Immunol Rev 252: 146–155

Romagnani S (1994) Lymphokine production by human cells in disease states. Ann Rev Immunol 12: 227–257

Röcken M, Saurat JH, Hauser C (1992) A common precursor for CD4+ T cells producing IL-2 or IL-4. J Immunol 148: 1031–1036

Röcken M, Urban JF, Shevach EM (1994) Antigen-specific activation, silencing and reactivation of the IL-4 pathway in vivo. J Exp Med 179: 1885–1893

Röcken M, Shevach EM (1996) Immune deviation the third dimension of functional T cell tolerance. Immunol Rev 149: 175–194

Tietze JK, Wilkins DE, Sckisel GD, Bouchlaka MN, Alderson KL, Weiss JM, Ames E, Bruhn KW, Craft N, Wiltrout RH, Longo DL, Lanier LL, Blazar BR, Redelman D, Murphy WJ (2012) Delineation of antigen-specific and antigen-nonspecific CD8(+) memory T-cell responses after cytokine-based cancer immunotherapy. Blood 119: 3073–3083

Tumeh PC, Harview CL, Yearley JH, Shintaku IP, Taylor EJ, Robert L, Chmielowski B, Spasic M, Henry G, Ciobanu V, West AN, Carmona M, Kivork C, Seja E, Cherry G, Gutierrez AJ, Grogan TR, Mateus C, Tomasic G, Glaspy JA, Emerson RO, Robins H, Pierce RH, Elashoff DA, Robert C, Ribas A (2014) PD-1 blockade induces responses by inhibiting adaptive immune resistance. Nature 515(7528): 568–571

Zhu J, Yamane H, Paul WE (2010) Differentiation of effector CD4 T cell populations. Annu Rev Immunol 28: 445-489

B-Lymphozyten und der Antikörperklassenwechsel zu IgE

A. Radbruch, M. Worm

T. Biedermann et al. (Hrsg.), *Allergologie*,
DOI 10.1007/978-3-642-37203-2_9,

9.1 Einleitung

Antikörper-Isotypen (Immunglobuline) sind die zentralen Effektormoleküle der humoralen Immunantwort (Casadevall u. Pirofski 2011). Sie können direkt Pathogene bzw. Pathogenbestandteile eliminieren. Darüber hinaus vermitteln sie zahlreiche immunologische Effekte über molekulare und zelluläre Immunreaktionen. Die Antikörper der Klasse IgM, IgD, IgG, IgA und IgE werden über verschiedene konstante Regionen in ihren schweren Ketten definiert. Sie zeigen eine unterschiedliche Gewebeverteilung und Wirkung auf Pathogene.

IgM-Moleküle werden als Penta- oder Hexamere sezerniert, sie haben eine hohe Bindungsaffinität gegenüber Antigenen mit repetitiven Motiven und vermitteln Komplementaktivierung. Sie können aufgrund ihrer Größe nicht in den Extrazellularraum passieren. Dagegen verteilen sich monomerisches IgG, monomerisches IgE und monomerisches oder dimerisches IgA in allen Geweben, um dort eine breite biologische Effektorfunktion zu entfalten (Wingren et al. 2007). Naive B-Zellen exprimieren nur IgM und IgD, während die anderen Immunglobulinklassen oder Subklassen erst bei einer Immunantwort entstehen.

Beim Menschen sind IgG1 und IgG3 gegen Viren wirksam, IgG2 gegen verkapselte Bakterien (Mond et al. 1995) und IgG4/IgE gegen große extrazelluläre Parasiten (Gould u. Sutton 2008) sowie IgG A1 und IgG A2 gegen pathogene Bakterien der Schleimhäute (Cerutti et al. 2011).

Die konstanten Regionen der verschiedenen Immunglobulin-Isotypen werden von unterschiedlichen schwere Ketten Cluster kodiert, wobei die Anordnung C-μ, C-δ, C-γ, C-ε und C-α im Immunglobulin dem schwere Ketten Locus entspricht (◘ Abb. 9.1).

9.2 B-Zellentwicklung und Subsets

B-Zellen und die von ihnen produzierten Antikörper sind zentrale Elemente des humoralen Immunsystems. B-Zellen entwickeln sich im Knochenmark aus hämatopoetischen Vorläuferzellen. Die frühen Entwicklungsstadien im Knochenmark sind assoziiert mit funktionalen Rearrangierungen der Immunglobulin-Gensegmente. VH-, DH- und JH-Rearrangierungen der schweren Ketten (S-Kette) zusammen mit den VL-JL-Rearrangierungen der leichten Ketten (L-Ketten) generieren ein B-Zellrepertoire mit Antikörpern, die mehr als 10^{13} verschiedene Antigene erkennen können. Nach den Rearrangierungen der schweren und leichten Kettensegmente können 3 Entwicklungsstadien definiert werden. Im ersten Entwicklungsstadium rearrangieren die D- und J-Segmente der schweren Ketten (Pro-B-Zellen), gefolgt von einem sekundären Rearrangement, wo die V-Regionen zu den rearrangierten DJ-Segmenten gefügt werden (Pieper et al. 2013). Im Pre-B-Zellstadium werden die μ-schweren Kettensegmente zusammengefügt und rearrangieren mit den Gensegmenten der kappa-(κ)- und lambda-(λ)-Ketten. Diese unreifen B-Zellen können das Knochenmark verlassen und zur Milz wandern, wo sie ihr frühes Entwicklungsstadium abschließen, indem sie sich zu naiven, follikulären oder Marginalzonen-B-Zellen weiter entwickeln (◘ Abb. 9.1).

Während dieser Entwicklungsstadien der B-Zellen können genetisch bedingt Erkrankungen auftreten. Sie sind in der Regel mit Defekten der humoralen Immunantwort assoziiert. Naive B-Zellen zirkulieren über das Blutsystem bzw. die Lymphe in die Milz, die Lymphknoten, die Tonsillen, die Peyer'schen Plaques und die Schleimhaut. In der Milz wird das Marginalzonen- und das follikuläre B-Zellkompartiment gebildet. Marginalzonen-B-Zellen bilden die erste Schutzlinie gegenüber Pathogenen und entwickeln eine T-Zell-unabhängige Immunantwort. Die antigeninduzierte und T-Zell-abhängige B-Zellaktivierung findet in den Keimzentren der Milz und der Lymphknoten statt und führt zu der Entwicklung von Plasmazellen (MacLennan 1994; Liu u. Arpin 1997). Die B-Zellaktivierung in den Keimzentren führt zu einer Heraufregulation der AID (»activation-induced cytine deaminase«). Die AID ist das zentrale Enzym für die Regulation der enzymatischen Kaskade, die somatische Hypermutationen in der variablen Region sowie den Isotypenwechsel einleitet (▶ Abschn. 9.4). Plasmazellen können kurz- oder langlebig sein, und ihre Entwicklung ist abhängig von der Expression des Transkriptionsfaktors Blimp-1 (»B lymphocyte-induced maturation protein-1«) (Angelin-Duclos et al. 2000). Blimp-1 induziert das X-Box-bindende Protein 1 (XBP-1) (Reimold AM et al. 1996), einen zentralen Transkriptionsfaktor für die Initiierung der Immunantwort.

Langlebige Plasmazellen sind terminal differenziert und teilen sich nicht mehr. Dementsprechend benötigen sie Überlebenssignale, hierzu gehören IL-6 und Liganden für CD44 wie Hyaluronsäure (Cassese et al. 2009).

9.3 IgE-Klassenwechsel

Der Klassenwechsel (CSR = »class-switch DNA recombination«) entsteht durch einen Austausch der exprimierten schweren Kettencluster z. B. von C-μ für IgM mit C-γ, C-α oder C-ε, sodass dementsprechend IgG, IgA oder IgE entsteht, wobei die antigenbindende variable Region nicht verändert wird (Stavnezer et al. 2008; Honjo 2008) (◘ Abb. 9.2).

IgD wird nicht über den Klassenwechsel, sondern über alternatives Splicing der primären Keimbahntranskripte generiert. Der Klassenwechsel bei B-Zellen zu bspw. IgE-

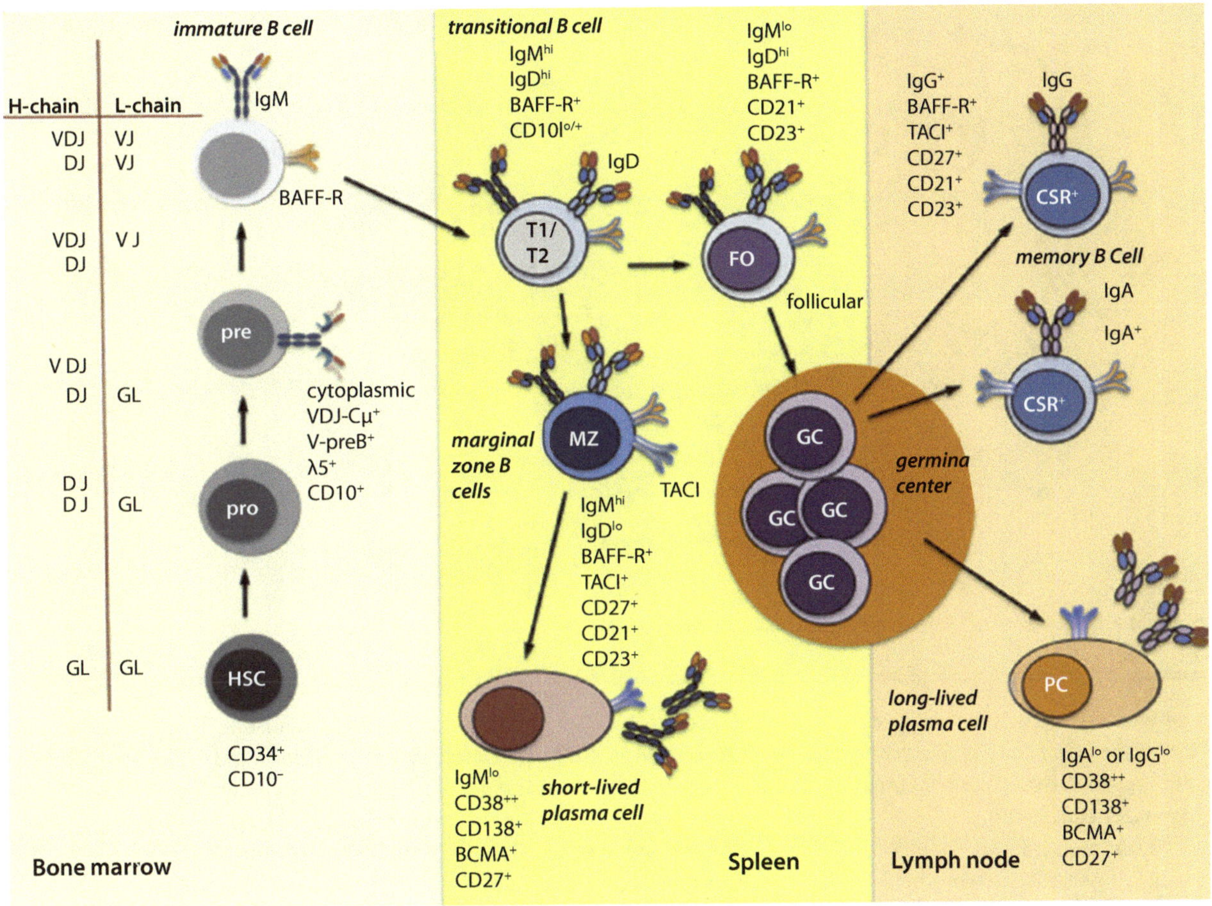

Abb. 9.1 B-Zellentwicklung und Subsets. (Aus Pieper et al. 2013 mit frdl. Genehmigung)

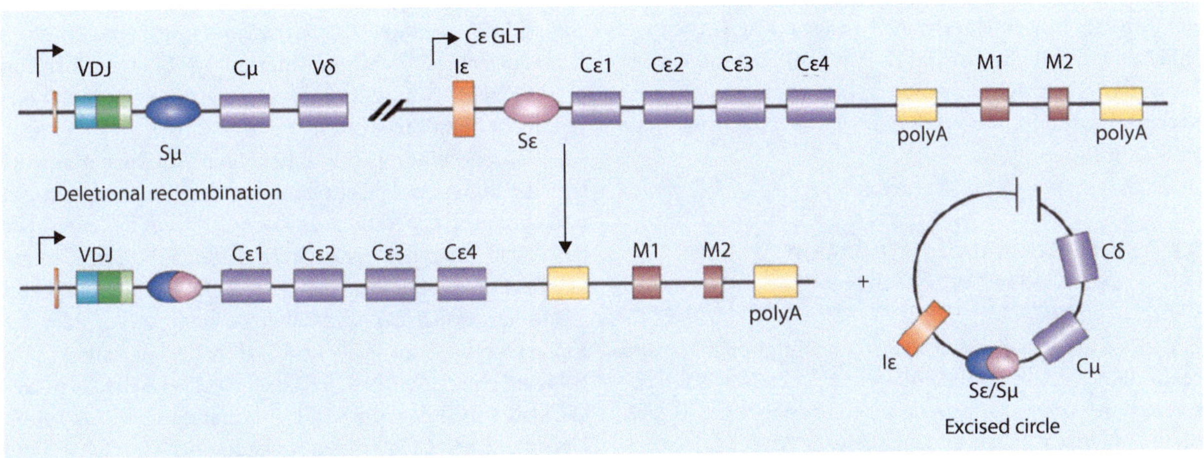

Abb. 9.2 Klassenwechsel zu IgE über Keimbahntranskripte. (Aus Geha et al. 2003 mit frdl. Genehmigung)

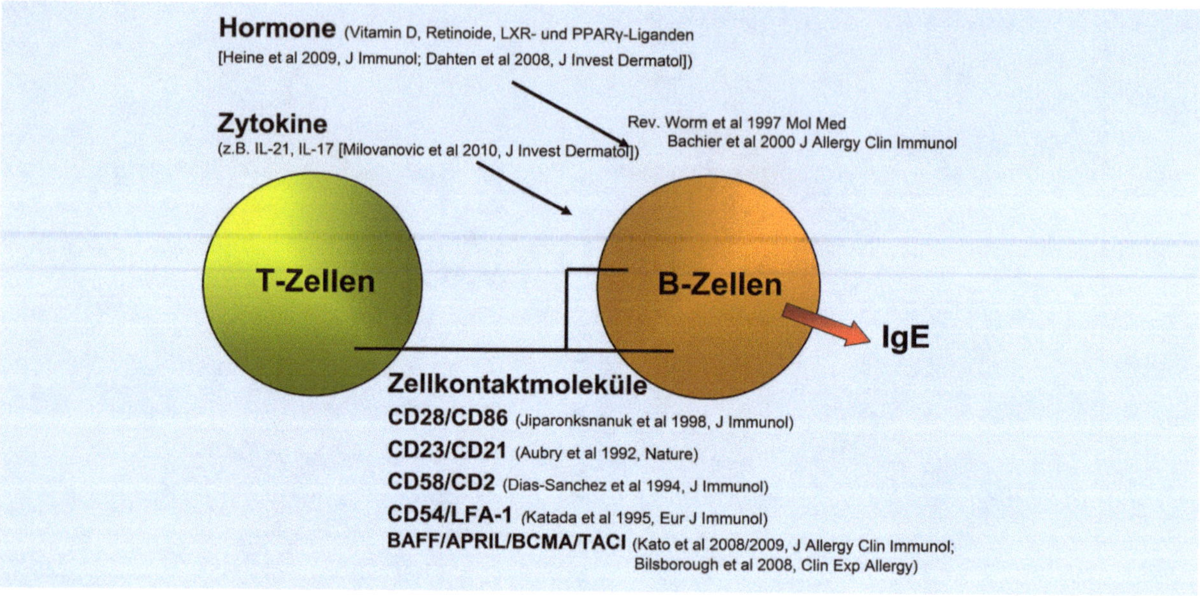

Abb. 9.3 Signale zur Induktion der IgE-Produktion. (Aus Worm u. Henz 1997)

positiven B-Zellen führt dazu, dass bei einem erneuten Kontakt mit dem Antigen viel schneller als bei naiven IgM- oder IgD-positiven B-Zellen eine Immunantwort entsteht (Stavnezer et al. 2008).

Zusammen mit der somatischen Hypermutation, wo primär Punktmutationen innerhalb der variablen Region eingebaut werden, führt der Prozess insgesamt zu einer starken Produktion von Antikörpern mit einer hohen Affinität (Stavnezer et al. 2008).

Zusammenfassend ist der Klassenwechsel ein zentrales Element bei der Entstehung einer spezifischen Antikörperantwort. Ein defekter oder gestörter Klassenwechsel führt zu einer Reihe von Erkrankungen. Hierzu gehören bspw. das Hyper-IgM-Syndrom, systemische oder organspezifische Autoimmunerkrankungen, aber auch Allergien und Asthma.

9.4 Induktion und Regulation des Klassenwechsels

Die Induktion des Klassenwechsels benötigt primäre und sekundäre Signale. Signale, die einen primären Klassenwechsel induzieren, können T-Zell-abhängig oder T-Zell-unabhängig sein (Klein u. Dalla-Favera 2008; McHeyzer-Williams 2012). Sie induzieren die Expression der »activation-induced cytidine deaminase« (AID) und weiterer Proteine, die für den Klassenwechsel eine Rolle spielen, wie etwa des Transkriptionsfaktors NF-κB. Die »activation-induced cytidine deaminase ist ein Protein, das aus 198 Aminosäuren besteht und eine zentrale Bedeutung für den Isotypenwechsel und die somatische Hypermutation hat. Sie wirkt durch eine Deaminierung der Deoxycytosine in einsträngiger und auch doppelsträngiger DNA. Natürlicherweise vorkommende Mutationen der AID-Genexpression sind für die autosomal-rezessive Form des Hyper-IgM-Syndroms Typ 2 beschrieben.

Signale, die sekundär einen Klassenwechsel fördern, können die Expression von AID nicht induzieren, sind jedoch für die Steuerung des Klassenwechsels zu einem bestimmten Isotyp wie bspw. IgG, IgA oder IgE durch die Auswahl der S-Region über die Induktion der Keimbahntranskripte wirksam. Zu den sekundären Signalen eines Klassenwechsels gehören Interleukin-4, »transforming growth factor-β« und Interferon-γ (letzteres nur bei Mäusen, nicht beim Menschen) (Xu et al. 2012).

Während einer T-Zell-abhängigen Antikörperantwort tritt der Klassenwechsel primär in den Keimzentren auf und wird nach der Aktivierung von CD40 auf B-Zellen über den CD40 Liganden, der auf follikulären T-Helferzellen exprimiert wird, aktiviert (Abb. 9.3). Die Aktivierung von CD40 bei naiven B-Zellen führt zu einer hohen Rate des Klassenwechsels zu IgG1 und IgE in der Gegenwart von IL-4 und einem moderaten Klassenwechsel zu IgG2a in Gegenwart von IFN-γ und TGF-β (Chaudhuri u. Alt 2004). Defekte in der CD40-Signalkaskade oder eine fehlerhafte Expression des CD40-Liganden führen zum Hyper-IgM-Syndrom beim Menschen. IgG-, IgA- und IgE-Konzentrationen sind auch in der Maus bei defektem CD40-CD40-Ligand massiv vermindert, und somit gilt es als bewiesen, dass die CD40-CD40-Ligand-Interaktion für den T-Zell-abhängigen Klassenwechsel von zentraler Bedeutung ist.

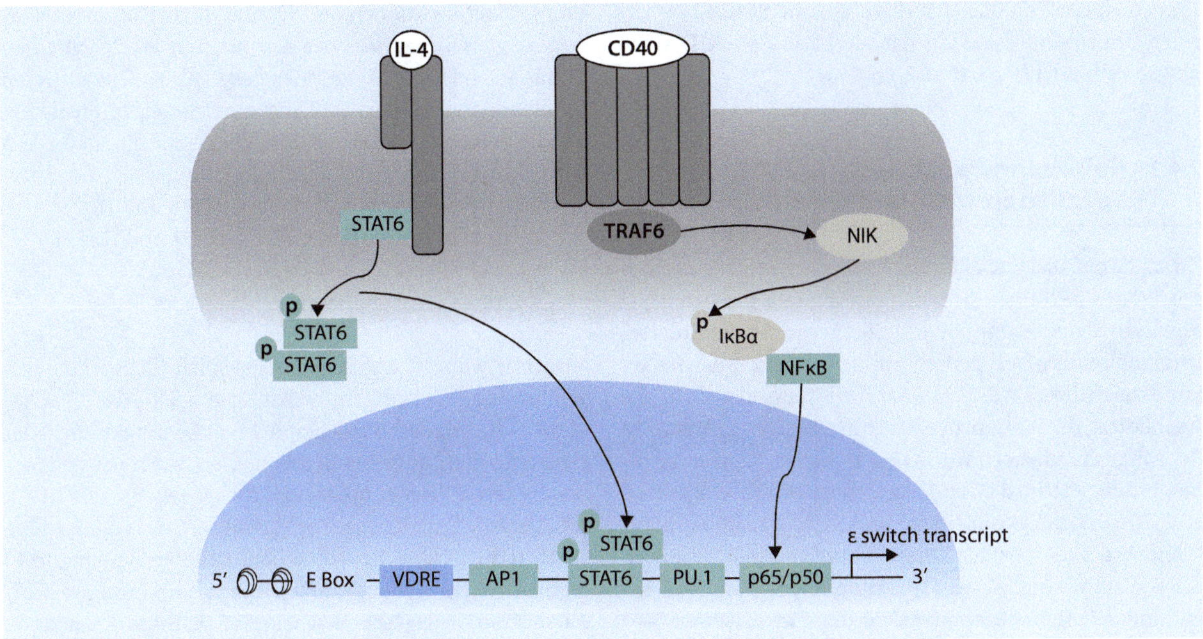

Abb. 9.4 Promotorregion des E-Keimtranskriptes

Spezifische IgG- und IgA-Antikörper können jedoch auch frühzeitig während einer Infektion auftreten, bevor spezifische T-Helferzellen aktiviert wurden. Somit ist auch ein T-Zell-und CD40-unabhängiger Klassenwechsel möglich. Der T-Zell-unabhängige Klassenwechsel führt häufig zu der Entstehung von IgG-Antikörpern, die spezifisch gegen zahlreiche mikrobielle Antigene gerichtet sind, wie z. B. auch Bakterienlipopolysaccharide. Mutationen innerhalb von Genen, die die Toll-like-Rezeptoren oder TACI (»transmembrane activator and cyclophilin ligand interactor«) bzw. ihre Signalkaskade betreffen, führen zu reduzierten Antikörperantworten gegenüber Polysacchariden und einer defekten Immunantwort gegenüber verkapselten Bakterien (Barton u. Kagan 2009; He et al. 2010).

Diese Daten zeigen, dass der T-Zell-unabhängige Klassenwechsel TLR- und/oder TACI-abhängig ist. Jedoch ist auch hier für die Entstehung eines ausreichenden Klassenwechsels zusätzlich die Gegenwart von Zytokinen wie IL-4, TGF-β oder IFN-γ erforderlich.

Zusammenfassend führt die Aktivierung von CD40 auf naiven B-Zellen zu einem T-Zell-abhängigen Klassenwechsel, während die TLR-BCR-, TACI-BCR- oder TLR-TACI-vermittelte Aktivierung in einem T-Zell-unabhängigen Klassenwechsel resultieren. Dies hat eine besondere Bedeutung bei T-Zell-unabhängigen Antikörperantworten, die jedoch im Rahmen der allergischen Immunantwort weniger bedeutsam sind.

9.4.1 Induktion von AID

Klassenwechsel benötigt AID. Diese wird von verschiedenen B-Zell-Subtypen differenzierungsabhängig exprimiert (Stavnezer et al. 2008). AID wird in der Regel nicht von unreifen B-Zellen exprimiert, jedoch wird die AID immer von B-Zellen exprimiert, die den Klassenwechsel vollziehen. Interessanterweise kann die AID den Klassenwechsel zu IgE auch in unreifen B-Zellen auslösen, sogar wenn es nur gering exprimiert wird (Wesemann et al. 2011). Eine streng kontrollierte Regulation der AID-Expression ist notwendig, um chromosomale Translokationen zu vermeiden und die genomische Integrität von B-Zellen und Nicht-B-Zellen aufrechtzuerhalten (Pasqualucci et al. 2008; Hasham et al. 2010). Dies wird durch eine fein gesteuerte Kontrolle der AID-Expression sichergestellt. Die Regulation der AID erfolgt auf verschiedenen Ebenen einschließlich der Transkription, der posttranskriptionellen Regulation und schließlich auch der Proteinebene (Xu et al. 2012).

Die Transkription der AID ist NF-κB abhängig, das v. a. durch klassenwechselinduzierende Signale aktiviert wird (Abb. 9.4). CD40, TLRs und TACI, aber nicht BCR allein kann die AID-Expression induzieren. CD40 oder TLR-BCR-Aktivierung kann sowohl den kanonischen als auch den nichtkanonischen NF-κB-Signalweg aktivieren (Pone et al. 2012; Zarnegar et al. 2004).

Neben NF-κB, das ubiquitär exprimiert wird und zahlreiche Gene reguliert, finden sich Transkriptionsfaktoren, die B-Zell-spezifisch die Induktion der AID regulieren.

Hier spielt v. a. HOXC4 eine Rolle, es handelt sich hier um einen Transkriptionsfaktor, der direkt an den AID-Genpromotor bindet (Park et al. 2009).

9.4.2 Keimbahntranskripte (I_H-S-C_H) spezifizieren Klassenwechsel

Zwar können primäre Signale den Klassenwechsel induzieren, jedoch benötigen sie sekundäre Signale, um den Klassenwechsel zu bestimmen und die Produktion definierter Immunglobulin-Isotypen auszulösen. Somit sind die sekundären Stimuli wie IL-4 oder TGF-β essenziell für die Ausbildung der Antikörper-Effektorfunktion. IgA wird in der Mukosa induziert, wo TGF-β in hohen Konzentrationen produziert wird (Cerutti u. Rescigno 2008; Fagarasan et al. 2010). Die Transkription von I_H-S-C_H-Keimbahnfaktoren wird über spezielle Keimbahnpromotoren gesteuert, die von zytokinaktivierten Transkriptionsfaktoren abhängig sind. Die IL-4-Rezeptoraktivierung führt zu einer Mobilisierung von STAT6, welches die I-γ1- und I-ε-Keimbahnpromotoren bindet. Somit entstehen Keimbahntranskripte (Chaudhuri u. Alt 2004). Diese führen zu einer Aktivierung der Switch-Region und erlauben dann sekundär den Klassenwechsel von IgG1 zu IgE (Abb. 9.3, Abb. 9.4). So konnte in Mausmodellen bestätigt werden, dass bei STAT6-defizienten Mäuse kein Isotypenklassenwechsel zu IgE auftritt (Linehan et al. 1998). IL-4 und auch IL-13, welches auch STAT6-Aktivierung auslöst, nehmen somit für den Klassenwechsel zum IgE eine Schlüsselrolle ein.

Aktuelle Arbeiten zeigen, dass die Wirkung von STAT6 auf I-ε durch Bcl-6 antagonisiert wird (Audzevich et al. 2013). Bcl-6 und STAT6 binden eine überlappende Sequenz innerhalb des Keimbahnpromoters. Letztlich ist die Balance zwischen STAT6 und Bcl-6 am Keimbahnpromoter entscheidend für die Auslösung der IgE-Produktion. Aktuelle Arbeiten zeigen, dass auch SWAP-70, ein Multiproteinkomplex für die Induktion der IgE-Produktion wichtig ist. SWAP-70-defiziente Mäuse zeigen reduzierte IgE-Konzentrationen im Serum nach der Infektion mit den Nematoden Nippostrongylus brasiliensis (Audzevich et al. 2013).

Allergische Erkrankungen entstehen aufgrund einer gestörten Balance zwischen Th_2- und Treg-Zellen (Umetsu u. DeKruyff 2006; Akdis et al. 2004; Lloyd u. Hawrylowicz 2009; Hawrylowicz u. O'Garra 2005). Wie in ▶ Abschn. 9.3 bereits beschrieben, können IL-13 und IL-4 den Isotypenklassenwechsel zu IgE auslösen (Hammad u. Lambrecht 2008). Neu identifizierte Zytokine wie IL-25, IL-31 und IL-33 können gleichfalls die Th_2-abhängige Entzündung fördern. Beim Hyper-IgE-Syndrom (HIES) findet man neben extrem hohen IgE-Werten klinische Zeichen der atopischen Dermatitis, rezidivierende staphylokokkenbedingte Hautinfektionen und Pneumonien. Kürzlich konnte gezeigt werden, dass bei den meisten HIES-Patienten dominant-negative Mutationen des STAT3-Gens auftreten (Holland et al. 2007). STAT3 ist ein Transkriptionsfaktor, der die Promoterregionen zahlreicher Gene bindet. STAT3 wird aktiviert, nachdem Zytokinsignale

- der γc-Familie (IL-2, IL-7, IL-9, IL-15 und IL-21),
- der gp130 Familie (IL 6, IL 11, IL 27 und IL 31),
- der IL-10 Familie (IL-10 und IL-22) und
- Rezeptor-Tyrosinkinasen

ausgelöst wurden. Darüber hinaus spielt STAT3 eine wesentliche Rolle für die Entwicklung von Th_{17}-Zellen. Dies könnte die wiederholten Staphylokokkeninfektionen der Haut und der Lunge bei den Patienten mit HIES erklären (vgl. ▶ Kap. 39, Hyper-IgE-Syndrom).

Aktuelle Arbeiten weisen darauf hin, dass die Bildung IL-10-induzierter tolerogener dendritischer Zellen und T-regulatorischer Zellen wahrscheinlich zum inflammatorischen Krankheitsgeschehen bei HIES beitragen (Saito et al. 2011).

9.5 BAFF und APRIL

BAFF (»B-cell activating factor from the TNF family«) und APRIL (»a proliferation-inducing ligand«) spielen eine zentrale Rolle für die B-Zellfunktion. Untersuchungen von Knockout-Modellen zeigen, dass BAFF ein wichtiger Faktor für die B-Zellreifung und das Überleben darstellt, während APRIL ein wesentlicher Faktor für den Klassenwechsel zu IgA darstellt (Mackay u. Schneider 2009; Mackay et al. 2010; Khan 2009). BAFF und APRIL teilen die Rezeptoren TACI (»transmembrane activator and cyclophilin ligand interactor«) und BCMA (»B-cell maturation antigen«). TACI bindet BAFF und APRIL mit moderater Affinität, während BCMA eine hohe Affinität für APRIL und eine geringe Affinität für BAFF aufweist. BAFF kann zusätzlich an seinen hochaffinen Rezeptor den BAFF-Rezeptor binden, dieser ist ein wichtiger Regulator für das Überleben gereifter B-Zellen und kann auch die T-Zell-unabhängige Immunglobulinproduktion regulieren. Mutationen von BAFF-Rezeptoren führen zu einer Beeinträchtigung der B-Zellentwicklung und der Entstehung T-Zell-unabhängiger Antworten und somit auch der Immunglobulinproduktion, außer der IgA-Antwort (Eibel et al. 2010; Warnatz et al. 2009). Aktuelle Arbeiten weisen darauf hin, dass BAFF und APRIL auch bei allergischen Atemwegserkrankungen eine Rolle spielen. So wurde gezeigt, dass die BAFF-Serumwerte bei Patienten mit allergischen Atemwegserkrankungen erhöht waren (Kato et al. 2008, 2009; Polverino et al. 2010). Zusätzlich konnte in tierexperimentellen Asthmamodellen gezeigt werden, dass TACI-Ig, welches BAFF- und APRIL-abhängige Signale blockiert, die Atemwegsentzündung vermindern kann und sogar im Vergleich zu anti-IgE zusätzlich die Atemwegshyperreagibilität beeinflussen konnte (Bilsborough et al. 2008).

9.6 CD23 und seine löslichen Formen – Bedeutung für die IgE-Regulation

CD23, auch niedrigaffiner IgE-Rezeptor (FcεRII) genannt, wird von B-Zellen exprimiert. CD23 besteht aus 3 C-Typ-Lektin-Domänen, die an die Membran binden und eine trimerische, α-helikale »Coiled-to-coil-Form« bilden. Membrangebundenes CD23 (mCD23) wird von der Zelloberfläche über endogene Proteasen wie ADAM10 gespalten, um die trimerischen und monomerischen löslichen Formen des CD23 (sCD23) zu bilden. Das lösliche CD23 kann zu positiven und negativen Rückkopplungsmechanismen führen, die bei der IgE-Regulation eine wichtige Rolle spielen (Gould u. Sutton 2008; McCloskey et al. 2007; Bowles et al. 2011; Cooper et al. 2012). FcεRII wird zwar als niedrigaffiner IgE-Rezeptor bezeichnet, und tatsächlich ist die Bindungsaffinität eines einzelnen CD23-Polypeptids gering (K_a ungefähr 10^6–10^7 M^{-1}), allerdings weist die trimerische Form des CD23 eine Bindungsaffinität von 10^8–10^9 M^{-1} auf. Dies kommt der Bindungsaffinität des hochaffinen IgE-Rezeptors (K_a ungefähr 10^{10}–10^{11} M^{-1}) sehr nahe (Gould u. Sutton 2008). Die Interaktion der verschiedenen Formen des CD23 mit dem Liganden CD21 und IgE auf der B-Zelloberfläche unterliegt zahlreichen Mechanismen. Die Kreuzvernetzung von membrangebundenen CD23 und mIgE durch den Allergenserum-IgE-Komplex resultiert in einer Hemmung der IgE-Produktion. Andererseits kann die Kreuzvernetzung von mIgE und CD23 durch trimerisches sCD23 zu einer gesteigerten IgE-Produktion führen (Gould u. Sutton 2008). Monomerisches sCD23, das CD21 nicht binden kann, kann gleichfalls durch eine Unterbrechung der Bindung zwischen mCD21 und mIgE über trimerisches sCD23 wirken (Bowles et al. 2011).

9.7 Von membrangebundenen IgE zu sezerniertem IgE

Während der Differenzierung aktivierter B-Zellen zu Plasmablasten und Plasmazellen kommt es nicht nur zum Immunglobulin-Klassenwechsel, sondern auch zu einer veränderten Freisetzung der Antikörper. Diese werden nicht mehr auf der Membran der B-Zelle exprimiert, sondern sezerniert (Luger et al. 2010). Die konstanten Regionen der schweren Ketten sind je nach Antikörperklasse über 5–6 Exone kodiert. Die letzten Exone werden alternativ exprimiert und kodieren entweder für die transmembrane oder sezernierte Form des Antikörpers. Bei B-Zellen endet die Transkription beim sog. Membranexon, während bei Plasmazellen dies bei den sog. Sekretionsexonen endet. Der Nachweis IgE-positiver Gedächtnis-B-Zellen ist gering, da diese grundsätzlich ca. um 1 000fach geringer als IgG-exprimierende Gedächtnis-B-Zellen vorkommen (Jung et al. 1994). Jedoch ist zu berücksichtigen, dass sich IgE-positive Plasmazellen über IgG-positive Gedächtnis-B-Zellen entwickeln können.

9.8 IgE-produzierende Plasmazellen sind langlebig

Plasmablasten sind proliferierende Vorläufer von Plasmazellen und können vom Körper bspw. durch zytostatische Arzneimittel wie Cyclophosphamid eliminiert werden. Im Knochenmark können sich migratorische Plasmablasten zu residenten Plasmazellen entwickeln und dort langlebig bleiben (Luger et al. 2009; Manz et al. 1997; Radbruch et al. 2006). Obwohl die Differenzierung und das Überleben bislang nur für IgE-positive Plasmazellen gezeigt wurden, wird angenommen, dass sich IgE-sezernierende Plasmazellen ähnlich verhalten (▶ Abschn. 9.9). Wesentlich ist, dass langlebige Plasmazellen nicht mehr proliferieren und gegenüber Antigenen refraktär sind. Wenn Plasmazellen aus ihren Überlebensnischen herauswandern, sterben sie wahrscheinlich, da ihnen wichtige Überlebenssignale fehlen (Radbruch et al. 2006). Eine chronische allergische Entzündung in der Lunge führt zum Auftreten von Plasmablasten. Bei fehlender Allergenexposition sind diese in der Lunge nicht mehr nachweisbar. Jedoch finden sich nach Unterbrechung der Allergenzufuhr langlebige Plasmazellen in der Milz und im Knochenmark, die weiterhin allergenspezifische IgE-Antikörper produzieren (Luger et al. 2009).

Diese Beobachtungen stimmen mit einer früheren Beschreibung Anfang der 80er-Jahre überein (Holt et al. 1984). Dort wurde beobachtet, dass allergische Ratten, die eine Bestrahlung überlebt hatten, zwar eine vollständige Ausschaltung der Gedächtnis-B-Zellen, jedoch nicht der langlebigen Plasmazellen aufweisen.

9.9 Lokale IgE-Produktion

Langlebige Plasmazellen können jedoch nicht die einzige Quelle von allergenspezifischem IgE sein. Es wurde gezeigt, dass isoliert in der lokalen Mukosa bspw. in der Nase oder auch der Lunge eine IgE-Produktion auftreten kann. Insbesondere bei der nasalen Polyposis können keimzentrumähnliche Strukturen entstehen. Es wurde durch den Nachweis von Keimbahntranskripten beschrieben, dass innerhalb dieser Strukturen ein Klassenwechsel lokal auftreten kann (Coker et al. 2003; Cameron et al. 2003; Takhar et al. 2005). Keimzentrumsreaktionen sind sehr gut im sekundär lymphatischen Organ beschrieben und können auch in Zielorganen verschiedener chronisch-entzündlicher Erkrankungen so auch beim Asthma bronchiale auftreten (Snow et al. 1999).

Literatur

Akdis M, Verhagen J, Taylor A et al.(2004) Immune responses in healthy and allergic individuals are characterized by a fine balance between allergen-specific T regulatory 1 and T helper 2 calls. J Exp Med 199: 1567–1575

Angelin-Duclos C, Cattoretti G, Lin KI et al. (2000) Commitment of B lymphocytes to a plasma cell fate is associated with Blimp-1 expression in vivo. J Immunol 165: 5462–5471

Audzevich T, Pearce G, Breucha M et al. (2013) Control of the STAT6-BCL6 antagonism by SWAP-70 determines IgE production. J Immunol 190: 4946–4955

Barton GM, Kagan JC (2009) A cell biological view of Toll-like receptor function: regulation through compartmentalization. Nat Rev Immunol 9: 535–542

Bilsborough J, Chadwick E, Mudri S et al. (2008) TACI-Ig prevents the development of airway hyperresponsiveness in a murine model of asthma. Clin Exp Allergy 38: 1959–1968

Bowles SL, Jaeger C, Ferrara C et al. (2011) Comparative binding of soluble fragments (derCD23, sCD23, and exCD23) of recombinant human CD23 to CD21 (SCR 1-2) and native IgE, and their effect on IgE regulation. Cell Immunol 271: 371–378

Cameron L, Gounni AS, Frenkiel S et al. (2003) S epsilon S mu and S epsilon S gamma switch circles in human nasal mucosa following ex vivo allergen challenge: evidence for direct as well as sequential class switch recombination. J Immunol 171: 3816–3822

Casadevall A, Pirofski LA (2011) A new synthesis for antibody-mediated immunity. Nat Immunol 13: 21–28

Cassese G, Arce S, Hauser AE et al. (2003) Plasma cell survival is mediated by synergistic effects of cytokines and adhesion-dependent signals. J Immunol 171: 1684–1690

Cerutti A, Rescigno M (2008) The biology of intestinal immunoglobulin A responses. Immunity 28: 740–750

Cerutti A, Chen K, Chorny A (2011) Immunoglobulin responses at the mucosal interface. Annu Rev Immunol 29: 273–293

Chaudhuri J, Alt FW (2004) Class-switch recombination: interplay of transcription, DNA deamination and DNA repair. Nat Rev Immunol 4: 541–552

Coker HA, Durham SR, Gould HJ (2003) Local somatic hypermutation and class switch recombination in the nasal mucosa of allergic rhinitis patients. J Immunol 171: 5602–5610

Cooper AM, Hobson PS, Jutton MR et al. (2012) Soluble CD23 controls IgE synthesis and homeostasis in human B cells. J Immunol 188: 3199–3207

Eibel H, Salzer U, Warnatz K (2010) Common variable immunodeficiency at the end of a prospering decade: towards novel gene defects and beyond. Curr Opin Allergy Clin Immunol 10: 526–533

Fagarasan S, Kawamoto S, Kanagawa O et al. (2010) Adaptive immune regulation in the gut: T cell-dependent and T cell-independent IgA synthesis. Annu Rev Immunol 28: 243–273

Geha RS, Jabara HH, Brodeur SR (2003) The regulation of immunoglobulin E class-switch recombination. Nat Rev Immunol 3(9): 721–732

Gould HJ, Sutton BJ (2008) IgE in allergy and asthma today. Nat Rev Immunol 8: 205–217

Hammad H, Lambrecht BN (2008) Dendritic cells and epithelial cells: linking innate and adaptive immunity in asthma. Nat Rev Immunol 8: 193–204

Hasham MG, Donghia NM, Coffey E et al. (2010) Widerspread genomic breaks generated by activation-induced cytidine deaminase are prevented by homologous recombination. Nat Immunol 11: 820–826

Hawrylowicz CM, O'Garra A (2005) Potential role of interleukin-10-secreting regulatory T cells in allergy and asthma. Nat Rev Immunol 5: 271–283

He B, Santamaria R, Xu W et al. (2010) The transmembrane activator TACI triggers immunoglobulin class switching by activating B cells through the adaptor MyD88. Nat Immunol 11: 836–845

Holland SM, DeLeo FR, Elloumi HZ et al. (2007) STAT3 mutations in the hyper-IgE syndrome. N Engl J Med 357: 1608–1619

Holt PG, Sedgwick JD, O'Leary C et al. (1984) Long-lived IgE- and IgG-secreting cells in rodents manifesting persistent antibody responses. Cell Immunol 89: 281–289

Honjo T (2008) A memoir of AID, which engraves antibody memory on DNA. Nat Immunol 9: 335–337

Jung S, Siebenkotten G, Radbruch A (1994) Frequency of immunoglobulin E class switching is autonomously determined and independent of prior switching to other classes. J Exp Med 179: 2023–2026

Kato A, Peters A, Suh L et al. (2008) Evidence of a role for B cell-activating factor of the TNF family in the pathogenesis of chronic rhinosinusitis with nasal polyps. J Allergy Clin Immunl 121: 1385–1392

Kato A, Xiao H, Chustz RT et al. (2009) Local release of B cell-activating factor of the TNF family after segmental allergen challenge of allergic subjects. J Allergy Clin Immunol 123: 369–375

Khan WN (2009) B cell receptor and BAFF receptor signalling regulation of B cell homeostasis. J Immunol 183: 3561–3567

Klein U, Dalla-Favera R (2008) Germinal centres: role in B-cell physiology and malignancy. Nat Rev Immunol 8: 22–33

Linehan LA, Wendy D, Warren PA et al. (1998) STAT6 is required for IL-4-induced germline Ig gene transcription and switch recombination. J Immunol 161: 302–10

Liu YJ, Arpin C (1997) Germinal center development. Immunol Rev 156: 111–126

Lloyd CM, Hawrylowicz CM (2009) Regulatory T cells in asthma. Immunity 31: 438–449

Luger EO, Fokuhl V, Wegmann M et al. (2009) Induction of long-lived allergen-specific plasma cells by mucosal allergen challenge. J Allergy Clin Immunol 124: 819–826

Luger EO, Wegmann M, Achatz G et al. (2010) Allergy for a lifetime? Allergol Int 59: 1–8

Mackay F, Schneider P (2009) Cracking the BAFF code. Nat Rev Immunol 9: 491.502

Mackay F, Figgett WA, Saulep D et al. (2010) B-cell stage and context-dependent requirements for survival signals from BAFF and the B-cell receptor. Immunol Rev 237: 205–225

MacLennan IC (1994) Germinal centers. Annu Rev Immunol 12: 117–139

Manz RA, Thiel A, Radbruch A (1997) Lifetime of plasma cells in the bone marrow. Nature 388: 133–134

McCloskey N, Hunt J, Beavil RL et al. (2007) Soluble CD23 monomers inhibit and oligomers stimulate IgE synthesis in human B cells. J Biol Chem 282: 24083–24091

McHeyzer-Williams M, Okitsu S, Wang N et al. (2012) Molecular programming of B cell memory. Nat Rev Immunol 12: 24–34

Mond JJ, Lees A, Snapper CM (1995) T cell-independent antigens type 2. Annu Rev Immunol13: 655–692

Park SR, Zan H, Pal Z et al. (2009) HoxC4 binds to the promoter of the cytidine deaminase AID gene to induce AID expression, class-switch DNA recombination and somatic hypermutation. Nature Immuno 10: 540–550

Pasqualucci L, Bhagat G, Jankovic M et al. (2008) AID is required for germinal center-derived lymphomagenesis. Nature Genet 40: 108–112

Pieper K, Grimbacher B, Eibel H (2013) B-cell biology and development. J Allergy Clin Immunol 131: 959–971

Polverino F, Baraldo S, Bazzan E et al. (2010) A novel insight into adaptive immunity in chronic obstructive pulmonary disease: B cell activating factor belonging to the tumor necrosis factor family. Am J Respir Crit Care Med 182: 1011–1019

Pone EJ, Zhang J, Mai T et al. (2012) BCR-signalling synergizes with TLR-signalling for induction of AID and immunoglobulin class-switching through the non-canonical NF-κB pathway. Nature Commun 3: 767

Radbruch A, Muehlinghaus G, Luger EO et al. (2006) Competence and competition: the challenge of becoming a long-lived plasma cell. Nat Rev Immunol 6: 741–750

Reimold AM, Ponath PD, Li YS et al. (1996) Trancription factor B cell lineage-specific activator protein regulates the gene for human X-box binding protein 1. Exp Med 183: 393–401

Saito M, Nagasawa M, Takada H et al. (2011) Defective IL-10 signaling in hyper-IgE syndrome results in impaired generation of tolerogenic dendritic cells and induced regulatory T cells. J Exp Med 208: 235–249

Snow RE, Djukanovic R, Stevenson FK (1999) Analysis of immunoglobulin E VH transcripts in a bronchial biopsy of an asthmatic patient confirms bias towards VH5, and indicates local clonal expansion, somatic mutation and isotype switch events. Immunology 98: 646–651

Stavnezer J, Guikema JE, Schrader CE (2008) Mechanism and regulation of class switch recombination. Annu Rev Immunol 26: 261–292

Takhar P, Smurthwaite L, Coker HA et al. (2005) Allergen drives class switching to IgE in the nasal mucosa in allergic rhinitis. J Immunol 174: 5024–5032

Umetsu DT, DeKruyff RH (2006) The regulation of allergy and asthma. Immunol Rev 212: 238–255

Warnatz K, Salzer U, Rizzi M et al. (2009) B-cell activating factor receptor deficiency is associated with an adult-onset antibody deficiency syndrome in humans. Proc Natl Acad Sci U S A 106: 13945–13950

Wesemann DR, Magee JM, Boboila C et al. (2011) Immature B cells preferentially switch to IgE with increased direct Sμ to Sε recombination. J Exp Med 208: 2733–2746

Wingren C, Hansson UB, Alkner U in Van Nostrand's Scientific Encyclopedia (ed. Considine, G. D.) (Wiley-Interscience 2007).

Worm M, Henz BM (1997) Molecular regulation of human IgE synthesis. J Mol Med 75(6): 440–447

Xu Z, Zan H, Pone EJ et al. (2012) Immunoglobulin class-switch DNA recombination: induction, targeting and beyond. Nature Rev Immunol 12: 517–531

Zarnegar B, He JQ, Oganesyan G et al. (2004) Unique CD40-mediated biological program in B cell activation requires both type 1 and type 2 NF-κB actication pathways. Proc Natl Acad Sci USA 101: 8108–8113

Immunologische Grundprinzipien der allergischen Entzündung

H. Renz

T. Biedermann et al. (Hrsg.), *Allergologie*,
DOI 10.1007/978-3-642-37203-2_10, © Springer-Verlag Berlin Heidelberg 2016

10.1 Einleitung

Nach der Entdeckung des IgE war die Entwicklung des Th_1/Th_2-Konzepts wohl der nächste große Meilenstein für ein besseres Verständnis der Pathogenese der allergischen Entzündungsreaktion. Nachdem schon längere Zeit klar war, dass T-Zell-Hilfe erforderlich ist, um in den B-Zellen die IgE-Produktion in Gang zu setzen und zu unterhalten, wurden schnell Th_2-Zellen als diejenigen identifiziert, die die entsprechenden Hilfesignale übermitteln können. Im nächsten Schritt konnten dann die Zytokine molekular und funktionell aufgeklärt werden, welche die Signatur der Th_2-Zellen ausmachen. Allen voran die »Klassiker« IL-4 und IL-5, wobei dem IL-5 noch die besondere Rolle in der Biologie der eosinophilen Granulozyten zukommt. Hier mobilisiert IL-5 nicht nur die Produktion der Eosinophilen im Knochenmark, es fördert auch die Rekrutierung an den Ort der Entzündungsreaktion und hält die Eosinophilen vor Ort durch antiapoptopische Signale am Leben. Ein weiterer wichtiger Mitspieler im Th_2-Konzert ist das später identifizierte Zytokin IL-13, welches interessanterweise eine gleiche Rezeptorkette nutzt wie das Geschwisterzytokin IL-4, die IL-4-Rα-Kette. Jüngst wurde die Th_2-Familie ergänzt durch IL-9, welches in der mukosalen Immunantwort ebenfalls von großer Bedeutung erscheint.

Diese Erkenntnisse auf der Ebene der adaptiven Immunantwort wurden ebenfalls schnell ergänzt durch Fortschritte auf dem Gebiet der angeborenen Immunität (vgl. ▶ Kap. 4, Natürliche Immunität und ihre Bedeutung für das Mikrobiom). Es stellt sich die Frage, über welche Signale und zellulären Interaktionen letztlich die Polarisation einer gemeinsamen, naiven Ausgangs-T-Zelle in entsprechende Effektor-Unterpopulationen gesteuert und reguliert wird. Hier kommt den dendritischen Zellen eine entscheidende Rolle zu. »Spezialisten« unter den DCs sind in den letzten Jahren charakterisiert worden. Hierzu zählen v. a. die plasmazytoiden und die myeloiden DCs. Aber auch andere Subtypen wurden entdeckt, die an anderer Stelle in diesem Lehrbuch im Detail vorgestellt werden. Ferner spielen Erkennungssignale, die über lokale mikrobielle Expositionen gesteuert werden, eine wichtige Rolle in der Initiation und Unterhaltung der allergischen Entzündungsreaktion. Ein prominentes Beispiel sind in diesem Zusammenhang die sog. Toll-like Rezeptoren (TLRs), welche in der Erkennung bakterieller Strukturen, aber auch viraler Nukleinsäuren von herausragender Bedeutung sind. Wenige TLRs, die sowohl teilweise als Homo- als auch als Heterodimere auf der Zelloberfläche exprimiert werden können, sind ausreichend, um eine Vielzahl von mikrobiellen Mustern zu erkennen. Deswegen werden sie auch als Pattern-Recognition-Rezeptoren (PRRs) bezeichnet. Interessanterweise können auch einzelne Allergene bzw. Allergenkomponenten über solche PRRs Signale übertragen. Dies ist bspw. für Antigene aus der Hausstaubmilbe gezeigt worden.

Diese Erkenntnisse haben letztlich dazu geführt, eine neue therapeutische Strategie zunächst (tier-)experimentell, dann aber auch in Form von klinischen Studien zu entwickeln, um zumindest diejenigen Patienten besser zu behandeln, die von der konventionellen Pharmakotherapie nicht optimal profitieren. So sind eine Vielzahl von Biologika entwickelt worden, die in die Signalwege der Th_1- und Th_2-Polarisation direkt oder indirekt eingreifen. Prominente Beispiele sind Antagonisten von IL-4, IL-5 bzw. deren Rezeptoren. Der Enthusiasmus, der mit dieser Strategie anfänglich verbunden war, ist aber schnell einer Ernüchterung gewichen, nachdem insbesondere in den 90er-Jahren viele negative Studienresultate publiziert wurden. Diese überraschenden negativen Resultate haben zu einem gewissen »Innehalten« beigetragen, verbunden mit einer Reevaluation des ursprünglichen pathogenetischen Konzepts. Die damit einhergehenden Forschungsaktivitäten orientierten sich jetzt wieder vermehrt am Patienten. Schnell wurde deutlich, dass die allergische Entzündungsreaktion viel komplexer orchestriert ist als durch das ursprüngliche Th_1-/Th_2-Konzeptes beschrieben war. Auf der Ebene der adaptiven Immunantwort sind mittlerweile eine Reihe weiterer Subpopulationen nachgewiesen worden, wie bspw. Th_{17}, Th_9, Th_{22} und regulatorische T-Zellen, die teilweise nebeneinander mit den Th_1- und Th_2-Zellen im jeweiligen Patienten das Entzündungsbild beeinflussen.

Um eine gewisse Ordnung in diese Komplexität hinein zu bringen, werden heute klinische Phänotypen und pathophysiologische Endotypen voneinander unterschieden.

Der klinische Phänotyp beschreibt dabei die Manifestation des Krankheitsbildes unter klinischen Gesichtspunkten. Hierzu zählen etwa der Schweregrad der Erkrankung, das Auftreten von Komplikationen (z. B. bakterielle Superinfektionen), das Ansprechen auf konventionelle Standardtherapien, die Dauer der Erkrankung usw.

Bestimmte klinische Phänotypen sind dabei eng gekoppelt mit pathophysiologischen Prozessen auf zellulärer und molekularer Ebene. Diese pathophysiologischen Netzwerke werden als sog. Endotypen bezeichnet. Ein klassischer Endotyp ist hier die Th2-dominierte Entzündungsreaktion. Ein anderer Endotyp stellt die nicht-Th_2-vermittelte Entzündung dar (z. B. durch neutrophile Granulozyten und Th_{17}-/Th_1-Zellen). Neben diesen Endotypen gibt es aber je nach Krankheitsentität noch weitere Facetten.

Warum ist es wichtig, sich mit diesen Endotypkonzepten auseinander zu setzen? Eine Vielzahl der Patienten ist nicht optimal therapiert. Diese Patientenkollektive stehen im Zentrum der Bemühungen, mittels neuer Medikamente – meist Biologika – zielgerichtet in pathophysiologische Prozesse einzugreifen. Aus der Ernüchterung der 90er-Jahre kann man allerdings schließen, dass es von Patient zu

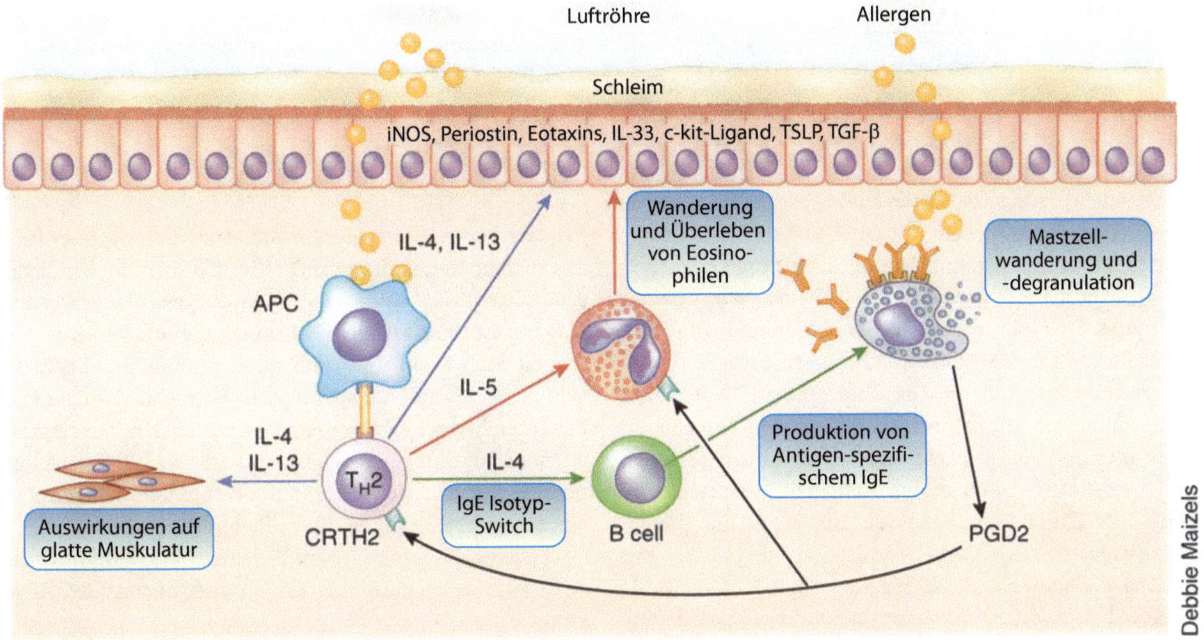

Abb. 10.1 Th_2-Endotyp und Asthma. (Aus Wenzel 2012, mit frdl. Genehmigung)

Patient eine Heterogenität gibt in Bezug auf die pathophysiologischen Endotypen, die ihren jeweiligen Krankheiten (Phänotypen) zugrunde liegen. Daher brauchen wir eine zielgerichtete Therapie, die genau denjenigen Endotyp adressiert, der auch bei diesem bestimmten individuellen Patienten von Bedeutung ist. Allerdings setzt dies voraus, dass mit möglichst einfachen diagnostischen Maßnahmen auch der Endotyp beim Patienten definiert werden kann. Dies ist die neue Herausforderung an die Entwicklung von Biomarkern, die Hand in Hand mit einer zielgerichteten individualisierten Therapie einhergehen müssen. Solche Biomarker-Therapie-Tandems sind bspw. schon in der Krebstherapie etabliert (Herpceptin® und Her 2 neu).

In der Allergologie hält die personalisierte und individualisierte Therapie Einzug. Im Folgenden soll dies an drei klinischen Krankheitsbildern näher verdeutlicht werden, dem Asthma bronchiale, der chronischen Sinusitis und der Atopischen Dermatitis/Ekzem.

10.2 Asthma bronchiale

10.2.1 Der klassische Th_2-Endotyp

Das Th_2-assoziierte Asthma ist wahrscheinlich der molekular und zellulär am besten definierte Endotyp. Der biologische Th2-Prozess ist sehr eng mit der IgE-vermittelten Überempfindlichkeitsreaktion (Typ-I-Allergie) assoziiert. Die zentralen »Bausteine« dieses Endotyps sind die eosinophile Entzündung, die IgE-Produktion und die Mastzellaktivierung. Dieser Endotyp antwortet in der Regel sehr gut auf inhalative Glukokortikoide und ist klinisch-epidemiologisch eng assoziiert mit dem sog. Early-onset-Asthma, welches normalerweise im frühen Kindesalter bzw. in der Adoleszenz beginnt. Viele dieser Patienten haben eine persistierende klinische Symptomatik weit bis in das Erwachsenenleben hinein und scheinen – was neuere klinische Studien mit Biologika anbelangt – auf IL-4, IL-13 ausgerichtete Therapien zu antworten (Abb. 10.1).

Ein hoher Prozentsatz der Patienten mit mildem Asthma hat einen Th_2-Endotyp. Dieser Zusammenhang ist schon lange bekannt. Relativ neu ist allerdings die Erkenntnis, dass es auch bei Patienten mit schwerem klinischen Phänotyp einen persistierenden Th_2-Endotyp geben kann. Ob dies letztlich die Progression eines schon vorher bestehenden Th_2-Endotyps vom milden zum schweren Krankheitszustand darstellt oder ob der schwere Phänotyp von vornherein als ein schwerer Phänotyp startet, ist nicht abschließend geklärt.

In diesem Zusammenhang stellt sich die Frage, was »mildes« und »schweres« Asthma ausmacht. Das milde Asthma ist definiert als ein Phänotyp mit Symptomen weniger als 1-mal am Tag, nächtlichen Schlafstörungen weniger als 1-mal pro Woche, sporadischen Asthmaexazerbationen, die sich gut mit oralen Glukokortikoiden behandeln lassen sowie einer normalen Lungenfunktion zwischen Exazerbationen.

10.2.2 Later-onset-Th_2-Asthma

Im Gegensatz zu diesem Asthma, welches seinen Ausgangspunkt in den ersten Lebensjahren bzw. -dekaden nimmt, gibt es eine Gruppe von Patienten, mit sehr später klinischer Asthmamanifestation des Asthmas im Leben. Ferner scheinen diese Patienten einen besonders schweren Phänotypen zu entwickeln mit einer höheren und ausgeprägteren eosinophilen Entzündung als in der Early-onset-Gruppe. Diese besondere Form des Th_2-Endotyps bedarf häufig der Therapie mit systemischen Glukokortikoiden, insbesondere wenn er konkomitierend mit nasalen Polypen (mit und ohne chronische Rhinosinusitis) auftritt. In Bezug auf die Sputum-Eosinophilie wurde ein Cut-off > 2 % aller im Sputum nachweisbaren inflammatorischen Zellen postuliert. Unter diesen Kautelen antwortet dann eine große Gruppe von Patienten mit einer Therapie gerichtet gegen den IL-5-Signalweg. Studien an Patienten mit mildem bis schwerem Asthma legen nahe, dass wahrscheinlich 50 % der Asthmatiker in diese Kategorie fallen. Hinzu kommt, dass beim schweren Asthma eine höhere Eosinophilen-Konzentration im Sputum persistieren kann, trotz Behandlung mit inhalativen Steroiden.

10.2.3 Das belastungsabhängige Asthma mit Th_2-Endotyp

In vielen Patienten mit belastungsabhängigem Asthma ist dieser klinische Phänotyp eng assoziiert mit einem Th_2-Endotyp. Viele allergische Athleten, die unter Asthma leiden, zeigen eine hohe Zahl von Eosinophilen sowohl im Sputum als auch im lokalen Gewebe. Allerdings ist bei vielen dieser Patienten der relative Anteil der eosinophilen Granulozyten im Sputum sehr gering und der Zusammenhang zwischen der Th_2-Immunbiologie im Allgemeinen sowie der Ausbildung dieses speziellen Entzündungstyps ebenfalls noch nicht hinreichend geklärt.

Von besonderem Interesse ist in diesem Zusammenhang die Beobachtung, dass bei vielen dieser Patienten das Zytokin IL-9 erhöht ist. IL-9 ist ein weiteres Mitglied der Th_2-Zytokinfamilie. T-Zellen, die isoliert IL-9 sezernieren, sind als Th_9-Zellen bezeichnet worden. Ob diese Th_9-Zellen sich nun von vornherein als eigener Th-Endotyp entwickeln oder ob die Th_9-Zellen sich letztlich als »Spezialisten« der Th_2-Zellen herausgebildet haben, ist noch nicht hinlänglich klar. Die IL-9-Produktion ist erhöht, besonders nach Allergenprovokation. IL-9 hat direkte Effekte auf das Atemwegsepithel und die Schleimproduktion. Ferner ist IL-9 eng gekoppelt an den IL-13-Signalweg. Darüber hinaus spielt IL-9 eine wichtige Rolle in der Entwicklung der Mastzellen. Untersuchungen an IL-9-KO-Mäusen zeigen, dass dieses Zytokin möglicherweise auch eine wichtige Rolle in der Chronifizierung der Entzündungsreaktion spielt, zusammen mit »airway remodelling«, den mit Asthma assoziierten Umbauvorgängen im Gewebe.

10.2.4 Nicht-Th2-Endotypen

Eine Reihe von erwachsenen Asthmatikern, darüber hinaus auch noch kortikosteroid-naiv, fällt nicht in die klassische Kategorisierung des Th_2-Endotyps. Diese werden aufgrund der zellulären und molekularen Mechanismen derzeit als »Nicht-Th_2-Asthmatiker« zusammengefasst. Von der klinischen Perspektive aus betrachtet haben diese Patienten in der Regel weniger Beschwerden mit der Atemwegsobstruktion und Hyperreaktivität als die Th2-Asthmatiker. Ferner findet sich häufig keine Asthmaanamnese aus der frühen Kindheit dieser Patienten.

Der sog. Nicht-Th_2- bzw. Th_2-niedrig-Endotyp wurde auch bei anderen klinischen Phänotypen beobachtet. Hierzu zählen

- die bronchiale Hyperreagibilität nach Virusinfektion und bei Tabakrauchexposition,
- die neutrophile Inflammation und die »intrinsische« Hyperreagibilität der glatten Atemwegsmuskulatur, ohne dass weitere exogene Trigger bekannt sind.

Es bleibt allerdings nach wie vor offen, ob es sich hierbei um einen einheitlichen Endotyp handelt oder ob sich auch der Nicht-Th_2-Endotyp in eine Reihe weiterer Subendotypen differenzieren lässt, bei denen dann jeweils überlappende, aber auch distinkte zelluläre und molekulare Signalwege involviert sind.

In jedem Fall aber besteht eine enge Korrelation zwischen Atemwegsneutrophilie und IL-17-Antworten. Th_{17}-Zellen sind charakterisiert durch die Produktion von IL-17A, IL-17F und IL-22. Th_{17}-Zellen entwickeln sich dann unter dem Einfluss von TGF-β und IL-6, was zu einem Anstieg der Expression des Transkriptionsfaktors ROR-γt führt. Kürzlich wurde ein weiterer T-Effektorzell-Subset charakterisiert, und zwar innerhalb der Th_2-Zellen, die in diesem Fall die Transkriptionsfaktoren GATA3 und ROR-γt simultan exprimieren, was zu einer kombinierten Produktion von Th17- und Th2-Zytokinen führt. Funktionelle Evidenzen, die den Th_{17}-Zelltyp mit Phänotypen und Subphänotypen assoziieren, sind nach wie vor zu etablieren (Abb. 10.2).

Ein weiterer Th_2-Niedrig-Endotyp konnte kürzlich identifiziert werden, und zwar bei Patienten mit Adipositas-assoziiertem Asthma. Ob es sich hierbei um den einzigen zellulären und molekularen Endotyp bei Adipositas und Asthma handelt oder ob auch bei diesem besonderen Phänotyp andere Endotypen nachgewiesen werden können, bleibt bisher offen.

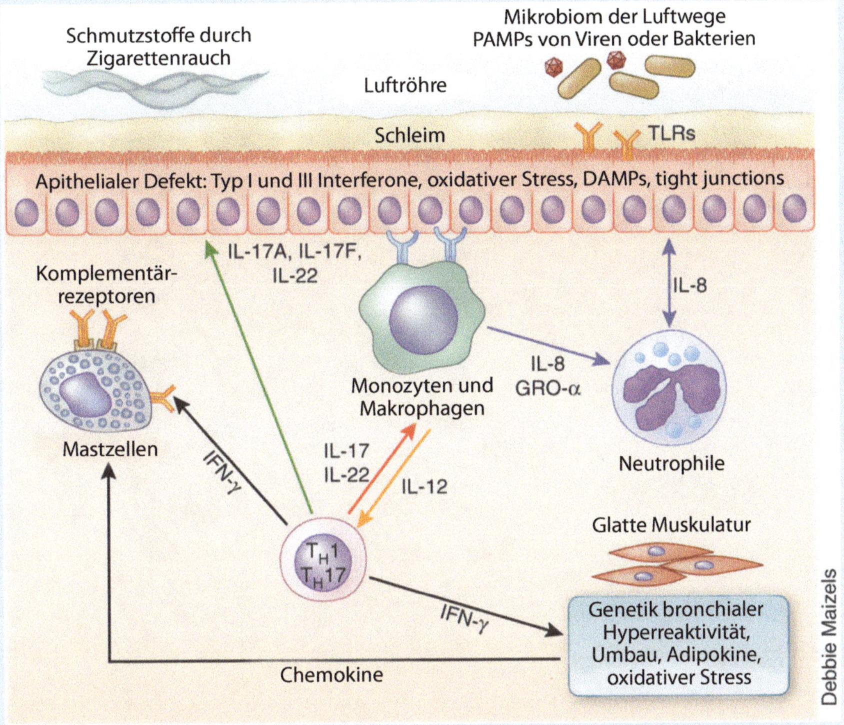

Abb. 10.2 Th1-/Th17-Endotyp und Asthma. (Aus Wenzel 2012, mit frdl. Genehmigung)

10.3 Chronische Rhinosinusitis

Auch bei der chronischen Rhinosinusitis (CRS) werden verschiedene Phänotypen unterschieden. Diese richten sich zum einen nach der Dauer des Beschwerdebildes (akut vs. chronisch), zum anderen nach der Frage, ob zusätzlich Nasenpolypen nachgewiesen werden können oder nicht. Ferner spielen

- die Schwere der Erkrankung,
- die Rezidivsituation,
- das Ansprechen auf konventionelle Therapie,
- der Keimnachweis,
- das Vorhandensein von spezifischem IgE im peripheren Blut und
- die identifizierten Auslöser und Trigger der Erkrankung

eine entscheidende Rolle.

Das Herunterbrechen auf pathophysiologische Endotypen steht bei der CRS gerade erst am Anfang. Ein wesentlicher Meilenstein konnte erzielt werden bei der Zuordnung pathophysiologischer Prozesse in Assoziation mit und ohne Nasenpolypen bei CRS. Bei diesem Endotypen stehen Th1-Zellen und neutrophile Granulozyten im Mittelpunkt des Geschehens. Ferner findet sich eine erhöhte Konzentration von TGF-β zusammen mit der Expression des TGF-β-Rezeptors. Unter dem Einfluss von TGF-β wird die Produktion von Matrix-Metalloproteinasen (MMPs) angekurbelt, was letztlich einen nachhaltigen Einfluss auf die Remodelling-Situation im lokalen Gewebe hat. Bei diesem Endotypen wird vermehrt Kollagendeposition im submukosalen Gewebe beobachtet.

Beim Endotypen mit Nasenpolypen findet sich hingegen ein anderes Bild. Die Pathophysiologie ist zunächst geprägt von hohen Konzentrationen an MMPs bei deutlich geringerer TGF-β-Produktion. Auch die Kollagendeposition ist nur spärlich nachzuweisen. Somit zeigt dieser Endotyp eine massiv geringere, wenn überhaupt vorhandene Remodelling-Situation im Gewebe.

Der inflammatorische Endotyp bei Patienten mit Nasenpolypen zeigt geographische Besonderheiten. In der westlichen Welt (Europa und Nordamerika) findet sich hier eine Th_2-dominierte Entzündung mit eosinophilen Granulozyten. Die Zellen produzieren hohe Konzentrationen an IL-4, IL-5 und IL-13. Ganz anders in Asien: Hier ist dieser Endotyp charakterisiert durch hohe Konzentrationen an IFN-γ (Th1) sowie einer Th17-Antwort mit neutrophilen Granulozyten. Für den Th_2-betonten Endotypen wurden zudem bakterielle Superantigene, insbesondere Staphylokokken-Superantigene (SEA, SEB, TSST1), als

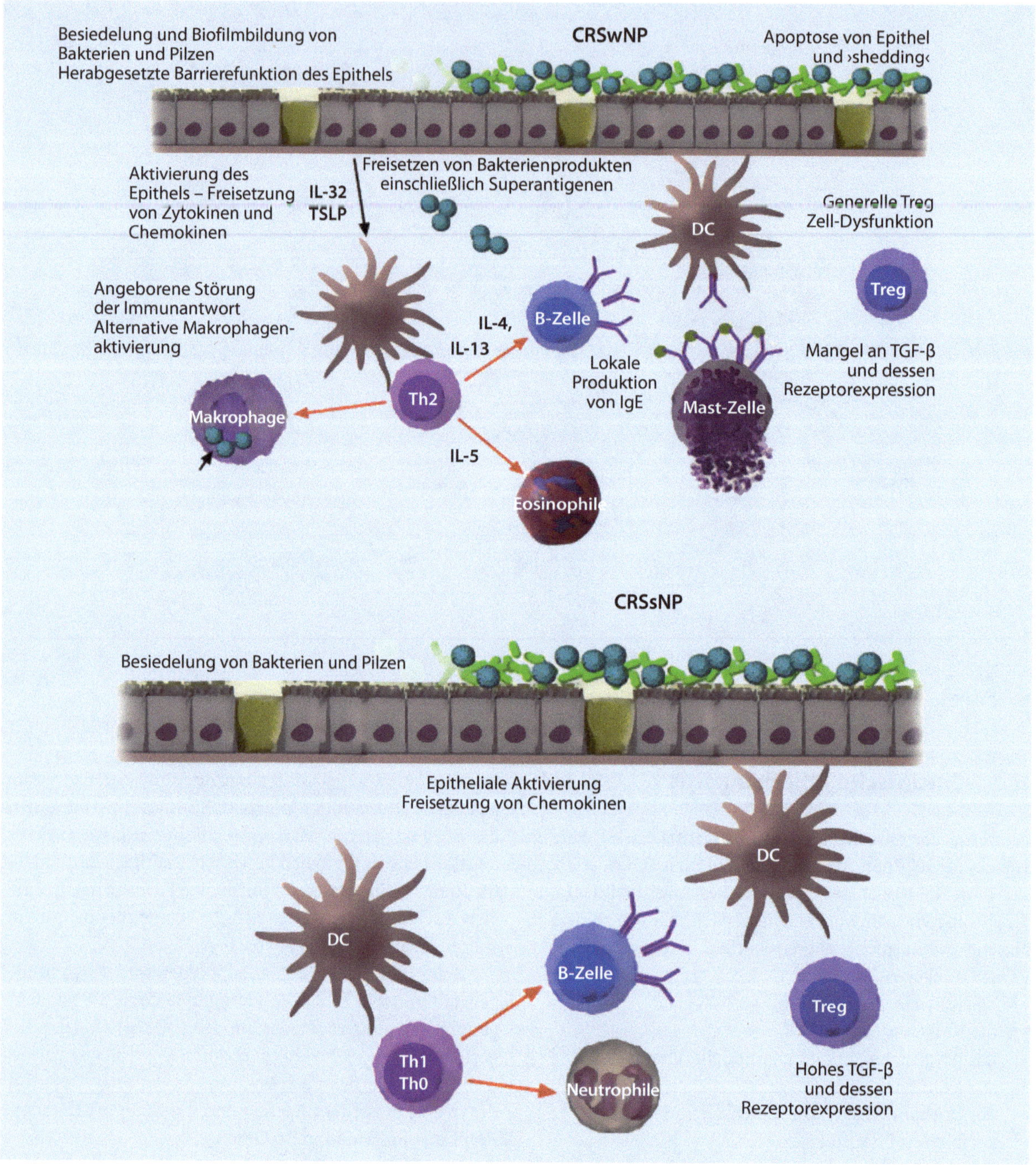

Abb. 10.3 Pathomechanismus der CRS. Chronic rhinosinusitis without nasal polyps (CRSsNP) and with nasal polyps (CRSwNP) (Aus Akdis et al. 2013 mit frdl. Genehmigung)

Amplifikatoren der Entzündungsantwort identifiziert. Diese Patienten weisen überdies (lokal produzierte) spezifische IgE-Antikörper gegen die Superantigene auf. Dies kann als prognostischer Marker gewertet werden (Abb. 10.3).

10.4 Atopisches Ekzem

Auch im immunologischen Verständnis der Regulation der Entzündungsreaktion beim atopischen Ekzem sind in den letzten Jahren fundamentale Fortschritte zu verzeichnen. Insgesamt kristallisiert sich heraus, dass das atopische Ekzem weit mehr als eine allergenspezifische Th_2-Immun-

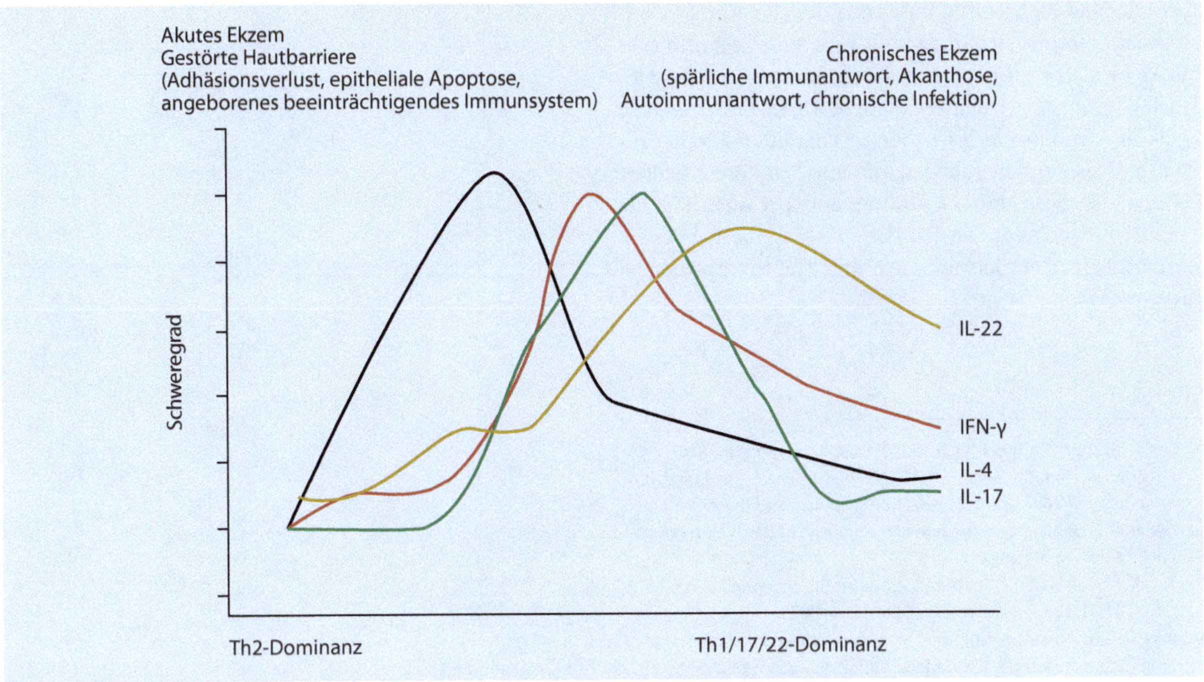

Abb. 10.4 Atopisches Ekzem. Endotypen bei Krankheitsdynamiken. (Nach Eyerich u. Novak 2013)

antwort darstellt. In den frühen und akuten Phasen der Inflammation finden sich typischerweise Th_2-Zellen, die offensichtlich diese akute inflammatorische Immunantwort treiben. In chronischen Läsionen hingegen wird das T-Zell-Infiltrat dominiert von Th_1-, Th_{17}- und Th_{22}-Zellen (neben einem gewissen Anteil an Th_2-Zellen), wodurch eine heterogene und bunte T-Zell-Antwort beschrieben wird (Abb. 10.4).

Als »Treiber« der Entzündungsantwort gelten zum einen exogene Stimuli, die über verschiedene Signalwege sowohl auf der Ebene des angeborenen als auch adaptiven Immunsystems die Entzündungsantwort forcieren können.

Beispiele hierfür sind

- das Hausstaubmilbenallergen Der p2, welches direkt an MyD88/TLR2 binden kann,
- das Nickelkontaktallergen, welches TLR4 aktivieren kann, sowie
- bakterielle Substanzen wie Staphylokokken-Superantigene, die von chronisch die Haut besiedelnden Staphylococcus-aureus-Keimen sezerniert werden können. Diese Superantigene binden direkt an MHC-KlasseII-Moleküle und den T-Zell-Rezeptor (Vβ-Kette) und induzieren eine polyklonale T-Zell-Aktivierung.

Die Keratinozyten sind maßgeblich an der inflammatorischen Antwort in der Haut beteiligt. Sie produzieren hohe Konzentrationen an TSLP, welches wiederum bestimmte dendritische Zellpopulationen (DCs) antreibt, die Th_2-Immunantwort zu amplifizieren. Umgekehrt sind antimikrobielle Peptide wie LL-37 oder das Human-β-Defensin nur in niedriger oder gar keiner Konzentration nachweisbar. Dies könnte zur erhöhten Suszeptibilität von Ekzempatienten in Bezug auf bakterielle und virale Hautinfektionen (Superinfektionen) beitragen. Gleichzeitig ist die Th_1-Immunantwort in der Haut abgeschwächt. So ist der IFN-γRII-Rezeptor auf epidermalen DCs niedriger exprimiert und nachfolgend die STAT-1-Phosphorelierung ebenfalls bei Ekzempatienten deutlich reduziert.

Auf der Ebene der DC-Subtypen ist das inflammatorische Bild charakterisiert durch eine Population von CD1a-positiven epidermalen DCs, die zusammen mit dermalen DCs und Monozyten in der Haut typischerweise hohe Expressionsraten für den hochaffinen IgE-Rezeptor FcεRI aufweisen. Die Hauptpopulation der CD1a-positiven DCs in nichtläsonaler Haut sind insbesondere die Langerhans-Zellen, die bei diesen Patienten ebenfalls FcεRI exprimieren. Diese Subtypen der DCs werden auch als inflammatorische dendritische epidermale Zellen (IDECs) bezeichnet.

Diese Daten zeigen zusammenfassend, dass intrinsische und extrinsische akute Stimulationen und Trigger zu einer initial Th_2-dominierten Immunantwort führen können. Im Zuge dieser amplifizierten Entzündungsantwort und unter Verstärkung von möglicherweise bereits genetisch determinierten Barriereeffekten kommt es dann in der Folge zu einer Non-Th_2-Immunantwort. Dies wird auch als eine biphasische inflammatorische Antwort bezeichnet. Es ergibt sich hieraus also ein äußerst komplexes Bild der inflammatorischen Antwort. Eine der großen Herausforderungen wird insbesondere darin bestehen, die Non-Th_2-Immunantwort näher zu charakterisieren, und zwar in Bezug auf die molekularen und zellulären Mechanismen, die diese Non-Th_2-Immunantwort unterhält, als auch den Switch von Th_2 zu Non-Th_2 reguliert. Hieraus werden sich sicherlich neue Ansätze für therapeutische Interventionen eröffnen.

Literatur

Akdis CA, Bachert C, Cingi C et al. (2013) Endotypes and phenotypes of chronic rhinosinusitis: A PRACTALL document of the European Academy of Allergy and Clinical Immunology and the American Academy of Allergy, Asthma & Immunology. J Allergy Clin Immunol 131(6): 1479–1490

Eyerich K, Novak N (2013) Immunology of atopic eczema: overcoming the Th1/Th2 paradigm. Allergy 68(8): 974–982

Wenzel SE (2012) Asthma phenotypes: the evolution from clinical to molecular approaches. Nat Med 18(5): 716–725

Immunologische Toleranz und ihre Mechanismen

C. B. Schmidt-Weber

T. Biedermann et al. (Hrsg.), *Allergologie*,
DOI 10.1007/978-3-642-37203-2_11, © Springer-Verlag Berlin Heidelberg 2016

11.1 Einleitung

Der Begriff der immunologischen Toleranz fasst diejenigen Vorgänge zusammen, die

- überschießende Immunreaktionen verhindern,
- aktive, entzündliche Immunreaktionen in asymptomatische überführen oder
- eine Immunhomöostase in Lymphgeweben und Organen, insbesondere der Oberflächen wie Haut, Lunge oder Darm, herstellen und aufrechterhalten.

Sowohl der Verlust oder das Fehlen einer immunologischen Toleranz (Autoimmunkrankheiten, Allergien) als auch deren Überwindung (Tumorimmunität, Impfungen) können die Grundlage therapeutischer Eingriffe darstellen. Daher ist ein gutes Verständnis zu den komplexen Mechanismen der Regulation immunologischer Toleranz für die Entwicklung und den Einsatz moderner Therapien unerlässlich. Das Immunsystem steuert diesen komplexen Gleichgewichtsakt mit Komponenten des natürlichen (▶ Kap. 4, Natürliche Immunität und ihre Bedeutung für das Mikrobiom; ▶ Kap. 5, Antigen- bzw. Allergenpräsentation; ▶ Kap. 12, SALT; ▶ Kap. 13, MALT; ▶ Abschn. 14.9, BALT) und auch mit dem adaptiven Immunsystem (▶ Kap. 8, Adaptive Immunität durch T-Lymphozyten; ▶ Kap. 9, B-Lymphozyten und der Antikörperklassenwechsel zu IgE; ▶ Kap. 12, SALT; ▶ Kap. 13, MALT; ▶ Abschn. 14.9, BALT).

Ein offensichtliches Beispiel für die Bedeutung der Toleranz ist der immunologische Umgang mit Allergenen: Eine Immunreaktion gegen an sich harmlose Allergene (»Allergie«) bei Betroffenen steht einer zumindest auf den ersten Blick nicht erkennbaren Reaktion bei Gesunden gegenüber. Ein weiteres Beispiel der Immuntoleranz ist diejenige, die gegenüber unserer Darmflora aktiv ist. Unsere Darmflora sorgt für eine effektive Aufspaltung der Nahrungsbestandteile, aber auch für ein ausreichendes Training unseres Immunsystems. Darmmikrobiota werden daher von unserem Immunsystem aktiv toleriert, ein Verlust dieser Toleranz ist an der Entwicklung chronisch-entzündlicher Darmerkrankungen beteiligt (Balfour Sartor 2007). Toleranz ist eine hochspezifische Leistung des Immunsystems, da sich pathogene Darmkeime oft nur wenig von Keimen der normalen Darmmikrobiota unterscheiden. Gegen diese Pathogene aber müssen Immunreaktionen auslösbar bleiben, um sie effektiv abzustoßen.

Auch die Immuntoleranz gegenüber dem Fetus im Mutterleib, der im Vergleich zur Mutter sowohl autologe (»Mutter«) als auch allogene (»Vater«) Proteine (= Antigene) trägt, ist ein beeindruckendes Beispiel der Immuntoleranz. Kommt es bei der fetomaternalen Immuntoleranz zu Störungen, kann dies Fehlbildungen beim Kind verursachen oder bereits die Eizellimplantation verhindern (Makrigiannakis et al. 2008). Wichtig ist, dass das Immunsystem auch die Fähigkeit hat, spezifische Immunreaktionen bspw. nach erfolgreicher Abwehr von Pathogenen wieder abzuschalten (Terminierung). Schließlich ist die Organtransplantation ein offensichtliches Beispiel für die Bedeutung der Immuntoleranz und hat auch wichtige Begriffe aus der Immunologie in die klinische Routine eingeführt, z. B. die »Major-histocompatibility-complex-(MHC)-Moleküle«.

MHC-Moleküle sind in der Lage, Antigenfragmente (Peptidsequenzen der Proteine) auf der Oberfläche von antigenpräsentierenden Zellen (APZ; ▶ Kap. 5, Antigen- bzw. Allergenpräsentation) zu präsentieren, was für die Entwicklung jedweder adaptiven Immunreaktion von zentraler Bedeutung ist (▶ Kap. 8, Adaptive Immunität durch T-Lymphozyten; ▶ Kap. 5, Antigen- bzw. Allergenpräsentation; ▶ Kap. 4, Natürliche Immunität und ihre Bedeutung für das Mikrobiom). Schon im Stadium der Entwicklung des Immunsystems ist es entscheidend, dass T-Lymphozyten nicht zu stark oder zu schwach mit den eigenen MHC-Molekülen reagieren. Eine »zu starke« Reaktion zwischen APZ und T-Lymphozyten würde das Risiko der Entwicklung einer Autoimmunerkrankung bedeuten, eine »zu schwache« Reaktion mit eigenen MHC eine Funktionsunfähigkeit der T-Lymphozyten. Die Auswahl der »richtigen« T-Lymphozyten findet im Thymus statt, und ein Vorgang von fundamentaler Bedeutung für ein balanciert funktionierendes Immunsystem ist diese sog. zentrale Toleranz (▶ Abschn. 11.2, Zentrale Toleranz). Zentrale Toleranz wird im Thymus etabliert, indem dort Autoantigene über MHC-Moleküle präsentiert werden und »zu stark« reagierende T-Lymphozyten eliminiert werden. Als Gegenstück zur zentralen Toleranz werden harmlose Antigene, deren Kontakt nicht über den Thymus hergestellt werden konnte (z. B. Umgebungsantigene), über Mechanismen der peripheren Toleranz (▶ Abschn. 11.2, Periphere Immuntoleranz) aktiv toleriert. Die zellulären Mechanismen (▶ Abschn. 11.3) beginnen mit der »Präsentation« der Peptide auf den MHCI/II-Molekülen der APZ an einen T-Zell-Rezeptor (TZR) der T-Lymphozyten. Im Gegensatz zu den B-Lymphozyten (vgl. ▶ Kap. 9) ist also den T-Lymphozyten die APZ vorgeschaltet und erlaubt die Aufnahme und »Verschaltung« weiterer Umgebungsinformationen (▶ Kap. 5, Antigen- bzw. Allergenpräsentation; ▶ Kap. 4, Natürliche Immunität und ihre Bedeutung für das Mikrobiom; ▶ Kap. 8, Adaptive Immunität durch T-Lymphozyten). Neben den APZ beeinflussen auch weitere Zellpopulationen die Entwicklung von Immunität und Toleranz (vgl. ▶ Kap. 12, SALT; ▶ Kap. 13, MALT; ▶ Abschn. 14.9, BALT). Dazu gehören Epithelzellen, residente Immunzellen wie Mastzellen und Makrophagen und die erst kürzlich genauer charakterisierten innaten, lymphoiden Zellen (ILCs; ▶ Kap. 4, Natürliche Immunität und ihre Bedeutung für das Mikrobiom), die über Zytokine mit dem Gewebe in Kontakt stehen und wie die APZ ebenfalls T-Lymphozyten beeinflussen können.

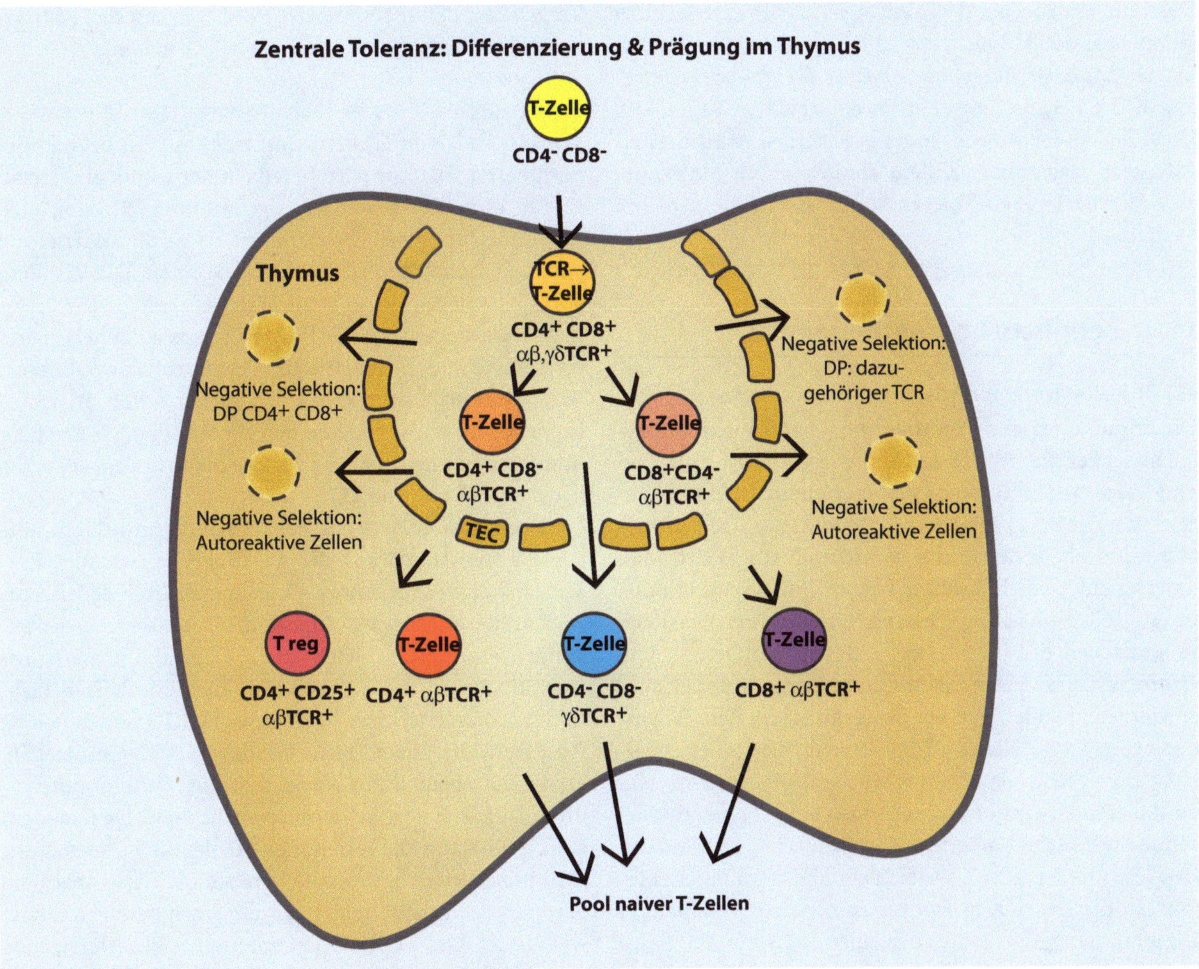

Abb. 11.1 Schematische Darstellung der Mechanismen zur Steuerung der zentralen Toleranz. Stammzellen treten in den Thymus ein und passieren thymische Epithelzellen (TEC). Positive und negative Selektion eliminieren T-Zellen mit inadäquater T-Zell-Rezeptorspezifität. Die austretenden T-Zellen mit αβ-T-Zell-Rezeptoren (entweder $CD4^+$ oder $CD8^+$) oder γδ-T-Zellen tragen zu dem Pool der naiven T-Zellen bei, die noch keinen Antigenkontakt hatten

11.2 Entstehung immunologischer Toleranz

11.2.1 Zentrale Toleranz

Sowohl der T-Zell-Rezeptor (TZR) als auch die MHC-Moleküle können eine kaum vorstellbare Variabilität entwickeln (etwa $2{,}5 \times 10^7$), sodass der Bindung von körpereigenen oder fremden Peptiden praktisch keine Grenzen gesetzt sind. Die MHC- und TZR-Moleküle sind individuell unterschiedlich, sodass ein T-Lymphozyt des Individuums A durch den MHC des Individuums B aktiviert werden kann (unabhängig von einem im MHC gebundenen Peptid). Die daraus folgende Aktivierung des T-Lymphozyten kann dann zur Transplantatabstoßung führen. Um genau diese Aktivierung bei körpereigenen T-Lymphozyten von vornherein zu vermeiden, werden die sich aus Stammzellen entwickelnden Zellen einem »Trainingsprogramm« unterzogen, welches im Thymus lokalisiert ist. T-Lymphozyten, die keinen funktionellen TZR auf der Oberfläche tragen oder die zu stark an körpereigenes MHC I oder II binden, sterben daraufhin ab. Eine zentrale Rolle spielen dabei Epithelzellen des thymischen Kortex oder der Medulla. Die anatomische Lokalisation der Epithelzellen ist auch mit unterschiedlichen Funktionen und Differenzierungsgraden der dort angesiedelten Epithelzellen verbunden. Dieser Mechanismus der »zentralen Toleranz« wird außerdem noch mit der Präsentation von Autoantigenen kombiniert, wobei auch hier eine Deletion der T-Lymphozyten erfolgt, sodass die in der Peripherie (also allen Organen außerhalb des Thymus) auftretenden T-Lymphozyten nur noch gegen nicht im Thymus auftretende Antigene reagieren sollten (Abb. 11.1). So konnte gezeigt werden, dass ein leberspezifisches Autoantigen tatsächlich in diesen Epithelzellen exprimiert wird und zur

Deletion entsprechend reaktiver T-Lymphozyten führt (Klein et al. 1998; Bonito et al. 2013). Trotz dieses Mechanismus zur Entfernung autoreaktiver T-Lymphozyten treten in der Peripherie weiterhin autoreaktive Zellen auf. Diese Zellen, ebenso wie die gegen harmlose Antigene und Allergene reagierende Zellen, können durch Mechanismen der peripheren Toleranz unter Kontrolle gehalten werden.

11.2.2 Periphere Immuntoleranz

Grundbegriffe peripherer Immuntoleranz

Die immunologische Kontrolle von T- und B-Lymphozyten in der Peripherie wird zur Abgrenzung von der im Thymus vermittelten Toleranz als »periphere Toleranz« bezeichnet. Die zur »peripheren Toleranz« zugehörigen Prozesse sind bis heute noch unvollständig aufgeklärt. Man unterscheidet die Induktion von toleranzvermittelnden Immunzellen und ihre Wirkung. Häufig wird derartigen Immunzellen der Begriff »regulatorisch« zugefügt, v. a. wenn es sich um Zellen mit Immungedächtnis für periphere Toleranz handelt wie bei den regulatorischen T-Lymphozyten (Tregs). Neben »Tregs« unterschiedlicher Qualitäten gibt es auch regulatorisch wirksame B-Lymphozyten, modulierend wirkende Makrophagen oder suppressiv wirkende myeloische Vorläuferzellen (MDSC = »myeloid derived suppressor cells«). Vielfach wird bei peripherer Toleranz an die Bedeutung von regulatorisch wirksamen T-Lymphozyten gedacht, die auch einen Schwerpunkt dieses Kapitels darstellen.

Durch toleranzvermittelnde T-Lymphozyten kann wiederum die Aktivität einer Reihe von Immunzellen, darunter auch T- und B-Lymphozyten, durch regulative oder suppressive Signale unterdrückt werden. Signale, die sowohl bei der Induktion von peripherer Toleranz als auch bei deren Wirkung eine Rolle spielen, sind bspw. die Zytokine IL-10, TGF-β und IL-22 oder zellulär an Oberflächen gebundene Moleküle wie CTLA-4 und PD-1. Weitere periphere toleranzvermittelnde Mechanismen basieren z. B. auf dem nichtinflammatorischen Immunglobulin IgG4 sowie auf intrazellulär wirksamen Transkriptionsfaktoren wie FOXP3, HELIOS, XBP1 und anderen. Bemerkenswerterweise werden bestimmte Tregs, die periphere Toleranz vermitteln, auch im Thymus generiert. Diese sog. natürlichen Tregs (nTregs) sorgen in der Peripherie für unproduktive Antigenerkennung und Suppression. Neben den nTregs gibt es induzierbare Tregs (iTregs) unterschiedlicher Immunqualität, die das Ergebnis einer Aktivierung von naiven T-Lymphozyten mit tolerogenen APZ sind. Im Gegensatz zu den nTregs gibt es also auch induzierte Tregs unterschiedlicher Qualität, die unter Bezeichnungen wie iTreg, TR1-Zellen und Th3 bekannt sind. Gemein ist allen Tregs, dass deren suppressive Aktivität von der Aktivierung über den antigenspezifischen TZR abhängt.

Beispiele für die Bedeutung peripherer Toleranz

Die Blockade von CTLA-4 und PD-1 zur Aufhebung der peripheren Toleranz wird bereits in der Klinik eingesetzt. CTLA-4 und PD-1 werden aufgrund ihrer Wirkung auch als »Immunbremsen« beschrieben, da sie die Aktivierung von T-Lymphozyten supprimieren können. Die Wirkung von CTLA-4 und PD-1 wird in der Onkologie therapeutisch angegangen, um die Tumortoleranz aufzuheben und eine effektive antitumorale Immunantwort zu etablieren. Als Nebenwirkungen dieser Therapien treten oft Autoimmunphänomene auf, die den Einsatz dieser Therapien limitieren können (vgl. ▶ Kap. 29, Kutane Nebenwirkungen neuer Krebsmedikamente).

Natürliche nTregs aus dem Thymus sind durch eine starke Expression des IL-2R (CD25) gekennzeichnet. Entzieht man einem gesunden Organismus diese Zellen, entwickelt dieser ebenfalls verschiedene Autoimmunerkrankungen (Torgerson u. Ochs 2007; Coutinho u. Carneiro-Sampaio 2008). Diese Zellen sind auch durch Transkriptionsfaktoren charakterisiert, bspw. FOXP3 und HELIOS. Patienten, die einen Gendefekt im FOXP3-Gen tragen, erkranken ebenfalls an einem schweren Autoimmunsyndrom (IPEX-Syndrom; Bacchetta et al. 2006; De Benedetti et al. 2006), was die funktionelle Bedeutung dieses Transkriptionsfaktors beweist, der sowohl bei nTregs als auch bei einigen induzierten Tregs der peripheren Toleranz wichtig ist. Das FOXP3-Gen kann auch bei Aktivierung naiver T-Zellen in vitro mit TGF-β und in Abwesenheit des thymischen Epithels induziert werden, was die Induktion dieser Zellen in der Peripherie beim Menschen nahelegt (induzierbare Tregs; iTreg). Ein Beispiel von iTreg sind TR1-Zellen, die bei Transplantattoleranz erstmals beschrieben wurden und durch die Produktion von IL-10 und IFN-γ charakterisiert sind (Levings u. Roncarolo 2000; Groux et al. 1997).

11.2.3 Bedeutung der Immuntoleranz für die Allergologie

Die Wirksamkeit der peripheren Toleranz stellt sich insbesondere gegenüber Umweltantigenen eindrucksvoll dar: In aller Regel toleriert das Immunsystem eine breite Palette an potenziellen Allergenen, die durch unsere äußere Barriere wie Haut und Schleimhaut an unser adaptives Immunsystem dringt, ohne bereits durch zentrale Toleranzmechanismen ausgeblendet worden zu sein. Eine durchlässigere Barriere, wie sie bei der Filaggrinmutation bei Patienten mit atopischer Dermatitis auftritt (▶ Kap. 23, Atopische Dermatitis), erhöht die Gefahr, die Allergentoleranz zu verlieren. Eine asymptomatische Reaktivität verschiedener Tregs kann im Blut gesunder Individuen in vitro gemessen werden, bspw. durch den Nachweis von Interleukin-10 (IL-10, Details ► Abschn. 11.4) in allergenstimulierten PBMC-Kulturen (Akdis et al. 2004), aber auch in T-lymphozyten von Gesunden, die gegen Autoantigene wie z. B. Typ-II-Kollagen gerichtet sind (Yan et al. 1992). Dieses Beispiel zeigt, dass nicht eine immunologische Ignoranz eine Verträglichkeit von Umweltallergenen vermittelt, sondern dass asymptomatische, regulatorisch wirksame Immunreaktionen gegen diese Umweltallergene existieren und die scheinbare Nichtreaktivität einen aktiven Prozess darstellt. Besonders beeindruckend ist in diesem Zusammenhang ein Beispiel der Toleranzentwicklung aus der Arbeitsmedizin. Personen, die zum ersten Mal tierexperimentell arbeiten und somit erstmals Antigenen der Maus (murinen Allergenen) ausgesetzt sind, entwickeln nur in etwa 20 % Allergien, während die restlichen 80 % trotz vergleichbarer Exposition asymptomatisch bleiben (Bush et al. 1998).

Die Deaktivierung von Immunreaktionen kann ein antigenspezifischer Prozess sein und ist teilweise zellkontakt- (Nagato et al. 2007) und MHC-II-abhängig. Nach entzündlichen Immunreaktionen, wie z. B. nach einem viralen Infekt, entsteht ein durch T-Lymphozyten vermitteltes Immungedächtnis, welches jahrelangen Schutz gewähren kann. Diese Funktion wird therapeutisch durch Vakzinierungen ausgenutzt. Somit stellt sich die Frage, ob auch ein »toleranzvermittelndes Immungedächtnis« therapeutisch induziert werden kann. Die seit über 100 Jahren angewendete allergenspezifische Immuntherapie (ASIT; ► Kap. 54, Spezifische Immuntherapie) kann zu einer nachhaltigen Kontrolle der Allergie führen. Auf zellulärer Ebene gibt es Hinweise, dass unterschiedliche regulatorisch wirksame T-Lymphozyten an diesem Therapieerfolg beteiligt sind. Ob diese ebenso wie die inflammatorischen T-Zell-Subtypen über Jahre Toleranz vermitteln können oder nur transienter Natur sind, bleibt weiterhin offen. Ein interessanter Nachweis für die zeitliche Regulation von immunologischem Toleranzgedächtnis ist bei Imkern gelungen. Imker sind in der Bienensaison vielfach gegenüber Bienengift exponiert. T-Lymphozyten der Imker reagieren im Winter stark (unreguliert) gegen das Bienengift (u. a. PLA = Phospholipase A), nach erneuter Exposition gegenüber Bienengift in der Saison ist die PLA-Reaktivität der T-Lymphozyten aber stark limitiert und das Zytokinprofil durch PLA-induzierbares, ein toleranzvermittelndes IL-10 gekennzeichnet. Bei diesen Imkern ist mit den ersten Bienenstichen eine den Allergikern ähnliche Aktivierung der T-Lymphozyten zu beobachten, die jedoch rasch abnimmt (Meiler et al. 2008), wahrscheinlich durch eine Boosterung der für Bienengift spezifischen immunologischen Toleranz. Mit der genauen Entschlüsselung der zellulären und molekularen Mechanismen wäre es denkbar, einen Bruch der Allergentoleranz zu vermeiden, eine ASIT effektiver zu gestalten und möglicherweise sogar mit Zelltherapien neue Wege der Therapie zu finden.

11.3 Zelluläre Mechanismen der Immuntoleranz

Die Aufdeckung immer spezialisierterer Immunmechanismen und Zellen ergibt auch ein zunehmend umfangreicheres Bild der Allergentoleranz, das schematisch in ◻ Abb. 11.2 dargestellt ist. Der von oben nach unten dargestellte, sich entwickelnde Prozess einer Immunantwort nimmt im Idealfall den Mittelweg, an dessen Ende ein Gedächtnis für Immuntoleranz steht. Auf der linken Seite ist bspw. der typische Verlauf für eine Th_2-, rechts exemplarisch für eine Th1-Immunantwort skizziert. Wichtig ist, dass vor der Differenzierung der T-Lymphozyten in ihre Subtypen (Th_1, Th_2) sowohl dendritische Zellen (DCs; ► Kap. 5, Antigen- bzw. Allergenpräsentation) als auch andere Zellpopulationen die Entwicklung von Immunität und Toleranz orchestrieren (vgl. ► Kap. 12, SALT; ► Kap. 13, MALT; ► Abschn. 14.9, BALT). Dazu gehören Epithelzellen, residente Immunzellen wie Mastzellen und Makrophagen und die erst kürzlich genauer charakterisierten innaten, lymphoiden Zellen (ILCs; ► Kap. 4, Natürliche Immunität und ihre Bedeutung für das Mikrobiom), die über Zytokine mit dem Gewebe in Kontakt stehen und wie die APZ ebenfalls T-Lymphozyten beeinflussen können. In der Folge wird als Beispiel für die Induktion einer Toleranz die Rolle der DC dargestellt, als Beispiel für die Vermittlung das Spektrum der regulatorisch wirksamen T-Lymphozyten und als ein weiterer Bestandteil der Immunregulation B-Lymphozyten.

▪ Dendritische Zellen

Dendritische Zellen (DCs) sind professionelle antigenpräsentierende Zellen, die mit ihren dendritischen, zellulären Ausläufern Antigene aufnehmen und verdauen. Die entstehenden Peptidfragmente bringen die DCs, eingebettet in das MHCI/II-Oberflächenmolekül, an die Zelloberfläche und präsentieren es an T-Lymphozyten. In dieser Situation ist die DC auch im Kontakt mit dem Epithel und darüber hinaus auch niedermolekularen Substanzen ausgesetzt (Trp, NO, Prostanoiden, Polleninhaltsstoffen). Man unterscheidet verschiedene Phänotypen (► Kap. 5, Antigen- bzw. Allergenpräsentation), wobei in der Etablierung (Induktion) von Immuntoleranz plasmazytoide DCs (Übersichtsartikel: Lombardi u. Khaiboullina 2014; dunkelblau in ◻ Abb. 11.2) sowie weniger ausgereifte (immature) und IL-10 produzierende DCs eine wichtige Rolle spielen. Die DCs tragen eine Vielzahl von pathogenerkennenden Re-

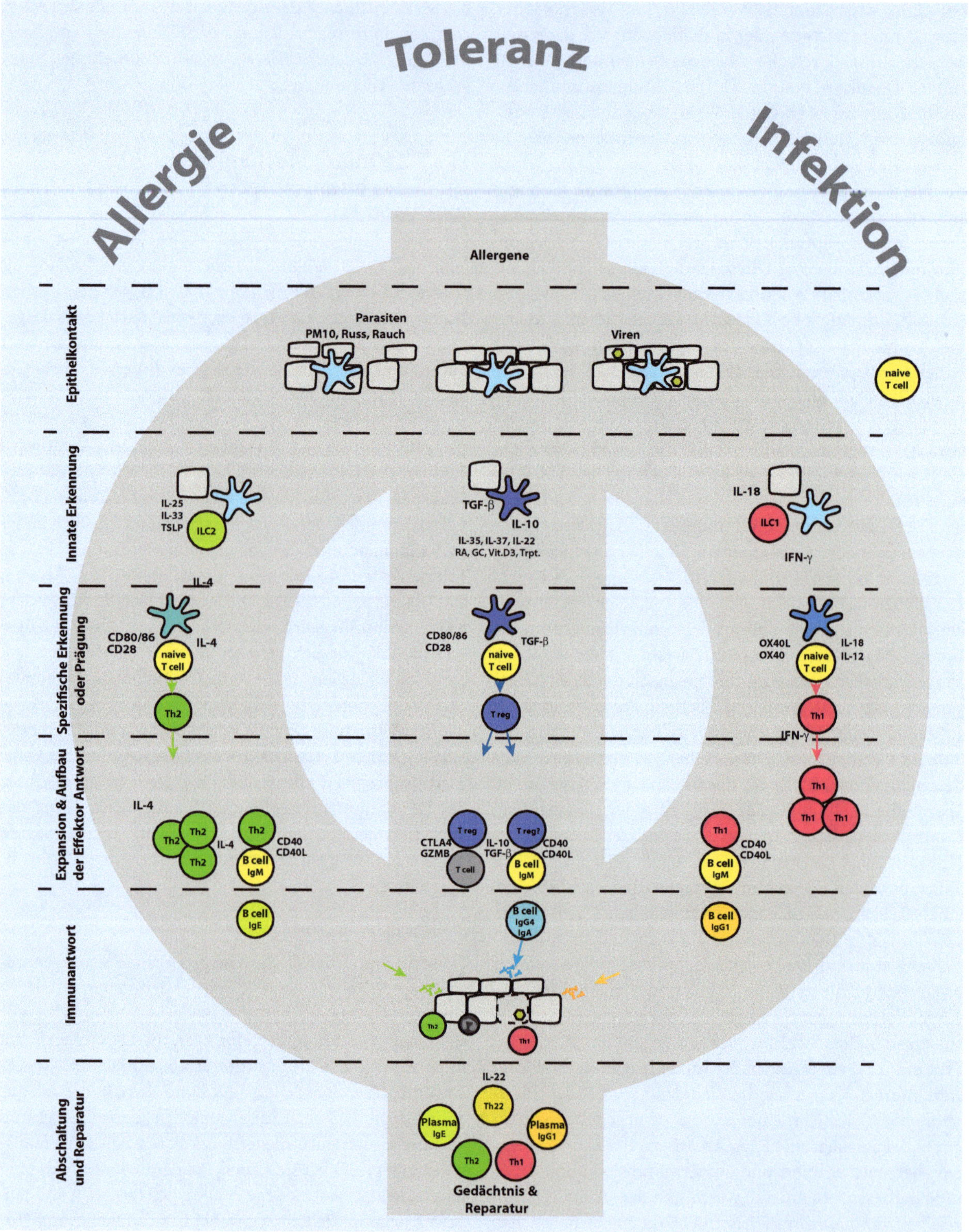

Abb. 11.2 Schematische Darstellung der T-Zell-Differenzierung auf einer proallergischen Route (*links*), einer tolerogenen Route (*mittig*) oder einer Th1-Route im Rahmen einer viralen Infektion (*rechts*). Neben dem epithelialen Eintritt kommt es zu einer Reaktion des innaten Immunsystems, alles in engem Kontakt mit dem Gewebe. Auf diese Weise wird ein Mikromilieu erzeugt, welches wichtig für die Prägung des spezifischen Immunsystems ist

zeptoren (PRR) auf ihrer Oberfläche, die selektiv eine ganze Reihe von evolutionär konservierten Bestandteilen von Viren, Bakterien oder Pilzen erkennen (▶ Kap. 4, Natürliche Immunität und ihre Bedeutung für das Mikrobiom). Diese nennt man »pathogen associated molecular pattern« (PAMP). Besonders bekannt sind z. B. das bakterielle Lipopolysaccharid oder einzelsträngige (typischerweise virale) Nukleinsäuren. Die Bindung von PAMPs an PRR aktiviert DC und führt zur Ausreifung der DCs und zur verstärkten Sekretion von Zytokinen. Außerdem induzieren PAMP die MHCI/II-abhängige Antigenpräsentation und die Expression kostimulatorischer Oberflächenmoleküle. Diese Kostimulation ist wichtig, da ein T-Lymphozyt immer 2 Signale zur vollen Aktivierung benötigt, nämlich das MHC-Antigensignal (über den TZR) und die Kostimulation. Fehlt die Kostimulation, schlägt die Aktivierung des T-Lymphozyten fehl und er wird »anerg«. Anerge T-Lymphozyten sind in einen Zustand fehlender Reaktivität versetzt (keine Zytokinsekretion oder Zellteilung) und sind auch Teil der peripheren Toleranz. Die Qualität des 2. Signals, der kostimulatorischen Moleküle zwischen DC und T-Lymphozyten, beeinflusst in unterschiedlicher Art und Weise die Aktivierung und Polarisierung eines T-Lymphozyten. CD28:CD80, CD40L:CD40 und CD86 sowie ICOS:ICOS-L sind aktivierende Kosignale, die zu einer immunogenen Immunantwort beitragen (T-Lymphozyt: DC). Hingegen sind OX40:OX40L, CTLA-4:CD80, CD86 und PD-1:PD-L1, PD-L2 Rezeptorenpaare mit inhibitorischer Auswirkung auf die T-Lymphozyten (Merad et al. 2013). Bei allen kostimulatorischen Prozessen spielen bestimmte Zytokine (u. a. IL-4, IL-12, IFN-γ, TGF-β, IL-1, IL-6, TNF-α; ◻ Abb. 11.2), die zum Zeitpunkt der Antigenerkennung vorhanden sind, eine wichtige Rolle bei der Ausprägung und Differenzierung des Subtyps der T-Lymphozyten und somit für die Immunantwort, die bei einem erneuten Kontakt mit dem spezifischen Antigen abgerufen wird.

Interleukin-10 kann z. B. – die durch TLR-Rezeptoren – induzierte DC-Aktivierung blockieren (Knodler et al. 2009) und/oder als Differenzierungszytokin der DCs regulatorisch wirksame T-Lymphozyten hervorbringen (TR1-Zellen; Levings et al. 2005) und somit die Immunantwort verhindern oder eindämmen. Auch die Produktion von TGF-β durch tolerogene DCs kann Immuntoleranz induzieren und bewirkt eine Reduktion inflammatorischer Vorgänge, bspw. die verminderte Expression des hochaffinen IgE-Rezeptors (Gomez et al. 2005), von MHCI/II (Geiser et al. 1993), eine verminderte Differenzierung der DC sowie verringerte Produktion von IL-12 (Bright u. Sriram 1998; Gorham et al. 1998). DC, die diese toleranzvermittelnden Signale induzieren, werden von PAMPs »aktiviert«, die keine »Gefahr« symbolisieren. In diesen DCs bleibt die vollständige Differenzierung aus, und auch die Antigenpräsentation und Zytokinsekretion bleibt niedrig oder ist anders zusammengesetzt. Diese Situation sollte sich bei Kontakt zu Allergenen und auch anderen harmlosen Antigenen in der Regel finden. Tatsächlich ist die Konsequenz eines Kontaktes zu nicht aktivierten bzw. undifferenzierten DCs eine toleranzvermittelnde Immunantwort. Diese DCs werden als tolerogene DCs beschrieben (Thomson u. Robbins 2008; Rutella et al. 2006; Steinman et al. 2003). Auch die Aufnahme von apoptotischen Zellen und Autoantigenen liefert tendenziell tolerogene DCs (Sen et al. 2007; Magnus et al. 2001).

Der anatomischen Lokalisation wird ebenfalls eine wichtige Rolle im tolerogenen Potenzial der DCs zugewiesen. Insbesondere CD103^{+}-(E-Cadherin-)exprimierende DCs der Lamina Propia der gastrointestinalen Mukosa und der mesenterialen Lymphknoten haben tolerogene und Treg-induzierende Eigenschaften.

Da es möglich ist, dendritische Zellen auch in vitro zur Reifung und Differenzierung zu bringen, wurde v. a. in onkologischen Anwendungen versucht, dendritische Zellen im Rahmen einer Zelltherapie einzusetzen, um die Selbsttoleranz gegenüber Tumorantigenen zu brechen. Erste experimentelle Ansätze zeigen, dass auch die Umkehrung und Etablierung einer Toleranz auf diesem Weg möglich ist (Palucka u. Banchereau 2013).

▪ Innate Lymphozyten

Neben den DCs wurden weitere innate aber lymphoide Zellen entdeckt, die weder den T- oder B-Zellen noch den DCs zugehören. Die sog. innaten lymphoiden Zellen (ILCs; ▶ Kap. 4, Natürliche Immunität und ihre Bedeutung für das Mikrobiom) können ebenfalls in verschiedene Phänotypen differenzieren, nämlich

- in die Gruppe 1: ILC1 inkl. den schon länger bekannten Natürlichen-Killer-(NK)-Zellen,
- in die Gruppe 2: ILC2 und
- in die Gruppe 3: »lymphoid tissue inducer« (LTi) und ILC3-Zellen.

Während die Gruppe 1 auf IL-12 und IL-18 ansprechen und daraufhin IFN-γ produzieren, können Gruppe-2-ILCs auf IL-25, IL-33 sowie TSLP reagieren und IL-4, IL-5 und IL-13 produzieren. Die Gruppe-3-ILCs sind in der Lage, auf IL-23 und IL-1β mit IL-17- und IL-22-Produktion zu reagieren (Übersicht: McKenzie et al. 2014; Barlow u. McKenzie 2014). Die Gruppe 3 ist in ◻ Abb. 11.2 der Übersichtlichkeit wegen nicht dargestellt. Die Rolle der ILCs in der Toleranzregulation ist noch weitgehend unverstanden, allerdings ist zu erwarten, dass die ILC2-Zellen in Prozessen der Allergieentstehung und Ausbildung eine wichtige Rolle spielen, womöglich durch das Brechen der Allergentoleranz.

■ T-Lymphozyten

Die in ▶ Kap. 8 (Adaptive Immunität durch T-Lymphozyten) eingeführten T-Lymphozyten spielen auch für die unterschiedlichen Formen der allergischen Entzündung eine wichtige Rolle. Ähnlich wie die Subpopulationen von T-Lymphozyten, die an den Vorgängen von unterschiedlichen Immunreaktionen beteiligt sind (Th_1, Th_2, Th_{17}), gibt es auch für die toleranzvermittelnden T-Lymphozyten eine Reihe unterschiedlicher Subtypen (nTreg, iTreg, TR1, Th3 etc.). Diese sind in unterschiedlichem Umfang auch bei der Vermittlung der Allergentoleranz von Bedeutung. Die bereits erwähnten Tregs und TR1-Zellen spielen eine Schlüsselrolle in der derzeitigen Sichtweise der Immuntoleranz gegenüber Allergenen. Ihre funktionelle Eigenschaft besteht darin, z. B. Th2-Lymphozyten in ihrer Zellteilung und entzündlichen Aktivität, wie etwa der Sekretion von IL-4 und IL-13 zu blockieren. Diese Funktion der Th2-Lymphozyten ist Voraussetzung für die IgE-Bildung. Daher gilt deren Kontrolle durch Tregs als entscheidend für die Entwicklung der Allergentoleranz bei der Typ-I-Allergie. Ähnliche Mechanismen wirken in Immunreaktionen, an denen Th_1- oder Th_{17}-Lymphozyten beteiligt sind (z. B. Typ-IV-Allergie). Da sowohl die Induktion einer Toleranz als auch ihre Wirkung antigenspezifisch sein können, wird deutlich, dass

1. der Prozess der Ausbildung einer immunologischen Toleranz den Vorgang der Antigenpräsentation beinhaltet und somit
2. eine APZ involviert sein muss (▶ Abschn. 11.3, Dendritische Zellen).

CTLA-4 (Rezeptor für B7-Molekülfamilie auf Seite der APZ) und auch lösliche Botenstoffe wie IL-10 und TGF-β gelten als Mediatoren für die Induktion von toleranzvermittelnden Tregs und auch für die durch Treg vermittelte Suppression. Die löslichen Botenstoffe erreichen womöglich nur dann ausreichend hohe Konzentrationen, wenn sie in die immunologische Synapse abgegeben werden, die die APZ und T-Lymphozyten zusammen bilden (Riol-Blanco et al. 2009; Al-Alwan et al. 2001). Demzufolge könnten auch lösliche Botenstoffe wie Zytokine in der kontaktabhängigen, antigenspezifischen Suppression eine Rolle spielen. Einen weiteren Mechanismus der Wirkung verschiedener regulatorischer T-Lymphozyten stellt die Deprivation von essenziellen Faktoren zellulärer Prozesse dar. Ihr Fehlen unterbindet eine spezifische Immunreaktion und vermittelt dadurch Toleranz.

■ Bedeutung toleranzvermittelnder T-Lymphozyten für die Allergologie

Die Frage »Wie entstehen Allergien?« kann also spezifiziert werden auf: »Wie geht die Allergentoleranz verloren?« Gegenstand der Forschung ist daher die weiterführende Frage: »Wie entstehen Tregs gegenüber Th_2- und anderen Effektorzellen?« Wie die toleranzvermittelnden Signale gezielt aktiviert werden können, wird erst in Ansätzen verstanden. Typisch für die Entwicklung aller T-Lymphozyten ist, dass sie in ihrer Differenzierung einen Polarisierungsprozess durchlaufen. Diese Vielzahl unterschiedlicher Polarisierungen sollte zu einer Konkurrenz und einem Gleichgewicht von T-Zell-Subtypen führen, die den Beginn, Verlauf und das Ende einer wirksamen Immunantwort regulieren. Auch für entzündliche und allergische Erkrankungen haben die Mechanismen der Polarisierung einen entscheidenden Einfluss und können therapeutisch bedeutsam sein (Schmidt-Weber 2008). Nehmen nach der Aktivierung der noch naiven, undifferenzierten T-Lymphozyten diejenigen Signale zu, die eine Differenzierung in Richtung Th_2 unterstützen, werden entsprechende Th_2-Transkriptionsfaktoren wie das GATA3 gebildet. Dieser Faktor schaltet dann nicht nur das für die Th_2-Lymphozyten charakteristische IL-4-Gen ein, sondern blockiert auch die Expression von Genen, die für die Treg-Differenzierung (FOXP3) wichtig und auch solche, die für die Th_1-Differenzierung essenziell sind (Mantel et al. 2007). Gleichermaßen blockiert eine Th_1-Differenzierung die Induktion von Th_2-Genen. Dieser Polarisierungsprozess scheint anfangs noch nicht »in Stein gemeißelt« zu sein – Zellen im peripheren Blut besitzen eine gewisse Plastizität, wohingegen T-Lymphozyten von chronisch exponierten oder erkrankten Patienten ein sehr stabiles Zytokinprofil zeigen (Eyerich et al. 2011, 2009). Tregs stellen also möglicherweise sogar ein Standardprodukt der T-Zell-Differenzierung dar (Mantel u. Schmidt-Weber 2011) und entstehen immer dann, wenn sie nicht proinflammatorischen Signalen ausgesetzt sind. Diese Standarddifferenzierung würde auch der tolerogenen Eigenschaft von undifferenzierten (immaturen) DCs entsprechen (▶ Abschn. 11.3, Dendritische Zellen). Dies stimmt mit klinischen Erfahrungen überein, die eine Toleranzinduktion dann beobachten, wenn keine akuten Entzündungen bestehen, bei vorbestehenden Entzündungen aber ein steigendes Sensibilisierungsrisiko dokumentieren (Yazdi et al. 2007). Womöglich bestimmt dies auch den Erfolg einer ASIT: Die persistierende allergische Entzündung verhindert möglicherweise eine immunologische Toleranzinduktion und steht so dem Erfolg der ASIT entgegen. Mit dem Modell der Induktion von »Treg als Standard« ließe sich auch erklären, warum harmlose Antigene (wie Allergene) und ebenso harmlose Autoantigene im Normalfall vom Immunsystem asymptomatisch toleriert werden. Tatsächlich wird bei naiven T-Lymphozyten nach isolierter Aktivierung des T-Zell-Rezeptors das FOXP3-Gen aktiviert, jedoch bleibt diese Expression nur stabil, wenn weitere Faktoren (z. B. TGF-β) gegenwärtig sind. TGF-β kann wiederum proallergische Transkriptionsfaktoren wie z. B.

GATA3 blockieren, sodass das FOXP3-gesteuerte Differenzierungsprogramm der Tregs seine volle Wirkung entfalten kann (Mantel et al. 2007).

Noch nicht geklärt ist der Einfluss von immunsuppressiven Medikamenten auf die Induktion einer Immuntoleranz, denn auch für die Aktivierung von regulatorischen Mechanismen ist eine spezifische Aktivierung des T-Zell-Rezeptors notwendig. Daher ist es interessant festzustellen, dass manche Immunsuppressiva diesen Vorgang zulassen. Für Zyklosporin ist gezeigt, dass es die Entwicklung von Treg zulässt (langzeitimmunsupprimierte Transplantatempfänger) und dass es ihre Entwicklung blockiert (Mantel et a. 2006). Auch für Glukokortikoide gibt es Daten, die darauf hinweisen, dass sie in vitro und in vivo die Induktion von Tregs unterstützen (Karagiannidis et al. 2004). Für Rapamycin A ist gezeigt, dass sie diese in vitro unterstützen und in vivo zumindest nicht behindern (Strauss et al. 2009).

Eine kürzlich entdeckte Zellpopulation stellen die Th_{22}-Zellen dar, die im Blut zwar äußerst selten vorkommen, jedoch in der entzündeten Haut häufiger sind und speziell in der entzündeten Epidermis vermehrt auftreten (Eyerich et al. 2009; Trifari u. Spits 2010). Die Th_{22}-Zellen sind durch die Produktion von IL-22 charakterisiert, welches epitheliale Regenerierung unterstützt und antimikrobielle Moleküle in den Epithelzellen induziert (Übersichtsartikel: Eyerich et al. 2009). Darüber hinaus wurde beobachtet, dass IL-22 die MHCI- und MHCII-Expression inhibiert. Letztere wird insbesondere durch IFN-γ induziert und somit stellt IL-22 einen Gegenspieler des IFNs dar. Auf diese Weise blockieren Th_{22}-Zellen die Antigenpräsentation von Gewebezellen und können die zytotoxische Zelllyse verhindern (Pennino et al. 2013). Fasst man diese Befunde zusammen, könnte man vermuten, dass Th_{22}-Zellen »geweberegulatorische« T-Lymphozyten darstellen, die in regenerativen Prozessen für eine eingedämmte Immunreaktion im Gewebe sorgen und somit verhindern, dass ein eben »repartiertes« Gewebe nicht Opfer kollateraler Schäden der Entzündung wird. Diese Hypothese wird durch klinische Beobachtungen gestützt, denn eine bemerkenswert hohe Frequenz von Th_{22}-Zellen ist indikativ für eine schlechte Prognose bei bestimmten epithelialen Tumorarten (Qin et al. 2014; Liu et al. 2012), bei systemischem Lupus Erythematodes (Yang et al. 2013) sowie bei viraler Myokarditis (Guo et al. 2014). In diesen Situationen wären vgl. reduzierte Th_{22}-Frequenzen günstiger zur Abwehr der Infektionen.

▪ B-Lymphozyten

Immunglobulin-E-(IgE)-produzierende B-Lymphozyten sind von zentraler Bedeutung für Typ-I-assoziierte allergische Entzündung. Die Wirkung des IgEs (▶ Kap. 9, B-Lymphozyten und der Antikörperklassenwechsel zu IgE; ▶ Kap. 10, Immunologische Grundprinzipien der allergologischen Entzündung; ▶ Kap. 58, IgE als Target) kann durch IgG4 mit gleicher Epitop-Spezifität antagonisiert werden, wenn die Affinität zum Antigen des IgG4 die des IgEs übersteigt. Das IgG4 bindet nur FcγRII und schwach auch FcγRIII. IgG4 kann aber die Aktivierung von Effektorzellen der Typ-I-Allergie über FcγRIIa und IgG FcγRIIb hemmen. Interessanterweise beobachtet man einen Anstieg des IgG4 bei der ASIT bereits nach 6 Wochen, wobei der Anstieg nicht mit der klinischen Effizienz der Therapie korreliert. Man vermutet, dass die Affinität in diesem Stadium noch nicht ausreicht. Bemerkenswert ist, dass die natürliche und besonders die persistierende Allergenexposition durch die Atemluft IgG4 induzieren kann (Johansson et al. 1995; Park u. Hong 1991). Die molekularen Mechanismen der IgG4-Induktion sind noch nicht gut verstanden, weil IgG4 nicht in Nagetieren vorkommt und sich somit die Funktion des IgG4 einer kausalen translationalen Erforschung im Tiermodell verschließt. Interessant ist jedoch, dass der »switch« von IgM zu IgG4 – ebenso wie der zu IgE – in der Gegenwart von IL-4 erfolgt (Spiegelberg et al. 1991; Lundgren et al. 1989). Möglicherweise begünstigt IL-10 die Induktion von IgG4 (Jeannin et al. 1998), sodass IgG4 vermutlich Teil regulatorischer Immunantworten ist. Neben der Produktion des potenziell antiinflammatorischen IgG4 können B-Lymphozyten ebenfalls IL-10 produzieren und zu asymptomatischen Immunreaktionen beitragen. Basierend darauf werden entsprechende B-Lymphozyten auch regulatorische B-Zellen genannt (Bregs; Übersichtsartikel: Dang et al. 2014), die aus naiven B-Zellen u. a. unter dem Einfluss von IFN-γ differenziert werden können. Wie bei den T-Lymphozyten wurden neben den IL-10-produzierenden B-Lymphozyten auch andere Populationen beschrieben, wie die $CD19^+CD5^+FOXP3^+$-B-Zellen, deren Auftreten mit der Induktion einer Toleranz bei Milchallergie korrelieren (Noh et al. 2012). Die Funktion dieser B-Zell-Population wird durch IL-10 vermittelt und beinhaltet etwa die Inaktivierung von Th1- und Th17-Zellen (Hua et al. 2014; Carter et al. 2012) sowie die Absenkung der TNF-α-Produktion von Monozyten (Lepse et al. 2014).

11.4 Molekulare Mechanismen der Immuntoleranz

11.4.1 Vermittler der Immuntoleranz

▪ Zytokine

Die Zytokine IL-10 und TGF-β sind dominante inhibitorische Botenstoffe des Immunsystems. Dabei sind sie nicht gleichzusetzen, denn IL-10 wird ausschließlich von Zellen des Immunsystems (u. a. T-Zellen und DCs) sezerniert, während die drei TGF-β-Isoformen auch von Gewebezellen produziert werden und außerdem für die Produktion von Matrixmolekülen sowie die Differenzierung von Fibroblasten hin zu glatten Muskelzellen anregt. Demzufolge ist TGF-β nicht nur immunmodulatorisch aktiv, sondern ist auch ein Gewebezytokin, welches Einfluss auf mesentheriale Differenzierungsprozesse hat. Die Produktion und Wirkung von IL-10 ist dagegen stärker immunspezifisch und es wird als »tolerogenes« Zytokin gehandelt (Toleranzinduktion), auch da indem es die T-Zell-Aktivierung zurückführt (Wirkung der Toleranz). Das heißt, IL-10 wird in vielen Situationen nach Stimulierung angeschaltet und ist womöglich auch ein Beitrag zur Beendigung einer Immunantwort, um Schäden durch anhaltende Immunaktivierung zu verhindern (Terminierung).

Deprivation

Das Konkurrieren der Zellen um Wachstumsfaktoren stellt eine weitere wichtige Regulationsebene des Immunsystems dar. Zytokine und Wachstumsfaktoren werden von den adaptiven Immunzellen neben spezifischem Antigen zum Überleben und Differenzieren benötigt. Das IL-2 wurde dabei als essenziell für die Entwicklung von regulatorischen T-Zellen entdeckt. Aber auch Th_2-Zellen benötigen für eine erfolgreiche Differenzierung das IL-4, während Th1-Zellen IL-12 benötigen. Dieser Bedarf kann zum einen durch autokrine Produktion gedeckt werden, zum anderen spielen aber vermutlich die ILCs hier eine wichtige Rolle.

Unterliegt eine sich differenzierende T-Zelle dem Konkurrenzkampf um Wachstumsfaktoren, stirbt diese Zelle nach den Mechanismen des programmierten Zelltods (Apoptose) ab. Darüber hinaus exprimieren Tregs teilweise auch Granzym B, welches zellkontaktvermittelte Zytotoxizität vermitteln kann. Diese Fähigkeit der Tregs deutet darauf hin, dass nicht nur im Thymus, sondern auch in der peripheren Toleranz die Deletion ein Mechanismus der Toleranz darstellt.

Weitere Mediatoren sind IL-22, IL-27 und IL-35. Während IL-22 geweberegulativ wirken kann (▶ Abschn. 11.3, Bedeutung toleranzvermittelnder T-Lymphozyten für die Allergologie), ist IL-27 ein Mitglied der IL-12-Familie, besteht aus der p28- und EBI3-Untereinheit und kann die Differenzierung von T-Zellen beeinflussen (Ouaked et al. 2009) sowie die Differenzierung von IL-10-produzierenden T-Zellen unterstützen (Freitas do Rosario et al. 2012; Pot et al. 2009). IL-35 wurde erst kürzlich entdeckt und ist ebenfalls Teil der IL-12-Familie und besteht aus der p35- und EBI-3-Untereinheit. Das IL-35 wird von Tregs produziert und begünstigt auch deren Differenzierung (Banchereau et al. 2012; Collison et al. 2010; Castellani et al. 2010). Weitere antiinflammatorische Moleküle mit Einfluss auf das Differenzierungsmilieu für T-Zellen sind lösliche Zytokinrezeptoren oder Antagonisten der Zytokinrezeptoren, wie z. B. IL-1-Rezeptor-Antagonisten (Martinez-Gonzalez et al. 2013) oder TNFR2 (Chen et al. 2013; Wie et al. 2008).

11.4.2 Unterschiede der Immuntoleranz und der Immunsuppression

Ein wichtiger Aspekt für die Umsetzung unserer Kenntnisse der Immuntoleranz in Therapien ist der Aspekt der Nachhaltigkeit. Auf klinischer Basis ist die Immuntoleranz besonders wegen ihrer Antigenspezifität die Therapie der Wahl im Sinn der personalisierten Präzisionsmedizin, die weitgehend nebenwirkungsfrei sein sollte und wegen des lang anhaltenden Effekts auch ökonomisch vertretbar sein wird.

Die Immunsuppression, bspw. durch Glukokortikoide oder Cyclosporin A, basiert auf Mechanismen, die auf sehr viele zelluläre Prozesse (Glukokortikoide), insbesondere auch auf die Signaltransduktion aller T-Zellen unabhängig von ihrer Antigenspezifität einwirkt (Glukokortikoide oder Cyclosporin A). Neben den Glukokortikoiden gibt es noch weitere natürlich auftretende immunsuppressive Systeme, wie z. B. cAMP-aktivierende G-Protein-gekoppelte Rezeptoren, Retinoide (Vitamin-A-Säure), Vitamin D3, das Indolamin- und Tryptophan-System. Im Sinn des oben geäußerten Konzepts der »Treg-Standard-Differenzierung« könnten diese Systeme Inflammation eindämmen und eine Treg-Induktion erleichtern.

11.5 Zusammenfassung

Die immunologische Toleranz wird initial durch Mechanismen der zentralen Toleranz im Thymus hergestellt und durch Mechanismen der peripheren Toleranz aufrechterhalten. Grundprinzip des Immunsystems ist dabei ein durch Arbeitsteilung separiertes System aus Sensoren für evolutionär konservierte Signale (innates Immunsystem) und dem System mit antigenspezifischen Zellen (adaptives Immunsystem). Beide Systeme stehen sowohl untereinander als auch mit dem Gewebe in Kontakt. Der Austausch an Informationen mittels Zytokinen und Oberflächenrezeptoren (◻ Abb. 11.2) ist ausschlaggebend für die Differenzierungsprozesse sowohl des innaten Systems (DCs und ILC) als auch des adaptiven Systems (T- und B-Zellen). Eine mögliche Erklärung für die Entwicklung eines Immungedächtnisses für harmlose Allergene ist, dass diese im Fall der Toleranz das innate Immunsystem nicht aktivieren und somit einen regulatorischen Standard auslösen, während entzündliche Reaktionen zur Differenzierung von Th_1-, Th_2- oder Th_{17}-Zellen führen, Allergene tendenziell zu Th_2-Zellen. Auf der Basis dieses Konzepts sollte bei dem Versuch eine Toleranz wiederherzustellen, das Antigen (Allergen) in ausreichender

Menge vorhanden, gleichzeitig aber auch die Entzündung eingedämmt sein.

Literatur

Akdis M, Verhagen J, Taylor A, Karamloo F, Karagiannidis C, Crameri R, Thunberg S, Deniz G, Valenta R, Fiebig H, Kegel C, Disch R, Schmidt-Weber CB, Blaser K, Akdis CA (2004) Immune responses in healthy and allergic individuals are characterized by a fine balance between allergen-specific T regulatory 1 and T helper 2 cells. J Exp Med 199(11): 1567–1575

Al-Alwan MM, Rowden G, Lee TD, West KA (2001) The dendritic cell cytoskeleton is critical for the formation of the immunological synapse. J Immunol 166(3): 1452–1456

Bacchetta R, Passerini L, Gambineri E, Dai M, Allan SE, Perroni L, Dagna-Bricarelli F, Sartirana C, Matthes-Martin S, Lawitschka A, Azzari C, Ziegler SF, Levings MK, Roncarolo MG (2006) Defective regulatory and effector T cell functions in patients with FOXP3 mutations. J Clin Invest 116(6): 1713–1722

Balfour Sartor R (2007) Bacteria in Crohn's disease: mechanisms of inflammation and therapeutic implications. J Clin Gastroenterol 41 Suppl 1: S37–43

Banchereau J, Pascual V, O'Garra A (2012) From IL-2 to IL-37: the expanding spectrum of anti-inflammatory cytokines. Nat Immunol 13(10): 925–931

Barlow JL, McKenzie AN (2014) Type-2 innate lymphoid cells in human allergic disease. Curr Opin Allergy Clin Immunol 14(5): 397–403

Bonito AJ, Aloman C, Fiel MI, Danzl NM, Cha S, Weinstein EG, Jeong S, Choi Y, Walsh MC, Alexandropoulos K (2013) Medullary thymic epithelial cell depletion leads to autoimmune hepatitis. J Clin Invest 123(8): 3510–3524

Bright JJ, Sriram S (1998) TGF-beta inhibits IL-12-induced activation of Jak-STAT pathway in T lymphocytes. J Immunol 161(4): 1772–1777

Bush RK, Wood RA, Eggleston PA (1998) Laboratory animal allergy. J Allergy Clin Immunol 102(1): 99–112

Carter NA, Rosser EC, Mauri C (2012) Interleukin-10 produced by B cells is crucial for the suppression of Th17/Th1 responses, induction of T regulatory type 1 cells and reduction of collagen-induced arthritis. Arthritis Res Ther 14(1): R32

Castellani ML, Anogeianaki A, Felaco P, Toniato E, De Lutiis MA, Shaik B, Fulcheri M, Vecchiet J, Tete S, Salini V, Theoharides TC, Caraffa A, Antinolfi P, Frydas I, Conti P, Cuccurullo C, Ciampoli C, Cerulli G, Kempuraj D (2010) IL-35, an anti-inflammatory cytokine which expands CD4+CD25+ Treg Cells. J Biol Regul Homeost Agents 24(2): 131–135

Chen X, Wu X, Zhou Q, Howard OM, Netea MG, Oppenheim JJ (2013) TNFR2 is critical for the stabilization of the CD4+Foxp3+ regulatory T. cell phenotype in the inflammatory environment. J Immunol 190(3): 1076–1084

Collison LW, Chaturvedi V, Henderson AL, Giacomin PR, Guy C, Bankoti J, Finkelstein D, Forbes K, Workman CJ, Brown SA, Rehg JE, Jones ML, Ni HT, Artis D, Turk MJ, Vignali DA (2010) IL-35-mediated induction of a potent regulatory T cell population. Nat Immunol 11(12): 1093–1101

Coutinho A, Carneiro-Sampaio M (2008) Primary immunodeficiencies unravel critical aspects of the pathophysiology of autoimmunity and of the genetics of autoimmune disease. J Clin Immunol 28 Suppl 1: S4–10

Dang VD, Hilgenberg E, Ries S, Shen P, Fillatreau S (2014) From the regulatory functions of B cells to the identification of cytokine-producing plasma cell subsets. Curr Opin Immunol 28: 77–83

De Benedetti F, Insalaco A, Diamanti A, Cortis E, Muratori F, Lamioni A, Carsetti R, Cusano R, De Vito R, Perroni L, Gambarara M, Castro M, Bottazzo GF, Ugazio AG (2006) Mechanistic associations of a mild phenotype of immunodysregulation, polyendocrinopathy, enteropathy, x-linked syndrome. Clin Gastroenterol Hepatol 4(5): 653–659

Eyerich S, Eyerich K, Pennino D, Carbone T, Nasorri F, Pallotta S, Cianfarani F, Odorisio T, Traidl-Hoffmann C, Behrendt H, Durham SR, Schmidt-Weber CB, Cavani A (2009) Th22 cells represent a distinct human T cell subset involved in epidermal immunity and remodeling. J Clin Invest 119(12): 3573–3585

Eyerich S, Onken AT, Weidinger S, Franke A, Nasorri F, Pennino D, Grosber M, Pfab F, Schmidt-Weber CB, Mempel M, Hein R, Ring J, Cavani A, Eyerich K (2011) Mutual antagonism of T cells causing psoriasis and atopic eczema. N Engl J Med 365(3): 231–238

Freitas do Rosario AP, Lamb T, Spence P, Stephens R, Lang A, Roers A, Muller W, O'Garra A, Langhorne J (2012) IL-27 promotes IL-10 production by effector Th1 CD4+ T cells: a critical mechanism for protection from severe immunopathology during malaria infection. J Immunol 188(3): 1178–1190

Geiser AG, Letterio JJ, Kulkarni AB, Karlsson S, Roberts AB, Sporn MB (1993) Transforming growth factor beta 1 (TGF-beta 1) controls expression of major histocompatibility genes in the postnatal mouse: aberrant histocompatibility antigen expression in the pathogenesis of the TGF-beta 1 null mouse phenotype. Proc Natl Acad Sci U S A 90(21): 9944–9948

Gomez G, Ramirez CD, Rivera J, Patel M, Norozian F, Wright HV, Kashyap MV, Barnstein BO, Fischer-Stenger K, Schwartz LB, Kepley CL, Ryan JJ (2005) TGF-beta 1 inhibits mast cell Fc epsilon RI expression. J Immunol 174(10): 5987–5993

Gorham JD, Guler ML, Fenoglio D, Gubler U, Murphy KM (1998) Low dose TGF-beta attenuates IL-12 responsiveness in murine Th cells. J Immunol 161(4): 1664–1670

Groux H, O'Garra A, Bigler M, Rouleau M, Antonenko S, de Vries JE, Roncarolo MG (1997) A CD4+ T-cell subset inhibits antigen-specific T-cell responses and prevents colitis. Nature 389(6652): 737–742

Guo Y, Wu W, Cen Z, Li X, Kong Q, Zhou Q (2014) IL-22-producing Th22 cells play a protective role in CVB3-induced chronic myocarditis and dilated cardiomyopathy by inhibiting myocardial fibrosis. Virol J 11(1): 2511

Hua F, Ji L, Zhan Y, Li F, Zou S, Chen L, Gao S, Li Y, Chen H, Cheng Y (2014) Aberrant frequency of IL-10-producing B cells and its association with Treg/Th17 in adult primary immune thrombocytopenia patients. Biomed Res Int 2014: 571302

Jeannin P, Lecoanet S, Delneste Y, Gauchat JF, Bonnefoy JY (1998) IgE versus IgG4 production can be differentially regulated by IL-10. J Immunol 160(7): 3555–3561

Johansson E, Harfast B, Johansson SG, van Hage-Hamsten M (1995) IgG1 and IgG4 antibody responses to the dust mite Lepidoglyphus destructor in a naturally exposed farming population. Allergy 50(6): 473–477

Karagiannidis C, Akdis M, Holopainen P, Woolley NJ, Hense G, Ruckert B, Mantel PY, Menz G, Akdis CA, Blaser K, Schmidt-Weber CB (2004) Glucocorticoids upregulate FOXP3 expression and regulatory T cells in asthma. J Allergy Clin Immunol 114(6): 1425–1433

Klein L, Klein T, Ruther U, Kyewski B (1998) CD4 T cell tolerance to human C-reactive protein, an inducible serum protein, is mediated by medullary thymic epithelium. J Exp Med 188(1): 5–16

Knodler A, Schmidt SM, Bringmann A, Weck MM, Brauer KM, Holderried TA, Heine AK, Grunebach F, Brossart P (2009) Post-transcriptional regulation of adapter molecules by IL-10 inhibits TLR-mediated activation of antigen-presenting cells. Leukemia 23(3): 535–544

Lepse N, Abdulahad WH, Rutgers A, Kallenberg CG, Stegeman CA, Heeringa P (2014) Altered B cell balance, but unaffected B cell capacity to limit monocyte activation in anti-neutrophil cytoplasmic antibody-associated vasculitis in remission. Rheumatol 53(9): 1683–1692

Levings MK, Roncarolo MG (2000) T-regulatory 1 cells: a novel subset of CD4 T cells with immunoregulatory properties. Journal Allergy Clin Immunol 106(1 Pt 2): S109–112

Levings MK, Gregori S, Tresoldi E, Cazzaniga S, Bonini C, Roncarolo MG (2005) Differentiation of Tr1 cells by immature dendritic cells requires IL-10 but not CD25+CD4+ Tr cells. Blood 105(3): 1162–1169

Liu T, Peng L, Yu P, Zhao Y, Shi Y, Mao X, Chen W, Cheng P, Wang T, Chen N, Zhang J, Liu X, Li N, Guo G, Tong W, Zhuang Y, Zou Q (2012) Increased circulating Th22 and Th17 cells are associated with tumor progression and patient survival in human gastric cancer. J Clin Immunol 32(6): 1332–1339

Lombardi VC, Khaiboullina SF (2014) Plasmacytoid dendritic cells of the gut: relevance to immunity and pathology. Clin Immunol 153(1): 165–177

Lundgren M, Persson U, Larsson P, Magnusson C, Smith CI, Hammarstrom L, Severinson E (1989) Interleukin 4 induces synthesis of IgE and IgG4 in human B cells. Eur J Immunol 19(7): 1311–1315

Magnus T, Chan A, Grauer O, Toyka KV, Gold R (2001) Microglial phagocytosis of apoptotic inflammatory T cells leads to down-regulation of microglial immune activation. J Immunol 167(9): 5004–5010

Makrigiannakis A, Karamouti M, Drakakis P, Loutradis D, Antsaklis A (2008) Fetomaternal immunotolerance. Am J Reprod Immunol 60(6): 482–496

Mantel PY, Schmidt-Weber CB (2011) Transforming growth factor-beta: recent advances on its role in immune tolerance. Methods Mol Biol 677: 303–338

Mantel PY, Ouaked N, Ruckert B, Karagiannidis C, Welz R, Blaser K, Schmidt-Weber CB (2006) Molecular mechanisms underlying FOXP3 induction in human T cells. J Immunol 176(6): 3593–3602

Mantel PY, Kuipers H, Boyman O, Rhyner C, Ouaked N, Ruckert B, Karagiannidis C, Lambrecht BN, Hendriks RW, Crameri R, Akdis CA, Blaser K, Schmidt-Weber CB (2007) GATA3-driven Th2 responses inhibit TGF-beta1-induced FOXP3 expression and the formation of regulatory T cells. PLoS Biol 5(12): e329

Martinez-Gonzalez I, Roca O, Masclans JR, Moreno R, Salcedo MT, Baekelandt V, Cruz MJ, Rello J, Aran JM (2013) Human mesenchymal stem cells overexpressing the IL-33 antagonist soluble IL-1 receptor-like-1 attenuate endotoxin-induced acute lung injury. Am J Resp Cell Mol Biol 49(4): 552–562

McKenzie AN, Spits H, Eberl G (2014) Innate lymphoid cells in inflammation and immunity. Immunity 41(3): 366–374

Meiler F, Zumkehr J, Klunker S, Ruckert B, Akdis CA, Akdis M (2008) In vivo switch to IL-10-secreting T regulatory cells in high dose allergen exposure. J Exp Med 205(12): 2887–2898

Merad M, Sathe P, Helft J, Miller J, Mortha A (2013) The dendritic cell lineage: ontogeny and function of dendritic cells and their subsets in the steady state and the inflamed setting. Annu Rev Immunol 31: 563–604

Nagato T, Kobayashi H, Yanai M, Sato K, Aoki N, Oikawa K, Kimura S, Abe Y, Celis E, Harabuchi Y, Tateno M (2007) Functional analysis of birch pollen allergen Bet v 1-specific regulatory T cells. J Immunol 178(2): 1189–1198

Noh J, Noh G, Kim HS, Kim AR, Choi WS (2012) Allergen-specific responses of CD19(+)CD5(+)Foxp3(+) regulatory B cells (Bregs) and CD4(+)Foxp3(+) regulatory T cell (Tregs) in immune tolerance of cow milk allergy of late eczematous reactions. Cell Immunol 274(1–2): 109–114

Ouaked N, Mantel PY, Bassin C, Burgler S, Siegmund K, Akdis CA, Schmidt-Weber CB (2009) Regulation of the foxp3 gene by the Th1 cytokines: the role of IL-27-induced STAT1. J Immunol 182(2): 1041–1049

Palucka K, Banchereau J (2013) Human dendritic cell subsets in vaccination. Curr Opin Immunol 25(3): 396–402

Park HS, Hong CS (1991) The significance of specific IgG and IgG4 antibodies to a reactive dye in exposed workers. Clin Exp Allergy 21(3): 357–362

Pennino D, Bhavsar PK, Effner R, Avitabile S, Venn P, Quaranta M, Marzaioli V, Cifuentes L, Durham SR, Cavani A, Eyerich K, Chung KF, Schmidt-Weber CB, Eyerich S (2013) IL-22 suppresses IFN-gamma-mediated lung inflammation in asthmatic patients. J Allergy Clin Immunol 131(2): 562–570

Pot C, Jin H, Awasthi A, Liu SM, Lai CY, Madan R, Sharpe AH, Karp CL, Miaw SC, Ho IC, Kuchroo VK (2009) Cutting edge: IL-27 induces the transcription factor c-Maf, cytokine IL-21, and the costimulatory receptor ICOS that coordinately act together to promote differentiation of IL-10-producing Tr1 cells. J Immunol 183(2): 797–801

Qin S, Ma S, Huang X, Lu D, Zhou Y, Jiang H (2014) Th22 cells are associated with hepatocellular carcinoma development and progression. Chin J Cancer Res 26(2): 135–141

Riol-Blanco L, Delgado-Martin C, Sanchez-Sanchez N, Alonso CL, Gutierrez-Lopez MD, Del Hoyo GM, Navarro J, Sanchez-Madrid F, Cabanas C, Sanchez-Mateos P, Rodriguez-Fernandez JL (2009) Immunological synapse formation inhibits, via NF-kappaB and FOXO1, the apoptosis of dendritic cells. Nat Immunol 10(7): 753–760

Rutella S, Danese S, Leone G (2006) Tolerogenic dendritic cells: cytokine modulation comes of age. Blood 108(5): 1435–1440

Schmidt-Weber CB (2008) Th17 and treg cells innovate the TH1/TH2 concept and allergy research. Chem Immunol Allergy 94: 1–7

Sen P, Wallet MA, Yi Z, Huang Y, Henderson M, Mathews CE, Earp HS, Matsushima G, Baldwin AS, Jr., Tisch RM (2007) Apoptotic cells induce Mer tyrosine kinase-dependent blockade of NF-kappaB activation in dendritic cells. Blood 109(2): 653–660

Spiegelberg HL, O'Connor RD, Falkoff RJ, Beck L (1991) Interleukin-4 induced IgE and IgG4 secretion by B cells from atopic dermatitis patients. Int Arch Allergy Appl Immunol 94(1–4): 181–183

Steinman RM, Hawiger D, Nussenzweig MC (2003) Tolerogenic dendritic cells. Ann Rev Immunol 21: 685–711

Strauss L, Czystowska M, Szajnik M, Mandapathil M, Whiteside TL (2009) Differential responses of human regulatory T cells (Treg) and effector T cells to rapamycin. PloS One 4(6): e5994

Thomson AW, Robbins PD (2008) Tolerogenic dendritic cells for autoimmune disease and transplantation. Ann Rheum Dis 67 Suppl 3: iii90–96

Torgerson TR, Ochs HD (2007) Immune dysregulation, polyendocrinopathy, enteropathy, X-linked: forkhead box protein 3 mutations and lack of regulatory T cells. J Allergy Clin Immunol 120(4): 744–750; quiz 751–742

Trifari S, Spits H (2010) IL-22-producing CD4+ T cells: middle-men between the immune system and its environment. Eur J Immunol 40(9): 2369–2371

Wei X, Gong J, Zhu J, Wang P, Li N, Zhu W, Li J (2008) The suppressive effect of triptolide on chronic colitis and TNF-alpha/TNFR2 signal pathway in interleukin-10 deficient mice. Clin Immunol 129(2): 211–218

Yan T, Burkhardt H, Ritter T, Broker B, Mann KH, Bertling WM, von der Mark K, Emmrich F (1992) Specificity and T cell receptor beta chain usage of a human collagen type II-reactive T cell clone derived from a healthy individual. Eur J Immunol 22(1): 51–56

Yang XY, Wang HY, Zhao XY, Wang LJ, Lv QH, Wang QQ (2013) Th22, but not Th17 might be a good index to predict the tissue involvement of systemic lupus erythematosus. J Clin Immunol 33(4): 767–774
Yazdi AS, Ghoreschi K, Rocken M (2007) Inflammasome activation in delayed-type hypersensitivity reactions. J Invest Dermatol 127(8): 1853–1855

Weiterführende Literatur

Akdis M, Akdis CA (2014) Mechanisms of allergen-specific immunotherapy: multiple suppressor factors at work in immune tolerance to allergens. J Allergy Clin Immunol 133(3): 621–631
Burks AW, Land MH (2014) Long-term follow-up of IgE-mediated food allergy: determining persistence versus clinical tolerance. Ann Allergy Asthma Immunol 112(3): 200–206
Casale TB, Stokes JR (2014) Immunotherapy: what lies beyond. J Allergy Clin Immunol 133(3): 612–619: quiz 620
Duan W, Croft M (2014) Control of regulatory T cells and airway tolerance by lung macrophages and dendritic cells. Ann Am Thorac Soc 11 Suppl 5: S306–313
Lynch JP, Mazzone SB, Rogers MJ, Arikkatt JJ, Loh Z, Pritchard AL, Upham JW, Phipps S (2014) The plasmacytoid dendritic cell: at the cross-roads in asthma. Eur Respir J 43(1): 264–275
Shevach EM, Thornton AM (2014) tTregs, pTregs, and iTregs: similarities and differences. Immunol Rev 259(1): 88–102

SALT (»skin-associated lymphoid tissue«)

V. Raker, K. Steinbrink

T. Biedermann et al. (Hrsg.), *Allergologie*,
DOI 10.1007/978-3-642-37203-2_12,

12.1 Einleitung

Die Haut als größtes Immunorgan ist die Schnittstelle zwischen Umwelt und Organismus und zugleich die erste Abwehrlinie, um diesen Organismus vor schädlichen Einflüssen der Umgebung wie mikrobiellen Pathogenen und chemischen sowie physikalischen Noxen zu schützen. Außerdem ist die Haut keinesfalls ein steriler Ort. Nicht weniger als $10^{12}/m^2$ Bakterien tummeln sich auf der Haut, ernähren sich von Debris und hindern beispielsweise nichtkommensale Bakterien daran sich auszubreiten. Primär wirkt die Haut in ihrer Gesamtheit als physikalische und chemische Barriere. Darüber hinaus organisieren die an der Haut beteiligten Zellgruppen in enger Abstimmung untereinander auch die immunologische Barriere, die Haut-Homöostase und bei Bedarf Immunreaktionen bei Abwehr und Erkrankung.

Kommt es z. B. durch ein Trauma der Haut zu einem Verlust der mechanischen Barrierefunktion, können potenzielle Erreger ungehindert eindringen. Dann werden verschiedene Zellgruppen angesprochen, die sich in einem Netzwerk, dem hautassoziierten lymphoiden Gewebe organisieren (SALT = »skin-associated lymphoid tissue«). Diese Zellgruppen stellen sich der komplexen Aufgabe die Integrität der Haut und des durch sie geschützten Organismus zu sichern oder wiederherzustellen. Viele der an diesen Prozessen beteiligten Zellgruppen und ihre Funktionen sowie Erkennungs- und Verarbeitungssysteme wurden in den vorausgehenden Kapiteln dieses Buches vorgestellt. Der Schwerpunkt dieses Kapitels stellt eine Darstellung des Zusammenwirkens einzelner Komponenten des SALT dar. Anhand von Beispielen sollen die Funktionen des SALT erkennbar und insbesondere neue Aspekte des SALT vorgestellt werden.

Eine zentrale Aufgabe des SALT in seiner Gesamtheit liegt in der Bewertung von Signalen der Umwelt, der interzellulären Kommunikation hinsichtlich von »Gefahrenpotenzialen« und der Organisation der sich daraus ergebenden Prozesse. Dafür haben sich in der Haut sog. Sensorzellen spezialisiert, zu denen neben den antigenpräsentierenden Zellen (APC) mit der Funktion der natürlichen Immunität und der Orchestrierung der adaptiven Immunität auch Keratinozyten gehören. Diese Ebene des SALT leitet je nach eingehendem Reiz eine entsprechende Immunreaktion ein. Hierbei ist für die Wahrung der Integrität von Haut und Organismus die Homöostase zwischen effektiver Immunantwort (ggf. mit Entzündung) und Toleranzinduktion (Immunreaktion ohne Entzündung, Terminierung von Entzündung) ein wichtiger Aufgabenbereich des Netzwerks hautassoziiertes lymphoides Gewebe.

Die humane Haut setzt sich aus Epidermis und Dermis zusammen, in denen sich die Vielzahl der am SALT beteiligten residenten und eingewanderten Zellpopulationen befindet (Abb. 12.1). In der Epidermis unterscheidet man residente Zellen wie Keratinozyten und Melanozyten, spezialisierte Immunzellen wie Langerhans-Zellen (LC) und, z. B. im Zustand der Entzündung, eingewanderte Immunzellen wie $CD8^+$-T-Zellen. Die dermale Schicht verfügt über eine größere Vielfalt am SALT beteiligter Immunzellen. So findet man hier neben verschiedenen Populationen dermaler dendritischer Zellen (DDC) und plasmazytoider DCs (PDC) unterschiedliche $CD4^+$-T-Helferzell-Populationen (Th), $CD8^+$-T-Zellen, $\gamma\delta^+$-T-Zellen, Makrophagen und natürliche Killerzellen (NKT). Außerdem existieren in der Haut auch Gewebemastzellen, die bspw. nach Kreuzvernetzung der membranständigen hochaffinen IgE-Rezeptoren und der anschließenden Sekretion von Histamin, Leukotrienen und Proteasen maßgeblich u. a. zur Pathologie von allergischen Reaktionen vom Soforttyp beitragen, aber auch bei der Abwehr von Pathogenen beteiligt sind. Auf die Funktionen dieser verschiedenen Zellen wird detaillierter in den entsprechenden Kapiteln eingegangen.

In diesem Kapitel sollen Keratinozyten, antigenpräsentierende Zellen (APC) und Effektorzellen des SALT mit Beispielen und Funktionsuntereinheiten des SALT vorgestellt werden. Insbesondere soll die Immunkompetenz von Keratinozyten und ihre Einbindung ins SALT dargestellt, Funktion und Kommunikation mit APCs sowie die Einbindung von T-Lymphozyten beispielhaft beschrieben werden. Bei letzteren wird auch die kürzlich erkannte Bedeutung von hautständigen Gedächtnis-T-Lymphozyten für die schnelle und effiziente Wirkung des SALT herausgestellt werden.

12.2 Wichtige am SALT beteiligte Zellen der Haut

12.2.1 Keratinozyten

Die Differenzierung der Keratinozyten (KC) beginnt im Stratum basale der Epidermis, in dem sie aus undifferenzierten basalen KCs mit hoher Teilungsrate entstehen und in weiter außen liegende epidermale Schichten wandern. Erst reifere Keratinozyten des Stratum granulosum produzieren Keratine und Fette, die zusammen mit abgestorbenen KC, den Korneozyten, die Hornschicht (Stratum corneum) der Epidermis bilden. Auch das wichtige Barriereprotein Filaggrin wird erst auf dieser Stufe zur Verfügung gestellt. Diese physikalische und chemische Barriere schützt den Organismus u. a. vor toxischen Noxen und Dehydration (Abb. 12.1).

Bakterielle Bestandteile wie Lipopolysaccharid (LPS) oder Flagellin, aber auch Virus-DNA und -RNA können

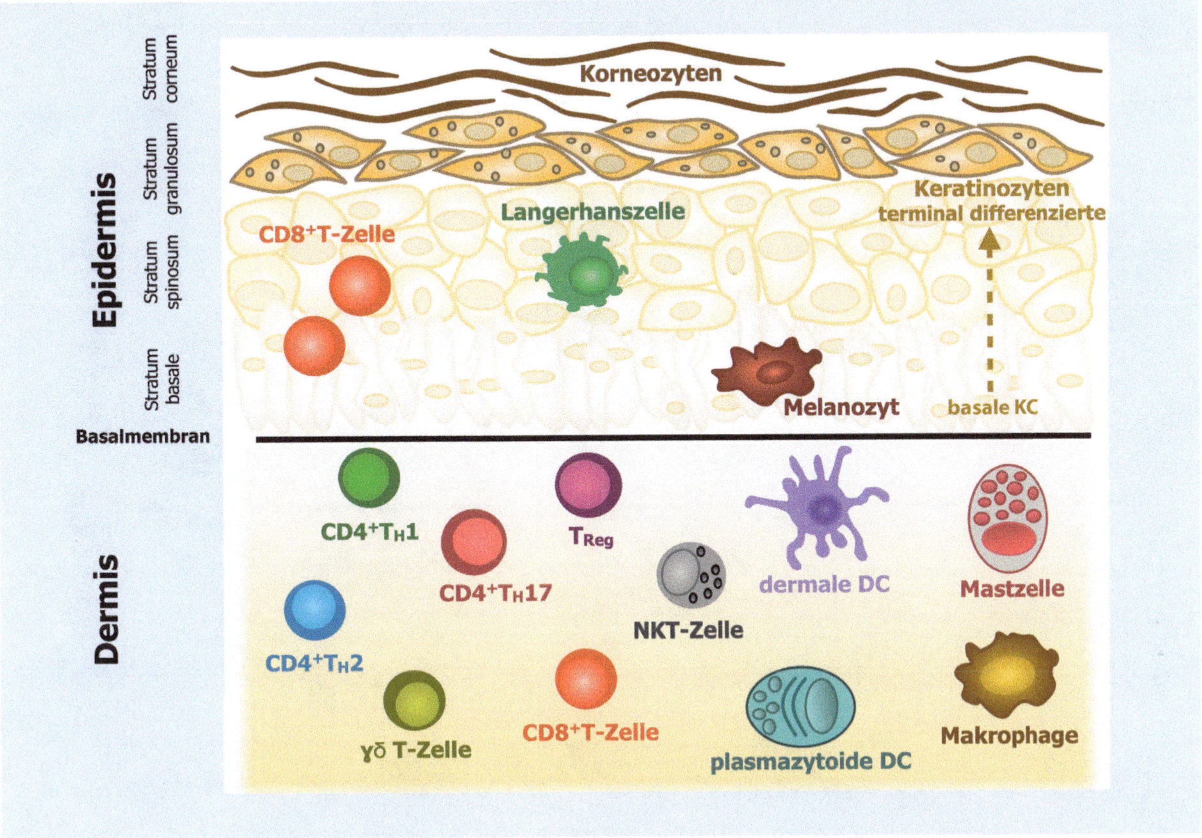

Abb. 12.1 Aufbau der Haut und zelluläre Effektorpopulationen. Unterschiedliche Immunzellpopulationen befinden sich in der Epidermis und Dermis der Haut. *NKT* Natürliche Killerzelle, *Th* T-Helferzelle, *Treg* regulatorische T-Zelle

über sog. keimbahnkodierte PRR (»pathogen-recognition receptor«) erkannt werden. Als Beispiele für PRR sind die Toll-like-Rezeptoren (TLR) und NOD-like-Rezeptoren (NLR) zu nennen. Die »pathogen-associated molecular patterns« (PAMPs) und »danger associated molecular patterns« (DAMP) sind als wirksame Steuerungselemente besonders für Immunzellen gut etabliert (▶ Kap. 4, Natürliche Immunität und ihre Bedeutung für das Mikrobiom; ▶ Kap. 5, Antigen- bzw. Allergenpräsentation), sie können aber auch von Keratinozyten erkannt werden. Schon länger etabliert ist, dass mikrobielle Pathogen-Bestandteile wie LPS an diese Rezeptoren auf KCs binden. Von besonderem Interesse für die Allergologie ist die Erkenntnis, dass auch Gefahrenstoffe wie Toxine oder Haptene, die als Kontaktallergene wirken, zunächst auf KCs und anschließend als Teil des Netzwerks SALT direkt und hautresidente Immunzellen indirekt aktivieren können (Abb. 12.2). Die Gruppe der DAMPs umfasst interessanterweise auch körpereigene Strukturen, z. B. Zellfragmente nekrotischer oder apoptotischer Zellen, sodass auch ein Gewebeschaden vom SALT erkannt und beantwortet werden kann. Ein zentraler intrazellulärer Signalweg, den KCs bei diesen Vorgängen innerhalb des SALT benutzen, beinhaltet ein zytoplasmatisches Multiprotein-Oligomer, das Inflammasom. Das Inflammasom kann wie PRR sowohl von mikrobiellen als auch von exogenen und körpereigenen Substanzen (z. B. Uratkristalle) aktiviert werden. Die Aktivierung des Inflammasoms bewirkt die Freisetzung von proinflammatorischen Mediatoren, allen voran von Interleukin IL-1 (Abb. 12.3). Als relevante Einflussfaktoren für das SALT konnten u. a. auch die Bestrahlung mit ultraviolettem Licht und der Kontakt mit Toxinen/Haptenen in KCs gezeigt werden (Abdul-Sater et al. 2009).

Mittels einer inflammasomabhängigen Aktivierung des Enzyms Caspase-1 werden IL-1β und IL-18 in KCs von der Proleukinform in die aktive Form überführt. Diese wird sezerniert, sodass KCs auf diesem Weg eine Entzündung amplifizieren und die Funktionen des SALT steuern (Di Meglio et al. 2011). Besonders eindrucksvoll ist diese Bedeutung der KCs für die Kontaktallergie nachgewiesen worden: Eine topische Applikation von Haptenen aktiviert das Inflammasom in KCs und abhängig von IL-1β und IL-18 wird dadurch eine Kontaktallergie induziert (Watanabe et al. 2007).

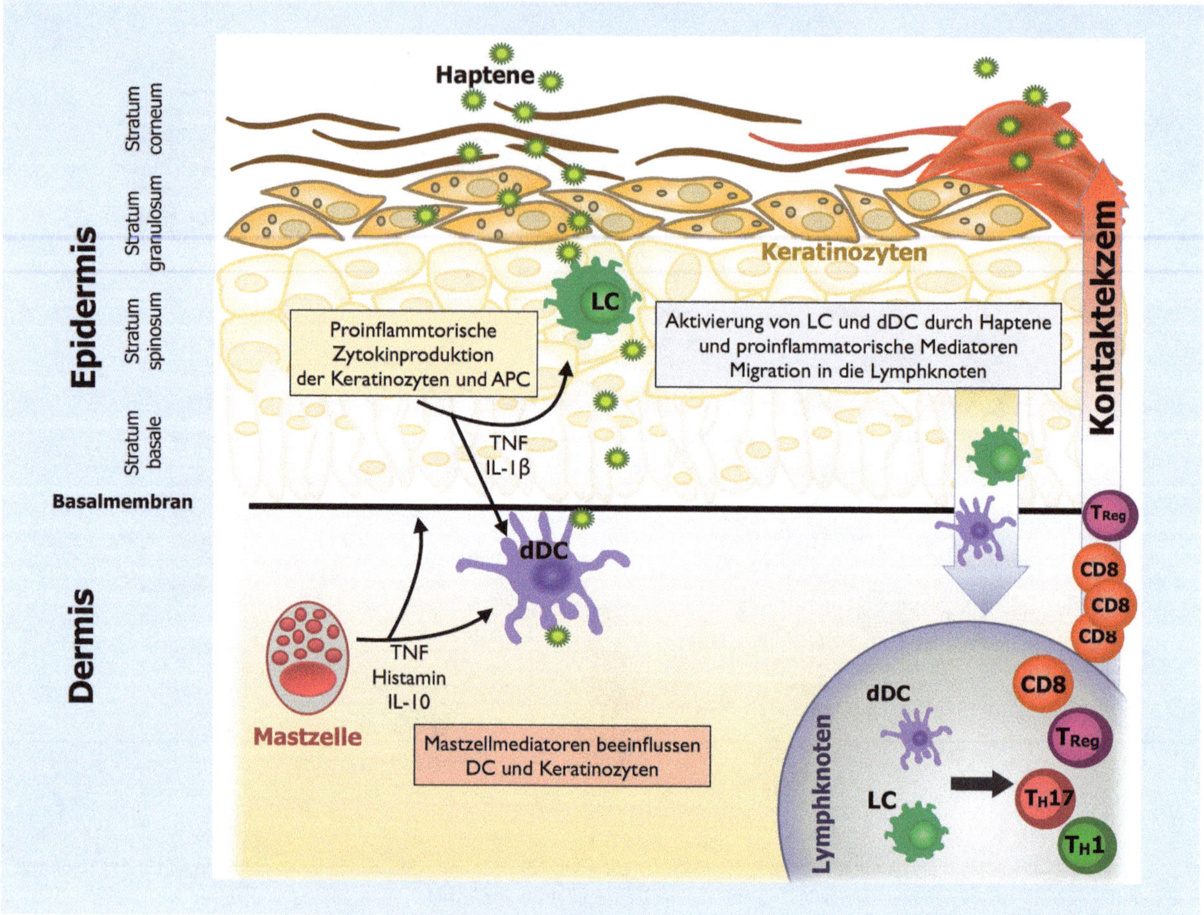

Abb. 12.2 Induktion der Kontaktallergie. Durch den Erstkontakt mit dem Hapten werden Keratinozyten und antigenpräsentierende Zellen zur Produktion proinflammatorischer Zytokine angeregt. Diese aktivieren LCs und DDCs und bedingen deren Migration in die hautdrainierenden Lymphknoten. Dort stimulieren sie unterschiedliche T-Zellpopulationen, die anschließend in die Haut einwandern und Effektorfunktionen ausüben können. Weitere dermale Zellen können die Entzündungsreaktion modulieren, wie bspw. Mastzellen über die Sekretion von Histamin oder IL-10. *TNF* Tumor-Nekrose-Faktor, *Treg* regulatorische T-Zelle, *CD8* $CD8^+$-T-Zelle

Eine weitere wichtige Rolle von KCs im SALT ist die Bereitstellung von gegen Mikroben wirksamen antimikrobiellen Peptiden (AMP). KCs stellen bspw. die Hauptquelle für die kationischen AMPs Cathelicidin (LL37) und β-Defensin dar. AMPs bilden insbesondere am geschädigten Epithel die erste effektive und evolutionär konservierte Abwehrfunktion der Haut, indem sie Pathogene direkt eliminieren, Immunzellen rekrutieren und die Zytokinsekretion beeinflussen (Gilliet u. Lande 2008). Dabei spielen AMPs eine zentrale Rolle und wahrscheinlich auch bei der Etablierung einer gesunden Mikroflora der Haut (Mikrobiota). Daneben können von KCs sezernierte AMPs auch die Selbsttoleranz brechen und zur Induktion von Autoimmunreaktionen beitragen, wie es für Psoriasis gezeigt wurde (Lande et al. 2007). Bei der Psoriasis aktiviert LL37 der KCs zusammen mit Nukleinsäuren APCs. Ein weiterer Kommunikationsweg innerhalb des SALT ist die Regulation der lokalen AMP-Produktion durch von T-Zellen produzierte Zytokine. Dabei reduzieren Zytokine von Th_2-Zellen, allen voran IL-4, AMP, was bei der Pathogenese der atopischen Dermatitis eine Rolle spielt (Nomura et al. 2003). IL-17 und IL-22 aus Th17-Zellen verstärken dagegen die AMP-Produktion der Haut, was bei Psoriasis nachgewiesen wurde. Diese wichtige Regulatorfunktion im SALT bildet eine zusätzliche Brücke zwischen KCs und adaptiver Immunität.

In der Pathogenese der atopischen Dermatitis spielt die Interaktion angeborener und adaptiver Immunreaktionen eine wesentliche Rolle, wobei Mechanismen des angeborenen Immunsystems, z. B. durch PRR und AMP, die adaptive Immunantwort in Form von Lymphozyten aktivieren. Keratinozyten können hierbei durch die Sekretion von Zytokinen wie TSLP (»thymic stromal lymphopoeitin«) APCs, Mastzellen, Basophile und Eosinophile

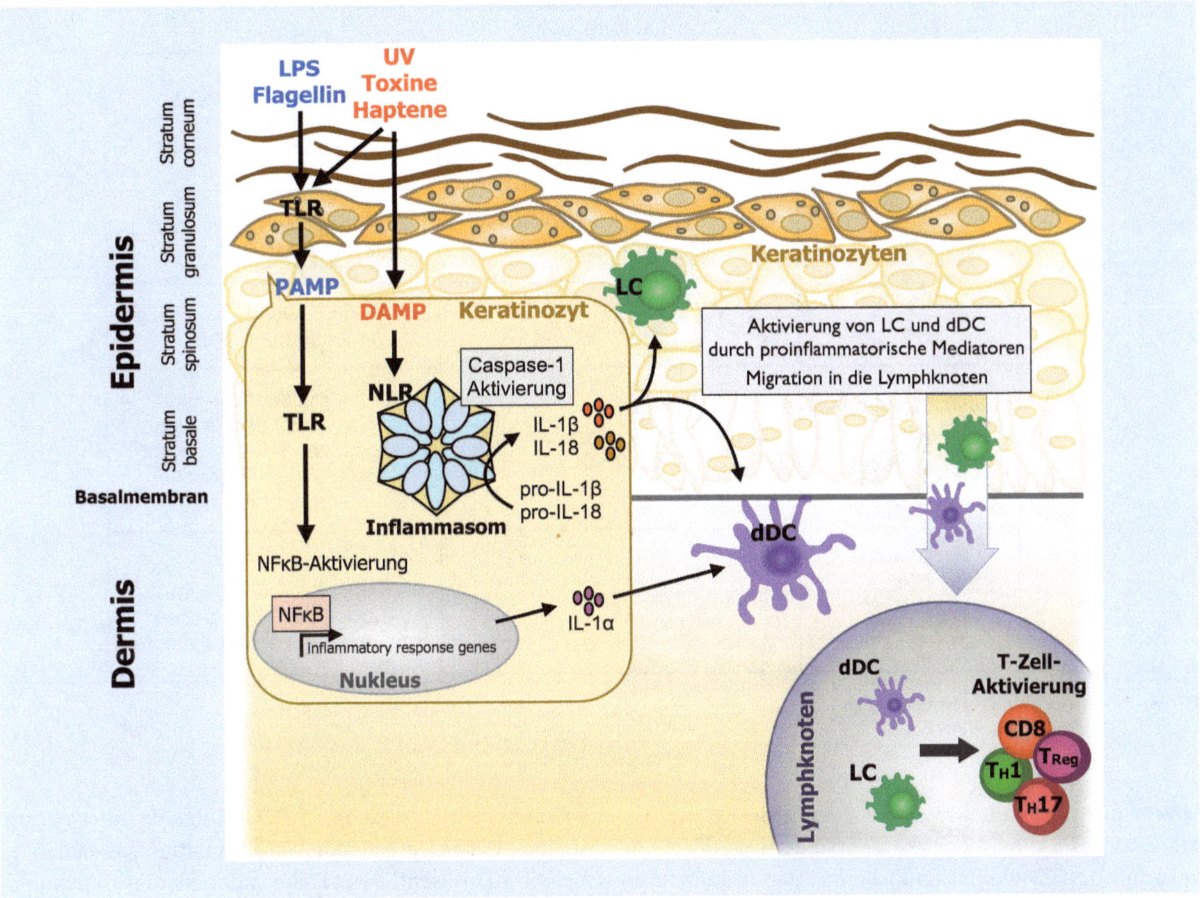

Abb. 12.3 Die Rolle des Inflammasoms der Keratinozyten in der kutanen Entzündung. In Keratinozyten werden PAMP und DAMP über PRR erkannt und induzieren daraufhin die Sekretion proinflammatorischer Zytokine sowohl über die direkte Aktivierung des Transkriptionsfaktors NFκB als auch über die Stimulation der Caspase-Aktivität des Inflammasoms. Durch die proinflammatorischen Mediatoren werden verschiedene Immunzellen der Haut, insbesondere antigenpräsentierende Zellen, aktiviert. *LPS* Lipopolysaccharid, *UV* Ultraviolette Strahlung, *PAMP* »pathogen-associated molecular pattern«, *DAMP* »danger-associated molecular pattern«, *PRR* »pattern recognition receptor«

direkt stimulieren. Neben TSLP können die ebenfalls keratinozytenabhängigen Zytokine IL-25 und IL-33 außerdem Th_2-Zytokine-produzierende Zellen der angeborenen Immunität wie invariante natürliche Killer-T-Zellen (iNKT) oder »innate lymphoid cells« (ILCs) in Abwesenheit von T- und B-Zellen aktivieren. Diese Prozesse der angeborenen Immunität tragen somit wesentlich zur Pathogenese allergischer Erkrankungen, wie z. B. der atopischen Dermatitis, oder Th_2-mediierter Infektionen bei (Park et al. 2013).

Weitere Beiträge der KCs für das Immunnetzwerk SALT der Haut stellt ihre Produktion chemotaktisch wirkender, d. h. eine Zellmigration induzierender, Mediatoren, sog. Chemokine dar. Insbesondere von Bedeutung sind die von KCs sezernierten Chemokine CXCL1 und CXCL8, die Neutrophile in die Haut von Psoriasis-Patienten oder bei Kontaktallergie rekrutieren, und das CCL20, welches den Zustrom von Langerhans-Zell-Vorläufern ins Epithel reguliert (Nestle et al. 2009). Über Inflammasomaktivierung und Chemokine initiieren KCs innerhalb des SALT Immunreaktionen. KCs können aber auch in »feedback loops« eingebunden werden. Über das von T-Lymphozyten produzierte Zytokin IFN-γ kann in KCs die Expression von MHCII-Molekülen induziert werden, und KCs können dann, wie einige andere Zellarten auch, als nichtprofessionelle APCs wirken (Black et al. 2007). Diese nichtprofessionellen APCs sind aber nicht in der Lage, eine Sensibilisierung zu vermitteln, da sie die initiale Aktivierung naiver T-Zellen (Priming) nicht leisten können (▶ Kap. 5, Antigen- bzw. Allergenpräsentation). Eine Aktivierung oder Modulation von Th-Zellen mit vorausgehendem Antigenkontakt ist allerdings möglich (Recall).

Keratinozyten sind demnach strategisch gut positionierte Zellen, die als Teil des SALT initiierende Funktionen

	Zelltyp	Oberflächenmarker	Funktion
Epidermis	Langerhanszelle 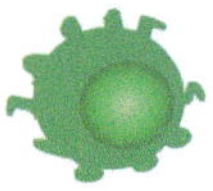	CD1α^{low} MHCII^{+} CD103^{-} CD207(Langerin)$^{+}$ E-cadherin^{+} EpCAM^{+}	Antigenpäsentation Inflammation Toleranzinduktion
Dermis	dermale DC 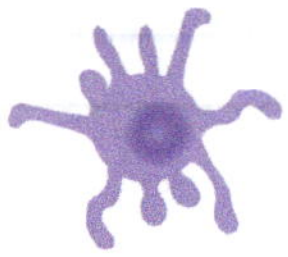	CD1α^{low} CD1c^{+} MHCII^{+} CD103^{+} Langerin^{+} EpCAM^{-}	Antigenpäsentation Induktion von T-Zellantworten
		CD1α^{low} CD1c^{+} MHCII^{+} CD103^{-} Langerin^{-} EpCAM^{-}	bislang ungeklärt, vermutlich inflammatorisch
	plasmazytoide DC 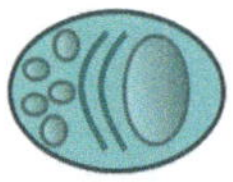	CD45RA+ CD123+ MHCII+ CD303+ (BDCA2)	selten in gesunder Haut, Pathogenese der Psoriasis durch IFN-α Produktion und Aktivierung der adaptiven Immunantwort
	Makrophage 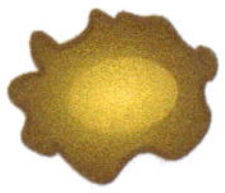	CD16^{+} CD32^{+} CD64^{+} CD163^{+}	während Inflammation auch APC-Funktion und Migration Produktion von pro- und antiinflammaorischen Zytokinen

Abb. 12.4 Antigenpräsentierende Zellen der Haut

übernehmen, eine direkte Abwehr organisieren und Immunantworten modulieren können, indem sie durch die Sekretion von Zytokinen und Chemokinen Immunzellen modulieren sowie rekrutieren und somit proinflammatorisch, aber auch, wie am Beispiel von AMPs gezeigt, antiinflammatorisch wirken können (Nestle et al. 2009; Di Meglio et al. 2011). Ihre Rolle für das SALT ist in der Vergangenheit häufig zu wenig gewürdigt worden. Ihre Bedeutung als Teil der natürlichen Immunität (▶ Kap. 4, Natürliche Immunität und ihre Bedeutung für das Mikrobiom), bei autoinflammatorischen Krankheiten oder Abläufen (Inflammasom) und als Mediator von Immunantworten sowie die Erkenntnisse zur Komplexität der Barrierefunktionen machen auch KCs und die Epidermis zum Ziel neuartiger Therapiestrategien.

12.2.2 Antigenpräsentierende Zellen: Langerhans-Zellen und dermale DC

Antigenpräsentierende Zellen (APC) und ihre Funktionen werden in diesem Buch in eigenen Kapiteln besprochen (▶ Kap. 5, Antigen- bzw. Allergenpräsentation). In diesem Abschnitt wird auf die Bedeutung der APCs in der Haut und innerhalb des SALT fokussiert. Grundsätzlich ist es die Aufgabe von APCs, Bestandteile der Umgebung über Phagozytose und verschiedene endozytotische Prozesse aufzunehmen, diese zu prozessieren und die daraus entstandenen Peptide über MHC-Moleküle unter Bereitstellung der entsprechenden Kostimulation passenden T-Zellen zu präsentieren. Dabei können diese zu unterschiedlich wirkenden Effektor-T-Zellen (Th_1, Th_2, Th_{17}, Treg) differenzieren, was für die entstehende Immunantwort von zentraler Bedeutung ist. Als Teil des SALT werden im Folgenden exemplarisch die dendritischen Zellen am Beispiel der epidermalen Langerhans-Zellen (LC) und der dermalen DCs (DDC) näher beleuchtet und insbesondere auf durch sie induzierte Immunantworten Bezug genommen (Abb. 12.4). Erkenntnisse zu der Wirkung der DCs innerhalb des SALT wurden hierbei meist in Mausmodellen gewonnen.

In der Epidermis finden sich v. a. Langerhans-Zellen (Definition: CD207(Langerin)$^{+}$CD1α^{+}MHCII^{+}EpCAM^{+}E-cadherin^{+}CD103^{-}), die damit die ersten DCs der Haut sind, die mit exogenem Material, wie z. B. Antigenen, in Kontakt kommen. Seit ihrer Entdeckung 1868 hat sich die Kenntnis zur Rolle von LCs stark verändert. Anfangs waren sie noch als Melanozyten und KCs beschrieben worden, heute weiß man,

1. dass es sich bei LCs um einen eigenständigen Zelltyp handelt und
2. dass KCs und LCs aber auch eng kooperieren (Romani et al. 2012). So können Zytokine, die von KCs im Zuge einer Infektion freigesetzt werden, den Phänotyp und die Funktion von LCs modulieren.

Mithilfe der Entwicklung verschiedener transgener Mausstämme, in denen durch die Injektion von Diphtherietoxin eine induzierbare Ablation von Langerin$^+$-Zellen bzw. CD11c$^+$-DCs erreicht werden kann, konnten die immunologischen Funktionen von verschiedenen DC-Populationen in der Haut näher charakterisiert werden. Ein wichtiges Entzündungsmodell für diese Analysen war hierbei die Kontaktallergie (CHS = »contact hypersensitvity«). Aufgrund ihrer exponierten Lage als epidermale APCs der Haut wurden LCs lange Zeit eine rein immunstimulierende Wirkung zugeschrieben, und es konnte gezeigt werden, dass sie u. a. Kontaktallergien induzieren können (Schuler u. Steinman 1985). Dank der Langerin-DTR-Mäuse konnten Kaplan et al. (2005) jedoch zeigen, dass in Abwesenheit der LCs eine verstärkte CHS ausgebildet wird, wodurch eine immunsuppressive oder immunologische toleranzvermittelnde Rolle der LCs in der Haut nachgewiesen werden konnte. Diese tolerogene Funktion der LCs konnte auch in Infektionsmodellen bestätigt werden, wobei die Aktivierung regulatorischer T-Zellen eine Rolle spielt (▶ Kap. 11). Langerin$^+$-DC der Dermis (Definition: Langerin$^+$CD1c$^+$Epcam$^-$CD103$^+$MHCII$^+$) wurden ebenfalls als inflammatorisch aktive Zellen identifiziert (Kissenpfennig et al. 2005). Neben Langerin$^+$-DCs existieren in der Dermis der Haut auch Langerin$^-$-DCs (Definition: Langerin$^-$CD1c$^+$Epcam$^-$CD103$^-$MHCII$^+$). Beide DC-Subtypen können bei geeigneter Aktivierung in die die Haut drainierenden Lymphknoten migrieren und dort Aktivierung und Differenzierung von T-Zellen induzieren (◘ Abb. 12.4). Die dominierende Funktion von Langerin$^-$-DDCs konnte allerdings bis heute nicht abschließend geklärt werden. Aktivierte DDCs sezernieren auch vor Ort in der Haut Zytokine und Chemokine und bauen so ein Mediatorennetzwerk auf, welches für die Rekrutierung von T-Zellen, Neutrophilen und anderen Effektorzellen essenziell ist. Unter inflammatorischen Bedingungen sind auch Makrophagen als weitere SALT-Zellen der Haut in der Lage, in die Lymphknoten einzuwandern und dort, ähnlich wie DCs, als APCs zu fungieren (Nestle et al. 2009).

12.2.3 T-Zell-Populationen (Th_1, Th_2, Th_{17}, regulatorische T-Zellen [Treg], CD8$^+$-T-Zellen, T_{RM}-Zellen)

Die menschliche Haut beherbergt 2×10^{10} T-Zellen und damit 2-mal so viele T-Zellen, wie im Blut zirkulieren. Dies ist für ein großes Oberflächenorgan eigentlich zu erwarten, ist aber erst kürzlich in seiner Bedeutung erkannt worden. Neben der bereits seit den 1980er-Jahren beschriebenen heterogenen Population von epidermalen CD8$^+$-T-Zellen konnten in den letzten Jahren zahlreiche weitere T-Zellpopulationen in der Dermis nachgewiesen werden. In der Folge geeigneter Aktivierung, wie sie im Rahmen von Infektionen und auch bei Allergien vorkommen, können naive Th0-Zellen ausdifferenzieren. Diese Differenzierung findet nach Aktivierung über den T-Zell-Rezeptor und Kostimulation sowie unter dem Einfluss von Zytokinen statt. Dies orchestriert die Wirkung von sog. Master-Transkriptionsfaktoren wie T-bet, GATA3, RORγt und FOXP3, die entsprechend Th_1, Th_2, Th_{17} und Treg-Populationen dominieren.

IFN-γ produzierende Th_1-Zellen oder Th_{17} finden sich u. a. bei Autoimmunerkrankungen wie der Psoriasis oder auch der Kontaktallergie. Th_2-Zellen, die sich durch Sekretion von Zytokinen wie IL-4, IL-5 und IL-13 auszeichnen, sind maßgeblich an der Entwicklung von atopischen Erkrankungen beteiligt und können in der Haut v. a. in der Initialphase der atopischen Dermatitis nachgewiesen werden. Regulatorische T-Zellen, wie FOXP3$^+$CD4$^+$-T-Zellen, sind dagegen an eine Entzündung limitierenden, gegenregulatorischen und Toleranzprozessen beteiligt. Dies trifft auch für die Haut zu: eine Toleranz gegenüber insbesondere niedrig dosierten Kontaktallergenen oder eine Terminierung von durch das SALT orchestrierten Entzündungsprozessen wird durch verschiedene toleranz- oder suppressionvermittelnde CD4$^+$-T-Zellen erreicht.

Neben den verschiedenen CD4$^+$-T-Helferzell-Populationen spielen auch unterschiedliche CD8$^+$-T-Zellen eine wichtige Rolle bei kutanen Entzündungsreaktionen und Infektionen sowie verschiedenen entzündlichen Dermatosen. Für das SALT von besonderer Bedeutung ist, dass in den verschiedenen Phasen einer Infektion neben zirkulierenden CD8$^+$-Effektor- und Gedächtnis-T-Zellen auch hautresidente CD8$^+$-Gedächtniszellen eine wesentliche Funktion übernehmen. Außerdem haben bei unterschiedlichen kutanen Krankheitsbildern, wie z. B. der Psoriasis oder der allergischen Kontaktdermatitis, auch zytotoxische CD8$^+$-T-Zellen eine wesentliche Funktion.

Den verschiedenen Subtypen der T-Lymphozyten in der Haut ist gemeinsam, dass ihre Induktion meist ein Resultat einer Kaskade von Reaktionen innerhalb des SALT ist, welches KCs, APCs und ihre Interaktionen einschließt. Das liegt u. a. daran, dass die in die Lymphknoten einwandernden hautabhängigen DCs Immunantworten stimulieren, die als wesentliche Konsequenz ein sog. kutanes Imprinting der aktivierten T-Lymphozyten mit einschließt (Mora u. von Andrian 2006; Edele et al. 2008). Dieses kutane Imprinting führt dazu, dass die betroffenen T-Lymphozyten ein Rezeptorrepertoire an ihrer Oberfläche tragen, welches ihnen den Eintritt, die Migration, in die Haut über kutane Gefäße erlaubt. Derartige spezifische Homing-Rezeptoren für die Haut sind das CLA (»cutaneous lymphocyte-associated antigen«), eine Sonderform der Glykosylierung von PSGL1, und bestimmte Rezeptoren für kutane Chemokine (CCR4, CCR10). Die selektive Rekrutierung in die Haut über diese Rezeptoren führt dazu, dass der Anteil an Gedächtnis-T-Zellen mit diesem »Haut-Homing-Phänotyp« in der Haut etwa 20-fach höher ist als der im peripheren Blut (Seneschal et al. 2012). CLA-exprimierende kutane $CD4^+$- und $CD8^+$-T-Zellen kommen zu gleichen Anteilen in der Haut vor (Clark et al. 2006).

Grundsätzlich unterscheidet man heute zwei Typen von hautspezifischen T-Zellen, die beide Teil des SALT sind und im Rahmen von Recall-Antworten (Aktivierung einer Immunantwort bei Vorliegen eines immunologischen Gedächtnisses) wirken:

1. Zirkulierende Populationen, die nach einer Induktion von entsprechenden Signalen in der Haut (endotheliale Adhäsionsmoleküle, Chemokine) dorthin rekrutiert werden. Sie ziehen sich in die lymphoiden Organe zurück und werden daher »central memory T cells« (T_{CM}) genannt.
2. Residente Populationen, die in der Haut verbleiben, stellen die zweite Gruppe dar. Sie fungieren als erste Linie der adaptiven Immunabwehr (T_{RM} = »resident memory T-Zellen«).

Pathogenspezifische Recall-Immunantworten entwickeln sich nämlich in mehreren Phasen: Die erste Phase der Immunantwort wird von geweberesidenten DCs gesteuert, gefolgt von einer Rekrutierung und Aktivierung geweberesidenter T-Gedächtniszellen (T_{RM}), sodass eine sofortige Neutralisation des Pathogens erfolgen kann. Mikrobieller Kontakt oder die Freisetzung von Zytokinen aus KCs fördert diese Eigenschaft der dendritischen Zellen. Diese Signale aktivieren außerdem die Expression von Adhäsionsmolekülen auf Endothelzellen, induzieren die Produktion von Chemokinen und resultieren letztlich auch in der Rekrutierung zirkulierender hautspezifischer T-Zellen (Clark 2010). Für das SALT und die kutane Immunabwehr sind neuere Untersuchungen von besonderem Interesse, die zeigen, dass die »lokale« immunologische Reaktion zwischen hautresidenten DCs und hautresidenten T_{RM}-Zellen eine spezifische und effektive T-Zell-Effektorantwort, aber auch regulatorische T-Zell-Aktivierung erlaubt, die unter bestimmten Bedingungen keine zusätzliche Extravasation von T-Zellen aus dem peripheren Blut erfordert (Kupper 2012; Seneschal et al. 2012).

12.3 Zusammenfassung

Es ist heute eindeutig belegt, dass die Haut mehr ist als nur ein passives Abwehrorgan, denn mit dem hautassoziierten lymphoiden Gewebe, dem SALT, verfügt sie über ein komplexes Netzwerk aus verschiedenen Immunzellen und immunreaktiven Organ- und Stromazellen, die interagieren, um den Organismus zu schützen. Keratinozyten wirken in diesem Netzwerk als Sensorzellen, die Gefahrenpotenzial erkennen und ihrerseits APCs wie LCs und DDCs mittels Mediatorausschüttung stimulieren können. Ähnlich wirken Mastzellen, Granulozyten und Makrophagen innerhalb des SALT, die hier aber nicht im Detail dargestellt wurden. Durch die anschließende Aktivierung von Effektorzellen, wie geweberesidenten T_{RM}-Zellen und T-Zellen der lymphatischen Organe, kann die Haut umgehend reagieren und bspw. Infektionen adäquat bekämpfen. Andererseits führen diese Prozesse, wenn sie gegen unschädliche exogene Substanzen oder endogene Antigene gerichtet sind, zu allergischen Reaktionen oder autoimmuner Entzündung. In allen genannten Szenarien muss das SALT die Modulation organisieren und eine Homöostase zwischen (adäquater) Immunreaktion und Toleranzinduktion wahren.

Literatur

Abdul-Sater AA, Said-Sadier N, Ojcius DM et al. (2009) Inflammasomes bridge signalling between pathogen identification and the immune response. Drugs Today (Barc) 45 Suppl B: 105–112

Black APB, Ardern-Jones MR, Kasprowicz V et al. (2007) Human keratinocyte induction of rapid effector function in antigen-specific memory CD4+ and CD8+ T cells. Eur J Immunol 37: 1485–1493

Clark RA (2010) Skin-resident T cells: the ups and downs of on site immunity. J Invest Dermatol 130: 362–370

Clark RA, Chong B, Mirchandani N et al. (2006) The vast majority of CLA+ T cells are resident in normal skin. J Immunol 176: 4431–4439

Edele F, Molenaar R, Gütle D et al. (2008) Cutting edge: instructive role of peripheral tissue cells in the imprinting of T cell homing receptor patterns. J Immunol 181: 3745–3749

Gilliet M, Lande R (2008) Antimicrobial peptides and self-DNA in autoimmune skin inflammation. Curr Opin Immunol 20: 401–407

Islam SA, Luster AD (2012) T cell homing to epithelial barriers in allergic disease. Nat Med 18: 705–715

Kaplan DH, Jenison MC, Saeland S et al. (2005) Epidermal langerhans cell-deficient mice develop enhanced contact hypersensitivity. Immunity 23: 611–620

Kissenpfennig A, Henri S, Dubois B et al. (2005) Dynamics and function of Langerhans cells in vivo: dermal dendritic cells colonize lymph node areas distinct from slower migrating Langerhans cells. Immunity 22: 643–654

Kupper TS (2012) Old and new: recent innovations in vaccine biology and skin T cells. J Invest Dermatol 132: 829–834

Lande R, Gregorio J, Facchinetti V et al. (2007) Plasmacytoid dendritic cells sense self-DNA coupled with antimicrobial peptide. Nature 449: 564–569

Di Meglio P, Perera GK, Nestle FO (2011) The multitasking organ: recent insights into skin immune function. Immunity 35: 857–869

Mora JR, von Andrian UH (2006) T-cell homing specificity and plasticity: new concepts and future challenges. Trends Immunol 27: 235–243

Nestle FO, Di Meglio P, Qin J-Z, Nickoloff BJ (2009) Skin immune sentinels in health and disease. Nat Rev Immunol 9: 679–691

Nomura I, Goleva E, Howell MD et al. (2003) Cytokine milieu of atopic dermatitis, as compared to psoriasis, skin prevents induction of innate immune response genes. J Immunol 171: 3262–3269

Park CO, Noh S, Jin S et al. (2013) Insight into newly discovered innate immune modulation in atopic dermatitis. Exp Dermatol 22: 6–9
Romani N, Brunner PM, Stingl G (2012) Changing views of the role of Langerhans cells. J Invest Dermatol 132: 872–881
Schuler G, Steinman RM (1985) Murine epidermal Langerhans cells mature into potent immunostimulatory dendritic cells in vitro. J Exp Med 161: 526–546
Seneschal J, Clark RA, Gehad A et al. (2012) Human epidermal Langerhans cells maintain immune homeostasis in skin by activating skin resident regulatory T cells. Immunity 36: 873–884
Watanabe H, Gaide O, Pétrilli V et al. (2007) Activation of the IL-1beta-processing inflammasome is involved in contact hypersensitivity. J Invest Dermatol 127: 1956–1963

MALT (»mucosa-associated lymphoid tissue«)

C. Weise, M. Worm

T. Biedermann et al. (Hrsg.), *Allergologie*,
DOI 10.1007/978-3-642-37203-2_13,

13.1 Mukosales Immunsystem

Die Darmmukosa bildet die größte Oberfläche des menschlichen Körpers und ist in stetigem Kontakt mit exogenen Antigenen. Entsprechend finden sich dort zahlreiche Immunzellen (Castro-Sanchez u. Martin-Villa 2013). Das Epithelium trennt das bakteriell stark kolonisierte Darmlumen strukturell vom sterilen subepithelialen Gewebe (Kim et al. 2012) und ist selbst wesentlich am Schutz vor Infektionen und Pathogenen beteiligt (Castro-Sanchez u. Martin-Villa 2013). Neben der mechanischen Barrierefunktion werden über die Mukosa kontinuierlich Signale an das Immunsystem vermittelt (Castro-Sanchez u. Martin-Villa 2013). Die intestinale Mikroflora unterstützt Verdauungs- und Resorptionsprozesse, die Pathogenabwehr und die Ausbildung von Immunfunktionen. Zahlreiche angeborene und adaptive Mechanismen gewährleisten ein Gleichgewicht, von denen das darmassoziierte lymphatische Gewebe (darmassoziiertes Immunsystem) oder auch mukosaassoziiertes lymphatisches Gewebe (MALT = »mucosa-associated lymphoid tissue« oder GALT = »gut-associated lymphoid tissue«) den effektivsten Schutz bietet. Jede Störung des Systems kann zu nachteiligen Reaktionen gegen Bakterien oder Nahrungsbestandteilen und so zu chronischen Entzündungen führen (Suzuki et al. 2010). Die vollständige Funktion des MALT erfordert den transepithelialen Antigentransport sowie die Interaktion zwischen Epithelzellen, antigenpräsentierenden Zellen (APZ) und lymphoiden Zellen (Abb. 13.1a) (Castro-Sanchez u. Martin-Villa 2013).

13.1.1 Mukosale Epithelzellen

Enterozyten bilden die epitheliale Barriere, darüber hinaus sind sie aber auch für die Ausbildung und Steuerung einer Immunantwort des MALT von großer Bedeutung. Sie verfügen über Erkennungsrezeptoren des natürlichen Immunsystems (▶ Kap. 4, Natürliche Immunität) wie NOD- und Toll-like-Rezeptoren, über die sie bspw. Pathogene aufspüren. Sie exprimieren aber auch Moleküle, die für die Antigenpräsentation, T-Zell-Interaktion und Kostimulation wichtig sind. Sie sind im Netzwerk des MALT für eingehende Signale verantwortlich, übersetzen diese in biologische Informationen, die sie an weitere Zellen des MALT kommunizieren. Enterozyten koordinieren z. B. über Chemokine die gerichtete Einwanderung von Effektorzellen und produzieren eine Vielzahl von Zytokinen. Das Zytokinmilieu reguliert u. a. die Verfügbarkeit von Antigenen durch Modulation der Barrierepermeabilität (Castro-Sanchez u. Martin-Villa 2013). Durch die Sekretion von TGF-β, Retinsäure und »thymic stromal lymphopoeitin« (TSLP), ein weiteres wichtiges immunregulatorisches epitheliales Zytokin, hemmen Enterozyten die Th_1-Differenzierung, was für die Immunhomöostase im Darm von großer Bedeutung sein kann, aber auch einer Entwicklung von Th_2-Lymphozyten und »Allergien« Vorschub leistet. Diese immunregulatorische Funktion der Enterozyten wird über die Modulation von dendritischen Zellen (DZ) erreicht (Kim et al. 2012). Über para- oder transzelluläre Transportwege können Enterozyten darüber hinaus die darunterliegenden APZs mit Antigen versorgen (Abb. 13.1a) (Castro-Sanchez u. Martin-Villa 2013). IgA spielt für das MALT eine besondere Rolle. Der IgA-Klassenwechsel in B-Lymphozyten kann abhängig (inklusive Rekombination) und unabhängig von T-Lymphozyten erfolgen. Letzerer wird von DZs und Enterozyten unterstützt, indem BAFF und APRIL für den IgA-Klassenwechsel bereitgestellt werden (Kim et al. 2012).

Die von Becherzellen abgesonderten Muzine (Glykoproteine) bilden eine visköse, gelartige Doppelschicht, welche die intestinale Mikroflora von den Epithelzellen separiert. Die Innenschicht schützt vor bakterieller Penetration durch IgA oder antimikrobielle Proteine wie Defensine oder C-Typ-Lektine. In der Außenschicht sind zahlreiche Bakterien angesiedelt (Kim et al. 2012). Becherzellen können kleine lösliche Antigene zu Phagozyten unterhalb des Epithels transportieren (Abb. 13.1a) (Mabbott et al. 2013).

Paneth-Zellen sezernieren antimikrobielle Peptide (Defensine), C-Typ-Lektin (REGIIIα), β-1,4-Glykosidasen (Lysozym C) sowie Phospholipid-sn-2-Esterasen (sPLA2) und regulieren so das Bakterienwachstum (Kim et al. 2012).

M-Zellen (M = »microfold«, Abb. 13.1b) sind für die Initiierung einer effektiven Immunantwort sowie für die Toleranzentwicklung von besonderer Bedeutung. Sie sind in den Peyer's Patches (PP) sowie im Appendix lokalisiert und weisen morphologisch eine reduzierte Glykokalyxschicht mit unregelmäßigen, verkleinerten Mikrovilli auf (Kim et al. 2012; Mabbott et al. 2013). M-Zellen endo- und phagozytieren luminale (Makro)Moleküle an der apikalen Membran über verschiedene Mechanismen. Hierzu gehören Transport in endosomalen Tubuli, Vesikeln oder in multivesikulären Gebilden (Castro-Sanchez u. Martin-Villa 2013; Mabbott et al. 2013). Nach aktiver Transzytose über das Epithel werden die Antigene an der basolateralen Seite an Makrophagen, B-Zellen und follikulare DZs abgegeben (Kim et al. 2012; Mabbott et al. 2013; Brandtzaeg et al. 2008). Bindestellen der M-Zellen für Lymphozyten und APZs unterstützen die Stimulation des mukosalen Immunsystems (Kim et al. 2012). Die genauen Mechanismen der Antigenprozessierung und -präsentation sind noch nicht geklärt (Kim et al. 2012; Mabbott et al. 2013). M-Zellen könnten intakte Antigene zu professionellen APZs im Epithelium oder der darunterliegenden Domregion weiterleiten (Castro-Sanchez u. Martin-Villa 2013).

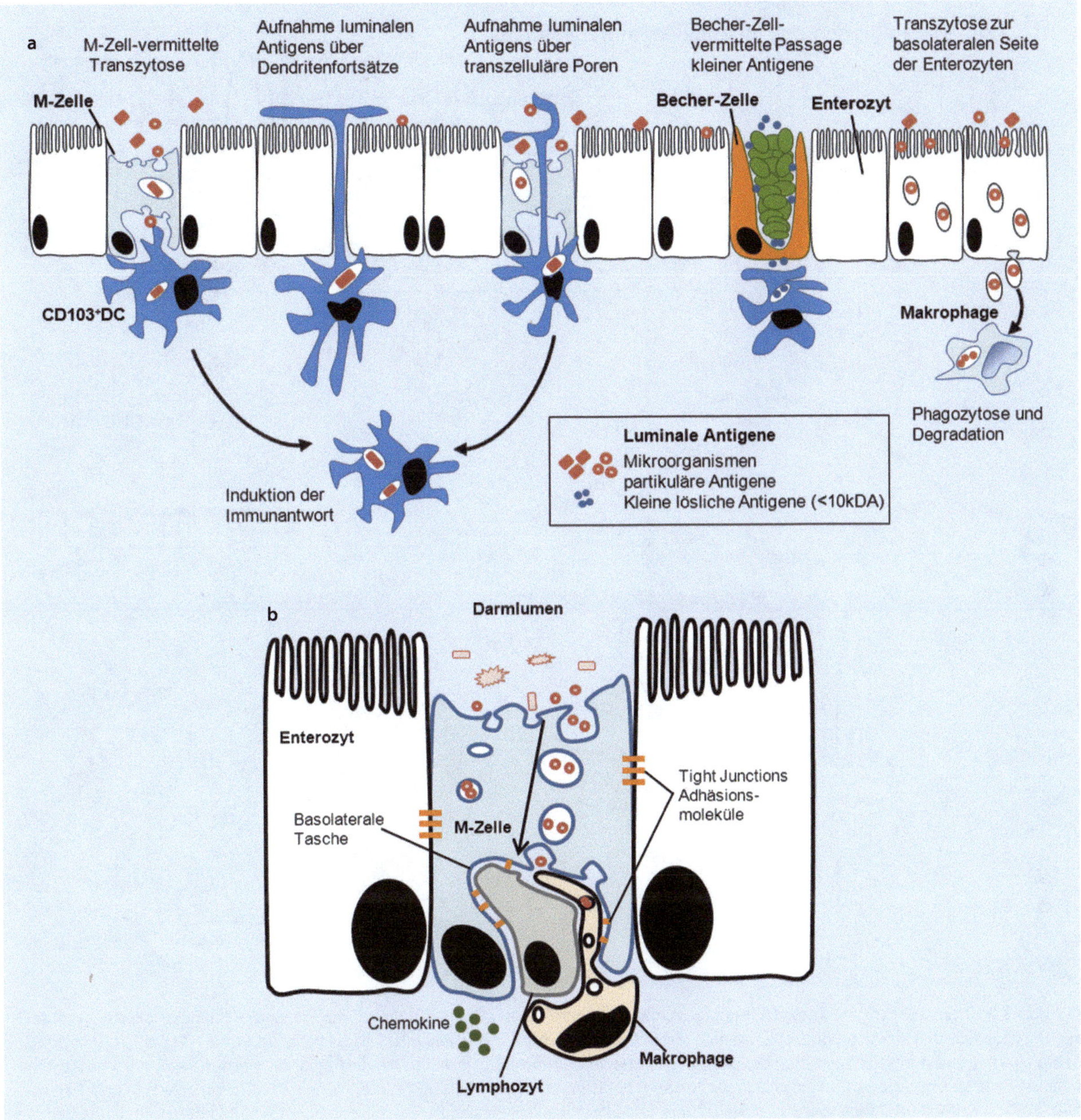

Abb. 13.1 Aufnahme intestinaler Antigene über die Darmmukosa. **a** Mechanismen der luminalen Antigenaufnahme über das mukosale Epithel, **b** morphologische Charakteristik von M-Zellen. (Mod. nach Mabbott et al. 2013 mit frdl. Genehmigung)

13.1.2 Strukturen des mukosalen Immunsystems

Das MALT des Darms wird in induktive Regionen und Effektorstrukturen differenziert (Abb. 13.2). In den induktiven Regionen stimulieren Antigene naive T- und B-Zellen und induzieren u. a. die IgA-Immunantwort (Suzuki et al. 2010). In den Effektorstrukturen erfolgen die terminale Plasmazelldifferenzierung, die IgA-Sekretion in das Lumen und die spezifische Wirkung der Effektorzellen (Suzuki et al. 2010; Brandtzaeg et al. 2008). Einige dieser Strukturen, wie die Payers Patches (PP), sind bereits pränatal angelegt, andere, wie isolierte Lymphfollikel (ILF), entwickeln sich erst postnatal infolge der bakteriellen Besiedlung des Darmes (Suzuki et al. 2010).

Neben den PP gehören die ILF sowie der Appendix zu den induktiven Regionen der antigenspezifischen Immunantwort (Abb. 13.2) (Castro-Sanchez u. Martin-Villa

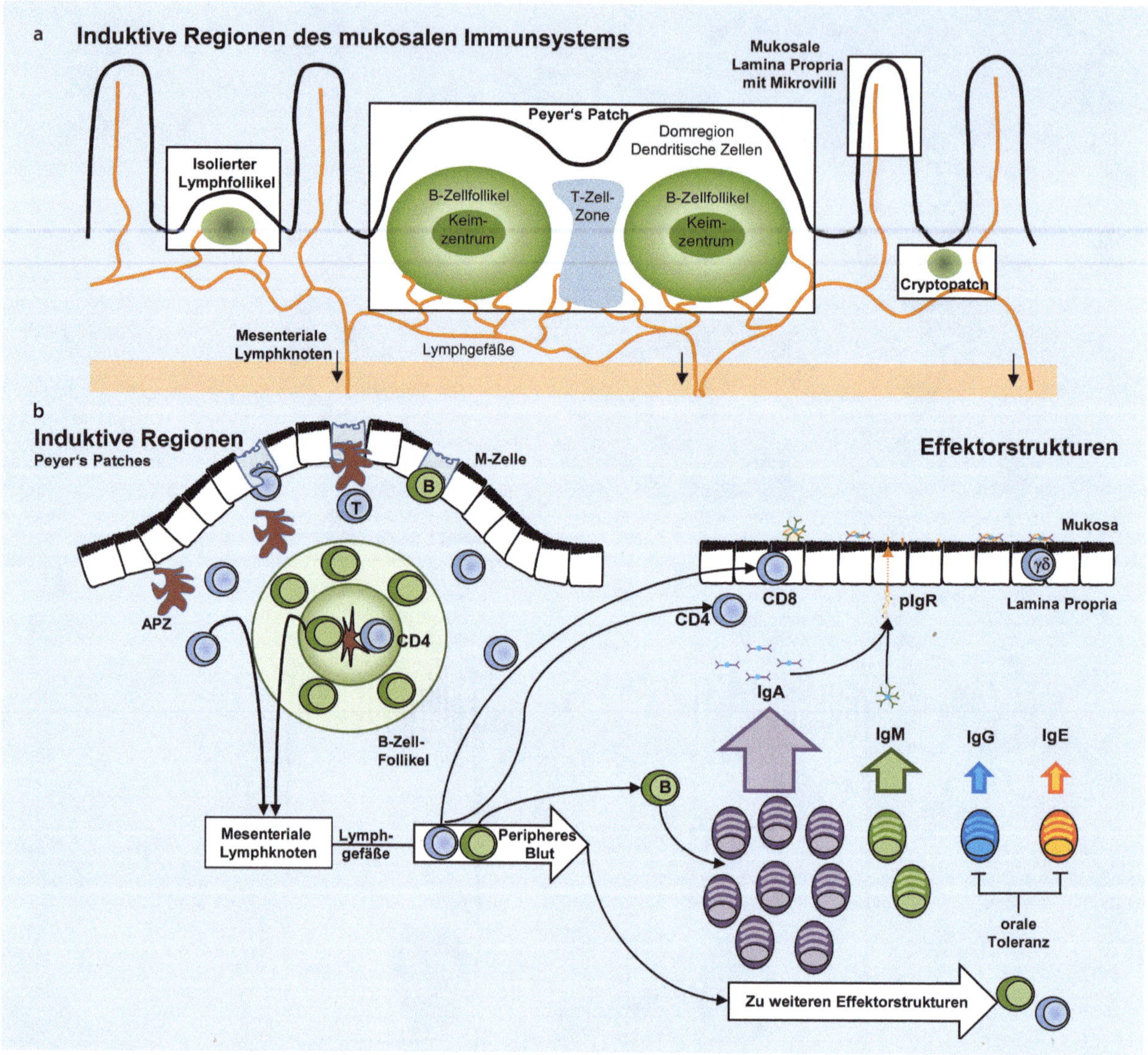

Abb. 13.2 Strukturelle Organisation der humoralen Antwort. **a** Strukturen der IgA-Induktion sind die Peyer's Patches, isolierte Lymphfollikel, »Cryptopatches«, Lamina propria, mesenteriale Lymphknoten sowie der Appendix (nicht dargestellt). (Mod. nach Pabst 2012 mit frdl. Genehmigung). **b** Strukturelle Organisation des darmassoziierten Immunsystems. Die in induktiven Regionen, wie den Peyer's Patches, enthaltenen M-Zellen transportieren luminale Antigene zu antigenpräsentierenden Zellen (APZ). Interaktion von APZs mit naiven B- und T-Zellen führt zu Aktivierung und Differenzierung in Gedächtnis- und Effektorzellen, welche zu den mesenterialen Lymphknoten und dann über den Brustlymphgang und das periphere Blut zu den mukosalen Effektorstrukturen, wie der Lamina propria, migrieren. In einer gesunden Lamina propria werden IgA⁺-, IgM⁺- und IgG⁺-Plasmablasten gefunden. Sekretorisches IgA (SIgA) und SIgM werden über den pIgR transepithelial in den Mukus abgegeben. Orale Toleranzmechanismen unterdrücken eine pathologische Produktion von IgG und IgE. (Mod. nach Brandtzaeg 2010 mit frdl. Genehmigung)

2013; Corthesy 2013). PP sind organisierte mukosaassoziierte Aggregate mit großen B-Zellarealen, interfollikulären T-Zell-Zonen, einer Vielzahl an APZs und mit M-Zellen im follikelassoziierten Epithel (Castro-Sanchez u. Martin-Villa 2013; Brandtzaeg et al. 2008; Corthesy 2013). ILF sind den PP sehr ähnlich, weisen jedoch keine separaten T-Zell-Zonen auf und haben höhere Frequenzen angeborener Lymphozyten (ILC = »innate lymphoid cells«), die an der von T-Lymphozyten unabhängigen IgA-Antwort mitwirken (Abb. 13.3c) (Pabst 2012).

Da exogene Antigene direkt von der Mukosaoberfläche aktiv aufgenommen werden, besitzt das MALT des Darms keine afferenten Lymphbahnen (Brandtzaeg et al. 2008). Obwohl die mesenterialen Lymphknoten an der mukosalen Immunantwort wesentlich beteiligt sind, werden sie dem MALT des Darms nicht zugeordnet, da sie

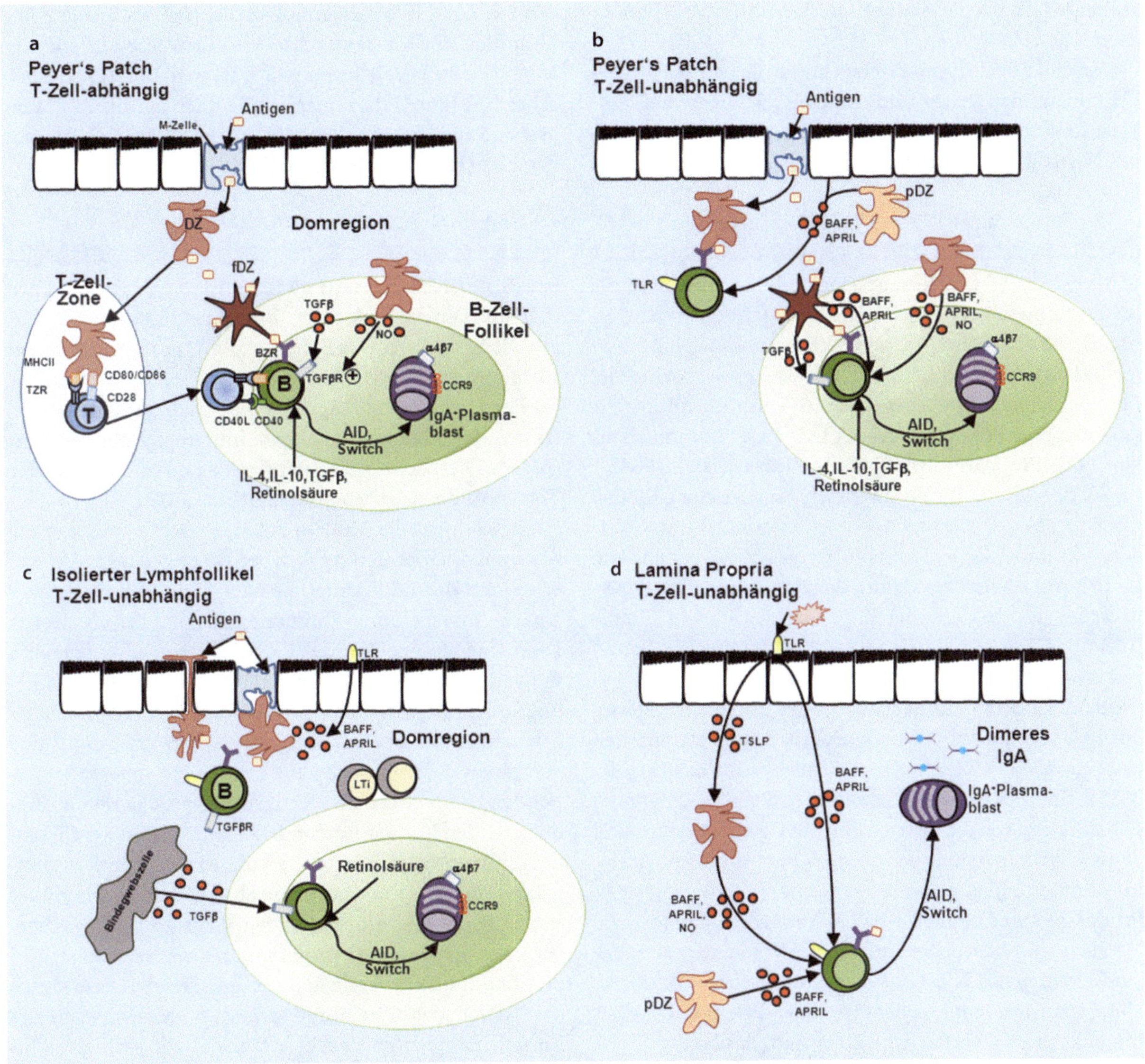

Abb. 13.3 Mechanismen der IgA-Induktion im MALT des Darms. Die Peyer's Patches sind an der IgA-Induktion durch **a** T-Zell-abhängige und **b** T-Zell-unabhängige Mechanismen beteiligt. Nach Transzytose durch M-Zellen nehmen dendritische Zellen (DZ) in der subepithelialen Domregion die luminalen Antigene auf. Im Lauf der T-Zell-abhängigen IgA-Induktion migrieren DZs in die interfollikulare T-Zell-Zone und aktivieren naive T-Zellen. Diese differenzieren in Effektor-T-Zellen, wandern in die B-Zellfollikel und sezernieren IgA-induzierende Zytokine: Durch die Expression von CD40-Ligand und die Produktion spezifischer Zytokine werden B-Zellen aktiviert, woraufhin diese das Enzym aktivierungsinduzierte Cytidin-Desaminase (AID) exprimieren, was den Klassenwechsel (Switch) ermöglicht. Die Expression des TGF-β-Rezeptors (TGFβR) wird durch Stickstoffmonoxid (NO) induziert. Während der T-Zell-unabhängigen IgA-Antwort wird die AID-Expression durch Signale der natürlichen Immunität (z. B. über Toll-like-Rezeptoren = TLR) sowie durch die von DZs, plasmazytoiden DZs (PDZ) und follikulären DZs (fDZ) produzierten BAFF und APRIL stimuliert. T-Zell-unabhängige IgA-Induktion in **c** isolierten Lymphfollikeln und **d** der Lamina propria. In beiden Strukturen sind DZs und TLR-Signale für die B-Zellaktivierung bedeutend. Zusammen mit BAFF und APRIL werden AID und Klassenwechsel (Switch) in B-Zellen induziert. **c** In den isolierten Lymphfollikeln nehmen M-Zellen oder DZs luminales Antigen auf. Spezielle Bindegewebszellen produzieren TGF-β und unterstützen den IgA-Klassenwechsel. Lymphgewebeinduzierende Zellen (LTi »lymphoid tissue inducer«) koordinieren die strukturelle Entwicklung der Lymphfollikel und sezernieren IgA-unterstützende Zytokine. **d** Die Zytokinumgebung in der Lamina propria unterstützt das Überleben von Plasmazellen und könnte den lokalen Isotypenklassenwechsel stimulieren. DZs und PDZs produzieren BAFF und APRIL. Epithelzellen sezernieren BAFF und APRIL nach Ligation der epithelialen TLR. Das ebenfalls von Epithelzellen produzierte »thymic stromal lymphopoietin« (TSLP) verstärkt die APRIL-Produktion in DZs. Die Synthese dieser Zytokine wird weiter durch das von einem speziellen DZ-Typ abgegebene NO verstärkt. *APRIL* »a proliferation-inducing ligand«, *BAFF* B-Zellaktivierender Faktor, *BZR* B-Zellrezeptor, *CCR9* CC-Chemokinrezeptor 9, *CXCR5* CXC-Chemokinrezeptor 5, *IL* Interleukin, *TGF-β* »transforming growth factor«, *TZR* T-Zell-Rezeptor. (Mod. nach Pabst 2012 mit frdl. Genehmigung)

afferente Lymphgefäße aufweisen (Kim et al. 2012; Brandtzaeg et al. 2008).

Zu den Effektorstrukturen gehören die Lamina propria (LP), exokrine Drüsen und das Oberflächenepithel. Eine klare funktionelle Abgrenzung zu den induktiven Strukturen ist nicht immer möglich (Kim et al. 2012; Brandtzaeg et al. 2008).

So finden in der LP auch B Zellexpansion und terminale Plasmazelldifferenzierung statt. In der murinen LP wird ferner der T-Zell-unabhängige IgA-Klassenwechsel im Zusammenhang mit B1-Zellen beschrieben (◘ Abb. 13.3d). Obwohl beim Menschen keine mukosalen B1-Zellen beschrieben sind bzw. ein IgA-Klassenwechsel in der LP nicht überzeugend dargestellt ist, könnten mikrobielle Faktoren über Epithelzellen oder DZs die T-Zell-unabhängige IgA2-Produktion erlauben (Brandtzaeg et al. 2008).

In der LP, als Bindegewebsschicht zwischen Epithel und Mucosa muscularis, finden sich zahlreiche Makrophagen, DZs und T-Zellen. Auffällig ist die hohe Frequenz von IL-10-produzierenden Makrophagen mit hoher phagozytotischer und bakterizider Kapazität. Diese sind für die Infektionsabwehr mit geringem inflammatorischen Potenzial sowie die antigenspezifische Toleranzinduktion bedeutend. Zudem befinden sich in der humanen LP etwa 30–40 % der mononukleären Zellen, IgA^+-Plasmazellen bzw. 15–45 % B-Zellen (Castro-Sanchez u. Martin-Villa 2013). Unter den T-Zellen dominiert der CD4-Phänotyp (60–70%), wovon die meisten den αβ-T-Zell-Rezeptor und den Gedächtniszellmarker CD45RO exprimieren. In der LP können einige antigenspezifische T-Zellen die IgA-Produktion von lokalen B-Zellen fördern. Regulatorische T-Zellen sind hier bedeutend für die Toleranz gegenüber Umweltantigenen (Castro-Sanchez u. Martin-Villa 2013). Die Expansion von Gedächtnis- oder Effektor-T-Zellen findet auch im Oberflächenepithel statt, das häufig als intraepitheliales Lymphozyten-(IEL)-Kompartiment bezeichnet wird (Brandtzaeg et al. 2008). IEL sind eine funktionell heterogene Population aus T-Zellen und Mastzellen. Fast alle IEL sind $CD3^+$, wovon nur 5–15 % CD4 exprimieren. Ferner werden im Vergleich zum peripheren Blut und der LP hohe Frequenzen von $\gamma\delta^+$-Lymphozyten gefunden. Bis heute ist die exakte biologische Rolle der IEL unklar. Funktionen wie Zytotoxizität, Zytokinsekretion, Toleranzinduktion sowie Mukosaregeneration werden diskutiert (Castro-Sanchez u. Martin-Villa 2013).

13.1.3 Mukosale Immunglobuline

Mukosale Immunglobuline spielen eine zentrale Rolle für die Funktion des MALT des Darms. Nicht nur die angeborene Abwehr, sondern auch die hochadaptive erworbene Immunität unterstützt die mukosale Integrität. Teilweise ohne T-Zell-Hilfe reagieren B-Zellen auf das lokale Zytokinmilieu mit Klassenwechsel und Plasmazelldifferenzierung. Die humorale Immunantwort wird durch sekretorisches IgA (SIgA) dominiert. In deutlich geringeren Mengen sind auch IgG, IgM und IgD an der mukosalen Abwehr beteiligt (Horton u. Vidarsson 2013).

▪ Immunglobulin A

Etwa 80 % der Plasmazellen im Darm produzieren IgA (Castro-Sanchez u. Martin-Villa 2013). Lokal wird IgA primär als Dimer, verknüpft über eine Verbindungskette (J = »joining«), oder als Polymer (pIgA) produziert (◘ Abb. 13.4a). Sezerniert wird pIgA als Komplex mit der sekretorischen Komponente, dem proteolytisch gespaltenen extrazellulären Teil des polymeren Immunglobulinrezeptors (pIgR). Dies sichert die spezifische Erkennung und den Transport über die Mukosa (Corthesy 2013).

IgA schützt die Mukosa durch direkte Interaktion mit Antigenen, verhindert deren Übertritt über das Epithel und erleichtert deren Eliminierung über Peristaltik und mukoziliäre Ausscheidung (Immunexklusion, ◘ Abb. 13.4b). Diese Interaktionen werden durch die variable Antigenbindungsstelle, über Kohlenhydratketten der konstanten Region oder die sekretorische Komponente vermittelt. Im Darmlumen bindet IgA Antigene, hält sie im Mukus und verhindert deren Bindung ans Epithel. IgA unterstützt ferner den transepithelialen Antigentransport zu den IgA induzierenden Kompartimenten (Pabst 2012). In der LP bindet pIgA Antigene und sondert diese mittels pIgR-vermittelter Transzytose in das Lumen ab. Auf dem gleichen Weg steuert pIgA einer intrazellulären Virusproduktion entgegen oder neutralisiert proinflammatorische Antigene in den Endosomen. Verglichen mit IgG aktiviert IgA, durch das Fehlen des C1q-Bindungsmotivs, nur schwach das Komplementsystem und besitzt somit ein geringeres inflammatorisches Potenzial (Horton u. Vidarsson 2013). Durch Bindung an den Fcα-Rezeptor moduliert IgA weitere Immunfunktionen (Corthesy 2013; Pabst 2012).

Im Verdauungstrakt wird die antigenspezifische humorale Immunantwort vorwiegend in den PP initiiert (◘ Abb. 13.3) (Corthesy 2013). In Keimzentren wird die T-Zell-abhängige B-Zellantwort induziert und umfasst

- die klonale B-Zell-Expansion,
- den Klassenwechsel,
- somatische Hypermutation,
- Affinitätsreifung,
- Differenzierung zu Gedächtnis-B-Zellen und Plasmazellen sowie
- die Induktion der J-Kette (Suzuki 2010; Brandtzaeg 2003).

In den PP erfolgt die Aufnahme und Transzytose von luminalen Antigenen über M-Zellen in die subepitheliale

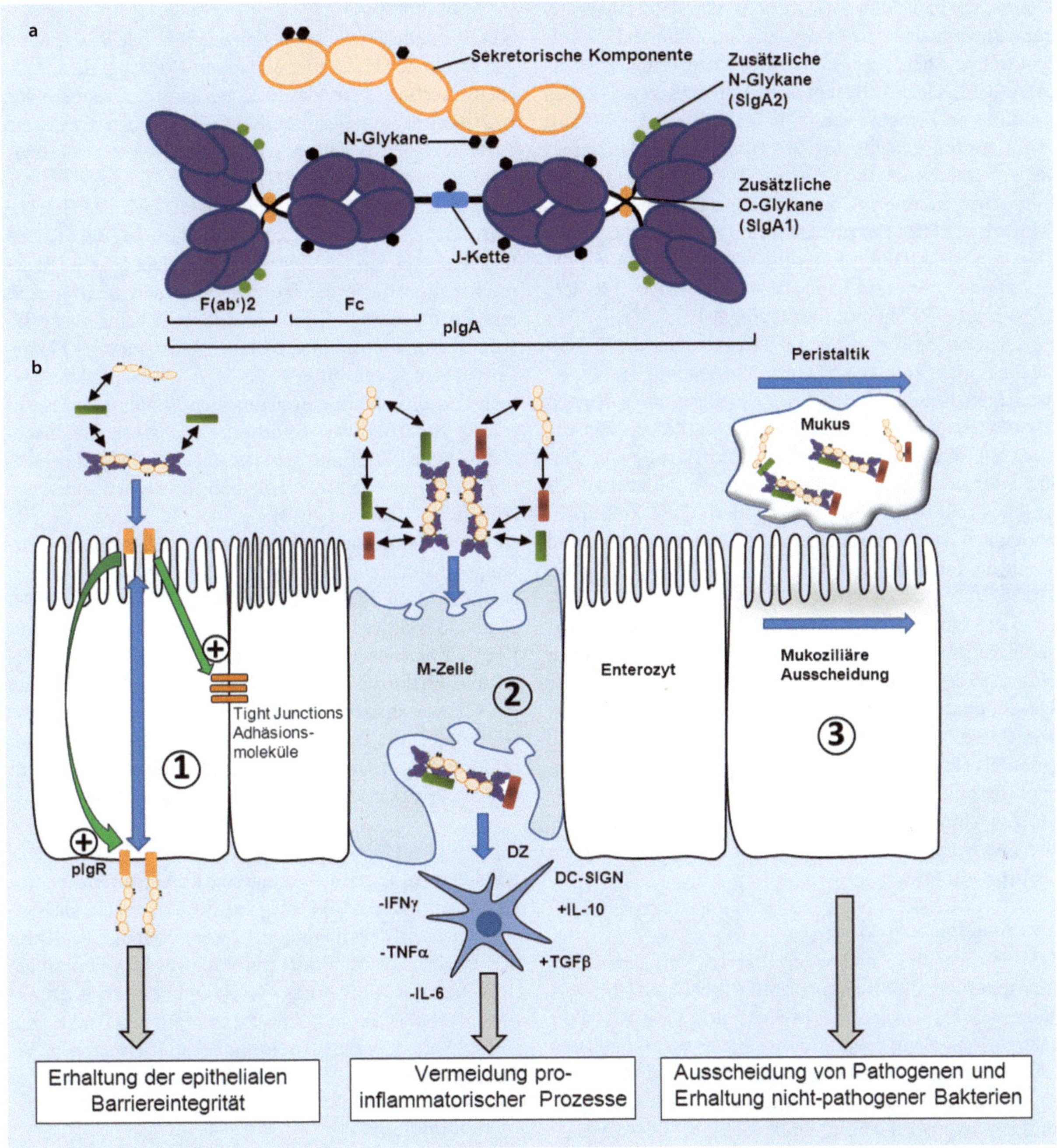

Abb. 13.4 Multifunktionelle Rolle des humanen SIgA in der intestinalen Mukosa. **a** Schematische Darstellung des humanen SIgA. Die regulär an das polymere IgA (pIgA) gebundene sekretorische Komponente ist hier zur besseren Illustration separat dargestellt und intramolekulare Disulfidbrücken sind nicht abgebildet. (Mod. nach Corthesy 2013 mit frdl. Genehmigung). **b** *1* Sekretion des pIgA in das Darmlumen. Der polymere Immunglobulinrezeptor (pIgR) bindet pIgA basolateral und transportiert den Komplex dann auf die apikale Seite der Epithelzellen (Pabst 2012). Interaktion von IgA-gebundenen kommensalen Mikroorganismen mit dem Epithel stärkt die Barrierefunktion durch Induktion von pIgR und Tight Junctions (Mantis et al. 2011). *2* SIgA-vermittelte Immunkomplexe mit Kommensalen und/oder Pathogenen werden durch M-Zellen aufgenommen und an APZs weitergeleitet, was die Induktion bzw. Modulation der Immunantwort bewirkt. *3* SIgA oder freie sekretorische Komponenten selektieren Pathogene und führen sie der Eliminierung über Peristaltik und mukoziliäre Ausscheidung (Immunexklusion) zu. (Mod. nach Mantis et al. 2011 mit frdl. Genehmigung)

Domregion in die unmittelbare Nähe von APZ. Alternativ kann die Aufnahme direkt aus dem Lumen durch DZs mittels transepithelialer Dendritenfortsätze erfolgen (Corthesy 2013). Über Antigenpräsentation aktivierte T-Zellen produzieren Zytokine wie IL-4, TGF-β und IL-10 (Pabst 2012; Horton u. Vidarsson 2013), die den IgA-Klassenwechsel induzieren und unreife B-Zellen zu Plasmazellen differenzieren lassen (Corthesy 2013). Das für den Klassenwechsel nötige Enzym aktivierungsinduzierte Cytidin-Desaminase (AID) wird von B-Zellen nach Ligation des B-Zell-Rezeptors und Interaktion von CD40 mit dem CD40L auf T-Zellen induziert (Pabst 2012).

Daneben wurde in follikularen B-Zellen die T-Zell-unabhängige Induktion von vorwiegend IgA2 mit λ-leichten Ketten beschrieben (Corthesy 2013; Horton u. Vidarsson 2013). Die direkte B-Zellaktivierung über mikrobielle Strukturen durch Aktivierung von Toll-like-Rezeptoren oder die durch DZs und follikulare DZs produzierten BAFF und APRIL fördern die T-Zell-unabhängige AID-Induktion, den IgA-Klassenwechsel und somit die mukosale IgA-Antwort (Corthesy 2013; Pabst 2012).

Retinsäure fördert mit IL-6 die IgA-Sekretion. Gleichzeitig verstärkt es die Expression der darmspezifischen Homingrezeptoren, wie α4β7 und CCR9 (Pabst 2012). Die IgA-Produktion von Plasmazellen wird durch Mediatoren wie TNF-α und induzierbare Stickstoffmonoxid-Synthase gefördert (Fritz et al. 2012). Stickstoffmonoxid wiederum stimuliert die Expression des TGF-β-Rezeptors auf B-Zellen. Auch IgA selbst fördert die IgA-Produktion durch Bindung an einen noch unbekannten Rezeptor auf M-Zellen (Pabst 2012).

▪ Immunglobulin M

IgM ist ebenfalls in mukosalen Sekreten vorhanden. Der Transport über die Mukosa verläuft wie bei IgA (Horton u. Vidarsson 2013). Allerdings ist SIgM nicht so stabil, da die sekretorische Komponente nur in SIgA kovalent stabilisiert ist (Brandtzaeg 2010; Bouvet u. Fischetti 1999). Aufgrund seiner Größe (Pentamer), dem weniger effizienten Transfer und der geringeren Anzahl mukosaler IgM^{+}-Plasmazellen sind die IgM-Konzentrationen in den Sekreten geringer. Bei IgA-defizienten Patienten ist IgM mukosal deutlich erhöht, was auf einen kompensatorischen Mechanismus deutet (Horton u. Vidarsson 2013). IgM besitzt Agglutinationsaktivität, d. h. die Bildung makroskopischer Aggregate durch antikörperbedingte Quervernetzung von Bakterien oder Viren (Bouvet u. Fischetti 1999). IgM vermittelt Effektorfunktionen über das Komplementsystem und die Induktion von Zytokinen (Horton u. Vidarsson 2013).

▪ Immunglobulin G

IgG ist in allen mukosalen Epithelien in relevanten Mengen vorhanden (Horton u. Vidarsson 2013). Bei chronisch-entzündlichen Darmerkrankungen kann die Frequenz von IgG^{+}-Plasmablasten stark erhöht sein (Bouvet u. Fischetti 1999; Baklien u. Brandtzaeg 1976; Macpherson et al. 1996). Aktuell ist wenig über die Generierung und Funktion von intestinalem IgG bekannt. Mukosales IgG wird von lokalen Plasmazellen produziert, kann aber auch aus dem Serum übertreten (Horton u. Vidarsson 2013). Der größte Teil des intestinal produzierten IgG wird während einer spezifischen Antigenantwort gebildet und weist keine unspezifische Bindung intestinaler Mikroorganismen oder Polyreaktivität auf (Benckert et al. 2011). In einem intakten Epithel wird IgG durch den neonatalen Fc-Rezeptor (FcRn) transepithelial aktiv transportiert. Die mukosalen Konzentrationen der einzelnen Subklassen (IgG1–IgG4) korrelieren mit deren Halbwertszeit und Transportkapazitäten (Horton u. Vidarsson 2013).

Die Effektormechanismen von IgG sind vom Wirkungsort abhängig. In den sekundären lymphatischen Organen wird die IgG-vermittelte Pathogenabwehr vorwiegend durch aktive Phagozytose gewährleistet. Die effektive Komplementaktivierung oder Fcγ-Rezeptorbindung vermitteln Effektorfunktionen wie Phagozytose, oxidativen Stress sowie antikörper- und zellvermittelte Zytotoxizität. Dies fördert die Freisetzung inflammatorischer Mediatoren und kann Gewebeschäden bei chronischen Entzündungen verursachen (Horton u. Vidarsson 2013).

▪ Immunglobulin D

IgD^{+}-Plasmablasten sind nur gering im Verdauungssystem zu finden. Humane B-Zellen exprimieren nach Klassenwechsel zu IgD vornehmlich λ-leichte Ketten. Die Sekretion erfolgt als mono- oder polyreaktives IgD. Vermutlich ist IgD bei der Aktivierung von Basophilen-Effektorfunktionen beteiligt. Bis jetzt sind die biologischen Funktionen von IgD aber vergleichsweise unbekannt (Horton u. Vidarsson 2013).

▪ Immunglobulin E

Auch IgE wird in mukosalen Epithelien gefunden (Kumar et al. 2012) und ist für die intestinale Parasitenabwehr bedeutend. Die hohe Mastzellzahl im Epithel und in der LP weist zudem auf eine wichtige Funktion des IgE innerhalb des MALT hin (▶ Kap. 6, Mastzellen und Basophile) (Bouvet u. Fischetti 1999). IgE ist das Schlüsselmolekül der Typ-I-Allergie (▶ Kap. 10, Immunologische Grundprinzipien der allergischen Entzündung) sowie an der Pathogenese IgE-vermittelter Nahrungsmittelallergien (▶ Kap. 34, Gastrointestinale Allergie) beteiligt und wird bei prädispositionierten Menschen unter bestimmten Umständen gebildet (Bouvet u. Fischetti 1999; Worm u. Henz 1997).

13.2 Fazit

Das MALT des Darms stellt das größte Immunkompartment des Menschen dar. Es besteht aus einem Netzwerk unterschiedlicher zellulärer und löslicher Komponenten. Die komplexen Interaktionen aller Partner des MALT werden immer besser verstanden. Sie bilden die Grundlage für ein funktionierendes lokales aber auch im gesamten Organismus wirkendes Immunsystem. Zentrale Aufgaben des MALT sind dabei die Abwehr von Infektionen, die Integrität des Darms und das nutzbringende Miteinander des Darmmikrobioms mit seinem Wirt. Eine Störung des Gleichgewichts zwischen Aktivierung und Toleranz, zwischen Abwehr und Homöostase kann die Grundlage von chronisch-entzündlichen Erkrankungen darstellen. Dazu gehören Nahrungsmittelallergien und eosinophile Enteritiden unterschiedlicher Abschnitte des Gastrointestinaltrakts. Ein noch besseres Verständnis über das Zusammenwirken der Partner des MALT wird ein therapeutisches und auch präventives Eingreifen möglich machen.

Literatur

Baklien K, Brandtzaeg P (1976) Immunohistochemical characterization of local immunoglobulin formation in Crohn's disease of the ileum. Scand J Gastroenterol 11: 447–457

Benckert J, Schmolka N, Kreschel C, Zoller MJ, Sturm A, Wiedenmann B et al. (2011) The majority of intestinal IgA+ and IgG+ plasmablasts in the human gut are antigen-specific. J Clin Invest 121: 1946–1955

Bouvet JP, Fischetti VA (1999) Diversity of antibody-mediated immunity at the mucosal barrier. Infect Immun 67: 2687–2691

Brandtzaeg P (2003) Immunology of tonsils and adenoids: everything the ENT surgeon needs to know. Int J Pediatr Otorhinolaryngol 67 Suppl 1: S69–76

Brandtzaeg P (2010) Food allergy: separating the science from the mythology. Nat Rev Gastroenterol Hepatol 7: 380–400

Brandtzaeg P, Kiyono H, Pabst R, Russell MW (2008) Terminology: nomenclature of mucosa-associated lymphoid tissue. Mucosal Immunol 1: 31–37

Castro-Sanchez P, Martin-Villa JM (2013) Gut immune system and oral tolerance. Br J Nutr 109 Suppl 2: S3–11

Corthesy B (2013) Role of secretory IgA in infection and maintenance of homeostasis. Autoimmun Rev 12: 661–665

Fritz JH, Rojas OL, Simard N, McCarthy DD, Hapfelmeier S, Rubino S et al. (2012) Acquisition of a multifunctional IgA+ plasma cell phenotype in the gut. Nature 481: 199–203

Horton RE, Vidarsson G (2013) Antibodies and their receptors: different potential roles in mucosal defense. Front Immunol 4: 200

Kim SH, Lee KY, Jang YS (2012) Mucosal Immune System and M Cell-targeting Strategies for Oral Mucosal Vaccination. Immune Netw 12: 165–175

Kumar S, Verma AK, Das M, Dwivedi PD (2012) Molecular mechanisms of IgE mediated food allergy. Int Immunopharmacol 13: 432–439

Mabbott NA, Donaldson DS, Ohno H, Williams IR, Mahajan A (2013) Microfold (M) cells: important immunosurveillance posts in the intestinal epithelium. Mucosal Immunol 6: 666–677

Macpherson A, Khoo UY, Forgacs I, Philpott-Howard J, Bjarnason I (1996) Mucosal antibodies in inflammatory bowel disease are directed against intestinal bacteria. Gut 38: 365–375

Mantis NJ, Rol N, Corthesy B (2011) Secretory IgA's complex roles in immunity and mucosal homeostasis in the gut. Mucosal Immunol 4: 603–611

Pabst O (2012) New concepts in the generation and functions of IgA. Nat Rev Immunol 12: 821–832

Suzuki K, Kawamoto S, Maruya M, Fagarasan S (2010) GALT: organization and dynamics leading to IgA synthesis. Adv Immunol 107: 153–185

Worm M, Henz BM (1997) Molecular regulation of human IgE synthesis. J Mol Med 75: 440–447

Integriertes Schleimhautimmunsystem der oberen Atemwege: intraepitheliale Lymphozyten, NALT und der Waldeyer-Rachenring

A. Chaker, R. Pabst

T. Biedermann et al. (Hrsg.), *Allergologie*,
DOI 10.1007/978-3-642-37203-2_14,

14.1 Einleitung

In Relation zu ihrer Ausdehnung ist die Schleimhaut der oberen Atemwege die am meisten beanspruchte äußere Grenzfläche des menschlichen Körpers. Sie ist neben dem Integument, dem Darm und dem Urogenitaltrakt eine »first line of defense« und übernimmt neben der Transportfunktion zu den unteren Atemwegen multiple Aufgaben:

- Konditionierung der Atemluft, d. h. filtern, erwärmen und befeuchten
- Sinneswahrnehmung (Riechen, taktile und mukosale Sensibilität, zudem unmittelbar benachbart Schmecken und Hören)
- Bewahrung der Integrität des menschlichen Körpers durch aktive und passive Barrierefunktion
- Produktion und Transport von Mukus (»mukoziliäre Clearance«), von nasal und bronchial nach pharyngeal
- Auskleidung eines Resonanzkörpers

Im anatomischen Verlauf treffen im pharyngealen Aerodigestivtrakt Inspiration und Ingestion aufeinander, um im Larynx, der beim Menschen auch Ort der Stimmbildung ist, wieder funktionell voneinander getrennt zu werden. In ihrer Pfortenfunktion sind die oberen Atemwege permanent mit unzähligen Antigenen, partikulären und löslichen Stoffen sowie kontagiösen Pathogenen konfrontiert. Nicht umsonst ist der virale Atemwegsinfekt, auch »common cold« oder Coryza, die häufigste humane Erkrankung überhaupt und die allergische Rhinitis die häufigste atopische Erkrankung.

Hierbei sind die Atemwegsepithelien nicht bloße Barrieren, sondern fungieren als Schnittstelle, auch Immuno-Interface genannt. Von luminal nach submukös finden sich:

- Luminales Sekret mit innaten (z. B. Lysozym, Lactoferrin) und adaptiven, antigenspezifischen (z. B. sekretorisches IgA, IgM, IgG) humoralen Komponenten
- Epitheliale Zellen (respiratorisches Epithel in Nase und Nasopharynx und übergangsweise bzw. größtenteils im Larynx, Trachea, Bronchien, unverhornt-mehrschichtiges Plattenepithel im Pharynxschlauch, in der Mundhöhle und im Ösophagus)
- Becherzellen und Mukus
- Submuköse Drüsen
- Leukozytäre Infiltrate und intraepitheliale Lymphozyten
- Lamina Propria (als lymphatisches Effektororgan)

Funktionell sind die oberen Atemwege eingebunden in ein integratives mukosales Immunsystem, von manchen Autoren auch etwas inpräzise common MALT (mucosa-associated lymphoid tissue) genannt. Aus Sicht der Autoren eignet sich der Begriff des »integrierten Schleimhautimmunsystems« besser (Brandtzaeg et al. 2008), da es sich um ein in der Summe funktionales, aber dezentrales System handelt. Das Auslösen einer neuen Immunreaktion z. B. im NALT (nose-associated lymphoid tissue) löst nicht in allen anderen Organen des MALT eine Immunreaktion aus.

Luminale Antigene werden aufgenommen und an B- und T-Zellen präsentiert. Hierbei ist es entscheidend, dass die richtigen Antigene aus Nahrung, Atemluft und Umgebung toleriert, oder durch proinflammatorische oder immunprotektive Effekte eliminiert oder exkludiert werden.

Das integrierte Schleimhautimmunsystem setzt sich in seiner Gesamtheit aus allen mukosalen immunologischen Komponenten zusammen. Hierzu gehören in den Atemwegen:

1. Intraepitheliale Lymphozyten (u. a. auch Typ-2 ILCs, γδ-T-Zellen, NK-Zellen, B-Zellen) und mukosale antigenpräsentierende Zellen (u. a. Makrophagen, DCs),
2. MALT im engeren Sinne mit residenten und z. T. induzierbaren, kompartimentalisierten, spezialisierten Ansammlungen von lymphatischem Gewebe und
3. auch der Waldeyer-Rachenring.

Während strukturell die einzelnen Komponenten klar abgrenzbar sind (Abb. 14.1), wird die Nomenklatur uneinheitlich gehandhabt. Manche Autoren ziehen aus der anatomischen Nachbarschaft eine Analogie zwischen murinem NALT und humanen Adenoiden. Da NALT durchaus beim Menschen in der nasalen Mukosa nachweisbar ist, subsummieren wir die spezialisierten humanen Adenoide nicht unter NALT (► Abschn. 14.5). Sie sind aber Bestandteil des integrierten Schleimhautimmunsystems.

14.2 Intraepitheliale Lymphozyten und induzierbare lymphozytäre Infiltrate

Zytologische Untersuchungen der Nasenschleimhaut Ende der 1980er-Jahre zeigten die unterschiedliche Verteilung von CD4- und CD8-Lymphozyten sowie CD1a-positiven Langerhans-Zellen im Epithel und der Lamina Propria bei Allergikern und Nichtallergikern (Fokkens et al. 1989a,b). Die experimentelle inhalative Exposition mit Aeroallergenen führt nach einer ersten, mastzellvermittelten Reaktion zu einem mukosalen Influx von T-Zellen. Dieser Influx von $CD4^+$-Zellen korreliert mit der Expression des IL-2 Rezeptors $CD25^+$ und einem ausschließlich lokalen Anstieg der CD4/CD8-Ratio (Varney et al. 1992). Ferner wurde eine pathophysiologische Rolle von $CD3^+$-Lymphozyten bei Sinusitis gezeigt, deren Expression bei Erkrankten signifikant über den Kontrollen lag (Grevers et al. 2000). Je nach Stichprobe variiert der Anteil γδ-T-Zellen in der Nasenschleimhaut. 5–10 % aller $CD3^+$-T-Zellen bei Nichtallergikern und ca. 25–30 % bei Patienten mit aller-

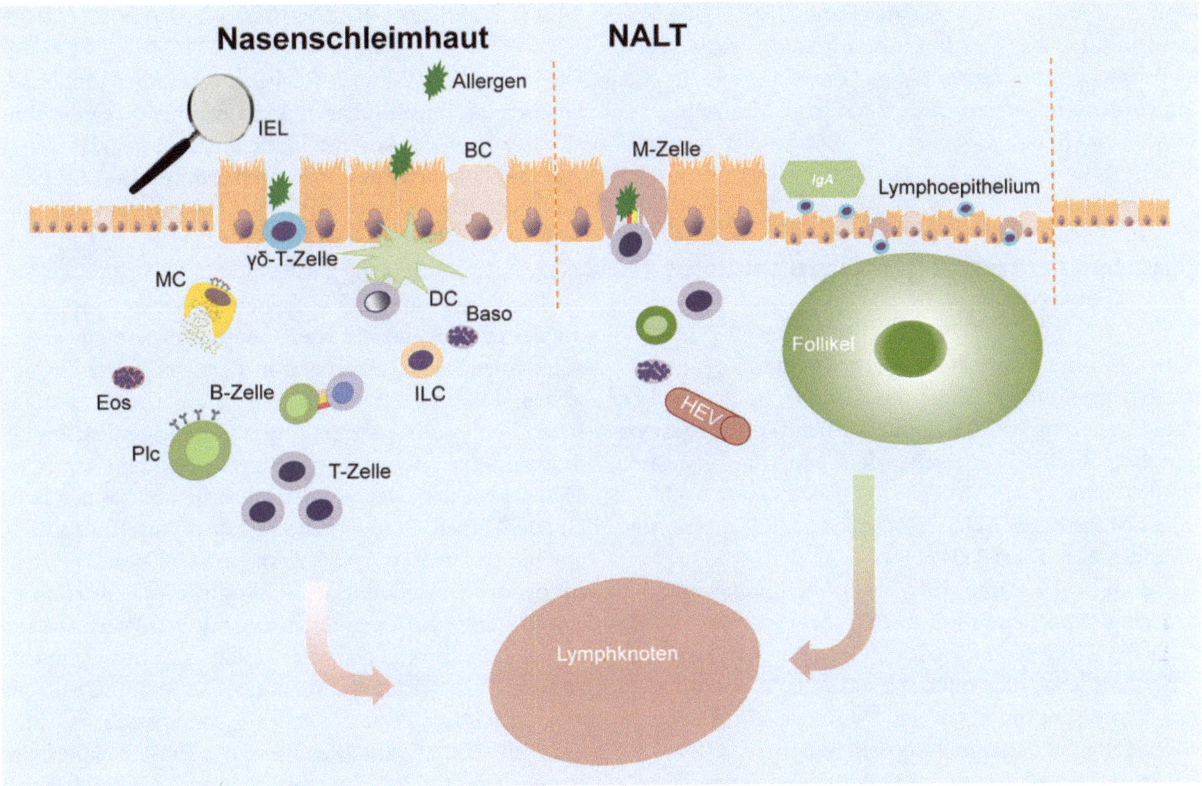

Abb. 14.1 Schematische Darstellung der Nasenschleimhaut und des spezialisierten, organisierten NALT. In der Nasenschleimhaut finden sich neben dem Epithel und Becherzellen (*BC*) intraepitheliale Lymphozyten (*IEL*) und dendritische Zellen (*DC*). In der Lamina propria finden sich innate Zellen, z. B. Basophile (*Baso*), Eosinophile (*Eos*), Mastzellen (*MC*) und T- und B-Zellen. Auch Plasmazellen (*Plc*) lassen sich nachweisen. Eine intermediäre Rolle nehmen die innaten lymphoiden Zellen (*ILC*) und γδ-T-Zellen ein. Das spezialisierte, organisierte NALT zeigt M-Zellen in der Nasenschleimhaut mit zugehörigen invasiven Lymphfollikeln, retikulärem Lymphoepithel und hochendothelialen Venolen (*HEV*)

gischer Rhinitis exprimieren nicht den T-Zellrezeptor mit αβ-Untereinheit, sondern mit γδ-Untereinheit. Hierbei zeigen 60 % der γδ-T-Zellen bei Allergikern einen Memory-Phänotyp (Pawankar et al. 1996). γδ-T-Zellen haben aufgrund schmalerer V-Gen-Abschnitte ein etwas eingeschränktes Antigenrepertoire. Dieses wird möglicherweise durch eine etwas variablere J-Kette kompensiert. Sie benötigen aber bei der Antigenerkennung keine Antigenpräsentation über MHC-II-Moleküle. Dieses führt zu einer erhöhten Reaktionsgeschwindigkeit im Abwehrsystem und macht sie am Platz in den Atemwegen sinnvoll. Obwohl das Antigenspektrum für γδ-T-Zellen nicht beleuchtet ist, verhalten sich nasale γδ-T-Zellen von Allergikern anders als die aus peripherem Blut: Sie proliferieren auf antigenspezifische Reize (z. B. Hausstaubmilben bei Milbenallergikern) und weisen eine andere Rezeptorzusammensetzung- und Spezifität auf. Ob es sich bei diesen nasalen γδ-T-Zellen um Effektoren oder Regulatoren handelt, ist unklar. Sie produzieren jedoch Th2-Zytokine und könnten hiermit das Priming naiver αβ-T-Zellen bei der Entwicklung allergischer Entzündungen begünstigen. Des Weiteren finden sich B-Zellen in den oberen Atemwegen. Diese lassen sich sowohl in der Nasenschleimhaut als auch in den Bronchien und im Sputum nachweisen. Hierbei zeigen sich sowohl Memory-B-Zellen als auch terminal differenzierte Plasmazellen. Ein großer Teil der IgA-produzierenden B-Zellen findet sich jedoch im strukturierten MALT. Th2-Zytokin-produzierende innate lymphoide Zellen (ILC2-Zellen) (Neill et al. 2010) können als intraepitheliale Zellen zur Initiierung und Aufrechterhaltung allergischer Entzündung beitragen (Mjosberg et al. 2011). Sie wurden u. a. bei chronischer Sinusitis mit Nasenpolypen und bei allergischem Asthma beschrieben. Zusammen mit anderen NK- und γδ-T-Zellen bilden diese Zellen eine Brücke zwischen innater und adaptiver Immunität.

14.3 Leukozytäre Populationen

Die überwiegend plasmazytoiden mukosalen DCs der Nase divergieren in Abstammung und Funktion von ihren oralen Pendants in Bezug auf deren tolerogene Teleonomie

(▸ Kap. 5, Antigen- bzw. Allergenpräsentation). Überwiegend induzierbar sind Infiltrate myeloider Zellen, z. B. neutrophile und eosinophile Granulozyten. In der Schleimhaut finden sich zudem residente Mastzellen, Basophile und Makrophagen (▸ Kap. 6, Mastzellen und Basophile).

14.4 Spezialisiertes lymphoepitheliales Gewebe

Neben diesen z. B. durch allergische Reaktionen induzierbaren lymphozytären Infiltraten existieren bei Säugetieren strukturelle mukosale Ansammlungen mit spezialisiertem, lymphoepithelialem Gewebe, das »mucosal associated lymphatic tissue« (MALT).

Konstitutiv für MALT sind nach gängigen Kriterien (Brandtzaeg u. Pabst 2004):

1. Subepitheliale und »invasive« Lymphfollikel mit einer separaten B- und T-Zellzone
2. HEV (»high endothelial venules«, postkapilläre, epitheloide Venolen mit isoprismatischem Endothel, Expression von MAdCam-1 = »mucosal adressin cellular adhesion molecule« in mukosalen HEV) zum durch Chemokinproduktion und Expression von Adhäsionsmolekülen adaptiv regulierbaren Transport von mononukleären lymphozytären Zellen aus dem Blut ins MALT
3. Epithelial spezialisierte Domareale, die sich weit nach intraluminal vorwölben und M-Zellen mit oberhalb der Basalmembran liegenden basolateralen Taschen, in denen luminale Antigene mit APC in Kontakt treten können. Bei M-Zellen handelt es sich um spezialisierte Epithelzellen welche Teil des Tonsillen überdeckenden Epithels sind.

Gleichzeitig fehlen afferente, nicht jedoch die efferenten Lymphgefäße. Antigene migrieren daher transepithelial wodurch die Grenzfläche zur Schnittstelle zwischen Lymphknoten und »außen« wird.

SC (»secretory component«) für sekretorisches IgA ist weder notwendig noch hinreichend für MALT.

Durch diese Strukturen besteht ein ungehinderter Kontakt von Antigenen, Partikeln und Mikroben zu den M-Zellen, die für die Aufnahme von partikulären Antigenen spezialisiert sind. Die M-Zellen bilden oberhalb der Basalmembran Taschen, in denen Lymphozyten, Makrophagen und auch Fortsätze dendritischer Zellen zu finden sind. Das am besten untersuchte MALT sind die Peyer'schen Platten im Dünndarm (Mabbott et al. 2013).

14.5 Waldeyer-Rachenring beim Menschen

Die Region des Waldeyer-Rachenringes umfasst im Nasopharynx die Tonsilla pharyngea (auch Adenoide), die Tonsilla tubaria in der Rosenmüllerschen Grube am Übergang zur Eustachischen Tube, im Oropharynx die Tonsilla palatina (auch Gaumenmandel) zwischen vorderem und hinterem Gaumenbogen sowie die Tonsilla lingualis im Zungengrund am Übergang zur Epiglottis.

Die Entwicklung des humanen Immunsystems ist eng mit der Entwicklung des oberen Aerodigestivtraktes vergesellschaftet. Sowohl alle Tonsillen als auch der Thymus entstehen während der Organogenese aus den Schlundtaschen. Die Tonsilla palatina entwickelt sich aus dem Epithel des primitiven oronasalen Pharynx, aus dem ventralen Mesenchym der zweiten Schlundtasche und lokalen lymphoiden Zellen. Entodermale Knospen umscheiden diese und bilden durch Apoptose Krypten. Der Thymus entsteht aus der dritten Schlundtasche. Sowohl Tonsilla palatina als auch die in engem Zusammenhang mit mukosalen Drüsen entstehende Tonsilla pharyngea bilden sich bereits im frühen dritten Entwicklungsmonat aus. Die definitive Follikelbildung zeigt sich erst im letzten Schwangerschaftsdrittel. Zum relevanten Größenwachstum der Tonsillen kommt es erst nach der Geburt. Zudem besteht eine Altersabhängigkeit der Funktion und Ausprägung mit einem Aktivitätsmaximum der Adenoide im Vorschul- und Schulkindalter sowie der Gaumenmandeln in der Adoleszenz. Anders als beim MALT zeigen die Tonsillen strukturelle Ähnlichkeiten mit Lymphknoten und sind daher als vollwertige sekundäre lymphatische Organe durchaus auch in systemische Effektorfunktionen involviert (Goeringer u. Vidic 1987).

14.6 Nose-associated lymphoid tissue (NALT)

Nagetiere wie z. B. Mäuse und Ratten haben keine Tonsillen. Hier findet man eine Ansammlung von spezialisiertem, kompartimentalisiertem lymphoepithelialem Gewebe in der Nase, am Boden beider Nasengänge am Übergang zum Pharynx. Dafür wurde wegen der Zugehörigkeit zum MALT der Begriff »nose-associated lymphoid-tissue« (NALT) gewählt (▪ Abb. 14.2a).

Folgende Kriterien müssen erfüllt sein (s. auch ▸ Abschn. 14.4):

- follikuläre Ansammlung von B-Lymphozyten,
- eine Region mit überwiegend T-Lymphozyten und
- eine Spezialisierung des Epithels, das sich ins Innere des Organs vorwölbt (Domareal).

Neben den Epithelzellen kommen membranöse Zellen (M-Zellen) vor.

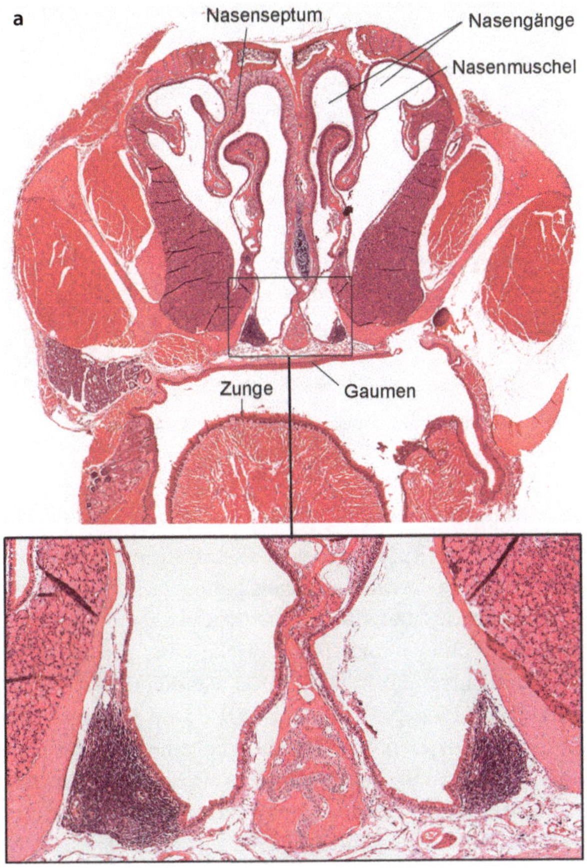

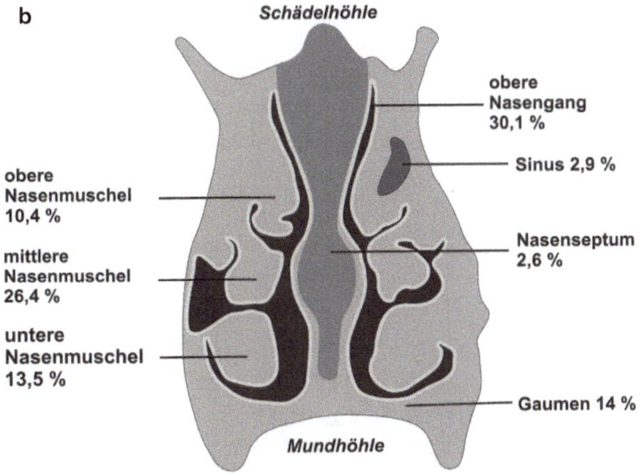

Abb. 14.2 **a** Frontalschnitt durch den Kopf einer erwachsenen Maus. Das Nasenseptum und der Gaumen sind deutlich zu erkennen. Am Boden des unteren Nasengangs liegt symmetrisch eine Ansammlung lymphatischen Gewebes, das im Bildausschnitt vergrößert dargestellt ist. **b** Schema der Lokalisation von organisiertem lymphatischen Gewebe in der Nase (NALT) von Kindern. (Mod. nach Debertin et al. 2003, mit frdl. Genehmigung)

NALT wurde bei Ratten und Mäusen nur postnatal nachgewiesen (Kuper et al. 1992). Das ist ein Gegensatz zu den Peyer'schen Platten, die auch schon vor der Geburt existieren. Über die »high endothelial postcapillary venules« (HEV) in den T-Regionen wandern Lymphozyten in das NALT ein und können über das Blut sowie die efferenten Lymphgefäße das Organ wieder verlassen.

Beim Menschen ist solch eine paarige und in seiner Lokalisation festgelegte Ansammlung von lymphatischem Gewebe in der Nase nicht bekannt. In den Nasen von 150 Kindern (Alter < 2 Jahre) wurde aber post mortem an verschiedenen Stellen strukturiertes lymphatisches Gewebe nachgewiesen (Abb. 14.2b). Eine Assoziation zur Todesursache (z. B. plötzlicher Kindstod, SIDS) besteht nicht (Debertin et al. 2003).

In Abb. 14.2b ist die Häufigkeit der Lokalisation in den einzelnen Nasengängen und Nasenmuscheln eingezeichnet. Von älteren Kindern, Jugendlichen und Erwachsenen sind keine vergleichbaren Studien bekannt. Das liegt wahrscheinlich daran, dass man eine Dekalzifizierung durchführen müsste. Wie andere Oberflächen auch, wird die Nasenschleimhaut ebenfalls von dendritischen Zellen bevölkert, die zur Antigenaufnahme und seiner Präsentation befähigt sind (Jahnsen et al. 2004).

14.7 Organisiertes lymphatisches Gewebe des Kehlkopfs: »larynx-associated lymphoid-tissue« (LALT)

Nachdem in früheren Studien lymphatisches Gewebe im Kehlkopf des Menschen nur sehr allgemein beschrieben wurde (Literatur s. Kracke et al. 1997), wurde bei jungen Kindern die Lokalisation, Häufigkeit und Phänotypisierung der Immunzellen systematisch untersucht. Es fanden sich bei einem Alter von < 1 Jahr in ca. 80 % Ansammlungen lymphatischer Zellen mit typischen Keimzentren und einer Infiltration des bedeckenden Epithels. Es gab aber keine bevorzugte Anreicherung von T-Lymphozyten um postkapilläre hochendotheliale Venolen (HEV). Demnach lag kein eindeutiger Parakortex vor. Diese follikulären Strukturen waren auf der laryngealen Seite des Kehldeckels und im ventriculus laryngis zu finden (Abb. 14.3a).

In der Altersgruppe von 2–20 Jahren war LALT in 84 % vorhanden, in der Gruppe der 20- bis 80-Jährigen dagegen nur noch in 56 % (Abb. 14.3b) (Hiller et al. 1998). Demnach ist LALT offensichtlich ein beim gesunden Menschen vorkommendes lymphatisches Gewebe. Über Veränderungen bei Allergien oder chronischen Entzündungen liegen keine systematischen Studien vor.

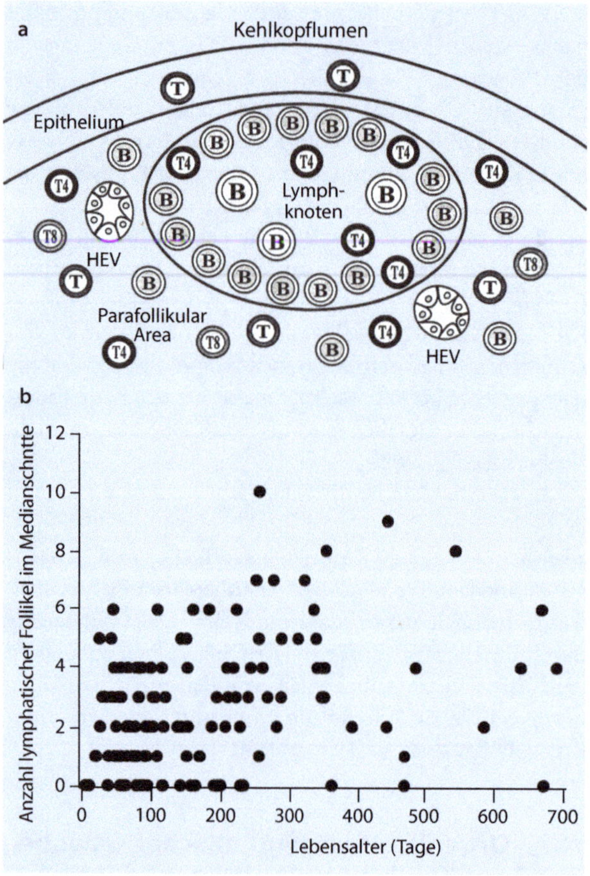

Abb. 14.3 Larynxassoziiertes lymphatisches Gewebe (LALT) beim Kind. **a** Schema des Aufbaus von LALT. **b** Häufigkeit von lymphatischen Follikeln in Epiglottis und Ventriculus laryngis in Abhängigkeit vom Lebensalter. (Mod. nach Hiller et al. 1998 mit frdl. Genehmigung)

14.8 Bronchus-associated lymphoid-tissue (BALT)

Bienenstock hatte 1974 in den Lungen verschiedener Spezies organisierte Ansammlungen von lymphatischen Zellen in der Wand von Bronchien gefunden und auf Basis von Befunden an Kaninchen den Begriff BALT geprägt (Übersicht der früheren Literatur zu BALT bei Bienenstock u. McDermott 2005). Dieses Konzept wurde schnell auf alle Säugetiere einschließlich den Menschen übertragen und in Lehrbücher der Pneumologie und Immunologie aufgenommen. In den Lungen von Kindern von < 2 Jahren zeigte sich bei 44 % der Individuen ein BALT (Hiller et al. 1998) (Abb. 14.4). Bei chronischer Reizung der Atemwege bildet sich auch bei Erwachsenen wieder BALT, z. B. bei COPD.

Verwirrungen hat es gegeben, als von einigen Autoren auch induziertes lymphatisches Gewebe in der Lunge BALT genannt wurde (Übersicht bei Randall 2010). Diese

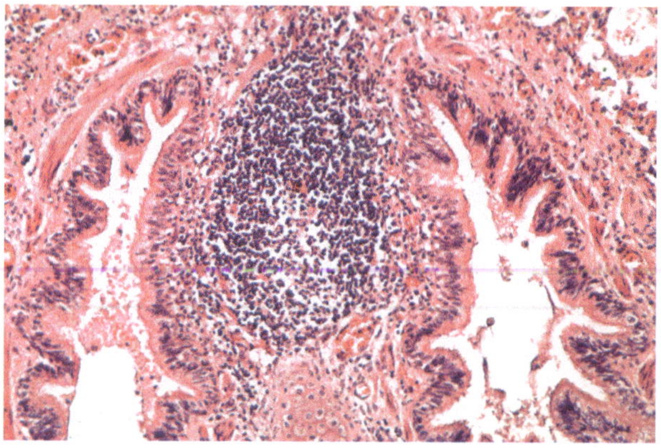

Abb. 14.4 Bronchusassoziiertes Gewebe (BALT) beim Kind

Ansammlungen sollten eher als tertiäres lymphatisches Gewebe wie bei Autoimmunerkrankungen angesehen werden. Zahlreiche Ansammlungen hatten keinen Bezug zu einem Bronchus und deshalb widerspricht es der Terminologie »bronchus-assoziiertes Gewebe«. Bei Ratten ist es gelungen, durch eine inhalative Exposition mit einem synthetischen Lipopeptid, das ein TLR 2 und 6 Agonist ist, BALT zu induzieren. Bei Mäusen gelang die Induktion mit einem Herpesvirus. Dabei könnte es ein Nachteil sein, dass das Virus im BALT in der Latenzphase verbleibt (Kocks et al. 2009). Auf der Basis dieser Daten wurde ein zweistufiges Konzept entwickelt:

1. Induktion von BALT durch Inhalation z. B. eines Lipopeptids
2. Exposition von einem Antigen in Aerosolform als Impfstoff, der dann eine protektive Immunantwort auslöst (Abb. 14.5) (Pabst u. Tschernig 2010)

Es wäre sinnvoll, die Entwicklung und Aktivität von M-Zellen zu stimulieren, wie es kürzlich für die M-Zellen im Darmtrakt diskutiert wurde (Mabbott et al. 2013).

14.9 Peripher gelegenes lymphatisches Gewebe in der Lunge

Kürzlich wurden beim Menschen neben BALT weitere organisierte lymphatische Gewebe in der Lunge nachgewiesen: bronchiolar assoziiertes lymphatisches Gewebe (BRALT) und alveolar assoziiertes lymphatisches Gewebe (ALT) (Mori 2013). Von besonderem Interesse sind die Daten der Kontrollgruppe der »never smokers«, Alter im Mittel 66 Jahre, bei denen beide Strukturen in einem geringen Prozentsatz nachgewiesen wurden. Im zum Luftraum angrenzenden Epithel dieser Strukturen wurden dendritische Zellen gezeigt. Damit wäre eine Antigenaufnahme auf diesem Wege möglich.

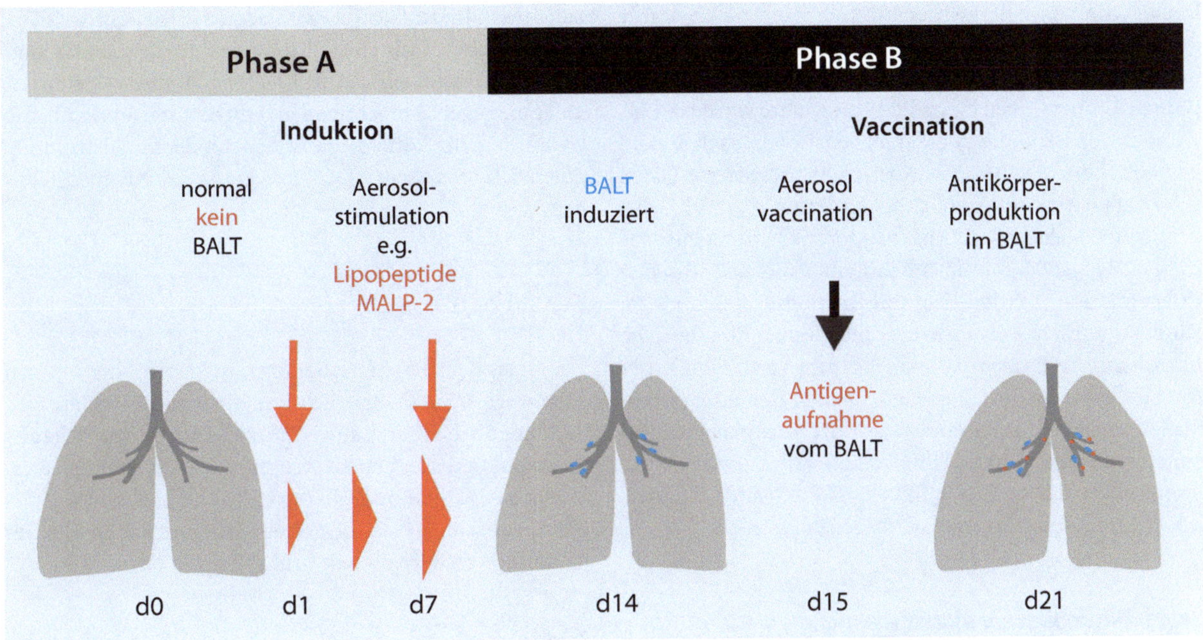

Abb. 14.5 Konzept einer Induktion von BALT zur Vakzinierung. (Mod. nach Pabst u. Tschernig 2010, mit frdl. Genehmigung)

Vergleichbare Strukturen in den peripheren Anteilen der Lunge sind bisher in jüngerem Alter weder beim Menschen noch bei Tieren beschrieben. Bei Mäusen wurde in einem Asthmamodell die Antigenaufnahme über diese dendritischen Zellen und die Akkumulation von T-Lymphozyten um diese Zellen dokumentiert (Thornton et al. 2012). Damit ist die Aufnahme von Antigenen und Allergenen in verschiedenen Abschnitten der Lunge möglich.

14.10 Antigenaufnahme durch Epithelzellen des Atemtrakts

In den letzten Jahren wurde wiederholt berichtet, dass auch normale Epithelzellen Antigene aufnehmen und z. B. durch Rhinoviren die »tight junctions« geöffnet werden können, womit die Barrierefunktion des Epithels aufgehoben ist. Außerdem können Epithelzellen Mediatoren freisetzen und Zellen des Immunsystems anlocken (Übersicht bei Golebski et al. 2013). Bezüglich der genauen Interaktion von Allergenen mit dem Atmungsepithel sei auf eine Übersichtsarbeit verwiesen, die dies am Beispiel von Birkenpollen über Caveolae-abhängige Mechanismen erläutert (Toppila-Salmi et al. 2011). Besser untersucht sind Mechanismen, bei denen DCs z. B. in läsionalem Epithel im Kontext inflammatorischer Stimuli Antigene aufnehmen und nach Migration in regionäre Lymphknoten T-Zellen prägen (Golebski et al. 2013; Soumelis et al. 2002; Lambrecht 2005). Diese Mechanismen gelten als ein möglicher Schlüssel zur allergischen Sensibilisierung und Entzündung. Es ist bisher nicht untersucht, ob das Epithel über organisiertes lymphatisches Gewebe des Respirationstrakts (NALT, LALT, BALT) nach Virusexposition auch Antigene oder Allergene aufnehmen kann.

14.11 Immunologische Funktionen des integrierten Schleimhautimmunsystems und ihre Rolle für die Allergie?

In den oberen Atemwegen ist eine der wesentlichen Funktionen des integrierten Schleimhautimmunsystems die Produktion von sekretorischem IgA. Diese antigenspezifische funktionelle Barriere unterstützt zusammen mit einer Vielzahl innater humoraler Mechanismen die physikalischen Barrieren bei der Immunexklusion. Dennoch finden sich bei Allergikern und bei Patienten mit chronischer Sinusitis oder Asthma auch IgE in den Atemwegen. Die hierfür erforderliche »class-switch recombination« findet lokal bei epithelialen B-Zellen in der Nasen- und resp. Bronchialschleimhaut statt (Gevaert et al. 2013; Takhar et al. 2007).

Eine beeinträchtigte IgA-Funktion wird u. a. im Kontext von COPD diskutiert, wohingegen eine mögliche protektive Rolle von IgA in murinen Asthmamodellen gezeigt wurde (Pilette et al. 2004). Ebenfalls konnte eine protektive Rolle von allergenspezifischem IgA2 nach Immuntherapie mit Gräserpollenextrakten bei allergischer Rhinitis dargelegt werden (Pilette et al. 2007).

Seit Jahrzehnten wird kontrovers diskutiert, ob die chirurgische Entfernung von Adenoiden und Tonsillen die

Entstehung von Allergien begünstigt. Zum einen wurde gern auf eine Studie verwiesen, bei der die Titer an polioprotektiven IgA nach Adenotonsillektomie zurückgingen (Ogra 1971) und noch bis in die 1960er-Jahre wurde in Einzelfällen von klinischen Poliomanifestationen nach Tonsillektomie berichtet. 1987 wurden nichtstratifizierte Daten einer Geburtskohorte publiziert (Anderson et al. 1987), bei denen Tonsillektomie als Risikofaktor für Asthma identifiziert wurde. 2006 konnte anhand einer niederländischen Kohorte gezeigt werden, dass eine Adenotonsillektomie im Kindesalter nicht mit einem erhöhten Risiko für atopische Erkrankungen einhergeht (van Hattum et al. 2006). Betrachtet man die verschiedenen Ebenen des integrierten Schleimhautimmunsystems ist es durchaus plausibel anzunehmen, dass funktionelle Defizite an anatomisch exponierten Stellen (z. B. den Tonsillen) durch andere mukosale Mechanismen kompensiert werden könnten.

14.12 Mukosale Vakzinierung: Chancen und mögliche Gefahren

In murinen Systemen ist eine Immunisierung über das NALT in verschiedenen Fällen beschrieben. Beispielsweise konnte nach intranasaler Stimulation mit Choleratoxin gezeigt werden, dass die Zahl der IgA+-Zellen anstieg. Die Bedeutung eines Organs wird klassischerweise auch untersucht, indem man es entfernt und im Anschluss nach funktionellen Konsequenzen fahndet. Es gelang einer Gruppe bei 8 Tage alten Mäusen das NALT chirurgisch zu entfernen. Trotzdem bildeten die Tiere nasale und Serumantikörper nach einer intranasalen Pneumokokkenimpfung, und sie waren nach einer Kolonisation mit Pneumokokken des Mittelohrs und des Nasopharynx geschützt (Sabirov u. Metzger 2008).

Eine nasale Applikation von Impfstoffen wurde beim Menschen Anfang der 2000er-Jahre mit inaktivierten Influenzaviren durchgeführt. Hier zeigten sich allerdings gehäuft Facialisparesen, sodass die Vakzine wieder vom Markt genommen wurden (Mutsch et al. 2004). Es ist zu diskutieren, ob möglicherweise nicht vollständig inaktivierte Viren über den oberen Nasengang und den ersten Hirnnerv (N. olfactorius) an dessen Endungen adhärierten und auf diese Art das Gehirn erreichen.

Die M-Zellen des MALT werden von verschiedenen Autoren auch als »Gatekeeper« der mukosalen Immunität benannt. Ein »targeted drug-delivery« könnte der mukosalen Vakzinierung erneuten Schub und erhöhte Verträglichkeit bringen.

Eine weitere nasale Applikation betrifft die LNIT von Allergenen (lokal-nasale Immuntherapie). Obwohl es kontrollierte Studien und auch prominente Befürworter gibt, konnte sich die Applikation bisher nicht etablieren und ist zunehmend rückläufig (Passalacqua u. Canonica 2006). Ein möglicher Nachteil der Therapie sind die bisher inkongruenten Daten, ob durch LNIT auch eine systemische Toleranz gegenüber Antigenen induziert werden kann. Ein Grund hierfür könnte die unterschiedliche Distribution potenziell tolerogener DCs in Mund und Nasenschleimhaut sein.

14.13 Fazit

Das integrierte Schleimhautimmunsystem der oberen Atemwege trägt maßgeblich zur Immunhomöostase bei. Vielfältige proinflammatorische und tolerogene Mechanismen konkurrieren hier an strukturell divergierenden anatomischen Stellen und Hierarchien und stellen mögliche therapeutische Hebel für gezielte Interventionen zur Behandlung von allergischen Erkrankungen dar.

Literatur

Anderson HR, Bland JM, Peckham CS (1987) Risk factors for asthma up to 16 years of age. Evidence from a national cohort study. Chest 91(6 Suppl): 127S–130S

Bienenstock J, McDermott MR (2005) Bronchus- and nasal-associated lymphoid tissues. Immunol Rev 206: 22–31

Brandtzaeg P, Pabst R (2004) Let's go mucosal: communication on slippery ground. Trends Immunol 25(11): 570–577

Brandtzaeg P, Kiyono H, Pabst R, Russell MW (2008) Terminology: nomenclature of mucosa-associated lymphoid tissue. Mucosal Immunol 1(1): 31–37

Debertin AS, Tschernig T, Tönjes H et al. (2003) Nasal-associated lymphoid tissue (NALT): frequency and localization in young children. Clin Exp Immunol 134(3): 503–507

Fokkens WJ, Vroom TM, Rijntjes E, Mulder PG (1989a) CD-1 (T6), HLA-DR-expressing cells, presumably Langerhans cells, in nasal mucosa. Allergy 44(3): 167–172

Fokkens WJ. Vroom TM, Rijntjes E, Mulder PG (1989b) Fluctuation of the number of CD-1(T6)-positive dendritic cells, presumably Langerhans cells, in the nasal mucosa of patients with an isolated grass-pollen allergy before, during, and after the grass-pollen season. J Allergy Clin Immunol 84(1): 39–43

Gevaert P, Nouri-Aria KT, Wu H et al. (2013) Local receptor revision and class switching to IgE in chronic rhinosinusitis with nasal polyps. Allergy 68(1): 55–63

Goeringer GC, Vidic B (1987) The embryogenesis and anatomy of Waldeyer's ring. Otolaryngol Clin North Am 20(2): 207–217

Golebski K, Röschmann KI, Toppila-Salmi S et al. (2013) The multi-faceted role of allergen exposure to the local airway mucosa. Allergy 68(2): 152–160

Grevers G, Klemens A, Menauer F, Sturm C (2000) Involvement of inferior turbinate mucosa in chronic sinusitis--localization of T-cell subset. Allergy 55(12): 1155–1162

van Hattum ES, Balemans WA, Rovers MM et al. (2006) Adenoidectomy and/or tonsillectomy in childhood is not associated with atopic disease later in life. Clin Exp Allergy 36(1): 40–43

Hiller AS, Tschernig T, Kleemann WJ, Pabst R (1998) Bronchus-associated lymphoid tissue (BALT) and larynx-associated lymphoid tissue

(LALT) are found at different frequencies in children, adolescents and adults. Scand J Immunol 47(2): 159–162

Jahnsen FL, Gran E, Haye R, Brandtzaeg P (2004) Human nasal mucosa contains antigen-presenting cells of strikingly different functional phenotypes. Am J Respir Cell Mol Biol 30(1): 31–37

Kocks JR, Adler H, Danzer H et al. (2009) Chemokine receptor CCR7 contributes to a rapid and efficient clearance of lytic murine gamma-herpes virus 68 from the lung, whereas bronchus-associated lymphoid tissue harbors virus during latency. J Immunol 182(11): 6861–6869

Kracke A., Hiller AS, Tschernig T et al. (1997) Larynx-associated lymphoid tissue (LALT) in young children. Anat Rec 248(3): 413–420

Kuper CF, Koornstra PJ, Hameleers DM et al. (1992) The role of nasopharyngeal lymphoid tissue. Immunol Today 13(6): 219–224

Lambrecht BN (2005) Dendritic cells and the regulation of the allergic immune response. Allergy 60(3): 271–282

Mabbott NA, Donaldson DS, Ohno H et al. (2013) Microfold (M) cells: important immunosurveillance posts in the intestinal epithelium. Mucosal Immunol 6(4): 666–677

Mjösberg JM, Trifari S, Crellin NK et al. (2011) Human IL-25- and IL-33-responsive type 2 innate lymphoid cells are defined by expression of CRTH2 and CD161. Nat Immunol 12(11): 1055–1062

Mori M, Andersson CK, Svedberg KA et al. (2013) Appearance of remodelled and dendritic cell-rich alveolar-lymphoid interfaces provides a structural basis for increased alveolar antigen uptake in chronic obstructive pulmonary disease. Thorax 68(6): 521–531

Mutsch M, Zhou W, Rhodes P et al. (2004) Use of the inactivated intranasal influenza vaccine and the risk of Bell's palsy in Switzerland. N Engl J Med 350(9): 896–903

Neill DR, Wong SH, Bellosi A et al. (2010) Nuocytes represent a new innate effector leukocyte that mediates type-2 immunity. Nature 464(7293): 1367–1370

Ogra PL (1971) Effect of tonsillectomy and adenoidectomy on nasopharyngeal antibody response to poliovirus. N Engl J Med 284(2): 59–64

Pabst R, Gehrke I (1990) Is the bronchus-associated lymphoid tissue (BALT) an integral structure of the lung in normal mammals, including humans? Am J Respir Cell Mol Biol 3(2): 131–135

Pabst R, Tschernig T (2010) Bronchus-associated lymphoid tissue: an entry site for antigens for successful mucosal vaccinations? Am J Respir Cell Mol Biol 43(2): 137–141

Pabst R (2015) Mucosal vaccination by the intranasal route. Nose-associated lymphoid tissue (NALT) – Structure, function and species differences. Vaccine 33: 4406–4413

Passalacqua G, Canonica GW (2006) Local nasal specific immunotherapy for allergic rhinitis. Allergy Asthma Clin Immunol 2(3): 117–123

Pawankar RU, Okuda M, Suzuki K et al. (1996) Phenotypic and molecular characteristics of nasal mucosal gamma delta T cells in allergic and infectious rhinitis. Am J Respir Crit Care Med 153(5): 1655–1665

Pilette C, Durham SR, Vaerman JP, Sibille Y (2004) Mucosal immunity in asthma and chronic obstructive pulmonary disease: a role for immunoglobulin A? Proc Am Thorac Soc 1(2): 125–135

Pilette C, Nouri-Aria KT, Jacobson MR et al. (2007) Grass pollen immunotherapy induces an allergen-specific IgA2 antibody response associated with mucosal TGF-beta expression. J Immunol 178(7): 4658–4666

Randall TD (2010) Bronchus-associated lymphoid tissue (BALT) structure and function. Adv Immunol 107: 187–241

Sabirov A, Metzger DW (2008) Intranasal vaccination of infant mice induces protective immunity in the absence of nasal-associated lymphoid tissue. Vaccine 26(12): 1566–1576

Soumelis V, Reche PA, Kanzler H et al. (2002) Human epithelial cells trigger dendritic cell mediated allergic inflammation by producing TSLP. Nat Immunol 3(7): 673–680

Takhar P, Corrigan CJ, Smurthwaite L et al. (2007) Class switch recombination to IgE in the bronchial mucosa of atopic and nonatopic patients with asthma. J Allergy Clin Immunol 119(1): 213–218

Thornton, EE, Looney, RM, Bose O et al. (2012) Spatiotemporally separated antigen uptake by alveolar dendritic cells and airway presentation to T cells in the lung. J Exp Med 209(6): 1183–1199

Toppila-Salmi S, Renkonen J, Joenväärä S et al. (2011) Allergen interactions with epithelium. Curr Opin Allergy Clin Immunol 11(1): 29–32

Varney VA, Jacobson MR, Sudderick RM et al. (1992) Immunohistology of the nasal mucosa following allergen-induced rhinitis. Identification of activated T lymphocytes, eosinophils, and neutrophils. Am Rev Respir Dis 146(1): 170–176

Neuroimmunologie und ihre Bedeutung in der Allergologie

A. Braun

T. Biedermann et al. (Hrsg.), *Allergologie*,
DOI 10.1007/978-3-642-37203-2_15, © Springer-Verlag Berlin Heidelberg 2016

15.1 Historie

Dass neuronale Faktoren eine wichtige Rolle bei allergischen Erkrankungen spielen, kommt in den historischen Bezeichnungen »Asthma nervosa« und »Neurodermitis« für Asthma bronchiale bzw. atopische Dermatitis zum Ausdruck. Hippokrates erwähnte im Corpus Hippocraticum das erste Mal das Wort Asthma als einen medizinischen Begriff.

Er erklärte in seinen Schriften, »der Asthmatiker sollte sich gegen seine eigene Wut schützen« und stellt so die Verbindung zwischen der Asthmasymptomatik und Stress her. Maimonides erkannte in seiner Abhandlung, dass »seelische Qualen, Angst, Trauer oder Elend« Asthma verursachen, während »Fröhlichkeit und Freude« den gegenteiligen Effekt haben können. In seiner Abhandlung von 1860 schrieb Henry Hyde Salter, »Asthma ist im Wesentlichen, und vielleicht mit Ausnahme einer einzigen Klasse von Fällen, ausschließlich eine Nervenkrankheit, das Nervensystem ist der Sitz des wesentlichen pathologischen Zustands« (Salter HH 1860). Bis in die zweite Hälfte des 20. Jahrhunderts wurde Asthma also überwiegend als psychosomatische Erkrankung angesehen, bei der emotionaler Stress und Ungleichgewichte im Nervensystem ausschlaggebend sind (Douwes et al. 2011).

In der zweiten Hälfte des 20. Jahrhunderts rückten andere Auslöser von Asthma und allergischen Erkrankungen in den Fokus der Forschung. Die Entdeckung immunologischer Mechanismen erklärte u. a., wie Allergene zu Symptomen von Allergie und Asthma führen können. Immunmodulatorische Einflüsse wie Hygienestatus, Infektionen, Ernährung und Luftverschmutzung wurden als wichtige Auslöser der Allergie identifiziert. Die Revolution im immunologischen Verständnis der Allergie hat daher den Fokus der Wahrnehmung weg von psychosozialen Faktoren und hin zu immunlogischen Mechanismen verschoben. Interessanterweise erleben die alten Konzepte der neuronalen Beteiligung an der Ausbildung von Allergien eine Renaissance. Eine wachsende Zahl von Publikationen zeigt konsistent einen positiven Zusammenhang zwischen psychosozialem Stress und Asthma. Assoziationen mit Asthma sind für eine breite Palette von Stressoren gezeigt worden, darunter:

- psychiatrische Erkrankungen,
- belastende Lebensereignisse, schlechte Wohnqualität,
- posttraumatische Belastungsstörung, Kriegsstress
- hohe Kriminalität,
- Angst und psychische Belastung.

Dies geht sogar soweit, dass das Risiko von Kindern, Allergien zu entwickeln, schon pränatal von der mütterlichen Stresssituation mit beeinflusst werden kann.

15.2 Definitionen

Um die Zusammenhänge zwischen Nervensystem und allergischen Erkrankungen zu verstehen, ist es hilfreich, zwischen lokalen und zentralen Prozessen zu unterscheiden.

Lokale Interaktionen sind dabei als Interaktionen von Nerven- und Immunsystem am Ort der allergischen Entzündung, also meist in der Haut, der Lunge oder dem Darm, also den Grenzflächen nach außen, zu verstehen.

Zentrale Interaktionen sind hier als zentralnervöse Steuerung des Immunsystems zu verstehen. Hier ist v. a. die endokrine Steuerung der (immunologischen) Homöostase durch z. B. Stresshormone und die direkte Innervation von lymphatischen Organen relevant.

15.3 Innervation der Grenzflächen

Grenzflächen sind durch drei wesentliche Systeme, bestehend aus sympathischen, parasympathischen und sensiblen Nerven, in der Peripherie innerviert. Ein klassischer Mediator der prä- und postganglionären parasympathischen Neurone ist Acetylcholin (ACh). Acetylcholin hat neben seiner Wirkung als Neurotransmitter auch einen Einfluss auf Immunzellen. Für den beim Asthma eingesetzten Acetylcholininhibitor Tiotropium lassen sich neben der bronchodilatatorischen Wirkung auch antiinflammatorische Wirkungen nachweisen.

Neben den klassischen Mediatoren wie Noradrenalin in postganglionären sympathischen Nervenfasern und Acetylcholin in parasympathischen Nervenfasern existiert eine Reihe von Neuropeptiden, die ausgeprägte pharmakologische Effekte auf Entzündungs- und Immunzellen haben. Sympathische Nervenfasern enthalten zusätzlich Neuropeptid-Tyrosin (NPY), Stickstoffmonoxid (NO) und vasoaktives intestinales Polypeptid (VIP) als postganglionäre Mediatoren. Neben ACh lassen sich in den intrinsischen parasympathischen Neuronen der Atemwege beim Menschen weitere Mediatoren wie VIP und NO nachweisen. Sie haben unterschiedliche und teilweise entgegengesetzte pharmakologische Wirkungen. Eine Aktivierung der parasympathischen Atemwegsinnervation führt bspw. zur Bronchokonstriktion und Schleimsekretion, hat aber auch eine immunmodulatorische Funktion.

Die sensible Innervation vermittelt Informationen aus Erregungen von Berührungs- und Dehnungsrezeptoren sowie von Schmerz, Wärme- und Kälteempfindung in den Grenzflächen. Nach ihren elektrophysiologischen Eigenschaften lassen sich die sensiblen Nervenfasern in drei Klassen einteilen:

1. langsam adaptierende Dehnungsrezeptoren,
2. schnell adaptierende Dehnungsrezeptoren und
3. C-Faser-Rezeptoren.

15

Tab. 15.1 Effekte von ausgewählten immunologischen Mediatoren auf Neurone

Mediator	Rezeptor	Effekt
Histamin	H1-, H3-Rezeptoren	Acetylcholinfreisetzung (H1), Inhibition von Neuropeptidfreisetzung (H3)
Leukotriene	LT-Rezeptoren	Neuropeptidfreisetzung aus sensorischen Neuronen
Prostaglandine	EP-Rezeptoren	Neuropeptidfreisetzung aus sensorischen Neuronen
Platelet activating factor	PAF-Rezeptoren	Aktiviert C-Fasern, Hochregulation von H1-Rezeptoren
Major basic protein (MBP)	–	Demyeliert Nervenfasern, inhibiert die Funktion des inhibitorischen M2-muskarinen Rezeptors auf parasympathischen Nerven, stimuliert sensorische Neurone zur Freisetzung von Tachykininen
Eosinophilic cationic protein (ECP)	–	Demyeliert Nervenfasern
Eosinophil peroxidase (EPO)	–	Demyeliert Nervenfasern, inhibiert die Funktion des inhibitorischen M2-muskarinen Rezeptors auf parasympathischen Nerven
Eosinophil derived neurotoxin (EDN)	–	Demyeliert Nervenfasern

C-Fasern unterscheiden sich nicht nur elektrophysiologisch, sondern auch neuroanatomisch von den Fasern der Dehnungsrezeptoren. Im Gegensatz zu den Dehnungsrezeptoren weisen C-Fasern aufgrund ihrer nichtmyelinisierten Axone langsame Leitungsgeschwindigkeiten auf (< 1 m/s). Funktionell kann die sensible Atemwegsinnervation auf verschiedenste Reize reagieren. Stimuli wie hyperosmotische Lösungen, Zigarettenrauch, Ozon, proinflammatorische Mediatoren (Tab. 15.1) und kalte trockene Luft sind in der Lage, die sensiblen Fasern der Atemwege zu depolarisieren. Besonderes Augenmerk richtet sich auf die C-Fasern, welche zum einen durch mechanisch-, chemisch- und thermisch-sensible Nozizeptoren aktiviert werden und auch unmittelbar auf einen unterschwelligen Reiz ohne Depolarisation inflammatorische Neuropeptide freisetzen können.

Die Synthese der Neuropeptide findet im Zellkörper der sensiblen Neurone statt. Über einen antidromen Transport gelangen sie durch den Dendrit in die Nervenendigungen an den Grenzflächen. Hier werden sie nach Stimulation aus synaptischen Vesikeln freigesetzt. Zur Familie der Tachykinine zählen die neuropeptide Substanz P (SP) und Neurokinin A (NKA), die eine proinflammatorische Wirkung besitzen. Ein wichtiges, strukturell aber mit den Tachykininen nicht verwandtes Neuropeptid ist CGRP. CGRP kommt gehäuft mit Tachykininen in sensiblen Neuronen vor und unterstützt die Vasodilatation der Gefäße (Tab. 15.2).

Die Aktivität der sensiblen Neurone wird durch inhibitorische Rezeptoren abgeschwächt, dazu gehören Canabinoid-(CB2)-, Histamin-(H3)-, Dopamin-(D2)-, Adrenalin-(α 2)- oder Opioid-(OP3)-Rezeptoren. Im Gegensatz dazu verstärken die exzitatorischen Rezeptoren wie TRPV1, H1- und Bradykinin-B2-Rezeptoren die Aktivität der sensiblen Neurone (Dinh et al 2011).

15.3.1 Lokale Interaktionen zwischen Nerven- und Immunsystem an Grenzflächen

Die Grenzflächen des Körpers sind dicht mit sensorischen Nerven innerviert. Sensorische Nerven erkennen Gefahren, die durch chemische (z. B. reizende Stoffe), thermische (Hitze oder Kälte) oder kinetische Einwirkung (z. B. Schläge oder Verletzungen) entstehen. Sie ergänzen damit die Erkennung von biologischen Gefahren wie Infektionen, wie sie z. B. dendritische Zellen leisten können (Abb. 15.1). Interessanterweise sind sowohl sensorische Neurone als auch dendritische Zellen in einem dichten Netzwerk unterhalb der Körperoberfläche angeordnet und in engem Kontakt miteinander (Abb. 15.2). In vielen Fällen, z. B. bei einem Schnitt in den Finger, wird es zu einer gleichzeitigen Auslösung mehrerer Gefahrensignale kommen.

Eine Reizung der sensorischen Nerven führt zum einen durch Reizweiterleitung in Richtung Zentralnervensystem zur Auslösung von Schutzreflexen, zum anderen aber auch zu einer lokalen Freisetzung von sensorischen Neuropeptiden in der Umgebung der Reizung. Dieser Prozess wird Axonreflex genannt.

Die lokal ausgeschütteten Neuropeptide bewirken dann am Ort der Reizung eine lokale Reaktion, die als neurogene Entzündung bezeichnet wird. Dabei kommt es zu einer verstärkten Durchblutung, Muskelkontraktion, Drüsenaktivierung und Immunregulation (Abb. 15.3). Einige Neuropeptide wie Substanz P haben dabei eine stark proinflammatorische Wirkung, während andere wie VIP und CGRP eher antiinflammatorisch wirken.

Bei einer chronisch-allergischen Entzündung kommt es zur Ausschüttung von verschiedenen Entzündungsmediatoren aus u. a. Mastzellen, T-Zellen und dendritischen

Tab. 15.2 Immunmodulatorische Effekte von Neurotransmittern

Neurotransmitter	Target	Effekt
Proinflammatorisch		
ACh	T Zelle	IL-2/IL-2R-Expression und IL-2-Freisetzung, Proliferation
	Makrophage	Freisetzung von Zytokinen
CGRP	Lymphozyt	Chemotaxis und Adhäsion
	Eosinophiler Granulozyt	Chemotaxis und Adhäsion
NO	T-Zelle	Stimulation Th_2, Inhibition Th_1
SP	Lymphozyt	Stimulation
	T-Zelle	Proliferation, Chemotaxis, Zytokinproduktion, Modulation
	B-Zelle	Th_1/Th_2
	Eosinophiler Granulozyt	Differenzierung, Immunglobulinklassenwechsel, Migration
	Neutrophiler Granulozyt	Chemotaxis, Produktion reaktiver Sauerstoffspezies, Adhäsion
	Monozyt	TNF-α, IL-1-, IL-6- und IL-10-Produktion
Antiinflammatorisch		
SOM	B-Zelle	Inhibition der IgE Produktion
	Basophiler Granulozyt	Inhibition der Mediatorfreisetzung
	T-Zelle	Modulation Th_1/Th_2, Adhäsion
	Eosinophiler Granulozyt	Verstärkte Adhäsion und Infiltration
NA	T-Zelle	Inhibition der IL-2 Ausschüttung
	Monozyt	Stimulation der IL-10-Ausschüttung
NPY	T-Zelle	Th_1/Th_2-Gleichgewicht wird verändert
VIP	T-Zelle	Inhibition der IL-2-, IL-4-, und IL-10-Produktion
	B-Zelle	Inhibition der IgE-Sekretion
	Mastzelle	Inhibition der Mediatorfreisetzung

15

Zellen, die die Empfindlichkeit der Neurone erhöht und zur vermehrten Ausschüttung von Neuropeptiden führt (Tab. 15.3). Beispiele sind hierfür Nervenwachstumsfaktoren wie NGF und BDNF, Histamin und PgE2. Während diese Prozesse normalerweise eine Schutz- und Heilungsfunktion ausüben, wie z. B. die entzündungsinduzierte Hyperalgesie, kann es bei chronischer Entzündung zu einem »Teufelskreis« kommen, bei dem sich die neurogene Entzündung immer weiter hochschaukelt.

Für allergische Erkrankungen, insbesondere der Atemwege und der Haut, sind entsprechende Mechanismen der neurogenen Entzündung beschrieben worden. Allerdings gibt es bisher keine zugelassene Therapieform, die direkt auf diese Mechanismen wirkt.

Neben der sensorischen Innervation ist auch die cholinerge und parasympathische Innervation für die Immunmodulation an Grenzflächen beschrieben worden.

15.3.2 Einfluss von Infektionen auf die neuroimmune Interaktion

Die Mechanismen der neurogenen Entzündung werden gezielt von Pathogenen ausgenutzt. Virale Erreger von Atemwegserkrankungen wie der RSV-Virus verstärken die neurogene Entzündung gezielt, indem sie die Produktion von Nervenwachstumsfaktoren und Neuropeptiden in den Atemwegen verstärken. Dies führt über verstärkte Nies- und Hustenreize zu einer verbesserten Verteilung des Erregers, zu dessen Verbreitung und damit zur Infektion weiterer Wirte. Kommt es zu einer RSV-Infektion in einer frühen Lebensphase, in der die Plastizität des peripheren Nervensystems noch sehr hoch ist, kann das zu irreversiblen Änderungen der Innervation führen. Tatsächlich ist eine frühkindliche Infektion mit RSV einer der wichtigsten Risikofaktoren, später an Asthma zu erkranken.

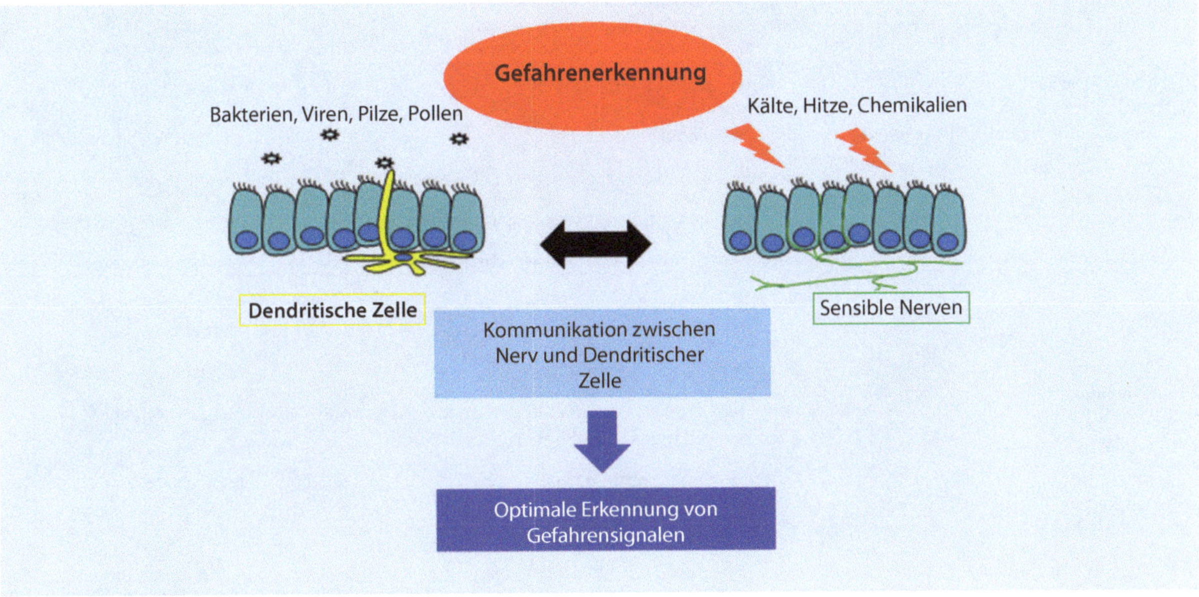

Abb. 15.1 Gefahrenerkennung der sensorischen Nerven

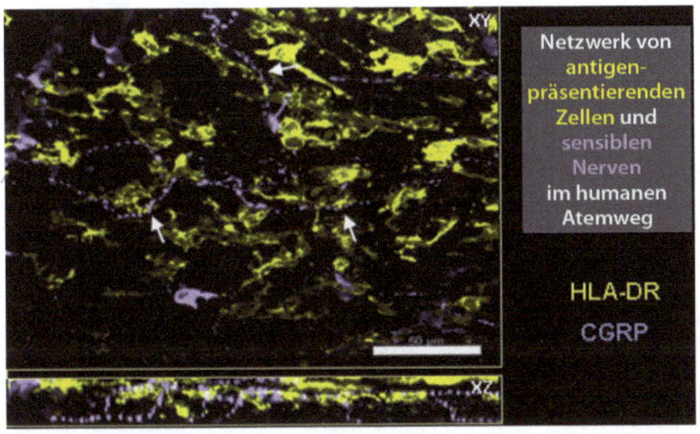

Abb. 15.2 Netzwerk von antigenpräsentierenden Zellen und sensiblen Nerven im humanen Atemweg

15.4 Zentralnervöse Steuerung des Immunsystems in der Allergie

15.4.1 Endokrine Steuerung des Immunsystems in der Allergie

Die starke endokrine Komponente allergischer Erkrankungen ist seit Langem bekannt und wird für die Therapie von allergischen Erkrankungen ausgenutzt. Für das allergische Asthma ist das besonders deutlich. Zentrale Bausteine der pharmakologischen Therapie ist die agonistische Stimulation von Glukokortikoidrezeptoren und β2-adrenergen Rezeptoren. Damit werden zwei zentrale Me-

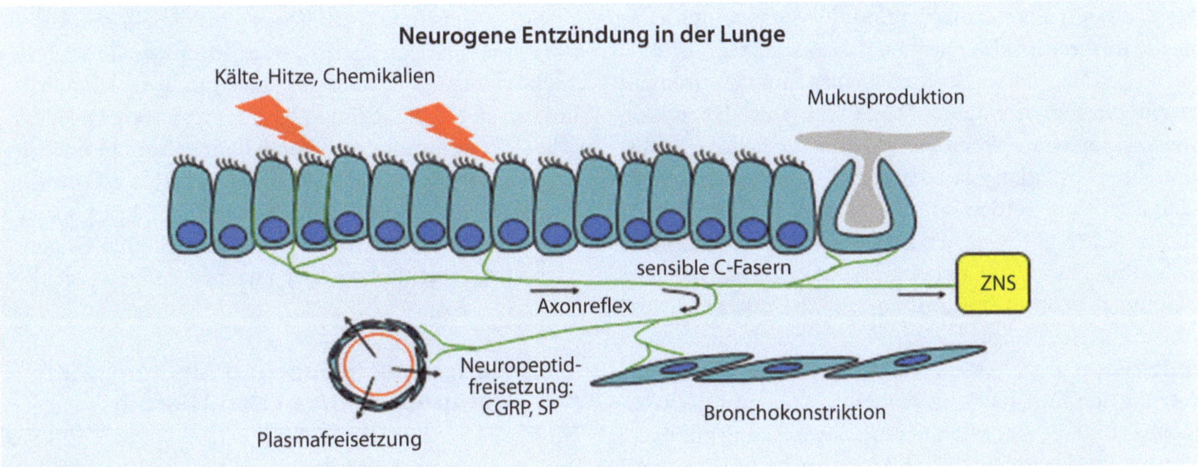

Abb. 15.3 Neurogene Entzündung in der Lunge

Tab. 15.3 Neuronale Veränderungen beim allergischen Asthma

Neuronaler Weg	Mediator	Veränderungen beim Asthma	Spezies
Sensible Innervation	Tachykinine Neuropeptide	Erhöhte Spiegel in der Lunge	Mensch, Meerschweinchen
		Hochreguliert in den Zellkörpern der Ganglien	Meerschweinchen, Maus
		Erhöhte Mechano-Sensitivität in den sensorischen Aδ-Fasern	Meerschweinchen Mensch
		Verstärkte Sensitivität der sensorischen Fasern	Meerschweinchen
		Verstärkte Antwort auf Irritanzien	Mensch, Meerschweinchen, Maus
Cholinerge Innervation	Acetylcholin	Erhöhte Azetylcholinfreisetzung	Meerschweinchen, Maus
		Verlust der Funktion des inhibitorischen M2-muskarinen Rezeptors auf parasympathischen Nerven	Meerschweinchen
Adrenerge Innervation	NA, NPY	Erhöhte sympathische Aktivität	Meerschweinchen

diatoren der physiologischen Stressantwort pharmakologisch imitiert, nämlich Kortisol und Adrenalin. Das steht im Einklang mit Daten, die zeigen, dass Kinder mit Asthma auf Stress mit einer verminderten Kortisolproduktion reagieren.

Historisch gesehen ist die älteste bekannte Stressachse durch die sympathische Achse (SA) vertreten. Mit der Entdeckung von Noradrenalin (NA) in den peripheren Nervenfasern und der Ausschüttung von Adrenalin aus den Nebennieren konnte die »Kampf-oder-Flucht-Reaktion« physiologisch erklärt werden. Adrenalin öffnet u. a. die Atemwege, um eine optimale Sauerstoffversorgung für die Bewältigung der Stresssituation bereit zu stellen. Erst später wurde offensichtlich, dass die Aktivierung dieser Achse auch immunologische Auswirkungen hat: Aufgrund ihrer dichten noradrenergen Innervation kann die Milz als ein prominenter Ort für die Wirkung der SA betrachtet werden. Die Wirkungen des Systems auf die Th_1-Immunantwort bzw. Th_2-Immunantwort sind allerdings komplex und bisher unzureichend verstanden (Liezmann et al. 2012).

In den 50er-Jahren des letzten Jahrhunderts wurde eine zweite Stressachse erkannt. Die Funktion der Hypothalamus-Hypophysen-Nebennieren-Achse (»HPA axis« = »hypothalamus pituitary adrenal axis«) konnte weitgehend charakterisiert werden. Stress induziert die Aktivierung dieser Achse durch die Freisetzung vom Corticotropin-Releasing-Hormon (CRH) im Hypothalamus, was dann Adrenocorticotropem-Hormon (ACTh) aus der Hypophyse entlässt. Kortisol wird aus der Nebennierenrinde freigesetzt und wirkt stark antiinflammatorisch. Die Freisetzung von Kortisol bei akutem Stress ist leicht nachvollziehbar und die antiinflammatorische Wirkung gut nachweisbar. In der realen Welt mit lang andauerndem Stress kommt es allerdings zu komplexen Regulationsvorgängen, die sowohl zu einer anti- wie auch zu einer proinflammatorischen Nettowirkung führen können.

Seit einigen Jahren wird die Existenz einer dritten Stressachse deutlich (Peters 2012). Die sog. Neurotrophin-Neuropeptid-Stressachse (NNA) hat eine zentrale Funktion in den Mechanismen der oben beschriebenen neurogenen Entzündung. Neurotrophine wie NGF sind nach akutem Stress erhöht in der Zirkulation nachzuweisen. Neurotrophine haben eine zentrale Rolle bei der Regulation von Produktion und Freisetzung von Neuropeptiden wie Substanz P (SP) aus Nerven. Damit sind sie auch zentrale Regulatoren für die Interaktion des peripheren Nervensystems mit Immunzellen. Ein Beispiel ist die Beeinflussung der Mastzelldegranulation an den Grenzflächenorganen wie Haut, Lunge oder Darm (Liezmann et al. 2012). Damit ist auch dieser zentrale Mechanismus der NNA an der Ausbildung der neurogenen Entzündung in der Peripherie (s. oben) beteiligt.

Einen weiteren wesentlichen Einfluss auf die Ausbildung von Allergien haben Sexualhormone. Sie sind Steroidhormone und können aufgrund ihrer lipophilen Struktur durch die Zellmembran diffundieren. Die klassischen Steroidhormonrezeptoren können somit intrazellulär gefunden werden. Klassische intrazelluläre Östrogenrezeptoren sind bspw. beim Menschen in T-Lymphozyten und B-Lymphozyten, Monozyten, neutrophilen Granulozyten und dendritischen Zellen nachgewiesen worden.

15.4.2 Neuronale Steuerung des zentralen Immunsystems in der Allergie

Das Immun- und Nervensystem sind anatomisch und funktionell miteinander eng verbunden. Diese Interaktion wird durch die dichte Innervation der lymphatischen Organe belegt. Die primären lymphatischen Organe (Knochenmark und Thymus) und auch die sekundären (Milz und Lymphknoten) lymphatischen Organe sind überwiegend mit sympathischen Nerven innerviert.

Diese Neurone sind für die Freisetzung der neuronalen Botenstoffe wie Adrenalin, Noradrenalin und auch Acetylcholin und Neuropeptiden (Neuropeptid Y-NPY, Substanz P-SP, »calcitonin gene-related peptide« [CGRP] und vasoaktive intestinale Peptid [VIP]) in die Mikroumgebung der lymphatischen Organe verantwortlich. Noradrenerge und neuropeptiderge Nervenfasern wurden in Thymus und Milz in nächster Nachbarschaft von Immunzellen gefunden. Sie können dort auf die Regulierung der Immunantwort Einfluss nehmen. Allerdings stammen die meisten der aktuellen Kenntnisse über die Innervation der lymphatischen Organe aus experimentellen Studien an Nagern.

Der Thymus spielt eine entscheidende Rolle bei der Schaffung und Aufrechterhaltung des peripheren T-Zell-Pools und bietet das Umfeld für T-Zell-Vorläufer, Proliferation, Differenzierung und Selektion. Diese Prozesse sind unter der strengen Kontrolle des sympathischen Nervensystems, welches sich über postganglionäre noradrenerge Fasern in den Thymus erstreckt. Eine Vielzahl von Neuropeptiden wie Tachykinine (SP, Neurokinin A), CGRP, NPY und VIP enthalten Nervenendigungen und sind im Bindegewebe des Thymus wie auch rund um Lymphozyten lokalisiert. Dies lässt auf eine mögliche Beteiligung von Neuropeptiden an der Differenzierung, Reifung und Selektion von T-Zellen schließen.

Die immunmodulatorische Rolle des sympathischen Nervensystems ist v. a. Noradrenalin-vermittelt. Noradrenalin wird aus den sympathischen Nervenendigungen freigesetzt und aktiviert Adrenorezeptoren auf der Oberfläche von lymphatischen Zellen. Damit werden die Lymphozytenzirkulation und -Verbreitung sowie die Produktion von Zytokinen gesteuert. Die Nervenendigungen des sympathischen Nervensystems sind in der Lage Noradrenalin auf axonale Stimulation in einer $Ca2^{+}$-abhängigen Weise freizusetzen. Interessanterweise hat sich gezeigt, dass Noradrenalin das dynamische Gleichgewicht zwischen proinflammatorischen und antiinflammatorischen Zytokinen sowie Mechanismen der Th1- und Th2-vermittelten Immunität steuert.

Literatur

Dinh QT, Suhling H, Fischer A, Braun A, Welte T (2011) [Innervation of the airways in asthma bronchiale and chronic obstructive pulmonary disease (COPD)]. Pneumologie 65(5): 283–292

Douwes J, Brooks C, Pearce N (2011) Asthma nervosa: old concept, new insights. Eur Respir J 37(5): 986–990

Liezmann C, Stock D, Peters EM (2012) Stress induced neuroendocrine-immune plasticity: A role for the spleen in peripheral inflammatory disease and inflammaging? Dermatoendocrinol 4(3): 271–279

Peters EM (2012) The neuroendocrine-immune connection regulates chronic inflammatory disease in allergy. Chem Immunol Allergy 98: 240–252

Salter HH (1860) On Asthma: Its Pathology and Treatment. John Churchill and Sons, London, S 161–204

Pathogenetische Grundlagen pseudoallergischer Reaktionen

H. F. Merk

T. Biedermann et al. (Hrsg.), *Allergologie*,
DOI 10.1007/978-3-642-37203-2_16, © Springer-Verlag Berlin Heidelberg 2016

16.1 Einleitung

Treten typische Symptome einer allergischen Reaktion in Zusammenhang mit der Ein- oder Aufnahme bestimmter Medikamente oder Nahrungsmittel auf, ohne jedoch eine Sensibilisierung und spezifische immunologische Reaktion als Grundlage zu haben, spricht man von pseudoallergischen oder Intoleranzreaktionen. Aufgrund der Klinik können sie nicht von Allergien unterschieden werden, die durch eine spezifische Sensibilisierung mit folgender IgE-Bildung bedingt sind. Folge davon sind zumeist Symptome allergischer Sofortreaktionen wie Urtikaria, Angioödem, Rhinitis, Asthma und in seltenen Fällen auch anaphylaktoider Schock (▣ Tab. 16.1). Verschiedene Pathomechanismen können dabei eine Rolle spielen (Erdmann et al. 2003; Wölbing u. Biedermann 2013; Wölbing et al. 2013b):

- Interferenz mit dem Arachidonsäuremetabolismus durch Analgetika
- Interferenz mit dem Histaminmetabolismus durch Polymorphismen der histaminmetabolisierenden Enzyme (Diaminoxidase, Histamin-N-methyl-Transferase)
- Pharmakologisch/toxikologische Histaminliberation durch diverse Medikamente und Nahrungsmittelzusatzstoffe
- Hemmung des Kininabbaus durch ACE-Hemmer
- Aktivierung des Komplementsystems durch Bildung von Immunkomplexen oder über den alternativen Weg durch Medikamente
- Augmentierung allergischer, subklinischer Reaktionen durch nichtallergische pharmakologische oder toxikologische Mechanismen.

Häufige Beispiele sind in ▣ Tab. 16.2 zusammengefasst.

Intoleranzreaktionen auf Nahrungsmittelbestandteile

Intoleranzreaktionen oder Pseudoallergien spielen v. a. in der Differenzialdiagnose allergischer Arzneimittel- und Nahrungsmittelreaktionen eine Rolle. Sowohl bei Arzneimitteln, insbesondere aber bei Nahrungsmittelreaktionen, können Unverträglichkeiten auf Additiva wie Benzoate, Parabene, Sulfite, Azofarbstoffe einschließlich Tartrazin, Salicylate oder Propinate auftreten (▣ Tab. 16.3). Glutamat als Geschmacksverstärker führt gelegentlich zum »chinese restaurant syndrome«. Angaben zur Häufigkeit pseudoallergischer bzw. Intoleranzreaktionen schwanken erheblich, allein die Daten zur Prävalenz variieren zwischen 1 und 50 % (Reese et al. 2009). Zwischen diesen Intoleranzreaktionen und Intoxikationen stehen

▣ Tab. 16.1 Charakteristika allergischer und pseudoallergischer Reaktionen. (Nach Erdmann et al. 2003)

	Allergische Reaktionen	Pseudoallergische Reaktionen (Intoleranzreaktionen)
Ätiologie	Erwerbung einer Allergie bei angeborener genetischer Disposition	Pharmakologische Eigenschaften der Auslöser und z. B. Polymorphismen bei betroffenen Patienten
Pathophysiologie	Basierend auf spezifischen Immunmechanismen (z. B. spez. IgE)	Basierend auf verschiedenen pharmakologisch-toxikologischen, aber nicht immunologischen Mechanismen
Spezifität für eine Substanz	Spezifität für eine Substanz, evtl. Kreuzreaktionen zu chemisch-strukturell ähnlichen Substanzen	Keine Spezifität für eine Substanz, Reaktionen auf chemisch-strukturell verschiedene Substanzen mit gleicher pharmakologischer Wirkung (z. B. Analgetika)
Sensibilisierungsphase	Vorausgehende immunologische Sensibilisierungsphase notwendig	Direktes Auftreten bei erstem Kontakt möglich, keine Sensibilisierungsphase
Latenzzeit bis zum Auftreten von Symptomen	Kann sehr kurz sein, aber auch verzögert auftreten	Ca. 30 min bis Stunden
Anamnese	Oft positiv	Oftmals leer
Allergologische Diagnostik	Positive Hautteste	Negative Hautteste
Akuttherapie	Stadiengerechte antiallergische Akuttherapie	Stadiengerechte antiallergische Akuttherapie
Prophylaxe	Meidung des Allergens	Meidung der auslösenden Substanzen
	Bei Soforttypreaktionen ggf. spezifische Immuntherapie (Hyposensibilisierung)	Keine spezifische Immuntherapie möglich (Desaktivierungsbehandlung)

Tab. 16.2 Medikamente und Diagnostika als Auslöser von Intoleranzreaktionen

Hauptgruppe	Stoffgruppe	Name der Einzelsubstanz	Pathophysiologischer Mechanismus
Nichtsteroidale Antiphlogistika	Salicylsäurederivate	Acetylsalicylsäure	Interferenz mit dem Arachidonsäuremetabolismus
	Propionsäurederivate	Ibuprofen	Interferenz mit dem Arachidonsäuremetabolismus
		Ketoprofen	
	Essigsäurederivate	Diclofenac	Interferenz mit dem Arachidonsäuremetabolismus
		Indomethacin	
	Oxicame	Tenoxicam	Interferenz mit dem Arachidonsäuremetabolismus
		Proxicam	
	Pyrazolone	Phenylbutazon	Interferenz mit dem Arachidonsäuremetabolismus
		Oxyphenbutazon	
Kontrastmittel	Nichtionische Kontrastmittel	Iopromid	Histaminliberation
	Paramagnetische Substanzen	Gadolinium	Aktivierung des Komplementsystems
Lokalanästhetika	Estercaine	Procain	Noch nicht abschließend geklärt
	Amidcaine	Tetracain	Noch nicht abschließend geklärt
		Bupivacain	
		Mepivacain	
		Lidocain	
		Prilocain	
		Carticain	
Muskelrelaxanzien	Depolarisierender Hemmer	Suxamethonium	Direkte Histaminliberation
	Nichtdepolarisierender Hemmer	Tubocurarin	
Volumenersatzmittel	Polysaccharid	Dextran	Direkte Histaminliberation
Zentral wirkende Substanzen	Analgetika	Morphin	Direkte Histaminliberation
		Pethidin	
		Codein	
Anti-IgE	Biologic	Omalizumab	Komplementaktivierung
B-Lymphozyten-bindende Substanz	Biologic	Rituximab	Zytolyse

pseudoallergische Reaktionen auf Histamin und andere biogene Amine wie Tyramin oder Serotonin, die als Histaminintoleranz oder Histaminose diskutiert werden (Jarisch et al. 2004).

Histaminintoleranz

Histamin und biogene Amine können Nahrungsmittelunverträglichkeiten in Form einer pseudoallergischen Reaktion direkt als Folge einer Intoxikation auslösen. So können zu lang oder ungünstig gelagerte Fische aus der Gruppe des Scombroidea wie etwa Thunfisch oder Makrelen bei zu langer oder ungünstiger Lagerung aus der Aminosäure Histidin so hohe Mengen Histamin bilden, dass der Verzehr mit einer entsprechenden Intoxikation einhergeht (Morrow 1991). Jedoch kann diese Reaktion auch durch unterschiedliche Metabolisierungskapazitäten des Histamins begünstigt werden. Ein Mangel an Diaminoxidase, einem Enzym, das Histamin zu unwirksamen Metaboliten verstoffwechseln kann und v. a. in der Darmwand nachgewiesen wird, könnte dafür die Ursache sein (Jarisch et al. 2004). Das Gen dieses Enzyms wurde als Amilorid-bindendes Protein charakterisiert, und Polymorphismen mit unterschiedlichen Aktivitäten der Histaminmetabolisierung wurden beschrieben (Agúndez et al. 2012; Chassande

Tab. 16.3 Auslöser von Intoleranzreaktionen bei Nahrungsmittelunverträglichkeiten

Stoffgruppe	Name	E-Nummer	Dosierung bei oraler Provokation (in mg)
Farbstoffe			
Azofarbstoffe	Gelborange S	E110	5, 10, 50
	Azorubin	E122	5, 10, 50
	Amaranth	E123	5, 10, 50
	Ponceau 4 R	E124	5, 10, 50
	Brillantschwarz	E151	5, 10, 50
	Tartrazin	E102	1, 5, 10, 50
Andere synthetische Farbstoffe	Chinolingelb	E104	5, 10, 50
	Erythrosin	E127	5, 10, 50
	Patentblau	E131	5, 10, 50
	Indigokarmin	E132	5, 10, 50
Naturfarbstoffe	Eisen-III-oxid, rot	E172	5, 10, 50
	Cochenille/Karmin	E120	1, 5, 10, 50
Konservierungsstoffe			
	Sorbinsäure	E200	5, 10, 50
	Natriumbenzoat	E211	1, 5, 10, 50
	p-Hydroxybenzoesäureester	E214–19	1, 5, 10, 50
	Natriummetabisulfit	E223	1, 5, 10, 50
	Natriumnitrat	E251	5, 10, 50
Antioxidanzien			
	Butylhydroxyanisol (BHA)	E320	5, 10, 50
	Butylhydroxytoluol (BHT)	E321	5, 10, 50
	Propylgallate	E310	–
	Tocopherol	E306–9	–
Geschmacksverstärker	Natriumglutamat	E621	50, 100, 2 500
Biogene Amine	Histamin	–	1,5/kg KG

et al. 1994; Maintz et al. 2011). Patienten mit einem solchen als Histaminintoleranz aufzufassenden Krankheitsbild reagieren vornehmlich auf Käse, Rotwein, Fisch und geräucherte Produkte, da hier vergleichsweise hohe Histaminkonzentrationen vorkommen können. Tyramin und Serotonin als weitere biogene Amine können durch Hemmung der DAO entstehen und indirekt Histaminintoleranzreaktionen begünstigen (Tab. 16.4). Weiterhin können verschiedene Medikamente wie Dihydralazin, Aminoglykoside, Pentamidin, Prometazin, Isoniazit, Clavulansäure, Methoclobramit, Ambroxol oder Chloroquin zumindest unter In-vitro-Bedingungen die Aktivität der DAO hemmen (Melnik et al. 1997).

Im Zentrum der Diagnostik der Intoleranzreaktionen auf Nahrungsmittelbestandteile und der Histaminintoleranz stehen Provokationstestungen, deren Durchführung und Indikationsstellungen in einer Leitlinie zusammengefasst sind (Reese et al. 2009).

NSAID

Besonders eingehend sind Intoleranzreaktionen auf NSAID (nichtsteroidale Entzündungshemmer) untersucht worden. Häufig können sie bei gezielten oralen Provokationen im Rahmen einer chronischen Urtikaria nachgewiesen werden, als Samter-Trias sind sie bekannt bei Asthma und Polypen (Ehlers et al. 1996; Merk u. Goerz 1983; Wüthrich 1993). Patienten mit pseudoallergischen Reaktionen auf NSAID reagieren potenziell auf alle Medikamente dieser Gruppe mit Urtikaria, Angioödem, Asthma oder sogar anaphylaktoidem Schock. Zumeist besteht keine Überlappung zwischen den Symptomen Rhinitis und Asthma einerseits und Urtikaria, Angioödem sowie Anaphylaxie andererseits,

■ **Tab. 16.4** Vorkommen und Gehalt biogener Amine in Lebensmitteln (nach Melnik et al. 1997)

Biogenes Amin	Lebensmittel	Amingehalt (mg/kg)
Histamin	Hefeextrakt	260–2830
	Fisch	0–4640
	Sauerkraut	6–200
	Spinat	38
	Tomaten	22
	Wurst	2–4
	Wein	0–30
	Käse (besonders Emmentaler)	0–1300
Tyramin	Fisch	0–500
	Hefeextrakt	66–2256
	Wurst	85–244
	Sauerkraut	20–95
	Avocado	23
	Himbeeren	13–93
	Bananen	7–11
	Chianti-Wein	2–25
	Bier	2
	Käse	0–953
	Orangen	0–25
Serotonin	Walnüsse	170–340
	Bananen	23–78
	Ananas	17–65
	Tomaten	12
	Pflaumen	8–10

sodass ein aspirininduziertes Asthma (AERD) und ein aspirininduzierte Urtikaria/Anaphylaxie (AIU) unterschieden werden (Merk 2008). Besonders betroffen sind Patienten mit Asthma bronchiale und chronischer Urtikaria, bei denen man die Reaktionen in bis zu 20 % bzw. bei Urtikaria in bis zur Hälfte der Patienten nachweisen kann. Auch familiäre Häufungen mit einem autosomal-rezessiven Erbgang wurden beschrieben. Die Kombination aus Asthma bronchiale, Polyposis nasi und ASS-Intoleranz ist als Samter-Trias bekannt (Ayuso et al. 2013; Kowalski et al. 2011). Bei etwa 10 % der Asthmatiker und bei ca. 15 % der Patienten mit Rezidiv-Polyposis nasi wird ein AERD nachgewiesen (Klimek 2014).

Ein wesentliches Argument gegen die allergische Verursachung dieser Reaktion ist, dass zu dieser Pharmakagruppe chemisch unterschiedliche Substanzen gehören wie

- Salicylsäurederivate (Acetylsalicylsäure, Natriumsalicylat),
- Propionsäurederivate (Ibuprofen, Ketoprofen),
- Anilinderivate (Phenacetin, Paracetamol),
- Essigsäurederivate (Diclofenac, Indometacin),
- Oxicame (Proxicam, Tenoxicam),
- Fenaminsäurederivate (Mefanamsäure, Meclofenamsäure)
- Pyralazone (Phenylbutazon, Oxyphenbutazon) (Czech et al. 1996).

Differenzialdiagnostisch müssen allergische Reaktionen auf Pyrazolone, Diclofenac und Ibuprofen berücksichtigt werden. Auch können NSAID durch ihre Beeinflussung des Verdauungsprozesses Nahrungsmittelallergien – z. B. auf Gliadine – augmentieren, was gelegentlich in der Anamnese zu Angaben führt, die der NSAID-Intoleranz sehr ähnlich sein können (Wölbing et al. 2013a).

Schon lange wird vermutet, dass die Hemmung von Stoffwechselwegen der Arachidonsäure zu Prostaglandinen durch NSAID mit folgender Dysbalance zwischen den verschiedenen Metaboliten der Arachidonsäure eine Schlüsselstellung in der Pathophysiologie dieser Reaktionen einnehmen. Ältere Vorstellungen, die davon ausgingen, dass es zu einem Wechsel von der Prostaglandinsynthese zur vermehrten Synthese von Leukotrienen kommt, konnten allerdings nicht erklären, warum nur einige Patienten eine Intoleranzreaktion auf NSAID aufweisen, da dies ein generelles pharmakologisches Prinzip dieser Medikamente ist. Solche individuellen Unterschiede können aber ihre Ursache in Polymorphismen der Enzyme und Rezeptoren haben, die eine Rolle in der pro- oder antiinflammatorischen Wirkung der verschiedenen Metabolite der Arachidonsäure aufweisen. Untersuchungen haben entsprechend gezeigt, dass Patienten mit einer Analgetikaintoleranz

- eine erhöhte basale Leukotrien-E4-Ausscheidung im Urin haben,
- bei oraler, nasaler und bronchialer Provokation mit Acetylsalicylsäure oder Lysin-Aspirin in vitro vermehrt Leukotrienderivate bilden,
- bei Inkubation ihrer Basophilen mit IL-3 oder der aktivierten Komplementkomponente C5a in vitro vermehrt Leukotrienderivate bilden und
- die Vorbehandlung mit spezifischen Leukotrienrezeptorantagonisten zu einer Unterdrückung der Asthmareaktion auf Acetylsalicylsäure führt (Dahlen u. Dahlen 1995; O'Sullivan et al. 1996; Stevenson u. Szczeklik 2006; Wedi et al. 1996).

Auch Assoziationen zwischen Analgetikaintoleranz und HLA-DQw2, weitere Assoziationen mit HLA-DPB1*0301 mit Bezug zu AERD und HLA-DRB1*1302-DQB1*0609-

DPB1*0201 mit Bezug zu AIU wurden beschrieben (Kim et al. 2013; Mullarkey et al. 1986). Weitere genetische Studien zeigten auch Unterschiede im Metabolismus von Medikamenten durch Polymorphismen im Gen von Zytochrom P450 (CYP) 2C9 bei AIU-Patienten und CYP 2C19 bei AERD-Patienten auf (Kim et al. 2013).

Auch wurden genetisch bedingte Unterschiede in Genen von für allergische Soforttypreaktionen relevanten Proteinen und Signalketten analysiert. So fanden sich zur NSAID-Intoleranz assoziierte Polymorphismen im Gen des Interleukin-13, Chemokinrezeptoren wie CCR3, der α-Kette des hochaffinen IgE-Rezeptors und der histaminmetabolisierenden Histamin-N-methyl-Transferase (Bae et al. 2007; Kim et al. 2013). Solche Veränderungen sind aber jeweils nur in einzelnen ethnischen Gruppen aufgezeigt worden. Sie zeigen nur, wie umfassend auf verschiedenste Signalwege und Entzündungsprozesse der pharmakologische Eingriff durch NSAID ist und wie unterschiedlich im Einzelfall die Pathophysiologie der NSAID-Intoleranz deshalb bedingt sein kann. Darüber hinaus kann Aspirin direkt die IgE-abhängige Mastzelldegranulierung und die Freisetzung von LTC4 modulieren und so z. B. auch Hautreaktionen auf Allergenextrakte beeinflussen (Suzuki u. Ra 2009; Wölbing et al. 2013b). In Verbindung mit den schon erwähnten Polymorphismen könnten sich neue diagnostische Möglichkeiten ergeben (Hsieh et al. 2014).

Bislang jedoch spiegelt sich gerade in der Diagnostik von Intoleranzreaktionen die Komplexität der Interaktionen zwischen Entzündungsreaktionen bei allergischen und pseudoallergischen Soforttypreaktionen wieder, bei der am Ende nur der Provokationstest eine sichere Diagnostik darstellt (Kowalski et al. 2011). Viele Versuche zur Etablierung von In-vitro-Testen – insbesondere auf der Basis des Basophilen-Freisetzungsassays (Histamin oder Leukotriene) bzw. des Basophilen-Aktivierungstests – führten zu widersprüchlichen Ergebnissen (Abuaf et al. 2012; Dollner et al. 2014; Celik et al. 2009; Wedi et al. 1996). Protokolle zur Hyposensibilisierung bzw. Desaktivierungsbehandlung sind v. a. für das Samter-Syndrom beschrieben worden und werden mit unterschiedlichem Erfolg durchgeführt (Klimek et al. 2014; Swierczynska-Krepa et al. 2014).

ACE-Hemmung

Ebenfalls über nichtallergische Mechanismen lösen in ca. 1 von 3 000 Fällen ACE-Hemmer wie Captopril und Enalapril pseudoallergische Angioödeme aus. Sie hemmen nicht nur das Angiotensinsystem, sondern auch die Inaktivierung des für Entzündungsreaktionen bedeutungsvollen Bradykinins und die Substanz P. Bei Patienten mit einem hereditären Angioödem, die aufgrund des fehlenden C1-Inhibitors zu viel Bradykinin bilden, führt die Hemmung des Bradykininabbaus zu einer nochmaligen Steigerung der Bradykinin-Konzentration, was erklärt, dass bei diesen Patienten diese unerwünschte Reaktion der ACE-Inhibitoren obligat auftritt und entsprechend kontraindiziert ist (Erdmann et al. 2003). Da diese Reaktionen an die pharmakologische Eigenwirkung der Substanz gebunden sind, lässt sich hier nicht ein ACE-Hemmer gegen einen anderen austauschen, man muss in diesem Fall auf eine andere pharmakologische Substanzgruppe ausweichen (Merk 2007).

16.2 Kontrastmittel

Das Beispiel der Kontrastmittelintoleranz illustriert die Notwendigkeit der rechtzeitigen Prophylaxe (Brockow u. Ring 2011). Intoleranzreaktionen werden bei bis zu 18 % aller Anwendungen von Kontrastmitteln beobachtet. Aufgrund der Häufigkeit ihrer Anwendung sind sie die häufigste Ursache für tödliche Arzneimittelreaktionen (Newmark et al. 2012). Entsprechend wichtig ist die Prävention dieser Ereignisse durch Erkennen der Risikopatienten und entsprechende Vorbereitung des Patienten im Hinblick auf medizinische Maßnahmen. Bei medizinischen Eingriffen, die eine Kontrastmittelgabe erfordern, ist die Patientenaufklärung und befragung zur Ermittlung von sog. Risikopatienten sinnvoll. Hat ein Patient bereits bei einer Kontrastmitteluntersuchung in der Vergangenheit eine möglicherweise anaphylaktoide Reaktion gezeigt, ist die prophylaktische Gabe von H1- und H2-Antihistaminika und Glukokortikoiden vor einer erneuten Untersuchung sinnvoll, und es sollten nach Möglichkeit niedrigosmolare Kontrastmittel verwendet werden (Brockow u. Ring 2011). Bislang ging man von der hohen hypertonen wie auch hyperosmolaren Eigenschaft dieser Mittel als Ursache für die Intoleranzreaktionen aus. Die Einführung sowohl von nichtionischen und isotonischen, dimeren Kontrastmitteln hat zwar zur Reduktion dieser unerwünschten Reaktionen geführt, aber sie wurden auch mit diesen Lösungen beobachtet. Vermehrt findet man allerdings besonders gefürchtete späte Reaktionen, die erst Stunden nach der Anwendung auftreten (Panto u. Davies 1986). Wenngleich in der Mehrzahl der Fälle Intoleranzreaktionen durch Komplementaktivierung im Vordergrund stehen, konnten bei einigen Patienten mit solchen Spätreaktionen im Epikutan- und Intrakutantest positive Reaktionen als Allergien nachgewiesen werden (Brockow u. Ring 2011). In diesen Fällen muss die jeweils betroffene chemische Gruppe der Kontrastmittel in Zukunft gemieden werden. Auch auf gadolinumbasierte Kontrastmittel, die zur Kontrastverstärkung bei MRT-Aufnahmen dienen, werden vermehrt pseudoallergische und allergische Soforttypreaktionen beobachtet (Jung et al. 2012).

16.3 Lokalanästhetikaunverträglichkeit

Intoleranzreaktionen auf Lokalanästhetika sind in ihrem Pathomechanismus noch wenig bekannt; bei ihnen können auch psychische Überlagerungen eine Rolle spielen (Schatz 1984). Unverträglichkeitsreaktionen auf Lokalanästhetika können in seltenen Fällen durch allergische Reaktionen zumeist auf Estercaine – nach Sensibilisierung auf in Para-Stellung zu NH-2-Gruppen substituierten Substanzen – entstehen. Nur gelegentlich werden allergische Reaktionen auf Amidcaine berichtet (Cuesta-Herranz et al. 1997). Auch müssen in der Differenzialdiagnose Reaktionen auf Konservierungsmittel aus der Gruppe der Para-Benzoesäure-Derivate und Sulfit-Intoleranzen bedacht werden. Schließlich sind toxische Wirkungen auf das Herzreizleitungssystem und bei Patienten mit Epilepsie ihre Triggerung zu bedenken. Die Testung erfolgt mittels Prick- und Intrakutantest sowie mittels Epikutantest bei Spätreaktionen und Verdacht auf Sensibilisierungen gegen in Para-Stellung zu NH-2-Gruppen substituierten Substanzen. Abschließend lässt sich ein Provokationstest in der Regel durch subkutane Applikation des Lokalanästhetikums durchführen. Zur Objektivierung des Resultats werden placebokontrollierte Testmethoden so wie die reverse Placeboprovokation vorgeschlagen (Ruzicka et al. 1987; Schatz 1984). Bei letzterem Verfahren werden Verumpräparate, die für den Patienten als Placebo und vice versum zu erkennen sind, verwendet. Nach Aufklärung des Patienten wird am nächsten Tag eine offene Testung wiederholt (Ruzicka et al. 1987).

Volumenersatzmittel und Allgemeinanästhesie

Über eine Immunkomplexanaphylaxie durch Bindung von IgG an Dextran kann dieses Volumenersatzmittel zu Anaphylaxien führen. Dies kann durch das immunglobulinbindende Monomer Promit verhindert werden (Ring 1978). Auch Immunglobulin- und Gelatinelösungen können neben allergischen Reaktionen pseudoallergische Reaktionen auslösen. Im Fall der Gelatinelösung kann aber auch eine allergische Reaktion bei einer Sensibilisierung gegen das Diglycosid α-Galaktose-1,3-α-Galaktose die Ursache sein (Merk 2014).

Sehr komplex sind Reaktionen auf Muskelrelaxanzien und Protamin, bei denen verschiedene konkurrierende Pathomechanismen auftreten wie eine echte Sensibilisierung mit Bildung von IgE-Antikörpern, Komplementaktivierungen durch Protamin-IgG-Komplexe oder Protamin-Heparin-Komplexe sowie der pharmakologisch erklärbaren Histaminfreisetzung (Weiss 1992).

Gerade dieses im Einzelfall schwer vorhersehbare Zusammenspiel diverser, zu anaphylaktoiden Reaktionen führenden Mechanismen deutet die Schwierigkeit an, geeignete In-vitro-Tests zu entwickeln, die das individuelle Risiko des Patienten angeben.

Biologika

Biologika oder Substanzen mit sehr gezielter pharmakologischer Wirkung werden v. a. zunehmend zur Behandlung von entzündlichen Erkrankungen und Tumorerkrankungen verwendet. Auch sie können unter verschiedenen Voraussetzungen zu pseudoallergischen Reaktionen einschließlich Anaphylaxien führen (Purcell u. Lockey 2008).

Anaphylaktische Reaktion auf Biologika werden sogar in Zusammenhang mit Anti-IgE-Präparaten – z. B. Omalizumab – diskutiert. Die Anti-IgE-Präparate bilden mit IgE einen Immunkomplex, und ein solcher Immunkomplex kann zu einer Komplementaktivierung führen, was wiederum in einer Anaphylaxie resultieren kann. Das sich im Handel befindende Omalizumab bindet zwar im Bereich der Komplementbindungsstelle mit IgE, wodurch die Komplementaktivierung zumeist gehemmt ist, trotzdem sind vereinzelt Fälle anaphylaktischer Reaktionen zumeist bei den ersten 3 Applikationen der Behandlung von Asthma- und Urtikaria-Patienten beschrieben worden (Barbaud et al. 2011). Da diese Reaktionen zum Teil erst nach mehreren Stunden nach Gabe des Präparates auftreten, wurde empfohlen, die Patienten mit einem Notfallbesteck auszustatten (Barbaud et al. 2011).

Im Rahmen eines Zytokin-Release-Syndroms können sehr schwere Krankheitsbilder ausgelöst werden, die in der Dermatologie bereits lange in Form der sog. Jarisch-Herxheimer-Reaktion bei Patienten mit Syphilis, die Penicillin erhalten, bekannt sind (Merk 2012). Durch die mit einer starken Entzündungsreaktion hier erfolgende Abwehrreaktion gegen die Treponema-Infektion kommt es zu einer massiven Freisetzung von proinflammatorischen Zytokinen, die zu dem Krankheitsbild des Zytokin-Release-Syndroms führen. Ähnliches kann z. B. bei Gabe von Rituximab geschehen, das solche an pseudoallergischen, Anaphylaxien erinnernde Reaktionen, durch die Zerstörung von B-Lymphozyten verursacht (Merk 2012). Diese Reaktion ist abhängig von der Rituximab-Dosis und der Zahl der B-Lymphozyten, sodass diese Reaktion zumeist im Rahmen der Lymphombehandlungen gesehen wird.

Literatur

Abuaf N, Rostane H, Barbara J, Toly-Ndour C, Gaouar H, Mathelier-Fusade P, Leynadier F, Francés C, Girot R (2012) Comparison of CD63 upregulation induced by NSAIDs on basophils and monocytes in patients with NSAID hypersensitivity. J Allergy (Cairo): 580873

Agúndez JAG, Ayuso P, Cornejo-Garcia JA, Blanca M, Torres MJ, Doña I, Salas M, Blanca-López N, Canto G, Rondon C, Campo P, Laguna JJ, Fernández J, Martinez C, Garcia-Martin E (2012) The diamine oxidase gene is associated with hypersensitivity response to non-steroidal anti-antiflammatory drugs. PLOS ONE 7(11): e47571

Ayuso P, Blanca-López N, Doña I, Torres MJ, Guéant-Rodriguez RM, Canto G, Sanak M, Mayorga C, Guéant JL, Blanca M, Cornejo-

Garcia JA (2013) Advanced phenotyping in hypersensitivity drug reactions to NSAIDs. Clin Exp Allergy 43: 1097–1109
Bae JS, Kim SH, Ye YM, Yoon HJ, Suh CH, Nahm DH, Park HS (2007) Significant association of FcεRIα promoter polymorphisms with aspirin-intolerant chronic urticaria. J Allergy Clin Immunol 119: 449–456
Barbaud A, Granel F, Waton J, Poreaux C (2011) How to manage hypersensitivity reactions to biological agents? Eur J Dermatol 21(5): 667–674
Brockow K, Ring J (2011) Anaphylaxis to radiographic contrast media. Curr Opin Allergy Clin Immunol 11(4): 326–331
Celik GE, Schroeder JT, Hamilton RG, Saini SS, Adkinson NF (2009) Effect of in vitro aspirin stimulation on basophils in patients with aspirin-exacerbated respiratory disease. Clin Exp Allergy 39(10): 1522–1523
Chandler MJ, Grammer I, Patterson R (1987) Provocative challenge with local anesthetics in patients with a prior history of reactions. J Allergy Clin Immunol 79: 883–886
Chassande O, Renard S, Barbry P, Lazdunski M (1994) The human gene for diamine oxidase, an amiloride binding protein. Journal of Biological Chemistry 269(20): 14484–14489
Cuesta-Herranz J, Heras M de las, Fernandes M, Lluch M, Figueredo E, Umpierrez A, Lahoz C (1997) Allergic reaction caused by local anesthetic agents belonging to the amide group. J Allergy Clin Immunol 99: 427–428
Czech W, Busse A, Wedi B, Kapp A (1996) Nahrungsmitteladditiva und nicht-steroidale Antiphlogistika – Auslöser von pseudoallergischen Reaktionen. Allergologie 19: 442–448
Dahlen B, Dahlen SE (1995) Intolerance reactions to NSAIDs. In: Basomba A, Sastre J (Hrsg) Proceedings of XVIth European Congress of Allergology and Clinical Immunology. Monduzzi Editore, Bologna, S 821–828
Dollner R, Hörmann K, Stuck BA, Pfaar O, Klimek L (2014) In vitro Diagnostik des AASAS-Intoleranz-Syndroms (Aspirin-exacerbated respiratory disease: AERD). Allergologie 37: 11–19
Ehlers I, Henz B, Zuberbier T (1996) Diagnose und therapie pseudoallergischer Reaktionen der Haut durch Nahrungsmittel. Allergologie 19: 270–276
Erdmann S, Merk HF, Sachs B (2003) Intoleranzreaktionen. Dtsch Med Wochenschr 128: 1715–1720
Gall H, Kaufmann R, Kalveram CM (1996) Adverse reactions to local anesthetics; analysis of 197 cases. J Allergy Clin Immunol 97: 933–937
Götz M, Wantke F, Focke M, Wolf-Abdolvahab S, Jarisch R (1996) Histaminintoleranz und Diaminoxidasemangel. Allergologie 19: 394–398
Hsieh CW, Lee JW, Liao EC, Tsai JJ (2014) A disease marker for aspirin-induced chronic urticaria. Int J Mol Sci 15: 12591–12603
Jarisch R, Götz M, Hemmer W, Missbichler A, Raithel M, Wantke F (2004): Histamin-Intoleranz. Thieme, Stuttgart
Jung JW, Kang HR, Kim MH, Lee W, Min KU, Han MH, Cho SH (2012) Immediate hypersensitivity reaction to Gadolinium-based MR contrast media. Radiology 264 (2): 414–422
Kim SH, Sanak M, Park HS (2013) Genetics of hypersensitivity to aspirin and nonsteroidal anti-inflammatory drugs. Immunol Allergy Clin N Am 33: 177–194
Klimek L (2014): ASS-Intoleranz-Syndrom. Allergologie 37: 2–3
Klimek L, Pfaar O, Kirsche H (2014): Die adaptive Desaktivierungsbehandlung bei Patienten mit ASS-Intoleranz_Syndrom: Übersicht über ein ursächlich-orientiertes Therapiekonzept. Allergologie 37: 26–33
Kowalski ML, Makowska JS, Blanca M, Bavbek S, Bochenek G, Bousquet J, Bousquet P, Celik G, Demoly P, Gomes ER, Nizankowska-Mogilnicka E, Romano M, Sanchez-Borges M, Sanz M, Torres MJ, De Weck A, Szczeklik A, Brockow K (2011) Hypersensitivity to nonsteroidal anti-inflammatory drugs (NSAIDs) – classification, diagnosis and management: review of the EAACI/ENDA and GA2LEN/HANNA. Allergy 66(7): 818–829
Maintz L, Yu CF, Rodriguez E, Baurecht H, Bieber T, Illig T, Weidinger S, Novak N (2011) Association of single nucleotide polymorphisms in the diamine oxidase gene with diamine oxidase serum activities. Allergy 66: 893–902
Melnik B, Szliska C, Nöhle M, Schwanitz HJ (1997) Nahrungsmittelunverträglichkeiten. Allergologie 19: 163–167
Merk H, Goerz G (1983) Analgetika-Intoleranz. Z Hautkr 58: 535–542
Merk H (2008) Anaphylaxie durch Arzneimittel. Allergo J 18: 444–454
Merk H (2007) Angioödem. Hautarzt 58: 1041–1045
Merk HF (2012) Arzneimittelreaktionen. In: J. Saloga, R.Buhl, WJ Mann, J Knop, S.Grabbe: (Hrsg) Allergologie-Handbuch, Schattauer, Stuttgart, S 426–438
Merk HF (2014) Unerwünschte Arzneimittelwirkungen der Haut. In: H Morck, E Strehl (Hrsg) Unerwünschte Arzneimittelwirkungen, Govi-Verlag, Stuttgart, S 111–123
Morrow JD (1991) Evidence that histamine is the causative toxin of scombroidfish poisoning. N Engl J Med 324: 716–720
Mullarkey MF, Thomas PC, Hansen JA (1986) Association of aspirin-sensitive asthma with HLA-DQw2. Am Rev Respir Dis 133: 261–264
Newmark JL, Mehra A, Singla AK (2012) Radiocontrast media allergic reactions and interventional pain practice--a review. Pain Physician. 15: E665–75
O'Sullivan S, Dahlen B, Dahlen SE, Kumlin M (1996) Increased urinary excretion of the prostaglandin D2 metabolite 9α, 11β-prostaglandin F2 after aspirin challenge supports mast cell activation in aspirin-induced airway obstruction. J Allergy Clin Immunol 98: 421–432
Panto PN, Davies P (1986) Delayed reactions to urographic contrast media. Br J Radiol, 59: 41–44
Purcell RT, Lockey RF (2008) Immunologic responses to therapeutic biologic agents. J Investig Allergol Clin Immunol 18(5): 335–342
Reese I, Zuberbier T, Bunselmeyer B, Erdmann S, Henzgen M, Fuchs T, Jäger L, Kleine-Tebbe J, Lepp U, Niggemann B, Raithel M, Saloga J, Vieths S, Werfel T (2009) Diagnostisches Vorgehen bei Verdacht auf eine pseudoallergische Reaktion durch Nahrungsmittelinhaltsstoffe. JDDG 7: 70–77
Ring J (1978) Anaphylaktoide Reaktionen. Springer, Heidelberg
Ruzicka T, Gerstmeier M, Przybilla B, Ring J (1987) Allergy to local anesthetics: comparison of patch test with prick and intradermal test results. J Am Acad Derm 16: 1202–1208
Sánchez-Borges M, Acevedo N, Caraballo L, Capriles-Hulett A, Caballero-Fonseca F (2010) Increased total and mite-specific immunoglobulin E in patients with aspirin-induced urticaria and angioedema. J Invest Allergol Clin Immunol 20(2): 139–145
Sathish JG, Sethu S, Bielsky MC, de Haan L, French NS, Govindappa K, Green J, Griffiths CEM, Holgate S, Jones D, Kimber I, Moggs J, Naisbitt DJ, Pirmohamed M, Reichmann G, Sims J, Subramanyam M, Todd MD, van der Laan JW, Weaver RJ, Park BK (2013) Challenges and approaches for the development of safer immunomodulatory biologics. Nature 12: 306–324
Schatz M (1984) Skin testing and incremental challenge in the evaluation of adverse reactions to local anesthetics. J Allergy Clin Immunol 74: 606–645
Stevenson DD, Szczeklik A (2006) Clinical and pathologic perspectives on aspirin sensitivity and asthma. J Allergy Clin Immunol 118: 773–786
Suzuki Y, Ra C (2009) Analysis of the mechanism for the development of allergic skin inflammation and the application for its treatment:

Aspirin modulation of IgE-dependent mast cell activation: role of aspirin-induced exacerbation of immediate allergy. J Pharmacol Sci 110: 237–244

Swierczynska-Krepa M, Sanak M, Bochenek G, Strek P, Cmiel A, Gielicz A, Plutecka H, Szczeklik A, Nizankowska-Mogilnicke E (2014) Aspirin desensitization in patients with aspirin-induced and aspirin-tolerant asthma: a double-blind study. J Allergy Clin Immunol 134(4): 883–890

Wedi B, Elsner J, Kapp A (1996) In vitro diagnosis of pseudoallergic reactions – new aspects. ACI 8: 113–115

Weiss ME (1992) Drug allergy. Med Clin North Am 76: 857–882

Wölbing F, Biedermann T (2013) Anaphylaxis: opportunities of stratified medicine for diagnose and risk assessment. Allergy 68: 1499–1508

Wölbing F, Fischer M, Köberle M, Kaesler S, Biedermann T (2013a) About the role and underlying mechanisms of cofactors in anaphylaxis. Allergy 68: 1085–1092

Wölbing F, Kaesler S, Kempf W, Siraskar B, Eckstein P, Köberle M, Skabytska Y, Lang F, Yu P, Voehringer D, Röcken M, Biedermann T (2013b) Anaphylaxis triggered by innate immune signals as co-factors is mediated by basophils independent of IgE J invest Dermatol 133: S5

Wüthrich B (1993) Adverse reactions to food additives. Ann Allergy 71: 379–384

Allergene und Haptene

Grundlagen natürlicher Allergene

H. Breiteneder

T. Biedermann et al. (Hrsg.), *Allergologie*,
DOI 10.1007/978-3-642-37203-2_17, © Springer-Verlag Berlin Heidelberg 2016

17.1 Einleitung

Allergene Proteine sind in der Lage, in prädisponierten Individuen Th_2-polarisierte Immunantworten hervorzurufen. Im Vergleich zu der heute bekannten großen Anzahl von Proteinarchitekturen kann man allergene Proteine einer sehr kleinen Zahl von Proteinfamilien zuordnen. So beschreibt die Version 27.0 der Pfam Datenbank (http://pfam.sanger.ac.uk/) eine Datenbank der bekannten Proteinfamilien, 14.831 Familien (Punta et al. 2012). Die SDAP, eine Strukturdatenbank allergener Proteine (https://fermi.utmb.edu/SDAP/index.html) (Ivanciuc et al. 2003) ordnet die zurzeit bekannten Allergene 130 Pfam-Proteinfamilien zu. Die Proteine, die am häufigsten weltweit als Allergene zu beobachten sind, kann man ca. 30 Proteinfamilien zuordnen. Die wichtigsten Familien und ihre allergenen Vertreter werden hier diskutiert. Unser Verständnis, warum und wie gerade diese Proteine eine Th_2-Antwort steuern, ist noch unvollständig. Allergene Proteine können jedenfalls Antworten sowohl des angeborenen als auch des adaptiven Immunsystems initiieren. Sie werden an den Eintrittsstellen in den Organismus von Epithelzellen und dendritischen Zellen erkannt, wodurch Signale freigesetzt werden, die letztendlich in einer Th_2-basierenden Immunantwort resultieren. Die Entscheidung, ob ein Protein vom Immunsystem eines prädisponierten Individuums als Allergen eingestuft wird, wird wesentlich vom angeborenen Teil des Immunsystem beeinflusst (vgl. ► Kap. 4, Natürliche Immunität). Das ist sehr gut durch eine ständig steigende Anzahl von Originalarbeiten dokumentiert, die intensiv in einer Reihe von Übersichtsartikeln diskutiert werden (Ruiter u. Shreffler 2012; Platts-Mills u. Woodfolk 2011; Wills-Karp 2010; Karp 2010; Wills-Karp et al. 2010; Willart u. Hammad 2010; Pulendran et al. 2010; Georas et al. 2010; Traidl-Hoffmann et al. 2009; Shakib et al. 2008). Es ist sehr wahrscheinlich, dass allergene Proteine bestimmte molekulare Eigenschaften haben, die es ihnen ermöglichen, die »pattern recognition receptors« des angeborenen Immunsystems zu aktivieren und so eine Th_2-Polarisierung der Immunantwort zu erzielen. Zu diesen molekularen Eigenschaften zählen die Fähigkeiten, Lipide zu binden und Toll-ähnliche Rezeptoren zu aktivieren (z. B. Der p 2 und Fel d 1) (Trompette et al. 2009; Herre et al. 2013), das Vorhandensein von Glykosylierungen und das damit mögliche Binden an »C-type lectin receptors« (z. B. Allergene von Hausstaubmilben, Pollen, Erdnuss),(Royer et al. 2010; Hsu et al. 2010; Shreffler et al. 2006) sowie eine Proteaseaktivität, die den proteaseaktivierten Rezeptor PAR-2 aktiviert (z. B. Der p 2 und Der p 9) (Sun et al. 2001).

Viele der Molekültypen, zu denen Allergene zu rechnen sind, sind bereits sehr früh in der Entwicklungsgeschichte der Organismen entstanden. So lassen sich z. B. die Entstehung der Bet v 1- oder der Cupin-Architektur bis zu den Archäen zurückverfolgen. Archäen sind einzellige Mikroorganismen und stellen eine der 3 Domänen des Lebens dar. Dieses »3-Domänen-System« ist eine biologische Klassifizierung, die zelluläre Lebensformen in Archäen, Bakterien und Eukaryonten unterteilt. Es wurde von Carl Woese 1977 eingeführt (Woese u. Fox 1977). Archäen sind die älteste Form des Lebens auf der Erde mit einem geschätzten Alter von ca. 3,5 Mrd. Jahren (Gribaldo u. Brochier-Armanet 2006; Brochier-Armanet et al. 2011). Das erst 1996 vor der japanischen Insel Kodakara-Jima entdeckte extremophile Archäon Aeropyrum pernix gedeiht am besten bei Temperaturen zwischen 90 und 95 °C und einem Salzgehalt von 3,5 % (Sako et al. 1996). A. pernix produziert ein Protein mit der Bezeichnung APE2225 (Zugriffsnummer 2NS9 in der PDB-Datenbank für Proteinstrukturen: http://www.rcsb.org), dessen Architektur mit der des Hauptallergens des Birkenpollen Bet v 1 (PDB Nr. 1BV1) identisch ist. Aufgrund der sehr frühen Entstehung dieses Molekültyps findet man Vertreter der Superfamilie Bet v 1-ähnlicher Proteine in einer großen Anzahl von Organismen in allen 3 Domänen des Lebens (Radauer et al. 2008). Ähnlich verhält es sich mit den Vertretern der Cupin-Superfamilie. Die für diese Proteine typische und namensgebende Cupin-Domäne entstand ebenfalls bereits in Archäen (Dunwell et al. 2000). Die sehr wichtigen Speicherproteine von Hülsenfrüchten, Baumnüssen und Samen gehören zur Cupin-Superfamilie. Im Gegensatz zu der sehr langen Entwicklungsgeschichte der Bet v 1-ähnlichen Proteine sowie der Cupine scheint die Prolamin-Superfamilie erst sehr viel später entstanden zu sein. So findet man die nichtspezifischen Lipidtransferproteine, die eine sehr wichtige Familie allergener Proteine darstellen, erst in Samenpflanzen, aber noch nicht in Algen (Edstam et al. 2011).

Ganz anders verhält es sich bei Allergenen tierischen Ursprungs. Die Anzahl der verschiedenen Allergentypen ist hier weitaus geringer als z. B. bei den Allergenen pflanzlichen Ursprungs. Aufgrund der strukturellen und sequenziellen Verwandtschaft der Proteine tierischen Ursprungs zu humanen Proteinen kann nur gegen ein geringeres Repertoire an Molekültypen eine allergische Immunantwort induziert werden, was gegen zu nahe verwandte Moleküle nicht möglich ist (Jenkins et al. 2007). In der Folge werden die wichtigsten pflanzlichen und tierischen Allergentypen diskutiert, wobei die Superfamilien nach absteigender Anzahl an darin enthaltenen Allergenen geordnet sind (Quelle: http://www.meduniwien.ac.at/allergens/allfam/).

17.2 Prolamin-Superfamilie (Pfam Datenbank Nr. CL0482)

Die Prolamin-Superfamilie erhielt ihren Namen von den alkohollöslichen prolin- und glutaminreichen Speicher-

17

proteinen der Getreidekörner. Zur Prolamin-Superfamilie zählen u. a. die Prolamine der Getreidekörner, die bifunktionellen Inhibitoren, die nichtspezifischen Lipidtransferproteine und die 2S-Albumine. Die Prolamin-Superfamilie wurde 1985 von Kreis und Mitarbeitern definiert, nachdem sie in 3 Gruppen offenbar nicht verwandter Samenproteine ein konserviertes Muster von Zysteinresten entdeckt hatten (Kreis et al. 1985). Dazu gehörten 2 Arten von Samenspeicherproteinen aus Getreidekörnern, nämlich die schwefelreichen Prolamine und die α-Amylase/Trypsin-Inhibitoren der Samen einkeimblättriger Getreidepflanzen sowie die 2S-Albumine, die man in einer Reihe zweikeimblättriger Samen findet. In der Folge wurden auch noch andere niedermolekulare allergene Proteine, wie z. B. die nichtspezifischen Lipidtransferproteine als Mitglieder dieser Superfamilie identifiziert. Das konservierte Zysteinskelett umfasst ein Kernstück von 8 Zysteinresten, welches die charakteristischen Zystein-Zystein- und Zystein-X-Zystein-Motive (X steht für einen beliebigen Aminosäurerest) enthält. Zwei zusätzliche Zysteinreste kommen in den α-Amylase/Trypsin-Inhibitoren vor. Außer dem konservierten Zysteinskelett gibt es nur sehr geringe Sequenzähnlichkeiten zwischen den Mitgliedern der einzelnen Familien. Bei den Prolamin-Speicherproteinen der Getreidekörner wurde das Zysteinskelett durch die Insertion repetitiver Sequenzen unterbrochen, die reich an Prolin- und Glutaminresten sind.

Prolamine der Getreidekörner Die Prolamin-Speicherproteine kommen ausschließlich in Getreidekörnern vor. Im Gegensatz zu den niedermolekularen Vertretern der Prolamin-Superfamilie wurde die α-helikale Struktur dieser Proteine durch den Einschub repetitiver Sequenzen zerstört (Shewry et al. 2002). Zu den Prolaminen zählen die Gliadine und Glutenine. Gliadine sind monomere Proteine, die in Alkohol löslich sind. Sie werden aufgrund ihrer Wandergeschwindigkeit während der Elektrophorese in α/β-, γ- und ω-Gliadine unterteilt (Tatham u. Shewry 2008). Glutenine sind polymere Proteine, die durch Disulfidbrücken zwischen den einzelnen Ketten verbunden sind. Sie werden in hochmolekulare (HMW) und niedermolekulare (LMW) Gruppen unterteilt (Tatham u. Shewry 2008). Sowohl Gliadine als auch Glutenine spielen eine Rolle bei der Pathogenese der Bäckerlunge, einer Berufskrankheit, die durch die Inhalation von Mehlstäuben entsteht (Quirce u. Diaz-Perales 2013).

Bifunktionelle Inhibitoren Auch diese Gruppe von Allergenen kommt ausschließlich in Getreidekörnern vor. Diese α-Amylase/Trypsin-Inhibitoren sensibilisieren über die Lunge bei Berufskrankheiten wie der durch das Einatmen von Weizenmehl induzierten Bäckerlunge oder über den Gastrointestinaltrakt bei dem Genuss von Nahrungsmitteln, die Getreide wie Weizen, Gerste oder Reis beinhalten. Diese bifunktionellen Inhibitoren sind 12- bis 16-kDa-Proteine, deren 4–5 α-Helices durch 4–5 Disulfidbrücken verbunden werden (Oda et al. 1997). Je nach dem Aggregationsgrad der Untereinheiten unterscheidet man zwischen monomeren, homodimeren und heterotetrameren Inhibitoren. Sie scheinen nach heutigem Verständnis die Hauptursache für das Entstehen der Bäckerlunge zu sein, spielen aber auch eine Rolle als Nahrungsmittelallergene (Salcedo et al. 2011).

2S-Albumine Die 2S-Albumine sind eine der Hauptfamilien der Samenspeicherproteine der ein- und zweikeimblättrigen Pflanzen. Die meisten 2S-Albumine werden als einkettige Proteine synthetisiert, die dann zu einer kleinen und einer großen Untereinheit prozessiert werden. Die beiden Untereinheiten werden durch 4–5 Disulfidbrücken zu kompakten α-helikalen Molekülen zusammengehalten (Moreno u. Clemente 2008). Obwohl die Hauptrolle der 2S-Albumine das Speichern und Bereitstellen von Aminosäuren ist, wurden für einige Vertreter dieser Proteinfamilie auch antibakterielle und antifungale Wirkungen beschrieben (Candido et al. 2011). Die Zahl der 2S-Albumine, die als Hauptallergene in pflanzlichen Nahrungsmitteln beschrieben werden, nimmt noch immer zu (Moreno u. Clemente 2008). Zu den allergenen 2S-Albuminen gehören so wichtige Allergene wie Ara h 2, Ara h 6 und Ara h 7 der Erdnuss (Burks et al. 2011; Kleber-Janke et al. 1999), Jug r 1 der Walnuss (Teuber et al. 1998), Ses i 1 und 2 der Sesamsamen (Pastorello et al. 2001; Beyer et al. 2002), Ber e 1 der Paranuss (Pastorello et al. 1998) und Ana o 1 der Cashewnuss (Robotham et al. 2005). Da Ber e 1 eine der wichtigsten Nahrungsquellen, die reich an schwefelhaltigen Aminosäuren ist, darstellt, ist es nach wie vor das Objekt ernährungswissenschaftlicher Studien (Alcocer et al. 2012). Es gibt auch Hinweise darauf, dass die 2S-Albumine der Sojabohne (Shibasaki et al. 1980) und der Kichererbse (Vioque et al. 1999) allergen wirken können.

Nichtspezifische Lipidtransferproteine (nsLTP) Eine der wichtigsten Allergenfamilien innerhalb der Prolamin-Superfamilie stellen die sog. nsLTP dar, die in 2 Subfamilien – nsLTP1 (9 kDa) und nsLTP2 (7 kDa) – unterteilt werden (Douliez et al. 2000). Trotz ihres Namens, der von In-vitro-Experimenten stammt, ist es unwahrscheinlich, dass die nsLTP eine Rolle im intrazellulären Lipidtransport spielen. Es werden ihnen aber Funktionen wie antimikrobielle Aktivität oder Signaltransduktion zugesprochen (Carvalho u. Gomes 2007). nsLTP sind eine große Gruppe hitze- und verdauungsresistenter Allergene (Egger et al. 2010). Die nsLTP vom Typ 1 können schwere Typ-I-Reaktionen auf frische Früchte wie Pfirsich in Südeuropa und im Mittelmeerraum auslösen. Aufgrund ihrer weiten Verbreitung –

Tab. 17.1 Beispiele für Allergene der Prolamin-Superfamilie

Proteinfamilie	Allergenquelle	Allergenbezeichnung
Prolamine der Getreide	Weizen (*Triticum aestivum*)	Tri a 19: ω-5-Gliadin
		Tri a 21: α/β-Gliadin
		Tri a 26: hochmolekulares Glutenin
		Tri a 36: niedermolekulares Glutenin GluB3-23
Bifunktionelle Inhibitoren	Weizen (*Triticum aestivum*)	Tri a 28: dimerer α-Amylase-Inhibitor 0.19
		Tri a 29: tetramerer α-Amylase-Inhibitor CM1/CM2
		Tri a 30: tetramerer α-Amylase Inhibitor CM3
2S-Albumine	Cashewnuss (*Anacardium occidentale*)	Ano a 1
	Erdnuss (*Arachis hypogaea*)	Ara a h 2
	Paranuss (*Bertholletia excelsa*)	Ber e 1
	Walnuss (*Juglans regia*)	Jug r 1
	Sesam (*Sesamum indicum*)	Ses i 1, Ses i 2
Nichtspezifische Lipidtransferproteine: Pflanzliche Nahrungsmittel	Pfirsich (*Prunus persica*)	Pru p 3, nsLTP1
nsLTP1	Apfel (*Malus domestica*)	Mal d 3
	Kirsche (*Prunus avium*)	Pru av 3
	Weinbeeren (*Vitis vinifera*)	Vit v 1
	Maiskörner (*Zea mays*)	Zea m 14
	Haselnuss (*Corylus avellana*)	Cor a 8
nsLTP2	Sellerie (*Apium graveolens*)	Api g 6
Nichtspezifische Lipidtransferproteine: Pollen	Beifuß (*Artemisia vulgaris*)	Art v 3
nsLTP1	Glaskraut (*Parietaria judaica*)	Par j 1, Par j 2

man findet sie in den verschiedensten pflanzlichen Geweben wie Samen, Früchten und vegetativen Geweben – werden sie als Panallergene bezeichnet (Salcedo et al 2007). Darüber hinaus wurden nsLTP1 auch in Pollen verschiedener Pflanzenarten, wie z. B. bei dem Glaskraut Parietaria judaica (Duro et al. 1996), dem Olivenbaum (Tejera et al. 1999) oder dem Beifuß (Gadermaier et al. 2009) als inhalative Allergene beschrieben. nsLTP1 sind u. a. als Hauptallergene im Pfirsich (Pru p 3) (Pastorello et al. 1999), im Apfel (Mal d 3) (Zuidmeer et al. 2005) und in Weinbeeren (Vit v 1) (Pastorello et al. 2003) bekannt. Allergene nsLTP1 wurden auch aus Gemüsen wie Spargel (Aspa o 1) (Diaz-Perales et al. 2002), Mais (Zea m 14) (Pastorello et al. 2000) und verschiedenen Nüssen wie der Haselnuss (Cor a 8) (Pastorello et al. 2002) isoliert und charakterisiert. Während Kreuzreaktivitäten zwischen nsLTP1 von nahe verwandten Pflanzen häufig sind, reduziert sich diese mit abnehmender Sequenzidentität. So reagiert das Kiwi-nsLTP1 mit dem Pru p 3 aus Pfirsich nicht mehr kreuz (Bernardi et al. 2011). Ähnlich verhält es sich mit den nsLTP1 aus Olivenpollen (Ole e 7) und aus Glaskrautpollen (Par j 1). Diese Allergene reagieren weder miteinander noch mit den nsLTP aus Nahrungsmitteln kreuz, darunter auch Pru p 3 (Tordesillas et al. 2011). Es wurde jedoch beobachtet, dass in den Mittelmeerländern eine Pfirsichallergie, die durch Pru p 3 ausgelöst wird, häufig mit einer Sensibilisierung gegen Art v 3, das nsLTP1 des Beifußpollens, einhergeht. Erst kürzlich konnte gezeigt werden, dass Art v 3 tatsächlich auch eine allergische Rhinitis auslösen und eine primäre Sensibilisierung durch Pru p 3 aufgrund der Kreuzreaktivität mit Art v 3 zu einer Atemwegsallergie führen kann (Sanchez-Lopez 2013). Mit Api g 6, einem ebenfalls hitzestabilen Nahrungsmittelallergen aus der Sellerieknolle, wurde das erste nsLTP vom Typ 2 als Allergen charakterisiert, das nur eine sehr geringe Kreuzreaktivität mit Api g 2, dem nsLTP1 aus Sellerie, aufweist (Vejvar et al. 2013) (Tab. 17.1).

Tab. 17.2 Beispiele für Allergene der EF-Hand-Superfamilie

Proteinfamilie	Allergenquelle	Allergenbezeichnung
Polcalcine: Pollen	Birke (*Betula verrucosa*)	Bet v 4, monomer
	Wiesen-Lieschgras (*Phleum pratense*)	Phl p 7, dimer
	Weißer Gänsefuß (*Chenopodium album*)	Che a 3, tetramer
Parvalbumine: Fische	Atlantischer Kabeljau (*Gadus morhua*)	Gad m 1, β-Parvalbumin
	Karpfen (*Cyprinus carpio*)	Cyp c 1, β-Parvalbumin
	Atlantischer Lachs (*Salmo salar*)	Sal s 1, β-Parvalbumin
	Regenbogenforelle (*Oncorhynchus mykiss*)	Onc m 1, β-Parvalbumin
Parvalbumine: Amphibien	Teichfrosch (*Rana esculenta*)	Ran e 1, α-Parvalbumin

17.3 EF-Hand-Superfamilie (Pfam-Datenbank Nr. CL0220)

Eine EF-Hand ist ein in Proteinen vorkommendes strukturelles Motiv, bei dem zwei α-Helices über eine kurze Schleife miteinander verbunden sind (Lewit u. Rety 2000). Dieses Motiv enthält geladenen Aminosäuren, welche Ca^{2+}-Ionen binden können und dadurch die Konformation des Proteins ändern. EF-Hand-Motive findet man sowohl bei bestimmten Pollenallergenen, den Polcalcinen, als auch bei den Hauptallergenen der Fische, den Parvalbuminen. Eine Kreuzreaktivität zwischen pflanzlichen und tierischen EF-Hand-Proteinen liegt nicht vor.

Polcalcine Diese kalziumbindenden Proteine sind weit verbreitete, stark kreuzreagierende Allergene, deren Expression auf Pollen beschränkt ist. Die kalziumfreie Form dieser Proteine ist weniger stabil und zeigt eine verringerte Fähigkeit IgE zu binden (Hauser et al. 2010). Man nimmt an, dass Polcalcine die intrazelluläre Konzentration von Kalzium während der Keimung des Pollenkornes regulieren (Wopfner et al. 2007). Zahlreiche allergene Polcalcine sind aus Pollen von Bäumen, Gräsern und Unkräutern beschrieben. Polcalcine sind kleine Proteine von 8–9 kDa, die als Monomere (Bet v 4 der Birke) (Neudecker et al. 2004), Dimere (Phl p 7 des Wiesen-Lieschgrases) (Verdino et al. 2002) oder als Tetramere (Che a 3 des weißen Gänsefußes) (Verdino et al. 2008) vorliegen. Das Phl p 7 des Wiesen-Lieschgrases ist das am stärksten kreuzreaktive Polcalcin und wurde daher als das diagnostische Molekül der Wahl zum Nachweis einer Polcalcin-Sensibilisierung vorgeschlagen (Tinghino et al. 2002).

Parvalbumine Diese tierischen kalziumbindenden Proteine kommen in hohen Konzentrationen in den weißen Muskeln vieler Fischarten als stark kreuzreagierende Hauptallergene vor (Lee et al. 2011). Parvalbumine besitzen 3 der charakteristischen EF-Hand-Motive (Ikura 1996), von denen aber nur 2 in der Lage sind Kalziumionen zu binden (Declercq et al. 1991). Parvalbumine spielen eine wichtige Rolle bei der Relaxation von Muskelfasern, indem sie freie intrazelluläre Kalziumionen binden (Pauls et al. 1996). Das Binden des Kalziumliganden ist für die korrekte Parvalbuminkonformation notwendig. Ein Verlust des Liganden führt zu einer starken Konformationsänderung, was mit einem Verlust der IgE-Bindungsfähigkeit einhergeht (Bugajska-Schretter et al. 1998, 2000). Parvalbumin mit gebundenem Kalzium besitzt eine hohe Stabilität gegenüber Hitzedenaturierung und proteolytischem Abbau (Elsayed u. Aas 1971; Filimonov et al. 1978; Griesmeier et al. 2010; Somkuti et al. 2012). Parvalbumine kann man in 2 evolutionäre Linien unterteilen, die α- und die β-Parvalbumine, deren Architekturen einander sehr ähnlich sind. Jedoch sind in der Regel nur die β-Parvalbumine allergen wirksam. Gad c 1 war das erste bekannte allergene Parvalbumin. Es wurde aus Kabeljau isoliert und charakterisiert (Aas u. Jebsen 1967; Elsayed u. Bennich 1975). Heute kennt man allergene Parvalbumine aus einer Vielzahl von Fischarten (Hajeb u. Selamat 2012). Es wurden auch zwei allergene Parvalbumine einer Rochenart beschrieben (Cai et al. 2010) Vom Frosch ist ein allergenes α-Parvalbumin bekannt (Hilger et al. 2002) (Tab. 17.2).

17.4 Superfamilie der profilinähnlichen Proteine (Pfam-Datenbank Nr. CL0431)

Profiline Sie gehören zu einer der 3 Familien der Superfamilie profilinähnlicher Proteine. Die Profiline der höheren Pflanzen stellen eine Familie stark konservierter Proteine mit Sequenzidentitäten von mindesten 75 % dar (Radauer et al. 2006). Profiline sind zytoplasmatische 12–15 kDa große Proteine und werden in allen eukaryonti-

Tab. 17.3 Beispiele für Allergene der Superfamilie der profilinähnlichen Proteine

Proteinfamilie	Allergenquelle	Allergenbezeichnung
Profiline: Pollen	Gemeiner Beifuß (*Artemisia vulgaris*)	Art v 4
	Birke (*Betula verrucosa*)	Bet v 2
	Olivenbaum (*Olea europaea*)	Ole e 2
	Wiesen-Lieschgras (*Phleum pratense*)	Phl p 12
Profiline: Pflanzliche Nahrungsmittel	Orange (*Citrus sinensis*)	Cit s 2
	Zuckermelone (*Cucumis melo*)	Cuc m 2
	Tomate (*Solanum lycopersicum*)	Sola l 1
	Banane (*Musa acuminata*)	Mus a 1

schen Zellen gefunden. Sie binden an monomeres Actin, wodurch sie die Actinpolymerisation und -depolymerisation während der Zellbewegung oder der Signaltransduktion regulieren (Witke 2004). Das Profilin des Birkenpollen wurde als erstes als Allergen beschrieben (Valenta et al. 1991). In der Folge wurde eine breite Palette an Profilinen als kreuzreagierende Pollenproteine bekannt (Hauser et al. 2010). Da profilinspezifisches IgE mit Homologen praktisch aller Pflanzen kreuzreagiert, wird eine Profilinsensibilisierung als Risikofaktor für allergische Reaktionen auf verschiedenste Pollen (Mari 2001) und pflanzliche Nahrungsmittel (Asero et al. 2003) betrachtet. Die klinische Relevanz einer Sensibilisierung gegen Profiline aus pflanzlichen Nahrungsmitteln steht jedoch noch immer zur Diskussion (Wensing et al. 2002; Santos u. Van Ree 2011). Gezeigt wurde sie für Zuckermelone, Wassermelone, Tomate, Banane, Ananas, Orange und Kaki (Anliker et al. 2001; Lopez-Torrejon 2005; Asero et al. 2008) (Tab. 17.3)

17.5 Superfamilie der Tropomyosin-ähnlichen Proteine (Pfam-Datenbank Nr. CL0452)

Tropomyosine bilden eine Familie eng verwandter Proteine, die gemeinsam mit Actin und Myosin an der Kontraktion von Muskelzellen beteiligt sind (MacLeod 1987). Tropomyosine bestehen aus 40 Heptapeptideinheiten und sind zweisträngige Moleküle, die als »Coiled-Coil« vorliegen (Li et al. 2002). Tropomyosine sind die Hauptallergene der Krusten- und Weichtiere. Vor allem Garnelen, Krabben, Tintenfische und Muscheln werden für allergische Reaktionen auf Meeresfrüchte verantwortlich gemacht. Tropomyosine wurden ursprünglich als Hauptallergene von Garnelen beschrieben (Shanti et al. 1993; Daul et al. 1994; Leung et al. 1994). Heute kennt man sie als Panallergene vieler wirbelloser Tiere (Reese et al. 1999). Tropomyosine von Krusten- und Weichtieren sind miteinander kreuzreaktiv und hitzestabil (Motoyama et al. 2006). So enthielten Extrakte von gekochten Penaeus-indicus-Garnelen noch deren Hauptallergen Pen i 1 mit unverminderter Allergenität (Naqpal et al. 1989). Wasserlösliche Garnelenallergene wurden auch im Kochwasser nachgewiesen (Lehrer et al. 1990). In Betrieben, die Meeresfrüchte verarbeiten, gelangen allergene Tropomyosine als Aerosole in die Atemluft und können so zur Entstehung berufsbedingter Allergien führen (Lopata u. Jeebhay 2013). Tropomyosine kommen auch als inhalative Allergene bei Milben und Küchenschaben vor. Obwohl das allergene Potenzial der Tropomyosine aus diesen Organismen als niedrig eingestuft wird (Thomas et al. 2010), wird ihnen aufgrund ihrer Kreuzreaktivität mit den Tropomyosinen der Krusten- und Schalentiere eine Rolle bei der Kreuzsensibilisierung zugesprochen (Reese et al. 1999; Lopata et al. 2010) (Tab. 17.4).

17.6 Cupin-Superfamilie (Pfam-Datenbank Nr. CL0029)

Die Mitglieder dieser Superfamilie haben die unterschiedlichsten biologischen Funktionen und werden zurzeit in 53 Familien eingeteilt. Sie alle haben eine oder mehrere Cupindomänen gemeinsam, eine charakteristische β-Fassstruktur (lat. cupa = Fass), die in einem prokaryontischen Organismus entstanden ist und dann ihren Eingang in das Pflanzenreich gefunden hat (Dunwell et al. 2004). Dieses grundlegende Architekturelement wird für eine Vielzahl von Funktionen verwendet, wie z. B. von Sporulationsproteinen in Schleimpilzen, für die Bindung von Saccharose, oder für enzymatische Aktivitäten von Germinen, bei denen in der Cupindomäne Manganionen gebunden werden. Die Cupindomäne wurde bei den Blütenpflanzen verdoppelt, wodurch die Bicupin-Globuline, Samenspeicherpro-

Tab. 17.4 Beispiele für Allergene der Superfamilie der Tropomyosin-ähnlichen Proteine

Proteinfamilie	Allergenquelle	Allergenbezeichnung
Tropomyosine: Krustentiere	Kruzifix-Krabbe (*Charybdis feriatus*)	Cha f 1
	Nordseegarnele (*Crangon crangon*)	Cra c 1
	Amerikanischer Hummer (*Homerus americanus*)	Hom a 1
	Indische Garnele (*Penaeus indicus*)	Pen i 1
Tropomyosine: Weichtiere	Pazifischer Kalmar (*Todarodes pacificus*)	Tod p 1
Tropomyosine: Insekten	Deutsche Schabe (*Blatella germanica*)	Bla g 1
	Hausstaubmilbe (*Dermatophagoides pteronyssinus*)	Der p 10

teine vom Typ 7S und 11S, entstanden sind, die v. a. als Hauptallergene der Erdnuss, der Baumnüsse und verschiedener Samen beschrieben sind (Radauer u. Breiteneder 2007; Willison et al. 2013).

Viciline Die 7S-Globuline sind in der Regel trimere Proteine und werden, da sie insbesondere in der Viciae-Gruppe der Leguminosen gefunden werden, auch als Viciline bezeichnet. Die Untereinheiten dieser trimeren Proteine sind die Produkte einer Multigenfamilie und werden während ihrer Reifung proteolytisch prozessiert und in unterschiedlichem Ausmaß – abhängig von der Pflanzenart – glykosyliert. Zu den Vicilinen zählen u. a. Hauptallergene

- der Erdnuss (Ara h 1) (Burks et al. 1991),
- der Sojabohne (Gly m 5) (Ogawa et al. 1995),
- der Cashewnuss (Ana o 1) (Wang et al. 2002),
- der Walnuss (Jug r 2) (Teuber et al. 1999),
- der Linse (Len c 1) (Lopez-Torrejon 2003),
- des Sesam (Ses i 3) (Beyer et al. 2002) und
- der Haselnuss (Cor a 11) (Lauer et al. 2004).

Legumine Die 11S-Globuline findet man in den Samen vieler einkeim- und zweikeimblättriger Pflanzen. Sie werden auch als Legumine bezeichnet, da sie speziell in den Samen von Leguminosen gefunden werden. Die Legumine sind hexamere Proteine. Die Untereinheiten sind ebenfalls die Produkte von Multigenfamilien, wobei jede Untereinheit noch posttranslationell in einen sauren und einen basische Teil gespalten wird, die dann durch eine Disulfidbrücke zusammengehalten werden. Die Legumine sind nur in den seltensten Fällen glykosyliert. Zu den allergenen Leguminen gehören u. a.

- das Ara h 3 (Rabjohn et al. 1999) der Erdnuss,
- das Gly m 6 (Beardslee et al. 2000) der Sojabohne,
- das Ana o 2 (Wang et al. 2003) der Cashewnuss,
- Ses i 6 und Ses i 7 des Sesam (Beyer et al. 2007) sowie
- das Cor a 9 der Haselnuss (Beyer et al. 2002).

In der Regel besitzen die Samenspeicherproteine vom Typus der Viciline und Legumine eine hohe Stabilität gegenüber thermischer Denaturierung, da sie von archäalen Vorläuferproteinen abstammen, die unter hohen Umgebungstemperaturen entstanden sind (Dunwell et al. 2004). Es benötigt Temperaturen über 70 °C, um diese Proteine zu denaturieren. Dabei bilden sie dann während des Erhitzens Aggregate, die noch zu einem guten Anteil ihre native Sekundärstruktur beibehalten (Mills et al. 2001, 2003) (Tab. 17.5).

17.7 Superfamilie Bet v 1-ähnlicher Proteine (Pfam-Datenbank Nr. CL0209)

Die cDNA-Sequenz, die für das Hauptallergen Bet v 1 des Birkenpollen kodiert, wurde am 3. Juli 1988 entdeckt und als die Sequenz des ersten pflanzlichen Allergens 1989 publiziert (Breiteneder et al. 1989). Die Birke gehört zur botanischen Ordnung Fagales, in deren 8 Familien auch noch weitere allergene Baumpollen vorkommen, wie die der Hasel (Breiteneder et al. 1993), der Erle (Breiteneder 1992), der Eiche (Wallner et al. 2009) oder der Buche (Hauser et al. 2011). Die Assoziation einer Birkenpollenallergie mit den unterschiedlichsten Nahrungsmittelallergien auf pflanzliche Produkte ist eines der häufigsten Syndrome, die auf Kreuzreaktivität von verwandten Allergenen zurückzuführen sind (Vieths et al. 2002; Katelaris 2010). Die beobachteten klinischen Symptome werden durch IgE ausgelöst, das in der Regel von Bet v 1 induziert wurde, und das auch an eine Vielzahl Bet v 1-verwandter Proteine aus pflanzlichen Nahrungsmitteln binden kann, wie z. B.

- Apfel (Mal d 1) (Vanek-Krebitz et al. 1995),
- Sellerie (Api g 1) (Breiteneder et al. 1995),
- Erdnuss (Ara h 8) (Mittag et al. 2004a),
- Mungbohne (Vig r 1) (Mittag et al. 2005),
- Kaki (Bolhaar et al. 2005) und sogar
- Jackfrucht (Bolhaar et al. 2004).

Tab. 17.5 Beispiele für Allergene der Cupin-Superfamilie

Proteinfamilie	Allergenquelle	Allergenbezeichnung
Viciline (7S-Globuline)	Cashewnuss (*Anacardium occidentale*)	Ana o 1
	Erdnuss (*Arachis hypogaea*)	Ara h 1
	Sojabohne (*Glycine max*)	Gly m 5
	Walnuss (*Juglans regia*)	Jug r 2
	Sesam (*Sesamum indicum*)	Ses i 3
Legumine (11S-Globuline)	Cashewnuss (*Anacardium occidentale*)	Ana o 2
	Erdnuss (*Arachis hypogaea*)	Ara h 3
	Paranuss (*Bertholletia excelsa*)	Ber e 2
	Haselnuss (*Corylus avellana*)	Cor a 9
	Sojabohne (*Glycine max*)	Gly m 6
	Walnuss (*Juglans regia*)	Jug r 4

Es können jedoch auch systemische Reaktionen bei bestimmten Birkenpollenallergiker ausgelöst werden, was für Bet v 1-verwandte Allergene des Sellerie (Ballmer-Weber et al. 2000; Luttkopf et al. 2000), der Karotte (Ballmer-Weber et al. 2001) und der Sojabohne (Kleine-Tebbe et al. 2002; Mittag et al. 2004b) beschrieben wurde.

Bet v 1 ist das namensgebende Mitglied der Superfamilie der Bet v 1-ähnlichen Proteine, welche zurzeit 23 609 Mitglieder aus 4.418 Arten enthält (http://pfam.sanger.ac.uk/clan/CL0209). Die typische Bet v 1-Architektur kann bis zum Beginn des Lebens zurückverfolgt werden (Radauer et al. 2008). Die Superfamilie umfasst 14 Familien, von denen eine die Bet v 1-Familie ist. Diese wiederum enthält 11 Subfamilien, darunter die PR-10-Subfamilie, in der sich fast alle heute bekannten Bet v 1-ähnlichen Allergene finden. Act-d-11, ein Allergen der Kiwifrucht, gehört zur Subfamilie von Proteinen, die bei der Fruchtreifung auftreten, zur sog. RRP/MLP-Subfamilie (RRP = »ripening related proteins«, MLP = »major latex proteins«) (D'Avino et al. 2011). Das Vig r 6, ein weiteres Mitglied der Bet v 1-Familie aus der Mungbohne, gehört zur CSBP-Subfamilie (CSBP = zytokininspezifische Bindungsproteine) (Guhsl et al. 2013). Die bekannten Strukturen von Bet v 1 (Gajhede et al. 1996; Markovic-Housley et al. 2003) und seinen Homologen aus Kirsche (Neudecker et al. 2001), Sellerie (Schirmer et al. 2005), Karotte (Markovic-Housley 2009) und Sojabohne (Berkner et al. 2009) zeigen sehr schön die hohe Identität der molekularen Oberfläche dieser Proteine, die für IgE zugängig sind und damit die klinisch beobachteten Kreuzreaktionen strukturell erklären (Tab. 17.6).

17.8 Calycin-Superfamilie (Pfam-Datenbank Nr. CL0116)

Die Calycin-Superfamilie enthält 16 Familien. Calycine sind ein Beispiel für eine Superfamilie von Proteinen, die strukturelle Ähnlichkeiten besitzen, obwohl die Verwandtschaft dieser Proteine rein von den Sequenzen her nicht offensichtlich ist. Der Calycinarchitektur liegt ein achtsträngiges β-Fass zugrunde, in dem die unterschiedlichen Liganden gebunden werden (Chiu et al. 2010).

Lipocaline Die zu dieser Superfamilie gehörenden Lipocaline sind kleine extrazelluläre Proteine mit einer Vielzahl von Funktionen, die aber in der Regel auf die Bindung von kleinen hydrophoben Liganden, wie z. B. Retinol, spezialisiert sind (Flower et al. 2000). Die meisten wichtigen inhalativen Allergene von Säugetieren, einige Insektenallergene, sowie ein Milchallergen gehören zu den Lipocalinen (Virtanen et al. 2012; Hilger et al. 2012). Die allergenen Lipocaline der Säugetiere kommen in Hautschuppen, Speichel und Urin vor, was zu ihrer weiten Verbreitung beiträgt. Von Haustieren stammen wichtige inhalative Lipocalinallergene

- des Hundes (z. B. Can f 1, Can f 2, Can f 4, Can f 6) (Konieczny et al. 1997; Mattsson et al. 2010; Nilsson et al. 2012),
- der Katze (z. B. Fel d 4, Fel d 7) (Smith et al. 2004, 2011),
- des Meerschweinchens (z. B. Ca v p 1, Cav p 2) (Fahlbusch et al. 2002; Hilger et al. 2011),
- des Kaninchens (Ory c 1) (Baker et al. 2001) und
- der Maus (Mus m 1) (Cavaggioni u. Mucignat-Caretta 2000).

Tab. 17.6 Beispiele für Allergene der Superfamilie Bet v 1-ähnlicher Proteine

Subfamilie der Bet v 1 Familie	Allergenquelle	Allergenbezeichnung
PR-10: Pollen	Erle (*Alnus glutinosa*)	Aln g 1
	Birke (*Betula verrucosa*)	Bet v 1
	Hasel (*Corylus avellana*)	Cor a 1
PR-10: Pflanzliche Nahrungsmittel	Sellerie (*Apium graveolens*)	Api g 1
	Apfel (*Malus domestica*)	Mal d 1
	Erdnuss (*Arachis hypogaea*)	Ara h 8
	Sojabohne (*Glycine max*)	Gly m 4
	Mungbohne (*Vigna radiata*)	Vig r 1
RRP/MLP (»ripening related proteins«/»major latex proteins«)	Kiwi (*Actinidia deliciosa*)	Act d 11
CSBP (zytokininspezifische Bindungsproteine)	Mungbohne (*Vigna radiata*)	Vig r 6

Das Lipocalin des Hundes, Can f 6, ist kreuzreaktiv mit Fel d 4 und Equ c 1 (Nilsson et al. 2012). Eher mit Berufskrankheiten sind die Lipocaline der Kuh (Bos d 2) (Mantyjarvi et al. 1996) und des Pferdes (Equ c 1, Equ c 2) (Gregoire et al. 1996; Bulone et al. 1998) verbunden. Darüber hinaus sind ein allergenes Lipocalin der Kuhmilch (Bos d 5/β-lactoglobulin) (Alexander et al. 1989) und einige Vertreter inhalativer Lipocalinallergene bei Insekten wie Küchenschaben (Bla g 4, Per a 4) (Tan et al. 2009) und Milben (z. B. Der p 13) (Chan et al. 2006) beschrieben.

Tab. 17.7 Beispiele für Allergene der Calycin-Superfamilie

Proteinfamilie	Allergenquelle	Allergen-bezeichnung
Lipocaline: Säugetiere	Rind (*Bos domesticus*)	Bos d 2,
	Hund (*Canis familiaris*)	Can f 1, Can f 2, Can f 4, Can f 6
	Pferd (*Equus caballus*)	Equ c 1, Equ c 2
	Katze (*Felis domesticus*)	Fel d 4, Fel d 7
	Maus (*Mus musculus*)	Mus m 1
Lipocaline: Insekten	Hausstaubmilbe (*Dermatophagoides pteronyssinus*)	Der p 13
	Deutsche Schabe (*Blatella germanica*)	Bla g 4

17.9 DPBB-Superfamilie (Pfam-Datenbank Nr. CL0199)

In der Double-Psi-Beta-Barrel-(DPBB)-Superfamilie findet man in der Familie DPBB_1 als allergene Vertreter v. a. die Gruppe-1-Gräserpollenallergene. β-Faltblattfässer sind häufig beobachtete Strukturelemente in Proteinen. Sie können in 10 verschiedenen geometrischen Anordnungen vorliegen, eine davon ist das sog. DPBB (Castillo et al. 1999). Die Gruppe-1-Gräserpollenallergene sind mit den β-Expansinen verwandt, zu denen sie auch gerechnet werden. β-Expansine sind Proteine, die aus zwei Domänen bestehen. Die Domäne 1 ist eine DPBB-Domäne, und die Domäne 2 wird als Pollenallergendomäne 1 bezeichnet (Sampedro u. Cosgrove 2005). Es wird angenommen, dass diese Proteine eine Rolle beim Wachstum des Pollenschlauchs spielen. Die sog. Gruppe-1-Allergene zählen zu den wichtigsten allergenen Proteinen in Gräserpollen, u. a. mit Vertretern im Pollen

- des Gewöhnlichen Ruchgrases (Ant o 1),
- des Gewöhnlichen Knäuelgrases (Dac g 1),
- des Deutschen Weidelgrases (Lol p 1),
- des Wiesen-Lieschgrases (Phl p 1) und
- des Wiesen-Rispengrases (Poa p 1) (Fenaille et al. 2009; Chabre et al. 2010).

Gräserpollenallergene der Gruppe 2 und 3 sind mit der Domäne 2 der β-Expansine verwandt, weshalb man annimmt, dass sie durch eine Genverkürzung und einem damit einhergehenden Verlust der Domäne 1 aus diesen entstanden sind (Sampedro u. Cosgrove 2005). Zur Gruppe 2/3 der Gräserpollenallergene zählen z. B. Proteine des Gewöhnlichen Knäuelgrases (Dac g 2, Dac g 3), des Deutschen Weidelgrases (Lol p 2, Lol p 3) und des Wiesen-

Tab. 17.8 Beispiele für Allergene der DPBB-Superfamilie

Proteinfamilie	Allergenquelle	Allergenbezeichnung
DPBB_1: Gruppe-1-Gräserpollenallergene	Gewöhnliches Ruchgras (*Anthoxanthum odoratum*)	Ant o 1
	Gewöhnliches Knäuelgras (*Dactylis glomerata*)	Dac g 1
	Deutsches Weidelgras (*Lolium perenne*)	Lol p 1
	Wiesen-Lieschgras (*Phleum pratense*)	Phl p 1
	Wiesen-Rispengras (*Poa pratense*)	Poa p 1
Gruppe-2- und Gruppe-3-Gräserpollenallergene	Gewöhnliches Knäuelgras (*Dactylis glomerata*)	Dac g 2, Dac g 3
	Deutsches Weidelgras (*Lolium perenne*)	Lol p 2, Lol p 3
	Wiesen-Lieschgras (*Phleum pratense*)	Phl p 2, Phl p 3

Lieschgrases (Phl p 2, Phl p 3) (Andersson u. Lidholm 2003) (Tab. 17.8).

17.10 Zusammenfassung und Ausblick

Die Entstehungsgeschichte einiger Molekültypen, die den heutigen allergenen Proteinen zugrunde liegen, kann man phylogenetisch sehr weit zurückverfolgen. Die Bet v 1- wie auch die Cupinarchitektur gibt es schon bei Proteinen, die bei den Archäen vorkommen. Von den Prolaminen geht man davon aus, dass sie erst entstanden sind, als die Pflanzen das Land eroberten.

Die Allergene der einzelnen Superfamilien haben die unterschiedlichsten Verbreitungen. Allergene Prolamine und Cupine kommen nur bei Pflanzen vor. Während die Cupinallergene nur als Speicherproteine bekannt sind, gibt es unter den Allergenen der Prolamin-Superfamilie sowohl Speicherproteine als auch Proteine mit enzymatischen und Signaltransduktionsfunktionen. Diese können sowohl in Pollen als auch in Nahrungsmitteln vorkommen. Ebenfalls bei Pflanzen, auch hier auf Pollen und Nahrungsmittel beschränkt, kommen allergene Bet v 1-Verwandte und Profiline vor. Die allergenen β-Expansinverwandten sind in ihrem Vorkommen auf Gräserpollen beschränkt. Proteine der EF-Hand-Superfamilie kennen wir als Allergene aus Pflanzenpollen und Fischen. Allergene Tropomyosine und Lipocaline findet man nur bei Tieren und Insekten.

Diesen Proteinen ist gemeinsam, dass sie in den jeweiligen Organismen ganz bestimmte biologische Funktionen ausführen. Zu Allergenen werden sie erst im Kontakt mit dem Immunsystem eines prädisponierten Individuums. Es ist bemerkenswert, dass allergene Proteine nur in wenigen Proteinfamilien zu finden sind. Das bedeutet, dass nur ganz bestimmte Proteinarchitekturen dazu in der Lage sind, eine allergische Reaktion zu induzieren. Warum darüber hinaus aber nur einige wenige Vertreter dieser Architekturen als Allergene fungieren können, lässt sich heute erst unbefriedigend beantworten. Sowohl das angeborene Immunsystem (Trompette et al. 2009; Herre et al. 2013; Junker et al. 2012) als auch die Bindung von Liganden an die Allergene (Mirotti et al. 2013; Jyonouchi et al. 2011) oder in der Allergenquelle vorkommende Adjuvantien (Gilles et al. 2009; Mittag et al. 2013) scheinen bei dem Sensibilisierungsprozess eine Rolle zu spielen.

Ordnet man die einzelnen Allergene – so wie sie von der Internationalen Nomenklaturbehörde für Allergene (http://www.allergen.org/) benannt wurden – den Proteinfamilien zu (Beispiele in den Tab. 17.1 bis Tab. 17.8), so wird die Vielzahl der Allergene überschaubarer. In der Zukunft kann man sich aus dem Verständnis biochemischer, struktureller und immunologischer Eigenschaften allergener Proteine eine Klärung der Eigenschaften erwarten, die letztendlich zur Allergenität bestimmter Proteine führen.

17.11 Danksagung

Der Autor bedankt sich für die Unterstützung des österreichischen Wissenschaftsfonds (FWF) durch das Projekt SFB F4608.

Literatur

Aas K, Jebsen JW (1967) Studies of hypersensitivity to fish. Partial purification and crystallization of a major allergenic component of cod. Int Arch Allergy Appl Immunol 32: 1–20

Alcocer M, Rundqvist L, Larsson G (2012) Ber e 1 protein: the versatile major allergen from Brazil nut seeds. Biotechnol Lett 34: 597–610

Alexander LJ, Hayes G, Pearse MJ et al. (1989) Complete sequence of the bovine beta-lactoglobulin cDNA. Nucleic Acids Res 17: 6739

Andersson K, Lidholm J (2003) Characteristics and immunobiology of grass pollen allergens. Int Arch Allergy Immunol 130: 87–107

Anliker MD, Reindl J, Vieths S, Wüthrich B (2001) Allergy caused by ingestion of persimmon (Diospyros kaki): detection of specific IgE and cross-reactivity to profilin and carbohydrate determinants. J Allergy Clin Immunol 107: 718–723

Asero R, Mistrello G, Roncarolo D et al. (2003) Detection of clinical markers of sensitization to profilin in patients allergic to plant-derived foods. J Allergy Clin Immunol 112: 427–432

Asero R, Monsalve R, Barber D (2008) Profilin sensitization detected in the office by skin prick test: a study of prevalence and clinical relevance of profilin as a plant food allergen. Clin Exp Allergy 38: 1033–1037

Baker J, Berry A, Boscato LM, Gordon S, Walsh BJ, Stuart MC (2001) Identification of some rabbit allergens as lipocalins. Clin Exp Allergy 31: 303–312

Ballmer-Weber BK, Vieths S, Luttkopf D, Heuschmann P, Wüthrich B (2000) Celery allergy confirmed by double-blind, placebo-controlled food challenge: a clinical study in 32 subjects with a history of adverse reactions to celery root. J Allergy Clin Immunol 106: 373–378

Ballmer-Weber BK, Wüthrich B, Wangorsch A, Fotisch K, Altmann F, Vieths S (2001) Carrot allergy: double-blinded, placebo-controlled food challenge and identification of allergens. J Allergy Clin Immunol 108: 301–307

Beardslee TA, Zeece MG, Sarath G, Markwell JP (2000) Soybean glycinin G1 acidic chain shares IgE epitopes with peanut allergen Ara h 3. Int Arch Allergy Immunol 123: 299–307

Berkner H, Neudecker P, Mittag D et al. (2009) Cross-reactivity of pollen and food allergens: soybean Gly m 4 is a member of the Bet v 1 superfamily and closely resembles yellow lupine proteins. Biosci Rep 29: 183–192

Bernardi ML, Giangrieco I, Camardella L et al. (2011) Allergenic lipid transfer proteins from plant-derived foods do not immunologically and clinically behave homogeneously: the kiwifruit LTP as a model. PLoS One 6: e27856

Beyer K, Bardina L, Grishina G, Sampson HA (2002) Identification of sesame seed allergens by 2-dimensional proteomics and Edman sequencing: seed storage proteins as common food allergens. J Allergy Clin Immunol 110: 154–159

Beyer K, Grishina G, Bardina L, Grishin A, Sampson HA (2002) Identification of an 11S globulin as a major hazelnut food allergen in hazelnut-induced systemic reactions. J Allergy Clin Immunol 110: 517–523

Beyer K, Grishina G, Bardina L, Sampson HA (2007) Identification of 2 new sesame seed allergens: Ses i 6 and Ses i 7. J Allergy Clin Immunol 119: 1554–1556

Bolhaar ST, Ree R, Bruijnzeel-Koomen CA, Knulst AC, Zuidmeer L (2004) Allergy to jackfruit: a novel example of Bet v 1-related food allergy. Allergy 59: 1187–1192

Bolhaar ST, van Ree R, Ma Y et al. (2005) Severe allergy to sharon fruit caused by birch pollen. Int Arch Allergy Immunol 136: 45–52

Breiteneder H, Ferreira F, Hoffmann-Sommergruber K et al. (1993) Four recombinant isoforms of Cor a I, the major allergen of hazel pollen, show different IgE-binding properties. Eur J Biochem 212: 355–362

Breiteneder H, Ferreira F, Reikerstorfer A et al. (1992) Complementary DNA cloning and expression in Escherichia coli of Aln g I, the major allergen in pollen of alder (Alnus glutinosa). J Allergy Clin Immunol 90: 909–917

Breiteneder H, Hoffmann-Sommergruber K, O'Riordain G et al. (1995) Molecular characterization of Api g 1, the major allergen of celery (Apium graveolens), and its immunological and structural relationships to a group of 17-kDa tree pollen allergens. Eur J Biochem 233: 484–489

Breiteneder H, Pettenburger K, Bito A et al. (1989) The gene coding for the major birch pollen allergen Betv1, is highly homologous to a pea disease resistance response gene. EMBO J 8: 1935–1938

Brochier-Armanet C, Forterre P, Gribaldo S (2011) Phylogeny and evolution of the Archaea: one hundred genomes later. Curr Opin Microbiol 14: 274–281

Bugajska-Schretter A, Elfman L, Fuchs T et al. (1998) Parvalbumin, a cross-reactive fish allergen, contains IgE-binding epitopes sensitive to periodate treatment and Ca2+ depletion. J Allergy Clin Immunol 101: 67–74

Bugajska-Schretter A, Grote M, Vangelista L et al. (2000) Purification, biochemical, and immunological characterisation of a major food allergen: different immunoglobulin E recognition of the apo- and calcium-bound forms of carp parvalbumin. Gut 46: 661–669

Bulone V, Krogstad-Johnsen T, Smestad-Paulsen B (1998) Separation of horse dander allergen proteins by two-dimensional electrophoresis--molecular characterisation and identification of Equ c 2.0101 and Equ c 2.0102 as lipocalin proteins. Eur J Biochem 253: 202–211

Burks AW, Williams LW, Connaughton C, Cockrell G, O'Brien TJ, Helm RM (1992) Identification and characterization of a second major peanut allergen, Ara h II, with use of the sera of patients with atopic dermatitis and positive peanut challenge. J Allergy Clin Immunol 90: 962–969

Burks AW, Williams LW, Helm RM, Connaughton C, Cockrell G, O'Brien T (1991) Identification of a major peanut allergen, Ara h I, in patients with atopic dermatitis and positive peanut challenges. J Allergy Clin Immunol 88: 172–179

Cai QF, Liu GM, Li T et al. (2010) Purification and characterization of parvalbumins, the major allergens in red stingray (Dasyatis akajei). J Agric Food Chem 58: 12964–12969

Candido Ede S, Pinto MF, Pelegrini PB et al. (2011) Plant storage proteins with antimicrobial activity: novel insights into plant defense mechanisms. FASEB J 25: 3290–3305

Carvalho AD, Gomes VM (2007) Role of plant lipid transfer proteins in plant cell physiology – A concise review. Peptides 28: 1144–1153

Castillo RM, Mizuguchi K, Dhanaraj V, Albert A, Blundell TL, Murzin AG (1999) A six-stranded double-psi beta barrel is shared by several protein superfamilies. Structure 7: 227–236

Cavaggioni A, Mucignat-Caretta C (2000) Major urinary proteins, alpha(2U)-globulins and aphrodisin. Biochim Biophys Acta 1482: 218–228

Chabre H, Gouyon B, Huet A et al. (2010) Molecular variability of group 1 and 5 grass pollen allergens between Pooideae species: implications for immunotherapy. Clin Exp Allergy 40: 505–519

Chan SL, Ong ST, Ong SY, Chew FT, Mok YK (2006) Nuclear magnetic resonance structure-based epitope mapping and modulation of dust mite group 13 allergen as a hypoallergen. J Immunol 176: 4852–4860

Chiu HJ, Bakolitsa C, Skerra A et al. (2010) Structure of the first representative of Pfam family PF09410 (DUF2006) reveals a structural signature of the calycin superfamily that suggests a role in lipid metabolism. Acta Crystallogr Sect F Struct Biol Cryst Commun 66: 1153–1159

D'Avino R, Bernardi ML, Wallner M et al. (2011) Kiwifruit Act d 11 is the first member of the ripening-related protein family identified as an allergen. Allergy 66: 870–877

Daul CB, Slattery M, Reese G, Lehrer SB (1994) Identification of the major brown shrimp (Penaeus aztecus) allergen as the muscle protein tropomyosin. Int Arch Allergy Immunol 105: 49–55

Declercq JP, Tinant B, Parello J, Rambaud J (1991) Ionic interactions with parvalbumins. Crystal structure determination of pike 4.10

parvalbumin in four different ionic environments. J Mol Biol 220: 1017–1039
Diaz-Perales A, Tabar AI, Sanchez-Monge R et al. (2002) Characterization of asparagus allergens: a relevant role of lipid transfer proteins. J Allergy Clin Immunol 110: 790–796
Douliez JP, Michon T, Elmorjani K, Marion D (2000) Structure, biological and technological functions of lipid transfer proteins and indolines, the major lipid binding proteins from cereal kernels. J Cereal Sci 32: 1–20
Dunwell JM, Khuri S, Gane PJ (2000) Microbial relatives of the seed storage proteins of higher plants: conservation of structure and diversification of function during evolution of the cupin superfamily. Microbiol Mol Biol Rev 64: 153–179
Dunwell JM, Purvis A, Khuri S (2004) Cupins: the most functionally diverse protein superfamily? Phytochemistry 65: 7–17
Duro G, Colombo P, Costa MA et al. (1996) cDNA cloning, sequence analysis and allergological characterization of Par j 2.0101, a new major allergen of the Parietaria judaica pollen. FEBS Lett 399: 295–298
Edstam MM, Viitanen L, Salminen TA, Edqvist J (2011) Evolutionary history of the non-specific lipid transfer proteins. Mol Plant 4: 947–964
Egger M, Hauser M, Mari A, Ferreira F, Gadermaier G (2010) The role of lipid transfer proteins in allergic diseases. Curr Allergy Asthm R 10: 326–335
Elsayed S, Aas K (1971) Characterization of a major allergen (cod). Observations on effect of denaturation on the allergenic activity. J Allergy 47: 283–291
Elsayed S, Bennich H (1975) The primary structure of allergen M from cod. Scand J Immunol 4: 203–208
Fahlbusch B, Rudeschko O, Szilagyi U et al. (2002) Purification and partial characterization of the major allergen, Cav p 1, from guinea pig Cavia porcellus. Allergy 57: 417–422
Fenaille F, Nony E, Chabre H et al. (2009) Mass spectrometric investigation of molecular variability of grass pollen group 1 allergens. J Proteome Res 8: 4014–4027
Filimonov VV, Pfeil W, Tsalkova TN, Privalov PL (1978) Thermodynamic investigations of proteins. IV. Calcium binding protein parvalbumin. Biophys Chem 8: 117–122
Flower DR, North AC, Sansom CE (2000) The lipocalin protein family: structural and sequence overview. Biochim Biophys Acta 1482: 9–24
Gadermaier G, Harrer A, Girbl T et al. (2009) Isoform identification and characterization of Art v 3, the lipid-transfer protein of mugwort pollen. Mol Immunol 46: 1919–1924
Gajhede M, Osmark P, Poulsen FM et al. (1996) X-ray and NMR structure of Bet v 1, the origin of birch pollen allergy. Nat Struct Biol 3: 1040–1045
Georas SN, Rezaee F, Lerner L, Beck L (2010) Dangerous allergens: why some allergens are bad actors. Curr Allergy Asthma Rep10: 92–98
Gilles S, Mariani V, Bryce M et al. (2009) Pollen allergens do not come alone: pollen associated lipid mediators (PALMS) shift the human immune systems towards a T(H)2-dominated response. Allergy Asthma Clin Immunol 5: 3
Gregoire C, Rosinski-Chupin I, Rabillon J, Alzari PM, David B, Dandeu JP (1996) cDNA cloning and sequencing reveal the major horse allergen Equ c1 to be a glycoprotein member of the lipocalin superfamily. J Biol Chem 271: 32951–32959
Gribaldo S, Brochier-Armanet C (2006) The origin and evolution of Archaea: a state of the art. Philos Trans R Soc Lond B Biol Sci 361: 1007–1022
Griesmeier U, Bublin M, Radauer C et al. (2010) Physicochemical properties and thermal stability of Lep w 1, the major allergen of whiff. Mol Nutr Food Res 54: 861–869
Guhsl EE, Hofstetter G, Hemmer W et al. (2014) Vig r 6, the cytokinin-specific binding protein from mung bean (Vigna radiata) sprouts, cross-reacts with Bet v 1-related allergens and binds IgE from birch pollen allergic patients' sera. Mol Nutr Food Res 58: 625–634
Hajeb P, Selamat J (2012) A contemporary review of seafood allergy. Clin Rev Allergy Immunol 42: 365–385
Hauser M, Asam C, Himly M et al. (2011) Bet v 1-like pollen allergens of multiple Fagales species can sensitize atopic individuals. Clin Exp Allergy 41: 1804–1814
Hauser M, Roulias A, Ferreira F, Egger M (2010) Panallergens and their impact on the allergic patient. Allergy Asthma Clin Immunol 6: 1
Herre J, Gronlund H, Brooks H et al. (2013) Allergens as immunomodulatory proteins: the cat dander protein Fel d 1 enhances TLR activation by lipid ligands. J Immunol 191: 1529–1535
Hilger C, Grigioni F, Thill L, Mertens L, Hentges F (2002) Severe IgE-mediated anaphylaxis following consumption of fried frog legs: definition of alpha-parvalbumin as the allergen in cause. Allergy 57: 1053–1058
Hilger C, Kuehn A, Hentges F (2012) Animal lipocalin allergens. Curr Allergy Asthma Rep 12: 438–447
Hilger C, Swiontek K, Kler S et al. (2011) Evaluation of two new recombinant guinea-pig lipocalins, Cav p 2 and Cav p 3, in the diagnosis of guinea-pig allergy. Clin Exp Allergy 41: 899–908
Hsu SC, Chen CH, Tsai SH et al. (2010) Functional interaction of common allergens and a C-type lectin receptor, dendritic cell-specific ICAM3-grabbing non-integrin (DC-SIGN), on human dendritic cells. J Biol Chem 285: 7903–7910
Ikura M (1996) Calcium binding and conformational response in EF-hand proteins. Trends Biochem Sci 21: 14–17
Ivanciuc O, Schein CH, Braun W (2003) SDAP: database and computational tools for allergenic proteins. Nucleic Acids Res 31: 359–362
Jenkins JA, Breiteneder H, Mills EN (2007) Evolutionary distance from human homologs reflects allergenicity of animal food proteins. J Allergy Clin Immunol 120: 1399–1405
Junker Y, Zeissig S, Kim SJ et al. (2012) Wheat amylase trypsin inhibitors drive intestinal inflammation via activation of toll-like receptor 4. J Exp Med 209: 2395–2408
Jyonouchi S, Abraham V, Orange JS et al. (2011) Invariant natural killer T cells from children with versus without food allergy exhibit differential responsiveness to milk-derived sphingomyelin. Allergy Clin Immunol 128: 102–109 e13
Karp CL (2010) Guilt by intimate association: what makes an allergen an allergen? J Allergy Clin Immunol 125: 955–960; quiz 61–62
Katelaris CH (2010) Food allergy and oral allergy or pollen-food syndrome. Curr Opin Allergy Clin Immunol 10: 246–251
Kleber-Janke T, Crameri R, Appenzeller U, Schlaak M, Becker WM (1999) Selective cloning of peanut allergens, including profilin and 2S albumins, by phage display technology. Int Arch Allergy Immunol 119: 265–274
Kleine-Tebbe J, Vogel L, Crowell DN, Haustein UF, Vieths S (2002) Severe oral allergy syndrome and anaphylactic reactions caused by a Bet v 1- related PR-10 protein in soybean, SAM22. J Allergy Clin Immunol 110: 797–804
Konieczny A, Morgenstern JP, Bizinkauskas CB et al. (1997) The major dog allergens, Can f 1 and Can f 2, are salivary lipocalin proteins: cloning and immunological characterization of the recombinant forms. Immunology 92: 577–586
Kreis M, Forde BG, Rahman S, Miflin BJ, Shewry PR (1985) Molecular evolution of the seed storage proteins of barley, rye and wheat. J Mol Biol 183: 499–502
Lauer I, Foetisch K, Kolarich D et al. (2004) Hazelnut (Corylus avellana) vicilin Cor a 11: molecular characterization of a glycoprotein and its allergenic activity. Biochem J 383: 327–334

Lee PW, Nordlee JA, Koppelman SJ, Baumert JL, Taylor SL (2011) Evaluation and comparison of the species-specificity of 3 antiparvalbumin IgG antibodies. J Agric Food Chem 59: 12309–12316
Lehrer SB, Ibanez MD, McCants ML, Daul CB, Morgan JE (1990) Characterization of water-soluble shrimp allergens released during boiling. J Allergy Clin Immunol 85: 1005–1013
Leung PS, Chu KH, Chow WK et al. (1994) Cloning, expression, and primary structure of Metapenaeus ensis tropomyosin, the major heat-stable shrimp allergen. J Allergy Clin Immunol 94: 882–890
Lewit-Bentley A, Rety S (2000) EF-hand calcium-binding proteins. Curr Opin Struct Biol 10: 637–643
Li Y, Mui S, Brown JH et al. (2002) The crystal structure of the C-terminal fragment of striated-muscle alpha-tropomyosin reveals a key troponin T recognition site. Proc Natl Acad Sci U S A 99: 7378–7383
Lopata AL, Jeebhay MF (2013) Airborne seafood allergens as a cause of occupational allergy and asthma. Curr Allergy Asthma Rep 13: 288–297
Lopata AL, O'Hehir RE, Lehrer SB (2010) Shellfish allergy. Clin Exp Allergy 40: 850–858
Lopez-Torrejon G, Crespo JF, Sanchez-Monge R et al. (2005) Allergenic reactivity of the melon profilin Cuc m 2 and its identification as major allergen. Clin Exp Allergy 35: 1065–1072
Lopez-Torrejon G, Salcedo G, Martin-Esteban M, Diaz-Perales A, Pascual CY, Sanchez-Monge R (2003) Len c 1, a major allergen and vicilin from lentil seeds: protein isolation and cDNA cloning. J Allergy Clin Immunol 112 : 1208–1215
Luttkopf D, Ballmer-Weber BK, Wüthrich B, Vieths S (2000) Celery allergens in patients with positive double-blind placebo-controlled food challenge. J Allergy Clin Immunol 106: 390–399
MacLeod AR (1987) Genetic origin of diversity of human cytoskeletal tropomyosins. Bioessays 6: 208–212
Mantyjarvi R, Parkkinen S, Rytkonen M et al. (1996) Complementary DNA cloning of the predominant allergen of bovine dander: a new member in the lipocalin family. J Allergy Clin Immunol 97: 1297–1303
Mari A (2001) Multiple pollen sensitization: a molecular approach to the diagnosis. Int Arch Allergy Immunol 125: 57–65
Markovic-Housley Z, Basle A, Padavattan S, Maderegger B, Schirmer T, Hoffmann-Sommergruber K (2009) Structure of the major carrot allergen Dau c 1. Acta Crystallogr D Biol Crystallogr 65: 1206–1212
Markovic-Housley Z, Degano M, Lamba D et al. (2003) Crystal structure of a hypoallergenic isoform of the major birch pollen allergen Bet v 1 and its likely biological function as a plant steroid carrier. J Mol Biol 325: 123–133
Mattsson L, Lundgren T, Olsson P, Sundberg M, Lidholm J (2010) Molecular and immunological characterization of Can f 4: a dog dander allergen cross-reactive with a 23 kDa odorant-binding protein in cow dander. Clin Exp Allergy 40: 1276–1287
Mills EN, Huang L, Noel TR, Gunning AP, Morris VJ (2001) Formation of thermally induced aggregates of the soya globulin beta-conglycinin. Biochim Biophys Acta 1547: 339–350
Mills EN, Marigheto NA, Wellner N et al. (2003) Thermally induced structural changes in glycinin, the 11S globulin of soya bean (Glycine max)--an in situ spectroscopic study. Biochim Biophys Acta 1648: 105–114
Mirotti L, Florsheim E, Rundqvist L et al. (2013) Lipids are required for the development of Brazil nut allergy: the role of mouse and human iNKT cells. Allergy 68: 74–83
Mittag D, Akkerdaas J, Ballmer-Weber BK et al. (2004a) Ara h 8, a Bet v 1-homologous allergen from peanut, is a major allergen in patients with combined birch pollen and peanut allergy. J Allergy Clin Immunol 114: 1410–1417
Mittag D, Varese N, Scholzen A et al. (2013) TLR ligands of ryegrass pollen microbial contaminants enhance Th1 and Th2 responses and decrease induction of Foxp3(hi) regulatory T cells. Eur J Immunol 43: 723–733
Mittag D, Vieths S, Vogel L et al. (2004b) Soybean allergy in patients allergic to birch pollen: clinical investigation and molecular characterization of allergens. J Allergy Clin Immunol 113: 148–154
Mittag D, Vieths S, Vogel L et al. (2005) Birch pollen-related food allergy to legumes: identification and characterization of the Bet v 1 homologue in mungbean (Vigna radiata), Vig r 1. Clin Exp Allergy 35: 1049–1055
Moreno FJ, Clemente A (2008) 2S albumin storage proteins: What makes them food allergens? Open Biochem J 2: 16–28
Motoyama K, Ishizaki S, Nagashima Y, Shiomi K (2006) Cephalopod tropomyosins: identification as major allergens and molecular cloning. Food Chem Toxicol 44: 1997–2002
Naqpal S, Rajappa L, Metcalfe DD, Rao PV (1989) Isolation and characterization of heat-stable allergens from shrimp (Penaeus indicus). J Allergy Clin Immunol 83: 26–36
Neudecker P, Nerkamp J, Eisenmann A et al. (2004) Solution structure, dynamics, and hydrodynamics of the calcium-bound cross-reactive birch pollen allergen Bet v 4 reveal a canonical monomeric two EF-hand assembly with a regulatory function. J Mol Biol 336: 1141–1157
Neudecker P, Schweimer K, Nerkamp J et al. (2001) Allergic cross-reactivity made visible: solution structure of the major cherry allergen Pru av 1. J Biol Chem 276: 22756–22763
Nilsson OB, Binnmyr J, Zoltowska A, Saarne T, van Hage M, Gronlund H (2012) Characterization of the dog lipocalin allergen Can f 6: the role in cross-reactivity with cat and horse. Allergy 67: 751–757
Oda Y, Matsunaga T, Fukuyama K, Miyazaki T, Morimoto T (1997) Tertiary and quaternary structures of 0.19 alpha-amylase inhibitor from wheat kernel determined by X-ray analysis at 2.06 A resolution. Biochemistry 36: 13503–13511
Ogawa T, Bando N, Tsuji H, Nishikawa K, Kitamura K (1995) Alpha-subunit of beta-conglycinin, an allergenic protein recognized by IgE antibodies of soybean-sensitive patients with atopic dermatitis. Biosci Biotechnol Biochem 59: 831–833
Pastorello EA, Farioli L, Pravettoni V et al. (1998) Sensitization to the major allergen of Brazil nut is correlated with the clinical expression of allergy. J Allergy Clin Immunol 102: 1021–1027
Pastorello EA, Farioli L, Pravettoni V et al. (1999) The major allergen of peach (Prunus persica) is a lipid transfer protein. J Allergy Clin Immunol 103: 520–526
Pastorello EA, Farioli L, Pravettoni V et al. (2000) The maize major allergen, which is responsible for food-induced allergic reactions, is a lipid transfer protein. J Allergy Clin Immunol 106: 744–751
Pastorello EA, Farioli L, Pravettoni V et al. (2003) Identification of grape and wine allergens as an endochitinase 4, a lipid-transfer protein, and a thaumatin. J Allergy Clin Immunol 111: 350–359
Pastorello EA, Varin E, Farioli L et al. (2001) The major allergen of sesame seeds (Sesamum indicum) is a 2S albumin. J Chromatogr B Biomed Sci Appl 756: 85–93
Pastorello EA, Vieths S, Pravettoni V et al. (2002) Identification of hazelnut major allergens in sensitive patients with positive double-blind, placebo-controlled food challenge results. J Allergy Clin Immunol 109: 563–570
Pauls TL, Cox JA, Berchtold MW (1996) The Ca2+(-)binding proteins parvalbumin and oncomodulin and their genes: new structural and functional findings. Biochim Biophys Acta 1306: 39–54
Platts-Mills TA, Woodfolk JA (2011) Allergens and their role in the allergic immune response. Immunol Rev 242: 51–68

Pulendran B, Tang H, Manicassamy S (2010) Programming dendritic cells to induce T(H)2 and tolerogenic responses. Nat Immunol11: 647–655

Punta M, Coggill PC, Eberhardt RY et al. (2012) The Pfam protein families database. Nucleic Acids Res 40: D290–301

Quirce S, Diaz-Perales A (2013) Diagnosis and management of grain-induced asthma. Allergy Asthma Immunol Res 5: 348–356

Rabjohn P, Helm EM, Stanley JS et al. (1999) Molecular cloning and epitope analysis of the peanut allergen Ara h 3. J Clin Invest 103: 535–542

Radauer C, Breiteneder H (2007) Evolutionary biology of plant food allergens. J Allergy Clin Immunol 120: 518–525

Radauer C, Lackner P, Breiteneder H (2008) The Bet v 1 fold: an ancient, versatile scaffold for binding of large, hydrophobic ligands. BMC Evol Biol 8: 286

Radauer C, Willerroider M, Fuchs H et al. (2006) Cross-reactive and species-specific immunoglobulin E epitopes of plant profilins: an experimental and structure-based analysis. Clin Exp Allergy 36: 920–929

Reese G, Ayuso R, Lehrer SB (1999) Tropomyosin: an invertebrate pan-allergen. Int Arch Allergy Immunol 119: 247–258

Robotham JM, Wang F, Seamon V et al. (2005) Ana o 3, an important cashew nut (Anacardium occidentale L.) allergen of the 2S albumin family. J Allergy Clin Immunol 115: 1284–1290

Royer PJ, Emara M, Yang C et al. (2010) The mannose receptor mediates the uptake of diverse native allergens by dendritic cells and determines allergen-induced T cell polarization through modulation of IDO activity. J Immunol185: 1522–1531

Ruiter B, Shreffler WG (2012) Innate immunostimulatory properties of allergens and their relevance to food allergy. Semin Immunopathol 34: 617–632

Sako Y, Nomura N, Uchida A et al. (1996) Aeropyrum pernix gen. nov., sp. nov., a novel aerobic hyperthermophilic archaeon growing at temperatures up to 100 degrees C. Int J Syst Bacteriol 46: 1070–1077

Salcedo G, Quirce S, Diaz-Perales A (2011) Wheat allergens associated with Baker's asthma. J Investig Allergol Clin Immunol 21: 81–92; quiz 4

Salcedo G, Sanchez-Monge R, Barber D, Diaz-Perales A (2007) Plant non-specific lipid transfer proteins: an interface between plant defence and human allergy. Biochim Biophys Acta 1771: 781–791

Sampedro J, Cosgrove DJ (2005) The expansin superfamily. Genome Biol 6: 242

Sanchez-Lopez J, Tordesillas L, Pascal M et al. (2014) Role of Art v 3 in pollinosis of patients allergic to Pru p 3. J Allergy Clin Immunol 133: 1018–1025

Santos A, Van Ree R (2011) Profilins: mimickers of allergy or relevant allergens? Int Arch Allergy Immunol 155: 191–204

Schirmer T, Hoffmann-Sommergruber K, Susani M, Breiteneder H, Markovic-Housley Z (2005) Crystal structure of the major celery allergen Api g 1: molecular analysis of cross-reactivity. J Mol Biol 351: 1101–1109

Shakib F, Ghaemmaghami AM, Sewell HF (2008) The molecular basis of allergenicity. Trends Immunol 29: 633–642

Shanti KN, Martin BM, Nagpal S, Metcalfe DD, Rao PV (1993) Identification of tropomyosin as the major shrimp allergen and characterization of its IgE-binding epitopes. J Immunol 151: 5354–5363

Shewry PR, Halford NG, Belton PS, Tatham AS (2002) The structure and properties of gluten: an elastic protein from wheat grain. Philos Trans R Soc Lond B Biol Sci 357: 133–142

Shibasaki M, Suzuki S, Tajima S, Nemoto H, Kuroume T (1980) Allergenicity of major component proteins of soybean. Int Arch Allergy Appl Immunol 61: 441–448

Shreffler WG, Castro RR, Kucuk ZY et al. (2006) The major glycoprotein allergen from Arachis hypogaea, Ara h 1, is a ligand of dendritic cell-specific ICAM-grabbing nonintegrin and acts as a Th2 adjuvant in vitro. J Immunol 177: 3677–3685

Smith W, Butler AJ, Hazell LA et al. (2004) Fel d 4, a cat lipocalin allergen. Clin Exp Allergy 34: 1732–1738

Smith W, O‹Neil SE, Hales BJ et al. (2011) Two newly identified cat allergens: the von Ebner gland protein Fel d 7 and the latherin-like protein Fel d 8. Int Arch Allergy Immunol 156: 159–170

Somkuti J, Bublin M, Breiteneder H, Smeller L (2012) Pressure-temperature stability, Ca2+ binding, and pressure-temperature phase diagram of cod parvalbumin: Gad m 1. Biochemistry 51: 5903–5911

Sun G, Stacey MA, Schmidt M, Mori L, Mattoli S (2001) Interaction of mite allergens Der p3 and Der p9 with protease-activated receptor-2 expressed by lung epithelial cells. J Immunol 167: 1014–1021

Tan YW, Chan SL, Ong TC et al. (2009) Structures of two major allergens, Bla g 4 and Per a 4, from cockroaches and their IgE binding epitopes. J Biol Chem 284: 3148–3157

Tatham AS, Shewry PR (2008) Allergens to wheat and related cereals. Clin Exp Allergy 38: 1712–1726

Tejera ML, Villalba M, Batanero E, Rodriguez R (1999) Identification, isolation, and characterization of Ole e 7, a new allergen of olive tree pollen. J Allergy Clin Immunol 104: 797–802

Teuber SS, Dandekar AM, Peterson WR, Sellers CL (1998) Cloning and sequencing of a gene encoding a 2S albumin seed storage protein precursor from English walnut (Juglans regia), a major food allergen. J Allergy Clin Immunol 101: 807–814

Teuber SS, Jarvis KC, Dandekar AM, Peterson WR, Ansari AA (1999) Identification and cloning of a complementary DNA encoding a vicilin-like proprotein, jug r 2, from english walnut kernel (Juglans regia), a major food allergen. J Allergy Clin Immunol 104: 1311–1320

Thomas WR, Hales BJ, Smith WA (2010) House dust mite allergens in asthma and allergy. Trends Mol Med 16: 321–328

Tinghino R, Twardosz A, Barletta B et al. (2002) Molecular, structural, and immunologic relationships between different families of recombinant calcium-binding pollen allergens. J Allergy Clin Immunol 109: 314–320

Tordesillas L, Sirvent S, Diaz-Perales A et al. (2011) Plant lipid transfer protein allergens: no cross-reactivity between those from foods and olive and Parietaria pollen. Int Arch Allergy Immunol 156: 291–296

Traidl-Hoffmann C, Jakob T, Behrendt H (2009) Determinants of allergenicity. J Allergy Clin Immunol 123: 558–566

Trompette A, Divanovic S, Visintin A et al. (2009) Allergenicity resulting from functional mimicry of a Toll-like receptor complex protein. Nature 457: 585–588

Valenta R, Duchene M, Pettenburger K et al. (1991) Identification of profilin as a novel pollen allergen; IgE autoreactivity in sensitized individuals. Science 253: 557–560

Vanek-Krebitz M, Hoffmann-Sommergruber K, Laimer da Camara Machado M et al. (1995) Cloning and sequencing of Mal d 1, the major allergen from apple (Malus domestica), and its immunological relationship to Bet v 1, the major birch pollen allergen. Biochem Biophys Res Commun 214: 538–551

Vejvar E, Himly M, Briza P et al. (2013) Allergenic relevance of nonspecific lipid transfer proteins 2: Identification and characterization of Api g 6 from celery tuber as representative of a novel IgE-binding protein family. Mol Nutr Food Res 57: 2061–2070

Verdino P, Barderas R, Villalba M et al. (2008) Three-dimensional structure of the cross-reactive pollen allergen Che a 3: visualizing

cross-reactivity on the molecular surfaces of weed, grass, and tree pollen allergens. J Immunol 180: 2313–2321
Verdino P, Westritschnig K, Valenta R, Keller W (2002) The cross-reactive calcium-binding pollen allergen, Phl p 7, reveals a novel dimer assembly. EMBO J 21: 5007–5016
Vieths S, Scheurer S, Ballmer-Weber B (2002) Current understanding of cross-reactivity of food allergens and pollen. Ann N Y Acad Sci 964: 47–68
Vioque J, Sanchez-Vioque R, Clemente A, Pedroche J, Bautista J, Millan F (1999) Purification and partial characterization of chickpea 2S albumin. J Agric Food Chem 47: 1405–1409
Virtanen T, Kinnunen T, Rytkonen-Nissinen M (2012) Mammalian lipocalin allergens--insights into their enigmatic allergenicity. Clin Exp Allergy 42: 494–504
Wallner M, Erler A, Hauser M et al. (2009) Immunologic characterization of isoforms of Car b 1 and Que a 1, the major hornbeam and oak pollen allergens. Allergy 64: 452–460
Wang F, Robotham JM, Teuber SS, Sathe SK, Roux KH (2003) Ana o 2, a major cashew (Anacardium occidentale L.) nut allergen of the legumin family. Int Arch Allergy Immunol 132: 27–39
Wang F, Robotham JM, Teuber SS, Tawde P, Sathe SK, Roux KH (2002) Ana o 1, a cashew (Anacardium occidental) allergen of the vicilin seed storage protein family. J Allergy Clin Immunol 110: 160–166
Wensing M, Akkerdaas JH, van Leeuwen WA et al. (2002) IgE to Bet v 1 and profilin: cross-reactivity patterns and clinical relevance. J Allergy Clin Immunol 110: 435–442
Willart MA, Hammad H (2010) Alarming dendritic cells for allergic sensitization. Allergol Int 59: 95–103
Willison LN, Sathe SK, Roux KH (2014) Production and analysis of recombinant tree nut allergens. Methods 66: 34–43
Wills-Karp M (2010) Allergen-specific pattern recognition receptor pathways. Curr Opin Immunol 22: 777–782
Wills-Karp M, Nathan A, Page K, Karp CL (2010) New insights into innate immune mechanisms underlying allergenicity. Mucosal Immunol 3: 104–110
Witke W (2004) The role of profilin complexes in cell motility and other cellular processes. Trends Cell Biol 14: 461–469
Woese CR, Fox GE (1977) Phylogenetic structure of the prokaryotic domain: the primary kingdoms. Proc Natl Acad Sci U S A 74: 5088–5090
Wopfner N, Dissertori O, Ferreira F, Lackner P (2007) Calcium-binding proteins and their role in allergic diseases. Immunol Allergy Clin North Am 27: 29–44
Zuidmeer L, van Leeuwen WA, Budde IK et al. (2005) Lipid transfer proteins from fruit: cloning, expression and quantification. Int Arch Allergy Immunol 137: 273–281

Bedeutung rekombinanter Allergene und Allergenderivate

E. Wollmann, R. Valenta

T. Biedermann et al. (Hrsg.), *Allergologie*,
DOI 10.1007/978-3-642-37203-2_18, © Springer-Verlag Berlin Heidelberg 2016

18.1 Einleitung

Im Jahr 1906 prägte Clemens von Pirquet erstmals den Begriff der »Allergie«. Er wollte damit eine Überempfindlichkeitsreaktion des Immunsystems von einer normalen Immunantwort abgrenzen. Diese Hypersensibilität zeichnet sich durch das rasche Einsetzen klinischer Reaktionen aufgrund Kontakts mit einem an sich harmlosen Stoff aus. An sich harmlose Stoffe, die solche Überempfindlichkeitsreaktionen auslösen, wurden als Allergene bezeichnet. Allergene sind also Antigene, welche im Organismus klinische Reaktionen auslösen, selbst aber keine Pathogene darstellen.

Von Coombs und Gell wurden 4 verschiedene Pathomechanismen der Überempfindlichkeiten klassifiziert. Die Allergie vom Soforttyp, auch als Typ-I-Allergie bezeichnet, ist charakterisiert durch eine von Allergenen hervorgerufene Reaktion. Durch die Bindung von Allergenen an präformierte allergenspezifische IgE-Antikörper werden Immunkomplexe gebildet, die über die FcεRI-Rezeptoren Effektorzellen wie Mastzellen und Basophile aktivieren. Diese Art der Immunreaktion wird auch als IgE-assoziierte Allergie bezeichnet. Diese Art der Immunreaktion kommt vor allem in atopischen Individuen vor.

Atopie bezeichnet die Neigung eines Individuums (u. a. genetisch bedingt) als Immunantwort auf Allergenkontakt mit IgE-Produktion zu reagieren. Allergene sind Antigene, die von spezifischen IgE-Antikörpern erkannt werden. Sie müssen unterschieden werden von Antigenen, die IgE in einer unspezifischen Weise binden, wie z. B. Lektine oder andere Liganden für IgE (Salazar et al. 2013). Die spezifische Immunantwort ermöglicht die Bildung von spezifischen IgE-Antikörpern und damit das Erkennen von Allergenen. Im Fall der IgE-assoziierten Allergie sind fast alle klinisch relevanten Allergene Proteinantigene. Über T-Zell-Hilfe wird eine spezifische IgE-Antwort hervorgerufen. Auch Kohlenhydratstrukturen auf Proteinen können spezifische IgE-Antworten auslösen. In diesem Fall allerdings wird die T-Zell-Hilfe über Peptidepitope am Proteingerüst des Glykoproteins vermittelt. Auch gibt es Hinweise, dass IgE-assoziierte Arzneimittelunverträglichkeiten auf ähnlichen Mechanismen beruhen. Die Arbeiten von Nagpal et al. im Jahr 1987 und von Corinti et al. 1997 beschreiben Nukleinsäuren, Kohlehydrate, Lipide und andere Substanzen, die in der Allergie eine Rolle spielen können.

Zu Beginn einer allergischen Immunantwort steht die »allergische Sensibilisierung«. Dies ist die erste Antwort des Immunsystems, die darauffolgend zur Entwicklung von IgE-assoziierter Allergie führt. Diese Sensibilisierung findet bei Atopie meist in früher Kindheit statt und hat oft einen charakteristischen Verlauf, zu Beginn gekennzeichnet durch eine Nahrungsmittelallergie. Anschließend erfolgt die Entwicklung einer respiratorischen Allergie. Dieser Ablauf wird auch als »allergischer Marsch« (Kulig et al. 1999) bezeichnet. In früher Kindheit gibt es auch das Phänomen der IgE-Autosensibilisierung (Valenta 2002; Mothes et al. 2005).

Allergische Sensibilisierung ist ein T-Zell-abhängiger Prozess, welcher zur Produktion von allergenspezifischen IgE-Antikörpern führt. Der »Class-switching-Prozess«, welcher zur IgE Antikörperbildung führt, benötigt Th2-Zytokine. Nicht notwendigerweise verläuft dieser Prozess sequenziell – mit der Bildung von IgG als Zwischenschritt. Der Immunglobulinklassenwechsel kann auch direkt von IgM auf IgE erfolgen (Übersicht bei Wu u. Zarrin 2014). Ob die Immunantwort auf ein Antigen nun in einer womöglich toleranzinduzierenden, antigenspezifischen IgG-Antwort resultiert oder in einer antigenspezifischen IgE-Antikörperbildung endet, hängt u. a. von den in Tab. 18.1 genannten Faktoren ab.

Allergische Sensibilisierung führt zur Bildung einer allergenspezifischen IgE- und T-Zell-Gedächtnis-Immunantwort. Wiederholter Allergenkontakt hat eine Ankurbelung der IgE-Immunantwort (engl.: »boost«) zur Folge. Ergebnisse von Tierversuchsstudien zeigen, dass diese zweite Immunantwort T-Zell-unabhängig erhalten werden kann. Auch Untersuchungen bei AIDS-Patienten zeigen, dass unabhängig von intakter T-Zell-Hilfe ein »Boost« von allergenspezifischem IgE durch saisonale Allergene stattfindet (Marth et al. 2014).

Einige Studien zeigen, dass v. a. respiratorischer, d. h. also auch nasaler, Allergenkontakt einen starken systemischen »Boost« der IgE-Antikörperproduktion auslösen kann (Niederberger et al. 2007). Weniger ist über andere Expositionswege wie z. B. Haut oder oberer/unterer Gastrointestinaltrakt bekannt.

Tab. 18.1 Einflussfaktoren auf die Immunantwort

	Einflussfaktoren
Patientenbezogen	Weg/Ort der Allergenexposition
	Mechanismen des Aufnehmens und Prozessierens eines Allergens
	Immunsystem (Kindheit/Alter)
	Genetische Prädisposition (antigenspezifisch, z. B. MHC; Atopiker vs. Nichtatopiker, z. B. IL-4-Promotor)
Umweltbezogen	Allergenstruktur (gefaltet/ungefaltet)
	Immunogenität des Allergens
	Allergenexposition und Dauer der Exposition
	Adjuvantien, immunmodulierende Faktoren
	Umweltverschmutzung, Endotoxine, Infektionen

Die Fähigkeit eines Allergens, eine allergische Immunantwort zu induzieren, wird mit dem Begriff »Allergenität« (engl. »allergenicity«) bezeichnet. Der Begriff Allergenität ist ähnlich dem Begriff Immunogenität (engl. »immunogenicity«), welcher die Fähigkeit eines Antigens beschreibt, eine spezifische Immunantwort zu induzieren. Einige Arbeiten zeigen, dass gewisse intrinsische Eigenschaften der Moleküle spezifische IgE-Antworten hervorrufen können. Als Beispiel zu nennen sind Allergene mit gewissen biologischen Funktionen wie z. B. Proteasen. Allerdings haben viele wichtige Allergene diese Eigenschaften nicht (Valenta u. Kraft 2001). Auch spricht dagegen, dass nichtallergische Personen mit »normalen« IgG-Antikörper-Antworten auf diese Allergene reagieren. Das deutet darauf hin, dass die Allergenität eines Allergens aus einem Zusammenspiel von dessen Immunogenität und patientenabhängigen Faktoren besteht, die die Bildung einer IgE-Antwort favorisieren.

Im Tierversuch ist es möglich, eine allergische Sensibilisierung gegen Antigene mittels Adjuvanzien zu induzieren. Auch können gewisse experimentelle Bedingungen in einer IgE-Immunantwort resultieren. Vrtala et al. konnten 1998 in Tierversuchsstudien bestätigen, dass die generelle Allergenität eines Allergens abhängig von dessen Immunogenität ist.

Der Begriff »Allergen« bedeutet nicht nur, dass ein Molekül IgE-Antikörper binden kann, sondern auch, dass beim allergischen Patienten eine klinisch relevante allergische Reaktion ausgelöst wird. IgE-assoziierte allergische Reaktionen entstehen, wenn ein Allergen fähig ist, an Mastzell- oder Basophilen-gebundene IgE-Antikörper kreuzzuvernetzen (engl.: »cross-linking«). Diese IgE-Antikörper binden mit hoher Affinität FcεRI-Rezeptoren auf Mastzellen und Basophilen. Durch das Kreuzvernetzen der IgE-Antikörper über die Allergene wird eine Signalkaskade induziert, die zur Ausschüttung von Mediatoren, Proteasen und Zytokinen sowie zur De-novo-Bildung von Mediatoren und entzündungsfördernden Substanzen führt.

Eine allergische Inflammation wird durch die oben erwähnte Mediatorausschüttung hervorgerufen. Es gibt Hinweise, dass Allergene über T-Zell-Aktivierung eine Entzündung mittels erleichterter Antigenpräsentation initiieren können. Dies erfolgt entweder IgE-vermittelt oder über nicht-IgE-mediierte Prozesse (van Neerven et al. 2006).

Um Mastzell- oder Basophilendegranulation zu induzieren, benötigt ein Allergen mindestens 2 Epitope für eine IgE-Bindung. Das Ausmaß der Degranulation hängt von der Anzahl der IgE-Epitope am Allergen ab und von der Menge des verfügbaren allergenspezifischen IgE. Viele der wichtigen Allergene haben mehrere verschiedene IgE-Epitope. Auch die strukturelle Topologie der Epitope kann einen Einfluss auf die Degranulationsreaktion haben. Es wird vermutet, dass eine Epitopansammlung an gewissen Stellen eines Allergens die Rezeptoraggregation erleichtern kann (Flicker et al. 2006).

Kohlenhydratepitope haben eine nur schwache bzw. gar nicht vorhandene Fähigkeit, Mastzell- und Basophilenaktivierung zu induzieren. Eine Allergie vom Soforttyp kann dennoch ausgelöst werden, da diese Kohlenhydrate einige wenige IgE-Epitope beinhalten oder sich als IgE-Hapten verhalten. Nichtallergene IgE-reaktive Haptene können z. B. durch proteolytische Abspaltung oder rekombinante DNA-Technologie gebildet werden. Von einem Allergen abgeleitete IgE-reaktive Haptene, IgE-reaktive Kohlenhydrate und einige der IgE-reaktiven Autoantigene binden spezifisch an das IgE, induzieren aber nur schwache Mastzell- oder Basophilendegranulation (Ball et al. 1994; Mari 2002; Aichberger et al. 2005). Solche Strukturen können als IgE-reaktive Antigene definiert und damit von biologisch aktiven Allergenen abgegrenzt werden. In den letzten Jahren an Bedeutung gewonnen hat das Kohlenhydratepitop Galaktose-α-1,3-Galaktose. Präformierte IgE-Antikörper gegen diese auch »α-Gal« genannten Strukturen führen zu verzögert auftretenden Symptomen einer allergischen Reaktion nach Fleischkonsum. Allergische Reaktionen unterschiedlichen Grades treten 3–4 h nach Allergenexposition auf. Die klinische Relevanz beschränkt sich allerdings nicht nur auf tierische Nahrungsmittel; dieses Kohlenhydratepitop ist auch auf dem monoklonalen Antikörper Cetuximab vorhanden, der in der Therapie von metastasierenden kolorektalen Karzinomen und Plattenepithelkarzinomen von Kopf und Hals Verwendung findet. Cetuximab weist eine Glykosylierung mit α-Gal auf und wird von Patienten mit präformierten IgE-Antikörpern erkannt. Dies kann bereits bei erstmaliger Verabreichung zu einer anaphylaktischen Reaktion führen (Fischer et al. 2014).

Es stellt sich dennoch die Frage, ob diese IgE-reaktiven Strukturen an der allergischen Inflammation mitwirken können. Theoretisch ist es möglich, dass sie ohne Crosslinking von IgE auf Mastzellen oder Basophilen über T-Zell-Aktivierung zur allergischen Entzündung beitragen. Als Beispiel zu nennen sind hier bestimmte autoreaktive IgE-Antigene, die die Sekretion von IFN-γ induzieren können, welches für die Zerstörung epithelialer Zellen verantwortlich ist (Aichberger et al. 2005, Reisinger et al. 2005a). Außerdem konnte gezeigt werden, dass allergenabgeleitete Peptide ohne IgE-Reaktivität über MHC-II-abhängige T-Zell-Aktivierung zur allergischen Spätreaktion beitragen (Haselden et al. 1999). In Allergenderivaten mit einer mehr als 100-fach reduzierten IgE-mediierten Mastzellaktivierung im Vergleich zum Wildtypallergen kann im Patch-Test trotzdem eine Spätreaktion bei allergischen Patienten oder im Verlauf einer spezifischen Immuntherapie ausgelöst werden (Campana et al. 2008; Purohit et al. 2008; Spertini et al. 2014).

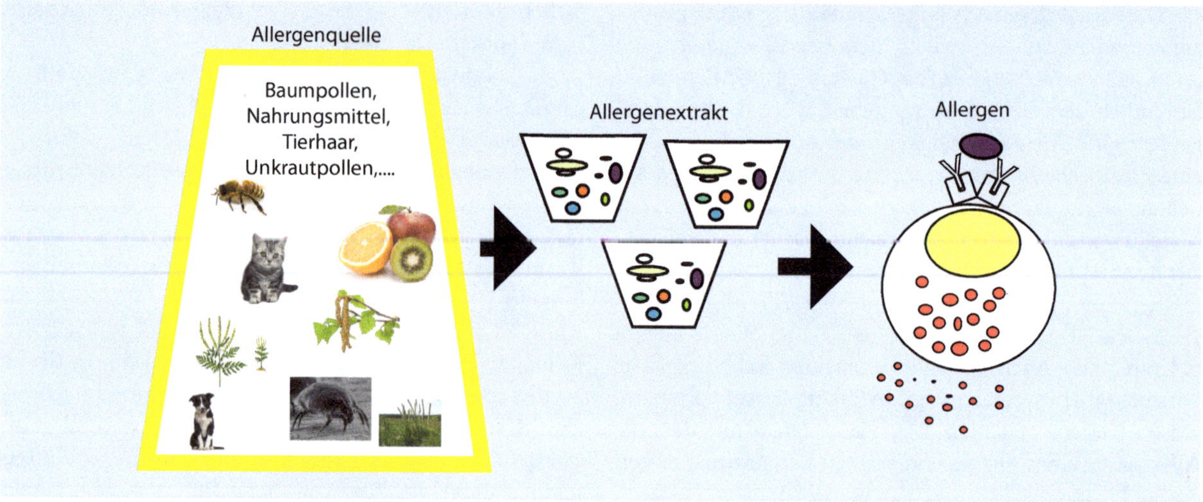

Abb. 18.1 Allergenquelle, Allergenextrakt und Allergen. Allergenquellen enthalten allergene und nichtallergene Komponenten, daraus hergestellte Extrakte sind Mischungen aus den Allergenen und nichtallergenen Komponenten, wobei häufig Allergene fehlen bzw. deren Mengen stark variieren können. Das reine Allergen wird als Allergie-induzierendes Molekül bezeichnet

All diese Ergebnisse zeigen, dass auch in Richtung Mechanismen der »allergischen Entzündungen«, die unabhängig von IgE-mediierter Mastzell- und Basophilendegranulation sind, geforscht werden muss. Solche Studien würden im Idealfall klinisch relevante Kriterien allergener Aktivität von Allergenen identifizieren. Zusätzlich würden sie die Abschätzung der Bedeutung nicht-IgE-mediierter Entzündung ermöglichen und dabei neue relevante Informationen bezüglich der Reduktion von Nebenwirkungen im Verlauf einer Immuntherapie zur Verfügung stellen.

18.2 Allergenquellen, Allergenextrakte, natürlich gereinigte und rekombinant hergestellte Allergenmoleküle

Historisch und auch klinisch hat es sich bewährt, Allergenquellen zu unterteilen in saisonale, ganzjährige, Innenraum- und Umweltallergene, respiratorische und Lebensmittelallergene sowie über die Haut und systemisch agierende Allergene. Die Bedeutung dieser Allergenquellen wird bestimmt vom Allergeninhalt, d. h. der Menge an Allergen in der Allergenquelle. Auch die Menge und die Intensität, mit welcher das Allergen aus der Allergenquelle freigesetzt wird, spielen eine wichtige Rolle.

Weltweit setzen Gräser große Mengen an Pollen frei, welche über die Luft transportiert werden (Esch 2004). Demgegenüber stehen z. B. Rapspollen, welche nur begrenzt verteilt werden, da ihr Transport hauptsächlich über Insekten erfolgt. Dies ist einer der Gründe, warum sie als Allergenquellen nicht von großer Bedeutung sind.

Eine weitere wichtige Einflussgröße sind die lokalen Klimabedingungen und geografische Faktoren sowie die Präsenz gewisser Allergenquellen in bestimmten Regionen. Die Birke und deren Pollen sind wichtige saisonale Allergenquellen in Nord- und Mitteleuropa im Gegensatz zur mediterranen Region. Ähnliches gilt für Allergenquellen wie Milben (Hausstaubmilbe, tropische Milben). So ist es auch möglich, charakteristische Sensibilisierungsprofile abhängig von der Umgebung und dem lokalen Vorkommen der Allergene zu identifizieren. Nordeuropäische Patienten unterscheiden sich in ihren Sensibilisierungsprofilen von Patienten aus südlicheren Regionen, da sich die lokale Flora in deren IgE-Sensibilisierungsprofilen widerspiegelt. Auch werden Unterschiede bezüglich der Innenraumallergene in unterschiedlichen Kontinenten beschrieben (Moverare et al. 2002; Westritschnig et al. 2003; Panzner et al. 2014).

Allergenquellen beinhalten unterschiedliche Mengen an Allergenen (Abb. 18.1). Gewisse Allergenquellen (z. B. Birkenpollen, Katze, Fisch) beinhalten v. a. ein Hauptallergen (Majorallergen), welches vom Großteil der Patienten erkannt wird und mit der größten allergenen Aktivität assoziiert ist. Andere Allergenquellen können mehr als ein wichtiges Allergen beinhalten.

Weitere Faktoren, welche beeinflussen, ob eine Protein ein Allergen sein kann, sind z. B., dass gewisse Pollen bei Kontakt mit den Schleimhäuten der Atemwege große Mengen an einatembaren Allergenen freisetzen (Suphioglu et al. 1992; Vrtala et al. 1993; Schappi et al. 1997; Grote et al. 2000, 2003; Taylor et al. 2002; Motta et al. 2006). Allergene können auch von ihrem ursprünglichen Material herausgelöst werden und an andere Materialien binden (z. B. Dieselabgaspartikel), welche nicht nur als Trägermaterial wirken können, sondern auch als Adjuvanzien, wodurch das Immunsystem in Richtung einer Th2-Ant-

18

wort getrimmt werden kann (Diaz-Sanchez et al. 1994, 1997; Knox et al. 1997). Bereits in der Allergenquelle selbst können neben dem Allergen auch Substanzen vorhanden sein, die eine allergische Immunantwort begünstigen (Traidl-Hoffmann et al. 2005). Die Menge an individuellem Allergen in der Allergenquelle kann durch eine Vielzahl biologischer Faktoren bestimmt sein. Es konnte z. B. gezeigt werden, dass die Expression von Allergenen besonders während der Pollenreifung ansteigt. Die Expression dieser Allergene ist abhängig von Wachstumsfaktoren, Hormonen und Umweltbedingungen. Auch Spezies, Gewebe und Geschlecht haben einen Einfluss auf die Menge an Allergen in gewissen Allergenquellen (Savolainen et al. 1989; Hjelmroos et al. 1995; Hsieh et al. 1995; Mittermann et al. 1995; Jalil-Colome et al. 1996; Midoro-Horiuti et al. 2001; Tashpulatov et al. 2004; Martinez et al. 2006).

Es gibt eine große Variabilität hinsichtlich der Präsenz zwischen gewissen Allergenen in speziellen Allergenquellen sowie eine große Anzahl an nicht gut charakterisierten anderen Substanzen in den Allergenquellen. Diese Substanzen können einen Einfluss auf die Immunantwort haben oder eine Matrix darstellen, die Proteine trägt und schützt oder die das Eindringen in den Körper in unterschiedlichen Graden ermöglicht (z. B. in den Atemwegen, durch die Haut und die intrazelluläre Matrix oder im Gastrointestinaltrakt).

Diese große Variabilität der einzelnen Allergene in den Allergenquellen stellt auch ein diagnostisches und therapeutisches Problem dar. Derzeit stehen im klinischen Alltag v. a. Allergenextrakte zur Diagnostik und Therapie zur Verfügung (◻ Abb. 18.1). Hersteller von Allergenextrakten wollen die Menge an Allergen im Extrakt kontrollieren. Erzielt werden soll dies durch die Verwendung von immunochemischen und biologischen Standardisierungstechniken. Dennoch zeigen sich viele Probleme bei der Verwendung von Allergenextrakten in der Klinik, die mit diesen Methoden nicht überwunden werden können (Akkerdaas et al. 2003):

- So kann z. B. die Konzentration der Allergene bestimmt, jedoch nicht beeinflusst werden. Eine Möglichkeit zur Veränderung der Allergenmenge ist hier die Zugabe eines gereinigten Allergens (engl. »spiking«).
- Auch können Kontaminationen mit Allergenen anderer Allergenquellen ein Problem darstellen.
- Ebenso wurden unerwünschte Substanzen (Endotoxine, bakterielle Komponenten) in kommerziell verfügbaren Extrakten beschrieben (van der Veen et al. 1996; Trivedi et al. 2003; Valerio et al. 2005).

Obwohl sich die Standardisierung der Extrakte seit den Jahren um 1930 stark verbessert hat, können gewisse fundamentale Probleme aufgrund der Eigenschaften natürlicher Allergenextrakte grundsätzlich nicht gelöst werden (Focke et al. 2009).

Neue Technologien, die eine Herstellung hochreiner und definierter Allergene ermöglichen, haben daher Einzug gehalten. Rekombinante Allergene finden ihre gerechtfertigte Anwendung in der Diagnostik und Therapie (Valenta u. Kraft 2001). Seit 1988 isolieren Forschergruppen DNS, die für Allergene kodiert, und produzieren so mithilfe rekombinanter Expressionstechniken Allergene. Nach mehr als 25 Jahren an Forschungsarbeit sind heute die Allergene der wichtigsten Allergenquellen verfügbar. Sie finden Verwendung in Forschung, Diagnostik und Therapie sowie in der Prävention von Allergien.

18.3 Rekombinante Allergene

Rekombinante Allergene sind Proteine, die über Transkription und Translation der korrespondierenden DNS in einem Expressionssystem produziert werden. Die für Allergene kodierenden DNS-Moleküle werden über funktionelle oder DNS-basierende Verfahren erhalten.

◻ Abb. 18.2 zeigt die bekanntesten und erfolgreichsten Strategien der DNS-Isolierung rekombinanter Allergene. In einem ersten Schritt wird mRNS aus der allergenexprimierenden Quelle mittels reverser Transkriptase in cDNS konvertiert. Diese cDNS-Moleküle können in Phagen-DNS inseriert und in vitro in eine Phagenbibliothek gepackt werden, die ein Repertoire von cDNS-Molekülen beinhaltet. Diese Bibliothek enthält somit einen Pool an mRNS-Molekülen, die transkribiert wurden, und auch die allergenkodierende DNS.

Als sehr nützliche Phagensysteme haben sich λgt11-Phagen herausgestellt. Mittels Infektion von Bakterien können sie über allergenkodierende cDNS-Vorlagen rekombinante Proteine herstellen. Durch dieses Expressionssystem ist es möglich, Phagenklone zu selektieren, die allergenkodierende DNS exprimieren; mithilfe von IgE-Antikörpern von Patienten kann diese allergenkodierende DNS nach einigen Reklonierungszyklen in reiner Form erhalten werden. Die Technologie des IgE-Screenings ermöglicht es, rasch eine große Zahl allergenkodierender cDNS-Moleküle zu akquirieren.

Auch andere Methoden, wie z. B. DNS-basierende Screeningmethoden, werden für die Isolation allergenkodierender cDNS angewendet. Sie basieren auf der Bildung synthetischer DNS-Proben, die von allergenspezifischen Aminosäuresequenzen abgeleitet werden. Diese Sonden können dann für DNS-basiertes Durchsuchen von Bibliotheken oder für Polymerasekettenreaktionen-(PCR)-basierte Klonierung von allergenkodierenden Sequenzen verwendet werden. PCR-basiertes Klonieren ist zwar ein sehr schnelles, aber auch ein fehlerbehaftetetes

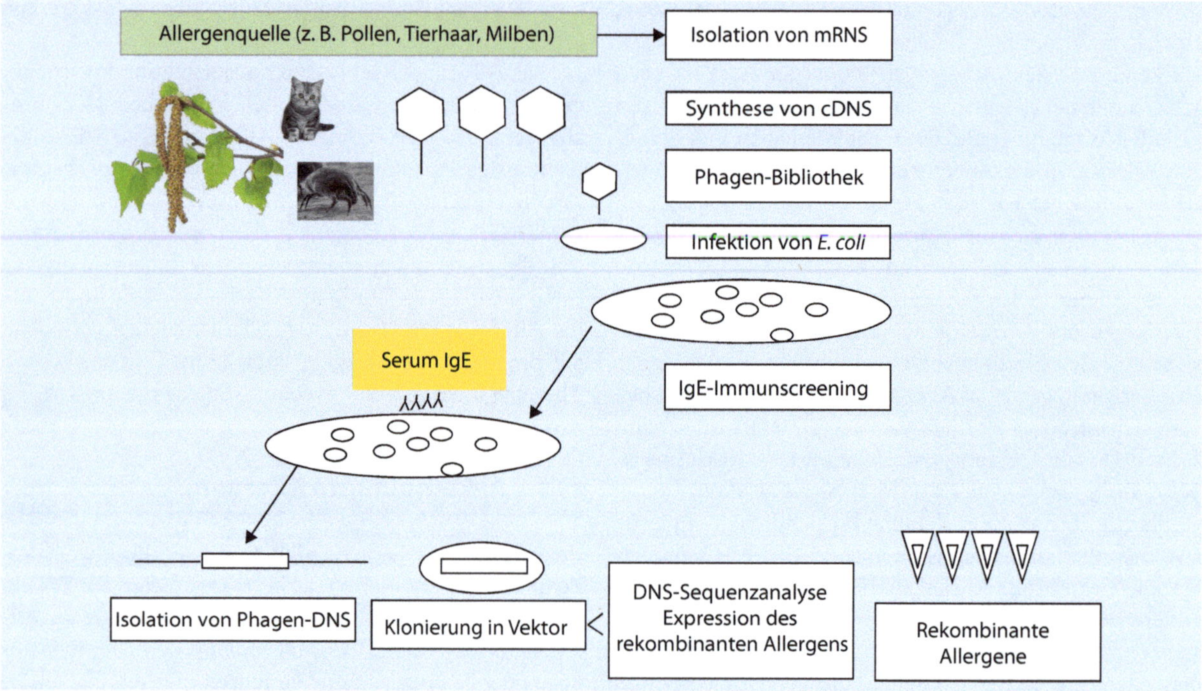

Abb. 18.2 Die Herstellung rekombinanter Allergene beginnt mit der Präparation der mRNS aus den Allergenquellen, die in cDNS umgeschrieben und in Genbibliotheken gespeichert wird. Mithilfe von Patienten-IgE kann daraus DNS, die für Allergene kodiert, isoliert werden. Die Allergen-DNS enthält den Bauplan des rekombinanten Allergens, um es in reiner Form und in großen Mengen zu produzieren

Verfahren. Es können nichtauthentische DNS-Sequenzen entstehen oder Sequenzen, die Isoformen des Allergens kodieren, welche mit niedriger oder keiner IgE-Reaktivität assoziiert sind (Breiteneder et al. 1993; Ferreira et al. 1996).

Durch die Verfügbarkeit allergenkodierender cDNS eröffnen sich unzählige Möglichkeiten. Auch wird dadurch das Verständnis von Struktur und biologischer Funktion der Proteine (z. B. durch T-Zell- oder B-Zell-Epitopkartierung) bedeutend erleichtert.

Letztendlich ist es nun möglich, rekombinante Allergene herzustellen, die die genauen Eigenschaften der natürlichen Allergene repräsentieren und so therapeutische Anwendung finden können (Valenta u. Kraft 2002).

Abb. 18.3 zeigt eine Zusammenfassung der vielen möglichen Anwendungen rekombinanter Allergene.

Ausgehend von der DNS-Sequenz des Allergens ist es sofort möglich, die korrespondierende Aminosäuresequenz abzuleiten. Aminosäuresequenzen können verwendet werden, um in Datenbanken ähnliche Proteine zu finden und so z. B. Hinweise auf die mögliche Funktion der Proteine zu erhalten.

Darüber hinaus ist es möglich geworden, rekombinante Allergene sowohl für Forschungszwecke zu verwenden als auch in Studien für diagnostische und therapeutische Zwecke.

18.4 Von der traditionellen Nomenklatur der Allergene hin zu neuen Formen der Allergenklassifikation

Der dank der rekombinanten DNS-Technologie gewonnene enorme Anstieg an Wissen bezüglich Allergenstruktur und Biologie hat drastischen Einfluss auf die Art der Beschreibung und Charakterisierung der Allergene. Die klassische Allergennomenklatur basiert auf dem Versuch des Reinigens verschiedener Allergene aus natürlichen Allergenquellen durch diverse biochemische und immunochemische Techniken (Chapman et al. 2007). Zu Beginn wurden diese Techniken verwendet, um allergenhaltige Fraktionen aus Allergenextrakten anzureichern und einige wichtige Allergene von Pollen, Katze, Fisch und anderen Allergenquellen zu reinigen (1960–1970).

Im Jahr 1986 wurde vom Allergennomenklatur-Subkomittee der WHO und IUIS zum ersten Mal eine Liste der gereinigten Allergene publiziert (Marsh et al. 1986). Anhand dieser Nomenklatur wird ein Allergen folgendermaßen benannt: zunächst die ersten 3 Buchstaben des Genus, danach folgt ein Buchstabe, der die Spezies repräsentiert, anschließend eine arabische Zahl. Diese Zahl steht meist für die chronologische Entdeckung des Allergens. Das Hauptallergen der Birke, *Betula verrucosa*, trägt z. B. die Bezeichnung »Bet v 1«. Als Hauptallergen (Majorallergen)

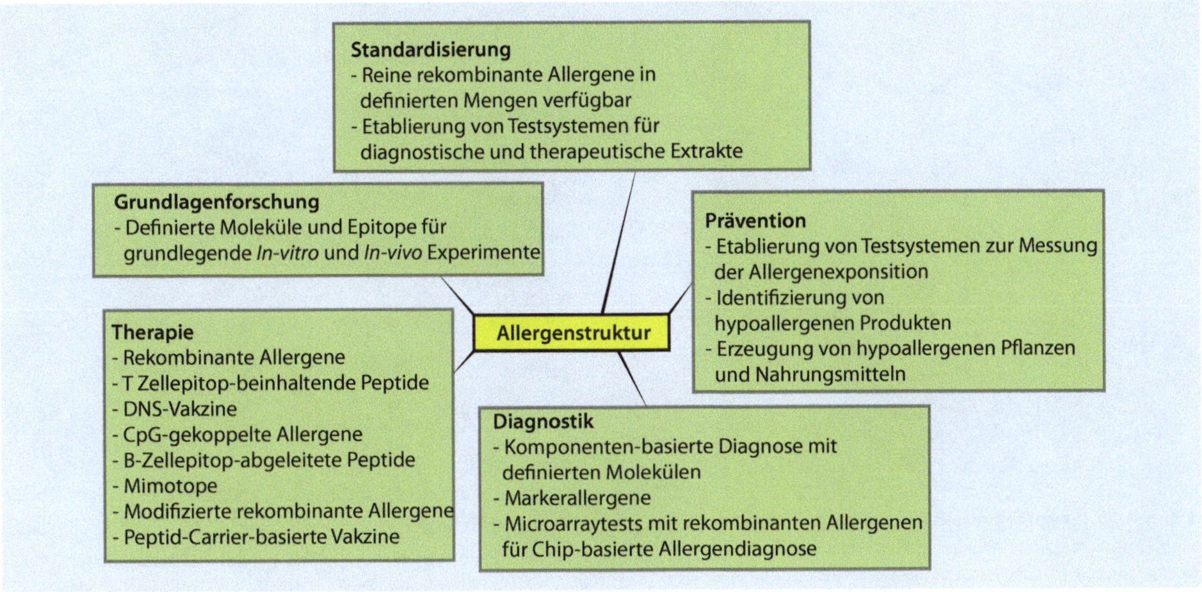

Abb. 18.3 Die Abbildung zeigt die vielfältigen Möglichkeiten, wie rekombinante Allergene für die Erforschung der Allergie sowie deren Diagnose, Therapie und Prävention verwendet werden können

sind jene Allergene definiert, die von IgE-Antikörpern von mehr als 50 % der allergischen Patienten erkannt werden. Minor- oder Nebenallergene bezeichnen Allergene, die von weniger als 20 % der Patienten mit allergenspezifischen IgE-Antikörpern erkannt werden. Diesen Allergennamen können auch Buchstaben vorangestellt werden: Der Buchstabe »n« zu Beginn des Allergennamens deklariert ein natürlich gereinigtes Allergen. Den rekombinant hergestellten Proteinen wird der Buchstabe »r« vorangestellt.

Innerhalb einer Allergenquelle können mehrere Isoformen eines Allergens vorhanden sein, die sich untereinander nur in wenigen Aminosäuren unterscheiden. Numerische Endungen in der Nomenklatur geben darauf einen Hinweis. Diese Unterschiede geben allerdings keinen Hinweis darauf, ob diese Allergenisoformen sich nun in der IgE-Reaktivität bzw. der allergenen Aktivität der Proteine ähneln (Breiteneder et al. 1993; Ferreira et al. 1996). Allergene, die aus natürlichen Quellen gereinigt werden, bestehen aus mehreren Isoformen. Die althergebrachte Form der Allergennomenklatur hat große Vorteile in der Erstellung kompletter Listen für die jeweilige Allergenquelle. Allerdings wird dabei die biologische Funktion gänzlich vernachlässigt sowie auch, dass Allergene aus unterschiedlichen Quellen ähnliche Funktionen, Strukturen, immunologische und allergene Aktivität haben können.

Die Familie der Profiline, eine Gruppe aktinbindender Proteine, die in nahezu allen eukaryotischen Organismen vorkommen, ist ein gutes Beispiel stark kreuzreaktiver Allergene, die nicht beschränkt auf eine gewisse taxonomisch verwandte Allergenquelle sind (Valenta et al. 1992, 1991).

Um das Verständnis über die Funktionen der Proteine zu erleichtern, sollten Allergene daher eher anhand ihrer Sequenzähnlichkeit und ihrer immunologischen Kreuzreaktivität gruppiert werden und nicht anhand traditioneller Konzepte der Allergenquellengruppierung (Valenta et al. 1996). Diese Einteilungsart findet immer mehr Anwendung, und mittlerweile zeichnet sich eine Änderung in der Nomenklatur in diese Richtung ab.

Ein wichtiges Argument für die Einteilung der Allergene anhand der Kreuzreaktivität ist die Erleichterung des Verständnisses von Sensibilisierungmustern und die Dekodierung echter Sensibilisierung vs. Kreuzreaktivität (Co-/Cross-sensitization). Dies ist v. a. therapeutisch sehr wertvoll, da einerseits eine exakte Diagnose ermöglicht und andererseits die Auswahl der geeigneten Immuntherapie damit deutlich erleichtert wird (Kazemi-Shirazi et al. 2002).

Dazu ein Beispiel: Wie anhand Abb. 18.4 ersichtlich, beinhalten Allergenquellen Allergene, die ausschließlich in einer Allergenquelle vorhanden sind, sowie auch kreuzreaktive Allergene, die ebenfalls in unterschiedlichen anderen Allergenquellen vorkommen.

Diese Allergene, welche für eine bestimmte Allergenquelle spezifisch sind, bezeichnet man als Markerallergene für die entsprechende Allergenquelle (Abb. 18.5). Die IgE-Erkennung solcher Markerallergene ist ein Hinweis darauf, dass die Patienten ursprünglich auf diese Allergenquellen sensibilisiert sind. Kreuzreaktive Allergene hingegen liefern eine Erklärung für breite Sensibilisierungsmuster aufgrund von Kreuzreaktionen (Abb. 18.5).

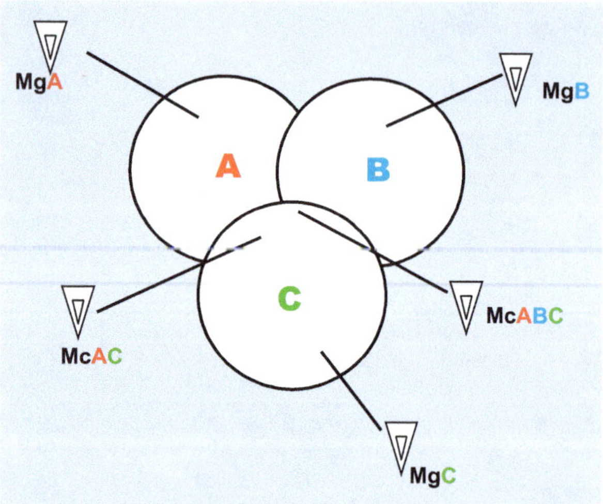

Abb. 18.4 Kreuzreaktive und Allergenquellen-spezifische Allergene. Unterschiedliche Allergenquellen (*A, B, C*) beinhalten Allergenrepertoires, die spezifisch nur in der jeweiligen Quelle oder als kreuzreaktive Allergene auch in anderen Quellen vorkommen können. *MgA, MgB, MgC* stehen für Allergene, die spezifisch für eine Allergenquelle sind, also genuin darin vorkommen. *McAC* repräsentieren kreuzreaktive Allergene in *A* und *C*, *McABC* solche in *A, B* und *C*

IgE-Reaktivität und klinische Sensibilisierung gegen kreuzreaktive Markerallergene in 2, 3 oder mehr Allergenquellen können beim Patienten theoretisch gegen alle diese Allergenquellen Symptome auslösen. Markerallergene, die nur in einer Allergenquelle vorhanden sind, können als echtes Markerallergen für echte Sensibilisierung gegenüber dieser speziellen Quelle bezeichnet werden. Zum Beispiel: IgE-Reaktivität gegenüber MgA zeigt eine echte Sensibilisierung, da MgA nicht in anderen Allergenquellen vorkommt (Abb. 18.4).

In Kohortenstudien zeigte sich die Nützlichkeit dieser Art der Allergietestung im Vergleich zu Extrakten. Es lässt sich dadurch z. B. die Zahl der falsch-positiven Allergietests mit Birkenpollenextrakt in südlichen Populationen erklären. Patienten aus Simbabwe, einem Land, in dem praktisch keine Birken vorkommen, haben eine positive IgE-Reaktivität auf Austestung im Birkenpollenextrakt. Sie zeigen keine IgE-Reaktivität gegenüber Bet v 1 (Hauptallergen), sind aber positiv auf kreuzreaktive Gras- oder Kräuterpollenallergene, die mit diesen anderen kreuzreaktiven Allergenen, wie z. B. Bet v 2 im Birkenpollenextrakt, reagieren (Moverare et al. 2002; Westritschnig et al. 2003). In den nordischen Ländern mit hoher Birkenpollenexposition ist die Rate an »echten« Birkenpollenallergikern, die mit dem Birkenmarkerallergen Bet v 1 reagieren, am höchsten (Moverare et al. 2002; Tab. 18.2).

Tab. 18.2 Prävalenz der IgE-Reaktivität gegenüber Birkenpollen in verschiedenen Bevölkerungsgruppen

Population	Bet v 1 (%)	Bet v 2 (%)	Bet v 4 (%)
Finnland	100	2	5
Schweden	98	12	8
Österreich	98	30	11
Frankreich	90	20	6
Schweiz	65	43	7
Italien	62	33	27
Simbabwe	0	100	0

Auch für viele andere Allergenquellen können Markerallergene identifiziert werden (Gras, Baumpollen, Kräuterpollen, Hausstaubmilbe, Katze, Fisch) (für eine Übersicht s. Sastre 2010). Diese Markerallergene eignen sich, um die Diagnose einer genuinen Sensibilisierung gegen Allergenquellen zu erhärten. Es ist dadurch eine präzisere Allergiediagnostik möglich und somit auch eine exaktere Auswahl der spezifischen Immuntherapie (Abb. 18.4).

Auch bei der Erstellung einer Hierarchie an Sensibilisierungen bei allergischen Patienten stellen Markerallergene eine wichtige Stütze dar. Leidet ein Patient an einer Birkenpollenallergie, zeigt er oft auch Symptome bei Kontakt mit Pollen von botanisch verwandten Bäumen, wie z. B. Erle, Hasel, und auch bei Genuss von gewissen pflanzlichen Lebensmitteln, wie z. B. Apfel. Klinisch relevant ist nun die Frage, woher die ursprüngliche Sensibilisierung kommt (Birke, Erle oder pflanzliches Nahrungsmittel).

Über quantitative allergenspezifische IgE-Messungen der kreuzreaktiven Antigene kann eine Hierarchieklassifi-

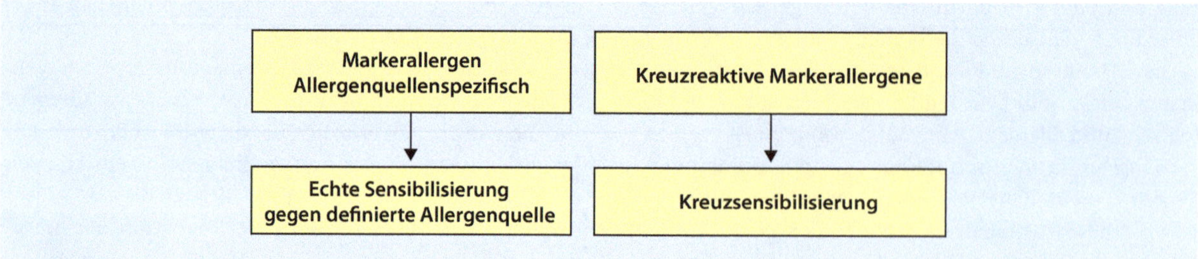

Abb. 18.5 Bedeutung von Markerallergenen

18

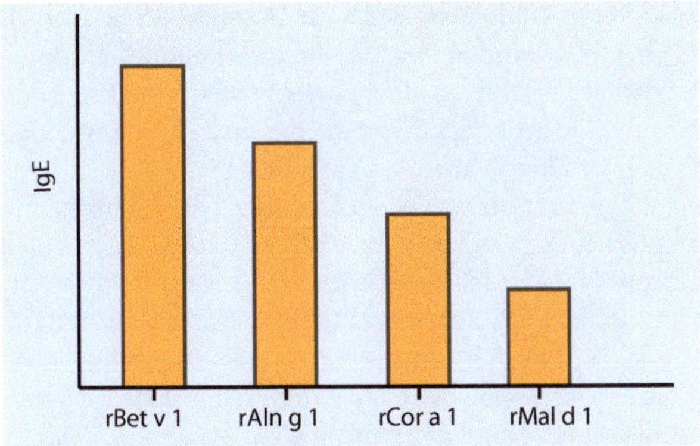

Abb. 18.6 Die Hierarchie von IgE-Kreuzreaktivität gemäß quantitativen IgE-Messungen und Kreuzinhibitionstests. Jene Allergene einer Familie von kreuzreaktiven Allergenen, die in Populationen am meisten IgE binden und die IgE-Bindung gegen andere kreuzreaktive Komponenten vollständig inhibieren können, sind die, welche für die Sensibilisierung in dieser Population am wichtigsten sind. In der Regel reichen diese als repräsentative Komponenten für die Diagnose und Therapie aus. (rBet v 1 bezeichnet dabei das rekombinant hergestellte Allergen der Birke, rAln g 1 das der Erle, rCor a 1 das der Haselnuss und r Mal d 1 das des Apfels)

zierung erfolgen (Abb. 18.6). Ein weiterer Ansatzpunkt sind serologische Kompetitionsexperimente. Bei diesen Experimenten können Seren mit dem verdächtigten Allergen abgesättigt werden (Kazemi-Shirazi et al. 2000), und das übrig bleibende IgE kann anschließend von den anderen Allergenen gebunden und im Anschluss detektiert werden (Niederberger et al. 1998a, 1998b). Daraus kann nun geschlossen werden, dass jenes Allergen, welches am meisten IgE bindet und damit auch depletiert, das ursprüngliche sensibilisierende Allergen ist. An Bedeutung gewinnen die Ergebnisse dieser Experimente v. a. in repräsentativen Populationen allergischer Patienten.

Diese Hierarchieeinteilung ist besonders wichtig für die Auswahl der spezifischen Immuntherapie, weil es damit möglich wird, mit Allergenen aus der dominanten Allergenquelle zu behandeln. Verschiedene Studien zeigen, dass Immuntherapie bei Bet v 1-allergischen Patienten mit Birkenpollen oder Bet v 1-Derivaten auch einen Effekt auf Allergene zeigt, die verwandt sind (Bolhaar et al. 2004).

18.5 Spektrum der respiratorischen Allergene, Nahrungsmittel- und Insektenallergene

Durch die Einführung der rekombinanten DNS-Technologie wuchs das Wissen über die verschiedenen Allergene und deren Struktur und Eigenschaften, die in verschiedenen Allergenquellen gefunden werden können, stark an. Eine Reihe von Übersichtsartikeln, die in Tab. 18.3 genannt sind, beschreiben die Allergene, die in den verschiedenen Allergenquellen vorkommen.

Darüber hinaus sind Onlinedatenbanken vorhanden, die sehr hilfreich sein können und viele Informationen über die Allergene beinhalten. In einer Arbeit von Mari

Tab. 18.3 Übersichtsartikel von Allergenen in verschiedenen Allergenquellen

Allergenquelle	Referenz
Baumpollen (z. B. Birke, Erle, Hasel, Platane, Olive, Esche, Zypresse, Zeder, Wacholder)	Mothes et al. 2004; Niederberger et al. 2002b, Villalba et al. 2014
Graspollen	Andersson u. Lidholm 2003; Esch 2004; Suphioglu 2000
Unkraut/Kräuterpollen (z. B. Traubenkraut, Beifuß, *Parietaria*)	Colombo et al. 2003; Wopfner et al. 2005; Mohapatra et al. 2004; Gadermaier et al. 2004
Milben (z. B. Hausstaubmilbe, Lagermilbe, tropische Milbe)	Fernandez-Caldas et al. 2004, Vrtala et al. 2014
Schabe	Helm u. Pomes 2004; Arruda 2005
Schimmelpilze (z. B. *Aspergillus, Alternaria, Cladosporium, Penicillium, Trichophyton, Candida, Malassezia*)	Twaroch et al. 2014
Tiere (z. B. Katze, Hund, Pferd, Kuh, Maus, Ratte, Meerschweinchen, Hase, Mensch)	Nilsson et al. 2014
Nahrungsmittelallergene (z. B. Kuhmilch, Hühnerei, Erdnuss, Sojabohne, Früchte, Gemüse, Gewürze, Weizen, Fisch, Krabbe)	Wal 2001; Roux et al. 2003; Burks 2004; Scholl u. Jensen-Jarolim 2004; Willison et al. 2014, Hochwallner et al. 2014, Valenta et al. 2015
Insekten (Hymenoptera: Biene, Ameise, Wespe, Hornisse) Beißende Insekten (z. B. Mücke, Fliege, Ungeziefer, Flöhe, Zecken)	King u. Spangfort 2000; Peng u. Simons 2004; King u. Guralnick 2004; Hoffman 2004
Latexallergene	Slater 2004; Wagner u. Breiteneder 2005

(2005) sind diese Datenbanken zusammengefasst. Die Homepage der WHO/IUIS Allergen Nomenclature Subcommittee (www.allergen.org) beinhaltet alle Allergene, die von Forschern zur Genehmigung und Registrierung eingesendet wurden. In der SDAP, der strukturellen Datenbank von Allergenmolekülen der University of Texas Medical Branch, finden sich strukturelle Daten. Informationen über Nahrungsmittelallergene können im FARRP (Food Allergy Research and Resource Program), bei www.allergenonline.com und bei der Protall-Datenbank (www.ifr.bbsrc.ac.auk/protall) nachgeschlagen werden. Allergome (www.allergome.org) ist eine ständig aktualisierte Datenbank über publizierte Allergensequenzen und Studien von Allergenmolekülen. Neben spezialisierten Datenbanken gibt es auch noch die große öffentliche Datenbank des National Center for Biotechnology Information (www.ncbi.nlm.nih.gov), in der generell DNS und Proteinsequenzen nachgeschlagen werden können.

18.6 Biologische Funktion und strukturelle Charakterisierung von Allergenen

Die Isolierung und Sequenzierung der allergenkodierenden cDNS-Moleküle ermöglicht es, die Aminosäuresequenzen vieler wichtiger Allergene abzuleiten. Sobald die Aminosäuresequenz verfügbar ist, kann mithilfe von Datenbanken die Sequenz des zu untersuchenden Allergens mit anderen, bereits bekannten Proteinen verglichen werden.

Solche Sequenzvergleiche haben die biologische Funktion vieler Allergene aufgedeckt. Auch wurde versucht, die allergische Aktivität eines Allergens mit dessen biologischer Funktion in Relation zu setzen. Ein interessantes Beispiel ist das Der p 1-Allergen der Hausstaubmilbe: Der p 1 ist eine Protease und schneidet im respiratorischen Epithel Strukturen auf Immunzelloberflächen, zerstört damit respiratorische Epithelzelllagen und verstärkt dadurch die eigene oder auch die Allergenität anderer, in der Hausstaubmilbe verfügbarer Allergene (Bessot u. Pauli 2011).

Allergene können auch auf das angeborene Immunsystem Einfluss nehmen. Als Beispiel zu nennen sind hier Der p 2, welches dem MD2-Molekül des Lipopolysaccharid-bindenden Komplexes des TLR4-Moleküls ähnelt und in Abwesenheit von MD2 die TLR4-Signalkaskade aktiviert. Auch Fel d 1 kann TLR4 als allergenimmunmodulierendes Protein beeinflussen (Trompette et al. 2009; Herre et al. 2013).

Verschafft man sich einen Überblick über die Liste der Allergene und ihrer biologischen Funktionen, so kann nicht unbedingt eine sofortige Verbindung zwischen biologischer Funktion und Allergenität hergestellt werden. So gehört z. B. die Gruppe der stark kreuzreaktiven Profiline zu den aktinbindenden Zytoskelettproteinen (Valenta et al. 1991, 1992). Muskelproteine wie Parvalbumin, kalziumbindende Proteine, »pathogenesis-related proteins« (PR-10-Proteine) oder Speicherproteine sind ebenso wichtige Proteinfamilien (Valenta u. Kraft 2001).

Angesichts dieser Fakten kann die Theorie nicht aufrechterhalten werden, dass Allergene exklusiv zu einer Gruppe von Proteinen mit prädefinierten biologischen Funktionen (z. B. Enzymfunktionen) gehören, die die Allergenität fördern. Auch andere Versuche, die Allergenität aufgrund von Sequenz oder strukturellen Eigenschaften vorherzusagen, sind nicht erfolgreich (Spök et al. 2005).

Durch die Herstellung großer Mengen an rekombinanten Proteinen und die anschließende Analyse mit NMR (»nuclear magnetic resonance«) und Röntgenkristallographie hat sich unser Wissen über die dreidimensionalen Strukturen der Allergene rasant gesteigert. Allerdings zeigt sich keine Gemeinsamkeit aufgrund struktureller Eigenschaften, die einen Hinweis auf die potenzielle Allergenität des Proteins geben würde. In der Literatur wurden Allergene mit reiner β-Faltblattstruktur ebenso beschrieben wie solche mit gemischt β/α-helikalen Strukturen und solche mit ausschließlicher α-Struktur (Valenta u. Kraft 2001). Wie bereits erwähnt, können Allergene anhand ihrer Sequenz und ihrer strukturellen Eigenschaften gruppiert werden. Allergene mit ähnlichen Sequenzen oder Struktureigenschaften zeigen oft kreuzreaktive IgE- und T-Zell-Epitope. Doch zeigen sich oft Ausnahmen, daher ist es nicht möglich, aufgrund des Grads der Sequenz- oder Strukturähnlichkeit mit Sicherheit eine Aussage zur Allergenität eines Proteins zu treffen.

Das Ausmaß und die Hierarchie der Kreuzreaktivität muss letztlich immer experimentell untersucht werden, z. B. durch immunologische Kreuzreaktivitätsstudien auf Antikörper- und T-Zell-Ebene.

Birkenpollenallergene kommen in der Natur in verschiedenen Isoformen vor. Neben dem Hauptallergen Bet v 1 gibt es nichtallergene oder niedrig-allergene Formen des Bet v 1-Moleküls, die sich nur in wenigen Aminosäuren unterscheiden. Besonders bei genetisch veränderten Organismen ist beim Vorhersagen der Allergenität Vorsicht geboten. Sichere Hinweise zur Vorhersage der Allergenität werden im Wesentlichen aus experimentellen Näherungsversuchen gewonnen (Spök et al. 2005). Trotzdem ist das Wissen über die strukturellen Eigenschaften der Allergene eine große Hilfe in der Allergologie. In der Allergieforschung sind Allergene reine Werkzeuge für die Erforschung zugrundeliegender Immunmechanismen. Durch das Wissen über die Sequenzen und Strukturen konnten Epitope der T-Zellen und IgE-Antikörper im Detail erforscht werden (Valenta u. Kraft 2002).

Epitope, die von IgE-Antikörpern erkannt werden, spielen eine wichtige Rolle bei der IgE-assoziierten allergischen Entzündung (z. B. Mastzelldegranulation). Unser Wissen über IgE-Epitope steigt ständig. Die meisten respiratorischen Allergene scheinen primär Konformations-IgE-Epitope zu besitzen, die von der intakten dreidimensionalen Struktur abhängig sind.

Mehrere Forschergruppen haben rekombinante Allergenderivate ohne funktionelle IgE-Epitope oder mit reduzierter IgE-Reaktivität hergestellt. Dies wurde durch die Entfernung gewisser Aminosäuren erreicht, die relevant für IgE-Paratopbindung sind, oder durch ein Aufbrechen der Konformationsepitope (Linhart u. Valenta 2005).

Trotz Ausnahmen von der Regel (z. B. Parvalbumin) (Bugajska-Schretter et al. 1998) beinhalten echte Nahrungsmittelallergene meist sequenzielle IgE-Epitope (Helm et al. 2000; Jarvinen et al. 2001; Shreffler et al. 2004). Ob nun ein Nahrungsmittelallergen eine IgE-assoziierte Entzündung oder einen anaphylaktischen Schock auslösen kann, ist davon abhängig, ob IgE-Epitope nach Passage des Gastrointestinaltrakts noch intakt sind. Allergene mit sequenziellen Epitopen oder hoher Stabilität sind weniger leicht im Verdauungstrakt degradierbar als Allergene mit Konformationsepitopen. Deswegen wird mit höherer Wahrscheinlichkeit eine systemische IgE-mediierte Reaktion ausgelöst (Sancho et al. 2005; Vassilopoulou et al. 2006). Allergene mit Konformationsepitopen oder labilen Epitopen lösen eher Symptome im Mund und Rachenraum aus (orales Allergiesyndrom) oder sind nur für T-Zell-mediierte Symptome in anderen Organen (z. B. exazerbierte atopische Dermatitis nach Nahrungsmittelkonsum) verantwortlich. Kleine Peptide, unbeschädigt vom Verdauungsprozess im Gastrointestinaltrakt aufgenommen, welche von T-Zellen erkannt werden, können in anderen Organen (z. B. Haut) T-Zell-mediierte Symptome auslösen (Schimek et al. 2005; Bohle et al. 2006). Die Bindungsstellen für IgE-Antikörper wurden für viele wichtige Allergene analysiert und zeigen, dass Allergene mehrere dieser Bindungsstellen haben können. IgE-Epitope sind entweder sequenziell oder konformationell und beinhalten mehrere verschiedene Oberflächenstrukturen vom Allergen. Die Zahl der Epitope bestimmt gemeinsam mit deren IgE-Antikörperspezifität die Potenz eines Allergens, Mastzell- und Basophilendegranulation zu induzieren (Gieras et al. 2007). Es gibt auch Hinweise, dass strukturelle Faktoren, wie z. B. die Orientierung eines IgE-Epitops, die allergene Aktivität beeinflussen, besonders wenn eine Ansammlung von IgE-Bindungsstellen auf einem Areal des Allergens die Aggregation von mastzellgebundenen IgE-Antikörpern fördert (Flicker et al. 2006).

Besonders in den letzten Jahren wurde das Verständnis der räumlichen Struktur von Allergenen immer wichtiger für das Design neuer Arten an Allergieimpfstoffen. Mithilfe neuer Technologien können IgE- und T-Zell-Epitope identifiziert werden, um hypoallergene Allergenderivate herzustellen. Es gibt sogar die Möglichkeit, die immunologischen Eigenschaften durch rekombinante DNS-Technologien von Allergenen zu verändern (Immunogenität, tolerogene Aktivität, Th1/Th2-Aktivität) (Linhart u. Valenta 2005).

18.7 Biochemische, immunologische und klinische Charakterisierung von Allergenen

Natürliche Allergene sind oft sehr schwer aus ihren Allergenquellen zu reinigen, da sie vielfach nur in kleinen Mengen vorkommen oder schwierig von anderen Allergenkomponenten bzw. nichtallergenen Komponenten zu trennen sind. Zum Beispiel konnten einige wichtige Hausstaubmilbenallergene nur mithilfe von cDNS-Klonierung gefunden werden, da sie im natürlichen Allergenextrakt nur in Spuren vorhanden sind (Lin et al. 1994). Ein wichtiges Beispiel dafür ist das kürzlich entdeckte Hauptallergen der Hausstaubmilbe, Der p 23, das wie viele andere wichtige Milbenallergene in gängigen Allergenextrakten nicht ausreichend vorhanden ist (Casset et al. 2012; Weghofer et al. 2013; Banerjee et al. 2014). Verständlicherweise können Zweifel an der klinischen Wichtigkeit dieser Allergene, die im natürlichen Extrakt nicht vorhanden sind, ausgesprochen werden. Viele dieser – nur über DNS-Technologien entdeckten – Allergene zeigen allerdings bei einer großen Anzahl von Patienten starke IgE-Reaktivität und allergene Aktivität, wodurch Zweifel bezüglich der klinischen Relevanz beseitigt werden (Lynch et al. 1997). Offenbar können diese Allergene auch in geringen Mengen sensibilisieren und heftige Reaktionen auslösen. In diesem Zusammenhang sei auch erwähnt, dass das Hinzufügen rekombinanter Allergene zu natürlichen Extrakten gang und gäbe ist, um die Qualität von diagnostischen Extrakten zu verbessern (Lundberg et al. 2001). Diese Möglichkeit wird noch nicht für therapeutische Extrakte genutzt, sodass in diesen oft wichtige Allergene fehlen.

Ein weiteres Problem natürlich gereinigter Allergene ist, dass sie zumeist in mehreren Isoformen vorliegen. Diese können sich stark bezüglich ihrer allergenen Aktivität unterscheiden. Auch hochentwickelte Reinigungsprotokolle können nicht verhindern, dass mehrere Isoformen vorliegen, die sich hinsichtlich ihrer Sequenz, ihren immunologischen und klinischen Eigenschaften unterscheiden. Dieses Thema wird hier deshalb angesprochen, um hervorzuheben, dass eine Verbesserung diagnostischer und therapeutischer Allergene nur über rekombinante Methoden möglich ist.

Rekombinante DNS-Technologie erlaubt die Herstellung von Allergenen unter kontrollierten Bedingungen. Biochemische und immunologische Eigenschaften können so optimal untersucht werden. Verschiedene Expressionssysteme in Eukaryonten und Prokaryonten ermöglichen die Produktion großer Mengen an definierten rekombinanten Allergenen mit korrekter Faltung (Valenta u. Kraft 2004). Mithilfe von Massenspektrometrie und Zirkulardichroismus können Allergene bezüglich biochemischer und struktureller Eigenschaften präzise analysiert werden. Gelfiltration oder Röntgendiffraktion kann zeigen, ob ein Protein aggregiert (Ferreira et al. 2005). Die gereinigten rekombinanten Allergene werden im Anschluss auf ihre IgE-Reaktivität getestet sowie auf ihre Fähigkeit, T-Zellen zu stimulieren (Proliferation und Zytokinausschüttung). Auch wird geprüft, ob IgE-abhängig eine Aktivierung von Basophilen und Mastzellen in vitro möglich ist. Die Basophilenaktivierungstests können entweder mit Basophilen von Patienten oder mit transfizierten RBL-Zellen (»rat basophile leukemia cells«) durchgeführt werden. Diese werden mit Serum von allergischen Patienten beladen; gemessen wird anschließend entweder die Ausschüttung der biologischen Mediatoren nach Allergenkontakt oder die Hochregulation von speziellen Aktivierungsmarkern (CD63, CD203c) über Durchflusszytometrie (Valent et al. 2004; Kaul et al. 2007, Caubet u. Sampson 2012).

Besonders das letztgenannte Verfahren hat in letzter Zeit an Bedeutung gewonnen, da die allergene Aktivität von Allergenen damit besser abschätzbar wird. Allergenspezifische IgE-Spiegel korrelieren ja nicht immer mit der klinischen Schwere der Allergie bzw. mit den Resultaten von Hauttesten oder von nasalen Provokationen (Heiss et al. 1999; Niederberger et al. 2001; Purohit et al. 2005). Bei der Evaluierung der klinischen Relevanz eines Allergens sollten also deshalb auch Studien der allergenen Aktivität in vivo durchgeführt werden. Diese Studien haben Einfluss auf die Auswahl an Allergenen, die in therapeutische Vakzine eingeschlossen werden, weil es ja nur sinnvoll ist, gegen klinisch relevante Allergene zu impfen.

Allergene, die keine klinische Relevanz zeigen, müssen nicht in den Impfstoffen enthalten sein. Hingegen sollten häufig erkannte Allergene mit hoher Allergenität einen wichtigen Bestandteil eines Impfstoffes darstellen (Valenta u. Niederberger 2007).

18.8 Klinische Verwendung rekombinanter Allergene

In der Klinik finden rekombinante Allergene 3 Hauptanwendungsbereiche: Diagnostik, Prävention und Behandlung. Viele Studien haben gezeigt, dass rekombinante Allergene die traditionellen Allergenextrakte ersetzen können (in vitro für Antikörpermessungen, Zellaktivierungstest und auch in der In-vivo-Diagnose) (Valenta u. Kraft 2002).

Theoretisch ist es auch möglich, verschiedene rekombinante Allergene zu kombinieren und somit eine natürliche Allergenquelle und deren verschiedene Allergene nachzustellen. Auch können rekombinante Allergene zu Allergenextrakten hinzugefügt werden, um nicht ausreichend vorhandene Allergene zu ergänzen (Valenta et al. 1999). Die Verbesserung oder der Ersatz ist v. a. für jene Allergene wichtig, deren natürliche Extrakte nicht reproduzierbar herzustellen sind, wie z. B. Nahrungsmittelextrakte (Lidholm et al. 2006). Diagnostische Tests, die auf Extrakten oder Allergenmixturen basieren, zeigen immer nur, auf welche Allergenquelle der Patient reagiert, können aber niemals das exakte allergieauslösende Agens feststellen. Tests mit rekombinanten einzelnen Allergenen – also komponentenbasierte Diagnostik (CRD = »component resolved diagnosis«) – zeigen hingegen das individuelle IgE-Profil eines Patienten gegenüber den einzelnen Allergenen (Valenta et al. 1999).

Tests, die auf nur einem einzelnen rekombinanten Allergen basieren, sind sehr aufwendig. Daher wurden auf Basis der Microarray-Technologie diagnostische Testsysteme entwickelt, die eine zeitgleiche Austestung einer Vielzahl rekombinanter Allergene ermöglicht (Hiller et al. 2002; Harwanegg et al. 2003; Lupinek et al. 2014). Mithilfe dieser Allergen-Arrays (»Allergenchip«) kann eine Bestimmung eines patientenspezifischen IgE-Antikörper-Profils mit kleinsten Mengen an Serum durchgeführt werden. Die Anamnese und die evtl. noch nötigen klinischen Austestungen der Patienten (Hauttests, nasale oder bronchiale Provokationen, orale Provokation) beschleunigen die Allergiediagnose (Schmid-Grendelmeier u. Crameri 2001; van Hage-Hamsten u. Pauli 2004). Die neuen Tests können auch zum Monitoring einer spezifischen Immuntherapie verwendet werden, da das immunologische Ansprechen des Patienten auf die Immuntherapie durch die Bildung von IgG-Antikörpern gemessen werden kann und, wie neue Erkenntnisse zeigen, dieser IgG-Anstieg zu einer Kompetition mit der IgE-Bindung führt, sodass es parallel zum Ansteigen allergenspezifischer IgG zu einer Reduktion der IgE-Bindung kommt (Lupinek et al. 2014, Wollmann et al. 2015). Die Chip-Technologie kommt zurzeit bei der Messung der Entwicklung der allergischen IgE-Antwort in einer großen europäischen Studie zur Anwendung, wo Seren von Kinderkohorten, die von den ersten Lebensjahren bis hin zur Adoleszenz gewonnen wurden, auf spezifische IgE-Antikörper getestet werden (Lupinek et al. 2014). Da die Allergenchips das gleichzeitige Testen auf mehr als 100 Allergenmoleküle mit geringsten Mengen Serum erlauben, ist dieses Testverfahren insbesondere in der pädiatrischen Allergologie von großem Wert. Ein kürzlich erschienener Übersichtsartikel »A WAO – ARIA – GA^{2}LEN consensus document on molecular-based allergy diagnostics« gibt nützliche Empfehlungen zur molekularen Allergiediagnose für die klinische Anwendung (Canonica et al. 2013).

Wie bereits erwähnt, können rekombinante Markerallergene zwischen Kosensibilisierung und Kreuzsensibilisierung unterscheiden (Pauli 2000; Kazemi-Shirazi et al. 2000). Solche Markerallergene wurden für Birkenpollen, Graspollen, Hausstaubmilbe, Katze, Kräuter und Olivenpollen und viele andere Allergenquellen identifiziert (Sastre 2010). Diagnostische Tests mit spezifischen Markerallergenen ermöglichen die Diagnose genuiner Sensibilisierung gegen Allergenquellen und sind deshalb geeignet, die Verschreibung einer geeigneten Immuntherapie zu erleichtern (Sastre 2012).

Rekombinante Allergene kommen zum Einsatz, um Sensibilisierungsprofile von Kindern zu erstellen (Lupinek et al. 2014) und um die zugrundeliegenden Mechanismen des »Boosts« der IgE-Spiegel und der Entwicklung der IgE- und IgG-Reaktivitäten bei Patienten unter allergenspezifischer Immuntherapie zu beobachten (Ball et al. 1999; Niederberger et al. 2002a, 2004, 2007; Mothes et al. 2003; Reisinger et al. 2005b; Rossi et al. 2007).

Messungen von IgE-Reaktivitätsprofilen während Immuntherapie (SIT) haben gezeigt, dass durch die Therapie auch IgE induziert werden kann (Ball et al. 1999; Niederberger et al. 2004, Durham et al. 2006). Auch konnte gezeigt werden, dass spezifische Immuntherapie mit manchen natürlichen Extrakten keine IgG-Antwort gegen bestimmte wichtige Allergene induzieren konnte und dass falsch-positive IgG-Antworten gegen nichtallergene Bestandteile des Allergenextrakts induziert wurden (Birkner et al. 1990; Mothes et al. 2003). Nur diagnostische Tests auf Basis rekombinanter Allergenkomponenten ermöglichen die Detektion von echten allergenspezifischen IgG-Antworten, da Allergenextrakte ja Gemische aus allergenen und nichtallergenen Komponenten darstellen und daher die IgG-Antwort auch auf irrelevante Extraktkomponenten mitgemessen wird (Flicker u. Valenta 2003). Komponententests sind wertvoll für die Verlaufskontrollen der spezifischen Immuntherapie und ermöglichen die Feststellung, ob ein Allergieimpfstoff allergenspezifische Immunantworten induzieren kann oder ob der Patient nicht mit einer adäquaten Immunantwort reagiert (Non-Responder). Mehrere Studien betonen die Wichtigkeit allergenspezifischer IgG-Antikörper für den Erfolg der Immuntherapie (Larche et al. 2006).

Es hat sich gezeigt, dass bei erfolgreicher Immuntherapie therapieinduzierte allergenspezifische IgG-Antikörper mit allergenspezifischen IgE-Antikörpern kompetieren und dass dieser Mechanismus die IgE-vermittelte Mastzell- und Basophilenaktivierung reduziert und somit die IgE-mediierten Symptome reduziert (Niederberger et al. 2004). Auch fand man heraus, dass blockierendes IgG die IgE-erleichterte Antigenpräsentation an T-Zellen und damit die T-Zell-Aktivierung blockiert (van Neerven et al. 2004, 2006, 1999; Wachholz et al. 2003). Weiterhin konnte gezeigt werden, dass allergenspezifisches IgG den »Boost« der IgE-Produktion aufgrund natürlicher Exposition verhindert. So trägt die SIT dazu bei, allergenspezifische IgE-Antikörper-Antworten herunterzuregulieren (Mothes et al. 2003; Niederberger et al. 2004).

Auch im Bereich der Allergieprävention finden rekombinante Allergene ihre Anwendung: Rekombinante Markerallergene können verwendet werden, um allergenspezifisches IgE zu quantifizieren. Diese quantitativen IgE-Tests zeigen, ob ein Patient einem gewissen Allergen gegenüber exponiert war (Niederberger et al. 2007). Solche Messungen sind für die Verlaufskontrolle hilfreich, da sie zeigen können, ob präventive Maßnahmen erfolgreich waren. Mit rekombinanten Allergenen ist es also auch möglich, allergenspezifische Antikörpertests durchzuführen, um so die Allergenkarenz zu kontrollieren (Valenta et al. 1997; Marth et al. 2004; Earle et al. 2007). Darüber hinaus gibt es Bestrebungen, hypoallergene Organismen oder Züchtungen, die eine reduzierte Allergenität aufweisen, mittels genetischer Modifizierung zu fördern (Tada et al. 1996; Bhalla et al. 1999; Gilissen et al. 2005; Le et al. 2006).

Die wahrscheinlich wichtigste klinische Anwendung von rekombinanten Allergenen ist die Therapie und Prophylaxe von Allergien. Mit allergenkodierender cDNS als Ausgangssubstanz werden verschiedene Strategien für die Prophylaxe und Behandlung entwickelt (Linhart u. Valenta 2005). Rekombinant hergestellte Allergieimpfstoffe auf Basis genetisch modifizierter Allergenderivate mit reduzierter allergener Wirkung wurden bereits erfolgreich in klinischen Studien eingesetzt (Valenta u. Niederberger 2007). Hochspezifische Vakzine basieren sowohl auf T-Zell- als auch auf B-Zell-Peptiden, DNS-Impfungen und anderen Formen allergenspezifischer Impfungen oder Toleranzinduktionsstrategien (◻ Abb. 18.7). Eine neue Strategie gegen Gräserpollenallergien nutzt rekombinante Fusionsproteine, die aus hypoallergenen Allergenpeptiden und einem Trägermolekül zusammengesetzt sind, und ist in klinischen Studien bereits weit fortgeschritten (Hautteststudie: NCT01350635; Sicherheits- und Dosiswirkungsstudie, Phase IIa: NCT01445002; Multizentrische, doppelblinde, plazebokontrollierte Wirkstudie Phase IIb: NCT01538979). Diese neue Impfstrategie kommt mit nur 4 Injektionen pro Jahr aus und dürfte für die Entwicklung von Impfstoffen gegen die meisten bekannten Allergene anwendbar sein (Focke-Tejkl et al. 2014).

Ein Überblick über die rekombinanten allergenbasierenden Therapien sowie die Prophylaxe findet sich in der Literatur (Valenta 2002; Valenta et al. 2004, 2011; Linhart u. Valenta 2005, Valenta u. Niederberger 2007). Verschiedene erfolgreiche klinische Immuntherapiestudien wurden bereits durchgeführt (Überblick bei Valenta u. Nieder-

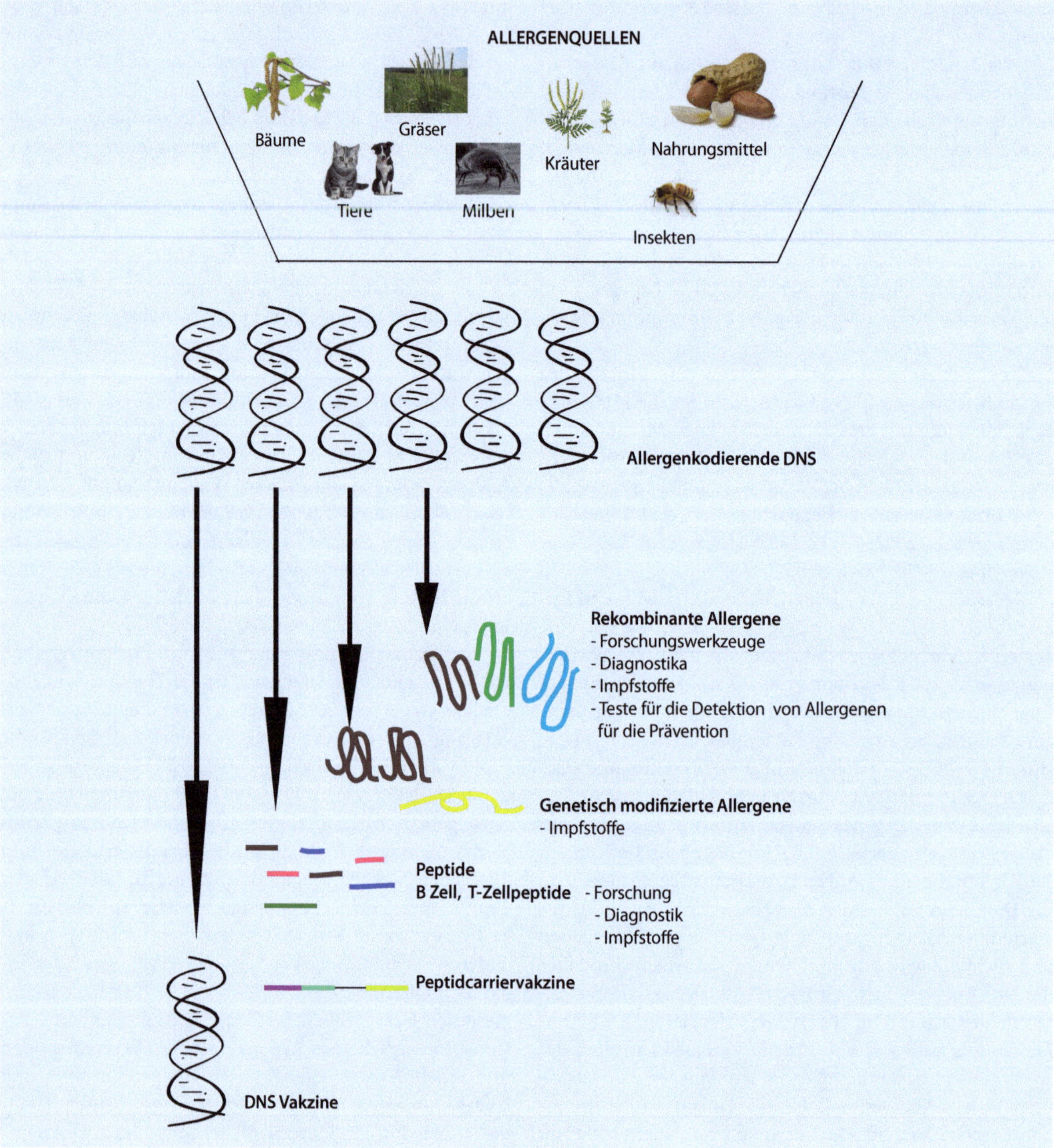

Abb. 18.7 Ausgehend von den Allergen-DNS und der Kenntnis der Allergenstruktur und relevanten Epitopen können verschiedene Immuntherapieimpfstoffe hergestellt werden, die das Immunsystem auf verschiedene Arten ansprechen

berger 2007). In den nächsten Jahren werden viele Resultate auch auf dem Gebiet der Peptidimpfstoffe und im Bereich von Impfstoffen mit rekombinanten hypoallergenen Allergenderivaten aus klinischen Studien vorliegen, sodass sich neben der Allergiediagnose auch die allergenspezifische Immuntherapie (SIT) stark verändern und viele Vorteile wie höhere Sicherheit und Wirksamkeit mit weniger Behandlungen für die Patienten bringen wird.

Manche der neuen Therapieverfahren können u. U. auch für die Entwicklung prophylaktischer Strategien genutzt werden, sodass wir wie im Bereich der Infektionserkrankungen bereits das Entstehen der Allergien eindämmen können (Valenta et al. 2012).

Literatur

Aichberger KJ, Mittermann I, Reininger R, Seiberler S, Swoboda I, Spitzauer S, Kopp T, Stingl G, Sperr WR, Valent P, Repa A, Bohle B, Kraft D, Valenta R (2005) Hom s 4, an IgE-reactive autoantigen belonging to a new subfamily of calcium-binding proteins, can induce Th cell type 1-mediated autoreactivity. J Immunol 175: 1286–1294

Akkerdaas JH, Wensing M, Knulst AC, Krebitz M, Breiteneder H, de Vries S, Penninks AH, Aalberse RC, Hefle SL, van Ree R (2003) How accurate and safe is the diagnosis of hazelnut allergy by means of commercial skin prick test reagents? Int Arch Allergy Immunol 132: 132–140

Andersson K, Lidholm J (2003) Characteristics and immunobiology of grass pollen allergens. Int Arch Allergy Immunol 130: 87–107

Arruda LK (2005) Cockroach allergens. Curr Allergy Asthma Rep 5: 411–416

Ball T, Vrtala S, Sperr WR, Valent P, Susani M, Kraft D, Valenta R (1994) Isolation of an immunodominant IgE hapten from an epitope expression cDNA library. Dissection of the allergic effector reaction. J Biol Chem 269: 28323–28328

Ball T, Sperr WR, Valent P, Lidholm J, Spitzauer S, Ebner C, Kraft D, Valenta R (1999) Induction of antibody responses to new B cell epitopes indicates vaccination character of allergen immunotherapy. Eur J Immunol 29: 2026–2036

Banerjee S, Weber M, Blatt K, Swoboda I, Focke-Tejkl M, Valent P, Valenta R, Vrtala S (2014) Conversion of Der p 23, a new major house dust mite allergen, into a hypoallergenic vaccine. J Immunol 192: 4867–4875

Bessot JC, Pauli G (2011) Mite allergens: an overview. Eur Ann Allergy Clin Immunol 43: 141–156

Bhalla PL, Swoboda I, Singh MB (1999) Antisense-mediated silencing of a gene encoding a major ryegrass pollen allergen. Proc Natl Acad Sci U S A 96: 11676–11680

Birkner T, Rumpold H, Jarolim E, Ebner H, Breitenbach M, Skvaril F, Scheiner O, Kraft D (1990) Evaluation of immunotherapy-induced changes in specific IgE, IgG and IgG subclasses in birch pollen allergic patients by means of immunoblotting. Correlation with clinical response. Allergy 45: 418–426

Bohle B, Zwolfer B, Heratizadeh A, Jahn-Schmid B, Antonia YD, Alter M, Keller W, Zuidmeer L, van Ree R, Werfel T, Ebner C (2006) Cooking birch pollen-related food: divergent consequences for IgE- and T cell-mediated reactivity in vitro and in vivo. J Allergy Clin Immunol 118: 242–249

Bolhaar ST, Tiemessen MM, Zuidmeer L, van Leeuwen A, Hoffmann-Sommergruber K, Bruijnzeel-Koomen CA, Taams LS, Knol EF, van Hoffen E, van Ree R, Knulst AC (2004) Efficacy of birch-pollen immunotherapy on cross-reactive food allergy confirmed by skin tests and double-blind food challenges. Clin Exp Allergy 34: 761–769

Breiteneder H, Ferreira F, Hoffmann-Sommergruber K, Ebner C, Breitenbach M, Rumpold H, Kraft D, Scheiner O (1993) Four recombinant isoforms of Cor a I, the major allergen of hazel pollen, show different IgE-binding properties. Eur J Biochem 212: 355–362

Bugajska-Schretter A, Elfman L, Fuchs T, Kapiotis S, Rumpold H, Valenta R, Spitzauer S (1998) Parvalbumin, a cross-reactive fish allergen, contains IgE-binding epitopes sensitive to periodate treatment and Ca2+ depletion. J Allergy Clin Immunol 101: 67–74

Burks AW (2004) Food Allergens. In: Lockey RF, Bukantz SC, Bousquet J (Hrsg) Allergens and Allergen Immunotherapy. Marcel Dekker, New York

Campana R, Mothes N, Rauter I, Vrtala S, Reininger R, Focke-Tejkl M, Lupinek C, Balic N, Spitzauer S, Valenta R (2008) Non-IgE-mediated chronic allergic skin inflammation revealed with rBet v 1 fragments. J Allergy Clin Immunol 121: 528–530 e1

Canonica GW, Ansotegui IJ, Pawankar R, Schmid-Grendelmeier P, van Hage M, Baena-Cagnani CE, Melioli G, Nunes C, Passalacqua G, Rosenwasser L, Sampson H, Sastre J, Bousquet J, Zuberbier T (2013) A WAO - ARIA - GA(2)LEN consensus document on molecular-based allergy diagnostics. World Allergy Organ J 6: 17

Casset A, Mari A, Purohit A, Resch Y, Weghofer M, Ferrara R, Thomas WR, Alessandri C, Chen KW, de Blay F, Valenta R, Vrtala S (2012) Varying allergen composition and content affects the in vivo allergenic activity of commercial Dermatophagoides pteronyssinus extracts. Int Arch Allergy Immunol 159: 253–262

Caubet JC, Sampson HA (2012) Beyond skin testing: state of the art and new horizons in food allergy diagnostic testing. Immunol Allergy Clin North Am 32: 97–109

Chapman MD, Pomes A, Breiteneder H, Ferreira F (2007) Nomenclature and structural biology of allergens. J Allergy Clin Immunol 119: 414–420

Colombo P, Bonura A, Costa M, Izzo V, Passantino R, Locorotondo G, Amoroso S, Geraci D (2003) The allergens of Parietaria. Int Arch Allergy Immunol 130: 173–179

Corinti S, de Palma RD, Fontana A, Gagliardi MC, Pini C, Sallusto F (1997) Major histocompatibility complex-independent recognition of a distinctive pollen antigen, most likely a carbohydrate, by human CD8+ alpha/beta T cells. J Exp Med 186: 899–908

Diaz-Sanchez D, Dotson AR, Takenaka H, Saxon A (1994) Diesel exhaust particles induce local IgE production in vivo and alter the pattern of IgE messenger RNA isoforms. J Clin Invest: 94: 1417–1425

Diaz-Sanchez D, Tsien A, Fleming J, Saxon A (1997) Combined diesel exhaust particulate and ragweed allergen challenge markedly enhances human in vivo nasal ragweed-specific IgE and skews cytokine production to a T helper cell 2-type pattern. J Immunol 158: 2406–2413

Durham SR, Yang WH, Pedersen MR, Johansen N, Rak S (2006) Sublingual immunotherapy with once-daily grass allergen tablets: a randomized controlled trial in seasonal allergic rhinoconjunctivitis. J Allergy Clin Immunol 117: 802–809

Earle CD, King EM, Tsay A, Pittman K, Saric B, Vailes L, Godbout R, Oliver KG, Chapman MD (2007) High-throughput fluorescent multiplex array for indoor allergen exposure assessment. J Allergy Clin Immunol 119: 428–433

Esch RE (2004) Grass pollen allergens. Clin Allergy Immunol 18: 185–205

Fernandez-Caldas E, Puerta L, Caraballo L, Lockey RF (2004) Mite Allergens. In: Lockey RF, Bukantz SC, Bousquet J (Hrsg) Allergens and Allergen Immunotherapy. Marcel Dekker, New York

Ferreira F, Hirtenlehner K, Jilek A, Godnik-Cvar J, Breiteneder H, Grimm R, Hoffmann-Sommergruber K, Scheiner O, Kraft D, Breitenbach M, Rheinberger HJ, Ebner C (1996) Dissection of immunoglobulin E and T lymphocyte reactivity of isoforms of the major birch pollen allergen Bet v 1: potential use of hypoallergenic isoforms for immunotherapy. J Exp Med 183: 599–609

Ferreira F, Wallner M, Gadermaier G, Erler A, Fritz G, Glatter O, Himly M, Briza P, van Ree R, Consortium ATC (2005) Regulatory Control and Standardization of Allergenic Extracts. Chmielorz, Wiesbaden

Fischer J, Hebsaker J, Caponetto P, Platts-Mills TA, Biedermann T (2014) Galactose-alpha-1,3-galactose sensitization is a prerequisite for pork-kidney allergy and cofactor-related mammalian meat anaphylaxis. J Allergy Clin Immunol 134: 755–759 e1

Flicker S, Valenta R (2003) Renaissance of the blocking antibody concept in type I allergy. Int Arch Allergy Immunol 132: 13–24

Flicker S, Steinberger P, Ball T, Krauth MT, Verdino P, Valent P, Almo S, Valenta R (2006) Spatial clustering of the IgE epitopes on the major timothy grass pollen allergen Phl p 1: importance for allergenic activity. J Allergy Clin Immunol 117: 1336–1343

Focke M, Marth K, Valenta R (2009) Molecular composition and biological activity of commercial birch pollen allergen extracts. Eur J Clin Invest 39: 429–436

Focke-Tejkl M, Weber M, Niespodziana K, Neubauer A, Huber H, Henning R, Stegfellner G, Maderegger B, Hauer M, Stolz F, Niederberger V, Marth K, Eckl-Dorna J, Weiss R, Thalhamer J, Blatt K, Valent P, Valenta R (2014) Development and characterization of a recombinant, hypoallergenic, peptide-based vaccine for grass pollen allergy. J Allergy Clin Immunol 135: 1207–1217

Gadermaier G, Dedic A, Obermeyer G, Frank S, Himly M, Ferreira F (2004) Biology of weed pollen allergens. Curr Allergy Asthma Rep 4: 391–400

Gieras A, Focke-Tejkl M, Ball T, Verdino P, Hartl A, Thalhamer J, Valenta R (2007) Molecular determinants of allergen-induced effector cell degranulation. J Allergy Clin Immunol 119: 384–390

Gilissen LJ, Bolhaar ST, Matos CI, Rouwendal GJ, Boone MJ, Krens FA, Zuidmeer L, van Leeuwen A, Akkerdaas J, Hoffmann-Sommergruber K, Knulst AC, Bosch D, Van de Weg WE, van Ree R (2005) Silencing the major apple allergen Mal d 1 by using the RNA interference approach. J Allergy Clin Immunol 115: 364–369

Grote M, Vrtala S, Niederberger V, Valenta R, Reichelt R (2000) Expulsion of allergen-containing materials from hydrated rye grass (Lolium perenne) pollen revealed by using immunogold field emission scanning and transmission electron microscopy. J Allergy Clin Immunol 105: 1140–1145

Grote M, Valenta R, Reichelt R (2003) Abortive pollen germination: a mechanism of allergen release in birch, alder, and hazel revealed by immunogold electron microscopy. J Allergy Clin Immunol 111: 1017–1023

van Hage-Hamsten M, Pauli G (2004) Provocation testing with recombinant allergens. Methods 32: 281–291

Harwanegg C, Laffer S, Hiller R, Mueller MW, Kraft D, Spitzauer S, Valenta R (2003) Microarrayed recombinant allergens for diagnosis of allergy. Clin Exp Allergy 33: 7–13

Haselden BM, Kay AB, Larche M (1999) Immunoglobulin E-independent major histocompatibility complex-restricted T cell peptide epitope-induced late asthmatic reactions. J Exp Med 189: 1885–1894

Heiss S, Mahler V, Steiner R, Spitzauer S, Schweiger C, Kraft D, Valenta R (1999) Component-resolved diagnosis (CRD) of type I allergy with recombinant grass and tree pollen allergens by skin testing. Invest Dermatol 113: 830–837

Helm RM, Pomes A (2004) Cockroach and other inhalant insect allergens. In: Lockey RF, Bukantz SC, Bousquet J (Hrsg) Allergens and Allergen Immunotherapy. Marcel Dekker, New York

Helm RM, Cockrell G, Connaughton C, Sampson HA, Bannon GA, Beilinson V, Nielsen NC, Burks AW (2000) A soybean G2 glycinin allergen. 2. Epitope mapping and three-dimensional modeling. Int Arch Allergy Immunol 123: 213–219

Herre J, Gronlund H, Brooks H, Hopkins L, Waggoner L, Murton B, Gangloff M, Opaleye O, Chilvers ER, Fitzgerald K, Gay N, Monie T, Bryant C (2013) Allergens as immunomodulatory proteins: the cat dander protein Fel d 1 enhances TLR activation by lipid ligands. J Immunol 191: 1529–1535

Hiller R, Laffer S, Harwanegg C, Huber M, Schmidt WM, Twardosz A, Barletta B, Becker WM, Blaser K, Breiteneder H, Chapman M, Crameri R, Duchene M, Ferreira F, Fiebig H, Hoffmann-Sommergruber K, King TP, Kleber-Janke T, Kurup VP, Lehrer SB, Lidholm J, Muller U, Pini C, Reese G, Scheiner O, Scheynius A, Shen HD, Spitzauer S, Suck R, Swoboda I, Thomas W, Tinghino R, Van Hage-Hamsten M, Virtanen T, Kraft D, Muller MW, Valenta R (2002) Microarrayed allergen molecules: diagnostic gatekeepers for allergy treatment. FASEB J 16: 414–416

Hjelmroos M, Schumacher MJ, Van Hage-Hamsten M (1995) Heterogeneity of pollen proteins within individual Betula pendula trees. Int Arch Allergy Immunol 108: 368–376

Hochwallner H, Schulmeister U, Swoboda I, Spitzauer S, Valenta R (2014) Cow's milk allergy: from allergens to new forms of diagnosis, therapy and prevention. Methods 66: 22–33

Hoffman DR (2004) Biting insect allergens. In: Lockey RF, Bukantz SC, Bousquet J (Hrsg) Allergens and Allergen Immunotherapy. Marcel Dekker, New York

Hsieh LS, Moos M JR, Lin Y (1995) Characterization of apple 18 and 31 kd allergens by microsequencing and evaluation of their content during storage and ripening. J Allergy Clin Immunol 96: 960–970

Jalil-Colome J, de Andrade AD, Birnbaum J, Casanova D, Mege JL, Lanteaume A, Charpin D, Vervloet D (1996) Sex difference in Fel d 1 allergen production. J Allergy Clin Immunol 98: 165–168

Jarvinen KM, Chatchatee P, Bardina L, Beyer K, Sampson HA (2001) IgE and IgG binding epitopes on alpha-lactalbumin and beta-lactoglobulin in cow's milk allergy. Int Arch Allergy Immunol 126: 111–118

Kaul S, Luttkopf D, Kastner B, Vogel L, Holtz G, Vieths S, Hoffmann A (2007) Mediator release assays based on human or murine immunoglobulin E in allergen standardization. Clin Exp Allergy 37: 141–150

Kazemi-Shirazi L, Pauli G, Purohit A, Spitzauer S, Froschl R, Hoffmann-Sommergruber K, Breiteneder H, Scheiner O, Kraft D, Valenta R (2000) Quantitative IgE inhibition experiments with purified recombinant allergens indicate pollen-derived allergens as the sensitizing agents responsible for many forms of plant food allergy. J Allergy Clin Immunol 105: 116–125

Kazemi-Shirazi L, Niederberger V, Linhart B, Lidholm J, Kraft D, Valenta R (2002) Recombinant marker allergens: diagnostic gatekeepers for the treatment of allergy. Int Arch Allergy Immunol 127: 259–268

King TP, Guralnick M (2004) Hymenoptera allergens. In: Lockey RF, Bukantz SC, Bousquet J (Hrsg) Allergens and Allergen Immunotherapy. Marcel Dekker, New York

King TP, Spangfort MD (2000) Structure and biology of stinging insect venom allergens. Int Arch Allergy Immunol 123: 99–106

Knox RB, Suphioglu C, Taylor P, Desai R, Watson HC, Peng JL, Bursill LA (1997) Major grass pollen allergen Lol p 1 binds to diesel exhaust particles: implications for asthma and air pollution. Clin Exp Allergy 27: 246–251

Kulig M, Bergmann R, Klettke U, Wahn V, Tacke U, Wahn U (1999) Natural course of sensitization to food and inhalant allergens during the first 6 years of life. J Allergy Clin Immunol 103: 1173–1179

Larche M, Akdis CA, Valenta R (2006) Immunological mechanisms of allergen-specific immunotherapy. Nat Rev Immunol 6: 761–771

Le LQ, Mahler V, Lorenz Y, Scheurer S, Biemelt S, Vieths S, Sonnewald U (2006) Reduced allergenicity of tomato fruits harvested from Lyc e 1-silenced transgenic tomato plants. J Allergy Clin Immunol 118: 1176–1183

Lidholm J, Ballmer-Weber BK, Mari A, Vieths S (2006) Component-resolved diagnostics in food allergy. Curr Opin Allergy Clin Immunol 6: 234–240

Lin KL, Hsieh KH, Thomas WR, Chiang BL, Chua KY (1994) Characterization of Der p V allergen, cDNA analysis, and IgE-mediated reactivity to the recombinant protein. J Allergy Clin Immunol 94: 989–996

Linhart B, Valenta R (2005) Molecular design of allergy vaccines. Curr Opin Immunol 17: 646–655

Lundberg M, Chen Z, Rihs HP, Wrangsjö K (2001) Recombinant spiked allergen extract. Allergy 56: 794–795

Lupinek C, Wollmann E, Baar A, Banerjee S, Breiteneder H, Broecker BM, Bublin M, Curin M, Flicker S, Garmatiuk T, Hochwallner H, Mittermann I, Pahr S, Resch Y, Roux KH, Srinivasan B, Stentzel S, Vrtala S, Willison LN, Wickman M, Lødrup-Carlsen KC, Antó JM, Bousquet J, Bachert C, Ebner D, Schlederer T, Harwanegg C, Valenta R (2014) Advances in allergen-microarray technology for diagnosis and monitoring of allergy: the MeDALL allergen-chip. Methods 66: 106–119

Lynch NR, Thomas WR, Garcia NM, Di Prisco MC, Puccio FA, L'opez RI, Hazell LA, Shen HD, Lin KL, Chua KY (1997) Biological activity of recombinant Der p 2, Der p 5 and Der p 7 allergens of the house-dust mite Dermatophagoides pteronyssinus. Int Arch Allergy Immunol 114: 59–67

Mari A (2002) IgE to cross-reactive carbohydrate determinants: analysis of the distribution and appraisal of the in vivo and in vitro reactivity. Int Arch Allergy Immunol 129: 286–295

Mari A (2005) Importance of databases in experimental and clinical allergology. Int Arch Allergy Immunol 138: 88–96

Marsh DG, Goodfriend, King TP, Lowenstein H, Platts-Mills TA (1986) Allergen nomenclature. Bull World Health Organ 64: 767–774

Marth K, Focke M, Flicker S, Valenta R (2004) Human monoclonal antibody-based quantification of group 2 grass pollen allergens. J Allergy Clin Immunol 113: 470–474

Marth K, Wollmann E, Gallerano D, Ndlovu P, Makupe I, Valenta R, Sibanda E (2014) Persistence of IgE-associated allergy and allergen-specific IgE despite CD4+ T cell loss in AIDS. PLoS One 9(6): e97893

Martinez J, Gutierrez A, Postigo I, Cardona G, Guisantes J (2006) Variability of Alt a 1 expression by different strains of Alternaria alternata. J Investig Allergol Clin Immunol 16: 279–282

Midoro-Horiuti T, Brooks EG, Goldblum RM (2001) Pathogenesis-related proteins of plants as allergens. Ann Allergy Asthma Immunol 87: 261–271

Mittermann I, Swoboda I, Pierson E, Eller N, Kraft D, Valenta R, Heberle-Bors E (1995) Molecular cloning and characterization of profilin from tobacco (Nicotiana tabacum): increased profilin expression during pollen maturation. Plant Mol Biol 27: 137–146

Mohapatra SS, Lockey RF, Polo F (2004) Weed pollen allergens. In: Lockey RF, Bukantz SC, Bousquet J (Hrsg) Allergens and Allergen Immunotherapy. Marcel Dekker, New York

Mothes N, Heinzkill M, Drachenberg KJ, Sperr WR, Krauth MT, Majlesi Y, Semper H, Valent P, Niederberger V, Kraft D, Valenta R (2003) Allergen-specific immunotherapy with a monophosphoryl lipid A-adjuvanted vaccine: reduced seasonally boosted immunoglobulin E production and inhibition of basophil histamine release by therapy-induced blocking antibodies. Clin Exp Allergy 33: 1198–1208

Mothes N, Horak F, Valenta R (2004) Transition from a botanical to a molecular classification in tree pollen allergy: implications for diagnosis and therapy. Int Arch Allergy Immunol 135: 357–373

Mothes N, Niggemann B, Jenneck C, Hagemann T, Weidinger S, Bieber T, Valenta R, Novak N (2005) The cradle of IgE autoreactivity in atopic eczema lies in early infancy. J Allergy Clin Immunol 116: 706–709

Motta AC, Marliere M, Peltre G, Sterenberg PA, Lacroix G (2006) Traffic-related air pollutants induce the release of allergen-containing cytoplasmic granules from grass pollen. Int Arch Allergy Immunol 139: 294–298

Moverare R, Westritschnig K, Svensson M, Hayek B, Bende M, Pauli G, Sorva R, Haahtela T, Valenta R, Elfman L (2002) Different IgE reactivity profiles in birch pollen-sensitive patients from six European populations revealed by recombinant allergens: an imprint of local sensitization. Int Arch Allergy Immunol 128: 325–335

Nagpal S, Metcalfe DD, Rao PV (1987) Identification of a shrimp-derived allergen as tRNA. J Immunol 138: 4169–4174

van Neerven RJ, Wikborg T, Lund G, Jacobsen B, Brinch-Nielsen A, Arnved J, Ipsen H (1999) Blocking antibodies induced by specific allergy vaccination prevent the activation of CD4+ T cells by inhibiting serum-IgE-facilitated allergen presentation. J Immunol 163: 2944–2952

van Neerven RJ, Arvidsson M, Ipsen H, Sparholt SH, Rak S, Wurtzen PA (2004) A double-blind, placebo-controlled birch allergy vaccination study: inhibition of CD23-mediated serum-immunoglobulin E-facilitated allergen presentation. Clin Exp Allergy 34: 420–428

van Neerven RJ, Knol EF, Ejrnaes A, Wurtzen PA (2006) IgE-mediated allergen presentation and blocking antibodies: regulation of T-cell activation in allergy. Int Arch Allergy Immunol 141: 119–129

Niederberger V, Laffer S, Froschl R, Kraft D, Rumpold H, Kapiotis S, Valenta R, Spitzauer S (1998a) IgE antibodies to recombinant pollen allergens (Phl p 1, Phl p 2, Phl p 5, and Bet v 2) account for a high percentage of grass pollen-specific IgE. J Allergy Clin Immunol 101: 258–264

Niederberger V, Pauli G, Gronlund H, Froschl R, Rumpold H, Kraft D, Valenta R, Spitzauer S (1998b) Recombinant birch pollen allergens (rBet v 1 and rBet v 2) contain most of the IgE epitopes present in birch, alder, hornbeam, hazel, and oak pollen: a quantitative IgE inhibition study with sera from different populations. J Allergy Clin Immunol 102: 579–591

Niederberger V, Stubner P, Spitzauer S, Kraft D, Valenta R, Ehrenberger K, Horak F (2001) Skin test results but not serology reflect immediate type respiratory sensitivity: a study performed with recombinant allergen molecules. J Invest Dermatol 117: 848–851

Niederberger V, Niggemann B, Kraft D, Spitzauer S, Valenta R (2002a) Evolution of IgM, IgE and IgG(1-4)antibody responses in early childhood monitored with recombinant allergen components: implications for class switch mechanisms. Eur J Immunol 32: 576–584

Niederberger V, Purohit A, Oster JP, Spitzauer S, Valenta R, Pauli G (2002b) The allergen profile of ash (Fraxinus excelsior) pollen: cross-reactivity with allergens from various plant species. Clin Exp Allergy 32: 933–941

Niederberger V, Horak F, Vrtala S, Spitzauer S, Krauth MT, Valent P, Reisinger J, Pelzmann M, Hayek B, Kronqvist M, Gafvelin G, Grönlund H, Purohit A, Suck R, Fiebig H, Cromwell O, Pauli G, van Hage-Hamsten M, Valenta R (2004) Vaccination with genetically engineered allergens prevents progression of allergic disease. Proc Natl Acad Sci U S A 101 Suppl 2: 14677–14682

Niederberger V, Ring J, Rakoski J, Jager S, Spitzauer S, Valent P, Horak F, Kundi M, Valenta R (2007) Antigens drive memory IgE responses in human allergy via the nasal mucosa. Int Arch Allergy Immunol, 142, 133–144

Nilsson OB, van Hage M, Gronlund H (2014) Mammalian-derived respiratory allergens - implications for diagnosis and therapy of individuals allergic to furry animals. Methods 66: 86–95

Panzner P, Vachova M, Vitovcova P, Brodska P, Vlas T (2014) A comprehensive analysis of middle-European molecular sensitization profiles. Int Arch Allergy Immunol 164: 74–82

Pauli G (2000) Evolution in the understanding of cross-reactivities of respiratory allergens: the role of recombinant allergens. Int Arch Allergy Immunol 123: 183–195

Peng Z, Simons FE (2004) Mosquito allergy: immune mechanisms and recombinant salivary allergens. Int Arch Allergy Immunol 133: 198–209

Pirquet C von (1906) Allergie. Muenchner Med Wschr 53: 1457–1458
Purohit A, Laffer S, Metz-Favre C, Verot A, Kricek F, Valenta R, Pauli G (2005) Poor association between allergen-specific serum immunoglobulin E levels, skin sensitivity and basophil degranulation: a study with recombinant birch pollen allergen Bet v 1 and an immunoglobulin E detection system measuring immunoglobulin E capable of binding to Fc epsilon RI. Clin Exp Allergy 35: 186–192
Purohit A, Niederberger V, Kronqvist M, Horak F, Grönneberg R, Suck R, Weber B, Fiebig H, van Hage M, Pauli G, Valenta R, Cromwell O (2008) Clinical effects of immunotherapy with genetically modified recombinant birch pollen Bet v 1 derivatives. Clin Exp Allergy 38: 1514–1525
Reisinger J, Triendl A, Küchler E, Bohle B, Krauth MT, Rauter I, Valent P, Koenig F, Valenta R, Niederberger V (2005a) IFN-gamma-enhanced allergen penetration across respiratory epithelium augments allergic inflammation. J Allergy Clin Immunol 115: 973–981
Reisinger J, Horak F, Pauli G, Van Hage M, Cromwell O, Konig F, Valenta R, Niederberger V (2005b) Allergen-specific nasal IgG antibodies induced by vaccination with genetically modified allergens are associated with reduced nasal allergen sensitivity. J Allergy Clin Immunol 116: 347–354
Rossi RE, Monasterolo G, Coco G, Silvestro L, Operti D (2007) Evaluation of serum IgG4 antibodies specific to grass pollen allergen components in the follow up of allergic patients undergoing subcutaneous and sublingual immunotherapy. Vaccine 25: 957–964
Roux KH, Teuber SS, Sathe SK (2003) Tree nut allergens. Int Arch Allergy Immunol 131: 234–244
Salazar F, Sewell HF, Shakib F, Ghaemmaghami AM (2013) The role of lectins in allergic sensitization and allergic disease. J Allergy Clin Immunol 132: 27–36
Sancho AI, Rigby NM, Zuidmeer L, Asero R, Mistrello G, Amato S, Gonzalez-Mancebo E, Fernandez-Rivas M, Van Ree R, Mills EN (2005) The effect of thermal processing on the IgE reactivity of the non-specific lipid transfer protein from apple, Mal d 3. Allergy 60: 1262–1268
Sastre J (2010) Molecular diagnosis in allergy. Clin Exp Allergy 40: 1442–1460
Sastre J, Landivar ME, Ruiz-Garcia M, Andregnette-Rosigno MV, Mahillo I (2012) How molecular diagnosis can change allergen-specific immunotherapy prescription in a complex pollen area. Allergy 67: 709–711
Savolainen J, Viander M, Einarsson R, Koivikko A (1989) Allergenic variability of different strains of Candida albicans. Int Arch Allergy Appl Immunol 90: 61–66
Schappi GF, Suphioglu C, Taylor PE, Knox RB (1997) Concentrations of the major birch tree allergen Bet v 1 in pollen and respirable fine particles in the atmosphere. J Allergy Clin Immunol 100: 656–661
Schimek EM, Zwolfer B, Briza P, Jahn-Schmid B, Vogel L, Vieths S, Ebner C, Bohle B (2005) Gastrointestinal digestion of Bet v 1-homologous food allergens destroys their mediator-releasing, but not T cell-activating, capacity. J Allergy Clin Immunol 116: 1327–1333
Schmid-Grendelmeier P, Crameri R (2001) Recombinant allergens for skin testing. Int Arch Allergy Immunol 125: 96–111
Scholl I, Jensen-Jarolim E (2004) Allergenic potency of spices: hot, medium hot, or very hot. Int Arch Allergy Immunol 135: 247–261
Shreffler WG, Beyer K, Chu TH, Burks AW, Sampson HA (2004) Microarray immunoassay: association of clinical history, in vitro IgE function, and heterogeneity of allergenic peanut epitopes. J Allergy Clin Immunol 113: 776–782
Slater JE (2004) Latex allergens. In: Lockey RF, Bukantz SC, Bousquet J (Hrsg) Allergens and Allergen Immunotherapy. Marcel Dekker, New York
Spertini F, Perrin Y, Audran R, Pellaton C, Boudousquie C, Barbier N, Thierry AC, Charlon V, Reymond C (2014) Safety and immunogenicity of immunotherapy with Bet v 1-derived contiguous overlapping peptides. J Allergy Clin Immunol 134: 239–240 e13
Spök A, Gaugitsch H, Laffer S, Pauli G, Saito H, Sampson H, Sibanda E, Thomas W, Van Hage M, Valenta R (2005) Suggestions for the assessment of the allergenic potential of genetically modified organisms. Int Arch Allergy Immunol 137: 167–180
Suphioglu C (2000) What are the important allergens in grass pollen that are linked to human allergic disease? Clin Exp Allergy 30: 1335–1341
Suphioglu C, Singh MB, Taylor P, Bellomo R, Holmes P, Puy R, Knox RB (1992) Mechanism of grass-pollen-induced asthma. Lancet 339: 569–572
Tada Y, Nakase M, Adachi T, Nakamura R, Shimada H, Takahashi M, Fujimura T, Matsuda T (1996) Reduction of 14-16 kDa allergenic proteins in transgenic rice plants by antisense gene. FEBS Lett 391: 341–345
Tashpulatov AS, Clement P, Akimcheva SA, Belogradova KA, Barinova I, Rakhmawaty FD, Heberle-Bors E, Touraev A (2004) A model system to study the environment-dependent expression of the Bet v 1a gene encoding the major birch pollen allergen. Int Arch Allergy Immunol 134: 1–9
Taylor PE, Flagan RC, Valenta R, Glovsky MM (2002) Release of allergens as respirable aerosols: A link between grass pollen and asthma. J Allergy Clin Immunol 109: 51–56
Traidl-Hoffmann C, Mariani V, Hochrein H, Karg K, Wagner H, Ring J, Mueller MJ, Jakob T, Behrendt H (2005) Pollen-associated phytoprostanes inhibit dendritic cell interleukin-12 production and augment T helper type 2 cell polarization. J Exp Med 201: 627–636
Trivedi B, Valerio C, Slater JE (2003) Endotoxin content of standardized allergen vaccines. J Allergy Clin Immunol 111: 777–783
Trompette A, Divanovic S, Visintin A, Blanchard C, Hegde RS, Madan R, Thorne PS, Wills-Karp M, Gioannini TL, Weiss JP, Karp CL (2009) Allergenicity resulting from functional mimicry of a Toll-like receptor complex protein. Nature 457: 585–588
Twaroch TE, Curin M, Valenta R, Swoboda I (2014) Mold allergens in respiratory allergy: from structure to therapy. Allergy Asthma Immunol Res 7: 205–220
Valent P, Hauswirth AW, Natter S, Sperr WR, Buhring HJ, Valenta R (2004) Assays for measuring in vitro basophil activation induced by recombinant allergens. Methods 32: 265–270
Valenta R (2002) The future of antigen-specific immunotherapy of allergy. Nat Rev Immunol 2: 446–453
Valenta R, Kraft D (2001) Recombinant allergen molecules: tools to study effector cell activation. Immunol Rev 179: 119–127
Valenta R, Kraft D (2002) From allergen structure to new forms of allergen-specific immunotherapy. Curr Opin Immunol 14: 718–727
Valenta R, Kraft D (2004) Recombinant allergens: from production and characterization to diagnosis, treatment, and prevention of allergy. Methods 32: 207–208
Valenta R, Niederberger V (2007) Recombinant allergens for immunotherapy. J Allergy Clin Immunol 119: 826–830
Valenta R, Duchene M, Pettenburger K, Sillaber C, Valent P, Bettelheim P, Breitenbach M, Rumpold H, Kraft D, Scheiner O (1991) Identification of profilin as a novel pollen allergen; IgE autoreactivity in sensitized individuals. Science 253: 557–560
Valenta R, Duchene M, Ebner C, Valent P, Sillaber C, Deviller P, Ferreira F, Tejkl M, Edelmann H, Kraft D et al. (1992) Profilins constitute a novel family of functional plant pan-allergens. J Exp Med 175: 377–385
Valenta R, Steinberger P, Duchene M, Kraft D (1996) Immunological and structural similarities among allergens: prerequisite for a

18

specific and component-based therapy of allergy. Immunol Cell Biol 74: 187–194
Valenta R, Flicker S, Eibensteiner PB, Steinberger P, Laffer S, Dolecek C, Kraft D (1997) Recombinant allergen-specific antibody fragments: tools for diagnosis, prevention and therapy of type I allergy. Biol Chem 378: 745–749
Valenta R, Lidholm J, Niederberger V, Hayek B, Kraft D, Gronlund H (1999) The recombinant allergen-based concept of component-resolved diagnostics and immunotherapy (CRD and CRIT). Clin Exp Allergy 29: 896–904
Valenta R, Ball T, Focke M, Linhart B, Mothes N, Niederberger V, Spitzauer S, Swoboda I, Vrtala S, Westritschnig K, Kraft D (2004) Immunotherapy of allergic disease. Adv Immunol 82: 105–153
Valenta R, Campana R, Marth K, Van Hage M (2012) Allergen-specific immunotherapy: from therapeutic vaccines to prophylactic approaches. J Intern Med 272: 144–157
Valenta R, Hochwallner H, Linhart B, Pahr S (2015) Food Allergies: The Basics. Gastroenterology 148: 1120–1131
Valerio CR, Murray P, Arlian LG, Slater JE (2005) Bacterial 16S ribosomal DNA in house dust mite cultures. J Allergy Clin Immunol 116: 1296–1300
Vassilopoulou E, Rigby N, Moreno FJ, Zuidmeer L, Akkerdaas J, Tassios I, Papadopoulos NG, Saxoni-Papageorgiou P, van Ree R, Mills C (2006) Effect of in vitro gastric and duodenal digestion on the allergenicity of grape lipid transfer protein. J Allergy Clin Immunol 118: 473–480
van der Veen MJ, Mulder M, Witteman AM, van Ree R, Aalberse RC, Jansen HM, van der Zee JS (1996) False-positive skin prick test responses to commercially available dog dander extracts caused by contamination with house dust mite (Dermatophagoides pteronyssinus) allergens. J Allergy Clin Immunol 98: 1028–1034
Villalba M, Rodriguez R, Batanero E (2014) The spectrum of olive pollen allergens. From structures to diagnosis and treatment. Methods 66: 44–54
Vrtala S, Grote M, Duchene M, van Ree R, Kraft D, Scheiner O, Valenta R (1993) Properties of tree and grass pollen allergens: reinvestigation of the linkage between solubility and allergenicity. Int Arch Allergy Immunol 102: 160–169
Vrtala S, Ball T, Spitzauer S, Pandjaitan B, Suphioglu C, Knox B, Sperr WR, Valent P, Kraft D, Valenta R (1998) Immunization with purified natural and recombinant allergens induces mouse IgG1 antibodies that recognize similar epitopes as human IgE and inhibit the human IgE-allergen interaction and allergen-induced basophil degranulation. J Immunol 160: 6137–6144
Vrtala S, Huber H, Thomas WR (2014) Recombinant house dust mite allergens. Methods 66: 67–74
Wachholz PA, Soni NK, Till SJ, Durham SR (2003) Inhibition of allergen-IgE binding to B cells by IgG antibodies after grass pollen immunotherapy. J Allergy Clin Immunol 112: 915–922
Wagner S, Breiteneder H (2005) Hevea brasiliensis latex allergens: current panel and clinical relevance. Int Arch Allergy Immunol 136: 90–97
Wal JM (2001) Structure and function of milk allergens. Allergy 56 Suppl 67: 35–58
Weghofer M, Grote M, Resch Y, Casset A, Kneidinger M, Kopec J, Thomas WR, Fernández-Caldas E, Kabesch M, Ferrara R, Mari A, Purohit A, Pauli G, Horak F, Keller W, Valent P, Valenta R, Vrtala S (2013) Identification of Der p 23, a peritrophin-like protein, as a new major Dermatophagoides pteronyssinus allergen associated with the peritrophic matrix of mite fecal pellets. J Immunol 190: 3059–3067
Westritschnig K, Sibanda E, Thomas W, Auer H, Aspock H, Pittner G, Vrtala S, Spitzauer S, Kraft D, Valenta R (2003) Analysis of the sensitization profile towards allergens in central Africa. Clin Exp Allergy 33: 22–27
Willison LN, Sathe SK, Sroux KH (2014) Production and analysis of recombinant tree nut allergens. Methods 66: 34–43
Wollmann E, Lupinek C, Kundi M, Selb R, Niederberger V, Valenta R (2015) Reduction in allergen-specific IgE binding as measured by microarray: A possible surrogate marker for effects of specific immunotherapy, J Allergy Clin Immunol pii: S0091-6749(15)00340
Wopfner N, Gadermaier G, Egger M, Asero R, Ebner C, Jahn-Schmid B, Ferreira F (2005) The spectrum of allergens in ragweed and mugwort pollen. Int Arch Allergy Immunol 138: 337–346
Wu LC, Zarrin AA (2014) The production and regulation of IgE by the immune system. Nat Rev Immunol 14: 247–259

Besonderheiten von Haptenen und Allergenen bei Spättypreaktionen

K. Schäkel, A. H. Enk

T. Biedermann et al. (Hrsg.), *Allergologie*,
DOI 10.1007/978-3-642-37203-2_19, © Springer-Verlag Berlin Heidelberg 2016

19.1 Einleitung

Die allergische Kontaktdermatitis (AKD) ist eine T-Zell-vermittelte Hauterkrankung und betrifft 15–20 % der Bevölkerung. Der klinisch relevanten Auslösephase geht eine Sensibilisierungsphase voraus. Auslöser der AKD sind Kontaktallergene. Hierbei handelt es sich um organische Chemikalien oder Metallsalze, die nach Penetration der Haut direkt kovalent oder als Komplexe an Proteine binden. Grundlage für die Auslösung einer Immunantwort ist die starke Aktivierung des natürlichen Immunsystems durch Kontaktallergene (Abb. 19.1, Abb. 19.2, Abb. 19.3). Dem entgegen wirken regulatorische Faktoren von T-Zellen. Diese T-Zell-vermittelte Immunantwort wird durch dendritische Zellen orchestriert. Arbeiten im murinen System legen nahe, dass Langerhans-Zellen eher regulatorische T-Zell-Antworten stimulieren und dermale dendritische Zellen für die Programmierung von proinflammatorischen, ekzemauslösenden T-Zellen verantwortlich sind.

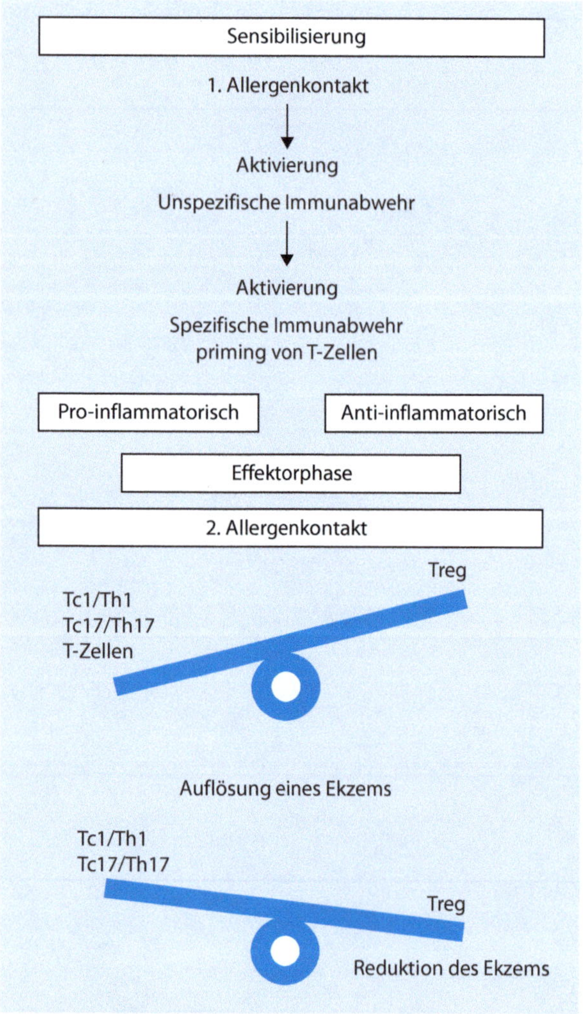

Abb. 19.1 Immunmechanismen der Kontaktallergie

19.2 Haptene

Chemikalien und Metallsalze unterschiedlichster Herkunft können als Haptene Auslöser der AKD sein. Das Spektrum beinhaltet eine umschriebene Anzahl gut untersuchter starker Sensibilisatoren, die besonders in tierexperimentellen Studien zur Pathogenese der AKD Verwendung finden und eine Vielzahl von schwachen Haptenen, die klinisch relevante Auslöser der AKD beim Menschen darstellen (Belsito 2000; Blauvelt et al. 2003). Haptene sind niedrig molekulare Chemikalien, die erst nach Bindung an epidermale Proteine entsprechende antigene Determinanten für die Auslösung einer Immunantwort aufweisen. Haptene besitzen typischerweise lipophile und elektrophile Eigenschaften: Lipophile Residuen ermöglichen den Haptenen die Hautbarriere zu überwinden, elektrophile Residuen ermöglichen eine kovalente Bindung an Proteine. Bei der kovalenten Bindung der Haptene an Proteine kommt es zu klassischen elektrophilen Interaktionen der Haptene mit nukleophilen Residuen von bestimmten Aminosäuren: besonders Cystein, Lysin, Methionin, Tyrosin und Histidin (Benezra 1987; Karlberg et al. 2008). Auch die Bildung von freien Radikalen kann zur Ausbildung von kovalenten Bindungen führen (Karlberg et al. 2008). Me-

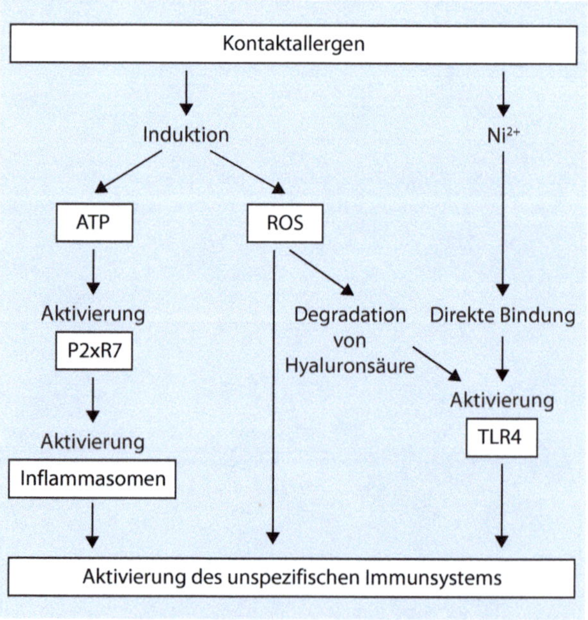

Abb. 19.2 Aktivierung des unspezifischen Immunsystems durch Kontaktallergene. *Ni^{2+}* Nickelionen, *ATP* Adenosintriphospat, *P2RX7* P2X-Purinrezeptor 7, *ROS* reaktiver Sauerstoff, *TLR4* Toll-ähnlicher Rezeptor 4

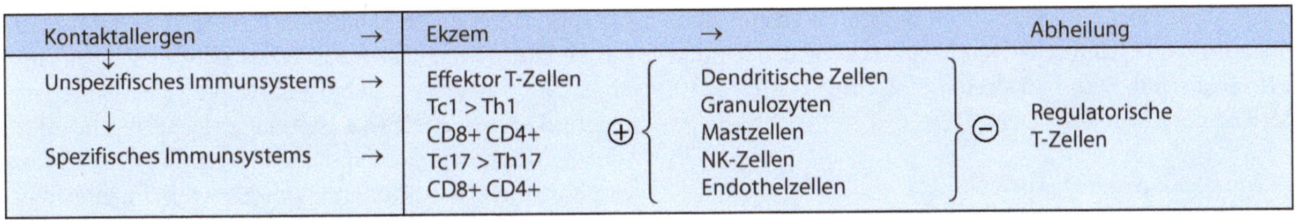

Abb. 19.3 Regulation der Effektorphase der Kontaktallergie

tallsalze wie Nickel, Chrom und Kobalt verhalten sich anders. Sie generieren nichtkovalente Protein-Metall-Chelatkomplexe. Eine weitere Möglichkeit zur Entstehung von Epitopen zur antigenspezifischen Interaktion mit T-Zellen sind nichtkovalente Bindungen der Haptene direkt an MHC-Moleküle.

Die Mehrzahl der Haptene weist nicht per se elektrophile Eigenschaften auf, sie erlangen diese bspw. durch eine oxidative Transformation und sind dann anschließend in der Lage, an Proteine zu binden. Photosensibilisatoren sind ein weiteres Beispiel. Hier erfolgt die Transformation durch ultraviolettes Licht. Diese Substanzen werden auch Prehaptene genannt.

Chemische Substanzen in der Haut unterliegen dem Metabolismus durch detoxifizierende Enzyme (Zytochrom P450, Alkohol- und Aldehyddehydrogenase, Sulfotransferasen, UDP Glucuronyltransferase etc.). Hierbei entstehen enzymatische Modifikationen, und es besteht die Möglichkeit, dass aus wenig reaktiven Haptenen hochreaktive Intermediärprodukte entstehen, die effektiv mit Proteinen interagieren. Diese Haptene werden Prohaptene genannt. Zu ihnen zählen Naturprodukte (z. B. Urushiol, ein Terpin), Farbstoffe (Paraphenylendiamin, Dispers Blau), Duftstoffe (Eugenol, Zimtaldehyd), Arzneimittel (Sulfamethoxazol, Hydrokortison) und in der Industrie verwendete Chemikalien (Styren, Ethylendiamin) (Heise et al. 2010).

Interessant ist, dass Haptene nur mit einer Auswahl von Proteinen kovalente Bindungen eingehen (Jenkinson et al. 2010). Dieses lässt sich mit den physikochemischen Eigenschaften der Zielproteine und hierbei mit der Zugänglichkeit der potenziellen Interaktionspartner erklären (Jenkinson et al. 2010). Für die Haut konnte eine präferenzielle Interaktion mit dem Cysteinrest an Position 54 von Keratin 5 und mit Keratin 14 gezeigt werden (Simonsson et al. 2011; Bauer et al. 2011). Diese präferenziellen Interaktionen der Haptene führen möglicherweise zur Generierung eines begrenzten Repertoires an Hapten-Proteinkomplexen und resp. auch von T-Zell-Epitopen.

Haptene führen allerdings nicht nur zur Generierung von T-Zell-Epitopen. Es konnte gezeigt werden, dass bestimmte Prohaptene den Aryl-Hydrokarbonsäure-Rezeptor (AhR) aktivieren (Kalmes et al. 2006; Kalmes 2011). Die Aktivierung des AhR führt zur einer verstärkten Expression von Enzymen zur Metabolisierung von Xenobiotika, wie bspw. Cyp 450. Hierdurch kommt es wiederum zu einer verstärkten metabolischen Umwandlung von Prohaptenen in Haptene. Gleichzeitig stimuliert die Aktivierung des AhR die Funktion des Multi-drug-resistance-Proteins und hiermit den Efflux von Haptenen aus der Zelle (Heise et al. 2010; Skazik et al. 2011).

19.2.1 Aktivierung des natürlichen Immunsystems

Welche Eigenschaften – außer der Generierung von T-Zell-Epitopen – machen ein Allergen zum Auslöser einer Allergie? In den vergangenen Jahren konnten unterschiedliche grundlegende Mechanismen zur Stimulation des natürlichen Immunsystems durch Kontaktallergene aufgeklärt werden. Im Folgenden geben wir eine Übersicht über die physikochemischen Eigenschaften von Kontaktallergenen im Hinblick auf die Aktivierung des natürlichen Immunsystems.

Modulation der Signaltransduktion

Kontaktallergene können direkt in den Zellstoffwechsel eingreifen. Aufgrund ihrer elektrophilen Eigenschaften können Kontaktallergene selektiv bestimmte Cysteinresiduen modifizieren und hierdurch eine antioxidative Stoffwechselantwort auslösen (Copple et al. 2008, 2010). Ein gutes Beispiel ist hierfür das kelchähnliche ECH-assoziierte Protein (Keap1). Bei unstimulierten Zellen ist Keap assoziiert mit dem Transkriptionsfaktor »nuclear factor-erythroid 2-related factor 2« (Nrf2) und stimuliert dadurch seine Ubiquitinkonjugation und Degradation durch Proteasomen. Während einer Oxidation von Cysteinresiduen durch Kontaktallergene wird Nrf2 freigegeben und transloziert in den Zellkern. Hier assoziiert es mit Maf-Proteinen und anderen Kofaktoren was zur Aktivierung von Genen mit antioxidativen Response-Elements führt. Hierdurch wird die Expression einer ganzen Reihe von Proteinen induziert: Glutathionsynthetase, Thioredoxinreduktase, Hemeoxgenase 1 und NADPH-Quinon-oxireduktase 1 (Copple et al. 2010; Dinkova-Kostova et al. 2005; Kensler et al. 2007). Irritantien sind nicht in der Lage, diesen Signalweg zu aktivieren, weswegen eine Untersuchung dieser Signalwege als In-vitro-Testsystem zur Identifikation von cysteinreaktiven Kontaktallergenen genutzt wird (Natsch u. Emter 2008; Ade et al. 2009; Natsch 2010; McKim et al. 2010).

Auslösung von Danger-Signals

Reaktiver Sauerstoff (ROS) Ein Mechanismus der Aktivierung des natürlichen Immunsystems durch Kontaktallergene ist die Freisetzung von reaktivem Sauerstoff (ROS). Hierdurch kommt es zu einer oxidativen Degradierung des extrazellulären Matrixmoleküls Hyaluronsäure (Soltes et al. 2006; Stern et al. 2007; Gao et al. 2008). Neu entstandene niedermolekulare Matrixmoleküle sind in der Lage, an TLR2 und TLR4 zu binden und eine sterile Entzündungsreaktion auszulösen. Ein weiteres Beispiel ist die ROS-abhängige Generierung von Biglykan, einem Proteoglykan der extrazellulären Matrix. Die Freisetzung von Biglykanen kann anschließend über die Aktivierung von TLR2, TLR4 und der Aktivierung des NLRP3-Inflammasoms eine Entzündungsreaktion auslösen (Schaefer et al. 2005; Babelova et al. 2009).

Kontaktallergene, Inflammasomen und die Auslösung einer Kontaktallergie IL-1β ist von zentraler Bedeutung für die Auslösung einer Kontaktallergie (Enk u. Katz 1992a; Knop u. Enk 1995; Enk u. Katz 1992b). Die Freisetzung von bioaktiven IL-1β unterliegt der Kontrolle durch zytoplasmatische Proteinkomplexe, den Inflammasomen. Die Bedeutung von IL-1β bei der Auslösung einer Kontaktallergie und Relevanz von Inflammasomen belegen Daten aus murinen Modellen zum Ausbleiben einer Sensibilisierung gegen Kontaktallergene bei Mäusen, wenn unterschiedliche Defekte in den Multiproteinkomplexen der Inflammasomen vorliegen (Caspase-1, NLRP3 oder ASC) und kein bioaktives IL-1β sekretiert werden kann. Weiterhin kommt es zu keiner Sensibilisierung gegen Kontaktallergene bei Mäusen mit defektem IL-1β-Rezeptor oder bei Behandlung mit dem IL-1R-Antagonisten Anakinra (Watanabe et al. 2008; Antonopoulos et al. 2001; Watanabe et al. 2007; Weber et al. 2010; Enk et al. 1993).

Kontaktallergene führen zur Generierung von endogenen Gefahrensignalen in der Form von ATP. ATP bindet an den purinergen Rezeptor P2X7, wodurch es zur Aktivierung von Ionenkanälen kommt, sich der intrazelluläre Kaliumspiegel erhöht und das Inflammasom NLRP3 aktiviert wird, was schließlich zur Freisetzung von IL-1β führt (Hirota et al. 2009) (■ Abb. 19.2).

Die Bedeutung von IL-1β während der Sensibilisierungsphase und der Auslösephase der Kontaktallergie liegt besonders in der Rekrutierung von neutrophilen Granulozyten und Effektor-T-Zellen (Copple et al. 2008; Kagatani et al. 2010).

Die Stimulation des Toll-ähnlichen Rezeptors 4 (TLR4) durch Nickel Die Mehrzahl aller Kontaktsensibilisierungen wird durch Ni^{2+} ausgelöst. Gut bekannt ist seit vielen Jahren die ausgeprägte Fähigkeit von Ni^{2+}, eine unspezifische Aktivierung des Immunsystems auszulösen. Die Stimulation von humanen Endothelzellen mit Ni^{2+} führt unabhängig von spezifischen T-Zellen zu einer schnellen Oberflächenexpression von Adhäsionsmolekülen zur Rekrutierung von inflammatorischen Leukozyten (ICAM1, VCAM1 und E-Selektin) (Goebeler et al. 1993) und zur Sekretion des proinflammatorisch wirkenden Chemokins CCL2 (Goebeler et al. 2001). Als Grund hierfür wurde die Aktivierung einer proinflammatorischen Signalkaskade über NF-kB und p38 MAPK (p38-mitogenaktivierte Proteinkinasen) angesehen (Goebeler et al. 1995). Die wichtigste Erkenntnis in diesem Zusammenhang ist die direkte Bindung und Aktivierung von Ni^{2+} beim Kontakt mit humanem TLR4 (Schmidt et al. 2010) (■ Abb. 19.2). Ni^{2+} bindet hierbei an nichtkonservierte Histidine (H456 und H458). Diese wichtige direkte TLR4-abhängige Adjuvansfunktion von Nickel beim Menschen wird im Mausmodell durch andere proinflammatorische Stimuli übernommen: H2O2, IL-12, SDS, PMA, das bakterielle Lipopolysaccharide oder Freunds Adjuvans (CFA) (Artik et al. 1999; Sato et al. 2007). Für das Kontaktallergen TNCB konnte im Mausmodell die wichtige Beobachtung gemacht werden, dass durch eine Aktivierung des unspezifischen Immunsystems endogene TLR4-Liganden generiert werden, die von entscheidender Bedeutung für die Auslösung einer Kontaktsensibilisierung sind (Martin et al. 2008).

Bedeutung von Zellen des natürlichen Immunsystems

NK-Zellen NK-Zellen gehören zu den Lymphozyten. Antigenspezifische Rezeptoren sind nicht bekannt. Als Zellen des angeborenen Immunsystems sind sie in der Lage, bspw. virusinfizierte Zellen abzutöten. Eine adaptive kontaktallergenspezifische Immunantwort wird durch T-Zellen ausgelöst. Überraschend war der Befund, dass auch Mäuse mit defekter T-Zell- und B-Zell-Immunantwort (Rag-/- Mäuse) eine kontaktallergenabhängige Immunantwort aufweisen (O'Leary et al. 2006). In diesem Modell zeigte sich, dass eine Subpopulation von aus der Leber stammenden NK-Zellen in der Lage ist, eine antigenspezifische Immunantwort gegen DNFB, Oxazolon und TNCB auszulösen. Fragen zur Antigenerkennung und zum immunologischen Gedächtnis der NK-Zellen konnten bislang nicht beantwortet werden.

Neutrophile Granulozyten Zunehmend wird die zentrale Bedeutung von neutrophilen Granulozyten bei der Verstärkung der nichtinfektiösen Immunabwehr erkannt. Eine erste Arbeit zu diesem Thema ergab eine Schlüsselfunktion von neutrophilen Granulozyten für die Aktivierung von Endothelzellen und hierdurch für die lokale Rekrutierung von kontaktallergenspezifischen CD8+ T-Zellen in die Haut. Die kontaktallergische Spättypreaktion konnte durch eine vorausgegangene Depletion von neutrophilen Granulozyten vollständig blockiert werden (Kish et al. 2012).

Mastzellen Mastzellen haben starke pro- und antiinflammatorische Eigenschaften. Kontaktallergene (DNFB, Urushiol) können Mastzellen zur Produktion des antiinflammatorischen Zytokins IL-10 anregen und tragen möglicherweise zur Kontrolle einer kontaktallergischen Reaktion bei (Grimbaldeston et al. 2007). In anderen Modellen wurde hingegen eine stark proinflammatorische Funktion von Mastzellen in diesem Zusammenhang gezeigt (Dudeck et al. 2011).

19.3 Aktivierung des adaptiven Immunsystems

Die Bedeutung von dendritischen Zellen

Dendritische Zellen gehören zu den Zellen des natürlichen Immunsystems, sie übernehmen allerdings auch zentrale Aufgaben bei der Steuerung von adaptiven kontaktallergenspezifischen Immunantworten. Nach dem Hautkontakt mit Haptenen reifen dendritische Zellen aufgrund der durch die natürliche Immunität vermittelten Entzündungsreaktion aus. Ortsständige dendritische Zellen, die zuvor eine Vielzahl von spezialisierten Funktionen zur Aufnahme von Antigenen besaßen, werden zu professionellen antigenpräsentierenden Zellen, die eine adaptive Immunantwort auslösen. Hierfür sind 3 neu akquirierte Funktionen wichtig:

1. der Wechsel der Chemokinrezeptoren, die nun eine gerichtete Wanderung in den Lymphknoten ermöglichen,
2. eine effiziente Antigenprozessierung, die schließlich
3. eine sehr hohe Expression von kontaktallergenmodifizierten Peptiden auf MHC-Klasse-I- und II-Molekülen zusammen mit kostimulatorischen Molekülen erlauben (▶ Kap. 5, Antigenpräsentation).

Hierdurch kommt es zur Auslösung einer kontaktallergenspezifischen Immunantwort vermittelt durch antigenspezifische CD8+ und CD4+ T-Zellen. Neben dem Hapten-Peptid-abhängigen antigenspezifischen Signal (Signal 1), sind zwei weitere Signale notwendig. Erst die überaus starke Kostimulation mit Hilfe von CD86, CD80 und CD40 (Signal 2) ermöglicht die Aktivierung naiver antigenspezifischer T-Zellen. Die Qualität dieser Kostimulation zusammen mit der Sekretion von Zytokinen wie IL-12, IL-23, IL-1β, IL-6, IL-10 (Signal 3) bestimmt die Funktion der generierten Effektor-T-Zellen. Zusätzlich erhalten diese T-Zellen Eigenschaften, spezifisch wieder in die Haut einzuwandern. Ein wichtiges Molekül, das T-Zellen aus dem Blut die Einwanderung in die Haut erlaubt, ist das »cutaneous lymphocyte associated antigen«, genannt CLA. Hierbei handelt es sich um eine spezifische Zuckermodifikation auf dem Homingmolekül P-Selektin-bindendes Glykoproteinligand 1 (PSGL-1), das mit E-Selektin auf dermalen Endothelien interagiert.

Die Haut ist ein Reservoir unterschiedlicher Typen von dendritischen Zellen: Langerhans-Zellen in der Epidermis und dermale dendritische Zellen in der Dermis. Bei einer inflammatorischen Reaktion der Haut können darüber hinaus inflammatorische dendritische Zellen in die Dermis und Epidermis einwandern. So konnte gezeigt werden, dass Monozyten aus dem Blut in die Haut einwandern und dort zu inflammatorischen dendritischen Zellen differenzieren. Ein stark proinflammatorischer Vorläufer von dermalen dendritischen Zellen der Haut sind slan(6-sulfo LacNAc)-dendritische Zellen (Hansel und Günther et al. 2011).

Arbeiten mit unterschiedlichen genetisch manipulierten Mausstämmen, die eine Depletion von Langerhans-Zellen und dermalen dendritischen Zellen erlauben, zeigen die funktionelle Heterogenität von dendritischen Zellen besonders im Hinblick auf stimulatorische und regulatorische Funktionen bei der Auslösung einer Kontaktallergie. Die Ergebnisse verschiedener Arbeitsgruppen zeigen, dass Langerhans-Zellen für die Auslösung einer Kontaktallergie notwendig bzw. irrelevant sind oder inhibitorische Effekte haben. Eine aktuelle Reevaluation der verwendeten Modelle legt den Schluss nahe, dass Langerhans-Zellen bei der Auslösung der Kontaktallergie eine regulatorische und dermale dendritische Zellen eine stimulatorische Funktion haben. Diese Daten beziehen sich insbesondere auf das Modell von D. Kaplan, bei dem die Verwendung eines Mausstamms mit Expression von Diphterietoxin unter dem humanen Langerinpromotor eine selektive Depletion von Langerhans-Zellen erlaubt (Kaplan 2010). Dieses war in den anderen Modellen nicht möglich. Weitere Untersuchungen zu diesem Thema sind notwendig.

Kontaktallergenspezifische T-Zellen

Die Kontaktallergie ist eine adaptive Immunantwort. Kontaktallergenspezifische T-Zellen werden im lokalen Lymphknoten durch haptenpräsentierende dendritische Zellen aktiviert und durchlaufen während dieser Sensibilisierungsphase eine klonale Expansion. Die Phase der Sensibilisierung dauert 10–15 Tage beim Menschen und 5–7 Tage im murinen Modell. Im Gegensatz zur klassischen »delayed type hypersensitivity« bei der CD4+ T-Zellen die primären Effektorzellen darstellen, sind bei der Kontaktallergie vornehmlich CD8+ T-Zellen, aber auch CD4+ T-Zellen von Bedeutung (Bour et al. 1995; Martin et al. 2000;

Vocanson et al. 2006; Gocinski u. Tigelaar 1990) (Abb. 19.3). CD4+ T-Zellen nehmen bei der Kontaktallergie sowohl proinflammatorische als auch regulatorische Funktionen wahr (Gocinski u. Tigelaar 1990; Wakabayashi 2005). Bei den CD4+ Th-Zellen und CD8+ Tc lassen sich mindestens 3 für die Haut relevante funktionelle Subtypen unterscheiden: Th1/Tc1, Th_2/Tc_2 und Th_{17}/Tc_17. Th_1/Tc_1-Zellen werden durch die Sekretion von IFN-g charakterisiert; Th_2/Tc2 Zellen aufgrund der Sekretion von IL-4, IL-5 und IL-13 und Th_17/Tc_17 Zellen aufgrund der Sekretion von IL17A und IL-22 (Weaver et al. 2007). Untersuchungen mit den Konataktallergenen TNCB, DNFB und Oxazolon zeigten die Bedeutung von Th_1/Tc_1 Zellen und deren Produktion von IFN-γ während der Auslösephase (Honda et al. 2013). Auch für IL-17 konnte in neueren Untersuchungen eine Bedeutung für die Auslöse- und Sensibilisierungsphase nachgewiesen werden (Honda et al. 2013). In diesen Untersuchungen übernahmen Th_2-Zellen eine regulatorische Funktion. Eine Bedeutung von IL-4 und Th_2-Zellen für die Auslösung einer Kontaktallergie auf FITC konnte ebenfalls gezeigt werden. Hierbei wurde das Lösungsmittel Butylphthalat verwendet, dem relevante Adjuvanseffekte in diesen Versuchen zugeschrieben werden (Larson et al. 2010).

Als Gegenspieler der Effektor-T-Zellen sind regulatorische T-Zellen (Treg) in der Lage, die Effektorphase der Kontaktallergie zu inhibieren (Abb. 19.3). Die Depletion von Treg während der Sensibilisierungsphase oder der Effektorphase führten jeweils zu einer verstärkten kontaktallergischen Reaktion (Honda et al. 2011; Tomura et al. 2010). Unterschiedliche Kontrollmechanismen auf der Ebene der Treg sind bekannt. So konnte gezeigt werden, dass IL-10, produziert von Treg, die Expression von E- und P-Selektin der Endothelzellen inhibieren kann und somit die Einwanderung von Leukozyten in die Haut blockiert (Ring et al. 2006). Als weiterer Mechanismus der Treg-vermittelten Inhibition der Kontaktallergie wurde Adenosin beschrieben. Adenosin wird hierbei aufgrund der Degradation von ATP durch CD39- und CD73-exprimierende Treg generiert und blockiert über die Inhibition der Expression von E- und P-Selektin der Endothelzellen die Einwanderung von Leukozyten (Ring et al. 2009). ATP dient nicht nur als Substrat für die Generierung von Adenosin, es führt nach seiner Bindung an den purinergen Rezeptor P2SX7 zu einer direkten Aktivierung der immunsuppressiven Funktion von Treg (Ring et al. 2011).

Treg sind auch in der Lage, die Sensibilisierung gegen ein Kontaktallergen im Lymphknoten zu inhibieren. Hierbei bilden über ATP aktivierte Treg Gap-Junctions mit DC im Lymphknoten, wodurch diese ihre Fähigkeit, effizient CD8+ T-Zellen zu aktivieren, verlieren (Ring et al. 2010).

19

Literatur

Ade N, Leon F, Pallardy M, Peiffer JL, Kerdine-Romer S, Tissier MH, Bonnet PA, Fabre I, Ourlin JC (2009) HMOX1 and NQO1 genes are upregulated in response to contact sensitizers in dendritic cells and THP-1 cell line: role of the Keap1/Nrf2 pathway. Toxicol Sci 107: 451–460

Antonopoulos C, Cumberbatch M, Dearman RJ, Daniel RJ, Kimber I, Groves RW (2001) Functional caspase-1 is required for Langerhans cell migration and optimal contact sensitization in mice. J Immunol 166: 3672–3677

Artik S, von Vultee C, Gleichmann E, Schwarz T, Griem P (1999) Nickel allergy in mice: enhanced sensitization capacity of nickel at higher oxidation states. J Immunol 163: 1143–1152

Babelova A, Moreth K, Tsalastra-Greul W, Zeng-Brouwers J, Eickelberg O, Young MF, Bruckner P, Pfeilschifter J, Schaefer RM, Grone HJ, Schaefer L (2009) Biglycan, a danger signal that activates the NLRP3 inflammasome via toll-like and P2X receptors. J Biol Chem 284: 24035–24048

Bauer B, Andersson SI, Stenfeldt AL, Simonsson C, Bergstroom J, Ericson MB, Jonsson CA, Broo KS (2011) Modification and expulsion of keratins by human epidermal keratinocytes upon hapten exposure in vitro. Chem Res Toxicol 24: 737–743

Belsito DV (2000) The diagnostic evaluation, treatment, and prevention of allergic contact dermatitis in the new millennium. J Allergy Clin Immunol 105: 409–420

Benezra C (1987) Molecular aspects of allergic contact dermatitis. Acta Derm Venereol Suppl (Stockh) 134: 62–63

Blauvelt A, Hwang ST, Udey MC (2003) 11. Allergic and immunologic diseases of the skin. J Allergy Clin Immunol 111: S560–570

Bour H, Peyron E, Gaucherand M, Garrigue JL, Desvignes C, Kaiserlian D, Revillard JP, Nicolas JF (1995) Major histocompatibility complex class I-restricted CD8+ T cells and class II-restricted CD4+ T cells, respectively, mediate and regulate contact sensitivity to dinitrofluorobenzene. Eur J Immunol 25: 3006–3010

Copple IM, Goldring CE, Jenkins RE, Chia AJ, Randle LE, Hayes JD, Kitteringham NR, Park BK (2008) The hepatotoxic metabolite of acetaminophen directly activates the Keap1-Nrf2 cell defense system. Hepatology 48: 1292–1301

Copple IM, Goldring CE, Kitteringham NR, Park BK (2010) The keap1-nrf2 cellular defense pathway: mechanisms of regulation and role in protection against drug-induced toxicity. Handb Exp Pharmacol: 233–266

Dinkova-Kostova AT, Holtzclaw WD, Kensler TW (2005) The role of Keap1 in cellular protective responses. Chem Res Toxicol 18: 1779–1791

Dudeck A, Dudeck J, Scholten J, Petzold A, Surianarayanan S, Kohler A, Peschke K, Vohringer D, Waskow C, Krieg T, Muller W, Waisman A, Hartmann K, Gunzer M, Roers A (2011) Mast cells are key promoters of contact allergy that mediate the adjuvant effects of haptens. Immunity 34: 973–984

Enk AH, Katz SI (1992a) Early molecular events in the induction phase of contact sensitivity. Proc Natl Acad Sci U S A 89: 1398–1402

Enk AH, Katz SI (1992b) Early events in the induction phase of contact sensitivity. J Invest Dermatol 99: 39S–41S

Enk AH, Angeloni VL, Udey MC, Katz SI (1993) An essential role for Langerhans cell-derived IL-1 beta in the initiation of primary immune responses in skin. J Immunol 150: 3698–3704

Gao F, Koenitzer JR, Tobolewski JM, Jiang D, Liang J, Noble PW, Oury TD (2008) Extracellular superoxide dismutase inhibits inflammation by preventing oxidative fragmentation of hyaluronan. J Biol Chem 283: 6058–6066

Gocinski BL, Tigelaar RE (1990) Roles of CD4+ and CD8+ T cells in murine contact sensitivity revealed by in vivo monoclonal antibody depletion. J Immunol 144: 4121–4128

Goebeler M, Meinardus-Hager G, Roth J, Goerdt S, Sorg C (1993) Nickel chloride and cobalt chloride, two common contact sensitizers, directly induce expression of intercellular adhesion molecule-1 (ICAM-1), vascular cell adhesion molecule-1 (VCAM-1), and endothelial leukocyte adhesion molecule (ELAM-1) by endothelial cells. Journal Invest Dermatol 100: 759–765

Goebeler M, Roth J, Brocker EB, Sorg C, Schulze-Osthoff K (1995) Activation of nuclear factor-kappa B and gene expression in human endothelial cells by the common haptens nickel and cobalt. J Immunol 155: 2459–2467

Goebeler M, Trautmann A, Voss A, Brocker EV, Toksoy A, Gillitzer R (2001) Differential and sequential expression of multiple chemokines during elicitation of allergic contact hypersensitivity. Am J Pathol 158: 431–440

Grimbaldeston MA, Nakae S, Kalesnikoff J, Tsai M, Galli SJ (2007) Mast cell-derived interleukin 10 limits skin pathology in contact dermatitis and chronic irradiation with ultraviolet B. Nat Immunol 8: 1095–1104

Hansel A, Gunther C, Ingwersen J, Starke J, Schmitz M, Bachmann M, Meurer M, Rieber EP, Schakel K (2011) Human slan (6-sulfo LacNAc) dendritic cells are inflammatory dermal dendritic cells in psoriasis and drive strong TH17/TH1 T-cell responses. J Allergy Clin Immunol 127: 787–794 e781–789

Heise R, Skazik C, Rodriguez F, Stanzel S, Marquardt Y, Joussen S, Wendel AF, Wosnitza M, Merk, HF, Baron JM (2010) Active transport of contact allergens and steroid hormones in epidermal keratinocytes is mediated by multidrug resistance related proteins. J Invest Dermatol 130: 305–308

Hirota M, Suzuki M, Hagino S, Kagatani S, Sasaki Y, Aiba S, Itagaki H (2009) Modification of cell-surface thiols elicits activation of human monocytic cell line THP-1: possible involvement in effect of haptens 2,4-dinitrochlorobenzene and nickel sulfate. J Toxicol Sci 34, 139–150

Honda T, Otsuka A, Tanizaki H, Minegaki Y, Nagao K, Waldmann H, Tomura M, Hori S, Miyachi Y, Kabashima K (2011) Enhanced murine contact hypersensitivity by depletion of endogenous regulatory T cells in the sensitization phase. J Dermatol Sci 61: 144–147

Honda T, Egawa G, Grabbe S, Kabashima K (2013) Update of immune events in the murine contact hypersensitivity model: toward the understanding of allergic contact dermatitis. J Invest Dermatol 133: 303–315

Jenkinson C, Jenkins RE, Aleksic M, Pirmohamed M, Naisbitt DJ, Park BK (2010) Characterization of p-phenylenediamine-albumin binding sites and T-cell responses to hapten-modified protein. J Invest Dermatol 130: 732–742

Kagatani S, Sasaki Y, Hirota M, Mizuashi M, Suzuki M, Ohtani T, Itagaki H, Aiba S (2010) Oxidation of cell surface thiol groups by contact sensitizers triggers the maturation of dendritic cells. J Invest Dermatol 130: 175–183

Kalmes M, Neumeyer A, Rio P, Hanenberg H, Fritsche E, Blomeke B (2006) Impact of the arylhydrocarbon receptor on eugenol- and isoeugenol-induced cell cycle arrest in human immortalized keratinocytes (HaCaT). Biol Chem 387: 1201–1207

Kalmes M, Hennen J, Clemens J, Blomeke B (2011) Impact of aryl hydrocarbon receptor (AhR) knockdown on cell cycle progression in human HaCaT keratinocytes. Biol Chem 392: 643–651

Kaplan DH (2010) In vivo function of Langerhans cells and dermal dendritic cells Trends in Immunology, December 2010, Vol. 31, No. 12, 446–451

Karlberg AT, Bergstrom MA, Borje A, Luthman K, Nilsson JL (2008) Allergic contact dermatitis--formation, structural requirements, and reactivity of skin sensitizers. Chem Res Toxicol 21: 53–69

Kensler TW, Wakabayashi N, Biswal S (2007) Cell survival responses to environmental stresses via the Keap1-Nrf2-ARE pathway. Ann Rev Pharmacol Toxicol 47: 89–116

Kish DD, Gorbachev AV, Parameswaran N, Gupta N, Fairchild RL (2012) Neutrophil expression of Fas ligand and perforin directs effector CD8 T cell infiltration into antigen-challenged skin. J Immunol 189: 2191–2202

Knop J, Enk AH (1995) Cellular and molecular mechanisms in the induction phase of contact sensitivity. Int Arch Allergy Immunol 107: 231–232

Larson RP, Zimmerli SC, Comeau MR, Itano A, Omori M, Iseki M, Hauser C, Ziegler SF (2010) Dibutyl phthalate-induced thymic stromal lymphopoietin is required for Th2 contact hypersensitivity responses. J Immunol 184: 2974–2984

Martin S, Lappin MB, Kohler J, Delattre V, Leicht C, Preckel T, Simon JC, Weltzien HU (2000) Peptide immunization indicates that CD8+ T cells are the dominant effector cells in trinitrophenyl-specific contact hypersensitivity. J Invest Dermatol 115: 260–266

Martin SF, Dudda JC, Bachtanian E, Lembo A, Liller S, Durr C, Heimesaat MM, Bereswill S, Fejer G, Vassileva R, Jakob T, Freudenberg N, Termeer CC, Johner C, Galanos C, Freudenberg MA (2008) Toll-like receptor and IL-12 signaling control susceptibility to contact hypersensitivity. J Exp Med 205: 2151–2162

McKim JM Jr, Keller DJ 3rd, Gorski JR (2010) A new in vitro method for identifying chemical sensitizers combining peptide binding with ARE/EpRE-mediated gene expression in human skin cells. Cutan Ocul Toxicol 29: 171–192

Natsch A (2010) The Nrf2-Keap1-ARE toxicity pathway as a cellular sensor for skin sensitizers--functional relevance and a hypothesis on innate reactions to skin sensitizers. Toxicol Sci 113: 284–292

Natsch A, Emter R (2008) Skin sensitizers induce antioxidant response element dependent genes: application to the in vitro testing of the sensitization potential of chemicals. Toxicol Sci 102: 110–119

O'Leary JG, Goodarzi M, Drayton DL, von Andrian UH (2006) T cell- and B cell-independent adaptive immunity mediated by natural killer cells. Nat Immunol 7: 507–516

Ring S, Schafer SC, Mahnke K, Lehr HA, Enk AH (2006) CD4+ CD25+ regulatory T cells suppress contact hypersensitivity reactions by blocking influx of effector T cells into inflamed tissue. Eur J Immunol 36: 2981–2992

Ring S, Oliver SJ, Cronstein BN, Enk AH, Mahnke K (2009) CD4+CD25+ regulatory T cells suppress contact hypersensitivity reactions through a CD39, adenosine-dependent mechanism. J Allergy Clin Immunol 123: 1287–1296 e1282

Ring S, Karakhanova S, Johnson T, Enk AH, Mahnke K (2010) Gap junctions between regulatory T cells and dendritic cells prevent sensitization of CD8(+) T cells. J Allergy Clin Immunol 125: 237–246 e231–237

Ring S, Enk AH, Mahnke K (2011) Regulatory T cells from IL-10-deficient mice fail to suppress contact hypersensitivity reactions due to lack of adenosine production. J Invest Dermatol 131: 1494–1502

Sato N, Kinbara M, Kuroishi T, Kimura K, Iwakura Y, Ohtsu H, Sugawara S, Endo Y (2007) Lipopolysaccharide promotes and augments metal allergies in mice, dependent on innate immunity and histidine decarboxylase. Clinical and experimental allergy: journal of the British Soc Allergy Clin Immunol 37: 743–751

Schaefer L, Babelova A, Kiss E, Hausser HJ, Baliova M, Krzyzankova M, Marsche G, Young MF, Mihalik D, Gotte M, Malle E, Schaefer RM, Grone HJ (2005) The matrix component biglycan is proinflammatory and signals through Toll-like receptors 4 and 2 in macrophages. J Clin Invest 115: 2223–2233

Schmidt M, Raghavan B, Muller V, Vogl T, Fejer G, Tchaptchet S, Keck S, Kalis C, Nielsen PJ, Galanos C, Roth J, Skerra A, Martin SF, Freudenberg MA, Goebeler M (2010) Crucial role for human Toll-like receptor 4 in the development of contact allergy to nickel. Nat Immunol 11: 814–819

Simonsson C, Andersson SI, Stenfeldt AL, Bergstrom J, Bauer B, Jonsson CA, Ericson MB, Broo KS (2011) Caged fluorescent haptens reveal the generation of cryptic epitopes in allergic contact dermatitis. J Invest Dermatol 131: 1486–1493

Skazik C, Heise R, Ott H, Czaja K, Marquardt Y, Merk HF, Baron JM (2011) Active transport of contact allergens in human monocyte-derived dendritic cells is mediated by multidrug resistance related proteins. Arch Biochem Biophys 508: 212–216

Soltes L, Mendichi R, Kogan G, Schiller J, Stankovska M, Arnhold J (2006) Degradative action of reactive oxygen species on hyaluronan. Biomacromolecules 7: 659–668

Stern R, Kogan G, Jedrzejas MJ, Soltes L (2007) The many ways to cleave hyaluronan. Biotechnol Adv 25: 537–557

Tomura M, Honda T, Tanizaki H, Otsuka A, Egawa G, Tokura Y, Waldmann H, Hori S, Cyster JG, Watanabe T, Miyachi Y, Kanagawa O, Kabashima K (2010) Activated regulatory T cells are the major T cell type emigrating from the skin during a cutaneous immune response in mice. J Clin Invest 120: 883–893

Vocanson M, Hennino A, Cluzel-Tailhardat M, Saint-Mezard P, Benetiere J, Chavagnac C, Berard F, Kaiserlian D, Nicolas JF (2006) CD8+ T cells are effector cells of contact dermatitis to common skin allergens in mice. J Invest Dermatol 126: 815–820

Wakabayashi T, Hu DL, Tagawa Y, Sekikawa K, Iwakura Y, Hanada K, Nakane A (2005) IFN-gamma and TNF-alpha are involved in urushiol-induced contact hypersensitivity in mice. Immunol Cell Biol 83: 18–24

Watanabe H, Gaide O, Petrilli V, Martinon F, Contassot E, Roques S, Kummer JA, Tschopp J, French LE (2007) Activation of the IL-1beta-processing inflammasome is involved in contact hypersensitivity. J Invest Dermatol 127: 1956–1963

Watanabe H, Gehrke S, Contassot E, Roques S, Tschopp J, Friedmann PS, French LE, Gaide O (2008) Danger signaling through the inflammasome acts as a master switch between tolerance and sensitization. J Immunol 180: 5826–5832

Weaver CT, Hatton RD, Mangan PR, Harrington LE (2007) IL-17 family cytokines and the expanding diversity of effector T cell lineages. Ann Rev Immunol 25: 821–852

Weber FC, Esser PR, Muller T, Ganesan J, Pellegatti P, Simon MM, Zeiser R, Idzko M, Jakob T, Martin SF (2010) Lack of the purinergic receptor P2X(7) results in resistance to contact hypersensitivity. J Exp Med 207: 2609–2619

Klinik

Anaphylaxie

J. Fischer, T. Biedermann

T. Biedermann et al. (Hrsg.), *Allergologie*,
DOI 10.1007/978-3-642-37203-2_20, © Springer-Verlag Berlin Heidelberg 2016

20.1 Definition

Der Begriff »Anaphylaxie« ist weltweit nicht einheitlich definiert. Im deutschen Sprachraum versteht man unter Anaphylaxie eine akute systemische Reaktion mit Symptomen einer allergischen Sofortreaktion, die den ganzen Körper erfassen kann und potenziell lebensbedrohlich ist (▣ Abb. 20.1). Damit gehören Anaphylaxien zu den schwersten und dramatischen Ereignissen in der Allergologie.

20.2 Prävalenz und Inzidenz

Aufgrund einer weltweit nicht einheitlichen Definition der Anaphylaxie weisen publizierte epidemiologische Studien zur Prävalenz und Inzidenz von Anaphylaxien eine Streuung auf. Orientierend ist davon auszugehen, dass die Lebenszeitprävalenz für eine Anaphylaxie unabhängig vom Schweregrad zwischen 0,05–2 % beträgt. Aktuelle Studien aus den USA, England und Australien, die nach deutschem Verständnis nur bedrohliche Systemreaktionen werten, gehen von einer Inzidenz der Anaphylaxie von 7–50 Fällen pro 100 000 Einwohner/Jahr aus. Diese Studien weisen auf eine mögliche Zunahme von Anaphylaxien in den letzten Jahrzehnten hin, wobei die Ursachen hierfür ungeklärt sind. Von 1–3 durch Anaphylaxie bedingten Todesfällen pro 1 Mio. Einwohner/Jahr ist auszugehen.

20.3 Pathogenese

Im Zentrum einer Anaphylaxie steht die akute Degranulation von Mastzellen und basophilen Granulozyten. Die Symptome anaphylaktischer Reaktionen werden im Wesentlichen durch die Freisetzung verschiedener Mediatoren (Histamin, Leukotriene, Prostaglandine, Tryptase, plättchenaktivierendem Faktor, Zytokine und Chemokine usw.) vermittelt. Am häufigsten werden Mastzellen durch eine immunologische Reaktion aktiviert. Eine IgE-Allergen-Interaktion ist hierbei die häufigste Ursache. Auch spezifische IgG-Antikörper können durch Bildung von Immunkomplexen und Komplementaktivierung eine ähnliche Symptomatik auslösen (Immunkomplex-Anaphylaxie, z. B. auf Dextran). In vielen Fällen ist jedoch eine Typ-I-Sensibilisierung trotz umfangreicher Diagnostik nicht nachweisbar. Für diese früher als pseudoallergische Reaktionen bzw. anaphylaktoide Reaktionen bezeichneten Zustände wird neuerdings der Begriff »nichtallergische Anaphylaxie« vorgeschlagen. Der Kenntnisstand über die Pathophysiologie dieser Reaktionen ist sehr begrenzt. Vermutet wird, dass diese Reaktionen über G-Proteine vermittelt werden und durch eine direkte Freisetzung vasoaktiver Mediatorsubstanzen, direkte Aktivierung des Komplementsystems bzw. Interaktion mit dem Kallikrein-Kinin-System vermittelt werden. Vermittelt durch die Zytogene kommt es einerseits zur Kontraktur der glatten Muskulatur, andererseits zu einer Vasodilatation, Vasopermeabilität sowie zu einer Vagusaktivierung. An den Atemwegen resultiert daraus ein Bronchospasmus sowie Dyskrinie. Am Herz-Kreislauf-System kann sich durch Extravasation und daraus resultierender Hämokonzentration durch Volumenabnahme im Niederdrucksystem und reduziertem venösen Rückstrom ein Schockzustand (anaphylaktischer Schock) entwickeln. Es gibt Hinweise, dass eine Erhöhung des Lungengefäßwiderstands, Reflexbradykardien und Koronarspasmen an einem anaphylaktischen Schock mitbeteiligt sein können.

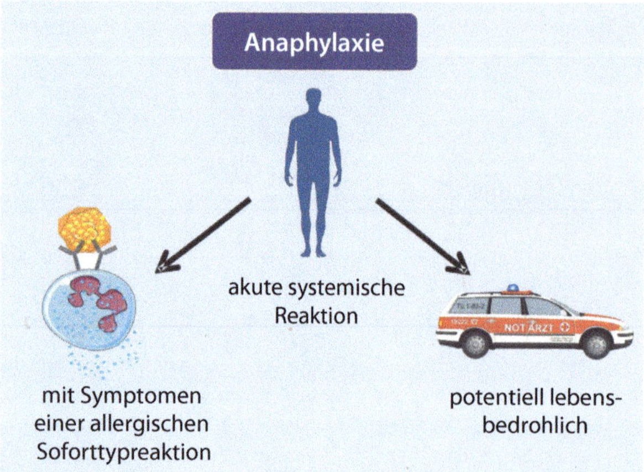

▣ **Abb. 20.1** Definition Anaphylaxie

20.4 Auslöser der Anaphylaxie

Am häufigsten erfolgt der Kontakt mit dem Auslöser einer Anaphylaxie auf oralem oder parenteralem Weg. Bei stark Sensibilisierten kann auch ein Hautkontakt oder eine Inhalation mit Aufnahme über die Atemwege auslösend sein. Die Rangfolge der häufigsten Anaphylaxieauslöser ist erhebungsabhängig. Unstrittig ist, dass Arzneimittel, Insektengifte sowie Nahrungsmittel zu den häufigen Auslösern zählen. In der Gruppe der Kinder stellen Nahrungsmittel die wichtigsten Auslöser dar (v. a. Erdnüsse, Baumnüsse, Hühnereier, Weizen, Kuhmilch, Soja, Fische/Krustentiere). Im Erwachsenenalter haben Insektengifte und Medikamente einen wichtigeren Stellenwert. In den letzten Jahren wurde erkannt, dass Körperfaktoren sowie weitere Reize für den anaphylaktischen Verlauf allergischer Reaktionen eine besondere Bedeutung spielen. Diese Reize werden als Augmentations- oder Kofaktoren bezeichnet (▸ Kap. 21). Als wichtige Einflussfaktoren wurden

- körperliche Anstrengung,
- der Genuss von Alkohol,

- emotionaler Stress,
- akute Infekte sowie
- die Menstruation bei Frauen identifiziert.

Am ausführlichsten sind diese Faktoren bei der anstrengungsinduzierten Weizenallergie (WDEIA = »exercise-induced wheat-dependend anaphylaxis«) untersucht und beschrieben.

20.5 Risikofaktoren

Als Risikofaktoren für das Auftreten bedrohlicher Anaphylaxien gelten

- hohes Lebensalter,
- schwere Herz-Kreislauf-Erkrankungen,
- instabiles Asthma bronchiale,
- die Einnahme nichtsteroidaler Antiphlogistika,
- die Einnahme von β-Adrenorezeptorantagonisten, ACE-Hemmern und
- eine erhöhte basale Serumtryptase/Mastozytose.

20.6 Symptome

Die Symptome einer Anaphylaxie können sich einzeln, in Kombination, simultan oder sukzessive im Wesentlichen an Haut, Magen-Darm-Trakt, Atemwegen und Herz-Kreislauf-System manifestieren. Zu Beginn einer Reaktion können unspezifische Prodromalsymptome wie bspw. Juckreiz und Brennen an Handinnenflächen, Fußsohlen oder Genitalbereich, metallischer Geschmack, Angstgefühle, Kopfschmerzen bemerkt werden. Juckreiz, Erytheme (Flush), Urtikaria/Angioödeme sind die typischen Symptome an Haut und Schleimhäuten. Obwohl die Haut am häufigsten bei einer Anaphylaxie betroffen ist, besteht gerade bezüglich der Frage, ob die wiederholte kutane Reaktion der Anaphylaxie zuzuordnen ist, international Uneinigkeit. Eine Konjunktivitis, Chemosis sowie Tränenlaufen sind typische okuläre Symptome. Angioödeme des Oro- und Hypopharynx können zu einer Schwellung der Uvula und Zunge führen. Frühzeichen hierfür können ein Brennen, Kribbeln oder Juckreiz sein. Klare klinische Zeichen sind eine kloßige Sprache (Dysphonie), Schluckbeschwerden mit Speicheln oder ein inspiratorischer Stridor. Infolge eines Larynxödems kann in kurzer Zeit durch Verlegung der Atemwege eine lebensbedrohliche Hypoxie auftreten. Zeichen einer Beteiligung der Atemwege sind Bronchoobstruktion sowie Dyspnoe. Klinische Zeichen sind hierfür trockener, stakkatoartiger Husten, inspiratorischer/exspiratorischer Stridor, Giemen, verlängertes Exspirium sowie Tachypnoe. Als Ausdruck einer gastrointestinalen Beteiligung können krampfartige Bauchschmerzen, Übelkeit, Erbrechen und Diarrhö auftreten. Harndrang, Miktion, Uteruskrämpfe sowie Stuhlabgang sind weitere klinische Zeichen einer abdominalen Symptomatik. Insbesondere bei Hypotonie oder Schock ist mit plötzlichem Erbrechen, unwillkürlicher Defäkation oder Miktion zu rechnen. Klinische Zeichen einer Beteiligung des Herz-Kreislauf-Systems sind Tachykardie, Hypertension (Abnahme des systolischen Drucks von mindestens 20 mmHg) und anaphylaktischer Schock infolge von Hämokonzentration und Hypovolämie durch Flüssigkeitsverlust ins Gewebe infolge einer Vasodilatation und Permeabilitätsstörung. Weitere kardiale Symptome wie Arrhythmien, Bradykardien sowie reflektorische Koronarspasmen (Kuonis-Syndrom) können die Situation komplizieren. Im Rahmen der Reaktion können Bewusstseinseinschränkungen (Somnolenz, Sopor) sowie Bewusstlosigkeit auftreten. Auch zentral nervöse Symptome wie Unruhe, Rückzugverhalten, Kopfschmerzen, Verhaltensänderung sowie zerebrale Krämpfe sind möglich. Zentralnervöse Symptome, insbesondere kognitive Störungen, können nach überstandener Anaphylaxie noch für Tage fortbestehen.

20.7 Verlauf

Anaphylaxiesymptome setzen meist akut innerhalb weniger Minuten nach Exposition zum Auslöser ein. Für die Insektengiftallergie ist belegt, dass ca. 96 % der allergischen Systemreaktionen innerhalb eines Zeitfensters von 2 h auftreten. Die Symptomatik kann jedoch auch verzögert einsetzen. Beispiel hierfür ist die durch das Allergen Galaktose-α-1,3-Galaktose vermittelte Säugetierfleischallergie, die wahrscheinlich basierend auf der Notwendigkeit der Freisetzung des Allergens durch Verdauung erst nach 3–6 h zum Auftreten einer Anaphylaxie führt. Der Verlauf einer Reaktion ist nicht vorhersehbar. Anaphylaxiesymptome können auf jeder Stufe spontan zum Stillstand kommen oder rückläufig sein. Es kann jedoch auch innerhalb von Minuten trotz Therapie zu einem schnell progredienten Verlauf bis hin zum Tod kommen. Gelegentlich kommt es nach erfolgreicher Therapie zu protrahierten oder biphasischen Verläufen mit erneutem Auftreten einer soforttigen Reaktion nach 6–12 h.

20.8 Diagnosekriterien

Eine Anaphylaxie ist als wahrscheinlich anzunehmen, wenn eine akut einsetzende Symptomatik an mindestens 2 der in ▶ Abschn. 20.6 genannten Organsysteme vorliegt oder ein Organbefall des Respirationstrakts und/oder Herz-Kreislauf-Systems eine schwere Reaktion darstellt. Im deutschen Sprachraum ist es üblich, auch akute Haut-

Tab. 20.1 Klassifikation der Anaphylaxie. (Nach Ring u. Messmer 1977)

Schweregrad		Haut			
		Symptome	Gastro-intestinaltrakt	Respirationstrakt	Herz-Kreislauf-System
Grad I	Leichte Allgemeinreaktion	Juckreiz, Flush, Urtikaria, Angioödem	–	–	–
Grad II	Ausgeprägte Allgemeinreaktion	Juckreiz, Flush, Urtikaria, Angioödem	Übelkeit, Krämpfe	Rhinorrhoe, Heiserkeit, Dyspnoe	Tachykardie (Anstieg > 20/min), Blutdruckabfall (> 20 mmHg syst.), Arrhythmie
Grad III	Bedrohliche Allgemeinreaktion	Juckreiz, Flush, Urtikaria, Angioödem	Erbrechen, Defäkation	Larynxödem, Bronchospasmus, Zyanose	Schock, Bewusstlosigkeit
Grad IV	Vitales Organversagen	Juckreiz, Flush, Urtikaria, Angioödem	Erbrechen, Defäkation	Atemstillstand	Herz-Kreislauf-Stillstand

Nicht alle Symptome müssen vorhanden sein. Die Klassifizierung erfolgt nach dem weitreichendstem Symptom.

und/oder Schleimhautreaktionen bei bestehender Typ-I-Allergie der Anaphylaxie zuzuordnen. Hier besteht jedoch international Dissens aufgrund einer schwierigen Abgrenzung zu einer Urtikariaerkrankung.

20.9 Klassifikation

International gibt es zahlreiche Klassifikationssysteme der Anaphylaxie. Im deutschen Sprachraum ist eine Klassifikation nach Ring u. Messmer (1977) am besten etabliert (Tab. 20.1). Dieses Klassifikationssystem versucht die Symptome an Haut, Magen-Darm-Trakt, Atemwegen und Herz-Kreislauf-System als Spektrum an Symptomen funktionell und dynamisch abzubilden. Dieses Klassifikationssystem integriert das alleinige Auftreten von Haut- und Schleimhautsymptomen bei Typ-I-Allergie in das Spektrum der Anaphylaxie.

20.10 Differenzialdiagnose

Wichtige Differenzialdiagnosen der Anaphylaxie im Bereich kardiovaskulärer Erkrankungen sind vasovagale Synkopen, kardiogener Schock, Herzrhythmusstörungen, hypertensive Krisen sowie Lungenarterienembolien. Insbesondere Reflexsynkopen konnten durch zentrale Vagusaktivierung mit nachfolgender reflektorischer Bradykardie, Blutdruckabfall und Synkope in der Praxis Schwierigkeiten bereiten. Im Bereich endokrinologischer Erkrankungen können Karzinoide, Phäochromozytome, thyreotoxische Krisen sowie Hypoglykämien die Symptomatik anaphylaktischer Reaktionen nachahmen. Auf neuropsychiatrischem Gebiet stellen Hyperventilationssyndrome, Angst- und Panikstörung, dissoziative Störungen und Konversion-Psychosen, Artefakte (Münchhausen-Syndrom) und somatoforme Störungen, Epilepsien und Koma wichtige Differenzialdiagnosen dar. Ein Status asthmaticus, akute stenosierende Tracheolaryngitis sowie eine tracheale/bronchiale Obstruktion durch Fremdkörper sind Differenzialdiagnosen bei Atemwegssymptomen. Auf dermatologischem Fachgebiet sind Urtikariaerkrankungen sowie hereditäre und erworbene angioneurotische Ödeme abzugrenzen. Auch Intoxikationen durch Ethanol, verdorbenen Fisch (Scombrotoxikose) oder Opiate stellen Differenzialdiagnosen dar.

20.11 Diagnostik

In Akutsituationen ist die Diagnose klinisch zu stellen. Die Abgrenzung zu Differenzialdiagnosen kann im Einzelfall schwierig sein. In der Akutsituation sind Labortests häufig nicht relevant oder aussagekräftig. In der retrospektiven Differenzialdiagnose nach adäquater Akutversorgung kann es hilfreich sein, die Tryptase im Serum zu bestimmen. Idealerweise erfolgt die Bestimmung innerhalb der ersten 4 h nach Einsetzen der Anaphylaxie. Der ermittelte Wert ist mit der basalen Serum-Tryptase zu vergleichen. Alternativ kann Histamin als Hauptmediator im Serum gemessen werden bzw. Histaminmetaboliten im 24-h-Sammelurin. Aufgrund eines wesentlichen höheren Aufwands sowie größerer Störanfälligkeit dieser Bestimmungen sind diese Verfahren der Messung der Tryptase im Serum unterlegen.

20.12 Therapie

20.12.1 Notfallmanagement

In der Notfalltherapie der Anaphylaxie hat sich ein strukturiertes, am führenden Leitsymptom der Anaphylaxie orientiertes Handeln bewährt. Für die aktuelle AWMF-Leitlinie zur Akuttherapie der Anaphylaxie wurde ein Algorithmus als Leitfaden zur Bewältigung einer Anaphylaxie entwickelt (◘ Abb. 20.2).

Basismaßnahmen

Allgemein ist bei einer Anaphylaxie zu prüfen, ob eine weitere Allergenzufuhr gestoppt werden kann. Die ist v. a. im Fall von Infusionen möglich. Resorptionsverhindernde Maßnahmen wie bspw. das Abbinden einer Extremität bzw. die subkutane Umspritzung eines lokalen Allergendepots mit Adrenalin gelten heute als obsolet. Ein Handeln mit mehreren Helfern und die frühzeitige Anforderung weiterer Hilfe (z. B. Notarztalarmierung) hat sich bewährt. Im Rahmen einer Basisuntersuchung sind

- das Vorhandensein von Lebenszeichen (spontane Bewegungen, Atmung),
- der Puls peripher an Arteria radialis (tastbarer Puls bedeutet systolischer Druck > 70 mmHg),
- die Atmung (Sprechdyspnoe, auf Distanz hörbares Giemen oder Stridor)

zu beurteilen. Des Weiteren sind leicht einsehbare Hautareale sowie Schleimhäute zu inspizieren und weitere Beschwerden (Übelkeit, Kopfschmerzen, Abdominalkrämpfe) zu erfragen. Kinder können oft initial auf dem Arm der Eltern untersucht werden. Ziel ist, eine adäquate Untersuchungs- und Behandlungsatmosphäre durch Beruhigung des Kindes und der Eltern zu schaffen. Bei Kleinkindern sind die Untersuchung der Mundhöhle und die Auskultation häufig schwierig. Eine Irritation mit dem Mundspatel kann eine Obstruktion der oberen Atemwege verstärken. Als Sofortmaßnahme ist eine symptomorientierte Lagerung vorzunehmen. Eine Flachlagerung stellt die Grundstrategie dar. Aufrichten und körperliche Anstrengung sind wegen der Gefahr einer Aggravation zu vermeiden. Bei eingeschränkter Bewusstseinslage in präklinischer Situation ist die stabile Seitenlage anzuwenden. Eine Hochlagerung der Beine ist bei einer eingeschränkten hämodynamischen Situation sinnvoll. Bei führender Atemwegssymptomatik ist eine halbsitzende Position angezeigt.

Management von Kreislaufreaktionen

Im Fall eines Herz-Kreislauf-Stillstands im Rahmen der Anaphylaxie ist umgehend eine kardiopulmonale Reanimation mit Herzdruckmassage und Beatmung im Verhältnis von 30:2 zu beginnen. Soweit verfügbar, ist ein automatischer Defibrillator anzulegen. Die medikamentöse Therapie erfolgt mit Adrenalin im Bolus, 1 mg alle 3–5 min oder per Dauerinfusion. Eine Sicherung der Atemwege mit suffizienter Oxygenierung sowie eine forcierte Volumensubstitution sind wichtig. Bei Anaphylaxie mit führender Herz-Kreislauf-Reaktion ist insbesondere in Situationen, in denen noch kein intravenöser Zugang besteht, als Sofortmaßnahme die intramuskuläre Injektion von Adrenalin empfohlen. Die Sauerstoffgabe, Volumensubstitution und ggf. intramuskuläre oder intravenöse Gabe von Adrenalin und/oder anderen Katecholaminen sind die primären Maßnahmen.

Atemwegsmanagement

Bei Anaphylaxien mit führender Obstruktion im Bereich der oberen oder unteren Atemwege hat sich eine kontinuierliche Inhalation von Katecholaminen (Adrenalin) oder β-2-Sympathomimetika (Salbutamol, Terbutalin) bewährt. Im Fall eines unzureichenden therapeutischen Ansprechens ist ein β-2-Sympathometikum injizierbar (Terbutalin s. c. oder Reproterol i. v.).

Management von Haut- und Abdominalsymptomen

Bei Anaphylaxien mit führender Hautmanifestation besteht die Primärtherapie in der intravenösen Applikation H1-blockierender Antihistaminika (Dimetinden) sowie von Glukokortikoiden (Dosierung im Erwachsenenalter 250 mg im Regelfall und 500–1.000 mg Prednisolonäquivalent in bedrohlichen Situationen). Bei Anaphylaxien mit zusätzlicher abdomineller Symptomatik können, ergänzend zur Gabe eines Antihistaminikums, Antiemetika und Nauseatika verabreicht werden. Übliche altersgerechte Dosierungen sind in ◘ Tab. 20.2 aufgeführt.

20.12.2 Überwachungsmanagement

Eine Überwachung bis zur sicheren anhaltenden Remission ist erforderlich. Eine stationäre Überwachung ist daher bei allen schweren Reaktionen (> Grad II nach Ring u. Messmer 1977) indiziert. Bei Anaphylaxien mit bedrohlicher Allgemeinreaktion ist eine intensivmedizinische Überwachung sinnvoll.

20.12.3 Langzeitmanagement

Bei Entlassung sollte ein Notfallset zur Selbstmedikation verordnet werden (◘ Tab. 20.3). Dies sollte einen Adrenalin-Autoinjektor, ein Antihistaminikum und ein Glukokortikoid sowie bei Asthma einen Bronchodilatator umfassen. In der Handhabung eines Notfallsets, insbesondere des Adrenalin-Autoinjektors ist durch Schulung einzuwei-

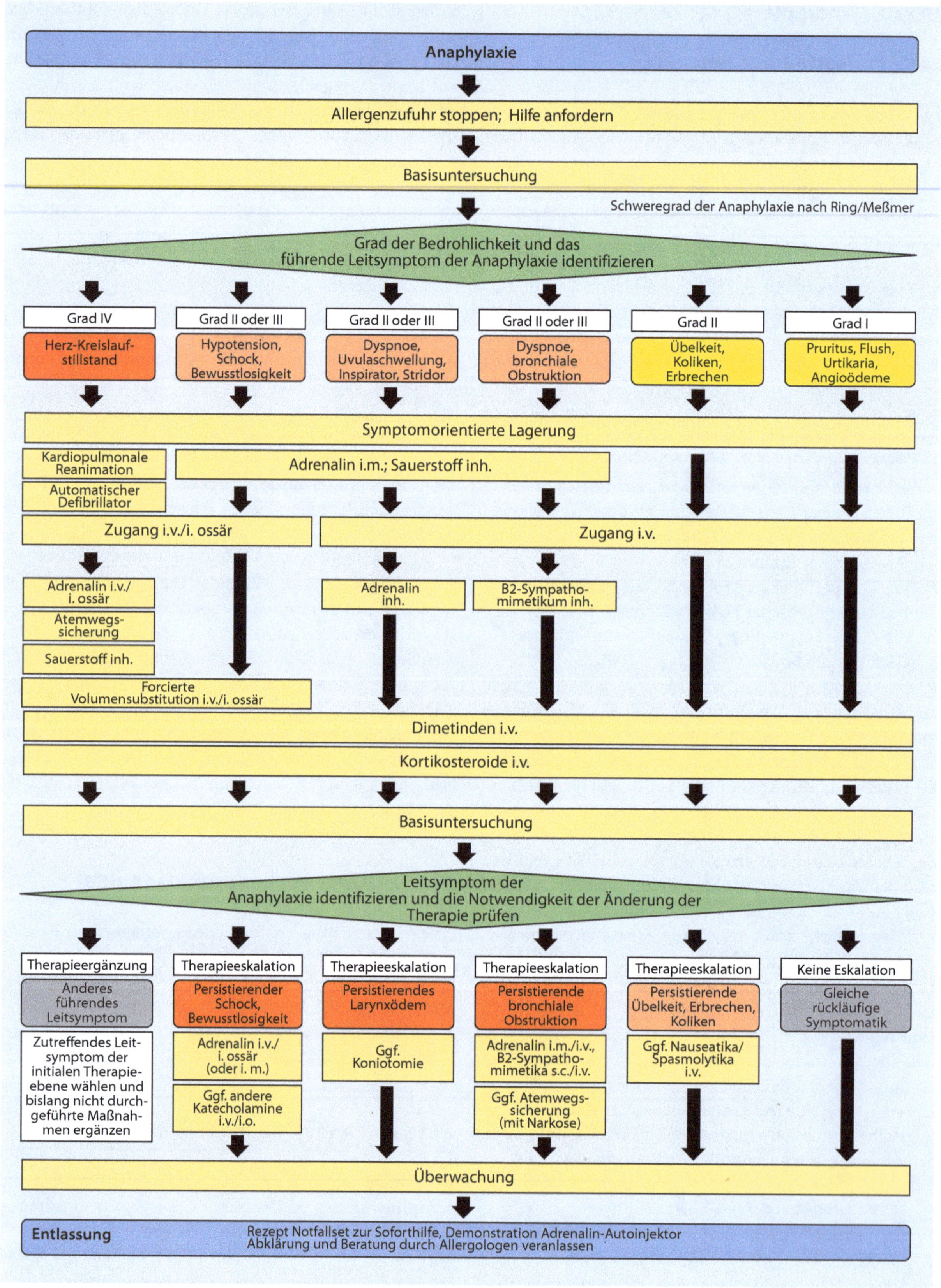

Abb. 20.2 Handlungsleitfaden Akuttherapie der Anaphylaxie. (Mod. nach Ring et al. 2014)

■ **Tab. 20.2** Wichtige Medikamente zur Akuttherapie der Anaphylaxie.

	Antihistaminikum	Kortikosteroid	Adrenalin			Weitere Medikamente
Wirkstoff	**Dimetinden**	z. B. **Prednisolon-21-succinat**	**Adrenalin**			a) Vollelektrolytlösung b) Sauerstoff c) Salbutamol Dosieraerosol
Applikationsweg	**intravenös**	**intravenös**	**inhalativ**	**intramuskulär**	**intravenös**	a) intravenös b) inhalativ c) inhalativ (Dosieraerosol)
Dosierung	**Kinder** 1 mg/ 10 kg KG	**Kinder** 50–100 mg/ 250 mg*	**Kinder** 2000–4000 µg über Vernebler	**Kinder** 10 µg/kg KG Autoinjektor: 150 µg/ab 7,5 kg* 300 µg/ab 25 kg*	**Kinder** 25–100 µg/Bolus (verdünnte Lösung) 0,05–0,1 µg/kg KG/ min (Dauerinfusion)	**Kinder** a) 10–20 ml/kg KG b) 2–10 l/min c) 1–2 Hübe (ggf. mit Spacer)
	Erwachsene 1 mg/ 10 kg KG	**Erwachsene** 250 mg/ 1000 mg*	**Erwachsene** 2000–4000 µg über Vernebler	**Erwachsene** Autoinjektor: 300 µg/Bolus 500 µg/Bolus	**Erwachsene** 25–100 µg/Bolus** (verdünnte Lösung) 0,05–0,1 µg/kg KG/ min (Dauerinfusion)	**Erwachsene** a) 10–20 ml/kg KG b) 2–10 l/min c) 1–2 Hübe
Hinweis		* Hochdosis	bei Schwellung obere Atemwege	**Puls- und Blutdruckkontrolle!**	**Puls- und Blutdruckkontrolle!**	

* Angabe gilt nicht für alle auf dem Markt befindlichen Injektoren.
** Ggf. mehrfache Gabe je nach Ansprechen.

■ **Tab. 20.3** Komponenten eines allergologischen Notfallsets in Deutschland

Adrenalin Autoinjektor	Antihistaminikum	Kortikosteroid
Kinder ab 7,5 kg 150 µg Injektor* ab 25 kg 300 µg Injektor*	**Kinder & Erwachsene** Schnell wirksames Antihistaminikum In flüssiger Form oder als Tabletten	**Kinder & Erwachsene** 100 mg Prednisolon-Äquivalent bis 6 Jahre Suppositorien, sonst in flüssiger Form
Erwachsene 300 µg oder 500 µg Injektor**		

* Angabe gilt nicht für alle auf dem Markt befindlichen Injektoren.
** nach ärztlichem Ermessen, z. B. Körpergewicht, Vorerkrankungen.

sen. Die Vorstellung bei einem Allergologen zur weiteren Abklärung sowie langfristigen Therapie ist zu empfehlen. Für akkreditierte Institutionen besteht die Möglichkeit der Meldung von Anaphylaxien in das nationale Anaphylaxieregister (www.anaphylaxie.net). Für eine vertiefende Patientenschulung werden von der Arbeitsgemeinschaft Anaphylaxie – Training und Edukation e. V. (AGATE e. V.) Schulungen angeboten (www.anaphylaxieschulung.de). Zur Information von Patienten über das Internet stehen verschiedene vertrauenswürdige Seiten zur Verfügung (z. B. www.daap.de oder www.anaphylaxieexperten.de).

Literatur

Ring J, Messmer K (1977) Incidence and severity of anaphylactoid reactions to colloid volume substitutes. Lancet 1: 466–469

Ring J, Beyer K, Biedermann T, Bircher A, Duda D, Fischer et al. (2014) Guideline for acute therapy und management of anaphylaxis. S2 guideline of DGAKI, AeDA, GPA, DAAU, BVKJ, ÖGAI, SGAI, DGAI, DGP, DGPM, AGATE and DAAB. Allergo J Int 23: 96–112

Weiterführende Literatur

Decker WW, Campbell RL, Manivannan V et al. The etiology and incidence of anaphylaxis in Rochester, Minnesota: a report from the Rochester Epidemiology Project. J Allergy Clin Immunol 2008; 122: 1161–1165

Johansson SG, Bieber T, Dahl R et al. (2004) Revised nomenclature for allergy for global use: Report of the Nomenclature Review Committee of the World Allergy Organization, October 2003. J Allergy Clin Immunol 113: 832–836

Lieberman JA, Chehade M (2013) Use of omalizumab in the treatment of food allergy and anaphylaxis. Curr Allergy Asthma Rep 13: 78–84

Muraro A, Roberts G, Clark A et al. (2007) The management of anaphylaxis in childhood: position paper of the European academy of allergology and clinical immunology. Allergy 62: 857–871

Pumphrey RS (2000) Lessons for management of anaphylaxis from a study of fatal reactions. Clin Exp Allergy 30: 1144–1150

Ring J, Beyer K, Dorsch A et al. (2012) Anaphylaxieschulung – ein neues Behandlungsprogramm zur tertiären Krankheitsprävention nach Anaphylaxie. Allergo J 21: 96–102

Sampson HA, Munoz-Furlong A, Campbell RL et al. (2006) Second symposium on the definition and management of anaphylaxis: summary report--Second National Institute of Allergy and Infectious Disease/Food Allergy and Anaphylaxis Network symposium. J Allergy Clin Immunol 117: 391–397

Sheikh A, Hippisley-Cox J, Newton J, Fenty J (2008) Trends in national incidence, lifetime prevalence and adrenaline prescribing for anaphylaxis in England. J R Soc Med 101: 139–143

Stark BJ, Sullivan TJ (1986) Biphasic and protracted anaphylaxis. J Allergy Clin Immunol 78: 76–83

Worm M, Edenharter G, Rueff F et al. (2012) Symptom profile and risk factors of anaphylaxis in Central Europe. Allergy 67: 691–698

Kofaktoren bei Soforttypreaktionen

F. Wölbing, T. Biedermann

T. Biedermann et al. (Hrsg.), *Allergologie*,
DOI 10.1007/978-3-642-37203-2_21, © Springer-Verlag Berlin Heidelberg 2016

21.1 Einleitung

Der klinische Begriff »Anaphylaxie« beschreibt die systemische und damit schwerste Form einer allergischen Soforttypreaktion. Wir gehen davon aus, dass es in den meisten Fällen von Anaphylaxie auf zellulärer Ebene durch allergenvermittelte Quervernetzung der Fcε-Rezeptor-gebundenen IgE-Moleküle zur Degranulation von Mastzellen und Basophilen kommt. Die Freisetzung sofort wirksamer vasoaktiver Mediatoren wie Histamin verursacht dann die klinischen Symptome der Anaphylaxie. Im Gegensatz zur Degranulation auf Einzelzellebene ist die systemische Anaphylaxie kein exakt reproduzierbares »On-off-Phänomen«, sondern ein Symptomkontinuum von klinisch asymptomatisch bei Aktivierung nur weniger Effektorzellen bis hin zum allergischen Schock mit Kreislaufzusammenbruch. Die Schwere der klinischen Reaktion nach Kontakt zu einem Allergen wird durch das Zusammenspiel verschiedener Parameter moduliert, insbesondere von der Sensibilisierung, der Allergendosis, dem Applikationsweg sowie dem Vorliegen sog. Kofaktoren. Die Gruppe der Kofaktoren kann dabei in echte, eine anaphylaktische Reaktion verstärkende, Augmentationsfaktoren, in als Kofaktoren wirksame Begleiterkrankungen und in andere Faktoren gegliedert werden. Bestimmte Begleiterkrankungen können auf nichtimmunologischem Weg die klinische Ausprägung der Soforttypreaktion modulieren und so als Suszeptibilitätsfaktoren wirken. So stellt bspw. das Vorliegen eines Asthma bronchiale eine Prädisposition für das Auftreten eines Bronchospasmus im Verlauf einer anaphylaktischen Reaktion dar. Auch extrinsische Faktoren, wie z. B. ACE-Hemmer oder Betablocker, erhöhen die Empfindlichkeit gegenüber den Mediatoren der Soforttypreaktion und beeinflussen diese indirekt. Andere Faktoren, z. B. bestimmte Muskelrelaxanzien oder Kontrastmittel, können durch direkte, nichtimmunologisch vermittelte Degranulation von Mastzellen und Basophilen anaphylaktoide oder pseudoallergische Reaktionen auslösen und so als Kofaktor auch allergisch vermittelte Soforttypreaktionen verstärken. Aus immunologischer Sicht von besonderer Bedeutung sind aber die echten Augmentationsfaktoren. Diese sind als Umgebungsbedingungen definiert, die zu einer Verstärkung der IgE-vermittelten Degranulation führen, also unmittelbar die immunologische Reaktion modulieren. Die Bedeutung der Augmentationsfaktoren wurde erst in den letzten Jahren zunehmend erkannt und bezüglich der epidemiologischen Relevanz und der zugrunde liegenden pathophysiologischen Mechanismen immer besser dokumentiert (Wölbing et al. 2008, 2013). Den aktuellen Daten entsprechend ist Anstrengung der sicherlich wichtigste Augmentationsfaktor der Anaphylaxie, der am häufigsten im Zusammenhang mit Nahrungsmittelallergenen dokumentiert ist. Dieser Zusammenhang wird dann als »food-dependent exercise-induced anaphylaxis) bezeichnet (Robson-Ansley u. Toit 2010). Eine Sonderform, die »wheat-dependent exercise-induced anaphylaxis« (WDEIA), wird mittlerweile sogar als eigene Krankheitsentität definiert (Brans et al. 2009). Weitere auch epidemiologisch erfasste Augmentationsfaktoren sind Medikamente, insbesondere nichtsteroidale Antiphlogistika (NSAID), Alkohol und akute Infektionserkrankungen. Nur selten beschrieben und daher weniger gut belegt ist die Rolle des Hormonzyklus der Frau (Menstruation), der Einfluss von psychischem Stress und von physikalischen Faktoren wie Hitze oder Kälte als Augmentationsfaktoren.

Kofaktoren

- Augmentationsfaktoren/Modulation der Soforttypreaktion
  - Anstrengung
  - Acetylsalicylsäure
  - Alkohol
  - Infekte
  - Hormonelle Faktoren
- Begleiterkrankungen/intrinsische nichtimmunologisch vermittelte Effekte
  - Asthma bronchiale
  - Mastozytose
  - Kardiologische Erkrankungen
  - Erkrankungen aus dem atopischen Formenkreis
  - Höheres Lebensalter
- Andere Faktoren/extrinsische nichtimmunologisch vermittelte Effekte
  - ACE-Hemmer
  - Betablocker
  - Direkte Histaminfreisetzung durch Kontrastmittel, Opiate u. a.

21.2 Epidemiologie

Die in der Literatur genannten Daten zur Epidemiologie anaphylaktischer Reaktionen und zur Bedeutung von Kofaktoren als Trigger anaphylaktischer Reaktionen variieren sehr stark. Die Lebenszeitprävalenz für das Auftreten einer Anaphylaxie liegt zwischen 0,05 und 2 % und die Inzidenz zwischen nur 3,2 und maximalen 68,4 Anaphylaxien pro 100 000 Patientenjahren (Koplin et al. 2011). Erst in den letzten Jahren wurde auch die epidemiologische Bedeutung von Kofaktoren in Anaphylaxieregistern erfasst. Diese Daten zeigen, dass im deutschsprachigen Raum Kofaktoren bei bis zu 39 % der 2006–2009 erfassten nahrungsmittelbedingten Anaphylaxien erwachsener Patienten beteiligt waren. Im französischen Anaphylaxieregister findet sich für den Zeitraum von 2002–2004 mit 29,25 % eine vergleichbare Größenordnung (Wölbing et al. 2013). Die Daten aus dem deutschsprachigen Anaphylaxieregister deuten darauf hin, dass die Inzidenz kofaktorabhängiger Anaphylaxien bei Kindern geringer ist. Im Gegensatz zu 39 % bei den Erwachsenen wurde im gleichen Zeitraum nur bei 14 % der erfassten Anaphylaxien bei Kindern ein Kofaktor als zusätzlicher Trigger angegeben. In einer weiteren Auswertung für Kinder und Adoleszente für den Zeitraum von 2005–2008 wird diese Tendenz mit 18,3 % kofaktorassoziierter Anaphylaxien bestätigt (Hompes et al. 2011). Die epidemiologischen Daten zeigen auch eine Assoziation von höherem Lebensalter mit erhöhtem Risiko für Herz-Kreislauf-Symptome bzw. von atopischen Erkrankungen mit erhöhtem Risiko für respiratorische Symptome und bestätigen die klinische Beobachtung, dass in einigen Patienten mehrere Kofaktoren als Triggerfaktoren zusammenwirken. Kofaktoren können außerdem allergenabhängig eine unterschiedliche Relevanz haben: Während bei 28 von 29 erwachsenen Weizenallergikern mindestens ein Kofaktor erfasst wurde (in über 80 % körperliche Anstrengung oder zusätzliche Kofaktoren), lag bei nur 3 von 50 minderjährigen Erdnussallergikern ein Kofaktor vor. Da die Erdnuss sehr potente Allergene enthält, ist für die Erdnuss ein alleiniger Allergenkontakt meist ausreichend, um eine Reaktion auszulösen. Dies zeigt, dass Kofaktoren v. a. in Situationen, in denen der Allergenkontakt allein nur zu einer subanaphylaktischen Reaktion führt, entscheidende modulierende Bedeutung haben (Dölle et al. 2012).

Ergänzt man die Daten der Anaphylaxieregister um weitere Studien, ergibt sich für die echten Augmentationsfaktoren folgendes Gesamtbild: Der mit bis zu 15,9 % bei Erwachsenen und bis zu 10 % bei Kindern mit Abstand wichtigste Augmentationsfaktor ist körperliche Anstrengung. Einzelne Studien geben (ohne Unterscheidung zwischen Kindern und Erwachsenen) sogar eine Bedeutung in bis zu 20,4 % aller Anaphylaxien an. Es folgen bei Erwachsenen Alkohol als Augmentationsfaktor (1–15,2 %), akute Infektionserkrankungen (1,3–11%), NSAIDs mit bis 4,7 % und andere Medikamente mit bis zu 3,7 %. Bei Kindern werden akute Infektionserkrankungen in 2,5–3 % aller Anaphylaxien als Trigger angegeben, NSAIDs ähnlich wie bei Erwachsenen mit 3 % und andere Medikamente mit 2,6–6 %. Seltenere Kofaktoren wie psychischer Stress und andere spielen bei Kindern bei 10,3–12 % aller Anaphylaxien eine Rolle und interessanterweise bei Erwachsenen ebenfalls nur in 8–12,1 % (Wölbing et al. 2013).

21.3 Allergene

Nach bisherigem Verständnis kann grundsätzlich jede Typ-I-Allergie durch Kofaktoren moduliert werden. Allerdings können bei der Abklärung unklarer Anaphylaxie-Ereignisse bestimmte Sensibilisierungen im Zusammenhang mit Kofaktoren häufiger diagnostiziert werden, während andere fast nicht vorkommen. Der häufigste Kofaktor ist der Augmentationsfaktor »körperliche Anstrengung«. Die häufigsten Auslöser der »exercise induced anaphylaxis« wiederum sind Nahrungsmittelallergene (Worm 2010) und eines der hier am häufigsten identifizierten und am besten untersuchten Allergene ist das Weizenallergen ω-5-Gliadin (Tri a 19) als Auslöser der »wheat-dependent exercise-induced anaphylaxis« (WDEIA; Brans et al. 2009). Cardona et al. konnten in einer Gruppe von 74 Patienten mit Augmentationsfaktor-getriggerter Nahrungsmittelallergie Weizen mit 24 % als häufigsten Auslöser und ω-5-Gliadin als häufigstes auslösendes Allergen identifizieren (Cardona et al. 2012). Insgesamt ist die Weizenallergie im Vergleich zu anderen Nahrungsmittelallergien mit einem Anteil von 7 % an allen durch Nahrungsmittel ausgelösten allergischen Reaktionen aber nicht häufig (Sicherer 2011). Dies deutet darauf hin, dass die Typ-I-Allergie gegen Weizen oft erst in Zusammenhang mit Augmentationsfaktoren symptomatisch wird. Während normalerweise Nüsse und Hülsenfrüchte die relevantesten Nahrungsmittelallergene sind (Worm 2010; Sicherer 2011), wurden in Südeuropa als Auslöser Augmentationsfaktoren-getriggerter Anaphylaxien neben Weizen überraschend Kopfsalat (18,9 %) und Tomaten (6,8 %) identifiziert.

Wieso bestimmte Allergene in Zusammenhang mit Kofaktoren häufiger zu schweren Anaphylaxien führen als andere Allergene, kann zurzeit nicht abschließend beantwortet werden. Es ist aber bekannt, dass die Resorption von Allergenen aus dem Intestinaltrakt insbesondere durch die Molekülgröße und die Ladung bestimmt wird. Dieser Vorgang kann durch Kofaktoren verändert werden. Für die Wirkung parenteral aufgenommener Allergene, wie z. B. solche aus Insektengiften, sind dagegen andere Mechanismen, die direkt die Aktivierbarkeit von Mastzellen oder basophilen Granulozyten modulieren, von Relevanz.

21.4 Ätiologie und Pathogenese

Kofaktoren können die Ausprägung der Symptome allergischer Soforttypreaktion sehr unterschiedlich beeinflussen. Insbesondere die echten Augmentationsfaktoren modulieren die Auslösephase der Soforttypallergie direkt. Der Definition entsprechend können sie ihre Wirkung dabei auf 2 Ebenen vermitteln: Erstens können sie direkt die Bioverfügbarkeit des Allergens verbessern oder ggf. die Verteilung des Allergens so verändern, dass Effektorzellen der Anaphylaxie effektiver aktiviert werden können. Zweitens können Augmentationsfaktoren direkt auf diese Effektorzellen wirken, den Schwellenwert für eine Aktivierung auf zellulärer Ebene absenken und die Zellen so leichter aktivierbar machen. Der epidemiologischen Bedeutung entsprechend, liegen die umfangreichsten Untersuchungen zur Bedeutung von Augmentationsfaktoren bei der WDEIA vor. Diese Untersuchungen zeigen, dass die Einnahme von Acetylsalicylsäure (ASS) ebenso wie Anstrengung unmittelbar zu einer signifikanten Verbesserung der Aufnahme des Allergens Gliadin aus dem Magen-Darm-Trakt führt. Dieser Effekt ist bei nicht-gliadinsensibilisierten Kontrollpersonen zwar auch nachweisbar, aber bei Weitem nicht so deutlich wie bei WDEIA-Patienten. Reaktionen bei WDEIA waren mit hohen Plasma-Gliadinspiegeln korreliert (Brockow et al. 2015). Es wird vermutet, dass Augmentationsfaktoren und Sensibilisierung zusammen die Barrierefunktion des Intestinaltrakts stören und so die erleichterte Allergenresorption vermitteln. Tatsächlich führt die Behandlung mit ASS in vitro zu einer verminderten Produktion von Claudin-7, einem für die Funktionalität von »tight junctions« wichtigem Protein. Im Modell korreliert die verminderte Produktion von Claudin-7 mit einer erhöhten Durchlässigkeit des Epithels für Dextran. Auch körperliche Anstrengung kann die intestinale Barrierefunktion modulieren. Eine in Mäusen durchgeführte Untersuchung zur intestinalen Aufnahme von Lysozym konnte zeigen, dass die anstrengungsabhängige intestinale Aufnahme nach oraler Gabe direkt abhängig vom Vorliegen einer effektiven Sensibilisierung gegenüber Lysozym ist. In Abhängigkeit von der Schwere der Sensibilisierung kann daher bereits geringe körperliche Anstrengung ausreichend sein, um eine gefährlich schnelle und effektive Allergenresorption zu realisieren.

Neben der Bioverfügbarkeit von Allergenen modulieren Augmentationsfaktoren auch direkt die Reaktivität von Mastzellen und Basophilen. Reaktionen bei Prick-Testungen fallen nach Einnahme von ASS oder nach körperlicher Belastung deutlich stärker aus, Mastzellen degranulieren nach Vorbehandlung mit ASS signifikant verstärkt. Auch Infekte können durch eine direkte Modulation der Mastzell- oder Basophilenreaktivität als Kofaktoren wirken. Diesen Effekten liegen wahrscheinlich unterschiedliche Prozesse zugrunde wie eine Veränderung der Plasmaosmolalität, eine Freisetzung von Endorphinen, die Hochregulation von Gewebetransglutaminase, die Gliadin modifiziert, und Änderungen des Arachidonsäuremetabolismus in suszeptiblen Patienten durch ASS (»Idiosynkrasie«, ▶ Kap. 56, Adaptive Desaktivierung bei Analgetikaintoleranz). Infektionserkrankungen dagegen können sehr schnell auf der Ebene der natürlichen Immunität wirken (vgl. ▶ Kap. 4, Natürliche Immunität und ihre Bedeutung für das Mikrobiom), da Bestandteile von Pathogenen über Bindung an spezifische Rezeptoren (»pattern recognition receptors«, z. B. Toll-like Rezeptoren) direkt die Mastzellfunktion aktivierend (aber auch inhibitorisch) modulieren können. Zusätzlich können Pathogene auch indirekt durch Induktion der mastzellaktivierenden Anaphylatoxine C3a und C5a sowie über adaptive Immunprozesse, z. B. Kreuzreaktivität mit Allergenen oder Modulation der Mastzellfunktion durch Bindung pathogenspezifischer IgE- und IgG-Antikörper, als Augmentationsfaktoren wirken.

- Augmentationsfaktoren, die eine bessere intestinale Allergenaufnahme vermitteln:
  - Anstrengung
  - Acetylsalicylsäure
  - Alkohol
- Augmentationsfaktoren, die direkt eine effektivere zelluläre Aktivierung vermitteln:
  - Anstrengung
  - Acetylsalicylsäure
  - Infekte

21.5 Klinik

Die Klinik der durch Kofaktoren getriggerten Anaphylaxie unterscheidet sich grundsätzlich nicht von einer von Kofaktoren unabhängigen Anaphylaxie. Das gesamte Spektrum Typ-I-allergischer Reaktionen von Urtikaria bis zum schweren anaphylaktischen Schock kann auch bei der kofaktorassoziierten Reaktion beobachtet werden. Die kofaktorassoziierte Anaphylaxie kommt in allen Altersklassen und beiden Geschlechtern vor. Epidemiologische Daten weisen darauf hin, dass Kofaktoren bei Kindern eine weniger wichtige Rolle als bei Erwachsenen spielen. Qualität und Quantität z. B. der assoziierten körperlichen Anstrengung ist patientenindividuell und von Ereignis zu Ereignis stark variierend. Einen wesentlichen Unterschied zu der nicht-kofaktorassoziierten Typ-I-Reaktion stellt die mögliche Latenzzeit zwischen Allergenexposition und Auftreten der Reaktion dar, welche mehrere Stunden betragen kann. Allerdings entwickeln immer noch bis zu 85 % der WDEIA-Patienten ihre Symptome innerhalb der ersten 2 h (Brans et al. 2009). Unterschiede können darin begründet sein, dass erst bei Exposition gegenüber dem Kofaktor, z. B. Sport einige Zeit später, eine klinisch symptomatische Reaktion getriggert wird. Liegt die Exposition gegenüber dem Kofaktor vor der Allergenexposition, beginnt die Reaktion nicht verzögert. Dieser Zusammenhang erschwert die Suche nach dem auslösenden Allergen erheblich oder kann, insbesondere bei sehr langen Latenzzeiten, die Assoziation der Reaktion mit dem auslösenden Allergen ganz verschleiern. Daher ist es von größter Wichtigkeit, eine mögliche Rolle von Kofaktoren routinemäßig abzufragen und zu erfassen. Ein hier gesondert zu erwähnendes Krankheitsbild stellt die verzögerte Soforttypreaktion gegenüber rotem Fleisch und Innereien dar. Es wird bei Patienten mit Typ-I-Sensibilisierung gegen Galaktose-α-1,3-Galaktose (α-Gal) diagnostiziert, die bis zu 10 h nach Genuss von rotem Fleisch eine Anaphylaxie unterschiedlichen Schweregrads entwickeln können. Die Soforttypreaktion bei diesem Krankheitsbild ist ebenfalls abhängig von Augmentationsfaktoren, und die Latenz der Reaktion wird zusätzlich von der Art des konsumierten Lebensmittels bestimmt (Innereien lösen schneller aus als Muskelfleisch; Biedermann & Röcken 2012; Fischer et al. 2014).

21.6 Diagnose

Die Diagnosestellung beinhaltet neben der vollständigen allergologischen Anamnese, der anamnesegeleiteten serologischen Bestimmung allergenspezifischer IgE-Antikörper und der Durchführung von Hauttestungen das gleiche Methodenspektrum, wie bei Diagnosestellung kofaktorunabhängiger Typ-I-Allergien (▶ Sektion IV: Diagnostik). Weist die Anamnese auf eine möglicherweise kofaktorgetriggerte Reaktion hin, sollten nicht nur länger zurückliegende Reaktionen diesbezüglich noch einmal kritisch hinterfragt werden, sondern es sollte auch gezielt nach Urtikariaepisoden, insbesondere auch in Zusammenhang mit Kofaktoren, gefragt werden. Tritt die Urtikaria als einziges klinisch bemerktes Teilsymptom einer anaphylaktischen Reaktion auf, wird sie nämlich häufig nicht als solche erkannt und z. B. als cholinerge Urtikaria verkannt. Aufgrund der neuen Erkenntnisse zur anstrengungsinduzierten Anaphylaxie wird die anstrengungsinduzierte Urtikaria in der Leitlinie und in Lehrbüchern nicht mehr unter Urtikaria geführt, sondern vollständig der Anaphylaxie zugeordnet. Bei entsprechender Anamnese sollte auch spezifisches IgE gegen α-Gal und v. a. ω-5-gliadin als wichtigstem Auslöser der WDEIA bestimmt werden. Teil der Abklärung unklarer Anaphylaxien stellen auch Provokationstestungen dar. Kofaktoren sind hierbei einzuplanen, obwohl nicht alle bekannten Kofaktoren auch in einer Provokationstestung eingesetzt werden können. So scheiden z. B. psychischer Stress oder Infekte als planmäßiger Kofaktor bei einer Provokationstestung aus, und Menstruation oder Alkohol können nur eingeschränkt in Provokationstestungen einbezogen werden. Kommen Begleiterkrankungen als Kofaktoren in Frage, können diese sogar eine Kontraindikation für die Provokationstestung darstellen. Dies gilt insbesondere für ein Asthma bronchiale mit reduzierter FEV1 < 70 %. Auch Medikamente wie Betablocker und ACE-Hemmer müssen bei Durchführung einer Provokationstestung gemieden werden. Weitgehend standardisiert und auch dosisabhängig können allerdings die Effekte von körperlicher Anstrengung oder auch Aspirin untersucht werden. Da sich die Augmentationsfaktoren bzgl. der wichtigsten pathophysiologischen Mechanismen in Gruppen einordnen lassen, können anamnestisch vermutete, jedoch nichtprovozierbare Augmentationsfaktoren im Testprotokoll auch durch Anstrengung oder Aspirin ersetzt werden. Wenn möglich, sollte aber immer auch der anamnestisch vermutete Augmentationsfaktor tatsächlich provoziert werden. Die in den ▶ Kap. 48, Nahrungsmittelprovokationen, und ▶ Kap. 49, Provokationstestung mit Arzneimitteln, beschriebenen Protokolle zur Provokationstestung werden dabei jeweils durch Exposition gegenüber einem oder mehreren Augmentationsfaktoren ergänzt. Die Testung sollte so aufgebaut werden, dass am Anfang immer die Augmentationsfaktoren in der im Protokoll geplanten Maximaldosis, d. h. für Aspirin in der Regel 1.000 mg und für körperliche Anstrengung bspw. 50–90 Watt mittels Fahrradergometer allein exponiert werden. Sollte differenzialdiagnostisch eine Aspirin-, Metamizol- oder Diclofenac-Intoleranz oder Allergie im Raum stehen, muss diese natürlich zuvor ausgeschlossen werden bzw. unter nur allmählicher Dosissteigerung getestet werden (▶ Kap. 49). Werden diese Augmentationsfaktoren allein vertragen, folgt die Provokationstestung mit dem Allergen allein ebenfalls unter langsamer Steigerung der Dosis. Teilweise ist es sinnvoll, auch erhöhte Dosierungen oder stärker konzentrierte Allergenzubereitungen (z. B. Gluten bei WDEIA) einzusetzen (Brockow et al. 2015). Wird auch dies reaktionslos vertragen, wird im Anschluss an die erneute Allergengabe eine Ergometrie angeschlossen bzw. zunächst Aspirin verabreicht und 1 h später das Allergen exponiert. Da bei manchen Patienten mehr als ein Augmentationsfaktor nötig ist, um eine Reaktion auszulösen, können Aspirin und körperliche Anstrengung – sollten bis dahin alle Testungen vertragen worden sein – auch kombiniert werden. Dazu wird mit Einnahme von Aspirin begonnen, gefolgt von Allergengabe und abschließender Ergometrie.

21.7 Differenzialdiagnose

Die Differenzialdiagnosen der durch Kofaktoren getriggerten Anaphylaxie sind zahlreich, da die systemische Typ-I-Reaktion verschiedene Organsysteme in unterschiedlicher Ausprägung betreffen kann. Liegen klinisch nur Fragmente einer Anaphylaxie vor, z. B. Bronchospasmus, Urtikaria oder Kreislaufstörungen, gelingt eine Abgrenzung nicht immer. Die allgemeinen Differenzialdiagnosen der Anaphylaxie sollen hier nicht ausführlich besprochen werden, die wichtigsten sind neben den unten ausgeführten Schockzuständen anderer Ursache: Laryngo- oder Bronchospasmus (v. a. bei Asthma bronchiale), das hereditäre Angioödem, Störungen der Komplementfunktion, Autoinflammationssyndrome oder die nichtallergische, chronische spontane Urtikaria.

! Bei Patienten mit einer anstrengungsassoziierten Urtikaria muss eine durch Kofaktoren getriggerte Anaphylaxie als mögliche Differenzialdiagnose immer bedacht werden!

Die wichtigsten Differenzialdiagnosen der kofaktorengetriggerten Anaphylaxie sind für den Kofaktor »Anstrengung« die anstrengungsbedingte Urtikaria, die anstrengungsassoziierte Anaphylaxie und anstrengungsinduzierte Reaktionen bei Mastozytose. Im Gegensatz zur anstrengungsgetriggerten Anaphylaxie ist bei der anstrengungsassoziierten Anaphylaxie die Anstrengung selbst nicht ursächlich. Hier erfolgt die Exposition gegenüber dem Allergen, z. B. Inhaltsstoffen isotonischer Sportgetränke, Analgetika oder anderen leistungssteigernden Substanzen, lediglich immer assoziiert mit Anstrengung. Auch bei Vorliegen einer Mastozytose kann Anstrengung eine unspezifische Mastzellaktivierung und assoziierte Symptome auslösen. Bezüglich des Kofaktors »Alkohol« müssen differenzialdiagnostisch Alkohol-flushing-Phänomene abgegrenzt werden. Bei dieser Symptomatik sollten auch Phäochromozytom, Karzinoidsyndrom oder VIPom differenzialdiagnostisch erwogen werden. Bei dem Kofaktor »psychischer Stress« müssen in Abhängigkeit von der Symptomatik Angst- oder Panikstörungen als mögliche Differenzialdiagnosen bedacht werden.

21.8 Therapie

Die symptombezogene Akuttherapie der durch Kofaktoren getriggerten Soforttypreaktion unterscheidet sich nicht von der Therapie von Soforttypreaktionen im Allgemeinen (▶ Sektion V: Therapie allergischer Erkrankungen). Wie andere Patienten mit gesicherter Typ-I-Allergie mit Potenzial für eine anaphylaktische Reaktion sollten diese Patienten ein Notfallset, bestehend aus einem Adrenalin-Autoinjektor sowie betamethasonhaltigen und Dimetinden-Präparaten, mit sich führen (▶ Tab. 20.3). Bei Insektengiftallergien wird als therapeutische Maßnahme ab einer 2-gradigen Reaktion obligat eine Hyposensibilisierungsbehandlung empfohlen (▶ Kap. 22, Insektengiftallergie; ▶ Kap. 55, Allergenspezifische Toleranzinduktion). Für alle anderen Patienten sind Karenzmaßnahmen von zentraler Bedeutung für die Prävention der Anaphylaxie.

21.9 Prävention

Die Prävention hat bei Typ-I-Allergien einen großen Stellenwert. Die Aufklärung und ggf. fachliche Beratung ist sehr wichtig (Diätberatung). Dabei sind auch Kofaktoren zu beachten, auch wenn diese natürlich nicht grundsätzlich gemieden werden können. Bei durch Kofaktoren getriggerten Typ-I-Allergien kann durch Aufklärung des Patienten und besonders bewussten Umgang mit möglichen Kofaktoren aber ein zusätzliches Maß an Sicherheit erreicht werden. Das Vorgehen muss in Abhängigkeit von dem identifizierten Allergen, der Art der Kofaktoren und der unterschiedlich ausgeprägten Bedeutung individuell besprochen werden. Kofaktoren sind grundsätzlich auch bei Hyposensibilisierungsbehandlungen zu beachten. Sie können bei therapeutischer Allergengabe im Rahmen der Behandlung eine sonst subklinische Reaktion gefährlich verstärken. Deshalb ist gemäß den Empfehlungen der Leitlinie und der Herstellerangaben das Intervall der Hyposensibilisierungsbehandlung z. B. bei einem Infekt, und sei es nur eine Erkältung, zu verlängern (Kleine-Tebbe et al. 2009). Eine gleichzeitige Behandlung mit Betablockern oder ACE-Hemmern ist grundsätzlich bei Durchführung einer anaphylaxiebedingten Hyposensibilisierung kontraindiziert. In Hinblick auf die Risiken durch Unterlassung einer notwendigen Behandlung kann nur im Einzelfall nach gründlicher Abwägung eine Therapie mit Präparaten aus diesen Gruppen zugelassen werden. Wie immer bei Nachweis einer Typ-I-Allergie mit Potenzial für eine anaphylaktische Reaktion ist die wichtigste Maßnahme die absolute Allergenkarenz. Die meisten praktischen Erfahrungen gibt es dabei zur WDEIA. Obwohl die Patienten Weizenmehl allein in der Provokationstestung vertragen, wird auch bei der WDEIA derzeit zur absoluten Allergenkarenz geraten. Der Verzehr von anderen Getreidemehlprodukten und sogar von verwandtem Getreide wie Dinkel kann aber freigegeben werden, wenn die Patienten zuverlässig eine mindestens 4-stündige, besser aber eine 6-stündige Karenz vor körperlicher Anstrengung und nach Einnahme von nichtsteroidalen Analgetika einhalten. Da es insbesondere bei Nahrungsmitteln leicht zu Verunreinigungen mit Spuren eines relevanten Allergens kommen kann und gerade in diesem Zusammenhang Kofaktoren eine entscheidende Bedeutung haben können, sollten Kofaktoren in Situationen mit einem erhöhtem Risiko für akzidentellen Allergenkontakt, z. B. vor und nach einem Restaurantbesuch, gemieden werden. Bei manchen Patienten kann mitunter schon sehr geringe Anstrengung, z. B. normale Hausarbeit, ausreichen, um als Augmentationsfaktor wirksam zu sein. Bei diesen Patienten sollte eine konsequente Karenz gegenüber Getreideprodukten empfohlen werden. Gleiches gilt für Patienten, bei denen andere, nicht gut kontrollierbare Kofaktoren wie etwa Infekte anamnestisch relevant waren. Bezüglich anderer Kofaktoren, z. B. Alkohol oder Menstruation, gibt es kein etabliertes Vorgehen. Entsprechende Empfehlungen sind jedoch immer in Abhängigkeit von Anamnese, Compliance und dem Krankheitsverständnis des Patienten abzuwägen, weshalb keine allgemeingültigen Regeln aufgestellt werden können. Generell ist bei Patienten mit Diagnose einer Typ-I-Allergie mit anaphylaktischen Potenzial immer ein Notfallset zu rezeptieren und zu demonstrieren.

Literatur

Biedermann T, Röcken M (2012) Delayed appearance of symptoms in immediate hypersensitivity: type I sensitization to galactose-α-1,3-galactose. Hautarzt 63(Suppl): 76–79

Brans R, Ott H, Merk HF (2009) Wheat-dependent, exercise-induced anaphylaxis. Hautarzt 60: 956–960

Brockow K, Kneissl D, Valentini L, Zeiger O, Grosber M, Kugler C et al. (2015) Using a gluten oral food challenge protocol to improve diagnosis of wheat-dependent exercise-induced anaphylaxis. J Allergy Clin Immunol 135:977–984

Cardona V, Luengo O, Garriga T, Labrador-Horrillo M, Sala-Cunill A, Izquierdo A et al. (2012) Co-factor-enhanced food allergy. Allergy 67: 1316–1318

Dölle S, Hompes S, Grünhagen J, Worm M (2012) Food-associated anaphylaxis. Data from the anaphylaxis registry. Hautarzt 63: 294–298

Fischer J, Hebsaker J, Caponetto P, Platts-Mills TA, Biedermann T (2014) Galactose-alpha-1,3-galactose sensitization is a prerequisite for pork-kidney allergy and cofactor-related mammalian meat anaphylaxis. J Allergy Clin Immunol 134:755–759 e1

Hompes S, Köhli A, Nemat K, Scherer K, Lange L, Rueff F et al. (2011) Provoking allergens and treatment of anaphylaxis in children and adolescents--data from the anaphylaxis registry of German-speaking countries. Pediatr Allergy Immunol 22: 568–574

Kleine-Tebbe J, Bufe A, Ebner C, Eigenmann P, Friedrichs F, Fuchs T et al. (2009) Die spezifische Immuntherapie (Hyposensibilisierung) bei IgE-vermittelten allergischen Erkrankungen. Allergo J 18: 508–537

Koplin JJ, Martin PE, Allen KJ (2011) An update on epidemiology of anaphylaxis in children and adults. Curr Opin Allergy Clin Immunol 11: 492–496

Robson-Ansley P, Toit GD (2010) Pathophysiology, diagnosis and management of exercise-induced anaphylaxis. Curr Opin Allergy Clin Immunol 10: 312–317

Sicherer SH (2011) Epidemiology of food allergy. J Allergy Clin Immunol 127: 594–602

Worm M (2010) Epidemiology of Anaphylaxis. In: Ring J (Hrsg) Anaphylaxis. Chem Immunol Allergy. Karger, Basel, S 12–21

Wölbing F, Fischer J, Biedermann T (2008) Kofaktoren der Anaphylaxie. Allergo J 17: 563–568

Wölbing F, Fischer J, Köberle M, Kaesler S, Biedermann T (2013) About the role and underlying mechanisms of co-factors in anaphylaxis. Allergy 68: 1085–1092

Insektengiftallergie

B. Przybilla, F. Ruëff

T. Biedermann et al. (Hrsg.), *Allergologie*,
DOI 10.1007/978-3-642-37203-2_22, © Springer-Verlag Berlin Heidelberg 2016

22.1 Einleitung

Hautflügler (Hymenoptera) sind eine Ordnung der Insekten. Das Gift von Stechimmen (Aculeata), einer Teilordnung der Hymenoptera, kann toxische und allergische Reaktionen auslösen. Zu unterscheiden sind:

- örtliche Reaktionen an der Stichstelle oder per continuitatem von dieser ausgehend,
- systemische Reaktionen mit Symptomen ohne örtlichen Zusammenhang mit der Stichstelle.

In Mitteleuropa sind allergische Reaktionen auf Insektengift ganz überwiegend durch die Honigbiene (Apis mellifera; im Folgenden Biene genannt) oder bestimmte Faltenwespen (insbesondere Vespula vulgaris, V. germanica; im Folgenden Wespe genannt) ausgelöst.

22.2 Epidemiologie

Bei bis zu ¼ der Allgemeinbevölkerung kommt es im Lauf des Lebens zu gesteigerten örtlichen Insektenstichreaktionen, bei bis zu 3,5 % zu systemischen Reaktionen (Schäfer 2009). Bei erhöhter Exposition (z. B. bei Imkern) sind solche Erkrankungen häufiger. Hymenopterenstiche sind die häufigsten Auslöser schwerer Anaphylaxie (Worm et al. 2012). Jährlich sterben in Europa etwa 200 Menschen infolge einer Insektenstichanaphylaxie (Müller 2010). Eine Soforttypsensibilisierung gegenüber Bienen- oder Wespengift findet sich bei bis zu 25 % der Erwachsenen und 50 % der Kinder (Schäfer 2009).

22.3 Allergene

Hymenopterengifte enthalten Proteine, Peptide und niedermolekulare Substanzen (z. B. Histamin). Bei IgE-vermittelten Reaktionen sind die Hauptallergene im Bienengift Phospholipase A_2 (Api m 1), Hyaluronidase (Api m 2), saure Phosphatase (Api m 3) und eine Serinprotease (Api m 7), im Wespengift Phospholipase A_1 (Ves v 1), Hyaluronidase (Ves v 2) und Antigen 5 (Ves v 5) (Bilò et al. 2005). Weitere Allergene sind u. a. Dipeptidylpeptidase IV (Api m 5, Ves v 3) oder Mellitin (Api m 4).

Die Gifte von Hymenopterenarten einer Gattung sind eng miteinander verwandt, mit zunehmender Entfernung in der Systematik (Tab. 22.1) werden die Antigengemeinschaften geringer (Hemmer 2009). Besonders die Verwandtschaft von Bienengift mit Hummelgift, von Wespengift mit den Giften anderer Vespula-Arten sowie den Giften der Gattungen *Vespa*, *Dolichovespula* oder *Polistes* ist manchmal relevant. Eine »IgE-Doppelsensibilisierung« gegen Bienen- und Wespengift wird bei etwa 50 % der Pa-

Tab. 22.1 Systematische Stellung einiger Hymenopterenarten (nach Bilò et al. 2005)

	I. Echte Bienen		II. Faltenwespen				III. Ameisen		
Familie	Apidae		Vespidae				Formicidae	Myrmicidae	
Unterfamilie	Apinae	Bombinae	Vespinae			Polistinae	Formicinae	Myrmicinae	
Gattung	*Apis*	*Bombus*	*Vespa*	*Dolichovespula*	*Vespula*	*Polistes*	*Formica*	*Solenopsis*	*Pogonomyrmex*
Art	*A. mellifera*	*B. hypnorum* *B. terrestris* *B. agrorum*	*V. crabro* *V. orientalis*	*D. media* *D. saxonica* *D. arenaria* *D. maculata*	*V. germanica* *V. vulgaris* *V. maculifrons* *V. rufa*	*P. dominulus* *P. gallicus* *P. bischoffi*	*F. rufa* *F. polyctena*	*S. invicta* *S. richteri*	*P. occidentalis* *P. rugosus* *P. barbatus*

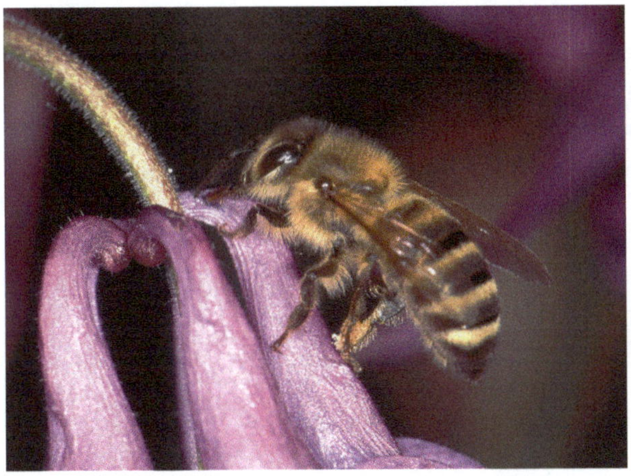

Abb. 22.1 *Apis mellifera* (Honigbiene)

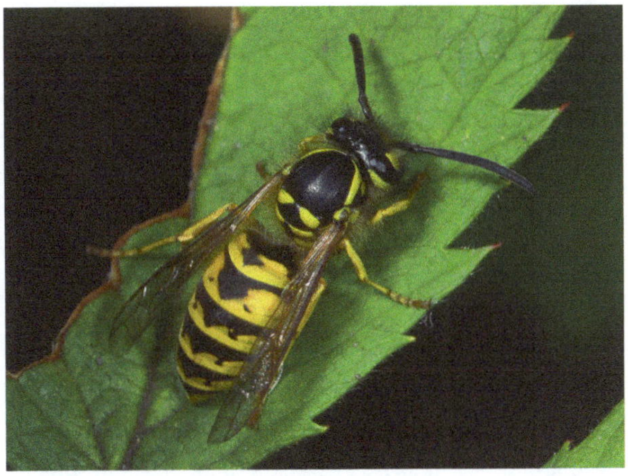

Abb. 22.2 *Vespula germanica* (Deutsche Wespe)

tienten mit Hymenopterengiftanaphylaxie gefunden. Gründe hierfür sind:
- unabhängige Sensibilisierung gegen beide Gifte,
- Kreuzreaktionen gegen strukturähnliche Proteine (z. B. Hyaluronidase) oder
- Kreuzreaktionen gegen Kohlenhydratdeterminanten (»cross-reactive carbohydrate determinants« [CCD]). CCD sind weit verbreitet (»Pan-Epitope«), Kreuzreaktionen bestehen auch mit Pollen- und Nahrungsmittelallergenen (Jappe u. Rauf-Heimsoth 2007).

22.4 Ätiologie und Pathogenese

Neben Bienen (Abb. 22.1) oder Wespen (Abb. 22.2) sind in Mitteleuropa selten andere Hymenopteren wie Bombus spp. (Hummeln), Vespa crabrum (Hornisse), Dolichovespula spp. (Langkopfwespen) oder Formicidae (Ameisen) Auslöser allergischer Stichreaktionen. Die Bedeutung einzelner Hymenopteren ist geografisch unterschiedlich. So sind wichtige Auslöser von allergischen Stichreaktionen im Mittelmeerraum Polistes spp. (Feldwespen) oder in den Südstaaten der USA Solenopsis invicta (Feuerameise). Vorkommen, Populationsgröße und Verhalten der Insekten determinieren die Exposition des Menschen (Mauss 2008).

Der Giftstachel hat sich aus dem Eiablageapparat entwickelt, nur weibliche Hymenopteren können stechen. Bei einem Stich in menschliche Haut verlieren Bienen meist ihren Giftapparat, der in der Haut stecken bleibt und für etwa eine Minute weiter Gift abgibt. Wespen können den Stachel meist wieder zurückziehen und mehrfach stechen. Bei einem Stich geben Bienen bis 140 µg, Wespen etwa 3 µg Gift ab.

Stichanaphylaxie ist eine IgE-vermittelte allergische Soforttypreaktion auf Giftinhaltsstoffe. Bei gesteigerten örtlichen Reaktionen spielen auch andere humorale und/oder zelluläre Immunmechanismen eine Rolle. Gleiches gilt für die sehr seltenen ungewöhnlichen Stichreaktionen.

22.5 Klinik

22.5.1 Örtliche Reaktion

Die toxische Reaktion auf einen Stich zeigt sich als umschriebene schmerzhafte Rötung und Schwellung, sie klingt rasch ab. Die gesteigerte örtliche Reaktion (»large local reaction«) ist eine von der Stichstelle ausgehende, mehr als 10 cm große, erythematöse und schmerzhafte Schwellung. Sie nimmt im Verlauf von Stunden zu und bildet sich über Tage bis Wochen zurück. Bei schwerem Verlauf kommt es bspw. zur Schwellung des Armes nach Stich in den Finger. Ein mäßiges allgemeines Krankheitsgefühl, auch eine nichtinfektiöse Lymphangitis können auftreten. Sehr selten sind bedrohliche Obstruktionen im Bereich der Luftwege durch örtliche, allergisch oder toxisch verursachte Stichreaktionen.

22.5.2 Systemische Reaktion

Die systemische Soforttypreaktion (Anaphylaxie) ist meist Folge eines einzelnen Stiches. Der Schweregrad der Reaktionen ist unterschiedlich (▶ Kap. 20, Anaphylaxie). Er kann auch intraindividuell von Reaktion zu Reaktion variieren.

Ungewöhnliche Stichreaktionen, durch einen oder wenige Stiche ausgelöst, sind sehr selten. Unter anderem wurden neurologische und renale Erkrankungen, Serumkrankheit, Vaskulitis sowie thrombozytopenische Purpura berichtet.

Eine große Anzahl von Stichen kann zu manchmal tödlichen toxischen Reaktionen führen. Insbesondere Rhabdomyolyse, Hämolyse, zerebrale Störungen sowie Leber- und Nierenparenchymschädigung treten auf. Solche Reaktionen sind sehr selten.

22.6 Diagnose

Die Art der klinischen Reaktion wird anhand der Anamnese diagnostiziert; wenn möglich, werden auch ärztliche Unterlagen zu Symptomatik und Behandlung herangezogen.

Allergologische Tests sollten nur dann erfolgen, wenn voraussichtlich eine spezifische Immuntherapie (SIT) angezeigt ist. So wird vermieden, dass die sehr häufig »positiven« Testbefunde zu Verunsicherung führen, wenn eine SIT grundsätzlich nicht indiziert ist.

Bei Patienten mit Stichanaphylaxie werden das individuelle Anaphylaxierisiko und die IgE-vermittelte Insektengiftsensibilisierung erfasst. Testallergene von anderen Spezies als Bienen oder Wespen sind nur eingeschränkt verfügbar. Bei Hummel- bzw. Hornissengiftallergie können Tests mit Bienen- bzw. Wespengift sinnvoll sein, da hier jeweils eine deutliche Kreuzreaktivität besteht. Hauttests und Bestimmung des spezifischen Serum-IgE (sIgE) sollten nach dem Stich in der 1. Woche und ein zweites Mal nach etwa 6 Wochen vorgenommen werden, da so der Sensibilisierungsnachweis zuverlässiger ist (Goldberg u. Confino-Cohen 1997). Ein nur einmaliger Test sollte nicht vor 2 Wochen nach dem Stich, dann aber möglichst rasch erfolgen.

22.6.1 Basisdiagnostik

Anamnese

Erfasst werden Anzahl, vermuteter Auslöser, Symptome und äußere Umstände der Stichreaktionen, bei Anaphylaxie weiter der Schweregrad. Patienten können Bienen und Wespen oft nicht unterscheiden, sodass falsche Angaben zur Art des Insekts häufig und die Umstände des Stiches zu beachten sind (Tab. 22.2). Stichreaktionen durch andere Hymenopteren dürfen nicht übersehen werden.

Beim Management der Hymenopterengiftallergie ist das individuelle Risikoprofil des Patienten zu berücksichtigen (Tab. 22.3).

Bei hoher Insektenexposition ist mit häufigen Stichen zu rechnen. Der wichtigste Risikofaktor für sehr schwere Stichanaphylaxie ist die Mastozytose. In 80 % kommt es hier zu Reaktionen vom Schweregrad III oder IV, die sonst nur in etwa 20 % beobachtet werden (Ruëff et al. 2006).

Weiter werden alle anderen Begleiterkrankungen und Umstände erfasst, die für die Therapie relevant sind.

Hauttest

Mit Verdünnungsreihen von Bienen- und Wespengift werden Prick-Tests (1,0/10/100 µg/ml) oder Intradermaltests (0,001/0,01/0,1/1,0 µg/ml) vorgenommen. Kommt es im Prick-Test zu keiner Reaktion, so ist ein Intradermaltest erforderlich. Wenn nötig, erfolgen Tests mit anderen Insektenallergenen.

Patienten mit sehr schwerer Stichreaktion (oder anderen Risiken) werden bei liegendem intravenösem Zugang getestet, um bei einer systemischen Testreaktion rasch behandeln zu können. Weiter wird hier die Testkonzentration schrittweise alle 15 min gesteigert und der Test bei Auftreten einer positiven Reaktion beendet. Eine Nachbeobachtung (ggf. bis zum nächsten Tag) ist angezeigt.

Spezifische Antikörper im Serum

Bestimmt wird sIgE gegen Bienen- und Wespengesamtgift, wenn nötig auch andere Insektenallergene. Nach einem Stich steigt die Konzentration des sIgE gegen das Gift des stechenden Insekts oft innerhalb von Tagen bis Wochen an. Dieser Boostereffekt durch die Antigenexposition kann durch wiederholte sIgE-Bestimmungen erfasst werden und bei der Identifizierung des Insekts helfen.

Bei Patienten mit Insektengiftanaphylaxie ist die Bestimmung von spezifischem IgG nicht indiziert. Bei »un-

Tab. 22.2 Hinweise auf das reaktionsauslösende Insekt (aus Przybilla et al. 2011)

	Biene	Wespe
Verhalten	Eher »friedlich« (außer am Bienenstock)	Eher »aggressiv«
Flugzeit	Flugzeit v. a. Frühjahr bis Spätsommer (auch an warmen Wintertagen!)	Flugzeit v. a. Sommer bis Spätherbst
Stachel	Stachel bleibt nach Stich meist in der Haut zurück	Stachel bleibt nach Stich meist nicht in der Haut zurück
Vorkommen	Vorkommen v. a. in der Nähe von Bienenstöcken, Blüten und Klee	Vorkommen v. a. in der Nähe von Speisen oder Abfall

■ **Tab. 22.3** Risikofaktoren (nach Przybilla et al. 2011)

	Risikofaktoren/-gruppen
Risiko häufiger Exposition	Imker, Familienangehörige und Nachbarschaft von Imkern
	Berufe wie Obst- oder Bäckereiverkäufer, Waldarbeiter, Gärtner, Feuerwehrmann, Landwirt, Bauarbeiter, LKW-Fahrer
	Intensive Ausübung von Aktivitäten im Freien
Erhöhtes Risiko schwerer Anaphylaxie	Schwere Stichanaphylaxie in der Anamnese (Schweregrad III, IV oder bedeutsame Atemwegsobstruktion bei Schweregrad II)[a]
	Alter (etwa ab 40. Lebensjahr)
	Kardiovaskuläre Erkrankung
	Asthma
	Bestimmte Pharmaka wie β-Blocker (auch Augentropfen), ACE-Hemmer, evtl. nichtsteroidale Antirheumatika
	Körperliche oder psychische Belastungssituationen
	Basale Serumtryptasekonzentration > 11,4 µg/l (dann nicht selten Mastozytose)
	Mastozytose (häufig systemische Manifestation)

[a]Auch leichtere frühere Stichreaktionen waren ein unabhängiger Risikofaktor für später schwere Anaphylaxie (Ruëff et al. 2009).

gewöhnlichen« Stichreaktionen kann sie in Betracht gezogen werden, da spezifisches IgG hier möglicherweise pathogenetisch bedeutsam ist.

Basale Serumtryptasekonzentration

Bei Patienten mit Stichanaphylaxie wird die basale Serumtryptasekonzentration bestimmt. Ihre Höhe korreliert mit dem Auftreten schwerer Stichreaktionen (Ruëff et al. 2009; Yavuz et al. 2013). Häufig besteht bei basaler Serumtryptase > 11,4 µg/l eine Mastozytose oder ein monoklonales Mastzell-Aktivierungssyndrom (Bonadonna et al. 2009).

Hautinspektion

Oft findet sich bei Mastozytose eine Hautbeteiligung (meist Urticaria pigmentosa), manchmal mit sehr diskreten, leicht zu übersehenden Krankheitserscheinungen (»okkulte kutane Mastozytose«). Eine basale Serumtryptase > 11,4 µg/l wird bei Mastozytose meist, aber nicht immer gefunden.

22.6.2 Erweiterte Diagnostik

Wird durch die Basisdiagnostik die erwartete Sensibilisierung gegen das anamnestisch »verdächtige« Gift nicht nachgewiesen, werden die Hauttests wiederholt und sIgE gegen relevante Einzelallergene (z. B. Api m 1, Ves v 5) bestimmt (vgl. ► Kap. 51, In-vitro-Serumdiagnostik). Führt auch dies nicht weiter, erfolgen zelluläre Tests. Heute wird meist der Basophilen-Aktivierungstest angewandt (vgl. ► Kap. 52, Zelluläre Diagnostik in der Allergologie).

Wird sIgE gegen Bienen- und Wespengift nachgewiesen, so kann versucht werden, dies auf eine Sensibilisierung gegen CCD zurückzuführen (Hemmer et al. 2001). Zum Screening auf sIgE gegen CCD ist bspw. die Bestimmung von sIgE gegen MUXF (CCD-Komponente von Bromelain) geeignet. Die Bestimmung von sIgE gegen CCD-freie rekombinante Allergene kann weitere Hinweise geben. Die klinische Relevanz von sIgE gegen CCD wird diskutiert. Durch Inhibitionstests (»RAST«- oder Immunoblot-Inhibition) ist ein direkter Nachweis von kreuzreagierendem sIgE möglich.

Provokationstests sind der »Goldstandard« zum Nachweis einer Nahrungs- oder Arzneimittelallergie. Bei Stichprovokationstests mit lebenden Insekten kann jedoch die Allergendosis nicht schrittweise gesteigert werden, sodass lebensbedrohliche Reaktionen möglich sind. Auch ist das Ausbleiben einer systemischen Reaktion bei einer einzelnen Stichprovokation nicht aussagekräftig. Beim nichthyposensibilisierten Patienten sollen diagnostische Stichprovokationstests daher unterbleiben. Ausnahmsweise erfolgen bei Kindern sequenzielle diagnostische Stichprovokationen in spezialisierten Zentren.

22.6.3 Wertung der Ergebnisse

Die Ergebnisse müssen sorgfältig interpretiert werden, grundlegend ist die Anamnese.

Tab. 22.4 Behandlung akuter Stichreaktionen (nach Przybilla & Ruëff 2012)

Klinisches Bild	Therapie
Örtliche Stichreaktion	An der Stichstelle stark wirksames Glukokortikoid (Creme-/Gelgrundlage); weiter feuchter Umschlag für etwa 20 min
	H1-blockierendes Antihistaminikum oral
	Bei schwerer gesteigerter örtlicher Reaktion: zusätzlich 0,5–1 mg Prednisolonäquivalent/kg Körpergewicht oral, rasche Dosisreduktion und Absetzen nach 3–5 Tagen
	Bei gesteigerter örtlicher Reaktion im Kopf- oder Halsbereich: zusätzlich Nachbeobachtung wegen des Risikos einer Obstruktion der Luftwege, gegebenenfalls symptomatische Therapie
Anaphylaktische Reaktion	Therapie nach Leitlinie (Ring et al. 2014; vgl. ► Kap. 20, Anaphylaxie)
Systemische Intoxikation durch viele Stiche	Symptombezogene Therapie
	Ggf. intensivmedizinische Behandlung (insbesondere bei Bewusstseinstrübung oder Myoglobinanstieg im Serum)
Ungewöhnliche Stichreaktion	Meist systemische Glukokortikoidgabe als Basistherapie
	Symptombezogene Therapie

Zu beachten ist v. a.:
- Es besteht kein diagnostisch verwertbarer Zusammenhang zwischen dem Sensibilisierungsgrad einerseits und dem Schweregrad früherer oder dem Auftreten bzw. Schweregrad zukünftiger Anaphylaxie.
- In allen Testsystemen sind falsch-positive oder falsch-negative Ergebnisse möglich.
- Allergenexposition beeinflusst den Sensibilisierungsgrad: sIgE steigt nach einem Stich oft an. Danach kann es auch unter die Nachweisgrenze abfallen. Auch die Reagibilität im Hauttest kann sich ändern.
- Bei atopischen Patienten mit gesteigerter IgE-Antwort finden sich bei Tests mit Hymenopterengiften eher niedrigere Hauttestschwellen und höheres sIgE.

Kann trotz Einsatz der verfügbaren Tests eine eindeutige Diagnose nicht gestellt werden, so wird das weitere Vorgehen individuell vom Spezialisten festgelegt.

22.7 Therapie

22.7.1 Behandlung akuter Reaktionen

Die Therapie erfolgt nach klinischem Bild (Tab. 22.4).

22.7.2 Langfristiges Management

Die langfristige Versorgung bei Hymenopterengiftallergie besteht aus:
- Allergenvermeidung,
- Selbsthilfe des Patienten bei erneutem Stich,
- SIT bei Patienten mit systemischer Soforttypreaktion.

Die wesentlichen Maßnahmen sind in Tab. 22.5 aufgelistet.

22.8 Spezifische Immuntherapie (Hyposensibilisierung) mit Hymenopterengift

Die SIT ist für Patienten mit systemischer Soforttypreaktion die Behandlung der ersten Wahl. Die Wirksamkeit wurde in prospektiven kontrollierten Studien belegt (Hunt et al. 1978; Müller et al. 1979). Die Modalitäten der SIT sind bei Behandlung mit Insektengift in gleicher Weise wie bei Behandlung mit Aeroallergenen zu berücksichtigen (Kleine-Tebbe et al. 2009). Der Patient wird darauf hingewiesen, dass die SIT über mindestens 3 Jahre erfolgt und ein vorzeitiger Abbruch ungünstig für den Erkrankungsverlauf sein kann.

Während der SIT mit einer Erhaltungsdosis von 100 μg Gift sind etwa 10–20 % der bienengiftallergischen und 2–10 % der wespengiftallergischen Patienten nicht vor erneuter Stichanaphylaxie geschützt (Ruëff u. Przybilla 2008). Bei Therapieversagen führt die Steigerung der Erhaltungsdosis (meist sind 200 μg ausreichend) fast immer zum Therapieerfolg (Ruëff et al. 2001). Weiter verbessert die SIT wesentlich die Lebensqualität des Patienten mit Insektengiftanaphylaxie (Oude-Elberink et al. 2009).

Tab. 22.5 Langfristiges Management

Klinisches Bild	Maßnahmen
Unabhängig vom klinischen Bild	Beratung und Anleitung des Patienten zur Vermeidung von Stichen sowie zum Verhalten und zur Selbstbehandlung bei erneutem Stich
	Ergänzend Aushändigung von Merkblättern (Przybilla et al. 2011)
Patienten mit gesteigerter örtlicher Reaktion	Notfallset zum ständigen Mitführen und zur Anwendung bei erneutem Stich: – Stark wirksames Glukokortikoid (Creme-/Gelgrundlage) zur topischen Anwendung – H1-blockierendes Antihistaminikum zur oralen Einnahme
	Spezifische Immuntherapie nur in Ausnahmefällen
Patienten mit systemischer Soforttypreaktion[a]	Notfallset zum ständigen Mitführen und zur Anwendung bei erneutem Stich: – Schnell wirkendes H1-blockierendes Anthistaminikum zur oralen Einnahme (bis 4fache Tagesdosis) – Glukokortikoid zur oralen Einnahme (100 mg Prednisolonäquivalent) – Adrenalin in Autoinjektor zur intramuskulären Applikation (ab 30 kg Körpergewicht 0,3 mg Adrenalin) – Bei Asthmapatienten oder Patienten mit deutlicher Bronchialobstruktion bei früherer Anaphylaxie: rasch wirkendes β_2-Sympathomimetikum zur Inhalation
	Spezifische Immuntherapie
	Kontraindizierte Arzneimittel: ACE-Hemmer und Betablocker (auch in Augentropfen); bei absoluter Indikation für diese Arzneimittel dürfen sie aber nicht abgesetzt werden!
Patienten mit ungewöhnlicher Stichreaktion	Ggf. Notfallset: Symptomatisch wirkendes Arzneimittel entsprechend früherem Krankheitsbild (meist Glukokortikoid zur oralen Einnahme)

[a] Angegebene Dosierungen für Erwachsene; hinsichtlich Besonderheiten der Notfallmedikation bei Kindern s. Przybilla et al. 2011.

22.8.1 Indikation

Bei Erwachsenen mit systemischer Stichreaktion vom Soforttyp und durch mindestens einen Test nachgewiesener Sensibilisierung gegen das reaktionsauslösende Gift besteht unabhängig vom Schweregrad der Reaktion die Indikation zur SIT. Bei Kindern mit anaphylaktischen Stichreaktionen vom Schweregrad I kann auf eine SIT verzichtet werden (Valentine et al. 1990).

Bei sehr hohem Risiko schwerer Reaktionen (z. B. bei Mastozytose) kann im Einzelfall auch ohne Nachweis einer Sensibilisierung hyposensibilisiert werden.

Besondere Gesichtspunkte sind:

- Bei Frauen im gebärfähigen Alter sollte die SIT vor Eintritt einer Gravidität begonnen werden. Bei guter Verträglichkeit wird die Erhaltungstherapie während der Schwangerschaft fortgesetzt. Während einer Schwangerschaft sollte die SIT aber nicht begonnen werden.
- Wiederholte, schwere gesteigerte örtliche Stichreaktionen, insbesondere durch berufliche Insektenexposition, können eine Indikation zur SIT sein (Golden et al. 2009).
- Im Allgemeinen wird bei Hummel- bzw. Hornissengiftallergie mit den verwandten Giften von Biene bzw. Wespe behandelt, da die gattungsspezifischen Gifte nicht bzw. nicht in Deutschland verfügbar sind.

22.8.2 Kontraindikationen

Besteht eine dauerhafte Kontraindikation (v. a. schwere kardiovaskuläre Krankheit, maligne Neoplasie, Immunkrankheit, immunmodulierende Therapie), erfolgt eine individuelle Abwägung von Nutzen und Risiko der SIT. Bei manchen Kontraindikationen einer SIT mit Aeroallergenen kann die Hymenopterengift-SIT besonders dringlich sein, so bspw. bei schwerer kardiovaskulärer Krankheit: Hier ist das Risiko bei einem erneuten Stich wesentlich höher als dasjenige einer sorgfältig geführten SIT.

ACE-Hemmer oder β-Blocker (auch in Augentropfen) sind bei Patienten mit früherer Anaphylaxie grundsätzlich kontraindiziert. Oft ist ein Wechsel zu anderen Wirkstoffen möglich. Ist die Therapie mit Substanzen dieser Wirkstoffgruppen jedoch zwingend notwendig, so muss sie fortgeführt werden. Die SIT erfolgt dann besonders sorgfältig, in der Steigerungsphase mit kontinuierlicher Überwachung des Patienten.

22.8.3 Durchführung

Für die SIT gibt es wässrige Allergenpräparate und Aluminiumhydroxid-adsorbierte Depotpräparate zur subkutanen Injektion. Die Wirksamkeit ist dosisabhängig, Standarderhaltungsdosis sind 100 µg Hymenopterengift. Bienengift-SIT ist weniger wirksam als Wespengift-SIT.

Für Patienten mit Bienengiftallergie und Risikofaktoren (Tab. 22.3) wird daher von vornherein eine erhöhte Erhaltungsdosis von 200 µg empfohlen (insbesondere für Imker, Patienten mit Mastozytose). Bei Wespengiftallergie wird nur bei ungewöhnlich hohem Risiko mit einer von Beginn an erhöhten Dosis behandelt.

Bestehen eine Bienen- und Wespenallergie oder kann nicht sicher entschieden werden, ob eine Bienen- oder Wespenallergie vorliegt, wird mit beiden Giften behandelt.

Für die Steigerungsphase gibt es zahlreiche Behandlungsprotokolle. Es können 2 Vorgehensweisen unterschieden werden:

- Stationäre Schnellhyposensibilisierung mit wässriger Allergenzubereitung, Erreichen der Erhaltungsdosis nach einigen Stunden (Ultra-Rush) bis wenigen Tagen (Rush)
- Ambulante konventionelle SIT mit wässriger oder Aluminiumhydroxyd-adsorbierter Allergenzubereitung, Erreichen der Erhaltungsdosis nach Wochen bis Monaten (Cluster-Protokolle als Modifikation)

Methode der ersten Wahl ist die stationäre Rush-Hyposensibilisierung. Patienten mit dem Risiko schwerer Anaphylaxie (Tab. 22.3) sind stets so zu behandeln. Wird die Dosis ambulant gesteigert, ist zu beachten, dass über längere Zeit weiter eine Gefährdung durch akzidentelle Stiche besteht und die Therapie von Nebenwirkungen der SIT erschwert ist.

Ist die Erhaltungsdosis erreicht, werden die Injektionsintervalle schrittweise auf den Abstand der Erhaltungstherapie verlängert. Wurde in der Steigerungsphase eine wässrige Allergenzubereitung verwendet, kann nun auf einen Depotextrakt gewechselt werden. Die SIT-Injektionen erfolgen im ersten Jahr alle 4 Wochen, danach alle 4–6 Wochen. Die Gebrauchsinformation des verwendeten Präparates ist zu berücksichtigen.

22.8.4 Nebenwirkungen

Meist kommt es in der Steigerungsphase an der Injektionsstelle zu Rötung und Schwellung, die im weiteren Verlauf an Stärke abnehmen. Bei 3–50 % der Behandelten werden systemische Nebenwirkungen beobachtet (Rueff u. Przybilla 2008). Schwere anaphylaktische Reaktionen sind sehr selten. Soweit nötig, werden Nebenwirkungen symptomatisch therapiert, ggf. wird die Dosis entsprechend der Gebrauchsinformation reduziert.

Bei Patienten mit Mastzellerkrankung sind systemische Nebenwirkungen häufiger. In Einzelfällen treten sehr schwere Reaktionen auf.

Bei rascher Dosissteigerung sind systemische Nebenwirkungen häufiger. Durch Begleitmedikation mit einem H1-blockierenden Antihistaminikum können örtliche und leichtere systemische Reaktionen unterdrückt oder abgemildert werden.

Selten sind wiederholte systemische anaphylaktische Nebenwirkungen, die zum Therapieabbruch zwingen können. Im Einzelnen wird dann folgendes Vorgehen empfohlen:

- Ermittlung und, soweit möglich, Beseitigung von Kofaktoren der Anaphylaxie (z. B. ACE-Hemmer, chronische Infektion)
- Begleittherapie mit H1-blockierendem Antihistaminikum
- Für etwa 6 Monate SIT mit höchster vertragener Dosis mit verkürztem Injektionsintervall, dann erneuter Versuch der Dosissteigerung

Dauerhafte Verträglichkeit der SIT kann damit aber häufig nicht erreicht werden.

- Am aussichtsreichsten ist eine Begleit- und/oder Vorbehandlung mit dem Anti-IgE-Antikörper Omalizumab (vgl. ► Kap. 58, IgE als Zielstruktur für therapeutische Interventionen). Für diese Indikation ist Omalizumab nicht zugelassen, die Modalitäten des »off-label use« sind zu beachten.

Da systemische Reaktionen auf die SIT Zeichen eines Therapieversagens sind, ist bei Patienten mit wiederholten systemischen Reaktionen eine Erhaltungsdosis von ≥ 200 µg angezeigt.

22.8.5 Überprüfung der Wirksamkeit

Laborparameter sind nicht geeignet, die Wirksamkeit der SIT zu überprüfen. Um ein Therapieversagen zu erkennen, wird ein Stichprovokationstest mit einem lebenden Insekt etwa 6 (bis 18) Monate nach Erreichen der Erhaltungsdosis empfohlen. Bei starker Insektenexposition, v. a. bei Imkern, ist ein zusätzlicher Stichprovokationstest nach Erreichen der Erhaltungsdosis vor erneuter Exposition sinnvoll. Stichprovokationen sollen nicht unmittelbar vor oder nach Beendigung der SIT erfolgen, da durch die Reexposition eine Verstärkung der allergischen Reaktionslage zu befürchten ist.

Das Vorgehen bei Stichprovokationstests ist publiziert (Ruëff et al. 1996), insbesondere Kontraindikationen und Sicherheitsmaßnahmen sind zu beachten (vgl. ▶ Kap. 50, Insektenstichprovokationen). Ein in der Notfallmedizin erfahrener Arzt, erfahrenes Pflegepersonal und alle für die Therapie einer Anaphylaxie erforderlichen Arzneistoffe und Geräte müssen während der Stichprovokation und bis mindestens 1 h danach verfügbar sein. Der Patient sollte bis zum Folgetag stationär überwacht werden.

Die vertragene Stichprovokation ist prognostisch einem vertragenen Feldstich überlegen (Müller et al. 1991), der hilfsweise aber herangezogen werden kann. Bei systemischer Soforttypreaktion auf einen Stich durch das krankheitsursächliche Insekt wird die Erhaltungsdosis der SIT gesteigert. Fast immer wird dann vollständiger Schutz erreicht, dessen Eintritt wieder durch eine Stichprovokation überprüft wird.

22.8.6 Verlaufsuntersuchungen

Es ist auf Umstände zu achten, die ggf. eine Modifikation der SIT erfordern, so v. a. Verträglichkeit der SIT, Reaktion auf Feldstiche, Auftreten oder Verlauf von Begleiterkrankungen und Anwendung von Arzneimitteln. Haltbarkeitsdaten und Mitführen des Notfallsets sollten bei Vorstellungen des Patienten überprüft werden.

Die Sensibilisierung auf Bienen- und Wespengift wird durch Hautpricktests und Bestimmung des sIgE nach akzidentellem Hymenopterenstich, vor Stichprovokationstest, vor Beendigung der SIT sowie bei wesentlichen Nebenwirkungen überprüft. Ob »auffällige« Testbefunde eine Änderung des Therapieplans nötig machen, ist individuell zu entscheiden.

22.8.7 Therapiedauer

Nach Absetzen der Hymenopterengift-SIT geht der Schutz vor systemischen Reaktionen in etwa 15 % verloren (Golden 2010).

> **Die Entscheidung zur Beendigung der SIT ist daher vom Risikoprofil des Patienten abhängig und wird individuell getroffen.**

Besteht kein besonderes Risiko, so kann die SIT unter folgenden Voraussetzungen beendet werden (Müller u. Mosbech 1993):

- Erhaltungstherapie über mindestens 3–5 Jahre
- Keine systemischen anaphylaktischen Nebenwirkungen auf die Injektionen
- Keine systemische Reaktion bei Stichprovokation (oder Feldstich)

Weiter sollte die SIT frühestens 6 Monate nach dem letzten Stich durch das krankheitsursächliche Insekt abgesetzt werden. Bei systemischen Reaktionen auf die SIT oder einen erneuten Stich wird empfohlen, die SIT bis zum Verlust der nachweisbaren Insektengiftsensibilisierung (Hautpricktest, sIgE) fortzuführen. »Negative« Testergebnisse belegen allerdings den Verlust der Allergie nicht sicher (Golden et al. 2001).

Bestehen Risikofaktoren (◻ Tab. 22.3), ist zusätzlich auf Folgendes zu achten:

- Bei besonderer Exposition wird über die übliche Dauer hinaus bis zum Ende des intensiven Kontaktes hyposensibilisiert.
- Bei erhöhtem Risiko für schwere Anaphylaxie erfolgt eine lebenslange SIT bei Patienten mit
  - Mastozytose (ggf. auch bei erhöhter basaler Serumtryptasekonzentration ohne nachweisbare Mastozytose),
  - Herz-Kreislauf- oder Atemstillstand durch Anaphylaxie oder
  - anderen außergewöhnlich hohen Risiken.

Im Übrigen wird bei diesen Patienten die Dauer der SIT individuell festgelegt, wobei auch hier der Verlust der Sensibilisierung ein Kriterium sein kann.

Die langfristige Therapie wird nach Beendigung der SIT fortgeführt. Alle 1–2 Jahre soll die Anamnese hinsichtlich relevanter Begleiterkrankungen, Anwendung von Arzneimitteln und Eintritt oder Änderung anderer Risiken erhoben werden; weiter wird das Notfallset überprüft. Nach vertragenem Feldstich soll die Hymenopterengift-Sensibilisierung erfasst werden. In Einzelfällen kann bei einer »Boosterung« bei Hochrisikopatienten eine Wiederaufnahme der SIT in Betracht kommen. Bei erneuter Stichanaphylaxie erfolgt nach üblicher Diagnostik wiederum eine SIT.

Literatur

Bilò MB, Ruëff F, Mosbech H, Bonifazi F, Oude-Elberink JN (2005) Diagnosis of Hymenoptera venom allergy. Allergy 60: 1339–1349

Bonadonna P, Perbellini O, Passalacqua G, Caruso B, Colarossi S, Dal Fior D, Castellani L, Bonetto C, Frattini F, Dama A, Martinelli G, Chilosi M, Senna G, Pizzolo G, Zanotti R (2009) Clonal mast cell disorders in patients with systemic reactions to Hymenoptera stings and increased serum tryptase levels. J Allergy Clin Immunol 123: 680–686

Goldberg A, Confino-Cohen R (1997) Timing of venom skin tests and IgE determinations after insect sting anaphylaxis. J Allergy Clin Immunol 100: 182–184

Golden DB (2010) Long-term outcome after venom immunotherapy. Curr Opin Allergy Clin Immunol 10: 337–341

Golden DB, Kagey-Sobotka A, Norman PS, Hamilton RG, Lichtenstein LM (2001). Insect sting allergy with negative venom skin test responses. J Allergy Clin Immunol 107: 897–901

Golden DB, Kelly D, Hamilton RG, Craig TJ (2009) Venom immunotherapy reduces large local reactions to insect stings. J Allergy Clin Immunol 123: 1371–1375

Hemmer W (2009) Kreuzreaktionen zwischen Hymenopterengiftallergenen. Allergo J 18: 359–372

Hemmer W, Focke M, Kolarich D, Wilson IB, Altmann F, Wöhrl S, Götz M, Jarisch R (2001) Antibody binding to venom carbohydrates is a frequent cause for double positivity to honeybee and yellow jacket venom in patients with stinging-insect allergy. J Allergy Clin Immunol 108: 1045–1052

Hunt KJ, Valentine MD, Sobotka AK, Benton AW, Amodio FJ, Lichtenstein LM (1978) A controlled trial of immunotherapy in insect hypersensitivity. N Engl J Med 299: 157–161

Jappe U, Raulf-Heimsoth M (2007) Allergologische In-vitro-Diagnostik und kreuzreaktive Kohlenhydratepitope. Allergo J 16: 264–274

Kleine-Tebbe J, Bufe A, Ebner C, Eigenmann P, Friedrichs F, Fuchs Th, Huttegger I, Jung K, Klimek L, Kopp M, Lässig W, Merk H, Niggemann B, Rabe U, Saloga J, Schmid-Grendelmeier P, Sitter H, Virchow JC, Wagenmann M, Wedi B, Worm M (2009) Die spezifische Immuntherapie (Hyposensibilisierung) bei IgE-vermittelten allergischen Erkrankungen. Leitlinie der Deutschen Gesellschaft für Allergologie und klinische Immunologie (DGAKI), des Ärzteverbandes Deutscher Allergologen (ÄDA), der Gesellschaft für Pädiatrische Allergologie und Umweltmedizin (GPA), der Österreichischen Gesellschaft für Allergologie und Immunologie (ÖGAI) und der Schweizerischen Gesellschaft für Allergologie und Immunologie (SGAI). Allergo J 18: 508–537

Mauss V (2008) Bionomie und Abwehrverhalten der in Deutschland vorkommenden allergologisch bedeutsamen Bienen und Faltenwespen. Hautarzt 59: 184–193

Müller U (2010) Insect venoms. Chem Immunol Allergy 95: 141–156

Müller U, Mosbech (1993) Immunotherapy with Hymenotptera venoms. Position paper. Allergy 48 (Suppl 14): 37–46

Müller U, Thurnheer U, Patrizzi R, Spiess J, Hoigné R (1979) Immunotherapy in bee sting hypersensitivity. Bee venom versus whole-body extract. Allergy 34: 369–378

Müller U, Berchtold E, Helbling A (1991) Honeybee venom allergy: Results of a sting challenge 1 year after stopping successful venom immunotherapy in 86 patients. J Allergy Clin Immunol 87: 702–709

Oude Elberink JN, Heide S van der, Guyatt GH, Dubois AE (2009) Immunotherapy improves health-related quality of life of adult patients with dermal reactions following yellow jacket stings. Clin Exp Allergy 39: 883–889

Przybilla B, Ruëff F (2012) Insect stings: Clinical features and management. Dtsch Arztebl Int 109: 238–248

Przybilla B, Ruëff F, Walker A, Räwer HC, Aberer W, Bauer CP, Berdel D, Biedermann T, Brockow K, Forster J, Fuchs Th, Hamelmann E, Jakob T, Jarisch R, Merk HF, Müller U, Ott H, Sitter W, Urbanek R, Wedi B (2011) Diagnose und Therapie der Bienen- und Wespengiftallergie. Leitlinie der Deutschen Gesellschaft für Allergologie und klinische Immunologie (DGAKI), des Ärzteverbandes Deutscher Allergologen (ÄDA), der Gesellschaft für Pädiatrische Allergologie und Umweltmedizin (GPA), der Deutschen Dermatologischen Gesellschaft (DDG) und der Deutschen Gesellschaft für Kinder- und Jugendmedizin (DGKJ) in Zusammenarbeit mit der Österreichischen Gesellschaft für Allergologie und Immunologie (ÖGAI) und der Schweizerischen Gesellschaft für Allergologie und Immunologie (SGAI). Allergo J 20: 318–339

Ring J, Beyer K, Biedermann T, Bircher A, Duda D, Fischer J, Friedrichs F, Fuchs Th, Gieler U, Jakob T, Klimek L, Lange L, Merk HF, Niggemann B, Pfaar O, Przybilla B, Ruëff F, Rietschel E, Schnadt S, Seifert R, Sitter H, Varga EM, Worm M, Brockow K (2014) Leitlinie zu Akuttherapie und Management der Anaphylaxie. S2-Leitlinie der Deutschen Gesellschaft für Allergologie und klinische Immunologie (DGAKI), des Ärzteverbands Deutscher Allergologen (AeDA), der Gesellschaft für Pädiatrische Allergologie und Umweltmedizin (GPA), der Deutschen Akademie für Allergologie und Umweltmedizin (DAAU), des Berufsverbands der Kinder- und Jugendärzte Deutschlands (BVKJ), der Österreichischen Gesellschaft für Allergologie und Immunologie (ÖGAI), der Schweizerischen Gesellschaft für Allergologie und Immunologie (SGAI), der Deutschen Gesellschaft für Anästhesiologie und Intensivmedizin (DGAI), der Deutschen Gesellschaft für Pharmakologie (DGP), der Deutschen Gesellschaft für Psychosomatische Medizin (DGPM), der Arbeitsgemeinschaft Anaphylaxie-Training und Edukation (AGATE) und der Patientenorganisation Deutscher Allergie- und Asthmabund (DAAB). Allergo J Int 23: 96–112

Ruëff F, Przybilla B (2008) Insektengifthyposensibilisierung. Nebenwirkungen und Therapieerfolg. Hautarzt 59: 200–205

Ruëff F, Przybilla B, Müller U, Mosbech H (1996) The sting challenge test in Hymenoptera venom allergy. Position paper of the Subcommittee on Insect Venom Allergy of the European Academy of Allergology and Clinical Immunology. Allergy 51: 216–225

Ruëff F, Wenderoth A, Przybilla B (2001) Patients still reacting to a sting challenge while receiving conventional Hymenoptera venom immunotherapy are protected by increased venom doses. J Allergy Clin Immunol 108: 1027–1032

Ruëff F, Placzek M, Przybilla B (2006) Mastocytosis and Hymenoptera venom allergy. Curr Opin Allergy Clin Immunol 6: 284–288

Ruëff F, Przybilla B, Bilò MB, Müller U, Scheipl F, Aberer W, Birnbaum J, Bodzenta-Lukaszyk A, Bonifazi F, Bucher C, Campi P, Darsow U, Egger C, Haeberli G, Hawranek T, Körner M, Kucharewicz I, Küchenhoff H, Lang R, Quercia O, Reider N, Severino M, Sticherling M, Sturm GJ, Wüthrich B (2009) Predictors of severe systemic anaphylactic reactions in patients with Hymenoptera venom allergy: importance of baseline serum tryptase – A study of the European Academy of Allergology and Clinical Immunology Interest Group on Insect Venom Hypersensitivity. J Allergy Clin Immunol 124: 1047–1054

Schäfer T (2009) Epidemiologie der Insektengiftallergie. Allergo J 18: 353–358

Valentine MD, Schuberth KC, Kagey-Sobotka A, Graft DF, Kwiterovich KA, Szklo M, Lichtenstein LM (1990) The value of immunotherapy with venom in children with allergy to insect stings. N Engl J Med 323: 1601–1603

Worm M, Edenharter G, Ruëff F, Scherer K, Pföhler C, Mahler V, Treudler R, Lang R, Nemat K, Koehli A, Niggemann B, Hompes S (2012) Symptom profile and risk factors of anaphylaxis in Central Europe. Allergy 67: 691–698

Yavuz ST, Sackesen C, Sahiner UM, Buyuktiryaki B, Arik Yilmaz E, Sekerel BE, Soyer OU, Tuncer A (2013) Importance of serum basal tryptase levels in children with insect venom allergy. Allergy 68: 386–391

Atopische Dermatitis

T. Werfel

T. Biedermann et al. (Hrsg.), *Allergologie*,
DOI 10.1007/978-3-642-37203-2_23, © Springer-Verlag Berlin Heidelberg 2016

23.1 Einleitung

Die atopische Dermatitis (Neurodermitis, atopisches Ekzem) ist eine chronische oder chronisch-rezidivierende, meist stark juckende Hauterkrankung, deren Morphologie und Lokalisation altersabhängig unterschiedlich ausgeprägt ist. Die Erkrankung weist unterschiedliche Schweregrade (bis hin zum Befall der gesamten Haut = Erythrodermie) auf, wobei die Mehrheit der Patienten unter einer leichteren Form der Neurodermitis leidet. Je nach Lokalisation und Ausdehnung der Neurodermitis kann es sich um eine schwere Hauterkrankung handeln, die die Lebensqualität deutlich und langfristig mindert.

Die Mehrheit der Patienten weist IgE-vermittelte Sensibilisierungen gegen Aeroallergene und/oder Nahrungsmittelallergene (z. T. in Assoziation mit respiratorischen atopischen Erkrankungen oder einer klinisch relevanten Nahrungsmittelallergie) auf. Bei der nichtallergischen Variante kann das klinische Bild identisch ausgeprägt sein, es ist jedoch keine IgE-vermittelte Sensibilisierung gegen Allergene nachzuweisen. Gegenwärtig wird eine dritte Untergruppe der atopischen Dermatitis diskutiert, bei der Autoimmunphänomene zur Chronifizierung führen können.

23.2 Epidemiologie

Der höchste Anteil von Neuerkrankungen findet sich im Säuglings- und Kleinkindalter in der zweiten Hälfte des 1. Lebensjahres und im 2. Lebensjahr. Die atopische Dermatitis hat eine Prävalenz von 10–15 % im Kindesalter bis zur Einschulung und ist damit die häufigste Hautkrankheit in dieser Altersgruppe. Dabei leiden ca. 50 % dieser Patienten unter einer moderaten bis schweren atopischen Dermatitis. Häufig ist die Hauterkrankung mit weiteren atopischen Erkrankungen wie Nahrungsmittelallergien, Asthma bronchiale und der allergischen Rhinitis vergesellschaftet. Die Prävalenz von Nahrungsmittelallergien liegt bei Kindern mit schwerer atopischer Dermatitis bei ca. 30 %. Die atopische Dermatitis kann spontan abheilen, aber auch im Erwachsenenalter leiden noch 1–2 % unter ekzematösen Hautveränderungen im Sinn einer atopischen Dermatitis.

In den letzten Jahrzehnten kam es zu einem deutlichen Anstieg der atopischen Dermatitis um das 4- bis 8-fache. Dieses wird gemäß des Konzepts der Hygienehypothese, so auch bei anderen atopischen Erkrankungen wie allergisches Asthma bronchiale oder allergische Rhinitis, mit der Reduktion von Infektionen in der frühen Kindheit in Verbindung gebracht.

23.3 Ätiologie und Pathogenese

Sowohl die genetischen Faktoren (mit der Folge von Hautbarrieredefekten und eines gestörten angeborenen und adaptiven Immunsystems) als auch Auslösefaktoren spielen für die Erstmanifestation der atopischen Dermatitis und das spätere Auftreten von Erkrankungsschüben eine wichtige Rolle.

Beispiele für Mutationen bei Neurodermitis

- Hautbarriere: Filaggrin, SPINK5, CLDN1, COL29A1
- Angeborenes Immunsystem: NOD1, CARD15, TIRAP, TLR2, TLR9
- Adaptives Immunsystem: IL-13, IL-4R, IL-13R, IL-31, H4R, STAT6

Besonders gründlich wurden in den letzten Jahren Mutationen im Filaggrin-Gen, die mit einer verminderten Expression des Strukturproteins in differenzierten Keratinozyten der Epidermis verbunden sind, untersucht (sog. Loss-of-function-Mutationen).

Eine verminderte Expression von Filaggrin führt zu Hautbarrieredefekten, zur verminderten lokalen mikrobiellen Abwehr und zur Erhöhung des pH-Wertes der Haut. Weltweit wurden in den vergangenen Jahren viele Untersuchungen durchgeführt, die zeigten, dass das Risiko der Entstehung einer atopischen Dermatitis deutlich (ca. 2- bis 5-fach) bei Filaggrinmutationen erhöht ist. Jeder 4. Patient mit einer atopischen Dermatitis hat derartige Mutationen, die wiederum mit einem besonders hohen Risiko für Allergien oder der Entwicklung eines Asthmas bronchiale verknüpft sind. Neben Filaggrin wurde in den letzten Jahren eine Reihe weiterer Hautbarriereproteine beschrieben, welche bei atopischer Dermatitis mutiert oder durch entzündliche Mechanismen herunterreguliert sein können.

> **Ekzeme sind grundsätzlich Entzündungen der Haut mit epidermaler Beteiligung.**

Neben der atopischen Dermatitis zählen auch das allergische Kontaktekzem (▶ Kap. 24, Allergisches Kontaktekzem) und das irritativ-toxische Kontaktekzem zu den häufigen Ekzemerkrankungen, die manchmal schwer von einer atopischen Dermatitis abgrenzbar sind.

Das entzündliche Bild ist in Hautläsionen bei atopischer Dermatitis durch hautinfiltrierende T-Lymphozyten – zu ca. 80 % CD4+ T-Helferzellen – sowie IgE-bindende antigenpräsentierende dendritische Zellen und eosinophile Granulozyten geprägt. Th_2-Zytokine wie IL-4 und IL-13 werden in der akuten und subakuten Phase für eine Reihe von inflammatorischen Effekten, aber auch für die transiente Herunterregulation von Barriereproteinen wie Filaggrin in der Haut bei atopischer Dermatitis verantwortlich gemacht. Das

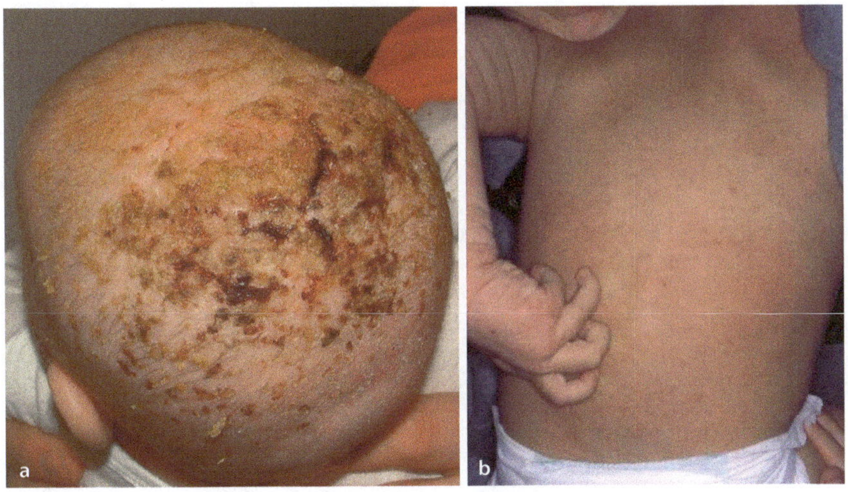

Abb. 23.1 **a** Akutes nässendes Kopfhautekzem bei einem Säugling. Hieraus entsteht der sog. Milchschorf, wenn die Krusten eintrocknen und dann gräulich-weißlich aussehen (wie eingetrocknete Milch, die auf einer Herdplatte übergekocht ist). **b** Pruritus als Leitsymptome der atopischen Dermatitis. Kinder beginnen nach dem Ausziehen oft sofort zu kratzen

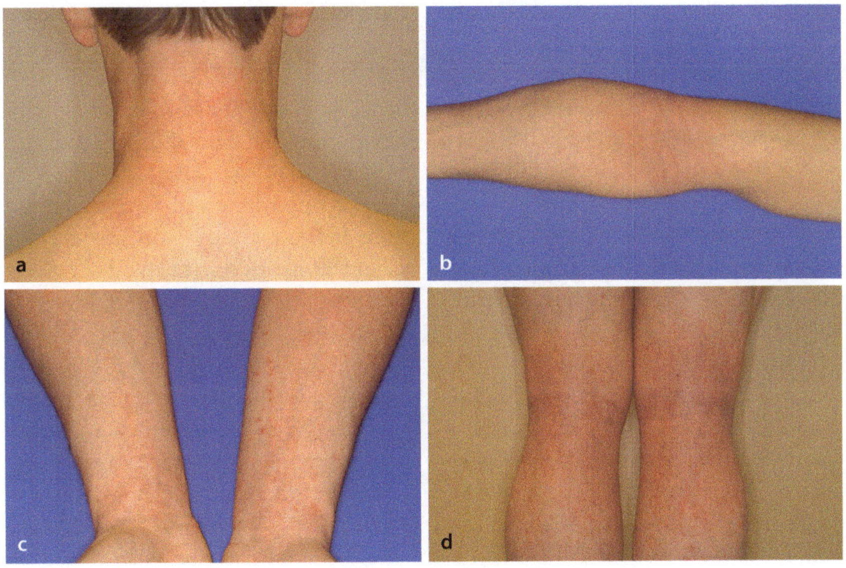

Abb. 23.2 Akute Ekzeme mit einem urtikariellen Charakter (**a**, **b**), subakute Ekzeme (**c**, **d**), bereits exkorriiert an typischen Lokalisationen am Nacken und beugeseitig

bedeutet, ein transienter Hautbarrieredefekt besteht auch bei fehlenden Mutationen von Barriereproteinen in akuten und subakuten Läsionen der atopischen Dermatitis.

23.4 Klinik

Das klinische Bild der atopischen Dermatitis ist je nach Stadium der individuellen Hautläsionen und Lebensalter verschieden (Abb. 23.1, Abb. 23.2).

Bei Säuglingen finden sich bei generalisiertem Befall meist Aussparungen der Windelregion (als differenzialdiagnostisches Merkmal zum spontan abheilenden seborrhoischen Säuglingsekzem). Ein nässendes Kopfhautekzem kommt ebenfalls häufig im Säuglingsalter vor. Dieses kann zu weißlich-gräulicher Krustenbildung führen, die zur Bezeichnung des Milchschorfs geführt hat. Milchschorf wird allerdings von Angehörigen betroffener Patienten nicht selten mit dem physiologischen Säuglingsgneis verwechselt und ist daher kein sicherer anamnestischer Hinweis auf eine abgelaufene atopische Dermatitis im Säuglingsalter.

Die anamnestische Angabe »Milchschorf« ist oft nicht differenzialdiagnostisch verwertbar.

Im Säuglingsalter und bei Kleinkindern kommt es – anders als bei älteren Kindern, Jugendlichen und Erwachsenen –

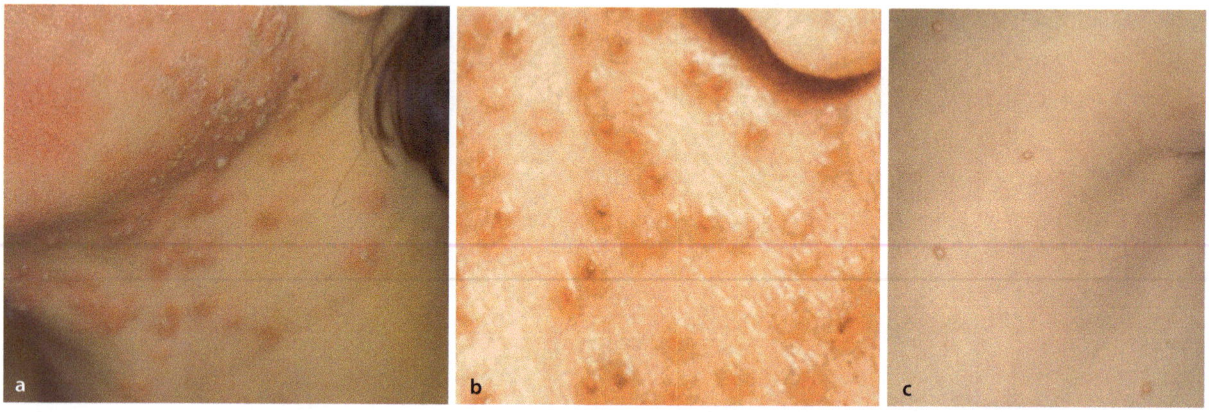

Abb. 23.3 **a** Staphylogene Superinfektion (Pusteln) bei atopischer Dermatitis. Cave: Die Abgrenzung zu einem Eczema herpeticatum kann manchmal schwierig sein. **b** Eczema herpeticatum bei atopischer Dermatitis. **c** Molluscum contagiosum bei einem Kind mit bekannter atopischer Dermatitis

bei umschriebenem Befall häufig zu Ekzemen im Bereich der Wangen sowie streckseitig an den Extremitäten.

Ab dem 3. Lebensjahr fallen die charakteristischen Beugenekzeme an Ellenbeugen und Kniekehlen auf, wobei bei schwerer Manifestation wiederum auch ganz andere Hautregionen bis hin zum Befall der gesamten Haut betroffen sein können. Bei Jugendlichen und Erwachsenen können Handekzeme in Abhängigkeit von hautbelastenden Tätigkeiten das klinische Bild bestimmen.

Bei Erwachsenen gibt es darüber hinaus eine Prurigoform der atopischen Dermatitis mit stark juckenden Knötchen und Knoten v. a. an Schultergürtel und oberen Extremitäten, hervorgerufen durch gezieltes und wiederholtes Kratzen der knotig veränderten Hautregionen.

Der Juckreiz bestimmt in allen Altersgruppen den Leidensdruck bei atopischer Dermatitis. Auch die Stigmatisierung und die hohe Rate von Superinfektionen der Haut mindert bei vielen Patienten die Lebensqualität. Dabei stellen Infektionen wie disseminierte Impetiginisation durch *Staphylococcus aureus* und/oder virale Infektionen (insbesondere mit *Herpes-simplex*-Viren) häufigere Komplikationen dar (Abb. 23.3). Der Verlauf der Erkrankung ist meistens wechselhaft mit Krankheitsschüben unterschiedlicher Dauer und Schwere. Einzelne Patienten leiden unter therapierefraktären, persistierenden Ekzemen, die auch unter antiinflammatorischer Therapie nicht abheilen. Auch geringgradig ausgeprägte Ekzemläsionen können deutliche Beeinträchtigungen und psychische Belastungen zur Folge haben. Aktuelle Untersuchungen zeigten, dass Patienten mit atopischer Dermatitis häufiger depressiv und ängstlich sind.

23.5 Diagnose

Die Diagnose wird meist klinisch gestellt. Dabei sind die Anamnese und eine komplette körperliche Untersuchung erforderlich. Bei der Anamnese muss die atopische Eigen- und Familienanamnese, d. h. das Auftreten von Nahrungsmittelallergien, respiratorischen Allergien und eine frühere atopische Dermatitis beim Patienten sowie eine atopische Dermatitis bei Geschwistern oder Eltern, erfasst werden. Eine Probebiopsie mit histologischer Aufarbeitung ist nur im Einzelfall zur differenzialdiagnostischen Abgrenzung indiziert.

Die Ermittlung von Triggerfaktoren stellt einen wichtigen Bestandteil der individuellen Diagnostik bei atopischer Dermatitis dar (Abb. 23.4). Dabei kann der Stellenwert von einzelnen Triggerfaktoren individuell höchst unterschiedlich sein. Neben der Allergiediagnostik (s. unten) wird die Rolle von psychologischen Faktoren (»psychischer Stress«), Infektionen, klimatischen Faktoren und – insbesondere im beruflichen Kontext – die Rolle von hautbelastenden Faktoren eruiert.

Grundsätzlich können Infekte und Impfungen zur Exazerbation der atopischen Dermatitis führen. Häufig wird daher nach der Indikation von Schutzimpfungen bei atopischer Dermatitis gefragt. Diese sollen leitlinienge-

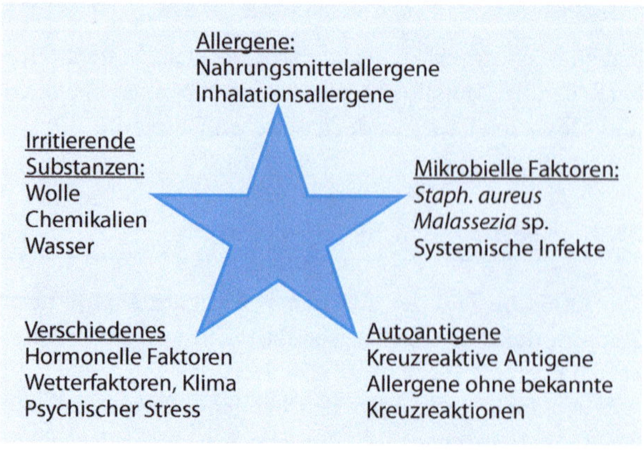

Abb. 23.4 Triggerfaktoren der atopischen Dermatitis

recht bei Kindern und Erwachsenen mit atopischer Dermatitis nach STIKO-Empfehlungen regulär durchgeführt werden – das Risiko einer möglichen (aber nicht regelhaft auftretenden) transienten Verschlimmerung der Hauterkrankung wird dabei in Kauf genommen.

Allergien können bei atopischer Dermatitis als unabhängige Erkrankungen auftreten. Sie können aber auch die Ekzemerkrankung direkt beeinflussen.

Grundsätzlich ist es wichtig, die Bedeutung allergischer Sensibilisierungen für die Ausprägung und den Verlauf der atopischen Dermatitis individuell zu überprüfen.

Spezifische IgE-Antikörper bzw. positive Pricktestreaktionen gegen häufige Nahrungsmittel- oder Inhalationsallergene (z. B. Pollen, Tierhaare, Hausstaubmilben, Schimmelpilze) finden sich bei ca. 80 % aller Patienten mit atopischer Dermatitis. Eine Sensibilisierung stellt per se und auch bei atopischer Dermatitis noch keine Allergie dar; die klinische Relevanz (d. h. das Auftreten von Symptomen nach Kontakt mit dem korrespondierenden Allergen) muss individuell gegeben sein.

IgE-Bestimmungen sind grundsätzlich in jedem Alter möglich. Kinder, die in den ersten Lebensjahren zunächst dem selteneren nichtallergischen, »intrinsischen« Typ der atopischen Dermatitis zugeordnet wurden, entwickeln häufig später doch IgE-Antikörper. Das bedeutet, dass eine wiederholte Testung im Einzelfall sinnvoll sein kann, wenn die Symptome der atopischen Dermatitis persistieren oder schlimmer werden oder wenn Symptome anderer atopischer Erkrankungen zusätzlich zur atopischen Dermatitis auftreten. Bei ca. 20 % aller Patienten sind auch bei wiederholter Testung keine IgE-vermittelten Sensibilisierungen nachweisbar (sog. intrinsischer Typ). Bei diesen Patienten ist ein allergologisches Management nicht indiziert.

Die Bestimmung von spezifischem IgG hat keine diagnostische Wertigkeit bei vermuteten Allergien bei atopischer Dermatitis (und auch nicht bei vielen anderen vermuteten allergischen Symptomen; ► Kap. 51, In-vitro-Serumdiagnostik; ► Kap. 34, Gastrointestinale Allergie) und ist im Zusammenhang der Allergiediagnostik bei atopischer Dermatitis abzulehnen.

IgG-Antikörper zeigen keine Allergien bei atopischer Dermatitis an.

Spezifische IgE-Antikörper gegen Autoantikörper oder gegen bakterielle Antigene (insbesondere Staphylokokkenantigene), die bei einer Untergruppe von Patienten nachgewiesen werden und möglicherweise eine Bedeutung für schwerere Verläufe der Hauterkrankung haben können, haben bislang noch keine Bedeutung in der Routinediagnostik.

Die Indikation von Allergietestungen bei atopischer Dermatitis ist bei direkten Hinweisen aus der Anamnese mit Angaben zu Soforttypreaktionen oder zu verzögert einsetzenden oder sich verschlimmernden Ekzemreaktionen gegeben. Bei schwerer atopischer Dermatitis kann die Indikation zur Allergietestung auch bei fehlenden anamnestischen Hinweisen gegeben sein.

Indikation von Allergietestungen bei atopischer Dermatitis

- Anamnese auf Soforttypreaktionen (Urticae, Rhinitis, Bronchospasmus innerhalb von Minuten nach Allergenkontakt)
- Ekzemreaktionen nach Allergenkontakt (Cave: Angaben häufig unsicher, da eindeutige Zuordnung von Allergenkontakt und klinischer Reaktion oft nicht möglich)
- Schwerer, chronischer Verlauf der atopischen Dermatitis auch ohne Allergieanamnese

Häufig finden sich bei älteren Kindern, Jugendlichen und Erwachsenen Sensibilisierungen gegen Inhalationsallergene. Bei persistierender atopischer Dermatitis und bei dem besonders häufigen Nachweis von Sensibilisierungen gegenüber Hausstaubmilbenallergenen werden zusätzlich zu allgemeinen Maßnahmen der Hausstaubmilbenreduktion (► Kap. 53, Allergenkarenz) auch ein Umhüllen (sog. Encasing) der Bettmatratze und regelmäßiges Waschen von Kopfkissen und Oberdecken empfohlen.

Auch Sensibilisierungen gegenüber Tierhaarallergenen von felltragenden Haustieren sind nicht selten. Verschlimmerungen der atopischen Dermatitis sind möglich; bei klinischer Relevanz treten häufiger auch Soforttypreaktionen (allergische Rhinokonjunktivitis oder allergisches Asthma bronchiale) auf. Diese werden insbesondere nach Kontakt mit Katzen oder Nagern und nur relativ selten nach Kontakt mit Hunden beobachtet. Auch wenn es sich individuell oft schwierig gestaltet, sind spätestens dann Möglichkeiten der Allergenkarenz zu erwägen.

Anamnestische Angaben zu möglichen Nahrungsmittelallergien bei atopischer Dermatitis werden von Patienten oder deren Angehörigen häufig gemacht.

Angaben zu möglichen Nahrungsmittelunverträglichkeiten bei atopischer Dermatitis sind meist valide bei geschilderten Soforttypreaktionen (wie Kontakturtikaria, generalisierte Urtikaria oder respiratorische Symptome). Bei verzögert einsetzenden Ekzemreaktionen (d. h. möglichen Verschlechterungen der atopischen Dermatitis) sind sie nur bedingt verwertbar, da der zeitliche Bezug unsicher ist.

Auf der anderen Seite ist bei schwerem, chronischen Verlauf die Überprüfung von Sensibilisierungen gegen Nahrungsmittel (insbesondere bei Kindern) und gegenüber

Inhalationsallergenen auch ohne anamnestische Hinweise zu empfehlen. Konkret sollten dabei Sensibilisierungen gegen Nahrungsmittel (wie Kuhmilch, Hühnerei, Soja, Weizen, Erdnuss, Haselnuss, Fisch) und deren klinische Relevanz insbesondere bei Kindern nach Beikosteinführung gegenüber Inhalationsallergenen überprüft werden.

Wie im ▶ Kap. 48 zur Nahrungsmittelprovokation näher dargestellt wird, rechtfertigt die Sensibilisierung allein noch keine Karenz- oder therapeutischen Maßnahmen. Bei klinisch relevanter Nahrungsmittelallergie vom Soforttyp oder bei deutlichen Spättypreaktionen sollte aber, zumindest zeitlich befristet, eine gezielte Eliminationsdiät eingeleitet werden.

Für die Wirksamkeit ungezielter Diäten (sog. Neurodermitisdiäten) gibt es keine Belege. Sie sind bei Kindern mit den Risiken von Mangelerscheinungen, Entwicklungsstörungen und unnötiger, zusätzlicher psychischer Belastung assoziiert. Auch wurden schwere Soforttypreaktionen auf Nahrungsmittel nach (manchmal unnötiger) Meidung bei vorhandener Sensibilisierung beschrieben.

Auch nichtimmunologisch vermittelte Nahrungsmittelunverträglichkeitsreaktionen gegen Nahrungsmittelzusatzstoffe oder Zucker spielen nach aktuellem Studienstand keine Rolle bei der atopischen Dermatitis. Allenfalls nach Genuss größerer Mengen von Zitrusfrüchten kann manchmal eine Verschlechterung des Hautzustands zeitlich zugeordnet werden.

Nahrungsmittelallergie bei atopischer Dermatitis

- Sensibilisierung nicht gleichbedeutend mit klinisch relevanter Allergie!
- Nur der kleinere Teil aller Patienten mit Neurodermitis reagiert mit Ekzemreaktionen (Verschlechterung der atopischen Dermatitis) auf Nahrungsmittel
- Keine Belege für die Wirksamkeit ungezielter Diäten bei atopischer Dermatitis
- Ausweichdiäten bergen bei Patienten mit atopischer Dermatitis Risiken

Patienten mit atopischer Dermatitis haben ein leicht erhöhtes Risiko zur Entwicklung einer allergischen Kontaktdermatitis gegen häufig vorkommende Kontaktstoffe. Daher ist eine Epikutantestung mit Kontaktallergenen empfehlenswert, wenn sich Ekzeme über einen längeren Verlauf als therapierefraktär erweisen oder, wenn anamnestisch ein Allergenkontakt möglich scheint – etwa mittels Anwendung von bestimmten Externa, die häufiger sensibilisierende Inhaltsstoffe enthalten (▶ Kap. 24, Allergisches Kontaktekzem) oder die im beruflichen Kontext stehen.

Der sog. Atopie-Patch-Test ist ein Epikutantest mit Proteinallergenen (Nahrungsmittel-, Pollen- oder Hausstaubmilbenproteine). Auch wenn Atopie-Patch-Testreaktionen den klinischen Symptomen der atopischen Dermatitis eher entsprechen als Pricktestreaktionen, ist der Test aufgrund fehlender Zulassungen für die Routinediagnostik zugelassener standardisierter Allergenpräparationen bislang nicht als Routineverfahren etabliert.

23.6 Atopische Dermatitis und Beruf

Wenn ein genetisch determinierter Hautbarrieredefekt vorliegt, kann eine generelle herabgesetzte Hautempfindlichkeit die Berufswahl bei Patienten mit atopischer Dermatitis grundsätzlich einschränken. Allerdings wird derzeit empfohlen, nur bei dokumentierten Ekzemen im Bereich der Hände oder in beruflich potenziell belasteten Hautarealen konkret im präventiven Sinn von hautbelastenden Berufen abzuraten. Der Schweregrad der klinischen Ausprägung wie auch besondere Lokalisationen der Hautveränderungen (z. B. Hände) können dann zu einer erheblichen Beeinträchtigung der beruflichen Tätigkeit führen. Der in Ekzemläsionen sich zwangsläufig entwickelnde Barrieredefekt ist bei Patienten mit floriden atopischen Handekzemen sehr häufig problematisch bei Arbeiten im feuchten Milieu, bei starken Hautverschmutzungen verbunden mit dem Zwang zum häufigen Händewaschen und nach Hautkontakten mit hautreizenden Stoffen.

Ein individueller Hautschutzplan ist für diese Patienten sehr wichtig, und eine qualifizierte Berufsberatung ist Patienten mit manifester atopischer Dermatitis zu empfehlen. Patienten mit beruflich induzierten oder verschlimmerten manifesten Handekzemen sollten mit der Frage der Einleitung eines Hautarztverfahrens nach § 3 BeKV der Gesetzlichen Unfallversicherungen dermatologisch oder arbeitsmedizinisch vorgestellt werden.

23.7 Differenzialdiagnose

Die häufigsten Differenzialdiagnosen zur atopischen Dermatitis stellen andere Ekzemerkrankungen wie das irritative oder allergische Kontaktekzem oder das mikrobielle Ekzem dar. Im Erwachsenenalter ist insbesondere bei schwer therapiebaren Erstmanifestationen von Ekzemerkrankungen auch an das frühe Ekzemstadium des kutanen T-Zell-Lymphoms zu denken. Mischbilder von atopischen, irritativ-toxischen und kontaktallergisch bedingten Handekzemen sind sehr häufig und oft nicht eindeutig zu klassifizieren. Weitere häufige Differenzialdiagnosen zu Hand- und Fußekzemen sind die Psoriasis palmoplantaris sowie die Tinea manuum et pedum. Im Kindesalter sind als wichtige, wenn auch seltenere Differenzialdiagnosen Immundefektsyndrome zu erwägen, die mit ekzematösen Hautveränderungen einhergehen können (z. B. Wiskott-

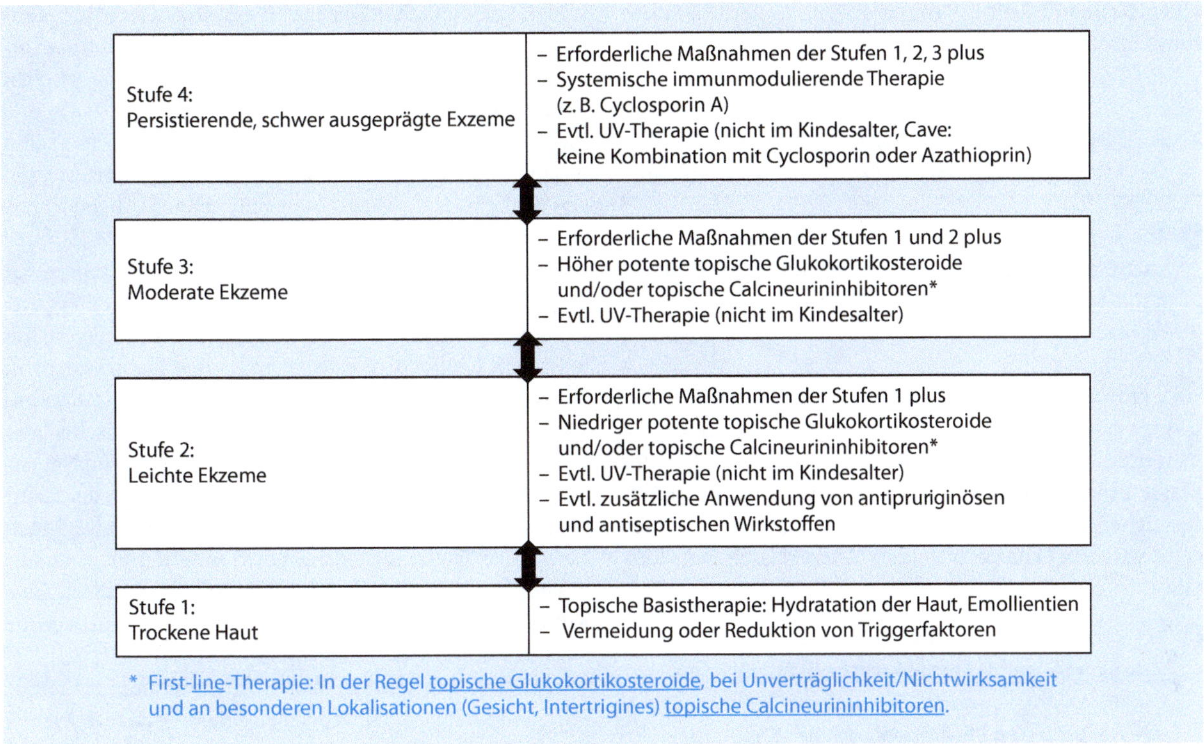

Abb. 23.5 Stufentherapie der atopischen Dermatitis gemäß der aktuellen Empfehlung der AWMF-Leitlinie »Neurodermitis«

Aldrich-Syndrom, Omenn-Syndrom, Netherton-Syndrom). Die häufigere Form des ebenfalls häufig als Differenzialdiagnose erwogenen Hyper-IgE-Syndroms ist dagegen klinisch meist klar über die charakteristischen Begleitinfekte und Knochenbeteiligungen von der »reinen« atopischen Dermatitis mit erhöhtem IgE abgrenzbar. Allerdings können noch viele andere entzündliche bzw. infektiöse Hautkrankheiten mit der atopischen Dermatitis verwechselt werden, sodass eine gezielte dermatologische Vorstellung zur Abgrenzung sinnvoll sein kann.

23.8 Therapie: Allgemeine Prinzipien

Das aktuelle Konzept zu kombinierten Hautbarrierestörungen und Störungen des angeborenen und adaptiven Immunsystems bei atopischer Dermatitis spiegelt sich in den aktuellen Prinzipien des Managements der Erkrankung wider. Sowohl nationale als auch internationale Leitlinien schlagen ein Mehrstufenkonzept der Therapie der atopischen Dermatitis vor (Abb. 23.5).

Darin wird die Berücksichtigung von individuellen Triggerfaktoren der atopischen Dermatitis wie Allergene, Hautirritanzien, mikrobielle Erreger oder psychologische Faktoren und deren Meidung der ersten Stufe im Management zugeordnet. Ihre Rolle muss individuell abgeklärt werden. Die interdisziplinäre Schulung von Patienten in Kleingruppen hat sich als wirksames Instrument im komplexen Management der Erkrankung bewährt (▶ Abschn. 62.2, Neurodermitisschulung). Hier kann insbesondere auch auf die Rolle der mannigfaltigen Triggerfaktoren eingegangen werden, und in Kleingruppen können Meidungsstrategien trainiert werden.

Die Basistherapie mit wirkstofffreien Grundlagen hat wegen der häufigen Hautbarrierestörungen einen hohen Stellenwert.

Basistherapeutika können zur Einsparung von topischen Kortikosteroiden führen. Allerdings kann eine unsachgemäße Basistherapie lokale Nebenwirkungen verursachen (z. B. Austrocknung von trockenen Hautarealen, Aggravation von akuten nässenden Arealen durch inadäquate Grundlagen). Aus allergologischer Sicht ist darauf zu achten, dass Basistherapeutika möglichst keine häufigen Kontaktallergene wie Wollwachsalkohole, Cetylstearylalkohol oder Methylisothiazinolinon enthalten, da die Sensibilisierungsgefahr bei atopischer Dermatitis erhöht ist.

Die nächsten beiden Stufen im Management beinhalten die konsequente antiinflammatorische Behandlung mit topischen Kortikosteroiden oder Calcineurininhibitoren, die einen zentralen Therapieansatz darstellen. In der vierten Stufe kommen bei sehr schwer ausgeprägter atopischer Dermatitis antiinflammatorische Systemtherapien zum Einsatz.

23.9 Topische antiinflammatorische Therapie der atopischen Dermatitis

Topische Glukokortikosteroide zählen zu den wichtigsten antiinflammatorischen Substanzen, die bei der Indikation »atopische Dermatitis« eingesetzt werden.

Sie werden in Deutschland grundsätzlich in 4 Wirkstoffklassen eingeteilt. Bei der atopischen Dermatitis ist die Anwendung von topischen Glukokortikosteroiden der Klasse 1 (schwach wirksam) bei Säuglingen häufig bereits ausreichend. Topische Kortikosteroide der Klasse 2 (moderat wirksam) kommen in allen Altersklassen zum Einsatz.

Problembereiche für die Behandlung mit topischen Glukokortikosteroiden sind das Gesicht, die intertriginösen Areale und das Skrotum, bei Kindern wegen der erhöhten Resorption auch das Kapillitium.

Hier sollen topische Glukokortikosteroide der Wirkstoffklassen 1 oder 2 zeitlich auf nur wenige Tage befristet eingesetzt werden.

Bei konsequenter täglicher Behandlung lassen sich mit einem ausreichend starken topischen Glukokortikosteroid die meisten Einzelläsionen der atopischen Dermatitis bei der Mehrzahl der Patienten zur Abheilung bringen.

Bei unzureichender Wirkung kann grundsätzlich die Wirkstärke gesteigert werden. Stark oder sehr stark wirksame Glukokortikosteroide (Klasse 3, ausnahmsweise Klasse 4) sollten aber nur bei akut ausgeprägten oder therapierefraktären licheninfizierten Ekzemmorphen oder bei Hand- und Fußekzemen bei Jugendlichen oder Erwachsenen zeitlich befristet eingesetzt werden. Die Behandlung mit topischen Glukokortikosteroiden erfolgt in der Regel 1-mal täglich, in Ausnahmefällen 2-mal täglich als Intervalltherapie.

Eine Steigerung der Wirkung ist bei der topischen Anwendung in Kombination mit feuchten Umschlägen möglich. Auch dieser Therapieansatz sollte jedoch nur zeitlich begrenzt angewendet werden.

Das fehlende Ansprechen auf topische Glukokortikosteroide beruht häufig auf einer verminderten Adhärenz (Compliance) bei befürchteten Nebenwirkungen der Steroidtherapie. Diese werden gezielt als zentraler Bestandteil in Neurodermitisschulungen (▶ Abschn. 62.2, Neurodermitisschulung) adressiert. Auch eine – allerdings relativ selten auftretende – Kontaktallergie gegen Glukokortikosteroide kann eine fehlende Wirksamkeit von Steroiden bei atopischer Dermatitis erklären. Gezielte Epikutantestungen zur Abklärung individueller Sensibilisierungen (z. B. mit dem Kortikosteroidtestblock der Deutschen Kontaktallergiegruppe, ▶ Kap. 43, Hauttestung: Typ-I- und Typ-IV-Allergien; ▶ Kap. 24, Allergisches Kontaktekzem) sind möglich. Ein Ausweichen auf andere Steroidderivate, gegen die keine individuelle Sensibilisierung vorliegt, ist fast immer möglich.

Wie vor einigen Jahren in kontrollierten Studien gezeigt, kann das Risiko von Rezidiven nach Abheilung von Ekzemen gesenkt werden, wenn eine Intervalltherapie mit topischen Glukokortikosteroiden an den Hautarealen, an denen zuvor entzündliche Läsionen bestanden, weiterhin 2-mal pro Woche über mehrere Monate mit topischen Steroiden durchgeführt wird. Dabei ist das Risiko von Nebenwirkungen (z. B. Atrophie der Haut, Infektionen der Haut) nicht signifikant erhöht. Dieses Therapieprinzip wird auch »proaktive Therapie« genannt und funktioniert ebenfalls mit topischen Calcineurininhibitoren. Tacrolimushaltige Salbe erhielt die Zulassung über eine intermittierende Nachbehandlung bis hin zu einem Jahr.

Die Calcineurinantagonisten Pimecrolimus und Tacrolimus sind seit 2002 zur topischen Therapie der atopischen Dermatitis zugelassen.

Topische Calcineurininhibitoren führen – anders als Kortikosteroide – auch nach längerer Anwendung nicht zu einer Atrophie der Haut.

Auch haben sie sich als besonders vorteilhaft im Bereich des Gesichts erwiesen, da Erkrankungen wie steroidinduzierte Rosazea oder periorale Dermatitis, die nach längerer Anwendung von topischen Glukokortikosteroiden induziert werden können, nach Behandlung mit Pimecrolimus oder Tacrolimus nicht beobachtet wurden. Vergleichsstudien haben gezeigt, dass die Wirkstärke von topischen Calcineurinantagonisten der Stärke von bis zu moderat wirksamen Glukokortikosteroiden entspricht. Auch wurden Studien durchgeführt, die zeigten, dass die Substanzen ihre Wirksamkeit auch über einen längeren Behandlungszeitraum nicht verlieren.

Spätestens seit einer Stellungnahme der europäischen Zulassungsbehörde für Arzneimittel (EMA) im Jahr 2006, in der darauf hingewiesen wurde, dass zum einen zwar der Nutzen von topischen Calcineurininhibitoren bei der topischen Behandlung der atopischen Dermatitis gegenüber den Risiken überwiegt, zum anderen aber ein onkogenes Risiko durch die Anwendung von topischen Calcineurininhibitoren nicht abschließend eingeschätzt werden könne, bestehen bei vielen Betroffenen Ängste bezüglich möglicher Langzeitnebenwirkungen. Auch 12 Jahre nach Zulassung der Substanzen zur topischen Behandlung der atopischen Dermatitis liegen keine publizierten Hinweise aus Registerdaten oder Longitudinalstudien vor, dass die

Applikation von topischen Calcineurininhibitoren mit einer Risikoerhöhung für die Entstehung von Hauttumoren oder Lymphomen verbunden ist. Die Empfehlung, dennoch einen wirksamen Sonnenschutz bei Anwendung von topischen Calcineurininhibitoren anzuwenden, beruht auf grundsätzlichen Sicherheitserwägungen.

Die läsionale Haut ist bei atopischer Dermatitis je nach Akuität der Läsionen zwischen 50 und 90 % mit *Staphylococcus aureus* kolonisiert. Ekzeme mit klinischen Zeichen der Superinfektion können zusätzlich zur antiinflammatorischen Behandlung, die die Kolonisierungsdichte von Staphylokokken auf der Haut reduziert, topisch antiseptisch behandelt werden. Eine topische Behandlung mit Antibiotika sollte dagegen aufgrund der Gefahr der Resistenzinduktion und epikutanen Sensibilisierungen nicht erfolgen.

Ein Hefepilz der Spezies *Malassezia*, der als Saprophyt auch die gesunde Haut besiedelt, kann in höherer Dichte auf der Haut bei Patienten mit Kopf-, Hals- und Schulterbefall der atopischen Dermatitis nachgewiesen werden. Die Patienten sind nicht selten gegen Antigene von *Malassezia* via IgE sensibilisiert. Bei diesen Patienten kann eine topische, bei persistierendem Krankheitsbild manchmal auch eine systemische antimykotische Therapie angezeigt sein.

23.10 Systemtherapie der atopischen Dermatitis

Verschiedene Ansätze von Systemtherapien werden derzeit bei atopischer Dermatitis diskutiert:

Systemtherapien bei atopischer Dermatitis
- H1-Blocker (kaum wirksam)
- Systemische Glukokortikosteroide (nur kurzzeitig)
- Ciclosporin (zugelassen für Erwachsene)
- Azathioprin (off label)
- Mycophenolatmofetil (off label)
- Methotrexat (off label)
- Spezifische Immuntherapie (nicht eindeutig wirksam)
- Biologika (anti-IL4R, anti-IL-13, anti-IL31; anti-TSLP; in Studien)

Orale Antihistaminika mit H1-Rezeptor-blockierender Wirkung werden häufig in der Therapie der atopischen Dermatitis eingesetzt. Eine deutliche klinische Wirksamkeit von Antihistaminika auf den Hautzustand bei atopischer Dermatitis konnte nicht nachgewiesen werden. Die Hauptindikation bei Einsatz von H1-Blockern ist eine erwünschte Reduktion des Juckreizes. Diese Reaktion ist allerdings bei atopischer Dermatitis nicht besonders ausgeprägt.

! Stark sedierende H1-Antihistaminika wie Doxylamin, Diphenhydramin, Dimenhydrinat oder Promethazin sollten insbesondere bei Kindern mit atopischer Dermatitis nicht eingesetzt werden.

Eine antiinflammatorische Systemtherapie kann bei schwer betroffenen Patienten mit atopischer Dermatitis angezeigt sein. Bei Kindern muss die Indikation zur antiinflammatorischen Systemtherapie nur ausnahmsweise gestellt werden. Meistens sind hier topische Therapieansätze ausreichend wirksam. Auch kommt es in dieser Altersgruppe nicht selten zur spontanen Besserung nach ausgeprägten Schüben.

Die auf wenige Tage, höchstens jedoch auf 3 Wochen begrenzte Kurzzeittherapie mit oralen Glukokortikosteroiden kann in begründeten Fällen zur Unterbrechung eines akuten Schubes bei atopischer Dermatitis eingesetzt werden.

! Eine längerfristige Therapie mit systemischen Glukokortikosteroiden verbietet sich wegen des ungünstigen Nebenwirkungsprofils.

› Ciclosporin ist die derzeitig einzig zur Behandlung der atopischen Dermatitis bei Erwachsenen zugelassene Substanz aus der Gruppe der Systemtherapeutika.

In der Praxis ist bereits bei Indikationsstellung, aber auch unter Therapie mit Ciclosporin auf häufigere Nebenwirkungen wie Hypertonie oder Niereninsuffizienz zu achten. Es wird empfohlen, eine Intervalltherapie mit niedrigen Dosen Ciclosporin über mehrere Monate mit anschließenden Auslassversuchen anzustreben.

Andere immunsuppressiv wirkende Substanzen wie Azathioprin, Methotrexat oder Mycophenolat-Mofetil haben sich bei atopischer Dermatitis als wirksam erwiesen und können bei schwer ausgeprägter Erkrankung nach sorgfältiger Prüfung der Indikation und möglicher Kontraindikationen eingesetzt werden.

Die spezifische Immuntherapie mit Allergenen (Hyposensibilisierung, ► Kap. 54, Spezifische Immuntherapie) führte in einigen Untersuchungen zu moderaten Besserungen des Hautzustands – hier besonders bei erwachsenen Patienten mit Hausstaubmilbensensibilisierungen. In einer Studie profitierten dabei nur schwer betroffene Patienten. Eine aktuelle Metaanalyse weist jedoch auf eine noch sehr heterogene Datenlage zum Effekt der spezifischen Immuntherapie bei atopischer Dermatitis hin. Weitere kontrollierte Studien sind vor einer generellen Therapieempfehlung des Einsatzes der spezifischen Immuntherapie bei alleiniger atopischer Dermatitis notwendig.

> **Die spezifische Immuntherapie kann im Rahmen der zugelassenen Indikationen (Rhinitis allergica, mildes Asthma bronchiale) bei gleichzeitig bestehender atopischer Dermatitis durchgeführt werden.**

Die vorhandenen Studien bestätigten nicht vorbestehende Befürchtungen einer generellen Verschlechterung des Hautzustands unter dieser Therapie. Sollte es im Einzelfall zur sichtbaren Verschlimmerung der atopischen Dermatitis unter spezifischer Immuntherapie kommen, sollte diese natürlich unterbrochen oder abgesetzt werden.

Biologika, d. h. Antikörper mit Spezifitäten gegen IL4R, IL-13, IL-31 oder TSLP, die die atopische Entzündung herunterregulieren oder Einfluss auf den Juckreiz haben, werden aktuell in Studien bei atopischer Dermatitis erprobt, sind aber auf absehbare Zeit nicht für den Routineeinsatz verfügbar. Anti-IgE-Antikörper sind bei atopischer Dermatitis, anders als bei den Indikationen allergisches Asthma oder Urtikaria, nicht überzeugend wirksam.

Bei der Fototherapie (UV-Therapie) haben sich bei atopischer Dermatitis die Schmalband-UVB-Therapie (UVB 311 nm) und die UVA-1-Therapie in mittlerer Dosis (bis 50 J/cm^2) durchgesetzt. Eine Kombination von Phototherapie mit topischen Calcineurininhibitoren oder mit systemischen Immunsuppressiva wird nicht empfohlen. Auch sollten Kinder unter 12 Jahren nur ausnahmsweise mit Phototherapie behandelt werden.

Literatur

Wichmann W, Heratizadeh A, Werfel T (2012) Nahrungsmittelallergie bei atopischer Dermatitis. Hautarzt 63: 315–324

Weiterführende Literatur

Akdis CA, Akdis M, Bieber T et al. (2006) European Academy of Allergology and Clinical Immunology/American Academy of Allergy, Asthma and Immunology. Diagnosis and treatment of atopic dermatitis in children and adults: European Academy of Allergology and Clinical Immunology/American Academy of Allergy, Asthma and Immunology/PRACTALL Consensus Report. J Allergy Clin Immunol 118: 152–169

Bae JM, Choi YY, Park CO, Chung KY, Lee KH (2013) Efficacy of allergen-specific immunotherapy for atopic dermatitis: A systematic review and meta-analysis of randomized controlled trials. J Allergy Clin Immunol 132: 110–117

Breuer K, Kapp A, Werfel T (2001) Bacterial infections and atopic dermatitis. Allergy 56: 1034–1041

Bußmann C, Bieber T, Novak N (2009) Systemic therapeutic options for severe atopic dermatitis. J Dtsch Dermatol Ges 7: 205–219

Darabi K, Hostetler SG, Bechtel MA, Zirwas M (2009) The role of Malassezia in atopic dermatitis affecting the head and neck of adults. J Am Acad Dermatol 60: 125–136

Dondi A, Ricci L, Neri I, Ricci G, Patrizi A (2013) The switch from non-IgE-associated to IgE-associated atopic dermatitis occurs early in life. Allergy 68: 259–260

Ehmann LM, Vogel S, Müller-Wiefel S, Wollenberg A (2012) Proaktive Therapie – ein innovatives Langzeittherapiekonzept zur Schubreduktion Allergologie 35: 425–432

Heine G, Schnuch A, Uter W, Worm M; Information Network of Departments of Dermatology (IVDK); German Contact Dermatitis Research Group (DKG) (2006) Type-IV sensitization profile of individuals with atopic eczema: results from the Information Network of Departments of Dermatology (IVDK) and the German Contact Dermatitis Research Group (DKG). Allergy 61: 611–616

Heratizadeh A, Wichmann K, Werfel T (2011) Food allergy and atopic dermatitis: how are they connected? Curr Allergy Asthma Rep 11: 284–291

Irvine AD, McLean WH, Leung DY (2011) Filaggrin mutations associated with skin and allergic diseases. N Engl J Med 365: 1315–1327

Kapp A, Papp K, Bingham A et al. (2002) Flare Reduction in Eczema with Elidel (infants) multicenter investigator study group. Long-term management of atopic dermatitis in infants with topical pimecrolimus, a nonsteroid anti-inflammatory drug. J Allergy Clin Immunol 110: 277–284

Kaesler S, Volz T, Skabytska Y, Köberle M, Hein U, Chen KM, Guenova E, Wölbing, F, Röcken M, Biedermann T (2014) Toll-like receptor 2 ligands promote chronic atopic dermatitis through IL-4-mediated suppression of IL-10. J Allergy Clin Immunol 134: 92–99

Majoie IM, Oldhoff JM, van Weelden H et al. (2009) Narrowband ultraviolet B and medium-dose ultraviolet A1 are equally effective in the treatment of moderate to severe atopic dermatitis. J Am Acad Dermatol 60: 77–84

Mrowietz U, Klein CE, Reich K, Rosenbach T, Ruzicka T, Sebastian M, Werfel T (2009) Cyclosporine therapy in dermatology. J. Dtsch. Dermatol. Ges 7: 474–479

Muche-Borowski C, Kopp M, Reese I, Sitter H, Werfel T, Schäfer T (2009) Allergy prevention. Dtsch Arztebl Int 106: 625–631

Novak N, Bieber T, Hoffmann M, Fölster-Holst R et al. (2012) Efficacy and safety of subcutaneous allergen-specific immunotherapy with depigmented polymerized mite extract in atopic dermatitis. J Allergy Clin Immunol 130: 925–931

Pellerin L, Henry J, Hsu CY et al. (2013) Defects of filaggrin-like proteins in both lesional and nonlesional atopic skin. J Allergy Clin Immunol 131: 1094–1102

Reitamo S, Allsopp R (2010) Treatment with twice-weekly tacrolimus ointment in patients with moderate to severe atopic dermatitis: results from two randomized, multicentre, comparative studies. J Dermatolog Treat 21: 34–44

Ring J, Alomar A, Bieber T, Deleuran M et al. (2012) Guidelines for treatment of atopic eczema (atopic dermatitis) part I. J Eur Acad Dermatol Venereol 26: 1045–1060

Ring J, Alomar A, Bieber T, Deleuran M et al. (2012) Guidelines for treatment of atopic eczema (atopic dermatitis) Part II. J Eur Acad Dermatol Venereol 26: 1176–1193

Roekevisch E, Spuls PI, Kuester D, Limpens J, Schmitt J (2014) Efficacy and safety of systemic treatments for moderate-to-severe atopic dermatitis: a systematic review. J Allergy Clin Immunol 133: 429–438

Schmitz R, Atzpodien K, Schlaud M (2012) Prevalence and risk factors of atopic diseases in German children and adolescents. Pediatr Allergy Immunol 23: 716–723

Sher LG, Chang J, Patel IB, Balkrishnan R, Fleischer AB Jr (2012) Relieving the pruritus of atopic dermatitis: a meta-analysis. Acta Derm Venereol 92: 455–461

Staab D, Diepgen TL, Fartasch M et al. (2006) Age related, structured educational programmes for the management of atopic dermatitis in children and adolescents: multicentre, randomised controlled trial. BMJ 332: 933–938

Thyssen JP, Linneberg A, Engkilde K, Menné T, Johansen JD (2012) Contact sensitization to common haptens is associated with atopic dermatitis: new insight. Br J Dermatol 166: 1255–1261

Werfel T (2009) The role of leukocytes, keratinocytes, and allergen-specific IgE in the development of atopic dermatitis. J Invest Dermatol 129: 1878–1891

Werfel T, Claes C, Kulp W, Greiner W, von der Schulenburg JM (2006) HTA-Bericht: Therapie der Neurodermitis. GMS Health Technol Assess, Vol. 2. http://www.egms.de/static/pdf/journals/hta/2006-2/hta000032.pdf. Zugegriffen: 16.01.2015

Werfel T, Ballmer-Weber B, Eigenmann PA, Niggemann B, Rancé F, Turjanmaa K, Worm M (2007) Eczematous reactions to food in atopic eczema: position paper of the EAACI and GA2LEN. Allergy 62: 723–728

Werfel T, Lotte C, Scheewe S, Staab D (2008) Manual Atopische Dermatitisschulung. Dustri Verlag Dr. Karl Feistle, München, Orlando

Werfel T, Aberer W, Augustin M (2009) et al. Atopische Dermatitis: S2 guidelines. J Dtsch Dermatol Ges 7: 1–46

Allergisches Kontaktekzem

A. Yazdi, M. Röcken

T. Biedermann et al. (Hrsg.), *Allergologie*,
DOI 10.1007/978-3-642-37203-2_24, © Springer-Verlag Berlin Heidelberg 2016

24.1 Einleitung

Das allergische Kontaktekzem ist der Prototyp einer Immunreaktion vom verzögerten Typ. Diese T-Zell-vermittelten Typ-IV-Allergien zählen zu den Spättypreaktionen. Sie werden durch Interferon-γ-produzierende Gedächtnis-T-Lymphozyten verursacht, die durch eine vorangegangene Stimulation aktiviert worden sind und sich multipliziert haben. Der Begriff »Spättypreaktion« bezieht sich auf die meist 1–3 Tage Latenz, die zwischen Allergen-Reexposition und klinischer Ekzemreaktion vergehen. Typ-IV-Allergien gegen Umweltstoffe sind häufig und können für den Betroffenen nicht selten schwere sozioökonomische Folgen haben. Die Prävalenz des allergischen Kontaktekzems liegt in Deutschland bei ca. 15–20 % (Peiser et al. 2012). Etwa 20 % aller Patienten, die eine dermatologische Klinik mit Kontaktekzem aufsuchen, leiden an einem Handekzem. Kontaktallergien nehmen auch eine bedeutende Rolle im Bereich der Berufskrankheiten ein und sind für etwa 10 % aller Berufskrankheiten verantwortlich. Kontaktallergien gegen weit verbreitete Umweltstoffe können eine Minderung der Erwerbsfähigkeit von bis zu 30% verursachen. (▸ Kap. 30, Berufsallergosen/Berufsdermatologie)

24.2 Klinik

Ekzeme sind entzündliche Erkrankungen der Epidermis und Dermis, die sich mit Erythem, Ödem, Vesikeln sowie Bläschen als Primäreffloreszenzen und mit Krusten und Erosionen als Sekundäreffloreszenzen manifestieren. Klinisch und auch histologisch ist die Abgrenzung des Kontaktekzems zu anderen Ekzemen, denen toxische, kumulativ-toxische Reize, eine atopische Dermatitis oder andere Ursachen zugrunde liegen, schwierig.

Beim Kontaktekzem werden klinisch zwei Verlaufstypen unterschieden, die auch ineinander übergehen können:

- die akute Kontaktdermatitis und
- das chronische Kontaktekzem.

Die akute Dermatitis ist durch eine Vasodilatation gekennzeichnet, die sich klinisch als diffuses Erythem manifestiert (▫ Abb. 24.1), meist auf ödematös geschwollener Haut mit Papeln und Vesikeln. Diese Vesikel entsprechen histologisch einem Ödem der Epidermis, der Spongiose. Durch das Ödem werden die Keratinozyten aus ihrem Gewebeverband gerissen, die Vesikeldecke reißt, und es kommt zu nässenden Erosionen. Im weiteren Verlauf trocknet das Sekret ein, und es bilden sich Krusten und Schuppen. Gelegentlich lassen sich auch Abrinnspuren des Kontaktallergens erkennen, sehr selten auch Pusteln (z. B. bei Kontakt mit Metallen), aber meist nur bei sekundär infizierten Ekzemen.

Das chronische Ekzem zeigt kaum Papulovesikel, dafür zahlreiche Papeln, oftmals eine verdickte, lichenifizierte Haut. Diese entspricht histologisch einer durch die chronische Entzündung evozierten Akanthose des Epithels, die durch die chronische Entzündung induziert wird. Zusätzlich liegen oft punktförmige Krusten und eine feinlamelläre Schuppung vor (▫ Abb. 24.2). Spongiotische Bläschen als Zeichen einer akuten Entzündung sind meist inapparent, sodass der feucht-exsudative Charakter der akuten Kontaktdermatitis bei der chronischen Form durch eine Verdickung der Epidermis, die Lichenifikation, trockene Hyperkeratosen und an palmoplantarer Leistenhaut durch Hyperkeratosen und Rhagaden ersetzt wird.

Die Prädilektionsstellen des allergischen Kontaktekzems hängen vom vorwiegenden Expositionsort der Kontaktallergene ab. Sowohl die freie Haut als auch die Schleimhäute können betroffen sein.

Häufige Lokalisation sind somit die Hände und hier insbesondere die Handrücken und Finger, da die Handinnenfläche durch die verbreiterte Hornschicht mechanisch geschützt ist, sowie der Gesichtsbereich mit Betonung der Periorbitalregion, die Unterschenkel oder auch der Genitoanalbereich als Bereiche mit häufigem Kontakt zu potenziellen Allergenen. Ferner kommt es auch gelegentlich zu Streureaktionen oder »Flare-up-Phänomenen« (»Aufflammphänomenen«) an Körperregionen, die aktuell nicht mit dem Allergen sichtbar in Kontakt gekommen sind, an denen aber früher Ekzeme vorlagen.

Besonders häufig bei Ulcus cruris, seltener auch bei Herpes simplex Infektionen oder dem atopischen Ekzem, kann es speziell durch Applikation von Externa zur Sensibilisierung gegenüber den angewandten Externa kommen. Folge ist ein sekundäres allergisches Kontaktekzem auf der vorbestehenden Erkrankung.

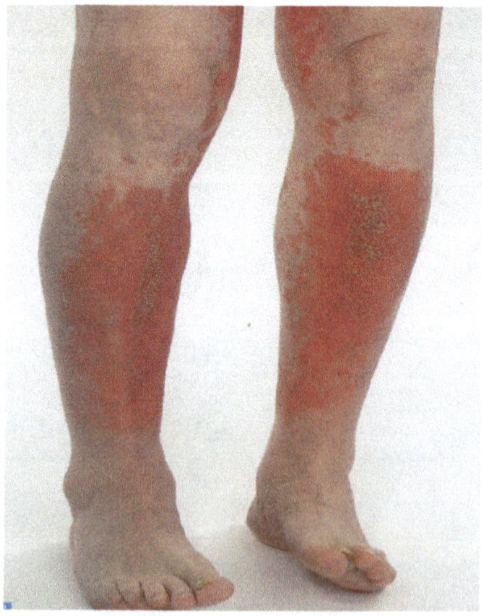

▫ **Abb. 24.1** Akute allergische Kontaktdermatitis

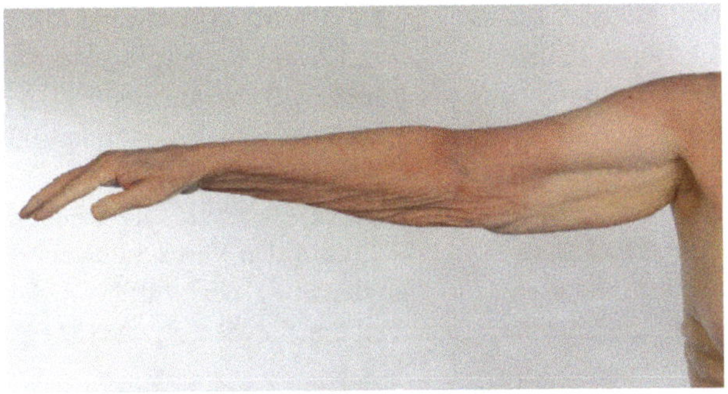

Abb. 24.2 Chronisch allergisches Kontaktekzem

Die wichtigsten Differenzialdiagnosen des Kontaktekzems stellen eine akute toxische oder kumulativ-toxische Dermatitis, eine atopische Dermatitis oder selten, besonders palmoplantar, eine Psoriasis dar. Die diagnostische Einordnung wird oft durch Superinfektionen mit Bakterien (v. a. Staphylokokken) erschwert. Ein durch Dermatophyten ausgelöstes kontaktallergisches Ekzem (Tinea, Pilzinfektion der Haut) erfordert eine mykologische Diagnostik und Therapie. Während die Abgrenzung zur atopischen Dermatitis oft anamnestisch sowie anhand der Prädilektionsstellen erfolgen kann, fehlen beim toxischen Ekzem die für das allergische Kontaktekzem typischen Streuherde. Da kumulativ-toxische Ekzeme oft mit Kontaktekzemen assoziiert sein können, ist bei Verdacht auf eine Typ-IV-Sensibilisierung eine Epikutantestung erforderlich.

24.3 Bedeutende Kontaktallergene

Verschiedene Versuche wurden unternommen, um prädiktiv die sensibilisierenden Eigenschaften von Kontaktallergenen vorherzusagen. Feste Formeln wurden noch nicht entworfen. Charakteristische Kontaktallergene sind, abgesehen von Proteinen, selbst meist zu klein, um als Allergen eine Immunantwort hervorzurufen. Diese Moleküle, Haptene genannt, können erst nach Bindung an bisher nicht identifizierte Proteine als Allergen fungieren. Diese Hapten-Peptid oder Hapten-Protein-Struktur wird von den T-Zellen erkannt, und spezifische T-Zellen werden sensibilisiert (▶ Kap. 19, Besonderheiten von Haptenen und Allergenen bei Spättypreaktionen). Eine besondere Form stellen Moleküle dar, die durch UVA-Strahlen erst in einen Zustand überführt werden müssen, damit sie als Haptene fungieren und so photoallergische Reaktionen verursachen können (Photokontaktallergie).

Bei Verdacht auf eine Kontaktallergie werden üblicherweise die 20–30 häufigsten Kontaktallergene in einem festgelegten Standard bei der Basisuntersuchung getestet (Tab. 24.1). Bei besonderem Verdacht können gleichzeitig oder in angemessenem Abstand weitere potenzielle Allergene in bestimmten Blöcken untersucht werden, in denen jeweils für bestimmte Risikogruppen häufige Allergene zusammengefasst sind wie Kosmetika, Salbengrundlagen, Friseurstoffe u.v.m.

Tab. 24.1 IVDK-Hitliste der häufigsten Allergene in der Standardreihe (Allergen mit alters- und geschlechtsadaptierter Reaktionsquote) nach Schnuch et al. (2012)

Allergen	Reaktionsquote
Nickelsulfat	15,0
Duftstoff-Mix	7,4
Perubalsam	6,0
Duftstoff-Mix II	5,0
Kobaltchlorid	4,5
Kolophonium	3,6
MCI/MI	3,0
Terpentinöl	2,9
Kaliumdichromat	2,6
Wollwachsalkohole	2,5
MDBGN	2,2
Thiuram-Mix	2,2
Propolis	2,0
HICC	1,9
Epoxidharz	1,4
Compositae Mix	1,2
Bufexamac	1,0
Formaldehyd	1,0
Cetylstearylalkohol	0,7
IPPD	0,7

MCI/MI 5-Chlor-2-methyl-4-isothiazolon/2-Methyl-4-isothiazolon, *MDBGN* Methyldibromoglutaronitril, *HICC* Hydroxyisohexyl 3-Cyclohexen Carboxaldehyd, *IPPD* N-Isopropyl-N'-phenyl-p-phenylendiamin.

24.4 Häufige Kontaktallergene und deren Quellen

24.4.1 Kontaktallergene in Pflanzen

Am bedeutendsten sind in Europa die Kompositen (Korbblütler, Asteraceae), die die Sesquiterpenlactone enthalten. Zu dieser Gruppe gehören u. a. Ringelblume und Arnika. Neben den Korbblütlern sind auch Tulpen (Tulpenfinger bei Gärtnern und Züchtern), Alstromerien und Primeln (Primin – 2-Methoxy-6-pentyl-1,4-benzochinon) von allergologischer Bedeutung. Kontaktallergische Reaktionen auf Gemüse und Früchte werden selten, auf Gewürze und v. a. pflanzliche Duftstoffe wie Lorbeeröl, Kamille, Vanille, Zimt, Pfeffer oder Muskat häufiger beobachtet.

24.4.2 Kontaktallergene in Lokaltherapeutika

In topischen Therapeutika sind insbesondere Grundlagen wie z. B. Wollwachsalkohole, Cetylstearylalkohol oder auch Konservierungsmittel (Parabene, Chlorazetamid, Euxyl K 400) von Bedeutung. Insbesondere bei Patienten mit Ulcus cruris oder Ekzemen, bei denen die Hautbarriere gestört ist, kann es zu Sensibilisierungen und schließlich zum sekundären Kontaktekzem kommen.

Neben den Grundlagen und Konservierungsmitteln sind die in den Externa enthaltenen Wirkstoffe, z. B. Antibiotika, Antimykotika oder Bufexamac, Lokalanästhetika, Desinfizienzien, UV-Filter, Phytoallergene aber auch Glukokortikoide, potenzielle Allergenquellen. Ferner beinhalten zahlreiche Cremes und Lotionen Duftstoffe als relevante Kontaktallergene.

24.4.3 Kontaktallergene in Kleidern/Modeschmuck

Relevante Kontaktallergene in Kleidung sind selten die Kleiderfasern selbst, sondern eher Beschichtungen wie die Appretur, die bei der Oberflächenbehandlung der Textilien zur Veredelung eingesetzt wird. Diese enthalten häufig Formaldehyd und dessen Spaltprodukte. Bei dunkler Kleidung sind die Farbstoffe (p-Phenylendiamin, Azofarbstoffe), bei Leder die Chromate (Leder, Schuhe) und bei Gummischuhen Gummiakzelleratoren, Antioxidanzien oder Farbstoffe mögliche Allergenquellen. Obwohl der Großteil der Metallverschlüsse oder knöpfe nickelfrei sind, zählen Sensibilisierungen gegenüber Nickel und Kobalt in Metallschließen oder Modeschmuck immer noch zu den wichtigsten Ursachen eines allergischen Kontaktekzems.

24.4.4 Kontaktallergene in Kosmetika/Externa

Bei den häufig vorkommenden Sensibilisierungen gegenüber Externa oder Kosmetika können allergische Reaktionen gegenüber Grundlagen (z. B. Wollwachsalkohole), Konservierungsstoffen (z. B. Parabene, Chlorazetamid) oder auch Duftstoffen (z. B. Perubalsam, Zimtaldehyd, Isoeugenol, Eichenmoosextrakt) und Farbstoffen in Nagellack oder Lidschatten (z. B. Kobaltblau) auftreten. Seit 1997 sind die Hersteller von Kosmetika verpflichtet, die Angabe von Inhaltsstoffen detailliert anzugeben, sodass der Verbraucher genauer informiert wird. Insbesondere im Bereich der Duftstoffe ist dies von Bedeutung, da die INCI (International Nomenclature of Cosmetic Ingredients) eine einheitliche Nomenklatur auf den Verpackungen erfordert und somit eine Abgleichung der Stoffe mit der Nennung im Allergiepass vereinfacht wird.

24.4.5 Relevante Kontaktallergene für Berufsgruppen

Besondere Bedeutung haben die beruflich relevanten Kontaktallergene, da diese auch volkswirtschaftlich ein Problem darstellen können. In ◘ Tab. 24.2 sind die für die jeweiligen Berufsgruppen relevanten Allergene aufgelistet.

Bei Ekzemen beruflicher Genese sind die Hände die häufigste Prädilektionsstelle der allergischen Kontaktder-

◘ **Tab. 24.2** Relevante Allergene für die jeweiligen Berufsgruppen

Berufsgruppe	Allergene
Bäcker	Riech- und Aromastoffe (Zitronenöl, Bittermandelöl)
	Gewürze (Zimt)
	Bleichmittel
	Konservierungsstoffe (Benzoate)
	Typ-I-Allergene (Proteinkontaktdermatitis): Eier, Mehle, Backhilfsmittel
Büroangestellte	Kopierpapier
	Druck- und Kopierfarben
	Tintenfarben
	Klebstoffe
Elektriker	Gummi- und Gummihilfsstoffe
	Metalle (Elektroden)
	Isoliermaterial
	Dichromat
Frisöre	Dauerwellmittel (Glyzerylmonothioglykolat, Ammoniumthioglykolat)
	Duftstoffe
	Farbstoffe (Paragruppenstoffe, Azofarbstoffe)
	Gummihilfsstoffe
	Nickel (Kontaktallergie häufig vorberuflich erworben)

Tab. 24.2 (Fortsetzung)

Berufsgruppe	Allergene
Hausarbeit und Gebäudereinigung	Gummihilfsstoffe
	Inhaltsstoffe von Seifen und Haushaltsmitteln (Duftstoffe, Konservierungsstoffe, Terpentin)
	Desinfektionsmittel
	Chrom- und Nickelsalze
	Kosmetika
Gärtner	Phytoallergene (auch aerogen übertragen)
	Gummihilfsstoffe
Heil- und Pflegeberufe	Gummi (Latex, Gummihilfsstoffe)
	Duftstoffe
	Desinfektionsmittel (Formaldehyd, Glutaraldehyd, Quecksilberderivate)
	Arzneistoffe
Landwirtschaft	Schädlingsbekämpfungsmittel
	Konservierungsmittel
	Aerogen übertragene Pflanzenteile
	Futterzusätze (häufig auch als Photokontaktallergene)
	Gummihilfsstoffe
Maurer	Chromat und Kobalt in Zement
	Betonhärtemittel
	Kunstharze
	Füllschäume
	Gummihilfsstoffe
Metallarbeiter	Kühl- und Schmiermittel
	Bohröle
	Lötwasser
	Duftstoffe
	Konservierungsmittel
	Klebstoffe
	Rostschutzmittel
	Gummihilfsstoffe
	Metalle (Chrom-, Nickel- und Kobaltverbindungen)
Textilarbeiter	Appretur (Formaldehyd)
	Farben
	Konservierungsmittel der Farbansätze
	Beizen
	Gummihilfsstoffe

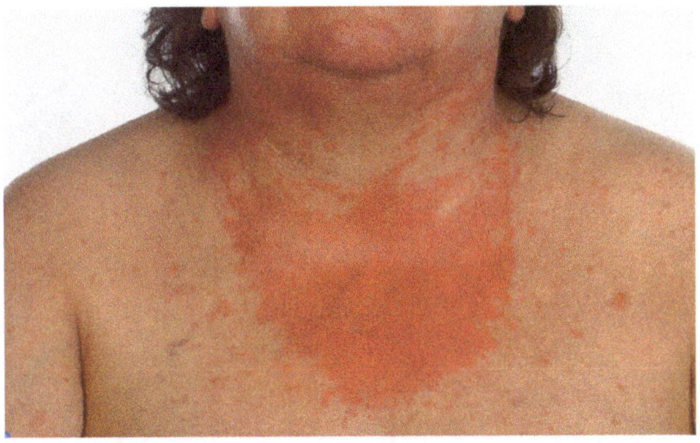

Abb. 24.3 »Airborne contact dermatitis«

matitis. Grundsätzlich kann aber eine allergische Kontaktdermatitis an jeder Körperstelle, einschließlich der Schleimhäute auftreten, jeweils in Abhängigkeit von der Kontaktstelle.

24.5 Sonderformen des allergischen Kontaktekzems

24.5.1 »Airborne contact dermatitis« (Aerogenes allergisches Kontaktekzem)

Einige Allergene sind Aerosole oder sehr flüchtig. So können einige Pflanzenallergene, Duftstoffe oder in Sprühmitteln enthaltene Produkte aerogen, d. h. über die Luft versprüht mit der Haut in Kontakt kommen und können so ein allergisches Kontaktekzem verursachen. Ein prominentes Aeroallergen ist Epoxidharz. Epoxidharz wird als Bestandteil von Klebemitteln, Farben oder auch in Kunststoffen verwendet und ist im ausgehärteten Zustand kaum von allergologischer Relevanz, induziert jedoch als Kleinpartikel oder als Dampf aerogene Kontaktekzeme. Unter diesen Bedingungen manifestiert sich das allergische Kontaktekzem meist im Gesicht periorbital oder an den Handrücken und Unterarmen als denjenigen Hautpartien, die dem Aerosol ausgesetzt sind (Abb. 24.3).

24.5.2 Photokontaktallergie

Eine wichtige Differenzialdiagnose zur »airborne contact dermatitis« stellt das photoallergische Kontaktekzem dar. Hier tritt das Ekzem in unbekleideten Hautarealen auf, die der UVA-Strahlung ausgesetzt sind. Im Gegensatz zur »airborne contact dermatitis« liegt die Ursache aber darin, dass die Substanz nur dann zum Hapten/Allergen wird, wenn sie durch UVA angeregt wird und eine UV-induzierte Modifikation der Struktur erfährt. Typische Substanzen, die durch

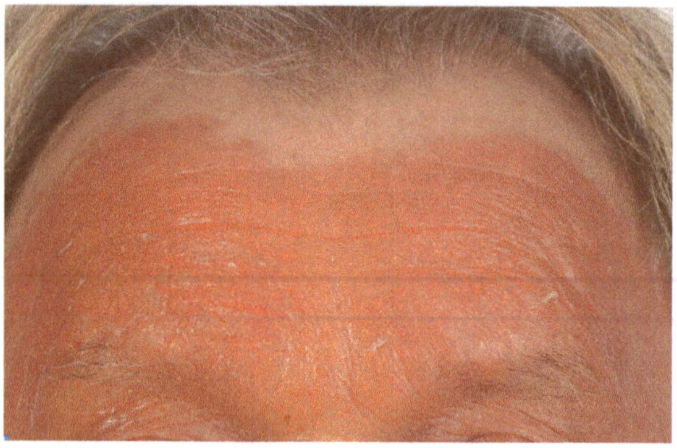

Abb. 24.4 Photoallergisches Kontaktekzem

UV-Bestrahlung zu einem Allergen werden, enthalten oft molekulare Ringstrukturen, die durch UVA aktiviert werden. Hierzu zählen z. B. Duftstoffe oder UV-Filtersubstanzen. Ein photoallergisches Ekzem kann sich so stark chronifizieren, dass die Erkrankung in eine chronische aktinische Dermatitis (persistierende Lichtreaktion) übergeht, bei der selbst kleinste Mengen an Tageslicht ausreichen, um einen schweren Ekzemschub zu provozieren (Abb. 24.4).

Differenzialdiagnostisch muss eine phototoxische Reaktion abgegrenzt werden, bei der eine toxische Reaktion in Kombination von UVA-Exposition und Noxe auftritt. Hier sind es allerdings eher akute als chronische Ekzeme. Ein typischer Vertreter einer phototoxischen Reaktion ist die Wiesengräserdermatitis, die durch Kontakt mit Pflanzenextrakten und UVA-Licht evoziert wird. Die Reaktion ist stets auf die Kontaktstelle begrenzt, während eine photoallergische Reaktion oft Streuherde entweder auf weniger belichteten Arealen oder auf Arealen mit geringem Allergenkontakt entwickelt.

Sowohl phototoxische als auch photoallergische Reaktionen können aber auch durch die systemische Anwendung von Medikamenten verursacht werden. Während Johanniskraut oder Tetrazykline zu phototoxischen Reaktionen führen, sind photoallergische Reaktionen auf Sulfonamide oder Phenothiazine beschrieben.

24.5.3 Hämatogen streuendes Kontaktekzem

Bei Arzneimittelexanthemen wird durch systemische Zufuhr eines Arzneimittels eine rein dermal gelegene Reaktion mit Anschoppung von Lymphozyten um den oberen dermalen Gefäßplexus oder an die dermoepidermale Junktionszone induziert. Alternativ können Arzneimittel auch eine Ekzemreaktion provozieren. Hier zeigen sich klinisch und histologisch Charakteristika einer Ekzemreaktion mit Bläschenbildung, Schuppung, Krusten und einem unscharf auslaufenden Ekzem. Differenzialdiagnostisch kommen beim hämatogen streuenden Kontaktekzem neben einem Arzneimittelexanthem auch phototoxische oder photoallergische Reaktionen in Betracht, die aber überwiegend in den lichtexponierten Arealen auftreten. Ferner müssen eine atopische Dermatitis oder kumulativ toxische Ekzeme klinisch abgegrenzt werden. Selten wurde auch ein hämatogen streuendes Kontaktekzem durch die orale Aufnahme von z. B. Nickel oder Chromaten bei bekannter Typ-IV-Sensibilisierung beschrieben.

24.6 Untergruppen der Sensibilisierung

24.6.1 »Angry back«, »excited skin syndrome«

Ein »angry back« oder »excited skin syndrome« kann beim Epikutantest vorliegen. Ein »angry back« muss immer dann vermutet werden, wenn zahlreiche Testsubstanzen zu Reaktionen führen, ohne dass diese durch Gruppenreaktionen zu erklären wären. Diese dürfen nicht als Kontaktsensibilisierung fehlinterpretiert werden. Dieser Zustand wird häufig bei subklinischen Ekzemen während der Testung oder auch bei kumulativ-toxischem oder atopischem Ekzem im Bereich der Testfelder beobachtet. Hier ist der Epikutantest im erscheinungsfreien Intervall erneut zu validieren.

24.6.2 Monovalente Kontaktallergien

Monovalente Kontaktallergien liegen dann vor, wenn die Sensibilisierung gegen ein einziges Hapten besteht. Einige Haptene sind jedoch im täglichen Berufsleben so verbreitet, dass diese allein eine schwere Minderung der Erwerbstätigkeit bedingen können. Ein wichtiges Beispiel ist hier die Kontaktallergie gegen Kaliumdichromat, z. B. im Baugewerbe.

24.6.3 Oligovalente Kontaktallergien

Oligovalente Kontaktallergien liegen vor bei Kontaktallergien gegen 2–5 chemisch nicht verwandte Haptene.

24.6.4 Polyvalente Kontaktallergien

Polyvalente Kontaktallergien liegen vor, wenn eine Sensibilisierung gegen mehr als 5 chemisch nicht verwandte Haptene nachgewiesen wird. Während Typ-I-Allergien gegen eine Vielzahl von Proteinen aufgrund von Kreuzallergien bzw. Gruppenallergien vorliegen können, sind Typ-IV-Sensibilisierungen meist mono- oder oligovalent. Die Diagnose einer polyvalenten Kontaktallergie, d. h. einer Kontaktsensibilisierung gegenüber mehr als 5 Substanzen, sollte immer mit großer Vorsicht betrachtet und nur nach dem sorgfältigen Ausschluss eines »angry back« bzw. »excited skin syndroms« gestellt werden. Hier ist bei der Testung auch ein zwei- oder mehrzeitiges Vorgehen angebracht.

Die echten polyvalenten Sensibilisierungen kommen insbesondere bei chronischen Unterschenkelekzemen bei Ulcera crurum vor. Hier können Sensibilisierungen gegen Salbengrundlagen, Duftstoffe, Konservierungsstoffe, Lokalanästhetika und Antibiotika nachgewiesen werden. Diese polyvalenten Sensibilisierungen werden über eine polypragmatische Ekzem- und Ulkustherapie erworben.

24.6.5 Gruppenallergie

Eine Gruppenallergie ist eine Sensibilisierung gegen chemisch nah verwandte Haptene. Klassisches Beispiel ist die Gruppenallergie gegen Aminoglykosid-Antibiotika wie Gentamicin, Neomycin, Kanamycin und Framycitin, die bei älteren Menschen mit Ulcera crurum häufig angetroffen wird. Aufgrund der ähnlichen Grundstruktur eines para-substituierten Phenolrings kann es bei Sulfonamiden, Lokalanästhetika von Estertyp, Thiaziden und Sulfonylharnstoffen zu einer para-Gruppenallergie kommen, sodass Gruppenallergien sowohl bei topischer als auch bei systemischer Anwendung auftreten können.

24.6.6 Kopplungsallergie

Während die Gruppenallergie chemisch ähnliche Substanzen inkludiert, wird als Kopplungsallergie die Sensibilisierung gegen chemisch unterschiedliche Substanzen, die dem Körper gleichzeitig angeboten werden, bezeichnet. So können bspw. während der Therapie eines Unterschenkelekzems oder eines chronischen Handekzems allergische Reaktionen gegenüber Duftstoffen und Grundlagen von Externa zeitgleich auftreten.

24.6.7 Pfropfallergie

Als Pfropfallergie wird eine Zweitsensibilisierung bezeichnet, die sich auf dem Boden eines bestehenden allergischen Kontaktekzems entwickelt. Bei der Therapie eines Kontaktekzems können sich z. B. Sensibilisierungen gegen Inhaltsstoffe von Salben oder Cremes, aber auch gegen topische Glukokortikoide, die zur Behandlung des chronischen kontaktallergischen Ekzems verwendet werden, entwickeln.

24.7 Pathogenese

Kontaktallergien sind immunologische Typ-IVa-Reaktionen gegen Haptene oder Moleküle meist von einem Molekulargewicht < 1.000, die dem Immunsystem über die Epidermis dargeboten werden.

Kontaktallergien entstehen nur selten auf gesunder Haut, entwickeln sich aber sehr leicht auf dem Boden eines toxischen, meist chronischen Ekzems oder auch auf einem Ulcus cruris, also bei geschädigter Hautbarriere.

Beispiele sind Kontaktallergien gegen Dichromat bei Zementarbeitern, Nickelsulfat bei Trägern von Ohrringen, Latex und Desinfizienzien bei medizinischem Personal sowie Antibiotika und andere Inhaltsstoffe von Externa bei Patienten mit chronischen Unterschenkelekzemen. Im Gegensatz zu den kumulativ-toxischen Ekzemen bieten andere chronische Hautkrankheiten wie die Psoriasis keine erhöhte Prädisposition für die Entwicklung von Kontaktallergien. Auch bei der atopischen Dermatitis werden seltener Typ-IV-Sensibilisierungen beobachtet als bei einer Vergleichspopulation von Patienten mit kumulativ-toxischen Ekzemen. Dennoch sind hier Kontaktsensibilisierungen häufiger als bei hautgesunden Vergleichspopulationen (Abb. 24.5).

24.8 Diagnostik

Die klinische Präsentation, Lokalisation und Morphe des Ekzems zusammen mit entsprechender Anamnese weisen oftmals nicht nur auf eine Kontaktallergie, sondern oftmals bereits auf bestimmte Kontaktallergene hin.

Da Ekzeme verschiedene Ursachen haben können und ein typischer klinischer Befund und passende Anamnese nie das Allergenspektrum eindeutig definieren, wird für die Diagnose eines allergischen Kontaktekzems immer ein Epikutantest benötigt, um die verdächtigten Sensibilisierungen nachzuweisen.

In seltenen Fällen kann eine allergische Kontaktdermatitis auch durch die systemische Aufnahme des Kontakt-

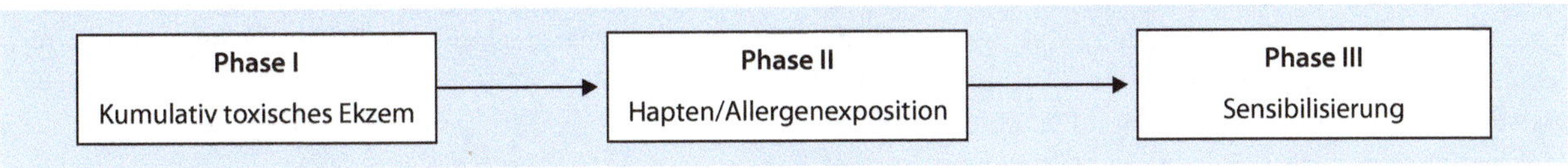

Abb. 24.5 Die 3 Phasen der Kontaktsensibilisierung

allergens (z. B. hämatogen streuendes Kontaktekzem) provoziert werden. Dies trifft insbesondere für Medikamentenallergien zu. Der klinische Befund mit Ekzemen besonders gluteal und axillär, Anamnese und Epikutantest führen auch hier meist zur Diagnose. Bei negativ ausgefallener Epikutantestung wird für die Bestätigung einer hämatogen ausgelösten kontaktallergischen Reaktion selten ein systemischer Provokationstest benötigt.

Neben dem Epikutantest, der der diagnostische Goldstandard bei Typ-IV-Sensibilisierungen ist, kann in Ausnahmefällen, z. B. bei sehr starker Reaktion auf Paraphenylendiamin, ein Lymphozytentransformationstest (LTT) hilfreich sein, um eine überschießende Lokalreaktion und die Gefahr der Kreuzsensibilisierungen bei weiteren Testungen zu vermeiden. Beim LTT werden Lymphozyten des Patienten mit dem Allergen bzw. Hapten stimuliert, um dann die Proliferation von T-Zellen und die Produktion von T-Zell-aktivierten Zytokinen in vitro, die Aktivierung der Lymphozyten, zu messen (vgl. ► Kap. 52, Zelluläre Diagnostik in der Allergologie).

24.9 Therapie

Grundlage jeder Therapie ist die Allergenkarenz. Voraussetzung der strikten Allergenkarenz ist die genaue Identifizierung des Allergens. Bei nachgewiesener Kontaktallergie und Identifikation des Allergens ist das absolute Meiden des Allergens bzw. Haptens therapeutisch der erste und entscheidende Schritt. Falls der auslösende Kontaktstoff nicht strikt gemieden werden kann, müssen Schutzmaßnahmen eingeleitet werden, um den direkten Hautkontakt zu minimieren. Neben Schutzhandschuhen, Masken oder Schutzkleidung sind arbeitstechnische Vorkehrungen bei beruflicher Exposition entscheidend. Zusätzlich werden eine konsequente Basistherapie, um die Hautbarriere zu stabilisieren, und im Bedarfsfall eine stadiengerechte Externatherapie gefordert.

Eine systemische Therapie mit Glukokortikoiden ist bei Kontaktallergie äußerst selten indiziert. Die Wirksamkeit ist gerade im Hinblick auf die Nebenwirkungen einer anhaltenden Glukokortikoidtherapie nicht überzeugend. Eine systemische Glukokortikoidgabe kann ferner zu einer kontinuierlichen Einnahme verführen. Eine Ausnahme stellen schwerwiegende kontaktallergische Reaktionen gegen para-Phenylendiamin dar, die nach Haarfärbung zu einer starken systemischen Reaktion einschließlich Lymphadenopathie und Fieber führen. Das allergische Kontaktekzem ist somit eine Domäne der topischen Therapie. Eine qualifizierte äußerliche Therapie bestimmt meist die Prognose und den Verlauf. Die Externa müssen so gewählt werden, dass sie keine Kontaktallergene enthalten, gegen die bereits eine Sensibilisierung besteht (z. B. Cetylstearyl in zahlreichen Cremes) oder die ein hohes Sensibilisierungsrisiko besitzen, um Pfropfallergien zu verhindern. Bei der topischen Therapie sind Glukokortikoide Mittel erster Wahl. Meist kommen Präparate der Wirkklassen II und III zum Einsatz, jedoch muss die Therapie stets im Hinblick auf Lokalisation, Ausprägung und Therapiedauer angepasst werden. Um das Risiko der Hautatrophie zu vermeiden, sind zur Behandlung der atopischen Dermatitis topische Calcineurinantagonisten zugelassen. Eine Zulassung zur Therapie der allergischen Kontaktdermatitis liegt nicht vor. Erste klinische Studien zeigten bei allergischer Kontaktdermatitis eine Wirksamkeit, die jener des Klasse-III-Glukokortikoids Mometasonfuroat vergleichbar ist.

24.10 Prognose – Verlauf und Prophylaxe

Die Prognose einer Kontaktallergie hängt von der Verbreitung des Allergens und somit von der Möglichkeit strikter Allergenkarenz ab. Bei verbreiteten Umweltallergenen kann das Kontaktekzem zu lebenslangen Beschwerden mit schwerwiegenden sozioökonomischen Folgen führen (► Kap. 37, Besonderheiten allergischer Erkrankungen im Säuglings- und Kindesalter). Als oberstes therapeutisches Ziel gilt die Meidung der Kontaktallergene. Hierbei sind spezifische Arbeitsschutzmaßnahmen zu beachten. Diese können durch den allergologisch tätigen Arzt durch eine Meldung nach §3 oder durch einen Hautarztbericht initiiert werden. Von ärztlicher Seite muss darauf geachtet werden, dass bei Bestehen eines kumulativ-toxischen Ekzems durch eine symptomatische Therapie zur Wiederherstellung der Hautbarriere, gekoppelt mit konsequenter Meidung potenzieller Allergene, einer möglichen Sensibilisierung vorgebeugt wird.

Literatur

Peiser M, Tralau T, Heidler J, Api AM, Arts JH, Basketter DA, English J, Diepgen TL, Fuhlbrigge RC, Gaspari AA, Johansen JD, Karlberg AT, Kimber I, Lepoittevin JP, Liebsch M, Maibach HI, Martin SF, Merk HF, Platzek T, Rustemeyer T, Schnuch A, Vandebriel RJ, White IR, Luch A (2012) Allergic contact dermatitis: epidemiology, molecular mechanisms, in vitro methods and regulatory aspects. Current knowledge assembled at an international workshop at BfR, Germany. Cell Mol Life Sci 69(5): 763–781

Schnuch A, Uter W, Lessmann H, Geier J (2012) [Clinical epidemiology and prevention of contact allergies. The Information Network of Departments of Dermatology (IVDK) as a register and surveillance system]. Bundesgesundheitsblatt Gesundheitsforschung Gesundheitsschutz 55, 329-37

Weiterführende Literatur

Gittler JK, Krueger JG, Guttman-Yassky E (2013) Atopic dermatitis results in intrinsic barrier and immune abnormalities: implications for contact dermatitis. J Allergy Clin Immunol 131: 300–313

Grevers G, Röcken M (2008) Taschenatlas Allergologie, 2. Aufl. Thieme, Stuttgart

Hausen BM (1988) Lexikon der Kontaktallergene: Allergiepflanzen – Pflanzenallergene. ecomed, Landsberg, München

Kaplan DH, Igyarto BZ, Gaspari AA (2012) Early immune events in the induction of allergic contact dermatitis. Nat Rev Immunol 12: 114–124

Katsarou A, Makris M, Papagiannaki K, Lagogianni E, Tagka A, Kalogeromitros D (2012) Tacrolimus 0.1% vs mometasone furoate topical treatment in allergic contact hand eczema: a prospective randomized clinical study. Eur J Dermatol 22: 192–196

Kneilling M, Caroli U, Grimmel C, Fischer J, Eichner M, Wieder T et al. (2010) Para-phenylenediamine-specific lymphocyte activation test: a sensitive in vitro assay to detect para-phenylenediamine sensitization in patients with severe allergic reactions. Exp Dermatol 19: 435–441

Peiser M, Platzek T, Luch A (2012) [Assessment of the sensitizing potency of cosmetic ingredients and commodities. How will the ingredients of cosmetics and commodities be tested in Europe today and tomorrow?]. Bundesgesundheitsblatt Gesundheitsforschung Gesundheitsschutz 55: 373–379

Swinnen I, Goossens A (2013) An update on airborne contact dermatitis: 2007-2011. Contact Dermatitis 68: 232–238

Urtikaria und Angioödem

M. Maurer, K. Weller, T. Zuberbier, M. Magerl

T. Biedermann et al. (Hrsg.), *Allergologie*,
DOI 10.1007/978-3-642-37203-2_25,

25.1 Urtikaria

25.1.1 Einführung

Urtikaria ist eine Gruppe von Erkrankungen, die definiert sind durch das Auftreten von Quaddeln, Angioödemen oder beiden Symptomen. Sowohl die Quaddeln als auch die Angioödeme bei Urtikariapatienten sind Folge der Aktivierung von Hautmastzellen und deren Freisetzung von proinflammatorischen Mediatoren, insbesondere Histamin. Quaddeln und Angioödeme treten jedoch auch bei anderen Erkrankungen auf und entstehen dort z. T. mastzell- und histaminunabhängig.

25.1.2 Epidemiologie

Urtikaria ist eine der häufigsten Hauterkrankungen, die Lebenszeitprävalenz der akuten Urtikaria beträgt mehr als 20 %. So gut wie jeder Mensch kennt Quaddeln als Symptom, z. B. ausgelöst durch den Kontakt mit Brennnesseln. Die Lebenszeitprävalenz der chronischen Urtikaria, definiert als das Auftreten von urtikariellen Beschwerden für länger als 6 Wochen, liegt bei ungefähr 2 %, auch wenn gute Daten für alle Unterformen fehlen (Maurer et al. 2011). Die einzelnen Unterformen unterscheiden sich auch in der Prävalenz in den verschiedenen Altersgruppen und in der Intensität der Beschwerden. Bei der cholinergischen Urtikaria bspw. liegt der Gipfel zwischen dem 26. und 28. Lebensjahr mit einer Punktprävalenz von 20 %, allerdings mit häufig mildem Verlauf.

25.1.3 Klassifikation

Abhängig von der Dauer des Auftretens von Beschwerden wird die Urtikaria in 2 Formen unterteilt, die akute Urtikaria, bei der die Beschwerden für weniger als 6 Wochen auftreten, und die chronische Urtikaria, die länger als 6 Wochen andauert (Zuberbier et al. 2014). Darüber hinaus unterteilt sich die Urtikaria nach ihrem klinischen Bild in spontane und induzierbare Formen (Tab. 25.1). Bei den induzierbaren Urtikariaformen treten Quaddeln und/oder Angioödeme ausschließlich als Reaktion auf spezifische Auslöser auf. Diese Auslöser können physikalische Reize sein (physikalische Urtikaria) oder andere Auslöser (andere Formen der induzierbaren Urtikaria). So werden die Beschwerden der Kälteurtikaria und der Wärmeurtikaria durch ein Abkühlen bzw. Überwärmen der Haut, z. B. durch Kontakt mit kalten oder warmen Flüssigkeiten, ausgelöst. Im Gegensatz dazu ist der Auslöser der cholinergischen Urtikaria eine Erhöhung der Körpertemperatur, z. B. durch Anstrengung. Bei der Lichturtikaria wirken UV-Strahlen oder sichtbares Licht als spezifische Auslöser und beim symptomatischen Dermographismus, auch Urticaria factitia genannt, sind Scherkräfte, wie sie etwa beim Reiben oder Kratzen auf die Haut wirken, Auslöser von Beschwerden (Abb. 25.1). Die einzelnen Formen der chronischen Urtikaria sind in ihrem klinischen Bild, im Verlauf und in ihrer Diagnostik und Therapie unterschiedlich. Bei Patienten mit chronischer Urtikaria ist es deshalb wichtig, genau zu prüfen, welche Form der chronischen Urtikaria vorliegt. Hierbei ist zu beachten, dass mehrere chronische Urtikariaformen bei ein- und demselben Patienten auftreten können.

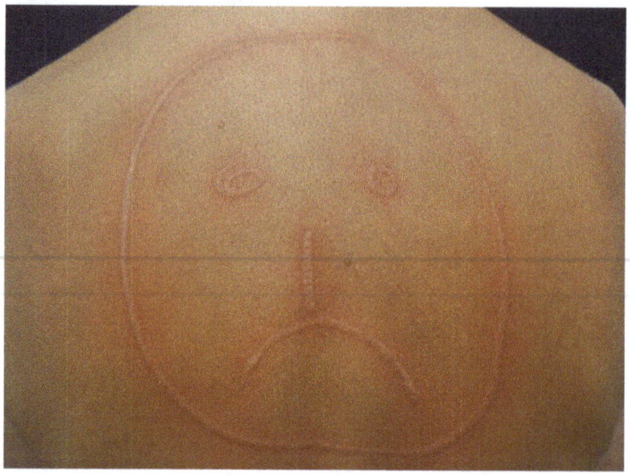

Abb. 25.1 Symptomatischer Dermographismus/Urticaria factitia

Tab. 25.1 Chronische Urtikaria. (Nach Zuberbier et al. 2013)

Form	Art
Spontane Urtikaria	Ursache bekannt[a]
	Ursache unbekannt
Induzierbare Urtikaria	Physikalische Urtikaria: Symptomatischer Dermographismus Kälteurtikaria Wärmeurtikaria Lichturtikaria Druckurtikaria Vibratorisches Angioödem
	Cholinergische Urtikaria
	Kontakturtikaria
	Aquagene Urtikaria

[a] z. B. Autoreaktivität, Nahrungsmittelintoleranz, chronische Infekte.

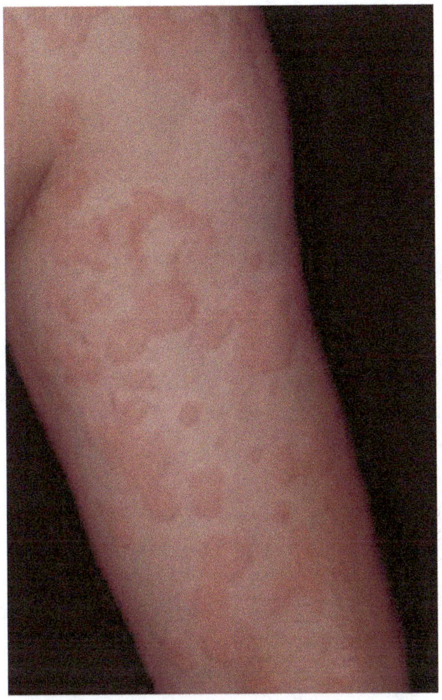

Abb. 25.2 Quaddeln bei chronischer spontaner Urtikaria

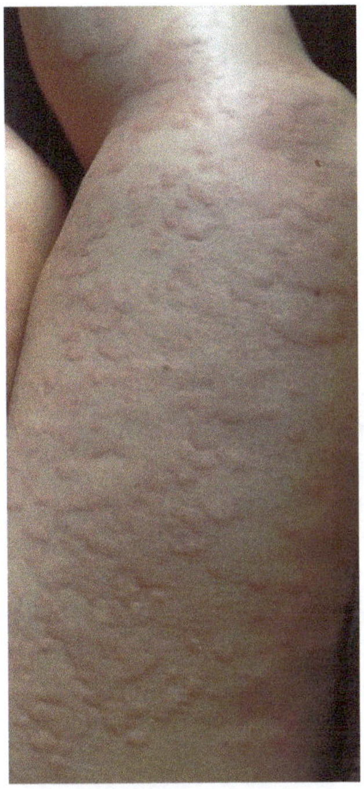

Abb. 25.3 Quaddeln bei chronischer spontaner Urtikaria

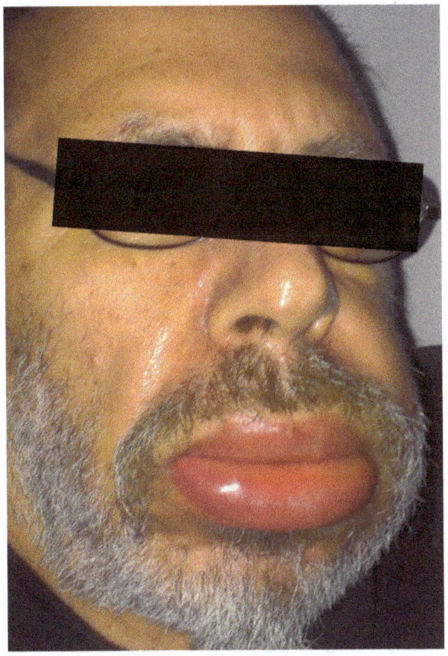

Abb. 25.4 Angioödem im Gesicht

25.1.4 Klinisches Bild

Fast allen Urtikariaformen ist das Auftreten von juckenden Quaddeln, Angioödemen oder beiden Symptomen gemeinsam (Abb. 25.2, Abb. 25.3). Eine Ausnahme ist die Druckurtikaria, auch verzögerte Druckurtikaria genannt. Bei ihr treten keine Quaddeln auf, sondern tieferliegende Hautschwellungen, die in den meisten Fällen Angioödemen gleichzusetzen sind. Die Bestehensdauer einzelner Quaddeln ist bei der Urtikaria typischerweise weniger als 24 h, bei der physikalischen Urtikaria sind es oft nur 1–2 h. Bei der Mehrzahl der Patienten mit chronischer spontaner Urtikaria treten Beschwerden täglich oder fast täglich auf, und es kommt lediglich zu kurzen beschwerdefreien Intervallen. Bis zur Hälfte aller Patienten mit chronischer spontaner Urtikaria zeigen sowohl Quaddeln als auch Angioödeme. Dabei ist zu beachten, dass Quaddeln und Angioödeme nicht zeitgleich auftreten müssen. Aufgrund ihrer typischen Symptome ist es in der Regel relativ leicht, eine Urtikaria zu diagnostizieren. Allerdings treten Quaddeln und Angioödeme nicht nur bei Urtikariapatienten auf (Abb. 25.4). Insbesondere bei Patienten, die ausschließlich Quaddeln und keine Angioödeme aufweisen und bei Patienten, die ausschließlich Angioödeme aber keine Quaddeln aufweisen, ist deshalb an seltene aber wichtige Differenzialdiagnosen zu denken (Maurer et al. 2013). Bei Patienten mit persistierenden Quaddeln, die keine Angioödeme zeigen, muss insbesondere an autoinflammatorische Erkrankungen gedacht werden. Diese sind meist angeboren, und unterschiedliche Mutationen können ein klinisches Spektrum von Kälteurtikaria bis zu schweren autoinflammatorischen Systemerkrankungen bedingen. Erworben findet man Quaddeln als Ausdruck einer Autoinflammation bspw. beim Schnitzler-Syndrom, dem eine monoklonale Gammopathie zugrunde liegt. Gemeinsam ist diesen Erkrankungen, dass sie schlecht auf Antihistaminikatherapie oder Immunsuppression ansprechen. Eine weitere Differenzialdiagnose ist die Urtikariavaskulitis, die bspw. im Rahmen eines Lupus erythematodes diagnostiziert werden kann. Bei Patienten mit rezidivierenden Angioödemen ist an ein Bradykinin-vermitteltes Geschehen, also an ACE-Hemmer-induzierte Angioödeme ohne Quaddelbildung bzw. hereditäre Angiödemformen zu denken.

25.1.5 Pathophysiologie

Die Urtikaria ist eine mastzellvermittelte Erkrankung (Grattan 2012). Dem Auftreten von Quaddeln liegt die Aktivierung subepidermal gelegener Mastzellen, dem Entstehen von Angioödemen die Aktivierung tiefer dermal gelegener bzw. subkutaner Mastzellen zugrunde. Bislang ist weitgehend unklar, welche Signale für die Aktivierung von Hautmastzellen bei Urtikariapatienten verantwortlich sind. Insbesondere für die chronische Urtikaria scheint erwiesen, dass Mastzellen nicht durch das Binden von Umweltallergenen an mastzellständiges IgE aktiviert werden. Klar ist, dass durch die Degranulation von Mastzellen präformierte Mediatoren wie Histamin und Proteasen freigesetzt werden und zeitgleich Prostaglandine, Leukotriene und PAF synthetisiert und sezerniert werden. Diese Mastzellmediatoren führen durch das Binden an sensorische Nerven der Haut zu dem für Urtikariaquaddeln typischen Juckreiz. Außerdem werden hierdurch Neuropeptide wie Substanz P freigesetzt, die für das Reflexerythem von Quaddeln verantwortlich sind. Die freigesetzten Mastzellmediatoren binden an Rezeptoren auf Hautgefäßen (z. B. an den Histamin-1-Rezeptor) und führen dadurch zu einer Vasodilatation und Extravasation, die sich klinisch als Quaddeln und Angioödeme manifestieren. Durch die freigesetzten Mastzellprodukte kommt es außerdem zu einem Infiltrat aus hauptsächlich Granulozyten, das jedoch in der Regel schwach ausgeprägt und von kurzer Dauer ist.

25.1.6 Diagnostik

Das diagnostische Vorgehen bei Urtikaria hängt entscheidend davon ab, welche Form der Urtikaria vorliegt. Bei der akuten Urtikaria sind in der Regel keine diagnostischen Maßnahmen erforderlich. Häufig ist aus der Anamnese klar, wodurch eine akute Urtikaria ausgelöst wurde, z. B. durch einen Infekt oder durch die Einnahme von Medikamenten (häufig nichtsteroidale Antiphlogistika). Weiterführende Diagnostik ist hier nicht notwendig oder sinnvoll. Dies gilt auch für akute Urtikariafälle, bei denen kein eindeutiger Auslöser eruiert werden kann. Nur bei Verdacht auf ein allergisches Geschehen vom Typ I sollten diagnostische Untersuchungen, also Allergietests, durchgeführt werden, da hierdurch relevante Auslöser identifiziert werden und ein Rezidiv durch zukünftiges Meiden vermieden werden kann. Dies ist insbesondere dann indiziert, wenn

- bereits wiederholt Episoden akuter Urtikaria aufgetreten sind,
- die Beteiligung anderer Organsysteme im Rahmen eines Typ-I-allergischen Geschehens vorlagen und/oder
- Kofaktoren für eine Typ-I-Allergie bestanden (vgl. ► Kap. 20, Anaphylaxie; ► Kap. 21, Kofaktoren bei Soforttypreaktionen).

Bei der chronischen Urtikaria unterscheidet sich das diagnostische Vorgehen bei Patienten mit chronischer spontaner Urtikaria von dem bei Patienten mit chronischer induzierbarer Urtikaria. Bei der chronischen spontanen Urtikaria wird zunächst durch die Bestimmung der Blutsenkungsgeschwindigkeit oder des C-reaktiven Proteins und ein Differenzialblutbild ausgeschlossen, dass schwere entzündliche Grunderkrankungen vorliegen. Außerdem empfiehlt sich das Absetzen potenziell auslösender Medikamente, insbesondere von nichtsteroidalen Antiphlogistika wie Acetylsalicylsäure, Diclofenac und Ibuprofen. Bei schwerem Krankheitsverlauf oder langer Erkrankungsdauer kann als zweiter diagnostischer Schritt die Suche nach zugrunde liegenden Ursachen sinnvoll ein. Patienten mit chronischer spontaner Urtikaria werden hierbei auf Autoreaktivität und, basierend auf der Anamnese, auf Intoleranz gegen Nahrungsmittelbestandteile und chronische Infekte, z. B. im Zahn- oder HNO-Bereich bzw. durch Helicobacter pylori und andere seltenere Ursachen, untersucht (Wedi et al. 2010; Konstantinou et al. 2013). Erst die Identifikation zugrunde liegender Ursachen der chronischen Urtikaria kann eine kausale Behandlung und Heilung möglich machen.

Bei chronischen induzierbaren Urtikariaformen beschränkt sich die Diagnostik auf den Nachweis der Relevanz spezifischer Auslöser und die Bestimmung derer Reizschwellen. Eine Ursachensuche ist hier, anders als bei der chronischen spontanen Urtikaria, in aller Regel nicht sinnvoll. Basierend auf der Anamnese werden Patienten mit Verdacht auf chronische induzierbare Urtikaria provokationsgetestet. Bei Verdacht auf physikalische Urtikaria die Haut des Patienten dem verdächtigten Reiz ausgesetzt, um zu prüfen, ob sich hierdurch eine urtikarielle Reaktion auslösen lässt (Magerl et al. 2009). So erfolgt etwa bei Verdacht auf Kälteurtikaria ein Kälteprovokationstest, entweder als klassischer Eiswürfeltest oder mithilfe eines Kältetestgeräts. Fällt der Hautprovokationstest positiv aus, wird nachfolgend die Reizschwelle bestimmt, im Fall einer

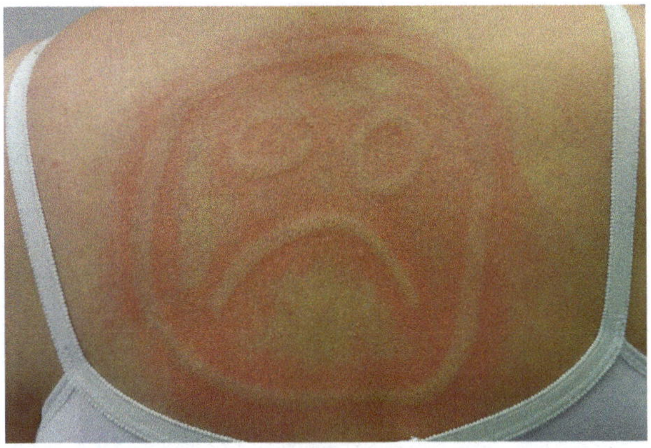

Abb. 25.5 Symptomatischer Dermographismus/Urticaria factitia

Kälteurtikaria die Temperaturschwelle bzw. die Auslösezeitschwelle (Abb. 25.5).

Bei allen Patienten mit chronischer Urtikaria empfiehlt sich als diagnostische Maßnahme die Bestimmung der Krankheitsaktivität und der Beeinträchtigung der Lebensqualität. Hierfür stehen mittlerweile für die meisten chronischen Urtikariaformen spezifische und einfach anzuwendende patientenzentrierte Instrumente (Tab. 25.2) wie bspw. der Urtikariaaktivitätsscore (UAS) für die chronische spontane Urtikaria oder krankheitsspezifische Lebensqualitätsfragebögen wie der CU-Q2oL zur Verfügung (Baiardini et al. 2005; Staubach et al. 2013). Zudem gibt es den Urtikariakontrolltest (UCT), mit welchem die aktuelle Krankheitskontrolle bei allen Formen der chronischen Urtikaria zuverlässig erfasst und der aktuelle Therapiebedarf ermittelt werden kann (Weller et al. 2014). Für Patienten mit Angioödemen wurden darüber hinaus angioödemspezifische Instrumente zur Erfassung der Krankheitsaktivität (AAS = Angioödemaktivitätsscore) und Lebensqualität (AE-QoL) entwickelt und validiert (Weller et al. 2013, 2012). Krankheitsaktivität, Krankheitskontrolle und die Beeinträchtigung der Lebensqualität von Patienten sollten initial und im weiteren Verlauf regelmäßig gemessen werden, um eine optimale Therapie zu gewährleisten.

25.1.7 Therapie

Ziel der Behandlung von Patienten mit Urtikaria ist Beschwerdefreiheit, also Patienten zu heilen oder für die Dauer ihrer Erkrankung vor dem Auftreten von urtikariellen Beschwerden zu schützen. Bei der akuten Urtikaria reicht in der Mehrzahl der Fälle hierfür die Gabe nichtsedierender Antihistaminika für einige Tage aus. Bei den chronischen Formen wird das Therapieziel bei Patienten, die einer kurativen Therapie nicht zugänglich sind, unter der Vorgabe »so viel wie nötig, so wenig wie möglich« mithilfe eines eskalierenden Stufenschemas erreicht (Abb. 25.6). Bei allen Patienten mit chronischer Urtikaria sollte zunächst ein nichtsedierendes H1-Antihistaminikum der zweiten Generation zum Einsatz kommen (Zuberbier et al. 2014). Hierbei ist entscheidend, dass das Antihistaminikum kontinuierlich (d. h. täglich) und nicht als Bedarfsmedikation für die Behandlung bereits bestehender Symptome zum Einsatz kommt, da die Wirksamkeit bei bedarfsgesteuerter Einnahme geringer ist. Führt die tägliche Einnahme des Antihistaminikums nach 2 Wochen nicht zu Beschwerdefreiheit, so sollte dessen Dosis erhöht werden, auf das bis zu Vierfache der für Urtikaria zugelassenen Standarddosierung. Es empfiehlt sich hierbei eine 2-mal tägliche Einnahme, morgens und abends. Führt auch eine hoch dosierte Antihistaminikatherapie nicht zu Beschwerdefreiheit, so sollten Omalizumab, Cyclosporin oder der Leukotrienantagonist Montelukast additiv zum Einsatz kommen. Derzeit zugelassen für die Therapie der chronischen Urtikaria sind nur die Antihistaminika in Standarddosis sowie Omalizumab (bei antihistaminikarefraktären

Tab. 25.2 Erfassung von Krankheitsaktivität, Krankheitskontrolle und Lebensqualität bei Patienten mit chronischer Urtikaria

	Chronische spontane Urtikaria			Chronische induzierbare Urtikaria
	Patienten mit Quaddeln	Patienten mit Quaddeln und Angioödemen	Patienten mit Angioödemen	
Krankheitsaktivität	UAS[a]	UAS[a] und AAS	AAS	Bestimmung der Reizschwelle mittels spezifischem Hautprovokationstest
Krankheitskontrolle	UCT	UCT	UCT	UCT
Lebensqualität	CU-Q_2oL	CU-Q_2oL und AE-QoL	AE-QoL	–

UAS Urtikariaaktivitätsscore, *AAS* Angiödemaktivitätsscore, *UCT* »urticaria control test«, *CU-Q_2oL* »chronic urticaria quality of life questionnaire«, *AE-QoL* »angioedema quality of life questionnaire«.
[a]UAS beinhaltet keine Angioödeme, ist nur prospektiv anwendbar.

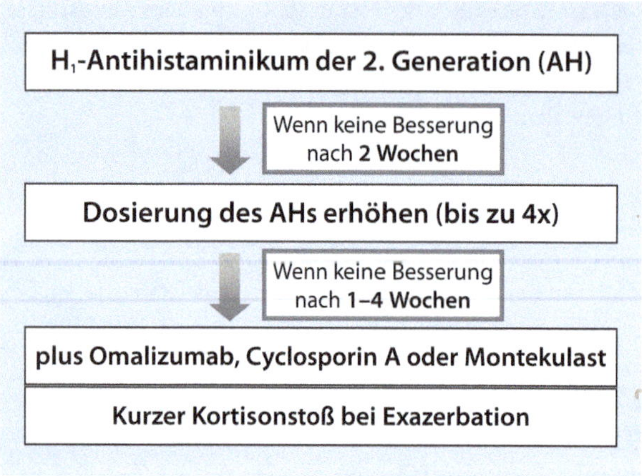

Abb. 25.6 Therapeutischer Algorithmus für die symptomatische Behandlung von Patienten mit chronischer Urtikaria. (Nach Zuberbier et al. 2014)

Tab. 25.3 Angioödeme. (Mod. nach Craig et al. 2012)

Art	Erkrankung
Mastzellmediatorvermittelt (mit Quaddeln[a])	Chronische spontane Urtikaria
	Chronische induzierbare Urtikaria
	Anaphylaxie
Bradykininvermittelt (ohne Quaddeln[b])	Hereditäres Angioödem - Typ 1 (C1-Inhibitor-Konzentration↓) - Typ 2 (C1-Inhibitor-Aktivität↓) - Typ 3 (Faktor XII Mutation)
	Nichthereditäres Angioödem - Erworbener C1-Inhibitormangel - Medikamenteninduziert (ACE-Inhibitor)

[a]Einige Patienten mit mastzellmediatorvermitteltem Angioödem haben keine Quaddeln.
[b]Ganz selten haben Patienten mit bradykininvermitteltem Angioödem auch Urtikaria und damit auch Quaddeln.

Patienten mit CSU, die älter als 12 Jahre sind). Kommt es unter Verwendung dieses Stufenschemas zu Beschwerdefreiheit, so sollte die Therapie für mehrere Wochen bis Monate weitergeführt und dann versucht werden, die Dosis zu reduzieren. Alle chronischen Urtikariaformen zeigen eine Tendenz zur Spontanremission. Deshalb sollte in halbjährlichen bis jährlichen Abständen die Notwendigkeit für das Weiterführen einer wirksamen Symptomprophylaxe geprüft werden. Für einzelne Formen der chronischen Urtikaria sind wirksame Alternativtherapien etabliert (Asero et al. 2013). So kann bei einigen physikalischen Urtikariaformen eine Desensibilisierungsbehandlung erfolgreich sein, z. B. bei Kälteurtikaria bzw. Lichturtikaria.

25.2 Angioödem

25.2.1 Einleitung

Rezidivierende Angioödeme treten häufig als Symptom bei Urtikariapatienten auf, und zwar sowohl bei Patienten, die auch Quaddeln haben als auch bei solchen ohne Quaddeln (Tab. 25.3). Pathophysiologisch liegt den Angioödemen bei Urtikariapatienten eine Aktivierung von Hautmastzellen zugrunde. Aktivierte Mastzellen sind auch für das Auftreten von Angioödemen im Rahmen allergischer Reaktionen verantwortlich. Wichtige Differenzialdiagnosen hierzu stellen das hereditäre Angioödem, das Angioödem aufgrund eines erworbenen C1-Inhibitormangels und das ACE-Hemmer-(»angiotensin converting enzyme inhibitor«)-induzierte Angioödem dar (Craig et al. 2012). Diesen Erkrankungen ist gemeinsam, dass die auftretenden Schwellungen durch Bradykinin verursacht werden.

25.2.2 Klassifikation

Hereditäres Angioödem Dem hereditären Angioödem (HAE) liegt ein Mangel oder eine Fehlfunktion des Plasmaproteins C1-Inhibitor zugrunde. C1-Inhibitor ist ein wichtiger Inaktivator des Kontaktsystems. Beim hereditären Angioödem werden der Typ I und II unterschieden. Beide werden durch eine autosomal dominant vererbte Mutation des C1-Inhibitor-Gens verursacht. Das hereditäre Angioödem ist selten und hat eine Prävalenz von etwa 1:50 000. Der Mangel des C1-Inhibitors (Typ I) bzw. die Produktion von dysfunktionellem C1-Inhibitor (Typ II) führt bei Aktivierung des Kontaktsystems zur ungebremsten Produktion von Bradykinin, dem Mediator der Schwellungen bei HAE-Patienten. Eine weitere, sehr seltene Form des HAEs weist normale C1-Inhibitor-Werte auf, es sind in der Mehrzahl Frauen betroffen. Klinisch sind die drei Formen des HAEs nicht zu unterscheiden. Bei einigen HAE-Patienten mit normalem C1-Inhibitor wurden Faktor-XII-Mutationen nachgewiesen. Als auslösend für das Auftreten von Schwellungen wird auch bei Patienten mit HAE bei normalem C1-Inhibitor Bradykinin angesehen.

Erworbene C1-Inhibitor-Defizienz Einige Patienten mit rezidivierenden Angioödemen weisen einen erworbenen C1-Inhibitor-Mangel auf. Zu den Ursachen gehören der Verbrauch von C1-Inhibitor sowie die Ausbildung C1-Inhibitor-neutralisierender Antikörper. Ursächlich können ein lymphoproliferatives Geschehen oder bspw. eine monoklonale Gammopathie sein. Wichtig ist, dass die Angioödemsymptome der erkennbaren Manifestation der auslösenden Grunderkrankung vorausgehen können.

Auch bei dieser Form des Angioödems ist Bradykinin der Auslöser.

ACE-Hemmer-induzierte Angioödeme Bradykinin wird u. a. durch das »angiotensin converting enzyme« (ACE) abgebaut. Unter der Einnahme eines ACE-Hemmers ist dieser Abbau inhibiert, und es kann zu rezidivierenden Angioödemen kommen, die häufig den Rachenraum und auch Larynx betreffen (Bas et al. 2007). ACE-Hemmer-induzierte Angioödeme stellen die häufigste Form des bradykininvermittelten Angioödems dar.

25.2.3 Klinisches Bild

Hereditäres Angioödem Patienten mit HAE mit C1-Inhibitor-Defizienz entwickeln meist schon im Kindesalter rekurrierende Schwellungen der Extremitäten, des Abdomens, des Gesichts oder des Oropharynx (Bork et al. 2006). Auch bei Patienten mit HAE mit normalem C1-Inhibitor liegt die Erstmanifestation meist in der Jugend oder im jungen Erwachsenenalter. Häufig sind diese Schwellungsepisoden länger als solche bei Urtikariapatienten oder bei allergischen Reaktionen. Außerdem kommt es bei HAE-Patienten, anders als bei Urtikariapatienten, oft zum Auftreten von Prodromalsymptomen wie dem Erythema marginatum. Die Prodromalsymptome des HAE treten wenige Stunden bis zu 1 Tag vor Beginn einer Schwellungsattacke auf. Die Angioödeme bei HAE-Patienten treten typischerweise episodisch auf mit einer stetigen Zunahme der Schwellung über mehrere Stunden und einer langsamen Rückbildung in den darauffolgenden Tagen. Anders als bei Urtikariapatienten weisen fast alle Patienten mit hereditärem Angioödem auch abdominelle Schwellungen auf. Diese abdominellen Schwellungsattacken sind extrem schmerzhaft. Es kommt zur Ausbildung von Aszites, Diarrhö und Erbrechen, was zu Flüssigkeitsverlust führt. Eine nachfolgende hypotensive Krise ist möglich. Abdominelle Attacken werden häufig nicht als HAE-Symptom erkannt und viele HAE-Patienten erfahren unnötige Operationen. HAE-Patienten sind insbesondere durch das Auftreten von Larynxschwellungen gefährdet. Diese können zum Ersticken führen, und mehr als die Hälfte aller HAE-Patienten entwickelt im Lauf des Lebens solche Larynxschwellungen. HAE-Schwellungen können durch verschiedene Trigger ausgelöst werden, u. a. Trauma (z. B. durch Sportverletzungen oder zahnärztliche oder chirurgische Eingriffe) und durch Stress. Auch Medikamente wie Östrogenpräparate und ACE-Hemmer können zu Schwellungsattacken bei HAE-Patienten führen.

Erworbene C1-Inhibitor-Defizienz Patienten mit erworbener C1-Inhibitor-Defizienz leiden unter den gleichen Symptomen wie Patienten mit hereditärem Angioödem. Im Gegensatz zum HAE treten die Beschwerden in der Regel jedoch erst im fortgeschrittenen Lebensalter auf, da sich die C1-Inhibitor-Defizienz als Folge einer der oben genannten erworbenen Grunderkrankungen manifestiert.

ACE-Hemmer-assoziiertes Angioödem ACE-Hemmer-induzierte Angioödeme treten typischerweise im Gesicht, insbesondere an der Zunge und den Lippen auf und können lebensbedrohlich verlaufen. Abdominelle Attacken sind deutlich seltener als bei Patienten mit HAE. Während die Prävalenz bei ACE-Hemmer-behandelten Patienten bei ca. 0,5 % liegt, ist diese bei ACE-Hemmer-behandelten Patienten afrikanischer Herkunft deutlich höher (bis 6 %). Bei Patienten mit ACE-Hemmer-induziertem Angioödem kommt es oft innerhalb des ersten Monats nach Beginn der Therapie zu ersten Schwellungen, in einigen Fällen aber vergehen Monate und Jahre, bis die Angioödeme manifest werden. Nach Absetzen des ACE-Hemmers kommt es gewöhnlich zu einem raschen Sistieren der Schwellungen, bei einigen Patienten kommt es aber noch Monate nach der letzten ACE-Hemmer-Gabe zu Angioödemen.

25.2.4 Diagnose

Patienten mit rekurrierenden Angioödemen sollten auf das Vorliegen eines bradykininvermittelten Angioödems untersucht werden. Neben der Anamnese ist hierbei insbesondere die Bestimmung von C4, von C1-Inhibitor-Antigen (Konzentration) und von C1-Inhibitor-Funktion von entscheidender Bedeutung. C4 ist so gut wie immer während einer HAE-Attacke erniedrigt und bei fast allen Patienten auch im beschwerdefreien Intervall (Wagenaar-Bos et al. 2008). Die Diagnose eines HAE mit normalem C1-Inhibitor wird gestellt, wenn bei typischer Klinik und positiver Familienanamnese (oder Mutationsnachweis) die C1-Inhibitor-Werte normal sind (Zuraw et al. 2012). Die Diagnose des ACE-Hemmer-assoziierten Angioödems erfolgt allein anhand der Medikamentenanamnese und der Klinik. Es gibt keine Testverfahren zum Nachweis, Allergietests sind sinnlos.

25.2.5 Therapie

Hereditäres Angioödem Die beim mastzellvermittelten Angioödem wirksamen Therapeutika wie Antihistaminika haben ebenso wie Epinephrin und Kortison beim bradykininvermittelten Angioödem keine Wirksamkeit. Alle Patienten mit HAE aufgrund einer C1-Inhibitor-Defizienz benötigen eine wirksame Bedarfsmedikation. Zugelassen und empfohlen für die Akutbehandlung von Schwellungen sind in Deutschland der Bradykininrezeptorantagonist Icatibant sowie C1-Inhibitor-Konzentrate. Patienten sollten in der Selbstanwendung ihrer jeweiligen Bedarfsmedikation geschult sein. Je früher die Verabreichung der Bedarfsmedikation erfolgt, umso effektiver ist sie. Patienten mit schwerem Krankheitsverlauf profitieren von einer Prophylaxe (Craig et al. 2012). In Deutschland ist hierfür die 2-mal wöchentliche Gabe von C1-Inhibitor-Konzentrat zugelassen. Patienten mit HAE mit normalem C1-Inhibitor profitieren erfahrungsgemäß mehrheitlich ebenfalls von den o. g. Therapien, jedoch bestehen für die Anwendung keine ausdrücklichen Zulassungen.

Erworbene C1-Inhibitordefizienz Die Therapie von Angioödemen im Rahmen einer erworbenen C1-Inhibitor-Defizienz erfolgt analog zum HAE. Daneben steht die Diagnose und Therapie der Grunderkrankung im Vordergrund. Ist letztere erfolgreich, ist auch ein Sistieren der Schwellungsattacken zu erwarten.

ACE-Hemmer-induziertes Angioödem Entscheidend in der Behandlung des ACE-Hemmer-induzierten Angioödems ist das Absetzen des ACE-Hemmers. Nach aktueller Studienlage erscheint die Gabe des Bradykininrezeptorantagonisten Icatibants als wirksame Therapie akuter Schwellungen.

Literatur

Asero R, Tedeschi A, Cugno M (2013) Treatment of Refractory Chronic Urticaria: Current and Future Therapeutic Options. Am J Clin Dermatol 14(6): 481–488

Baiardini I, Pasquali M et al. (2005) A new tool to evaluate the impact of chronic urticaria on quality of life: chronic urticaria quality of life questionnaire (CU-QoL). Allergy 60(8): 1073–1078

Bas M, Hoffmann TK et al. (2007) [ACE-inhibitor induced angioedema]. Laryngorhinootologie 86(11): 804–808, quiz 809–813

Bork K, Meng G et al. (2006) Hereditary angioedema: new findings concerning symptoms, affected organs, and course. Am J Med 119(3): 267–274

Craig T, Aygoren-Pursun E et al. (2012) WAO Guideline for the Management of Hereditary Angioedema. World Allergy Organ J 5(12): 182–199

Grattan C (2012) The urticarias: pathophysiology and management. Clin Med 12(2): 164–167

Konstantinou GN, Asero R et al. (2013) EAACI taskforce position paper: evidence for autoimmune urticaria and proposal for defining diagnostic criteria. Allergy 68(1): 27–36

Magerl M, Borzova E et al. (2009) The definition and diagnostic testing of physical and cholinergic urticarias--EAACI/GA2LEN/EDF/UNEV consensus panel recommendations. Allergy 64(12): 1715–1721

Maurer M, Weller K et al. (2011) Unmet clinical needs in chronic spontaneous urticaria. A GA(2)LEN task force report. Allergy 66(3): 317–330

Maurer M, Magerl M et al. (2013) Practical algorithm for diagnosing patients with recurrent wheals or angioedema. Allergy 68(6): 816–819

Staubach P, Groffik A (2013) [Useful tools for documenting urticaria]. Hautarzt 64(9): 650–655

Wagenaar-Bos IG, Drouet C et al. (2008) Functional C1-inhibitor diagnostics in hereditary angioedema: assay evaluation and recommendations. J Immunol Methods 338(1-2): 14–20

Wedi B, Raap U et al. (2010) [Infections and chronic spontaneous urticaria. A review]. Hautarzt 61(9): 758–764

Weller K, Groffik A, Magerl M, Tohme N, Martus P, Krause K, Metz M, Staubach P, Maurer M (2012) Development and construct validation of the angioedema Quality of Life Questionnaire (AE-QoL). Allergy 67: 1289–1298

Weller K, Groffik A, Magerl M, Tohme N, Martus P, Krause K, Metz M, Staubach P, Maurer M (2013) Development, validation and initial results of the angioedema activity score (AAS). Allergy 68: 1185–1192

Weller K, Groffik A, Church MK, Hawro T, Krause K, Metz M, Martus P, Casale T, Staubach P, Maurer M (2014) Development and validation of the urticaria control test - a patient reported outcome instrument for assessing urticaria control. J Allergy Clin Immunol 133: 1365–1372

Zuberbier T, Aberer W, Asero R, Bindslev-Jensen C, Brzoza Z, Canonica GW et al. (2014) The EAACI/GA(2) LEN/EDF/WAO Guideline for the definition, classification, diagnosis, and management of urticaria: the 2013 revision and update. Allergy 69(7): 868–887

Zuraw BL, Bork K et al. (2012) Hereditary angioedema with normal C1 inhibitor function: consensus of an international expert panel. Allergy Asthma Proc 33 Suppl 1: S145–156

Mastozytose

J. Fischer, T. Biedermann

T. Biedermann et al. (Hrsg.), *Allergologie*,
DOI 10.1007/978-3-642-37203-2_26,

26.1 Definition

Mastozytose ist ein Überbegriff für eine heterogene Gruppe myeloischer Erkrankungen, die durch eine ungewöhnliche Ausbreitung und Ansammlung von Mastzellen in verschiedenen Geweben gekennzeichnet ist. Da Mastzellen die zentralen Effektorzellen der IgE-vermittelten Soforttypallergien und auch von nicht-IgE-vermittelten soforttypähnlichen Reaktionen darstellen, sind diese Erkrankungen von besonderer Bedeutung für die Allergologie. Diese Erkrankungen können im Fall einer Anaphylaxie zu einem zeitlich akzelerierten und schweren Verlauf mit Kreislaufschock, Bewusstlosigkeit und/oder Herz-Kreislauf-Stillstand disponieren.

26.2 Epidemiologie und Klassifikation

Mastozytosen gehören zu den seltenen Erkrankungen (»rare disease«). Die Inzidenz wird auf 0,3–0,6/100 000 geschätzt. Mastozytosen lassen sich in 2 Gruppen ordnen: Eine auf die Haut beschränkte Vermehrung der Mastzellen definiert die kutane Mastozytose. Ein Befall des Knochenmarks oder anderer extrakutaner Organe definiert eine systemische Mastozytose. Mastozytosen können in jedem Lebensalter auftreten und das Manifestationsalter bestimmt wesentlich den Verlauf der Erkrankungen. Erkrankungen im Kindesalter machen ca. 2/3 der Mastozytosen aus. Zumeist manifestiert sich die Erkrankung innerhalb der ersten 2 Lebensjahre und ist auf die Haut begrenzt. Mastozytosen mit Beginn im Kleinkindalter gehen meist bis zum Pubertätsalter in spontane Remission. Erkrankungen im Erwachsenenalter machen 1/3 der Mastozytosen aus. Bei postpubertärem Krankheitsbeginn kommt es meist zu einer Erkrankung mit lebenslanger Persistenz und Multiorganbeteiligung (systemische Mastozytose). Die WHO-Klassifikation der systemischen Mastozytose unterscheidet verschiedene Unterformen (vgl. ◘ Tab. 26.1) mit unterschiedlicher Krankheitsbedeutung. Der Erkrankungsbeginn ist zumeist im jungen Erwachsenenalter, und die Erkrankung hat eine sehr gute Langzeitprognose. Erstmanifestationen im höheren Erwachsenenalter können mit myeloproliferativen Neoplasien oder myelodysplastischen Syndromen assoziiert sein (◘ Tab. 26.1). Mastozytosen sind in der Regel sporadische Erkrankungen, nur sehr selten kommen sie familiär vor.

26.3 Pathogenese

Der Mehrheit der Mastozytoseerkrankungen im Erwachsenenalter liegt eine somatische Gain-of-function-Mutation im transmembranösen Tyrosinkinaserezeptor KIT (D816V Mutation) zugrunde. Diese aktivierende Mutation führt zu einer autonomen, ligandenunabhängigen Aktivierung von KIT und so zu einer Vermehrung von Mastzellen. Aktuelle Untersuchungen deuten darauf hin, dass das Risiko für eine maligne Transformation der Erkrankung möglicherweise durch das Kumulieren weiterer Mutationen in anderen Genen (TET2, SRSF2, ASXL1, CBL und RUNX1) bestimmt wird (Schwab 2013). Entgegen früherer Lehrmeinung ist auch die kindliche Mastozytose klonaler Natur und mit Mutationen im KIT-Gen assoziiert (Bodemer 2010).

26.4 Klinik

26.4.1 Klinik des Kindesalters

Eine kutane Manifestation bestimmt das klinische Bild im Kindesalter (◘ Abb. 26.1).

Typisch sind hellbraune Mastozytome, die bei mechanischer Irritation urtikariell werden und einen Farbumschlag nach hellrot erfahren (sog. Darier-Zeichen). Solitär auftretende Mastozytome, die häufigste Form einer Mastozytose im Kindesalter, können bis 10 cm groß sein und bestehen meist bereits bei Geburt oder entwickeln sich in den ersten Lebenswochen. Eine mechanische Irritation solitärer Mastozytome kann zu einer generalisierten Rötung (Flush) führen. Weitere Systemreaktionen treten hierbei zumeist nicht auf. Die makulopapulöse Mastozytose zeigt sich durch hellbraune, teils unscharf begrenzte Flecken und flache Plaques bis 25 mm Durchmesser. Die Zahl der Effloreszenzen kann kontinuierlich oder schubartig (z. B. nach Infekten oder Impfungen) zunehmen. Eine Sonderform stellt die diffuse kutane Mastozytose mit flächiger Mastzellinfiltration dar. Insbesondere bei dieser Form kann es im Kleinkindalter nach mechanischer Irritation zur Blasenbildung kommen. In den meisten Fällen kommt es bis zur Pubertät zu einer Remission der kutanen Mastozytose.

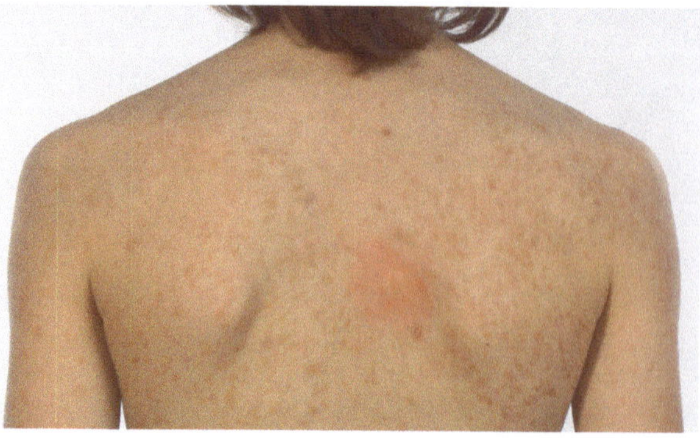

◘ **Abb. 26.1** Hellbraune Papeln und Plaques einer kutanen Mastozytose im Kindesalter

Tab. 26.1 Klassifikation der Mastozytose nach WHO-Kriterien

Kategorie	Diagnostische Merkmale	Prognose
Kutane Mastozytose	Charakteristische Hautveränderungen	Günstig
	Fehlen einer systemischen Beteiligung	
	Beginn der Erkrankung meist in der frühen Kindheit	
Indolent systemische Mastozytose	Fehlende Kriterien für andere Kategorien	Günstig
	Beginn der Erkrankung meist im Erwachsenenalter	
	Häufigste Kategorie bei erwachsenen Patienten	
Systemische Mastozytose mit assoziierter klonaler, nicht der Mastzellreihe zuzuordnender, hämatologischer Erkrankung (SM-AHNMD)	Zusätzlich myeloische Erkrankung, meist myelodysplastische oder myeloproliferative Syndrome	Ungünstig
	Chronische Eosinophilenleukämie	
	CMML, AML	
	Sehr selten Lymphome	
Aggressiv systemische Mastozytose	Organdysfunktion aufgrund der ausgeprägten Mastzellvermehrung, Myelofibrose, Zytopenie, Leberversagen mit Aszites, Splenomegalie, Osteolysen mit pathologischen Frakturen, Malabsorption, Kachexie	Variabel, meist ungünstig
Mastzellleukämie	> 20 % Mastzellen im Knochenmarkaspirat, Mastzellen in der Regel unreif, oft blastär	Ungünstig
	Bei der typischen Variante > 10 % Mastzellen im Blutausstrich	
Mastzellsarkom	Maligner und destruktiver Tumor	Ungünstig
	Mastzellen mit hochgradig abnormen morphologischen Veränderungen	
Extrakutanes Mastozytom	Benigner Tumor bestehend aus reifen Mastzellen	Günstig

In seltenen Fällen kommen auch im Kindesalter systemische Mastozytosen vor.

26.4.2 Klinik des Erwachsenenalters

Die Mastozytose des Erwachsenenalters ist in der Mehrzahl eine Systemerkrankung mit Multiorganbeteiligung, aber auch auf die Haut begrenzte Formen kommen vor (Abb. 26.2).

Eine kutane Beteiligung wird bei 2/3 der von systemischer Mastozytose betroffenen Erwachsenen gefunden. Typischerweise zeigen sich multiple rotbraune ovale Maculae bis 8 mm Durchmesser, die nach Reibung erhaben und hellrot werden (Darier-Zeichen). Die betroffene Fläche und die Anzahl der Effloreszenzen kann sehr variabel sein und reicht von einzelnen Maculae an den Oberschenkelinnenseiten, Achseln oder Submammärfalten bis zu weitgehender Bedeckung des gesamten Hautorgans. Plötzlicher Temperaturwechsel, körperliche Anstrengung, Stress, emotionale Erregung, Alkohol oder Infekte können eine Aktivierung der akkumulierten Mastzellen (was bspw. einen Flush auslöst) oder – anders als bei Kindern – eine Hypotonie als Ausdruck einer Systemreaktion bewirken.

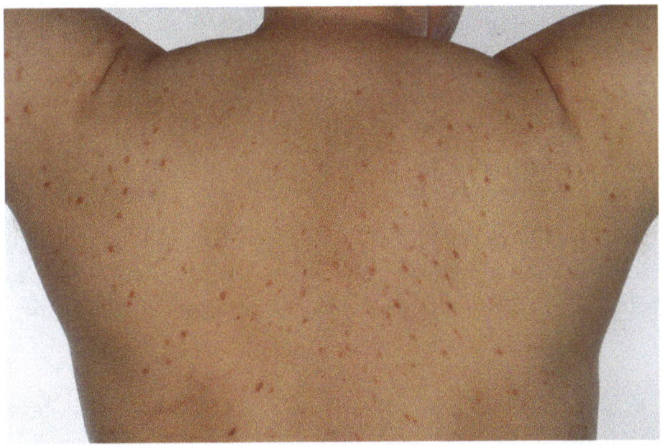

Abb. 26.2 Rotbraune Makulopapeln einer systemischen Mastozytose mit Hautbeteiligung im Erwachsenenalter

Im Senium wird regelmäßig eine partielle Involution der Hautmanifestation einer Mastozytose gesehen. Eine komplette Remission wie im Kindesalter kommt jedoch nicht vor. Seltene Sonderformen einer Mastozytose sind die Teleangiectasia macularis eruptiva perstans, die durch teleangiektatische Maculae charakterisiert ist. Diese werden wahrscheinlich durch angiogene Faktoren der Mastzellen induziert. Auch im Erwachsenenalter tritt die diffuse kutane Mastozytose auf, ohne dass spezifische klinische Zeichen an der Haut sichtbar wären.

Eine Mitbeteiligung des Gastrointestinaltrakts ist eine häufige Organbeteiligung. Abdominalschmerzen, Diarrhö, Übelkeit und Erbrechen sind typische Symptome. Oft werden von Betroffenen Nahrungsmittelintoleranzen berichtet.

Veränderungen des Skelettsystems in Form von Osteopenie und Osteoporose bestimmen die Morbidität bei langem Krankheitsverlauf. Während großflächige oder multiple Osteolysen Ausdruck einer aggressiven Verlaufsform sind, sind Wirbelkörperfrakturen im Rahmen einer manifesten Osteoporose eine typische Manifestation einer systemischen Mastozytose.

IgE-vermittelte Soforttypreaktionen können zu lebensbedrohlichen Anaphylaxien führen. Typisch für Anaphylaxien bei Mastozytosepatienten sind rasch einsetzende milde Hautsymptome (nur Flush ohne Urtikaria) unmittelbar gefolgt von Hypotonie, Kreislaufschock und Bewusstlosigkeit. Eine nicht-IgE-vermittelte Mediatorausschüttung aus den Mastzellen kann u. a. migräneartigen Kopfschmerz, Tachykardie, Hypotonie und Gerinnungsstörungen auslösen. Auch diese Zustände können schwere, teils lebensbedrohliche Formen annehmen und eine Abgrenzung zu einer Anaphylaxie schwierig gestalten.

Auch depressive Störungen und Fatigue werden regelmäßig assoziiert mit Mastozytose beobachtet. Blutbildveränderungen (Anämie, Thrombozytopenie, Leukopenie), Splenomegalie, Hepatomegalie, Aszites, Gewichtsverlust und Lymphadenopathie sind Zeichen eines aggressiven und malignen Verlaufs.

26.5 Diagnostik

Eine Hautbeteiligung ist durch die klinische Untersuchung und das Prüfen des Darier-Zeichens erkennbar. Eine histologische Sicherung mittels Hautbiopsie ist vielfach sinnvoll. Die Basis der Labordiagnostik besteht in der Bestimmung der Tryptase im Serum mittels Fluoroenzymimmunoassay (Referenzwert < 11,4 µg/l) und eines Differenzialblutbilds. Der Tryptasewert korreliert sowohl bei Kindern als auch bei Erwachsenen gut mit der Gesamtmastzellmasse im Körper. Ein wiederholt gemessener Tryptasewert über 20 µg/l begründet bei Erwachsenen den Verdacht auf eine systemische Mastozytose. Als weiterführende Diagnostik ist eine Knochenmarkbiopsie mit histologischer und immunhistochemischer Untersuchung (CD119- und CD25-Färbung) und KIT-Mutationsanalyse indiziert. Mittels Sonografie kann die Milz- und Lebergröße überwacht und auf Aszites oder Lymphadenopathie untersucht werden. Gastro- und Koloskopie sind bei gastrointestinalen Beschwerden indiziert. Osteodensitometrie oder Osteo-CT sind zur Verlaufskontrolle der Knochendichte bzw. zur Abklärung von Osteolysen sinnvoll. Eine Knochenmarkbiopsie ist im Kindesalter nur bei sehr ausgeprägten Tryptasewerten, Blutbildveränderungen oder Organomegalien (Hepatosplenomegalie, Lymphadenopathie) indiziert (Valent et al. 2013).

Die aktuell gültige WHO-Klassifikation der Mastozytose ist in ◘ Tab. 26.1 dargestellt. Gemäß den aktuellen Diagnosekriterien kann die Diagnose einer systemischen Mastozytose bei Vorliegen eines Hauptkriteriums und eines Nebenkriteriums oder von 3 Nebenkriterien gestellt werden (◘ Tab. 26.2). Das Vorliegen einer schwelenden systemischen Mastozytose (sSM) wird mithilfe von »B-Kriterien« (abgeleitet von »borderline benigne mastocytosis«) bzw. eine aggressive Mastozytose mit »C-Kriterien« (abgeleitet von »consider cytoreductive therapy«) (◘ Tab. 26.3) geprüft. Die diagnostische Einordnungen von Erkrankungen, die nur 1–2 Nebenkriterien einer systemischen Mastozytose erfüllen, ist schwierig. Über Anamnese und Untersuchung ist zu klären, ob Anhaltspunkte für eine wiederkehrende oder dauerhafte Mastzellaktivierung bestehen, die nicht durch eine andere Erkrankung (z. B. chronische spontane Urtikaria oder IgE-vermittelte Soforttyp-

◘ **Tab. 26.2** Diagnosekriterien einer systemischen Mastozytose nach WHO-Klassifikation

Kriterien	Kennzeichen
Hauptkriterium	Multifokale, dichte Mastzellinfiltrate (Mastzellaggregate von 15 oder mehr Zellen) nachgewiesen in Schnitten des Knochenmarks und/oder einem/mehreren anderen extrakutanen Organ/en und bestätigt mittels Tryptase-Immunhistochemie oder anderer Spezialfärbungen
Nebenkriterien	Mehr als 25 % der Infiltratmastzellen in Schnitten des Knochenmarks oder eines anderen extrakutanen Organs sind spindelförmig bzw. weisen eine atypische Morphologie auf oder mehr als 25 % aller Mastzellen in Ausstrichen des Knochenmarkaspirats sind unreif bzw. atypisch
	Nachweis einer KIT-Punktmutation in Kodon 816 in Knochenmark, Blut oder einem anderen extrakutanen Organ
	Koexpression von KIT mit CD2 und/oder CD25 in Knochenmark, Blut oder einem anderen extrakutanen Organ
	Tryptase im Serum dauerhaft > 20 µg/l

Tab. 26.3 B-Kriterien und C-Kriterien als Kennzeichen des Übergangs in eine aggressive Verlaufsform einer systemischen Mastozytose

Kriterien	Kennzeichen
B-Kriterien (zur sSM)	1. Markrauminfiltration > 30 % in der Knochenmarkhistologie und/oder Tryptase im Serum > 200 µg/l
	2. Zeichen für Dysplasie oder Myeloproliferation außerhalb der Mastzellinie im Knochenmark vorhanden, Kriterien für weitere Bluterkrankung (AHNMD) werden aber nicht erfüllt; normales oder leicht auffälliges Blutbild
	3. Hepatomegalie ohne Beeinträchtigung der Leberfunktion und/oder tastbare Splenomegalie ohne Hypersplenismus und/oder tastbare Lymphadenopathie (> 2 cm)
C-Kriterien (zur ASM)	1. Zeichen der Knochenmarkinsuffizienz mit einer oder mehreren Zytopenien (Neutrophile < 1 000/µl, HB < 10 g/dl, Thrombozyten < 100 000/µl), Kriterien für weitere Bluterkrankung (AHNMD) werden aber nicht erfüllt
	2. Tastbare Hepatomegalie mit Beeinträchtigung der Leberfunktion, Aszites und/oder portaler Hypertension
	3. Skelettbeteiligung mit ausgedehnten Osteolysen und/oder pathologischen Frakturen
	4. Tastbare Splenomegalie mit Hypersplenismus
	5. Zeichen für Malabsorption mit Gewichtsverlust durch gastrointestinale Mastzellinfiltrate

allergie) erklärbar und durch Messung der Tryptase im Serum objektivierbar ist. In diesem Fall kann phänomenologisch von einem Mastzellaktivierungssyndrom als provisorischer Diagnose gesprochen werden (Brockow 2013). Bei Nachweis monoklonaler Mastzellen (Nachweis einer D816V-Mutation und/oder CD25-Expression auf der Oberfläche) ohne kutane Mastozytose oder Hauptkriterien einer systemischen Mastozytose liegt ein monoklonales Mastzellaktivierungssyndrom (MMAS/primäres Mastzellaktivierungssyndrom) vor (Brockow 2013).

26.6 Patientenmanagement und Therapie

Eine Vorstellung und kooperative Betreuung von Mastozytosepatienten in spezialisierten Schwerpunktambulanzen ist wünschenswert. Bei systemischen Mastozytosen sind Kontrollen je nach Form in 3-monatigen bis jährlichen Abständen und bei kutanen Mastozytosen in jährlichen bis 2-jährigen Abständen sinnvoll. Anlass für weiterführende Untersuchungen sollten Sprünge beim Tryptasewert (Anstieg oder Absinken), Veränderungen im Blutbild (v. a. Zytopenie), Organomegalien, Leistungsminderung oder Gewichtsverlust sein.

Eine kurative Behandlung der Mastozytose steht bisher nicht zur Verfügung. Symptombezogen werden H1-/H2-blockierende Antihistaminika, Montelukast, Cromoglycinsäurepräparate, Protonenpumpenhemmer, UV-Behandlung (als Bade-PUVA oder UVA1-Therapie), Amitryptilin, Benzodiazepine, Kalzium, Vitamin D und Bisphosphonate eingesetzt. Bei aggressiver Mastozytose sind Therapieversuche mit Interferon-alpha und Cladribin (2-Chlorodeoxyadenosin, 2-CDA) beschrieben. Bei systemischen Mastozytosen mit zusätzlicher myeloischer Erkrankung anderer Zellreihen (SM-AHNMD) richtet sich die Therapie nach der zugrunde liegenden hämatologischen Erkrankung. Im Fall einer assoziierten Insektengiftallergie oder anamnestisch sicheren Soforttypreaktion nach Bienen- oder Wespenstich ist eine allergenspezifische Immuntherapie indiziert. Nach derzeitigem Kenntnisstand sollte eine allergenspezifische Immuntherapie in erhöhter Erhaltungsdosis und dauerhaft durchgeführt werden (vgl. ▶ Kap. 22, Insektengiftallergie). Bei wiederholten Anaphylaxien oder lebensbedrohlichem Mastzellaktivierungssyndrom kann – als individueller Heilversuch – Omalizumab eingesetzt werden.

Das Patientenmanagement fokussiert sich auf die Prävention ausgeprägter Mastzellaktivierung, Anaphylaxie und Osteoporose. Mechanische Reizung, rasche Temperaturwechsel, UV-Licht, körperliche Anstrengung, Stress und emotionale Erregung können potenzielle Trigger für eine ausgeprägte Mastzellaktivierung darstellen. Aktuelle Erfahrungen aus Mastozytosesprechstunden deuten darauf hin, dass die Mehrzahl der Mastozytosepatienten Arzneimittel im Allgemeinen komplikationslos verträgt. Dennoch ist bei Verordnung von Arzneimitteln mit mastzellaktivierender Wirkung (sog. Histaminliberatoren) Vorsicht geboten. In diese Arzneimittelgruppe gehören u. a. nichtsteroidale Antiphlogistika (z. B. Acetylsalicylsäure), Opiate (z. B. Kodein, Morphin), Röntgenkontrastmittel, Narkotika und Muskelrelaxanzien (z. B. Etomidat, Thiopental, Phenobarbital, Enflurane, Dextrane, Succinylcholin und Atropin) und einzelne Antibiotika (z. B. Vancomycin). Bei medizinischer Notwendigkeit ist bei unauffälliger Vorgeschichte die Verabreichung von mastzellaktivierenden Medikamenten unter engmaschiger ärztlicher Beobachtung und/oder Prämedikation grundsätzlich möglich. Wegen ungünstiger Eigenschaften bei Anaphylaxie mit Destabilisierung von Mastzellen sollten Betablocker und ACE-Hemmer nur in dringlicher Indikation in Absprache verordnet werden. Aufgrund eines erhöhten Anaphylaxierisikos empfiehlt die aktuelle Leitlinien für alle erwachsenen Patienten und alle Kinder mit Anaphylaxien (z. B. Nahrungsmittel oder Insektengift), mit bullösen Hautveränderungen in der Vorgeschichte oder mit diffuser kutaner Mastozytose die Verordnung von Notfallmedikamenten zur Selbstmedikation (sog. Notfallset) und die Ausstellung eines Notfallausweises. Als Notfallset sollte ein Adrenalin-Autoinjektor zur intramuskulären Injektion, ein flüssiges H1-blockierendes Antihistaminikum (z. B. Dimetinden) und ein flüssiges Glukokortikosteroid (z. B. Betametason oder Dexamethason) verordnet werden. Die Adrenalindosis ist bei Kindern mit einem Körpergewicht zwischen 15–30 kg zu reduzieren und unter 15 kg individuell festzulegen. Bei Kleinkindern empfiehlt sich der Einsatz von Glukokortikosteroid-Suppositorien anstelle eines flüssigen Glukokortikosteroids.

26.7 Zusammenfassung

Mastozytosen sind eine heterogene Gruppe myeloischer Erkrankungen mit unterschiedlichem Erscheinungsbild und Prognose. Systemische Mastozytosen sind Multiorganerkrankungen und bedürfen aufgrund eines erhöhten Risikos für Anaphylaxien einer Mitbetreuung durch den Allergologen. Die Bestimmung der Tryptase im Serum ist eine zum Screening geeignete Methode. Eine Anaphylaxieprävention mittels Notfallset und die dauerhafte Fortführung einer Immuntherapie bei Insektengiftallergie stellen potenziell lebensrettende Maßnahmen dar.

Literatur

Brockow K (2013) Mastzellaktivierungssyndrome. Hautarzt 64: 102–106

Bodemer C, Hermine O, Palmérini F, Yang Y, Grandpeix-Guyodo C, Leventhal PS, Hadj-Rabia S, Nasca L, Georgin-Lavialle S, Cohen-Akenine A, Launay JM, Barete S, Feger F, Arock M, Catteau B, Sans B, Stalder JF, Skowron F, Thomas L, Lorette G, Plantin P, Bordigoni P, Lortholary O, de Prost Y, Moussy A, Sobol H, Dubreuil P (2010) Pediatric mastocytosis is a clonal disease associated with D816V and other activating c-KIT mutations. J Invest Dermatol 130(3): 804–815

Schwaab J, Schnittger S, Sotlar K, Walz C, Fabarius A, Pfirrmann M, Kohlmann A, Grossmann V, Meggendorfer M, Horny HP, Valent P, Jawhar M, Teichmann M, Metzgeroth G, Erben P, Ernst T, Hochhaus A, Haferlach T, Hofmann WK, Cross NC, Reiter A (2013) Comprehensive mutational profiling in advanced systemic mastocytosis. Blood 122(14): 2460–2466

Valent P, Aberer E, Beham-Schmid C, Fellinger C, Fuchs W, Gleixner KV, Greul R, Hadzijusufovic E, Hoermann G, Sperr WR, Wimazal F, Wöhrl S, Zahel B, Pehamberger H (2013) Guidelines and diagnostic algorithm for patients with suspected systemic mastocytosis: a proposal of the Austrian competence network (AUCNM). Am J Blood Res 3(2): 174–180

Weiterführende Literatur

Guenova E, Volz T, Eichner M, Hoetzenecker W, Caroli U, Griesinger G, Burow G, Mitev V, Biedermann T (2010) Basal serum tryptase as risk assessment for severe Hymenoptera sting reactions in elderly. Allergy 65(7): 919–923

Biedermann T, Rueff F, Sander CA, Przybilla B (1999) Mastocytosis associated with severe wasp sting anaphylaxis detected by elevated serum mast cell tryptase levels. Br J Dermatol 141: 1110–1112

Brockow K, Akin C, Huber M, Metcalfe DD (2003) Assessment of the extent of cutaneous involvement in children and adults with mastocytosis: relationship to symptomatology, tryptase levels, and bone marrow pathology. J Am Acad Dermatol 48: 508–516

Ruëff F, Placzek M, Przybilla B (2006) Mastocytosis and Hymenoptera venom allergy. Curr Opin Allergy Clin Immunol 6: 284–288

Sperr WR, Jordan JH, Fiegl M, Escribano L, Bellas C, Dirnhofer S, Semper H, Simonitsch-Klupp I, Horny HP, Valent P (2002) Serum tryptase levels in patients with mastocytosis: correlation with mast cell burden and implication for defining the category of disease. Int Arch Allergy Immunol 128: 136–141

Valent P, Horny HP, Escribano L, Longley BJ, Li CY, Schwartz LB, Marone G, Nunez R, Akin C, Sotlar K, Sperr WR, Wolff K, Brunning RD, Parwaresch RM, Austen KF, Lennert K, Metcalfe DD, Vardimann JW, Bennett JM (2001) Diagnostic criteria and classification of mastocytosis: a consensus proposal. Leuk Res 25: 603–625

Valent P, Horny HP, Li CY, Longley BJ, Metcalfe DD, Parwaresch RM, Bennett JM (2001) Mastocytosis (Mast Cell Disease). In: Jaffe ED, Harris NL, Stein H, Vardiman JW (Hrsg) World Health Organization Classification of Tumours. Pathology and Genetics of Tumours of the Haematopoietic and Lymphoid Tissues. IARC Press, Lyon, S 291–302

Vaskulitiden

M. Röcken

T. Biedermann et al. (Hrsg.), *Allergologie*,
DOI 10.1007/978-3-642-37203-2_27,

27.1 Definition

Vaskulitiden sind Systemerkrankungen unterschiedlicher Natur, Gefahr und Häufigkeit. Gemeinsam ist ihnen die primäre Entzündung der Gefäßwand. Sie kann zu vermehrter Durchlässigkeit der Gefäßwand und zur sekundären Gefäßokklusion führen. Dies ist der prinzipielle Unterschied zu den Vaskulopathien, bei denen es primär zu einem Gefäßverschluss kommt, der sekundär eine Entzündung hervorruft. So können manche Krankheiten, wie z. B. Paraproteinämien, einerseits durch das Anhaften von Antikörpern an die Gefäßwand primär eine Vaskulitis, andererseits durch den Niederschlag in kleinen Gefäßen eine Vaskulopathie verursachen.

Für die Vaskulitiden wurden sehr unterschiedliche Einteilungen entwickelt. Häufige Klassifikationen beruhen darauf, sie primär nach dem histologisch dominierenden Bild und sekundär nach der Lokalisation im Gefäßsystem einzuteilen (Tab. 27.1).

27.2 Vaskulitiden der kleinen Gefäße

27.2.1 Leukozytoklastische Vaskulitis bei Immunkomplexvaskulitiden, Vasculitis allergica und Purpura Schönlein-Henoch

Die leukozytoklastische Vaskulitis ist ein Begriff aus der Histologie und primär deskriptiv, wird allerdings gerne mit der allergischen Vaskulitis und der Sonderform der Schönlein-Henoch Purpura gleichgesetzt. Bei diesen Krankheiten kommt es primär zur Bildung von großen Immunkomplexen, die sich an die Gefäßwände anlagern und anschließend im Rahmen einer Typ-III-Reaktion eine Immunkomplexvaskulitis verursachen. Bei Kindern findet man öfter Immunkomplexe aus IgA-Antikörpern, fast immer infolge eines Streptokokkeninfekts, der hierfür kausal ist. Bei Erwachsenen sind es häufiger IgM- oder IgG-Antikörper in den Immunkomplexen, meistens ebenfalls infolge eines bakteriellen Infekts, vermutlich insbesondere der Atemwege und des Urogenitaltrakts. Allerdings ist hier die Kausalität weniger genau belegt. Inwieweit Abbauprodukte von Tumorbestandteilen oder Medikamenten eine leukozytoklastische Vaskulitis triggern, ist unklar. Virale Infektionen, insbesondere mit Hepatitis B und C, sind besonders für die Sonderformen der durch Kälteagglutinine oder Krypoglobuline verursachten Vaskulitis verantwortlich. Weiter kommen hier Paraproteine im Rahmen von Plasmozytomen infrage.

Die leukozytoklastische Vaskulitis ist eine relativ häufige Entzündungsreaktion, insbesondere der kleinen Venolen. Daher stammt auch der Name »nekrotisierende Venulitis«; er kommt v. a. bei den Immunkomplexvaskulitiden vor. Bei diesen Erkrankungen dominiert die Erkrankung der Gefäße im Bereich der Haut, wobei insbesondere die unteren Extremitäten nach distal zunehmend betroffen sind. Andere Organe, speziell Gelenke (40 %), Niere (30 %), Gastrointestinaltrakt (30 %) etc., können mitbefallen sein. Dies ist bei IgA-Komplexen häufiger als bei IgM- oder IgG-Komplexen.

Klinik Die Krankheit manifestiert sich besonders an Unterschenkeln und bei Bettlägerigen auch am Rücken und gluteal. Man findet eine punktförmige, nicht wegdrückbare livid-erythematöse Purpura, die zu polyzyklischen Makulä konfluieren kann. Anstelle der Makulä können erythematöse Papeln oder urtikarielle Plaques auftreten, die zentral einbluten. Die Makulä, Papeln oder ödematösen Plaques können zentral nekrotisieren und ulzerieren. Bei schweren Verläufen kann es zu großflächigen hämorrhagischen Blasen und Nekrosen kommen. (Abb. 27.1,

Tab. 27.1 Einteilung der Vaskulitiden

Primär befallene Gefäße	Klassifikation	Besondere Aspekte
Klein	Immunkomplex-Vaskulitiden	Erwachsene, IgG/IgM
	Henoch-Schönlein-Purpura	Kinder, IgA
Klein bis mittelgroß	Wegenersche Granulomatose	cANCA-assoziiert
	Churg-Strauss-Syndrom	pANCA-assoziiert
	Mikroskopische Polyangiitis	ANCA-assoziiert
Mittelgroß	Polyarteriitis nodosa (PAN)	Kutan oder systemisch
	Kawasaki-Syndrom	–
Groß	Arteriitis temporalis	–
	Takayasu-Arteriitis	–

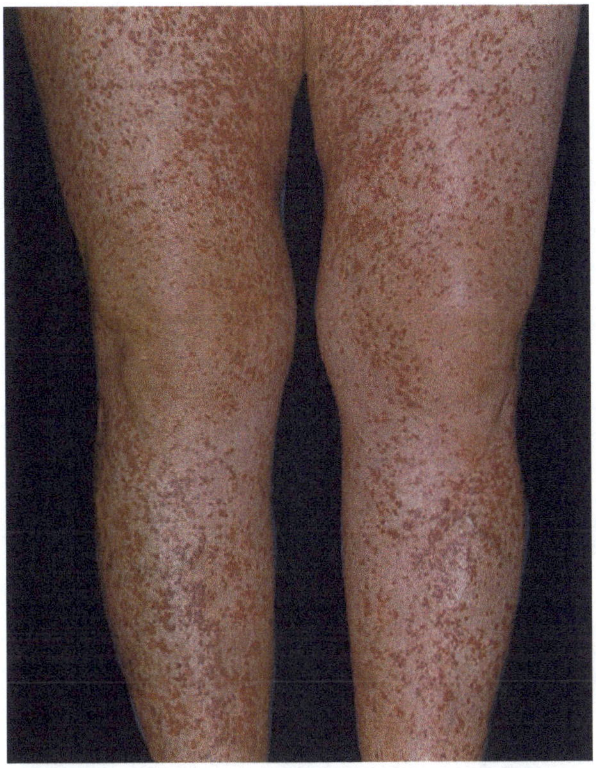

Abb. 27.1 Leukozytoklastische Vaskulitis. (Aus Röcken 1998)

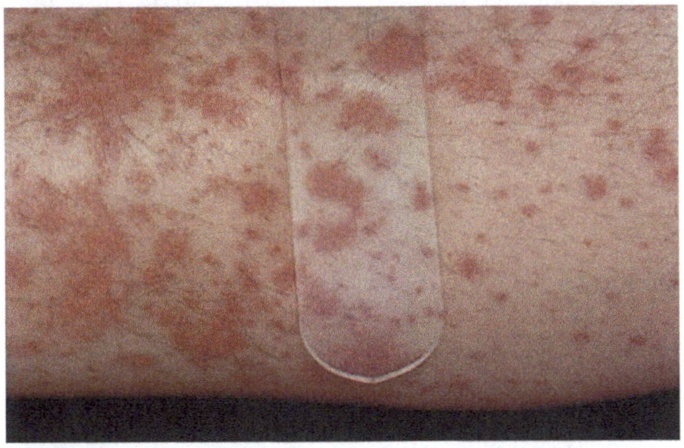

Abb. 27.2 Leukozytoklastische Vaskulitis. (Aus Röcken 1998)

Abb. 27.2). Es muss zum einen nach den möglichen Auslösern und zum anderen nach einer weiteren Organbeteiligung, die jedoch bei Erwachsenen selten klinisch bedeutsam ist, gesucht werden.

Diagnostik Die Diagnose wird klinisch gestellt und durch einen positiven Rumpel-Leede-Test bei normaler Gerinnung und Thrombozytenzahl und v. a. durch eine histologische und eine direkte Immunfluoreszenz-Untersuchung (DiF) bestätigt. In der Histologie fällt primär eine Degeneration der Gefäßendothelien mit Gefäßwandnekrose und einem perivaskulären Infiltrat, bevorzugt aus neutrophilen Granulozyten, auf. In der DiF finden sich entlang der Gefäße Ablagerungen von IgM oder IgG, bei Kindern im Rahmen einer Purpura Schönlein-Henoch häufiger IgA.

Verlauf und Therapie Die Erkrankung heilt in aller Regel innerhalb von 2 Wochen ab und bedarf nur einer Kompressionsbehandlung. Eine Systembehandlung ist bei Komplikationen, schneller Ausbreitung der Nekrosen und fehlender Spontanabheilung indiziert. Die Behandlung basiert auf systemischen Glukokortikoiden (0,5–1,0 mg/kg KG Prednison/Tag) die morbostatisch wirken. Bei Verdacht auf eine infektbedingte Immunkomplexbildung müssen sie in Kombination mit entsprechenden Antibiotika gegeben werden. Bei schweren, chronischen Verläufen können Dapson oder Immunsuppressiva wie Azathioprin indiziert sein.

27.2.2 Purpura Schönlein-Henoch

Die Purpura Schönlein-Henoch ist oft eine Poststreptokokken-Vaskulitis und betrifft in erster Linie Kinder zwischen 4 und 11 Jahren. Klinisch dominiert vielfach die Nierenbeteiligung. Meistens heilt diese spontan ab. Bei 5–10 % der Patienten ist die Nierenbeteiligung schwer und kann in eine progressive Glomerulonephritis übergehen.

Klinik Die Purpura Schönlein-Henoch zeichnet sich dadurch aus, dass sie oft auch am Stamm zu einer leukozytoklastischen Vaskulitis führt und dass eine Gelenk- sowie gastrointestinale Mitbeteiligung, die von Hämatemesis und Meläna begleitet sein kann, bei etwa der Hälfte auftritt.

Diagnostik Die klinische Diagnose kann durch eine histologische Untersuchung bestätigt werden. Eine Besonderheit ist, dass sich bei einer immunfluoreszenzmikroskopischen Untersuchung granuläre Niederschläge von IgA finden. Wichtig ist es, möglicherweise mitbeteiligte Organe wie Gelenke oder Gastrointestinaltrakt mit zu erfassen und die Symptome richtig zu interpretieren. Eine Suche nach einem bakteriellen Fokus ist wichtig.

Verlauf und Therapie Die Erkrankung heilt meistens innerhalb von 4–6 Wochen. Rückfälle werden nicht selten beobachtet. Die Prognose wird durch die Nieren- und Gelenkbeteiligung bestimmt, ist aber größtenteils sehr gut. Auf Populationsebene scheint die Gabe von Glukokortikoiden keinen prognostischen Vorteil für die Niere zu bringen. Allerdings ist ihre Bedeutung bei dem kleinen Anteil an Patienten mit Komplikationen nicht genau erfasst. Bei schweren Krankheitsmanifestationen kann nicht von den statistischen Daten zur Niere bspw. auf die Miterkrankung der Haut oder Gelenke geschlossen werden: So sind bei schnell fortschreitender Entzündung und Nekrose systemische Glukokortikoide und nicht ein Abwarten bis zur Zerstörung des Organs angezeigt.

27.3 ANCA-assoziierte Vaskulitiden

27.3.1 Granulomatose mit Polyangiitis, Wegener-Granulomatose

Die Erkrankung beginnt meist mit einer chronischen Entzündung im Bereich der Atemwege oder der Niere (»ear nose throat lung kidney«: ELK-Syndrom). Häufig gehen chronische Infektionen der oberen Atemwege mit Staphylococcus aureus der Granulomatose mit Polyangiitis voraus, sodass als Ursache eine krankhafte hypererge Reaktion auf einen Infekt gesehen werden kann. Dies wird auch dadurch unterstützt, dass bei einer frühen lokalisierten Form eine nachhaltige Therapie mit Trimethoprim-Sulfamethoxazol ausreichend sein kann.

Pathognomonisch sind antineutrophile Antikörper im Serum, die eine diffuse grobgranuläre zytoplasmatische Fluoreszenz (c-ANCA) verursachen, indem sie die Proteinase 3 aus neutrophilen Granulozyten erkennen. Experimentelle Daten zeigen, dass letztere für die Krankheitsentwicklung zumindest mitverantwortlich sind.

Klinik Es kommt entweder zu einer eher schleichenden Entwicklung von granulomatösen Knoten, die dann zerfallen. Diese zeigen sich bei der Untersuchung von Nase und Mund, Lunge oder Nieren entweder als grubenartige Substanzdefekte, durch den Zerfall subkutaner oder ossärer Knoten, oder als Granulome und im Bereich der Schleimhäute als ulzerierte Knoten. Bei Nierenbeteiligung fällt eine Proteinurie auf. Alternativ beginnt die Krankheit akut mit Fieber, starker Beeinträchtigung des Allgemeinbefindens und häufig dann auch mit einzelnen Knoten, hervorgerufen durch eine nekrotisierende Vaskulitis im Bereich der Haut oder ulzerierenden Granulomen an Haut und Schleimhäuten. In der Regel sind es wenige Knoten.

Diagnostik Hinweisend sind primär eine akut entzündliche, schwere Erkrankung der Atemwege mit Ulzera im Bereich von Mund oder Nase oder Granulomen bzw. deren nachfolgende Defekte. Typisch sind ein Thorax-Röntgen mit Granulomen der Lunge, eine Proteinurie und die c-ANCA, die bei etwa 80–90 % nachweisbar sind. Am sichersten erfolgt die Diagnose aus der Histologie eines Granuloms. Hier zeigen sich Granulome mit gruppierten Makrophagen, Monozyten, T-Lymphozyten und häufig neutrophilen Granulozyten. Sie unterscheiden sich von den nackten Granulomen der Sarkoidose, ohne T-Lymphozyten oder neutrophile Granulozyten, und den T-Zell-infiltrierten Granulomen der Tuberkulose mit den charakteristischen Riesenzellen.

27.3.2 Eosinophile Granulomatose mit Polyangiitis (EPGA), Allergische Granulomatose, Churg-Strauss-Syndrom

Diese Form der Vaskulitis betrifft vorwiegend die kleineren und mittleren Gefäße.

Klinik Die Krankheit tritt im mittleren Erwachsenenalter auf und verläuft in aller Regel in 3 Phasen. Charakteristisch ist der Beginn mit einem allergischen Asthma oder einer ausgeprägten allergischen Rhinitis, der eine zweite Phase mit einer starken Bluteosinophilie (> 10 % Eosinophile) folgt. Anschließend folgt die Vaskulitis Monate oder Jahre später. Sie betrifft insbesondere die Lunge, in der sie zu Granulomen führt, Herzgefäße und Herzmuskel, die Niere mit Funktionseinschränkung und Proteinurie, den Gastrointestinaltrakt mit Blutungen und das zentrale Nervensystem, aber auch die Haut.

Diagnostik Für die Diagnostik sind die Klinik, bei der die Eosinophilie eine wichtige Rolle spielt, und die Histologie mit Granulomen mit zahlreichen eosinophilen Granulozyten entscheidend. Ein weiteres Kriterium ist der Nachweis von perinukleären antineutrophilen zytoplasmatischen Antikörpern (p-ANCA) im Serum, allerdings nur bei knapp der Hälfte der Patienten.

27.3.3 Mikroskopische Polyangiitis (MPA)

Die MPA ist eine seltene Systemvaskulitis, die als nekrotisierende Vaskulitis der kleinen Gefäße beschrieben wird. Es finden sich keine Antiköperablagerungen entlang der Gefäße. Die Gefäßschäden der MPA und der Panarteriitis nodosa (PAN) sind ähnlich. Im Gegensatz zur PAN betrifft die MPA aber die kleineren Gefäße und ist in aller Regel mit p-ANCA oder c-ANCA assoziiert. Im Unterschied zur allergischen Granulomatose und Granulomatose mit Polyangiitis treten aber keine Granulome auf.

Klinik Die nekrotisierende Glomerulonephritis ist häufig, ebenso die pulmonale Kapillaritis. Die Haut erkrankt bei 30–40 % der Patienten.

Diagnostik Die Diagnose wird v. a. durch die histologische Einordnung gestellt. Der Nachweis von p-ANCA oder c-ANCA ist wegweisend, aber nicht zwingend.

Therapie der ANCA-assoziierten Vaskulitiden Bei der Granulomatose mit Polyangiitis kann im sehr frühen Stadium eine präventive Therapie mit Trimethoprim-Sulfamethoxazol über einen längeren Zeitraum die Krankheitsentwicklung verhindern. Je nach Akuität und Schwere beginnt man die Behandlung mit hochdosierten Glukokortikoiden und entweder Azathioprin oder Mycophenolat Mofetil. Während Azathioprin oder Mycophenolat Mofetil auf lange Frist beibehalten werden, wird versucht, die Glukokortikoide auf etwa 5 mg/Prednisolonäquivalent zu senken. Eine französische, multizentrische Studie hat kürzlich belegt, dass eine B-Zell-Depletion mit einem Anti-CD20-Antikörper zu ähnlichen therapeutischen Erfolgen führt. Ist eine sehr schnell wirksame Therapieeinleitung nötig, wird in der Regel mit Cyclophosphamid begonnen und nach Stabilisierung auf die Therapie mit Glukokortikoiden und entweder Azathioprin oder Mycophenolat Mofetil umgestellt.

27.4 Vaskulitiden der mittelgroßen Gefäße

27.4.1 Polyarteriitis nodosa, Panarteriitis nodosa, Periarteriitis nodosa (PAN)

Die Polyarteriitis nodosa ist eine seltene nekrotisierende Vaskulitis, die besonders Bifurkationen kleinerer und mittlerer Arterien befällt. Die 5-Jahres-Überlebensrate war vor Einführung der kombinierten immunsuppressiven Therapie < 15 % und liegt seitdem bei 90 %. Die einzig klare Assoziation besteht zu einer Hepatitis B oder C mit persistierendem Antigen, das auch in den Läsionen gefunden werden kann. Aus ungeklärten Gründen kommt es an den Arterien herdförmig zu einer Entzündung, in der einerseits zentral die neutrophilen Granulozyten auffallen und andererseits die starke Intimaproliferation. Je nach Lokalisation der Entzündung ist eine Wandruptur möglich. Diese ist in der Regel inkomplett und führt daher zu aneurysmaartigen Aussackungen, die sekundär rupturieren und zu starken Blutungen führen können. Diese Aussackungen sind radiologisch oft gut darstellbar. Überwiegt die Intimaproliferation, kommt es distal zum Gefäßverschluss, der klinisch eine Livedo racemosa oder einen Infarkt zur Folge hat.

Klinik Meist erkranken Menschen im mittleren Erwachsenenalter. Alle Organsysteme können betroffen sein. Am häufigsten manifestiert sich die Vaskulitis an der Niere (70 %). Am zweithäufigsten wird die Polyarteriitis nodosa im Bereich des zentralen und peripheren Nervensystems und der Haut diagnostiziert. Im Bereich der Haut, meist an den Beinen, finden sich einzelne oder gruppierte subkutane Knoten, die oft schmerzen, zentral ulzerieren können

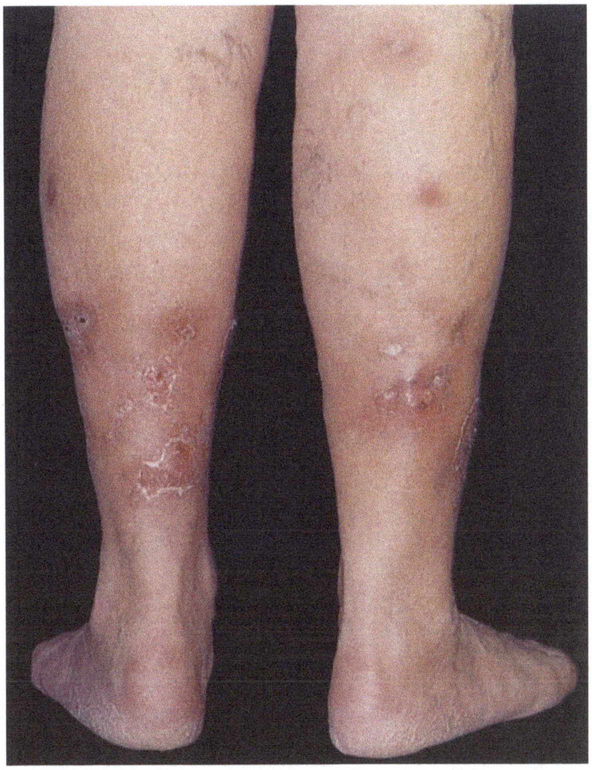

Abb. 27.3 Periarteriitis nodosa. (Aus Röcken 1998)

und dann distal zu einer Livedo racemosa führen. Wegweisend können Nekrosen des Nagelfalzes und der Fingerspitzen sein. Je nach befallenem Organsystem stehen Urämie, neurologische, kardiale oder gastrointestinale Symptome im Vordergrund.

Diagnostik Abgesehen vom Nachweis einer Hepatitis findet sich nur in der akuten Phase eine Erhöhung des c-reaktiven Proteins und der BSG. Diagnostisch ist somit die Klinik, in Abwesenheit spezifischer Laborparameter. Unterstützt wird die Diagnose angiographisch, womit die postentzündlich entstehenden Aneurysmen dargestellt werden können. Wenn möglich, sollte Gewebe für eine histologische Untersuchung gewonnen werden. Dafür sollte eine tiefe Biopsie aus dem Randbereich eines subkutanen Knotens und bei fehlender Erkrankung der Haut eine Nierenbiopsie erfolgen. Die Polyarteriitis nodosa kann isoliert ein einzelnes Organ befallen wie das Nervensystem oder die Haut. Rein kutane Verlaufsformen sind definitionsgemäß nicht tödlich und wurden auch als Periarteriitis nodosa benigna bezeichnet (Abb. 27.3). Diese Einteilung ist angesichts des unvorhersehbaren Verlaufs heute als problematisch zu betrachten.

Therapie und Verlauf Bei der Polyarteriitis nodosa beginnt, je nach Akuität und Schwere, die Behandlung mit hochdosierten Glukokortikoiden und entweder Azathioprin oder Mycophenolat Mofetil. Während Azathioprin oder Mycophenolat Mofetil langfristig beibehalten werden, wird versucht, die Glukokortikoide auf etwa 5 mg/Prednisolonäquivalent zu senken. Ist eine sehr schnell wirksame Therapieeinleitung nötig, wird in der Regel mit Cyclophosphamid begonnen und nach Stabilisierung auf die Therapie mit Glukokortikoiden und entweder Azathioprin oder Mycophenolat Mofetil umgestellt. Die Prognose der PAN hat sich deutlich verbessert mit 5-Jahres-Überlebensraten von 70–90 %.

27.4.2 Mukokutanes Lymphknotensyndrom, Kawasaki-Syndrom

Es ist eine hochfieberhafte akute Erkrankung mit zahlreichen Ähnlichkeiten zu den akuten schweren Viruskrankheiten, mit starkem Fieber, stark beeinträchtigtem Allgemeinbefinden, ausgeprägter Lymphknotenschwellung im Kopf-Hals-Bereich, evtl. Nierenbeteiligung, die mit einer nekrotisierenden Entzündung der kleinen und mittleren arteriellen Gefäße, besonders der Herzgefäße, einhergeht. Letztere führt ohne Therapie häufig zum Tod.

Klinik Die Kinder sind akut schwer krank, ähnlich wie früher bei Masern, mit hohem Fieber, das nicht auf Antibiotika anspricht. Die Entzündung dominiert im Kopf-Hals-Bereich mit einer ausgeprägten Lymphadenopathie. Wichtig ist es, früh an die mögliche Herzbeteiligung zu denken und diese ab dem fünften Tag wiederholt abzuklären.

Diagnostik Sie erfolgt kardiologisch.

Verlauf und Therapie Die sonst häufig tödlich verlaufende Krankheit kann meistens durch eine Behandlung mit Hochdosisimmunglobulinen (2 g/kg Körpergewicht über 2–5 Tage) gut kontrolliert werden. Die weitere Therapie wird durch das Ausmaß der Herzerkrankung und die oft miterkrankte Niere bestimmt.

27.5 Vaskulitiden der großen Gefäße

27.5.1 Arteriitis temporalis, Riesenzellarteriitis

Die Riesenzellarteriitis wird als T-Zell-abhängige Autoimmunkrankheit der großen arteriellen Gefäße angesehen.

Klinik Bei Menschen jenseits des 70. Lebensjahres liegt die Morbidität bei etwa 0,5 %. Häufig nach unspezifischen

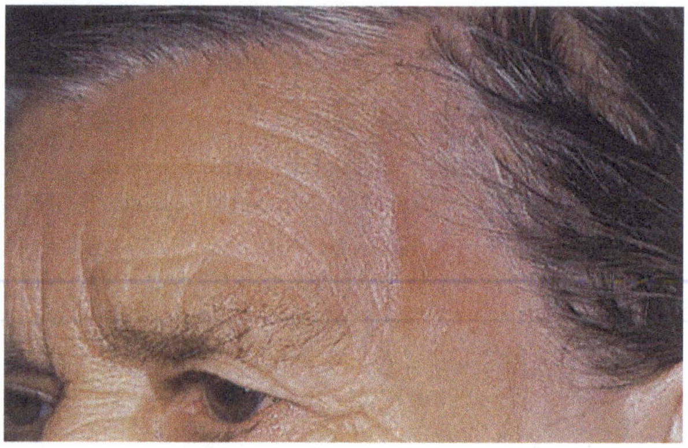

Abb. 27.4 Arteriitis temporalis. (Aus Röcken 1998)

Prodromalstadien treten ein- oder doppelseitige Kopfschmerzen neu auf. Sie können von Sehstörungen und seltener anderen neurologischen Symptomen begleitet sein. Die Temporalarterie ist dann verhärtet und verdickt, die Haut oft entzündlich geschwollen. Es kann zu kutanen Nekrosen und Blindheit kommen. Wichtig ist zu wissen, dass auch andere Arterien primär betroffen sein können, wie bspw. die Arteria parietalis, die dann zu einem schmerzenden Ulcus der Kopfhaut führt. Eine Erblindung und ein Schlaganfall sind jederzeit möglich.

Diagnostik Wegweisend ist eine deutlich erhöhte BSG (> 50 mm pro Stunde). Auch das CRP ist erhöht. Es besteht akute Erblindungsgefahr (Abb. 27.4). Wenn möglich, sollte die Diagnose histologisch durch eine etwa 2,5 cm lange Arterienbiopsie gesichert werden. Diagnostisch ist die Intimaproliferation in der histologischen Untersuchung, die zum Gefäßverschluss führt. In der Tunica media finden sich Granulome, eine Ansammlung von Monozyten/Makrophagen sowie die namensgebenden Riesenzellen.

27.5.2 Polymyalgia rheumatica

Der Arteriitis temporalis verwandt und mit ihr oft gleichzeitig vorkommend, ist die Polymyalgia rheumatica.

Klinik Wegweisend sind die ausgeprägten Muskelschmerzen im Bereich der Schulter- und Hüftmuskulatur. Dies kann zur Atrophie der betroffenen Muskelregionen führen.

Diagnostik Wegweisend sind die akut einsetzenden Muskelschmerzen bei Menschen > 65 Jahre und die erhöhte BSG (> 40 mm/h), ein erhöhtes CRP und die Abwesenheit von nachweisbaren Rheumafaktoren. Eine Biopsie der Arteria temporalis, die auf eine Riesenzellarteriitis hinweist, kann diagnostisch sehr hilfreich sein.

Therapie Die Therapie besteht aus Glukokortikoiden, 60–100 mg Prednisolonäquivalent, bei drohender Blindheit oder neurologischen Ausfällen bis 1 g/Tag. Die Glukokortikoiddosis wird anschließend reduziert entsprechend der BSG und evtl. auf Methotrexat als Glukokortikoidersatz, mit den Glukokortikoiden überlappend, umgestellt. Die Therapiedauer beträgt meist etwa 2 Jahre, bis die Krankheit spontan abgeklungen ist.

27.5.3 Takayasu-Arteriitis, Aortenarteriitis, Pulseless Disease

Die Takayasu-Arteriitis entspricht einer Riesenzellarteriitis der großen Arterien wie Aorta und Pulmonalarterie. Sie betrifft besonders junge Frauen (< 40 Jahre) aus dem asiatischen Raum. Durch die Zerstörung der Aortenwand kann es zur Aneurysmabildung kommen und durch die Unterbrechung der arteriellen Durchblutung zu peripheren Nekrosen.

Diagnostik Auffallend ist der akute Pulsverlust, eine Claudicatio mit entsprechender Symptomatik einer Arterie oder die Blutdrucksenkung in einer Brachialarterie bei jüngeren Frauen meist asiatischen Ursprungs. Hinzu kommt eine stark erhöhte BSG. Wenn durchführbar, zeigt die Histologie eine Durchsetzung der Arterienwand mit Neutrophilen sowie eine granulomatöse Entzündung.

Therapie und Verlauf Die Therapie der Wahl ist die frühzeitige und sofortige Gabe hoher Glukokortikoiddosen (60–100 mg Prednisolon/Tag). Weiter werden Methotrexat oder Glukokortikoide zusammen mit Azathioprin bei längeren Therapiezeiten verwendet, um Glukokortikoide einzusparen.

27.6 Fazit

Klinik, histologische Untersuchung und Laboruntersuchung sind die Grundlage der Diagnostik bei Verdacht auf eine Vaskulitis. Sowohl die leukozytoklastische Vaskulitis als auch ANCA-assoziierte Vaskulitiden können durch Infekte und möglicherweise Medikamente ausgelöst werden. Letztere sollten nach Absetzen des angeschuldigten Medikaments abheilen.

Literatur

Röcken M (1998) Vaskulitis. In: Heppt W, Renz H, Röcken M(Hrsg) Allergologie, 1. Aufl. Springer, Berlin, S 208–213

Weiterführende Literatur

Audemard-Verger A, Pillebout E, Guillevin L et al. (2015) IgA vasculitis (Henoch-Shönlein purpura) in adults: Diagnostic and therapeutic aspects. Autoimmun Rev Feb 14. pii: S1568-9972(15)00036-1. doi: 10.1016/j.autrev.2015.02.003

Bacon PA (1993) Systemic vasculitis syndromes. Curr Opin Rheumatol 5: 5–10

Calabrese LH (1991) Cutaneous vasculitis, hypersensitivity vasculitis, erythema nodosum, and pyoderma gangrenosum. Curr Opin Rheumatol 3: 23–27

Callen JP (1993) Cutaneous vasculitis and other neutrophilic dermatoses. Curr Opin Rheumatol 5: 33–40

Falk RJ, Jennette JC (1991) Wegener's granulomatosis, systemic vasculitis, and antineutrophil cytoplasmic autoantibodies. Annu Rev Med 42: 459–469

Fritsch PO (1992) Nekrotisierende Vaskulitis I: Grundlagen. Hautarzt 43: 599–604

Fritsch PO (1992) Nekrotisierende Vaskulitis II: Klinische Syndrome. Hautarzt 43: 729–738

Gallasch G (1992) Arteriitis temporalis. Dtsch Med Wochenschr 117: 625–628

Gioffredi A, Maritati F, Oliva E et al. (2014) Eosinophilic granulomatosis with polyangiitis: an overview. Front Immunol 5: 549

Goeser MR, Laniosz V, Wetter DA (2014) A practical approach to the diagnosis, evaluation, and management of cutaneous small-vessel vasculitis. Am J Clin Dermatol 15: 299–306

Greco A, Rizzo MI, De Virgilio A et al. (2015) Churg-Strauss syndrome. Autoimmun Rev 14: 341–348

Hagen EC, Ballieux BD, van Es LA et al. (1993) Antineutrophil cytoplasmic autoantibodies; a review of the antigens involved, the assays, and the clinical and possible pathogenetic consequences. Blood 81: 1996–2002

Hoffmann GS, Calabrese LH (2014) Vasculitis: determinants of disease patterns. Nat Rev Rheumatol 10: 454–462

Jennette JC, Falk RJ, Andrassy K et al. (1994) Nomenclature of systemic vasculitides. Proposal of an international consensus conference. Arthritis Rheum 37: 187–192

Johnson EF, Lehman JS, Wetter DA et al. (2014)Schönlein-Henoch purpura and systemic disease in children: retrospective study of clinical findings, histopathology and direct immunofluorescence in 34 paediatric patients. Br J Dermatol Oct 11. doi: 10.1111/bjd.13472

Kallenberg CG (2014) Key advances in the clinical approach to ANCA-associated vasculitis. Nat Rev Rheumatol 10: 484–493

Luqmani RA (2014) State of the art in the treatment of systemic vasculitides. Front Immunol 5: 471

Makol A, Matteson EL, Warrington KJ (2015) Rheumatoid vasculitis: an update. Curr Opin Rheumatol 27: 63–70

Masi AT, Hunder GG, Lie JT et al. (1990) The American College of Rheumatology 1990 criteria for the classification of Churg-Strauss syndrome (allergic granulomatosis and angiitis). Arthritis Rheum 33: 1094–1101

Mulhearn B, Bruce IN (2015) Indications for IVIG in rheumatic diseases. Rheumatology (Oxford) 54: 383–391

Röcken M, Schaller M, Burgdorf W (2010) Taschenatlas Dermatologie. Grundlagen, Diagnostik, Klinik, 1. Aufl. Thieme, Stuttgart

Vogel PS, Nemer J, Sau P et al. (1992) Churg-Strauss syndrome. J Am Acad Dermatol 27: 821–824

Weyand CM, Goronzy JJ (2014) Clinical practice. Giant-cell arteritis and polymyalgia rheumatica. N Engl J Med 371: 50–57

Arzneimittelallergien

A. J. Bircher

T. Biedermann et al. (Hrsg.), *Allergologie*,
DOI 10.1007/978-3-642-37203-2_28, © Springer-Verlag Berlin Heidelberg 2016

28.1 Einleitung

Am häufigsten manifestiert sich eine Arzneimittelallergie an der Haut. Milde unkomplizierte makulöse und papulöse Exantheme ohne schwere systemische Symptome repräsentieren wiederum die häufigsten kutanen unerwünschten Arzneimittelwirkungen (UAW). An zweiter Stelle stehen die urtikariellen Exantheme mit oder ohne Angioödemen. Das entzündliche Reaktionsmuster der Haut resultiert in unterschiedlichen Manifestationen, die andere Hautkrankheiten imitieren können. Auch initial milde Hautveränderungen können Prodromalzeichen für schwere bullöse Exantheme oder im Fall der Urtikaria einer Anaphylaxie darstellen (Bircher 1996, 2008).

28.2 Definition

Die kutanen Arzneimittelnebenwirkungen gehören zur Übergruppe der unerwünschten Arzneimittelwirkungen (UAW). Diese sind gemäß einer Definition der WHO eine unbeabsichtigte potenziell schädigende Reaktion auf eine Substanz, die in einer Dosis eingesetzt wird, welche einem prophylaktischen, diagnostischen oder therapeutischen Zweck dient (Edwards u. Aronson 2000). Die UAW werden aus genereller Sicht in die Kategorien vom Typ A–F eingeteilt (Tab. 28.1).

28.3 Epidemiologie

Zwischen 10 und 20 % der Behandelten erleiden eine UAW jeglicher Genese, etwa 15–20 % davon betreffen die Haut, 2–5 % führen zur Hospitalisation. Die Mortalität beträgt zwischen 1 und 3 %. Arzneimittelexantheme sind die häufigsten Überempfindlichkeitsreaktionen und komplizieren etwa 3/1 000 Behandlungszyklen (Demoly u. Hillaire-Buys 2004). Sie repräsentieren somit die Mehrheit (31–90 %) der medikamentösen Hautreaktionen (Bigby 2001; Nigen et al. 2003).

Als häufig gilt eine UAW, wenn sie bei etwa 1 von 100 Patienten auftritt, als selten bei 1 von 1 000 Patienten, sehr selten bei 1 von 10 000 Patienten. Viele der seltenen UAW werden deshalb erst in der »postmarketing surveillance« beobachtet und erfasst.

Während Typ-A-Reaktionen für ca. 65–80 % aller UAW verantwortlich sind, entfallen auf die Überempfindlichkeitsreaktionen (Typ B) ca. 15–30 %. In bis zu 20 % aller UAW ist die Haut mit betroffen im Sinn eines objektiven Befunds oder subjektiven Symptoms an Haut, Übergangsschleimhäuten oder Hautanhangsgebilden und stellt daher ein wichtiges Markerorgan dar. Die überwiegende Zahl der kutanen Arzneimittelnebenwirkungen gehört zum Typ B, d. h. sie sind nicht vorhersehbar. Ihre Morphologie ist nicht spezifisch, d. h. einerseits können verschiedene Arzneimittel eine sehr ähnliche klinische Manifestation auslösen, andererseits kann dasselbe Arzneimittel, z. B. ein Aminopenizillin, sowohl eine Anaphylaxie beim einen, als auch ein makulopapulöses Exanthem bei einem anderen sowie ein vesikulobullöses Exanthem bei einem dritten Patienten auslösen.

28.4 Risiko- und Kofaktoren

Risikofaktoren umfassen patienten-, krankheits- und arzneimittelbezogene Faktoren. Weibliches Geschlecht und höheres Alter, unterliegende Krankheiten wie Immundefizienz, Autoimmunkrankheiten, lymphoproliferative Erkrankungen und virale Infektionen wie HIV, EBV (Renn et

Tab. 28.1 Typen unerwünschter Arzneimittelwirkungen (UAW). (Mod. nach Bircher 1996, 2008)

Form	Bezeichnung	Andere Begriffe	Beispiel
Typ A	Augmentiert	Toxizität, verstärkte Wirkung	Hypoglykämie unter Diuretika
Typ B	Bizarr	Hypersensitivitätsreaktionen, oft immunologischer Mechanismus (IgE, T Zellen) oder nichtimmunologische Pseudoallergie	Makulopapulöses Exanthem auf Aminopenizillin, Urtikaria auf Cephalosporin
Typ C	Kumulativ (»cumulative«)	Weitgehend dosisabhängige kumulative Wirkung	Atrophie unter Glukokortikoiden
Typ D	Lange Latenzdauer (»delayed«)	Long delay	Tumoren unter Immunsuppression/Zweitkarzinom Jahre nach Zytostatikatherapie
Typ E	Entzug, Therapieende	End of treatment	Rebound nach Absetzen von Antihistaminika oder Glukokortikoiden
Typ F	Fehlschlag	Failure	Keine/ungenügende Wirkung

Tab. 28.2 HLA Typen mit erhöhtem Risiko für SJS oder TEN. (Mod. nach Bircher 2013)

Arzneimittel	HLA-Typ
Sulfonamide	HLA-A29, HLA-B 12, HLA-DR7
Oxicam	HLA-A2, HLA-B 12
Carbamazepin	HLA-B*1502, HLA-A *3101
Allopurinol	HLA-B*5801
Methazolamid	HLA-B59
Abacavir	HLA-B*5701

al. 2002) und HHV (Tohyama u. Hashimoto 2011) sind mit einer höheren Prävalenz assoziiert. Pharmakogenetische Faktoren, v. a. HLA-Allele wie HLA-B*1502, HLA-B*5801 oder HLA-B*5701 gehen mit einem erhöhten Risiko für z. B. Stevens-Johnson Syndrom oder TEN auf Carbamazepin, Allopurinol, und Abacavir einher (Tab. 28.2). In Europäischen Populationen war HLA-A*3101 mit einer höheren Inzidenz für schwere und makulopapulöse Exantheme auf Carbamazepin assoziiert (Profaizer u. Eckels 2012; Wei et al. 2012). Während kleinmolekulare Haptene eher T-Zell-vermittelte Reaktionen auslösen, induzieren therapeutische Peptide wie Insuline oder Biologika (Scherer et al. 2010) eher eine Antikörperimmunantwort vom IgG- oder IgE-Typ. Allerdings können chemische reaktive Haptene oder ihre Metaboliten nach Bindung an körpereigene Peptide ebenfalls Antikörper induzieren, wie es z. B. von den Betalactamen her bekannt ist.

28.5 Pathogenetische Modelle

Die hier diskutierten UAWs vom Typ B umfassen unterschiedliche Pathomechanismen. Detaillierte Angaben sind in anderen Kapiteln dieses Buches (▶ Kap. 5, Antigen- bzw. Allergenpräsentation; ▶ Kap. 8, Adaptive Immunität durch T-Lymphozyten; ▶ Kap. 9, B-Lymphozyten und der Antikörperklassenwechsel zu IgE; ▶ Kap. 16, Pathogenetische Grundlagen pseudoallergischer Reaktionen) besprochen. Alle vier Typen nach Coombs & Gell können durch verschiedene Arzneimittel bei verschiedenen Individuen ausgelöst werden. Die IgE-vermittelte Typ-I-Reaktion (▶ Kap. 9, B-Lymphozyten und der Antikörperklassenwechsel zu IgE; ▶ Kap. 10, Immunologische Grundprinzipien der allergischen Entzündung; ▶ Kap. 20, Anaphylaxie; ▶ Kap. 21, Kofaktoren bei Soforttypreaktionen) wird v. a. auf Antibiotika, seltener auch auf andere Gruppen wie jodierte Kontrastmittel und Muskelrelaxanzien, beobachtet. Die klinisch nicht abgrenzbare nicht-IgE-vermittelte pseudoallergische Reaktion spielt insbesondere bei Reaktionen auf Analgetika und NSAR, Kontrastmittel sowie auch Biologika eine Rolle. Seltener wurden derartige Reaktionen auch auf Protonenpumpenhemmer und viele andere Arzneimittel beschrieben (Bonadonna et al. 2012).

Die über T-Zellen vermittelte allergische Reaktion vom Typ IV nach Coombs & Gell spielt speziell bei den unkomplizierten makulopapulösen Exanthemen, dem Flexurenexanthem, aber auch bei schwereren Verläufen wie dem medikamentösen Hypersensitivitätssyndrom und der akuten generalisierten Pustulose (AGEP) eine Rolle.

Andere immunologische Reaktionen auf Medikamente kommen insgesamt seltener vor. Dazu zählt die Serumkrankheit (Typ-III-Reaktion, Immunkomplexbildung), als deren Auslöser v. a. Penizilline, Cotrimoxazol, Cefaclor und Rifampicin bekannt geworden sind und die sich durch Fieber, urtikarielle Exantheme, Lymphadenopathie, Arthralgien und periphere Ödeme äußert. Auch die via Typ-II-Reaktion ausgelösten UAW die sich insbesondere als Zytopenien (Leukopenie, Thrombozytopenie, Anämie) mit verzögert auftretenden »indirekten« Symptomen (Infektanfälligkeit, Purpura usw.) manifestieren können, sind selten.

Bei Vorliegen eines immunologischen Auslösemechanismus ist, unabhängig vom dabei induzierten immunologischen Korrelat, immer von einer vorhergehenden, klinisch stummen Sensibilisierungsphase von im Minimum 5–10 Tagen auszugehen, bis die klinische Manifestation auftritt. Allerdings kann ein Patient mehrere Male ein Arzneimittel einnehmen, bis die immunologische Sensibilisierungsphase initiiert wird. Die Berücksichtigung dieser immunologischen und klinischen Latenz spielt in der klinischen Diagnostik eine wichtige Rolle. Nach erfolgter Sensibilisierung hängt die Auslöselatenz eng vom Pathomechanismus ab. Diese Auslösungsphase hängt von dem Vorliegen von IgE-Antikörpern, seltener IgG oder spezifischen T-Zellen ab – die ersteren IgE-vermittelten Reaktionen treten, je nach Zufuhrweg des Medikaments, innerhalb weniger Minuten bis Stunden auf. Die oft durch T-Zellen vermittelten Exantheme treten hingegen mit einer Latenz von 6–12 h bis zu 2 Tagen auf. So können Patienten, die sich unter einem Therapiezyklus neu sensibilisieren, typischerweise nach 8–12 Tagen nach Beginn der Behandlung ein Arzneimittelexanthem entwickeln. Je nachdem kann diese Phase (z. B. beim medikamentösen Hypersensitivitätssyndrom oder den schweren bullösen Exanthemen) auch bis zu mehrere Wochen betragen, bis die klinische Manifestation auftritt. Einige Kofaktoren können das Auftreten einer Arzneimittelallergie insbesondere von Exanthemen begünstigen. Bekannt ist z. B. UV bei phototoxisch oder photoallergisch induzierten Exanthemen oder bei einigen viralen Infekten, z. B. EBV oder HIV, bei Gabe von Antibiotika (Renn et al. 2002).

28

28.6 Ausgewählte auslösende Medikamente

Bei vielen Arzneimittelallergenen handelt es sich um kleinmolekulare Haptene oder neu entstehende reaktive Metaboliten. Nur für wenige Arzneimittelallergene, z. B. die Penizilline (Torres u. Blanca 2010) und einige Cephalosporine (Perez-Inestrosa et al. 2005), sind die antigenen Determinanten charakterisiert. Das erschwert im klinischen Alltag die Abschätzung einer eventuellen Kreuzreaktivität. Hochmolekulare Substanzen wie z. B. Insulin oder Zytokine induzieren präferenziell eine Antikörperimmunantwort. Auch die Biologika induzieren als humanisierte oder chimäre Antikörper bevorzugt eine IgG- oder IgE-Antikörper-Immunantwort (Scherer et al. 2010).

28.6.1 Antibiotika

Aufgrund ihres häufigen Einsatzes gehören Betalactam-Antibiotika (Penizilline, Cephalosporine) zu den häufiger auslösenden Substanzen. Neben dem schon lange bekannten Betalactam-Ring mit verschiedenen antigenen Determinanten (Penicilloyl-Polylysin, Minordeterminanten), die für die schweren allergischen Reaktionen vom Soforttyp verantwortlich sind, wurden zunehmend auch die Aminobenzyl-Seitenketten der Aminopenizilline und der oralen Cephalosporine, außer Cefuroxim, sowie die Methoxy-Imino-Seitenkette einiger Cephalosporine (z. B. Ceftriaxon, Cefuroxim, Cefepim, Cefotaxim, Cefodizin) als wichtige Antigene erkannt (Hasdenteufel et al. 2007). Darauf basierend kann das Risiko einer etwaigen Kreuzreaktion zu anderen Betalactamen besser abgeschätzt werden – allerdings fehlen Studien mit großen Fallzahlen. Die Chinolone, insbesondere die Fluorochinolone, können neben phototoxischen Exanthemen auch makulöse Exantheme und allergische Reaktionen vom Soforttyp auslösen.

Weitere Antibiotika wie die Makrolide, Tetrazykline, das Clindamycin (Seitz et al. 2009) sowie die aromatischen, antibakteriellen Sulfonamide (Knowles et al. 2001) lösen ebenfalls makulopapulöse Exantheme, seltener allergische Reaktionen vom Soforttyp aus.

28.6.2 Analgetika/NSAR (NSAID)

Diese Substanzgruppe ist heterogen, die Hauptgruppe umfasst die Cox-1-Inhibitoren, die überwiegend über pseudoallergische Mechanismen allergische Reaktionen mit soforttypähnlicher Symptomatik (Angioödem, Urtikaria, Bronchospasmus, nicht-IgE-vermittelte Anaphylaxie) auslösen können. Für einige, z. B. die heute nicht mehr häufig verwendeten Pyrazolone wie Metamizol, ist immer wieder auch ein IgE-vermittelter Mechanismus dokumentiert worden ebenso wie für Diclofenac oder einen seiner Metaboliten.

Die Überempfindlichkeitsreaktionen auf die nichtselektiven Cox-1-Inhibitoren betreffen einerseits primär gesunde Individuen, welche nicht-IgE-vermittelte anaphylaktische Symptome erleiden können, andererseits Patienten mit chronischer Urtikaria und Angioödem, welche eine Exazerbation erleiden können. Patienten mit Widal-Syndrom (»aspirin-exacerbated respiratory disease«), welche überwiegend bronchospastisch reagieren, und schließlich Atopiker, bei welchen es bevorzugt zu Angioödemen im Gesichts- und Lidbereich kommt (Kowalski et al. 2011).

Die selektiven Cox-2-Hemmer Celecoxib und Valdecoxib lösen nicht-IgE-vermittelte Reaktionen vom Soforttyp erheblich seltener aus. Bei Patienten mit Aspirin-exazerbierten respiratorischen Syndrom (AERD oder Widal-Syndrom) werden sie allerdings meist toleriert.

28.6.3 Antiepileptika

Insbesondere die aromatischen Antiepileptika Carbamazepin, Phenytoin, Phenobarbital und Lamotrigin lösen makulopapulöse Exantheme und seltener das medikamentöse Hypersensitivitätssyndrom (DRESS/DHS) aus.

28.6.4 Röntgenkontrastmittel

In den letzten Jahren wurde vermehrt über makulopapulöse Exantheme unter Röntgenkontrastmitteln berichtet, die oft substanzspezifisch sind, d. h. keine ausgeprägte Kreuzreaktivität zu anderen Kontrastmitteln aufweisen. Hauttests mit Spätablesung können hier hilfreich sein. Seit Langem dokumentiert sind die meistens nicht-IgE-vermittelten soforttypähnlichen Symptome v. a. auf die ionischen, weniger häufig auf die nichtionischen Kontrastmittel (Brockow et al. 2009).

28.6.5 Antikoagulanzien

Während die aktuell noch verwendeten oralen Antikoagulanzien wie Marcumar praktisch keine Hypersensitivitätsreaktionen auslösen, ist für das subkutan verabreichte niedermolekulare Heparin lokale Plaquebildung, selten ein disseminiertes Exanthem bei fortwährender Applikation beschrieben worden (Scherer et al. 2008, 2010).

28.6.6 Lokalanästhetika

Lokalanästhetika vom Estertyp lösen eher Kontaktekzeme aus (vgl. ► Kap. 24, Allergisches Kontaktekzem). Die Amid-Lokalanästhetika wie Lidocain und Articain weisen ein gutes Verträglichkeitsprofil auf – selten führen sie zu nicht-IgE-vermittelten Sofortreaktionen oder T-Zell-vermittelten allergischen Lokalreaktionen.

28.6.7 Diverse

Praktisch jedes Arzneimittel kann kutane UAWs auslösen. So wurden nicht-IgE-vermittelte anaphylaktische Reaktionen auf Protonenpumpenhemmer (Scherer u. Bircher 2005; Bonadonna et al. 2012) beschrieben und auch das in einigen Ländern als Muskelrelaxans eingesetzte Tolperison kann sowohl nicht-IgE-vermittelte Überempfindlichkeitsreaktionen vom Soforttyp als auch selten Exantheme auslösen. Zudem können auch Additiva in Arzneimitteln eine Rolle spielen. Obwohl Additiva nicht direkt für die therapeutische Hauptwirkung Wirkung eines Präparates verantwortlich sind, können sie durchaus unerwünschte Wirkungen aufweisen und insbesondere Soforttypreaktionen, seltener auch exanthematische Reaktionen auslösen. Dies wurde u. a. von Carboxymethylcellulose (E466), von Macrogolen (Polyethylenglykole), von Farbstoffen wie Patentblau V (E131) (Scherer et al. 2006) und Fluoreszein sowie von Konservierungsstoffen und Antioxidantien berichtet. Einige dieser Additiva können selber pharmakologische Wirkungen aufweisen und in anderen Präparaten anders formuliert auch als eigentliche Wirkstoffe eingesetzt werden. Der Pathomechanismus von Überempfindlichkeitsreaktionen auf Additiva ist häufig nicht geklärt – Hauttests können bei immunologisch vermittelten allergischen Reaktionen hilfreich sein (Bircher u. Scherer Hofmeier 2013).

28.7 Klinische Manifestationen

28.7.1 Angioödem, Urtikaria/Anaphylaxie

Angioödem und Urtikaria sind sehr häufige Manifestationen, die per se auch im Rahmen von Infekten auftreten können (vgl. ► Kap. 25, Urtikaria und Angioödem). Wie bei den Auslösern erwähnt, sind v. a. Analgetika und NSAR sowie selten auch Antibiotika, Protonenpumpeninhibitoren etc. (Scherer u. Bircher 2005) als Auslöser zu suchen.

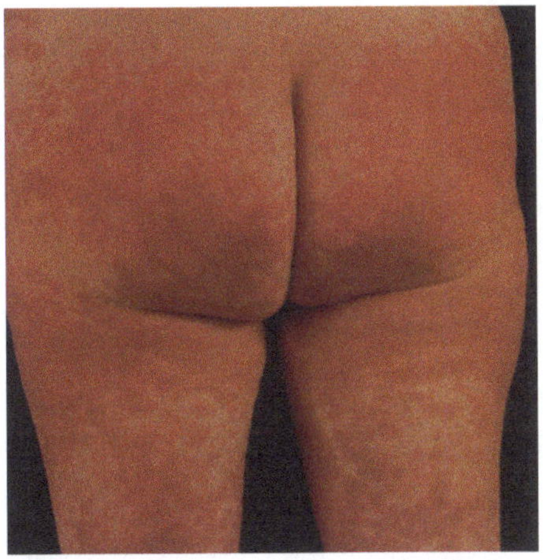

Abb. 28.1 Makulopapulöses konfluierendes Exanthem. Üblicherweise sind diese stammbetont mit zentrifugaler Tendenz. Bei milden Formen ist das Gesicht nicht betroffen. (Aus Heppt et al. 1998)

28.7.2 Exantheme inkl. Flexurenexanthem, medikamentöses Hypersensitivitätssyndrom, akute generalisierte exanthematische Pustulose

Makulopapulöse Exantheme gehören zu den häufigen kutanen Arzneimittelnebenwirkungen (Abb. 28.1). Die nicht komplexen Formen umfassen stammbetonte makulopapulöses Exantheme. Das Gesicht ist eher selten befallen (Scherer u. Bircher 2009). Begleitend ist fast immer ein Pruritus vorhanden. Leichte Temperaturerhöhungen sowie eine Eosinophilie können ebenfalls beobachtet werden. Differenzialdiagnostisch kommen v. a. virale Exantheme (»morbiliform«, »rubeoliform«) infrage, aber auch andere Hautkrankheiten sind differenzialdiagnostisch einzubeziehen (Bircher 2012). Einfache makulopapulöse Exantheme können auch Teil einer komplexeren UAW darstellen (Tab. 28.3)

Das Flexurenexanthem (Baboon-Syndrom) oder SDRIFE (Häusermann u. Bircher 2007) ist eine spezielle Manifestationsform eines Arzneimittelexanthems, das überwiegend auf Aminopenizilline beschrieben worden ist. Makulopapulöse Exantheme können als Prodromalstadium eines medikamentösen Hypersensitivitätssyndroms auftreten. Deshalb ist bei schwerem Verlauf, insbesondere bei Auftreten von zentrofazialen Schwellungen, auf eine Innenorganbeteiligung, speziell der Leber und der Nieren, zu achten. Eine Eosinophilie tritt praktisch in 90 % auf.

Auch für die akute generalisierte exanthematische Pustulose (AGEP) konnte ein T-Zell-vermittelter Mechanismus nachgewiesen werden. Bei der AGEP kommen auch Temperaturerhöhungen, Leukozytose und Leberenzyman-

Tab. 28.3 Klinische Manifestationen, Chronologie und Morphologie. (Mod. nach Bach u. Bircher 2005)

Klinische Diagnose	Chronologie der Auslösung	Morphologie und Lokalisation	Systemische Zeichen und weitere Befunde
Urtikaria, Angioödem	- Unmittelbar - Typischerweise Minuten bis zu 1–2 h, Angioödem bis zu 6 h - Rasches Auslösen und Abklingen (Urtikaria < 24 h), Angioödem 24–72 h	- Urtikarielle Quaddeln, Pruritus - Blasse Schwellung, umgeben von erythematösem Rand - Stamm, Gesicht, generalisiert - Keine kutanen Folgeveränderungen - Schleimhäute	- Keine obligatorischen Allgemeinsymptome - Temperaturerhöhung, Hitzegefühl möglich
Anaphylaxie	- Unmittelbar - Typischerweise Minuten bis zu 1–2 h - Rasches Auslösen und Abheilung (< 24 h) - NB: biphasische Anaphylaxie	- Flush (Gesicht, Stamm, Falten) - Perakuter Pruritus - Urtikaria (disseminiert) - Angiödem - Palmoplantarer oder inguinaler Pruritus - Keine kutanen Folgeschäden	- Kreislaufschock - Hypoxie, Krämpfe - Bewusstseinsverlust - Mastzelltryptase erhöht
Makulopapulöse Exantheme	- Verzögert - Typischerweise 6–24 h, Höhepunkt bei 48–72 h - Abheilung nach 5–7 Tagen	- Makulae, Papeln konfluierend, Desquamation Stamm, proximale Extremitäten, Dissemination - Pruritus	- Evtl. Erhöhte Temperatur - Reduktion des Allgemeinzustands
Flexurenexanthem SDRIFE (Baboon-Syndrom)	- Verzögert - Typischerweise 6–24 h, Höhepunkt bei 48–72 h - Abheilung nach 5–7 Tagen	- Flexuren, intertriginös perigenital und gluteal, Erythem, Papeln, seltener Pusteln	-
Fixes Arzneimittelexanthem	- Verzögert - Typischerweise 0,5–8 h - Abheilung nach 35 Tagen	- Erythematöse oder livide Makulae oder Plaque, zentrale Blase, Erosion, permanente Hyperpigmentierung Brennen, Pruritus - Fixe (identische) meist akrale Lokalisation, orale und genitale Schleimhäute	Keine obligatorischen Allgemeinsymptome
Akute generalisierte exanthematische Pustulose (AGEP)	- Verzögert - Typischerweise 6–12 h bis zu 24–48 h - Abheilung nach 5–7 Tagen	- Konfluierendes Erythem, nichtfollikuläre »Stecknadelpusteln«, Pruritus, massive Desquamation - Intertrigines, Stamm - Dissemination generalisiert	- Fieber > 38 °C - Leukozytose (Neutrophilie) - Abgeschlagenheit
Vesikulobullöse Exantheme	- Verzögert - Typischerweise 24–48 h - Abheilung nach 14–21 Tagen	- Makulae, Bullae, Epidermolysis, Mucositis, initial schmerzende Haut - Stamm, Gesicht, Dissemination generalisiert	- Fieber - Schweres Krankheitsgefühl - Abgeschlagenheit - Hepathopathie, Pneumonitis, Lymphadenopathie - Atypische Lymphozyten

stiege vor. Auslösend sind v. a. Antibiotika, aber auch Antimykotika wie Terbinafin, Paracetamol und viele andere (Fernando 2012).

28.7.3 Fixes Arzneimittelexanthem

Das fixe Arzneimittelexanthem ist praktisch pathognomonisch mit der oft akral gelegenen livid-erythematösen, oft etwas ödematösen Plaque mit nicht selten zentraler Bulla (Abb. 28.2). Bei rezidivierendem Auftreten kann eine Hyperpigmentierung resultieren. Schleimhautbefall ist möglich, multilokuläre fixe Arzneimittelexantheme wurden beschrieben und müssen von den schweren bullösen Exanthemen abgegrenzt werden. Die Reaktionslatenz beträgt wenige Stunden. Pathogenetisch liegt ebenfalls ein T-Zell-vermittelter Mechanismus vor.

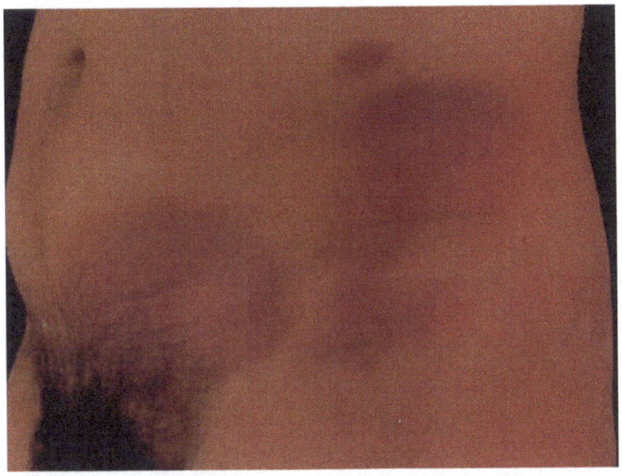

Abb. 28.2 Fixes Arzneimittelexanthem. Scharf begrenzte livide Erythemen mit oft akraler Lokalisation. Zentrale Bullae können entstehen. (Aus Heppt et al. 1998)

28.7.4 Vesikulobullöse Exantheme

Dabei handelt es sich um ein Spektrum von schwer verlaufenden, potenziell letalen Reaktionsmustern. Sie werden unter dem Begriff »SCAR« (schwere kutane Arzneimittelreaktionen) zusammengefasst (Abb. 28.3).

Erythema exsudativum multiforme

Das Erythema exsudativum multiforme manifestiert sich mit typischen Kokardenläsionen, v. a. akral betont, und weist praktisch keine Schleimhautbeteiligung auf. Ätiologisch ist insbesondere an Infekte (Herpes-simplex-Virus, CMV) zu denken.

Stevens-Johnson-Syndrom (SJS)

Das Stevens-Johnson-Syndrom weist atypische Kokarden, oft mit Blasenbildung, auf und betrifft bis zu 10 % der Körperoberfläche. Mindestens eine Schleimhaut, meistens die Mundmukosa, ist betroffen. Die Letalität beträgt 5–10 %.

Toxisch-epidermale Nekrolyse (TEN)

Die Epidermolyse der toxisch-epidermalen Nekrolyse (Morbus Lyell) betrifft über 30 % der Körperoberfläche. Die Schleimhäute sind immer betroffen. Schweres Krankheitsgefühl, Fieber und Innenorganbeteiligung sind häufig. Die Letalität beträgt bis zu 30 %.

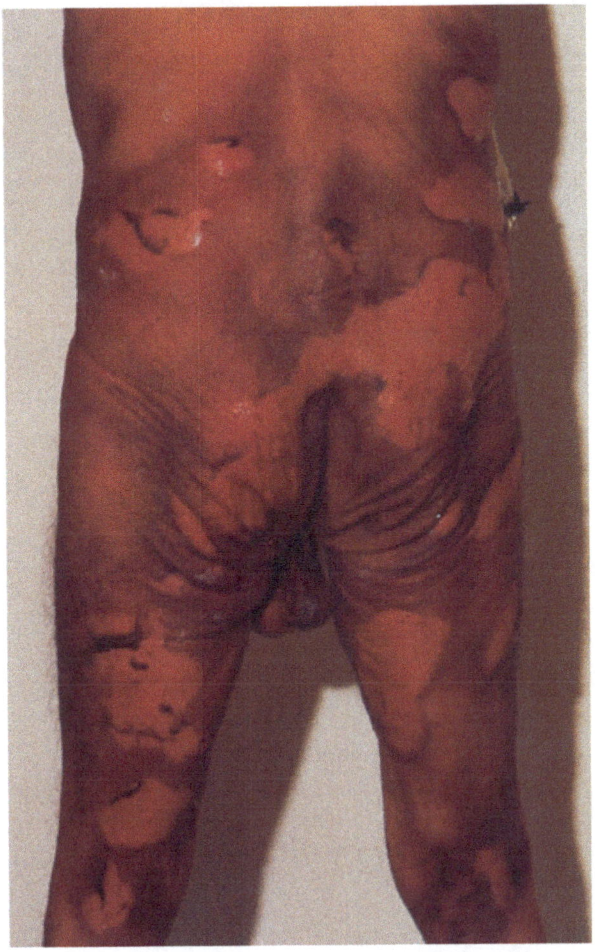

Abb. 28.3 Toxische epidermale Nekrolyse (TEN). Ausgedehnte Erosionen auf einem düsterroten Erythem. Typisch sind die initial lividen Erytheme mit Berührungsempfindlichkeit. (Aus Heppt et al. 1998)

28.7.5 Diverse Arzneimittelreaktionen (Erythema nodosum, kutane Autoimmunreaktionen)

Seltene Manifestationen sind das Erythema nodosum, Vaskulitiden (vgl. ▶ Kap. 27, Vaskulitis) sowie kutane Autoimmunreaktionen wie medikamentös induzierter Lupus erythematodes.

Lichtinduzierte Arzneimittelreaktionen können phototoxisch oder photoallergisch bedingt sein. Die lichtexponierten Lokalisationen sind bevorzugt betroffen (Abb. 28.4). Allergische Pathomechanismen können zu Streuung auf nichtbelichtete Körperstellen führen. Bekannte photosensibilisierende Medikamente sind die Fluorochinolone, Sulfonamide, Tetrazykline und Phenothiazine.

28.8 Vorgehen

Bei Verdacht auf eine allergische Reaktion unter Einnahme von Arzneimitteln sollten die regelmäßig und unregelmäßig eingenommenen Substanzen (auch OTC und pflanzliche Produkte) hinsichtlich ihrer Wahrscheinlichkeit, als

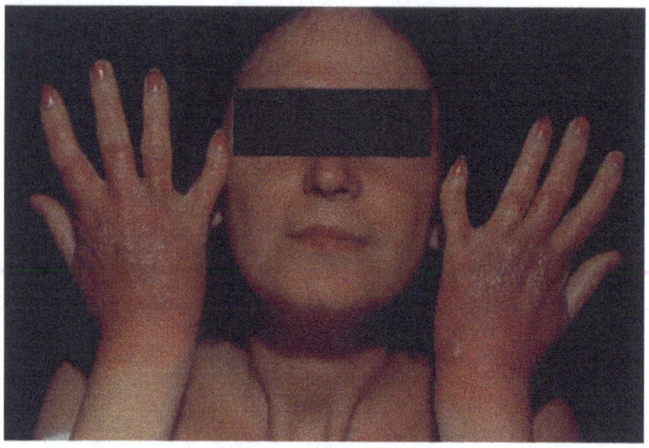

Abb. 28.4 Phototoxische Reaktion. Phototoxische bzw. photoallergische Exantheme sind durch an lichtexponierten Stellen auftretende, scharf begrenzte Erytheme, gelegentlich auch Papeln sowie Vesikel gekennzeichnet. (Aus Heppt et al. 1998)

Auslöser in Frage zu kommen, evaluiert werden. Alarmzeichen als Hinweis für potenziell schwere Verläufe sind besonders zu beachten (Tab. 28.4) (Bircher 2005). Wenn immer möglich, sollte die Einnahme oder Verabreichung sofort beendet werden und der genaue zeitliche Ablauf von Medikamenteneinnahme und Auftreten sowie Morphe der klinischen Manifestationen dokumentiert werden. Auch die Entnahme einer Gewebeprobe ist sinnvoll zur besseren Einordnung der Reaktion (Bircher 2007a).

Vorgehen bei Verdacht auf eine Arzneimittelallergie

a. Evaluation und Dokumentation des Patienten zur möglichst genauen Beschreibung der klinischen Manifestation und des Verlaufs
b. Analyse der zusätzlich erhältlichen Information basierend auf Anamnese und medizinischer Dokumentation (frühere Reaktionen, Reexposition, andere Allergien etc.)
c. Identifikation des Auslösers aufgrund von Literaturangaben und/oder eines diagnostischen Algorithmus
d. Festlegen einer (Arbeits-)Diagnose und Erstellen einer Hypothese zur Pathogenese
e. Basierend auf der pathogenetischen Hypothese Auswahl geeigneter Untersuchungsmethoden und Durchführen der allergologischen Abklärung inklusive Provokationstestungen (vgl. ► Kap. 49, Provokationstestung mit Arzneimitteln)
f. Ausstellen eines umfassenden Allergiepasses, Empfehlen von Ausweichmedikamenten und Abfassen eines zusammenfassenden Berichts an die weiterbehandelnden Ärzte

Die Punkte a–c sind in der akuten Phase die einzigen diagnostischen Möglichkeiten und für die spätere ätiologische Klärung unabdingbar. Die Abklärung (Punkte d–f) einer allergischen Reaktion auf Medikamente erfolgt üblicherweise frühestens 3–4 Wochen nach dem Ereignis, d. h.

Tab. 28.4 Alarmzeichen für schwere Überempfindlichkeitsreaktionen. (Mod. nach Scherer u. Bircher 2009)

Klinische Manifestation	Hinweis auf/Komplikation
Ausgedehntes Angioödem (insbesondere Mukosa)	Asphyxie
Berührungsempfindlichkeit der Haut	Frühsymptom bei TEN
Atypische targetoide Läsionen	Hinweis für SJS, TEN
Nikolski Zeichen positiv	Hinweis für Blasenbildung (SJS, TEN)
Epidermolyse, Vesikel, Blasen	Hinweis für SJS, TEN
Zentrofaziales Ödem mit Erythem	Hinweis für DHS/DRESS
Großflächige Hautbeteiligung	Hinweis für DHS/DRESS
Hämorrhagische/nekrotische Läsionen	Hinweis für Vaskulitis
Fieber, Malaise, Abgeschlagenheit	Bei schweren systemischen UAW (AGEP, DHS, SJS, TEN)
Eosinophilie, Neutrophilie	Eosinophilie (bei DHS/DRESS), Neutrophilie (bei AGEP)
Zytopenien	Neutropenie, Thrombozytopenie-Agranulozytose
Innenorganbeteiligung (v. a. Hepatitis, Nephritis, Pneumonitis)	Bei DHS/DRESS, SJS, TEN

AGEP akute generalisierte exanthematische Pustulose; *DHS/DRESS* »drug hypersensitivity syndrome«/»drug related eosinophilia with systemic symptoms«; *SJS* Stevens-Johnson-Syndrom; *TEN* toxische epidermale Nekrolyse.

nach der vollständigen Abheilung der Symptome, sollte aber in einem Zeitraum von 3–6 Monaten nach Abheilung erfolgen.

28.8.1 Diagnostisches Vorgehen

Bei Verdacht auf eine kutane Arzneimittelnebenwirkung ist eine exakte morphologische Beschreibung der Effloreszenzen und ihrer Verteilung sowie der Dynamik von entscheidender Bedeutung. Eine Histologie kann allenfalls andere exanthematische Krankheiten, wie z. B. eine Psoriasis vulgaris, eine Pityriasis rosea oder einen Lichen ruber, abgrenzen. Gelegentlich sind diese durch Arzneimittel getriggert (Bircher 2012). Bei Verdacht auf Zytopenien oder Innenorganbefall sind ein differenziertes Blutbild sowie ein Leber- und Nierenstatus durchzuführen (◘ Tab. 28.4). Die Abnahme der Mastzelltryptase bei Auftreten von Soforttypsymptomen ist innerhalb der ersten 3–6 h sinnvoll, um eine Mastzellaktivierung nachzuweisen (▶ Kap. 26, Mastozytose).

Anamnese und Klinik

Besondere Bedeutung kommt der Chronologie der Einnahme des Medikaments und des Auftretens der klinischen Manifestation zu. Dabei ist die apodiktische Einteilung in Sofort-(»immediate«)- und Nichtsofort-(»non-immediate«)-Reaktionen mit der Begrenzung bei 1 h arbiträr und bildet das überlappende Spektrum der Chronologie im klinischen Alltag nicht ab (Bircher u. Scherer Hofmeier 2012). Auf intravaskuläre Gabe eines Allergens kann innerhalb Minuten eine Urtikaria oder Anaphylaxie, nach intramuskulärer Gabe wegen des verzögerten Anflutens durchaus auch eine IgE-vermittelte oder pseudoallergische Reaktion erst nach einigen Stunden auftreten. Die verzögerten Reaktionen zeigen eine noch größere Heterogenität. Sie können bei nichtsensibilisierten Patienten frühestens nach etwa 1 Woche beginnen. Bei einigen Formen kann diese Induktionslatenz deutlich länger dauern. Beim Sensibilisierten variiert der Auslösezeitraum zwischen einigen Stunden bis einigen Tagen (◘ Abb. 28.5).

Hauttests

Bei Verdacht auf eine Soforttypreaktion kann mit standardisierten Substanzen ein Prick-, mit steril zur Verfügung stehenden Arzneimitteln auch ein Intradermaltest in entsprechender Verdünnung durchgeführt werden (Brockow et al. 2013). Bei Verdacht auf Vorliegen einer T-Zell-vermittelten Pathogenese können Epikutantests mit den entsprechenden Medikamenten, ggf. auch Intradermaltests mit sterilen Substanzen mit einer Spätablesung nach 24–48 h durchgeführt werden. Allerdings gilt die Faustregel, dass ein Hauttest ohne Reaktion praktisch keinen negativprädiktiven Aussagewert besitzt.

Laboranalysen

Die In-vitro-Diagnostik umfasst ein beschränktes Spektrum von zur Verfügung stehenden validierten IgE-Antikörpern, z. B. auf Penizillin G, Penizillin V und Amoxizillin, sowie einige weitere Medikamente (Chlorhexidin, Patentblau V, Suxamethonium, Morphium, Pholcodin) (vgl. ▶ Kap. 51, In-vitro-Serumdiagnostik).

Zelluläre Testverfahren wie der Lymphozytentransformationstest (Bircher 2007b; Thong et al. 2011) oder der Basophilenaktivierungstest (Thong et al. 2011; Rouzaire et al. 2012) zur Diagnostik bei den Spät- oder Soforttypreaktionen haben im klinischen Alltag auch heute noch einen beschränkten Stellenwert (vgl. ▶ Kap. 52, Zelluläre Diagnostik in der Allergologie). Auch hier gilt die Regel, dass negative Tests einen geringen prädiktiven Aussagewert haben.

Reexpositionstest

Als Goldstandard gilt die kontrollierte Reexposition zum Nachweis oder Ausschluss einer Medikamentenallergie (vgl. ▶ Kap. 49, Provokationstestung mit Arzneimitteln), wobei bei schweren Reaktionen und einem erheblichen Risiko durch die Provokation vorzugsweise Ersatzmedikamente bei den Patienten im Sinn einer Verträglichkeitsprüfung getestet werden (Aberer et al. 2003).

28.8.2 Therapie inkl. Desensibilisierung/Prophylaxe

Bei Verdacht auf eine Arzneimittelreaktion sollten die verdächtigen Medikamente nach Möglichkeit unverzüglich abgesetzt werden. Die Therapie erfolgt symptomatisch je nach Art und Schweregrad der allergischen Reaktion mit Antihistaminika sowie topischen und/oder systemischen Glukokortikosteroiden. Im Fall einer Anaphylaxie kommen auch Adrenalin und bei Bronchospasmen Betamimetika zum Einsatz. Gelegentlich kommt es trotz Absetzen des auslösenden Agens zu einer weiteren Zunahme der Symptomatik über die folgenden Tage, was eine zusätzliche »Allergie« auf die dann eingenommenen Ersatzmedikamente suggerieren kann.

Der Einsatz von intravenösen Immunglobulinen bei den schweren vesikulobullösen Reaktionen, insbesondere beim Stevens-Johnson-Syndrom und der toxisch epidermalen Nekrolyse, ist trotz dokumentierter Therapieerfolge immer noch umstritten (Mockenhaupt u. Roujeau 2010; Castelain u. Humbert 2012).

In ausgewählten Fällen kann eine Toleranzinduktion versucht werden. Dies ist insbesondere für die Soforttypreaktionen mit IgE- oder nicht-IgE-vermitteltem Pathomechanismus etabliert (Cernadas et al. 2010). Der Versuch einer Toleranzinduktion hat sich bei den T-Zell-vermittel-

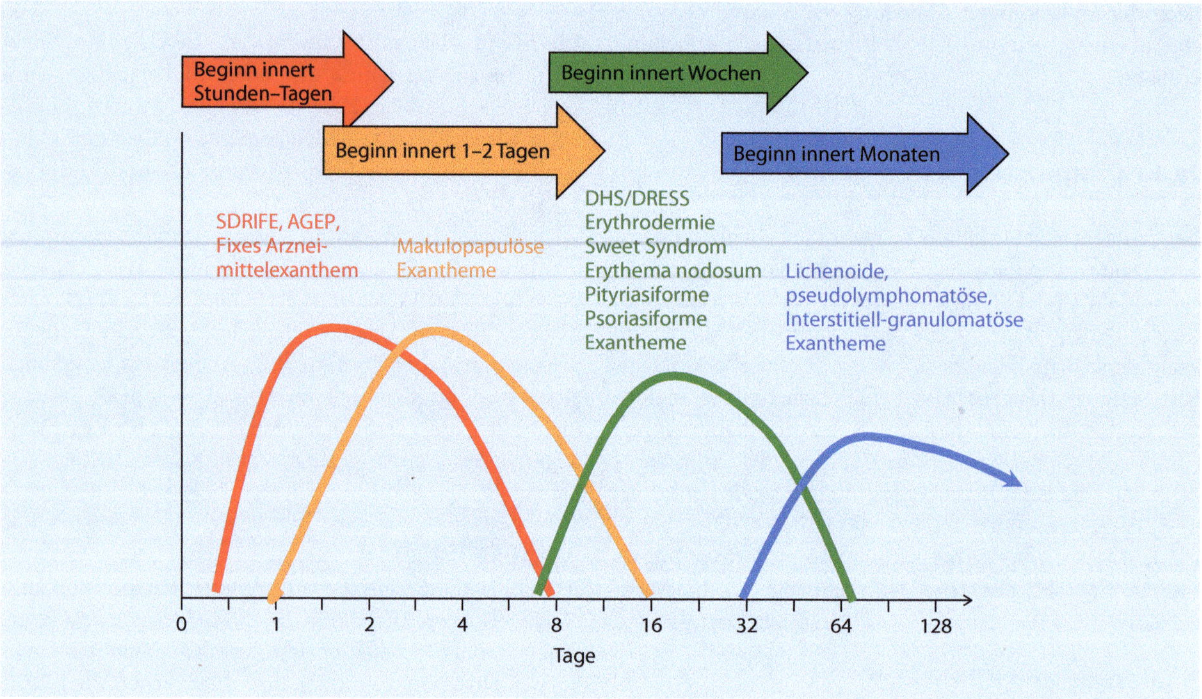

Abb. 28.5 Chronologie der Auslösung von verzögert auftretenden Exanthemen. Auftreten und Verlauf verschiedener Exantheme mit möglicher T-Zellen-vermittelter Pathogenese bei vorsensibilisierten Individuen. Bei spät und sehr spät auftretenden Exanthemen kann der Patient initial sensibilisiert und anschließend die klinische Manifestation ausgelöst werden. (Nach Bircher 2012)

ten Reaktionen bisher nur selten bewerkstelligen lassen (Scherer et al. 2013) (vgl. ▶ Kap. 55, Allergenspezifische Toleranzinduktion).

Literatur

Aberer W, Bircher AJ et al. (2003) Drug provocation testing in the diagnosis of drug hypersensitivity reactions: general considerations. Allergy 58(9): 854–863

Bach S, Bircher AJ (2005) Drug hypersensitivity reactions: from clinical manifestations to an allergologic diagnosis. Allerg Immunol (Paris) 37(6): 213–218

Bigby M (2001) Rates of Cutaneous Reactions to Drugs. Arch Dermatol 137(6): 765–770

Bircher AJ (1996) Arzneimittelallergie und Haut. Thieme, Stuttgart

Bircher AJ (2005) Symptoms and danger signs in acute drug hypersensitivity. Toxicology 209(2): 201–207

Bircher AJ (2007a) Approach to the patient with a drug hypersensitivity reaction – clinical perspectives. In: Pichler WJ (Hrsg) Drug Hypersensitivity. Karger, Basel, S 352–365

Bircher AJ (2007b) Stellenwert des Lymphozytentransformationstests in der Diagnostik der Arzneimittelallergie. Allergo J 16: 250–257

Bircher AJ (2008) Arzneimittelallergie. In: Schultze-Werninghaus G, Fuchs T, Bachert C, Wahn U (Hrsg) Manuale allergologicum. Dustri-Verlag Dr. Karl Feistle, München, S 685–721

Bircher AJ (2012) Uncomplicated Drug-Induced Disseminated Exanthemas. In: French LE (Hrsg) Adverse Cutaneous Drug Eruptions. Karger, Basel, volume 97, S 79–97

Bircher AJ (2013) Exanthematous (morbilliform) drug eruption. UpToDate. http://www.uptodate.com/contents/exanthematous-morbilliform-drug-eruption. Zugegriffen: 24.01.2015

Bircher AJ, Scherer Hofmeier K (2012) Drug hypersensitivity reactions: Inconsistency in the use of the classification of immediate and nonimmediate reactions. J Allergy Clin Immunol 129(1): 263–264

Bircher AJ, Scherer Hofmeier K (2013) Überempfindlichkeitsreaktionen auf Additiva in Pharmazeutika. Allergologie 36(10): 460–469

Bonadonna P, Lombardo C et al. (2012) Hypersensitivity to proton pump inhibitors: Diagnostic accuracy of skin tests compared to oral provocation test. J Allergy Clin Immunol 130(2): 547–549

Brockow K, Romano A et al. (2009) Skin testing in patients with hypersensitivity reactions to iodinated contrast media – a European multicenter study. Allergy 64(2): 234–241

Brockow K, Garvey LH et al. (2013) Skin test concentrations for systemically administered drugs – an ENDA/EAACI Drug Allergy Interest Group position paper. Allergy 68(6): 702–712

Castelain F, Humbert P (2012) Toxic epidermal necrolysis. Curr Drug Saf 7(5): 332–338

Cernadas JR, Brockow K et al. (2010) General considerations on rapid desensitization for drug hypersensitivity – a consensus statement. Allergy 65(11): 1357–1366

Demoly P, Hillaire-Buys D (2004) Classification and epidemiology of hypersensitivity drug reactions. Immunol Allergy Clin North Am 24(3): 345–356, v.

Edwards IR, Aronson JK (2000) Adverse drug reactions: definitions, diagnosis, and management. Lancet 356(9237): 1255–1259

Fernando SL (2012) Acute generalised exanthematous pustulosis. Austral J Dermatol 53(2): 87–92

Hasdenteufel F, Luyasu S et al. (2007) Anaphylactic Shock Associated with Cefuroxime Axetil: Structure–Activity Relationships. Ann Pharmacother 41(6): 1069–1072

Häusermann P, Bircher AJ (2007) SDRIFE - another acronym for a distinct cutaneous drug exanthema: do we really need it? Dermatology 214(1): 1–2

Knowles, S., L. Shapiro, et al. (2001). »Should celecoxib be contraindicated in patients who are allergic to sulfonamides? Revisiting the meaning of ›sulfa‹ allergy« Drug Safety 24(4): 239-247.

Kowalski ML, Makowska JS et al. (2011) Hypersensitivity to nonsteroidal anti-inflammatory drugs (NSAIDs) – classification, diagnosis and management: review of the EAACI/ENDA(#) and GA2LEN/HANNA*. Allergy 66(7): 818–829

Mockenhaupt M, Roujeau JC (2010) Leserbrief zu: Anwendung von hochdosierten intravenösen Immunglobulinen in der Dermatologie; J Dtsch Dermatol Ges 2009; 7: 806–813. J Dtsch Dermatol Ges 8(5): 386–387

Nigen S, Knowles SR et al. (2003) Drug eruptions: approaching the diagnosis of drug-induced skin diseases. J Drugs Dermatol 2(3): 278–299

Perez-Inestrosa E, Suau R et al. (2005) Cephalosporin chemical reactivity and its immunological implications. Curr Opin Allergy Clin Immunol 5(4): 323–330

Profaizer T, Eckels D (2012) HLA alleles and drug hypersensitivity reactions. Int J Immunogenet 39(2): 99–105

Renn CN, Straff W et al. (2002) Amoxicillin-induced exanthema in young adults with infectious mononucleosis: demonstration of drug-specific lymphocyte reactivity. Br J Dermatol 147(6): 1166–1170

Rouzaire P, Nosbaum A et al. (2012) Negativity of the Basophil Activation Test in Quinolone Hypersensitivity: A Breakthrough for Provocation Test Decision-Making. Int Arch Allergy Immunol 157(3): 299–302

Scherer K, Bircher AJ (2005) Anaphylaxie auf Protonenpumpenhemmer. Allergologie 28(9): 375–380

Scherer K, Bircher AJ (2009) Unerwünschte Arzneimittelreaktionen an der Haut: Zwischen trivial und fatal. Internist 50(2): 171–178

Scherer K, Brockow K et al. (2013) Desensitization in delayed drug hypersensitivity reactions – an EAACI position paper of the drug allergy interest group. Allergy 68(7): 844–852

Scherer K, Spoerl D et al. (2010) Adverse drug reactions to biologics. J Dtsch Dermatol Ges 8(6): 411–426

Scherer K, Studer W et al. (2006) Anaphylaxis to isosulfan blue and cross-reactivity to patent blue V: case report and review of the nomenclature of vital blue dyes. Ann Allergy Asthma Immunol 96(3): 497–500

Scherer K, Tsakiris DA et al. (2008). »Hypersensitivity Reactions to Anticoagulant Drugs.« Current Pharmaceutical Design 14: 2863–2873

Scherer K, Tsakiris DA et al. (2010) Überempfindlichkeits- und allergische Reaktionen auf hämostaseologisch wirksame Medikamente. Pötzsch B, Madlener K (Hrsg) Hämostaseologie. Springer, Berlin, S 663–673

Seitz CS, Bröcker EB et al. (2009) Allergy Diagnostic Testing in Clindamycin-Induced Skin Reactions. Int Arch Allergy Immunol 149(3): 246–250

Thong B, Mirakian R et al. (2011) A World Allergy Organization International Survey on Diagnostic Procedures and Therapies in Drug Allergy/Hypersensitivity. World Allergy Organ J 4(12): 257–270

Tohyama M, Hashimoto K (2011) New aspects of drug-induced hypersensitivity syndrome. J Dermatol 38(3): 222–228

Torres MJ, Blanca M (2010) The Complex Clinical Picture of β-Lactam Hypersensitivity: Penicillins, Cephalosporins, Monobactams, Carbapenems, and Clavams. Med Clin North Am 94(4): 805–820

Wei CY, Ko TM et al. (2012) A Recent Update of Pharmacogenomics in Drug-induced Severe Skin Reactions. Drug Met Pharmacokinet 27(1): 132–141

Kutane Nebenwirkungen neuer Krebsmedikamente

C. Garbe

T. Biedermann et al. (Hrsg.), *Allergologie*,
DOI 10.1007/978-3-642-37203-2_29,

29

29.1 Einleitung

Gegenwärtig kommen viele neue Krebsmedikamente zur Zulassung und zum therapeutischen Einsatz, die in einer Reihe von Indikationen die klassischen Chemotherapeutika ablösen oder zumindest ergänzen (Garbe et al. 2011). Molekular-zielgerichtete Medikamente, sog. Kinaseinhibitoren, sind geeignet, um aktivierte Onkogene zu inhibieren und so bei Vorliegen von aktivierenden Mutationen oder Überexpression der entsprechenden Signaltransduktionsmoleküle starke Wirkungen in der Krebstherapie zu entfalten. Neue zielgerichtete Inhibitoren von Rezeptoren auf T-Lymphozyten werden als Immuntherapeutika eingesetzt und haben lebensverlängernde Wirkungen beim metastasierten Melanom.

Es ist charakteristisch für diese neuen Medikamentenklassen, dass sie direkt aufgrund toxischer Wirkungen eine Vielzahl kutaner Nebenwirkungen auslösen, ohne dass allergologische Mechanismen darin involviert sind (Robert et al. 2005).

MAP-Kinaseinhibitoren für die Moleküle BRAF und MEK kommen v. a. in der Therapie des metastasierten Melanoms zum Einsatz. Die BRAF-Inhibitoren Vemurafenib und Dabrafenib sind inzwischen zugelassen, weitere BRAF-Inhibitoren sind in der klinischen Entwicklung (Chapman et al. 2011; Hauschild et al. 2012; Sosman et al. 2012). Der MEK-Inhibitor Trametinib ist inzwischen zugelassen, weitere MEK-Inhibitoren wie Cobimetinib und Selumetinib sind in der klinischen Entwicklung (Flaherty et al. 2012).

Den breitesten Einsatz verzeichnen Inhibitoren des epidermalen Wachstumsfaktorrezeptors (EGFR = »epidermal growth factor receptor«). Hier gibt es die Anti-EGFR-Antikörper Cetuximab und Panitumumab sowie die EGFR-Kinaseinhibitoren (kleine Moleküle, oral einsetzbar) Erlotinib und Gefitinib. Diese Medikamente werden v. a. bei kolorektalem Krebs und bei Lungenkarzinomen eingesetzt (Lynch et al. 2004; Tol et al. 2009).

Weiterhin werden sogenannte »Multikinaseinhibitoren« eingesetzt. Sorafenib ist ein Multikinaseinhibitor, der sowohl die EGFR-abhängige Signaltransduktion als auch die Angiogenese durch Hemmung des »vascular endothelial growth factor receptor-2« (VEGFR-2) und den »platelet-derived growth factor receptor« (PDGFR) hemmt (Escudier et al 2007). Ein weiterer Multikinaseinhibitor ist Sunitinib, das ebenfalls die für die Angiogenese wichtigen Rezeptortypen VEGFR und PDGFR blockt (Motzer et al. 2013).

C-Kit-Inhibitoren finden insbesondere bei der chronischen myeloischen Leukämie, aber auch bei anderen Krebskrankheiten Einsatz. Dabei handelt es sich um kleine, oral verabreichte Moleküle. Zugelassen sind zurzeit Imatinib, Dasatinib und Nilotinib (Demetri et al. 2002; Gambacorti-Passerini et al. 2003).

Eine andere Substanzklasse molekular-zielgerichteter Therapeutika sind die immunologischen Checkpointinhibitoren, die die immunologische Inaktivierung von T-Lymphozyten verhindern können. Hier sind zurzeit der CTLA-4-Inhibitor Ipilimumab zugelassen, und Inhibitoren des PD-1-Rezeptors wie Nivolumab und andere sind in Erprobung (Hodi et al. 2010; Robert et al. 2011; Wolchok et al. 2013). Die ◻ Tab. 29.1 enthält eine Übersicht über die neuen Krebsmedikamente sowie über die wichtigsten kutanen Nebenwirkungen (Degen et al. 2011).

29.2 Makulopapulöses Exanthem

Bei fast allen neuen Krebsmedikamenten sind makulopapulöse Exantheme häufig (Degen et al. 2011; Robert et al. 2005). Sie treten zumeist frühzeitig in oder nach der ersten Behandlungswoche auf. Ihre Ausdehnung und Intensität ist zumeist dosisabhängig und kann bei Kinaseinhibitoren mittels Dosissenkungen gemildert werden. Die makulopapulösen Exantheme werden in 3 Schweregrade unterteilt, wobei Grad 3 bei Beteiligung von mehr als 30 % der Haut erreicht wird. Als Symptome treten Juckreiz und Brennen auf. Es kann auch vermehrtes Spannungsgefühl der Haut entstehen. Für die Behandlung werden v. a. Cremes mit topischen Glukokortikoiden eingesetzt. Bei stärkerer Ausprägung kann auch die innerliche Gabe von Glukokortikoiden erwogen werden. Hilfreich ist eine Kurzzeittherapie mit 50 mg Prednisolon für 5 Tage, die kein Ausschleichen der Dosierung erfordert.

29.3 Akneiforme Exantheme

Akneiforme Exantheme sind charakteristisch beim Einsatz der MAP-Kinaseinhibitoren und bei Einsatz von EGFR-Inhibitoren (Ehmann et al. 2011a, b; Robert et al. 2005). Sie werden in der Literatur auch als Follikulitis oder akneiforme Eruptionen gezeichnet. Akneiforme Exantheme entstehen frühzeitig, in der Regel 7–10 Tage nach Beginn der Behandlung. Follikulärgebundene Papeln und Pusteln treten zuerst im Gesicht auf, in den Nasiolabialfalten, an der Stirn und am Kinn und gehen dann auf die obere Brust oder den oberen Rücken über. Sie können sich über den gesamten Körper ausbreiten. Histopathologisch finden sich Follikulitiden mit starker Beteiligung neutrophiler Granulozyten. Lymphozyten und eosinophile Granulozyten sind im entzündlichen Infiltrat ebenfalls vertreten. Hornpfröpfe finden sich im dilatierten Follikel-Infundibulum.

Die Patienten leiden stark unter der kosmetischen Entstellung durch die Hautveränderungen, dagegen spielen subjektive Symptome eine kleinere Rolle. Besonders störend sind die stark ausgeprägten papulopustulösen Läsio-

Tab. 29.1 Kutane Nebenwirkungen der neuen Krebsmedikamente. (Mod. nach Degen et al. 2011)

Substanzklassen	BRAF-Inhibitoren	MEK-Inhibitoren	EGFR-Inhibitoren	Multikinaseinhibitoren	c-KIT-Inhibitoren	Checkpointinhibitoren
Medikamente	Vemurafenib (Zelboraf®), Dabrafenib (Tafinlar®)	Trametinib (Mekinist®), Selumetinib	Erlotinib (Tarceva®), Gefitinib (Iressa®), Cetuximab (Erbitux®), Panitumumab (Vectibix®), Lapatinib (Tyverb®)	Sorafenib (Nexavar®), Sunitinib (Sutent®)	Imatinib (Glivec®), Dasatinib (Sprycel®), Nilotinib (Tasigna®)	Ipilimumab (Yervoy®), Nivolumab, Pembrolizumab
Makulopapulöses Exanthem	++	+	+	++	++	++
Akneiformes Exanthem	+	++	++	+	–	–
Hand-Fuß-Syndrom	+	–	–	++	–	–
Phototoxizität	++ (Vemurafenib)	–	–	–	–	–
Alopezie	+	+	+	+	–	–
Haarveränderungen	–	–	Trichomegalie, Pigmentveränderung	Hypopigmentierung	Pigmentveränderung	–
Paronychie	–	+	++	–	–	–
Xerosis/Pruritus	+	++	+	+	+	+
Keratoakanthome/Plattenepithelkarzinome	++	+	–	+ (Sorafenib)	–	–

++ sehr häufig, +kommt vor/häufig, – selten/nicht.

nen im Gesicht. Hier kann es auch zu brennenden Sensationen kommen.

Im Gegensatz zu den makulopapulösen Exanthemen können die akneiformen Exantheme lange persistieren. Insofern ist die Behandlung der Exantheme für die Fortführung der Therapie von besonderer Bedeutung. Cremes mit topischen Glukokortikoiden sind hilfreich. Daneben hat sich die topische Anwendung von Calcineurinantagonisten (Tacrolimus und Pimecrolimus) bewährt (Wnorowski et al. 2012). Systemisch wirksam ist Doxycyclin. Die tägliche Gabe von 200 mg Doxycyclin führt in der Regel zu einer deutlichen Rückbildung der Hautveränderungen. Der frühzeitige Einsatz von Doxycyclin bei Auftreten erster Symptome kann zu einer deutlichen Abmilderung des Krankheitsverlaufs führen. In jedem Fall sollte immer eine kombinierte Behandlung mit Doxycyclin und topischen Glukokortikoiden oder Calcineurinantagonisten vorgenommen werden. Die topische Behandlung kann durch eine antiinfektiöse Creme ergänzt werden. Hier wird häufig Nadifloxacin-Creme (Nadixa®) angewandt (Gerber et al. 2012). Nadifloxaxin gehört zur Gruppe der Fluorchinolone. Wir bevorzugen die Kombination eines topischen Steroids und einer Desinfizienz und verordnen Betamethason 0,1 % plus Triclosan 1 % in DAC-Basiscreme.

Bei starker Ausprägung der akneiformen Exantheme hat sich der Einsatz von Isotretinoin bewährt. Wie in der Behandlung der Akne conglobata wird Isotretinoin in Dosierungen von 10–20 mg täglich eingesetzt (Requena et al. 2012; Vezzoli et al. 2008; Wollenberg et al. 2007). So kann in den ersten 2 Wochen mit 20 mg Isotretinoin behandelt und dann auf 10 mg reduziert werden. Diese Behandlung kann über Monate fortgesetzt werden (Cave: Teratogenität der Retinoide). Auch hier ist die Kombination mit einer topischen Behandlung erforderlich, z. B. mit Betamethason und Triclosan in DAC-Basiscreme. Die Creme sollte in größeren Mengen von mindestens 200 g verschrieben werden. Daher ist die Verordnung einer Rezeptur vom Preis her vorteilhaft.

29.4 Hand-Fuß-Syndrom

Das Hand-Fuß-Syndrom entwickelt sich häufig nach Behandlung mit den Multikinaseinhibitoren Sunitinib und

Sorafenib, seltener auch nach der Gabe von BRAF-Inhibitoren. Es wird auch als akrales Erythem oder palmoplantare Erythrodysaesthesie bezeichnet (Belloni et al. 2012). Das Hand-Fuß-Syndrom manifestiert sich in symmetrischen, schmerzhaften erythematösen und ödematösen Hautveränderungen an Palmae und Plantae, die von Dysaesthesien begleitet sind (Degen et al. 2010; Lipworth et al. 2009). Insbesondere Kontakt zu warmen Gegenständen kann schmerzhaft sein. Die Fingerseiten und Fingerrücken sowie die periunguale Region können ebenfalls einbezogen sein. Die Schmerzen an den Füßen können zu Gangstörungen führen. Das Hand-Fuß-Syndrom manifestiert sich in der Regel 2–4 Wochen nach Beginn der Behandlung mit den Kinaseinhibitoren. Die Manifestation ist dosisabhängig und es kommt zu relativ raschen Rückbildungen bei Unterbrechung der Behandlung oder auch bei Dosisreduktion.

Das Hand-Fuß-Syndrom ist wahrscheinlich mit einer Differenzierungsstörung der Keratinozyten verbunden. Histopathologisch kann das Stratum granulosum fehlen, und eine Parakeratose des Stratum corneum ist in manchen Regionen vorhanden. Ein entzündliches Infiltrat besteht in der oberen Dermis.

Die Pathogenese des Hand-Fuß-Syndroms ist unbekannt. In der Literatur wurde die Hypothese diskutiert, dass die Sekretion der Medikamente mit dem Schweiß auslösend für die toxische Reaktion ist, die dann sekundär zur Entzündung führt. Für konventionelle Chemotherapeutika wie Doxorubicin wurde gezeigt, dass ein Zusammenhang zwischen Hyperhydrose palmoplantar und der Entwicklung des Hand-Fuß-Syndroms existiert (Martschick et al. 2009). Nach Sekretion auf die Hautoberfläche durchdringt das Medikament das Stratum corneum und verursacht die Toxizität. Es wurde gezeigt, dass eine kühlende Behandlung (Cool Packs, Cool Gloves, Cool Shoes) die Entstehung des Hand-Fuß-Syndroms bei Infusion mit Doxorubicin verhindern kann. Auch Sunitinib und seine Metabolite wurden in höheren Konzentrationen im Schweiß palmoplantar nachgewiesen (Lankheet et al. 2011, 2013). Die Kältebehandlung macht nur Sinn für Substanzen, die wie die Chemotherapeutika als Infusionen gegeben werden. Da Sunitinib und Sorafenib oral verabreicht werden, ist die Kältebehandlung hier keine sinnvolle Option. Alle Maßnahmen, die ein thermoplantares Schwitzen mindern oder verhindern, sind geeignet, den Schweregrad der Erythrodysästhesie zu verringern.

Weitere prophylaktische Maßnahmen sind v. a. die Vermeidung mechanischen Drucks, lockeres Schuhwerk und die Vermeidung mechanischer Belastung durch Einschränkung des Gehens. Topische Glukokortikoide haben wegen der Dicke des Stratum corneum palmoplantar nur geringe Wirkung. Bei starken Hautreaktionen ist eine zeitlich begrenzte Reduzierung der Dosis oder ein zeitlich begrenztes Aussetzen der Therapie zu empfehlen.

29.5 Phototoxizität

Phototoxizität wurde speziell bei Gabe von Vemurafenib beobachtet, während der BRAF-Inhibitor Dabrafenib keine oder weniger intensive phototoxische Reaktionen hervorruft. Bei UV-Expositionen entwickeln die Patienten schwere Sonnenbrandreaktionen, die mit Blasenbildung einhergehen. Es wurde auch beobachtet, dass Patienten hinter Glas, z. B. beim Autofahren, Sonnenbrandreaktionen entwickelten. Gezielte Testungen der Photosensitivität zeigten, dass die phototoxischen Reaktionen durch UVA-Strahlung (340–400 nm) ausgelöst werden, dagegen nicht durch UVB-Strahlung (Dummer et al. 2012). Da UVA-Strahlung auch Glas durchdringt, erklärt sich die phototoxische Reaktion hinter Glas.

Patienten, die mit Vemurafenib behandelt werden, müssen intensiv über die möglichen phototoxischen Reaktionen aufgeklärt werden. Meidung von UV-Licht ist unter der Therapie essenziell. Zusätzlich ist die Verwendung von Sonnencremes mit UVA- und UVB-Filter erforderlich. Diese sollte gemeinsam mit dem Medikament verschrieben oder bereitgestellt werden.

Im Fall der Auslösung eines Sonnenbrands kann der vorzeitige Einsatz potenter topischer Glukokortikoide die Entzündungsreaktion stark abmildern.

29.6 Haarveränderungen

Am häufigsten findet sich eine mäßige Alopezie, die zumeist nach 2–3 Monaten Behandlung auftritt. Diese kann unter den meisten Kinaseinhibitoren beobachtet werden. Die Haare können dünner werden, und es kann zu Lockenbildung kommen. Der Haarverlust ist nicht komplett, sondern es kommt zu einer partiellen Alopezie. Der Haarverlust ist auch reversibel und die Haare wachsen nach Absetzen der Behandlung nach (Robert et al. 2005).

Bei Behandlung mit EGFR-Inhibitoren finden sich z. T. auffällige Veränderungen der Haarstruktur. Es besteht eine vermehrte Brüchigkeit der Haare, und es kommt zu einem verstärkten Längenwachstum, insbesondere der Augenbrauen und Wimpern (Trichomegalie) (Degen et al. 2011; Robert et al. 2005). Die Trichomegalie geht zumeist mit einer vermehrten Kräuselung der Haare einher. Unter EGFR-Inhibitoren wurde auch ein vermehrtes Wachstum der Gesichtsbehaarung beobachtet.

Insbesondere unter Sunitinib, aber z. T. auch unter EGFR-Inhibitoren und c-KIT-Inhibitoren, kommt es zu einer Graufärbung der Haare. Dieses kann den gesamten Haarschopf oder auch nur begrenzte Areale betreffen. Die Hypo- und Depigmentierungen der Haare sind reversibel und nach Beendigung der Therapie wachsen die Haare in normaler Pigmentierung nach.

29.7 Paronychien

Nagelbettentzündungen (Paronychien) treten häufig unter der Therapie mit EGFR-Inhibitoren auf, gelegentlich auch unter Therapie mit MEK-Inhibitoren (Ehmann et al. 2011a, b). Sie entwickeln sich zumeist erst nach mehreren Monaten. Es beginnt mit einem periungualen Erythem und entwickelt sich zu einer nässenden und krustösen Entzündung des Nagelwalls. Zumeist findet sich eine Besiedelung mit grampositiven oder gramnegativen Keimen und mit Candida albicans. Die Paronychien können sehr schmerzhaft sein. Druckentlastung sowie bequeme und weiche Schuhe oder Sandalen sind im Fall von Paronychien der Zehen zu empfehlen.

Eine sicher wirksame Behandlung ist nicht bekannt (Belum et al. 2013; Kiyohara et al. 2013). Bei bakterieller Superinfektion sollte eine antibiotische Behandlung z. B. mit Doxycyclin 200 mg täglich durchgeführt werden. Topische Glukokortikoide mindern die Entzündung und sollten von einer antiseptischen lokalen Behandlung begleitet werden. Bei starker Beeinträchtigung des Patienten sollte eine zeitlich begrenzte Dosisreduktion oder ein befristetes Aussetzen der Behandlung vorgenommen werden. Bei diesem Vorgehen ist zumeist eine schnelle Rückbildung der Paronychien zu beobachten.

29.8 Xerosis und Pruritus

Xerosis und Pruritus sind sehr häufige kutane Nebenwirkungen bei Patienten unter Behandlung mit EGFR-Inhibitoren (Robert et al. 2005). Trockenheit der Lippen und auch der Fingerspitzen, häufig mit Rhagadenbildung, sind typische Zeichen. Diese Symptomatik wird auch als Pulpitis sicca bezeichnet und als Finger- bzw. Zehenkuppenekzem aufgefasst. Die Symptome erinnern auch an Nebenwirkungen bei Gabe von Retinoiden. Insbesondere an den Unterschenkeln kann es zur Ausbildung eines Eczema craquelée (auch Exsikkationsekzem) kommen. Es zeigt sich neben einer trockenen Schuppung eine netzstreifige Rhagadenbildung der Hornschicht. Weiterhin bilden sich auch Rhagaden an Palmae und Plantae aus. Hierdurch kann es zu Schmerzen, insbesondere beim Gehen oder bei Kontakt mit Flüssigkeit kommen. Die Behandlung von Xerosis und Pruritus erfolgt mittels fettender Salben. Hier hat sich die Einarbeitung von 5–10 % Urea in Fettsalben bewährt. Bei Ausbildung entzündlicher Veränderungen ist zusätzlich eine topische Therapie mit Glukokortikoiden zu empfehlen. Beide Substanzen können auch in eine Salbe eingearbeitet werden.

29.9 Plattenepithelkarzinome vom Typ des Keratoakanthoms

Plattenepithelkarzinome vom Typ des Keratoakanthoms treten bei Behandlung mit BRAF-Inhibitoren bei ca. 25 % der Patienten auf (Lacouture et al. 2013; Rinderknecht et al. 2013). Seltener werden sie beim Einsatz von MEK-Inhibitoren und bei der Behandlung mit Sorafenib beobachtet. Typischerweise entwickeln sie sich an vormals stärker der Sonne ausgesetzten Körperarealen. Molekulare Untersuchungen haben gezeigt, dass diese Art der Plattenepithelkarzinome zumeist NRAS-Mutationen aufweist (Su et al. 2012). Es wird vermutet, dass ihrem Auftreten eine paradoxe Aktivierung des MAP-Kinasesignalwegs vorausgeht.

Diese Tumoren präsentieren sich als bis zu 1 cm durchmessende erhabene Knoten mit einem zentralen Hornpfropf. Häufig entstehen multiple Keratoakanthome. Sie entwickeln sich zumeist 6–12 Wochen nach Behandlungsbeginn, entstehen also bereits zu einer frühen Phase der Behandlung. Bisher sind keine Metastasierungen beobachtet worden, die von diesen Plattenepithelkarzinomen ausgingen.

Die Behandlung der Wahl ist die frühzeitige chirurgische Exzision. Bei den zumeist kleinen Knötchen ist in der Regel die »shave-Exzision« für die Behandlung ausreichend.

29.10 Symptome durch Immunaktivierung

Ein besonderes Interesse weckt die Entwicklung der Immun-Checkpoint-Blockade durch monoklonale Antikörper, die eine hohe Wirksamkeit beim metastasierten Melanom gezeigt hat und die auch für andere solide Tumoren entwickelt wird. Die Aktivierung von T-Zellen erfordert die Stimulation sowohl durch den T-Zell-Rezeptor als auch durch kostimulatorische Signale. Ein wichtiges kostimulatorisches Signal ist die Bindung von B7 auf der antigenpräsentierenden Zelle an CD28 auf der T-Zelle. Das zytotoxische T-Lymphozyten-Antigen-4 (CTLA-4) ist ein homologes Molekül zu CD28 und stellt ein inhibitorisches Kosignal dar, welches nach T-Zell-Aktivierung hochreguliert wird. Es ist die Funktion von CTLA-4, mit CD28 um die Bindung an B7 zu wettstreiten, um die T-Zell-Aktivierung zu inhibieren. CTLA-4 wirkt so als eine natürliche Bremse funktioneller T-Zell-Antworten durch Unterbrechung der kostimulatorischen Signale. Die CTLA-4-B7-Interaktion kann durch Anti-CTLA-4-Antikörper blockiert werden. Als solche stehen die voll humanisierten monoklonalen Anti-CTLA-4-Antikörper Ipilimumab (MDX-010; Bristol-Myers Squibb) und Tremelimumab (CP 675,206; Pfizer) zur Verfügung.

Der »programmed death-1 receptor« (PD-1) ist ähnlich wie CTLA-4 ein inhibitorischer Korezeptor auf der T-Zelle. Er wird durch 2 bekannte Liganden aktiviert, PD-L1 (auch bezeichnet als B7-H1 oder CD274) und PD-L2 (auch bezeichnet als B7-DC oder CD273). Beide Liganden werden vornehmlich von Tumorzellen selbst oder im Tumor-Mikroenvironment exprimiert. Da die immunsuppressiven Signale für den PD-1-Rezeptor hauptsächlich vom Krebs und seiner Umgebung selbst ausgehen, ist es wahrscheinlich, dass die PD-1-Blockade größere Antitumoraktivität aufweist und weniger Nebenwirkungen als die CTLA-4-Blockade auslöst. Zwei voll humanisierte Anti-PD-1 monoklonale Antikörper sind zugelassen: Nivolumab (BMS 936558, Bristol-Myers Squibb) und Pembrolizumab (MK-3475, Merck).

Die mit diesen Antikörpern erreichte Immunaktivierung ist zunächst unspezifisch. Die klinischen Studien haben gezeigt, dass diese Behandlungen geeignet sind, um funktionelle Immunantworten gegen tumorspezifische Antigene zu aktivieren und so z. T. dramatische Tumorrückbildungen und eine längerfristige Stabilisierung des Krankheitsverlaufs zu erreichen. Dieses gelingt mit PD-1-Antikörpern und in der Kombination mit Ipilimumab bei 50 % der Patienten mit nichtresektablem metastasiertem Melanom, und eine weitere Steigerung erscheint möglich. Das Anhalten der Tumorkontrolle wurde bisher bis zu einer Dauer von 5 Jahren beobachtet, längere Nachbeobachtungszeiten liegen noch nicht vor.

Da die Immunaktivierung unspezifisch ist, kommt es zur Ausbildung von Autoimmunsymptomen. Am häufigsten werden diese als Diarrhöen und Kolitis beobachtet. Ebenfalls häufig sind Hautausschläge und Juckreiz (Fecher et al.2013). Auch Autoimmun-Endokrinopathien treten auf. Dieses gilt für die Schilddrüse (Hypothyreoditis), die Hypophyse (Hypophysitis) und für die Nebenniere (Nebennierenrinden-Insuffizienz). Insgesamt gilt, dass CTLA-4-Antikörper mehr unerwünschte Nebenwirkungen verursachen als PD-1-Antikörper. Eine Übersicht über die Häufigkeit der unerwünschten Wirkungen unter beiden Substanzklassen ist in Tab. 29.2 zusammengefasst (Hamid et al. 2013; Hodi et al. 2012; Robert et al. 2011; Topalia net al. 2012).

Eine Behandlung dieser Autoimmunsymptome erfordert eine immunsuppressive Therapie, und primär werden hohe Dosen von Glukokortikoiden eingesetzt, in der Regel 2 mg Methylprednisolon pro kg Körpergewicht bis zur Rückbildung der Symptome (Fecher et al. 2013. Wenn damit keine Rückbildung der Symptome erreicht werden kann, wird in zweiter Linie Infliximab empfohlen (Pages et al. 2013). Bei endokrinen Autoimmunerkrankungen ist eine Substitution der Hormone erforderlich. Bei Hypophysitis ist durch immunsuppressive Therapie in der Regel keine Rückbildung erreichbar, und die Hormonsubstitution steht ganz im Vordergrund (Lammert et al. 2013).

Tab. 29.2 Unerwünschte Wirkungen der Immun-Checkpoint-Blocker

Unerwünschte Wirkungen	CTLA-4-Inhibitor Ipilimumab (%)	PD-1-Inhibitoren Nivolumab, Lambrolizumab (%)
Fatigue	36–42	30
Diarrhö	33–38	11–20
Nausea	33–35	–
Pruritus	24–29	16–21
Fieber	20–37	7
Erbrechen	20–24	–
Exanthem	19–25	20–21
Kopfschmerzen	15–17	10
Husten	15–16	8
Dyspnoe	12–14	4
Anämie	11–12	–
Kolitis	5–8	–
Endokrinopathie	4–8	6–8
Pneumonie	–	3–4

29.11 Ausblick

Sowohl die Kinaseinhibitoren als auch die neuen Immuntherapeutika zeigen die häufigsten Nebenwirkungen an der Haut. Eine eingehende Beratung der Patienten vor Einleitung dieser Behandlungen ist wichtig, um eine Rückmeldung über das Auftreten der kutanen Nebenwirkungen frühzeitig zu erhalten und um ebenfalls frühzeitig Behandlungen einleiten zu können. Je nach Substanzklasse treten die kutanen Nebenwirkungen mit unterschiedlichen Schwerpunkten auf. Bei Behandlung mit EGFR-Inhibitoren und MEK-Inhibitoren sind die akneiformen Exantheme besonders häufig, die die Lebensqualität der Patienten oft beträchtlich einschränken. Eine frühzeitig gezielte Behandlung kann den Verlauf erheblich abmildern. Bei Behandlung mit BRAF-Inhibitoren ist eine Überwachung für die Entwicklung von Plattenepithelkarzinomen vom Keratoakanthomtyp besonders wichtig. Wenn diese Läsionen auftreten, sollten sie ebenfalls frühzeitig behandelt werden. Unter all diesen Behandlungen kommt es zum Auftreten von makulopapulösen Exanthemen, von Xerosis und Pruritus. Geeignete Maßnahmen zur Behandlung dieser kutanen Nebenwirkungen sollten ebenfalls frühzeitig eingeleitet werden. Das Ziel der symptomatischen Behandlung kutaner Nebenwirkungen besteht darin, dem Patienten eine wirksame Behandlung mit den neuen Krebsmedikamenten so lange, wie diese erfolgreich ist, zu ermöglichen und dabei eine bestmögliche Lebensqualität zu erreichen.

Literatur

Belloni B, Schonewolf N, Rozati S, Goldinger SM, Dummer R (2012) Cutaneous drug eruptions associated with the use of new oncological drugs. Chem Immunol Allergy 97: 191–202

Belum VR, Fischer A, Choi JN, Lacouture ME (2013) Dermatological adverse events from BRAF inhibitors: a growing problem. Curr Oncol Rep 15: 249–259

Chapman PB, Hauschild A, Robert C, Haanen JB, Ascierto P, Larkin J, Dummer R, Garbe C, Testori A, Maio M, Hogg D, Lorigan P, Lebbe C, Jouary T, Schadendorf D, Ribas A, O'Day SJ, Sosman JA, Kirkwood JM, Eggermont AM, Dreno B, Nolop K, Li J, Nelson B, Hou J, Lee RJ, Flaherty KT, McArthur GA (2011) Improved survival with vemurafenib in melanoma with BRAF V600E mutation. N Engl J Med 364: 2507–2516

Degen A, Alter M, Schenck F, Satzger I, Volker B, Kapp A, Gutzmer R (2010) The hand-foot-syndrome associated with medical tumor therapy - classification and management. J Dtsch Dermatol Ges 8: 652–661

Degen A, Alter M, Schenck F, Kapp A, Gutzmer R (2011) Kutane Nebenwirkungen der medikamentösen Tumortherapie. Hautarzt 62: 444–450

Demetri GD, von MM, Blanke CD, Van den Abbeele AD, Eisenberg B, Roberts PJ, Heinrich MC, Tuveson DA, Singer S, Janicek M, Fletcher JA, Silverman SG, Silberman SL, Capdeville R, Kiese B, Peng B, Dimitrijevic S, Druker BJ, Corless C, Fletcher CD, Joensuu H (2002) Efficacy and safety of imatinib mesylate in advanced gastrointestinal stromal tumors. N Engl J Med 347: 472–480

Dummer R, Rinderknecht J, Goldinger SM (2012) Ultraviolet A and photosensitivity during vemurafenib therapy. N Engl J Med 366: 480–481

Ehmann LM, Heinemann V, Wollenberg A (2011a) Neue Tyrosinkinase- und EGFR-Inhibitoren in der Tumortherapie. Herz und Haut als wichtige Schädigungsorgane. Teil B: Haut. Internist (Berl) 52: 1359–1364

Ehmann LM, Ruzicka T, Wollenberg A (2011b) Cutaneous side-effects of EGFR inhibitors and their management. Skin Therapy Lett 16: 1–3

Escudier B, Eisen T, Stadler WM, Szczylik C, Oudard S, Siebels M, Negrier S, Chevreau C, Solska E, Desai AA, Rolland F, Demkow T, Hutson TE, Gore M, Freeman S, Schwartz B, Shan M, Simantov R, Bukowski RM (2007) Sorafenib in advanced clear-cell renal-cell carcinoma. N Engl J Med 356: 125–134

Fecher LA, Agarwala SS, Hodi FS, Weber JS (2013) Ipilimumab and its toxicities: a multidisciplinary approach. Oncologist 18: 733–743

Flaherty KT, Infante JR, Daud A, Gonzalez R, Kefford RF, Sosman J, Hamid O, Schuchter L, Cebon J, Ibrahim N, Kudchadkar R, Burris HA, III, Falchook G, Algazi A, Lewis K, Long GV, Puzanov I, Lebowitz P, Singh A, Little S, Sun P, Allred A, Ouellet D, Kim KB, Patel K, Weber J (2012) Combined BRAF and MEK inhibition in melanoma with BRAF V600 mutations. N Engl J Med 367: 1694–1703

Gambacorti-Passerini CB, Gunby RH, Piazza R, Galietta A, Rostagno R, Scapozza L (2003) Molecular mechanisms of resistance to imatinib in Philadelphia-chromosome-positive leukaemias. Lancet Oncol 4: 75–85

Garbe C, Eigentler TK, Keilholz U, Hauschild A, Kirkwood JM (2011) Systematic review of medical treatment in melanoma: current status and future prospects. Oncologist 16: 5–24

Gerber PA, Meller S, Eames T, Buhren BA, Schrumpf H, Hetzer S, Ehmann LM, Budach W, Bolke E, Matuschek C, Wollenberg A, Homey B (2012) Management of EGFR-inhibitor associated rash: a retrospective study in 49 patients. Eur J Med Res 17: 4

Hamid O, Robert C, Daud A, Hodi FS, Hwu WJ, Kefford R, Wolchok JD, Hersey P, Joseph RW, Weber JS, Dronca R, Gangadhar TC, Patnaik A, Zarour H, Joshua AM, Gergich K, Elassaiss-Schaap J, Algazi A, Mateus C, Boasberg P, Tumeh PC, Chmielowski B, Ebbinghaus SW, Li XN, Kang SP, Ribas A (2013) Safety and tumor responses with lambrolizumab (anti-PD-1) in melanoma. N Engl J Med 369: 134–144

Hauschild A, Grob JJ, Demidov LV, Jouary T, Gutzmer R, Millward M, Rutkowski P, Blank CU, Miller WH, Jr., Kaempgen E, Martin-Algarra S, Karaszewska B, Mauch C, Chiarion-Sileni V, Martin AM, Swann S, Haney P, Mirakhur B, Guckert ME, Goodman V, Chapman PB (2012) Dabrafenib in BRAF-mutated metastatic melanoma: a multicentre, open-label, phase 3 randomised controlled trial. Lancet 380: 358–365

Hodi FS, O'Day SJ, McDermott DF, Weber RW, Sosman JA, Haanen JB, Gonzalez R, Robert C, Schadendorf D, Hassel JC, Akerley W, van den Eertwegh AJ, Lutzky J, Lorigan P, Vaubel JM, Linette GP, Hogg D, Ottensmeier CH, Lebbe C, Peschel C, Quirt I, Clark JI, Wolchok JD, Weber JS, Tian J, Yellin MJ, Nichol GM, Hoos A, Urba WJ (2010) Improved survival with ipilimumab in patients with metastatic melanoma. N Engl J Med 363: 711–723

Kiyohara Y, Yamazaki N, Kishi A (2013) Erlotinib-related skin toxicities: treatment strategies in patients with metastatic non-small cell lung cancer. J Am Acad Dermatol 69: 463–472

Lacouture ME, Duvic M, Hauschild A, Prieto VG, Robert C, Schadendorf D, Kim CC, McCormack CJ, Myskowski PL, Spleiss O, Trunzer K, Su F, Nelson B, Nolop KB, Grippo JF, Lee RJ, Klimek MJ, Troy JL, Joe AK (2013) Analysis of dermatologic events in vemurafenib-treated patients with melanoma. Oncologist 18: 314–322

Lammert A, Schneider HJ, Bergmann T, Benck U, Kramer BK, Gartner R, Metzner C, Schofl C, Berking C (2013) Hypophysitis Caused by Ipilimumab in Cancer Patients: Hormone Replacement or Immunosuppressive Therapy. Exp Clin Endocrinol Diabetes

Lankheet NA, Blank CU, Mallo H, Adriaansz S, Rosing H, Schellens JH, Huitema AD, Beijnen JH (2011) Determination of sunitinib and its active metabolite N-desethylsunitinib in sweat of a patient. J Anal Toxicol 35: 558–565

Lankheet NA, Huitema AD, Mallo H, Adriaansz S, Haanen JB, Schellens JH, Beijnen JH, Blank CU (2013) The effect of seasonal variation and secretion of sunitinib in sweat on the development of hand-foot syndrome. Eur J Clin Pharmacol

Lipworth AD, Robert C, Zhu AX (2009) Hand-foot syndrome (hand-foot skin reaction, palmar-plantar erythrodysesthesia): focus on sorafenib and sunitinib. Oncology 77: 257–271

Lynch TJ, Bell DW, Sordella R, Gurubhagavatula S, Okimoto RA, Brannigan BW, Harris PL, Haserlat SM, Supko JG, Haluska FG, Louis DN, Christiani DC, Settleman J, Haber DA (2004) Activating mutations in the epidermal growth factor receptor underlying responsiveness of non-small-cell lung cancer to gefitinib. N Engl J Med 350: 2129–2139

Martschick A, Sehouli J, Patzelt A, Richter H, Jacobi U, Oskay-Ozcelik G, Sterry W, Lademann J (2009) The pathogenetic mechanism of anthracycline-induced palmar-plantar erythrodysesthesia. Anticancer Res 29: 2307–2313

Motzer RJ, Hutson TE, Cella D, Reeves J, Hawkins R, Guo J, Nathan P, Staehler M, de SP, Merchan JR, Boleti E, Fife K, Jin J, Jones R,

Uemura H, De GU, Harmenberg U, Wang J, Sternberg CN, Deen K, McCann L, Hackshaw MD, Crescenzo R, Pandite LN, Choueiri TK (2013) Pazopanib versus sunitinib in metastatic renal-cell carcinoma. N Engl J Med 369: 722–731

Pages C, Gornet JM, Monsel G, Allez M, Bertheau P, Bagot M, Lebbe C, Viguier M (2013) Ipilimumab-induced acute severe colitis treated by infliximab. Melanoma Res 23: 227–230

Requena C, Llombart B, Sanmartin O (2012) Acneiform eruptions induced by epidermal growth factor receptor inhibitors: treatment with oral isotretinoin. Cutis 90: 77–80

Rinderknecht JD, Goldinger SM, Rozati S, Kamarashev J, Kerl K, French LE, Dummer R, Belloni B (2013) RASopathic skin eruptions during vemurafenib therapy. PLoS One 8: e58721

Robert C, Soria JC, Spatz A, Le CA, Malka D, Pautier P, Wechsler J, Lhomme C, Escudier B, Boige V, Armand JP, Le CT (2005) Cutaneous side-effects of kinase inhibitors and blocking antibodies. Lancet Oncol 6: 491–500

Robert C, Thomas L, Bondarenko I, O'Day S, JW MD, Garbe C, Lebbe C, Baurain JF, Testori A, Grob JJ, Davidson N, Richards J, Maio M, Hauschild A, Miller WH, Jr., Gascon P, Lotem M, Harmankaya K, Ibrahim R, Francis S, Chen TT, Humphrey R, Hoos A, Wolchok JD (2011) Ipilimumab plus dacarbazine for previously untreated metastatic melanoma. N Engl J Med 364: 2517–2526

Sosman JA, Kim KB, Schuchter L, Gonzalez R, Pavlick AC, Weber JS, McArthur GA, Hutson TE, Moschos SJ, Flaherty KT, Hersey P, Kefford R, Lawrence D, Puzanov I, Lewis KD, Amaravadi RK, Chmielowski B, Lawrence HJ, Shyr Y, Ye F, Li J, Nolop KB, Lee RJ, Joe AK, Ribas A (2012) Survival in BRAF V600-mutant advanced melanoma treated with vemurafenib. N Engl J Med 366: 707–714

Su F, Viros A, Milagre C, Trunzer K, Bollag G, Spleiss O, Reis-Filho JS, Kong X, Koya RC, Flaherty KT, Chapman PB, Kim MJ, Hayward R, Martin M, Yang H, Wang Q, Hilton H, Hang JS, Noe J, Lambros M, Geyer F, Dhomen N, Niculescu-Duvaz I, Zambon A, Niculescu-Duvaz D, Preece N, Robert L, Otte NJ, Mok S, Kee D, Ma Y, Zhang C, Habets G, Burton EA, Wong B, Nguyen H, Kockx M, Andries L, Lestini B, Nolop KB, Lee RJ, Joe AK, Troy JL, Gonzalez R, Hutson TE, Puzanov I, Chmielowski B, Springer CJ, McArthur GA, Sosman JA, Lo RS, Ribas A, Marais R (2012) RAS mutations in cutaneous squamous-cell carcinomas in patients treated with BRAF inhibitors. N Engl J Med 366: 207–215

Tol J, Koopman M, Cats A, Rodenburg CJ, Creemers GJ, Schrama JG, Erdkamp FL, Vos AH, van Groeningen CJ, Sinnige HA, Richel DJ, Voest EE, Dijkstra JR, Vink-Borger ME, Antonini NF, Mol L, van Krieken JH, Dalesio O, Punt CJ (2009) Chemotherapy, bevacizumab, and cetuximab in metastatic colorectal cancer. N Engl J Med 360: 563–572

Topalian SL, Hodi FS, Brahmer JR, Gettinger SN, Smith DC, McDermott DF, Powderly JD, Carvajal RD, Sosman JA, Atkins MB, Leming PD, Spigel DR, Antonia SJ, Horn L, Drake CG, Pardoll DM, Chen L, Sharfman WH, Anders RA, Taube JM, McMiller TL, Xu H, Korman AJ, Jure-Kunkel M, Agrawal S, McDonald D, Kollia GD, Gupta A, Wigginton JM, Sznol M (2012) Safety, activity, and immune correlates of anti-PD-1 antibody in cancer. N Engl J Med 366: 2443–2454

Vezzoli P, Marzano AV, Onida F, Alessi E, Galassi B, Tomirotti M, Berti E (2008) Cetuximab-induced acneiform eruption and the response to isotretinoin. Acta Derm Venereol 88: 84–86

Wnorowski AM, de SA, Chachoua A, Cohen DE (2012) The management of EGFR inhibitor adverse events: a case series and treatment paradigm. Int J Dermatol 51: 223–232

Wolchok JD, Kluger H, Callahan MK, Postow MA, Rizvi NA, Lesokhin AM, Segal NH, Ariyan CE, Gordon RA, Reed K, Burke MM, Caldwell A, Kronenberg SA, Agunwamba BU, Zhang X, Lowy I, Inzunza HD, Feely W, Horak CE, Hong Q, Korman AJ, Wigginton JM, Gupta A, Sznol M (2013) Nivolumab plus ipilimumab in advanced melanoma. N Engl J Med 369: 122–133

Wollenberg A, Moosmann N, Kroth J, Heinemann V, Klein E (2007) Therapie schwerer akneiformer Cetuximab-Exantheme mit oralem Retinoid, topischem Antibiotikum und Stereoidexternum. Hautarzt 58: 615–618

29

Berufsallergosen/ Berufsdermatologie

A. Thielitz, S. M. John

T. Biedermann et al. (Hrsg.), *Allergologie*,
DOI 10.1007/978-3-642-37203-2_30,

30.1 Einleitung

Hauterkrankungen stehen seit Jahren mit einer Inzidenz von ca. 7 pro 100 000 Beschäftigte und einem prozentualen Anteil von 30–40 % an der Spitze der berufsbedingten Erkrankungen in fast allen westlichen Industrienationen und führen zu erheblichen volkswirtschaftlichen Folgekosten, in Deutschland von jährlich ca. 1,5 Mrd. Euro. Die Zahl der (überwiegend mit dem Hautarztbericht) gemeldeten beruflichen Hauterkrankungen ist im Jahr 2011 abermals gestiegen und liegt jetzt erstmals bei 25 056 Meldungen. Das entspricht 35 % aller Berufskrankheiten-Verdachtsmeldungen. Dahinter verbirgt sich kein derartiger Anstieg der Inzidenz, sondern vielmehr eine Senkung der Dunkelziffer beruflicher Hauterkrankungen. Zu den Hauptrisikoberufen zählen mit 97 Erkrankungsfällen pro 10 000 Beschäftigte die Frisörtätigkeiten. Weitere häufig betroffene Berufsgruppen sind Nahrungsmittel-, Heil- und Pflege-, Metall-, Bau-, Reinigungs- und Malerberufe. Berufsbedingte Hauterkrankungen manifestieren sich zu 90–95 % als Ekzemerkrankungen, meist im Bereich der Hände. Bei der Entstehung berufsbedingter Ekzemerkrankungen kommt es zu einem Zusammenspiel exogener Einflüsse (irritativ, allergisch) mit der endogenen unterschiedlich starken Bereitschaft auf diese Einflüsse zu reagieren (bspw. mit oder ohne Atopie). Auch auf dem Boden berufsunabhängiger endogener Ekzeme bei Atopie können exogene Einflüsse eine berufsbedingte Ekzemerkrankung induzieren. Häufig sieht man fließende Übergänge im Verlauf (»2- bzw. 3-Phasen-Ekzem«). Neben den klassischen Typ-IV-vermittelten Kontaktekzemen können bei der Proteinkontaktdermatitis als Sonderform einer beruflich bedingten Hauterkrankung auch Typ-I-Allergene eine Ekzemreaktion auslösen (z. B. Nahrungsmittel, Tiersekrete).

Die beruflich bedingten Typ-I-Allergien (▣ Tab. 30.1) führen meist zu Atemwegsbeschwerden (BK 4301, »Durch allergisierende Stoffe verursachte obstruktive Atemwegserkrankung einschließlich Rhinopathie)«, rhinokonjunktivalen Symptomen oder einer Kontakturtikaria. Diese Krankheitsbilder sind ebenso wie die Typ-III- bzw. Typ-IV-vermittelte exogen-allergische Alveolitis nicht Gegenstand dieses Kapitels.

30.2 Ekzeme als beruflich bedingte Erkrankungen

30.2.1 Chronisches (sub)toxisch-kumulatives Handekzem

Diese Form des Handekzems stellt häufig die primäre Form einer beruflich bedingten (epi)dermalen Intoleranzreaktion dar. Abzugrenzen ist es von der akut toxisch-irritativen Kontaktdermatitis, bei der es durch einmaligen Kontakt mit toxischen Substanzen (z. B. Säuren oder aggressive Laugen) zu einer auf den Ort der Einwirkung begrenzten, scharf begrenzten Dermatitis mit entsprechenden Zeichen der akuten Entzündung (z. B. Erythem, Ödem, Blasenbildung) kommt.

Epidemiologie

Entsprechend einer repräsentativen Kohorte eines gemischten berufsdermatologischen Patientenguts der tertiären Individualprävention ist das subtoxisch-kumulative Handekzem mit 22,9 % (Skudlik et al. 2012) die häufigste Form des monokausal bedingten beruflichen Handekzems und zu weiteren 53 % an Mischformen beteiligt. Insgesamt sind also ca. 80 % aller beruflich bedingten Handekzeme (auch) irritativ bedingt.

Ätiologie und Pathogenese

Risikofaktoren sind eine erhöhte Feuchtbelastung durch Kontakt mit wässrigen Substanzen, wobei als Maß für einen erheblichen Umfang beruflicher Feuchtbelastung entsprechend der technischen Regeln für Gefahrstoffe (TGRS) 401 ein Zeitraum von > 2 h täglich oder ein häufiges Reinigen der Hände (> 20-mal pro Schicht) angesehen wird. Hierbei ist zu berücksichtigen, dass auch das Tragen okklusiver Schutzhandschuhe (z. B. aus Gummimaterial) in die Ermittlung der täglichen kumulativen Feuchtbelastung einfließen muss, da es unter diesen Handschuhen aufgrund fehlender Verdunstungsmöglichkeiten zum Effekt einer »feuchten Kammer« kommt mit ähnlichen Quellungs- und Mazerationseffekten auf die Epidermis wie bei direktem Wasserkontakt. Folge ist ein erhöhter transepidermaler Wasserverlust mit konsekutiver Austrocknung der Haut, aber auch eine erhöhte Durchlässigkeit für weitere exogene Noxen (z. B. Keime, Allergene). Prädisponierend sind eine atopische Disposition, ein sebostatischer Hauttyp sowie eine ausgeprägte Hyperhidrose. Entscheidend ist die wiederholte Einwirkung (»kumulativ«) irritierender Schadstoffe (neben Wasser z. B. alkalische Substanzen wie Zement, Detergenzien, aggressive Reinigungsmittel oder Fettlösungsmittel) über einen längeren Zeitraum in unterschwelliger Konzentration (»subtoxisch«). Als Folge kommt es zum Verlust des Säureschutzmantels der Haut, zur Erschöpfung des Pufferungsvermögens der Hautoberfläche und aufgrund der ödembedingten Lockerung der Adhäsion der Korneozyten auch zur weiteren Ausschwemmung epidermaler Lipide.

Klinik

Primäre Hautveränderungen beim subtoxisch-kumulativen Handekzem treten häufig in den Fingerzwischenräumen (▣ Abb. 30.1) in Form von Xerosis cutis, Rötungen und Schuppungen und auch kleinen Rhagaden auf. Fort-

Tab. 30.1 Berufsgruppenspezifische Einwirkungen am Arbeitsplatz (Auswahl der am häufigsten betroffenen Berufsgruppen)

Berufsgruppen	Kontaktstoffe als Irritanzien	Typ IV/Typ I	Kontaktstoffe als Auslöser von Allergien
Altenpflege	Desinfektionsmittel, Detergenzien, Medikamente (z. B. zermörserte Tabletten), Feuchtarbeit, Gummihandschuhe (Okklusion)	Typ IV	Gummiinhaltsstoffe, Medikamente (z. B. Tetrazepam), Desinfektionsmittel (z. B. Formaldehyd, Glutaraldehyd, Quecksilbersalze)
			Duftstoffe besonders in der Altenpflege und bei Masseuren relevant
		Typ I	Z. B. Latex, Formaldehyd
Frisörhandwerk	Haarfarben, Shampoos, Dauerwellenpräparate, Blondiermittel, Feuchtarbeit, Gummihandschuhe (Okklusion)	Typ IV	Oxidationshaarfarben (Paraaminoarylverbindungen), Ammoniumpersulfat, Konservierungsstoffe, Duftstoffe, Dauerwellenpräparate (Thioglykolate), Gummiinhaltsstoffe
		Typ I	Z. B. Latex, Ammoniumpersulfat, p-Phenylendiamin
Gärtner, Floristen	Zierpflanzen, Pflanzenschutzmittel, Feuchtarbeit, Gummihandschuhe und -stiefel	Typ IV	Typ IV: Gummiinhaltsstoffe, Proteine aus Kompositen (Korbblütler: z.B. Primeln, Chrysanthemen; Hauptallergen Sesquiterpenlactone)
		Typ I	Z. B. Pollenproteine
Kunststoffverarbeitung	Unausgehärtete Kunstharze, Säuren, Oxidations- und Lösungsmittel	Typ IV	Epoxidharze und Härter, Phtalate, Acrylate, Di-Isocyanate
		Typ I	Mögliche Typ-I-Allergene: Di-Isocyanate (»Isocyanat-Asthma«)
Maler und Lackierer, Anstreicher	Farben, Kunstharze, Klebstoffe, Verdünner, Gummihandschuhe (Okklusion)	Typ IV	Epoxide, Konservierungsmittel (Isothiazolinone), Thiurame Kolophonium, Terpentin und -ersatzstoffe, Farbpigmente (Chrom- und Kobaltverbindungen)
Baubranche (Maurer, Bauarbeiter, Fliesenleger, Fußbodenleger)	Farben, Holzschutzmittel, Kalk, Klebstoffe, Säuren, Zement, Feuchtarbeit	Typ IV	Epoxidharze und Härter, (Di-)Isocyanate, Acrylate, Thiurame
			Historisch: Chromationen und Kobaltverbindungen
		Typ I	(Di)Isocyanate (»Isocyanat-Asthma«)
Metallarbeiter/Galvanik/, Mechaniker	Kühlschmierstoffe, Detergenzien, Lösungsmittel, Reinigungsmittel, Frostschutzmittel, Batteriesäuren, Feuchtarbeit	Typ IV	Inhaltsstoffe von Kühlschmierstoffen, z. B. Konservierungsmittel (häufig Formaldehydabspalter oder Isothiazolinone), Korrosionsschutzmittel (z. B. Monoethanolamin), Duftstoffe (als Zusätze), Gummiinhaltsstoffe, Metalle (Nickel, Chrom, Kobalt)
Nahrungsmittelverarbeiter (Bäcker, Konditoren, Köche, Metzger)	Essig, Detergenzien/Reinigungsmittel, Gemüse- und Fruchtsäfte (Säure), Feuchtarbeit, Gummihandschuhe (Okklusion)	Typ IV	Aromen, Duftstoffe, Gewürze, Konservierungsmittel (z. B. Benzoate), Farbstoffe, Gummiinhaltsstoffe
		Typ I	Naturlatex
			Proteine aus Fisch, Krustentieren, Fleisch, Mehlen, Enzyme (sowohl als Auslöser einer Soforttypreaktion als auch einer Proteinkontaktdermatitis)
Zahntechniker	Dentalchemikalien, Säuren	Typ IV	Dentalmetalle, unausgehärtete (Meth)Acrylate, Eugenol
		Typ I	Z. B. Latex

geschrittene Formen (Abb. 30.2) können alle klinischen Zeichen eines chronischen Ekzems (Lichenifikation, Infiltrat, Rhagaden) aufweisen. Betroffen sind v. a. die Hand- und Fingerrücken sowie ggf. exponierte Unterarmpartien, im weiteren Verlauf auch die Handinnenflächen. Das subtoxisch-kumulative Handekzem entsteht meist eher langsam, eine Abheilung ist nur bei längerer Arbeitskarenz zu beobachten.

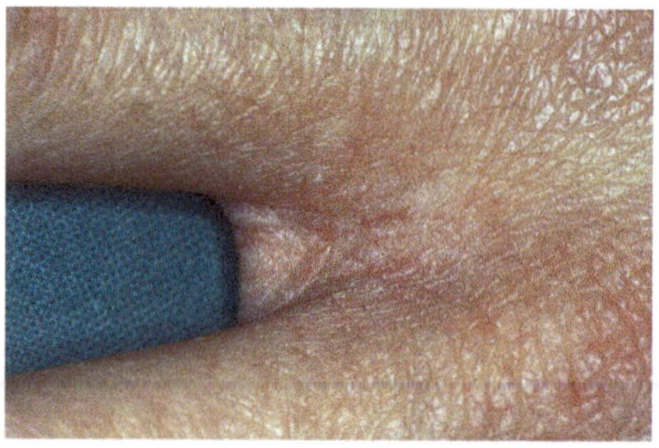

Abb. 30.1 Initiales (sub)toxisch-kumulatives Handekzem mit Manifestation in den Fingerzwischenräumen

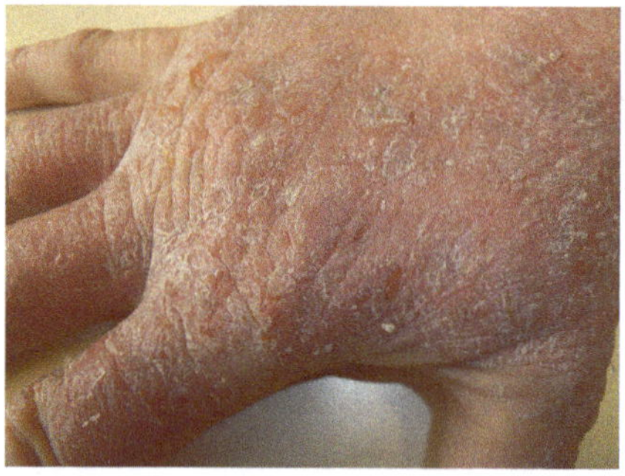

Abb. 30.2 Maximalvariante eines chronischen kumulativ-toxischen Handekzems (Ausschlussdiagnose) eines 22-jährigen Metallarbeiters mit erythematosquamösem, flächigem Infiltrat, Lichenifikation, Rhagaden und Erosionen

Diagnose/Differenzialdiagnose

Eine sichere Abgrenzung des subtoxisch-kumulativen Handekzems aufgrund rein klinischer Merkmale gegenüber dem atopischen Ekzem und allergischen Kontaktekzem ist nicht möglich (Abb. 30.2). Das chronische (sub)toxisch-kumulative Handekzem ist zu ca. 80 % an der Genese berufsbedingter Handekzeme beteiligt, aber nur in ca. 20 % der Fälle kann es als (alleinige) Diagnose gestellt werden, wenn einschließlich Epikutantestung und Atopiediagnostik keine Hinweise für eine andere (z. B. berufsbedingtes allergisches Kontaktekzem) oder häufig prädisponierende konstitutionelle Genese des Ekzems (z. B. atopisches Ekzem, atopische Diathese) gefunden werden. Polyätiologische Mischformen sind also eher die Regel als die Ausnahme. In einem Kollektiv der tertiären Individualprävention fand sich zu 57 % eine polyätiologische Genese (Skudlik et al. 2012). Auch eine Psoriasis vulgaris kann häufig mechanisch-irritativ getriggert im Sinn eines »Köbner-Phänomens« zu berufsbedingten Erkrankungen prädisponieren (z. B. »irritativ provozierte Psoriasis palmaris«). Eine Abgrenzung zum Ekzem ist an Händen oder Füßen häufig klinisch, histologisch schwierig und erfolgt meist im Rahmen des klinischen Gesamtbilds.

Therapie

Die wichtigste therapeutische Maßnahme ist, den beruflichen Kontakt zu Irritanzien soweit wie möglich zu meiden und die kumulative Feuchtbelastung durch präventive Maßnahmen (▶ Abschn. 30.2.1, Prävention) zu reduzieren. Im Übrigen orientiert sich die Therapie berufsbedingter Ekzeme an der Leitlinie zum Management von Handekzemen (Diepgen et al. 2009) mit der Besonderheit, dass zur Behandlung chronischer berufsbedingter Hauterkrankungen auf den insbesondere längerfristigen Einsatz von Glukokortikosteroiden nach Möglichkeit verzichtet wird, da diese durch ihre atrophisierende Wirkung die Hautbarriere weiter schädigen können. Stattdessen wird eine möglichst stadienadaptierte glukokortikoidfreie Therapie angestrebt, wobei Calcineurininhibitoren, ichthyolhaltige, adstringierende, antipruritische sowie antiseptische Externa je nach klinischem Befund zur Anwendung kommen können. Auch eine intensive leitliniengerechte Therapie der Hyperhidrose der Hände und Füße mit aluminiumchloridhaltigen Externa und v. a. Leitungswasseriontophorese ist ein wichtiger Baustein des therapeutischen Armamentariums, da eine verstärkte Schwitzneigung der Hände die Feuchtbelastung insbesondere unter okklusiven Schutzhandschuhen aggravieren kann. Zudem wird eine lokale Creme- oder Bade-PUVA-Therapie häufig eingesetzt, da diese neben ihren antientzündlichen Effekten auch zur Barrierestabilisierung im Sinn eines »Lichthardenings« beitragen kann. Bei unter externer Therapie refraktären Formen sind die Anwendung von Alitretinoin bzw. Cyclosporin in Erwägung zu ziehen, in Ausnahmefällen können auch kurzzeitig systemische Glukokortikosteroide angewandt werden.

Prävention

Schutzmaßnahmen im Rahmen der primären Prävention am Arbeitsplatz können der Austausch irritativer und allergener Arbeitsstoffe sowie weitere technische oder arbeitsorganisatorische Maßnahmen sein. Ist dieses nicht möglich oder bereits ausgeschöpft, so können zur individuellen Reduktion der erhöhten Feuchtbelastung als präventive Maßnahmen die regelmäßige Anwendung geeigneter Hautschutzmittel während der beruflichen Tätigkeit empfohlen werden. Des Weiteren kann das Tragen von Baumwollunterziehhandschuhen und das häufige Wechseln dieser und der darüber getragenen okklusiven Schutzhandschuhe die kumulative Feuchtbelastung verringern und vor weiteren beruflichen Irritanzien (Tab. 30.1) schützen. Die Auswahl geeigneter Handschuhe sowie Hautschutz- und Hautpflegemaßnahmen sollte dabei entsprechend der in der Leitlinie »Berufliche Hautmittel« (AWMF-Nr. 13/56) definierten Kriterien idealerweise über eine individuelle gesundheitspädagogische Beratung erfolgen, wie sie in der Regel im Rahmen der Maßnahmen der sekundären und tertiären

Individualprävention gewährleistet ist (▶ Abschn. 30.3.2, ▶ Abschn. 30.3.3).

30.2.2 Allergisches Kontaktekzem

Eine berufliche Kontaktallergie entsteht häufig »sekundär aufgepropft« auf dem Boden einer irritativen Hautschädigung, da aufgrund der gestörten Barriere die Penetration der Allergene und durch das proinflammatorische Milieu die Sensibilisierung erleichtert ist (2-Phasen-Ekzem). Während das irritative Ekzem prinzipiell noch reversibel ist, persistiert eine einmal erworbene Sensibilisierung lebenslang. Von einem allergischen Kontaktekzem spricht man dann, wenn eine Sensibilisierung klinisch relevant wird. Eine im Epikutantest nachgewiesene Sensibilisierung kann jedoch auch klinisch stumm oder für die Genese des berufsbedingten Ekzems irrelevant sein. Dies muss anhand der faktischen Exposition am Arbeitsplatz und des klinischen Verlaufs individuell geprüft und bewertet werden. Es ist Aufgabe der Präventionsdienste der Unfallversicherungsträger, die konkrete Exposition am Arbeitsplatz zu eruieren.

Epidemiologie

In einem repräsentativen berufsdermatologischen Patientenkollektiv (Skudlik et al. 2012) war eine rein allergische Genese eines Handekzems mit 3,8 % eher die Ausnahme, Kombinationen mit einem irritativen (15,3 %), atopischen (4 %) oder irritativen Handekzem bei zugrunde liegender Atopie (14 %) häufiger, was für die o. g. mehrphasige Genese spricht. Insgesamt war ein als klinisch relevant eingestuftes allergisches Kontaktekzem zu ca. 40 % an der Genese berufsbedingter Handekzeme beteiligt.

Ätiologie und Pathogenese

Das allergische Kontaktekzem entsteht auf Basis einer Typ-IV-Immunreaktion durch wiederholten Kontakt mit epidermal einwirkenden Kontaktallergenen, die häufig niedermolekular sind (< 500 kDa) und den Charakter eines Haptens aufweisen, d. h. erst nach Bindung an ein ortsständiges Trägermolekül zu einem vollständigen Antigen werden (vgl. ▶ Kap. 8, Adaptive Immunität; ▶ Kap. 24, Allergisches Kontaktekzem). Die Entwicklung eines allergischen Kontaktekzems ist abhängig vom Sensibilisierungspotenzial eines Allergens und der Intensität der Exposition. In den letzten Jahren konnte gezeigt werden, dass Allergene Entzündungsmechanismen aktivieren, die normalerweise der Infektabwehr dienen. Zur Ausbildung einer Kontaktallergie ist daher sowohl ein antigenspezifisches Signal der adaptiven Immunantwort als auch ein irritativ-proinflammatorisches Signal der natürlichen Immunität notwendig. So konnte insbesondere für das häufigste Kontaktallergen Nickel gezeigt werden, dass es den humanen Toll-like-Rezeptor 4 aktiviert (Schmidt et al. 2010; ▶ Kap. 4, Natürliche Immunität und ihre Bedeutung für das Mikrobiom).

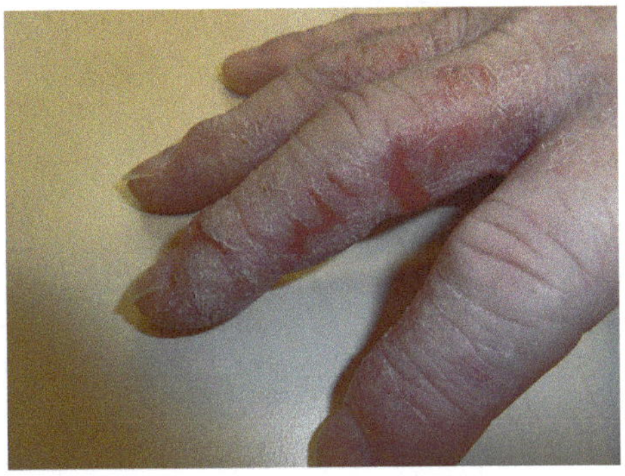

Abb. 30.3 Mischbild eines chronischen allergischen Kontaktekzems bei Acrylatsensibilisierung mit einer akut toxischen Dermatitis (scharf begrenzte Erosionen) nach beruflichem Säurekontakt bei einem Zahntechniker

Klinik

Zu unterscheiden sind das akute allergische Kontaktekzem, welches sich in der Regel 24–48 h nach Allergenkontakt manifestiert. Hierbei kommt es im akuten Stadium zu Rötungen, Schwellungen, Bläschenbildung und starkem Juckreiz, wobei die Hautveränderungen über den Ort der Einwirkung hinaus häufig eine Streureaktion mit unscharfer Begrenzung zeigen. Bei fortbestehendem Allergenkontakt verändert sich das Erscheinungsbild zu einem chronischen allergischen Kontaktekzem, morphologisch ähnlich dem subtoxisch-kumulativen Handekzem mit Hyperkeratosen und Rhagaden sowie Lichenifikation und Schuppung. Auch luftgetragene Allergene (z. B. Pflanzenbestandteile wie Kompositen = Korbblütler), Epoxidharze (Abb. 30.3) oder Konservierungsmittel aus Wandfarben wie (Chlor-)Methylisothiazolinon können eine Ekzemreaktion an nichtbedeckten Hautarealen (meist Gesicht, Arme, Hals) auslösen, das aerogene Kontaktekzem (»airborne contact dermatitis«).

Diagnose

Die Lokalisation und das Verteilungsmuster der Ekzeme geben häufig einen wichtigen Hinweis auf das Vorliegen eines allergischen Kontaktekzems und den möglichen Auslöser (z. B. Nickelsensibilisierung bei Hautveränderungen im Bereich des Jeansknopfes). Die entscheidende diagnostische Maßnahme ist hier die leitliniengerechte Durchführung des Epikutantests (vgl. ▶ Kap. 43, Hauttestung: Typ-I- und Typ-IV-Allergien). Die Diagnostik der berufsbedingten Kontaktallergie ist häufig durch die Tatsache erschwert, dass der Patient die am Arbeitsplatz vorkommenden Berufsstoffe nicht genau benennen kann und die Zusammensetzung nicht immer ermittelbar ist. Umso wichtiger ist die Kenntnis der berufsgruppenrelevanten Allergene und die Testung der diesbezüglich empfohlenen DKG-Reihen (Geier et al. 2009). Ergänzend können Sensibilisierungen durch die Testung berufsspezifischer Eigensubstanzen aufgedeckt werden. Dabei ist zu beachten, dass Stoffe oder Stoffgemische mit unbekannter Zusammensetzung (Sicherheitsdatenblätter!) sowie ätzende oder giftige Stoffe grundsätzlich nicht testbar sind und häufig zu toxisch-irritativen Testreaktionen führen. Bei definierten patienteneigenen Materialien sollten die entsprechenden Empfehlungen (Frosch et al. 2011) zur adäquaten Verdünnung und Vehikelwahl berücksichtigt werden.

Differenzialdiagnose

Abzugrenzen ist das akute allergische Kontaktekzem von einer akuten toxischen Dermatitis (meist scharf begrenzt) (Abb. 30.4) und einem akuten vesikulären Schub eines atopischen Handekzems. Weitere, je nach Einzelfall zu berücksichtigende Differenzialdiagnosen im Bereich der Hände sind die Psoriasis pustulosa, Herpes simplex oder Herpes zoster, Impetigo, bullöser Lichen ruber oder eine oberflächliche Trichomykose. Das chronische allergische Kontaktekzem muss von einem chronisch irritativen Handekzem, einer Psoriasis palmoplantaris, einem nicht-atopisch bedingten hyperkeratotisch-rhagadiformen Handekzem, einer Mycosis fungoides der Hände, hereditären oder erworbenen Palmoplantarkeratosen sowie einem atopischen Ekzem abgegrenzt werden. Eine wichtige Differenzialdiagnose des aerogenen Kontaktekzems ist die photoallergische/phototoxische Dermatitis und die seborrhoische Dermatitis.

Therapie und Prävention

Im akuten Stadium wird mit topischen oder in schweren Fällen auch kurzfristig systemischen Glukokortikosteroiden wirksam behandelt. In chronischen Fällen erfolgt die Therapie analog der unter ▶ Abschn. 30.2.1 beschriebenen Richtlinien. Die wichtigste präventiv-therapeutische Maßnahme ist die Identifizierung und Meidung des Allergens durch Austausch (wenn möglich) oder adäquate Schutzmaßnahmen (▶ Abschn. 30.2.1, Therapie, Prävention).

Beispiele für eine erfolgreiche Prävention durch Austausch der Allergene am Arbeitsplatz sind

- der Rückgang der Chromatsensibilisierung von 43,1 % auf 29,0 % durch Reduktion des Gehalts von hexavalentem Chrom in Zement in der Baubranche (Geier et al. 2011),
- die nahezu vollständige Vermeidung von Neusensibilisierungen gegen Glycerolmonothioglycolat (»saure Dauerwelle«) durch Verbot der Substanz (Uter et al. 2006) sowie
- der Rückgang der beruflichen Latexsensibilisierungen durch Reduzierung des Allergengehalts und Verwendung ungepuderter Handschuhe (Allmers et al. 2004).

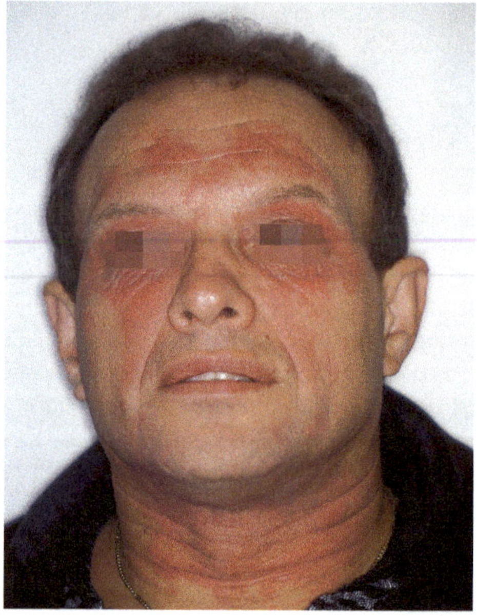

Abb. 30.4 Akutes aerogenes allergisches Kontaktekzem mit Beteiligung des Gesichts (Augenlider und Stirn) und des Halses bei Typ-IV-Sensibilisierung gegenüber Epoxidharz

30.2.3 Atopische Dermatitis und Beruf

Beruflich bedingte Ekzeme werden durch das Vorliegen einer atopischen Hautdiathese begünstigt, wobei sich hier insbesondere das Vorliegen vorberuflicher Beugen- und/oder Handekzeme als prognostisch ungünstig erwiesen hat, während andere atopische Stigmata wie z. B. Perlèche, Ohrragaden, weißer Dermographismus sowie eine atopische Schleimhautdisposition mit Nachweis erhöhter IgE-Spiegel von nachgeordneter Bedeutung sind.

Epidemiologie

In einem berufsdermatologischen Patientenkollektiv (Skudlik et al. 2012) war eine primär atopische Genese des Handekzems, d. h. eine konstitutionelle Ätiologie mit eigendynamischem Verlauf ohne Hinweis auf wesentliche, d. h. über das Maß einer Gelegenheitsursache hinausgehende, berufliche Triggerfaktoren bei 9,7 % zu beobachten. Weitere 23,7 % wiesen eine gemischt atopische und irritative Ätiologie im Sinn eines 2-Phasen-Geschehens auf. Insgesamt ist von einer atopischen Disposition bei 37–55 % der berufsbedingten Handekzeme auszugehen (im Vergleich zu ca. 20 % der Gesamtbevölkerung).

Ätiologie und Pathogenese

Auch wenn der atopischen Dermatitis eine genetische Disposition zugrunde liegt (vgl. ▶ Kap. 23, Atopische Dermatitis), so spielen zahlreiche exogene, auch im beruflichen Kontext relevante Provokationsfaktoren wie Irritationen der Haut durch Schwitzen, falsche Hautreinigung, erhöhte Feuchtbelastung, Kontakt zu chemischen Irritanzien, extreme Kälte, Trockenheit oder Schwüle als unspezifische Provokationsfaktoren eine große Rolle. Atopiker haben ein ca. 3-fach erhöhtes Risiko, eine irritative Kontaktdermatitis zu entwickeln. Besonders dann, wenn gleichzeitig eine Filaggrinmutation vorliegt, ist die Prognose für eine langfristigen Berufsverbleib besonders ungünstig (Landeck et al. 2012). Die anlagebedingte Minderbelastbarkeit der Hautbarriere des Atopikers (John 2006) führt bei unzureichender Anwendung von adäquatem Hautschutz zu einer Schädigung der Barrierefunktion im Stratum corneum und bewirkt, dass bereits geringe Konzentrationen von exogenen Noxen eine Entzündung auslösen können.

Klinik

Das häufig eigendynamisch, berufsunabhängig verlaufende atopische Handekzem kann häufig einen Befall des Handrückens zeigen, wobei die Handinnenflächen oder die Handgelenksbeugen (Lichenifikation der Tabatière) mit Übergang auf den Unterarm bevorzugte Lokalisationen darstellen. Auch nummuläre Herde sind möglich. Weitere typische Manifestationen sind Vesikel der Fingerseitenkanten oder der Handinnenflächen oder eine Pulpitis sicca der Fingerkuppen mit Nagelbeteiligung. Die Dyshidrosis lamellosa sicca mit colleretteartiger Schuppung wird als Minimalvariante angesehen, bei der die Schuppung als Residualbefund einer oft unbemerkten Bläschenbildung besteht.

Diagnose

Die atopische Dermatitis wird in der Regel klinisch aufgrund ihrer typischen Charakteristika (Morphe, Verteilungsmuster, klinischer Verlauf) (Hanifin u. Rajka 1980) diagnostiziert. Unterstützend können atopietypische Stigmata sowie atopietypische Kriterien herangezogen werden wie paradoxe Gefäßreaktionen (weißer Dermographismus) oder ein erhöhtes Gesamt-IgE als Hinweis für eine atopische Schleimhautdisposition, welche die Diagnose untermauern können. Eine summarische Berechnung des Atopiescores (Diepgen et al. 1991) kann hilfreich sein, sollte jedoch die klinische Erfahrung nicht ersetzen. Mittels standardisierter differenzieller Hautempfindlichkeitstests (John 2006) können Hinweise für eine für die atopietypische Minderbelastbarkeit der Hautbarriere erhoben werden.

Differenzialdiagnose

Neben der Abgrenzung zu o. g. Ekzemformen ist versicherungsrechtlich das (beruflich) irritativ provozierte atopische Handekzem (weitgehend arbeitsabhängiger, jedoch auch eigendynamischer Verlauf) gegenüber dem arbeitsunabhängig verlaufenden atopischen Ekzem (bei dem den beruflichen Faktoren allenfalls der Status einer Gelegenheitsursache zukommt) und auch gegenüber dem rein kumulativ-subtoxischen Handekzem abzugrenzen. Entscheidend ist hierbei weniger die Morphe als der berufskongruente Verlauf (Skudlik u. John 2013).

Therapie und Prävention

Prinzipiell unterscheidet sich die Therapie des (berufsbedingten) atopischen Handekzems nicht von den Grundlagen der Behandlung anderer Ekzemformen. Zu berücksichtigen ist jedoch, dass aufgrund des einerseits chronisch-rezidivierenden als auch unvorhersehbar eigendynamischen Verlaufs häufig ein ausgeprägter Leidensdruck mit gravierenden psychosozialen Folgen besteht, welcher besondere Anforderungen an die Geduld der Patienten und Therapeuten stellt.

Eine atopische Hautdisposition stellt nicht zwingend ein Ausschlusskriterium für das Ergreifen eines hautbelastenden Berufs dar. Bei einem schweren Ekzem mit längerer oder ausgeprägter Beteiligung der Hände sind jedoch gesundheitliche Bedenken angebracht. Bei allen anderen Formen der Atopie ist das adäquate und frühzeitige Umsetzen primärer und sekundärer Präventionsmaßnahmen besonders wichtig, um langfristig ohne wesentliche Verschlechterung des Hautzustands oder sogar hautgesund arbeiten zu können.

30.2.4 Sonderform: Proteinkontaktdermatitis (IgE-vermitteltes Kontaktekzem)

Die Proteinkontaktdermatitis (Amaro u. Goossens 2008) bezeichnet eine spezielle, seltene Form der Kontaktdermatitis (0,2 % des IVDK-Gesamtkollektivs), bei der im Gegensatz zur klassischen Kontaktallergie keine niedermolekularen Haptene, sondern großmolekulare Proteine für die Auslösung der Symptome verantwortlich gemacht werden. Die Prävalenz bei Berufen der Nahrungsmittelindustrie (Bäcker, Fischverarbeiter, Köche) liegt jedoch höher (1–4 %).

Aufgrund der erhöhten Penetrationsfähigkeit der Haut gelten eine atopische Disposition und eine irritative Dermatitis als prädisponierend. Pathogenetisch wird eine IgE-vermittelte Bindung von Proteinallergenen an Langerhans-Zellen vermutet, die prozessierte Peptide präsentieren und eine T-Lymphozyten-Reaktion ähnlich der Typ-IV-Reaktion auslösen.

Klinisch handelt es sich um eine chronisch-rezidivierende Ekzemreaktion mit Lokalisation an den Händen und ggf. Unterarmen oder Gesicht mit entsprechender Morphe

Tab. 30.2 Auslöser der Proteinkontaktdermatitis

Gruppen	Auslösende Allergenquellen	Betroffene Berufsgruppen
Pflanzenproteine	Früchte, Gewürze, Hölzer, Gemüse, Pflanzen	Küchenpersonal, Speiselieferanten, Gärtner, Hausfrauen
Tierische Proteine	Fleisch, Innereien, Meeresfrüchte, Fisch, bovine Schleimhautsekrete	Schlachter, Fleischverkäufer, Hausfrauen, Fischverarbeiter, Veterinärmediziner
Getreide	Roggen, Weizen- oder Gerstenmehl	Bäcker
Enzyme	α-Amylase, Glucoamylase, Cellulase, Xylanase, Protease, Papain	Waschmittelproduktion, pharmazeutische Industrie, Nahrungsmittelberufe

nach Kontakt mit (meist Nahrungsmittel)proteinen, bei denen auch vesikuläre und urtikarielle (DD Kontakturtikaria) Läsionen auftreten können.

Die auslösenden Proteine lassen sich 4 Gruppen zuordnen, die in Tab. 30.2 aufgeführt sind.

Bisher konnte trotz umfangreicher Bemühungen der DKG zur Validierung verschiedener diagnostischer Verfahren kein Test identifiziert werden, mit dem die Diagnose der Proteinkontaktdermatitis zuverlässig gestellt werden kann. Die Diagnose stützt sich auf den Nachweis eine Typ-I-Sensibilisierung mittels spezifischem IgE und Prick-Test sowie einer positiven Anamnese einer (Re-)Exposition mit nachfolgender klinischer Verschlechterung.

30.3 Rechtliche Grundlagen

Aufgrund der Gefahr der Entstehung einer Berufsunfähigkeit durch berufsbedingte Hauterkrankungen hat der Gesetzgeber Regelungen zur Prävention und Rehabilitation für Hautkrankheiten im Sozialgesetzbuch (SGB VII) und der Berufskrankheitenverordnung (BKV) niedergelegt.

30.3.1 BK 5101 (»BK Haut«)

Eine berufsbedingte Hauterkrankung wird bei folgenden Voraussetzungen zur Berufskrankheit:

» Schwere oder wiederholt rückfällige Hauterkrankungen, die zur Unterlassung aller Tätigkeiten gezwungen haben, die für die Entstehung, die Verschlimmerung oder das Wiederaufleben der Krankheit ursächlich waren oder sein können.

Auch wenn die meisten berufsbedingten Hauterkrankungen diese Voraussetzungen (noch) nicht erfüllen, sind Leistungen aus der gesetzlichen Unfallversicherung möglich gemäß §3 BKV, wenn die konkrete Gefahr der Entstehung oder Verschlimmerung einer Berufskrankheit besteht.

30.3.2 § 3 BKV

In § 3 ist ein universeller Präventionsauftrag verankert:

» (1) Besteht für einen Versicherten die Gefahr, dass eine Berufskrankheit entsteht, wiederauflebt oder sich verschlimmert, so hat der Träger der Unfallversicherung mit allen geeigneten Mitteln dieser Gefahr entgegenzuwirken. Ist die Gefahr für den Versicherten nicht zu beseitigen, hat der Träger der Unfallversicherung ihn aufzufordern, die gefährdende Tätigkeit zu unterlassen.

Darunter fallen ambulante und stationäre Behandlungskosten, Aufwendungen für individuelle Schutzausrüstungen, Ausgleich des Minderverdiensts bei innerbetrieblichen Umsetzungen sowie »Maßnahmen zur Teilhabe am Erwerbsleben« (Umschulungen), die meist jüngeren Patienten gewährt werden.

Eine Berufsaufgabe ist durch die im Rahmen der sekundären und tertiären Individualprävention gewährleisteten modernen Möglichkeiten eines adäquaten Hautschutzes, einer optimierten individuellen Therapie sowie edukativer Maßnahmen in den meisten Fällen vermeidbar.

Diese Maßnahmen verringern nicht nur die sozioökonomischen Folgekosten, sondern auch die psychosozialen Konsequenzen für den Einzelnen, die mit einer Berufsaufgabe verbunden sind.

30.3.3 Heilverfahren durch die Unfallversicherungsträger

Bei Verdacht auf Vorliegen einer beruflich bedingten oder verschlimmerten Dermatose kann ein Heilverfahren nach § 3 BKV gewährt werden. Dieses beginnt in der Regel in Form der Erteilung eines ambulanten Behandlungsauftrags im Rahmen des sog. Hautarztverfahrens. Bei ausbleibender Abheilung oder Besserung unter ambulanter The-

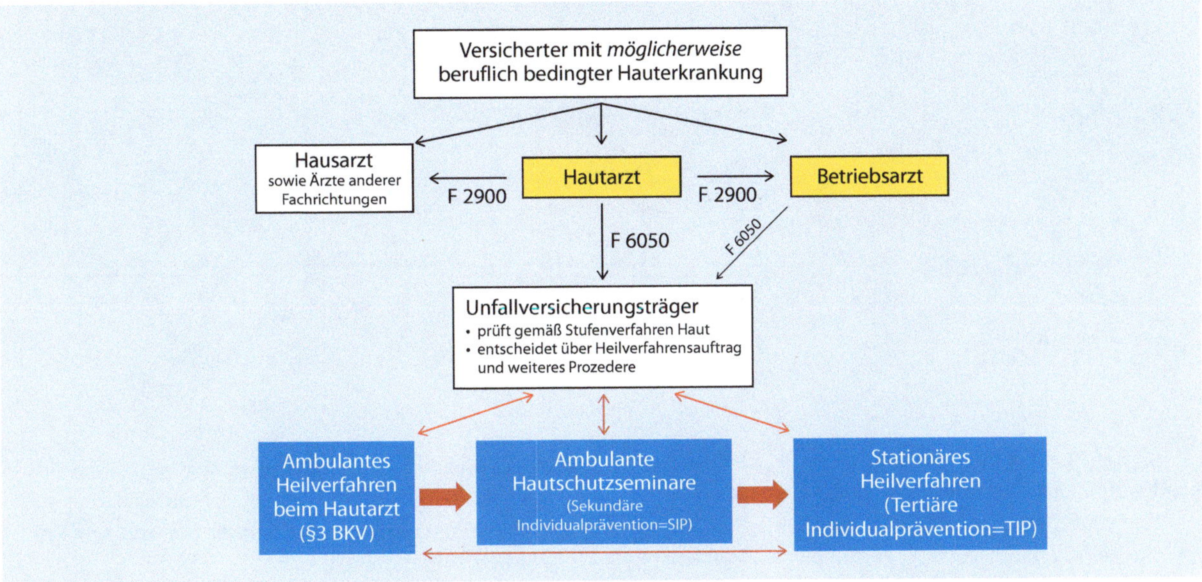

Abb. 30.5 Systematische Versorgung von berufsdermatologischen Patienten in Deutschland. Ablauf des Hautarztverfahrens und des Stufenverfahrens »Haut«. Die Vorstellung bei anderen Ärzten erfolgt mit dem Überweisungsvordruck »F 2900«. Für den »Hautarztbericht« wird das Formblatt »F 6050« verwendet (»Erstbericht Hautarzt BK 5101«)

rapie können im Rahmen des Stufenverfahrens »Haut« (Abb. 30.5) Maßnahmen der sekundären Individualprävention mit zusätzlicher gesundheitspädagogischer Schulung (z. B. berufsgruppenspezifische Hautschutzseminare) oder ein stationäres Heilverfahren eingeleitet werden, bei dem neben der dermatologischen Therapie und umfassenden Diagnostik auch ausführliche edukativ-präventive Schulungen durchgeführt werden (Drechsel-Schlund et al. 2013). Durch eine Wiederherstellung der Barriere und des gesunden Hautzustands kann der Wiedereintritt in die Berufstätigkeit (in der Regel nach 6 Wochen) unter optimierten Haut- und Arbeitsschutzbedingungen gewährleistet werden. In über 85 % der Fälle gelingt dadurch der Berufsverbleib (Skudlik et al. 2012).

30.3.4 Hautarztverfahren

Bereits 1972 wurde zur Verhinderung der Entstehung einer Berufskrankheit das »Verfahren zur Früherfassung berufsbedingter Hauterkrankungen« (Hautarztverfahren) eingeführt, mit dem über einen vorbehandelnden Arzt oder Betriebsarzt eine zeitnahe hautärztliche Untersuchung und Beratung im Fall der Möglichkeit einer Hauterkrankung durch berufliche Tätigkeit gewährleistet werden kann. Der Hautarzt erstellt (in > 85 % der Fälle primär; Voß et al. 2013) zu Lasten des Unfallversicherungsträgers (UVT) einen Hautarztbericht (www.dguv.de/formtexte/aerzte/F_6050/F6050.pdf) an den UVT (mit Durchschrift an den behandelnden Arzt und die Krankenkasse) (Abb. 30.5). Darüber kann die Einleitung eines ambulanten Heilverfahrens beantragt oder z. B. Ermittlungen am Arbeitsplatz durch den Präventionsdienst veranlasst werden. Während die berufliche Kausalität 2009 nur bei 50 % der Meldungen durch die Unfallversicherungsträger gesehen wurde, war dies 2011 schon bei 77 % (19 399) der Fall. Die hiermit einhergehende frühzeitigere Einleitung von ambulanten Heilverfahren beim behandelnden Dermatologen durch die UVT rechnet sich: Die Kosten für Umschulungsmaßnahmen bei Hautkranken sind im Bereich der Deutschen gesetzlichen Unfallversicherung (DGUV) um 41 % seit 2006 zurückgegangen. Auch sind die Kosten für die medizinische Behandlung pro Fall gesunken. Hier wird deutlich, was frühzeitige dermatologische Prävention für Patienten leisten kann.

30.3.5 Ärztliche Anzeige bei Verdacht auf Berufskrankheit und Begutachtung

Besteht jedoch bei einer Berufsdermatose trotz durchgeführter Behandlungs- und Schutzmaßnahmen keine Aussicht auf einen Berufsverbleib (z. B. aerogenes Kontaktekzem auf Epoxidharz, Abb. 30.4) bzw. der Zwang zur Tätigkeitsaufgabe, so sollte eine ärztliche Anzeige über die Berufskrankheit (www.dguv.de/formtexte/aerzte/F_6000/F6000.pdf) erstattet werden. Zur Anzeige über eine Berufskrankheit ist bei begründetem Verdacht neben dem Arzt auch der Unternehmer verpflichtet. Ebenso kann der Versicherte selbst ein Ermittlungsverfahren in Gang setzen.

Tab. 30.3 Hauterkrankungen als Berufskrankheit, Einschätzung der MdE gemäß Bamberger Merkblatt (gemeinsame Empfehlung der ABD und der Deutschen Gesetzlichen Unfallversicherung [Stand 2008])

Auswirkungen der Allergie	Hauterscheinungen/Auswirkungen der irritativen Schädigung (%)			
	Keine	Leicht	Mittel	Schwer
Keine	0	10	20	25
Geringgradig	0	10	20	25
Mittelgradig	10	15	25	30
Schwerwiegend	20	20	30	≥ 30

Im Rahmen der Begutachtung einer BK 5101 muss geprüft werden, ob im Vollbeweis gesichert ist, dass

- eine versicherte Tätigkeit vorliegt,
- eine berufliche Exposition gegenüber schädlichen Substanzen vorgelegen hat,
- eine berufsbedingte oder beruflich verschlimmerte Dermatose vorliegt,

wobei der Zusammenhang der Berufsdermatose und der beruflichen Exposition kausal wahrscheinlich sein muss.

Voraussetzungen für die Anerkennung einer BK 5101 sind, dass die Dermatose

1. berufsbedingt ist (zumindest im Sinn einer wesentlichen Teilursache, wenn gleichzeitig eine anlagebedingte Erkrankung wie eine Atopie vorliegt und die beruflichen Faktoren über eine Gelegenheitsursache hinausgehen)
2. schwer oder wiederholt rückfällig ist:
   a. Das Kriterium der Schwere ist erfüllt aufgrund des klinischen Befunds (z. B. bei Vorliegen von Blasen, Rhagaden, Folgeschäden, Schmerzhaftigkeit), einem behandlungsbedürftigen Verlauf von mindestens 6 Monaten oder dem Vorliegen klinisch manifester Kontaktsensibilisierungen auf beruflich nicht meidbare Allergene.
   b. Eine wiederholte Rückfälligkeit ist gegeben, wenn mindestens 2 Rückfälle (nach Abheilung) und damit 3 Erkrankungsphasen vorliegen.
3. den objektiven Unterlassungszwang begründet (d. h. nach Ausschöpfung aller adäquaten Präventions- und Therapiemaßnahmen – idealerweise nach einem erfolgten Arbeitsversuch unter optimierten Hautschutz- und Arbeitsschutzbedingungen)
4. zur Aufgabe aller gefährdenden Tätigkeiten geführt hat (was auch nur einen Teil der am Arbeitsplatz verrichteten Tätigkeiten, z. B. Kontakt mit Allergenen des Arbeitsplatzes betreffen kann).

Kein objektiver Unterlassungszwang liegt vor, wenn die Tätigkeit durch den Versicherten (z. B. auf Wunsch) bei noch unzureichender Therapie und Prävention aufgegeben wurde.

Der Gutachter prüft, ob die Voraussetzungen für die Anerkennung einer BK vorliegen und gibt Empfehlungen zur Einschätzung der Höhe der Minderung der Erwerbsfähigkeit (MdE) (vgl. Tab. 30.3), für deren Festsetzung der Umfang der verschlossenen Erwerbsmöglichkeiten auf dem allgemeinen Arbeitsmarkt entscheidend ist. Empfehlungen zur Bewertung der Auswirkung der Allergene bei der Einschätzung der MdE finden sich auf der Homepage der Arbeitsgemeinschaft für Berufs- und Umweltdermatologie (ABD): http://abd.dermis.net/content/e03abd/e1046/e1047/index_ger.html

Die Anerkennung der Berufskrankheit erfolgt durch den Unfallversicherungsträger. Eine Rente wird dem Versicherten ab einer MdE von 20 % zuteil.

Literatur

Allmers H, Schmengler J, John SM (2004) Decreasing incidence of occupational contact urticaria caused by natural rubber latex allergy in German healthcare workers. J Allergy Clin Immunol 114: 347–351

Amaro C, Goossens A (2008) Immunological occupational contact urticaria and contact dermatitis from proteins: a review. Contact Dermatitis 58: 67–75

Diepgen TL, Fartasch M, Hornstein OP (1991) Kriterien zur Beurteilung der atopischen Hautdiathese. Dermatosen 39: 79–83

Diepgen TL, Elsner P, Schliemann S, Fartasch M, Köllner A, Skudlik C, John SM, Worm M (2009) Leitlinie Management von Handekzemen. J Dtsch Dermatol Ges 7 (Suppl 3): S1–16

Drechsel-Schlund C, Brandenburg S, John SM, Kranig A, Römer W (2013) Frühinterventionsmöglichkeiten bei Hauterkrankungen – Evaluation des Stufenverfahrens Haut: Optimierungsmöglichkeiten bei den Unfallversicherungsträgern. DGUV Forum 2(1): 54–59

Frosch PJ, Geier J, Uter W,and Goossens A (2011) Patch Testing with the Patients' Own Products. In: Duus Johansen J, Frosch PJ, Lepoittevin JP (Hrsg) Contact Dermatitis, 5. Aufl. Springer Berlin, S 1108–1119

Geier J, Krautheim A, Lessmann H (2009) Allergologische Diagnostik und aktuelle Allergene in der Berufsdermatologie. Hautarzt 60: 708–717

Geier J, Krautheim A, Uter W, Lessmann H, Schnuch A (2011) Occupational contact allergy in the building trade in Germany: influence of preventive measures and changing exposure. Int Arch Occup Environ Health 84: 403–411

Hanifin JM, Rajka G (1980) Diagnostic features of atopic dermatitis. Acta Derm Venereol (Stockh) Suppl 92: 44–47

John SM (2006) Hautirritabilitätstests. In: John SM, Brandenburg S, Szliska C (Hrsg) Berufsdermatosen, 2. Aufl. Dustri-Verlag Dr. Karl Feistle, München, S 581–589

Landeck L, Visser M, Skudlik C, Brans R, Kezic S, John SM (2012).Clinical course of occupational irritant contact dermatitis of the hands in relation to filaggrin genotype status and atopy.Br J Dermatol167:1302–9.

Schmidt M, Raghavan B, Müller V, Vogl T, Fejer G, Tchaptchet S, Keck S, Kalis C, Nielsen PJ, Galanos C, Roth J, Skerra A, Martin SF, Freudenberg MA, Goebeler M (2010) Crucial role for human Toll-like receptor 4 in the development of contact allergy to nickel. Nat Immunol 11: 814–819

Skudlik C, John SM (2013) Unfallversicherungsrechtliche Begutachtung bei atopischer Dermatitis – Problematik und Vorschlag für Lösungsansätze. Trauma Berufskrankh 15: 101–106

Skudlik C, Weisshaar E, Scheidt R, Elsner P, Wulfhorst B, Schönfeld M, John SM, Diepgen TL; ROQ Study Group (2012) First results from the multicentre study rehabilitation of occupational skin diseases – optimization and quality assurance of inpatient management (ROQ). Contact Dermatitis 66: 140–147

Uter W, Geier J, Lessmann H, Schnuch A (2006) Is contact allergy to glycerylmonothioglycolate still a problem in Germany? Contact Dermatitis 55: 54–56

Voß H, Gediga G, Gediga K, Maier B, Mentzel F, Skudlik C, Zagrodnik FD, John SM (2013) Sekundärprävention von Berufsdermatosen: erste systematische Evaluation des Hautarztverfahrens und des Stufenverfahrens Haut. J Dtsch Dermatol Ges 11: 662–671

Weiterführende Literatur

Brandenburg S (2003) Unfallversicherungsrechtliche Grundlagen. In: Schwanitz HJ, Wehrmann W, Brandenburg S, John SM (Hrsg) Gutachten Dermatologie. Steinkopff-Verlag, Darmstadt, S 138–166

Diepgen TL, Bernhard-Klimt C, Blome O, Brandenburg S, Dienstbach D, Drexler H, Elsner P, Fartasch M, Frank KH, John SM, Kleesz P, Köllner A, Otten H, Pappai W, Römer W, Rogosky E, Sacher J, Skudlik C, Zagrodnik F (2008) Bamberger Merkblatt: Begutachtungsempfehlungen für die Begutachtung von Haut- und Hautkrebserkrankungen. Teil I: Hauterkrankungen. Dermatol Beruf Umwelt 56: 132–150

Bronchiale Hyperreagibilität und Asthma bronchiale

A. Klemmer, C. Vogelmeier

T. Biedermann et al. (Hrsg.), *Allergologie*,
DOI 10.1007/978-3-642-37203-2_31,

31.1 Definitionen

Unter der bronchialen Hyperreagibilität versteht man die Neigung des Bronchialsystems, auf verschiedene, auch unspezifische Reize mit einer Obstruktion zu reagieren. Die bronchiale Hyperreagibilität ist wesentlicher Bestandteil der Pathophysiologie des Asthma bronchiale, lässt sich aber in vielen Fällen auch bei der chronisch-obstruktiven Lungenerkrankung (COPD), bei der allergischen Rhinokonjunktivitis und bei anderen Erkrankungen nachweisen.

Asthma bronchiale ist eine chronisch-entzündliche Erkrankung der Atemwege, die mit anfallartiger, reversibler Bronchialobstruktion einhergeht. Als Auslöser der Entzündungsreaktion kommen v. a. allergisierende Umweltstoffe in Betracht. Daneben können auch Infektionen, kalte Luft, Analgetika und chemisch-irritativ wirkende Substanzen bei prädisponierten Personen einen Asthmaanfall auslösen.

Die COPD oder chronisch-obstruktive Lungenerkrankung ist durch eine persistierende Atemwegsobstruktion charakterisiert, die typischerweise progredient ist. Die COPD ist verbunden mit einer chronischen Entzündungsreaktion, die durch Exposition gegen Partikel und/oder Gase ausgelöst wird. In entwickelten Ländern ist Zigarettenrauch die bedeutendste Ursache.

31.2 Epidemiologie

Asthma ist eine sehr häufige chronische Erkrankung, die etwa 10 % der Kinder und 5 % der Erwachsenen in Deutschland betrifft. Bei den Kindern kann Asthma als die häufigste überhaupt vorkommende chronische Erkrankung betrachtet werden. Vor allem das allergische Asthma beginnt schon im Kindesalter, das nichtallergische Asthma tritt typischerweise erst im mittleren Alter (> 40 Jahre) auf. Jungen sind etwa doppelt so häufig betroffen wie Mädchen.

Auch bei der COPD, eine der wichtigsten Differenzialdiagnosen zum Asthma, handelt es sich um eine sehr häufige Erkrankung. Man geht davon aus, dass etwa 13 % der über 40-jährigen Deutschen an einer COPD leiden, wobei von einer sehr hohen Dunkelziffer ausgegangen werden muss. Im Gegensatz zum Asthma bronchiale ist die COPD eine Erkrankung des älteren Menschen: Der größte Teil der Betroffenen ist älter als 60 Jahre. Weiterhin sind mehr Männer als Frauen betroffen, wobei die Prävalenz bei Frauen stark zunimmt und davon auszugehen ist, dass sich das Geschlechterverhältnis in naher Zukunft ausgleichen wird. In der weltweiten Todesursachenstatistik belegt die COPD aktuell den 4. Platz. Unter den 10 häufigsten zum Tode führenden Erkrankungen ist die COPD die einzige deren Prävalenz zunimmt.

31.3 Ätiologie und Pathogenese

31.3.1 Ätiologie/Genetik

Es werden 2 Formen des Asthma bronchiale unterschieden, die in Tab. 31.1 mit ihren Auslösern dargestellt sind.

Je etwa 30 % der erwachsenen Asthmatiker leiden an extrinsischem oder intrinsischem Asthma, bei den restlichen 40 % liegen Mischformen vor. Allgemein kann gesagt werden, dass das allergische Asthma im Kindesalter häufiger ist, während bei Erwachsenen die Häufigkeit der intrinsischen Form zunimmt.

Genetische Faktoren scheinen eine Rolle zu spielen: Wenn ein Elternteil an allergischem Asthma erkrankt ist, so liegt die Wahrscheinlichkeit für das Kind, ebenfalls an Asthma zu erkranken bei 30–40 %. Sind beide Elternteile erkrankt, verdoppelt sich die Wahrscheinlichkeit. Alle atopischen Erkrankungen (allergische Rhinokonjunktivitis, atopische Dermatitis, Asthma bronchiale) sind durch eine polygen vererbte Veranlagung zur überschießenden IgE-Produktion charakterisiert, wobei nur ein Teil der Anlageträger erkrankt. Etwa 25 % der Patienten mit allergischer Rhinitis entwickeln im Verlauf des Lebens auch ein Asthma bronchiale (sog. Etagenwechsel).

Weiterhin scheinen auch Umweltfaktoren eine Rolle zu spielen. Durch eine regelmäßige Exposition, insbesondere zu Innenraumallergenen (Hausstaubmilben, Tierhaare,

Tab. 31.1 Formen des Asthma bronchiale

Form	Auslöser
Extrinsisches (allergisches) Asthma bronchiale	Allergisierende Umweltstoffe (Pflanzenpollen, Tierhaare, Hausstaubmilben, Schimmelpilze)
	Allergisierende Stoffe aus dem Arbeitsumfeld (z. B. Mehlstaub, Isocyanate)
Intrinsisches (nichtallergisches) Asthma bronchiale	Respiratorische Infekte
	Einnahme von Analgetika (insbesondere pseudoallergische Reaktion bei NSAR)
	Chemisch-irritativ oder toxisch wirkende Substanzen

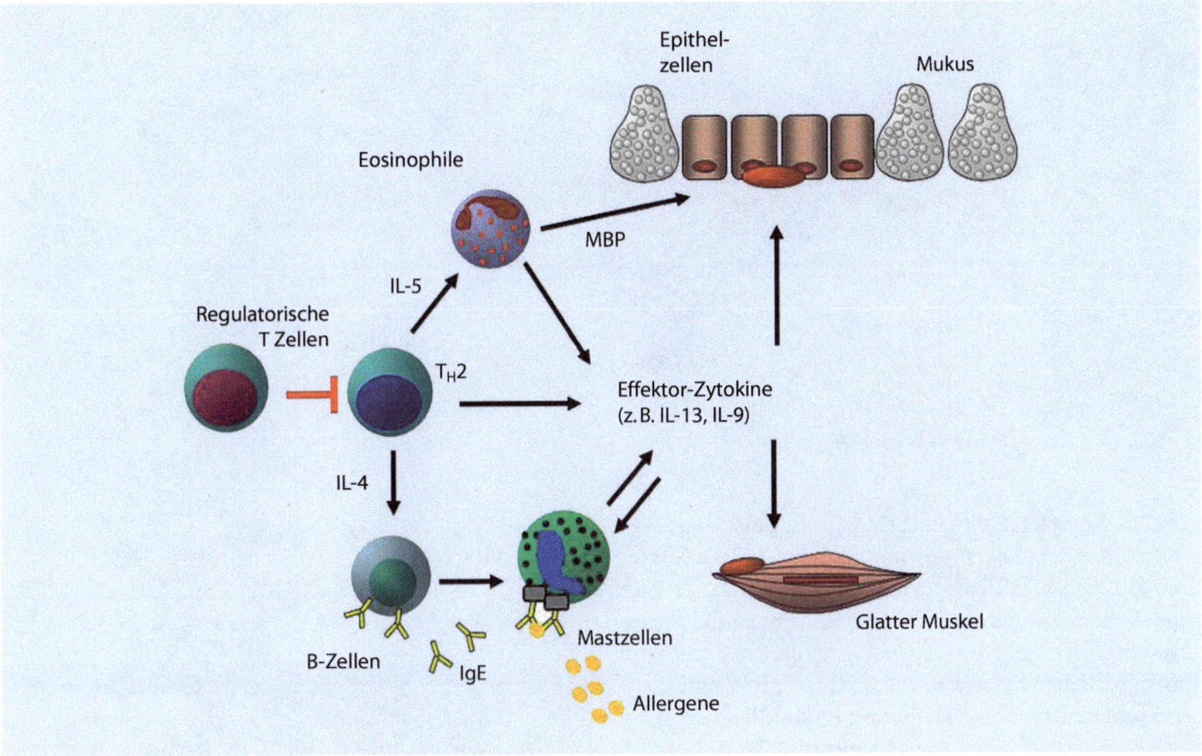

Abb. 31.1 Immunpathogenese des Asthma bronchiale

Schimmelpilze), steigt die Wahrscheinlichkeit einer Sensibilisierung. Außerdem konnten sowohl elterliches Rauchen während der Kindheit, mütterliches Rauchen während der Schwangerschaft und kindliche Adipositas als Risikofaktoren identifiziert werden, im Verlauf ein Asthma bronchiale zu entwickeln.

31.3.2 Pathogenese

Sowohl das extrinsische als auch das intrinsische Asthma bronchiale stellen chronisch-entzündliche Erkrankungen dar. Das Konzept von extrinsischem und intrinsischem Asthma wurde in der letzten Zeit zunehmend in Zweifel gezogen. Auch wenn bei vielen Asthmatikern trotz intensivster Suche kein auslösendes Allergen gefunden werden kann, ist bei der Vielzahl der möglichen Allergien eine Testung auf alle Allergene unmöglich. Das intrinsische Asthma ist als Krankheitsbild noch unzureichend charakterisiert. Es ist daher davon auszugehen, dass weitere Phänotypen des Asthma bronchiale existieren, die sich in ihrer Pathogenese unterscheiden. Dafür spricht auch die Tatsache, dass es Asthmaformen gibt, die auf die üblichen Medikamente (z. B. Glukokortikoide) nur schlecht ansprechen.

Verschiedene Zelltypen des Immunsystems sind an der Pathogenese des Asthma bronchiale beteiligt, unter anderem T-Helferzellen. Eine naive T-Helferzelle wird von antigenpräsentierenden Zellen stimuliert und differenziert sich, je nach Art des präsentierten Antigens und der benötigten Immunantwort, weiter (▶ Kap. 8, Adaptive Immunität durch T-Lymphozyten). Als Teil der Pathogenese des Asthma bronchiale scheint sich beim Asthmatiker bevorzugt eine Th_2-Antwort auszubilden. Diese Bevorzugung einer Th_2-Immunantwort wird als Teil der genetischen Komponente des Asthma bronchiale aufgefasst und kann auch bei den anderen atopischen Erkrankungen nachgewiesen werden. Die Asthmaformen, bei denen eine Th_2-Antwort als dominanter Faktor erachtet wird, zeichnen sich durch eine Eosinophilie im Sputum und Blut aus. Bei einer großen Zahl von Asthmatikern lässt sich aber keine Eosinophilie nachweisen. Hier werden vermehrt neutrophile Granulozyten oder auch keine wesentlich vermehrten Entzündungszellen (paucigranulozytär) im Sputum nachgewiesen. Die in diesen Fällen zugrunde liegende Pathogenese ist weitgehend unklar. Im Folgenden wird die Pathogenese der »klassischen« Th_2-Form des Asthma bronchiale dargestellt (Abb. 31.1).

Zu Beginn der Pathogenese des Asthma bronchiale steht zunächst die Sensibilisierung. Das Allergen wird von einer antigenpräsentierenden Zelle im Bronchialsystem (APC, z. B. Alveolarmakrophage, dendritische Zelle) phagozytiert und das infrage kommende Antigen als Teil des

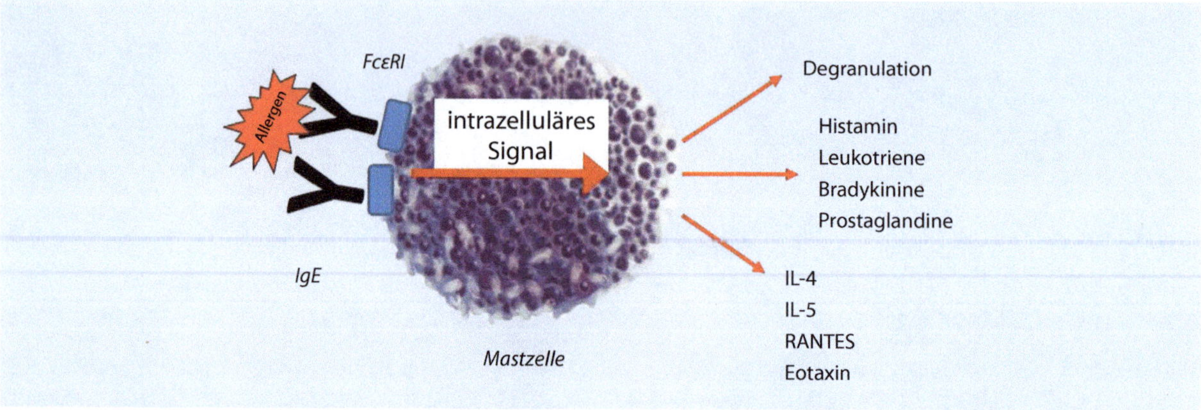

Abb. 31.2 Rolle der Mastzelle bei der allergischen Sofortreaktion

MHC-II-Komplexes auf seiner Oberfläche präsentiert (vgl. ▶ Kap. 5, Antigen- bzw. Allergenpräsentation). Nach Migration in einen regionären Lymphknoten kommt es zum Kontakt mit einer naiven T-Helferzelle. Diese differenziert sich weiter zu einer Th_2-Zelle und stimuliert weiterhin mit Th_2-spezifischen Zytokinen wie IL-4, IL-5, IL-9 und IL-13 unter anderem die Plasmazellen zur Produktion von gegen das Allergen gerichteten Antikörpern vom Typ IgE.

Die in die Blutbahn sezernierten IgE-Antikörper binden sich mit ihrem Fc-Fragment an verschiedene IgE-Rezeptoren auf Mastzellen und basophilen Granulozyten. Insbesondere die gewebeständigen Mastzellen haben für die Pathogenese des allergischen Asthmas weitere Bedeutung. Man kann die allergische Reaktion beim Asthma in eine Sofortreaktion und eine Spätreaktion unterteilen.

Asthmatische Sofortreaktion Kommt es zur erneuten Allergenexposition, so bindet das inhalierte Allergen zunächst an das IgE-Molekül, das an die Mastzelle in der Bronchialschleimhaut gekoppelt ist. Hierdurch kommt es zur Aktivierung der Mastzelle, die dadurch gespeicherte Entzündungsmediatoren aus ihren Granula freisetzt oder neue produziert und sezerniert wie z. B. Histamin, Leukotriene, Bradykinine, Prostaglandine, Enzyme und Proteasen (u. a. Tryptase, Chymase), Proteoglykane (Heparin, Chondroitinsulfat A) und Interleukine und Chemokine (u. a. IL-4, IL-5, TNF, RANTES, Eotaxin) (vgl. ▶ Kap. 6, Mastzellen und Basophile) (Abb. 31.2).

Diese Entzündungsmediatoren bewirken eine akute Reaktion der Bronchialschleimhaut und der glatten Muskelzellen, die die klassische Trias (Abb. 31.3) der Pathophysiologie des Asthma bronchiale bewirkt:

- Spasmus der Bronchialmuskulatur
- Schleimhautödem
- Hypersekretion eines zähen Schleims (Dyskrinie)

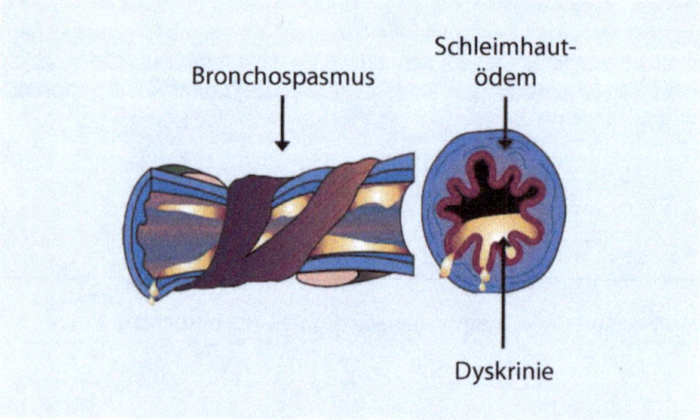

Abb. 31.3 Die pathopysiologische Trias des Asthma bronchiale

Asthmatische Spätreaktion Als Folge der verzögerten Zytokinausschüttung aus den Mastzellen kommt es etwa 4–6 h nach dem Allergenkontakt zur Migration von proinflammatorischen Zellen in die Bronchialschleimhaut. Insbesondere sind hier die eosinophilen Granulozyten von Bedeutung. Die eosinophilen Granulozyten produzieren zahlreiche Substanzen, die man grob in proinflammatorische und zytotoxische Effektorsubstanzen aufteilen kann. Zu den proinflammatorischen Effektorsubstanzen zählen u. a. PAF (»platelet activating factor«) und Leukotriene, die die Entzündungsreaktion aufrechterhalten und auch die Degranulation der Mastzellen weiter stimulieren. Zu den zytotoxischen Effektorsubstanzen zählen MBP (»major basic protein«) und Matrix-Metalloproteinasen, die direkt das Bronchialepithel und die extrazelluläre Matrix schädigen.

Eine weitere wesentliche Rolle in der Pathogenese des allergischen Asthma bronchiale spielt die autonome Innervation der Bronchien. So konnte gezeigt werden, dass einerseits in Bronchien von Asthmatikern eine Funktionsstörung der bronchodilatatorisch wirksamen Acetylcholinrezeptoren vorliegt, andererseits werden aus autonomen C-Fasern im Rahmen der Inflammation auch Neuropeptide wie Substanz P freigesetzt, die ihrerseits proinflammatorisch wirken.

Die Rolle der chronischen Umbauvorgänge im Bereich der Schleimhaut (sog. Remodelling) ist bislang nicht eindeutig geklärt. Es handelt sich hierbei um eine Fibrose im Bereich des subepthelialen Gewebes und eine Hypertrophie der glatten Muskulatur. Initial wurde es als Folge der langanhaltenden Entzündung oder einer unzureichenden Therapie aufgefasst. Später wurden derartige Phänomene aber auch bei Kindern mit Asthma gefunden.

31.4 Symptomatik

Die typischen klinischen Symptome des Asthmatikers bestehen aus anfallartig auftretender Luftnot, verbunden mit exspiratorischen trockenen Rasselgeräuschen wie Giemen, Pfeifen und Brummen. Viele Asthmatiker geben häufig auch einen wenig produktiven Reizhusten an. Weiterhin wird vielfach ein Engegefühl in der Brust beschrieben. Typisch ist ebenso ein periodisches Auftreten der Beschwerden, insbesondere beim allergischen Asthma, mit dazwischen liegenden Intervallen von Symptomfreiheit. Auch ein Auftreten der Beschwerden nach Exposition gegenüber inhalativen Noxen (Zigarettenrauch, Stäube, kalte Luft) kann ein deutlicher Hinweis sein.

Im Gegensatz dazu zeigt der Patient mit einer COPD eher eine chronische Dyspnoe, die v. a. bei Belastung zunimmt. Husten ist ebenfalls ein häufiges Symptom, der bei der COPD oftmals mit (morgendlichem) Auswurf verbunden ist. Der chronisch-obstruktiven Lungenerkrankung geht häufig eine mehrere Jahre andauernde chronische, nichtobstruktive Bronchitis voraus. Von einer chronischen Bronchitis kann nach der Definition der WHO ausgegangen werden, wenn bei einem Patienten in 2 aufeinander folgenden Jahren an mindestens 3 aufeinander folgenden Monaten Husten und Auswurf bestehen. Während das Asthma bronchiale primär eine funktionelle Störung darstellt, ist die COPD eine Erkrankung, die zur Destruktion von Lungengewebe (Emphysem) führt und mit einer Reihe von pulmonalen und extrapulmonalen Komorbiditäten assoziiert ist:

- Gewichtsverlust, Muskelschwund
- Osteoporose
- Kardiovaskuläre Erkrankungen
- Metabolisches Syndrom
- Störungen des ZNS (Depression, Angst)
- Tumoren, insbesondere Lungenkarzinome

31.5 Diagnostik

31.5.1 Anamnese

Eine gründliche und ausführliche Anamnese ist bei der Diagnostik des Asthma bronchiale wegweisend. Die Diagnose »Asthma bronchiale« wird im Wesentlichen klinisch gestellt. Neben den typischen Symptomen sollten insbesondere mögliche Auslöser der Beschwerden (z. B. Pollen, Tierhaare, körperliche Belastung, berufs- oder tätigkeitsbezogene Auslöser) hinterfragt werden. Weiterhin sollte auch an die anderen Erkrankungen des atopischen Formenkreises (atopische Dermatitis, allergische Rhinitis) gedacht werden. Auch das Erfragen der familiären Vorbelastung sollte erfolgen.

31.5.2 Körperliche Untersuchung

Bei der Auskultation können die typischen Befunde einer Obstruktion (trockene exspiratorische Rasselgeräusche, verlängertes Exspirium) auffallen. Aufgrund der variablen Obstruktion kann die körperliche Untersuchung beim Asthmatiker jedoch auch völlig unauffällig sein. Zeichen der Überblähung (tief stehende Zwerchfelle, hypersonorer Klopfschall, vermindertes Atemgeräusch) sind Hinweise für eine ausgeprägte Obstruktion und beim Asthmatiker häufig ein Zeichen für einen schweren Asthmaanfall.

31.5.3 Lungenfunktionsuntersuchung

Spirometrie/Bronchospasmolysetest

Ein wesentliches Standbein der Diagnostik beim Asthma bronchiale ist die Lungenfunktionsdiagnostik. Mittels Spirometrie kann eine bronchiale Obstruktion nachgewiesen werden. Eine FEV1 von weniger als 80 % und ein Tiffenau-Index (FEV1/VK) von weniger als 70 % des Sollwerts sprechen für eine Atemwegsobstruktion. Zeigt sich eine Obstruktion, sollte ein Bronchospasmolysetest erfolgen, um die Reversibilität nachzuweisen. Der Bronchospasmolysetest erfolgt üblicherweise mit einem kurzwirksamen Beta-2-Mimetikum. Alternativ kann auch eine Therapie mit hochdosierten inhalierbaren Glukokortikoiden erfolgen. Diese sollte vor Wiederholung der Spirometrie jedoch für mindestens 4 Wochen erfolgen. Ein positiver Bronchospasmolysetest liegt vor, wenn in der 2. Spirometrie folgende Kriterien erfüllt sind: Zunahme der FEV1 um mindestens 200 ml bzw. 15 % 10–15 min nach Inhalation eines kurzwirksamen Beta-2-Mimetikums bzw. nach 4-wöchiger Inhalation mit hochdosierten inhalierbaren Glukokortikoiden.

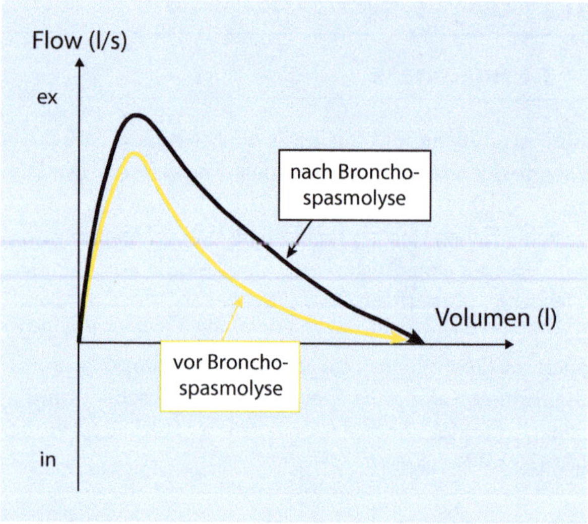

Abb. 31.4 Flussvolumenkurve eines positiven Bronchospasmolysetests

Hierbei ist jedoch zu beachten, dass aufgrund der variablen Atemwegsobstruktion beim Asthma bronchiale die Lungenfunktion im symptomfreien Intervall auch normwertig sein kann. In diesem Fall sollte dann eine Provokationstestung erfolgen. Eine fehlende bzw. nur unzureichende Reaktion auf ein Beta-2-Mimetikum kann ein Hinweis für eine COPD sein. Allerdings ist dieses Dogma in den letzten Jahren erschüttert worden. Viele COPD-Patienten erfüllen ebenfalls die o. g. Kriterien und wären demzufolge als Asthmatiker zu klassifizieren, während viele Asthmatiker in dem Test keine wesentliche Reaktion zeigen und daher für die Diagnose COPD qualifizieren würden. Vor diesem Hintergrund hat der Bronchospasmolysetest an Bedeutung verloren. Auf sicherem Grund bewegt man sich damit nur dann, wenn es nach Inhalation eines Beta-2-Mimetikums zu einer vollständigen Normalisierung des Tiffeneau-Index kommt. Dann liegt hochwahrscheinlich ein Asthma bronchiale vor (Abb. 31.4).

Ganzkörperplethysmographie

Mittels der Ganzkörperplethysmographie können der Atemwegswiderstand, das Residualvolumen und die totale Lungenkapazität bestimmt werden. Zeichen der Überblähung (Erhöhung von ITGV bzw. RV) können beim Asthmatiker im Anfall vorliegen, sind jedoch meistens nur leicht ausgeprägt und unter Therapie typischerweise reversibel.

Unspezifische Provokation

Ist in der Spirometrie keine Obstruktion nachweisbar, so sollte bei Verdacht auf Asthma bronchiale eine unspezifische Provokation durchgeführt werden. Dies kann inhalativ z. B. mit Methacholin oder Histamin oder (bei anstrengungsinduziertem Asthma) auch durch körperliche Belastung erfolgen. Die unspezifische Provokation ist positiv, wenn nach Inhalation der Testsubstanz folgende Kriterien erfüllt sind:

- Abfall der FEV1 um mindestens 20 % und/oder
- Zunahme des spezifischen Atemwegswiderstands (sRAW bzw. sR tot) um 100 %, mindestens jedoch auf 2,0 kPa/s

Bei der Provokationstestung gilt es zu beachten, dass mit einem positiven Provokationstest lediglich das hyperreagible Bronchialsystem, nicht aber zwangsläufig das Asthma bronchiale nachgewiesen ist. Viele andere Erkrankungen (z. B. allergische Rhinitis, akute Bronchitis, COPD, Mukoviszidose, Sarkoidose) können ebenfalls mit einem hyperreagiblen Bronchialsystem einhergehen. Ein negativer Provokationstest schließt ein Asthma bronchiale mit Wahrscheinlichkeit aus. Allerdings ist festzuhalten, dass unterschiedliche Stimuli verschiedenartige Reaktionen bedingen können. Konkret: Nicht jeder Patient mit Asthma reagiert auf jeden Stimulus in gleicher Weise. Medikamente, die einen Provokationstest beeinflussen können (z. B. Betablocker, Anticholinergika, Beta-2-Mimetika, Theophyllin, Antihistaminika) sollten mindestens 48 h vor einer Provokationstestung pausiert werden. Dies gilt insbesondere für Glukokortikoide (systemisch/inhalativ), die mindestens 14 Tage vor Durchführung einer Provokationstestung abgesetzt werden müssen, um ein valides Testergebnis zu erhalten.

Blutgasanalyse

Eine Blutgasanalyse dient bei der fortgeschrittenen Erkrankung dem Nachweis einer respiratorischen Insuffizienz. Weiterhin ist die Blutgasanalyse in der Akutsituation (z. B. beim Asthmaanfall) für Schweregradeinteilung und Therapieentscheidung (z. B. Beatmungstherapie) hilfreich.

Peak-Flow-Meter

Als Peak Flow wird der maximale exspiratorische Atemfluss nach maximaler Einatmung bezeichnet. Die Messung des Peak Flows mittels Peak-Flow-Meter ist eine einfache und schnell durchführbare Untersuchung, die von gut geschulten Asthmapatienten jederzeit selbst durchgeführt werden kann und dem Monitoring des Krankheitsverlaufs dient. Durch die Führung eines Asthmatagebuchs kann der Krankheitsverlauf dokumentiert werden. Ein Abfall der Peak-Flow-Werte kann einen Asthmaanfall ankündigen, schon bevor erste klinische Symptome verspürt werden. Auch eine sog. Peak-Flow-Variabilität (Schwankungen der Peak-Flow-Werte von mehr als 20 % zwischen morgendlicher und abendlicher Messung) ist ein Kriterium zur Diagnosestellung des Asthma bronchiale und kann mittels Peak-Flow-Protokoll erfasst werden.

31.5.4 Allergologische Untersuchungen

Wenn bei einer obstruktiven Atemwegserkrankung eine allergische Ursache vermutet wird, sollte eine allergologische Stufendiagnostik erfolgen, um das bzw. die krankheitsauslösenden Allergene zu identifizieren. Hierzu gehören neben einer sorgfältigen und umfangreichen Allergieanamnese auch Hauttests, Blutuntersuchungen (▶ Abschn. 31.5.5) und Allergenprovokationstests. Häufige Allergene, die als Auslöser für ein allergisches Asthma bronchiale infrage kommen, sind Pflanzenpollen. Weiterhin sind Hausstaubmilben, Haustiere und Schimmelpilze von klinischer Relevanz. Hautpricktests können einfach und schnell durchgeführt werden und besitzen eine hohe Sensitivität. Ein positives Testresultat bedeutet allerdings nicht immer auch eine Allergie. Letztlich können nur die Anamnese und die Klinik über die Relevanz eines positiven Resultats beim Prick-Test entscheiden.

Spezifische nasale oder bronchiale Provokationstestungen können sicher die klinische Relevanz eines Allergens nachweisen, aufgrund des nicht unerheblichen Risikos von schweren allergischen Reaktionen bis hin zum anaphylaktischen Schock sollten sie jedoch nur unter größten Vorsichtsmaßnahmen durchgeführt werden und bleiben daher speziellen Fragestellungen (z. B. Berufserkrankungen) vorbehalten (vgl. ▶ Kap. 47, Arbeitsplatzbezogene inhalative Provokationen).

31.5.5 Blutuntersuchungen

Eine Erhöhung des Gesamt-IgE-Spiegels kann ein Hinweis für ein allergisches Asthma bronchiale sein, seine diagnostische Wertigkeit ist aber zweifelhaft. Die Bestimmung spezifischer IgE-Antikörper auf Inhalationsallergene kann hilfreich zur Identifizierung des auslösenden Allergens sein. Allerdings können auch spezifische IgE gegen Allergene nachweisbar sein, ohne dass tatsächlich eine klinisch relevante Allergie vorliegt. Hauttests und Antikörperbestimmungen belegen nur das Vorliegen einer Sensibilisierung. Ein erhöhter Anteil von eosinophilen Granulozyten im Differenzialblutbild kann hinweisend für einen bestimmten Asthmaphänotyp (eosinophiles Asthma) sein. Weiterhin sollte bei allen Patienten mit obstruktiven Lungenerkrankungen zumindest einmal im Leben der Alpha-1-Antitrypsinspiegel bestimmt werden, um einen hereditären Alpha-1-Antitrypsinmangel ausschließen zu können. Da Alpha-1-Antitrypsin ein Akutphaseprotein ist, das im Rahmen von Infekten vermehrt gebildet wird, sollte gleichzeitig eine Bestimmung der Infektparameter (Leukozyten, CRP) erfolgen, um einen falsch-normalen Alpha-1-Antitrypsinspiegel ausschließen zu können.

31.5.6 Bildgebende Verfahren

Die Röntgendiagnostik dient bei Patienten mit obstruktiven Lungenerkrankungen im Wesentlichen zur Diagnostik von Komplikationen (Pneumonien, Pneumothorax). Sie sollte v. a. bei der Erstdiagnostik oder bei atypischen Verläufen erwogen werden. Eine Schnittbildgebung des Thorax sollte speziell bei unklaren Befunden erfolgen. Mittels HR-CT kann z. B. ein Lungenemphysem nachgewiesen werden, das bei unklarer obstruktiver Lungenerkrankung für eine COPD spricht. Weiterhin kann auch eine kraniale CT erfolgen, um z. B. eine chronische Sinusitis nachzuweisen.

31.5.7 Sonstige Untersuchungen: induziertes Sputum, exhaliertes NO

Durch Inhalation von hypertoner Kochsalzlösung kann die Sputumbildung angeregt werden. Ein erhöhter Anteil von eosinophilen Granulozyten im Sputum ist wie die Bluteosinophilie ein Hinweis auf den Phänotyp »eosinophiles Asthma«. Diese Untersuchungsmethode ist mit möglichen Komplikationen (Bronchialobstruktion) belastet und technisch aufwändig. Das gewonnene Sputum muss umgehend weiterverarbeitet und mikroskopiert werden. Daher bleibt diese Untersuchungsmethode spezialisierten Zentren vorbehalten.

Die Messung der Konzentration von Stickstoffmonoxid (NO) im Exhalat ist mittlerweile eine einfache und leicht verfügbare Untersuchungsmethode. Bei Patienten mit eosinophilen Asthmaformen kommt es zu einer erhöhten Aktivität der NO-Synthetase in den bronchialen Epithelzellen und somit zur vermehrten Bildung von NO. Gleichzeitig signalisiert ein erhöhter Wert ein gutes Ansprechen auf inhalierbare Steroide. Verlaufsmessungen können grundsätzlich zur Therapiekontrolle bzw. Compliance bei Therapie mit inhalierbaren Steroiden verwendet werden. In die Routinediagnostik hat die Bestimmung der NO-Konzentration im Exhalat jedoch keinen Eingang gefunden, da sich bei einer Reihe von Studien widersprüchliche Befunde ergeben haben und somit der Zusatznutzen der NO-Messung infrage gestellt ist.

31.6 Differenzialdiagnosen

31.6.1 COPD

Eine der wichtigsten Differenzialdiagnosen des Asthma bronchiale ist die COPD. ◻ Tab. 31.2 fasst die wichtigsten klinischen Unterschiede von extrinsischem bzw. intrinsischem Asthma bronchiale und COPD zusammen.

Tab. 31.2 Klinische Merkmale von Asthma bronchiale und COPD

Merkmal	Asthma bronchiale		COPD
	Extrinsisch	Intrinsisch	
Ätiologie	Allergie	Infekte, Analgetikaintoleranz	Inhalative Noxen (Zigarettenrauch)
Alter	Häufig Kindesalter	Häufig Erwachsene (50.–60. Lebensjahr)	
Krankheitsbeginn	Plötzlich	Langsam, schleichend	
Familienanamnese	Häufig allergische/atopische Erkrankungen	Selten allergische/atopische Erkrankungen	
Peak-Flow-Variabilität	Starke Variabilität	Geringe Variabilität	
Atemnot	Anfallartig	Bei Belastung oder Infekten	
Verlauf	Variabel		Progredient
Sputum	Eosinophil		Neutrophil

Hierbei ist zu beachten, dass eine COPD oftmals eine (teil)reversible Obstruktion und ein hyperreagibles Bronchialsystem aufweisen kann. Umgekehrt kann ein Asthma bronchiale auch durch eine nicht (voll)reversible Obstruktion gekennzeichnet sein. Besondere Zuordnungsprobleme können z. B. bei rauchenden Asthmatikern entstehen.

31.6.2 »Vocal cord dysfunction« (VCD)

Unter der »vocal cord dysfunction« versteht man paradoxe Stimmbandschließbewegungen während der In- und/oder Exspiration. Diese Erkrankung wird häufig bei Asthmatikern beobachtet, kann jedoch auch als eigenständige Entität auftreten. Die Patienten klagen über plötzlich auftretende schwerste Dyspnoeattacken, die trotz adäquater Asthmatherapie auftreten und nicht auf Notfallmedikamente reagieren. An eine VCD sollte gedacht werden, wenn Patienten mit Asthma über Dyspnoeattacken klagen, die trotz optimaler Therapie keine Besserung zeigen, oder sich bei entsprechender dramatischer Symptomatik gar kein Asthma verifizieren lässt. Die Diagnose kann meistens nur mittels Videolaryngoskopie gestellt werden. Die Ätiologie der Erkrankung ist bis heute unklar. Es sind eine Vielzahl von Auslösern denkbar. Psychische Faktoren sind vermutlich von hoher Relevanz, eine spezifische Therapie existiert bisher nicht. Mittels spezieller Atemtechniken (z. B. Verwendung von bestimmten Ventilen) ist die Symptomatik jedoch meist beherrschbar.

31.6.3 Sinubronchiales Syndrom

Bei chronischen Entzündungen im Bereich der oberen Atemwege (z. B. Polyposis nasi, Sinusitis) kann es insbesondere nachts zum Rückfluss kleinster Sekretmengen in das Bronchialsystem kommen (sog. »post-nasal drip«). Chronischer Husten mit asthmaähnlicher Symptomatik, rezidivierende Bronchitiden und ein hyperreagibles Bronchialsystem können die Folge sein. Daher sollten Anamnese und klinische Untersuchung auch in diese Richtung zielen. Insbesondere wenn eine behinderte Nasenatmung, eine Einschränkung des Riechvermögens, chronische Kopfschmerzen, Schmerzzunahme beim Vornüberbeugen und/oder ein Klopfschmerz über den Stirn- bzw. Kieferhöhlen vorliegen, sollte eine entsprechende Diagnostik erfolgen.

31.6.4 Refluxerkrankungen

Bei Patienten mit gastroösophagealem Reflux kann es zur nächtlichen Aspiration von kleinsten Mengen von Magensekret kommen. Auch hierdurch kann ein hyperreagibles Bronchialsystem mit chronischer Hustensymptomatik und bronchitischen Symptomen entstehen. Es handelt sich hierbei um eine wesentliche Ursache des chronisch-persistierenden Hustens. Die Bedeutung für ein Asthma bronchiale ist weniger klar. Eine Reihe von Studien haben die Wirksamkeit von Protonenpumpenhemmern bei Asthma bronchiale geprüft. Die Ergebnisse zusammenfassend kann der Einsatz dieser Medikamente dann erwogen werden, wenn Refluxsymptome vorliegen.

31.6.5 Allergische bronchopulmonale Aspergillose (ABPA)

Bei der allergischen bronchopulmonalen Aspergillose oder ABPA handelt es sich um ein komplexes allergologisches Krankheitsbild, bei dem es zur Besiedelung der Bronchialschleimhaut mit Schimmelpilzen der Gattung Aspergillus kommt (vgl. ▶ Kap. 32, Allergische bronchopulmonale Aspergillose). Das Krankheitsbild ist klar von der invasiven Aspergillose abzugrenzen und wird v. a. bei Patienten mit Asthma bronchiale oder zystischer Fibrose beobachtet. Durch die ständige Stimulation des Immunsystems mit Aspergillus-Antigenen kommt es zu einer gemischtförmigen allergischen Reaktion (Typ I und III nach Coombs und Gell). Die Patienten berichten meistens über Gewichtsverlust sowie rötlich-braunen Auswurf. An die ABPA sollte immer gedacht werden, wenn bei einem Asthmapatienten trotz optimaler Asthmatherapie keine suffiziente Asthmakontrolle zu erreichen ist (vgl. ▶ Kap. 32, Allergische bronchopulmonale Aspergillose).

31.6.6 Exogen-allergische Alveolitis (EAA)

Eine weitere wesentliche Differenzialdiagnose zum Asthma bronchiale ist die exogen-allergische Alveolitis. Hier kommt es nach Inhalation von organischen oder anorganischen Stäuben im Gegensatz zum Asthma bronchiale zu einer kombinierten allergischen Reaktion vom Typ III bzw. IV nach Coombs und Gell. Nach Sensibilisierung kommt es zur Bildung von präzipitierenden Antikörpern vom Typ IgG. Es bilden sich große Antigen-Antikörper-Komplexe in den Alveolen bzw. dem Interstitium. Durch Komplementaktivierung kommt es zur Schädigung der Alveolen und des Interstitiums. Eine restriktive Ventilationsstörung und eine Lungenfibrose können die Folge sein. Die Patienten klagen über Husten, zunehmende Dyspnoe, gelegentlich tritt auch Fieber auf (vgl. ▶ Kap. 33, Exogen-allergische Alveolitis).

31.6.7 Sonstige Differenzialdiagnosen

Weitere wichtige Differenzialdiagnosen des Asthma bronchiale umfassen das »Asthma cardiale« bei Herzinsuffizienz (durch ein Schleimhautödem kann es zur Bronchokonstriktion mit trockenen Rasselgeräuschen kommen), die Fremdkörperaspiration, den Pneumothorax (einseitig aufgehobenes Atemgeräusch in der Auskultation), die Lungenembolie, das Glottisödem und das endobronchiale Tumorwachstum. Außerdem können Erkrankungen wie Karzinoide und das Churg-Strauss-Syndrom (vgl. ▶ Kap. 27, Vaskulitis) ebenfalls zu einem asthmaartigen Krankheitsbild führen.

31.7 Therapie

31.7.1 Therapieziele

Ziele der Asthma-bronchiale-Therapie

- Vermeidung von akuten und chronischen Krankheitserscheinungen, Komplikationen und unerwünschten Therapiefolgen
- Normalisierung der Lungenfunktion, Reduktion der bronchialen Hyperreagibilität
- Vermeidung einer krankheitsbedingten Beeinträchtigung der körperlichen und geistigen Entwicklung bei Kindern
- Vermeidung der krankheitsbezogenen Beeinträchtigung bei den Aktivitäten des täglichen Lebens
- Verbesserung der gesundheits- und asthmabezogenen Lebensqualität
- Reduktion der asthmabedingten Letalität

Zur Therapie des Asthma bronchiale stehen medikamentöse und nichtmedikamentöse Therapiemaßnahmen zur Verfügung. Die nichtmedikamentösen Therapiemaßnahmen können beinhalten:

- Patientenschulung: korrekter Umgang mit den Inhalationssystemen, Selbstmanagement der Medikation, Selbstmessung mit dem Peak-Flow-Meter und Führen eines Peak-Flow-Protokolls, Allergenkarenz etc. (vgl. ▶ Abschn. 62.3, Schulungen: Asthma)
- Körperliches Training: z. B. Schulsport, Lungensportgruppen
- Atemphysiotherapie
- Psychosoziale Beratung: z. B. Berufsberatung bei berufsbedingtem Asthma, Psychotherapie bei begleitenden Angststörungen etc., ggf. auch Mitbeurteilung/Beratung des familiären Umfelds
- Tabakentwöhnung bei rauchenden Asthmatikern
- Gewichtsreduktion bei adipösen Asthmatikern
- Rehabilitation
- Impfungen: Da beim Asthma bronchiale die Immunantwort in den Bronchien meistens in Richtung einer Th_2-Antwort stattfindet, ist die Abwehr von viralen Infekten häufig eingeschränkt. Aus diesem Grund können Infektionen mit dem Influenzavirus beim Asthmatiker einen schweren Verlauf nehmen. Eine jährliche Influenzaimpfung ist daher eine sinnvolle Maßnahme. Ab dem Alter von 60 Jahren sollte zusätzlich gegen Pneumokokken geimpft werden.

Die medikamentöse Therapie des Asthma bronchiale besteht grundsätzlich aus einer Dauertherapie (sog. Controller, Dauermedikation zur Langzeitkontrolle) und einer Bedarfsmedikation (sog. Reliever). Die medikamentöse Therapie sollte nach dem Schweregrad der Erkrankung bzw. nach dem Grad der Kontrolle der Erkrankung erfolgen.

31.7.2 Klassifizierung des Asthma bronchiale

Früher wurde das Asthma bronchiale auf der Basis der Symptomatik und der Befunde in Schweregrade eingeteilt. Dieses Konzept wurde aufgrund der Variabilität der Erkrankung und der potenziellen Auswirkungen der Therapie verlassen und durch eine Klassifizierung ersetzt, die auf dem Grad der Asthmakontrolle basiert.

Es werden 3 Grade der Asthmakontrolle unterschieden:

1. Kontrolliertes Asthma
2. Teilkontrolliertes Asthma
3. Unkontrolliertes Asthma

Der Grad der Kontrolle ist abhängig von der am Tag bzw. in der Nacht vorherrschenden Symptomatik, den Einschränkungen bei den Aktivitäten des täglichen Lebens, der Lungenfunktion, dem Bedarf an Notfallmedikamenten sowie der Häufigkeit von Exazerbationen (Tab. 31.3). Mit Ausnahme der Lungenfunktion sind alle diese Parameter anamnestisch zu erfragen. Für den klinischen Gebrauch sind verschiedene Fragebögen validiert worden (z. B. ACT = »asthma control test« = ACT; C-ACT = »childhood asthma control test«; ACQ = »asthma control questionaire« nach Juniper et al. 2000, 2006). Der Grad der Kontrolle sollte bei jeder Verlaufskontrolle erfragt werden, um festzustellen, ob die aktuelle medikamentöse Therapie ausreichend ist, gesteigert werden sollte oder reduziert werden kann.

31.7.3 Medikamentöse Therapie

Verschiedene Medikamentengruppen stehen für die Therapie des Asthma bronchiale zur Verfügung (vgl. ▶ Kap. 57, Antiallergische und antientzündliche Pharmakotherapie). Die meisten zur Verfügung stehenden Medikamente können topisch, d. h. inhalativ, oder systemisch verabreicht werden. Grundsätzlich gilt, dass die inhalative Applikation aufgrund von deutlich reduzierten unerwünschten Nebenwirkungen zu bevorzugen ist. Hierbei gilt, dass nur die korrekte Anwendung der verschiedenen Inhalationssysteme eine optimale Wirksamkeit garantiert. Es ist daher von besonderer Bedeutung den Patienten in die korrekte Handhabung einzuweisen.

Zur Therapie des Asthma bronchiale wurde ein Stufenschema etabliert (Tab. 31.4). Je nach vorliegendem Grad der Asthmakontrolle kann die Therapie intensiviert oder deeskaliert werden. Eine wichtige Voraussetzung bei der Anwendung des Stufenschemas ist ebenso die Compliance des Patienten. Auch diese sollte bei den Verlaufskontrollen regelmäßig erfragt werden. Folgende 5 Therapiestufen werden unterschieden:

Stufe 1: Bedarfsmedikation (Reliever) Bei intermittierenden leichten Beschwerden reicht häufig die alleinige Therapie mit einem schnellwirksamen Beta-2-Mimetikum. Bei häufigem Gebrauch der Bedarfsmedikation (> 2-mal/Woche) sollte die Therapie jedoch eskaliert werden.

Stufe 2: Antientzündliche Therapie mit inhalierbarem Glukokortikosteroid (Controller) In dieser Therapiestufe dient ein niedrig dosiertes inhalatives Glukokortikoid als Basistherapie; üblicherweise erfolgt die Inhalation 2-mal täglich. Weiterhin dient ein schnellwirksames Beta-2-Mimetikum als Bedarfsmedikation. Therapiealternativen der 2. Wahl stellen orale Leukotrienrezeptorantagonisten dar. Diese Medikamentengruppe hat jedoch eine geringere Wirksamkeit, ihr Einsatz sollte daher begründet werden.

Tab. 31.3 Grade der Asthmakontrolle. (Mod. nach Bundesärztekammer et al. 2010)

Parameter	Kontrolliert (alle Kriterien erfüllt)	Teilweise kontrolliert (1 Kriterium in beliebiger Woche erfüllt)	Unkontrolliert
Symptome am Tag	Keine (≤ 2-mal/Woche)	Öfter als 2-mal/Woche	3 oder mehr Kriterien eines teilweise kontrollierten Asthmas erfüllt
Einschränkungen von Aktivitäten	Keine	Vorhanden	
Symptome in der Nacht/Erwachen	Keine	Vorhanden	
Bedarfsmedikation	Keine (≤ 2-mal/Woche)	Öfter als 2-mal/Woche	
Lungenfunktion (PEF oder FEV1)	Normwertig	< 80 % (Soll- oder persönlicher Bestwert)	
Exazerbationen	Keine	1 oder mehrere/Jahr	1 in beliebiger Woche

FEV1 forcierte Einsekundenkapazität, *PEF* maximaler exspiratorischer Fluss.

Tab. 31.4 Stufenschema der Asthmatherapie. (Mod. nach Bundesärztekammer et al. 2010)

Stufe 1	Stufe 2	Stufe 3	Stufe 4	Stufe 5
	ICS niedrig dosiert	ICS niedrig dosiert plus LABA oder ICS mitteldosiert	ICS in mittlerer bis hoher Dosierung plus LABA	Zusätzlich zu Stufe 4: orale Glukokortikoide in niedrigster zur Kontrolle notwendiger Dosis
	Alternativ: LTRA	Alternativ: ICS niedrig dosiert plus LTRA, ICS niedrig dosiert plus ret. Theophyllin	Ggf. plus: LTRA, ret. Theophyllin	Bei IgE-vermitteltem Asthma: Omalizumab
		RABA bei Bedarf	Alternativen zu LABA: LTRA und/oder ret. Theophyllin	

RABA schnell wirksamer Betaagonist, *ICS* inhalatives Glukokortikosteroid, *LTRA* Leukotrienrezeptor-Antagonist, *LABA* lang wirksamer Betaagonist.

Stufe 3: Zusätzliche inhalative Dauertherapie mit einem langwirksamen Beta-2-Mimetikum Bei fehlender Asthmakontrolle mit niedrig dosierten inhalativen Glukokortikoiden kann als nächste Stufe zusätzlich ein langwirksames Beta-2-Mimetikum verwendet werden. Hierfür sind fixe Kombinationen von inhalativen Glukokortikoiden und langwirksamen Beta-2-Mimetika erhältlich. Eine (weniger wirksame) Therapiealternative stellen mittel bis hoch dosierte inhalative Glukokortikoide (Tab. 31.5) oder orale Leukotrienrezeptorantagonisten bzw. retardierte Theophyllinpräparate dar. Die Kombination des langwirksamen Beta-2-Mimetikums Formoterol mit einem Glukokortikoid stellt einen Sonderfall dar, da Formoterol einen schnellen Wirkeintritt zeigt und eine große therapeutische Breite aufweist. Damit kann ein Kombinationspräparat aus Formoterol und einem Steroid sowohl als Dauermedikation als auch als Bedarfsmedikation eingesetzt werden.

Stufe 4: Erhöhung der inhalativen Steroiddosis Die Therapiestufe 4 stellt die Kombination eines langwirksamen Beta-2-Mimetikums mit inhalativen Glukokortikoiden in mittlerer bis hoher Dosierung dar. Sollte hierunter keine ausreichende Therapiekontrolle erreicht werden, kann auch hier ein Leukotrienrezeptorantagonist oder retardiertes Theophyllin als Therapie der 2. Wahl verwendet werden.

Stufe 5: Zusätzliche Therapie mit systemischen Steroiden/Anti-IgE-Therapie Bei nicht ausreichender Therapiekontrolle unter hoch dosierten inhalativen Glukokortikoiden und langwirksamen Beta-2-Mimetika kann eine zusätzliche Dauertherapie mit systemischen Glukokortikoiden erwogen werden. Bei einem Asthma diesen Schweregrads sollte vor der systemischen Dauertherapie, die mit teils erheblichen Nebenwirkungen verbunden ist, die Diagnose »Asthma« nochmals kritisch überprüft werden. Weiterhin sollten andere Ursachen einer nicht wirksamen inhalativen Therapie (mangelnde Compliance, regelmäßiger Allergenkontakt, z. B. beruflich, Medikamentennebenwirkungen etc.) überprüft und ggf. ausgeschaltet werden. Eine syste-

Tab. 31.5 Dosisbereich von inhalativen Glukokortikosteroiden (Tagesdosis in µg)

Wirkstoff	Dosisbereich		
	Niedrig	Mittel	Hoch
Beclometason-DP	≤ 500	Bis zum 2-Fachen der niedrigen Dosis	Bis zum 4-Fachen der niedrigen Dosis (Ausnahme Ciclesonid: max. 160 µg)
Beclometason-HFA	≤ 200		
Budesonid	≤ 400		
Fluticason	≤ 250		
Ciclesonid	≤ 80		
Mometason	≤ 200		

DP Dipropionat, *HFA* Hydrofluoralkan

mische Glukokortikoidtherapie sollte beim Asthmatiker stets so niedrig wie möglich dosiert werden. Meistens sind mehrfache Dosisanpassungen notwendig. Eine morgendliche Einmaldosis sollte bevorzugt werden, um Nebenwirkungen zu minimieren. Bei vorherrschender nächtlicher Symptomatik kann die Tagesdosis auf eine morgendliche (2/3) und eine abendliche (1/3) Dosis aufgeteilt werden. Weiterhin sollte bei einer Glukokortikoiddauertherapie eine Osteoporoseprophylaxe mittels Kalzium-/Vitamin-D-Präparaten durchgeführt werden. An die Möglichkeit einer Nebenniereninsuffizienz unter einer systemischen Glukokortikoidtherapie sollte ebenso gedacht werden. Eine gründliche Patientenschulung ist zum Selbstmanagement der Glukokortikoidmedikation absolut unumgänglich. Eine mögliche Alternative bei IgE-vermitteltem Asthma bronchiale stellt die Therapie mit dem monoklonalem IgE-Antikörper Omalizumab dar. Dieses Medikament wird in 2- bis 4-wöchentlichen Abständen subkutan injiziert und kann frei zirkulierendes IgE binden. Über das Absenken des unkomplexierten IgE-Spiegels wird sukzessive auch das zellulär gebundene IgE (an den IgE-Rezeptoren von Mastzellen und basophilen Granulozyten) reduziert.

31.7.4 Therapie des Asthmaanfalls

Ein Asthmaanfall kann in unterschiedliche Schweregrade eingeteilt werden, die Einteilung erfolgt im Wesentlichen nach klinischen Kriterien. Ein Asthmaanfall jeden Schweregrades ist ein Notfall, der umgehende (ärztliche) Therapiemaßnahmen erforderlich macht.

Bei jedem Asthmaanfall bei einem schon vorbekanntem Asthma bronchiale sollte nach dem Auslöser des Anfalls gesucht werden. Mögliche Auslöser eines Asthmaanfalls können z. B. sein:

- Massiver Allergenkontakt (Tierkontakt, Pollen etc.)
- Medikamentenincompliance/unzureichende Therapie
- Einnahme von kontraindizierten Medikamenten: Betablocker (auch die zu Therapie eines Glaukoms verwendeten betablockerhaltigen Augentropfen können einen Asthmaanfall auslösen), NSAID wie Acetylsalicylsäure, Parasympathomimetika
- Bronchopulmonale Infekte

Tab. 31.6 Schweregrade des Asthmaanfalls, Therapiemöglichkeiten

	Leichter bis mittelschwerer Anfall	Schwerer Anfall	Lebensbedrohlicher Anfall
Klinische Kriterien	Sprechen normal	Sprechdyspnoe	Kein Atemgeräusch (»stille Lunge«)
	Atemfrequenz < 25/min	Atemfrequenz > 25/min	Frustrane Atemarbeit/flache Atmung
			Zyanose
	Herzfrequenz < 110/min	Herzfrequenz > 110/min	Bradykardie/Hypotension
			Erschöpfung, Verwirrtheit, Koma
			SaO_2 < 92 %
			$PaCO_2$ normal oder erhöht
	PEF > 50 % des Soll- oder Bestwerts	PEF < 50 % des Soll- oder Bestwerts	PEF < 33 % des Soll- oder Bestwerts bzw. PEF < 100 l/min
Therapiemaßnahmen	– Gabe von einem kurzwirksamen Betaagonisten (1–2 Hübe, ggf. Wiederholung nach 10 min) – Gabe von Glukokortikoiden systemisch (z. B. Prednisolon 25–50 mg p.o./i.v.)	– Gabe von einem kurzwirksamen Betaagonisten (1–2 Hübe, ggf. Wiederholung nach 10 min) – Gabe von Glukokortikoiden systemisch (z. B. Prednisolon 50–100 mg p.o./i.v.) – Gabe von Sauerstoff (2–4 l/min über Maske) – Sofortige Krankenhauseinweisung	– Umgehende Einweisung ins Krankenhaus, Intensivüberwachung! – Bei respiratorischer Insuffizienz nichtinvasive Beatmung/Intubation und Beatmung bei Koma – Gabe von Glukokortikoiden systemisch (z. B. 100 mg Prednisolon i.v. alle 4–6 h) – Gabe von kurzwirksamen Betaagonisten inhalativ, bei massiver Spastik auch systemisch (z. B. Reproterol s.c./i.v.) – Ggf. Magnesium i.v. – Ggf. Theophyllin i.v. – Bei invasiver Beatmung: Sedierung mit Ketamin – Beim schwersten Asthmaanfall: Inhalationsnarkose mit Sevofluran

31.7.5 Spezifische Immuntherapie

Liegt bei einem Patienten eine Sensibilisierung gegen einzelne bzw. wenige Allergene vor und besteht lediglich eine allergische Rhinokonjunktivitis bzw. ein Asthma mit kurzer Anamnese, so kann der Versuch einer spezifischen Immuntherapie unternommen werden. Hierbei werden dem Patienten in regelmäßigen Abständen subkutan (sog. subkutane Immuntherapie = SCIT) oder sublingual (SLIT) geringe Konzentrationen des Allergens verabreicht und die Konzentration langsam gesteigert. Hierdurch kann (bei erhaltener Sensibilisierung) die allergische Reaktion im Verlauf abgemildert werden. Die spezifische Immuntherapie erfordert eine mindestens dreijährige regelmäßige Anwendung ohne Unterbrechung. Die Erfolgsaussichten werden mit 50 % angegeben, bei Polysensibilisierung, langer Allergieanamnese oder Innenraumallergenen sind die Erfolgsaussichten wesentlich geringer. Es gibt Anhaltspunkte dafür, dass mit einer erfolgreichen Immuntherapie bei Vorliegen einer Rhinokonjunktivitis der sog. Etagenwechsel zum Asthma verhindert werden kann.

Literatur

Bundesärztekammer (BÄK), Kassenärztliche Bundesvereinigung (KBV), Arbeitsgemeinschaft der Wissenschaftlichen Medizinischen Fachgesellschaften (AWMF) (2010) Nationale VersorgungsLeitlinie Asthma beim Erwachsenen – Kitteltaschenversion, 2. Aufl. Version 1.3. http://www.leitlinien.de/mdb/downloads/nvl/asthma/ph/asthma-erwachsene-kv1.pdf. Zugegriffen: 28.01.2014

Juniper EF, O'Byrne PM, Ferrie PJ, King DR, Roberts JN (2000) Measuring asthma control. Clinic questionnaire or daily diary? Am J RespirCrit Care Med 162(4 Pt 1): 1330–1334

Juniper EF, Bousquet J, Abetz L, Bateman ED (2006) Identifying ›well-controlled‹ and ›not well-controlled‹ asthma using the Asthma Control Questionnaire. Respir Med 100(4): 616–621

Weiterführende Literatur

Beeh KM, Buhl R (2001) Pathogenesis of bronchial asthma--unveiling new therapeutic prospects. Med Klin (Munich) 96(1): 15–25

Buhl R, Berdel D, Criee CP, Gillissen A, Kardos P, Kroegel C et al. (2006) Guidelines for diagnosis and treatment of asthma patients. Pneumologie 60(3): 139–177

Buhl R, Vogelmeier (2007) Budesonide/formoterol maintenance and reliever therapy: a new treatment approach for adult patients with asthma. Curr Med Res Opin 23(8): 1867–1878

Criee CP, Sorichter S, Smith HJ, Kardos P, Merget R, Heise D et al. (2011) Body plethysmography--its principles and clinical use. Respir Med 105(7): 959–971

Global Initiative for Asthma (GINA) (2014) Global Strategy for Asthma Management and Prevention. http://www.ginasthma.org/local/uploads/files/GINA_Report_2014_Aug12.pdf. Zugegriffen: 29.01.2015

Haasler I, Korn S, Buhl R, Taube C (2009) Modern management of asthma. MMW Fortschr Med 151(47): 38, 40–38, 42

Haselkorn T, Fish JE, Chipps BE, Miller DP, Chen H, Weiss ST (2009) Effect of weight change on asthma-related health outcomes in patients with severe or difficult-to-treat asthma. Respir Med 103(2): 274–283

Korn S, Telke I, Kornmann O, Buhl R (2010) Measurement of exhaled nitric oxide: comparison of different analysers. Respirology 15(8): 1203–1208

Korn S, Both J, Jung M, Hubner M, Taube C, Buhl R (2011) Prospective evaluation of current asthma control using ACQ and ACT compared with GINA criteria. Ann Allergy Asthma Immunol 107(6): 474–479

Korn S, Haasler I, Fliedner F, Becher G, Strohner P, Staatz A et al. (2012) Monitoring free serum IgE in severe asthma patients treated with omalizumab. Respir Med 106(11): 1494–1500

Korn S, Taube C, Buhl R (2012) Treatment strategies for asthma. Internist (Berl) 53(4): 429–438

Kroegel C, Förster M (2002) Pathogenetische Grundlagen des Asthma bronchiale. In: Kroegel C (Hrsg) Asthma bronchiale: pathogenetische Grundlagen, Diagnostik und Therapie, 2. Aufl. Georg Thieme Verlag, Stuttgart, S 33–74

Taube C, Dakhama A, Gelfand EW (2004) Insights into the pathogenesis of asthma utilizing murine models. Int Arch Allergy Immunol 135(2): 173–186

Taube C, Buhl R (2010) Does phenotyping asthma help to improve differential treatment? Dtsch Med Wochenschr 135(10): 468–473

Vogelmeier C, Buhl R, Criee CP et al. (2007) Guidelines for the diagnosis and therapy of COPD issued by Deutsche Atemwegsliga and Deutsche Gesellschaft für Pneumologie und Beatmungsmedizin. Pneumologie 61: e1–40

Allergische bronchopulmonale Aspergillose

K. Husemann, M. Kohlhäufl

T. Biedermann et al. (Hrsg.), *Allergologie*,
DOI 10.1007/978-3-642-37203-2_32, © Springer-Verlag Berlin Heidelberg 2016

32.1 Einleitung

Schimmelpilze der Gattung *Aspergillus* können abhängig von Immunstatus und pulmonaler Vorerkrankung ein breites Spektrum von Atemwegserkrankungen auslösen – von allergischen Erkrankungen oder einer einfachen Kolonisation bei Immunkompetenten bis hin zu lebensbedrohlichen gefäßinvasiven Infektionen bei schwerem Immundefizit (Kousha et al. 2011).

Zu den durch *Aspergillus*-Spezies verursachten allergischen Erkrankungen der Atemwege gehören die allergische bronchopulmonale Aspergillose (ABPA), das allergische Asthma bronchiale und die exogen allergische Alveolitis.

> **Die ABPA als pulmonale Hypersensitivitätsreaktion gegen Aspergillusantigene ist die häufigste bronchopulmonale Mykose. Kennzeichnend für die Erkrankung sind asthmatische Beschwerden, fluktuierende Lungeninfiltrate und Bronchiektasen.**

Das allergische Asthma mit Schimmelpilzsensibilisierung wird als eigener Asthmaphänotyp beschrieben (SAFS = »severe asthma with fungal sensitation), ist mit einem schweren Erkrankungsverlauf assoziiert und wird als mögliches Vorstadium einer ABPA diskutiert (Agarwal 2011). Die exogen allergische Alveolitis kann durch eine Vielzahl organischer oder anorganischer Substanzen ausgelöst werden, u. a. auch durch Schimmelpilze wie Aspergillus. Beide Erkrankungen – das allergische Asthma bronchiale und die exogen allergische Alveolitis – werden separat in ▶ Kap. 31, Bronchiale Hyperreagibilität und Asthma bronchiale, sowie ▶ Kap. 33, Exogen-allergische Alveolitis, besprochen.

32.2 Epidemiologie

Die ABPA tritt fast ausschließlich bei Patienten mit Asthma bronchiale oder zystischer Fibrose auf. Ohne prädisponierende Grunderkrankung ist die ABPA sehr ungewöhnlich. Nach Schätzungen sind 1–15 % der CF-Patienten und 2–2,5 % aller Asthmapatienten betroffen. Bei chronisch-steroidpflichtigem Asthma wird der Anteil der Patienten, die eine ABPA entwickeln, deutlich höher auf etwa 7–14 % geschätzt (Denning et al. 2013; Kousha et al. 2011).

32.3 Allergene

Die Erkrankung wird durch Inhalation von Aspergillussporen ausgelöst, die ubiquitär in Erdreich, Wasser und faulendem organischen Material vorkommen. Von den über 300 *Aspergillus*-Spezies sind die häufigsten potenziell menschenpathogenen A. fumigatus, A. niger, A. terreus und A. flavus. Auch andere Pilze können im Einzelfall ein der ABPA vergleichbares Krankheitsbild auslösen. Dies wird als allergische bronchopulmonale Mykose bezeichnet.

32.4 Ätiologie und Pathogenese

Die Pathogenese der ABPA ist bis heute nicht eindeutig geklärt. Nach Inhalation von Aspergillussporen werden diese vom gesunden Bronchialsystem mit intakter mukoziliärer Clearance und Makrophagenfunktion eliminiert. Bei individueller Prädisposition können die inhalierten Sporen in der Schleimhaut persistieren, zu Hyphen auskeimen und Antigene freisetzen, die eine komplexe immunologische Reaktion auslösen. Dabei handelt es sich um die Kombination einer Typ-I-(IgE)-Reaktion, einer Typ-III-(IgG-)Reaktion mit Antigen-Antikörper-Komplexierung und Komplementaktivierung sowie einer Typ-IV-Reaktion nach Coombs und Gell.

Die Th_2-vermittelte Immunantwort (Typ-I-Reaktion) spielt dabei eine Schlüsselrolle. Aspergillusspezifische CD4+ Th_2-Zellen sind sowohl lokal in dem bronchialen Lymphsystem als auch systemisch in der Zirkulation nachweisbar (Hogan u. Denning 2011). Durch Sekretion von Interleukinen wie IL-4, IL-5 und IL-13 werden IgE-Synthese und Mastzellproliferation gefördert sowie eosinophile Granulozyten aktiviert.

Aspergillus sezerniert proteolytische Enzyme wie Elastasen und Kollagenasen, die zusätzlich die lokale Entzündung fördern, die letztendlich die Zerstörung der Bronchialstruktur mit Ausbildung von Bronchiektasen bedingen kann.

Atopie ist sowohl bei Asthma als auch bei CF als eigenständiger Risikofaktor für das Vorliegen einer ABPA beschrieben. Eine Reihe zusätzlicher genetischer Faktoren wird mit einem erhöhten Erkrankungsrisiko in Verbindung gebracht (Knutsen u. Slavin 2011): HLA-DR2- oder -DR5-Subtypen sind mit erhöhtem ABPA-Risiko assoziiert, während der HLA-DQ2-Subtyp eher als protektiver Faktor gegen eine Pilzbesiedlung in den Atemwegen gilt. Auch Polymorphismen des »surfactant proteins« A2 (SP-A2), der α-Kette des IL-4-Rezeptors (IL-4RA) und heterozygote Mutationen des CFTR-Gens (»cystic fibrosis transmembrane conductance regulator«) konnten als ABPA-Risikofaktoren definiert werden.

32.5 Klinik

Die Patienten, die in der Regel an Asthma oder CF leiden, stellen sich meist mit unspezifischen Symptomen wie Giemen, Husten, atemabhängigen Thoraxschmerzen oder Fieber vor. Anhand der klinischen Symptome kann damit

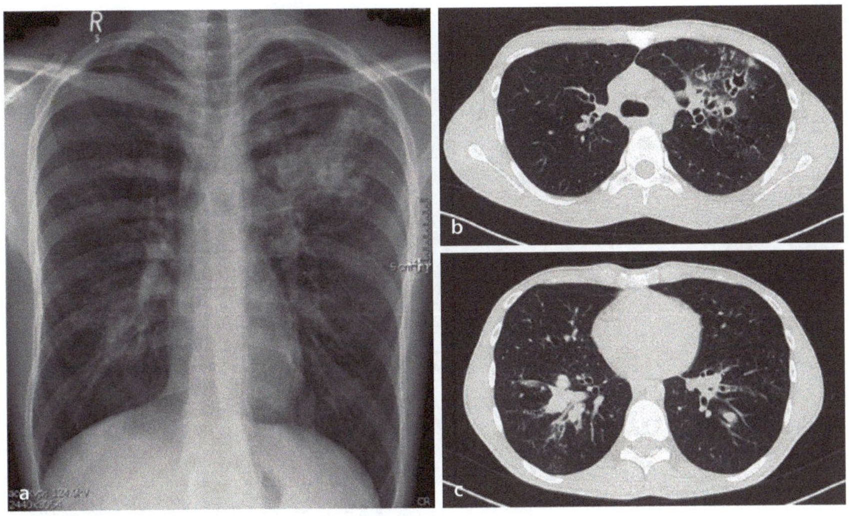

Abb. 32.1 Radiologische Befunde eines Asthmapatienten mit ABPA. Sekretgefüllte Bronchiektasen mit umgebendem Infiltrat im linken Oberlappen und im rechten Unterlappen

eine Infektexazerbation der pulmonalen Grunderkrankung nicht von einer ABPA abgegrenzt werden. Hinweisend für eine ABPA ist die Expektoration von bräunlichem, zähem Sekret, gelegentlich treten auch Hämoptysen auf. In der klinischen Untersuchung können trockene oder grobblasige Rasselgeräusche auskultiert werden. Bei fortgeschrittener Erkrankung mit irreversiblen Veränderungen wie Bronchiektasen und Fibrose können ggf. eine Zyanose, Trommelschlegelfinger und Zeichen eines Cor pulmonale beobachtet werden.

Bei prädisponierender Grunderkrankung wie Asthma und CF muss bei jeder therapierefraktären Exazerbation an das Vorliegen einer ABPA gedacht werden.

32.6 Diagnose

Die Diagnose einer ABPA beruht auf einer Kombination klinischer, serologischer und radiologischer Kriterien.

Wichtigstes Kriterium ist die positive Hautreaktion vom Soforttyp auf *Aspergillus*-Antigene. Bei klinischem Verdacht auf eine ABPA sollte daher zunächst ein Prick- oder Intrakutantest erfolgen. Bei fehlender Reaktion im Hauttest ist eine ABPA unwahrscheinlich.

Bei positiver Sofortreaktion im Hauttest werden für die definitive Diagnose zusätzlich serologische und radiologische Kriterien gefordert. Serologisch wegweisend sind erhöhte Werte für das Gesamt-IgE sowie aspergillusspezifisches IgE und IgG. Zusätzlich ist heute der Nachweis ABPA-spezifischer rekombinanter Aspergillusantigene in der Routinediagnostik möglich (vgl. ► Abschn. 32.7). Das Gesamt-IgE korreliert mit klinischem Verlauf und Therapieansprechen. Bei normalem Gesamt-IgE-Spiegel ist das Vorliegen einer ABPA sehr unwahrscheinlich.

Typische radiologische Befunde sind neue oder wechselnde Infiltrate, sekretgefüllte Bronchien (»mucoid impaction«) und ggf. dadurch bedingte Atelektasen (Abb. 32.1). Initial kann auch ein unauffälliges Röntgenbild vorliegen. Im Verlauf der Erkrankung kommt es zur Bildung charakteristischer zentraler Bronchiektasen, die hauptsächlich die oberen Regionen der Lunge betreffen. Bronchiektasen stellen sich als tubuläre Schatten und Ringschatten im konventionellen Röntgenbild dar. Sensitiver ist die heutige Methode der Wahl, die hochauflösende Computertomographie. Diese kann strukturelle Veränderungen der Bronchien frühzeitig erfassen. Im Spätstadium der ABPA sind fibrosierende Veränderungen und Kavernenbildung möglich.

Bronchoskopisch wegweisend sind bronchiale Ausgüsse durch zähe Schleimpfröpfe, die aus eosinophilem oder unspezifisch fibrinösem Material bestehen (Abb. 32.2). Der mikrobiologische Nachweis von Aspergillen gelingt oft nicht und spielt für die Diagnostik keine entscheidende Rolle.

Lungenfunktionstests helfen, den Schweregrad und den Verlauf zu beurteilen. In der Regel liegt eine obstruktive Ventilationsstörung mit unterschiedlicher Reversibilität bereits im Rahmen der Grunderkrankung vor. Diese kann sich bei akuter ABPA oder Exazerbation verschlechtern.

Die gültigen Diagnosekriterien der ABPA sind in der Übersicht »Diagnostische Kriterien der ABPA« zusammengestellt und beruhen auf alten Kriterien nach Rosenberg und Patterson (Greenberger u. Patterson 1986; Rosen-

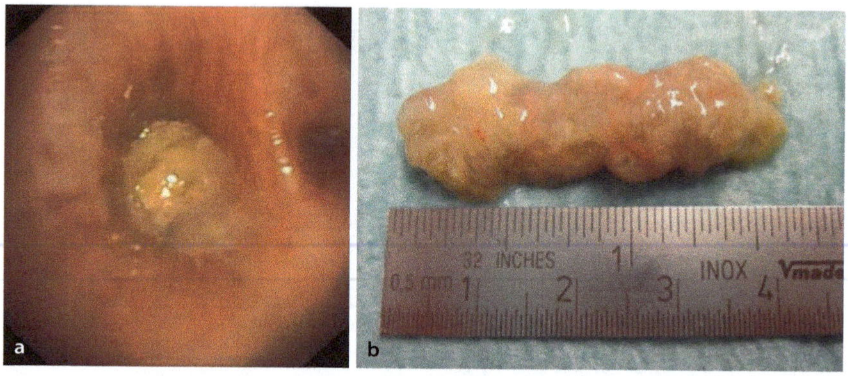

Abb. 32.2 Bronchoskopischer Befund eines Mukoviszidosepatienten mit ABPA. **a** Zwischenbronchus durch zähes Material komplett verlegt. **b** Nach Absaugung stellt sich ein typischer Bronchusausguss dar

berg et al. 1977). Bei Asthmapatienten mit dem klassischen radiologischen Merkmal zentraler Bronchiektasen werden das Vorliegen einer positiven Hautreaktion und ein Serum-IgE-Spiegel > 1 000 IU/ml als ausreichend für die Diagnosestellung angesehen. Bei Fehlen zentraler Bronchiektasen werden zusätzlich erhöhte IgG- und IgE-Spiegel sowie pulmonale Infiltrate für die ABPA-Diagnose verlangt. Die letztere Form wird auch als seropositive ABPA bezeichnet.

Diagnostische Kriterien der ABPA

- Asthma bzw. zystische Fibrose
- Sofortreaktion im Hauttest auf Aspergillus
- Erhöhtes Serum-Gesamt-IgE (> 1.000 IU/ml)
- Erhöhte aspergillusspezifische IgG- und IgE-Antikörper
- Pulmonale Infiltrate*
- Bluteosinophilie (> 1 000/µl)*
- Zentrale Bronchiektasen*

**fakultativ*

Bei Mukoviszidosepatienten bestehen Bronchiektasen in der Regel bereits im Rahmen der Grunderkrankung. Bei klinischer Verschlechterung und neu aufgetretenen Infiltrationen sollte hier grundsätzlich serologisch eine ABPA ausgeschlossen werden.

Zu berücksichtigen ist bei der Diagnostik, dass serologische Tests und Hauttests mit Aspergillusextrakten negativ bleiben, sofern die Erkrankung im Einzelfall nicht durch Aspergillus-, sondern durch andere Pilzantigene hervorgerufen wird.

Kennzeichnend für die ABPA ist ein schubweiser Verlauf mit rezidivierenden Exazerbationen. Die Stadieneinteilung der ABPA nach Patterson et al. (1982) wird international verwendet (Tab. 32.1). Die einzelnen Stadien werden aber nicht zwingend in typischer Abfolge durchlaufen.

Tab. 32.1 Stadieneinteilung der ABPA nach Patterson (1982)

	Ausprägung
Stadium I	Akute ABPA, Erstmanifestation
Stadium II	Klinische und radiologische Remission
Stadium III	Exazerbation
Stadium IV	Chronisch-steroidpflichtige Erkrankung
Stadium V	Endstadium mit Fibrose

Die in der Übersicht genannten diagnostischen Kriterien einschließlich pulmonaler Infiltrate und Bluteosinophilie lassen sich in Ihrer Gesamtheit meist nur im Rahmen der akuten ABPA bei Erstdiagnose (Stadium I) oder im Rahmen einer Exazerbation (Stadium III) nachweisen. Im Endstadium mit Bronchiektasen und Fibrose stehen häufig rezidivierende bakterielle Infekte und eine zunehmende respiratorische Insuffizienz im Vordergrund.

32.7 Differenzialdiagnose

Bei frühen Formen ohne Vorliegen von Bronchiektasen ist eine ABPA häufig nur serologisch von einem Asthma mit Typ-I-Sensibilisierung auf *Aspergillus* abzugrenzen. Bei persistierendem Asthma liegt der Anteil der Patienten mit *Aspergillus*-Sensibilisierung bei etwa 30 % (Agarwal et al. 2009). Dies geht mit einem höheren Asthmaschweregrad und mit einem höheren Steroidbedarf einher (Maurya et al. 2005). Zur Differenzierung einer ABPA von einer Typ-I-Schimmelpilzsensibilisierung bei Asthma kann die In-vitro-Diagnostik unter Verwendung rekombinanter Aspergillusantigene weiterhelfen: Die Antigene rAsp f4 und rAsp f6 werden als intrazelluläre Bestandteile nur bei endobronchialem Zerfall von A. fumigatus im Rahmen einer ABPA freigesetzt.

Der Nachweis von spezifischem IgE gegen rAsp f4 und rAsp f6 erlaubt bei Asthmapatienten die Abgrenzung einer ABPA von einer Typ-I-*Aspergillus*-Sensibilisierung ohne ABPA mit einer Sensitivität von 90 % und einer Spezifität von 100 % (Crameri et al. 1998).

Bei CF-Patienten bestehen durch die Grunderkrankung häufig bereits manifeste Bronchiektasen mit chronisch-bakterieller Besiedlung und rezidivierenden Infektexazerbationen. Klinische Zeichen der ABPA wie zähes Sekret und Hämoptysen kommen regelmäßig auch bei CF-Patienten ohne ABPA vor, sodass die Diagnose dadurch erschwert wird. Der Anteil der auf Aspergillus sensibilisierten CF-Patienten wird auf über 30 % und das ABPA-Risiko bei atopischen CF-Patienten auf über 20 % geschätzt (Agarwal 2009).

Bei Nichtansprechen auf die übliche antibiotische Therapie sollte bei CF-Exazerbation immer eine ABPA ausgeschlossen werden.

Als neuer Serummarker für Diagnostik und Monitoring der ABPA bei CF wurde TARC (»thymus- and activation-regulated chemokine«) beschrieben, ein Chemokin mit Beteiligung an der Th_2-vermittelten Immunantwort, die bei ABPA besonders ausgeprägt ist (Hartl et al. 2006). Ein erhöhter TARC-Serumspiegel konnte in einer Studie CF-Patienten mit ABPA genauer identifizieren als bisherige Marker wie Gesamt-IgE oder rekombinante Aspergillusantigene. Auch eine Vorhersage von ABPA-Exazerbationen war bei CF durch wiederholte Messung des TARC-Serumspiegels besser möglich als mit dem herkömmlichen Marker IgE (Latzin 2008).

32.8 Therapie

Ziel ist eine frühzeitige Diagnose und Behandlung möglichst vor Eintritt irreversibler Veränderungen wie Bronchiektasen oder Fibrose. Basis ist eine antientzündliche Therapie in Form systemischer Steroide im akuten Stadium und im Rahmen von Exazerbationen. Dazu werden Anfangsdosierungen von 0,5 mg/kg Prednisolonäquivalent empfohlen, die nach frühestens 2 Wochen abhängig vom Verlauf reduziert werden. Die Initialtherapie sollte zunächst über mindestens 6–8 Wochen erfolgen. Viele Patienten benötigen zur Symptomkontrolle und Vermeidung erneuter Exazerbationen eine längerfristige, niedrig dosierte systemische Steroidtherapie. Um Nebenwirkungen zu minimieren, sollte die niedrigst mögliche Dosis gefunden werden, mit der die Erkrankung kontrolliert werden kann.

Eine zusätzliche antimykotische Therapie kann die Anzahl der Pilze in den Atemwegen reduzieren, die Empfehlungen dazu sind jedoch uneinheitlich. Von der »Infectious Diseases Society of America« (IDSA) wird eine begleitende Gabe von Itraconazol über 16 Wochen (Walsh et al. 2008) bereits als Primärtherapie empfohlen. Andere Autoren halten aufgrund der bisherigen Datenlage eine generelle Empfehlung dazu für nicht begründet (Agarwal 2009).

Eine zusätzliche antimykotische Therapie sollte auf jeden Fall bei schweren Verläufen oder Rezidiven unter Steroidmonotherapie durchgeführt werden.

Itraconazol gilt dafür als Medikament der ersten Wahl. Bei Nichtansprechen auf Itraconazol können optional auch neuere Azolantimykotika wie Voriconazol oder Posaconazol eingesetzt werden (Agarwal, 2012). Für alternative medikamentöse Therapien wie inhalatives Amphotericin B bzw. den Anti-IgE-AK Omalizumab gibt es einzelne positive Fallberichte (Collins et al. 2012).

Bei schwerer »mucoid impaction« kann eine Bronchoskopie mit Entfernung zäher Sekretansammlungen im Einzelfall therapeutisch sein (vgl. Abb. 32.2).

In den ersten Wochen der Therapie bilden sich die pulmonalen Infiltrate zurück und die IgE-Spiegel sinken. Ein Abfall von mehr als 35–50 % kann als Kriterium einer Remission gewertet werden (Ricketti et al. 1984). Eine komplette Normalisierung der IgE-Werte ist unter Therapie nicht zu erwarten. Nach Reduktion oder Absetzen der antientzündlichen Therapie ist es wichtig, Exazerbationen durch regelmäßige Verlaufskontrollen frühzeitig zu erkennen.

Im ersten Behandlungsjahr sollte die IgE-Konzentration als Marker der Krankheitsaktivität alle 2–3 Monate bestimmt werden. Eine Verdopplung des Gesamt-IgE-Spiegels im Verlauf kann als Hinweis für eine erneute Exazerbation gewertet werden.

32.9 Prävention

Ein Zusammenhang zwischen massiver Exposition von Schimmelpilzen und dem Risiko einer ABPA ist zu vermuten. Daher ist für prädisponierte Individuen mit Atopie, Asthma oder CF eine größtmögliche Allergenkarenz zu Hause und am Arbeitsplatz zu empfehlen. Insbesondere bei Abriss- und Umbauarbeiten sowie bei Aufenthalt und Arbeiten in feuchten Räumen ist mit einer erheblichen inhalativen Belastung mit Schimmelpilzsporen zu rechnen. Eine optimale Therapie und Kontrolle der pulmonalen Grunderkrankung sollte auf jeden Fall angestrebt werden.

Literatur

Agarwal R (2009) Allergic bronchopulmonary aspergillosis. Chest 135: 805–826

Agarwal R (2011) Severe asthma with fungal sensitization. Curr Allergy Asthma Rep 11: 403–413

Agarwal R (2012) What is the current place of azoles in allergic bronchopulmonary aspergillosis and severe asthma with fungal sensitization. Expert Rev Respir Med 6: 363–371

Agarwal R, Aggarwal AN, Gupta D, Jindal SK (2009) Aspergillus hypersensitivity and allergic bronchopulmonary aspergillosis in patients with bronchial asthma: systematic review and meta-analysis. Int J Tuberc Lung Dis 13: 936–944

Collins J, Devos G, Hudes G, Rosenstreich D (2012) Allergic bronchopulmonary aspergillosis treated successfully for one year with omalizumab. J Asthma Allergy 5: 65–70

Crameri R, Hemmann S, Ismail C, Menz G, Blaser K (1998) Disease-specific recombinant allergens for the diagnosis of allergic bronchopulmonary aspergillosis. Int Immunol 10: 1211–1216

Denning DW, Pleuvry A, Cole DC (2013) Global burden of allergic bronchopulmonary aspergillosis with asthma and its complication chronic pulmonary aspergillosis in adults. Med Mycol 51: 361–370

Greenberger PA, Patterson R (1986) Diagnosis and management of allergic bronchopulmonary aspergillosis. Ann Allergy 56: 444–448

Hartl D, Latzin P, Zissel G, Krane M, Krauss-Etschmann S, Griese M (2006) Chemokines indicate allergic bronchopulmonary aspergillosis in patients with cystic fibrosis. Am J Respir Crit Care Med 173: 1370–1376

Hogan C, Denning DW (2011) Allergic bronchopulmonary aspergillosis and related allergic syndromes. Semin Respir Crit Care Med 32: 682–692

Knutsen AP, Slavin RG (2011) Allergic bronchopulmonary aspergillosis in asthma and cystic fibrosis. Clin Dev Immunol 2011: 843763

Kousha M, Tadi R, Soubani AO (2011) Pulmonary aspergillosis: a clinical review. Eur Respir Rev 20: 156–174

Latzin P, Hartl D, Regamey N, Frey U, Schoeni MH, Casaulta C (2008) Comparison of serum markers for allergic bronchopulmonary aspergillosis in cystic fibrosis. Eur Respir J 31: 36–42

Maurya V, Gugnani HC, Sarma PU, Madan T, Shah A (2005) Sensitization to Aspergillus antigens and occurrence of allergic bronchopulmonary aspergillosis in patients with asthma. Chest 127: 1252–1259

Patterson R, Greenberger PA, Radin RC, Roberts M (1982) Allergic bronchopulmonary aspergillosis: staging as an aid to management. Ann Intern Med 96: 286–291

Ricketti AJ, Greenberger PA, Patterson R (1984) Serum IgE as an important aid in management of allergic bronchopulmonary aspergillosis. J Allergy Clin Immunol 74: 68–71

Rosenberg M, Patterson R, Mintzer R, Cooper BJ, Roberts M, Harris KE (1977) Clinical and immunologic criteria for the diagnosis of allergic bronchopulmonary aspergillosis. Ann Intern Med 86 405–414

Walsh TJ, Anaissie EJ, Denning DW, Herbrecht R, Kontoyiannis DP, Marr KA, Morrison VA, Segal BH, Steinbach WJ, Stevens DA, van Burik JA, Wingard JR, Patterson TF, Infectious Diseases Society of America (2008) Treatment of aspergillosis: clinical practice guidelines of the Infectious Diseases Society of America. Clin Infect Dis 46: 327–360

Exogen-allergische Alveolitis

J. Sennekamp

T. Biedermann et al. (Hrsg.), *Allergologie*,
DOI 10.1007/978-3-642-37203-2_33, © Springer-Verlag Berlin Heidelberg 2016

33.1 Einleitung

Die exogen-allergische Alveolitis (EAA = »extrinsic allergic alveolitis« oder »hypersensitivity pneumonitis«) ist eine allergische Entzündung des Gewebes um die Alveolen (Alveolitis) und Bronchiolen der Lungen, die häufig zu irreversiblen Lungenveränderungen, wie Fibrose, Emphysem und Blasenbildungen (Zysten, Bullae) führt. Die allergische Alveolitis wird von speziellen exogenen Antigene nach wiederholtem Kontakt mit vorangegangener Sensibilisierung hervorgerufen. Zu den häufigsten auslösenden Allergenen zählen Vogelstäube, Arzneimittel, Chemikalien, Bakterien sowie Hefe- und Schimmelpilze. Es handelt sich um eine verzögerte lymphozytäre Immunreaktion auf Allergene, die eingeatmet werden oder von der Blutbahn her ins Alveolargewebe gelangen. Diese Entzündung verursacht Dyspnoe, Husten, Fieber, Abgeschlagenheit, Schüttelfrost und zahlreiche weitere Beschwerden (◘ Abb. 33.1) (Costabel et al. 2012; Sennekamp 2004, 2013).

33.2 Epidemiologie

Die allergische Alveolitis wird zu den seltenen Krankheiten (»orphan diseases«) gezählt, da ihre Prävalenz < 50/100.000 Einwohner beträgt. Sie kann bei bestimmten Expositionen gehäuft auftreten (Landwirte, Vogelhalter) und als Berufskrankheit anerkannt werden (BK4201).

Die Inzidenz liegt in Deutschland bei 2,5 Neuerkrankungen auf 100 000 Einwohner. Bei den interstitiellen Lungenkrankheiten steht sie nach der Sarkoidose und der idiopathischen Lungenfibrose an dritter Stelle.

Der Altersgipfel an Neuerkrankungen liegt zwischen 40 und 50 Jahren. 15 % der Erkrankten sind Kinder. Männer und Frauen erkranken gleich häufig. Nichtraucher erkranken deutlich häufiger als Raucher (Sennekamp 2004, 2013).

33.3 Genetik

In mehreren Familien wurde ein gehäuftes Auftreten der EAA nachgewiesen. Die HLA-Antigene B8, DR3, DRw6 und weitere genetische Marker werden in Mitteleuropa bei der EAA in mäßiggradig erhöhter Frequenz gefunden (Sennekamp 2004).

33.4 Antigene und Krankheitsbilder

Das weitaus das häufigste Krankheitsbild ist die von Vogelfedernstaub und Vogelkot hervorgerufene Vogelhalterlunge (Taubenzüchterlunge, Sittichhalterlunge). Diese Patienten haben ein erhöhtes Risiko, wenn sie in Federbetten schlafen an einer Bettfedernalveolitis zu erkranken. Die Federnantigene sind so potent, dass schon indirekter Antigenkontakt, z. B. über die Kleidung oder einen Teppich, ausreichen kann, die EAA zu induzieren (Sennekamp 2004).

Die Farmerlunge der Milchbauern wird von den Wärmebakterien (Thermoactinomyceten) Saccharopolyspora rectivirgula und Thermoactinomyces vulgaris, Aspergilli-

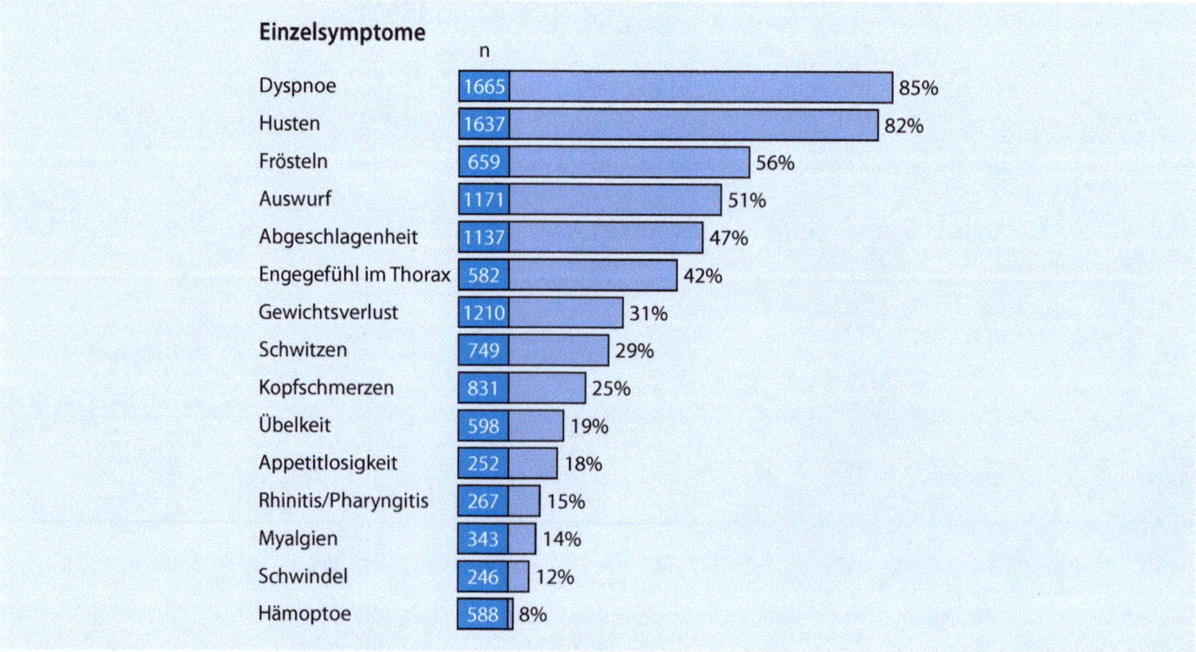

◘ **Abb. 33.1** Beschwerden bei exogen-allergischer Alveolitis. (Aus Sennekamp 2013)

Schimmelpilzen und weiteren Keimen in modrigem Heu, Stroh und anderem biologischem Material hervorgerufen. Die Farmerlunge tritt heutzutage seltener auf, da das Heu luftdicht in Säcke oder Silos verpackt wird sich allergene Keime so nicht mehr vermehren können.

Zunehmend häufiger wird jedoch die Befeuchterlunge beobachtet. Sie wird von Bakterien, Schimmel- und Hefepilzen in Wasseraerosolen verursacht. Brutstätten der allergenen Keime sind Wasserzerstäuber, Verdunster, Vernebler, Klimaanlagen, Abwasserverregnungsanlagen, Kühlsysteme, Schwimmbäder und Whirlpools. Besonders gefährlich sind Ultraschallnebel, weil sie sehr kleine, alveolengängige Wasserpartikel enthalten, z. B. in Ultraschallzimmerspringbrunnen. Bei der großen Vielfalt als Auslöser in Frage kommenden allergenen Bakterien, Pilze und Hefen kann die serologische Antikörperdiagnostik langwierig und aufwändig sein (Costabel et al. 2012).

Die Maschinenarbeiterlunge, verursacht von bakteriellen Antigenen in Kühlschmierstoffen und anderen öligen oder wässrigen kontaminierten Maschinenflüssigkeiten, bereitet ebenfalls oft Probleme bei der Suche nach dem ursächlichen Antigen wie Pseudomonas fluorescens, Aureobasidium pullulans und Cephalosporium acremonium. Mitunter handelt es sich um atypische schnellwüchsige Mykobakterien wie Mycobacterium immunogenum, chelonae, avium und fortuitum, für die Antikörpernachweise nur in wenigen spezialisierten Labors möglich sind (Costabel et al. 2012; Sennekamp 2010, 2013).

Die Innenraumalveolitis wird von Bakterien- und Schimmelpilzantigenen in Wohn- und Arbeitsräumen hervorgerufen. Häufige Antigene sind die Thermoactinomyceten Saccharopolyspora rectivirgula (früher Micropolyspora faeni) und Thermoactinomyces vulgaris sowie die Schimmelpilze Aspergilli, Penicillia, Aureobasidium pullulans und Cephalosporium (Acremonium) (Sennekamp 2004, 2010).

Ursache der Pilzarbeiterlunge sind die Sporen von Speisepilzen wie Pleurotus- und Shiitakepilzen oder Schimmel im Nährboden der Speisepilze (Sennekamp 2010).

Von den Chemikalien, welche eine EAA hervorrufen, stehen die Isozyanate und die Anhydride (besonders Trimellith-Anhydrid) der Häufigkeit nach an der Spitze. Besonders betroffen sind hierbei Spritzlackierer in der Autoindustrie (Costabel et al. 2012).

Pflanzliche Antigene wie Holzstäube (Holzarbeiterlunge) und Mehle sind seltene EAA-Antigene (Sennekamp 2010).

Arzneimittel können nicht nur nach inhalativer, sondern auch nach oraler, subkutaner oder intravenöser Applikation ein der EAA ähnliches Krankheitsbild mit einer BAL-Lymphozytose (BAL = bronchoalveoläre Lavage) hervorrufen. In der Regel sind im Blut keine Antikörper gegen die ursächlichen Arzneimittel nachweisbar. Die Histologie kann von der EAA-typischen Histologie abweichen. In der bronchoalveolären Lavage ist die Gesamtzellzahl oft nicht erhöht. Verschiedene Arzneimittel zeigen typische Muster der Zellverteilung in der Lavage (Schreiber 2011).

Häufige Auslöser sind Amiodaron, Methotrexat (MTX-Lunge) und Nitrofurantoin. Aber auch Impfstoffe, z. B. gegen Grippe, kann die Lunge mit einer EAA reagieren. Bei der Suche nach seltenen Antigenen kann der Antigenkatalog der EAA hilfreich sein (Sennekamp 2010).

33.5 Klinische Symptome

Die Patienten leiden am häufigsten unter Atemnot bei Belastung oder sogar schon in Ruhe, Husten mit und ohne Auswurf, Frösteln, Abgeschlagenheit, Engegefühl im Brustkorb, Gewichtsverlust, Schwitzen, Kopfschmerzen und Übelkeit (◘ Abb. 33.1).

Bei der klinischen Untersuchung fällt am häufigsten ein inspiratorisches Knisterrasseln auf, gefolgt von erhöhter Körpertemperatur und bei Mitbeteiligung der Bronchiolen Giemen, Brummen oder Pfeifen. Bei chronischem Krankheitsverlauf können auch Trommelschlegelfinger und eine Zyanose (Costabel et al. 2012; Sennekamp 2004, 2013) auftreten.

33.6 Laborparameter

Entzündungszeichen wie Leukozytose mit vermehrten Neutrophilen, aber nicht eosinophilen Zellen, eine erhöhte LDH, ein erhöhtes C-reaktives Protein, eine beschleunigte Blutkörperchensenkung und ein erhöhter Serum IgG-Spiegel (Hypergammaglobulinämie) kommen in der Mehrzahl der Fälle bei Aktivität der EAA, d. h. bei Antigenkontakt, vor (Sennekamp 2013).

33.7 Röntgen

Im konventionellen Röntgen-Thorax-Bild findet man am häufigsten noduläre und retikulonoduläre Infiltrate sowie milchglasartige Trübungen. Bei der chronischen Verlaufsform mit Fibrosierung kommen Fibrosebezirke, Emphysem, Zysten (Bullae), eine deformierende Bronchiolitis und Bronchitis sowie Zeichen eines Cor pulmonale vor (Costabel et al. 2012; Sennekamp 2004).

In 20–30 % ist das konventionelle Röntgenbild bei der EAA unauffällig. Hier ist eine Dünnschicht-Computertomogramm (HR-CT) weiterführend, das nur in 4 % der Fälle bei vorliegender EAA falsch negativ ausfällt. Die charakteristischen EAA-Zeichen sind Milchglastrübung, zentrilobuläre noduläre Infiltrate, Mosaikmuster und bei chronischem Verlauf zudem Fibrose, Zysten bis Honigwabenbildung, das Auftreten eines Emphysem und erweiterte Pulmonalarterien als Hinweis auf pulmonale Hypertonie. Auf einen Mitbefall der Bronchiolen und Bronchien weisen das Blütenzweigzeichen (»tree-in-bud«), Mosaikmuster und Überblähungsareale (»Airtrapping«) hin (Costabel et al. 2012). Sogar das prognostisch schlechte UIP-Muster lässt sich im HR-CT erkennen.

33.8 Lungenfunktion, Blutgase und Pulmonalisdruck

Die Lungenfunktionsmessung zeigt typischerweise eine verminderte Vital- und Totalkapazität im Sinn einer restriktiven Ventilationsstörung an. Die Entzündung der Alveolarwände (Alveolitis) bewirkt eine Verdickung der Alveolarwand und dadurch eine Gasaustauschstörung, die sich als erniedrigte Diffusionskapazität (DLCO) und in der Blutgasanalyse oder Pulsoxymetrie als Hypoxämie äußert. Besonders sensitiv ist die Messung des arteriellen Sauerstoffpartialdruckes unter körperlicher Belastung. In der Spiroergometrie findet man eine erhöhte $aaDO_2$, eine vermehrte Totraumventilation sowie eine eingeschränkte Atemreserve (Sennekamp 2013). Eine unspezifische bronchiale Hyperreagibilität, z. B. im Metacholintest, kann bei der EAA vorhanden sein, was die Differenzialdiagnose zum Asthma und dem ODTS (»organic dust toxic syndrome«) erschwert (Sennekamp 2004).

Hat die entzündliche Immunreaktion auch die Bronchiolen miterfasst – Bronchioloalveolitis –, so kann die Lungenfunktionsmessung zusätzlich eine Obstruktion (erniedrigte Einsekundenkapazität, erniedrigte MEF_{25-75}-Werte, erhöhter Atemwiderstand) anzeigen. Dabei besteht oft eine Lungenüberblähung mit einem erhöhten Residualvolumen (Costabel et al. 2012).

Eine pulmonale Hypertonie kommt besonders bei der chronischen Verlaufsform (in 19 %) und im Fibrosestadium vor. Geeignete Untersuchungsverfahren sind der Ultraschall des Herzens (transthorakale Doppler-Echokardiographie) und der Rechtsherzkatheter (Koschel et al. 2012).

33.9 Immunologie

Im Mittelpunkt der serologischen Labordiagnostik steht der Nachweis erhöhter spezifischer IgG-Antikörper (Präzipitine) gegen die Antigene einer EAA, die heute mit Immunoassays nachgewiesen werden. In 95 % sind damit Antikörper nachweisbar (Sennekamp 2004).

Unter Allergenkarenz fallen die Antikörper bereits innerhalb von 2 Monaten ab und können später vollständig verschwinden. Eine systemische Steroidtherapie beeinflusst die IgG-Antikörper und deren Nachweis nicht.

Antigenspezifische IgG-Antikörper kommen auch bei gesunden antigenexponierten Personen, in der Regel nur in geringer Konzentration, vor. Diese Antikörper können diagnostisch als Expositionsmarker angesehen werden, was in der Arbeitsmedizin von Bedeutung ist.

Die Antikörper sind somit nicht die Ursache der EAA, sondern nur ein Indikator. Verursacht wird die Krankheit durch antigenspezifische Lymphozyten, die sich im Lungengewebe anreichern und auch in der bronchoalveolären Lavage vermehrt zu finden sind. Antigenspezifische Lymphozyten können mit dem Lymphozytentransformationstest nachgewiesen werden. Dieses Verfahren ist jedoch methodisch sehr aufwändig und steht daher nicht für die Routinediagnostik zur Verfügung.

33.10 Bronchoalveoläre Lavage

Die bronchoalveoläre Lavage (BAL) ist hoch sensitiv. Eine normale BAL schließt eine EAA aus. Wichtigste EAA-Merkmale sind eine erhöhte Gesamtzellzahl, eine Lymphozytose über 30 %, sowie das Vorkommen von Schaum- und Plasmazellen. Allerdings weisen auch gesunde, antigenexponierte Personen nicht selten eine leichte Lymphozytose auf. Die Subtypisierung der Lymphozyten zeigt bei der akuten Verlaufsform häufig einen erniedrigten CD4/CD8-Quotienten unter 1,3, während bei der chronischen Verlaufsform ein normaler oder sogar erhöhter Quotient vorliegen kann. In der akuten Krankheitsphase sind auch die neutrophilen Granulozyten erhöht (Costabel et al. 2012).

33.11 Histologie

Bei den zahlreichen Diagnosemöglichkeiten ist eine Gewebeentnahme für eine Histologie selten erforderlich. Das Gewebe sollte möglichst per offener Lungenbiopsie chirurgisch entnommen werden, da die geringe Gewebemenge der transbronchialen Biopsie meist nicht zur Diagnosesicherung ausreicht. Die häufigsten histologischen Merkmale sind eine Verbreiterung der Alveolarsepten infolge lymphozytärer Infiltration, Entzündungszellen im Lumen der Alveolen, interstitielle Fibrose, Granulome, Riesenzellen sowie Schaumzellen. Bei Vorliegen eines Usual interstitial pneumonia (UIP) oder fibrosierenden NSIP-Musters ist die Prognose schlechter als bei Bronchiolitis obliterans organizing pneumonia (BOOP) oder zelluläre nicht spezifische interstitielle Pneumonia (NSIP)-Mustern.

33.12 Karenz- und Expositions-(Provokations-)Tests

Der Allergenkarenzversuch – die Beobachtung des Patienten unter probatorischer Elimination des verdächtigen Antigens für einige Tage – ist ein ungefährliches, wertvolles Diagnosekriterium.

Ambulant lässt sich der Karenztest sehr einfach etwa durch Entfernen eines im Haus gehaltenen Vogels oder einer schimmeligen Topfblume bewerkstelligen. Dabei ist darauf zu achten, dass das Umfeld gründlich gereinigt wird, da sich die Antigene dort verteilt haben. Hartnäckige Antigenreservoire sind Teppiche.

Bei einem positiven Karenztest bessern sich die klinischen Symptome, der Röntgenbefund, die Entzündungswerte im Blut (Leukozyten, CRP, BKS, LDH) sowie die Lungenfunktions- und Blutgasparameter. Bei monatelanger Karenz kommt ein messbarer Abfall der IgG-Antikörperkonzentration hinzu (Sennekamp 2004).

Führt der Karenzversuch in Verbindung mit den anderen diagnostischen Verfahren zu keiner eindeutigen Diagnose, so kann eine erneute Allergenexposition – Karenz-Reexpositionstest – zum Ziel führen. Bei transportablen Antigenen wird die Provokation stationär im Krankenhaus durchgeführt.

33.13 Diagnostik

Weil sich die EAA mit anderen Lungenkrankheiten überlappt, kann die Diagnose nur mittels mehrer Diagnosekriterien mit hinreichender Sicherheit gestellt werden (▶ Übersicht »Die deutschen Diagnosekriterien der EAA«; Arbeitsgemeinschaft exogen-allergische Alveolitis 2006). Diese Diagnosekriterien sind besonders wichtig bei Verdacht auf eine EAA als anzuerkennende Berufskrankheit (in Deutschland BK-Nr. 4201) (Sennekamp 2013).

Bei jeder länger andauernden EAA sollte auch an ein Cor pulmonale gedacht werden (Koschel et al. 2012). Röntgen-Thorax, Herzultraschall und Rechtsherzkatheter sind die dafür geeigneten diagnostischen Verfahren.

Die deutschen Diagnosekriterien der EAA

1. Antigenexposition
2. Expositions- und/oder zeitabhängige Symptome
3. Sklerophonie (Knisterrasseln)
4. Spezifische IgG-Antikörper im Serum
5. Röntgenzeichen der EAA, ggf. im HR-CT
6. pO_2 in Ruhe und/oder bei Belastung erniedrigt oder DCO eingeschränkt

Sind alle 6 Kriterien erfüllt, liegt eine EAA vor. Fehlt eines der oben genannten Kriterien, so kann dieses durch eines der folgenden ersetzt werden:

- Lymphozytose in der BAL
- Mit EAA zu vereinbarender histopathologischer Befund der Lunge
- Positiver Karenztest
- Positive inhalative Expositions- oder Provokationstestung

Sind insgesamt 6 Kriterien erfüllt, liegt eine EAA vor.

33.14 Differenzialdiagnose

In erster Linie kommen andere interstitielle Lungenerkrankungen, insbesondere die idiopathischen Lungenfibrosen (IPF), die Sarkoidose und autoimmune Pneumonitiden in Betracht. Weitere Differenzialdiagnosen sind Asthma vom Spätreaktionstyp, Strahlenpneumonitis, toxische Lungenerkrankungen wie das ODTS und Immunreaktionen auf Arzneimittel (Costabel et al. 2012; Schreiber 2011; Sennekamp 2004).

33.15 Prognose

Bei intermittierender Antigenexposition (akute Verlaufsform) ist die Prognose besser als bei permanenter Antigenexposition (chronische Verlaufsform), die häufiger zur Fibrosierung der Lunge führt. Nur bei 1/4 aller Patienten mit einer EAA ist die Prognose schlecht, besonders dann, wenn im Röntgenbild eine Fibrose erkennbar ist und in der Histologie ein UIP- oder eine fibrosierendes NSIP-Muster vorliegt. Eine besonders schlechte Prognose haben die wenigen Raucher, die eine EAA bekommen (Costabel et al. 2012).

33.16 Therapie

Die Meidung der ursächlichen Allergene – Allergenkarenz – auch mittels Atemschutz, ist die wichtigste therapeutische Maßnahme (Müller-Wening 2004).

Medikamentös bewirken systemische Steroide (initial 0,5 mg/kg Körpergewicht) eine Abschwächung der klinischen Symptome. In der Regel sprechen die Patienten gut darauf an. Eine langzeitige Steroidbehandlung sollte aufgrund der potenziell erheblichen Nebenwirkungen möglichst vermieden werden, insbesondere dann, wenn nicht alle Allergenkarenzmaßnahmen ausgeschöpft sind. Für

Immunsuppressiva, die gelegentlich eingesetzt werden, gibt es keinen wissenschaftlichen Nachweis einer Wirksamkeit.

Folgeerscheinungen wie eine pulmonale Hypertonie bei EAA müssen ebenfalls therapiert werden (Koschel et al. 2012).

Literatur

Arbeitsgemeinschaft exogen-allergische Alveolitis (2006) Empfehlungen zur Diagnostik der exogen-allergischen Alveolitis. Allergologie 29: 431–438

Costabel U, Bonella F, Guzman J (2012) Chronic hypersensitivity pneumonitis. Clin Chest Med 33: 151–163

Koschel DS, Cardoso C, Wiedemann B, Höffken G, Halank M (2012) Pulmonary hypertension in chronic hypersensitivity pneumonitis. Lung 190: 295–303

Müller-Wening D (2004) Effekte von Atemschutzgeräten bei Atemwegserkrankungen in der Landwirtschaft. Allergo J 13: 460–466

Schreiber J (2011) Medikamentös induzierte Lungenerkrankungen. Dtsch Med Wschr. 136: 631–634

Sennekamp J (2004) Extrinsic allergic alveolitis – hypersensitivity pneumonitis. Dustri-Verlag, München

Sennekamp J (2010) Der aktuelle Katalog der Antigene, Krankheitsbilder und Risikoberufe der exogen-allergischen Alveolitis. Allergologie 33: 583–594

Sennekamp J (2013) Exogen-allergische Alveolitis. Allergo J 22: 177–188

33

Gastrointestinale Allergie

S. C. Bischoff

T. Biedermann et al. (Hrsg.), *Allergologie*,
DOI 10.1007/978-3-642-37203-2_34,

34.1 Einleitung

Als größte mukosale Barriere des Körpers zur Außenwelt ist der Gastrointestinaltrakt prädestiniert für die Entwicklung allergischer Reaktionen, zumal er täglich mit zahlreichen potenziellen Allergenen – insbesondere Proteinen und Glykoproteinen aus der Nahrung – konfrontiert wird. Ein großer Teil der immunkompetenten Zellen des Körpers sowie Entzündungszellen, die allergische Reaktionen vermitteln können, sind im Darm lokalisiert. Bei gastrointestinalen Allergien handelt es sich um allergische Erkrankungen, die sich im Gastrointestinaltrakt manifestieren. Die Symptome einer solchen Allergie sind eher unspezifisch und umfassen Schluckstörungen, Übelkeit und Erbrechen ebenso wie Blähungen, Flatulenz und Diarrhöen. Deshalb muss die gastrointestinale Allergie differenzialdiagnostisch abgegrenzt werden von Nahrungsmittelintoleranzen (NMI) sowie von entzündlichen und funktionellen Darmerkrankungen. Andererseits beschränkt sich die Symptomatik der Nahrungsmittelallergie (NMA) oft nicht auf gastrointestinale Beschwerden, sondern kann auch die Haut und den Respirationstrakt betreffen. Ihr Schweregrad kann erheblich variieren und reicht von leichten Hautausschlägen bis hin zum anaphylaktischen Schock. In erster Linie handelt es sich bei gastrointestinalen Allergien um Nahrungsmittelallergien, bei denen es zu einer spezifischen Immunantwort und in der Folge zu gesundheitlicher Beeinträchtigung bzw. Symptomen kommt, ausgelöst durch einen bestimmten Nahrungsmittelinhaltsstoff oder einen Nahrungsmittelzusatzstoff. Jedoch kommen auch andere Allergene wie bspw. Pollen, Hausstaubmilbenkot oder Schimmelpilze als Auslöser in Frage, die im Gastrointestinaltrakt eine Sensibilisierung bzw. eine allergische Reaktion auslösen. Über die klinische Bedeutung solcher Allergene für den Gastrointestinaltrakt ist jedoch wenig bekannt, weshalb in diesem Kapitel im wesentlichen auf NMA und, damit verbunden, auch auf Nahrungsmittel-Kreuzallergien eingegangen wird.

34.2 Epidemiologie

Die Prävalenz von NMA ist in den ersten beiden Lebensjahren am höchsten und nimmt mit steigendem Alter ab (Wang u. Sampson 2007). NMA, die in der frühen Kindheit auftreten, verschwinden oft spontan bis zum Alter von etwa 5–6 Jahren wieder, wobei es hier jedoch Unterschiede je nach Art des allergenen Nahrungsmittels gibt. So verlieren die meisten Kinder mit einer Allergie gegen Milch, Eier, Weizen und Soja diese mit zunehmendem Alter, während Allergien gegen Erdnüsse, Nüsse, Fisch und Krustentiere häufig lebenslang bestehen bleiben (Lepp et al. 2010; Wang u. Sampson 2007). Manchmal werden die frühkindlichen NMA auch durch Allergien gegen inhalative Proteine wie Pollen oder Milben abgelöst. Andererseits können NMA auch bei Erwachsenen auftreten, die in ihrer Kindheit keine entsprechende Allergie hatten. NMA bei Erwachsenen bleiben meist lebenslang bestehen und sind häufig mit einer Pollenallergie assoziiert (Ring et al. 2010). Sowohl bei Kindern als auch bei Erwachsenen tritt eine NMA oft verbunden mit Asthma auf (Boyce et al. 2011).

NMA sind über epidemiologische Studien schwer zuverlässig zu erfassen, weshalb sichere Angaben zur Prävalenz schwierig sind. Wie in neueren Metanalysen bestätigt, sind etwa 4–6 % der Kinder und 1–2 % der Erwachsenen betroffen (Zuidmeer et al. 2008; Rona et al. 2007; Young et al. 1994). Nach eigenen Angaben der Betroffenen weisen sogar etwa 12–13 % der Kinder und Erwachsenen eine NMA auf (Ring et al. 2010). Bei subjektiver Selbsteinschätzung kann in der Regel nicht zwischen einer immunologisch bedingten Allergie und einer Nahrungsmittelintoleranz unterschieden werden, was die deutlich höhere Prävalenz solcher Erhebungen begründet.

Vermutlich haben NMA in den letzten 10–20 Jahren zugenommen, allerdings liegen dazu keine sicheren Belege vor, da entsprechende Prävalenz- und Inzidenzstudien nur eingeschränkt vergleichbar sind (Boyce et al. 2011). Ein Grund für die Zunahme der NMA könnte im veränderten Lebensstil (»Hygienehypothese«) liegen, nach der es aufgrund zunehmender hygienischer Lebensverhältnisse zu einer verringerten Exposition mit Bakterien und in der Folge zu überschießenden Immunreaktionen kommt (Bach 2002). Auch eine gestörte Barriere durch Ernährungsgewohnheiten, Toxine, mukosale Perfusionsstörungen oder gestörte intestinale Mikrobiota könnte eine Erklärung sein.

Eine aktuelle Metaanalyse von Daten aus 42 Studien der Jahre 2000–2012 zur Prävalenz von NMA in Europa ergab eine altersunabhängige »Hitliste« (◘ Tab. 34.1). Bei

◘ Tab. 34.1 Prävalenz von Nahrungsmittelallergien in Europa. (Nach Nwaru et al. 2014)

	Selbstangabe (%)	DBPCFC (%)
Kuhmilch	6,0	0,6
Weizen	3,6	0,1
Eier	2,5	0,2
Baumnüsse	2,2	0,5
Erdnüsse	1,3	0,2
Fisch- und Meeresfrüchte	1,3	0,2
Soja	0,4	0,3

DBPCFC doppelblinde, placebokontrollierte Provokation.

kleineren Kindern war die Kuhmilchallergie und die Eiallergie häufiger als bei älteren Menschen, die insbesondere Allergien gegen Nüsse, Fisch und Meeresfrüchte aufwiesen. Hinsichtlich Soja- und Weizenallergie konnte keine klare Altersabhängigkeit festgestellt werden. Nordeuropa war generell mehr betroffen als Südeuropa, wobei die Ursachen unklar sind.

34.3 Allergene

Nahrungsmittelallergene sind pflanzliche und tierische Proteine bzw. Glykoproteine, die in Nahrungsmittel enthalten sind und aufgrund bestimmter Eigenschaften bei prädisponierten Personen Immunantworten auslösen (▶ Kap. 17, Grundlagen natürlicher Allergene). Prinzipiell kann jedes Nahrungsmittel, das Proteine enthält, eine NMA auslösen. Allerdings werden tatsächlich etwa 90 % der NMA durch einige wenige Nahrungsmittel ausgelöst (Burks et al. 2012).

Auf Lebensmittelebene sind die häufigsten Allergieauslöser weltweit Erdnüsse, Baumnüsse, Eier, Milch, Fisch, Krustentiere, Weizen und Soja (▫ Tab. 34.1). In Europa spielen auch Sellerie, Senf, Sesam, Lupinen und Meeresfrüchte eine Rolle (Burks et al. 2012; Boyce et al. 2011). Im Kindesalter sind Milch und Ei die häufigsten Allergene, im Erwachsenenalter dominieren dagegen die Kreuzallergien mit Inhalationsallergenen wie Baumpollen, Beifußpollen und Latex (▶ Übersicht »Deklarationspflichtige allergene Nahrungsmittel«) (Ring et al. 2010). Die Übersicht zeigt 14 häufige Verursacher von Lebensmittelallergien und -unverträglichkeiten, die laut der im November 2007 in Kraft getretenen EU-Richtlinie 2007/68/EG (Überarbeitung von 2003/89/EG) im Zutatenverzeichnis jedes verpackten Lebensmittels aufgelistet werden müssen.

Deklarationspflichtige allergene Nahrungsmittel (nach Ring et al. 2010)

- Eier und daraus hergestellte Erzeugnisse
- Erdnüsse und daraus hergestellte Erzeugnisse
- Fisch und daraus hergestellte Erzeugnisse
- Glutenhaltiges Getreide sowie daraus hergestellte Erzeugnisse
- Krebstiere und daraus hergestellte Erzeugnisse
- Lupinen und daraus hergestellte Erzeugnisse
- Mich und daraus hergestellte Erzeugnisse (einschließlich Laktose)
- Nüsse (Schalenfrüchte): Mandel, Haselnuss, Walnuss, Cashewnuss, Pekanuss, Paranuss, Pistazie, Macadamianuss, Queenslandnuss und daraus hergestellte Erzeugnisse
- Mollusken (Muscheln, Tintenfisch) und daraus hergestellte Erzeugnisse
- Sellerie und daraus hergestellte Erzeugnisse
- Senf und daraus hergestellte Erzeugnisse
- Sesamsamen und daraus hergestellte Erzeugnisse
- Soja und daraus hergestellte Erzeugnisse
- Schwefeldioxid und Sulfite in einer Konzentration von mehr als 10 mg/kg oder 10 mg/l, als SO_2 angegeben

Was Allergene gegenüber anderen Proteinen auszeichnet, ist bis heute nicht abschließend geklärt. Weder auf der Ebene der Primärsequenzen der Allergenproteine noch auf der Ebene der Sekundär- oder Tertiärstrukturen konnten Homologien identifiziert werden, die Allergene von anderen Strukturen abgrenzen. Nahrungsmittelallergene kommen sowohl aus dem pflanzlichen als auch dem tierischen Bereich und gehören ganz unterschiedlichen Proteinfamilien an. Hinsichtlich Nahrungsmittelallergenen gibt es fünf wichtige Proteinfamilien, die auch Panallergene genannt werden (▫ Tab. 34.2).

Sowohl rohe als auch gekochte Nahrungsmittel können Allergien auslösen, wobei rohe in der Regel ein höheres allergenes Potenzial haben, da sich die Proteinstruktur durch Hitzeeinwirkung verändert (Burks et al. 2012). Von den Panallergenen sind die PR-10-Proteine und die Profiline hitzelabil, d. h. können durch Kochen ihre Allergenität verlieren. Die anaphylaxieträchtigen Lipidtransferproteine und Speicherproteine sind dagegen hitzestabil.

Verdauungsstabile Proteine aus der Nahrung werden über den Gastrointestinaltrakt in intakter Form aufgenommen, wodurch es zu einer Sensibilisierung und zur Auslösung systemischer Symptome kommen kann. Verdauungslabile Proteine können ebenfalls ein Sensibilisierungspotenzial haben, wenn die gastrale Hydrolysierung gehemmt wird, z. B. durch Protonenpumpenblocker. Abgesehen davon können sie durch ihre Kreuzreaktivität (▶ Abschn. 34.3.1) mit inhalativen Allergenen zu lokalen Symptomen führen (Diesner et al. 2012).

In der letzten Dekade konnten zahlreiche Nahrungsmittel- und Inhalationsallergene molekular aufgeklärt werden. Dies ermöglichte nicht nur die Herstellung von rekombinanten Allergenen für die Diagnostik und Therapie von NMA, sondern trug auch erheblich zum Verständnis der molekularen Mechanismen von NMA und insbesondere von Kreuzallergien bei (Sastre 2010; Valenta et al. 2011). Die molekularen Allergenepitope werden mit 3 Buchstaben, die der Abkürzung der botanischen Bezeichnung entsprechen, sowie einem Kleinbuchstaben (1. Buchstabe der botanischen Unterbezeichnung) und einer Zahl (Nummerierung) gekennzeichnet (▫ Tab. 34.3). So steht

Tab. 34.2 Panallergen-Proteinfamilien

Proteinfamilie	Zugehörige Nahrungsmittel	Klinische Manifestation
PR-10-Proteine (Bet v 1-Homologe)	Z. B. Apfel, Haselnuss, Karotte	Orales Allergiesyndrom und andere
PR-14-Proteine (Lipidtransferproteine)	Z. B. Pfirsich, Apfel, Kirsche, Haselnuss	Anaphylaxiegefahr
Profiline (Bet v2 Homologe)	Z. B. Zitrusfrüchte, Melone, Banane, Tomate	Orales Allergiesyndrom
Speicherproteine-2S-Albumine und 7S/11S-Globuline	Kerne, Nüsse, Samen, z. B. Erdnüsse/Soja, Baumnüsse, Getreide	Anaphylaxiegefahr
Glykoproteine (Kohlenhydratseitenketten)	Z. B. Sellerie, Tomate, Zucchini	Orales Allergiesyndrom und andere

Tab. 34.3 Relevante Nahrungsmittelallergene und ihre führende Sensibilisierung (primär eigenständige Sensibilisierung wird als »Erstsensibilisierung« dargestellt, sekundäre Sensibilisierung als »Kreuzreaktivität«). (Mod. nach Sastre 2010)

	Erstsensibilisierung	Kreuzreaktivität
Erdnuss	Ara h 1, Ara h 2, Ara h 3, Ara h 6, Ara h 9	Ara h 8
Sojabohne	Gly m 5, Gly m 6, Gly m 2S albumin	Gly m 4
Weizen	Tri a 19 (omega5-Gliadin), Tr a 14 (Weizen-LTP), alpha-Amylase, Trypsin-Inhibitor, HMW-Glutenin	
Buchweizen	Fag e 16kD	–
Apfel	–	Mal d 1
Pfirsich	Pru p 3	Pru p 1, Pru p 4
Haselnuss	Cor a 8, Cor a 9	Cor a 1, Cor a 2, Cor a 11, Cor a 8
Kiwi	Act d 1, Act d 2, Act d 5	Act d 8, Act d 1
Sellerie	Api g 1	Api g 1
Karotte	Dau c 1	Dau c 1, Dau c 4
Sesam	Ses i 1	Ses i 1
Paranuss	Ber e 1	Ber e 1
Walnuss	Jug r 1, Jug r 2, Jug r 3, Jug r 4	–
Hühnereieiweiß	Gal d 1, Gal d 2, Gal d 3, Gal d 4	Gal d 5
Hühnereigelb	Gal d 5	–
Kuhmilch	Bos d 4, 5, 6, 8, Lactoferrin	Bos d 6
Shrimps	Pen a 1, Pen m 2, Lit v 3, Lit v 4	Pen a 1
Dorsch und Karpfen	Gad c 1, Cyp c 1	Gad c 1, Cyp c 1

■ **Tab. 34.4** Kreuzallergien. (Nach Henzgen et al. 2005)

	Inhalationsallergien	Nahrungsmittelallergien
Häufige Kreuzallergien	Baumpollen	Apfel, Pfirsich, Pflaume, Pfirsich, Nektarine, Kiwi, Kirsche, Birne, Mandel, Haselnuss, Karotte, Sellerie, Kartoffel (roh), Soja
	Pollen der Beifußblättrigen Ambrosie	Melone (Wassermelone, Cantaloupe, Honigmelone), Banane, Tomate, Gurke
	Beifußpollen	Möhre, Sellerie, Kümmel, Petersilie, Koriander, Anis, Fenchelsamen, Mango, Weintraube, Litschi, Sonnenblumenkerne
	Naturlatex	Banane, Avocado, Kartoffel, Tomate, Kiwi, Ananas
Seltene Kreuzallergien	Gräser- und Getreidepollen	Mehle, Kleie, Tomate, Hülsenfrüchte
	Ficus benjamina	Feige
	Vogelallergen	Ei, Geflügelfleisch, Innereien
	Tierepidermis	Kuhmilch, Fleisch, Innereien
	Hausstaubmilbe	Krusten- und Weichtiere

etwa das Hauptallergen des Birkenpollen, Bet v1, für *Betula verrucosa*, Allergen # 1. Das ImmunoCAP- oder das ISAC-System sind Beispiele für den Transfer molekularer Allergenforschung in moderne allergologische Diagnostik.

Auch proteinhaltige bzw. kleinmolekulare, als Hapten wirksame Lebensmittelzusatzstoffe und Farbstoffe können allergische Reaktionen auslösen, bspw. Annatto (Methylgelb), Karmin (Karmesin) und Gelatine. Chemische Zusatzstoffe (z. B. künstliche Aromen und Konservierungsstoffe) können zwar Unverträglichkeitsreaktionen verursachen, allerdings ohne Beteiligung des Immunsystems, sodass diese als Intoleranzen und nicht als Allergien klassifiziert sind (Burks et al. 2012).

Eine Sensibilisierung für ein Nahrungsmittel kann bereits durch die Muttermilch erfolgen. Untersuchungen haben gezeigt, dass Allergene, z. B. aus Kuhmilch, Eiern und Erdnüssen, in die Muttermilch übergehen können, wodurch der Säugling erstmals damit in Kontakt kommt und eine Sensibilisierung stattfinden kann (Brew et al. 2012).

34.3.1 Kreuzallergien

NMA sind oft assoziiert mit Allergien gegen Inhalationsallergene (z. B. Pollen; ■ Tab. 34.4) oder andere Nahrungsmittel aus einer ähnlichen Familie aufgrund struktureller oder sequenzieller Ähnlichkeiten unter den Allergenen. Bei Jugendlichen und Erwachsenen sind diese immunologischen Kreuzreaktionen (Kreuzallergien) die häufigste Ursache für NMA (Henzgen et al. 2005). Die Wahrscheinlichkeit für eine Kreuzreaktion innerhalb einer Nahrungsmittelgruppe hängt von dieser ab. So sind bspw. Kreuzreaktionen zwischen Hülsenfrüchten selten (z. B. Reaktion auf Bohnen oder Erbsen bei bestehender Erdnussallergie), während sich eine Allergie gegen Nüsse oder Krustentiere meist auf verschiedene Arten erstreckt (Burks et al. 2012).

34.3.2 Anstrengungsassoziierte Allergien

NMA können ausschließlich im Kontext mit körperlicher Anstrengung auftreten. Die zugrunde liegenden Mechanismen sind nicht aufgeklärt. Es wird vermutet, dass die körperliche Anstrengung zu einer unspezifischen Aktivierung von Mastzellen führt, wodurch die Mastzelle sensitiver wird gegenüber einer nachfolgenden IgE-vermittelten Reaktion (Wölbling et al. 2013). Alternativ könnte die Darmbarriere durch die körperliche Belastung passager gestört werden, was eine vermehrte Exposition der Immunzellen in der Mukosa mit Nahrungsmittelallergen zur Folge hat. Eindrückliches Beispiel ist die anstrengungsassoziierte Weizenallergie, die durch unterschiedliche Weizenallergene ausgelöst wird. Sie kann zu GI-Beschwerden, Urtikaria, Asthma oder auch systemischen Reaktionen führen. Wichtiges Allergen ist offensichtlich das Omega 5-gliadin, von dem 7 lineare Epitope als IgE-Bindungsstellen identifiziert wurden (Matsuo et al. 2005). Daneben spielen niedrigmolekulare Glutenine, α-Amylase Inhibitoren (ATIs, die auch bei Zöliakie eine Rolle spielen, ▶ Abschn. 34.7) und Lipidtransferproteine (besonders in Südeuropa) eine Rolle als Allergene (Pastorello et al. 2007; Bouchez-Mahiout et al. 2010). Für das α-Gal-Syndrom mit Sensibilisierung gegenüber Galaktose-α-1,3-Galaktose (α-Gal) und Reaktionen gegenüber rotem Fleisch und Innereien verweisen wir auf das Kapitel 38 »Typ-I-Allergien gegenüber Epitopen auf Oligosacchariden«.

34.4 Ätiologie und Pathogenese

NMA sind definiert als immunologisch vermittelte, individuell auftretende Unverträglichkeitsreaktionen auf Nahrungsstoffe, in der Regel Nahrungsproteine. Mögliche zugrunde liegende immunologische Reaktionen sind die Typ-I- und Typ-4-Immunreaktionen nach Coombs und Gell, wobei die Klassifizierung der Hypersensitivitätsreaktionen inzwischen nicht allein auf dem allergenerkennenden Molekül, sondern auch auf Zytokinprofilen etc. beruht. Die Typ-I-Reaktion ist in der Regel IgE-vermittelt und besteht aus einer obligatorischen Sofortreaktion und einer fakultativen Spätreaktion. Die Typ-4-Reaktion ist T-Zell-vermittelt und vom Mechanismus her oft kaum differenzierbar von der Spätphase der Typ-I-Reaktion, was die Grenzen der alten Klassifikation andeutet.

Bei der IgE-vermittelten NMA bedarf es einer Sensibilisierungsphase, die klinisch stumm verläuft und in der Bildung von allergenspezifischem IgE resultiert. Diese binden in großer Zahl an die Oberfläche von Mastzellen und Basophilen, was eine allergenspezifische Aktivierung und Degranulation der Mastzellen und Basophilen ermöglicht. Deren Mediatoren vermitteln die akuten Symptome der Sofortreaktion an der Haut dem Respirations- oder dem Gastrointestinaltrakt und können in einigen Patienten auch verzögerte, zellulär vermittelte Reaktionen triggern. Bei der gastrointestinalen Allergie kommt es bei den Betroffenen zu gastrointestinalen Symptomen wie Erbrechen oder Diarrhö, welche oft verzögert auftreten. Die Verzögerung kann durch den gastrointestinalen Transit zustande kommen (häufiger), der Minuten bis Stunden betragen kann, oder durch verzögerte Immunreaktionen (seltener). Dies erklärt u. a., warum nicht in allen Fällen von gastrointestinaler NMA spezifisches IgE (sIgE) nachweisbar ist. Andere Gründe für das Fehlen von sIgE sind, dass sIgE üblicherweise im Serum gemessen, aber möglicherweise nur lokal in der Mukosa des Gastrointestinaltrakts gebildet wird, oder dass die Menge des zirkulierenden sIgE unterhalb des Detektionslimits üblicher Tests liegt. Deshalb ist fehlendes sIgE kein Beleg dafür, dass es sich nicht um eine Typ-I-Reaktion handeln könnte (Bischoff u. Sellge 2013). Zu den genauen Abläufen und Mechanismen allergischer Reaktionen sei auf ▶ Sektion I, Grundlagen allergischer Erkrankungen, zu Beginn dieses Buches verwiesen.

Allergene Nahrungsmittel wie Eier, Milch und Weizen können IgE-vermittelte, nicht-IgE-vermittelte und kombinierte Reaktionen verursachen, während andere Allergene wie Erdnüsse, Sesam und Krustentiere fast immer nur IgE-vermittelte Reaktionen verursachen (Burks et al. 2012). ◘ Tab. 34.5 gibt einen Überblick über die Art der Reaktion und die damit verbundenen Symptome sowie die Nahrungsmittel, die am häufigsten dafür verantwortlich sind.

Eine gestörte gastrointestinale Barriere könnte eine Rolle bei der Entwicklung von NMA spielen. Dafür spricht u. a., dass die Prävalenz der NMA in der frühen Lebensphase nach der Geburt am höchsten ist, wenn die Integrität der Darmbarriere noch eingeschränkt ist. In Humanstudien konnte nachgewiesen werden, dass eine frühe Kolonisation des Darms mit potenziell pathogenen Bakterien (z. B. Clostridium difficile oder Staphylococcus aureus) v. a. bei den Kindern auftritt, die eine NMA entwickeln. Nichtallergische Kinder weisen dagegen eine Darmmikrobiota auf, in der Laktobazillen und Bifidobakterien vorherrschen. Ihr verstärktes Vorkommen scheint einen Beitrag zur Produktion von Th1- und Th3-Immunantworten zu leisten und so vor Allergien zu schützen (Tsabouri et al. 2013). Es gibt Hinweise darauf, dass eine verzögerte Reifung der Darmmikrobiota über den Weg einer verminderten Induktion von regulatorischen T-Zellen und IgA eine Ursache für die nahrungsmittelproteininduzierte Proktokolitis (▶ Abschn. 34.5.2) sein könnte (Morita et al. 2013).

34.5 Klinik

Die Symptome einer IgE-vermittelten Reaktion treten meist innerhalb von Minuten bis 1–2 h nach Aufnahme des allergenen Nahrungsmittels auf. Die in erster Linie den Gastrointestinaltrakt betreffenden Symptome einer nicht-IgE-vermittelten oder einer kombiniert-vermittelten Reaktion starten in der Regel erst einige Stunden nach dem Verzehr des allergenen Nahrungsmittels (Boyce et al. 2011). Eine NMA kann sich durch zahlreiche verschiedene Symptome äußern, die nicht nur den Gastrointestinaltrakt, sondern auch andere Organe betreffen können. Häufig zeigen sich Symptome z. B. an der Haut, im Mundbereich (OAS = orales Allergiesyndrom) und gelegentlich im Respirationstrakt. ◘ Tab. 34.6 zeigt eine Auswahl an Symptomen der NMA, die als Sofort- bzw. verzögerte Reaktion auftreten können.

Auf zwei für die gastrointestinale Allergie spezifische wesentliche klinische Bilder (vgl. auch ◘ Tab. 34.2) soll im Folgenden kurz näher eingegangen werden:

34.5.1 Nahrungsmittelproteininduziertes Enterokolitissyndrom

Von diesem Symptombild sind hauptsächlich Kinder betroffen. In aller Regel 1–2 h nach dem Verzehr des allergenen Nahrungsmittels kommt es zu wiederholtem Erbrechen, gefolgt von Diarrhö. Es kann ebenfalls zu begleitenden systemischen Symptomen wie bspw. akut niedrigem Blutdruck, Hypothermie, Thrombozytose oder hohem Fieber mit Neutrophilie kommen. Selten können diese Symptome auch einen chronischen Verlauf nehmen (Morita et al. 2013).

Tab. 34.5 Spezifische nahrungsmittelinduzierte allergische Konditionen. (Nach Burks et al. 2012)

Pathologie	Funktionsstörung	Hauptmerkmal	Häufig verursacht durch
IgE-vermittelt (akuter Beginn)	Akute Urtikaria/Angioödem	In der Regel akute (20 %), selten chronische Urtikaria	Vorrangig »Hauptallergene« (▶ Abschn. 34.3)
	Kontakturtikaria	Direkter Hautkontakt resultiert in Läsionen, selten aufgrund von direkter Histaminfreisetzung (nicht-immunologisch)	Viele
	Anaphylaxie	Schnell ansteigend, die viele Organe betreffende Reaktion kann zu Kreislaufkollaps führen	Alle, vorrangig Erdnüsse, Nüsse, Krustentiere, Fisch, Milch und Eier
	Nahrungsmittelassoziierte, durch sportliche Betätigung verursachte Anaphylaxie	Anaphylaxie wird nur ausgelöst, wenn der Verzehr zeitlich gefolgt ist von sportlicher Betätigung	Am häufigsten beschrieben durch Weizen, Krustentiere, Sellerie
	Orales Allergiesyndrom (pollenassoziiertes Nahrungsmittelallergiesyndrom)	Pruritus und mildes Ödem begrenzt auf Mundhöhle, selten weiteres Fortschreiten hinter dem Mund (~ 7 %), selten Anaphylaxie (1–2 %)	Rohes Obst/Gemüse, Gekochtes meist toleriert, Beispiele für Zusammenhänge: Birke (Apfel, Pfirsich, Birne, Karotte), Beifußblättrige Ambrosie (Melonen)
		Kann nach Pollensaison zunehmen	
	Sofortige gastrointestinale Hypersensitivität	Sofortiges Erbrechen, Schmerz	Hauptallergene
IgE- und zellvermittelt kombiniert (verzögerter Beginn/chronisch)	Atopische Dermatitis	Assoziiert mit NMA bei ~ 35 % der Kinder mit moderatem bis schwerem Ausschlag	Hauptallergene, v. a. Ei und Milch
	Eosinophile Ösophagitis	Symptome können Fütterstörung, Refluxsymptome, Erbrechen, Dysphagie und Nahrungsmittelimpaktion einschließen	Viele
	Eosinophile Gastroenteritis	Verschiedene Orte/Schweregrade von eosinophiler Inflammation	Viele
		Kann Aszites, Gewichtsverlust, Ödeme und Obstruktion einschließen	
Zellvermittelt (verzögerter Beginn/chronisch)	Nahrungsmittelprotein induziertes Enterokolitissyndrom	Insbesondere bei Kindern	Kuhmilch, Soja, Reis, Hafer, Fleisch
		Bei chronischem Ausgesetztsein: Erbrechen, Diarrhö, Wachstumsverzögerung, Lethargie	
		Bei erneutem Ausgesetztsein nach Restriktion: Erbrechen, Diarrhö, niedriger Blutdruck (15 %) 2 h nach Verzehr	
	Nahrungsmittelproteininduzierte allergische Proktokolitis	Mukusbeladener, blutiger Stuhl bei Kindern	Milch (durch Stillen)
	Allergische Kontaktdermatitis	Oft berufsbezogen durch chemische Reststoffe, Fettharze. Systemische Kontakt-Dermatitis ist eine seltene Variante aufgrund von Ingestion	Gewürze, Obst, Gemüse
	Heiner-Syndrom	Lungeninfiltrate, Gedeihstörung, Eisenmangelanämie	Kuhmilch

Tab. 34.6 Mögliche Symptome einer Nahrungsmittelallergie. (Nach Boyce et al. 2011)

Zielorgan	Symptome
Haut	Erythem
	Pruritus
	Urtikaria
	Angioödem
Auge	Pruritus
	Rötung der Bindehaut
	Tränende Augen
	Ödematöse Augenlider
Oberer Respirationstrakt	Verstopfte Nase
	Rhinorrhoe
	Niesen
	Kehlkopfödem
	Heiserkeit
	Trockener Stakkatohusten
Unterer Respirationstrakt	Husten
	Brustenge
	Atemnot
	Keuchen
	Interkostale Retraktion
Oral	Angioödem der Lippen, Zunge oder des Gaumens
	Oraler Pruritus
	Anschwellen der Zunge
Gastrointestinaltrakt	Übelkeit
	Abdominale Kolik
	Schmerz
	Reflux
	Erbrechen
	Diarrhö
Herz-Kreislauf-System	Tachykardie (gelegentlich Bradykardie bei Anaphylaxie)
	Hypotension
	Schwindel
	Ohnmacht
	Bewusstlosigkeit

34.5.2 Nahrungsmittelproteininduzierte Proktokolitis

Typischerweise in den ersten Lebensmonaten kommt es bei den betroffenen Kindern zu blutig/schleimigen Fäzes, z. B. nach dem Verzehr von Muttermilch, wenn von der Mutter verzehrte Allergene (v. a. Kuhmilchprotein) in die Milch übergehen. Aber auch Formulanahrung mit Kuhmilch- oder Sojaprotein kann die Ursache sein. Im Vergleich zum nahrungsmittelproteininduzierten Enterokolitissyndrom treten bei der Proktokolitis keine systemischen Symptome auf, es kommt nicht zu Wachstumsverzögerungen oder mangelnder Gewichtszunahme. Bei endoskopischer Untersuchung zeigt sich bei den Kindern eine lymphonoduläre Hyperplasie mit einer ödematösen, manchmal auch sezernierenden mukosalen Oberfläche. Histologisch sind zahlreiche Eosinophile in der Lamina propria festzustellen. Da ein entsprechender Befund jedoch auch bei nichtallergischen Kindern auftreten kann, sollte die Diagnose nahrungsmittelproteininduzierte Proktokolitis bei augenscheinlich gesunden Patienten mit blutigem Stuhl durch orale Provokation nach Eliminationsdiät gestellt werden (Morita et al. 2013).

34.5.3 Schwere der Reaktionen

Eine zuverlässige Vorhersage über die Schwere einer allergischen Reaktion auf ein Nahrungsmittel ist kaum möglich. Weder die Schwere vorangegangener Reaktionen noch die Spiegel an sIgE oder das Ausmaß der Hautreaktion beim Prick-Test geben darüber sicher Aufschluss (Burks et al 2012). Die Schwere hängt von der verzehrten Menge des allergenen Nahrungsmittels ab (bei einigen Nahrungsmitteln, z. B. Erdnüssen, können bereits Mengen im Mikrogrammbereich ausreichend sein, um eine Reaktion auszulösen), vom gleichzeitigen Verzehr anderer Nahrungsmittel sowie der Zubereitung des Nahrungsmittels (roh, gekocht oder anderweitig verarbeitet) (Boyce et al. 2011; Burks et al. 2012). Die Geschwindigkeit der gastrointestinalen Absorption, die wiederum davon abhängt, ob das Nahrungsmittel auf leeren Magen oder kurz vor oder nach körperlicher Aktivität gegessen wurde, spielt eine Rolle, ebenso wie das Alter der allergischen Person und vorhandene Komorbiditäten (z. B. Asthma, atopische Dermatitis) (Burks et al. 2012). Besonders wichtig für die Abschätzung der Schwere der Reaktion ist die Kenntnis darüber, zu welcher Allergenfamilie das auslösende Nahrungsmittelallergen gehört. Von den 5 Panallergengruppen verursachen vorwiegend die PR-14-Proteine, das sind die Lipidtransferproteine, welche in Pfirsich, Apfel, und Kirsche typischerweise vorkommen, und die Speicherproteine, die sich v. a. in Erdnuss/Soja, Baumnüssen und Getreide finden, anaphylaktische Reaktionen. Diese Allergengruppen sind zudem hitzestabil und können bereits in kleinen Mengen erhebliche Reaktionen auslösen.

34.5.4 Anaphylaktischer Schock

Eine NMA ist einer der häufigsten Auslöser für einen anaphylaktischen Schock, welcher im schlimmsten Fall zum Tod führen kann. Prinzipiell kann jedes Nahrungsmittel bei einer allergischen Person eine Anaphylaxie auslösen. Einige sind jedoch häufiger dafür verantwortlich als andere (▶ Abschn. 34.3), bspw. Erdnüsse, Nüsse, Fisch und Krustentiere (Wang u. Sampson 2007; Burks et al. 1999). Einem anaphylaktischen Schock muss ein initialer Kontakt und eine Sensibilisierung mit dem auslösenden Nahrungsmittel vorausgegangen sein. Viele Personen berichten jedoch über eine Anaphylaxie bereits beim ersten bekannten Kontakt mit einem Nahrungsmittel. Eine solche Sensibilisierung wird häufig durch ein – meist inhalatives – Kreuzallergen ausgelöst (Henzgen et al. 2005), oder es kam zuvor zu unbemerktem Kontakt mit den Allergenen, oft bereits über die Muttermilch (▶ Abschn. 34.5.2). Auch Spuren des Allergens auf anderen Lebensmitteln oder sein unwissentlicher Verzehr als Bestandteil eines verarbeiteten Produkts können der Reaktion vorangegangen sein (Burks et al. 1999). Eine Sensibilisierung kann auch bereits in utero erfolgen (Sicherer et al. 2010). ▶ Kap. 20, Anaphylaxie, und ▶ Kap. 21, Kofaktoren bei Soforttypreaktionen, dieses Buches beschäftigen sich ausführlich mit dem Thema Anaphylaxie.

34.6 Diagnose

Die Diagnose einer NMA ist mit großer Sorgfalt zu stellen, sie erfordert Zeit und eine gründliche, manchmal fast schon detektivische Anamnese. Häufig werden Nahrungsmittelintoleranzen oder andere Unverträglichkeitsreaktionen vorschnell als Allergie bezeichnet (▶ Abschn. 34.7), wodurch es in der Folge unnötigerweise zur Meidung bestimmter Nahrungsmittel und zur Einschränkung der Lebensqualität kommen kann. Leider tragen auch unzureichend validierte Testverfahren zu Verwirrungen und nicht begründeten Eliminationsdiäten bei. In großen Teilen basiert die Diagnostik von gastrointestinalen Allergien auf dem Ausschluss anderer gastrointestinaler Erkrankungen. Gerade bei vorwiegend gastroenterologischen Beschwerden ist eine entsprechende Ausschlussdiagnostik unverzichtbar, deren Umfang altersabhängig und symptomabhängig gestaltet werden muss (Bischoff u. Crowe 2005).

Die Grundlage der Diagnostik bildet eine umfassende Anamnese durch einen Arzt oder eine Ernährungsfachkraft. Dieser klärt die Symptome, ihren zeitlichen Verlauf und, soweit möglich, die auslösenden Nahrungsmittel ab. Außerdem wird die »atopische Diathese«, d. h. die allergische Prädisposition des Patienten und seiner Angehörigen 1. Grades abgefragt. Für die Anamnese ist oft das Führen eines Ernährungsbeschwerdeprotokolls hilfreich, insbesondere bei verzögert auftretenden Symptomen (Kleine-Tebbe et al. 2009; Niggemann et al. 2011). Dabei ist zu berücksichtigen, dass das Auftreten von Symptomen auch von der Menge des verzehrten Allergens und von seiner Verarbeitung (z. B. Fermentation, Erhitzung etc.) abhängt. Bei kleinen Kindern kann auch die Abneigung gegen bestimmte Nahrungsmittel ein Hinweis auf eine Allergie sein, da sie die beim Verzehr auftretenden Symptome (z. B. Kribbeln oder Brennen im Mund, Probleme beim Schlucken des Nahrungsmittels) noch nicht artikulieren können. Bei der Anamnese müssen die Nahrungsmittel erfasst werden, die in Verdacht stehen, die Beschwerden auszulösen, ihre Verarbeitung (roh, halb gegart, gekocht, gebacken), die verzehrte Menge, die Dauer bis zum Auftreten der Symptome und deren Art sowie weitere Faktoren wie körperliche Betätigung oder der Konsum von Medikamenten (z. B. Aspirin) oder Alkohol (Burks et al. 2012).

Im Anschluss daran werden (bei negativer Ausschlussdiagnostik) die klassischen Allergietests, das sind Hauttests (Prick-, Epikutantests) und die Messung von spezifischem IgE im Serum, durchgeführt. In unklaren Fällen, d. h. bei Diskrepanzen zwischen Anamnese und Allergietests, erfolgt außerdem eine kontrollierte Provokation zur endgültigen Bestätigung der Anamnese und zur Einschätzung der klinischen Relevanz (◘ Abb. 34.1) (Kleine-Tebbe et al. 2009; Renz et al. 2010). Bei bedrohlichen allergischen Reaktionen kann umgehend eine weitere stationäre Abklärung erforderlich sein (Niggemann et al. 2011).

34.6.1 Hauttests

Bei Erwachsenen sollte im Anschluss an die Anamnese nach Möglichkeit ein Hauttest zur weiteren Diagnostik der NMA durchgeführt werden. Hierbei ist der Prick-Test vor allen anderen Tests zu bevorzugen. Detaillierte Informationen zur Hauttestung sind in ▶ Kap. 43, Hauttestung: Typ-I- und Typ-IV-Allergien, des vorliegenden Buches zu finden.

34.6.2 Messung von IgE im Serum

Eine Indikation zur Messung von Gesamt-IgE (tIgE) und sIgE besteht

- bei begründetem anamnestischen Verdacht auf eine NMA,
- bei unklarer Anamnese und Hauttest,

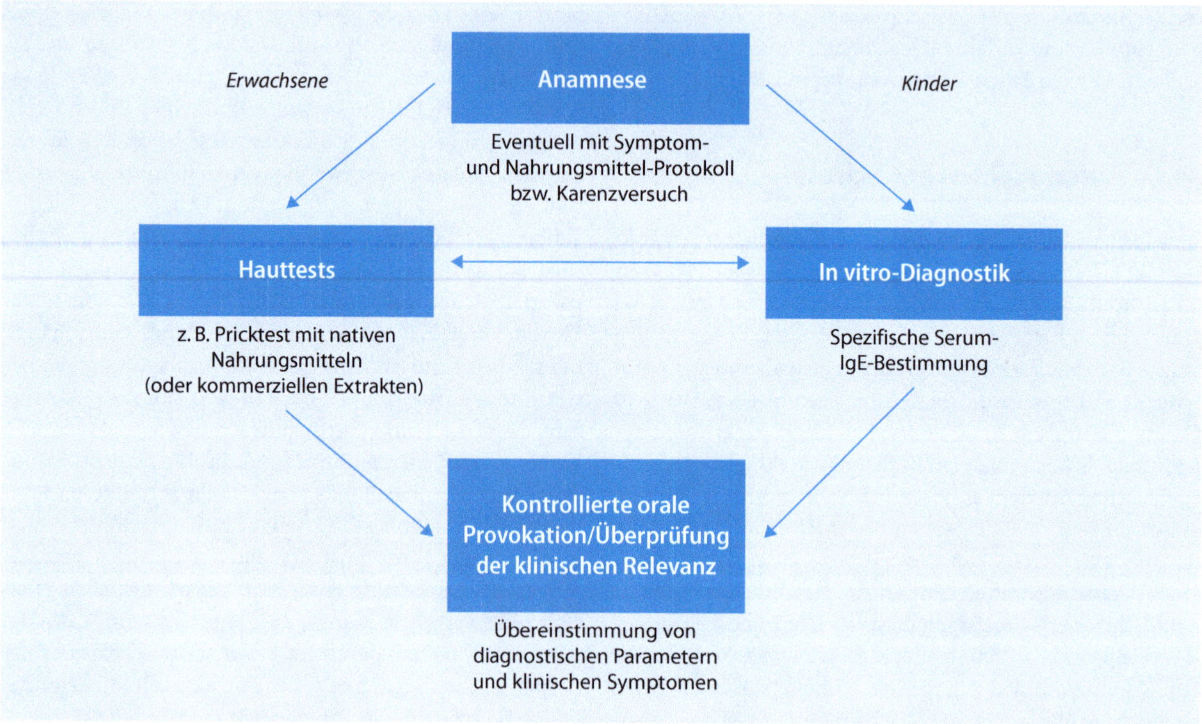

Abb. 34.1 Diagnostisches Vorgehen bei Verdacht auf Nahrungsmittelallergie. (Mod. nach Kleine-Tebbe et al. 2009)

- bei Sensibilisierung auf hauttestungeeignete Nahrungsmittel,
- bei bedrohlicher Reaktion auf Nahrungsmittel (z. B. anaphylaktischer Schock),
- bei Bedingungen, die Hauttests bzw. deren Auswertung nicht zulassen, sowie
- im Kindesalter und
- in anderen unklaren Fällen (Kleine-Tebbe et al. 2009).

Zur Feststellung IgE-vermittelter NMA mittels In-vitro-Diagnostik stehen Tests auf Nahrungsmittelmischungen und Einzelallergene zur Verfügung. Tests mit Nahrungsmittelmischungen mit den wichtigsten Allergenen sind v. a. als Screeningmethode geeignet. Die Serumkonzentration an sIgE ist zwar mit der Wahrscheinlichkeit für eine allergische Reaktion assoziiert, korreliert jedoch nicht mit der Schwere dieser Reaktion oder sagt diese voraus (Burks et al. 2012). Die klinische Aktualität und Relevanz einer mittels Test festgestellten Sensibilisierung muss daher durch die Anamnese und ggf. durch einen Provokationstest bewertet werden (Kleine-Tebbe et al. 2009). Dies ist auch dann von besonderer Bedeutung, wenn kreuzreaktive Antikörper gegen irrelevante Allergene vorliegen, z. B. bei Pollenallergikern. In einem solchen Fall können hohe Werte für sIgE gegen ein Nahrungsmittelallergen vorliegen. Symptome treten jedoch dennoch nicht notwendigerweise auf (Burks et al. 2012; Renz et al. 2010), s. auch Leitlinien der DGAKI (Kleine-Tebbe et al. 2009, Renz et al. 2010).

34.6.3 Kombinierte IgE- und nicht-IgE-vermittelte Nahrungsmittelallergie und nicht-IgE-vermittelte Nahrungsmittelallergie

Für die Diagnose einer nicht-IgE-vermittelten NMA (zell- oder immunkomplexvermittelte Immunreaktion) oder einer kombinierten IgE- und nicht-IgE-vermittelten NMA existieren keine validierten Labormethoden. Zwar können bei einer kombinierten NMA in einigen Fällen die sIgE-Spiegel erhöht sein, ein nichterhöhter Spiegel beweist jedoch nicht, dass keine Allergie vorliegt. Gerade dann, wenn sich eine NMA ausschließlich gastrointestinal und mit verzögerter Reaktion manifestiert (nahrungsmittelproteininduzierte Enterokolitis, nahrungsmittelprotein-induzierte allergische Proktokolitis), ist eine Diagnose häufig schwierig zu stellen, da es sich dabei um sehr unspezifische Symptome handelt, die nicht spontan auf ein bestimmtes Nahrungsmittel zurückzuführen sind. Daher ist bei einer nicht-IgE-vermittelten bzw. einer kombinierten NMA – nach sorgfältiger Anamnese – die Durchführung einer Eliminationsdiät und anschließender oraler Provokation notwendig (Burks et al. 2012). Darüber hinaus sind

Tab. 34.7 Beispiel einer oligoallergenen Basisdiät jenseits des Säuglingsalters[a]. (Nach Niggemann et al. 2011)

Getreide	Reis
Fleisch	Lamm, Pute
Gemüse	Blumenkohl, Brokkoli, Gurke
Fett	Raffiniertes Pflanzenöl, milchfreie Margarine
Getränke	Mineralwasser, schwarzer Tee
Gewürze	Salz, Zucker

[a] Die Zusammenstellung der Kost sollte sich immer individuell an der vorliegenden Diagnostik und den Bedürfnissen des Betroffenen orientieren.

alternative diagnostische Verfahren vorgeschlagen worden, die teilweise validiert sind wie bspw. In-vitro-Provokation von Mukosabiopsien (Raithel et al. 2006).

34.6.4 Orale Provokation und Eliminationsdiät

Zur Zuordnung von Symptomen zu bestimmten Nahrungsmitteln sollte bei Säuglingen zunächst eine oligoallergene Basisdiät durchgeführt werden. Sie besteht aus extensiv hydrolysierter Kuhmilchformula oder einer Aminosäurenformula. Bei älteren Säuglingen sollte sie ergänzt werden durch 1–2 vertragene Nahrungsmittel aus jeder Nahrungsmittelgruppe (Tab. 34.7). Bei älteren Kindern und Erwachsenen ist der Einsatz einer oligoallergenen Basisdiät mit Formula selten notwendig, sie sollte ebenfalls aus individuell verträglichen, seltener allergieauslösenden Nahrungsmitteln oder alternativ aus einer »Reisdiät« (wenn vom Patienten toleriert und keine Ernährungskompentenz für eine oligoallergene Basisdiät verfügbar ist) bestehen. Nicht durchgeführt werden sollten extrem strenge Kostformen über einen längeren Zeitraum (> 7 Tage), um Nährstoffunterversorgungen zu vermeiden. Bei Symptomfreiheit oder zumindest klarer Symptombesserung unter der Basisdiät sind orale Provokationstests an die Diät anzuschließen. Bessert sich das klinische Bild unter der Diät nicht, muss die Verdachtsdiagnose NMA hinterfragt werden. Provokationstests und eine Elimination bestimmter Nahrungsmittel aus der Ernährung sind dann in der Regel nicht notwendig (Niggemann et al. 2011).

Bei einem spezifischen Verdacht gegen ein oder mehrere bestimmte Nahrungsmittel sollte auf diese in der Regel über mindestens 7 Tage vollständig verzichtet werden (Eliminationsdiät). Anschließend werden orale Provokationstests durchgeführt. Während die Eliminationsdiät zu Hause durchgeführt werden kann, sollte die orale Provokation durch eine allergologisch qualifizierte Fachkraft erfolgen (Niggemann et al. 2011).

Als »Goldstandard« in der NMA-Diagnostik gilt vielfach die doppelblinde, plazebokontrollierte orale Nahrungsmittelprovokation (DBPCFC), um objektiv die Validität anamnestischer Angaben zu Auslösern und Schweregrad der Symptome zu verifizieren. Dieses Vorgehen ist allerdings aus Kosten- und Sicherheitsgründen sowie eingeschränkter Verfügbarkeit des Verfahrens häufig nicht durchführbar. Bei Patienten mit lebensbedrohlichen anaphylaktischen Reaktionen, die eindeutig bestimmten Nahrungsmitteln zuzuordnen sind, kommt ein oraler Provokationstest in der Regel nicht infrage. Bei pollenassoziierten NMA im Sinn eines oralen Allergiesyndroms ist eine orale Provokation oft nicht zwingend notwendig, da sie meist aufgrund der Klinik und dem entsprechenden Sensibilisierungsmuster diagnostizierbar sind. Treten bei ihnen jedoch verzögerte oder chronische Beschwerden auf (Exazerbation eines Ekzems, gastrointestinale Symptome) sollte auch hier eine orale Provokation erwogen werden (Niggemann et al. 2011). Limitationen der oralen Provokation sind

- die Verfügbarkeit,
- das Risiko (es muss mit Allergenmengen provoziert werden, die nachvollziehbare klinische Symptome auslösen),
- die eingeschränkte Spezifität der indizierten Symptomatik (außer bei sichtbaren Hautreaktionen ist man im Wesentlichen von der Anamnese des Patienten abhängig)
- sowie die fehlende Spezifität für eine allergiebasierte Unverträglichkeit (z. B. würde eine Laktoseintoleranz nach Milchprovokation ebenso zu einer positiven Provokation führen können wie eine Kuhmilchallergie).

Aufgrund dieser Limitationen wurden alternative Verfahren entwickelt.

Alternativ zur oralen Provokation kann auch eine mukosale Provokation, bspw. im Kolon, im Rahmen einer endoskopischen Untersuchung durchgeführt werden. Diese »koloskopische Allergenprovokation« (COLAP) kann mit Allergenextrakten und rekombinanten Allergenen durchgeführt werden und ist klinisch deshalb interessant, weil mukosale Reaktionen nicht eng mit dermalen Reaktionen korrelieren und möglicherweise gastrointestinale Symptomatik besser spiegeln als Hautreaktionen (Bischoff et al. 1997; Pickert et al. 2012). Ausführliche Informationen und Hinweise zur praktischen Durchführung von Nahrungsmittelprovokationen sind in ▶ Kap. 48, Nahrungsmittelprovokationen, des vorliegenden Buches zu finden.

34.7 Differenzialdiagnose

Studien haben gezeigt, dass es sich bei 50–90 % der vermuteten NMA tatsächlich nicht um eine solche handelt (Boyce et al. 2011). Symptome wie Übelkeit, Erbrechen, Diarrhö oder abdominale Schmerzen können auch durch zahlreiche andere Erkrankungen verursacht werden. Allen voran sind hier Nahrungsmittelintoleranzen oder -malabsorbtionen zu nennen, die nicht immunologisch vermittelt sind. Besonders häufig sind im Erwachsenenalter die Laktoseintoleranz und im Jugend- und Erwachsenenalter die Fruktosemalabsorption. Bei Säuglingen müssen zudem allerdings seltene angeborene Stoffwechselerkrankungen (angeborene Laktoseintoleranz, hereditäre Fruktoseintoleranz, Galaktosämie) ausgeschlossen werden. Auch chronisch-entzündliche Darmerkrankungen (Morbus Crohn, Colitis ulcerosa) können allergieähnliche gastrointestinale Symptome verursachen, ebenso wie die Zöliakie, die wie die Allergie immunologisch vermittelt ist, wobei die Zöliakie nicht nur exogen (durch Gluten), sondern auch endogen (z. B. durch Transglutaminase) getriggert wird und somit eine Autoimmunkomponente aufweist. Zunehmend wird einer weiteren Unverträglichkeit Beachtung geschenkt, der sog. Glutensensitivität bei Patienten, die nachweislich keine Zöliakie haben (NCGS = »non celiac gluten sensitivity«) (Biesiekierski et al. 2011; Carroccio et al. 2012). Hierbei handelt es sich wahrscheinlich um eine Intoleranz, d. h. eine nichtimmunologisch vermittelte Erkrankung, wobei die genauen Mechanismen noch unklar sind. Betroffene reagieren jedoch auf glutenhaltige Nahrungsmittel mit ähnlichen Symptomen, z. B. Verdauungsbeschwerden, Hautausschlägen oder Migräne. Ausgelöst werden diese vermutlich nicht bzw. nicht ausschließlich durch das Gluten, sondern durch Amylase-Trypsin-Inhibitoren (ATI), die im Getreide, v. a. im Weizen, vorkommen und das angeborene Immunsystem stimulieren (Junker et al. 2012). Neben ATIs, die auch bei Zöliakie eine Rolle spielen, werden FODMAP als Trigger für die Glutensensitivität diskutiert (Biesiekierski et al. 2013). Da es bisher keine spezifischen diagnostischen Marker für die Glutensensitivität gibt, beruht die Diagnose auf dem Ausschluss einer Nahrungsmittel- bzw. Weizenallergie und einer Zöliakie sowie der Beobachtung einer Besserung der Symptome unter glutenfreier Diät.

Eosinophile Erkrankungen des Gastrointestinaltrakts, insbesondere die eosinophile Ösophagitis (EE), aber auch eosinophile Gastroenteritis (EGE) und Proktokolitis sind differenzialdiagnostisch zu beachten, zumal sie in etwa 50 % der Fälle eine allergische Grundlage haben (Bischoff u. Straumann 2008). Die EE betrifft v. a. männliche Jugendliche und junge Erwachsene und ist inzwischen die häufigste Ursache für Dysphagie und Bolusimpaktionen bei Erwachsenen in den westlichen Industrieländern. Obwohl etwa 60 % der EE-Patienten Atopiker sind und vielfach auch Asthma, allergische Rhinitis, Ekzeme und NMA aufweisen, ist die EE von einer NMA differenzialdiagnostisch zu unterscheiden. Neben dem Vorhandensein der klinischen Symptome erfolgt die Diagnose mittels Biopsie der Ösophagusmukosa mit Nachweis von mindestens 15 Eosinophilen/HPF (Prieto u. Richter 2013). Die EGE kann Kinder und Erwachsene betreffen und verläuft meist chronisch, kommt insgesamt jedoch eher selten vor. Sie ist gekennzeichnet durch eine Infiltration von Eosinophilen in die Mukosa des Gastrointestinaltrakts und führt je nach Schwere zu unterschiedlich ausgeprägten Symptomen, die auch bei einer NMA auftreten können. EGE-Patienten sind zu etwa 50 % auch von einer Allergie betroffen. In diesen Fällen könnten Nahrungsmittelallergene die Ansammlung von Eosinophilen in der intestinalen Mukosa triggern. In 20–80 % der Fälle findet sich eine Eosinophilie mit 1 000–8 000 Eosinophilen/µl (je nach Ausprägung der Krankheit) im peripheren Blut. Aufgrund der hohen Assoziation zwischen eosinophilen Erkrankungen der GI-Mukosa und Allergien ist nach Diagnose einer EE, EGE oder anderen Form der eosinophilen Erkrankung eine gründliche Allergieabklärung obligatorisch. Bei ca. 50–60 % der Fälle wird man mittels klassischem Allergietest (Prick, sIgE, Provokation) fündig und schafft somit die Grundlage für eine kausale Therapie durch Elimination und antiallergischer Medikation. Andernfalls bleibt nur eine symptomatische Therapie mit Glukokortikoiden. Weitere Messungen von z. B. eosinophilen Aktivierungsmarkern wie ECP oder EDN in Stuhlproben sind zur Diagnosestellung ebenfalls hilfreich (Ingle u. Hinge 2013).

Darüber hinaus können infektiöse Enteritis, kollagene Kolitis, Porphyrie und Dumpingsyndrom Ursachen für gastrointestinale Symptome sein ebenso wie das Reizdarmsyndrom und pseudoallergische Reaktionen (z. B. durch unspezifische Histaminliberatoren wie Erdbeeren, Tomaten, Wein oder Nahrungsmittel mit hohem Gehalt an biogenen Aminen wie Histamin, Serotonin oder Tyramin sowie Intoleranzen gegen Zusatzstoffe wie Benzoesäure, Glutamat etc.). Akute Beschwerden können zudem durch exogene Toxine (z. B. bakterielle Kontamination) verursacht werden.

34.8 Therapie

34.8.1 Ernährungstherapie

Ist ein Nahrungsmittel eindeutig als Symptomauslöser identifiziert, muss es möglichst aus der Ernährung des Patienten eliminiert werden. Diese Karenz ist die einzige wirklich kausale Therapieform, zumal die Hyposensibilisierung im Bereich NMA weniger etabliert ist als für Inhalationsallergien.

Für eine effiziente Eliminationsdiät ist es notwendig, dass eine allergologisch qualifizierte Ernährungsfachkraft – in enger Zusammenarbeit mit dem Arzt – die Einführung der Diät begleitet und den Patienten ausführlich berät, um das Risiko einer unbewussten Allergenaufnahme zu senken, Nährstoffmangelerscheinungen zu vermeiden und die Lebensqualität so wenig wie möglich einzuschränken. Hierbei ist auch zu berücksichtigen, dass Faktoren wie körperliche Anstrengung oder der Genuss von Alkohol oder Medikamenten das Auftreten der Symptome ebenso wie Augmentationsfaktoren (z. B. Pollensaison) beeinflussen können. Zudem sind einige Allergene hitzelabil – allen voran solche, die vorwiegend ein orales Allergiesyndrom hervorrufen (z. B. Kern- und Steinobst) –, sodass auf entsprechende Nahrungsmittel in ausreichend erhitztem Zustand oft nicht völlig verzichtet werden muss. In verarbeiteten Lebensmitteln sind häufig Allergene »versteckt«, was trotz verbesserter Kennzeichnung in der EU seit Ende 2007 für viele Allergiker immer noch ein Problem darstellt. All diese Aspekte machen deutlich, wie wichtig eine individuelle, fachlich qualifizierte Beratung und Begleitung von Nahrungsmittelallergikern ist (Lepp et al. 2010).

Eine NMA muss nicht von lebenslanger Dauer sein. Es ist möglich, dass sich eine Allergie ganz verliert oder dass zumindest schrittweise größere Allergenmengen toleriert werden (Burks et al. 1999). Ist dies der Fall, sollte in der Regel auch die das Allergen meidende Diät nicht weiter durchgeführt werden. Insbesondere bei Kindern mit einer Kuhmilch- oder Eiallergie hat sich gezeigt, dass diese sich bis zum Schulalter in 50–80 % der Fälle verliert. Eine Allergie gegen Erdnüsse, Nüsse und Fisch bleibt allerdings meist lebenslang bestehen. Generell kann nach 1–2 Jahren eine Reexposition mit dem allergenen Nahrungsmittel erwogen werden. Dies sollte jedoch unter ärztlicher Aufsicht geschehen (Lepp et al 2010).

34.8.2 Medikamentöse Therapie

Patienten, die eine Allergie gegen solche Nahrungsmittel haben, die potenziell schon in kleinsten Mengen eine schwere anaphylaktische Reaktion auslösen können (z. B. Lipidtransferprotein- oder Speicherproteinallergien, (▶ Abschn. 34.3), oder die bereits anaphylaktische Reaktionen vermeintlich oder sicher erlebt haben, müssen mit einem »Notfallset«, bestehend aus einem Adrenalinautoinjektor, einem flüssigen Kortikosteroid und einem flüssigen Anihistaminikum, ausgerüstet werden (Lepp et al. 2010) (▶ Kap. 20, Anaphylaxie).

Bei Patienten mit NMA, die mittels Eliminationsdiät nicht ausreichend behandelt werden können, ist eine supplementäre medikamentöse Therapie zu erwägen. Bei gastrointestinalen Beschwerden kann z. B. eine Therapie mit oralem Dinatrium-Cromoglykat (DNCG) versucht werden, wenngleich die Studienlage für diesen Wirkstoff eingeschränkt ist. Auch andere Antiallergika wie Antihistaminika und in schweren Fällen auch topisch wirksame Steroide (z. B. Budesonid) können erwogen werden. Dabei handelt es sich meist um »Off-label-Therapien«.

34.8.3 Immuntherapie

Eine klare Datenlage zur Immuntherapie, auch Hyposensibilisierung genannt, gibt es für die NMA nicht. Grundsätzlich besteht die Möglichkeit, mit Nahrungsmittelallergenen oder – im Fall von Kreuzallergien – mit assoziierten Pollenallergenen zu desensibilisieren. Eine Desensibilisierung mit Pollenallergenen ist gut standardisiert, wäre im Fall einer NMA jedoch nur eine Art von indirekter Desensibilisierung. Hinsichtlich einer spezifischen Immuntherapie mit Pollenallergenen bei pollenassoziierter NMA sind die Studienergebnisse widersprüchlich, weshalb diese nur in Betracht gezogen werden sollte, wenn zusätzlich eindeutige pollenabhängige Atemwegsbeschwerden vorliegen (Lepp et al. 2010).

Für eine orale Desensibilisierung mit Nahrungsmittelallergenen spricht, dass die GI-Mukosa eine ausgeprägte Hyposensibilisierungskapazität aufweist. Neue Studien zeigen, dass dieser Weg z. B. für die Erdnussallergie tatsächlich möglich ist. Die Erdnussallergie gehört mit 1,3 % Prävalenz zu den häufigen Nahrungsmittelallergien in der Bevölkerung (Nwaru et al 2014). Sie kann zu lebensbedrohlichen anaphylaktischen Reaktionen führen, u. a. weil das Erdnussallergen sehr resistent gegenüber Hydrolyse und anderen gastrointestinalen Verdauungsprozessen ist (Burks 2008). In den letzten Monaten sind klinische Arbeiten publiziert worden, die eine wichtige weitere Therapieoption offerieren: die Immuntherapie, die oral (OIT) bzw. sublingual (SLIT) durchgeführt wird (Fleischer et al. 2013; Anagnostou et al. 2014). Dadurch konnte die Toleranz von Erdnussmengen um das 5- bis 10-fache erhöht werden. Sowohl die OIT als auch die SLIT konnte sicher durchgeführt werden. Der protektive Effekt der Immuntherapie hält über die Zeit der Desensibilisierung hinaus an (Vickery et al. 2014). Nach diesen Daten könnte bei Patienten mit klinisch relevanter Erdnussallergie eine orale bzw. sublinguale Immuntherapie erwogen werden (▶ Kap. 54, Spezifische Immuntherapie). Sie wird derzeit aber nur in klinischen Studien und speziellen Zentren angeboten.

Ein großer Fortschritt hinsichtlich Immuntherapie bei Erkrankten wird mit der Entwicklung und zunehmenden Verfügbarkeit von rekombinanten Allergenen erreicht werden. Seitdem diese Tools zur Verfügung stehen, wird sogar über die »Allergieimpfung« spekuliert, zu der es erste klinische Daten gibt. Bei der »Allergieimpfung« handelt es sich quasi um eine »prophylaktische Immuntherapie« beim (noch) Gesunden, die dank der Rekombinationstechnologie auch mit modifizierten rekombinanten Allergenen durchgeführt werden könnte, welche ein geringeres Anaphylaxiepotenzial als native Allergene aufweisen und somit die Vakzinierung sicherer machen können (Valenta et al. 2011, 2012).

34.9 Prävention

Die Möglichkeiten zur spezifischen Prävention einer gastrointestinalen Allergie bzw. NMA sind begrenzt. Risikofaktoren für eine Sensibilisierung gegenüber Nahrungsmitteln und die Entwicklung einer manifesten NMA sind das Vorkommen atopischer Erkrankungen und atopischer Dermatitis in der Familie, insbesondere, wenn ein Elternteil oder Geschwister betroffen sind (Boyce et al. 2011). Im Wesentlichen gelten die allgemeinen Empfehlungen zur Allergieprävention, deren Wirksamkeit speziell für NMA nicht belegt, aber anzunehmen ist. Generell wird empfohlen, alle Kinder bis zum 4. Lebensmonat ausschließlich zu stillen. Ist Stillen nicht oder nicht ausreichend möglich, sollten Risikokinder bis zum Ende des 4. Lebensmonats partiell oder extensiv hydrolysierte Säuglingsnahrung erhalten. Sojabasierte Säuglingsnahrungen werden zu Präventionszwecken nicht empfohlen. Auch für eine spezielle Ernährung der Mutter während Schwangerschaft und Stillzeit (z. B. Meidung potenter Nahrungsmittelallergene) existieren keine Belege, wenngleich es Hinweise gibt, dass mütterlicher Fischverzehr in dieser Zeit und Fischverzehr des Kindes im 1. Lebensjahr einen protektiven Effekt auf die Entwicklung atopischer Erkrankungen beim Kind hat (Muche-Borowski et al. 2009).

Nach dem 4. Lebensmonat sollte Beikost eingeführt werden. Für einen protektiven Effekt eines weiteren ausschließlichen Stillens gibt es keine Belege. Auch die Vermeidung möglicher allergener Nahrungsmittel zur Allergieprävention im 1. Lebensjahr und darüber hinaus wird weder für Nichtrisikokinder noch für Risikokinder empfohlen.

Möglicherweise kann eine frühzeitige unspezifische Immunstimulation (z. B. Aufwachsen auf einem Bauernhof, Besuch einer Kindertagesstätte in den ersten 2 Lebensjahren, mehrere ältere Geschwister) vor der Entwicklung atopischer Erkrankungen schützen (Muche-Borowski et al. 2009). Weitere Einzelheiten zur Prävention allergischer Erkrankungen sind in ▶ Kap. 60, Primär- und Sekundärprävention, zu finden.

34.10 Zusammenfassung

NMA ist unter den allergischen Erkrankungen hinsichtlich Diagnostik und Therapie am wenigsten etabliert, obwohl es keine seltene Erkrankung ist. Sie betrifft in erster Linie Kleinkinder, kommt aber auch im Erwachsenenalter vor. Die Prävalenz ist im Erwachsenenalter mit etwa 1 % vergleichbar mit der der Zöliakie, im Kleinkindesalter sogar 5- bis 10-mal häufiger, aber die Diagnostik ist vergleichsweise schwieriger als bei der Zöliakie. Sie beruht auf symptomorientierter Ausschlussdiagnostik und einer Kombination aus gründlicher Anamnese, Allergietests und ggf. Provokation. Die Therapie der Wahl ist die adäquate Eliminationsdiät, u. U. kombiniert mit supplementärer medikamentöser Therapie. Zunehmend könnte auch die orale bzw. sublinguale Immuntherapie an Bedeutung in der Behandlung von NMA gewinnen. Risikopatienten müssen mit einer Notfallmedikation ausgestattet werden. Spezifische Präventionsmaßnahmen sind, abgesehen vom Stillen, wenig etabliert.

Literatur

Anagnostou K, Islam S, King Y et al. (2014) Assessing the efficacy of oral immunotherapy for the desensitisation of peanut allergy in children (STOP II): a phase 2 randomised controlled trial. Lancet 383: 1297–304

Bach JF (2002) The effect of infections on susceptibility to autoimmune and allergic diseases. N Engl J Med 347: 911–920

Biesiekierski JR, Newnham ED, Irving PM et al. (2011) Gluten causes gastrointestinal symptoms in subjects without celiac disease: a double-blind randomized placebo-controlled trial. Am J Gastroenterol 106: 508–514

Biesiekierski JR, Peters SL, Newnham ED et al. (2013) No effects of gluten in patients with self-reported non-celiac gluten sensitivity after dietary reduction of fermentable, poorly absorbed, short-chain carbohydrates. Gastroenterology 145: 320–328

Bischoff SC, Mayer J, Wedemeyer J et al. (1997) Colonoscopic allergen provocation (COLAP): a new diagnostic approach for gastrointestinal food allergy. Gut 40: 745–753

Bischoff S, Crowe SE (2005) Gastrointestinal food allergy: new insights into pathophysiology and clinical perspectives. Gastroenterology 128: 1089–1113

Bischoff SC, Straumann A (2008) Eosinophils in healthy gut and gastrointestinal diseases. Best Pract Res Clin Gastroenterol 22: 389–549

Bischoff SC, Sellge G (2013) The immunological basis of IgE-mediated reactions. In: Metcalfe DD, Sampson HA, Simon RA, Lack G (Hrsg) Food Allergy: Adverse Reaction to Foods and Food Additives, 5. Aufl. Wiley-Blackwell, Malden, Massachusetts, S 16–30

Bouchez-Mahiout I, Snégaroff J, Tylichova M et al. (2010) Low molecular weight glutenins in wheat-dependant, exercise-induced anaphylaxis: allergenicity and antigenic relationships with omega 5-gliadins. Int Arch Allergy Immunol 153: 35–45

Boyce JA, Assa'ad A, Burks AW et al. (2011) Guidelines for the diagnosis and management of food allergy in the United States: Summary of the NIAID-sponsored expert panel report. Nutr Res 31: 61–75

Brew BK, Kull I, Garden F et al. (2012) Breastfeeding, asthma, and allergy: a tale of two cities. Pediatr Allergy Immunol 23: 75–82

Burks AW (2008) Peanut allergy. Lancet 371:1538–1546
Burks W, Bannon GA, Sicherer S et al. (1999) Peanut-induced anaphylactic reactions. Int Arch Allergy Immunol 119: 165–172
Burks AW, Tang M, Sicherer S et al. (2012) ICON: Food allergy. J Allergy Clin Immunol 129: 906–920
Carroccio A, Mansueto P, Iacono G et al. (2012) Non-celiac wheat sensitivity diagnosed by double-blind placebo-controlled challenge: exploring a new clinical entity. Am J Gastroenterol 107: 1898–1906
Diesner SC, Pali-Schöll I, Jensen-Jarolim E et al. (2012) Mechanismen und Risikofaktoren für Typ 1 Nahrungsmittelallergien: Die Rolle der gastrischen Verdauung. Wien Med Wochenschr 162: 513–518
Fleischer DM, Burks AW, Vickery BP et al. (2013) Sublingual immunotherapy for peanut allergy: a randomized, double-blind, placebo-controlled multicenter trial. J Allergy Clin Immunol 131: 119–127
Henzgen M, Vieths S, Reese I et al. (2005) Nahrungsmittelallergien durch immunologische Kreuzreaktionen. Allergo J 14: 48–59
Ingle SB, Hinge CR (2013) Eosinophilic gastroenteritis: An unusual type of gastroenteritis. World J Gastroenterol 19: 5061–5066
Junker Y, Zeissig S, Kim SJ et al. (2012). Wheat amylase trypsin inhibitors drive intestinal inflammation via activation of toll-like receptor 4. J Exp Med 209: 2395–2408
Kleine-Tebbe J, Ballmer-Weber B, Beyer K et al. (2009) In-vitro-Diagnostik und molekulare Grundlagen von IgE-vermittelten Nahrungsmittelallergien. Allergo J 18: 132–146
Lepp U, Ballmer-Weber B, Beyer K et al. (2010) Therapiemöglichkeiten bei der IgE-vermittelten Nahrungsmittelallergie. Allergo J 19: 187–195
Matsuo H, Kohno K, Niihara H, Morita E (2005) Specific IgE determination to epitope peptides of omega-5 gliadin and high molecular weight glutenin subunit is a useful tool for diagnosis of wheat-dependent exercise-induced anaphylaxis. J Immunol 175: 8116–8122
Morita H, Nomura I, Matsuda A et al. (2013) Gastrointestinal food allergy in infants. Allergol Int 62: 297–307
Muche-Borowski C, Kopp M, Reese I et al. (2009) Allergieprävention. Allergo J 18: 332–341
Nwaru BI, Hickstein L, Panesar SS et al. (2014); EAACI Food Allergy and Anaphylaxis Guidelines Group. The epidemiology of food allergy in Europe: a systematic review and meta-analysis. Allergy 69: 62–75
Niggemann B, Beyer K, Erdmann S et al. (2011) Standardisierung von oralen Provokationstests bei Verdacht auf Nahrungsmittelallergie. Allergo J 20: 149–160
Pastorello EA, Farioli L, Conti A et al. (2007) Wheat IgE-mediated food allergy in European patients: alpha-amylase inhibitors, lipid transfer proteins and low-molecular-weight glutenins. Allergenic molecules recognized by double-blind, placebo-controlled food challenge. Int Arch Allergy Immunol. 144: 10–22
Pickert CN, Lorentz A, Manns MP, Bischoff SC (2012) Colonoscopic allergen provocation test with rBet v 1 in patients with pollen-associated food allergy. Allergy 67: 1308–1315
Prieto R, Richter JE (2013) Eosinophilic Oesophagitis in adults. An update on medical management. Curr Gastroenterol Rep 15: 324
Raithel M, Weidenhiller M, Abel R et al. (2006) Colorectal mucosal histamine release by mucosa oxygenation in comparison with other established clinical tests in patients with gastrointestinally mediated allergy. World J Gastroenterol 12: 4699–4705
Renz H, Biedermann T, Bufe A et al. (2010) In-vitro-Allergiediagnostik. Allergo J 19: 110–128
Ring J, Bachert C, Bauer CP, Czech W (2010) Weißbuch Allergie in Deutschland. Springer Medizin, Urban & Vogel GmbH, München
Rona RJ, Keil T, Summers C et al. (2007) The prevalence of food allergy: a meta-analysis. J Allergy Clin Immunol 120: 638–646
Sastre J (2010) Molecular diagnosis in allergy. Clin Exp Allergy 40: 1442–1460
Sicherer SH, Wood RA, Stablein D et al. (2010) Maternal consumption of peanut during pregnancy is associated with sensitization in atopic infants. J Allergy Clin Immunol 126: 1191–1197
Tsabouri S, Priftis KN, Chaliasos N et al. (2013) Modulation of gut microbiota downregulates the development of food allergy in children. Allergol Immunopathol (Madr) 42(1): 69–77
Valenta R, Niespodziana K, Focke-Tejkl M et al. (2011) Recombinant allergens: what does the future hold? J Allergy Clin Immunol 127: 860–864
Valenta R, Campana R, Marth K, van Hage M (2012) Allergen-specific immunotherapy: from therapeutic vaccines to prophylactic approaches. J Intern Med 272: 144–157
Vickery BP, Scurlock AM, Kulis M et al. (2014) Sustained unresponsiveness to peanut in subjects who have completed peanut oral immunotherapy. J Allergy Clin Immunol 133: 468–475
Wang J, Sampson HA (2007) Food anaphylaxis. Clin Exp Allergy 37: 651–660
Young E, Stoneham MD, Petruckevitch A et al. (1994) A population study of food intolerance. Lancet 343: 1127-1130
Wölbing F, Fischer J, Köberle M, Kaesler S, Biedermann T (2013). About the role and underlying mechanisms of cofactors in anaphylaxis. Allergy 68: 1085–1092
Zuidmeer L, Goldhahn K, Rona RJ et al. (2008) The prevalence of plant food allergies: a systematic review. J Allergy Clin Immunol 121: 1210–1218

Allergische Erkrankungen in der Hals-Nasen-Ohren-Heilkunde

W. Heppt, M. Heppt

T. Biedermann et al. (Hrsg.), *Allergologie*,
DOI 10.1007/978-3-642-37203-2_35,

35.1 Allergische Rhinitis

Die allergische Rhinitis (Heuschnupfen, Heufieber, Pollinosis) ist die häufigste allergische Erkrankung und nach der mikrobiellen Infektion die zweithäufigste Rhinitisform. Insbesondere Jugendliche und junge Erwachsene sind betroffen. Trigger ist eine IgE-vermittelte Immunreaktion gegen extrinsische Proteine, meist von Pollen, Milbenkot, Schimmelpilzsporen und Tierepithelien. Durch Schleimhautirritation kommt es zu Niesreiz, Rhinorrhoe, nasaler Obstruktion, Juckreiz, Riechstörung und Kopfschmerzen. Bindehaut, Ohrtrompete und Mittelohr, Rachen, die Nasennebenhöhlen sowie der Tracheobronchialtrakt können mitbetroffen sein. Mitverantwortlich für die Beeinträchtigung der Lebensqualität sind oft begleitende Schlafstörungen, Müdigkeit, Konzentrationsstörungen und eine eingeschränkte Leistungsfähigkeit am Arbeitsplatz. Asthma und atopische Dermatitis sind oft assoziiert und zeigen bei Kombination mit einer allergischen Rhinitis einen schwereren Krankheitsverlauf. Bei etwa 25–30 % der Patienten liegt Asthma vor, bei etwa 10 % ein atopisches Ekzem. Die allergische Rhinitis gilt als Vorbote von Asthma. Schätzungsweise bei 1/4 der Patienten mit allergischer Rhinitis kommt es nach Jahren zu einem Etagenwechsel, d. h., es entwickeln sich bronchiale Hyperreaktivität oder Asthma bronchiale.

Die große sozioökomische Bedeutung der allergischen Rhinitis spiegeln Zahlen zu den Gesundheitskosten wider: In Europa werden die direkten Kosten jährlich auf 1–1,5, die indirekten auf 1,5–2,7 Mrd. Euro geschätzt.

> **Die allergische Rhinitis ist durch eine komplexe Interaktion zellulärer und humoraler Faktoren des Immunsystems charakterisiert. Getriggert wird sie durch eine IgE-vermittelte Immunreaktion gegen extrinsische Proteine.**

35.1.1 Epidemiologie und Klassifikation

Die allergische Rhinitis ist auf allen Kontinenten verbreitet, die Inzidenz steigt global stetig an. In Europa liegt nach Angaben des European Community Respiratory Health Survey die Lebenszeitprävalenz bei etwa 21 %. In Belgien liegt sie mit 28 % am höchsten, in Italien mit 17 % am niedrigsten. Deutschland nimmt mit 20 % einen Mittelplatz ein. Während der Peak der Inzidenz weiter zwischen dem 8. und 16. Lebensjahr liegt und die ersten Krankheitssymptome typischerweise vor dem 25. Lebensjahr auftreten, ist das Neuauftreten jenseits des 50. Lebensjahres heute keine Seltenheit mehr. Die allergische Rhinitis wird im Kindesalter häufiger bei Jungen diagnostiziert, im Jugend- und Erwachsenenalter besteht keine Geschlechtsprädisposition.

> **Die Inzidenz der allergischen Rhinitis ist zwischen dem 8. und 16. Lebensjahr am höchsten. Im Kindesalter sind mehr Jungen, bei Jugendlichen und Erwachsenen beide Geschlechter gleich häufig betroffen.**

Während man auch heute noch die Begriffe saisonale und perenniale Allergene verwendet, sind die Bezeichnungen saisonale und perenniale allergische Rhinitis durch eine neue internationale Klassifikation abgelöst worden. Dies beruht darauf, dass die Belastung mit perennialen Allergenen, wie z. B. Hausstaubmilben und Schimmelpilzen, erheblichen saisonalen Schwankungen unterworfen ist, andererseits polysensibilisierte Pollenallergiker häufig nahezu ganzjährig unter einer allergischen Rhinitis leiden. Die aktuelle Einteilung der allergischen Rhinitis (◘ Tab. 35.1) basiert auf Empfehlungen der ARIA-Initiative (Allergic Rhinitis and its Impact on Asthma) und der WHO (Bousquet et al. 2008). Sie unterscheidet nach Dauer eine intermittierende und persistierende allergische Rhinitis sowie nach Schwere der Symptomatik geringe und mäßige bis schwere Ausprägungsformen. Dabei werden Lebensqualitätsparameter wie schulische und berufliche Leistungen, soziale, sportliche und andere Aktivitäten berücksichtigt. Etwa 1/3 der Patienten mit allergischer Rhinitis leidet nach der neuen Klassifikation an einer persistierenden, 2/3 an einer intermittierenden Form.

35.1.2 Auslösende Allergene

Die auslösenden Allergene bestimmen Art und Manifestation der klinischen Symptomatik. Große Allergene wie Pollen (15-40 µm) werden von der Nase herausgefiltert und betreffen vornehmlich Nasenhaupthöhle und Nasenrachen. Kleinere wie Schimmelpilze (3-10 µm) und an Staubpartikel gebundene Milbenkot- oder Tierepithelienallergene gelangen bis in die peripheren Anteile der Nasennebenhöhlen und der unteren Atemwege.

> **Art und Manifestationstyp der allergischen Reaktion werden durch physikalische Eigenschaften der Allergene wie Partikelgröße wesentlich beeinflusst.**

Typische Auslöser der allergischen Rhinitis sind luftgetragene Allergene, die saisonal, perennial, berufs- oder situationsbedingt zu Beschwerden führen (◘ Tab. 35.2). Nur selten kommt es bei Nahrungsmittelallergien im Kindesalter oder bei Kontaktallergien auf Rhinologika zu Rhinitissymptomen.

Saisonale und perenniale Allergene

In Mitteleuropa stehen in der Häufigkeitsverteilung Pollen windbestäubter Pflanzen (Anemophile), Gräser-, Baum- und Kräuterpollen an erster Stelle. Sie zählen aufgrund ih-

Tab. 35.1 Klassifikation der allergischen Rhinitis nach ARIA und WHO

	Ausprägungsform	Kriterien
Dauer der Symptomatik	Intermittierend	Weniger als 4 Tage pro Woche oder weniger als 4 Wochen
	Persistierend	Mehr als 4 Tage pro Woche und mehr als 4 Wochen
Schwere der Symptomatik	Gering	Symptome vorhanden, keine Beeinträchtigung der Lebensqualität[a]
	Mäßig bis schwer	Symptome vorhanden, geringe bis schwere Beeinträchtigung der Lebensqualität[a]

[a] Schlafqualität, schulische und berufliche Leistungen, tägliche Aktivitäten, Sport

Tab. 35.2 Exposition der wichtigsten Allergene der allergischen Rhinitis

	Allergene	Vorkommen	Jahreszeit
Saisonale Allergene	Baumpollen	Hasel (Corylus), Erle (Alnus), Birke (Betula verrucosa), Esche (Fraxinus excelsior)	Januar–März
	Gräser-, Getreidepollen	Roggen (Secale cereale), Knäuelgras (Dactylis glomerata), Lieschgras (Phleum pratense), Wiesen-Rispengras (Poa pratense), Lolch (Lolium perenne)	Mai–Juni
	Kräuter	Beifuß (Artemisia vulgaris), Traubenkraut (Ambrosia artemisiifolia)	Juli–September
Perenniale Allergene	Milben	Hausstaubmilben (D. pteronyssinus, D. farinae)	Maximum im November, Minimum im Sommer
		Vorratsmilben	Frühling, Sommer (Heu, Tierställe, Getreide)
		Raubmilben	Frühling, Sommer (ökologische Landwirtschaft, besonders Weinbau)
	(Schimmel-)Pilze	Aspergillus	Sommer (Freiluft), Herbst (Raumluft)
		Alternaria alternata	Sommer, Herbst
		Cladosporium herbarum	Ganzjährig
		Penicillium notatum	Ganzjährig
		Mucor racemosus	Ganzjährig
	Tierepithelien	Katze, Hund, Pferd, Meerschweinchen, Ratte, Maus, Vogelfedern	Geringe saisonale Schwankungen
Berufs- und situationsbedingte Allergene	Mehlstaub und Mehlzusatzmittel (α-Amylase, Emulsionsmittel etc.), Epithelien von Labortieren, exotische Hölzer (Abachi, Mahagoni), Amine und Säureanhydride, Kleber, Isocyanate, Platinsalze, rote Mückenlarve, Latex etc.		
Inhaltsstoffe von Rhinologika	Antibiotika	Gentamycin, Polymyxin, Neomycin	
	Konservierungsstoffe	Propylenglykol, Benzalkoniumchlorid	
	Salbengrundlagen	Wollwachsalkohole, Paraffin	

res jahreszeitlichen Vorkommens zu den saisonalen Inhalationsallergenen und sind die klassischen Auslöser der intermittierenden allergischen Rhinitis. Hiervon abzugrenzen sind perennial vorkommende Allergene, die allerdings auch eine saisonale Betonung aufweisen. Die größte Relevanz in dieser Gruppe besitzen Hausstaub- und Vorratsmilben, gefolgt von Tierepithelien und Schimmelpilzen.

Die Pollenbelastung ist bei warmer, trockener und windiger Wetterlage am größten. Bei Schimmelpilzen ist die Allergenbelastung differenzierter zu sehen. Die Luftbelastung mit Alternaria und Cladosporium ist bei trockenem Wind im Spätsommer am größten. Dagegen finden sich Aspergillus und Penicillium vornehmlich bei feucht-warmem Klima. Milben ernähren sich von menschlichen und tierischen Hautschuppen und vermehren sich speziell bei feucht-warmer Umgebung im häuslichen Milieu. Der Allergengehalt ist in gemäßigten Klimazonen von März bis Mai und September bis November am höchsten. Parallel hierzu können in diesen Monaten die Serumlevel von milbenspezifischen IgE-Antikörpern um das 2- bis 3-Fache ansteigen. Bei Hausstaubmilben kommt es durch Aufwirbelung der volatilen Exkremente zusätzlich während der Heizperiode in der kalten Jahreszeit zur einer erhöhten Allergenbelastung. Wichtige perenniale Allergene mit saisonaler Betonung in der kälteren Jahreszeit sind Tierepithelien, speziell Katzen-, Hunde-, Meerschweinchenhaare und Vogelfedern.

Berufs- und situationsbedingte Allergene

Die allergische Rhinopathie besitzt in der Berufskrankheitenverordnung die Ziffer 4301. Ihre Anerkennung setzt voraus, dass eine Rhinopathie sicher diagnostiziert wird und arbeitsbezogene Beschwerden bestehen sowie eine Exposition gegenüber einem bekannten Berufsallergen vorhanden ist. Es handelt sich überwiegend um IgE-vermittelte Allergien, die primär die Nase, sekundär die tieferen Atemwege betreffen. Zu den häufigsten Allergenen gehören Mehlstaub, Mehlzusatzmittel, Epithelien von Labortieren, exotische Hölzer, Amine und Säureanhydride (◘ Tab. 35.2). Sowohl die Allergensuche und Identifikation am Arbeitsplatz als auch der Nachweis der Sensibilisierung sind jedoch vielfach schwierig. So kann der sporadische Kontakt mit Klebern, Isocyanaten, Tieren oder Latexpuder intermittierend allergische Schübe auslösen, ohne dass der Zusammenhang für die betreffende Person offenkundig ist. Gleiches gilt für nichtberufliche, situationsbedingte Allergien wie bspw. intermittierend auftretende Rhinitisbeschwerden bei Sensibilisierung gegen die rote Mückenlarve in Fischfutter oder nach Bananengenuss bei bekannter Latexallergie.

Inhaltsstoffe von Rhinologika

Inhaltsstoffe von Rhinologika wie lokal wirksame Antibiotika, Konservierungsstoffe und Salbengrundlagen (◘ Tab. 35.2) können eine zellvermittelte Spättypreaktion auszulösen, die sich klinisch als chronische Rhinitis oder Naseneingangsekzem manifestiert. Die Diagnosestellung erfolgt mittels Epikutantest.

35.1.3 Pathophysiologie

Genetik

Für die Atopie besteht eine genetische Disposition. Das Allergierisiko beträgt bei gesunden Eltern 5–15 %, bei einem atopischen Elternteil 20–40 %, bei einem atopischen Zwilling 25–35 % und bei zwei atopischen Elternteilen 60–80 %. Bei der Vererbung von Allergien ist von einem polygenetischen Erbgang auszugehen. Offensichtlich determinieren Loci auf mehreren Chromosomen wie 5q, 11q, 13q und Polymorphismen im IL18-Gen die Disposition für Allergien.

➔ Allergien werden polygen vererbt.

Sensibilisierung und Frühphase der allergischen Reaktion

Die allergische Rhinitis ist eine IgE-vermittelte Sofortreaktion vom Typ I nach Coombs und Gell. Nach einer initialen Sensibilisierungsphase mit der Antigenpräsentation kommt es zur T-Zell-Aktivierung und Produktion spezifischer IgE-Antikörper, die bei erneutem Allergenkontakt eine allergische Früh- und Spätphasenreaktion auslösen (◘ Abb. 35.1).

In der initialen Sensibilisierungsphase werden Allergene von antigenpräsentierenden Zellen aufgenommen, prozessiert und eine pathologische Th_2-Antwort generiert. Freigesetzte Zytokine, speziell IL-4, IL-5 und IL-13, und andere kostimulatorische Signale stimulieren selektiv Eosinophile und B-Lymphozyten sowie die Produktion von antigenspezifischen IgE aus Plasmazellen. An der Geninduktion sind Transkriptionsfaktoren wie STAT6, NF-kappaB, PU.1 und C/EBP beteiligt. Die zirkulierenden Antikörper vom Typ IgE, die diagnostisch im Serum nachweisbar sind, können an membranständige Rezeptoren auf Mastzellen und Basophilen binden. Der nächste Allergenkontakt führt zu einer Bindung der Allergene und Quervernetzung der membrangebundenen IgE-Antikörper. Dies führt zu einer starken und schnellen Ausschüttung von Entzündungsmediatoren und initiiert die Entzündungsreaktion.

In der initialen Sensibilisierungsphase werden Allergene von antigenpräsentierenden Zellen präsentiert, eine pathologische Th_2-Antwort generiert und die Produktion spezifischer IgE-Antikörper aus Plasmazellen stimuliert. Der nächste Antigenkontakt führt zu einer gesteigerten und akzelerierten Immunantwort vom Soforttyp.

Da die Nasenhaupthöhle die primäre Eintrittspforte für aerogene Allergene ist, entwickeln Patienten zunächst eine Entzündung der Nasenschleimhaut. Nasennebenhöhlen, Ohrtrompete und Pauke, Pharynx, Larynx und Konjunktiven sind fakultativ mitbeteiligt. Wichtige präformierte Mediatoren wie Histamin, Tryptase, Chymase, Kinine, Heparin, Leukotriene und Prostaglandine stimulieren innerhalb von Minuten Drüsen und steigern die Gefäßpermeabilität. Durch Reizung sensibler Nerven werden Juckreiz und Niesen ausgelöst. Die begleitende Vasodilatation verursacht eine nasale Obstruktion. An allen Reaktionen sind Neuropeptide beteiligt, die aus cholinergen und peptidergen Nerven freigesetzt werden. Über Chemokine und Zytokine erfolgt die Aufregulation endothelialer und epithelialer Adhäsionsmoleküle als Grundlage der weiteren allergischen Entzündungsreaktion.

Die Bindung von Allergenen an IgE-Antikörper auf Mastzellen und Basophilen führt zur Freisetzung von Mediatoren. Sie erzeugen die bekannten Symptome der Frühphasenreaktion: Rhinorrhoe, Juckreiz, Niesen, nasale Obstruktion, Konjunktivitis.

Spätphase der allergischen Reaktion

Nach Ablauf der histaminbestimmten Frühphase innerhalb der ersten 2 h schließt sich 2–12 h nach Allergenkontakt die Spätphasenreaktion an. Sie kann Stunden bis Tage andauern und stellt das Bindeglied zur chronischen Zellinfiltration und unspezifischen nasalen Hyperreaktivität dar. An der Spätreaktion sind neutrophile Granulozyten, Lymphozyten und Makrophagen beteiligt. Dominiert wird sie jedoch von eosinophilen Granulozyten. Sie sammeln sich selektiv im Gewebe an und sind durch Hemmung des natürlichen Zelltods (Apoptose) verstärkt wirksam. Entscheidend sind hier die Th_2-Zytokine IL-4, IL-5 und IL-13. Die einmal initiierte Entzündungsreaktion wird dadurch unterhalten, dass Eosinophile selbst Zytokine freisetzen und eine proinflammatorische Wirkung entfalten. Die Freisetzung von eosinophilem kationischem Protein (ECP), »major basic protein« (MBP) und anderen Stoffen schädigt selektiv Endothelien und Epithelzellen. Diese Zellgruppen setzen ebenfalls Entzündungsstoffe frei. Die Entzündungsreaktion unterhält sich von selbst (◘ Abb. 35.1).

Spätphasenreaktion und chronische allergische Entzündung werden durch die Wirkung rekrutierter eosinophiler Granulozyten dominiert. Die Leitsymptome sind vermehrte Schleimproduktion, unspezifische Entzündung und nasale Obstruktion.

35.1.4 Sekundärerkrankungen

Bei sensibilisierten Personen kann es zusätzlich zur direkten Schleimhautreaktion durch die Verlegung der Belüftungswege von Nasennebenhöhlen, Mittelohr und Tränenwegen zu diversen Störungsbildern kommen. Speziell in den Nasennebenhöhlen und im Mittelohr schädigen Sekretstase, pH-Erniedrigung und Reduktion des O_2-Gehalts das Epithel und führen im chronischen Zustand zu einer Schleimhautmetaplasie, die wiederum über die Störung der mukoziliären Clearance ein günstiges Milieu für chronisch-rezidivierende, mikrobielle Infektionen schafft. Über nervale Reflexmechanismen kann eine Mitreaktion der unteren Atemwege getriggert werden. Sie werden für den Etagenwechsel verantwortlich gemacht und erklären, warum nasale Provokationen zur Mitreaktion der Bronchien führen und eine effektive Therapie der Rhinosinusitis eine bronchiale Hyperreaktivität und Asthma verbessern kann.

35.1.5 Klinik

Symptome

Art und Vielfalt der Sensibilisierungen bestimmen die Beschwerden. Sie reichen von leichten saisonalen Reizerscheinungen und dem klassischen Beschwerdebild der allergischen Rhinitis mit wässriger Nasensekretion, behinderter Nasenatmung, Nasenjucken, Niesattacken, Bindehautrötung, Juckreiz und Tränen der Augen bis hin zur chronischen Rhinosinusitis (◘ Tab. 35.3). Sowohl bei der intermittierenden als auch der permanenten Form der allergischen Rhinitis können Begleitreaktionen wie Brennen und Juckreiz der Mund- und Rachenschleimhaut, juckende Gehörgänge, Reizhusten, bronchiale Hyperreaktivität, Asthma bronchiale, Urtikaria, Neurodermitisschub, Kolik, Diarrhö, Vulvovaginitis und Zystitis auftreten.

Bei Kindern mit persistierender allergischer Rhinitis kommt es durch die Hyperplasie der Nasenschleimhaut und chronisch eingeschränkte Nasenatmung oft zur verstärkten Mundatmung. Potenzielle Folgen sind eine gesteigerte Infektionsneigung einschließlich eines erhöhten Risikos für das Auftreten eines spasmoiden Krupps sowie Tubenventilationsstörungen mit und ohne Paukenerguss. Der erhöhte negative Druck während der Einatmung prädisponiert zur Ausbildung eines hohen spitzen Gaumens und begünstigt Zahnstellungsanomalien.

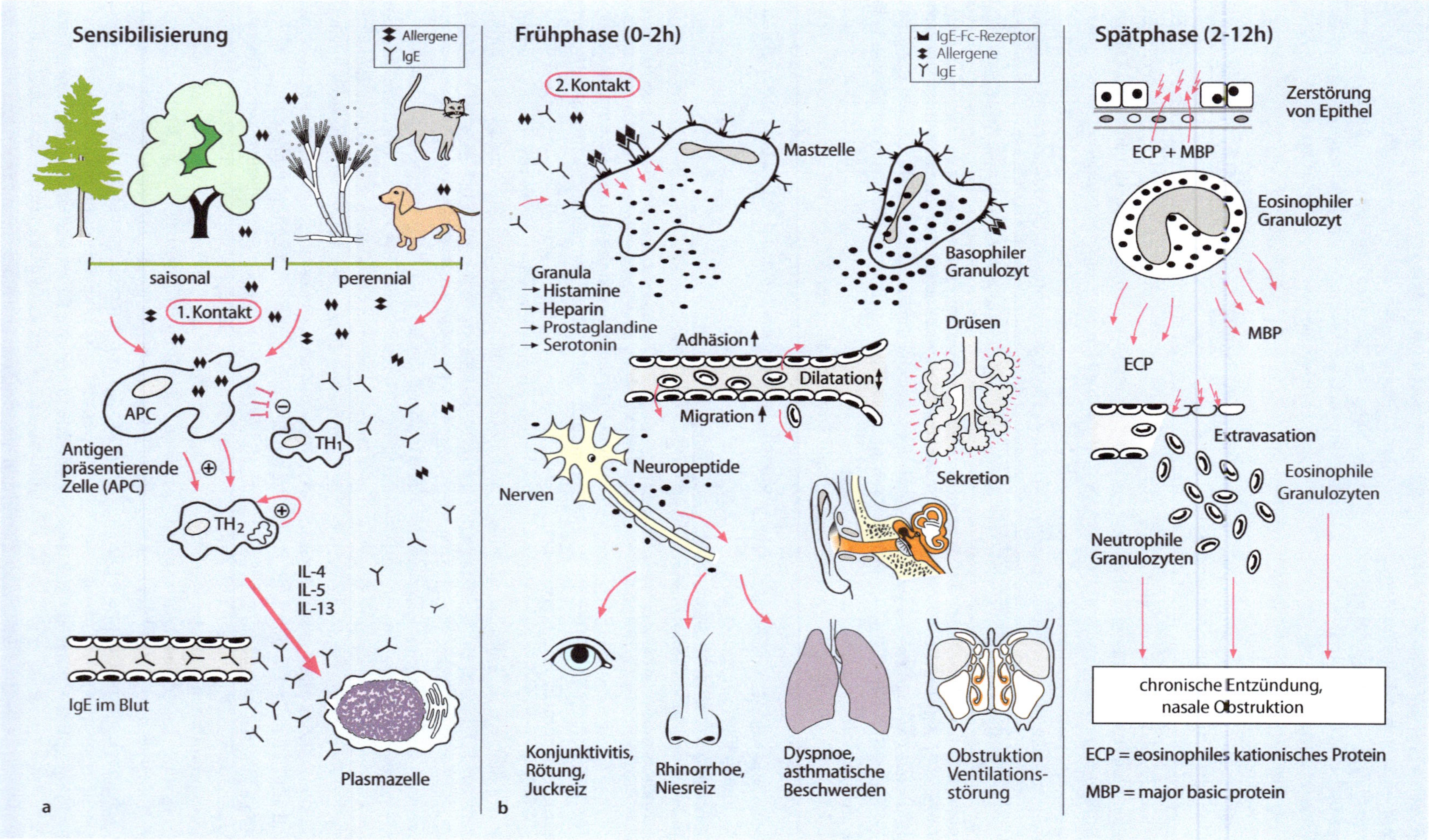

Abb. 35.1 Pathophysiologie der allergischen Rhinitis

Tab. 35.3 Symptome der intermittierenden und persistierenden allergischen Rhinitis

	Intermittierend	Persistierend
Niesen	+++	+
Juckreiz (Nase, Augen, Gehörgang)	++	+
Rhinorrhoe	+++	++
Nasale Obstruktion	+++	+++
Trockenheit	-	+
Kopfschmerzen	+	++
Sinusitis	+	++
Riechstörung	++	++
Konjunktivitis	++	+
Asthma	+	++

- nein, + gelegentlich, ++ häufig, +++ meist vorhanden.

Kreuzreaktionen mit Nahrungsmitteln

Ein hoher Prozentsatz von Patienten mit Inhalationsallergien (ca. 50 % der Birkenpollenallergiker) weist Kreuzreaktionen auf Nahrungsmittel auf (Tab. 35.4). Diese Koinzidenz wird auch als »orales Allergiesyndrom« (OAS) bezeichnet und beruht auf gemeinsamen Epitopen ähnlicher Proteine, die sowohl innerhalb verwandter als auch nichtverwandter Pflanzen- oder Tierfamilien vorkommen. Am häufigsten sind Nahrungsmittelallergien bei Baumpollen-, Beifuß- und Naturlatexallergikern.

Klinisch äußert sich das OAS in Gaumen- oder Rachenjucken, Zungenbrennen, seltener in Blähungen und Diarrhö. Besonders gefährlich können Kreuzreaktionen auf Haselnüsse, gegenüber Soja und Sellerie sein. Durch Schleimhautschwellung in Rachen und Kehlkopf kann es zu Schluck- und Atembeschwerden kommen. Auch generalisierte anaphylaktische Reaktionen mit Rhinitis, Asthma, Urtikaria und Schock sind möglich. Denaturierung durch Kochen der Nahrungsmittel macht nur bei einem Teil der Allergene den Verzehr ohne Beschwerden möglich. Dies gilt für den Genuss von Apfelmus bei Baumpollenallergikern, nicht dagegen für gekochte Karotten bei Beifußallergikern.

Kreuzreaktionen auf Nahrungsmittel bei Patienten mit Inhalationsallergien beruhen auf gemeinsamen Epitopen.

35.1.6 Diagnostik

Zur Diagnosestellung der allergischen Rhinitis gibt es klare Regeln, die auf Anamnese, klinischer Untersuchung, Provokationstests, In-vitro-Diagnostik, Zytologie und bildgebenden Verfahren beruhen. Bei Kombinationserkrankungen, starken Schwankungen der Allergenexposition oder Medikamenteneinnahme ist die Diagnostik allerdings schwierig. Gleiches gilt für atypische Verläufe. So kann ein auch nur kurzer Allergenkontakt mit schwacher Sofortreaktion trotz fehlender weiterer Allergenexposition von einer ausgeprägten Spätreaktion gefolgt sein, die erst nach mehreren Stunden auftritt und mehrtägige Beschwerden auslösen kann. Die Tatsache, dass Beschwerden nicht nur durch spezifische Allergene, sondern auch durch unspezifische Reize wie Rauch, Duftstoffe und Umweltschadstoffe getriggert werden können (»Priming-Effekt«), ist ein weiterer Störfaktor in der Diagnostik.

Anamnese

Die strukturierte, allgemeine und spezielle allergologische Anamnese liefert Informationen über Art und Dauer der

Tab. 35.4 Nahrungsmittelallergien durch Kreuzreaktion mit Inhalationsallergenen. (Nach Werfel u. Niggemann 2010)

Natürliches Vorkommen	Häufigkeit	Nahrungsmittel
Baumpollen	++	Frisches Stein- und Kernobst (Apfel, Kirsche, Pflaume, Pfirsich), Haselnuss, Karotte, Kartoffel, Kiwi, Nektarine, Sellerie, Soja
Beifußpollen	++	Karotte, Litschi, Mango, Sellerie, Weintraube, Sonnenblumensamen, Gewürze
Naturlatex	++	Ananas, Avocado, Banane, Kartoffel, Kiwi, Tomate
Ficus benjamina	+	Feige
Gräser-, Getreidepollen	+	Mehle, Kleie, Tomate, Hülsenfrüchte
Hausstaubmilbe	+	Krusten-, Weichtiere
Traubenkrautpollen	+	Melone, Zucchini, Gurke, Banane

++ häufig, + selten.

Beschwerden, erstmaliges Auftreten, zeitliche und örtliche Abhängigkeit, Triggerfaktoren, medikamentöse Beeinflussbarkeit und familiäre Belastung. Sie ist richtungweisend für die weitere Diagnostik. Charakteristisch für das Vorliegen einer intermittierenden allergischen Rhinitis sind das Auftreten im Kindes- oder Jugendalter sowie das oft schlagartige Einsetzen von Rhinorrhoe, Juck- und Niesreiz. Vermehrter Schleimfluss im Rachen (»post-nasal drip«), chronisch behinderte Nasenatmung, zäh-glasiges Nasensekret, Riechstörung, Begleitsinusitis und gesteigerte Infektionsneigung weisen dagegen eher auf eine persistierende Form hin (▣ Tab. 35.3). Die nasalen Symptome sind in aller Regel beidseitig. Einseitige Beschwerden sprechen mehr für eine nichtallergische Genese. Diagnostische Hinweise liefern auch atopische Begleitkrankheiten wie Asthma, Neurodermitis und Nahrungsmittelallergien sowie Fragen zu Beruf, häuslichem Umfeld und Hobbies.

Die allergologische Anamnese in strukturierter Form ist richtungweisend für die weitere Diagnostik und entscheidend für die Klassifikation der allergischen Rhinitis.

Klinische Untersuchung

Die Untersuchung konzentriert sich primär auf die Nasenschleimhaut und Konjunktiven. Unverzichtbar für die Diagnosestellung ist die Durchführung einer Endoskopie beider Nasenhaupthöhlen, wenngleich nicht eindeutig zwischen allergischer und nichtallergischer Rhinitis unterschieden werden kann. Sie dient dem Ausschluss anderer Rhinitisursachen wie Spornbildungen des Septums, Septumperforationen, Polypen und Tumoren. Hinweisend auf eine intermittierende allergische Rhinitis ist eine livide, glasige Schleimhaut mit reichlich wässrigem Sekret (▣ Abb. 35.2). Für eine persistierende allergische Rhinitis spricht eine hyperplastische, eher trockene Schleimhaut mit zähschleimigem Sekret (▣ Abb. 35.3). Eine Verlegung des mittleren Nasengangs weist auf eine begleitende Sinusitis, Trommelfellretraktionen und ein Paukenerguss auf eine Tubenventilationsstörung hin. Typisch für eine chronische Nasenatmungsbehinderung speziell im Kindes- und Jugendalter sind dunkle Augenringe (halonierte Augen) und eine durch ständiges manuelles Naseputzen (sog. allergischer Salut) resultierende, quer über den Nasenrücken verlaufende Falte (▣ Abb. 35.4). Weitere charakteristische Allergiebefunde sind eine Rötung und glasige Schwellung der Bindehaut, teilweise auch der Augenlider (▣ Abb. 35.5).

Eine livide, glasige Nasenschleimhaut mit reichlich wässrigem Sekret ist typisch für eine allergische Reaktion auf saisonale Allergene, eine hyperplastische Schleimhaut mit zähem Sekret für eine Reaktion auf perenniale Allergene.

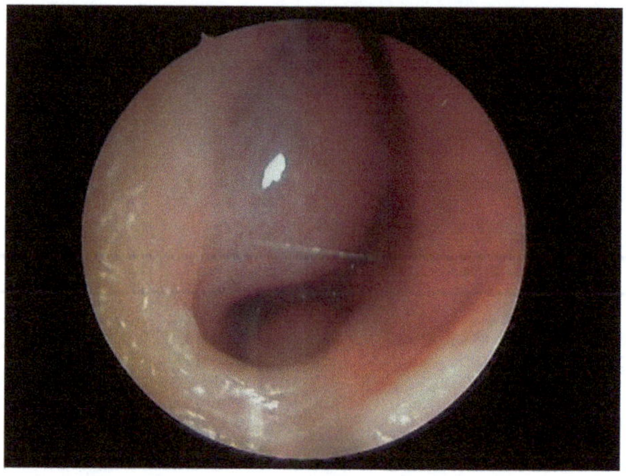

▣ **Abb. 35.2** Livide, glasige Schwellung der unteren Nasenmuschel eines Birkenpollenallergikers während der Saison

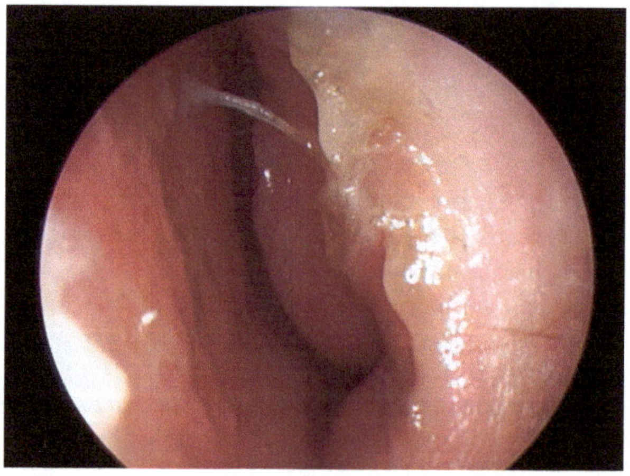

▣ **Abb. 35.3** Trockene, chronisch-entzündlich veränderte Nasenschleimhaut eines langjährigen Hausstaubmilbenallergikers

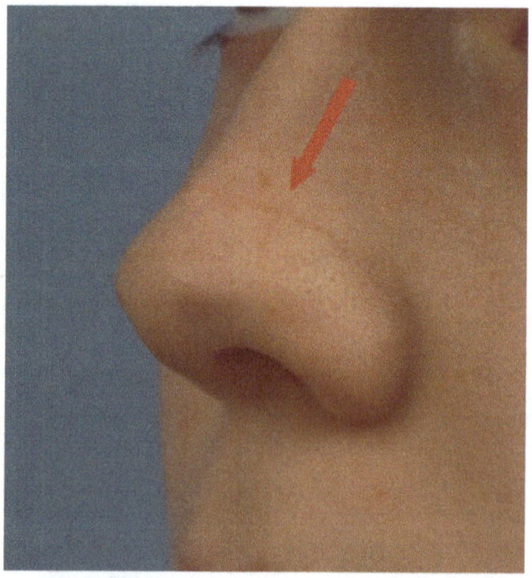

▣ **Abb. 35.4** Quer verlaufende Nasenrückenfalte als Hinweis auf eine chronische Rhinitis

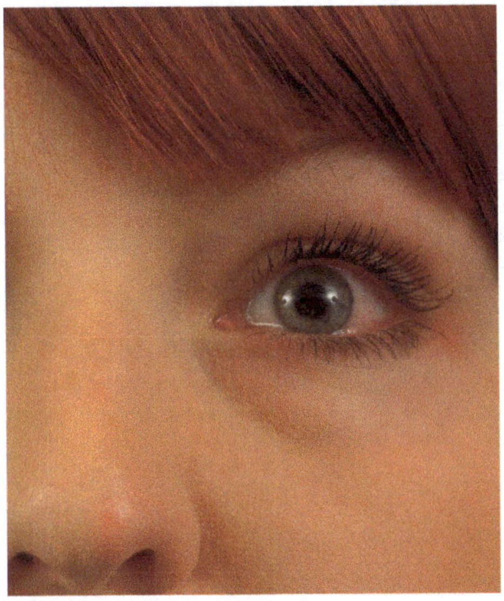

Abb. 35.5 Allergische Konjunktivitis

Hauttests

Standardtest bei der Diagnostik der allergischen Rhinitis ist der Prick-Test (▶ Kap. 43, Hauttestung: Typ-I- und Typ-IV-Allergien). Zum Nachweis einer schwachen Sensibilisierung speziell bei Hausstaub- und Schimmelpilzallergien eignet sich daneben der sensitivere Intrakutantest. Die Injektion der Allergene direkt in die Dermis führt zu einem längeren und intensiveren Allergenkontakt. Zum Nachweis pollenassoziierter Nahrungsmittelallergien dient der »Prick-zu-Prick-Test«. Die Pricklanzette wird hierbei zunächst in das zu testende, native Allergen gestochen und dann im Prickverfahren auf die Haut des Patienten gebracht. Besteht der Verdacht auf eine starke Tierhaarsensibilisierung, sollte ein tieferer Allergeneintritt ins Gewebe vermieden werden und nur ein oberflächlicher Reibetest, bei negativem Testergebnis alternativ ein Scratch-Test erfolgen. Der Epikutantest dient zur Bestätigung einer Kontaktallergie, wenn Salbengrundlagen und Konservierungsstoffe von Rhinologika als Auslöser infrage kommen (Tab. 35.5).

Tab. 35.5 Hauttests zur Diagnostik einer allergischen Rhinitis

Testverfahren	Vermutete Allergene
Prick-Test	Pollen, Milben, Schimmelpilze, Nahrungsmittel, Tierepithelien
Intrakutantest	Milben, Schimmelpilze
Epikutantest	Kontaktallergene (Rhinologika)
Reibe-, Scratch-Test	Tierepithelien
Prick-zu-Prick-Test	Nahrungsmittel

Nasale und konjunktivale Provokation

Die Diagnostik einer intermittierenden allergischen Rhinitis erfordert nur bei Unklarheiten oder Unmöglichkeit der Hauttestung eine Schleimhautprovokation. Dagegen sollte bei persistierenden Allergien zum Nachweis der klinischen Relevanz immer eine nasale Provokation durchgeführt werden (▶ Kap. 44, Nasaler und konjunktivaler Provokationstest), da Hauttestergebnisse und Anamnese häufig nicht korrelieren. Weitere Indikationen sind die Beurteilung der Sensibilisierungslage vor und nach spezifischer Immuntherapie und der Nachweis einer Bäckerrhinitis. Aufgrund der besseren Standardisierung und geringeren Beeinträchtigung wird die nasale Provokation der konjunktivalen vorgezogen.

Schleimhautprovokationen werden v. a. bei Sensibilisierungen gegen perenniale Allergene, zur Beurteilung der Reaktionslage vor und nach spezifischer Immuntherapie und bei gutachterlichen Fragestellungen durchgeführt.

In-vitro-Diagnostik

Der Gesamt-IgE-Spiegel im Serum ist für die Diagnostik der allergischen Rhinitis wertlos. Bei über der Hälfte der Patienten ist er nicht erhöht. Andererseits können die Werte auch bei Normalpersonen erhöht sein. Dagegen korreliert die Höhe spezifischer IgE-Antikörper besser mit dem klinischen Erscheinungsbild. Von besonderem diagnostischem Wert ist ihre Bestimmung bei Diskrepanz zwischen Anamnese und Hauttest, Unmöglichkeit einer Hauttestung, beim Fehlen verfügbarer Allergenextrakte und als Allergiescreening bei Kindern.

Eine Serumeosinophilie stützt die Diagnose einer allergischen Rhinitis, ist hinsichtlich seiner Aussagekraft jedoch weit weniger zuverlässig als die Bestimmung des Eosinophilenmediators ECP (eosinophiles kationisches Protein) im Serum oder direkt im Nasensekret. Die Bestimmung von ECP eignet sich allerdings nicht zur Primärdiagnostik, sondern eher zur Verlaufskontrolle der allergischen Rhinitis und zum Krankheitsmonitoring bei Asthma.

Der serologische Nachweis des Mastzellmarkers Tryptase dient der differenzialdiagnostischen Abklärung einer Mastozytose und der Beurteilung einer anaphylaktischen oder anaphylaktoiden Reaktion. Bei isolierter allergischer Rhinits ist Tryptase nicht oder nur leicht erhöht. Ihr Nachweis in Nasensekret ist ebenfalls möglich, aber nicht Teil der Routinediagnostik

Die Höhe spezifischer IgE-Antikörper korreliert mit dem klinischen Erscheinungsbild der allergischen Rhinitis.

Bildgebende Verfahren

Speziell bei der Sensibilisierung auf perenniale Allergene ist der Ausschluss einer chronischen Sinusitis mittels bildgebender Verfahren zu führen (Abb. 35.11b). Computer-, Kernspin- oder digitale Volumentomographie (DVT) geben wichtige Aufschlüsse über eine Begleitsinusitis und lassen anatomische Engstellen in den vorgeschalteten Belüftungswegen erkennen. Kiefer- und Stirnhöhlenentzündungen können auch mittels Ultraschalluntersuchung diagnostiziert werden.

> **Moderne Schnittbildverfahren bieten eine zuverlässige Beurteilung nasaler Engstellen und einer Begleitsinusitis.**

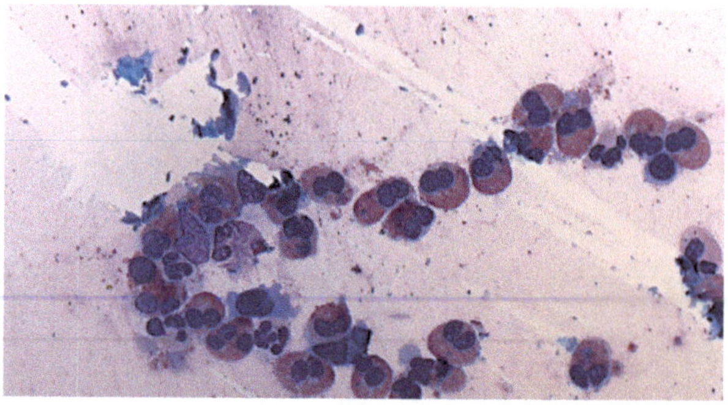

Abb. 35.6 Zytologie der Nasenschleimhaut mit Vermehrung eosinophiler Granulozyten bei symptomatischer Ambrosia-Allergie (Pappenheim, 600x)

Zytologie der Nasenschleimhaut

Eine Vermehrung eosinophiler Granulozyten im zytologischen Präparat der Nasenschleimhaut (Abb. 35.6) ist typisch, aber nicht beweisend für das Vorliegen einer allergischen Rhinitis. Vergleichbare Zellbilder finden sich auch bei anderen Krankheitsbildern wie NARES (nichtallergische eosinophile Rhinitis), Polyposis nasi, Asthma bronchiale und Neurodermitis. Von klinischem Wert ist die Bestimmung der nasalen Eosinophilie vornehmlich zur Beurteilung des Krankheits- und Therapieverlaufs und zur Differenzialdiagnose anderer Rhinitisformen.

35.1.7 Differenzialdiagnose

Allergieähnliche Symptome werden bei einer Reihe nichtallergischer, nichtinfektiöser Rhinitisformen beobachtet. Hierzu gehören in erster Linie Krankheitsbilder, die ebenfalls mit einer ausgeprägten Eosinophilie einhergehen wie die nichtallergische Rhinitis mit Eosinophilie (NARES) oder die aspirinsensitive Rhinitis, die typischerweise mit Asthma und Polyposis nasi einhergeht (Samter-Trias). Auch eine Vielzahl nichteosinophiler Rhinitisgruppen wie mikrobielle, granulomatöse und anatomisch bedingte Formen, Fremdkörper, Tumoren und die akuten und chronischen Formen der Rhinosinusitis mit und ohne Polyposis sind abzugrenzen. Die Differenzierung einzelner Rhinitisformen ist schwierig bis unmöglich, wenn sie kombiniert über einen längeren Zeitraum bestehen und die Schleimhaut nur noch unspezifische Reaktionsmuster zeigt.

35.1.8 Therapie

Die Therapie der allergischen Rhinitis ist stufenförmig aufgebaut (► Übersicht »Stufentherapie der allergischen Rhinitis«). Ziel ist es, Beschwerdefreiheit zu erreichen, Begleitkrankheiten positiv zu beeinflussen und einer Verbreiterung des Krankheits- und Allergenspektrums entgegen zu wirken.

Bei der intermittierenden allergischen Rhinitis ist aufgrund des ubiquitären Vorkommens der Allergene primär eine medikamentöse Therapie anzustreben, bei der persistierenden Form die Allergenkarenz. Langfristig ist bei beiden Rhinitisformen an eine kausale, spezifische Immuntherapie zu denken. Rhinochirurgische Maßnahmen gehören ebenso in das Behandlungskonzept. Bei alternativmedizinischen Therapieansätzen ist der Patient ausdrücklich über deren meist fehlende wissenschaftliche Grundlagen und die Gefahr der Exazerbation aufzuklären.

Stufentherapie der allergischen Rhinitis

- Aufklärung über die Erkrankung
- Allergenkarenz
- Symptomorientierte medikamentöse Therapie: Cromone → topisches Antihistaminikum und/oder topisches Steroid → systemisches Antihistaminikum optional mit topischem Steroid, Dekongestivum, Leukotrienrezeptorantagonist → systemische Steroide, flankierend Nasenspülungen und Phytotherapeutika
- Spezifische Immuntherapie
- Rhinochirurgie

Karenz

Die Karenz ist bei allen Allergien die erste und vermeintlich einfachste Behandlungsmaßnahme. Trotz intensiver Patientenschulung und Sorgfalt in der praktischen Umsetzung ist der Therapieerfolg jedoch begrenzt und in wissenschaftlichen Studien wenig belegt. Die ubiquitäre Pollenbelastung während der Blühphase kann zwar reduziert, aber nie vollständig eliminiert werden. Gleiches gilt für die Hausstaubmilbensanierung bei Milbenallergikern. Encasing und regelmäßiges Waschen der Bettwäsche, Entfernung von Ku-

Tab. 35.6 Medikamentöse Therapie bei allergischer Rhinitis

	Steroide nasal	Antihistaminika nasal	Antihistaminika systemisch	Ipratropium nasal
Rhinorrhoe	++	++	++	++
Niesen, Juckreiz	++	++	++	-
Obstruktion	++	+	++	-
Hyposmie	++	+	+	-
Augensymptome	+	+	++	-
Wirkeintritt	12 h	15 min	1 h	15–30 min
Wirkdauer	12–48 h	6–12 h	12–24 h	4–12 h

- keine, + mäßige, ++ gute Wirkung.

scheltieren, Reduktion der Luftfeuchtigkeit unter 50 % und der Raumtemperatur unter 18 °C, wöchentliches Staubwischen und die zusätzliche Verwendung von Acariziden können die Allergenbelastung lediglich senken. Ein besonderes Problem stellen auch Tierepithelien dar. Das Katzenhaarallergen Fel d1 kann selbst Jahre nach Abgabe eines Tieres in der Wohnung nachgewiesen werden.

Neben der Vermeidung des krankmachenden Allergens sollten auch unspezifische Triggerfaktoren gemieden werden. Hohe Luftbelastungen mit Dieselruß, anorganischen Gasen wie Ozon, Schwefeldioxyd oder Stickoxiden, Duftstoffe oder Kälte können Beschwerden provozieren.

> **Die Karenz ist die erste und einfachste Behandlung einer Allergie.**

Medikamentöse Therapie

Die lokal and systemisch wirksamen Medikamente sind in Abhängigkeit von der Beschwerdequalität einzusetzen (Tab. 35.6).

Antihistaminika

Antihistaminika wirken kompetitiv über Blockade der H1-Rezeptoren der Nasenschleimhaut und besitzen zusätzlich einen antiinflammatorischen Effekt. Hierdurch kommt es zur wirksamen Hemmung von Niesen, Juckreiz und Rhinorrhoe und Verbesserung der Nasenatmung. Systemisch appliziert können auch Augen-, Haut- und Lungenschwerden therapiert werden. Zentral anticholinerge und sedierende Nebenwirkungen sind bei neueren Antihistaminika (Rupatadin, Ebastin, (Levo-) Cetirizin, (Des-)Loratadin, Fexofenadin) und bei topischen Präparaten (Olopatadin, Azelastin) selten. Bei älteren Präparaten sind potenzielle kardiale Nebenwirkungen (QT-Verlängerung) bei Überdosierung und gleichzeitiger Therapie mit Antiarrhythmika, Leberfunktions- und Elektrolytstörungen zu beachten.

Glukokortikoide

Glukokortikoide haben die stärkste antiinflammatorische Wirkung. Sie hemmen die Freisetzung inflammatorischer Zytokine und reduzieren den Einstrom von Entzündungszellen. Der Effekt setzt aufgrund des intrazellulären Wirkmechanismus verzögert ein und umfasst alle Beschwerdequalitäten. Im Vergleich zu Antihistaminika besteht ein stärkerer antiobstruktiver Effekt. Die topische Anwendung ist unter Beachtung der Kontraindikationen und Dosierungsrichtlinien unbedenklich. Bei Überdosierung und Langzeitgabe kann es zur Krustenbildung der Nasenschleimhaut, Septumperforation oder Nasenbluten kommen. Im Kindes- und Jugendalter besteht die Gefahr der Wachstumshemmung. Die Nebenwirkungen versucht man durch Entwicklung von Steroiden wie Ciclesonid zu umgehen, die erst in der Schleimhaut ihre aktive Form entwickeln (»On-site-Aktivierung«) (Berger et al. 2012). Die Wirkung von Steroiden kann durch die Kombination mit anderen Antiallergika gesteigert werden, wie die Kombination von Fluticasonpropionat und Azelastin zeigt (Hampel et al. 2010). Bei ausgeprägter entzündlicher Infiltration und nasaler Obstruktion hat sich eine Kombination von abschwellenden Nasentropfen und systemischen Steroiden über 1 Woche bewährt. Intramuskuläre Depotinjektionen von Steroiden sind aufgrund der schlechten Steuerbarkeit und endokriner Nebenwirkungen nicht zu empfehlen. Zudem kann es zu lokaler Hautatrophie und Verfärbungen an den Injektionsstellen kommen. Lokale Steroidinjektionen in die Nasenschleimhaut, speziell die Nasenmuscheln, sind aufgrund der Gefahr der Erblindung kontraindiziert.

Dekongestiva

Abschwellende Nasentropfen eignen sich durch ihre starke Vasokonstriktion gut bei nasaler Obstruktion. Durch Stimulation der α1- und α2-Rezeptoren kommt es über die Reduktion des Blutflusses vornehmlich in den Kapazitätsgefäßen zur Verbesserung der Nasenatmung. Imidazolderivate (Oxymetazolin, Xylometazolin und Naphazolin) stimulieren α2-Rezeptoren, Phenylpropanolamin und Ephedrin α1- und α2-Rezeptoren. Den stärksten antiobstruktiven Effekt besitzen Dekongestiva bei topischer Applikation. Der Vorteil systemischer Applikation liegt im Fehlen des sekundären Reboundeffekts (Vasodilatation). Topische Sympathomimetika sind aufgrund ihrer geringen therapeutischen Breite und der Gefahr kardiovaskulärer Nebenwirkungen für Kinder unter 1 Jahr nicht geeignet. Diverse weitere Kontraindikationen wie Schwangerschaft oder Hypertonie sind v. a. bei Pseudoephedrinpräparaten zu beachten. Aufgrund der raschen Tachyphylaxie und der bei längerer Einnahme drohenden Rhinitis medicamentosa sollten topische Dekongestiva nicht länger als 10 Tage angewendet werden.

▪ Anticholinergika

Anticholinergika blockieren kompetitiv muskarinartige cholinerge Rezeptoren der submukösen Drüsen und führen zur Reduktion der Sekretion. Niesen, Juckreiz oder nasale Obstruktion werden nicht beeinflusst. Ipratropiumbromid ist durch einen schnellen Wirkeintritt (ca. 15 min) bei starker paroxysmaler Rhinorrhoe indiziert. Die anticholinergen Nebenwirkungen konzentrieren sich auf lokale Reizerscheinungen. Neuere Substanzen wie Tiotropium wirken spezifisch über eine Hemmung von M3-Rezeptoren und haben bei längerer Wirkung nur minimale anticholinerge Nebenwirkungen.

▪ Mastzellstabilisatoren

Cromoglicinsäure (DNCG = Dinatriumcromoglicicum) und Nedocromil-Natrium zählen zur Gruppe der Mastzellstabilisatoren (Cromone). Sie werden topisch appliziert und aufgrund geringer Nebenwirkungen insbesondere bei milden Rhinitisformen im Kindesalter und in der Schwangerschaft eingesetzt. Sie wirken über eine Stabilisierung der Mastzellmembranen und Hemmung der Freisetzung von Entzündungsmediatoren. Ein neuer Ansatz ist die Hemmung der »spleen tyrosine kinase« (SYK), die eine zentrale Rolle in der Degranulation von Mastzellen zu spielen scheint. Erste Studien belegten bereits die antientzündliche Wirkung eines SYK-Inhibitors (Masuda et al. 2008; Patou et al. 2011). Da die derzeit auf dem Markt befindlichen Präparate infolge ihrer kurzen Wirkdauer mehrfach täglich gegeben werden müssen und anderen Antiallergika in der Wirksamkeit unterlegen sind, ist der Einsatz von Mastzellstabilisatoren begrenzt.

▪ Leukotrienantagonisten

Leukotrienantagonisten greifen an unterschiedlichen Stellen des Leukotrienstoffwechsels an. Die Wirkung beruht teilweise auf direkter Blockade des Rezeptors, teilweise auf Beeinflussung der 5-Lipoxygenase und des 5-Lipoxygenase-aktivierenden Proteins (FLAP). Der bei Asthma im Kindes- und Erwachsenenalter eingesetzte Wirkstoff Montelukast ist ein selektiver Leukotrienrezeptorantagonist. Er reduziert die Wirkung der durch Mastzellen und Eosinophilen freigesetzten endogenen Leukotriene. Bei der allergischen Rhinitis führt Montelukast zu einer signifikanten Symptomreduktion. Aufgrund ihrer begrenzten Wirkung und hoher Kosten gehören Leukotrienantagonisten jedoch nicht zu den Therapeutika der ersten Wahl (Grainger et al. 2006).

▪ Anti-IgE-Antikörper, Interleukin-5-Antikörper

Anti-IgE-Antikörper binden freies IgE und verhindern deren Bindung an IgE-Rezeptoren auf Mastzellen und Basophilen. Bereits rezeptorgebundenes IgE bleibt aktiv. Sie werden vornehmlich zur Behandlung des schweren Asthmas eingesetzt, stellen aber auch bei Kindern und Jugendlichen eine interessante Option zur Behandlung der allergischen Rhinitis dar. In Kombination mit einer spezifischen Immuntherapie konnte bei Gräser- und Birkenpollenallergikern ein positiver Effekt nachgewiesen werden (Kopp et al. 2013). Der Einsatz von Antikörpern gegen IL5 (Mepolizumab, Reslizumab) und den IL-5-Rezeptor (Benralizumab) eröffnet in Zukunft weitere Behandlungsmöglichkeiten, speziell bei Patienten mit Asthma und hypereosinophilem Syndrom (Corren et al. 2012).

Spezifische Immuntherapie

Eine spezifische Immuntherapie ist indiziert, wenn weder Karenz noch medikamentöse Therapie erfolgreich sind. Da sie sowohl der Chronifizierung der Erkrankung als auch der Ausweitung des Allergenspektrums und der Organbeteiligung entgegenwirkt, wird sie bereits beim Auftreten mäßig bis mittelschwerer Beschwerden empfohlen, vorausgesetzt ein in Studien überprüfter, hochwertiger Allergenextrakt ist verfügbar. Die Indikation ist aufgrund der Gefahr lokaler und systemischer Nebenwirkungen in jedem Einzelfall streng zu stellen. Die Durchführung obliegt dem allergologisch versierten Arzt. Ein positiver Effekt hinsichtlich Beschwerdesymptomatik und Medikamentenverbrauch ist bei Pollen- und Milbenextrakten, aber auch Tierepithelien (Katze) und Schimmelpilzen (Alternaria) zu erwarten. Die längsten Erfahrungen liegen für die prä- und kosaisonale subkutane Immuntherapie (SCIT) vor. Sie ist gut standardisiert, ihre Wirksamkeit bei einer Therapiedauer von 3-5 Jahren hinreichend belegt. Ähnlich gute Ergebnisse lieferten in den letzten Jahren auch Studien zur sublingualen Immuntherapie (SLIT), die hinsichtlich Applikation und Sicherheit Vorteile besitzt (Radulovic et al. 2010; Wahn et al. 2012). Andere Immuntherapieformen haben sich bislang nicht durchgesetzt oder sind noch im Stadium der Validierung (Senti et al. 2008, 2009).

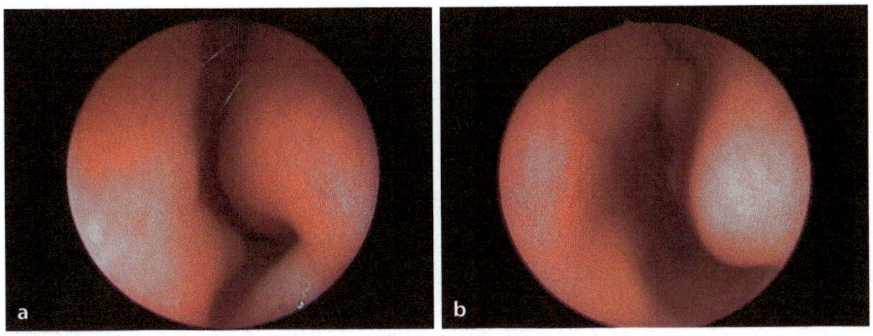

Abb. 35.7 Nasenscheidewandbegradigung (Septumplastik) und Nasenmuschelverkleinerung (Turbinoplastik). **a** Rhinoskopie der linken Nasenhaupthöhle präoperativ und **b** postoperativ

! Die spezifische Immuntherapie ist die einzige kausale Therapie der allergischen Rhinitis. Ihre Durchführung setzt Erfahrung in der Notfallbehandlung voraus.

Rhinochirurgie

Rhinochirurgische Maßnahmen helfen nicht nur, die Nasenatmung und Belüftung der Nasennebenhöhlen zu verbessern, sondern auch Begleitkrankheiten wie Asthma oder Urtikaria positiv zu beeinflussen. Häufige Eingriffe sind die mit Hochfrequenz, Laser oder Shaver durchgeführte Turbinoplastik (Abb. 35.7), die Begradigung des inneren und äußeren Nasengerüsts (Septorhinoplastik) (Abb. 35.7) und die funktionell endoskopische Nasennebenhöhlenoperation (FESS) bei chronischer Sinusitis (Abb. 35.11).

35.1.9 Besonderheiten bei Kindern und in der Schwangerschaft

Wenngleich die Therapierichtlinien der allergischen Rhinitis denen der Erwachsenen gleichen, gibt es bei Kindern wichtige Unterschiede. Im Allgemeinen hat sich bei ihnen die Kombination eines oralen Antihistaminikums mit einem Kochsalzspray bewährt. Die systemische Applikation von Glukokortikoiden ist nur in Einzelfällen indiziert. Bei lokaler Gabe sind zur Vermeidung systemischer Nebenwirkungen wie Wachstumsstörungen vorgeschriebene Maximaldosen zwingend einzuhalten. Dekongestiva bergen im Fall der Überdosierung bei Kindern die Gefahr kardiovaskulärer und zentralnervöser Nebenwirkungen, weshalb die Indikation unter dem 1. Lebensjahr besonders streng zu stellen ist. Die weniger abschwellend wirksamen Kochsalzsprays sind hier vorzuziehen. Einschränkungen in der Therapie von Schwangeren hängen von Zeitpunkt ab. Im ersten Trimenon sind Glukokortikoide, Antihistaminika, Mastzellstabilisatoren, Anticholinergika und α-Sympathomimetika bei strenger Indikationsstellung lokal anwendbar, bestimmte Medikamente wie Tetryzolin, Phenylephrin und Flunisolid allerdings kontraindiziert. Während der Stillperiode sind die meisten lokalen und systemischen Antihistaminika nicht zugelassen. Alle anderen Antiallergika unterliegen einer strengen Indikationsstellung.

35.1.10 Prävention

Dass Prävention die beste Medizin ist, sollte für die allergische Rhinitis in besonderem Maß gelten. Schließlich gibt es ohne auslösende Allergene keine Erkrankung. Die verantwortlichen Allergene werden zunehmend identifiziert und auf molekularer Ebene genau definiert. Auch die Pathomechanismen, die zu einer allergischen Reaktion führen, sind bekannt und werden immer genauer erforscht. Die klinische Praxis jedoch zeigt, dass die Entstehung der allergischen Rhinitis häufig unvorhersehbar ist und sich bspw. bei Geschwistern, die lange Zeit den gleichen Umweltfaktoren ausgesetzt sind, ganz unterschiedlich entwickeln kann. Auch der hohe Anteil genetischer Faktoren stellt infrage, inwieweit die allergische Rhinitis durch präventive Maßnahmen verhindert werden kann. Die Karenz eines spezifischen Allergens ist hierbei die erste präventive und therapeutische Maßnahme. Allerdings wird die Stärke der allergischen Reaktion auch maßgeblich durch adjuvante Faktoren wie Dieselrauch oder Feinstaub beeinflusst (Lin et al. 2011), Irritanzien, die oft ubiquitär vorhanden und meist schwierig zu meiden sind. Dies zeigt, dass die allergische Rhinitis einem komplexen Zusammenwirken aus genetischen und Umweltfaktoren unterliegt, was die Durchführung einfacher und einschlägiger Präventionsmaßnahmen erschwert. Neben der Allergenkarenz sind die wichtigsten, in Studien gesicherten Maßnahmen zur Prävention atopischer Erkrankungen allgemein (Halken 2004):

- Verzicht auf Tabakrauch sowohl aktiv als auch passiv
- Ausschließliches Stillen von Säuglingen in den ersten 4 Lebensmonaten

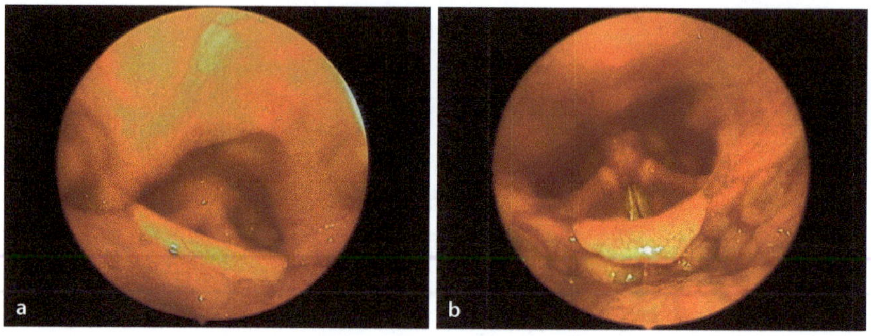

Abb. 35.8 Akutes Larynxödem nach Wespenstich bei bekannter Insektengiftallergie. **a** Zungengrund-, Larynxeingangsödem (ca. 45 min nach Stich in den Arm). **b** Normaler Larynxbefund nach medikamentöser Therapie (8 h nach Stich)

- Erhalt eines natürlichen, mäßig »unhygienischen« Lebensumfelds bei Kleinkindern

Der letzte Punkt ist mehr aus empirischen Beobachtungen hervorgegangen als aus sicherer wissenschaftlicher Evidenz. Er wird v. a. damit begründet, dass die Prävalenz atopischer Erkrankungen in den letzten 30 Jahren mit dem zunehmenden Hygienestandard stark angestiegen ist. Neuere Studien heben darüber hinaus andere Risikofaktoren wie Adipositas und psychosoziale Belastung speziell bei Kindern hervor (Baumann et al. 2013). Auch wenn noch nicht ganz klar ist, wie weit diese Faktoren zur Entstehung der allergischen Rhinitis konkret beitragen, könnten sie auch neue Ansätze zur Prävention darstellen.

35.2 Allergien von Kehlkopf, Mundhöhle und Rachen, Nasennebenhöhlen, Ohr

35.2.1 Allergisches Kehlkopfödem

Schleimhautschwellungen des Kehlkopfs (Abb. 35.8) können fulminant verlaufen. Besonders gefährdet sind hochgradige Insektengiftallergiker oder Patienten mit ausgeprägter Sensibilisierung auf Haselnuss, Sellerie, rohe Karotten oder Fisch. Infektionen, Alkohol, Aspirin, körperliche Anstrengung und Stress, seltener Hormonveränderungen und starke Temperaturunterschiede können die Reaktion triggern. Die Notfallbehandlung reicht je nach Schweregrad von der Gabe systemischer Glukokortikoide, Antihistaminika, Sympathomimetika und Sauerstoff bis hin zur Intubation oder Koniotomie.

Differenzialdiagnostisch abzugrenzen sind nichtallergische Krankheitsbilder wie der Laryngospasmus und die »vocal cord dysfunction« (VCD) (Kenn u. Hess 2008). Beim Laryngospasmus (Stimmritzenkrampf) kommt es für wenige Sekunden zu einem plötzlichen Verschluss der Stimmritze mit akuter Atemnot. Bei der VCD handelt es sich um eine pathologische Überempfindlichkeit des Kehlkopfs, die zu einer paradoxen Stimmlippenbeweglichkeit und zu einem spastischen Verschluss der Stimmbänder führt. Klinisch imponieren intermittierende, heftige Hustenanfälle, inspiratorischer Stridor und starke Dyspnoe. Sowohl Laryngospasmus als auch VCD können im Extremfall zu einem kompletten Sistieren der Atmung und ohnmachtsartigen Bewusstseinsverlust führen (Ictus laryngis, »Kehlkopfschlag«). Beide Krankheitsbilder lassen sich durch Stimmtherapie und psychosomatische Betreuung positiv beeinflussen. Die Ätiologie bleibt in den meisten Fällen unklar.

35.2.2 Allergien von Mundhöhle und Rachen

Kardinalsymptome der IgE-vermittelten Soforttypreaktion der Zungen-, Mund- und Rachenschleimhaut sind ödematöse Schleimhautschwellung (Abb. 35.9), Kribbeln, Brennen, Juckreiz und ein Globusgefühl im Hals. Sie können als lokale Reaktion bei Nahrungsmittel- und Insektengiftallergien oder als systemische Reaktion im Rahmen eines Quincke-Ödems, bei anaphylaktischem oder anaphylaktoidem Schock vorkommen. Am häufigsten findet man Allergien von Mundhöhle und Rachen bei pollenassoziierten Nahrungsmittelallergien (Tab. 35.4). Inhalations- und Nahrungsmittelallergien scheinen bei Kindern zu einer Hyperplasie der Rachenmandel (Adenoide) zu prädisponieren. Immunhistochemisch konnten in Adenoiden allergischer Kinder vermehrt Langerhans-Zellen, eosinophile Granulozyten sowie Zellen mit starker Expression von IL-4 und IL-5 nachgewiesen werden (Fokkens et al. 1998). Im Unterschied zur Rachenmandelhyperplasie liegen bis heute keine Studienergebnisse vor, die auf eine allergische Genese einer Hyperplasie der Gaumenmandeln hinweisen. Kontaktallergien auf Dentalprodukte (Kanerva et al. 2001) sind selten und können mit Zungenbrennen, Globusgefühl oder Kratzen im Rachen einhergehen. Ihr Nachweis erfolgt im Epikutantest. Bei der Inspektion zeigt sich eine gerötete, verdickte Schleimhaut (Abb. 35.10), im chronischen Sta-

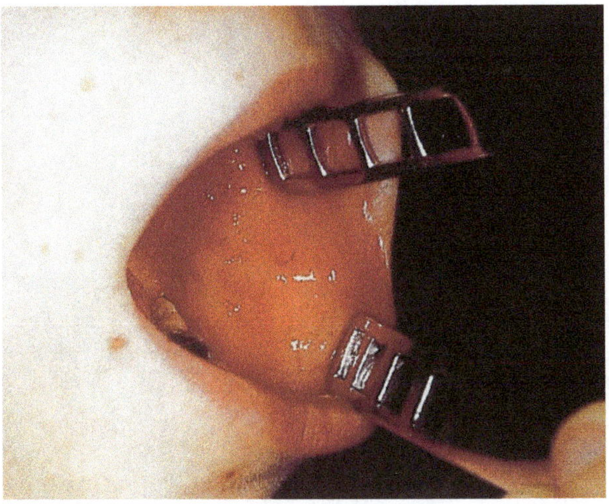

Abb. 35.9 Pollenassoziierte Nahrungsmittelallergie. Ödematöse Schwellung der Wangenschleimhaut eines Birkenpollenallergikers nach Genuss von Haselnussschokolade

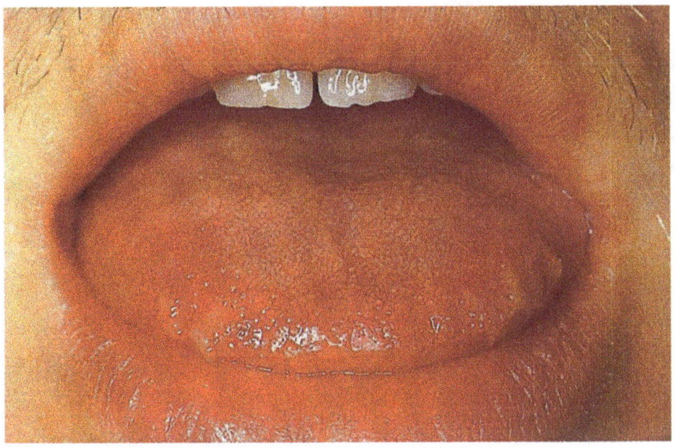

Abb. 35.10 Glossitis mit gerötetem, verdicktem Zungenrand durch Kontaktallergie auf Prothesenmaterial (Perubalsam)

dium teilweise Leukoplakien, Aphthen oder lichenartige Veränderungen. Potenzielle Allergene sind Kunststoffe (Epoxidharz, Methylmethacrylate) und Metalle (Kobalt, Nickel, Palladium, Quecksilber) in Prothesenmaterialien, Zahnzement (Kolophonium, Eugenol) und Prothesenhaftmittel (Duftstoffe, Perubalsam, Eugenol). Sensibilisierungen auf Quecksilberamalgam werden von Patienten häufig vermutet, jedoch selten bestätigt. Im positiven Fall zeigen sich im Epikutantest Reaktionen auf Amalgam (5 % in Vaseline) bzw. anorganisches Quecksilber(II)-amidchlorid (1 % in Vaseline). Die Therapieempfehlungen bei Allergien von Mundhöhle und Rachen reichen von der Allergenkarenz, Ernährungsberatung und Zahnsanierung bis hin zur systemischen Gabe von Antihistaminika, lokalen Schleimhautpflege mit Steroidhaftsalbe und Entfernung der Rachenmandel (Adenotomie).

35.2.3 Chronische Rhinosinusitis und Polyposis nasi

Eine chronische Rhinosinusitis liegt vor, wenn Beschwerden mindestens 12 Wochen bestehen oder mehr als 4-mal pro Jahr exazerbieren. Die Prävalenz liegt durchschnittlich bei 16 %. Abhängig von Endoskopie und Bildgebung unterscheidet man eine chronische Rhinosinusitis mit und ohne Polypen (Fokkens et al. 2012; Meltzer et al. 2004). Die Genese der chronischen Rhinosinusitis ist nach heutigem Wissensstand multifaktoriell. Zentrale Bedeutung besitzt die Verengung des mittleren Nasengangs, die zu einer Minderbelüftung der nachgeschalteten Nasennebenhöhlen mit Sekretstase und Entzündungsreaktion führt. Allergien, v. a. gegen perenniale Allergene wie Hausstaubmilben, prädisponieren zur Entstehung einer chronischen Rhinosinusitis. Die Kolonisierung mit Staphylococcus aureus scheint für die Entwicklung nasaler Polypen entscheidend zu sein (Calus et al. 2012).

Ist die Diagnose einer chronischen Rhinosinusitis mittels Anamnese, Endoskopie, Bildgebung gestellt und sind andere Rhinitisformen und Tumoren ausgeschlossen, empfiehlt sich eine konservative Therapie mit topischen oder systemischen Steroiden sowie eine mehrwöchige Antibiotikatherapie mit Doxycyclin oder Makroliden. In chronischen therapieresistenten Fällen ist eine funktionell endoskopische Nasennebenhöhlenoperation (FESS) indiziert, bei der Engstellen und pathologische Schleimhautveränderungen beseitigt werden (Abb. 35.11).

35.2.4 Gehörgangsekzem und Paukenerguss

Allergien der Ohrmuschel gehören im Allgemeinen zur Gruppe der allergischen Kontaktdermatitis. Im akuten Zustand des nässenden Ekzems sind sie durch ausgeprägte Hautrötung, juckende Papulovesikel, später durch Krusten gekennzeichnet (Abb. 35.12). Im chronischen Stadium dominieren Schuppung, Lichenifikation, Rhagaden und in seltenen Fällen narbige Gehörgangsstenosen. Das allergische Ekzem ist vom toxischen Kontaktekzem und anderen ekzematösen Krankheitsbildern wie atopischer oder seborrhoischer Dermatitis sowie von Psoriasis abzugrenzen. Zu den häufigsten Auslösern allergischer Ohrmuschel- und Gehörgangsekzeme gehören Konservierungsstoffe und lokal wirksame Antibiotika in Ohrentropfen, Duft- und Konservierungsstoffe in Haarshampoos und nickelhaltiger Ohrschmuck. Auch Salbengrundlagen, Konservierungsstoffe und UV-Blocker in Sonnencremes, Kunststoffe, Acrylate oder Gummibestandteile in Kopfhörern und Ohrstöpseln können Reaktionen auslösen. Der Nachweis der Sensibilisierung wird mithilfe des Photopatch- und Epikutantests geführt. Meiden des Kontaktallergens,

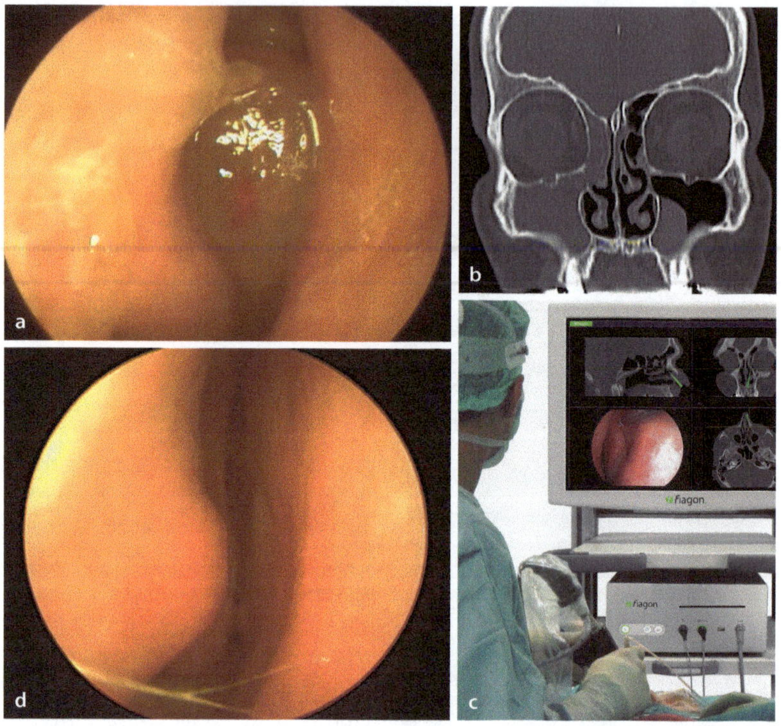

Abb. 35.11 Funktionell endoskopische Nasennebenhöhlenoperation (FESS) bei chronischer Rhinosinusitis mit Polyposis nasi. **a** Endoskopie mit Polypen im mittleren Nasengang. **b** Verschattung der Nasennebenhöhlen in der Computertomographie. **c** Endonasale endoskopische Navigationschirurgie. **d** Postoperativ freie Belüftungswege im mittleren Nasengang

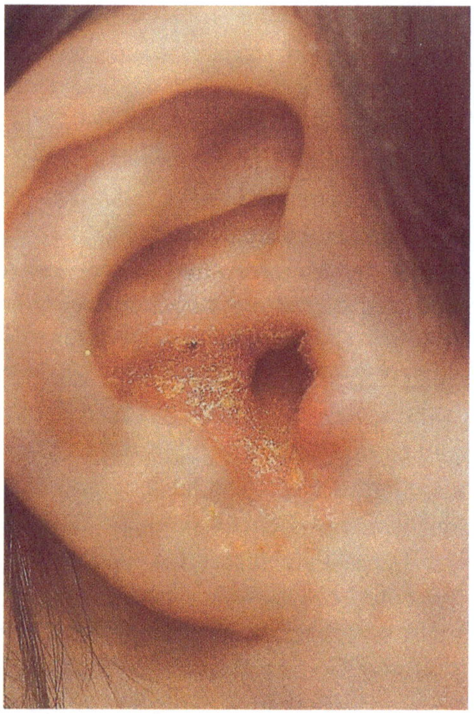

Abb. 35.12 Allergische Kontaktdermatitis der Ohrmuschel auf neomycinhaltige Ohrentropfen

wässrige steroidhaltige Externa im akuten Zustand und fettende steroidhaltige Salben im chronischen Stadium gehören zur Standardtherapie. Bei langfristigen Verläufen sind Präparate mit niedrigem Hautatrophierisiko wie Methylprednisolonaceponat oder Mometasonfuroat zu bevorzugen. Zur Nachbehandlung und Rezidivprophylaxe eignen sich gereinigte Teerauszüge und hydratisierende Pflegepräparate.

Tritt im Rahmen einer allergischen Rhinitis ein Paukenerguss (Abb. 35.13) auf, kann dies Folge einer Tubenventilationsstörung oder eine direkte allergische Reaktion der Mittelohrschleimhaut sein (Pelikan 2007, Martines et al. 2010). Therapeutisch werden neben abschwellenden Nasentropfen und Tubenventilationsübungen, wie dem Aufblasen eines Otovent® Ballons über einen Nasenadapter, systemische Antihistaminika, topische Steroide und in therapieresistenten Fällen Leukotrienantagonisten empfohlen. Kommt es zu keiner Besserung, helfen oft nur operative Maßnahmen wie eine Adenotomie, Parazentese, Paukendrainage oder die endoskopisch kontrollierte Tubendilatation mittels Ballonkatheter.

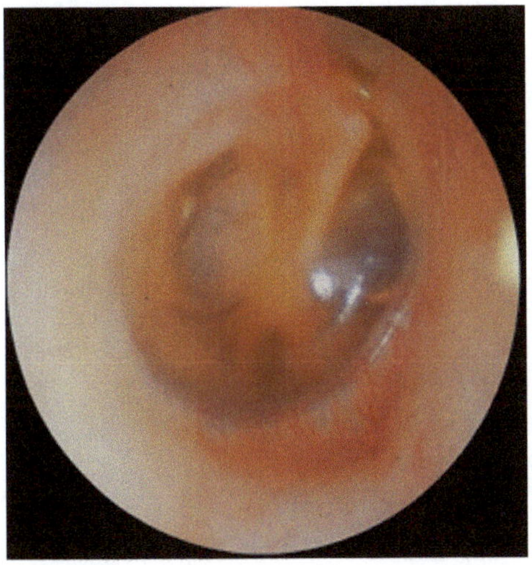

Abb. 35.13 Paukenerguss eines Gräserpollenallergikers während der Saison

Literatur

Baumann S et al. (2013) Obesity – a Promoter of Allergy? Int Arch Allergy Immunol 162(3): 205–213

Berger WE et al. (2012) A 26-Week Tolerability Study of Ciclesonide Nasal Aerosol in Patients with Perennial Allergic Rhinitis. Am J Rhinol Allergy 26(4): 302–327

Bousquet J et al. (2008) Allergic Rhinitis and Its Impact on Asthma (Aria) 2008 Update (in Collaboration with the World Health Organization, Ga(2)Len and Allergen). Allergy 63 (Suppl 86): 8–160

Calus L et al (2012) Local Inflammation in Chronic Upper Airway Disease. Curr Pharm Des 18(16): 2336–2346

Corren J (2012) Inhibition of Interleukin-5 for the Treatment of Eosinophilic Diseases. Discov Med 13(71): 305–312

Fokkens WJ et al. (2012) European Position Paper on Rhinosinusitis and Nasal Polyps 2012. Rhinol Suppl 23: 3, 1–298

Fokkens WJ et al. (1998) Differences in cellular infiltrates in the adenoid of children compared with age- and gender-matched controls. Clin Exp Allergy 28(2): 187–195

Grainger J et al. (2006) Montelukast in Allergic Rhinitis: A Systematic Review and Meta-Analysis. Clin Otolaryngol 31(5): 360–367

Halken S (2004) Prevention of Allergic Disease in Childhood: Clinical and Epidemiological Aspects of Primary and Secondary Allergy Prevention. Pediatr Allergy Immunol 15 (Suppl 16): 4–5, 9–32

Hampel FC et al. (2010) Double-Blind, Placebo-Controlled Study of Azelastine and Fluticasone in a Single Nasal Spray Delivery Device. Ann Allergy Asthma Immunol 105(2): 168–173

Kanerva L et al. (2001) A multicenter study patch test reactions with dental screening series. Am J Contact Dermat 12(2): 83–87

Kenn K, Hess M (2008) Vocal cord dysfunction: Eine wichtige Differentialdiagnose zum Asthma bronchiale. Dtsch Ärztebl 105(41): 699–702

Kopp MV et al. (2013) Transient impact of omalizumab in pollen allergic patients undergoing specific immunotherapy. Pediatr Allergy Immunol 24(5): 427–433

Lin SY et al. (2011) Allergic Rhinitis and Secondhand Tobacco Smoke: A Population-Based Study. Am J Rhinol Allergy 25(2): 66–71

Martines F et al. (2010) The Role of Atopy in Otitis Media with Effusion among Primary School Children: Audiological Investigation. Eur Arch Otorhinolaryngol 267(11): 1673–1678

Masuda ES et al. (2008) Syk Inhibitors as Treatment for Allergic Rhinitis. Pulm Pharmacol Ther 21(3): 461–467

Meltzer EO et al. (2004) Rhinosinusitis: Establishing Definitions for Clinical Research and Patient Care. J Allergy Clin Immunol 114(6 Suppl): 155–212

Patou J et al. (2011) Syk-Kinase Inhibition Prevents Mast Cell Activation in Nasal Polyps. Rhinology 49(1): 100–106

Pelikan Z (2007) The role of nasal allergy in chronic secretory otitis media. Ann Allergy Asthma Immunol 99(5): 401–407

Radulovic S et al. (2010) Sublingual Immunotherapy for Allergic Rhinitis. Cochrane Database Syst Rev (12): Cd002893

Senti G et al. (2009) Epicutaneous Allergen Administration as a Novel Method of Allergen-Specific Immunotherapy. J Allergy Clin Immunol 124(5): 997–1002

Senti G et al. (2008) Intralymphatic Allergen Administration Renders Specific Immunotherapy Faster and Safer: A Randomized Controlled Trial. Proc Natl Acad Sci U S A 105(46): 17908–17912

Wahn U et al. (2012) High-Dose Sublingual Immunotherapy with Single-Dose Aqueous Grass Pollen Extract in Children Is Effective and Safe: A Double-Blind, Placebo-Controlled Study. J Allergy Clin Immunol 130(4): 886–893

Werfel T, Niggemann B (2010) Weißbuch: Nahrungsmittelallergie, 3. Aufl. Urban & Vogel, München

Allergische Erkrankungen in der Augenheilkunde

M. Zierhut, B. Sobolewska

T. Biedermann et al. (Hrsg.), *Allergologie*,
DOI 10.1007/978-3-642-37203-2_36,

36.1 Einleitung

Allergische Erkrankungen des Auges oder chronische Entzündungen mit Assoziation zur Atopie treten bei ca. 1/3 der Weltbevölkerung auf und umfassen die folgenden Krankheitsbilder: allergische Konjunktivitis, atopische Keratokonjunktivitis, gigantopapilläre Konjunktivitis und Blepharokonjunktivitis bei Kontaktallergie.

36.2 Allergische Konjunktivitis

36.2.1 Einführung und Epidemiologie

Die allergische Konjunktivitis stellt die häufigste allergische Erkrankung des Auges dar. Dazu zählen die saisonale (SAC= »saisonal allergic conjunctivitis«; < 4 Wochen) und die ganzjährige (PAC = »perennial allergic conjunctivitis«; > 4 Wochen) allergische Konjunktivitis. Die geschätzte Prävalenz beträgt 15–40 % und die Anzahl der Neuerkrankungen steigt weiter an (Rosario u. Bielory 2011).

36.2.2 Allergene

Eine saisonale allergische Konjunktivitis wird von pflanzlichen Allergenen v. a. aus windbestäubten Pollen von Gräsern oder Bäumen ausgelöst, aber auch Allergene aus Tierhaaren, Hausstaubmilben, Schimmelpilzen oder seltener der Kontakt zu Nahrungsmittelallergenen können zu einer akuten allergischen Konjunktivitis führen. Typische Allergene für eine ganzjährige allergische Konjunktivitis kommen von Hausstaubmilben und werden über Tierhaare transportiert.

36.2.3 Ätiologie und Pathogenese

Die allergische Konjunktivitis stellt eine IgE-vermittelte Sofortreaktion vom Typ I nach Coombs und Gell dar (▶ Sektion I, Grundlagen allergischer Erkrankungen). Mastzellen (MZ), die sich überwiegend in den Augenlidern und in der Bindehaut befinden, sind für diese typischen pathologischen Veränderungen der Sofortreaktion verantwortlich. Infolge der FcεRI-vermittelten Aktivierung und Degranulation von Mastzellen kommt es zur Freisetzung zahlreicher Mediatoren (Histamin, Proteoglykane, Proteasen, Prostaglandine, Leukotriene, Zytokine und Chemokine; vgl. ▶ Kap. 6, Mastzellen und Basophile), die für die klinischen Zeichen Rötung, Ödembildung und Juckreiz verantwortlich sind.

36.2.4 Klinik

Die allergische Konjunktivitis ist meist bilateral. Das charakteristische Symptom ist der Juckreiz. Die anderen Symptome umfassen Epiphora (Tränenträufeln), Fremdkörpergefühl und Photophobia. Die Klinik ist durch eine papilläre Bindehautreaktion, Bindehautrötung, Bindehautödem (Chemosis), wässriges bzw. mukoides Sekret und fehlende Hornhautbeteiligung geprägt (◘ Abb. 36.1). Sowohl die Symptome als auch die Klinik sind meist bei der ganzjährigen allergischen Konjunktivitis milder. Chronische allergische Augenerkrankungen gehen jedoch nahezu immer mit einem trockenen Auge (Sicca-Symptomatik) (◘ Abb. 36.2) und Zeichen wie Fremdkörpergefühl, Tränen, Brennen usw. einher, was durch daraus resultierende Defekte der Immunabwehr zu gehäuften Bindehautinfektionen führen kann.

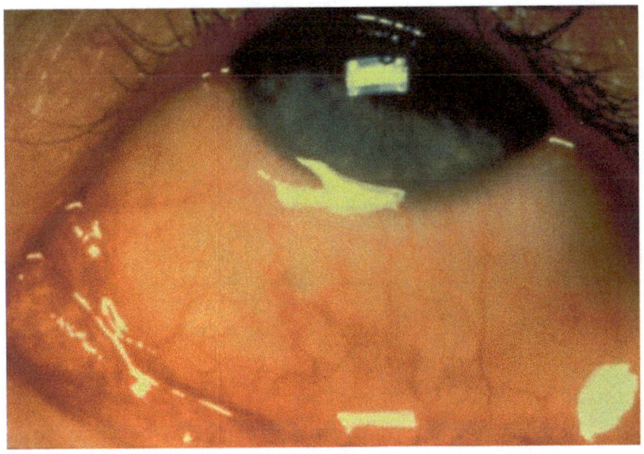

◘ **Abb. 36.1** Allergische Konjunktivitis. Bindehautinjektion mit Bindehautödem (Chemosis)

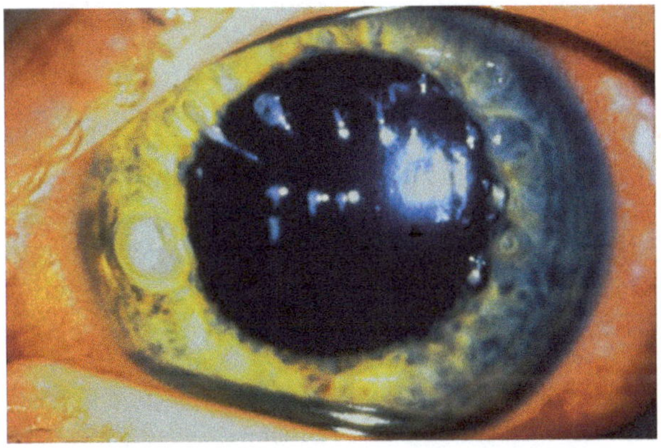

◘ **Abb. 36.2** Keratokonjunktivitis filiformis als Zeichen eines trockenen Auges

36.2.5 Diagnose

Die Diagnose wird hauptsächlich anamnestisch und klinisch gestellt. Nur bei unklaren ophthalmologischen Befunden und Anamnese werden ergänzende Untersuchungen wie Bindehautabstrich (bei Verdacht auf bakterielle oder virale Genese) durchgeführt. Zum Nachweis einer spezifischen allergischen Reaktion können Hauttests (Prick-Test, Intrakutantest, Scratch-Test) durchgeführt und spezifische IgE im Serum analysiert werden.

36.2.6 Differenzialdiagnose

Differenzialdiagnostisch sollte v. a. eine Kontaktallergie in Betracht gezogen werden, da diese ebenfalls ohne Hornhautbeteiligung einhergeht. Des Weiteren sollten folgende Krankheitsbilder ausgeschlossen sein: bakterielle Konjunktivitis (mit purulentem Sekret), Keratokonjunktivitis epidemica (asymmetrische, hochkontagiöse Konjunktivitis, beginnend mit Plica- und Karunkelschwellung, Lymphknotenvergrößerung und ggf. Pseudomembranen der Bindehaut, später oft nummulär subepitheliale Hornhautinfiltrate).

36.2.7 Therapie

Unmittelbar nach dem Kontakt mit Allergenen sollte das Auge mit wässrigen Tränenersatzmitteln ausgespült und gekühlt werden.

Therapie der ersten Wahl sind topische Antihistaminika als Einzel- (Emedastine) oder besser Kombipräparate mit Mastzellstabilisatoren (Olopatadine, Ketotifen fumarat, Epinastine). Alle oben genannten Augentropfen zeigen einen schnellen Wirkeintritt und vergleichbare Wirksamkeit in den klinischen Studien (Borazan et al. 2009; Ganz et al. 2003). Orale Antihistaminika bessern manche okuläre Beschwerden, aber können die Sicca-Symptomatik verschlechtern.

Topische Glukokortikoide sollten nur in der hochakuten Phase bei schwerer allergischer Konjunktivitis verordnet werden, um das Risiko von Nebenwirkungen (Glaukom, Katarakt) zu verringern. Loteprednolol ist das bevorzugte topische Kortikosteroid wegen des reduzierten Risikos eines Augendruckanstiegs (Ilyas et al. 2004).

Bei Versagen der lokalen Therapie kann bei schweren Formen der allergischen Konjunktivitis eine Immuntherapie versucht werden. Hierfür stehen verschiedene Verfahren und Präparate zur Verfügung (vgl. ► Kap. 54, Spezifische Immuntherapie). Auch eine SLIT (sublinguale Immuntherapie) reduziert die subjektiven und objektiven Zeichen der allergischen Konjunktivitis und führt zu einem Vertragen von höheren Allergenschwellen (Calderon et al. 2011; Liu et al 2013).

Topische Vasokonstriktoren sollten aufgrund der Nebenwirkungen (Reboundhyperämie und ggf. Mydriasis) und der fehlenden Wirksamkeit auf die allergische Reaktion (im Vergleich zu Mastzellstabilisatoren/Antihistaminika) keinesfalls verwendet werden.

36.2.8 Prävention

Zur Prävention der allergischen Konjunktivitis gehören folgende Maßnahmen:

1. Allergenkarenz (z. B. hypoallergene Bettwäsche, keine Haustiere, geeignete Wahl des Urlaubsorts – zeitlich und örtlich)
2. Sonnenbrille als Allergenschutz
3. Konservierungsmittelfreie Tränenersatzmittel zum Ausspülen des Auges nach Allergenkontakt, aber auch zur Prävention des trockenen Auges
4. Frühzeitige Einnahme der lokalen Antihistaminika/Mastzellstabilisatoren (z. B. 4 Wochen vor Beginn der Allergiezeit)

36.3 Atopische Keratokonjunktivitis

36.3.1 Einführung und Epidemiologie

Die atopische Keratokonjunktivitis ist eine chronische Augenerkrankung, die mit einer Atopie vergesellschaftet ist. Diese äußert sich meist als atopische Dermatitis (vgl. ► Kap. 23, Atopische Dermatitis).

36.3.2 Sensibilisierungen

Typischerweise findet man bei Patienten mit einer atopischen Keratokonjunktivitis Typ-I-Sensibilisierungen gegenüber Allergenen von Hausstaubmilben, aus Tierhaaren und Pollen.

36.3.3 Ätiologie und Pathogenese

Ähnlich wie bei der atopischen Dermatitis geht man bei einer atopischen Keratokonjunktivitis von einem Zusammenspiel von Überempfindlichkeitsreaktionen vom Typ I und vom Typ IV nach Coombs und Gell aus. Hier kommt denjenigen T-Helferzellen eine wichtige Rolle zu, die Interleukin-4 freisetzen (Th_2-Zellen), da sie einerseits in B-Lymphozyten den Klassen-Switch hin zu IgE-produzierenden B-Zellen bewirken, aber andererseits auch Teil

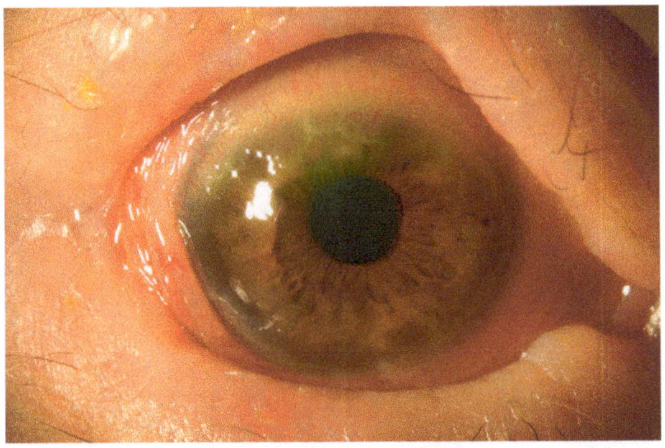

Abb. 36.3 Atopische Keratokonjunktivitis: ausgeprägte Lidrandveränderungen mit Verdickung, Ulzeration und Wimpernfehlstellung (am nasalen Oberlidrand), und parazentral gelegenem Hornhautulkus

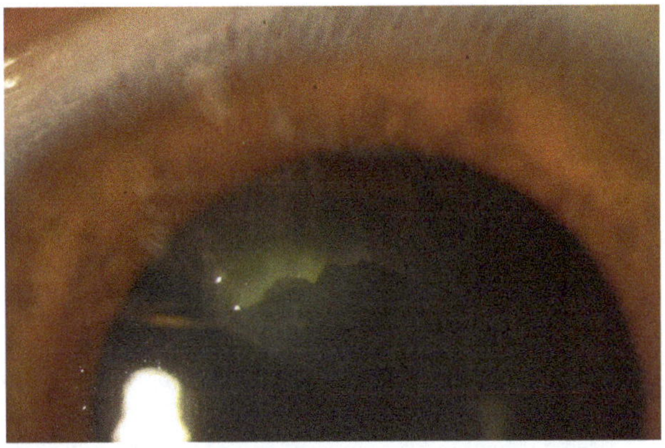

Abb. 36.5 Atopische Keratokonjunktivitis: Hornhautulkus mit Hornhautneovaskularisationen

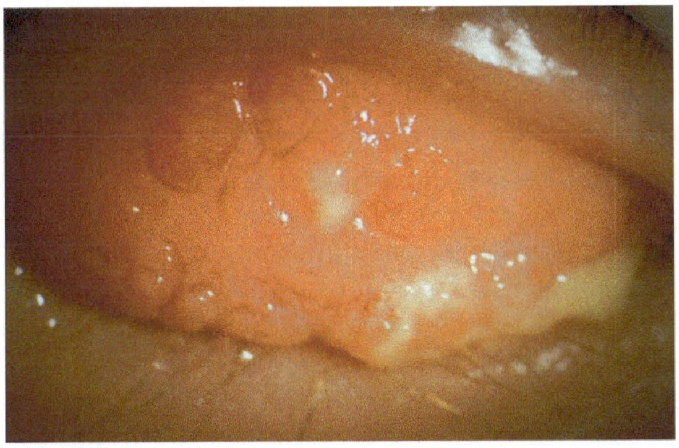

Abb. 36.4 Atopische Keratokonjunktivitis. Papilläre Reaktion der Conjunctiva tarsi

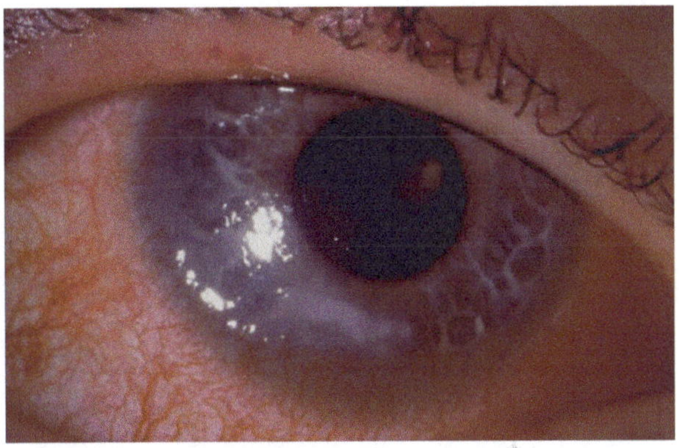

Abb. 36.6 Atopische Keratokonjunktivitis: Bakterielle Superinfektion

der zellulären Entzündung der Schleimhaut sind. Eng assoziiert dazu sind eosinophile Granulozyten, deren Produkte die Entzündung der Schleimhaut weiter verstärken können.

36.3.4 Klinik

Klinisch findet sich fast immer ein beidseitiger Befund, der aber selten symmetrisch ist. Typisch sind Lidveränderungen mit Verkrustungen, Falten- und Rhagadenbildung (Abb. 36.3). Darüber hinaus tritt eine papilläre Hypertrophie (pflastersteinartige Riesenpapillen) der Conjunctiva tarsi gelegentlich mit fibrinöser Pseudomembranbildung auf (Abb. 36.4). Nicht selten führt dies zu einer Symblepharonbildung der Lider.

Die klinische Manifestation der atopischen Keratokonjunktivitis ist in 2 Formen unterteilt:

1. Die palpebrale Form zeigt eine papilläre Hyperplasie der Conjunctiva tarsi mit mucopurulentem Sekret und gelegentlich mit fibrinösen Pseudomembranen (Abb. 36.4).
2. Die limbale Form zeichnet sich durch Trantas dots (weißlich-gelbliche erhabene Ansammlungen eosinophiler Granulozyten) aus.

Typische Komplikationen stellen eine Cataracta complicata (am häufigsten Cataracta subcapsularis anterior) (Bair et al. 2011) sowie ein Keratokonus (Bawazeer et al. 2000) dar. Nach Abheilung des Ulcus corneae können sich Hornhautnarben und danach auch Hornhautneovaskularisationen ausbilden (Abb. 36.5, Abb. 36.6).

Selten treten Komplikationen wie Netzhautablösung (Yoneda et al. 1995) oder Herpes-simplex-Keratitis (Easty et al. 1975) auf.

36.3.5 Diagnose

Die Diagnose ist klinisch und basiert auf der Anamnese (positive Familienanamnese, Atopie) und dem Augenbefund. Zur Identifizierung einer die Krankheit unterhaltenden Typ-I-Sensibilisierung dienen Hauttests (▶ Kap. 43, Hauttestung: Typ-I- und Typ-IV-Allergien) oder serologische Untersuchungen (▶ Kap. 51, In-vitro-Serumdiagnostik).

36.3.6 Differenzialdiagnose

Differenzialdiagnostisch muss die Keratokonjunktivitis vernalis abgegrenzt werden, die saisonal auftritt, jedoch nicht mit Atopie assoziiert ist. Klinisch lassen sich beide Krankheitsbilder kaum differenzieren.

36.3.7 Therapie

Die Basistherapie umfasst Antihistaminika/Mastzellstabilisatoren, intensive lokale Therapie mit konservierungsmittelfreien Tränenersatzmitteln und ggf. Cyclosporin-A-Augentropfen. Im Fall einer Exazerbation können lokale Glukokortikoide kurzfristig gegeben werden. Hier werden Loteprednolol und Rimexolon wegen des besseren Nebenwirkungsprofils im Gegensatz zu Prednisolon, Dexamethason und Bethametason bevorzugt. Bei häufigen Schüben oder moderaten/schweren Verlaufsformen zeigte eine lokale Gabe von Cyclosporin A einen steroidsparenden Effekt (Tomida et al. 2002; González-López JJ et al. 2012). Bei steroid- und cyclosporinresistenten Patienten kann auch Tacrolimus (Calcineurininhibitor) eingesetzt werden (Sakarya u. Sakarya 2012; Garcia et al. 2011). Falls eine lokale Therapie nicht zum Erfolg führt, ist eine systemische Therapie mit Glukokortikoiden oder Immunsuppressiva wie Cyclosporin (Cornish et al. 2010) oder Tacrolimus (Stumpf et al. 2006) in Erwägung zu ziehen. Beim Hornhautgeschwür (Ulcus corneae), welches trotz der kombinierten topischen und systemischen Therapie nicht heilt, stellt eine Amnionmembranaufnähung die bevorzugte Therapieoption dar.

36.3.8 Prävention

Allergenkarenz und Milieusanierung spielen eine wichtige Rolle in der Prävention der atopischen Keratokonjunktivitis (▶ Sektion VI, Prävention; ▶ Kap. 23, Atopische Dermatitis).

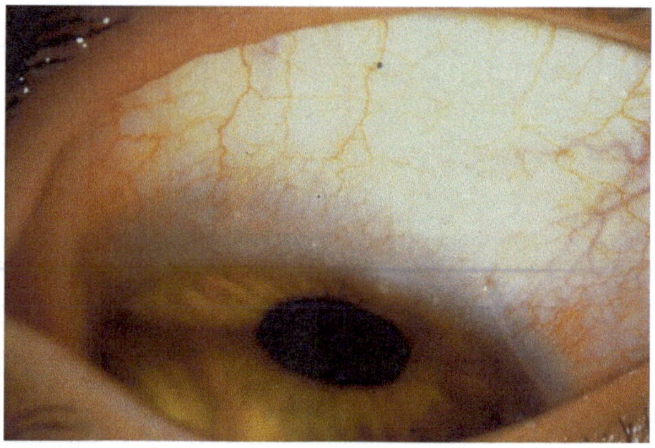

Abb. 36.7 Keratokonjunktivitis vernalis. Limbale Form mit Trantas dots

36.4 Keratokonjunktivitis vernalis

36.4.1 Einführung und Epidemiologie

An einer Keratokonjunktivitis vernalis erkranken überwiegend Jungen (Verhältnis Jungen zu Mädchen 2 bis 3:1), wobei 60 % zwischen 11 und 20 Jahren alt sind (Brody u. Foster 1996, Leonardi et al. 2006). Das durchschnittliche Erkrankungsalter liegt zwischen 6 und 10 Jahren (Leonardi et al. 2006). In zwei Drittel der Fälle ist die Erkrankung von April bis August aktiv. Die Keratokonjunktivtis vernalis kann sich oft in der Pubertät spontan zurückbilden (Brody u. Foster 1996; Leonardi et al. 2006).

36.4.2 Sensibilisierungen

Typ-I-Sensibilisierungen liegen eher nicht vor. Es wird angenommen dass nichtspezifische Stimuli zu einer Hypersensitivitätsreaktion führen.

36.4.3 Ätiologie und Pathogenese

Die Keratokonjunktivitis vernalis gilt als Th_2-vermittelte Entzündung, und ähnelt dadurch der atopischen Keratokonjunktivitis.

36.4.4 Klinik

Das klinische Bild ist im Wesentlichen der atopischen Keratokonjunktivitis ähnlich (Abb. 36.7).

36.4.5 Diagnose

Anhand von Anamnese, Symptomen und klinischem Befund wird die Diagnose gestellt.

36.4.6 Differenzialdiagnose

Differenzialdiagnostisch ist v. a. die atopische Keratokonjunktivitis auszuschließen, bei der die Lidhaut typischerweise mitbetroffen ist. Darüber hinaus ist sie meistens ganzjährig und mit Atopie assoziiert. Des Weiteren ist der Krankheitsverlauf der atopischen Keratokonjunktivitis schwerer und die Hornhautneovaskularisationen tendieren dazu tiefer zu sein (Jun et al. 2008).

Ein anderes Krankheitsbild, welches von der Keratokonjunktivitis vernalis abgegrenzt werden sollte, stellt die gigantopapilläre Konjunktivitis dar. Hier spielt die Augenanamnese (Kontaktlinsen stellen die häufigste Ursache der gigantopapillären Konjunktivitis dar) eine wichtige Rolle. Außerdem führt eine Kontaktlinsenkarenz zur Verbesserung der Beschwerden und ggf. des Augenbefundes.

Des Weiteren sollte Keratokonjunktivitis epidemica als Differenzialdiagnose in Betracht gezogen werden (► Abschn. 36.2.6).

Im Fall eines Hornhautulkus sollte differenzialdiagnostisch das okuläre Pemphigoid ausgeschlossen werden (durchschnittlicher Krankheitsbeginn liegt bei 65 Jahren, typische Zeichen: Fornixverkürzung im Frühstadium, später Symblepharon).

36.4.7 Therapie

In der Therapie einer Keratokonjunktivitis vernalis (► Abschn. 36.3.7) spielt eine prophylaktische lokale Behandlung mit Ciclosporin A und ggf. Antihistaminika/Mastzellstabilisatoren eine wichtige Rolle.

36.4.8 Prävention

Konservierungsfreie Tränenersatzmittel (mindestens 2-mal pro Tag) sollten zur Prävention der Hornhautbeteiligung eingesetzt werden. Des Weiteren wird zumindest im Frühling und Sommer die Gabe von topischem Ciclosporin A empfohlen, um die Rate der Schüben zu verringern (Pucci et al. 2010). Antihistaminika/Mastzellstabilisatoren sollten am besten ganzjährig verwendet werden, um die Häufigkeit des Augenreibens zu reduzieren.

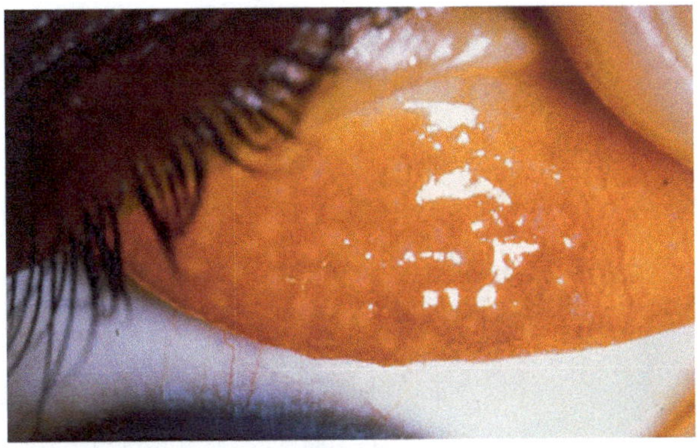

Abb. 36.8 Gigantopapilläre Konjunktivitis. Papilläre Hyperplasie der Conjunctiva tarsi am Oberlid

36.5 Gigantopapilläre Konjunktivitis

36.5.1 Einführung und Epidemiologie

Typischerweise entwickelt sich eine gigantopapilläre Konjunktivitis häufiger bei weichen als bei harten Kontaktlinsenträgern. Darüber hinaus können auch Augenprothesen, Fäden, Fremdkörper, Plomben und Sickerkissen zu dieser Krankheit führen. Das Krankheitsbild ist meist bilateral, nur in 10 % asymmetrisch.

36.5.2 Sensibilisierungen

Auch diese Erkrankung kann mit Atopie assoziiert sein. Sowohl Ablagerungen auf den Kontaktlinsen (Proteine, Lipide) als auch Traumatisierung der Bindehaut stellen Stimuli der gigantopapillären Konjunktivitis dar (► Abschn. 36.5.4).

36.5.3 Klinik

Typisch sind Papillen, meist größer als 0,3 mm, an der tarsalen Konjunktiva (Abb. 36.8). Jedoch kann es auch zu einer oberen Limbusinfiltration in Form von Trantas dots kommen (Brewitt u. Zierhut 2001). Die gigantopapilläre Konjunktivitis wird in folgende 4 Stadien unterteilt (Tab. 36.1).

Dennoch findet sich häufig eine Diskrepanz zwischen den Symptomen und klinischem Befund.

36.5.4 Ätiologie und Pathogenese

Die Ursache der gigantopapillären Konjunktivitis ist weiterhin unklar, aber es wird vermutet, dass 2 Faktoren eine

Tab. 36.1 Stadien der gigantopapillären Konjunktivitis. (Nach Allansmith et al. 1977)

	Symptome
Stadium 1	Minimales muköses Sekret, meistens nach dem Aufwachen, gelegentlicher Juckreiz
	Keine sichtbaren Bindehautveränderungen außer milder Bindehautinjektion
Stadium 2	Häufig auftretendes Fremdkörpergefühl
	Moderate Bindehautinjektion, Papillen · 0,3 mm
Stadium 3	Reduzierte Kontaktlinsentragedauer wegen der Augenbeschwerden, erhöhte Kontaktlinsenverschieblichkeit und dadurch resultierendes verschwommenes Sehen
	Erste Zeichen der subkonjunktivalen Vernarbungen an den Papillenspitzen
Stadium 4	Meist starke Augenbeschwerden bis zur Unfähigkeit Kontaktlinsen tragen zu können, gelegentlich stark verklebte Augen nach dem Aufwachen
	Papillen bis zu 1 mm oder größer

Rolle in der Pathogenese spielen: die Ablagerungen auf den Kontaktlinsen (Proteine, Lipide) und Traumatisierung der Bindehaut. Dies führt zur erhöhten Produktion von Immunoglobulinen (IgE, IgG und IgM) im Tränenfilm, Aktivierung des Komplementsystems durch C3-Anaphylatoxin und Freisetzung von chemotaktischen Faktoren (Donshik 1994). Kürzlich konnten in der Konjunktiva Zellen nachgewiesen werden, die morphologisch und funktionell M-Zellen entsprechen. Diese Zellen sind in der Lage, gegen Antigene oder Pathogene B-Zell-Reaktionen als Teil des CALT (Konjunktiva-assoziiertes lymphatisches Gewebe) zu vermitteln (Zhong et al. 2007).

36.5.5 Diagnose

Die Diagnose wird anhand der Anamnese, Augenbeschwerden und des Augenbefunds gestellt.

36.5.6 Differenzialdiagnose

Differenzialdiagnostisch sollten Krankheiten wie allergische Konjunktivitis, Kontaktallergie und virale Konjunktivitis in Betracht gezogen werden.

36.5.7 Therapie

Das Ziel der Therapie besteht in der Linderung der Augenbeschwerden und später in der Fortsetzung des Kontaktlinsentragens. Es wird eine Stufentherapie empfohlen:

1. Kontaktlinsenkarenz für 3–4 Wochen,
2. Wechsel zu Tageskontaktlinsen oder zu 14-Tages-/Monatskontaktlinsen,
3. Wechsel zu harten Kontaktlinsen,
4. Ggf. Kontaktlinsenkarenz kombiniert mit topischen Mastzellstabilisatoren/Antihistaminika (Donshik et al. 2008; Elhers u. Donshik 2008).

Trotz der o. g. Therapie werden die Papillen in der Regel nur kleiner.

36.5.8 Prävention

Bei der Prävention der gigantopapillären Konjunktivitis spielt der häufige Einsatz von konservierungsmittelfreien Tränenersatzmitteln die wichtigste Rolle, um inflammatorische Faktoren und Ablagerungen auf den Kontaktlinsen zu entfernen.

36.6 Blepharokonjunktivitis bei Kontaktallergie

Eine Kontaktallergie (▶ Kap. 24, Allergisches Kontaktekzem) wird durch Tropfen, Salben, Verband oder Kosmetika ausgelöst und führt dann zu Blepharokonjunktivitis, Lidekzem und Konjunktivitis (Rötung, Ödem, Papillenschwellung) (Abb. 36.9). Eine Keratopathie tritt aber eher nicht auf.

36.6.1 Diagnose

Eine Epikutantestung zur Identifizierung der Auslöser ist indiziert. Sie kann mit standardisierten und/oder patienteneigenen Substanzen durchgeführt werden (vgl. ▶ Kap. 43, Hauttestung: Typ-I- und Typ-IV-Allergien).

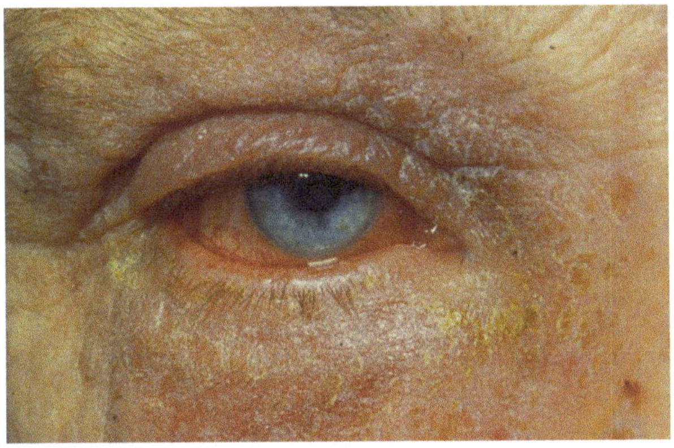

Abb. 36.9 Kontaktallergie. Periorbitale Dermatose mit Bindehautinjektion

36.6.2 Therapie

Therapeutisch reicht meist das Absetzen des Medikaments oder die Vermeidung des Antigens. Eine zusätzliche Gabe von topischen Antihistaminika/Mastzellstabilisatoren und eine kurzfristige Anwendung von Kortikosteroidsalben auf den Lidern kann den Heilungsprozess beschleunigen.

Literatur

Allansmith MR, Korb DR, Greiner JV, Henriquez AS, Simon MA, Finnemore VM (1977) Giant papillary conjunctivitis in contact lens wearers. Am J Ophthalmol 83: 697–708

Bair B, Dodd J, Heidelberg K, Krach K (2011) Cataracts in atopic dermatitis: a case presentation and review of the literature. Arch Dermatol 147: 585–588

Bawazeer AM, Hodge WG, Lorimer B (2000) Atopy and keratoconus: a multivariate analysis. Br J Ophthalmol 84: 834–836

Brewitt H, Zierhut M (2001) Trockenes Auge: Anatomie, Physiologie, Pathophysiologie, Diagnostik, Therapie. Kaden, Heidelberg

Brody JM, Foster S (1996) Vernal conjunctivitis. In: Pepose JS, Holland GN, Wilhelmus KR (Hrsg) Ocular infection and immunity. Mosby, St. Louis, S 367–375

Borazan M, Karalezli A, Akova YA, Akman A, Kiyici H, Erbek SS (2009) Efficacy of olopatadine HCl 0.1%, ketotifen fumarate 0.025%, epinastine HCl 0.05%, emedastine 0.05% and fluorometholone acetate 0.1% ophthalmic solutions for seasonal allergic conjunctivitis: a placebo-controlled environmental trial. Acta Ophthalmol 87: 549–554

Calderon MA, Penagos M, Sheikh A, Canonica GW, Durham SR (2011) Sublingual immunotherapy for allergic conjunctivitis: Cochrane systematic review and meta-analysis. Clin Exp Allergy 41: 1263–1272

Cornish KS, Gregory ME, Ramaesh K (2010) Systemic cyclosporin A in severe atopic keratoconjunctivitis. Eur J Ophthalmol 20: 844–851

Donshik PC (1994) Giant papillary conjunctivitis. Trans Am Ophthalmol Soc 92: 687–744

Easty D, Entwistle C, Funk A, Witcher J (1975) Herpes simplex keratitis and keratoconus in the atopic patient. A clinical and immunological study. Trans Ophthalmol Soc U K 95: 267–276

Ehlers WH, Donshik PC (2008) Giant papillary conjunctivitis. Curr Opin Allergy Clin Immunol 8: 445–449

Ganz M, Koll E, Gausche J, Detjen P, Orfan N (2003) Ketotifen fumarate and olopatadine hydrochloride in the treatment of allergic conjunctivitis: a real-world comparison of efficacy and ocular comfort. Adv Ther 20: 79–91

García DP, Alperte JI, Cristóbal JA, Mateo Orobia AJ, Muro EM, Valyi Z, Del Rio BJ, Arnao MR (2011) Topical tacrolimus ointment for treatment of intractable atopic keratoconjunctivitis: a case report and review of the literature. Cornea 30: 462–465

González-López JJ, López-Alcalde J, Morcillo Laiz R, Fernández Buenaga R, Rebolleda Fernández G (2012) Topical cyclosporine for atopic keratoconjunctivitis. Cochrane Database Syst Rev 9: CD009078

Ilyas H, Slonim CB, Braswell GR, Favetta JR, Schulman M (2004) Long-term safety of loteprednol etabonate 0.2% in the treatment of seasonal and perennial allergic conjunctivitis. Eye Contact Lens 30:10–13

Jun J, Bielory L, Raizman MB. Vernal conjunctivitis (2008) Immunol Allergy Clin North Am 28: 59–82

Leonardi A, Busca F, Motterle L, Cavarzeran F, Fregona IA, Plebani M, Secchi AG (2006) Case series of 406 vernal keratoconjunctivitis patients: a demographic and epidemiological study. Acta Ophthalmol Scand 84: 406–410

Liu LL, Guo DD, Liang QX, Ding S, Chen JY, Wu B, Li Q. (2013) Sublingual immunotherapy for experimental allergic conjunctivitis in a murine model induced by Dermatophagoides farinae allergen. Int Arch Allergy Immunol161: 205–212

Pucci N, Caputo R, Mori F, De Libero C, Di Grande L, Massai C, Bernardini R, Novembre E (2010) Long-term safety and efficacy of topical cyclosporine in 156 children with vernal keratoconjunctivitis. Int J Immunopathol Pharmacol 23: 865–871

Rosario N, Bielory L (2011) Epidemiology of allergic conjunctivitis. Curr Opin Allergy Clin Immunol 11: 471–476

Sakarya Y, Sakarya R (2012) Treatment of refractory atopic blepharoconjunctivitis with topical tacrolimus 0.03% dermatologic ointment. J Ocul Pharmacol Ther 28: 94–96

Stumpf T, Luqmani N, Sumich P, Cook S, Tole D (2006) Systemic tacrolimus in the treatment of severe atopic keratoconjunctivitis. Cornea 25: 1147–1149

Tomida I, Schlote T, Bräuning J, Heide PE, Zierhut M (2002) Cyclosporin A 2% eyedrops in therapy of atopic and vernal keratoconjunctivitis. Ophthalmologe 99: 761–767

Yoneda K, Okamoto H, Wada Y, Morita K, Takahashi M, Ogura Y, Imamura S (1995) Atopic retinal detachment. Report of four cases and a review of the literature. Br J Dermatol 133: 586–591

Zhong X, Liu H, Pu A, Xia X, Zhou X (2007) M cells are involved in pathogenesis of human contact lens-associated giant papillary conjunctivitis. Arch Immunol Ther Exp 55: 173–177

Besonderheiten allergischer Erkrankungen im Säuglings- und Kindesalter

M. Kopp

T. Biedermann et al. (Hrsg.), *Allergologie*,
DOI 10.1007/978-3-642-37203-2_37,

37.1 Pädiatrische Allergologie

37.1.1 Einleitung

Allergische Erkrankungen betreffen besonders häufig Säuglinge, Kleinkinder und Jugendliche. Die Diagnostik und Therapie, v. a. aber auch die Betreuung von Kindern und Jugendlichen mit allergischen Erkrankungen, weist eine Reihe von Besonderheiten auf, die in diesem Kapitel umrissen werden sollen. Für die Behandlung und Betreuung von Kindern mit allergischen Erkrankungen ist ein Facharzt für Pädiatrie mit Weiterbildung im Bereich Kinderpneumologie bzw. Allergologie unter zwei Aspekten wichtig: Zum einen gilt es, die pädiatriespezifischen Differenzialdiagnosen zur Nahrungsmittelallergie, dem atopischen Ekzem und dem Asthma bronchiale zu kennen. Zum anderen ist bei Kindern und Jugendlichen eine ärztliche Versorgung notwendig, die alters- und entwicklungsspezifische Besonderheiten berücksichtigt und nicht organorientiert an Fachgebietsgrenzen Halt macht. Diese Besonderheiten finden beispielhaft in den Schulungskonzepten für Asthma bronchiale, atopische Dermatitis und Anaphylaxie ihren Ausdruck, die in der pädiatrischen Allergologie ein wichtiges Therapieprinzip darstellen.

37.1.2 Epidemiologie von allergischen Krankheitsbildern bei Kindern in Deutschland

Unter den Erkrankungen im Kindes- und Jugendalter nehmen allergische Erkrankungen eine besondere Rolle ein, da sie zu den häufigsten Gesundheitsproblemen in dieser Altersgruppe gehören. Wissenschaftliche Untersuchungen weisen darauf hin, dass allergische Erkrankungen in Deutschland in den vergangenen Jahrzehnten kontinuierlich zugenommen haben. Eine umfangreiche epidemiologische Untersuchung in Deutschland wurde zwischen 2003 und 2006 durch das Robert Koch-Institut durchgeführt (KiGGS = Kinder- und Jugendgesundheitssurvey). Hier sind Daten von über 17 000 Kindern und Jugendlichen im Alter von 0–17 Jahren aus 167 ausgewählten Städten und Gemeinden ausgewertet worden. Insgesamt war bei mindestens jedem 5. der in Deutschland lebenden Kinder und Jugendlichen die ärztliche Diagnose mindestens einer atopischen Erkrankung (atopisches Ekzem, allergische Rhinitis, Asthma bronchiale) gestellt worden. Die Lebenszeitprävalenz von Asthma bronchiale betrug nach den Daten der KiGGS-Studie fast 5 %. Dabei waren signifikant häufiger Jungen (5,5 %) als Mädchen (3,9 %) betroffen. Allerdings ist für die Erkrankung Asthma methodenbedingt von einer Untererfassung betroffener Patienten in der KIGGS-Studie auszugehen, da sich im internationalen Vergleich und in Studien mit anderer Methodik höhere Lebenszeitprävalenzen zeigten. Für die allergische Rhinokonjunktivitis (»Heuschnupfen«) wurde eine Lebenszeitprävalenz von ca. 11 % ermittelt. Auch hier zeigte sich eine höhere Prävalenz bei Jungen (12,5 %) als bei Mädchen (8,9 %). Etwa 13 % der Kinder und Jugendlichen hatte zum Untersuchungszeitpunkt eine Arztdiagnose »atopisches Ekzem«.

Die Häufigkeit von allergischen Erkrankungen weist regionale Unterschiede auf. Ein Vergleich der Allergiehäufigkeit in den neuen und alten Bundesländern zeigt in der aktuellen Untersuchung keine signifikanten Unterschiede mehr. Lediglich das Kontaktekzem ist in den alten Bundesländern noch häufiger vorhanden als in den neuen Bundesländern. Eine Übersicht der Daten aus der KIGGS-Studie ist in ▣ Tab. 37.1 dargestellt.

37.1.3 Prävention

Da Allergien zu den häufigsten chronischen Erkrankungen im Kindes- und Jugendalter zählen und nur in einem beschränkten Umfang kausale Therapiemöglichkeiten zur Verfügung stehen, kommt der Prävention eine besondere Bedeutung zu. Ziel von Präventionsmaßnahmen ist die Senkung der Inzidenz von allergischen Erkrankungen und die Reduktion der allergischen Sensibilisierungen bei Kindern. Die sekundäre Prävention zielt darauf ab, bei bereits sensibilisierten Kindern weitere neu auftretende Sensibilisierungen zu verhindern. Unter tertiärer Prävention versteht man Maßnahmen, die z. B. das Fortschreiten von einem leichtgradigen, gut kontrollierten Asthma bronchiale zu einem schwerem Asthma bronchiale beitragen.

Wichtig für die Primärprävention ist der Unterschied zwischen Kindern mit und ohne erhöhtes Allergierisiko. Von Kindern mit sog. erhöhtem Risiko spricht man, wenn entweder ein Elternteil oder ein Geschwisterkind unter atopischem Ekzem, Asthma bronchiale oder allergischer Rhinokonjunktivitis leiden.

Alimentäre Allergieprävention

Nach der aktuellen Leitlinie »Allergieprävention« gilt für Säuglinge bis zum vollendeten 4. Lebensmonat, dass diese Kinder nach Möglichkeit voll gestillt werden sollen. Ist Stillen nicht oder nur teilweise möglich, so kann in Familien ohne erhöhtes Allergierisiko eine »normale Kuhmilchformula« gegeben werden. Besteht ein erhöhtes familiäres Allergierisiko, wird empfohlen, bei teilgestillten oder nicht gestillten Säuglingen eine partiell oder extensiv hydrolysierte Formelnahrung zu geben. Unter einer Hydrolysatnahrung versteht man eine Formelnahrung, bei der die Eiweißbestandteile (entweder Molkeproteine oder Kaseine) in kleinere Bausteine gespalten sind. Man unter-

Tab. 37.1 Lebenszeitprävalenzen von atopischen Erkrankungen und Kontaktekzem in Deutschland. (Mod. nach Schlaud et al. 2007)

	Asthma	Heuschnupfen	Atopisches Ekzem	Atopische Erkrankung[a]	Allergisches Kontaktekzem
Gesamt	4,7 (4,3–5,1)	10,7 (10,2–11,3)	13,2 (12,5–13,9)	22,9 (22,0–23,7)	9,9 (9,4–10,5)
Geschlecht					
Mädchen	**3,9** (3,4–4,4)	**8,9** (8,2–9,6)	13,4 (12,5–14,4)	**21,4** (20,3–22,5)	**13,8** (12,9–14,8)
Junge	**5,5** (5,0–6,0)	**12,5** (11,7–13,3)	13 (12,2–13,9)	**24,3** (23,2–25,4)	**6,2** (5,6–6,9)
Migration					
Ja	4,4 (3,7–5,2)	9,6 (8,3–10,9)	**8,0** (7,0–9,1)	**17,7** (16,3–19,2)	**7,3** (6,2–8,7)
Nein	4,8 (4,4–5,2)	11 (10,3–11,7)	**14,3** (13,5–15,1)	**23,9** (23,0–24,9)	**10,4** (9,8–11,1)
Wohnort					
Ost	5 (4,3–5,8)	11,3 (10,3–12,4)	13,7 (12,5–15,1)	23,5 (22,0–25,1)	**8,4** (7,4–9,6)
West	4,7 (4,2–5,1)	10,6 (10,0–11,3)	13,1 (12,3–13,9)	22,7 (21,8–23,7)	**10,2** (9,6–10,9)
Sozialstatus					
Niedrig	4,9 (4,3–5,6)	**9,3** (8,3–10,3)	**11,1** (10,1–12,2)	**20,6** (19,4–21,9)	9,1 (8,2–10,1)
Mittel	4,6 (4,1–5,2)	**11,7** (10,8–12,6)	**14,1** (13,2–15,1)	**24,1** (22,9–25,3)	10,4 (9,7–11,2)
Hoch	4,5 (3,7–5,6)	**11,7** (10,2–13,4)	**17,4** (15,6–19,4)	**26,3** (23,9–28,9)	10,1 (8,8–11,6)

[a] Wenigstens eine atopische Erkrankung (Asthma, Heuschnupfen, atopisches Ekzem) wurde genannt.
Angaben in Prozent mit 95-%-Konfidenzintervallen.
Statistisch signifikante Unterschiede sind fett gedruckt.

37

scheidet dabei partiell hydrolysierte Formelnahrungen von extensiv hydrolysierten Formelnahrungen. Für die Allergieprävention gilt, dass in klinischen Studien partiell hydrolysierte Formelnahrungen einen ähnlich guten allergiepräventiven Effekt zeigen wie extensiv hydrolysierte Formelnahrungen. Sojabasierte Säuglingsnahrungen dürfen vor dem Ende des 1. Lebensjahres nicht gegeben werden. Die größte Studie zum Thema Allergieprävention über die Säuglingsernährung wurde in Deutschland durchgeführt (GINI-Studie). Neugeborene mit familiärer Allergiebelastung erhielten zunächst nach Möglichkeit in den ersten 4–6 Monaten nur Muttermilch. Falls dies nicht möglich war, wurden eine herkömmliche Säuglingsmilch oder drei unterschiedliche Hydrolysatnahrungen verabreicht. Bei der Nachuntersuchung dieser Kinder nach 6 und mittlerweile auch 10 Jahren zeigte sich, dass Kinder, die als Säuglinge eine stark gespaltene Hydrolysatnahrung auf Kaseinbasis oder eine teilweise gespaltene Hydrolysatnahrung auf Molkebasis erhalten hatten, ein signifikant reduziertes Risiko hatten, an einer atopischen Dermatitis zu erkranken.

Beikosteinführung

Die Allergiepräventionsleitlinie empfiehlt, dass Beikost ab dem vollendeten 4. Lebensmonat gegeben werden kann. Nach aktuellen Daten gibt es keine Belege dafür, dass das Meiden potenter Nahrungsallergene einen allergiepräventiven Effekt hat. Umgekehrt gibt es aber auch keine Belege dafür, dass das frühzeitige Einführen von potenten Nahrungsmittelallergenen einen Schutzeffekt auf das Allergierisiko hat. Selbstverständlich sollten Erdnüsse oder Nüsse schon aufgrund der Aspirationsgefahr im Kleinkindesalter nicht gefüttert werden. Der Beikostaufbau sollte schrittweise erfolgen und mit Beginn einer Mittagsmahlzeit starten. Insbesondere in Familien mit einem erhöhten Allergierisiko sollte nicht mehr als ein neues Lebensmittel pro Woche eingeführt werden. Begonnen werden kann z. B. mit einem Gemüse-, Kartoffel- oder Fleischbrei. Ab dem 6. Lebensmonat kann ein Vollmilchgetreidebrei ergänzt werden.

Umgebungsbedingungen

Für Familien ohne erhöhtes Allergierisiko gelten keine Einschränkungen bei der Haustierhaltung. In Risikofamilien empfiehlt die aktuelle Allergieleitlinie, dass keine Katzen angeschafft werden. Die Hundehaltung geht auch für Risikokinder nach heutigem Wissensstand nicht mit einem erhöhten Allergierisiko einher.

Eine Reduktion der Hausstaubmilbenbelastung als primäre Präventionsmaßnahme wird nicht empfohlen. Es ist anzustreben, dass ein Innenraumklima geschaffen wird, in dem kein Schimmelpilzwachstum nachweisbar ist. Ein in allen Studien gut nachweisbarer allergiepräventiver Effekt ist die strikte Meidung einer Tabakrauchexposition.

Weitere Empfehlungen

Für zahlreiche weitere Faktoren konnte in klinischen Studien bzw. in epidemiologischen Untersuchungen gezeigt werden, dass sie mit einem erhöhten Allergierisiko einhergehen. Dies gilt z. B. für ein erhöhtes Körpergewicht. So konnte gezeigt werden, dass ein erhöhter Body-Mass-Index (BMI) mit Asthma bronchiale assoziiert ist.

Auch eine erhöhte Exposition gegenüber Luftschadstoffen, insbesondere gegenüber Verkehrsemissionen (Feinstaub, PM10, Stickoxide, Dieselruß) konnten ein erhöhtes Asthmarisiko zeigen.

Das Thema »Impfungen« ist in der Bevölkerung mit starken Emotionen besetzt. Aus Sichtweise der Allergieprävention gibt es bislang keinerlei Hinweise, dass Impfen mit einer erhöhten Rate an Sensibilisierungen oder allergischen Erkrankungen einhergeht.

Für Kinder nach Kaiserschnittentbindung wurde in großen epidemiologischen Studien ein erhöhtes Risiko für allergische Sensibilisierungen und Asthma bronchiale nachgewiesen. Daher ist es wichtig, Eltern und Geburtshelfer frühzeitig darauf hinzuweisen, dass eine Sectio nur bei entsprechender medizinischer Indikation durchgeführt werden sollte.

37.2 Atopische Dermatitis

37.2.1 Definition und Epidemiologie

Die atopische Dermatitis oder Neurodermitis ist eine von starkem Juckreiz begleitete chronisch-rezidivierende entzündliche Erkrankung der Haut, die sich in der Regel im Kleinkindesalter manifestiert. In über 60 % der Fälle liegt der Beginn im 1. Lebensjahr, bei Erwachsenen beträgt die Prävalenz etwa 2–3 %. In der Regel ist die Prognose der atopischen Dermatitis gut. Wenn die Erkrankung in den ersten beiden Lebensjahren beginnt, haben etwa 20 % dauerhafte Beschwerden, weitere 20 % zeigen einen intermittierenden Verlauf bis zum Jugendalter. Etwa 2 % der Kinder sind dauerhaft schwer betroffen.

37.2.2 Diagnose und Differenzialdiagnose

Die Diagnose der Neurodermitis wird klinisch gestellt. Grundlage für die Diagnosestellung sind die von Hanifin und Rajka definierten Kriterien: Hauptkriterien sind Juckreiz, chronisch-rezidivierender Verlauf, typische Morphologie und Verteilung sowie eine Familienanamnese für Atopie. Von diesen Hauptkriterien müssen mindestens 3 erfüllt sein. Zu den zahlreichen, z. T. wenig spezifischen Nebenkriterien zählen u. a. Hauttrockenheit, Schuppung, Hand- und Fußekzem, orbitaler Halo, Dennie-Morgan-Falte, Mamillenekzem, Lippenekzem, Neigung zu Hautinfektionen, weißer Dermographismus, erhöhtes Serum-IgE, Nahrungsmittelintoleranz, Intoleranz gegenüber Wolle und Seifen und ein junges Alter bei Krankheitsmanifestation.

Da die Spezifität dieser Nebenkriterien gering ist, kann u. U. eine Abgrenzung gegenüber anderen chronischen Hauterkrankungen schwierig sein. Immer dann, wenn das Ekzem schlecht auf die Therapie anspricht und insbesondere auch dann, wenn der Beginn des Ekzems sehr früh (z. B. erste Lebenswoche) ist, müssen andere Differenzialdiagnosen bedacht werden. Sie sind in ◻ Abb. 37.1 aufgeführt.

37.2.3 Klinik

Das klinische Bild der atopischen Dermatitis variiert mit dem Alter. Im Säuglingsalter sind insbesondere die Streckseiten der Extremitäten, im Gesicht die Wangen und der Hals betroffen. Ekzeme finden sich häufig auch am Stamm. Im Kleinkindalter findet man dann die klassische Verteilungsform mit Befall der Beugen, der Arme und Beine. Hier finden sich eine ausgeprägte Hauttrockenheit und Ekzeme inklusive Lichenifikationen. Die Schweregradeinteilung der atopischen Dermatitis erfolgt in Europa mithilfe des sog. SCORAD-Scores. Dieser Score ist für die Verlaufsbeurteilung bei therapeutischen Interventionen sehr nützlich. Häufiger als in der Allgemeinbevölkerung findet man bei Kindern mit atopischer Dermatitis eine Sensibilisierung gegen Nahrungsmittel oder Aeroallergene. Dabei ist wichtig, nicht nur eine allergische Sensibilisierung zu diagnostizieren, sondern auch die klinische Relevanz einer möglichen Nahrungsmittelallergie zu überprüfen. Als Komplikationen sind im Säuglingsalter insbesondere die durch Kratzen entstehenden Superinfektionen problematisch. Virale Exazerbationen wie das Ekzema herpeticatum, das durch Herpes-simplex-Viren hervorgerufen wird, können eine bedrohliche Komplikation darstellen und sollten systemisch behandelt werden. Klinisch relevant sind auch bakterielle Superinfektionen. Da Staphylococcus aureus in über 90 % der Fälle die Haut von Patienten mit atopischem Ekzem kolonisiert, können Superinfektionen zu einer akuten Verschlechterung führen. Klinisch imponieren gelbliche Krustenbildungen, nässende Hautareale und z. T. auch Pusteln.

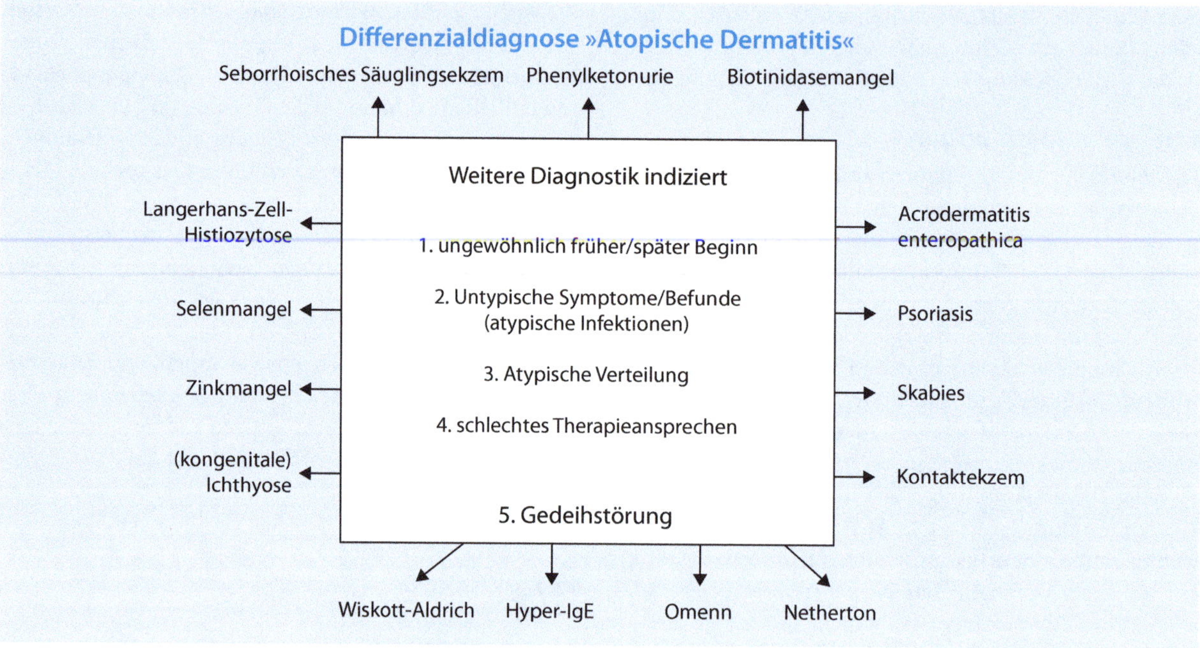

Abb. 37.1 Differenzialdiagnosen zur atopischen Dermatitis

37.2.4 Therapie

Der wichtigste Therapiepfeiler bei der atopischen Dermatitis ist eine gute Basispflege. Dabei sollte die Basispflege der individuellen Situation und Verträglichkeit gut angepasst sein: Nicht jeder Patient verträgt jede Basispflege gleich gut, auch saisonale Schwankungen in der Verträglichkeit müssen berücksichtigt werden. In der Regel werden während der kälteren Jahreszeiten eher fetthaltige Salben benötigt, um die Hauttrockenheit zu therapieren. Dieselben Pflegeexterna können bei hohen Temperaturen aufgrund ihres okklusiven Effekts Juckreiz und andere Unverträglichkeitsreaktionen hervorrufen. Hier sind Cremes mit höherem Wassergehalt oft besser geeignet. Aus Gründen der Praktikabilität sollte die Anzahl der Pflegeexterna gering gehalten werden (z. B. Wintersalbe und Sommercreme). Harnstoffhaltige Externa haben zwar einen therapeutischen Effekt in der Langzeitbehandlung von Ekzemen, führen aber im Alter bis zu 4 Jahren häufig zu Brennen. Alternativ kann hier Glycerin eingesetzt werden. Beim leichtgradigen Ekzem sollten zusätzlich zur Basispflege antiinflammatorische Externa, z. B. 6 % Zinkoxid, eingesetzt werden. Gute antientzündliche Effekte lassen sich mit fett-feuchten Verbänden erzielen.

Beim moderaten Ekzem stellen topische Glukokortikoide das Mittel der Wahl dar. Hier kommen Hydrocortisonacetat als niedrigpotentes Klasse-1-Steroid sowie die Klasse-2-Steroide Prednicarbat, Hydrokortisonbutyrat, Hydrokortisonbuteprat und Methylprednisolonaceponat zum Einsatz. In der Regel ist eine 1-mal tägliche Anwendung ausreichend, da topische Glukokortikoide ein Depot in der Haut bilden. Jede topische Therapie sollte langsam ausgeschlichen werden, um Rebound-Effekte zu vermeiden.

Seit 2002 sind mit Pimecrolimus und Tacrolimus zwei topische Calcineurininhibitoren auf dem Markt, die ebenfalls in die Entzündungskaskade beim atopischen Ekzem eingreifen. Verglichen mit topischen Glukokortikoiden entspricht die Wirksamkeit von Pimelcrolimus etwa einem Klasse-1-Steroid, Tacrolimus ist etwa mit einem Klasse-2-Steroid vergleichbar. Pimecrolimus 1 % und Tacrolimus 0,03 % sind ab dem 2. Lebensjahr zugelassen. Während der Therapie wird für die Anwendung im Gesicht gleichzeitig Lichtschutzmittel empfohlen. Bei einer Virusinfektion der Haut sollte die Gabe von Calcineurininhibitoren ausgesetzt werden (vgl. ▶ Kap. 23, Atopische Dermatitis).

37.2.5 Schulung der Patienten und Eltern

Wie bei allen chronischen Erkrankungen ist auch bei der atopischen Dermatitis eine ausreichende Schulung der Patienten und der Eltern über den Krankheitsverlauf, die Lokaltherapie, Triggerfaktoren und sekundären Präventionsmöglichkeiten von essenzieller Bedeutung. Wichtig ist auch die Schulung im Umgang mit dem Juckreiz, der ein wesentlicher Triggerfaktor für den Krankheitsverlauf darstellt. In den zertifizierten Neurodermitisschulungen werden solche »Juckreizstopptechniken« erlernt (vgl. ▶ Abschn. 62.2, Neurodermitisschulung). Eine Übersicht über zertifizierte Schulungszentren bietet die Homepage der Arbeitsgemeinschaft Neurodermitisschulung (AGNeS) unter www.neurodermitisschulung.de.

37.3 Asthma bronchiale im Kindesalter

Asthma bronchiale ist die häufigste chronische Erkrankung im Kindesalter. Anders als bei Erwachsenen sind im Klein- und Schulkindalter überwiegend Jungen betroffen. Dieser Geschlechterunterschied gleicht sich mit Beginn der Pubertät jedoch aus. In der Adoleszenz und im jungen Erwachsenenalter sind dann mehr Frauen betroffen. Asthma bronchiale ist definiert als eine chronisch-entzündliche Erkrankung der Atemwege, die mit einer anfallartigen reversiblen Bronchialobstruktion einhergeht. Diese Definition setzt voraus, dass Informationen aus einer Lungenfunktion (Spirometrie) vorliegen, in der die Atemwegsobstruktion und eine positive Bronchospasmolyse nach Salbutamolinhalation dokumentiert sind. Diese Untersuchungen sind jedoch im Kleinkindalter nicht durchführbar. Informationen aus einer Spirometrie erhalten wir frühestens ab dem Alter von etwa 4–6 Jahren. Im Vorschulalter kann Asthma bronchiale damit nicht sicher diagnostiziert werden. In den ersten 3–4 Lebensjahren spricht man daher besser von rezidivierenden, obstruktiven Bronchitiden, die überwiegend infektassoziiert sind. Dabei unterscheidet man Kinder mit intermittierendem Giemen (»episodic viral wheeze« oder »transient wheeze«) von Kindern mit einem »multiple trigger wheeze« (persistierende »wheezer«). Episodische »wheezer« haben mehrere Episoden mit Giemen im Jahr, sind jedoch zwischen diesen Phasen klinisch unauffällig. Im Gegensatz dazu sind die persistierenden »wheezer« durch eine obstruktive Atemwegssymptomatik charakterisiert, die auch zwischen den Exazerbationen persistierende Symptome haben. Auslöser sind hier oft neben Infektionen multiple andere Trigger wie Allergene oder Tabakrauch (◻ Abb. 37.2)

Folgende Faktoren sind ein Risiko für die Entwicklung eines Asthma bronchiale im weiteren Verlauf:

- Rezidivierende Episoden mit »wheezing« (mehr als 3-mal/Jahr),
- atopisches Ekzem in der Vorgeschichte,
- Typ-I-Sensibilisierung gegen Inhalations- oder Nahrungsmittelallergene,
- positive Familienanamnese (Eltern oder Geschwisterkind mit atopischer Erkrankung).

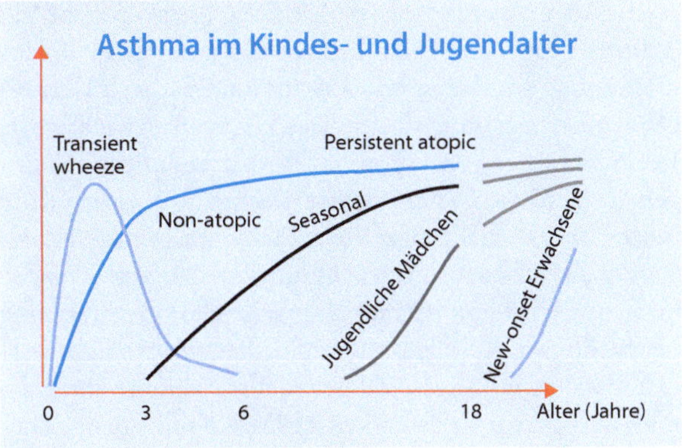

◻ **Abb. 37.2** Unterschiedliche Verlaufsformen des Asthma bronchiale im Kindes- und Jugendalter

37.3.1 Epidemiologie

Die Prävalenz von Asthma bronchiale liegt in Deutschland zwischen 5 und 8 % aller Kinder und Jugendlichen. Von den betroffenen Kindern hatte nach den Daten der Studie zur Gesundheit von Kindern und Jugendlichen in Deutschland (KiGGS) etwa jeder 2. einen Asthmaanfall in den letzten 12 Monaten. Knapp 8 % der betroffenen Kinder mit Asthmaanfall mussten deswegen in eine Klinik aufgenommen werden. Etwa 20 % der asthmakranken Kinder hatten im Mittel 5 Schulfehltage im Jahr. In über der Hälfte der Haushalte von asthmakranken Kindern wurde von mindestens einem Elternteil geraucht.

37.3.2 Pathogenese

Die Pathogenese des Asthma bronchiale ist ausführlich in Kapitel (▶ Kap. 31, Bronchiale Hyperreagibilität und Asthma bonchiale) dargestellt. Für das kindliche Asthma bronchiale sind folgende Triggerfaktoren von besonderer Bedeutung:

- Allergenkontakt (z. B. Pollen, Hausstaubmilben, Tierhaare)
- Infektionen der Atemwege (z. B. Rhinoviren oder RS-Viren)
- Körperliche Belastung sowie
- Umweltfaktoren, hier insbesondere das Passivrauchen

37.3.3 Diagnostik

Die Diagnostik ist ebenfalls in ▶ Kap. 31, Bronchiale Hyperreagibilität und Asthma bonchiale, sowie in ▶ Kap. 45, Lungenfunktionsprüfung, ausführlich dargestellt. Für das Kindesalter gelten folgende Besonderheiten:

Bei der Anamnese von Kindern mit Verdacht auf Asthma bronchiale sollte insbesondere nach der Beeinträchtigung im Alltag und hier besonders nach nächtlichem Husten gefragt werden. Des Weiteren ist wichtig, die Beeinträchtigung bei körperlicher Anstrengung möglichst genau zu erfassen. Hier reichen Angaben wie »mein Kind macht Sport« nicht aus. Vielmehr sollte präzise erfasst werden, welche Sportart wie oft und wie lange pro Woche betrieben wird und ob hier eine Leistungseinschränkung beobachtet wurde. Frühzeitig sollte deutlich gemacht werden, dass ein wichtiges Ziel der Asthmatherapie eine normale körperliche Belastbarkeit ist. Darauf sollte in der Therapieeinstellung besonderen Wert gelegt werden. Mit den folgenden Fragen kann man sich rasch einen Überblick über das Ausmaß der Asthmabeschwerden und den Grad der Asthmakontrolle machen:

- Besteht nächtlicher Husten?
- Kann das Kind durchschlafen?
- Besteht Husten bei Anstrengung?
- Muss das Kind beim Sport pausieren?
- Wie belastet sich das Kind beim Sport?
- Was löst Atembeschwerden aus?
- War das Kind wegen eines Asthmaanfalls schon einmal im Krankenhaus?
- Wie oft werden Betamimetika wegen akuter Atembeschwerden benötigt?
- Hatte das Kind aktuell oder früher eine atopische Dermatitis (Neurodermitis)?

Ein gut standardisiertes Instrument ist der Asthmakontrolltest für Kinder. Dieser Test besteht aus insgesamt 7 Fragen, vier, die sich an das Kind, und drei, die sich an die Eltern richten. Der Asthmakontrolltest ist in ◘ Tab. 37.2 aufgeführt.

37

Klinische Untersuchung

Wichtig, v. a. auch zur Abgrenzung gegenüber anderen chronischen Lungenerkrankungen, ist die Erfassung von Größe und Gewicht bei jeder körperlichen Untersuchung. Weichen Größe und Gewicht von der altersentsprechenden Perzentile ab, muss primär an eine andere Differenzialdiagnose gedacht werden. Insbesondere muss dann immer eine CF sicher ausgeschlossen werden (siehe unten). Bei der Inspektion ist insbesondere auf die Thoraxform zu achten (Fassthorax, Trichterbrust, Harrison-Furche) sowie auf Trommelschlegelfinger und Uhrglasnägel. Bei einem Asthmatiker sind im Intervall in der Regel die Atemfrequenz und der Auskultationsbefund unauffällig. Neben der Ruheatmung müssen Kinder auch bei forcierter Exspiration auskultiert werden, um eine latente Obstruktion zu erfassen. Eine schwere Obstruktion der kleinen Atemwege macht sich auskultatorisch als abgeschwächtes Atemgeräusch fest. Dieses Phänomen wird als stille Obstruktion bezeichnet. Bei der körperlichen Untersuchung müssen auch die oberen Atemwege mit einbezogen werden, speziell ist auf eine normale Nasenatmung zu achten.

Lungenfunktionsprüfung

Ein wichtiges Element in der Diagnostik des Asthma bronchiale ist die Lungenfunktionsprüfung bei Diagnosestellung und in der Verlaufsbeurteilung. Mindestens 1-mal pro Jahr sollte eine Bodyplethysmographie bei einem Kinderpneumologen durchgeführt werden, um sicher eine obstruktive von restriktiven Ventilationsstörungen differenzieren zu können und das Ausmaß der Überblähung zu quantifizieren. Fluss-Volumen-Kurven (Spirometrien) sollten alle 3–4 Monate erstellt werden.

Im Kindesalter ist wichtig, dass die Lungenfunktionsprüfung von einer Person durchgeführt wird, die ausreichend Erfahrung in der Behandlung von Kindern hat, da diese Untersuchungen sehr von der Mitarbeit des Kindes abhängig sind. Bei einer nachgewiesenen bronchialen Obstruktion muss mit dem Bronchospasmolysetest die Reversibilität der Obstruktion nachgewiesen werden. Hierfür wird ein Betasympathikamimetikum inhaliert und die Lungenfunktionsmessung nach 15–30 min wiederholt. Die FEV1 sollte dabei um 15 % vom Ausgangswert zunehmen. Alternativ können die Reversibilität im Therapieverlauf z. B. nach einer 4-wöchigen Behandlung mit inhalativen Glukokortikoiden dokumentiert werden. Ist die Ruhelungenfunktion nicht eingeschränkt, aber ein Asthma bronchiale wahrscheinlich, sollte mit einer Provokationstestung der Nachweis einer bronchialen Hyperreagibilität erbracht werden. Dies ist ein sensitiver Parameter für die Asthmadiagnose, allerdings ist die Spezifität gering. Eine Provokationstestung kann als standardisierte Belastung in der Laufbandprovokation erfolgen, als Kaltluftprovokation oder als Methacholin- bzw. Histaminprovokation. Auch hier wird der Abfall der FEV1 als Kriterium für einen positiven Provokationstest verwendet.

Da im Kindes- und Jugendalter das exogene allergische Asthma bronchiale die häufigste Asthmaform darstellt, ist eine Allergietestung obligat. Diese kann über Hautpricktest bzw. über eine spezifische IgE-Bestimmung erfolgen. Eine Allergietestung mittels Bestimmung der spezifischen IgE-Antikörper kann in jedem Lebensalter erfolgen. Bei Durchführung eines Hautpricktests ist eine Kooperation der Kinder erforderlich. Andere diagnostische Verfahren schließen wichtige Differenzialdiagnosen aus. So sollte bei allen Kindern mit rezidivierenden Atembeschwerden ein Schweißtest mit Bestimmung der Chloridkonzentration durchgeführt werden, um eine zystische Fibrose auszuschließen. Bei Diagnosestellung sollte einmal auch eine Röntgen-Thorax-Aufnahme durchgeführt werden, um angeborene Fehlbildungen, intrathorakale Raumforderungen oder andere pulmonale Grunderkrankungen zu erfas-

Tab. 37.2 Grad der Asthmakontrolle bei Kindern

Kriterium	Kontrolliertes Asthma	Teilweise kontrolliertes Asthma	Unkontrolliertes Asthma
Symptome tagsüber	Nein	Ja	3 oder mehr Kriterien des teilweise kontrollierten Asthmas innerhalb 1 Woche erfüllt
Eingeschränkte Aktivität in Alltag	Nein	Ja	
Symptome nachts	Nein	Ja	
Einsatz von Bedarfsmedikamenten/Notfallmedikamenten	Nein	Ja	
Lungenfunktion	Normales FEV1 oder PEF	< 80 % des Sollwerts FEV1 oder des persönlichen Bestwerts PEF	
Exazerbationen	Nein	1 oder mehrere pro Jahr	1 pro Woche

Jede Exazerbation in 1 Woche bedeutet definitionsgemäß ein »unkontrolliertes Asthma«. Dabei wird dann von einer Asthmaexazerbation gesprochen, wenn es eine Episode mit Zunahme von Atemnot, Husten, pfeifenden Atemgeräuschen und/oder Brustenge gibt, die mit einem Abfall von PEF oder FEV1 einhergeht.

sen. Die Bestimmung des exhalierten NOs in der Ausatemluft gehört nicht zur Routinediagnostik beim Asthma bronchiale.

37.3.4 Therapie des Asthma bronchiale

Ziel der Therapie des Asthma bronchiale ist eine komplette Asthmakontrolle, d. h., die Kinder sollen weder nächtlichen Beschwerden noch Asthmaanfälle haben, dabei sollen sie normal körperlich belastbar sein und eine normale Ruhelungenfunktion aufweisen. Diese Kriterien sind in Tab. 37.2 zusammengefasst, das Stufenschema der Therapie zeigt Abb. 37.3. Die medikamentöse Therapie ist ausführlich im Kapitel (▶ Kap. 31, Bronchiale Hyperreagibilität und Asthma bronchial) dargestellt.

Inhalationstherapie

Wichtig im Kindesalter ist eine gute Anleitung für die Inhalationstherapie. Bedingt durch die physiologischen Unterschiede wie kleine Atemwege, schnellere Atemfrequenz und ein geringeres Atemzugvolumen stellt die Inhalationstherapie im Kindesalter eine besondere Herausforderung dar. In Tab. 37.3 sind die Vor- und Nachteile der aktuell verfügbaren Inhalationssysteme für das Kindesalter dargestellt. In Tab. 37.4 sind häufige Fehler, die bei der Inhalationstherapie gemacht werden, aufgeführt. Dosieraerosole sollten nie ohne Spacer eingesetzt werden. Dabei sollte nach Möglichkeit frühzeitig (spätestens im 4. Lebensjahr, im Einzelfall nach Möglichkeit jedoch bereits früher) ein Mundstück und keine Maske eingesetzt werden. Dadurch wird die pulmonale Deposition erheblich verbessert.

Spezifische Immuntherapie

Kinder mit einem kontrollierten, exogenen allergischen Asthma bronchiale, die eine Sensibilisierung auf Hausstaubmilben, Gräser- oder Baumpollen aufweisen und klinische Beschwerden nach Allergenexpositionen zeigen, profitieren von einer spezifischen Immuntherapie. Diese Therapieform wird in der aktuellen Version der Nationalen Versorgungsleitlinie (NVL) »Asthma im Kindesalter« unterschätzt. Wichtig ist, dass das Asthma bronchiale kontrolliert ist und dass ein klarer Zusammenhang zwischen auslösendem Allergen und dem Beschwerdebild dokumentiert wird. Diese Dokumentation kann mit einem Symptomtagebuch über die Pollensaison geschehen oder mithilfe einer nasalen Provokationstestung. Für die spezifische Immuntherapie sollten nur Präparate eingesetzt werden, für die die Wirksamkeit in klinischen Studien im Kindesalter für Asthma bronchiale belegt ist.

37.3.5 Therapie des akuten Asthmaanfalls

Der Asthmaanfall beginnt oft mit Husten und ist v. a. durch eine plötzlich einsetzende und sich bis zur bedrohlichen Atemnot steigernde exspiratorische Dyspnoe gekennzeichnet. Die Patienten reduzieren ihre körperliche Aktivität und stützen oft die Arme auf, um damit den Einsatz der Atemhilfsmuskulatur zu ermöglichen. Der Thorax ist überbläht, und die heftigen Atemanstrengungen können zu interkostalen, jugulären oder epigastrischen Einziehungen bei der Einatmung führen. Die Kinder haben einen ängstlichen Gesichtsausdruck und sehen blass, im fortgeschrittenen Stadium auch zyanotisch aus. Die Exspirationsphase ist verlängert. Auskultatorisch hört man ein

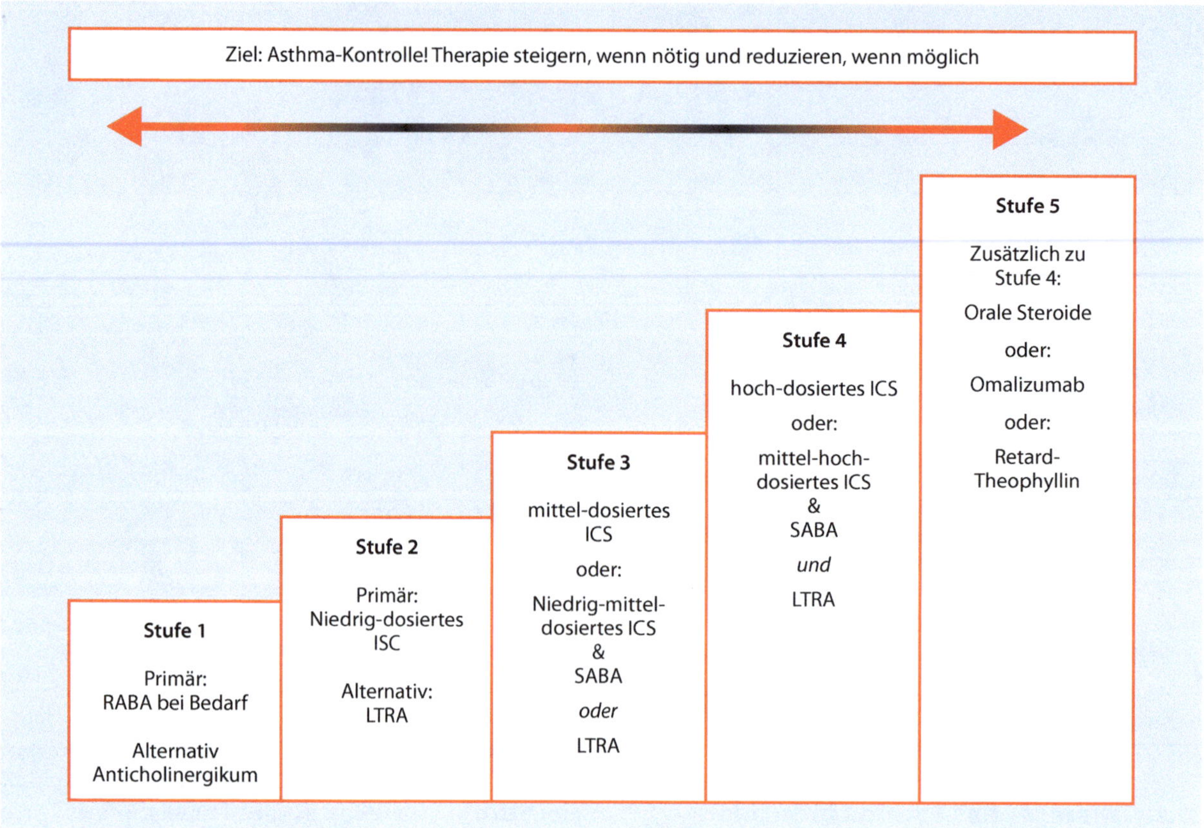

Abb. 37.3 Stufenschema der Asthmatherapie. *RABA* rasch wirkendes Betamimetikum, *SABA* spät wirkendes Betamimetikum, *LTRA* Leukotrienrezeptorantagonist, *ICS* inhalatives Kortikosteroid

Tab. 37.3 Gegenüberstellung einzelner Inhalationssysteme

Geräte	Vorteile	Nachteile
Dosieraerosole	– Portabel und handlich – Dosis und Partikelgröße unabhängig vom Atemfluss – Kurze Inhalationszeit – Verfügbarkeit für viele Medikamente – Für Notfälle geeignet – Niedrige Anschaffungskosten	– Nicht ohne Spacer einsetzbar – Treibmittel
Pulverinhalatoren	– Portabel und handlich – Weniger Koordination nötig – Kurze Inhalationszeit – Atemadaptierte Auslösung – Verfügbarkeit für viele Medikamente – Niedrige Anschaffungskosten	– Nicht für Kinder < 6 Jahre – Z. T. nicht auslösbar bei Feuchtigkeit – Nicht für Notfallsituationen – Atemflussabhängig – Oropharyngeale Disposition
Vernebler	– Geeignet für Ruheatmung – Zugelassen für alle Altersgruppen – Keine Koordination nötig – Für Notfälle geeignet – Zusätzliche O_2-Gabe möglich – Verfügbarkeit für viele Medikamente	– Unhandlich + stromabhängig – Inhalationsdauer bis zu 10–15 min – Zusätzliche Reinigung notwendig – Hohe Anschaffungskosten

raues, oft aber auch ein sehr leises und von Giemen überdecktes Atemgeräusch. Der Status asthmaticus ist ein intensivmedizinischer Notfall, definiert als schwerer Anfall, der über mehr als 24 h anhält und in dieser Zeit nicht auf adäquate Therapiemaßnahmen anspricht. Zur Einschätzung eines akuten Asthmaanfalls sind neben der Anamnese (Auslöser, bisherige Therapie, Einsatz von Betamimetika) und der klinischen Untersuchung (Tachy-/Dyspnoe, seitengleiches Atemgeräusch, endexspiratorisches Giemen, transkutane Sättigung) eine Bestimmung der Blutgase, des Blutbilds und CrP sowie eine Röntgen-Thorax-Aufnahme (Überblähung, Pneumothorax, Pneumonie, Fremdkörper) erforderlich. Die Therapie des Asthmaanfalls besteht in der Gabe eines raschwirksamen Betasympathomimetikums, ggf. alle 10 min, Sauerstoffapplikation (Ziel ist eine Transkutane Sättigung von > 93 %) sowie Gabe von Prednisolon (2–5 mg/kg Körpergewicht). Weitere Maßnahmen umfassen die Inhalation mit Ipratropiumbromid, Flüssigkeitsgabe, Ausgleich der metabolischen Azidose ab einem pH < 7,2, eine atemerleichternde Stellung und die Beruhigung des Kindes. Sollte sich darunter die Situation nicht stabilisieren lassen, so ist die weitere Behandlung auf der Intensivstation indiziert. Hier können ggf. Magnesiumsulfat unter Herzfrequenzkontrolle, β-2-Sympathomimetika i. v. (z. B. Reproterolhydrochlorid) und Theophyllin zum Einsatz kommen.

37.3.6 Asthmaschulung

Ein wichtiges Element in der Asthmatherapie stellt die Asthmaschulung dar.

Wichtige Schulungsinhalte
- Aufklärung über Krankheitsmechanismen
- Auslösende Stimuli und Beschwerden
- Unterscheidung zwischen Dauer- und Bedarfsmedikation
- Richtige Inhalationstechnik
- Körperselbstwahrnehmung mit Erkennen einer Asthmaexazerbation und möglicher Auslöser
- Selbsthilfemaßnahmen und Selbsthilfemedikation
- Verhaltenstraining
- Asthma – Sport und Atemübungen
- Umgang mit emotionalen Auswirkungen

37.3.7 Expositionsprophylaxe

Die Exposition gegenüber Tabakrauch verschlimmert das Asthma bronchiale sowohl bei Erwachsenen als auch bei Kindern und Jugendlichen. Daher sollen Ärzte rauchenden Patienten bzw. Eltern zur Tabakabstinenz raten und Empfehlungen zur Tabakentwöhnung geben.

Tab. 37.4 Häufige Fehler bei Inhalationen

Fehler	Häufigkeit in %
Hand-Atem-Diskoordination	27
Atemanhalten zu kurz (< 5 s)	26
Atemfluss zu hoch	19
Dosieraerosol nicht geschüttelt	13
Vorzeitiger Inhalationsstopp	6

37.3.8 Hausstaubmilben

Besteht bei Kindern und Jugendlichen eine klinisch relevante Hausstaubmilbenallergie, so stellt die Hausstaubmilbensanierung eine wichtige Maßnahme zur Beschwerdekontrolle dar. Hierzu sollten allergendichte Bezüge für Matratzen verwendet werden, Kissen und Decken regelmäßig (mindestens alle 3 Monate bei 60 °C) gewaschen, wöchentlich die Bettwäsche gewechselt und ebenfalls bei 60 °C gewaschen, Kuscheltiere im Bett sowie langfaserige Teppiche oder »Staubfänger« im Schlafzimmer vermieden werden.

37.3.9 Differenzialdiagnose

Im Kindesalter gibt es eine Reihe von Differenzialdiagnosen zum Asthma bronchiale, die bei unkontrolliertem Asthma bronchiale aufgearbeitet werden müssen. Hierzu zählen:
- Zystische Fibrose (CF)
- Primäre ziliäre Dyskenesie (PCD)
- Exogen allergische Alveolitis
- Fremdkörperaspiration
- »vocal cord dysfunction«
- Strukturelle Atemwegsdefekte (z. B. Bronchomalazie)
- Rezidivierende Entzündungen bei Immundefekt
- Tuberkulose
- Infektion mit atypischen Mykobakterien
- Bronchiolitis obliterans
- Kardiovaskuläre Erkrankungen
- Neuromuskuläre Erkrankungen
- Spontanpneumothorax

37.4 Allergische Rhinitis

37.4.1 Epidemiologie

Im Kindesalter finden sich im internationalen Vergleich regional stark schwankende Erkrankungshäufigkeiten, die bei Schulkindern/Jugendlichen (1,5 % bis ca. 40 %) höher als bei Kleinkindern (0,8 % bis ca. 15 %) liegen. Interessanterweise ließ sich in Regionen mit hoher Prävalenz der allergischen Rhinitis (AR) zuletzt keine weitere Zunahme der Erkrankungshäufigkeit mehr feststellen, sodass ein Häufigkeitsplateau erreicht sein könnte. In Deutschland entwickeln gemäß aktueller Untersuchungen ca. 11 % der Kinder bis zum 18. Lebensjahr eine AR, Jungen erkranken häufiger an einer AR als Mädchen (12,5 vs. 8,9 %).

Auch bei pädiatrischen Patienten wird die AR oft bagatellisiert und untertherapiert, da nur ca. 2/3 der betroffenen Patienten wegen dieser Erkrankung einem Arzt vorgestellt werden. Aus vielen Gründen sollten gerade im Kindesalter eine zielgerichtete Diagnostik und eine konsequente Therapie der AR erfolgen:

- Eine AR kann die Lebensqualität betroffener Kinder erheblich einschränken.
- Nächtliche Symptome können zu Schlafstörungen, vermehrter Tagesmüdigkeit und geringerer Leistungsfähigkeit führen.
- Die AR ist oft mit weiteren Erkrankungen des HNO-Traktes wie z. B. sekretorischen Mittelohrentzündungen (»otitis media with effusion«) oder Sinusitiden assoziiert.
- Patienten mit AR leiden häufiger an einem Asthma bronchiale.
- Zahlreiche Kinder mit AR weisen während der Pollenflugzeit eine bronchiale Hyperreagibilität auf.
- Eine zunächst isolierte allergische Rhinitis kann in ein allergisches Asthma übergehen (sog. Etagenwechsel). Epidemiologische Untersuchungen zeigen, dass über einen Beobachtungszeitraum von 10 Jahren etwa 40 % der Patienten mit AR ein Asthma bronchiale entwickeln.

37.4.2 Pathogenese

Hierzu wird auf ► Kap. 35, Allergische Erkrankungen in der Hals-Nasen-Ohren-Heilkunde, verwiesen

37.4.3 Klinik

Kinder mit allergischer Rhinitis zeigen häufig Niesattacken, nasalen Juckreiz und eine wässrige, nasale Hypersekretion mit anteriorer oder positiver Rhinorrhö (»Sneezers« oder »Runners«). Diese Kinder weisen vielfach eine Sensibilisierung gegen saisonale Allergene auf und sind von den »Blockers« abzugrenzen, die v. a. unter einer nasalen Obstruktion mit Atem- und Riechbehinderung, nasaler Sprache und Tubenventilationsstörung leiden. Häufig wird bei diesen Patienten eine Sensibilisierung gegen perenniale Allergene gefunden (z. B. Hausstaubmilbe).

Je nach Beschwerdedauer und frequenz wird gemäß ARIA-Klassifikation eine intermittierende (IAR) von einer persistierenden (PER) Form der allergischen Rhinitis unterschieden. Zur Einteilung des Schweregrades der AR wird auf ► Kap. 35, Allergische Erkrankungen in der Hals-Nasen-Ohren-Heilkunde, verwiesen.

Differenzialdiagnostisch sollte im Kindes- und Jugendalter bei Symptomen einer AR mit Niesattacken, Juckreiz, wässriger Hypersekretion und/oder nasaler Obstruktion v. a. an folgende Erkrankungen gedacht werden:

- Viraler oder (seltener) bakterieller Luftwegsinfekt
- Nasale Liquorrhoe nach Schädel-Hirntrauma (selten)
- Anatomische Veränderungen wie Septumdeviation oder (einseitige) Choanalatresie
- Fremdkörper
- Adenoide Hypertrophie
- Nasenmuschelhyptertrophie
- Primäre ziliäre Dyskinesie
- Abusus von abschwellenden Nasentropfen

37.4.4 Diagnostik

Hierzu wird auf ► Kap. 35, Allergische Erkrankungen in der Hals-Nasen-Ohren-Heilkunde, verwiesen. Wichtige Aspekte für die Behandlung der AR im Kindesalter sind neben dem Erfragen des Ausmaßes der aktuellen Beschwerden insbesondere die subjektive Beeinträchtigung im Alltag wie Schlafstörung, Minderung der Konzentrationsfähigkeit und Leistungsabfall in der Schule. Gezielt ist nach nächtlichen Durchschlafstörungen und Schnarchen zu fragen. Immer sollte auch aktiv nach Asthmabeschwerden und dem Ausmaß der körperlichen Belastbarkeit gefragt werden. Auch die bisher eingesetzten Präparate (Name, Dosierung, Applikationsform, Anwendungszeitpunkt und -frequenz) sowie deren Effekt sollte aufgezeichnet werden.

Die klinische Untersuchung umfasst die Inspektion der inneren Nase, der äußeren Nase und der Augen sowie umgebender Hautregionen. Im Praxisalltag ist die anteriore Rhinoskopie mit Spiegel und Spekulum in der Regel ausreichend. Allerdings sollte bei therapieresistenten Verläufen eine interdisziplinäre Evaluation, ggf. einschließlich posteriorer Rhinoskopie und nasaler Endoskopie, erwogen werden. Eine Otoskopie sollte zum Ausschluss einer sekretorischen Otitis media erfolgen. Neben einer obligaten klinischen Untersuchung der Lunge sollten weitere Atopiestigmata bzw. ein begleitendes atopisches Ekzem nicht übersehen werden.

Definitionsgemäß wird die AR durch ein oder mehre Allergene ausgelöst, sodass eine allergologische Abklärung einen wesentlichen Bestandteil der Diagnostik ausmacht. Initial hat sich ein allergologisches »Inhalationsallergen-screening« unter Einschluss der wichtigsten Aeroallergene (Hausstaubmilbe, Hunde- und Katzenepithelien, Gräser-, Baumpollen, Schimmelpilze) bewährt. Diese orientierende Untersuchung kann bei ungefähr gleicher Testgüte entweder in vivo mittels Hautpricktest oder serologisch mittels Bestimmung der allergenspezifischen IgE-Antikörper erfolgen. Die Auswahl der jeweiligen Testmethode richtet sich nach allgemeinen Prinzipien, die in ▶ Kap. 43, Hauttestung: Typ-I- und Typ-IV-Allergien, und ▶ Kap. 51, In-vitro-Serumdiagnostik, näher erläutert werden.

Bei Patienten mit einer Polysensibilisierung gegen mehrere Aeroallergene sollte zunächst versucht werden, anhand eines Beschwerdetagebuchs die klinische Relevanz der erhobenen Befunde abzuschätzen. Hierzu sind kleine Taschenkalender hilfreich, mit denen Beschwerden an der Nase und den Augen 1-mal pro Tag erfasst und ggf. mit dem aktuellen Pollenflug abgeglichen werden können. Gibt das Beschwerdetagebuch keine eindeutigen Hinweise, ist häufig eine nasale Provokationstestung indiziert.

Die nasale Provokationstestung wird ausführlich in ▶ Kap. 44 (Nasaler und konjunktivaler Provokationstest) dargestellt. Ihr Testprinzip ist die intranasale Applikation eines Allergens mit anschließender Beurteilung der klinischen Reaktion sowie der Messung der allergeninduzierten, nasalen Obstruktion mittels Rhinomanometrie.

Bei Kindern mit AR ergeben sich folgende Indikationen für die Durchführung einer nasalen Provokationstestung:

- Diskrepanz zwischen allergologischer Diagnostik und Anamnese
- Nicht eindeutige Anamnese (häufig bei perennialer Rhinitis)
- Verlaufskontrolle unter spezifischer Immuntherapie (SIT) einer allergischen Rhinitis
- Vor Einleitung einer SIT mit saisonalen Allergenen bei Patienten mit Sensibilisierung gegen 2 oder mehr kosaisonale Pollenallergene

Da viele Kinder mit AR gleichzeitig unter einem Asthma bronchiale leiden bzw. ein erhöhtes Asthmarisiko besteht, sollte initial und im weiteren Verlauf mindestens 1-mal pro Jahr eine Lungenfunktionsprüfung, ggf. mit Bronchospasmolysetest, erfolgen.

37.4.5 Therapie

Neben der Allergenmeidung (▶ Kap. 53, Allergenkarenz) kommt zunächst eine symptomatische Pharmakotherapie (▶ Kap. 57, Antiallergische und antientzündliche Pharmakotherapie) und ggf. eine spezifische Immuntherapie (▶ Kap. 54, Spezifische Immuntherapie) zum Einsatz. Je nach vorherrschender Sensibilisierung sind diese Maßnahmen unterschiedlich erfolgreich.

Bei einer klinisch relevanten Sensibilisierung gegen Umweltallergene sollte – soweit möglich – eine Allergenkarenz erfolgen. Diese ist aufgrund klinischer Erfahrung und einer limitierten Anzahl kontrollierter Studien in erster Linie bei Sensibilisierungen gegen Tierhaare (Katze, Hund, Pferd) und gegen Hausstaubmilben anzuraten.

Die medikamentöse Behandlung der AR wird der Beschwerdehäufigkeit und dem Schweregrad angepasst. Die Grundlage dieser symptomatischen Pharmakotherapie bilden nichtsedierende H1-Antihistaminika (H1-AH) der zweiten Generation, die in ▶ Kap. 57, Antiallergische und antientzündliche Pharmakotherapie, dargestellt werden. Neben systemischen und lokalen H1-AH (z. B. Cetirizin, Loratadin, Desloratadin, Levocetirizin) sind topische Glukokortikoide zur intranasalen Applikation verfügbar (z. B. Mometason, Fluticason, Ciclesonid). Aufgrund ihres sehr guten Wirkungsprofils und der geringen Nebenwirkungen haben intranasale Glukokortikoide in den letzten Jahren auch in der pädiatrischen Allergologie an Bedeutung gewonnen. Zur Vermeidung systemischer Nebenwirkungen sollten bei Kindern und Jugendlichen bei längerem Gebrauch topische Glukokortikoide mit geringer Bioverfügbarkeit eingesetzt werden. Als einzige kausale Therapieform dient die spezifische Immuntherapie (SIT) bei AR der Induktion einer Toleranz gegenüber dem auslösenden Aeroallergen. Die SIT basiert auf der regelmäßigen, subkutanen oder sublingualen Applikation des auslösenden Allergens über einen Zeitraum von normalerweise 3 Jahren. Die Indikation zur spezifischen Immuntherapie bei allergischer Rhinitis kann unter folgenden Voraussetzungen gestellt werden:

- Allergische Sensibilisierung gegen Außenluftallergen (positiver Hautpricktest und/oder positives spezifisches IgE > 0,7 kU/l)
- Klinische Relevanz der Sensibilisierung gesichert (Anamnese, Beschwerdetagebuch, ggf. nasale Provokationstestung)
- Beschwerdedauer ≥ 2 Jahre
- Exposition nicht vermeidbar bzw. ohne ausreichenden Effekt
- Standardisierter bzw. qualitativ hochwertiger Allergenextrakt mit nachgewiesener Effektivität und Sicherheit verfügbar
- Positive Nutzen-Risiko-Kosten-Abwägung

Derzeit stehen unter dem Gesichtspunkt der Applikation 2 Hauptformen für eine Hyposensibilisierungstherapie zur Verfügung: die subkutane Immuntherapie (SCIT) und, als lokale Anwendungsform, die sublinguale Immuntherapie (SLIT). Ausschlaggebend für den Erfolg einer SIT ist nach heutigem Kenntnisstand weniger der Applikationsweg als vielmehr ein erbrachter Nachweis der klinischen Wirksamkeit des jeweiligen Allergenextraktes. Im Kindesalter ist es wichtig, bei Verabreichung einer sublingualen Immuntherapie auf die Compliance der Patienten zu achten. Da lokale Nebenwirkungen, wie z.B. ein Jucken oder Brennen im Bereich der Mundschleimhaut, bei der SLIT häufig in den ersten Behandlungswochen auftreten, brechen bis zu 30 % der Kinder in dieser Phase die Therapie ab. Kinder und Eltern müssen über diese Nebenwirkung informiert sein. Der betreuende Arzt sollte sich vergewissern, dass die Therapie entsprechend seiner Verordnung auch durchgeführt wird. Aktuell stehen Langzeitdaten über mögliche sekundärpräventive Effekte einer sublingualen Immuntherapie noch aus.

37.5 Insektengiftallergie

37.5.1 Epidemiologie

Allergische Soforttypreaktionen (Typ-I-Reaktion) gegen Insektengifte sind in der Regel verursacht durch Gifte von Hymenopteren. Hierzu zählen Honigbiene und Wespe, sehr selten Hornisse. Einzelfallberichte liegen über Reaktionen gegen Stechmückengift vor. Allergische Reaktionen nach einem Bienen- oder Wespenstich laufen häufig als Lokalreaktion mit Schwellung und Rötung an der Einstichstelle ab. Viel seltener sind Allgemeinreaktionen mit den Symptomen einer Soforttypallergie zu beobachten. Bei Kindern wird die Häufigkeit schwerer allergischer Reaktionen auf 1–2 % geschätzt. Bei allen pädiatrischen Patienten, die auf einen Bienen- oder Wespenstich mit respiratorischen und/oder kardiovaskulären Symptomen reagiert haben, muss eine spezifische Immuntherapie durchgeführt werden. In der Praxis geht es also darum, Lokalreaktionen und leichte Allgemeinreaktionen von mittelschweren und schweren Allgemeinreaktionen abzugrenzen, um die Patienten entsprechend beraten und ggf. therapieren zu können.

37.5.2 Klinik

Innerhalb weniger Minuten nach dem Stichereignis treten lokale Schwellung, Urtikaria, Angioödem, Bronchialobstruktion und Schocksymptome auf. Symptome, die innerhalb von Sekunden auftreten, sind in der Regel vasovagal verursacht. Lang andauernde Lokalreaktionen gehören nicht zu gefährdenden Symptomen. Eine hohe Stichzahl kann unabhängig von allergischen Reaktionen toxische Schäden hervorrufen.

Als verstärkte Lokalreaktion wird eine lokale Schwellung oder Rötung > 10 cm Durchmesser und von einer Dauer von über 24 h bezeichnet.

Eine milde bis mittelgradige generalisierte Reaktion sind: Urtikaria, Angioödem und geringe Bronchokonstriktion. Eine schwere generalisierte Reaktion sind Asthmaanfall und der anaphylaktische Schock (Tab. 37.5).

37.5.3 Diagnostik

Die Anamnese ist zunächst das wichtigste Untersuchungsinstrument. Dabei sollten folgende Punkte erfasst werden:

- Datum und Uhrzeit des Stiches
- Art des stechenden Insektes (Spezies)
- Ist der Stachel verblieben?
- Lokalisation des Stiches
- Symptome nach dem Stich
- Zeitintervall zwischen Stich und Reaktion
- Einnahme von Medikamenten (Zeitpunkt, Dosis)
- Frühere Stiche und anschließende Reaktion

Tab. 37.5 Schweregradeinteilung zur Klassifikation anaphylaktischer Reaktionen. (Mod. nach Ring u. Messmer 1977)

Grad	Haut	Atemwege	Abdomen	Herz/Kreislauf
1	Juckreiz, Flush, Urtikaria, Angioödem			
2		– Rhinorrhoe – Heiserkeit – Dyspnoe	– Nausea – Krämpfe	– Tachykardie (Anstieg ≥20/min) – Hypotonie (systolischer Abfall ≥ 20 mm Hg) – Arrhythmie
3		– Larynxödem – Bronchospasmus – Zyanose	– Erbrechen – Defäkation	– Schock, Bewusstlosigkeit
4		– Atemstillstand		– Kreislaufstillstand

- Allgemeine Risikofaktoren (erhöhtes Expositionsrisiko): Familienangehöriger Imker bzw. Wohnort in unmittelbarer Nähe eines Imkers, häufiger Aufenthalt im Freien
- Individuelle Risikofaktoren: Zustand nach Insektenstichanaphylaxie, Asthma bronchiale, kardiovaskuläre Erkrankung, Mastozytose

Anamnestische Hinweise für einen Wespenstich können folgende Anhaltspunkte sein: Ein Stachel bleibt in der Regel nicht in der Haut zurück, das Stichereignis fand in der Nähe von Speisen oder Abfallbehältern statt. Wespen sind eher »aggressiv«, ihre Flugzeit ist Sommer bis Spätherbst. Bienen sind eher friedlich, der Stachel bleibt in der Regel in der Haut zurück, Stichereignisse finden in der Nähe von Bienenstöcken, Klee oder Blüten statt, und die Flugzeit ist Frühjahr bis Spätsommer.

Als Allergietestungwerden der Hautprickest und die spezifische IgE-Bestimmung eingesetzt. Unmittelbar nach einem Stichereignis kann das spezifische IgE noch negativ sein, obwohl eine allergische Sensibilisierung stattgefunden hat. Ggf. muss die Diagnostik nach 4–6 Wochen wiederholt werden. Angefordert wird das spezifische IgE gegen Bienengift und Wespengift bzw. bei diagnostischen Unklarheiten das gegen rekombinante Majorallergene der Biene (Phospholipase A2: Api m1) und der Wespe (Antigen 5: Ves v 5). Bis zu 50 % der Kinder und Jugendlichen weisen bei der Allergietestung eine Sensibilisierung gegen Insektengiftallergene auf, während nur bei einem Bruchteil dieser Patienten systemische Stichreaktionen zu erwarten sind. Daher sollte eine solche Testung nur durchgeführt werden, wenn eine Indikation zur Durchführung einer spezifischen Immuntherapie besteht (Abb. 37.4).

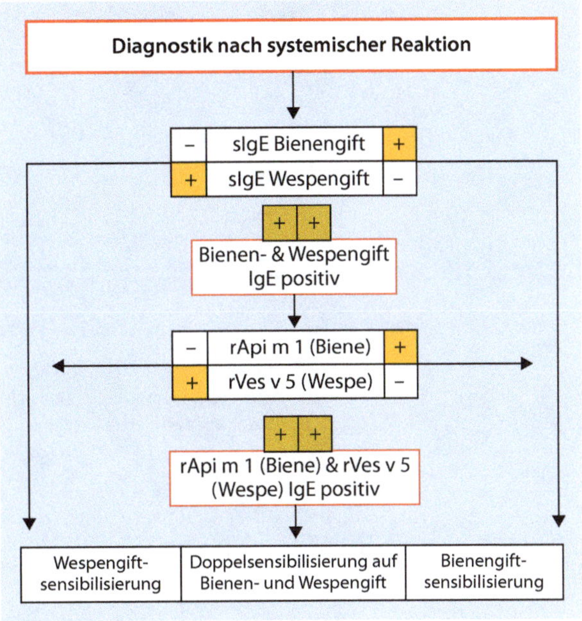

Abb. 37.4 Algorithmus zur serologischen Abklärung einer Insektengiftallergie nach systemischer Allgemeinreaktion > Grad II

37.5.4 Therapie

Für die prophylaktische Vermeidung von Insektenstichen können allgemeine Ratschläge gegeben werden, die in der ▶ Übersicht »Maßnahmen zur Vermeidung von Insektenstichen« zusammengefasst sind.

Maßnahmen zur Vermeidung von Insektenstichen

- Keine süßen Getränke und Speisen im Freien verzehren, v. a. nicht aus einer Büchse trinken, in die leicht eine Biene oder Wespe unbemerkt hineinkriechen kann.
- Im Freien nicht barfuß laufen (Bienen halten sich insbesondere in Kleewiesen auf).
- Im Freien keine bunte Kleidung tragen (gelb ist besonders anziehend für Bienen).
- Körper möglichst bedeckt halten (langärmelige Bekleidung, geschlossene Schuhe).
- Sollte ein Insekt auftauchen, Ruhe bewahren. Das Schlagen nach dem Insekt fördert seine Bereitschaft zum Stich, v. a. bei Wespen.
- Die Nähe von Abfalleimern und Bäumen mit Fallobst meiden (häufiger Aufenthaltsort von Wespen).
- Auch Duftstoffe in Parfüms und anderen Kosmetika können Insekten anlocken.
- Schlafzimmerfenster tagsüber geschlossen halten oder Insektengitter anbringen.

Die Behandlung der verstärkten bzw. verlängerten Lokalreaktion besteht in der lokalen Kühlung und Ruhigstellung, ggf. auch in der Gabe von systemischen Glukokortikoiden. Antihistaminika haben keine Wirkung.

Bei einer systemischen Allgemeinreaktion muss eine spezifische Immuntherapie durchgeführt werden. In der Regel wird eine Hyposensibilisierung gegen Insektengifte bei Kindern über 3 Jahren durchgeführt und dann unabhängig von einer möglichen Restsensibilisierung beendet. Im ▶ Kap. 22, Insektengiftallergie, ist dargestellt, wann eine Hyposensibilisierung über die übliche Behandlungsdauer hinaus fortgeführt werden sollte. Ein Schema für eine Ultra-Rush-Hyposensibilisierung ist in Tab. 37.6 dargestellt.

Tab. 37.6 Ultra-Rush-Aufdosierung

Zeitpunkt		Maßnahme/Dosis
Vorbereitung		Patient muss nüchtern sein
		Patient muss einen sicheren i.v.-Zugang haben
		Medikamente für einen anaphylaktischen Notfall müssen in der gewichts- und altersadaptierten Dosis vorgerichtet sein
		Dokumentation von Puls, Blutdruck, Sauerstoffsättigung, Peak-Flow muss gewährleistet sein
		Ein Facharzt muss anwesend sein
		Bei ausgeprägten lokalen Reaktionen (Quaddel > 10 cm) oder systemischen Reaktionen (Übelkeit, Erbrechen, Heiserkeit, Engegefühl, Peak-Flow-Abfall, RR-Abfall etc.) muss das unten angegebene Schema modifiziert werden
Tag 1	0 min	0,1 µg
	30 min	1 µg
	60 min	10 µg
	90 min	20 µg
	120 min	40 µg
	150 min	80 µg
Tag 2	0 min	100 µg

Die weitere Erhaltungstherapie wird dann zweimalig nach 7 Tagen gegeben (Tag 7 und 14), dann zweimalig in 14-tägigem Abstand (Tag 28 und 42), dann alle 4 Wochen.

Tab. 37.7 Weiterführende Informationen im Internet

Internetadresse	Organisation	Informationsmaterial/Download
www.atemwegsliga.de	Verein in der Deutschen Gesellschaft für Pneumologie	Information für Patienten über Atemwegs- und Lungenerkrankungen
		Schulungsfilme zu allen Inhalationsformen
www.awmf.org	Arbeitsgemeinschaft der wissenschaftlichen medizinischen Fachgesellschaften	S3-Leitlinie Allergieprävention
www.awmf.org	Arbeitsgemeinschaft der wissenschaftlichen medizinischen Fachgesellschaften	S3-Leitlinie Insektengiftallergie
www.daab.de	Deutscher Allergie- und Asthmabund	Patienteninformation Insektengiftallergie
www.gpau.de	Gesellschaft für Pädiatrische Allergologie und Umweltmedizin (GPAU)	Elternratgeber
		Informationen für Ärzte
http://www.kinderklinik-luebeck.de/pina	Präventions- und Informationsnetzwerk Allergie und Asthma e. V.	Umfangreiche Patienteninformationen
		Allergiebuch mit Informationen für Laien
www.rauchfrei-info.de	Bundeszentrale für gesundheitliche Aufklärung	Informationen und Hilfsangebote zur Nikotinkarenz

Die Leitlinie empfiehlt, dass eine Stichprovokationstestung zur Therapiekontrolle »etwa 6 (–18) Monate nach Erreichen der Erhaltungsdosis, bei besonderer Gefährdung des Patienten auch vorher, erfolgen sollte.« Für die klinische Praxis bedeutet diese Empfehlung, dass die Gefährdung des Patienten individuell beurteilt werden muss. Diese ist im Kindesalter – anders als bei Erwachsenen – im Allgemeinen sehr gering und führt dazu, dass bei Kindern in der Regel keine Stichprovokation zur Therapiekontrolle durchgeführt werden muss.

Bei nichthyposensibilisierten Patienten mit Insektengiftallergie dürfen Stichprovokationstests mit einem lebenden Insekt zur Diagnostik nicht vorgenommen werden, da das Risiko einer schwer beherrschbaren, manchmal lebensbedrohlichen Reaktion besteht.

37.6 Weiterführende Informationen

Die Tab. 37.7 listet interessante Internetadressen verschiedener Organisationen mit weiterführenden Informationen auf.

Literatur

Bousquet J, Schünemann HJ, Samolinski B et al. (2012) Allergic Rhinitis and its Impact on Asthma (ARIA): achievements in 10 years and future needs. J Allergy Clin Immunol 130: 1049–1062

Braunstahl GJ, Overbeek SE, Kleinjan A, Prins JB, Hoogsteden HC, Fokkens WJ (2001) Nasal allergen provocation induces adhesion molecule expression and tissue eosinophilia in upper and lower airways. J Allergy Clin Immunol 107: 469–476

Calderon MA, Gerth van Wijk R, Eichler I, Matricardi PM, Varga EM, Kopp MV, Eng P, Niggemann B, Nieto A, Valovirta E, Eigenmann PA, Pajno G, Bufe A, Halken S, Beyer K, Wahn U; European Academy of Allergy and Clinical Immunology (2012) Perspectives on allergen-specific immunotherapy in childhood: an EAACI position statement. Pediatr Allergy Immunol 23: 300–306

Halken S, Høst A, Niklassen U, Hansen LG, Nielsen F, Pedersen S, Osterballe O, Veggerby C, Poulsen LK (2003) Effect of mattress and pillow encasings on children with asthma and house dust mite allergy. J Allergy Clin Immunol 111: 169–176

Lanier B, Bridges T, Kulus M, Taylor AF, Berhane I, Vidaurre CF (2009) Omalizumab for the treatment of exacerbations in children with inadequately controlled allergic (IgE-mediated) asthma. J Allergy Clin Immunol 124: 1210–1216

Lemanske RF Jr, Mauger DT, Sorkness CA, Jackson DJ, Boehmer SJ, Martinez FD, Strunk RC, Szefler SJ, Zeiger RS, Bacharier LB, Covar RA, Guilbert TW, Larsen G, Morgan WJ, Moss MH, Spahn JD, Taussig LM; Childhood Asthma Research and Education (CARE) Network of the National Heart, Lung, and Blood Institute (2010) Step-up therapy for children with uncontrolled asthma receiving inhaled corticosteroids. N Engl J Med 362: 975–985

Martinez FD, Wright AL, Taussig LM, Holberg CJ, Halonen M, Morgan WJ (1995) Asthma and wheezing in the first six years of life. The Group Health Medical Associates. N Engl J Med 332: 133–138

Möller C, Dreborg S, Ferdousi HA, Halken S, Høst A, Jacobsen L, Koivikko A, Koller DY, Niggemann B, Norberg LA, Urbanek R, Valovirta E, Wahn U (2002) Pollen immunotherapy reduces the development of asthma in children with seasonal rhinoconjunctivitis (the PAT-study). J Allergy Clin Immunol 109: 251–256

Quanjer PH, Stanojevic S, Cole TJ et al. (2012) Multi-ethnic reference values for spirometry for the 3–95 year age range: the Global Lung Function 2012 equations. Eur Respir J 40: 1324–1343

Ring J, Messmer K (1977) Incidence and severity of anaphylactoid reactions to colloid volume substitutes. Lancet 1(8009): 466–469

Schlaud M, Atzpodien K, Thierfelder W (2007) Allergische Erkrankungen. Ergebnisse aus dem Kinder- und Jugendgesundheitssurvey (KiGGS). Bundesgesundheitsbl 50(5/6): 701-710

Togias A (2003) Rhinitis and asthma: evidence for respiratory system integration. J Allergy Clin Immunol 111: 1171–1183

Wenzel SE (2006) Asthma: defining of the persistent adult phenotypes. Lancet 368: 804–81

Typ-I-Allergien gegenüber Epitopen auf Oligosacchariden

T. Biedermann

T. Biedermann et al. (Hrsg.), *Allergologie*,
DOI 10.1007/978-3-642-37203-2_38, © Springer-Verlag Berlin Heidelberg 2016

38.1 Grundlagen der Zuckerbiologie und Hinweise auf N-Glykan-induzierte Th_2-Immunität

Oligosaccharide sind Kohlenhydrate, die aus mehreren einzelnen Zuckern aufgebaut sind. Oligosaccharide sind häufig an Proteine oder Lipide gebunden, und man bezeichnet diese Bindung als Glykosylierung. Die Glykosylierung von Proteinen hat sehr unterschiedliche Funktionen. Glykosylierung erhöht die Stabilität von Proteinen, indem sie vor Abbauprozessen schützt. Viele Proteine sind ohne Glykosylierung auch nicht richtig funktionsfähig, weil beispielsweise ihre Faltung nicht korrekt erfolgen kann. Bei anderen Proteinen bestimmt die Glykosylierung ihre Funktion, da sie Bindungen von Liganden an Rezeptoren ermöglicht (Schnaar 2015). So tragen sie zu Zell-Zell-Interaktionen bei oder zur Einwanderung von Immunzellen in bestimmte Organe, wie es beispielhaft für das Glykoprotein »cutaneous lymphocyte associated antigen« (CLA) gezeigt wurde (Biedermann et al. 2002). Besonders bekannt sind die unterschiedlichen Glykosylierungen von Blutproteinen, die zur Unterscheidung der unterschiedlichen Blutgruppen beim Menschen führen. Bei der immunologischen Auseinandersetzung mit verschiedenen Würmern war die Bedeutung von bestimmten Glykanen für die Entwicklung einer Th_2-Immunität und von IgE-Antikörpern bereits erkannt worden. Würmer sind in Modellen die besten Induktoren einer Th_2- und IgE-dominierten Immunantwort. So ist für Nematoden (Fadenwürmer) und Trematoden (Saugwürmer) die Bedeutung von Fucose- und Xylosespezifischen IgE-Antikörpern gut dokumentiert (Okano et al. 2001; Faveeuw et al. 2003).

38.2 IgE-Reaktivität ohne Allergie: IgE-Bindung an CCDs

Für lange Zeit bestand Einverständnis darüber, dass Epitope auf Oligosacchariden nicht in der Lage sind, Typ-I-allergische Reaktionen auszulösen. IgE-Antikörper, die Epitope auf Oligosacchariden binden, wurden zwar identifiziert, eine klinische Relevanz dieser IgE-Bindung wurde aber weitestgehend verneint. Im Gegenteil, die IgE-Bindung an Epitope auf Oligosacchariden wurde als unspezifisch und zusätzlich auch als »crossreactive« eingeordnet. Diese Kreuzreaktivität basiert auf bestimmten Glykanstrukturen, die für diese Reaktionen notwendig sind (Abb. 38.1). Diese Glykanstrukturen, an die IgE-Antikörper spezifisch binden, sind Fucose-α-1,3, verlinkt mit N-Glykanen, sowie Xylose. Da diese Glykanstrukturen ubiquitär vorkommen ergibt sich für die sie bindenden IgE-Antikörper eine breit gestreute Kreuzreaktivität (Wilson u. Altmann 1998). Interessanterweise sind sie identisch oder sehr ähnlich mit denjenigen n-Glykan-Strukturen, die bereits in den Tiermodellen mit Würmern von großer Bedeutung waren (Okano et al. 2001; Faveeuw et al. 2003). Diese Glykanstrukturen wurden entsprechend »cross-reactive carbohydrate determinants« (CCD) genannt und finden sich außer bei Würmern auch bei Pflanzen und Insekten. Sie werden als immunogen für Säuger (inklusive den Menschen) eingestuft. Von Bedeutung ist, dass CCDs auch in vielen Pflanzen vorkommen, die den Menschen als Nahrungsmittel dienen. CCD-reaktive IgE-Antikörper wurden in besonders hohen Spiegeln bei graspollen- und bienengiftallergischen Patienten gefunden (Jappe 2012). Inwieweit eine immunologische Auseinandersetzung mit diesen N-Glykan-Strukturen primär über Würmer statt über Pollen oder Insektengifte für die Entwicklung von Allergien präventiv wirksam sein könnte, kann nur spekuliert werden; die Hygiene- oder Dschungelhypothese gibt dafür allerdings Hinweise.

Die Reaktivität von IgE-Antikörpern mit CCDs sorgte für große Probleme in der In-vitro-Serum-IgE-Diagnostik (vgl. ▶ Kap. 51, In-vitro-Serumdiagnostik), da CCDs weit verbreitet sind und sich auch in den für die Diagnostik eingesetzten Extrakten wiederfinden. Das Serum von bspw. gegen Gräserpollen sensibilisierten Personen zeigte sich dann gegen viele weitere Substrate in extraktbasierten Assays reaktiv, da diese ebenfalls CCDs enthalten. Der Einsatz von CCD-reichen Proteinen in der In-vitro-Diagnostik konnte diese Reaktivität von Serum-IgE-Antikörpern mit CCDs für die Einordnung der Befunde sinnvoll nutzen. Diagnostisch eingesetzt werden etwa Meerrettich-Peroxidase und Bromelain aus der Ananas, welche beson-

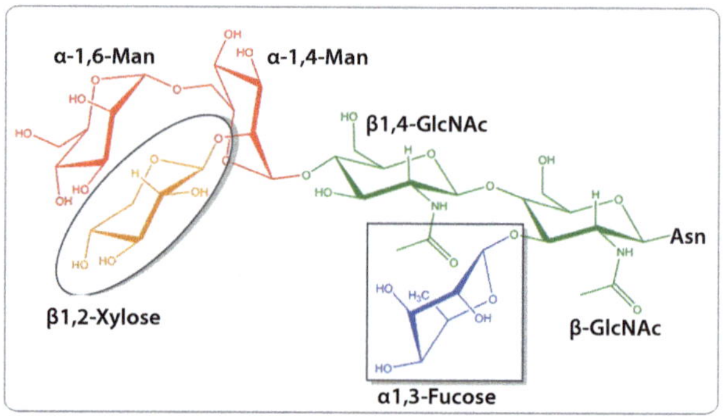

Abb. 38.1 CCDs (»cross-reactive carbohydrate determinant«): MUXF3. Das relevante gemeinsame Merkmal von kreuzreaktiven Pflanzen- und Insekten-N-Glykanen ist die zentrale, α-1,3-verbundene Fucose. Neben dem 1,3-Fucose enthaltenden Epitop ist die β-1,2-Xylose auch ein relevantes CCD für den Menschen. Sie kommt nur bei Pflanzen vor. Insekten bilden ausschließlich die α-1,3-Fucose. Da (nur) bei pflanzlichen N-Glycanen die Fucose nie in 6-Bindung zum Kern (N-Acetylglucosamin) steht, kann hier die Bezeichnung des Bindungstyps weggelassen werden, MUXF3 kann als MUXF geschrieben werden (*Asn* Asparagin, *GlcNac* N-Acetylglucosamin, *Man* Mannose). (Mit Dank an M. Schiener u. Dr. S. Blank, München)

ders viel mit N-Glykanen verlinkte Fucose-α-1,3 und Xylose enthalten. Mittels dieser Glykoproteine können die mit den CCDs auf diesen Proteinen kreuzreagierenden IgE-Antikörper nachgewiesen werden. Durch diese Nachweise zusammen mit dem Einsatz von nichtglykosylierten Einzelallergenen in der Diagnostik ist die Problematik der über CCDs kreuzreagierenden IgE-Antikörper in der In-vitro-Diagnostik in vielen Konstellationen erklär- und vermeidbar. Es besteht derzeit Konsens, dass CCD-bindende IgE-Antikörper bei entsprechend Sensibilisierten keine wesentlichen Symptome auslösen. Eine potenzielle Rolle von CCD als Vermittler von Typ-I-allergischen Symptomen bleibt aber in der Diskussion, insbesondere da CCDs genügend Bindungsaffinität besitzen, um ein Crosslinking der IgE-Rezeptoren auszulösen. Eine Freisetzung von Soforttypbotenstoffen wurde in vitro entsprechend gezeigt (Wicklein et al. 2004). Die Bedeutung einer Sensibilisierung gegenüber CCDs wird dabei besonders bei Reaktionen auf Nahrungsmittel immer wieder postuliert (Trcka et al. 2012).

38.3 Immunogenität von Galaktose-α-1,3-Galaktose (α-Gal)

Im Gegensatz zur IgE-Bindung an kreuzreagierende Epitope auf Oligosacchariden wurde der Glykananteil von Glykoproteinen von Säugetieren als nichtimmunogen eingestuft, da diese Glykananteile konserviert über Speziesgrenzen hinweg auftreten. Versuche zur Xenotransplantation für den Menschen änderten dies: Antikörper gegen Epitope auf Oligosacchariden von Säugetieren kommen beim Menschen und anderen Säugetieren vor. Es konnte nachgewiesen werden, dass vorbestehende Antikörper, die Epitope auf Oligosacchariden binden, Immunreaktionen gegenüber Transplantaten auslösen, wenn diese auf den Menschen oder Altweltaffen übertragen wurden. Diese präexistierenden Antikörper gegenüber Epitopen auf Oligosacchariden wurden für die Abstoßung der Transplantate verantwortlich gemacht und deshalb auch »xeno-reaktive natürliche Antikörper vom IgG-Typ« genannt. Weitergehende Untersuchungen zeigten, dass diese IgG-Antikörper an Galaktose-α-1,3-Galaktose binden (α-Gal) (Galili et al. 1984) (▣ Abb. 38.2). Während der Evolution war durch Mutation die terminale Gensequenz der Galaktosyltransferase im Altweltaffen und konsekutiv für den Menschen verloren gegangen (Koike et al. 2002). Dieser Glykananteil von Glykoproteinen von Säugetieren wurde daher für Menschen und Altweltaffen immunogen. Bei den Experimenten zur Xenotransplantation fand man heraus, dass diese Antikörper bspw. mit Gefäßen des Spenderorgans, die α-Gal exprimieren, reagieren. Dies passiert nur dann, wenn die Organe nicht von Menschen oder Altweltaffen stammen, sondern von anderen Säugetieren, die diese immunogenen – da xenogenen – Zuckeranteile aufweisen. Ein wichtiger Befund der Untersuchung war dabei, dass diese Antikörper bereits vor der Exposition gegenüber dem Transplantat zu finden sind (Galili 2013). Eine Sensibilisierungsphase ist nämlich für die Abstoßungsreaktion, die von diesen Antikörpern vermittelt wird, nicht nötig. Man geht davon aus, dass IgG-Antikörper gegenüber α-Gal bereits in der Kindheit induziert werden, z. B. durch den Kontakt zu bestimmten Mikroorganismen (Galili et al. 1988). Die Immunogenität von α-Gal geht so weit, dass etwa 1 % aller vom Menschen produzierten Immunglobuline gegen α-Gal gerichtet ist (Galili et al. 1984). Als α-Gal-reaktive Immunglobulin-Subtypen wurden IgG, IgM und IgA beschrieben. Passend zu diesen Befunden wurde auch herausgearbeitet, dass 1 % der humanen B-Lymphozyten Antikörper produzieren, die Epitope auf α-Gal binden (Galili et al. 1993). Die α-Gal-Epitope kommen auch auf verschiedenen Pathogenen vor, wie z. B. Viren, Bakterien und Protozonen. So nimmt man an, dass ein Teil der Erkrankung, die durch *Trypanosoma cruzi* hervorgerufen wird (Chagas-Erkrankung), durch Antikörper gegenüber α-Gal vermittelt wird (Almeida et al. 1991).

38.4 Typ-I-Allergie gegenüber Galaktose-α-1,3-Galaktose (α-Gal)

Im Gegensatz zur Häufigkeit von IgG-Antikörpern gegenüber α-Gal waren IgE-Antikörper, die mit α-Gal reagieren können, lange Zeit nicht bekannt. Ihre Entdeckung erfolgte erst kürzlich und auf Umwegen. Nach der Einführung des gegen den Rezeptor des Proliferationsfaktors EGF-gerichteten (EGF = »epidermal growth factor«) chimären Antikörpers Cetuximab wurden zunächst v. a. im Südosten der Vereinigten Staaten, später aber auch in Ländern Europas, primäre Anaphylaxien nach Erstgabe dieses Biologikums beschrieben (Chung et al. 2008). Bei Cetuximab handelt es sich um einen monoklonalen Antikörper, der auch als chimärer Antikörper bezeichnet wird. Dies liegt daran, dass der Antikörper zunächst in der Maus produziert, in der Folge aber gentechnisch humanisiert wurde (»-imab«). Dieser Antikörper enthält als verbliebenen Mausanteil den variablen Teil, der spezifisch für den EGF-Rezeptor ist. Bei Cetuximab wurde herausgearbeitet, dass angrenzend an diesen variablen FAB-Anteil des Antikörpers, der noch aus der Maus stammt, auch mausspezifische Glykoproteine vorkommen. Diese weisen die α-Gal-Epitope auf (▣ Abb. 38.2). Patienten mit primären Anaphylaxien auf Cetuximab reagierten deshalb, da sie IgE-Antikörper gegen diese α-Gal-tragenden Glykoproteine gebildet hatten. Was zunächst nur als ein Meilenstein im Verständnis der immunologischen Auseinandersetzung mit

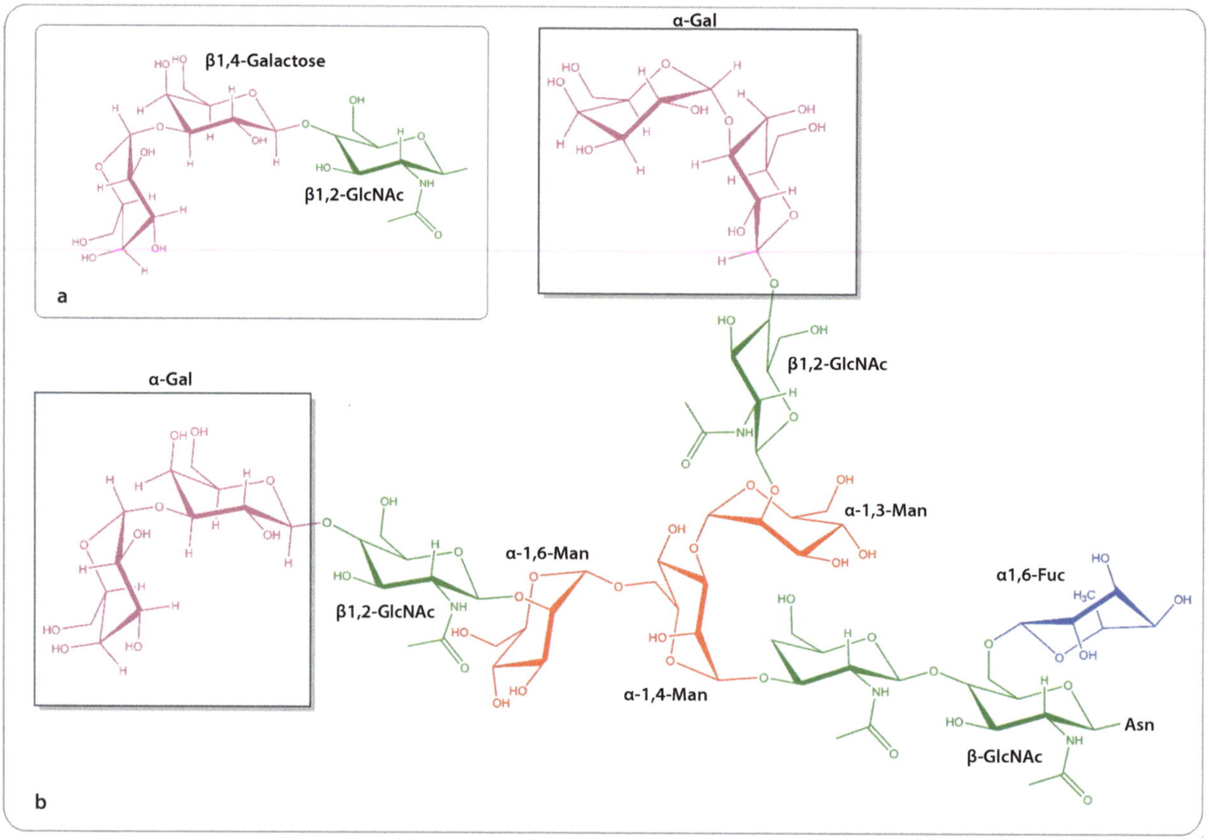

Abb. 38.2 Struktur von Galaktose-α-1,3-Galaktose (α-Gal): Das α-Gal-Epitop (**a**) ist Teil eines N-Glykans (**b**) auf Proteinen von Säugetieren (Nicht-Primaten, Halbaffen und Neuweltaffen), jedoch nicht von Menschen und Altweltaffen. Aufgrund dessen ist α-Gal für den Menschen immunogen und ruft die Bildung spezifischer IgG- und manchmal auch IgE-Antikörper hervor. Das α-Gal-Epitop kommt auf unterschiedlichen Proteinen vor, wird aber unabhängig vom Protein-Rückgrat von spezifischen Antikörpern erkannt. Das Gen, welches das zur Bildung des α-Gal-Epitops notwendige Enzym kodiert, die α-1,3-Galactosyltransferase (β-Galactosyl-α-1,3-Galactosyltransferase), wurde beim Menschen im Laufe der Evolution durch mehrere Mutationen inaktiviert (*Asn* Asparagin, *Fuc* Fucose, *Gal* Galaktose, *GlcNac* N-Acetylglucosamin, *Man* Mannose). (Mit Dank an M. Schiener u. Dr. S. Blank, München)

Biologika angesehen wurde, war die Grundlage für ein ganz neues Kapitel in der Allergologie.

38.5 Krankheitsbild der verzögerten Soforttypallergie gegenüber rotem Fleisch und Innereien

Im Jahr 2009 beschrieb die Arbeitsgruppe von Thomas Platts-Mills 24 Patienten mit einer ganz besonderen Anamnese: Alle Patienten wiesen in der Regel 3–6 h nach Genuss von rotem Fleisch eine Urtikaria, Urtikaria mit Angioödem oder eine Anaphylaxie auf. Zehn dieser Patienten beschrieben auch Reaktionen nach Milchgenuss. Bei weiteren Untersuchungen zeigten sie, dass sich bei all diesen Patienten spezifische IgE-Antikörper gegenüber α-Gal nachweisen ließen (Commins et al. 2009). Dieses zunächst im Südosten der USA beschriebene Krankheitsbild ließ sich in der Folge an vielen anderen Orten dieser Welt nachweisen. Bereits früher waren in Süddeutschland Patienten aufgefallen, die auf die regionale Spezialität der »sauren Nierchen« mit Soforttypallergien reagierten (Biedermann u. Röcken 2012). Diese Patienten waren schon vor dieser Zuordnung zu IgE-Antikörpern gegenüber α-Gal aufgefallen: Viele dieser Patienten reagierten auf Schweineniere, vertrugen aber Muskelfleisch (Abb. 38.3). Diese gegenüber Schweinenieren reaktiven Patienten zeigten im Prick-zu-Prick-Test sowie bei den damals noch erhältlichen Intrakutantestlösungen von Rind- oder Schweinefleisch Hauttestreaktionen und wiesen zudem spezifische IgE-Antikörper gegenüber Milch, Katze und Rind- und Schweinefleisch auf (Biedermann u. Röcken 2012; Fischer et al. 2015). Untersuchungen zeigten dann, dass alle diese Patienten IgE-Antikörper gegen α-Gal aufwiesen. Diese Patienten, 25 aus Süddeutschland, wurden kürzlich noch eingehender charakterisiert: Alle berichteten von einer Typ-I-allergischen Reaktion gegenüber Schweinenieren. 72 % von diesen wiesen eine Anaphylaxie auf, 28 % Urti-

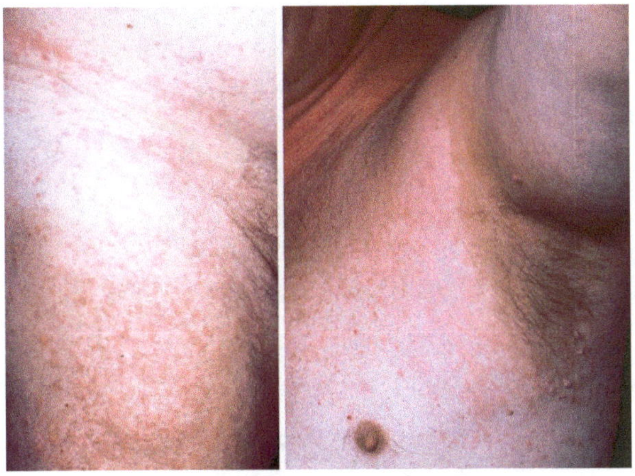

Abb. 38.3 Verzögert auftretende Symptome einer Soforttypallergie. Generalisierte Urtikaria einige Stunden nach Verzehr von Schweineniere. Schweineschnitzel und Milch wurden in Provokationstests vertragen. (Aus Biedermann u. Röcken 2012)

karia mit oder ohne Angioödeme. Über die Anamnese konnte bei über 80 % dieser Patienten eine Bedeutung von Ko- oder Summationsfaktoren für die Auslösung erfasst werden (▶ Kap. 21, Kofaktoren bei Soforttypreaktionen). Bei über der Hälfte der Patienten konnten zudem allergische Reaktionen auf andere fleischenthaltende Nahrungsmittel oder sogar auf gelatinehaltige Nahrungsmittel beschrieben werden. Interessanterweise war in diesem Patientenkollektiv neben den klassischerweise verzögerten Soforttypreaktionen auch Soforttypreaktionen von unter 3 h zu finden. Da bei diesen Patienten vornehmlich der Genuss von Schweinenieren zu dieser kurzen Reaktionszeit geführt hat, geht man heute davon aus, dass Schweinenieren und andere Innereien entweder mehr α-Gal-Epitope enthalten oder mehr davon freisetzen (Fischer et al. 2014). Das Krankheitsbild der Soforttypallergie auf rotes Fleisch und Innereien, welches verzögert oder zeitnah einsetzt, wurde seither an vielen weiteren Zentren auch im deutschsprachigen Raum diagnostiziert und publiziert.

38.6 Immunologische Grundlagen der Soforttypallergie gegenüber Oligosacchariden

Die biologischen Prozesse, die einer Immunantwort auf Epitope auf Oligosacchariden zugrunde liegen, sind nicht gut erforscht. Während wir die Abläufe einer Sensibilisierung gegenüber Proteinen relativ gut verstehen (▶ Kap. 5, Antigen- bzw. Allergenpräsentation; ▶ Kap. 8, Adaptive Immunität durch T-Lymphozyten; ▶ Kap. 9, B-Lymphozyten und der Antikörperklassenwechsel zu IgE; ▶ Kap. 10, Immunologische Grundprinzipien der allergischen Entzündung), ist der Ablauf bei einer Sensibilisierung gegenüber Epitopen auf Oligosacchariden bisher noch nicht gut erforscht. Proteine werden in der Regel in die Zellen aufgenommen, gespalten und im Immunproteasom in kleine Stücke zerlegt und nach einer Assoziation zu den sog. MHC-Komplexen an der Oberfläche von antigenpräsentierenden Zellen präsentiert. Eine Präsentation auf MHC-Klasse II führt zur Aktivierung von T-Helferzellen, die wiederum die Zytokine produzieren, die für den Immunglobulin-Klassenswitch bei B-Zellen nötig sind (▶ Kap. 8, Adaptive Immunität durch T-Lymphozyten; ▶ Kap. 9, B-Lymphozyten und der Antikörperklassenwechsel zu IgE). Produzieren diese T-Helferzellen Th_2-Zytokine wie Interleukin-4, so kann der Switch zur IgE-Produktion erfolgen. Diese Kaskade von aufeinanderfolgenden Schritten der Sensibilisierung gegenüber Proteinantigenen kann für Epitope auf Oligosacchariden nicht zutreffen. Im Gegenteil, man nimmt an, dass B-Lymphozyten, die Antikörper produzieren, die Epitope auf Oligosacchariden binden, unabhängig von einer Hilfe von T-Helferzellen diese antigenspezifische Immunglobulinproduktion aufnehmen. Diese Erkenntnisse stammen aus den Untersuchungen zur Xenotransplantation und zur Produktion von IgG-Antikörpern gegenüber α-Gal (Kearns-Jonker et al. 1999; Wang et al. 1995). Warum und wie es zu dem seltenen Ereignis der Induktion von IgE-Antikörpern gegenüber α-Gal kommt, ist bisher noch unbekannt. Untersuchungen zeigten aber frühzeitig, dass Zeckenstiche dabei eine Rolle spielen können (Commins et al. 2011). Bereits die primären Anaphylaxien gegenüber dem Biologikum Cetuximab traten vorwiegend an Personen auf, die im Südosten der USA Zeckenstichen gegenüber exponiert waren. Einer Arbeitsgruppe aus Schweden gelang es zudem, in Zecken α-Gal exprimierende Proteine nachzuweisen (Hamsten et al. 2013). Wir gehen heute also davon aus, dass Zecken über die Haut die Sensibilisierung gegenüber dem Epitop α-Gal induzieren können und darüber hinaus diejenigen Signale bereitstellen, die zu einem Switch zur IgE-Produktion spezifisch für α-Gal führen können.

38.7 Diagnostik von verzögerten Soforttypreaktionen gegenüber rotem Fleisch und Innereien

Ähnlich wie die Sensibilisierung gegenüber α-Gal ist auch die IgE-vermittelte Reaktivität gegenüber α-Gal nicht gut erfasst. Die Reaktivität von IgE-Antikörpern spezifisch für α-Gal ist allerdings für Allergietestungen von großer Bedeutung. Es stellte sich heraus, dass kommerzielle Hautpricktest-Lösungen eine sehr geringe Sensitivität bei α-Gal-allergischen Patienten haben. Dies trifft zu für Prick-Test-Lösungen von Schweine-, Rind-, Lamm- oder Pferdefleisch. Dagegen konnte herausgearbeitet werden,

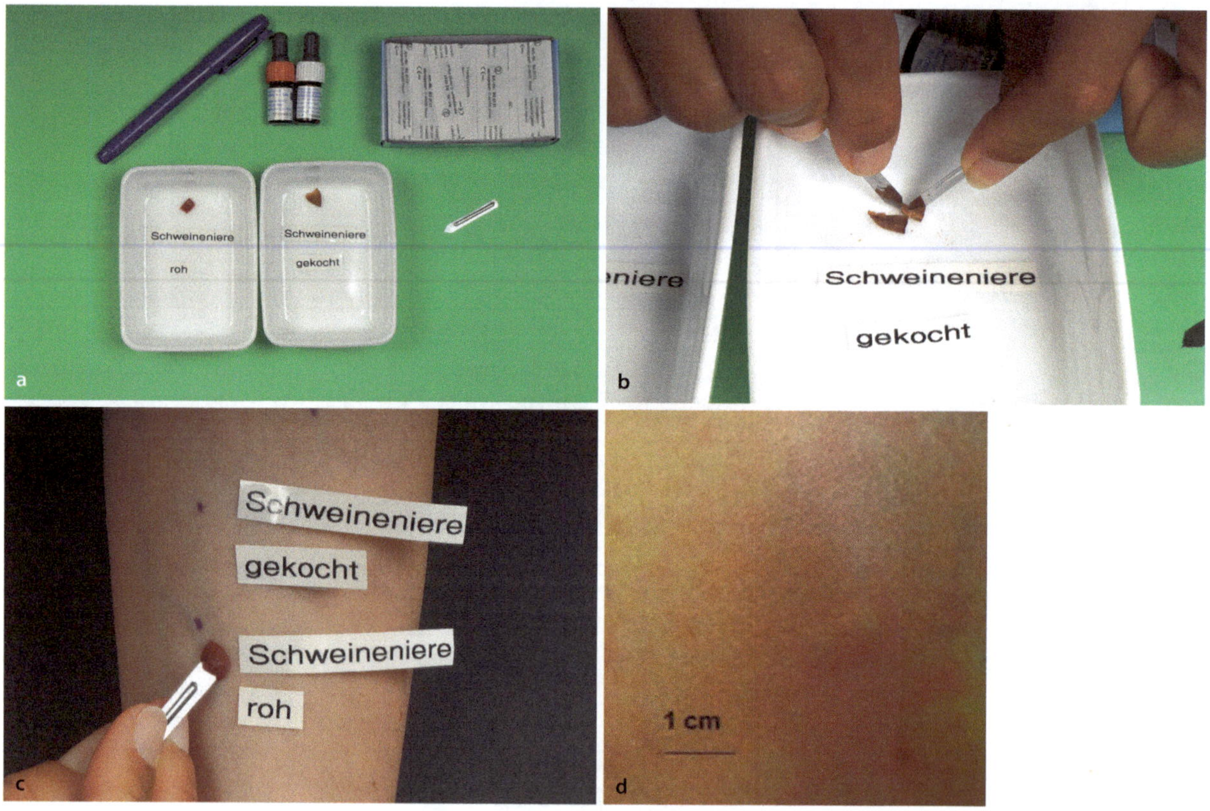

Abb. 38.4 Hauttestungen zum Nachweis einer Sensibilisierung gegenüber α-Gal können als Prick-Test am besten mittels Prick-zu-Prick-Test mit frisch zubereiteten Innereien wie Nieren durchgeführt werden (**a, b**). Tests mit rohen Nieren sind meist sensitiver als Tests mit gekochten oder gebratenen Nieren (**c, d**). Intrakutantests mit gelatinehaltigen Volumenersatzmitteln können ebenfalls sensitiv eine Sensibilisierung gegenüber α-Gal erfassen

dass Prick-zu-Prick-Tests für die Diagnostik nützlich sind. Speziell der Einsatz von Schweineniere oder Rinderniere zeigte sich als sensitiv im Prick-zu-Prick-Test (Abb. 38.4), sensitiver als Muskelfleisch von verschiedenen Spezies. Intrakutantests waren erheblich sensitiver, stehen aber in vielen Ländern aufgrund von verschärften Bestimmungen zur Zulassung von Testlösungen nicht mehr zur Verfügung (Fischer et al. 2015). Eine Zeit lang wurde Cetuximab als Testreagenz eingesetzt, welches auch im Intrakutantest zur Anwendung kam. Die notwendige Konzentration von Cetuximab war allerdings hoch bzw. die Menge an α-Gal für die Auslösung einer Degranulation in diesem Medikament (zu) niedrig. Später stellte sich heraus, dass das Gelatine enthaltende Volumenersatzmittel Gelafundin ebenfalls zu anaphylaktischen Reaktionen bei Patienten führt, die IgE-Antikörper gegenüber α-Gal aufweisen (Mullins et al. 2012). Daher konnte dieses Präparat ebenfalls für Intrakutantests eingesetzt werden. Die Sensitivität bei α-Gal-allergischen Patienten beträgt für Gelafundin etwa 85 % (Fischer et al. 2014). Auch der Basophilenaktivierungstest ist als Nachweis der Sensibilisierung geeignet. Eingesetzt werden α-Gal-reiche Proteine, wie sie sich bspw. in Schweinenierenextrakten finden (Fischer et al. 2014). Das erste kommerziell erhältliche Testsystem für α-Gal-spezifische IgE-Antikörper bedient sich des aufgereinigten Rinderthyreoglobulins, welches natürlicherweise viele α-Gal-Epitope enthält. Dieses wurde an die solide Phase des Immuno-CAP-Systems gebunden und steht seit dem Jahr 2015 für die Routine zur Verfügung.

38.8 Klinische Relevanz und Besonderheiten des Krankheitsbilds der verzögerten Soforttypallergie

Grundsätzlich sollte betont werden, dass wirklich nur rotes Fleisch oder Produkte von Tieren mit rotem Fleisch eine α-Gal-abhängige verzögerte Soforttypallergie auslösen. Geflügelfleisch und Fisch werden von den Betroffenen problemlos toleriert. Gegenüber Zeckenstichen exponierte Personen haben ein größeres Risiko, sich zu sensibilisieren. Daher ist eine »Outdoor-Anamnese« bei α-Gal-allergischen Patienten häufig zu erheben. Die Sensibilisierung mit IgE-Antikörpern gegenüber α-Gal tritt dabei häufiger bei Atopikern auf als bei Nicht-Atopikern. Entsprechend ist es auch nicht verwunderlich, dass, wie bei anderen Typ-I-Sensibilisierungen auch, eine IgE-Sensibilisierung gegenüber α-Gal nicht zwingend mit klinischen Symptomen einhergeht. Wir gehen heute davon aus, dass weniger als 10 % der gegenüber α-Gal sensibilisierten Patienten (IgE) nach Konsum von rotem Fleisch oder Innereien auch mit Symptomen reagiert. Es ist hinsichtlich der Entstehung von Symptomen und auch für die Durchführung von Provokationstestungen wichtig darauf hinzuweisen, dass man mit Schweinenieren evtl. unter Hinzunahme von Ko- oder Summationsfaktoren leichter Symptome auslösen kann als mit Muskelfleisch und ohne Ko- oder Summationsfaktoren (Fischer et al. 2014). Letztere sind auch mit dafür verantwortlich, dass die Schwere der Reaktionen, die durch α-Gal-haltige Nahrungsmittel ausgelöst werden kann, sehr unterschiedlich ist. Sie reicht von leichter Urtikaria und Angioödemen bis hin zu schweren Anaphylaxien, bei denen z. B. auch ein deutlicher Anstieg der Tryptase im Serum als Zeichen einer akuten Typ-I-Allergie nachgewiesen werden kann. Des Weiteren hängt die Schwere der Reaktionen von den Nahrungsmitteln und ihrer Zubereitung ab. Rohes Fleisch ist gefährlicher als gekochtes oder durchgebratenes Fleisch und Innereien wie Schweineniere problematischer als Muskelfleisch. Zudem ist die Schwere der Reaktionen interindividuell sehr unterschiedlich, ohne dass wir diese Schwere der Reaktion mit den Titern von IgE-Antikörpern korrelieren oder andere prädiktive Parameter heranziehen könnten. Manche hochgradig sensibilisierte Patienten reagieren bereits auf gelatinehaltige Nahrungsmittel wie Gummibärchen (Caponetto et al. 2013). Gegenüber α-Gal sensibilisierte Patienten mit Mastozytose unterliegen wie bei anderen Soforttypallergien auch einem höheren Risiko, schwere Reaktionen nach Genuss von α-Gal-haltigen Nahrungsmitteln auszubilden. Auch der Umgang mit ACE-Hemmern oder β-Blockern sollte sich an den Empfehlungen für Patienten mit Insektengiftallergien orientieren (vgl. ▶ Kap. 22, Insektengiftallergie).

Weiterhin sind die Patienten aufzuklären, dass bestimmte Medikamente für sie gefährlich sein können. Dies betrifft v. a. natürlich das gegen den EGF-Rezeptor gerichteten Biologikum Cetuximab. Als Alternative steht heute das Präparat Panitumab zur Verfügung, welches ebenfalls gegen den EGF-Rezeptor gerichtet ist, aber im Gegensatz zu den »imab-Präparaten« sind die »umab-Präparate« voll human und besitzen daher keine α-Gal-enthaltenden Glykoproteine (Caponetto et al. 2015). Das Gelatine enthaltende Volumenersatzmittel Gelafundin® führt bei α-Gal-allergischen Patienten ebenfalls zu teilweise schweren anaphylaktischen Reaktionen (Mullins et al. 2012). Dies bedeutet, dass bei intraoperativen Anaphylaxien zur Abklärung immer auch die Erfassung von verabreichten Volumenersatzmitteln gehört und ggf. die Testung hinsichtlich IgE-Antikörper und Reaktivität gegenüber α-Gal. Es besteht die Möglichkeit, dass weitere kritische α-Gal-enthaltende Medikamente identifiziert werden können.

38.9 Anaphylaxie gegenüber Galacto-Oligosacchariden: Der Zucker ist das Allergen

Natürlich ist weitere Forschung notwendig, um diese neue Form der Typ-I-Allergie gegenüber Epitopen auf Oligosacchariden besser zu verstehen. Wir gehen davon aus, dass die Typ-I-Allergie gegenüber α-Gal als die prototypische »neue« Typ-I-Allergie gegen Epitope auf Oligosacchariden auch Modellcharakter hat. Sobald diese Entität besser verstanden wird, werden weitere neue Entitäten dieser Art identifiziert und diagnostiziert werden können. Eine offene Frage blieb lange Zeit, ob die Zuckeranteile direkt als Allergen wirken und binden oder immer nur in Zusammenhang mit dem glykosylierten Protein. In dieser Hinsicht sind Beobachtungen aus Asien interessant, die die Möglichkeit der Immunreaktion gegenüber Zuckerepitopen in Abwesenheit von Proteinen beweisen und ein weiteres Beispiel für eine Typ-I-Allergie gegen Epitope auf Oligosacchariden zeigen: Beschrieben wird eine Anaphylaxie gegenüber Galacto-Oligosacchariden in kommerzieller Milchnahrung, die in mehreren asiatischen Ländern dokumentiert ist (Überblicksartikel bei Soh et al. 2015). Das Besondere dieser Allergie ist, dass für sie eine Auslösung mit reinen Kohlenhydraten nachgewiesen ist. Eine Typ-I-Allergie auf die Körperflüssigkeit der Seescheide Styela plicata (auch bekannt unter »sea squirt« oder »sea pineapple«) ist als eine Form von Berufsasthma bei Arbeitern gefunden worden, die auf Austernfarmen in Japan arbeiten. Bei diesen Arbeitern wurde zusätzlich eine Typ-I-Allergie gegenüber Getränken mit Milchanteilen gefunden und eine Sensibilisierung gegenüber Galakto-Oligosacchariden (GOS) als Ursache nachgewiesen. GOS sind unverdauliche, hitzestabile Kohlenhydrate, die 2–6 Zuckereinheiten umfassen (◘ Abb. 38.5). Entscheidend für die Bildung dieser Kohlenhydrate ist eine β-Galaktosidase, die die Galaktose auf eine Laktose überträgt. Das Arbeiten mit Austern schien hier die Voraussetzung für die Typ-I-Sensibilisierung gegenüber GOS zu sein oder diese zumindest zu verstärken. Besonders hervorzuheben ist, dass es möglich ist, die Sensibilisierung mittels Hauttests mit GOS nachzuweisen. Auch In-vitro-Tests (Histaminfreisetzungs-Assays) zeigen eine Reaktivität auf GOS allein. Weitere Berichte über eine GOS-Allergie erschienen nach der Einführung eines neuen Produkts mit einer synthetischen »Milchformulierung«, die GOS enthielt. Patienten entwickelten Typ-I-Allergien inklusive Anaphylaxien nach Genuss von mit GOS angereicherten Getränken. Ähnlich wie

No.	Struktur
1	β-D-Gal-(1→4)-β-D-Gal-(1→6)-D-Glc
2	β-D-Gal-(1→4)-β-D-Gal-(1→4)-D-Glc
3	β-D-Gal-(1→4)-β-D-Gal-(1→3)-D-Glc
4	β-D-Gal-(1→4)-β-D-Gal-(1→2)-D-Glc
5	β-D-Gal-(1→6)-β-D-Gal-(1→4)-D-Glc
6	β-D-Gal-(1→6)-β-D-Gal-(1→6)-D-Glc
7	β-D-Gal-(1→2)-α-D-Glc-(1«1)-β-D-Gal
8	β-D-Gal-(1→4)-α-D-Glc-(1«1)-β-D-Gal
9	β-D-Gal-(1→4)-β-D-Gal-(1→4)-D-Fru
10	β-D-Gal 1 ↓ 6 β-D-Gal-(1→2)-D-Glc
11	β-D-Gal 1 ↓ 6 β-D-Gal-(1→3)-D-Glc
12	β-D-Gal 1 ↓ 6 β-D-Gal-(1→4)-D-Glc
13	β-D-Gal 1 ↓ 4 β-D-Gal-(1→2)-D-Glc

a

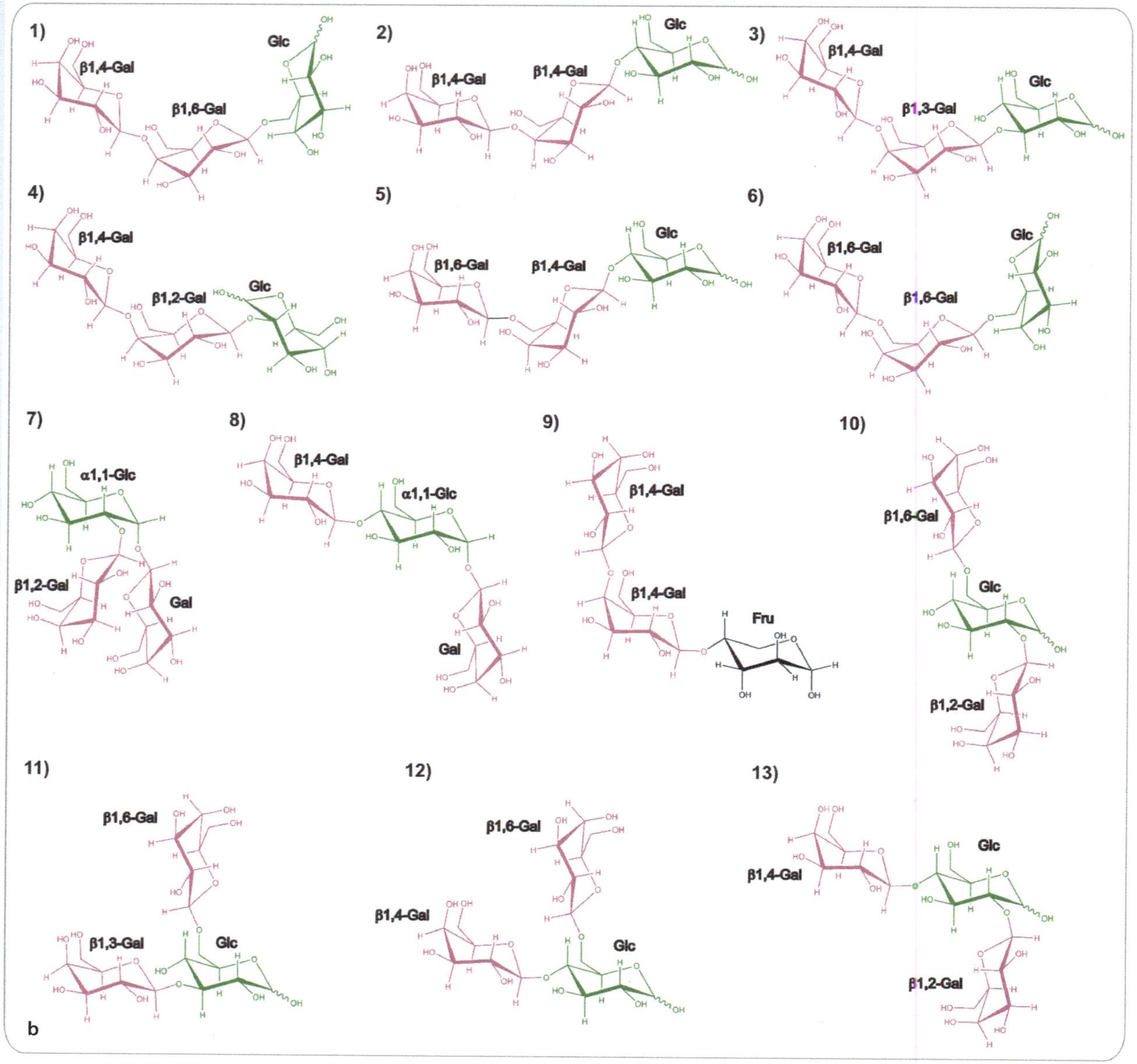

Abb. 38.5 a, b Mögliche Bindungsvarianten von 3-Zucker-Einheiten von Galacto-Oligosacchariden (GOS). Als GOS wird eine Mixtur von Oligosacchariden mit bis zu 7 Zuckereinheiten Länge bezeichnet. Die Zahl möglicher Konfigurationen von GOS steigt exponentiell mit jeder zusätzlichen Zuckergruppe. Bei Patienten mit GOS-Allergie wurden Sensibilisierungen mittels Prick-Test und Basophilenaktivierungstest mit GOS-Fraktionen nachgewiesen, die 3 oder mehr Zuckereinheiten enthielten. Das Beispiel zeigt die möglichen Strukturen mit nur 3 Zuckereinheiten. Anders als das α-Gal-Epitop liegen GOS nicht gebunden an ein Protein vor. Im Gegensatz zur Allergie gegen α-Gal ist die primäre Sensibilisierung als Basis der GOS-Allergie noch unklar (*Fru* Fructose, *Gal* Galaktose, *Glc* Glukose). (Abb. a adaptiert nach Yanahira et al. 1995, Abb. b mit Dank an M. Schiener u. Dr. S. Blank, München)

bei der Typ-I-Allergie gegenüber α-Gal konnte gezeigt werden, dass die betroffenen Patienten tendenziell Atopiker sind und dass Typ-I-Sensibilisierungen durch Hautpricktests und Basophilenaktivierungs-Tests nachweisbar sind (Chiang et al. 2012). GOS können mit Hilfe verschiedener β-Galactosidasen hergestellt werden, aber 3 Zuckereinheiten oder mehr werden für allergische Reaktionen benötigt. Die Quelle der primären Sensibilisierung könnte mit den Austernfarmen in Zusammenhang stehen, ist aber noch nicht bekannt. Die geografische Beschränkung bezüglich des Vorkommens auf Asien weist aber darauf hin, dass die Sensibilisierung etwas mit der Kultur, Flora oder den Gewohnheiten in Asien zu tun hat.

38.10 Fazit für den Praktiker

Typ-I-Allergien auf Zuckerbestandteile sind möglich. Die Kenntnis zu dem Krankheitsbild des »α-Gal-Syndroms« ist von Bedeutung bei der Abklärung unklarer und mit Ko- oder Summationsfaktoren assoziierter Typ-I-Reaktionen. Außerdem sind iatrogen ausgelöste Anaphylaxien durch α-Gal-haltige Medikamente wie chimäre Antikörper oder gelatinehaltige Volumenersatzmittel zu beachten. Die Diagnostik umfasst den Nachweis von spezifischem IgE gegenüber α-Gal sowie Haut- und Provokationstests. Eine umfassende Aufklärung der Patienten über Nahrungsmittel und Medikamente ist notwendig.

Literatur

Almeida IC, Milani SR, Gorin PA, Travassos LR (1991) Complement-mediated lysis of Trypanosoma cruzi trypomastigotes by human anti-a-galactosyl antibodies. J Immunol 146: 2394–400

Biedermann T, Röcken M (2012) Verzögert auftretende Symptome einer Soforttypallergie. Hautarzt 63 Supplement: 76–79

Biedermann T, Schwärzler C, Lametschwandtner G, Carballido-Perrig N, Kund J, DeVries J, Rot A, Carballido J (2002) Targeting CLA/E-Selection interactions prevents CCR4 mediated recruitment of human Th2 memory cells to human skin in vivo. Eur J Immunol 32: 3171–3180

Caponetto P, Fischer J, Biedermann T (2013) Gelatin-containing sweets can elicit anaphylaxis in a patient with sensitization to galactose-α-1,3-galactose. J Allergy Clin Immunol Pract 1: 302–303

Caponetto P, Biedermann T, Yazdi, A, Fischer J (2015) Panitumumab: a safe option for oncologic patients sensitized to galactose-α-1,3-galactose. J Allergy Clin Immunol Pract: In Druck

Chiang WC, Huang CH, Llanora GV, Gerez I, Goh SH, Shek LP, Nauta AJ, Van Doom WA, Bindels J, Ulfman LH, Knipping K, Delsing DJ, Knol EF, Lee BW (2012) Anaphylaxis to cow's milk formula containing short-chain galacto-oligosaccharide. J Allergy Clin Immunol 130: 1361–1367

Chung CH, Mirakhur B, Chan E, Le QT, Berlin J, Morse M et al. (2008) Cetuximab-induced anaphylaxis and IgE specific for galactose-α-1,3-galactose. N Engl J Med 358: 1109–1117

Commins SP, Satinover SM, Hosen J, Mozena J, Borish L, Lewis BD et al. (2009) Delayed anaphylaxis, angioedema, or urticaria after consumption of red meat in patients with IgE antibodies specific for galactose-α-1,3-galactose. J Allergy Clin Immunol 123: 426–433

Commins SP, James HR, Kelly LA, Pochan SL, Workman LJ, Perzanowski MS, Kocan KM, Fahy JV, Nganga LW, Ronmark E, Cooper PJ, Platts-Mills TA (2011) The relevance of tick bites to the production of IgE antibodies to the mammalian oligosaccharide galactose-α-1,3-galactose. J Allergy Clin Immunol 127: 1286–1293

Faveeuw C, Mallevaey T, Paschinger K, Wilson IB, Fontaine J, Mollicone R et al. (2003) Schistosome N-glycans containing core alpha 3-fucose and core beta 2-xylose epitopes are strong inducers of Th2 responses in mice. Eur J Immunol 33: 1271–1281

Fischer J, Hebsaker J, Caponetto P, Platts-Mills TA, Biedermann T (2014) Galactose-alpha-1,3-galactose sensitization is a prerequisite for pork-kidney allergy and cofactor-related mammalian meat anaphylaxis. J Allergy Clin Immunol 133: 755–759 e1

Fischer J, Yazdi A, Biedermann T (2015) Mammalian meat allergy: a diagnostic challenge. Allergo J Int 24: 81–83

Galili U (2013) Anti-Gal: an abundant human natural antibody of multiple pathogeneses and clinical benefits Immunology 140: 1–11

Galili U, Rachmilewitz EA, Peleg A, Flechner I (1984) A unique natural human IgG antibody with anti-alpha-galactosyl specificity. J Exp Med 160: 1519–1531

Galili U, Mandrell RE, Hamadeh RM, Shohet SB, Griffiss JM (1988) Interaction between human natural anti-alpha-galactosyl immunoglobulin G and bacteria of the human flora. Infect Immun 56: 1730–1737

Galili U, Anaraki F, Thall A, Hill-Black C, Radic M (1993) One percent of circulating B lymphocytes are capable of producing the natural anti-Gal antibody. Blood 82(8): 2485–2493

Hamsten C, Starkhammar M, Tran TA, Johansson M, Bengtsson U, Ahlen G et al. (2013) Identification of galactose-alpha-1,3-galactose in the gastrointestinal tract of the tick Ixodes ricinus; possible relationship with red meat allergy. Allergy 68: 549–552

Jappe U (2012) Update on meat allergy: α-Gal: a new epitope, a new entity? Hautarzt 63: 299–306

Kearns-Jonker M, Swensson J, Ghiuzeli C et al. (1999) The human antibody response to porcine xenoantigens is encoded by IGHV3-11 and IGHV3-74 IgVH germline progenitors. J Immunol 163: 4399–4412

Koike C, Fung JJ, Geller DA, Kannagi R, Libert T, Luppi P et al. (2002) Molecular basis of evolutionary loss of the alpha 1,3-galactosyltransferase gene in higher primates. J Biol Chem 22: 10114–10120

Mullins RJ, James H, Platts-Mills TA, Commins S (2012) Relationship between red meat allergy and sensitization to gelatin and galactose-α-1,3-galactose. J Allergy Clin Immunol 129: 1334–1342

Okano M, Satoskar AR, Nishizaki K, Harn Jr DA (2001) Lacto-Nfucopentaose III found on Schistosoma mansoni egg antigens functions as adjuvant for proteins by inducing Th2-type response. J Immunol 167: 442–450

Schnaar RL (2015) Glycans and glycan-binding proteins in immune regulation: A concise introduction to glycobiology for the allergist. J Allergy Clin Immunol 135: 609–615

Soh JY, Huang CH, Lee BW (2015) Carbohydrates as food allergens. Asia Pac Allergy 5: 17–24

Trcka J, Schad SG, Scheurer S, Conti A, Vieths S, Gross G, Trautmann A (2012) Rice-induced anaphylaxis IgE-mediated allergy against a 56-kDa glycoprotein. Int Arch Allergy Immunol 158: 9–17

Wang L, Radic MZ, Galili U (1995) Human anti-Gal heavy chain genes: preferential use of VH3 and the presence of somatic mutations. J Immunol 155: 1276–1285

Wicklein D, Linder B, Moll H, Kolarich D, Altmann F, Becker WM et al. (2004) Carbohydrate moieties can induce mediator release: a detailed characterization of two major timothy grass pollen allergens. Biol Chem 385: 397–407

Wilson IB, Altmann F (1998) Structural analysis of N-glycans from allergenic grass, ragweed and tree pollens: core 1,3-linked fucose and xylose present in all pollens examined. Glycoconj J 15: 1055–1070

Yanahira S, Kobayashi T, Suguri T, Nakakoshi M, Miura S, Ishikawa H, Nakajima I (1995) Formation of oligosaccharides from lactose by Bacillus circulans beta-galactosidase. Biosci Biotechnol Biochem 59: 1021–1026

Hyper-IgE-Syndrom

T. Biedermann, E. Guenova

T. Biedermann et al. (Hrsg.), *Allergologie*,
DOI 10.1007/978-3-642-37203-2_39,

39.1 Einleitung

Das Hyper-IgE-Syndrom (HIES; Syn.: Hiob-Syndrom, Job's Syndrom, Buckley-Syndrom) bezeichnet eine Gruppe von seltenen primären Immundefekten, die klinisch mit stark erhöhten IgE-Spiegeln, Ekzemen, rezidivierenden kalten Staphylokkokenabszessen der Haut und rezidivierenden Pneumonien einhergehen. Im Jahr 1966 beschrieben Davis, Schaller und Wedgwood als erste das Job's Syndrom und den Zusammenhang zwischen Ekzemen, kalten Staphylokokkenabszessen der Haut und rezidivierenden Pneumonien (Davis et al. 1966). Unabhängig davon beschrieben Buckley und Fiscus 1972 ein ähnliches Krankheitsbild, das durch erhöhte IgE-Spiegel gekennzeichnet war und damals als Buckley-Syndrom in die Literatur einging (Buckley et al. 1972). Heute wissen wir, dass es sich jeweils um Beschreibungen aus derselben Gruppe von Krankheiten handelte. Aufgrund der exzessiv erhöhten IgE-Spiegel werden diese Krankheitsbilder heutzutage unter dem Namen Hyper-IgE-Syndrom (HIES), welches in mehreren Varianten vorkommt, zusammengefasst. Einige Unterformen des HIES treten sporadisch auf, andere folgen einem genetisch nachvollziehbaren Erbgang. Die häufigste und am besten beschriebene Form stellt das autosomal dominant vererbte HIES dar. Ebenfalls gut dokumentiert ist seine autosomal rezessiv vererbte Variante.

HIES ist durch exzessiv hohe Serum-IgE-Spiegel, rezidivierende Ekzeme, »kalte« Staphylokokkenabszesse und Pneumonien gekennzeichnet.

39.2 Autosomal-dominant vererbtes Hyper-IgE-Syndrom (AD-HIES)

39.2.1 Einführung

Das AD-HIES ist aufgrund seiner relativen Häufigkeit im Vergleich zu den anderen HIES-Formen gut charakterisiert. Es handelt sich um eine angeborene chronische Multisystemerkrankung mit Beteiligung des Immunsystems und skelettalen Veränderungen. Molekulargenetisch ist das AD-HIES durch eine Mutation im Gen, welches für STAT3 (»signal transducer and activator of transcription 3«) kodiert, gekennzeichnet.

39.2.2 Epidemiologie

Das AD-HIES ist eine seltene Erkrankung. In der Literatur sind bis jetzt ungefähr 250 Einzelbeobachtungen publiziert. Die daraus errechnete Inzidenz beträgt < 1 pro 1 Mio. Einwohner.

39.2.3 Ätiologie und Pathogenese

Patienten mit AD-HIES sind meist als sporadische Fälle ohne familiäre Häufung dokumentiert. Der autosomal-dominante Erbgang wurde im Jahr 1999 erstmalig von Bodo Grimbacher und seinen Kollegen beschrieben (Grimbacher et al. 1999). Acht Jahre später wurde eine dominant-negative Mutation im STAT3-Gen als kausale Ursache für das AD-HIES nachgewiesen (Grimbacher et al. 1999; Minegishi et al. 2007). In den folgenden 3 Jahren erschienen insgesamt 7 Publikationen, in denen genetische Mutationen in insgesamt 155 Patienten mit HIES beschrieben werden konnten. In 141 (91 %) dieser Patienten wurde heterozygot eine autosomal-dominante Mutation im STAT3-Gen nachgewiesen.

Zudem wurden auch Patienten mit intermediärem Phänotyp des AD-HIES dokumentiert, bei denen ein somatisches Mosaik der STAT3-Mutation vorliegt (Hsu et al. 2013).

Die Entdeckung des kausalen Zusammenhangs zwischen der autosomal-dominanten STAT3-Mutation und dem AD-HIES haben erheblich dazu beigetragen, die immunologischen und nichtimmunologischen Prozesse dieser Erkrankung besser zu verstehen. Der Transkriptionsfaktor STAT3 spielt eine wichtige Rolle in der Wirkung von bestimmten immunologischen Botenstoffen (Zytokinen). Interessanterweise sind durch eine solche Mutation sowohl proinflammatorische (z. B. Interleukin IL-6, IL-17), als auch antiinflammatorische (z. B. IL-10) und regulatorisch wirksame (IL-11) Zytokine in ihrer Wirkung betroffen. IL-6 fungiert als Schlüsselzytokin bei entzündlichen Prozessen und unterstützt u. a. die Übertragung immunologischer Signale zwischen Zellen der angeborenen und der adaptiven Immunantwort. IL-17 spielt eine entscheidende Rolle z. B. in der Bekämpfung von den Pilzinfektionen (insbesondere *Candida albicans*) und in der Immunreaktion gegen extrazelluläre bakterielle Infektionen. IL-11 hat eine entscheidende regulatorische Funktion in der Skelett- und Zahnentwicklung (Abb. 39.1).

Der normale Ablauf vieler Immunreaktionen ist bei HIES gestört. Dabei umfasst der krankhafte Prozess sowohl die pro- als auch teilweise die antiinflammatorische Komponente. Das erklärt einerseits das gehäufte Entstehen von überschießenden Entzündungsreaktionen, andererseits aber auch die kaum erfassbaren Symptome, relativ geringen Beschwerden und reduzierten äußeren Entzündungszeichen (»kalte« Abszesse). Die nachgewiesenen Mutationen im STAT3-Gen helfen dabei, diese immunologischen Zusammenhänge wesentlich besser zu verstehen. Weitere Gendefekte, insbesondere bei den nicht autosomal-dominant vererbten Formen des HIES, werden derzeit intensiv erforscht und tragen zusätzlich zum Verständnis dieser Gruppe von Erkrankungen und grundsätzlicher Mechanismen der Immunregulation bei.

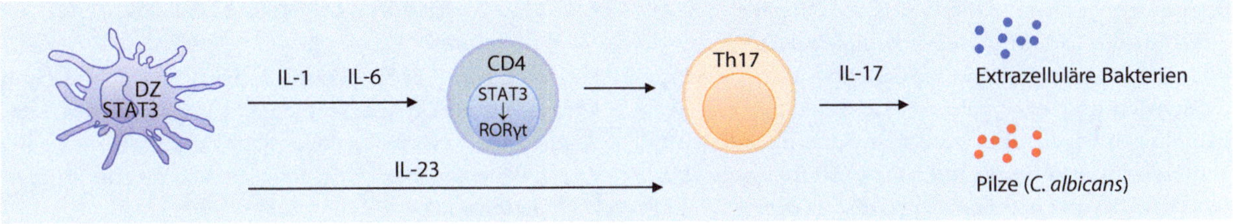

Abb. 39.1 Schematische Darstellung der Rolle von STAT3 in der Wirkung von bestimmten immunologischen Botenstoffen (Zytokine)

! Das AD-HIES weist häufig eine Mutation im STAT3-Gen auf.

39.2.4 Klinik

Haut

Für die meisten Patienten mit AD-HIES ist eine entzündliche Mitbeteiligung der Haut dokumentiert. Bereits innerhalb des 1. Monats findet man bei über 80 % der neugeborenen Kinder mit AD-HIES eine Hauterkrankung, welche einer atopischen Dermatitis sehr ähnlich ist. Über 2/3 der Kinder erfüllen sogar die Kriterien zur Diagnosestellung einer atopischen Dermatitis. Ähnlich der atopischen Dermatitis findet man bei AD-HIES eine Überbesiedelung der Haut mit Staphylococcus aureus, welcher eine vorbestehende kutane Entzündung weiter verschlechtern oder sie sogar auslösen kann. Daher führen auch lokal desinfizierende Maßnahmen, welche in einer Reduktion der bakteriellen Besiedelung der Haut resultieren, zu einer Besserung der Erkrankung der Haut – ähnlich der atopischen Dermatitis.

Als Abgrenzung zur atopischen Dermatitis weisen Patienten mit AD-HIES Otitiden des äußeren Gehörgangs, superinfizierte Dermatitiden der Axillen und Leisten sowie rezidivierende Follikulitiden am Stamm auf, welche in dieser Form bei Patienten mit atopischer Dermatitis sehr selten sind. Der zugrunde liegende Immundefekt beim AD-HIES führt aber typischerweise zu häufigen und wiederkehrenden Infektionen. Aufgrund des pathologischen Immunreaktionsmusters entwickeln Patienten mit AD-HIES aber häufig keine krankheitsadäquaten Symptome. So bleiben bei den Abszessen Schmerzen und Überwärmung als Symptome aus. Fast 90 % der Patienten mit AD-HIES weisen typischerweise »kalte Abszesse« in ihrer Krankengeschichte auf (Davis et al. 1966). Darüber hinaus kann es zu chronischer Candidiasis nicht nur der Mukosa, sondern auch des Nagelbetts, kommen. Dies ist bei über 80 % der Patienten dokumentiert und oftmals noch vor der Entstehung von Pneumonien oder Hautabszessen manifest. Patienten mit AD-HIES sind prädisponiert, erhebliche Kolonisationen und Infektionen mit Staphylococcus aureus zu entwickeln, welche wiederum für den Fortbestand und die Chronifizierung der Dermatitis mitverantwortlich sind (Biedermann 2006). Herpes-simplex-Infektionen und Eczema herpeticatum sind ebenfalls gehäuft und weisen bei Patienten mit AD-HIES einen protrahiertem Verlauf auf (Abb. 39.2).

Lunge

Rezidivierende respiratorische Infekte stellen ein klinisches Hauptmerkmal des HIES dar. Die meisten Patienten entwickeln mindestens 1 Pneumonie im Lauf ihres Lebens; die Hälfte der Patienten sogar 3 oder mehr. Als auslösende Keime sind insbesondere S. aureus, Streptococcus pneumonie und Haemophilus influenzae beschrieben. Pneumonien

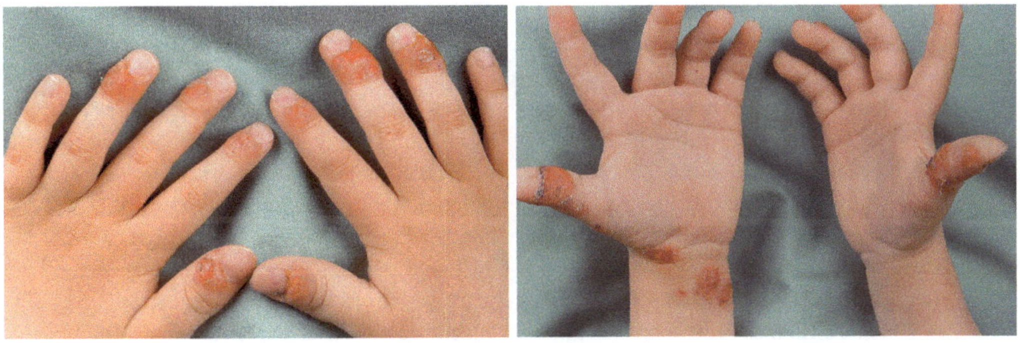

Abb. 39.2 Klinische Manifestation des autosomal-dominanten Hyper-IgE-Syndroms. (Mit frdl. Genehmigung von Prof. Dr. med. Dr. phil. Johannes Ring, Klinik und Poliklinik für Dermatologie und Allergologie am Biederstein der Technischen Universität München)

bestimmen vielfach die Morbidität der Patienten mit AD-HIES. In fast 2/3 wird eine inkomplette Abheilung der Pneumonien beobachtet, was in der Entwicklung von Bronchiektasien und Pneumatozelen resultieren kann. Diese Pathologien begünstigen wiederum Superinfektionen mit *Pseudomonas aeroginosa* und *Aspergillus fumigatus*. *Pneumocystis-jiroveci*-Pneumonien und disseminierte Candidainfektionen werden selten gefunden. Aufgrund der rezidivierenden Infektionen mit Aspergillus findet man bei 2/3 der AD-HIES Patienten eine spezifische Sensibilisierung gegenüber Aspergillus. Daraus resultiert häufig die Fehldiagnose einer allergischen bronchopulmonalen Aspergillose (ABPA). Dies ist klinisch von Relevanz, da eine immunsuppressive Therapie mit systemischen Glukokortikosteroiden, wie bei ABPA üblich, bei Patienten mit HIES zu einer Verstärkung der Infektionen führen kann.

▪ Infektionen anderer Organsysteme

In Rahmen des AD-HIES können weitere Organsysteme betroffen sein. Opportunistische Infektionen im Gastrointestinaltrakt können das klinische Bild eines Morbus Crohn imitieren. Darüber hinaus sind Meningitiden oder generalisierte Lymphadenopathien durch invasive Trichosporen beschrieben. Da bei Patienten mit AD-HIES ein primärer Immundefekt vorliegt, ist bei einer Abklärung die Diagnostik bezüglich Infektionen breit gefächert anzusetzen.

▪ Skelettsystem

Patienten mit AD-HIES weisen eine charakteristische Fazies auf, die meist durch eine Asymmetrie mit Hemihypertrophie, prominenter Stirn, tief liegenden Augen und Hypertelorismus gekennzeichnet ist. Daneben ist eine Hypermobilität der Gelenke bei etwa 2/3 der Patienten nachweisbar. Auch können Osteopenie und rezidivierende pathologische Frakturen auftreten. Diese betreffen in der Regel nur die langen Röhrenknochen mit Aussparung der Wirbelkörper, was im Gegensatz zur Osteoporose steht. Zudem weisen 2/3 der Patienten eine Skoliose auf.

▪ Zähne

Patienten mit AD-HIES haben häufig eine gestörte Zahnentwicklung, welche auch als diagnostischer Marker genutzt werden kann. Insbesondere wird der reguläre Zahnwechsel durch die Retention der Milchzähne beeinträchtigt. Der zugrunde liegende Pathomechanismus ist nicht gänzlich geklärt, es wird aber eine fehlende Resorption der Wurzelsubstanz der Milchzähne vermutet. Eine rechtzeitige Zahnextraktion der primären Zähne führt in der Regel zur normalen Entwicklung des permanenten Gebisses. Über weitere orale Dysmorphien, wie z. B. ein hoch angelegter Gaumen (gotischer Gaumen) oder Fissuren der Zunge und der Wangenschleimhaut, wurde berichtet.

39

▪ Vaskuläre Malformationen und kardiologische Problematik

Patienten mit AD-HIES weisen häufiger zerebrale und koronare arterielle Aneurysmen und Tortuositas der Gefäße auf als die Normalbevölkerung. Zusätzlich wurde bei diesen Patienten über ein erhöhtes Risiko für eine arterielle Hypertension oder Arteriosklerose berichtet.

▪ Malignome und Autoimmunerkrankungen

AD-HIES-Patienten haben eine erhöhte Inzidenz für maligne Tumoren, insbesondere für jene des hämatopoetischen Systems. Einzelne seltene Beobachtungen über HPV-assoziierte Plattenepithelkarzinome der Vulva und metastasierte Adenokarzinome der Lunge sowie über Lupus erythematosus und andere Erkrankungen aus dem autoimmunen Formenkreis wurden ebenfalls dokumentiert.

39.2.5 Pathologische Laborparameter

▪ Serum-Immunglobulin E

Charakteristisch für das AD-HIES ist ein stark erhöhter Serum-IgE-Spiegel. IgE-Werte über 10 000 IU/ml sind nicht selten, insgesamt ist die Schwankungsbreite allerdings groß. Mit zunehmendem Alter können diese erhöhten IgE-Spiegel wieder absinken. Zusätzlich beginnt sich die Erhöhung des Serum-IgE erst nach der Geburt zu manifestieren. Aus diesem Grund sind bei Neugeborenen wahrscheinlich bereits sehr viel geringere IgE-Werte als pathologisch einzustufen. Ein Konsens über die Grenzwerte im Kindesalter besteht allerdings noch nicht.

Ein Grenzwert von 2 000 IU/ml wird zur Diagnostik des HIES bei Erwachsenen herangezogen. Zwischen dem Verlauf der IgE-Spiegel und der klinischen Präsentation des AD-HIES besteht jedoch keine Korrelation.

▪ Blutbildveränderungen

Eine Eosinophilie ist in mehr als 90 % aller Patienten mit AD-HIES nachweisbar. Die Anzahl der eosinophilen Granulozyten liegt meist mehr als 2 Standardabweichungen über der Norm. Zwischen der Eosinophilie und dem IgE-Spiegel besteht aber keine Korrelation. Darüber hinaus weisen Patienten mit AD-HIES keine weiteren Veränderungen im Differenzialblutbild auf. Eine spezielle funktionelle immunologische Analyse weist allerdings eine ausgeprägte Reduktion eines Subtyps der CD4+ T-Helferzellen auf, der sog. IL-17-produzierenden Th17-Zellen. Differenzielle Befunde und Störungen verschiedener Immunzellen wurden über Jahre dazu herangezogen, um dem zugrunde liegenden Pathomechanismus des AD-HIES auf die Spur zu kommen und es zu diagnostizieren. Diese Untersuchungen hatten zunächst überwiegend deskriptiven Charakter. Mit der Beschreibung der in ▶ Abschn. 39.2.3 genannten dominant-negativen Punktmutationen im STAT3-Gen können diese Befunde heute sehr viel besser interpretiert werden. Durch zusätzliche kausale Analysen in genetisch veränderten Mäusen verstehen wir heute, dass das komplexe klinische Bild des HIES durch Veränderung eines Signaltransduktionswegs entsteht, der in unterschiedlichen Zellen zu funktionellen Einschränkungen führt.

Häufigste klinische Manifestationen der AD-HIES (> 80 % aller Patienten)

- Ekzeme der Haut
- Abszesse der Haut und Weichteile
- Serum-IgE-Spiegel >2.000 IU/ml (Normwert <120IU/ml)
- Bluteosinophilie
- Respiratorische Infekte
- Mukokutane Kandidiasis
- Charakteristische Fazies

39.2.6 Diagnose

Derzeit verfügen wir über keinen Routinelabortest, der die Diagnose eines AD-HIES beweisen kann. Ein stark erhöhtes Serum-IgE, eine Bluteosinophilie sowie eine eosinophilenreiche spongiotische Gewebereaktion der Epidermis (Ekzem) sind die ersten diagnostischen Hinweise für das Vorliegen eines HIES.

Als diagnostische Hilfe wurde 1999 von Grimbacher et al. ein Punktesystem entwickelt, das heute eine breite Anwendung im klinischen Alltag gefunden hat. Hierbei gehen 21 Kriterien in das Punktesystem ein. Bei einer Punktzahl von über 40 ist die Diagnose wahrscheinlich, bei Punkten zwischen 20 und 40 besteht weiterhin Verdacht und bei einer Punktzahl unter 20 ist ein AD-HIES unwahrscheinlich (◘ Tab. 39.1). Dieses Punktesystem kann zur klinischen Diagnose eines HIES führen, welche anschließend auf genetischer Ebene verifiziert werden kann.

Zusätzlich wurden von Woellner et al. (2010) neue diagnostische Leitlinien speziell für STAT3-defiziente Patienten (STAT3-HIES) entwickelt (◘ Tab. 39.2). Darin werden insgesamt 3 Patientenkategorien definiert: STAT3-HIES möglich, wahrscheinlich oder sicher. Die Diagnose eines STAT3-HIES ist bei Serum-IgE-Spiegeln > 1 000 IU/ml (Normwert < 120 IU/ml), einer Punktzahl über 30 gemäß ◘ Tab. 39.1 und bei Verlust der Th17-Zellen möglich. Eine positive Familienanamnese für HIES macht die Diagnose eines STAT3-HIES außerdem wahrscheinlich. Die Diagnose eines STAT3-HIES sichern kann aber nur der Nachweis der dominant-negativen heterozygoten Mutation im STAT3-Gen (◘ Tab. 39.3).

! Bei Nachweis einer STAT3-Mutation ist die Diagnose eines AD-HIES genetisch gesichert, ihr Fehlen schließt AD-HIES nicht aus.

39.2.7 Differenzialdiagnose

Die häufigste Differenzialdiagnose des HIES ist zweifellos die atopische Dermatitis. Hohe IgE-Spiegel sind ein Charakteristikum der meisten Erkrankungen des atopischen Formenkreises. Darüber hinaus stellt allergenspezifisches IgE die pathogenetische Grundlage der allergischen Soforttyp-(Typ I-)Reaktionen dar. Interessanterweise findet sich eine übermäßig gesteigerte IgE-Produktion auch als Charakteristikum verschiedener anderer primärer Immundefizienzsyndrome. Neben dem Hyper-IgE-Syndrom (HIES) sind dies das Wiskott-Aldrich-Syndrom (Mutation im WAS-Gen), das Wiskott-Aldrich-2-Syndrom (WIPF1-Mutation), das Omenn-Syndrom (Mutation der RAG1, RAG2 und Artemisgene), das »immune dysregulation, polyendocrinopathy, enteropathy, x-linked syndrome« (IPEX; FOXP3-Mutation) und das Comèl-Netherton-Syndrom (SPINK5-Mutation) als wichtigste Beispiele für Erkrankungen mit Immundefizienzen, welche mit erhöhten IgE-Spiegeln einhergehen. In vielen Fällen findet sich auch bei diesen Erkrankungen eine Hautbeteiligung, welche der atopischen Dermatitis ähnlich sein kann. Jedes dieser Syndrome verfügt aber über zusätzliche klinische Charakteristika, welche die Abgrenzung zum HIES erleichtern können (◘ Tab. 39.4).

Differenzialdiagnose

- Atopische Dermatitis
- Wiskott-Aldrich-Syndrom
- Wiskott-Aldrich-2-Syndrom
- Omenn-Syndrom
- »immune dysregulation, polyendocrinopathy, enteropathy, x-linked syndrome« (IPEX)
- Comèl-Netherton-Syndrom

39.2.8 Therapie

Eine kausale Therapie des HIES ist derzeit noch nicht möglich. In erster Linie stehen daher eine aggressive Therapie und Prophylaxe der Infektionen v. a. mit Antibiotika in Vordergrund. Eine zentrale Rolle hat die Langzeittherapie mit penicillinasefesten Penicillinen. Dieser Therapiemodus hat sich über die Jahre als sicher erwiesen und eine erhebliche Verbesserung für die Patienten bewirkt. Alternativ werden eine niedrig dosierte Dauertherapie mit Cotrimoxazol oder einem oral verabreichbaren Cephalosporin der ersten Generation empfohlen. Gelegentlich wird

Tab. 39.1 Diagnostisches Punktesystem bei AD-HIES. (Mod. nach Grimbacher et al. 1999)

Klinische Symptome	Symptomskala										Punktzahl
	0	1	2	3	4	5	6	7	8	10	
Höchster IgE-Wert im Serum (IU/ml)	< 200	200–500			501–1000				1001–2000	> 2000	
Hautabszesse	Keine		1–2		3–4				> 4		
Pneumonien (Zahl der Episoden seit Geburt)	Keine		1		2		3		> 3		
Parenchymale Lungenveränderungen	Keine						Bronchiektasien		Pneumatozelen		
Zurückbehaltene Milchzähne	Keine	1	2		3				> 8		
Skoliose, maximale Verkrümmung	< 10°		10–14		15–20°				> 20°		
Frakturen ohne adäquates Trauma	Nein				1–2				> 2		
Höchste Eosinophilenzellzahl (Zellen/µl)	< 700			700–800			> 800				
Charakteristisches Gesicht	Nein		Mild			Vorhanden					
Mittelliniendefekt[b]	Nein				Vorhanden						
Neugeborenenexanthem	Nein				Vorhanden						
Ekzem (schwerste Ausprägung eintragen)	Nein	Mild	Mäßig		Schwer						
Obere Atemwegsinfektionen pro Jahr	1–2	3	4–6	> 6							
Candidiasis	Nein	Oral	Fingernägel		Mukokutan						
Andere schwere Infektionen (z. B. Osteomyelitis, Meningitis, Sepsis)	Keine				Vorhanden, Erkrankung:						
Infektion mit tödlichem Ausgang	Nein				Vorhanden						
Gelenküberstreckbarkeit	Nein				Vorhanden						
Lymphom	Nein				Vorhanden						
Nasenbreite[c] (Nasenflügelabstand) Messwert: ______mm	< 1 SD	1–2 SD		> 2 SD							
Hoher Gaumen	Nein		Vorhanden								
Alterskorrektur (zusätzliche Punkte bei jungem Alter)	> 5 Jahre			2–5 Jahre		1–2 Jahre		< 1 Jahr			
Organabszesse (z. B. Lymphknoten-, Leber-, Nierenabszess)	Außerhalb der Punktwertung: keine vorhanden										
Gesamtpunktzahl[d]											

[a] Eintragung in der am weitesten rechts gelegenen Spalte ergibt den maximal möglichen Punktwert für diesen Befund; [b] Z. B. Gaumenspalte, Zungenspalte, Wirbelkörperanomalien; [c] Entsprechend der Normwerte gemäß Tab. 39.2; [d] Interpretation: > 40 Punkte: HIES, 20–40 Punkte: Verdacht auf HIES, < 20 Punkte: kein HIES.

Tab. 39.2 Normwerttabelle für Alter und Geschlecht. (Nach Fargas et al. 1994)

Alter	Männlich (Mittelwert/SD)	Weiblich (Mittelwert/SD)
0–5 Monate	25,6/1,1	24,4/1,5
6–12 Monate	26,5/1,4	25,4/1,5
1 Jahr	26,5/1,5	25,9/1,4
2 Jahre	25,6/1,4	26,1/1,2
3 Jahre	26,1/1,5	25,9/1,1
4 Jahre	28,4/1,7	27,8/1,3

Tab. 39.3 Aktuelle diagnostische Leitlinien für STAT3-HIES. (Mod. nach Woellner et al. 2010)

STAT3-HIES	Serum IgE-Spiegel > 1 000 IU/ml (Normwert < 120 IU/ml)	Punktzahl über 30 (Tab. 39.1)	Verlust der Th17-Zellen	Positive Familienanamnese für HIES	Nachgewiesene dominant-negative heterozygote Mutation in STAT3
Möglich	+	+	+		
Wahrscheinlich	+	+	+	+	
Sicher	+	+	+	+	+

Tab. 39.4 Immundefizienzerkrankungen, welche mit erhöhten IgE-Spiegeln einhergehen

Immundefizienz	Beschriebene Mutationen	Gen-Lokus	Form der Vererbung	Häufigste klinische Charakteristika
AD-HIES	STAT3	17q21.31	Autosomal-dominant	Exzessiv ↑Serum-IgE-Spiegel
				Bluteosinophilie
				Wiederkehrende Infektionen der Haut und des unteren Respirationstrakts
				Chronische Ekzeme
				Arterielle Gefäßanomalien
AR-HIES	DOCK8	9p24.3	Autosomal-rezessiv	↑Serum-IgE-Spiegel
				Ekzeme
				Bluteosinophilie
				↑Neigung zu Allergien
				Virale Infektionen
Atopische Dermatitis	Filaggrin	1q21.3	Polygen	Gestörte Barriere- und Immunfunktion der Haut
				Rezidivierende Ekzeme
				↑Serum-IgE-Spiegel
				↑Neigung zu Allergien

Tab. 39.4 (Fortsetzung)

Immundefizienz	Beschriebene Mutationen	Gen-Lokus	Form der Vererbung	Häufigste klinische Charakteristika
Wiskott-Aldrich-Syndrom	WAS	Xp11.4-p11.21	Autosomal-rezessiv	Mikrothrombozytopenie Chronische Ekzeme Rezidivierende Infekte IgM↓, IgE↓, IgA↑, IgD↑ ↑ Infektanfälligkeit für bakterielle, virale (auch opportunistische) Mikroorganismen ↑ Autoimmunität ↑ Malignität, v. a. Lymphome ↓ Anzahl der T-Zellen → moderate Lymphopenie
Wiskott-Aldrich-2-Syndrom	WIPF1	2q31.1	Autosomal-rezessiv	Wie bei Wiskott-Aldrich-Syndrom Das von WIPF1 kodierte Protein WIP bindet in der Genregion vom Wiskott–Aldrich-Syndrom Protein (WAS)
Omenn-Syndrom	RAG1 RAG2 Artemis (DCLRE1C)	11p13 11p13 10p13	Autosomal-rezessiv	Schwere T-Zell-mediierte Immundefizienz Generalisierte schwere Erythrodermie Verlust der Augenbrauen und Wimpern Alopezie Lymphadenopathie, Splenomegalie und Lebervergrößerung Bluteosinophilie Chronische Diarrhö Pneumonien Wachstumsstörung
»Immune dysregulation, polyendocrinopathy, enteropathy, x-linked syndrome« (IPEX)	FOXP3	Xp11.23	X-chromosomal-rezessiv	Schwere Autoimmunphänomene im Kindesalter Wässrige oder blutige Diarrhö Neonataler Diabetes mellitus Schilddrüsendysfunktion (30 %) Häufig Infekte ↓ Regulatorische T-Zellen
Comèl-Netherton Syndrom	SPINK5	5q32	Autosomal-rezessiv	Erythrodermie bei Geburt Ichthyosis lamelaris circumflexa Bambushaar (Trychorexis invaginata) Immunschwäche

zusätzlich eine antimykotische Dauerprophylaxe empfohlen. Trotz dieser intensiven prophylaktischen Maßnahmen kann das Auftreten von Infektionen nicht immer verhindert werden. Durch die eingeschränkte Immunreaktion sind die klinischen Beschwerden der Patienten oft auch bei schweren Infektionen relativ gering. Deshalb wird die Anfertigung eines Antibiogramms mit Resistenzprüfung im Rahmen der akuten Phase einer Infektion empfohlen. Davon abhängig können weitere Antibiotika und Antimykotika eingesetzt werden. Die Therapiedauer sollte in der Regel länger sein als bei immunologisch gesunden Patienten.

Ein besonderes Problem bei Patienten mit HIES stellt die Besiedelung oder manifeste Infektion der Haut mit methicillinresistenten Keimen (MRSA) dar. Durch MRSA induzierte Sepsis wurde beschrieben. Aufgrund der anhaltenden Entzündungsreaktion bei Patienten mit HIES sind teilweise Immunsuppressiva zum Einsatz gekommen wie Cyclosporin oder kurzfristig systemische Glukokortikosteroide. Das einzige bisher in einer Doppelblindstudie getestete immunmodulatorische Medikament Levamisol war aber gegenüber Plazebo unterlegen (Donabedian et al. 1982). Transplantationen mit hämatopoetischen Stammzellen sind eine mögliche Alternative, einen Teil der Symptome, insbesondere die Immundefizienz, wirksam zu bekämpfen. Die Risiken und Komplikationen scheinen aber bei Patienten mit HIES gegenüber Patienten mit auf das hämatopoetische System beschränkten Immundefizienzsyndromen erhöht zu sein. Eine Stammzelltransplantation wurde bisher nur bei wenigen Patienten mit HIES durchgeführt, oft aufgrund einer begleitenden malignen hämatopoetischen Erkrankung. Der erste HIES-Patient (46-jähriger Mann), welcher eine periphere Stammzelltransplantation wegen eines systemischen B-Zell-Lymphoms erhielt, verstarb 6 Monate nach der Transplantation an einer Pneumonie (Nester et al. 1998). Bei einer weiteren 7-jährigen Patientin kam es 4 Jahre nach erfolgreicher Stammzelltransplantation zu einem Rezidiv des HIES mit voller Ausprägung (Gennery et al. 2000). Interessanterweise zeigten 2 weitere junge Patienten, welche eine allogene Stammzelltransplantation aufgrund eines systemischen B-Zell-Lymphoms erhalten hatten, eine komplette Remission in einem Beobachtungszeitraum von 10 bzw. 14 Jahren (Goussetis et al. 2010).

Es gibt einzelne Fallberichte über die Gabe von intravenösen Immunglobulinen (IVIg) und Interferon-γ bei HIES Patienten. Obwohl nicht alle Berichte eine Besserung unter IVIg-Therapie dokumentieren, liegen eine Reihe von Berichten mit zum Teil deutlicher Verbesserung der Ekzeme, Rückgang der Infektionsanfälligkeit und teilweise sogar der Verminderung der erhöhten IgE-Spiegel vor. Da eine Interferon-γ-Defizienz ein zusätzliches bekanntes Phänomen der HIES-Patienten darstellt, wurden Studien mit einer 2- bis 3-fachen wöchentlichen Gabe von Interferon-γ bei Patienten mit HIES durchgeführt. Interessanterweise gingen die IgE-Spiegel unter dieser Therapie um 30–60 % zurück, stiegen jedoch nach Beendigung der Therapie innerhalb von 3 Monaten wieder an. In der Summe zeigen verschiedene Fallberichte über Patienten mit HIES, dass einige Patienten erheblich von dieser Therapie profitierten. Allerdings traten Nebenwirkungen auf, wie bspw. eine Autoimmun-Thrombozytopenie. Die Entscheidung zu einer solchen Therapie ist also in jedem Fall individuell zu treffen und die Patienten sollten engmaschig kontrolliert werden.

39.2.9 Prophylaxe und Prognose

Quoad vitam ist die Prognose bei HIES Patienten insgesamt gut. Eine kausale Therapie ist bei dieser genetisch bedingten Erkrankung derzeit nicht möglich. Eine zentrale Rolle bei diesen Patienten spielen chronisch-rezidivierende Lungenentzündungen mit den entsprechenden Komplikationen (inkomplette Abheilung, Pneumatozele, Narbenbildung und sekundäre Pilzinfektionen). Daher sind engmaschige pulmologische Kontrolluntersuchungen und ggf. bildgebende Verfahren im Rahmen des Langzeitmanagements von HIES-Patienten indiziert. Zudem sind aufgrund des erhöhten Risikos für maligne Erkrankungen (insbesondere Lymphome) bei HIES-Patienten regelmäßige Vorsorgeuntersuchungen zu empfehlen.

39.3 Autosomal-rezessiv vererbtes Hyper-IgE-Syndrom (AR-HIES)

39.3.1 Einführung

Noch vor der Entdeckung der STAT3-Mutation bei der autosomal-dominanten Form des HIES fiel bei einem Teil der Patienten ein autosomal-rezessiver Erbgang auf. Das AR-HIES wurde zuerst 2004 als eigenständige Entität definiert (Renner et al. 2004).

39.3.2 Epidemiologie

Das AR-HIES ist wesentlich seltener als das AD-HIES. In der Literatur wurden weniger als 50 Patienten publiziert.

39.3.3 Ätiologie und Pathogenese

In einer umfangreichen genetischen Untersuchung, die 27 Patienten mit AR-HIES aus 20 Familien umfasste, wurde eine Mutation im Gen DOCK8 (»dedicator of cytokinesis-8«) als ursächlich für die Erkrankung gefunden (Engelhardt et al. 2009). Das Fehlen von DOCK8 resultiert ebenfalls in Störungen der Immunreaktion. So ist bspw. die Migration von antigenpräsentierenden dendritischen Zellen in die Lymphknoten und somit Übertragung des immunologischen Signals auf naive CD4+ T-Helferzellen geschwächt und gestört. Zusätzlich resultiert das Fehlen von DOCK8 in einer gestörten Homöostase der B-Lymphozyten mit Langzeitgedächtnis und der virusspezifischen CD8+ T-Zellen. Diese immunologischen Funktionen von DOCK8 erklären insbesondere die erhöhte Anfälligkeit für schwere bakterielle und virale Infekte, die für Patienten mit AR-HIES typisch sind (Abb. 39.3).

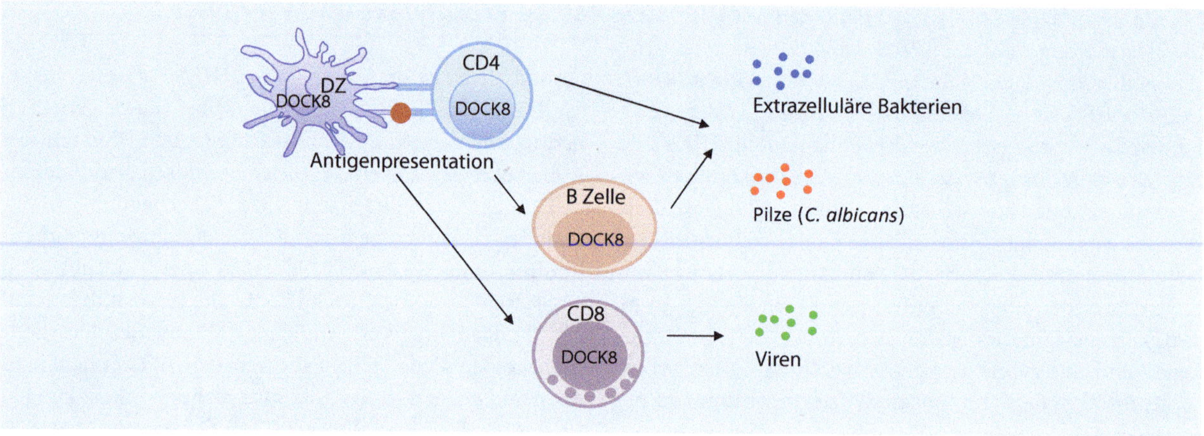

Abb. 39.3 Schematische Darstellung der Rolle von DOCK8 bei der Übertragung immunologischer Signale und der Homöostase von Immunzellen

Interessanterweise war die DOCK8-Mutation, die in der Mehrheit der Patienten mit AR-HIES zu finden ist, nicht die erste beschriebene genetische Mutation bei diesem Syndrom. Drei Jahre vorher wurde bei einem einzigen japanischen Patienten mit klinisch nachgewiesenem AR-HIES eine homozygote Tyk2-(Tyrosinkinase 2)-Mutation beschrieben (Minegishi et al. 2006). Diese Mutation konnte bei den anderen Patienten mit AR-HIES nicht festgestellt werden. Derzeit werden weitere Mutationen, die mit den verschiedenen HIES-Varianten in Verbindung stehen könnten, intensiv erforscht.

Dem AR-HIES liegt häufig eine DOCK8-Defizienz zugrunde.

39.3.4 Klinik

Gemeinsam sind allen Patienten mit HIES stark erhöhte Serum-IgE-Spiegel, eine exzessive Eosinophilie sowie rezidivierende Lungeninfekte und kutane Ekzeme (▶ Abb. 36.4). Bei dem selteneren AR-HIES finden sich im Vergleich zum AD-HIES wenig häufig Skelett- oder Zahnanomalien. Dafür weisen die AR-HIES Patienten neben schwerwiegenden bakteriellen Infektionen protrahierte chronische und therapieresistente virale Infektionen auf. Insbesondere Infektionen mit dem Molluscum-contagiosum-, Herpes-simplex- und Varizella-Zoster-Virus wurden beschrieben. Des Weiteren sind schwere und rezidivierende Pilzinfektionen bekannt. Typischerweise treten rezidivierende Pneumonien bei AD- und AR-HIES-Patienten mit ähnlicher Inzidenz auf. Allerdings kommt es bei AR-HIES-Patienten viel seltener zur Entwicklung einer Pneumatozele, einer demnach fast pathognomonischen Komplikation für das AD-HIES. Dafür sind Autoimmunphänomene wie bspw. eine autoimmune hämolytische Anämie bei Patienten mit AR-HIES häufiger als bei AD-HIES. Von besonderer Bedeutung für AR-HIES-Patienten scheint eine Beteiligung des ZNS zu sein. Neurologische Symptome mit dem Spektrum einer partiellen Paralyse der N. facialis bis hin zu einer Hemiplegie sind keine Seltenheit. Eine hypereosinophile Vaskulitis oder okkulte Infektionen werden zwar von manchen Autoren als Ursache vermutet, die Pathogenese der neurologischen Symptomatik bleibt aber weitgehend ungeklärt.

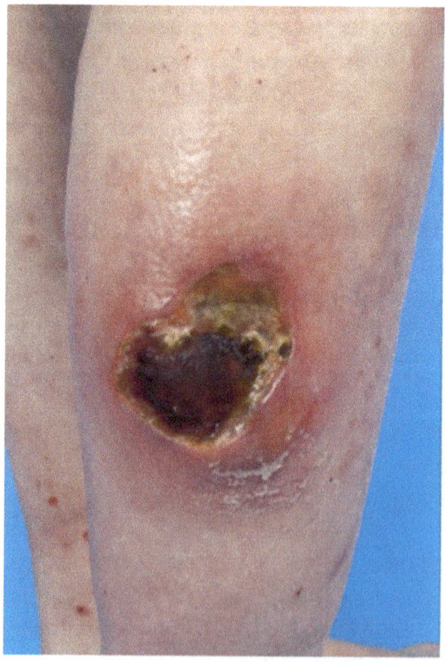

Abb. 39.4 Klinische Manifestation des autosomal-rezessiven Hyper-IgE-Syndroms bei einem Pateinten mit nachgewiesener Mutation im Gen DOCK8. (Mit frdl. Genehmigung von Prof. Dr. Maarten, H. Vermeer und Dr. Erasmus MC van der Vlier, Dermatologische Klinik, Universität Leiden, Niederlande)

39.3.5 Diagnose

Für das AR-HIES wurden bis jetzt keine spezifischen diagnostischen Kriterien zusammengestellt. Als Hilfe für die Diagnosestellung wird das Punktesystem (Tab. 39.1) wie bei AD-HIES verwendet. Eine genetische Untersuchung auf das Vorliegen einer DOCK8-Mutation ist möglich, allerdings meist spezialisierten Zentren vorbehalten.

39.3.6 Therapie

Auch beim AR-HIES ist derzeit noch keine kausale Therapie möglich. Die Behandlung ist in erster Linie symptomatisch. Eine gute Hautpflege und Hygiene ist essenziell. Aufgrund der eingeschränkten Funktion der immunglobulinproduzierenden B-Lymphozyten profitieren AR-HIES wahrscheinlich deutlicher von einer Substitution mit Immunglobulinen als Patienten mit AD-HIES. Die fehlende Besserung in Bezug auf virale Infekte durch eine IVIg-Therapie weist auf die Bedeutung der zellulären Immunantwort beim AR-HIES und bei der Bekämpfung von Viren hin.

39.4 Zusammenfassung

Das HIES umfasst eine Reihe von genetisch bedingten Immunerkrankungen mit ähnlicher klinischer Manifestation. Heute wissen wir, dass es verschiedene dieser Erkrankungen zugrunde liegende Mutationen gibt. In ungefähr 60–70 % der Patienten kann eine autosomal-dominant vererbbare Mutation im STAT3-Gen gefunden werden. Diese Variante der Erkrankung wird als AD-HIES bezeichnet. Ferner werden bei ca. 70 % der Patienten mit autosomal-rezessivem Erbgang der Erkrankung (AR-HIES) Mutationen in dem für DOCK8 kodierenden Gen nachgewiesen. Über eine Mutation im Gen für Tyk2 wurde bisher nur bei einem Patienten mit AR-HIES berichtet.

Die neuen Erkenntnisse bei Patienten mit HIES haben eine entscheidende Rolle für das bessere Verständnis der klinischen und immunologischen Zusammenhänge bei diesen Erkrankungen und antiinfektiösen Immunreaktionen allgemein gespielt. Dadurch sind auch gezielte genetische therapeutische Ansätze in der Zukunft potenziell möglich.

Netzwerke und Selbsthilfegruppen für HIES und andere angeborene Immundefekte

- dsai e.V. : Patientenorganisation für angeborene Immundefekte (http://www.dsai.de)
- Netzwerk für angeborene Immundefekte (http://www.find-id.net)

Literatur

Biedermann T (2006) Dissecting the role of infections in atopic dermatitis. Acta Derm Venereol 86(2): 99–109

Buckley RH, Wray BB, Belmaker EZ (1972) Extreme hyperimmunoglobulinemia E and undue susceptibility to infection. Pediatrics 49(1): 59–70

Davis SD, Schaller J, Wedgwood RJ (1966) Job's Syndrome. Recurrent, »cold«, staphylococcal abscesses. Lancet 1(7445): 1013–1015

Donabedian H, Alling DW, Gallin JI (1982) Levamisole is inferior to placebo in the hyperimmunoglobulin E recurrent-infection (Job's) syndrome. N Engl J Med 307(5): 290–292

Engelhardt KR, McGhee S, Winkler S, Sassi A, Woellner C, Lopez-Herrera G, Chen A, Kim HS, Lloret MG, Schulze I, Ehl S, Thiel J, Pfeifer D, Veelken H, Niehues T, Siepermann K, Weinspach S, Reisli I, Keles S, Genel F, Kutukculer N, Camcioglu Y, Somer A, Karakoc-Aydiner E, Barlan I, Gennery A, Metin A, Degerliyurt A, Pietrogrande MC, Yeganeh M, Baz Z, Al-Tamemi S, Klein C, Puck JM, Holland SM, McCabe ER, Grimbacher B, Chatila TA (2009) Large deletions and point mutations involving the dedicator of cytokinesis 8 (DOCK8) in the autosomal-recessive form of hyper-IgE syndrome. J Allergy Clin Immunol 124(6): 1289–1302 e1284

Gennery AR, Flood TJ, Abinun M, Cant AJ (2000) Bone marrow transplantation does not correct the hyper IgE syndrome. Bone Marrow Transplant 25(12): 1303–1305

Goussetis E, Peristeri I, Kitra V, Traeger-Synodinos J, Theodosaki M, Psarra K, Kanariou M, Tzortzatou-Stathopoulou F, Petrakou E, Fylaktou I, Kanavakis E, Graphakos S (2010) Successful long-term immunologic reconstitution by allogeneic hematopoietic stem cell transplantation cures patients with autosomal dominant hyper-IgE syndrome. J Allergy Clin Immunol126(2): 392–394

Grimbacher B, Holland SM, Gallin JI, Greenberg F, Hill SC, Malech HL, Miller JA, O'Connell AC, Puck JM (1999) Hyper-IgE syndrome with recurrent infections--an autosomal dominant multisystem disorder. N Engl J Med 340(9): 692–702

Hsu AP, Sowerwine KJ, Lawrence MG, Davis J, Henderson CJ, Zarember KA, Garofalo M, Gallin JI, Kuhns DB, Heller T, Milner JD, Puck JM, Freeman AF,Holland SM (2013) Intermediate phenotypes in patients with autosomal dominant hyper-IgE syndrome caused by somatic mosaicism. J Allergy Clin Immunol 131(6): 1586–1593

Minegishi Y, Saito M, Morio T, Watanabe K, Agematsu K, Tsuchiya S, Takada H, Hara T, Kawamura N, Ariga T, Kaneko H, Kondo N, Tsuge I, Yachie A, Sakiyama Y, Iwata T, Bessho F, Ohishi T, Joh K, Imai K, Kogawa K, Shinohara M, Fujieda M, Wakiguchi H, Pasic S, Abinun M, Ochs HD, Renner ED, Jansson A, Belohradsky BH, Metin A, Shimizu N, Mizutani S, Miyawaki T, Nonoyama S, Karasuyama H. Karasuyama (2006) Human tyrosine kinase 2 deficiency reveals its requisite roles in multiple cytokine signals involved in innate and acquired immunity. Immunity 25(5): 745–755

Minegishi Y, Saito M, Tsuchiya S, Tsuge I, Takada H, Hara T, Kawamura N, Ariga T, Pasic S, Stojkovic O, Metin A, Karasuyama H (2007)

Dominant-negative mutations in the DNA-binding domain of STAT3 cause hyper-IgE syndrome. Nature 448(7157): 1058–1062

Nester TA, Wagnon AH, Reilly WF, Spitzer G, Kjeldsberg CR, Hill HR (1998) Effects of allogeneic peripheral stem cell transplantation in a patient with job syndrome of hyperimmunoglobulinemia E and recurrent infections. Am J Med 105(2): 162–164

Renner ED, Puck JM, Holland SM, Schmitt M, Weiss M, Frosch M, Bergmann M, Davis J, Belohradsky BH, Grimbacher B (2004) Autosomal recessive hyperimmunoglobulin E syndrome: a distinct disease entity. J Pediatr 144(1): 93–99

Woellner C, Gertz EM, Schäffer AA, Lagos M, Perro M, Glocker EO, Pietrogrande MC, Cossu F, Franco JL, Matamoros N, Pietrucha B, Heropolitańska-Pliszka E, Yeganeh M, Moin M, Español T, Ehl S, Gennery AR, Abinun M, Breborowicz A, Niehues T, Kilic SS, Junker A, Turvey SE, Plebani A, Sánchez B, Garty BZ, Pignata C, Cancrini C, Litzman J, Sanal O, Baumann U, Bacchetta R, Hsu AP, Davis JN, Hammarström L, Davies EG, Eren E, Arkwright PD, Moilanen JS, Viemann D, Khan S, Maródi L, Cant AJ, Freeman AF, Puck JM, Holland SM, Grimbacher B (2010) Mutations in STAT3 and diagnostic guidelines for hyper-IgE syndrome. J Allergy Clin Immunol 125(2): 424–432 e428

Allergie und Umwelt

H. Behrendt, U. Krämer, J. Buters, J. Ring

T. Biedermann et al. (Hrsg.), *Allergologie*,
DOI 10.1007/978-3-642-37203-2_40, © Springer-Verlag Berlin Heidelberg 2016

40.1 Einleitung

Die starke Häufigkeitszunahme von allergischen Erkrankungen in den letzten Jahrzehnten hat den ursächlichen Einfluss von Umweltfaktoren immer mehr ins Zentrum des Interesses gerückt.

»Tatsächlich gehören Allergien zu den wenigen Erkrankungen, bei denen die auslösenden Umweltfaktoren (das sind die Allergene) als Ursache eindeutig erkannt und häufig bereits chemisch charakterisiert bzw. kloniert und in rekombinanter Form erhältlich sind« (Ring et al. 2010, S. 83). Im Sondergutachten des Rates der Sachverständigen für Umweltfragen der Bundesregierung (SRU) von 1999 wurden Allergiker erstmals als »vulnerable Gruppe« erkannt, zu deren Schutz der Staat verpflichtet ist (Behrendt et al. 1999a).

Bei der Beurteilung von Einflüssen aus der Umwelt auf Allergien muss man einerseits die unterschiedlichen Kompartimente der Umwelt, andererseits die verschiedenen Ebenen der Allergieentwicklung im Organismus gesondert betrachten (Abb. 40.1).

40.2 Natürliche Umwelt

Prinzipiell kann man natürliche (biogene) von durch menschliche Aktivität entstandenen (anthropogenen) Umweltfaktoren abgrenzen, wobei sich durch Interaktionen Überlappungen zeigen (Behrendt u. Becker 2001)

Natürliche Umweltfaktoren umfassen neben physikalischen Effekten (Sonnenstrahlung, radioaktive Strahlung, Temperatur, Feuchtigkeit etc.) vor allen Dingen biologische Luftbestandteile in Form von Pollen, Schimmelpilzsporen und anderen mikrobiellen Bestandteilen.

Allergierelevante Bestandteile des Bioaerosols in der Außenluft enthalten Allergene aus Pollen und Schimmelpilzsporen. Im Innenraum sind tierische Allergene, z. B. von Säugetierepithelien, aber auch von Arachniden wie Haustaub- oder Vorratsmilben, von Bedeutung (Sporik et al. 1990). Die deutliche Zunahme von Innenraumallergenbelastung lässt sich durch verstärkte Maßnahmen der Energieeinsparung (Wärmedämmung), aber auch durch die zunehmende Tendenz zur Haustierhaltung (auch von exotischen Tieren und kleinen Nagern wie Mäusen und Ratten) erklären.

Der einfache Satz »ohne Allergen keine Allergie« wird oft bei Betrachtung der Rolle von Umwelteinflüssen vergessen, insbesondere bei Überlegungen zu den Ursachen der starken Zunahme von Allergien. Es kann festgestellt werden, dass sich die Exposition gegenüber verschiedenen Allergenen in den letzten Jahrzehnten deutlich geändert hat und zwar sowohl quantitativ als auch qualitativ (Abschn. 40.10).

Besonderheiten und Eigentümlichkeiten verschiedener Allergene werden gesondert besprochen (Kap. 18, Bedeutung rekombinanter Allergene und Mutanten für die Allergologie).

40.3 Umweltschadstoffe

Infolge der Industrialisierung kommt der Mensch mit immer mehr und unterschiedlichsten Chemikalien in Kontakt. Nach Schätzungen der amerikanischen »Environmental Protection Agency« (EPA) sind mehr als 60 000 Chemikalien im Alltagsleben verbreitet, darüber hinaus sind zusätzliche 13 000 als Bestandteile in gängigen Pflanzenschutzmitteln, Arzneimitteln, Kosmetika oder Lebensmittel enthalten (Behrendt et al. 1999a).

Zur Beurteilung von unerwünschten Effekten auf den menschlichen Organismus haben sich toxikologische Kriterien bewährt, die jedoch meist akute Schäden, hervorgerufen durch höhere Dosierungen, beschreiben. Entgegen früher irrtümlich geäußerten Meinungen, wonach Allergien dosisunabhängig auftreten, ist festzuhalten, dass auch für allergische Reaktionen klare Dosis-Wirkungs-Beziehungen existieren, die freilich häufig – z. B. bei extrem starker Sensibilisierung – bereits im Nanogrammbereich beginnen und deshalb bei sehr niedrigen Schwellenwerten nicht als solche wahrgenommen wurden (Ring 2005).

Die Wirkung von weitverbreiteten Umweltschadstoffen zeichnet sich durch die wiederholte Aufnahme kleiner Mengen und auch durch das Zusammenwirken mehrerer Substanzen gleichzeitig oder nacheinander aus. Zum Studium dieser Effekte hat sich das Forschungsgebiet der »Allergotoxikologie« entwickelt, das sich mit dem Einfluss von Umweltschadstoffen auf die Entstehung, Auslösung und

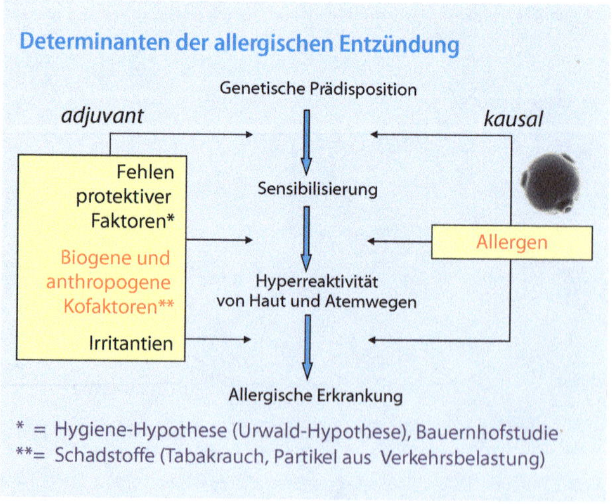

Abb. 40.1 Determinanten der allergischen Entzündung. (Nach Behrendt et al. 1999a)

Tab. 40.1 Einteilung von Luftschadstoffen

Kriterium	Beispiel
Aggregatszustand	Gasförmig, partikulär
Quelle	Feste Standorte (z. B. Kohlekraftwerke, Industrieanlagen)
	Bewegliche Quellen (z. B. Kraftfahrzeugverkehr)
Entstehung	Primär (z. B. Schwefeldioxid, Stickstoffoxide, Kohlenmonoxid, Partikel)
	Sekundär (Ozon, Stickstoffoxide, einige Partikel)
Kompartment	Außenluft
	Innenraum

Unterhaltung allergischer Reaktionen »befasst« (Behrendt 1999b).

Luftschadstoffe werden nach unterschiedlichen Kriterien eingeordnet (Tab. 40.1), z. B. nach der Quelle (Industrieanlagen, Kohlekraftwerke als fixe Quellen etc.), nach dem Kompartment (Außenluft vs. Innenraum), nach der Entstehung (primär oder sekundär) sowie nach dem Aggregatszustand (gasförmig versus partikulär).

Die partikulären Luftschadstoffe werden im Allgemeinen nach ihrer Größe bzw. ihrem Durchmesser im Schwebstaub als partikuläre Materie (PM 2,5–10 µm), feine partikuläre Materie (fPM 0,1–2,5 µm) und ultrafeine partikuläre Materie (ufPM < 0,1 µm) eingeordnet.

Wichtig ist zu beachten, dass Luftschadstoffe nie allein auftreten, sondern es sich meist um eine Mischung verschiedener Substanzen handelt, die grob vereinfacht in unterschiedliche »Typen« unterschieden werden können:

So wird die in der Vergangenheit klassische »Luftverschmutzung« als Typ-I-Luftverschmutzung bezeichnet, die charakteristisch für den »London Smog« in den 50er Jahren sowie für die starke Luftverschmutzung in Ostdeutschland und in den osteuropäischen Ländern bis zum Ende des 20. Jh. war. Dieser Typ I ist charakterisiert durch grobe Schwebstaubpartikel und Schwefeldioxid. Er führt zu irritativen und entzündlichen Erkrankungen der Atemwege, ist aber nicht mit erhöhten Allergieraten assoziiert (Samet 2000; Krämer et al. 2000).

Unter Typ-II-Luftverschmutzung versteht man den modernen Smog, wie er derzeit über Großstädten gefunden wird. Dieser Typ wird durch die Stoffe Ozon, volatile organische Substanzen (VOCs) und NO-Mischungen charakterisiert. Er hat sich in verschiedenen Studien als assoziiert mit erhöhten Raten von allergischen Erkrankungen und Sensibilisierungen erwiesen (Behrendt et al. 1995; Krämer et al. 2000; Weiland et al. 1999).

Im Innenraum kommen die wesentlichsten Luftschadstoffe aus Verbrennung fossiler Stoffe (Holz, Kohle, Gas) und Tabakrauch. Für Tabakrauch werden eindeutige Beziehungen zur Allergieentstehung gefunden, die sich bereits bei Müttern während der Schwangerschaft äußern: Kinder von Müttern, die während der Schwangerschaft geraucht hatten, haben ein signifikant höheres Risiko, an Asthma oder Neurodermitis (atopischem Ekzem) zu erkranken (Schäfer et al. 1997). Ähnliches gilt auch für Passivraucher, wie an einer Studie im Großraum Augsburg mit Messung von tatsächlichen Cotininkonzentrationen im Urin festgestellt werden konnte (Krämer et al. 2004).

Die Quelle für die Typ-II-Luftverschmutzung des modernen Smogs ist vorwiegend in der Verkehrsbelastung durch Kraftfahrzeuge mit Freisetzung von feinen und ultrafeinen Partikeln (z. B. Dieselrußpartikel) zu sehen (Oberdorster 2001).

Schwebstaubpartikel werden durch Mund oder Nase inhaliert und können eine Reihe von toxischen Effekten bewirken, wie z. B.

- Entzündung der oberen und unteren Luftwege,
- erhöhte Schleimsekretion,
- Stauung (Ödem),
- Irritation, die zu Husten oder zur Störung des Lungenparenchyms (Emphysem) führt bis hin zum
- Lungenkrebs (Samet 2000; Oberdorster 2001).

Schwebstaubpartikel enthalten neben einer Reihe von Schwermetallen Kohlenstoff, Aluminium und auch organische Substanzen, wie z. B. Benzo(a)pyrene (Behrendt et al. 1991).

40.4 Mechanismen der Luftschadstoffeffekte auf das Immunsystem

Aus epidemiologischen, klinischen und experimentellen Untersuchungen geht hervor, dass eine ganze Reihe verschiedener Effekte – z. T. unterschiedlich für verschiedene Schadstofftypen – das Immunsystem in Richtung Allergieentwicklung beeinflussen können.

Dazu gehören Effekte auf das innate Immunsystem mit Aktivierung des Inflammasoms, verstärkt durch oxidativen Stress (Miller u. Peden 2014; Auerbach u. Hernandez 2012). Ferner zeigen Luftschadstoffe hemmende Effekte auf regulatorische T-Zellen, was zu einer verstärkten Th_2-Immunantwort führt (Takenaka et al. 1995). Auch eine Hemmung des β-adrenergen Rezeptors konnte bei starker Exposition gegenüber Luftschadstoffen beobachtet werden (Factor et al. 2011).

Die Empfindlichkeit (Suszeptibilität) gegenüber Luftschadstoffen ist teilweise auch genetisch bedingt (Miller u. Peden 2014). So fanden sich bestimmte Genpolymorphismen (SNP = »single nucleotide polymorphism«) in der Promoterregion des TNF-Gens, die mit einer verstärkten Reaktion auf Schadstoffbelastung einhergingen (Yang et al. 2009). Ein anderer Genotyp des TNF-Gens war assoziiert mit einem abgeschwächten Risiko für asthmatische Reaktionen und abhängig vom Glutathion-S-Transferase-Typ (Wu et al. 2011).

Schließlich werden epigenetische Mechanismen zunehmend in ihrer Bedeutung erkannt (vgl. ▶ Kap. 3, Genetik und Epigenetik allergischer Erkrankungen und Asthma). So führt eine Exposition gegen Dieselpartikel zu einer Veränderung des DNA-Methylierungs-Status (Liu et al. 2008), was den »Zugriff« auf bestimmte Genloci moduliert.

Wahrscheinlich sind die bekannten Effekte der Tabakrauchexposition über epigenetische Mechanismen und Wirkungen von polyaromatischen Hydrokarbonen (AH) zu erklären (Perera et al. 2009.

40.5 Verkehrsbelastung und Allergieentwicklung

Die ersten Studien, die einen Einfluss von Kraftfahrzeugverkehr auf die Allergieentwicklung beschrieben, kamen aus Japan, wo die Arbeitsgruppe um Terumasa Miyamoto beobachtete, dass Heuschnupfen gegen Zedernpollen vor dem 2. Weltkrieg in Japan extrem selten war, in den Jahrzehnten zwischen 1950 und 1980 aber einen dramatischen Anstieg in der Häufigkeit zeigte. Am häufigsten waren Reaktionen gegen die japanische Zeder in der Pollensaison von März bis April. Der Anstieg konnte nicht durch eine Vermehrung der Zedernbäume in Japan erklärt werden. Allerdings hatte im fraglichen Zeitraum die Anzahl der Dieselkraftfahrzeuge in Japan von 20 000 im Jahr 1951 auf 4,6 Mio. im Jahr 1988 zugenommen (Miyamoto u. Takafuji 1991).

In einer einfachen epidemiologischen Studie in 5 durch Exposition verschiedenen Regionen kam die Arbeitsgruppe zu dem Schluss, dass die Häufigkeit der Zedernpollenallergie besonders dort ausgeprägt war (13,2 %), wo die Schulkinder gleichzeitig mit Zedernpollen und intensiver Verkehrsbelastung exponiert waren (Kaneko et al. 1995).

In experimentellen Untersuchungen konnten die Forscher zeigen, dass Dieselrußpartikel einen Adjuvanseffekt auf die IgE-Bildung gegen natürliche Allergene und auf die Aggravation der klinischen Symptomatik ausüben (Muranaka et al. 1986; Maejima et al. 1997). Neuere Studien konnten zeigen, dass Dieselrußpartikel in vitro und in vivo eine Th_2-Reaktion fördern und akute entzündliche Reaktionen an der Lunge hervorrufen (Diaz-Sanchez et al. 1997).

Im Mausmodell konnten Alessandrini et al. zeigen, dass Exposition mit ultrafeinen Kohlenstoffpartikeln zu einer Verstärkung einer allergieartigen Atemwegsentzündung führte (Allessandrini et al. 2006). Der Effekt hielt über 96 h an und konnte zumindest teilweise auf oxidative Stressreaktionen und einen allergiefördernden Effekt von ultrafeinen Partikeln mit verstärkter Lipidperoxidierung zurückgeführt werden (Alessandrini et al. 2009, 2010).

Mögliche Gliederung der Effekte von Umwelteinflüssen auf Allergien

- Art der Umweltfaktoren: physikalisch, biologisch
- Entstehung der Umweltfaktoren: natürlich, biogen oder anthropogen (vom Menschen gemacht)
- Bereich: Außenluft, Innenraum
- Pathophysiologie (allergisch-toxisch): Allergene, Schadstoffe
- Modulierende Umweltfaktoren: allergieverstärkend, protektiv (allergiepräventiv)

40.6 Erfahrungen aus epidemiologischen Studien in Ost- und Westdeutschland nach der Wiedervereinigung 1989/1990

Die überraschenden Befunde einer niedrigeren Heuschnupfen- und Asthmaprävalenz in Ostdeutschland im Vergleich zum Westen zur Zeit der deutschen Wiedervereinigung 1990 (von Mutius et al. 2000; Wichmann 1996) gaben Anlass zu verschiedenen epidemiologischen Studien, die in der Folge fast alle einen starken Anstieg der Allergiehäufigkeit in Ostdeutschland in den folgenden 10 Jahren zeigten. Dieses Phänomen kann als ein Modell betrachtet werden, um die Ursachen für die Allergieepidemie in der »westlichen« Welt zu erklären. Es ergibt Sinn, aus diesem »Experimentum dictaturae« zu lernen, wodurch Menschen eines Landes mit ähnlichem ethnischem, kulturellem und klimatischem Hintergrund lediglich durch ein politisches System getrennt waren, welches den Lebensstil allerdings erheblich beeinflusste.

Insgesamt 14 Querschnittstudien, die nach 1989 mit Paralleluntersuchungen in Ost- und Westdeutschland an Vorschul- bzw. Schulkindern durchgeführt wurden und die Häufigkeit von Asthma, Heuschnupfen, Neurodermitis und allergischer Sensibilisierung erfassten, wurden ausgewertet. Die Prävalenzverhältniszahlen für den West-/Ost-Vergleich wurden berechnet und im Verlauf des 10-Jahres-Follow-up verglichen (Krämer et al. 2015).

Zur Zeit der deutschen Wiedervereinigung war die höchste Prävalenzratio West/Ost für Heuschnupfen- und Birkenpollensensibilisierung. Weniger klar war sie für andere Phänotypen und ganz gering oder sogar umgekehrt für atopisches Ekzem (Neurodermitis). Heuschnupfen- und Birkenpollensensibilisierung zeigten auch den steilsten Anstieg in der Prävalenz in Ostdeutschland in den folgenden 10 Jahren. In den meisten Studien verschwanden die West-Ost-Unterschiede von 1990 bei den Kindern, die nach der Wiedervereinigung geboren wurden. Allerdings blieb der Unterschied in der Erwachsenenpopulation oft erhalten.

Zahlreiche, für die Zunahme von Allergien diskutierten Umwelt- und Lebensstileinflüsse ließen sich in der Auswertung der veränderten Ratios in Ost und West nicht als kausal für die Allergieentwicklung erhärten.

Die Risikofaktoren für Atemwegsallergie sind völlig anders – oder sogar konträr – als die klassischen Risikofaktoren für Atemwegserkrankungen (Bronchitis, Pharyngitis, Tonsillitis). Klassischer Smog mit SO_2 und Grobstaubpartikel fand sich nicht assoziiert mit Allergie, wohl aber – in einzelnen Studien – der moderne Smog mit Ozon, feinen und ultrafeinen Partikeln, wahrscheinlich aus Verkehrsbelastung. Einzelraumheizung mit fossilen Brennstoffen und früher Besuch einer Kinderkrippe bzw. das Aufwachsen mit Geschwistern erwiesen sich als protektiv gegen die Entwicklung von Atemwegallergien.

Es ergab sich ein eindeutiger Unterschied zwischen Atemwegallergie (Heuschnupfen, Asthma) und Hautmanifestation (atopisches Ekzem). Wurminfektionen scheinen einen protektiven Effekt gegen Atemwegallergien zu bewirken, ähnlich wie Pertussisimpfung, was aber nicht in allen Studien untersucht worden war (Krämer et al. 2015).

40.7 Luftschadstoffbelastung und atopisches Ekzem

Die meisten epidemiologischen und experimentellen Untersuchungen zur Rolle von Luftschadstoffen auf die Allergieentwicklung sind für allergische Atemwegserkrankungen durchgeführt worden. Es besteht aber kein Zweifel, dass auch das atopische Ekzem durch Umweltbelastung beeinflusst werden kann. An erster Stelle stehen hier Innenraumluftschadstoffe wie Tabakrauch, volatile organische Substanzen (VOCs), aber auch in der Außenluft Verkehrsbelastung und Stickstoffoxide. Bei der Entwicklung des atopischen Ekzems scheint ganz besonders der frühkindlichen – pränatalen – Exposition eine verstärkte Rolle für die Allergieentwicklung zuzukommen (Ahn 2014).

In unterschiedlichen epidemiologischen Studien zur Allergiehäufigkeit in Ost- und Westdeutschland zur Zeit der Wiedervereinigung und in den darauffolgenden Jahren wurde gefunden, dass der Phänotyp »atopisches Ekzem« ein anderes Muster zeigte als der Phänotyp »allergische« Atemwegserkrankung, insbesondere des Heuschnupfens (► Abschn. 40.6). Während Heuschnupfen zur Zeit der Wiedervereinigung bei ostdeutschen Kindern signifikant seltener auftrat als im Westen, war dies für das atopische Ekzem umgekehrt (Krämer et al. 2015).

40.8 Kosten von kindlichem Asthma bei Verkehrsbelastung

In verschiedenen epidemiologischen Studien war die Nähe der Wohnung zu einer stark befahrenen Straße ein wesentlicher Risikofaktor für die Entwicklung atopischer Erkrankungen, insbesondere von kindlichem Asthma (Krämer et al. 2000). In den USA leben ca. 36 Mio. Menschen innerhalb einer Entfernung von 100 m zu einer 4-spurigen Autobahn. In Los Angeles wurden in einer gesundheitsökonomischen Studie die Kosten ermittelt bzw. geschätzt, die durch die erhöhte Anzahl von Asthmafällen bzw. Schüben von schwerem Asthma durch örtliche verkehrsbedingte Luftverschmutzung entstehen. Dabei ergaben sich für das Jahr 2007 441 Mio. US-Dollar für die Belastung mit Ozon, ca. 202 Mio. US-Dollar für NO_2. Es ergab sich, dass 27 100 Fälle von kindlichem Asthma durch akute Verkehrsbelastung bedingt waren, entsprechend 8 % der Gesamtbelastung durch Asthma in Los Angeles County (Brandt et al. 2014).

Die Autoren schlossen, dass bis zu 50 % der Gesamtkosten für schwere Asthmaschübe durch Exposition gegen Verkehrsbelastung bedingt waren (Brandt et al. 2014).

40.9 Interaktion von Pollen und Luftschadstoffen

Umweltschadstoffe wirken nicht nur auf den menschlichen oder tierischen Organismus ein, sondern auch auf die Pflanzenwelt, einschließlich der natürlichen Allergenträger (z. B. luftgetragene Pollenkörner).

So wurde gefunden, dass Luftschadstoffe bereits in der Außenluft auf Pollenkörner einwirken und diese in ihrer Morphologie und Funktion verändern. Die Interaktion von Pollen und partikulären Luftschadstoffen wurde an Proben aus stark belasteten deutschen Großstädten mithilfe eines High-Volume-Sammlers und daran anschließender Untersuchung in Licht- und Elektronenmikroskopie untersucht. Diese Pollen zeigten als erstes eine deutliche Tendenz zur Partikelagglomeration an ihrer Oberfläche, welche in Regionen mit niedrigerer Schadstoffbelastung nicht nachweisbar war (▣ Abb. 40.2). In der Rasterelektronenmikroskopie konnte gezeigt werden, dass Schadstoffbelastung die Pollenoberfläche verändert. Dabei zeigte sich eine Verminderung der Elektronendichte und Lamellierung der Intine. Wolken von granulärer Matrix wurden an der Außenseite der Exine oberhalb der Microcanaliculi als Zeichen einer Exozytose von zytoplasmatischen Granula beobachtet (Behrendt et al. 1991).

In einem Wirbelschichtreaktor konnten die Einflüsse von partikulären oder gasförmigen Luftschadstoffen auf Pollen unter In-situ-Bedingungen im schwebenden Aero-

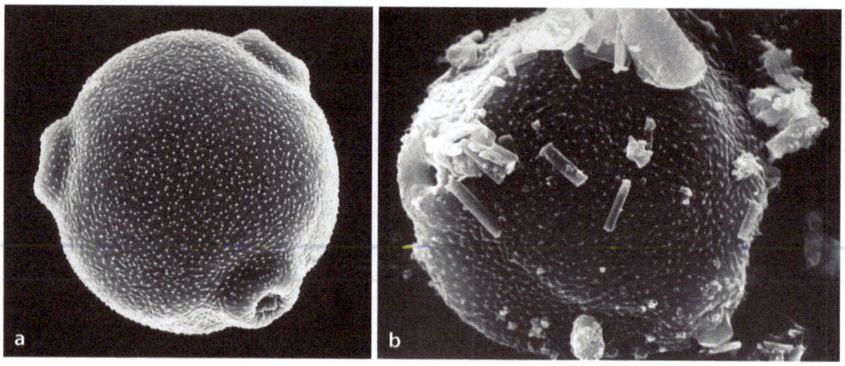

Abb. 40.2 Rasterelektronenmikroskopisches Bild eines Birkenpollenkorns (a) und eines Birkenpollenkorns mit Beladung durch Schadstoffpartikel (b), gesammelt über einer hoch schadstoffbelasteten Region. (Aus Behrendt et al. 1991)

sol untersucht werden. Dabei fand sich, dass Schwefeldioxid eher zu einer Verminderung der Allergenfreisetzung führte, während organische Substanzen und feine Partikel zu einer Präaktivierung der Pollenkörner führten (Risse et al. 2000).

Zusammengenommen unterstützen diese Befunde die Hypothese, dass durch Pollen-Partikel-Interaktion in einer feuchten Umgebungsluft allergenenthaltende Aerosole entstehen können (Knox et al. 1997) (Abb. 40.3). So kann ein Allergen, das vom Pollenkorn in die Außenluft freigesetzt wird, entweder in Form von Allergenextrusionen vorliegen oder als freies allergenes Aerosol oder adsorbiert an andere Schwebstaubpartikel. Diese unterschiedlichen Verteilungsmuster gehen bei der klassischen Pollenzählung, bei der die ganzen Pollenkörner pro Kubikmeter erfasst werden, naturgemäß verloren. Es erscheint deshalb sinnvoll, auch in der Außenluft freie Allergenkonzentrationen zu messen (Schäppi et al. 1996; Buters et al. 2015), wie dies im Innenraum für Haustaubmilben oder Tierhaarallergen bereits seit Langem möglich ist.

Aus dem letzten Report (5th Assessment Report) des Intergovernmental Panel on Climate Change (IPCC) wird festgehalten, dass die Erderwärmung eindeutig ist und vorwiegend verursacht wird durch eine 40 %ige Steigerung der atmosphärischen Konzentration von Kohlendioxid, primär hervorgerfuen durch fossile Brennstoffe und sekundär durch vergrößerte Landnutzung und dadurch veränderte Emissionen (Stocker et al. 2014).

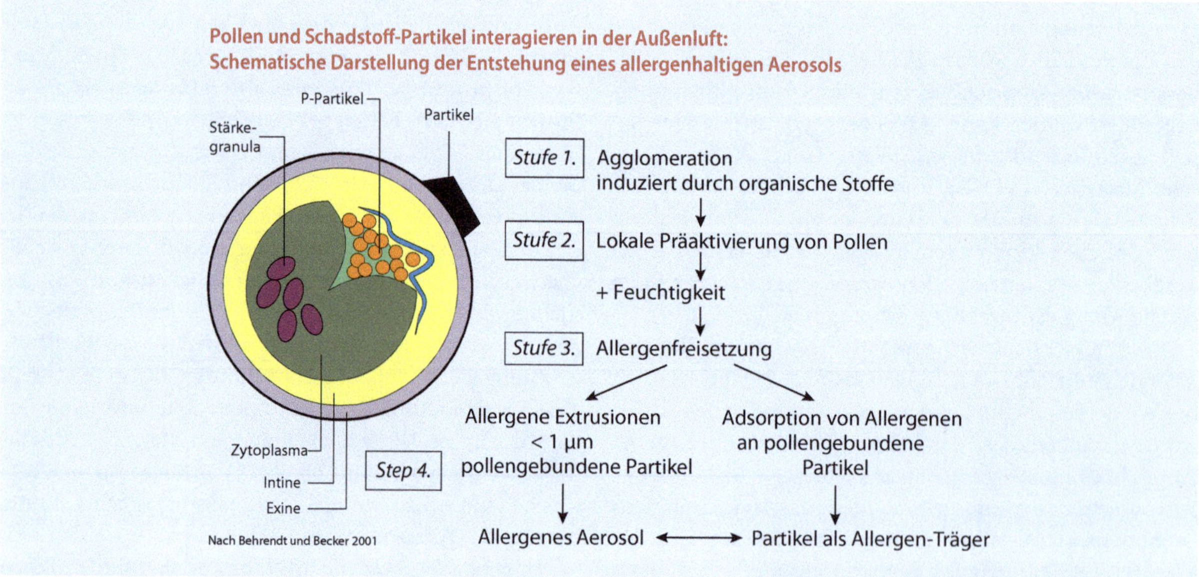

Abb. 40.3 Partikuläre Luftschadstoffe und Pollenkörner interagieren in der Außenluft, wobei es zur lokalen Agglomeration und später zur Bildung eines allergenhaltigen Aerosols über verschiedene Stufen kommt. (Mod. nach Behrendt u. Becker 2001, mit frdl. Genehmigung)

40.10 Klimawandel und Allergie

Folgen dieses Klimawandels für die menschliche Gesundheit betreffen Infektionskrankheiten bzw. von durch Insekten und Arthropoden übertragene Erkrankungen, Herz-Kreislauf-Probleme durch erhöhte Temperaturen und Hitzewellen, aber vor allen Dingen auch allergische Erkrankungen (Cecchi et al. 2010).

Bei steigenden Kohlendioxidkonzentrationen und zunehmender Temperatur wird das Wachstum von Pflanzen in verschiedener Weise verändert. Bezogen auf die häufigste allergische Erkrankung, den Heuschnupfen, bedeutet das für die Pollen, dass es

- mehr Pollen,
- neue Pollen,
- veränderte Pollen

geben wird.

Durch die Erderwärmung ist es zu einer Verlängerung der Vegetationsperiode von pollenbildenden Pflanzen in der nördlichen Hemisphäre gekommen, mit früherem Blütezeitbeginn und verzögertem Laubabfall, d. h. insgesamt längerem Pollenflug von ca. 10–12 Tagen (Menzel et al. 2006).

Durch den Klimawandel verändern sich Fauna und Flora mit Verschiebung von Vegetationszonen und Einwanderung neuartiger Pflanzen (Neophyten), die u. U. allergierelevant sind (Jochner et al. 2012). Hier ist insbesondere das Traubenkraut Ambrosia artemisiifolia (amerikanisch Ragweed) zu nennen, das in den letzten Jahren in Süddeutschland, aber auch im Osten, erheblich an Wachstumsdichte zugenommen hat. Hauptsächliche Übertragungswege der Ambrosiasamen sind Vogelfutter und Bauerde (Alberternst et al. 2010).

Durch die Interaktion von Luftschadstoffen, erhöhter Kohlendioxidkonzentration und Pollen kommt es zu Veränderungen allergentragender Pollen und zu einer veränderten Freisetzung von bioaktiven Stoffen mit daraus resultierender verstärkter »allergener« Wirkung (Behrendt et al. 1999a; Traidl-Hoffmann et al. 2002).

40.11 Protektive Umwelteinflüsse

Neben allergiefördernden Umweltfaktoren gibt es auch Umwelteinflüsse vorwiegend aus mikrobiellen Quellen, die protektive oder präventive Effekte entfalten, z. B. über Stimulierung des angeborenen (innaten) Immunsystems durch bestimmte Bakterienbestandteile (▶ Kap. 2, Epidemiologie). Aber auch präventive Effekte durch unterschiedliche Lipide – insbesondere vielfach ungesättigte Fettsäuren – in der Nahrung sind beschrieben (Schäfer 2008).

Kaum eine andere Krankheitsgruppe unterliegt so eindeutigen und vielfältigen Umwelteinflüssen wie die Allergien. Sie werden mit Recht »Umweltkrankheit Nr. 1« genannt (Ring 1991, 1997).

Neben natürlichen Umweltbestandteilen, wie z. B. Pollen, Pilzsporen, die als Allergene kausal die Entstehung einer Allergie bewirken, spielen modulierende Umwelteinflüsse entweder protektiv oder allergieverstärkend eine Rolle. Zu letzteren gehören v. a. Luftschadstoffe im Innenraum wie Tabakrauch oder in der Außenluft aus Verkehrsbelastung in Form von feinen oder ultrafeinen Partikeln.

Literatur

Ahn K (2014) The role of air pollutants in atopic dermatitis. JACI 134: 993–999

Alberternst B, Nawrath S, Gabrio T et al. (2010) Verbreitung und Bestandsdynamik von Ambrosia artemisiifolia in zwei Regionen in Baden-Württemberg und Einfluss der Pflanzen auf die Pollenkonzentration: Ergebnisse einer dreijährigen Studie. Umweltmed Forsch Prax 15: 23–33

Alessandrini F, Schulz H, Takenaka S, Lentner B, Karg E, Behrendt H, Jakob T (2006) Effects of ultrafine carbon particle inhalation on allergic inflammation of the lung. J Allergy Clin Immunol 117: 824–830

Alessandrini F, Beck-Speier I, Krappmann D, Weichenmeier I, Takenaka S, Karg E, Kloo B, Schulz H, Jakob T, Mempel M, Behrendt H (2009) Role of Oxidative Stress in Ultrafine Particle-induced Exacerbation of Allergic Lung Inflammation. Am J Respir Crit Care Med 179: 984–991

Alessandrini F, Weichenmeier I, van Miert E et al. (2010) Effects of ultrafine particles-induced oxidative stress on Clara cells in allergic lung inflammation. Part Fibre Toxicol 7: 11

Auerbach A, Hernandez ML (2012) The effect of environmental oxidative stress on airway inflammation. Curr Opin Allergy Clin Immunol 12: 133–139

Behrendt H, Becker WM (2001) Localization, release and bioavailability of pollen allergens: the influence of environmental factors. Curr Opin Immunol 13: 709–715

Behrendt H, Friedrichs K, Kainka-Staenicke E et al. (1991) Allergens and pollutants in the air – a complex interaction. In: Ring J, Przybilla B (Hrsg) New trends in allergy III. Berlin, Springer, S 467–478

Behrendt H, Friedrichs KH, Krämer U et al. (1995) The role of indoor and outdoor air pollution in allergic diseases. Prog Allergy Clin Immunol 3: 83–89

Behrendt H, Krämer U, Dolgner R, Hinrichs J, Willer H, Hagenbeck H, Schlipköter HW (1993) Elevated levels of total serum IgE in East German children: atopy, parasites,or pollutants? Allergo J 2: 31–40

Behrendt H, Tomczok J, Sliwa-Tomczok W et al. (1999a) Timothy grass (Phleum pratense L.) pollen as allergen carriers and initiators of an allergic response. Int Arch Allergy Immunol 118: 414–418

Behrendt H, Ewers HJ, Hüttl RF, Jänicke M, Plassmann E, Rehbinder E, Sukopp H (1999b) Der Rat von Sachverständigen für Umweltfragen (SRU). Umwelt und Gesundheit. Risiken richtig einschätzen. Sondergutachten. Metzler-Poeschel, Stuttgart

Brandt S, Perez L, Künzli N, Lurmann F, Wilson J, Pastor M, McConnell R (2014) Cost of near-roadway and regional air pollution attributable childhood asthma in Los Angeles Country. JACI 134: 1028–1035

Buters JTM, Prank M, Sofiev M, Pusch G, Albertini R, Annesi-Maesano I et al. (2015). Variation of the group 5 grass pollen allergen content of airborne pollen in relation to geographical location and time in season. J Allergy Clin Immunol 136(1): 87–95

Cecchi L, D'Amato G, Ayres JG, Galan C, Forastiere F, Forsber B, Gerritsen J, Nunes B, Behrendt H, Akdis C, Dahl R, Annesi-Maesano I (2010) Projections of the effects of climate change on allergic asthma: the contribution of aerobiology. Allergy 65: 1073–1081

Diaz-Sanchez D, Tsien A, Fleming J, Saxon A (1997) Combined diesel exhaust particulate and ragweed allergen challenge markedly enhances human in vivo nasal ragweed-specific IgE and skews cytokine production to a T helper cell 2-type pattern. J Immunol 158: 2406–2413

Factor P, Akhmedov AT, McDonald JD, Qu A, Wu J et al. (2011) Polycyclic aromatic hydrocarbons impair β2AR function in airway epithelial and smooth muscle cells. Am J Resp Cell Mol Biol 45: 1045–1049

Jochner S, Ziello C, Böck A, Estrella N, Buters J, Weichenmeier I, Behrendt H, Menzel A (2012) Spatio-temporal investigation of flowering dates and pollen counts in the topographically complex Zugspitze area on the German–Austrian border Aerobiologia 28: 541–556

Kaneko Y, Motohashi Y, Nakamura H et al. (1995) Increasing prevalence of Japanese cedar pollinosis: a meta-regression analysis. Int Arch Allergy Immunol 107: 235–238

Knox RB, Suphioglu C, Taylor P et al. (1997) Major grass pollen allergen Lol p 1 binds to diesel exhaust particles: implications for asthma and air pollution. Clin Exp Allergy 27: 246–251

Krämer U, Koch T, Ranft U et al. (2000) Traffic related air pollution is associated with atopy in children living in urban areas. Epidemiolgy 11: 64–70

Krämer U, Lemmen CH, Behrendt H, Link E, Schäfer T, Gostomzyk J, Scherer G, Ring J (2004) The effect of environmental tobacco smoke on eczema and allergic sensitization in children. Br J Dermatol 150: 111–118

Krämer U, Schmitz R, Ring J, Behrendt H (2015) What can reunification of East and West Germany tell us about the cause of the allergy epidemic? Clin Exp Allergy 45(1): 94–107

Liu J, Ballaney M, Al-alem U, Quan C, Jin X, Perera F, Chen LC, Miller RL (2008) Combined inhaled diesel exhaust particles and allergen exposure alter methylation of T helper genes and IgE production in vivo. Toxicol Sci 102: 76–81

Maejima K, Tamura K, Taniguchi Y, Nagase S, Tanaka H (1997) Comparison of the effects of various fine particles on IgE antibody production in mice inhaling Japanese cedar pollen allergens. J Toxicol Environ Health 52: 231–248

Menzel A, Sparks T, Estrella N et al. (2006) European phenological response to climate change matches the warning pattern. Glob Change Biol 12: 1069–1976

Miller RL, Peden DB (2014) Environmental effects on immune responses in patients with atopy and asthma. JACI 134: 1001–1008

Miyamoto T, Takafuji S (1991) Environment and allergy. In: Ring J, Przybilla B (Hrsg) New trends in Allergy III. Springer, Berlin, S 459–468

Muranaka M, Suzuki S, Koizumi K (1986) Adjuvant activity of diesel-exhaust particulates for the production of IgE antibody in mice. J Allergy Clin Immunol 77: 616–623

Oberdorster G (2001) Pulmonary effects of inhaled ultrafine particles. Int Arch Occup Environ Health 74: 1-8

Perera F, Tang WY, Herbstman J, Tang D, Levin L, Miller R, Ho SM (2009) Relation of DNA methylation of 5'-CpG island of ACSL3 to transplacental exposure to airborne polycyclic aromatic hydrocarbons and childhood asthma. PLoS One 4: e4488

Ring J (1991) Epidemiologie allergischer Erkrankungen. MMW, München

Ring J (1997) Allergy and modern society: does »Western life style« promote the development of allergies? Int Arch Allergy Immunol 113: 7–10

Ring J (2005) Allergy in practice. Springer, Berlin

Ring J, Bachert C, Bauer C-P, Czech W (2010) Weißbuch Allergie in Deutschland, 3. Aufl. Urban & Vogel, München

Risse U, Tomczok J, Huss-Marp J, Darsow U, Behrendt H (2000) Health-relevant interaction be-tween airborne particulate matter and aeroallergens (pollen). J Aerosol Sci 31: 27–28

Samet JM Dominici F, Curriero FC, Coursac I, Zeger SL (2000) Fine particulate air pollution and mortality in 20 US cities, 1987-1994. N Engl J Med 343: 1742–1749

Schäfer T (2008) Epidemiologie der Nahrungsmittelallergie in Europa. Ernährung 2: 4–9

Schäfer T, Dirschedl P, Kunz B, Ring J, Überla K (1997) Maternal smoking during pregnancy and lactation increases the risk for atopic eczema in the offspring. J Am Acad Dermatol 36: 550–556

Schäppi GF, Monn C, Wüthrich B, Wanner HU (1996) Direct determination of allergens in ambient aerosols: methodological aspects. Int Arch Allergy Immunol 110: 364–370

Sporik R, Holgate ST, Platts-Mills TA et al. (1990) Exposure to house-dust mite allergen (Der p I) and the development of asthma in childhood. A prospective study. N Engl J Med 323: 502–507

Stocker TF, Qin D, Plattner GK, Tignor M, Allen Sk, Boschung J, Nauels A, Xia Y, Bex V, Midgley PM (2014) Climate Change 2013: The Physical Science Basis. Contribution of Working Group I to the Fifth Assessment Report of the Intergovernmental Panel on Climate Change. Cambridge University Press, Cambridge

Takenaka H, Zhang K, Diaz-Sanchez D, Tsien A. Saxon A (1995) Enhanced human IgE production results from exposure to the aromatic hydrocarbons from diesel exhaust: direct effects on B-cell IgE production. J Allergy Clin Immunol 95: 103–115

Traidl-Hoffmann C, Kasche A, Jakob Th, Huger M, Plötz S, Feussner I, Ring J, Behrendt H (2002) Lipid media-tors from pollen act as chemoattractants and activators of polymorphonuclear granulocytes. J Allergy Clin Immunol 109: 831–838

von Mutius E, Weiland SK, Fritzsch C, Duhme H, Keil U (2000) Increasing prevalence of hay fever and atopy among children in Leipzig, East Germany. Lancet 351: 862–866

Weiland SK, von Mutius E, Hirsch T et al. (1999) Prevalence of respiratory and atopic disorders among children in East and West Germany five years after unification. Eur Respir J 14: 862–870

Wichmann HE (1996) Possible explanation for the different trends of asthma and allergy in East and West Germany. Clin Exp Allergy 26: 621–623

Wu W, Doreswamy V, Diaz-Sanchez D, Samet JM, Kesic M, Dailey L, Zhang W, Jaspers I, Peden DB (2011) GSTM1 modulation of IL-8 expression in human bronchial epithelial cells exposed to ozone. Free Radic Biol Med 51: 522–529

Yang IA, Fong KM, Zimmermann PV, Holgate ST, Holloway JW (2009) Genetic susceptibility to respiratory effects of air pollution. Postgrad Med J 85: 428–436

Weiterführende Literatur

Behrendt H, Alessandrini F, Buters J, Krämer U, Koren H, Ring J (2014) Environmental Pollution and Allergy: Historial Aspects. In Bergmann KC, Ring J (Hrsg). History of Allergy. Chem Immunol Allergy. Karger, Basel, vol 100, S 268–277

Emberlin J (1995) Interaction between air pollutants and aeroallergens. Clin Exp Allergy 25 (Suppl 3): 33–39

40

Gilles S, Traidl-Hoffmann C (2014) Environmental risk factors for allergy: Outdoor/indoor pollution and climate change. In: Akdis CA, Agache I (Hrsg) Global Atlas of Allergy. EAACI, Zürich, S 121–123

Heinrich J, Wichmann HE (2004) Traffic related pollutants in Europe and their effect on allergic disease. Curr Opin Allergy Clin Immunol 4: 341–348

Huss-Marp J, Eberlein-König B, Darsow U, Breuer K, Mair S, Kraemer U, Mayer E, Gertis K, Ring J, Behrendt H (2004) Short term exposure to volatile organic compounds enhance atopy patch test reaction. J Allergy Clin Immunol 113: 57–63

Kaneko Y, Motohashi Y, Nakamura H et al. (1995) Increasing prevalence of Japanese cedar pollinosis: a meta-regression analysis. Int Arch Allergy Immunol 107: 236–238

Morgenstern V, Zutavern A, Cyrys J et al. (2007) Respiratory health and individual estimated expo-sure to traffic-related air pollutants in a cohort of young children. Occup Environ Med 64: 8–16

Ring J, Buters J, Behrendt H (2014) Particulate and Pollen interaction. In: Adkinson NF Jr, Bochner BS, Burks AW et al. (Hrsg) Middleton's Allergy – Principles and Practice, 8. Aufl. Elsevier, Philadelphia, S 497–507

Silverman RA, Ito K (2010) Age-Irlated association of fine particles and ozone with severe acute asthma in New York City. J Allergy Clin Immunol 125: 367–373

Wahn U, Wichmann HE (2000) Spezialbericht Allergien: Gesundheitsberichtserstattung des Bundes. Statistisches Bundesamt, Stuttgart, S 1–147

Wichmann HE, Schlipköter HW, Füllgraf G (2014) Handbuch der Umweltmedizin, 52. Erg. Lfg. Ecomed, Landsberg

Somatoforme Körperbeschwerden und umweltbezogene Gesundheitsstörung

M. Teufel, S. Zipfel

T. Biedermann et al. (Hrsg.), *Allergologie*,
DOI 10.1007/978-3-642-37203-2_41,

41.1 Somatoforme Körperbeschwerden

Allergologisch nicht umfassend erklärbare Symptomatik

Nicht wenige Patienten stellen sich beim Allergologen mit subjektiv »allergischen Symptomen« vor. Häufig lässt bereits eine ausführliche Anamnese eine Allergie unwahrscheinlich erscheinen, wenn z. B. Symptomwahrnehmung, schwere und deren Zusammenhang mit einer möglichen Exposition sich nicht in pathophysiologischen Modellen fassen lassen. Finden sich auch nach weiterer Diagnostik keine allergologischen oder anderweitig organische Auffälligkeiten, müssen die Beschwerden als funktionell bzw. somatoform eingeordnet werden. Nichtspezifische, funktionelle und somatoforme Körperbeschwerden (NFS) betreffen 4–10 % der Bevölkerung. Sie verlaufen häufig langandauernd und beeinträchtigen die Lebensqualität dabei oft erheblich. Für Behandler stellen sie eine Herausforderung dar, da die Betroffenen nicht selten von der Diagnose »Allergie« überzeugt sind und andere Bedingtheiten zunächst für sich ausschließen (Schaefert et al. 2012). Das Vertrauen im Patient-Arzt-Verhältnis kann schnell auf eine Probe gestellt sein, da im Vorfeld oft schon viele andere Spezialisten aufgesucht wurden. In der Hoffnung, endlich einen Arzt gefunden zu haben, der die Beschwerden richtig erfassen und diagnostizieren kann, ist die Kommunikation zwischen Arzt und Patient hierbei von besonderer Bedeutung (Henningsen et al. 2007). So kann ungünstiges Behandlerverhalten den Verlauf der Symptomatik negativ beeinflussen (Hausteiner-Wiehle et al. 2012). Konsequente biopsychosoziale Simultandiagnostik ermöglicht eine Früherkennung somatoformer Körperbeschwerden und idealerweise die Indikationsstellung und Zuführung zu einer spezifischen Therapie. Die Therapie orientiert sich an der Erkrankungsschwere und erfordert die Kooperation aller Behandler, aber auch die Motivation zur Mitarbeit des Patienten (Schaefert et al. 2012; Teufel et al. 2007).

41.1.1 Charakterisierung des Störungsbildes

Klinik

Leitsymptome von NFS sind gestörte Organfunktionen (Verdauung, Herz/Kreislauf, Atmung, »Hautjucken«) einschließlich vegetativer Beschwerden sowie Erschöpfung, Müdigkeit und Schmerzen unterschiedlichster Lokalisation. Beschwerden umfassen häufig verschiedene Organsysteme und halten sich nicht an anatomische und/oder physiologische Grenzen (Schaefert et al. 2012). Häufig werden Beschwerden von krankheitsbezogenen Ängsten begleitet (▶ Abschn. 41.1.3).

Multifaktorielles Störungsmodell

Aktuelle ätiopathogenetische Modelle gehen von komplexen Wechselwirkungen psychosozialer, biologischer, iatrogener und soziokultureller Faktoren aus, die zu neurobiologischen Veränderungen führen können und bei Disposition, Auslösung und Chronifizierung der Beschwerden zusammenspielen (Henningsen et al. 2007) (◘ Abb. 41.1).

41.1.2 NFS und somatoforme Störungen

Wenn ein bestimmter Schweregrad an nichtspezifischen, funktionellen und somatoformen Körperbeschwerden (NFS) erreicht ist, kann von einer somatoformen Störung gesprochen werden. Charakteristisch für somatoforme Störungen ist die wiederholte Darbietung körperlicher Symptome in Verbindung mit hartnäckigen Forderungen nach medizinischen Untersuchungen trotz wiederholter negativer Ergebnisse und Versicherung der Ärzte, dass die Symptome nicht körperlich begründbar sind. Wenn somatische Störungen vorhanden sind, erklären sie nicht die Art und das Ausmaß der Symptome, das Leiden und die innerliche Beteiligung des Patienten. Von einer Somatisierungsstörung wird gesprochen, bei wiederholt auftretenden und häufig wechselnden körperlichen Symptomen, die wenigstens 2 Jahre bestehen. Die meisten Patienten haben eine lange und komplizierte »Patientenkarriere« sowohl in der Primärversorgung als auch in spezialisierten medizinischen Einrichtungen hinter sich, wo viele Untersuchungen mit negativen Ergebnissen bis zu ergebnislosen explorativen Operationen durchgeführt worden sind. Die Symptome können sich auf jedes Körperteil oder jedes Organsystem beziehen. Der Verlauf der Störung ist chronisch und fluktuierend und häufig mit einer langdauernden Störung des sozialen, interpersonalen und familiären Verhaltens verbunden. Eine kurzdauernde (weniger als 2 Jahre) und weniger auffallende Symptomatik wird als undifferenzierte Somatisierungsstörung klassifiziert.

Für Patienten mit somatoformen Störungen sind die Beschwerden schwer und häufig massiv belastend und einschränkend. Häufig kommt es zu Missverständnissen mit dem Gesundheitssystem und dessen Handlern mit dem Gefühl, nicht ernst genommen zu werden (Hausteiner et al. 2007a; Weltgesundheitsorganisation 2011).

41.1.3 Differenzialdiagnostische soziale und psychosomatische Einordnung

Einfluss von Persönlichkeit und Informationsstand

Die Persönlichkeit eines Menschen besteht aus den verschiedensten Zügen. Das Zusammenspiel dieser Variablen formt die Erlebens- und Verhaltensweisen des Indivi-

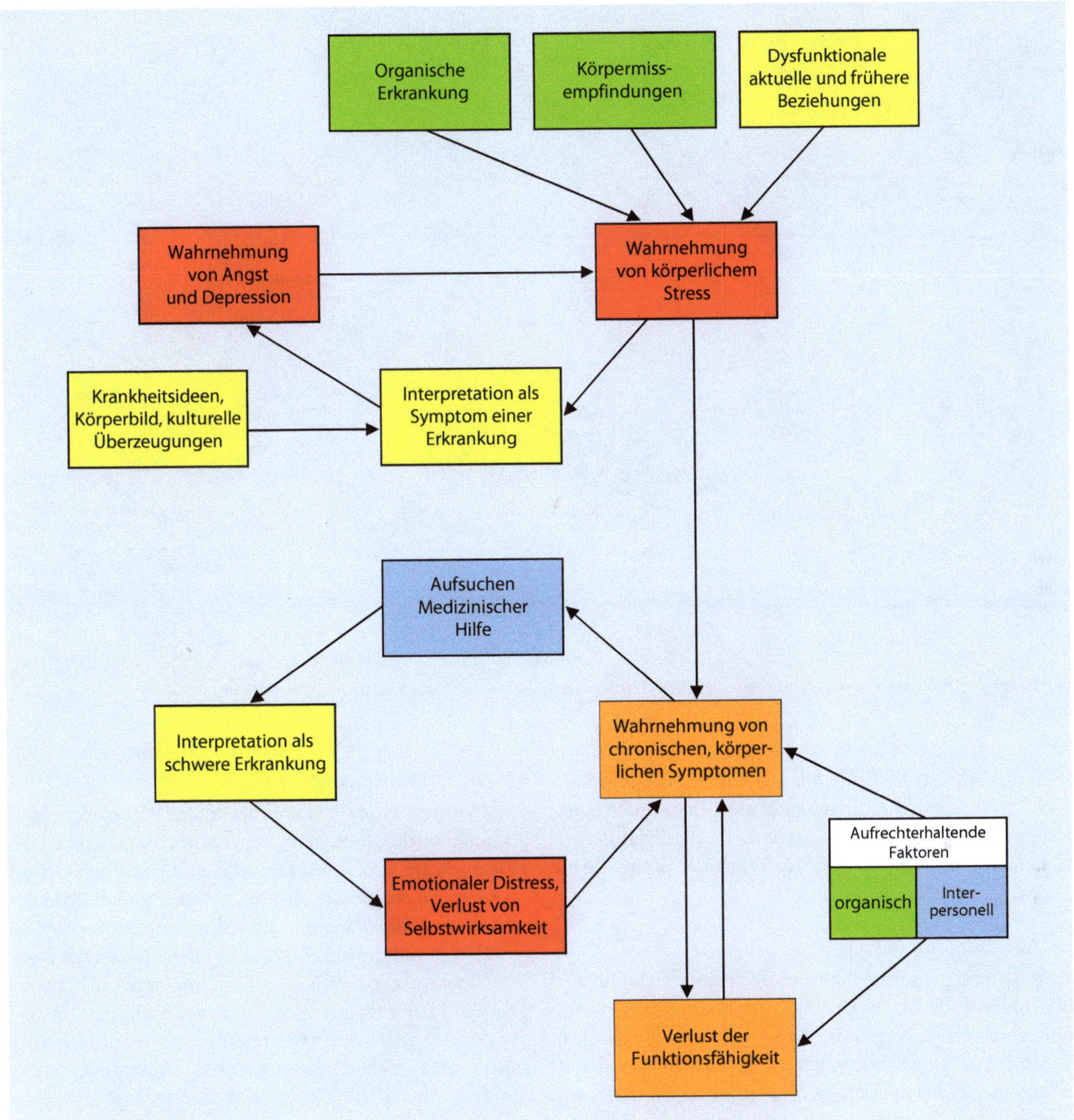

Abb. 41.1 Modell zur Entstehung und Aufrechterhaltung von funktionellen somatischen Syndromen. Kernsymptome (*orange*), Begleitsymptome (*rot*), psychologische und kulturelle Faktoren (*gelb*), Verhaltensfaktoren, interpersonelle Faktoren (*blau*). (Mod. nach Henningsen et al. 2007)

duums. So können ängstliche Züge mit externalisierenden Verarbeitungsmechanismen in der Kombination mit geringen Selbstwirksamkeitserwartungen mit dem Entstehen von NFS einhergehen. Zusätzlich verstärkt werden kann eine Symptomentstehung durch einseitigen Informationsstand. Allergien sind in den Medien in unseren Tagen weit verbreitet und weite Teile der Bevölkerung sind betroffen. Hat sich ein einseitiges subjektives Krankheitsmodell beim Betroffenen festgesetzt, ist es therapeutisch und lerntheorethisch schwierig, dieses zu flexibilisieren und korrigieren.

Persönliche Bewältigungsstrategien, wie sie Betroffene biografisch entwickelt oder erlernt haben, spielen eine wichtige Rolle dahingehend, ob alternative Erklärungsmechanismen bei fehlender allergologischer Grundlage und neue Bewältigungsstrategien zugelassen werden können. Bei Projektion innerer nicht gelöster psychischer Konflikte auf eine »Allergie« kann es zu konsekutiver Symptoment-

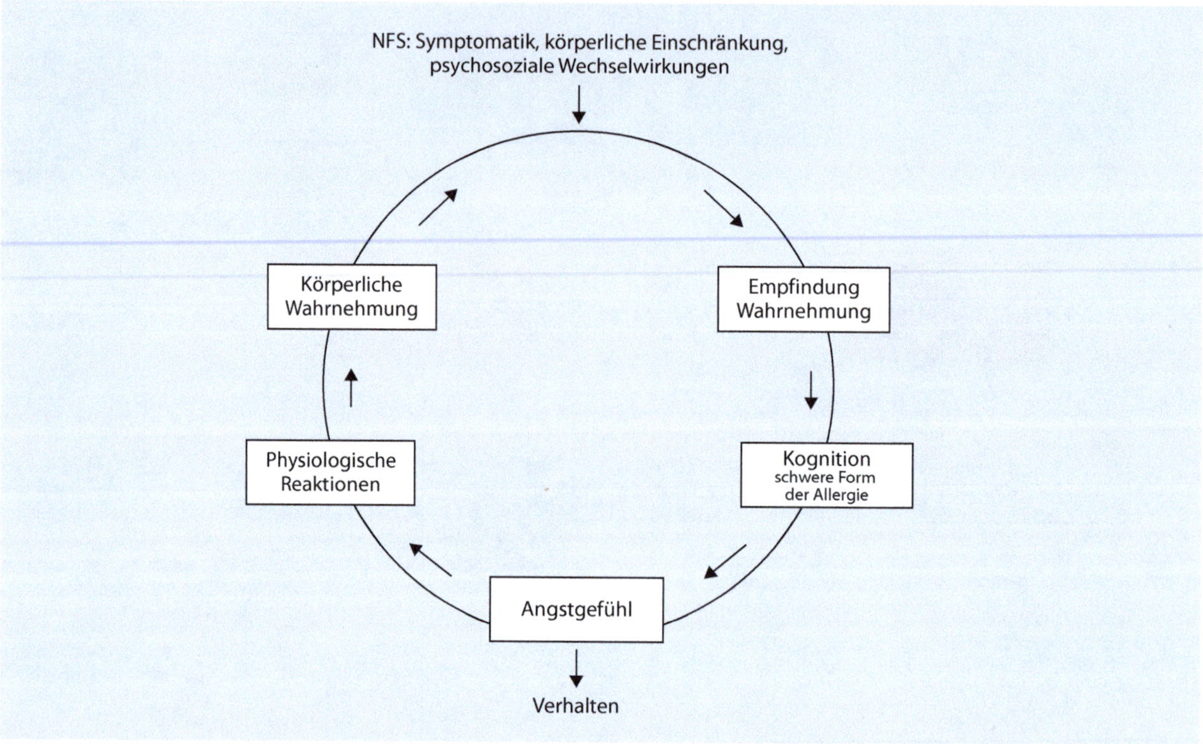

Abb. 41.2 »Teufelskreis« der somatisierten und hypochondrischen Angst. (Mod. nach Margraf u. Schneider 1992)

stehung kommen: Modellhaft besteht der unbewusste Versuch, durch gesellschaftlich anerkannte Beschwerden einer inneren Not dysfunktional gerecht zu werden (Hausteiner et al. 2009; Hausteiner et al. 2010; Prior u. Bond, 2013; Teufel, et al. 2007).

Angststörungen

Angststörungen können sowohl der primäre Grund für NFS als auch deren Folge sein. Richten sich übersteigerte und überwertige Ängste in Richtung erlebte »Allergie«, kommt es zu einem zwanghaften »Sichbeschäftigen« mit Allergien, möglichen Allergenen, Exposition, befürchteten dramatischen Reaktionen. Über eine dauernde Aktivierung des Stresssystems können Beschwerden amplifiziert wahrgenommen werden und in den Teufelkreislauf der Angst münden (Abb. 41.2). Folgen sind häufig eine aus somatischer Sicht nicht notwendige Einschränkung des Lebensradius, Reduzierung von sozialen Interaktionen, Wechsel von Arbeitsplatz und Wohnsituation usw. Eine Sonderform stellt in diesem Zusammenhang eine hypochondrische Störung dar, im Rahmen derer bereits alltägliche Körpersensationen subjektiv angstvoll als schwere, auch fortschreitende Erkrankung (z. B. zur Anaphylaxie führende Allergie), gedeutet werden (Hanel et al. 2009; Shidhaye et al. 2013).

Depressive Störung

Symptome, die vom Patienten als »allergisch bedingt« fehlgedeutet werden, können sich im Rahmen von depressiven Störungen im Sinn eines somatischen Syndroms oder als »larvierte Depression« entwickeln. Neben somatischen Beschwerden leiden Patienten an Antriebsarmut und depressiver Verstimmung bei eingeengtem pessimistischen Denken. Umgekehrt gehen NFS nahezu immer mit teils ausgeprägtem Leidensdruck und Depressivität einher. Eine sekundäre Form der Depression ist somit häufig störungsimmanent (Hanel et al. 2009; Shidhaye et al. 2013).

41.1.4 Grundlagen und Voraussetzungen für Diagnostik und Therapie

Haltung und Behandler-Patient-Beziehung

Da die Patient-Arzt-Beziehung oft von beiden Seiten als schwierig erlebt wird, ist der Aufbau einer tragfähigen, partnerschaftlichen Arbeitsbeziehung zentral. Empfohlen wird eine symptom- und bewältigungsorientierte, aktivstützende, biopsychosoziale Grundhaltung (»Sowohl-als-auch-Haltung«) geprägt von situativer »Stimmigkeit«, d. h. vom richtigen Maß an Zurückhaltung und Echtheit (Hausteiner-Wiehle et al. 2011; Schaefert et al. 2012).

■ **Gesprächsführung**

Zuerst sollte sich der Behandler interessiert die Beschwerden ausführlich schildern lassen (»Annehmen der Beschwerdeklage«) und verbal wie nonverbal Aufmerksamkeit, Interesse und Akzeptanz signalisieren (»aktives Zuhören«). Wichtig ist es, die real bestehenden Symptome, aber auch die dysfunktionale Attribution durch den Patienten ernst zu nehmen. Eine vorschnelle Konfrontation (»Sie haben nichts«) führt vielmehr zu einer Aggravation der Beschwerden und häufig zum Beziehungsabbruch und Behandlerwechsel. Mit psychosozialen Themen soll zunächst beiläufig und indirekt statt konfrontativ umgegangen werden. Hinweise auf psychosoziale Probleme und Bedürfnisse sollen empathisch aufgegriffen und als bedeutsam benannt werden. Bei der Herstellung des Kontextbezugs können Redewendungen hilfreich sein (»Es brennt Ihnen unter der Haut«). Dem Patienten soll angeboten werden, Entscheidungen nach adäquater Information gemeinsam zu treffen (»partizipative Entscheidungsfindung«) (Aiarzaguena et al. 2008; Schaefert et al. 2012).

> **Eine Kommunikation zwischen Arzt und Patient auf Augenhöhe, ohne Schuld- und Ursachenzuweisung, erleichtert die Planung weiterer therapeutischer Schritte. Eine Widerlegung der Ursachenattribution des Patienten (»Überführung«) ist selten erfolgreich und führt häufig zum Behandlungsabbruch.**

41.1.5 Diagnostik

■ **Simultandiagnostik**

Zur Früherkennung von NFS soll eine gestufte Simultandiagnostik sowohl somatischer als auch psychosozialer Bedingungsfaktoren erfolgen und ggf. weitere fachärztliche und/oder psychotherapeutische Kompetenz hinzugezogen werden. Bei chronischen Verläufen sollten zunächst bereits durchgeführte diagnostische und therapeutische Maßnahmen bilanziert werden. Patienten haben häufig schon eine Krankengeschichte mit wiederholten Abklärungen, die unauffällig oder nicht wegweisend waren. Das Wiederholen von kürzlich unauffälligen Untersuchungen verstärkt u. U. die Symptomatik und erhält sie aufrecht. Darüber hinaus ist das Abwarten somatischer Ausschlussdiagnostik trotz Hinweisen auf psychosoziale Belastungen kontraindiziert (Aiarzaguena et al. 2008; Henningsen et al. 2007; Schaefert et al. 2012; Teufel et al. 2007).

■ **Biopsychosoziale Anamnese**

Die körperlichen Beschwerden (Art, Lokalisation, Anzahl, Häufigkeit, Dauer, Intensität) sollten genau erfasst werden. Da Begleitbeschwerden oft nicht spontan angegeben werden, soll die Anamnese über die Leitsymptome hinaus erweitert werden, zum Beispiel durch systematisches Abfragen der Organsysteme. Die Symptomanzahl ist ein wesentlicher Prädiktor für das Vorliegen von NFS und für einen ungünstigen Verlauf. Bei allen Körperbeschwerden sollten bereits im Erstkontakt Funktionsfähigkeit im Alltag und psychisches Befinden erfragt werden. Subjektive Krankheitstheorie und Krankheits-/Gesundheitsverhalten sollten exploriert werden, bei Hinweisen auf psychosoziale Belastung oder funktionelle Beeinträchtigung auch der Beschwerdekontext (Familie, soziales Netz, Arbeit, biografische Belastungen, Ressourcen) (Aiarzaguena et al. 2008; Schaefert et al. 2012).

■ **Somatische Diagnostik**

Organische Basisdiagnostik einschließlich körperlicher Untersuchung ist immer nötig – je nach Symptomkonstellation auch (intensivere) allergologische Diagnostik. Soweit Warnsymptome fehlen und eine bedrohliche Krankheit unwahrscheinlich ist, empfiehlt sich häufig »abwartendes Offenhalten«, was die Angst der Patienten zumeist nicht steigert. Untersuchungen sollen mit dem Patienten entkatastrophisierend vor- und nachbesprochen (erwartbare Normalbefunde) und gut begründet werden (Transparenz) (Schaefert et al. 2012). Da Patienten ihre Symptome und das Medizinsystem so kennengelernt haben, dass nur ausführlichste und z. T. invasivste Diagnostik zielführend ist, sollte frühzeitig in der Therapie ein sinnvoller Endpunkt der somatischen Diagnostik festgelegt und im Verlauf auch eingehalten werden (Hausteiner et al. 2007a; Teufel et al. 2007).

Bei nichtspezifischen, funktionellen und somatoformen Körperbeschwerden sollte einmalig eine »State-of-the-art-Diagnostik« erfolgen. Jede darüber hinaus wiederholte negative Diagnostik oder Überinterpretation von grenzwertigen oder im Normalbereich befindlichen Befunden führt zu einer Aufrechterhaltung und Verstärkung der Symptomatik.

41.1.6 Therapeutisches Vorgehen

■ **Mitbeurteilung durch die psychosoziale Medizin**

Psychosoziale Fachkompetenz soll zunächst konsiliarisch einbezogen werden. Dieses Vorgehen vermindert Vorbehalte auf Seiten des Patienten, kann ihn in der Symptomverarbeitung funktional unterstützen und reduziert das medizinische Inanspruchnahmeverhalten generell. Ein ggf. auch wiederholter »Konsilbrief« an den Primärbehandler (Informationen zum Krankheitsbild und konkrete Therapieempfehlungen bzw. zur Kontraindikation von weiterer Diagnostik) verbessert als Zusatzmaßnahme, v. a. bei schwereren Verläufen, das Funktionsniveau und spart Kosten (Schaefert et al. 2012; Teufel et al. 2007; Witthoft u. Hiller 2010).

Psychosomatische Grundversorgung

Hausärzte stellen in der Versorgung in ihrer zentralen Lotsenfunktion wichtige Bezugspersonen für Patienten mit NFS dar. So sind häufig sie es, die mit dem Patienten entscheiden, ob wirklich eine (nochmalige) Vorstellung beim Allergologen notwendig ist und erfolgt. Dem Hausarzt des Vertrauens kommt darüber hinaus die Verantwortung für die psychosomatische Grundversorgung des Patienten zu. Im Rahmen dieser kann ein Großteil der Patienten seine Symptome besser einschätzen und zuordnen. Allein durch dieses Verständnis können Beschwerden verschwinden (Schaefert et al. 2013).

Störungsorientierte Psychotherapie

Fachpsychotherapeutische Interventionen bei schwereren Verläufen sollten störungs-/beschwerdeorientiert, kontextbezogen (Komorbidität, Soziallage, Arbeitsfähigkeit) und ressourcenorientiert erfolgen. Breitere Evidenz liegt für NFS v. a. für kognitive Verhaltenstherapie vor, daneben zunehmend auch für psychodynamische Psychotherapie und interpersonelle Psychotherapie und eingeschränkt für hypnotherapeutische/imaginative Verfahren. Für die Wirksamkeit medikamentöser Therapie gibt es bisher keine Evidenz (Henningsen et al. 2007; Schaefert et al. 2013; Teufel et al. 2007; Witthoft u. Hiller 2010).

Besonders schwere Verläufe: multimodale, ggf. teilstationäre oder stationäre psychosomatische Behandlung

Bei besonders schweren und chronifizierten Verläufen sollte bereits in der hausärztlichen Primärmedizin, spätestens aber nach umfassendem Ausschluss einer organisch begründeten Symptomatik eine multimodale Therapie eingeleitet werden. Ziel ist es, in einer solchen sowohl körperliche als auch psychische Aspekte und Auswirkungen auf das Sozialleben zu adressieren. Patienten können so einen adäquateren Umgang mit ihren Beschwerden für sich entwickeln, katastrophisierende und ängstliche Überzeugungen und die bisherige Ursachenattribution überprüfen und wo notwendig adaptieren. Die Indikation für eine (teil)stationäre Behandlung in einer Klinik mit multimodalem Therapiekonzept ist auch bei mangelnden ambulanten Behandlungsoptionen zu prüfen (Henningsen et al. 2007).

41.2 Umweltbezogene Gesundheitsstörung

Als unklare umweltmedizinische Symptomkomplexe werden chronische, unspezifische Beschwerdebilder definiert, die mit einer erhöhten subjektiven Empfindlichkeit gegen verschiedene oder eine Vielzahl an Substanzen und Agenzien in der Umwelt in Verbindung gebracht werden. Der unspezifische Beschwerdekomplex besteht aus multiplen, zumeist nicht mit anatomischen Grenzen oder an (patho) physiologischen Gegebenheiten einzuordnenden Symptomen. Dazu zählen z. B. Muskel-, Knochen- und Gelenkbeschwerden, Kopfschmerzen, Kälteempfindlichkeit, Schweißausbrüche, Atembeschwerden, Schwindel, Seh- und Hörstörungen, Erschöpfung, Schlafstörung, Reizbarkeit, Unruhe, verminderte Konzentrationsfähigkeit, Diarrhö, Verstopfung, Schleimhautreizungen, Geruchsempfindlichkeit. Gemeinsam ist, dass die Beschwerden auf die Umwelt attribuiert werden und in jüngster Zeit als umweltbezogene Gesundheitsstörung beschrieben werden (Hausteiner et al. 2007a). Eine evidenzbasierte Charakterisierung der Beschwerdebilder war über die vergangenen Jahrzehnte nur bedingt möglich, da die verschiedenen Symptomkomplexe schwer voneinander abgrenzbar und in stetem Wandel sind, vielfältig interpretiert wurden sowie psychische Bedingtheiten kaum Berücksichtigung fanden (Reichl 2000).

»Multiple chemical sensitivity« (MCS) Dieses Syndrom wurde 1987 vom Arbeitsmediziner M. R. Cullen beschrieben und ist definiert als erworbene Störung nach Exposition. Symptome sollen an mehr als einem Organsystem auftreten und durch Substanzen unterschiedlichster chemischer Struktur und toxikologischer Wirkung hervorgerufen werden. Die Konzentrationen der Substanzen, die Symptome auslösen, sollen weit unterhalb derer liegen, die in der Allgemeinbevölkerung Gesundheitsprobleme mit sich bringen (Hausteiner et al. 2007a; Reichl 2000).

»Ideopathic environmental illness« (IEI) Die WHO definiert IEI 1996 als erworbene, nicht durch eine bekannte somatische oder psychosomatische/psychiatrische Genese erklärbare chronische Störung mit vielen rezidivierenden Symptomen. Die Definition stellt eine Erweiterung der MCS dar und umfasst als Auslöser neben chemischen Faktoren auch physikalische Faktoren (z. B. Lärm, Strahlung) und biologische Faktoren (z. B. Schimmelpilze, Bakterien). Auslösende Umweltfaktoren werden von der Mehrheit der Bevölkerung ohne Reaktion toleriert (Hausteiner et al. 2007b; Reichl 2000).

»Building related illness« (BRI) oder Sick-Building-Syndrom (SBS) Bei der BRI treten spezifische Beschwerdekomplexe wie raumluftbedingte Reizerscheinungen nur nach Betreten eines Gebäudes auf und verschwinden nach Verlassen zügig wieder. Beim SBS hingegen bleiben die Beschwerden nach Verlassen des Gebäudes zunächst erhalten oder gehen verzögert zurück. Das Holzschutzmittelsyndrom, bei welchem ein Holzschutzmittel als Symptom auslösendes Agens vermutet wird, kann als eine Variante verstanden werden (Reichl 2000).

Amalgamsyndrom Hiermit werden multiple Beschwerden zusammengefasst, die mit vorhandenen oder früheren Amalgamfüllungen in Verbindung gebracht werden. Es ist bis heute nicht wissenschaftlich belegt, dass die Entfernung von Amalgamfüllungen zu einer Linderung oder Beseitigung der zugeschriebenen unspezifischen Beschwerden führt (Weidenhammer et al. 2009).

Kritische Diskussion In der kritischen Diskussion der oben beschriebenen Syndrome können diese natürlich nicht ausgeschlossen werden. Fragen stellen sich z. B. hinsichtlich der unterschiedlichen Prävalenz von Syndromen in verschiedenen Kulturen (Amalgamsyndrom scheinbar höher prävalent in Nordeuropa als in Südeuropa; MCS scheinbar deutlich höher prävalent in Nordamerika als in Europa) (Hausteiner et al. 2007a; Weidenhammer et al. 2009). In den Krankheitsmodellen sind psychische Phänomene wie Persönlichkeit, individuelle Lernerfahrung, Konditionierungsprozesse nicht abgebildet (Hausteiner et al. 2007b; Prior u. Bond 2013). Es gibt Autoren, die die Frage aufwerfen, ob diese Phänomene gleich einer somatoformen Störung zu sehen sind. Zumindest scheint es einen nicht unerheblichen Überlappungsbereich zu geben (Hausteiner et al. 2007a).

Therapie umweltbezogener Gesundheitsstörungen

Ein alleiniges Verwerfen der Krankheitshypothese des Betroffenen hat in den seltensten Fällen Erfolg (»Sie haben nichts«). Vielmehr gilt es, zusammen eine gemeinsame therapeutische Vorgehensweise zu entwickeln (nach Hausteiner et al. 2007a). Hilfreich kann dabei sein:

- Kausalattributionen unterlassen
- Ätiologie der Symptome bleibt unklar
- In der Behandlung auf phänomenologischer Ebene bleiben (Beschreibung als »funktionelle Beschwerden« oder »medically unexplained syndromes«)
- Nicht psychisch oder organisch, sondern Anerkennung der Endstrecke, die behandelt werden soll
  - Stress
  - reduzierte Lebensqualität
  - psychische Begleiterkrankungen
  - erhöhte Inanspruchnahme von Gesundheitsleistungen

> **Da Patienten häufig von der Organogenese überzeugt sind, sollten unklare umweltbezogene Symptomkomplexe nicht als alleinig psychische Störung angesehen werden. Zentral ist eine interdisziplinäre Zusammenarbeit mit den Zielen Beschwerdelinderung statt Heilung, Vorbeugung weiterer Verschlimmerung und Verringerung des Leidensdrucks.**

41.3 Psychogene Essstörungen bei nahrungsmittelbezogener Gesundheitsstörung

Werden körperliche Symptome auf Nahrungsmittel attribuiert, kann es zur Entwicklung von restriktiven Essstörungen kommen. Patienten stellen sich beim Allergologen mit subjektiven »Nahrungsmittelunverträglichkeiten« vor. Die Beschwerden, die zur Vorstellung führen, sind vielgestaltig, können jedoch durch intensive organmedizinische Diagnostik nicht nachvollzogen werden. Dabei bleibt eine somatische nahrungsmittelbezogene Ursachenüberzeugung von zentraler Bedeutung: Patienten zeigen sich davon überzeugt, dass Beschwerden durch den Konsum bestimmter Nahrungsmittel oder durch Kombination verschiedener Nahrungsmittel ausgelöst werden. Typische – aber sehr unspezifische – Symptome sind Bauchschmerz, Völlegefühl, Diarrhö, Obstipation, Flatulenz, Blähungen, aber auch andere, zumeist vegetative Symptome wie Hitzegefühl, Blutdruckschwankungen, Schwindelgefühl, innere Unruhe etc. Patienten meiden aufgrund dieser eigenen Ursachenzuschreibungen bestimmte Nahrungsmittel und ernähren sich einseitig. In Extremfällen führt dies zu Mangelernährung und ausgeprägter Kachexie. Es kann zur sekundären Entwicklung einer Anorexia nervosa kommen mit den dazu gehörenden typischen Kriterien (Untergewicht durch das Vermeiden von (hochkalorischer) Nahrung, selbstinduziertes Erbrechen, selbstinduziertes Abführen, übertriebene körperliche Aktivität. In der klinischen Praxis ist auch häufig der umgekehrte Fall zu beobachten, dass Patienten mit Anorexia nervosa im Rahmen ihrer Erkrankung gastrointestinale Symptome und Organauffälligkeiten entwickeln und Nahrungsmittelunverträglichkeiten berichten.

Primäres therapeutisches Ziel sollte eine Normalisierung des Ess- und Ernährungsverhaltens sein. Zentraler Punkt ist die Beratung des Patienten hinsichtlich der Vermeidung anscheinend schädigender Nahrungsmittel. Auch muss darauf geachtet werden, dass es nicht zu einer Generalisierung der Vermeidung kommt. Vielmehr ist mittel- und langfristig dem Patienten zur Auseinandersetzung mit den anscheinend schädigenden Nahrungsmitteln zu raten (Teufel et al. 2007, 2009).

> **Bei Essstörungen aufgrund von somatoformen Körperbeschwerden führt eine Vermeidung von bestimmten Nahrungsmitteln zu einer Aufrechterhaltung der Störung. Ein gestuftes, mit dem Patienten abgestimmtes Ernährungsmanagement zur Wiedereinführung subjektiv verbotener Nahrungsmittel kann zielführend sein.**

Literatur

Aiarzaguena JM, Grandes G, Salazar A, Gaminde I, Sanchez A (2008) The diagnostic challenges presented by patients with medically unexplained symptoms in general practice. Scand J Prim Health Care 26(2): 99–105

Hanel G, Henningsen P, Herzog W, Sauer N, Schaefert R, Szecsenyi J et al. (2009) Depression, anxiety, and somatoform disorders: vague or distinct categories in primary care? Results from a large cross-sectional study. J Psychosom Res 67(3): 189–197

Hausteiner-Wiehle C, Grosber M, Bubel E, Groben S, Bornschein S, Lahmann C et al. (2011) Patient-doctor interaction, psycho-behavioural characteristics and mental disorders in patients with suspected allergies: do they predict «medically unexplained symptoms"? Acta Derm Venereol 91(6): 666–673

Hausteiner-Wiehle C, Schaefert R, Sattel H, Ronel J, Herrmann M, Hauser W et al. (2012) [Never say: «it's nothing. Improving care for patients with non-specific, functional and somatoform bodily complaints]. MMW Fortschr Med 154(3): 53–57; quiz 58–59

Hausteiner C, Bornschein S, Bubel E, Groben S, Lahmann C, Grosber M et al. (2009) Psychobehavioral predictors of somatoform disorders in patients with suspected allergies. Psychosom Med 71(9): 1004–1011

Hausteiner C, Bornschein S, Nowak D, Henningsen P (2007a) Psychosomatic aspects of environmentally related illnesses. Psychotherapeut 52(5): 373–384

Hausteiner C, Bornschein S, Zilker T, Henningsen P, Forstl H (2007b) Dysfunctional cognitions in idiopathic environmental intolerances (IEI)--an integrative psychiatric perspective. Toxicol Lett 171(1–2): 1–9

Hausteiner C, Huber D, Bornschein S, Grosber M, Bubel E, Groben S et al. (2010) Characteristics of oligosymptomatic versus polysymptomatic presentations of somatoform disorders in patients with suspected allergies. J Psychosom Res 69(3): 259–266

Henningsen P, Zipfel S, Herzog W (2007) Management of functional somatic syndromes. Lancet 369(9565): 946–955

Margraf J, Schneider S (1992) Panik. Angstanfälle und ihre Behandlung, 2. Aufl. Springer, Berlin

Prior KN, Bond MJ (2013) Somatic symptom disorders and illness behaviour: current perspectives. Int Rev Psychiatry 25(1): 5–18

Reichl FX (2000) Taschenatlas der Umweltmedizin. Thieme, Stuttgart

Schaefert R, Hausteiner-Wiehle C, Hauser W, Ronel J, Herrmann M, Henningsen P (2012) Non-specific, functional, and somatoform bodily complaints. Dtsch Ärztebl Int 109(47): 803–813

Schaefert R, Kaufmann C, Wild B, Schellberg D, Boelter R, Faber R et al. (2013) Specific collaborative group intervention for patients with medically unexplained symptoms in general practice: a cluster randomized controlled trial. Psychother Psychosom 82(2): 106–119

Shidhaye R, Mendenhall E, Sumathipala K, Sumathipala A, Patel V (2013) Association of somatoform disorders with anxiety and depression in women in low and middle income countries: a systematic review. Int Rev Psychiatry 25(1): 65–76

Teufel M, Biedermann T, Rapps N, Hausteiner C, Henningsen P, Enck P et al. (2007) Psychological burden of food allergy. World J Gastroenterol 13(25): 3456–3465

Teufel M, Friederich HC, Gross G, Schauenburg H, Herzog W, Zipfel S (2009) [Anorexia nervosa – diagnostics and therapy]. Psychother Psychosom Med Psychol 59(12): 454–463; quiz 464–456

Weidenhammer W, Hausteiner C, Zilker T, Melchart D, Bornschein S (2009) Does a specific dental amalgam syndrome exist? A comparative study. Acta Odontol Scand 67(4): 233–239

Weltgesundheitsorganisation (2011) International statistical classification of diseases and related health problems. 10th revision, edition 2010. http://www.who.int/classifications/icd/ICD10-Volume2_en_2010.pdf?ua=1. Zugegriffen: 14.01.2015

Witthoft M, Hiller W (2010) Psychological approaches to origins and treatments of somatoform disorders. Annu Rev Clin Psychol 6: 257–283

41

Allergie und Psychosomatik

U. Gieler, J. Kupfer, V. Niemeier

T. Biedermann et al. (Hrsg.), *Allergologie*,
DOI 10.1007/978-3-642-37203-2_42,

42.1 Einführung in die Psychoallergologie

Allergie und psychische Aspekte hängen ebenso eng zusammen, wie die Haut insgesamt durch die gemeinsame Entwicklung aus dem Ektoderm mit dem ZNS eng verbunden ist. So wie wir bei allergischen Reaktionen eine Antigen-Antikörper-Reaktion erwarten, bildet sich bei psychischen Konflikten eine Reaktion durch einen psychischen Konflikt und einem unbewusst ins Körperliche getragene psychoimmunologische Reaktion. Und so wie in der Allergologie sich die Therapie auf Elimination oder Toleranzentwicklung fokussiert, wird in der Psychotherapie versucht, den eigenen neurotischen Prozessen gegenüber mehr Toleranz zu entwickeln und diese möglichst im Alltagsleben zu eliminieren und sublimieren. Insofern können wir von einem gleichförmigen Prozess zwischen Allergie und Psyche sprechen. Ebenso ist eine der Übersetzungen von »Atopos« aus dem Griechischen »merkwürdig« oder »am falschen Ort«, so wie sich auch psychische Prozesse zunächst »merkwürdig« darstellen, da zur falschen Zeit am falschen Ort/Situation dargestellt.

Stress hat einen nachhaltigen Einfluss auf allergische Reaktionen. Der psychoimmunologische Zusammenhang zwischen psychologischen Belastungen und immunologischen Reaktionen ist lange bekannt (Segerstrom u. Miller 2004). Dies ist in inzwischen zahlreichen Studien sowohl im Tierexperiment als auch bei Menschen für allergische Reaktionen gezeigt worden (Montoro et al. 2009; Kupfer et al. 2001; Buske-Kirschbaum et al. 1997). Bereits in den 1960er Jahren arbeitete die Arbeitsgruppe um Black et al. (Black 1963a, b; Black u. Friedman 1965; Black et al.1993) an Studien, die den Einfluss von psychischen Aspekten auf die Allergiereaktion nachwiesen. In den 1990er Jahren konnten Forscher wie Bienenstock et al. (1991) und Djuric u. Bienenstock (1993) zeigen, dass Stress neuroendokrine Reaktionen in der Haut auslöst. Diese Studien sind inzwischen vielfach wiederholt und klarer geworden, dies wurde v. a. von Paus und Arck et al. (2006), Amano et al. (2008) sowie Pavlovic et al. (2008a, b) und Wright et al. (2005) dargestellt. Eine Studie, die die Stressreaktionen bei Patienten mit Neurodermitis durch Hautbiopsien und Korrelation mit einer neurogenen Entzündung nachweisen konnte, wurde von Peters et al. (2014) publiziert.

Ebenso konnten beim allergischen Asthma entsprechende psychosoziale Einflussfaktoren auf die immunologische Reaktionsbereitschaft gezeigt werden (Chen et al. 2007; Marin et al. 2009). Psychosoziale Aspekte zeigen sich auch in Untersuchungen mit der Asthmaentzündung, wie Studien mit exhaliertem Nitritoxid als Marker für die Entzündung in der Lunge zeigen (Ritz u. Trueba 2014).

42.1.1 Biopsychosoziales Krankheitskonzept in der Allergologie

Aus Sicht der Psychosomatik geht man heute von dem sog. biopsychosozialen Krankheitskonzept aus. Dies bedeutet, dass jede körperliche Erkrankung immer auch ätiologische Faktoren in den biologisch-genetischen Aspekten hat, psychologische Faktoren den Verlauf der Erkrankung beeinflussen und soziologische Aspekte ebenfalls einen Einfluss auf das Krankheitsgeschehen haben (◻ Abb. 42.1).

Gerade bei Allergien ist bekannt, dass es nahezu die einzige häufige Volkskrankheit ist, die vor allem in höheren Sozialschichten vorkommt, wie Werner et al. (2002) in einer Schuleingangsuntersuchung für die Neurodermitis zeigen konnte (◻ Abb. 42.2). Aber auch für das allergische Asthma sind diese bio-psycho-sozialen Zusammenhänge gezeigt worden (Chen et al. 2006).

▪ Fallbeispiel zum biopsychosozialen Krankheitskonzept

Eine 48-jährige Büroangestellte mit spanischer Herkunft entwickelte kurz nach dem Unfalltod ihres jüngsten Sohnes ein Ekzem, das sich lediglich am Hals und an beiden Ohren manifestiert und sich mit typischen Symptomen eines allergischen Kontaktekzems darstellt. Die nach Aufsuchen von Hautärzten durchgeführten Epikutantestungen unter Berücksichtigung von Frisör- und Duftstoffen ergaben keine positiven Reaktionen. Die topische Lokaltherapie war mit Glukokortikoiden immer wieder wirksam, anamnestisch berichtete sie über atopische Erkrankungen der Mutter und eines Bruders. Dies führte jedoch nie zu einer längerfristigen Symptomfreiheit. In der allergologischen Anamnese gab die Patientin immer wieder Hinweise auf ihre familiären Probleme. Auffällig war der Patientin, dass das Ekzem immer wieder unter psychischen Konfliktsituationen auftauchte. In der psychoder-

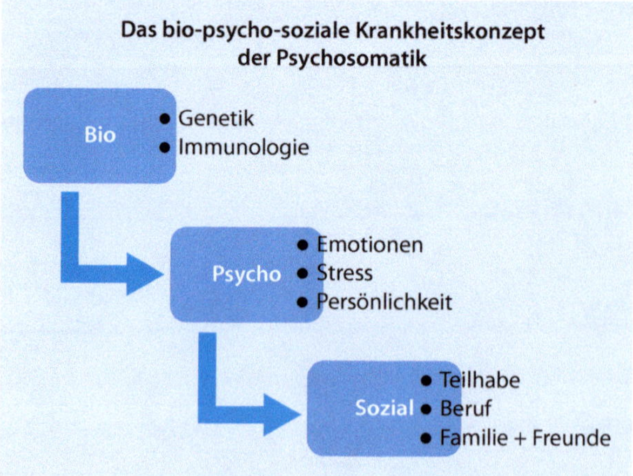

◻ **Abb. 42.1** Allergien und biopsychosoziales Krankheitskonzept

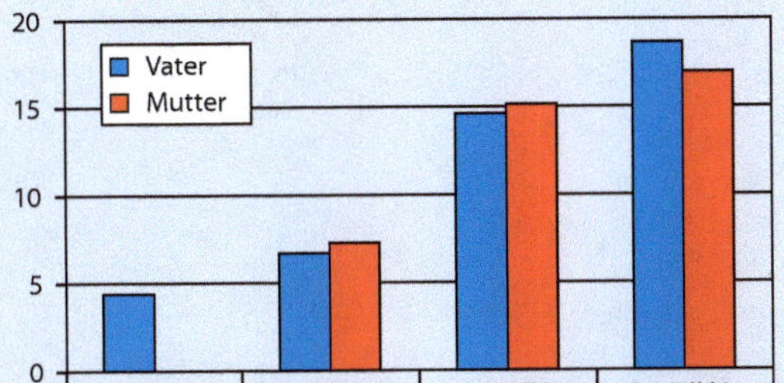

	unklass.	Sozialkl III	Sozialkl II	Sozialkl I
Vater	4,4	6,7	14,6	18,7
Mutter	0	7,3	15,1	17

Abb. 42.2 Lebensstilfaktoren bei Neurodermitis. Einschulkinderstudie Hannover (n=4219); 10,5 % hatten Neurodermitis. (Aus Werner et al. 2002)

matologischen Sprechstunde ergab sich, dass die Patientin als Kind immer wieder von den Eltern deutlich vernachlässigt und abgelehnt worden war. Die Flucht in eine Ehe mit einem cholerischen Geschäftsmann ging nach Geburt von 2 Söhnen wieder auseinander und mit ihrem jetzigen Lebenspartner versuchte sie sich ein neues Leben zu gestalten. Sie wurde hierbei immer wieder von alten Erfahrungen aus der traumatischen Kindheit eingeholt, die ihr Albträume und depressive Zustände bescherten. Ihr durchaus liebevoller Partner konnte dies auch nicht stabilisieren. Als es zu einem kurzen Kontakt dieses Partners mit einer anderen Frau kam, brach für die Patientin eine Welt zusammen, und sie fühlte sich wieder an die Ablehnung aus ihrer Kindheit erinnert. Hinzu kam kurze Zeit später ein Autounfall ihres Sohnes, der für diesen tödlich endete, an dem er aber selbst nicht schuld war. Die Patientin machte sich als Mutter immer wieder Vorwürfe, dass sie ihn nicht von der Fahrt abgehalten hatte, weil sie ihn eigentlich überreden wollte, an diesem Tag über Nacht zu bleiben. Das Ekzem, das einige Tage nach dem Tod erstmals bemerkbar war, drückte fast symbolisch aus, dass es ihr den Hals zuschnürte und sie keinen Lebenswillen mehr hatte. Selbst nach einigen Jahren war der Tod immer noch präsent, als wenn es erst gestern geschehen wäre. Das Ekzem regulierte förmlich die psychische Anspannung, da sie weder mit ihrem Partner, von dem sie sich enttäuscht fühlte, noch mit dem anderen Sohn, der die Ereignisse am liebsten verdrängte, wirklich verstanden fühlte.

Die genetisch durch die atopische Disposition der Familie vorhandene biologische Grundlage machte das Ekzem möglich. Das Ekzem trat dann in einer dramatischen psychischen Belastungssituation (»life event«) auf. Neben der psychischen Belastung – als Mutter kann sie den Tod des Kindes kaum verkraften – kommt die soziale Situation mit Arbeitsunfähigkeit und damit Gefährdung des Lebensunterhalts hinzu.

42.1.2 Soziale Aspekte allergischer Erkrankungen

Der Einfluss psychosozialer Faktoren auf Allergien ist in vielen Studien dargestellt worden. Trennungen der Eltern oder Scheidungen sind deutliche Prädiktoren für die Entwicklung einer atopischen Erkrankung (Anderzen et al. 1997; Bockelbring et al. 2006, 2009). In einer prospektiven Studie bei 90 Asthmakindern konnte gezeigt werden, dass besonders negative schwere »life events« (Verlusterlebnisse, Wohnortwechsel, Scheidung der Eltern) auf dem Boden von bereits vorhandenen chronischen Stressfaktoren (Schulprobleme, Krankheit der Eltern u. a.) zu gehäuften Asthmaattacken führen (Sandberg et al. 2000, 2004).

Die sozial negative Potenz von allergischen Erkrankungen wird auch bei der Betrachtung der Leistungsfähigkeit deutlich. So konnte in einer Studie bei 1 834 Schülern in 13 britischen Schulen im Alter von 15–17 Jahren bei den Halbjahresprüfungen im Winter und Sommer gezeigt werden, dass 38–43 % der Schüler an den Examenstagen Symptome einer allergischen Rhinitis hatten. 9–23 % wandten eine Medikation an. Schüler mit Rhinitis hatten mit einer Odds-Ratio von 1,43 signifikant schlechtere Prüfungsergebnisse als Gesunde. Je schwerer die Rhinitissymptome waren, umso schlechter auch die Prüfungsergebnisse (Walker et al. 2007).

Auch für Asthma sind ähnliche Korrelationen zu psychosozialen Aspekten gezeigt worden. Gustafsson et al. (2002) zeigten in einer Fragebogenstudie klare Korrelationen von Asthmakindern und einer Erhöhung von psychosozialen Problemen in der Familie. Zu ähnlichen Ergebnissen kommt auch eine andere Arbeitsgruppe, die das biopsychosoziale Modell beim allergischen Asthma untersucht hat (Wright et al. 1998, 2002).

Einige Publikationen zeigen auch bei den Nahrungsmittelallergien entsprechende Zusammenhänge auf (Schreier u. Wright 2014).

42.2 Indikationen zur Psychotherapie bei Allergiepatienten

Indikationen zur Psychotherapie bei Allergiepatienten bestehen, wenn im Rahmen der psychologischen Evaluation eine relevante psychosomatische Komorbidität vorliegt. Diese ist immer dann zu diagnostizieren, wenn die Patienten von sich aus oder auf Nachfrage berichten, dass über das aus der klinischen Erfahrung mit anderen Patienten bekannte Maß hinaus Probleme in Tagesablauf und Alltagsbewältigung vorliegen. So wird z. B. ein Patient mit Wespengiftallergie immer Ängste berichten vor einem nächsten Stich und auch sein Notfallset mit sich tragen, wodurch er sich in gewisser Weise eingeschränkt fühlt. Ein

Patient mit Angststörung berichtet aber über panikartige Zustände, sobald eine Wespe gesehen wird oder ständige Kontrolle, ob das Notfallset auch in der Tasche ist, häufige Arztbesuche zur Kontrolle der Symptomatik bzw. Vermeidung von Familienfeiern aus Sorge, es könnte eine Wespe anwesend sein. In letzteren Fällen wäre immer eine klare Indikation für eine Psychotherapie gegeben. Immer wenn bei Patienten eine Komorbidität mit Angststörungen, sozialer Phobie, Depressionen und somatoformen Störungen gestellt werden kann, sind dies Kandidaten für eine psychosomatische Fachbehandlung oder Mitbehandlung.

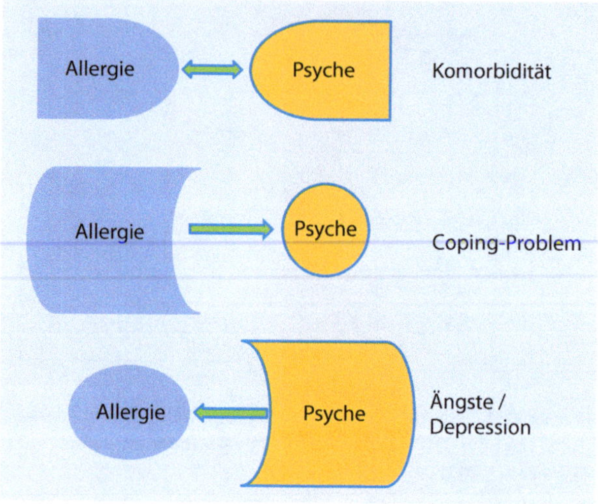

Abb. 42.3 Allergie und Psyche. Komorbidität, Coping oder primär psychisches Problem

42.3 Diagnostik

In der allergologischen Diagnostik stellen sich differenzialdiagnostisch Probleme hinsichtlich der Einordnung von psychosomatischen Aspekten. Nach den derzeitigen epidemiologischen Zahlen sind psychische Störungen insgesamt sehr häufig in der repräsentativen Bevölkerung (Jacobi et al. 2004) mit insgesamt ca. 20 %, sodass auch bei Allergiepatienten von einer hohen Komorbidität auszugehen ist. Sollte es sich also um eine reine Komorbidität handeln, ist keine zusätzliche Indikation unter Berücksichtigung der Allergie angebracht. Hingegen sollten Coping-Probleme, die gerade bei Allergiepatienten durch die intensive Diagnostik und Beratung über Eliminationsmaßnahmen häufig vorkommen, eine spezielle psychosomatische Grundversorgung oder auch Indikation zur Psychotherapie nach sich ziehen. Wenn die psychischen Aspekte möglicherweise sogar im Vordergrund stehen (z. B. bei den somatoformen Reaktionen wie klinisches Ökosyndrom o. Ä.) ist eine intensive Begleitung und Indikation zu einer psychosomatischen Therapie notwendig (Abb. 42.3).

Hinsichtlich der Allergien sind im Wesentlichen nur 4 psychosomatische Störungen bedeutsam, die in der allergologischen Diagnostik berücksichtigt werden sollten (Abb. 42.4):

- Angst- und Panikstörungen (▶ Abschn. 42.3.1)
- Depressionen (▶ Abschn. 42.3.2)
- Somatoforme Störungen (▶ Abschn. 42.3.3)
- Paranoide Störungen (▶ Abschn. 42.3.4)

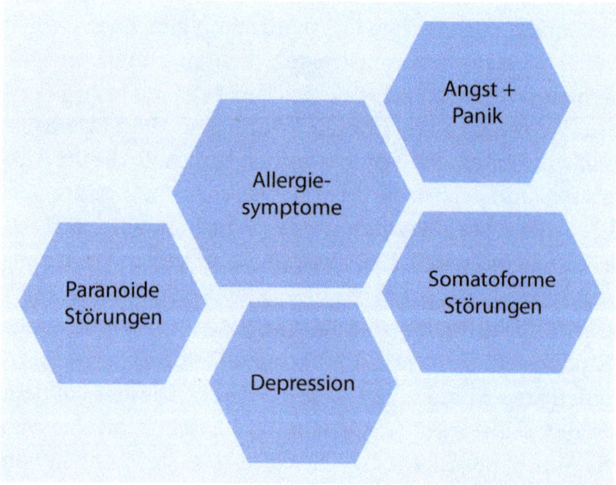

Abb. 42.4 Psychosomatische Störungen bei Allergiesymptomen

42.3.1 Angst

Angstsymptome und anaphylaktoide Reaktionen können sich sehr ähnlich darstellen. Deshalb ist es für den allergologisch tätigen Arzt unabdingbar, die psychischen Symptome der Angst ebenso zu kennen. Eine Gegenüberstellung in Tab. 42.1 zeigt, wie ähnlich sich die Symptome bis auf den Kreislaufkollaps darstellen können.

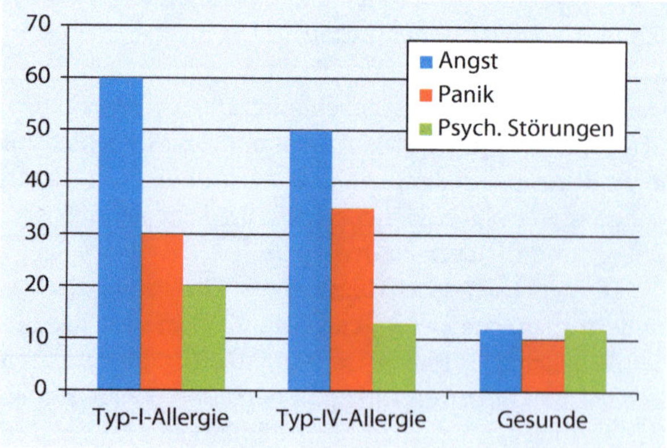

Abb. 42.5 Häufigkeiten von Angst, Panik und psychischen Störungen bei Allergiepatienten und Gesunden. (Adaptiert nach Schmidt-Traub u. Bamler 1997)

Tab. 42.1 Körperliche Symptome bei Panikstörung und bei anaphylaktoiden Reaktionen

Symptome bei Panikstörung	Symptome bei anaphylaktoiden Reaktionen
Plötzlich auftretendes Herzklopfen und Herzrasen	Herzrasen
Brustschmerz	Brustschmerz
Erstickungsgefühl	Erstickungsgefühl
Atemnot	Atemnot
Schwindel	Schwindel
Zittern	Zittern
Hitzewallungen oder Kälteschauer	Hitzewallungen
Entfremdungs- und Unwirklichkeitsgefühle	Pelziges Gefühl der Zunge
–	Kratzen im Hals
Todesangst	Todesangst
Angst, wahnsinnig zu werden	Nesselsucht (Urtikaria)
Angst vor Kontrollverlust	Angst vor Kontrollverlust
–	Blutdruckabfall und Herzstillstand

Die Diagnostik einer Angststörung oder Panikattacke im Zusammenhang mit allergologischen Symptomen ist daher unabdingbar. In Studien konnte dargestellt werden, dass die Häufigkeit von Angststörungen bei allergischen Erkrankungen deutlich höher ist als normalerweise zu erwarten. Schmidt-Traub konnte bei Typ-I- und Typ-IV-Allergien zeigen, dass Angststörungen deutlich häufiger sind als bei Gesunden (Schmidt-Traub 1993, Schmidt-Traub u. Bamler 1997). Auch in einer neuen Studie zur Prävalenz von Depression und Angst bei ambulanten Hautpatienten in 13 Ländern Europas konnten bezüglich des Handekzems die höchsten Raten an Angstreaktionen (21 % gegenüber 11 % bei Gesunden) neben der Psoriasis gefunden werden (Dalgard et al. 2015).

Eine Studie zur Angstreaktion von Patienten mit Heuschnupfen (n = 20) und Neurodermitis (n = 36) im Vergleich zu Gesunden (n = 37) wurde von der Arbeitsgruppe Buske-Kirschbaum et al. (2008) publiziert. Hierbei zeigte sich, dass die beiden Patientengruppen einen deutlich höheren Score im Spielberger Angstfragebogen angaben als die Gesunden. Im Stresstest schnitten beide Gruppen mit Atopie schlechter ab als die Kontrollgruppe, zwischen Heuschnupfen und Neurodermitis fand sich dagegen kein Unterschied. Tierexperimentell konnten die Zusammenhänge bei Nagetieren zwischen Rhinitis allergica und Angst ebenfalls bereits gezeigt werden (Tonelli et al. 2009).

Fallbeispiel, in dem sich eine Angstreaktion nach einer allergologisch nachgewiesenen Bienengiftallergie entwickelte

Eine 53-jährige Patientin berichtet, seit einigen Monaten unter anfallartig auftretendem »Herzrasen« zu leiden, begleitet von Angst, Übelkeit, Zittern am ganzen Körper, Schwindel, mit der Furcht zur Seite zu kippen und dem Gefühl, als ob Strom durch den Körper ziehe. Die geklagten Symptome würden mehrfach pro Woche auftreten und zwischen einer halben Stunde und 2 Tagen anhalten. Sie bringt das Auftreten der Beschwerden in Zusammenhang mit einem Ereignis, als sie in eine Biene getreten war und in der Folge Herzrasen, Übelkeit und Schwindel entwickelte und eine Nacht im Krankenhaus überwacht werden musste. Eine folgende Allergietestung diagnostizierte eine Allergie gegen Bienengift sowohl im Pricktest als auch in den RAST-Untersuchungen. Eine daraufhin durchgeführte Hyposensibilisierung war mit ebenfalls aufgetretenen Symptomen verbunden. Bereits 2-mal habe sie den Notarzt alarmiert, da diese »Attacke« einhergegangen sei mit einem Engegefühl und Druck auf der Brust wie bei einem Herzinfarkt, wovor sie Angst hatte. Eine umfangreiche kardiologische Abklärung erbrachte keinerlei pathologischen Befund. Die Patientin berichtet, aus Angst vor der nächsten Attacke seit 3 Monaten kein Auto mehr fahren zu können.

Die Patientin berichtet, sie sei bei ihren Eltern aufgewachsen, zusammen mit einer 2 Jahre jüngeren Schwester. Der Vater sei aus dem Osten geflüchtet und sei einfacher Arbeiter gewesen, sie habe zu ihm ein liebevolles Verhältnis gehabt. Die Mutter schildert die Patientin als dominant und streng, sie habe sich später sehr in die Erziehung ihrer eigenen 2 Kinder eingemischt. Auch habe es ständig Streitereien wegen finanzieller Angelegenheiten gegeben, sodass die Patientin den Kontakt zu ihren Eltern und ihrer Schwester seit 15 Jahren vollständig abgebrochen habe. Ihren Mann habe sie in ihrem 17. Lebensjahr kennengelernt, ihre Mutter sei gegen die Beziehung zu dem 13 Jahre älteren Mann gewesen. Sie seien seit 35 Jahren verheiratet und hätten gemeinsam eine jetzt 34-jährige Tochter und 2 Söhne. Der jüngste Sohn sei an einem Hirntumor verstorben. Danach sei ihr Mann an einer Depression und krampfartigen, anfallartigen Beschwerden erkrankt, die als psychogen eingestuft worden seien. Der Ehemann sei seit dieser Zeit erwerbsunfähig und in Altersrente. Der andere Sohn sei im Alter von 15 Jahren psychiatrisch erkrankt und in der Folge im betreuten Wohnen untergebracht gewesen. Nach zunächst völligem Kontaktabbruch habe sie jetzt wieder losen Kontakt zu ihm. Er lebe in der Nachbarschaft ihrer Eltern, ihre Mutter beeinflusse ihn sehr gegen sie. Ihre eigene Tätigkeit als Arbeiterin habe die Patientin wegen Rückenproblemen aufgeben müssen. Sie wirkt ängstlich und hilflos.

Obwohl eine nachgewiesene allergische Reaktion auf Bienengift vorhanden ist und behandelt wurde, stellte sich nach der Therapie eine Generalisierung der Angst ein, die auch in verschiedenen anderen Situationen auftritt und nicht durch erneute Kontakte mit Bienen erklärbar ist. Es handelt sich um eine somatoforme Angst, die durch die Allergie zwar letztlich ausgelöst, ihre Wurzeln aber offensichtlich in der familiären Vorgeschichte hat, da die Patientin latente Ängste und verdrängte Wut gegen die Mutter empfindet, die dann zu Angst- und Panikattacken geführt haben und ein gleiches symptomatisches Bild herstellen wie auch die Hymenopterenallergie.

42.3.2 Depression

Depressionen sind bei allergologischen Erkrankungen nicht häufiger zu finden als sonst in der Allgemeinbevölkerung. Da es aber bei chronischen Erkrankungen allgemein immer eine hohe Komorbidität gibt, sollten depressive Symptome in der Diagnostik abgefragt werden. So konnte bei 758 Patienten mit allergischen Handekzemen eine Depressionsrate von 9 % gefunden werden (Agner et al. 2008). Bei Asthma scheint die Depressionsrate deutlich höher zu sein. Bei 743 erwachsenen Patienten mit Asthma konnten Eisner et al. (2005) in 18 % eine Depression finden. Diese korrelierte mit dem Schweregrad des Asthmas nach Kontrolle von Alter, Geschlecht, Bildung und Zigarettenkonsum. Die Patienten mit Asthma und zusätzlicher Depression hatten auch eine geringere Lebensqualität sowie ein höheres Risiko eines Krankenhausaufenthalts (Odds-Ratio: 1,34). In einer populationsbasierten Studie im Vergleich zu 6 609 Gesunden konnten Adams et al. (2004) einen deutlich höheren Anteil von Angst und Depression finden, die Schmidt-Traub (1995) bereits früher ebenfalls zeigen konnte.

Nützlich haben sich Fragen wie »Was hat die Allergie in ihrem Leben verändert?« oder »Sind durch die Allergie Einschränkungen in ihrer Lebensqualität erfolgt?« bewährt.

42.3.3 Somatoforme Störungen

Somatoforme Störungen stellen sich als Befindlichkeitsstörungen des Körpers dar, bei denen jedoch keine fassbaren medizinischen Erkrankungen diagnostiziert werden können. In der Allergologie klagen Patienten über allergische Reaktionen, ohne dass trotz intensiver allergologischer Anamnese oder Testung ein Hinweis für eine allergische Erkrankung gefunden werden kann (Kelso et al. 2003). Die Patienten sind aber davon überzeugt, allergisch zu reagieren und fordern immer weitere Diagnostik ein, wechseln die Ärzte, da sie sich nicht verstanden fühlen und den Eindruck haben, man habe sie nicht ernst genommen und eine Fehldiagnose gestellt bzw. fälschlicherweise kein auslösendes Allergen gefunden. Der Vergleich der Schilderung der Symptome durch Patienten gibt deutliche Hinweise auf eine mögliche somatoforme Störung (▣ Tab. 42.2).

Vorsicht ist hier z. B. bei der von Patientinnen angenommenen Spermaallergie geboten, die häufig eine somatoforme Reaktion darstellt, da nur ca. 50 Fälle einer echten Spermaallergie in der Literatur zu finden sind, die bereits beim ersten Spermakontakt auffallen. Hier lohnt es sich meist, nach einer somatoformen Störung zu fahnden.

Ein berechtigter Verdacht auf eine somatoforme Störung ist auch bei der Vorlage von Allergiepässen gegeben, auf denen eine Vielzahl allergischer Reaktionen dokumentiert ist, selbst wenn diese wie im vorliegenden Fall von einem Allergologen stammte (▣ Abb. 42.6).

Zur Abklärung bei einem Verdacht auf eine somatoforme Störung durch eine Allergie empfiehlt sich die Anwen-

▣ **Tab. 42.2** Anamnestische Angaben von Patienten mit Allergie und somatoformer Störung

Allergie	Somatoforme Störung
Allergen wird in Anamnese spezifisch beschrieben	Allergen nicht eruierbar, Symptome unspezifisch
Ängste werden real und situationsangemessen dargestellt	Ängste werden unrealistisch oder kaum nachvollziehbar dargestellt
Patient gibt von sich aus auch Möglichkeit der Stressreaktion an	Patient ist auf Allergie fixiert und kann sich psychologische Faktoren kaum vorstellen
Falls kein positiver Allergietest, kann Patient mit Ergebnis umgehen	Patient möchte weitere Tests, da er sicher von einer Allergie ausgeht
Keine Konflikte erkennbar, keine Korrelation mit zeitlichen Situationen	Konflikte sind erfassbar, zeitliche Korrelation mit Symptomen möglich
Keine psychischen Symptome (Depression oder Angst) eruierbar	Symptome der Depression und/oder Angst eruierbar
Möglichkeit einer Psychotherapie würde akzeptiert	Psychotherapie wird eher abgelehnt, Forderung nach weiteren Tests

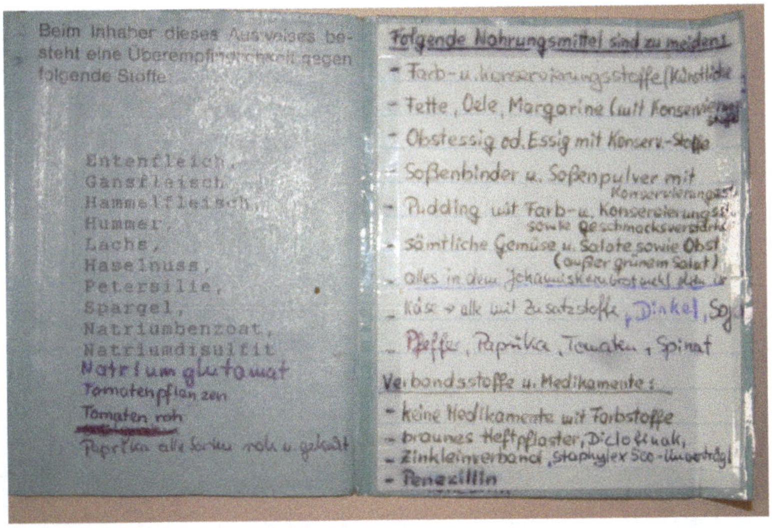

Abb. 42.6 Allergiepass bei einer Patientin mit Prurigo simplex subacuta, bei der angeblich eine durch allergische Nahrungsmittelreaktionen entstandene Hautveränderung dokumentiert wurde

dung eines Symptomtagebuchs, in das der Patient seine Reaktionen einträgt und durch die kontrolliert werden kann, ob es eher eine allergische Reaktion durch z. B. Nahrungsmittel oder mehr um eine psychische Reaktion handelt (Tab. 42.3).

42.3.4 Paranoide Erkrankungen mit allergologischen Aspekten

Paranoide Erkrankungen bei allergologischen Patienten sind eher selten und kommen nur insofern vor, wie sie vonseiten der epidemiologischen Zufallskorrelation möglich sind. Patienten mit allergologischen Symptomen, die ein Wahnsystem präsentieren, oder Allergene vermuten, die nicht als real angesehen werden können (z. B. Partikel in der Haut wurden von Fremden eingebracht und lösen ständig eine Allergie aus, die zu Schlafstörungen führen), können als paranoid diagnostiziert werden. Es sollte der Versuch unternommen werden, eine psychiatrische Konsultation und Diagnostik zu initiieren. Sollte dies nicht möglich sein oder der Patient dies vehement ablehnen, kann der Versuch unternommen werden, selbst ein Neuroleptikum zu rezeptieren unter Beachtung der Nebenwirkungen und Kontraindikationen. Hierbei sollte in der Regel die niedrigst mögliche Dosis gewählt werden.

42.4 Therapiemöglichkeiten

In Abb. 42.7 ist ein Entscheidungsbaum dargestellt, nach dem in der Behandlung von Allergiepatienten unter Berücksichtigung psychosomatischer Aspekte eine Therapieindikation gestellt werden kann. Die in der allergologischen Anamnese erhobenen psychischen Probleme können durch gezielte Fragebögen abgesichert werden oder durch eine Überweisung zur Diagnostik bei einem Facharzt für psychosomatische Medizin und Psychotherapie bzw. einem psychologischen Psychotherapeuten oder Psychiater zur Mitbehandlung geklärt werden.

Tab. 42.3 Beschwerdetagebuch zur Abklärung einer somatoformen allergischen Reaktion

Wie und wann haben sich heute meine Beschwerden verändert?					
Zeit	Situation	Beschwerden von 0–10	Körperreaktion	Gedanken, Überlegung	Gefühl/Empfindung

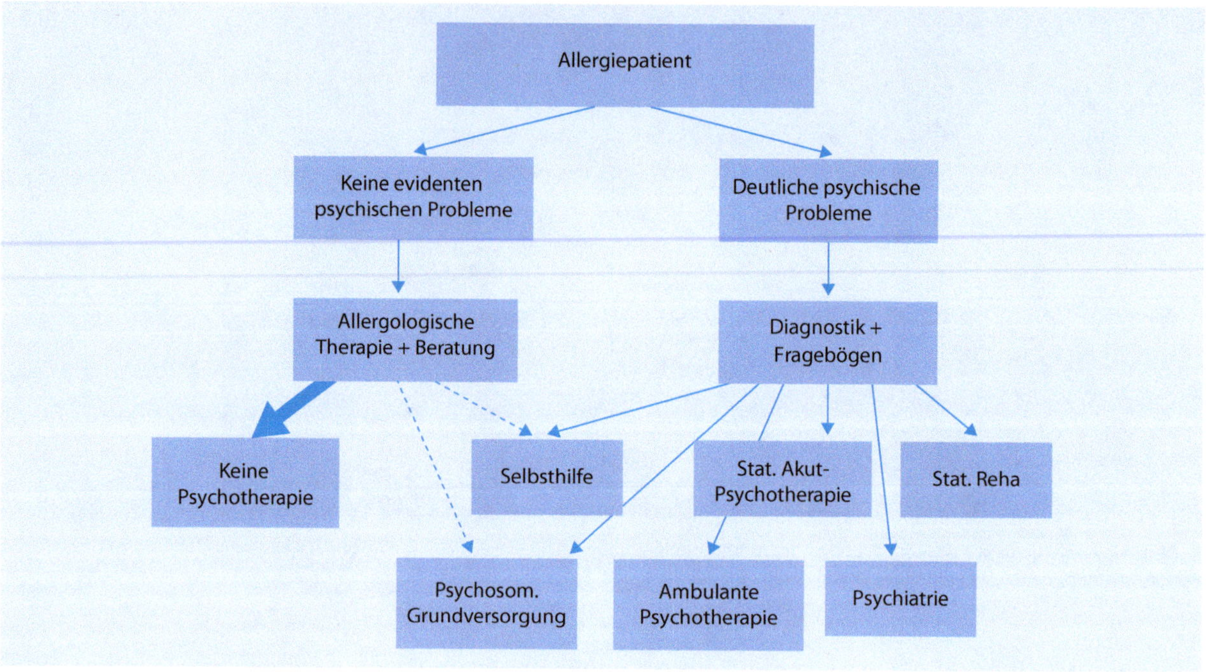

Abb. 42.7 Psychosomatische Therapieindikationen bei Allergiepatienten

42.4.1 Hilft Psychotherapie bei Allergien?

Es bleibt die entscheidende Frage, ob eine Psychotherapie bei Allergien helfen kann. Die Antwort ist ein bedingtes »Ja«, da zwar noch nicht genügend Studien vorliegen, jedoch die vorhandenen Studien praktisch alle positive Effekte zeigen, insbesondere natürlich bei den Patienten, die auch eine psychische Komorbidität haben.

Langewitz et al. (2005) konnten bei 1/3 der behandelten Patienten durch eine Imagination in eine allergenarme Umwelt (Skihang) eine Besserung ihrer Symptome erzielen. Zachariae et al. (Zachariae u. Bjerring 1993; Zachariae et al. 1997, 2001) konnten unter verschiedenen emotionalen Reaktionen eine signifikante Veränderung der Erythemreaktion nachweisen, und selbst eine Toleranzinduktion bei Erdnussallergie scheint möglich. Kelso et al. (2003) demonstrieren bei einer Patientin, wie ein plazebokontrolliertes Angebot von Erdnüssen selbst nach Aufklärung keine weiteren Reaktionen aufhob.

Im deutschen kassenärztlichen Versorgungssystem stehen folgende Therapieverfahren zur Verfügung, die bei einer Indikation zur psychosomatischen Mitbehandlung bei allergologischen Problemen sinnvoll und indiziert sind:

- **Selbsthilfe** (DAAB, Deutscher Neurodermitis-Bund Hamburg etc.): Selbsthilfe ist immer dann indiziert, wenn der Allergiepatient v. a. ein Informationsbedürfnis hat und in der Lage ist, mit Information selbst umzugehen, den Wunsch nach Austausch mit anderen Patienten mit diesen Problemen angibt oder sich selbst aktiv in den Behandlungsprozess einschalten möchte.
- **Psychosomatische Grundversorgung** (vom Allergologen selbst in der eigenen Behandlung durchgeführt): Wenn die psychosomatischen Probleme eher leicht sind, der Patient andere Behandlungen ablehnt bzw. wenn die Compliance und das Coping des Patienten verbessert werden muss, sollte dies am besten im Rahmen der psychosomatischen Grundversorgung durchgeführt werden. Schwierige Patienten können dann in einer Balint-Gruppe vorgestellt und bearbeitet werden.
- **Ambulante Psychotherapie** (Überweisung zum psychologischen oder ärztlichen Psychotherapeut, der im Antragsverfahren eine Psychotherapie zu Lasten der Krankenkassen durchführen darf)
- **Stationäre Akutpsychotherapie** in Krankenhäusern der Maximalversorgung oder in Akutbereichen von Rehakliniken: Indikation bei schwerwiegenden Diagnosen bzw. wenn abzusehen ist, dass Patienten in der ambulanten Psychotherapie nicht erfolgreich zu behandeln sind (z. B. Nahrungsmittelintoleranzen mit Anorexie durch Elimination vieler Nahrungsmittel).
- **Rehapsychosomatik:** Liegt eine Rehaindikation vor, wenn der Patient v. a. eine berufliche Wiedereingliederung benötigt, eine sozialmedizinische Fragestellung im Vordergrund steht (Frisörekzeme mit Angstsymptomen) und die ambulanten Behandlungsversuche

erschöpft sind, sollte eine Indikation zur psychosomatischen Rehabehandlung gestellt werden. Spezielle Kliniken mit allergologischer Fachkompetenz sind z. T. vorhanden (z. B. Rothaarklinik Bad Berleburg). Insgesamt existieren mehr als 16 000 Betten für Psychosomatik im Rehabereich in Deutschland.
- **Psychiatriebehandlung:** Liegt eine psychiatrische Erkrankung bei paranoiden Entwicklungen, Suizidalität oder Suchtaspekten vor, ist eine psychiatrische Behandlung die geeignetste Behandlungsmethode.

42.4.2 Ausbildung in psychosomatischer Grundversorgung und Psychotherapie

Jeder Allergologe ist im Rahmen seiner Weiterbildung mit Problempatienten konfrontiert worden und hat im Verlauf der klinischen Ausbildung Erfahrung im Umgang mit Patienten erworben. Diese ist jedoch unsystematisch und abhängig von persönlichen Ambitionen und Vorbildern. Ein Überblick über die systematische Weiterbildung in Psychosomatik ist im Folgenden dargestellt:

Weiterbildungsmöglichkeiten in psychosomatischer Medizin und Psychotherapie

Psychosomatische Grundversorgung
- Weiterbildung mit 80 h (Theorie + Balint-Gruppe) – Anerkennung durch die KV und Zusatzbudget möglich

Fachgebundene Psychotherapie
- 3-jährige berufsbegleitende Weiterbildung mit Selbsterfahrung/Theorie/Balint-Gruppe/ 3–5 Psychotherapien unter Supervision
- Anerkennung durch die Landesärztekammern und die KV – Möglichkeit der Durchführung von Kassenpsychotherapie im Antragsverfahren (Richtlinienpsychotherapie)

Facharzt für Psychosomatik und Psychotherapie (5 Jahre Weiterbildung) oder
Facharzt für Psychiatrie, Psychosomatik und Psychotherapie (5 Jahre Weiterbildung)

Psychosomatische Grundversorgung Die psychosomatische Grundversorgung kann bei allen Landesärztekammern in Deutschland erworben werden. Sie beinhaltet 80 h Weiterbildung, von denen mindestens 20 h als theoretische Weiterbildung in dafür anerkannten Kursen absolviert werden oder auf Kongressen für Psychosomatik/Psychotherapie. Außerdem ist die Mitarbeit in einer Balint-Gruppe mit 15 Doppelstunden (= 30 h) und ebenfalls eine Teilnahme an der sog. Interaktionsdiagnostik von 15 Doppelstunden (= 30 h) zu absolvieren. Die Kurse und Balint-Gruppen können bei der Landesärztekammer bzw. bei hierfür akkreditierten Psychotherapie-Weiterbildungsinstituten durchgeführt werden. Bei der zuständigen KV kann dann die Anerkennung zur Durchführung der psychosomatischen Grundversorgung beantragt werden, die in der Regel zu einer (geringen) Erweiterung des eigenen Budgets führt. Die psychosomatische Grundversorgung wird durch 20-minütige Gespräche mit Patienten zur Diagnostik bzw. Psychotherapie durchgeführt.

Fachgebundene Psychotherapie Die fachgebundene Psychotherapie ist eine ca. 3-jährige Weiterbildung, die in einem von der Landesärztekammer zugelassenen Weiterbildungsinstitut durchgeführt werden muss und mit einem Abschlusszeugnis beendet wird. Inhaltlich sind neben ca. 120 h Theorie in Psychosomatik/Psychotherapie (je nach Landesärztekammer unterschiedliche Stundenkontingente) eine Selbsterfahrung, eine Balint-Gruppe, ca. 3–5 selbstständig durchgeführte Psychotherapien unter regelmäßiger Supervision zu absolvieren. Die fachgebundene Psychotherapie ist speziell für Fachärzte aller Fachrichtungen etabliert worden, die zusätzlich zu ihrer Facharztweiterbildung eine Anerkennung zur Durchführung selbstständiger Psychotherapie im Kassenantragsverfahren erreichen wollen. Der Abschluss wird von der KV als Berechtigung zur Durchführung der sog. Richtlinienpsychotherapie (25–5 h) anerkannt. Hierbei können dann Patienten behandelt werden, die im Rahmen allergologischer Probleme eine psychosomatische Diagnose im Sinn einer psychischen Störung aufweisen (▶ Abschn. 42.3).

Literatur

Adams RJ, Wilson DH, Taylor AW, Daly A, Tursa d'Espaignet E, Dal Grande E, Ruffin RE (2004) Psychological factors and asthma quality of life: a population based study. Thorax 59: 930–935

Agner T, Andersen KE, Brandao FM, Bruynzell DP, Bruze M, Frosch P, Goncalo M, Goossens A, Le Coz CJ, Rustemeyer T, White IR, Diepgen T (2008) Hand eczema severity and quality of life: a cross-sectional, multicentre study of hand eczema patients. Contact Dermatitis 59: 43–47

Amano H, Negishi I, Akiyama H, Ishikawa O (2008) Psychological stress can trigger atopic dermatitis in NC/Nga mice: an inhibitory effect of corticotropin-releasing factor. Neuropsychopharmacology 33(3): 566–573

Anderzen I, Arnetz BB, Soderstrom T, Soderman E (1997) Stress and sensitization in children: a controlled prospective psychophysiological study of children exposed to international relocation. J Psychosom Res 43: 259–269

Arck PC, Slominski A, Theoharides TC, Peters EMJ, Paus R (2006) Neuroimmunnology of Stress: Skin Takes Center Stage. J Invest Dermatol 126: 1697–1704

Bienenstock J, MacQueen G, Sestini P, Marshall JS, Stead RH, Perdue MH (1991) Mast cell/nerve interactions in vitro and in vivo. Am Rev Respir Dis 143: 55–58

Black S (1963a) Inhibition of immediate-type hypersensitivity response by direct suggestion under hypnosis. Br Med J 1: 925–929

Black S (1963b) Shift in dose-reponse curve of Prausnitz-Küstnerreaction by direct suggestion under hypnosis. Br Med J 1: 990–992

Black S, Friedman M (1965) Adrenal function and the inhibition of allergic responses under hypnosis. Br Med J 3: 562–567

Black S, Hymphrey JH, Niven J (1993) Inhibition of Mantoux reaction by direct suggestion under hypnosis. Br Med J 1: 1649–1652

Bockelbring A, Heinrich J, Schafer I, Zutavern A, Borte M, Herbarth O, Schaaf B, Berg A von, Schäfer T; LISA Study Group (2006) Atopic eczema in children: another harmful sequel of divorce. Allergy 61: 1397–1402

Bockelbring A, Heinrich J, Sausenthaler S, Borte M, Herbarth O, Schaaf B, von Berg A, Krämer U, Willich S, Schäfer T (2009) Psychosoziale Lebensereignisse und ihr Einfluss auf die Entwicklung allergischer Erkrankungen im Kindesalter. Allergo J 18: 276–277

Buske-Kirschbaum A, Jobst S, Wustmann A, Kirschbaum C, Rauh W, Hellhammer D (1997) Attenuated free cortisol to psychosocial stress in children with atopic dermatitis. Psychosom Med 59: 419–426

Buske-Kirschbaum A, Ebrecht M, Kern S, Gierens A, Hellhammer DH (2008) Personality characteristics in chronic and non-chronic allergic conditions. Brain Behav Immun 22: 762–768

Chen E, Miller GE (2007) Stress and inflammation in exacerbations of asthma. Brain Behav Immun 21: 993–999

Chen E, Hanson MD, Paterson LQ, Griffin MJ, Walker HA, Miller GE (2006) Socioeconomic status and inflammatory processes in childhood asthma: The role of psychological stress. J Allergy Clin Immunol 117: 1014–1020

Dalgard F, Gieler U, Tomas-Aragones L, Lien L, Poot F, Jemec GBE, Misery L, Szabo C, Linder D, Sampogna F, Evers AWM, Halvorsen JA, Balieva F, Szepietowski J, Romanov D, Marron SE, Altunay IK, Finlay AY, Salek SS, Kupfer J (2014) The psychological burden of skin diseases: A cross-sectional multicenter study among dermatological out-patients in 13 European countries. J Invest Derm. doi: 10.1038/jid.2014.530

Djuric V, Bienenstock J: Learned Sensitivity (1993) Annales of Allergy. 71: 5–14

Eisner MD, Katz PP, Lactao G, Irbarren C (2005) Impact of depressive symptoms on adult asthma outcomes. Ann Allergy Asthma Immunol 94(5): 566–574

Gustafsson D, Olofsson N, Andersson F, Lindberg B, Schollin J (2002) Effect of asthma in childhood on psycho-social problems in the family. J Psychosom Res 53: 1071–1075

Jacobi F, Wittchen HU, Holting C, Höfler M, Pfister H, Müller N, Lieb R (2004) Prevalence, co-morbidity and correlates of mental disorders in the general population: results from the German Health Interview and Examination Survey (GHS). Psychol Med 34: 597–611

Kelso JM, Connaughton C, Helm RM, Burks W (2003) Psychosomatic peanut allergy. J Allergy Clin Immunol 111(3): 650–651

Kupfer J, Niemeier V, Braun A, Renz H, Gieler U (2001) Stress and atopic eczema – the response of Neutrophine Growth Factor and neurotrophins in an experimental situation study. Int Arch Allergy Immunol 124: 353–355

Langewitz W, Izakovic J, Wyler J, Schindler C, Kiss A, Bircher AJ (2005) Effect of self-hypnosis on hay-fever symptoms – a randomised controlled intervention study. Psychother Psychosom 74: 165–172

Marin TJ, Chen E, Munch JA, Miller GE (2009) Double-Exposure to acute Stress and chronic family stress is associated with Immune Changes in children with asthma. Psychosom Med 71: 378–385

Montoro J, Mullol J, Jáuregui I, Dávila I, Ferrer M, Bartra J, del Cuvillo A, Sastre J, Valero A (2009) Stress and allergy. J Investig Allergol Clin Immunol 19: 40–47

Pavlovic S, Daniltchenko M, Tobin DJ, Hagen E, Hunt SP, Klapp BF, Arck PC, Peters EM (2008a) Further exploring the brain-skin connection: stress worsens dermatitis via substance P-dependent neurogenic inflammation in mice. J Invest Dermatol. 128(2): 434–446

Pavlovic S, Liezmann C, Daniltchenko M, Blois SM, Klapp BF, Peters EM (2008b) Stress protects from allergic sensitisation via Substance-P modified antigen presentation. Exp Dermatol 17(7): 631

Peters EMJ, Michenko AV, Kupfer J, Kummer W, Wiegand S, Niemeier V, Potekaev N, Lvov A, Gieler U (2014) Mental stress in atopic dermatitis – neuronal plasticity and the cholinergic system are affected in atopic dermatitis and in response to acute experimental mental stress in a randomized controlled pilot study. PLoS One 9(12): e113552

Ritz T, Trueba AF (2014) Airway nitric oxide and psychological processes in asthma and health: a review. Ann Allergy Asthma Immunol 112(4): 302–308

Sandberg S (2000) The role of acute and chronic stress in asthma attacks in children. Lancet 356: 982–987

Sandberg S, Jarvenpaa S, Penttinen A, Paton JY, McCann DC (2004) Asthma exacerbations in children immediately following stressful life events: a Cox's hierarchical regression. Thorax 59: 1046–1051

Schmidt-Traub S (1993) Zur Psychoimmunologie allergischer Erkrankungen. Allergologie 16: 134–139

Schmidt-Traub S (1995) Allergische Reaktion und Depression. Allergologie 18: 13–19

Schmidt-Traub S, Bamler KJ (1997) The psychoimmunological association of panic disorder and allergic reaction. Br J Clin Psychol 3: 51–62

Schreier HM, Wright RJ (2014) Stress and food allergy: mechanistic considerations. Ann Allergy Asthma Immunol 112(4): 296–301

Segerstrom SC, Miller GE (2004) Psychological stress and the human immune system: a meta-analytic study of 30 years of inquiry. Psychol Bull 130: 601–630

Tonelli LH, Katz M, Kovacsics CE, Gould TD, Joppy B, Hoshino A, Hoffman G, Komarow H, Postolache TT (2009) Allergic rhinitis induces anxiety like behavior and altered social interaction in rodents. Brain Behav Immun 23: 784–793

Walker S, Khan-Wasti S, Fletcher M, Cullinan P, Harris J, Sheikh A (2007) Seasonal allergic rhinitis is associated with a detrimental effect on examination performance in United Kingdom teenagers: case-control study. J Allergy Clin Immunol 120: 381–387

Werner S, Buser K, Kapp A, Werfel T (2002) The incidence of atopic dermatitis in school entrants is associated with individual life-style factors but not with local environmental factors in Hannover, Germany. Br J Dermatol 147: 95–104

Wright RJ, Cohen RT, Cohen S (2005) The impact of stress on the development and expression of atopy. Curr Opin Allergy Clin Immunol 5(1): 23–29

Wright RJ, Rodriguez M, Cohen S (1998) Review of psychosocial stress and asthma: an integrated biopsychosocial approach. Thorax 53: 1066–1074

Wright RJ, Cohen S, Carey V, Scott TW, Gold DR (2002) Parental stress as a predictor of wheezing in infancy: A prospective birth-cohort study. Am J Respir Crit Care Med 165: 358–365

Zachariae R, Bjerring KD (1993) Increase and Decrease of delayed cutaneous reactions obtained by hypnotic suggestions during sensitization. Allergy 48: 6–11

Zachariae R, Jörgensen MM, Christensen S, Bjerring P (1997) Effects of relaxation on the delayed-type hypersensitivity (DTH) reaction to diphenylcyclopropenone (DCP). Allergy 52: 760–764

Zachariae R, Jörgensen MM, Egekvist H, Bjerring P (2001) Skin reactions to histamine of healthy subjects after hypnotically induced emotions of sadness, anger, and happiness. Allergy 56: 734–740

42

Diagnostik

Hauttestung: Typ-I- und Typ-IV-Allergien

M. Röcken

T. Biedermann et al. (Hrsg.), *Allergologie*,
DOI 10.1007/978-3-642-37203-2_43,

43.1 Einleitung

Zur Bestätigung einer anamnestisch vermuteten Allergie wurden Provokationstests an den Erfolgsorganen der allergischen Entzündung entwickelt. Prinzipiell können sie an Haut, Nase, Bronchien, Gastrointestinaltrakt und Auge durchgeführt werden. Unter all den Verfahren besitzen die In-vivo-Testungen an der Haut die größte Bedeutung. Sie sind gut standardisiert, einfach durchführbar und aufgrund der großen Erfahrung auch relativ sicher zu interpretieren.

43.2 Vorbedingungen

Vor Testbeginn muss die Indikation streng gestellt werden und geklärt sein, ob die gesuchte immunologische Reaktion durch einen In-vivo-Test erfasst werden kann oder darf (◘ Abb. 43.1, ◘ Abb. 43.2, ◘ Tab. 43.1).

Bei den In-vivo-Tests muss der erwartete Nutzen gegen eine Reihe möglicher Risiken abgewogen werden:

- Es besteht das Risiko, anaphylaktische Reaktionen und schwere Arzneimittelreaktionen auszulösen. Besonders bei anamnestisch bekannten, schweren anaphylaktischen Reaktionen kann nur nach sorgfältiger Indikationsstellung und in Gegenwart entsprechender Notfallvorkehrungen getestet werden.
- In-vivo-Testungen, insbesondere die Epikutantestungen, bergen das Risiko, die Testperson zu sensibilisieren.
- Testungen können zu falsch-positiven und falsch-negativen Reaktionen führen (◘ Tab. 43.2, ◘ Tab. 43.3). Insbesondere allergische Reaktionen gegen Medikamente manifestieren sich oft erst dann, wenn gleichzeitig noch weitere Triggerfaktoren wie Infektionen vorliegen, die sog. kofaktorinduzierte Allergie (vgl. ► Kap. 21, Kofaktoren bei Soforttypreaktionen). Weitere Kofaktoren, die bei der Testung berücksichtigt werden können, sind körperliche Anstrengung und die Einnahme von weiteren Medikamenten wie Antiphlogistika, die die Effektorzellen der Typ-I-Allergie beeinflussen.

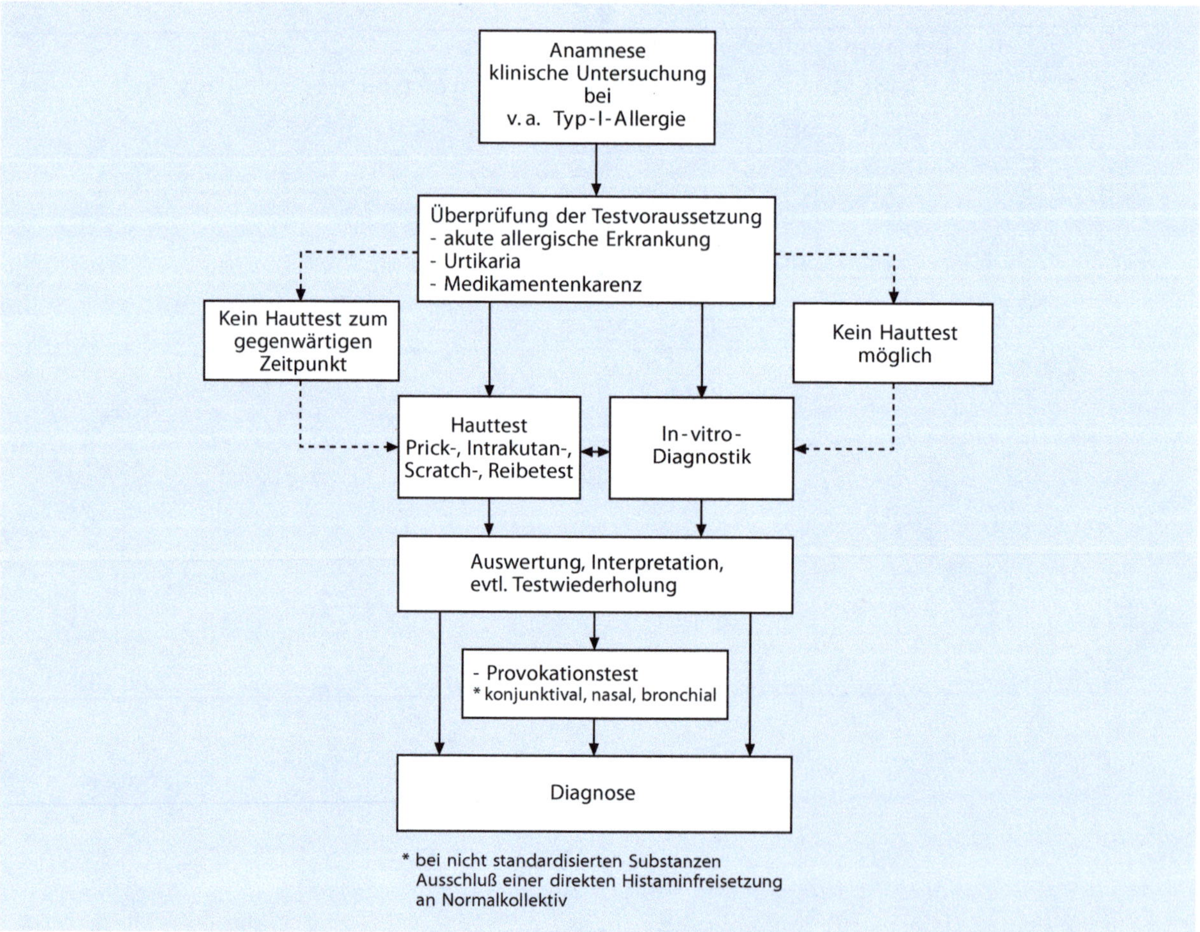

◘ **Abb. 43.1** Vorgehen bei Verdacht auf Typ-I-Allergie: Prick-, Intrakutan-, Scratch- oder Reibetest als verwendete Hauttests

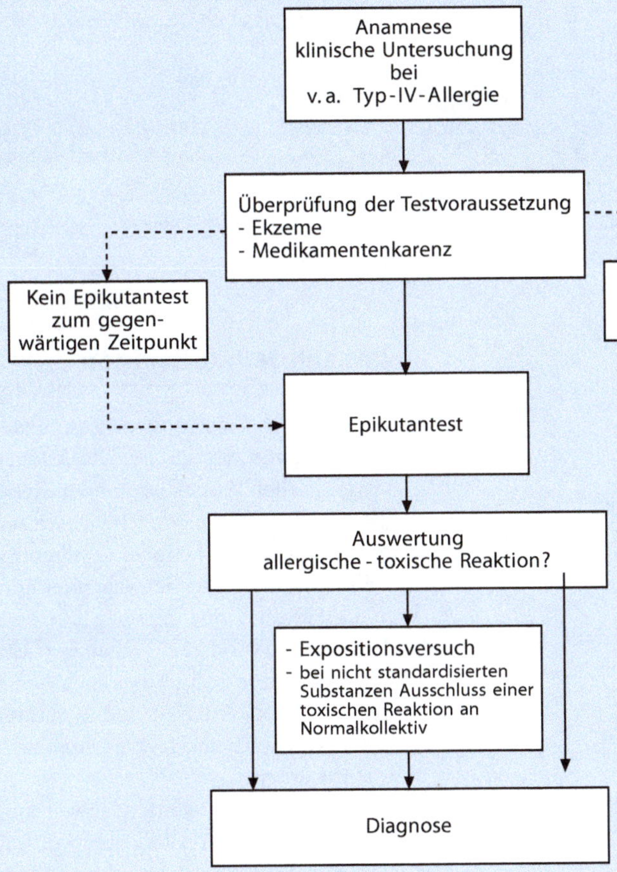

Abb. 43.2 Vorgehen bei Verdacht auf Typ-IV-Allergie: Epikutantest als verwendeter Hauttest

Tab. 43.1 Möglichkeiten der Allergiediagnostik

	Typ-I-Allergie	Typ-IV-Allergie
Klinischer Befund	+	+
Anamnese	+	+
In-vivo-Test	Prick-/Intrakutantest	Epikutantest
In-vitro-Test	IgE-Nachweis	–
Provokationstest	Spezialindikation	Spezialindikation

Die in Tab. 43.4 genannten Testverfahren sind zum Nachweis immunologischer Typ-II- oder CD8-vermittelter Typ-IVb-Reaktionen ungeeignet und bei Typ-III-Reaktionen oft unzuverlässig oder wegen der Schwere der möglichen Reaktion unangemessen. Bei schweren Reaktionen in der Anamnese z. B. toxisch-epidemaler Nekrolyse (TEN, früher Lyell) wird oftmals versucht, in Ergänzung zu den Hauttestverfahren und vor systemischen Provokationstestungen In-vitro-Testverfahren hinzuzunehmen.

Voraussetzung für die Durchführung und Interpretation der In-vivo-Allergiediagnostik sind fundierte Kenntnisse in Allergologie und Notfalltherapie.

43.3 Hauttestung bei Typ-I-Allergien

43.3.1 Indikationen

Häufige Indikationen für Hauttests sind:

- Nachweis der Sensibilisierung gegen ein verdächtigtes Allergen
- Unterscheidung zwischen allergischen und pseudoallergischen Reaktionen
- Abklärung einer atopischen Diathese
- Erfassung eines Sensibilisierungsprofils

Tab. 43.2 Häufige Ursachen für falsch-negative Testreaktionen

Ursache	Epikutantest	Prick-, Intrakutantest
Applikation unzureichender Mengen	+	+
– Insuffiziente Okklusion	+	–
– Allergenkontakt zu kurz	+	–
– Falsches Pricken	–	+
– Zu niedrige Allergenkonzentration	+	+
– Unzureichende Allergenfreisetzung	+	+
– Falsches Vehikel	+	+
Falscher Applikationsort	+	+
Allergen in inaktiver Form	+	+
Falscher Zeitpunkt beim Ablesen	+	+
Immunsuppressive/antientzündliche Therapie	+a	+a
Starke Bräunung, Sonnenexposition	+	NR
Antihistaminikaeinnahme	NR	+

NR = nicht relevant
[a]< 15 mg Prednisolonäquivalent

Tab. 43.3 Häufige Ursachen für falsch-positive Testreaktionen

Ursache	Epikutantest	Prick-, Intrakutantest
Zu hohe Haptenkonzentration/Menge	+	–
Direkter Histaminliberator	–	+
Unreines Substanzgemisch	+	+
Irritatives Vehikel	+	–
Unregelmäßige Verteilung des Haptens	+	–
Nicht abgeheilte Dermatitis (»angry back«)	+	–
Chronische Urtikaria, Urticaria factitia	–	+
Druckartefakt, mechanische Irritation	+	+
Reaktion mit dem Pflaster oder Aluminium	+	–
Artefakte	+	–

Tab. 43.4 In-vivo-Testverfahren an der Haut zur Diagnostik von Typ-I- und Typ-IV-Allergien

	Typ-I-Reaktion	Typ-IV-Reaktion
Klassisch	Prick-Test, Intrakutantest	Epikutantest, Intrakutantest, Photo-Patch-Test
Sonderform	Scratch-Test, Reibetest	Patch-Test in der Effloreszenz, offener Epikutantest, Atopie-Patch-Test

43.3.2 Voraussetzungen

Bei jeder Typ-I-Testung müssen Medikamente für die Behandlung von allergischen Reaktionen bis hin zum anaphylaktischen Schock vorhanden sein (► Kap. 57, Antiallergische und antientzündliche Pharmakotherapie). Bei berechtigtem Verdacht auf eine systemische Reaktion in der Anamnese darf nur bei liegender Infusion getestet werden. Während der Testung dürfen die Patienten den Testort nicht verlassen. Wegen der Gefahr der verzögerten Typ-I-Reaktion sollten bei speziellen Testverfahren, wie der Abklärung einer besonders schwer verlaufenden Hymenopterengiftallergie, die Patienten 24 h stationär überwacht werden.

Die Testungen werden, soweit möglich, nicht zu Zeiten der natürlichen Allergenexposition durchgeführt. Daher erfolgt die Abklärung einer Rhinitis saisonalis bevorzugt in der pollenfreien Jahreszeit. Die Patienten dürfen nicht unter akuten Erscheinungen einer Typ-I-Allergie der Haut wie einer Urtikaria oder einer akuten Infektion leiden. Des Weiteren muss eine antiallergische Therapie abgesetzt sein (Tab. 43.5). Ausnahmen sind Patienten, die immunsuppressive Medikamente aus anderen Gründen kontinuierlich einnehmen müssen, z. B. organtransplantierte Patienten.

43.3.3 Testverfahren

Prick-Test

An einer oder beiden Unterarminnenseiten wird, nach entsprechender Markierung in 1–2 Reihen, je 1 Tropfen der allergenhaltigen Lösung in 3–5 cm Abstand aufgetragen. Die zu testenden Allergene müssen vor Testbeginn ausgewählt und klar definiert sein. Häufige relevante Allergene sind in adäquater Konzentration kommerziell erhältlich. Nicht standardisierte und zugelassene Lösungen können nur individuell zum Einsatz kommen. Ähnlich verhält es sich beim Prick-zu-Prick-Test, bei dem in der Regel direkt Material aus Nahrungsmitteln gewonnen und zur Hauttestung verwendet wird. Bei Auftreten einer Re-

Tab. 43.5 Empfohlene Karenzzeiten vor kutaner Testung. Die Angaben stellen eine nicht bindende Zusammenfassung verschiedener Quellen dar und müssen im Einzelfall überprüft werden

Stoffgruppe		Zeit, Tage
Antihistaminika, meist		3
Wichtige Ausnahmen	Bamipin	4
	Cetirizin	4
	Mequitazin	7
	Astemizol	42–56
Ketotifen		1
DNCG[a]		0
Nedocromil		2
Sympathomimetika, Bronchodilatatoren	Inhalative	< 1
	Injizierbare	< 1
	Orale	1–2
Anticholinergika		< 1
Trizyklische Antidepressiva	Despramin	1–2
	Doxepin	7
Glukokortikoide, systemisch	< 15 mg	0
	> 15 mg, Versuch der Dosisreduktion	Halbwertszeit[b]

[a]Cromoglicinsäure.
[b]Je nach Halbwertszeit.

aktion auf eine unstandardisierte Testung sind zur Überprüfung der Spezifität Kontrolltests an weiteren Personen erforderlich, die darüber aufgeklärt werden müssen und deren Einverständnis einzuholen ist. Sind solche Kontrolltests nicht möglich, so ist der diagnostische Wert der Hauttestreaktion unklar.

Zusätzlich zu den potenziellen Allergenen erfolgt zum Ausschluss einer Urticaria factitia eine Testung mit physiologischer Kochsalzlösung als Negativkontrolle und zur Beurteilung der Reaktionsfähigkeit eine Positivkontrolle z. B. mit Histamindihydrochlorid (10 mg/ml).

Nach dem Auftragen werden die Tropfen mit einer Lanzette durchstochen, wobei die Haut so oberflächlich punktiert wird, dass kein Blut austritt (Abb. 43.3). Seitliches Hochziehen der Haut ermöglicht einen besseren Allergeneintritt. Die Ablesung erfolgt 20 min nach dem Test.

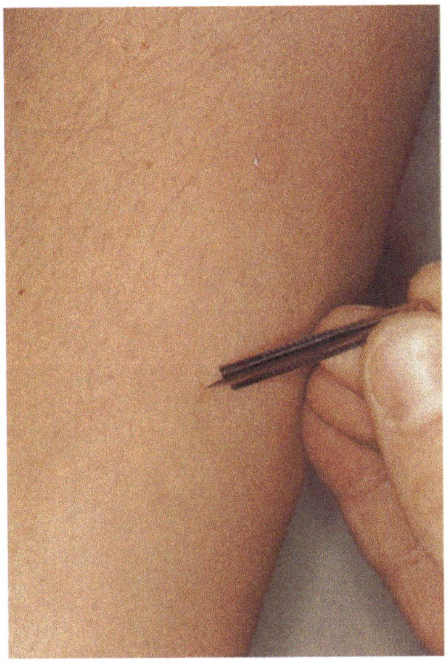

Abb. 43.3 Prick-Testung

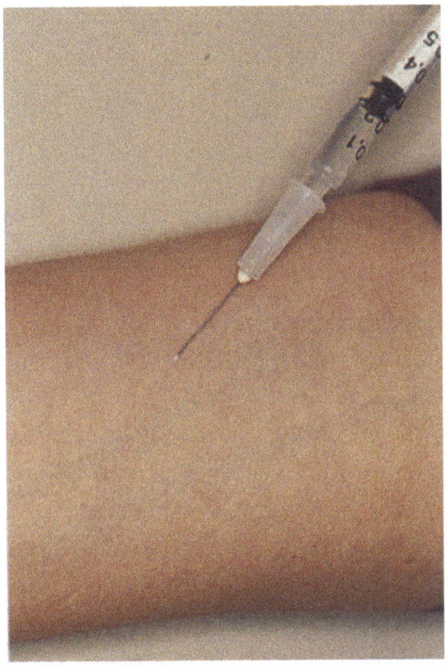

Abb. 43.4 Intrakutantestung

Intrakutantest

Im Unterschied zum Prick-Test werden beim Intrakutantest ≤ 50 µl einer allergenhaltigen Lösung streng intrakutan injiziert (Abb. 43.4, Abb. 43.5). Der Test beginnt meist mit der niedrigsten Allergenkonzentration; bei vorangegangenem Prick-Test mit 1 % der im Prick-Test negativen Allergenlösung.

Dieser Test ist sensitiver als der Prick-Test; er wird vor Hyposensibilisierung und zur Quantifizierung einer Sensibilisierung, beispielsweise bei Verdacht auf Hymenopterengiftallergie angewandt. Zur Bestimmung des Sensibilisierungsgrades kann eine Titration alle 20 min mit 3- bis 10-fach höheren Konzentrationen durchgeführt werden, bis eine eindeutig positive Reaktion eintritt (Abb. 5.4) oder der Test negativ ausfällt. Aufgrund der höheren appli-

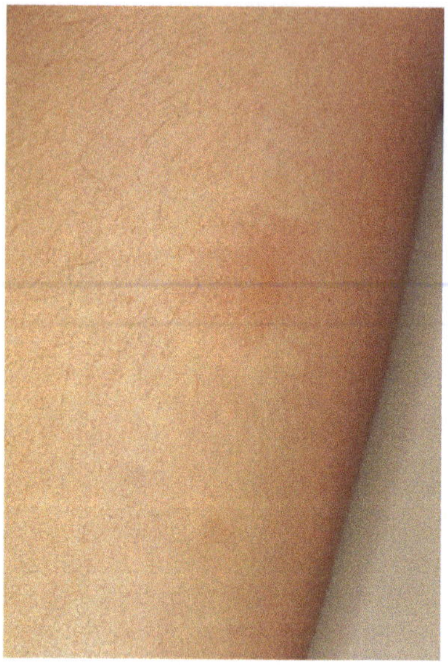

Abb. 43.5 Positiver Intrakutantest

zierten Allergenmenge sind systemische Reaktionen signifikant häufiger als beim Prick-Test, daher sollten auch titrierte Intrakutantestungen nicht ohne die 20 min Intervalle erfolgen.

Sonderformen

Skarifikationstest, Scratch-Test Vom Prinzip her gleicht dieser Test dem Prick-Test. Die Haut wird mit einer Impflanzette über 5 mm skarifiziert, und die allergenhaltige Lösung wird strichförmig aufgetragen. Da er aber schwerer standardisierbar ist als der Prick-Test, ist der Scratch-Test – wie auch der verdeckte Skarifikationstest – besonderen Fragestellungen vorbehalten. So wird er insbesondere bei Verdacht auf Nahrungsmittelunverträglichkeit mit nativen Allergenen durchgeführt (vgl. Prick-zu-Prick-Test).

Reibetest Bei einigen Substanzen wie Tierepithelien oder Latex kann der Kontakt der Haut mit der allergenhaltigen Substanz ausreichen, um eine Quaddel auszulösen. In diesen Situationen werden die verdächtigten Stoffe eingerieben, offen oder geschlossen auf der Haut fixiert. Nach 20 min wird die Quaddelbildung beurteilt. Als Negativkontrolle dient z. B. ein Reibetest mit einer Mullkompresse. Zu den wichtigsten Allergenen, bei denen der Reibetest sinnvoll ist, zählen Latex, Tierhaare (Katze und kurzhaarige Hunde) und flüssiges Tiereiweiß.

Auswertung der Hauttests

Die Auswertung erfolgt in der Regel nach 20 min, vorzugsweise in mm (Quaddel-/Erythemdurchmesser). Als positive Reaktion werden nur eindeutige Quaddeln von mehr als 3 mm Durchmesser gewertet (Tab. 43.6). In der Regel besteht auch ein Reflexerythem (vgl. Abb. 43.5).

Tab. 43.6 Interpretation und Wertung von Prick- und Intrakutantest. (Mod. nach Yuninger et al. 1997)

Reaktion		Wertung
Quaddel (mm)	Erythem (mm)	
≤ 3	≤ 5	0
3–5	5–10	(+) fraglich
5–10	11–20	+
5–10	21–30	++
10–15[a]	31–40	+++
> 15[b]	40	++++

[a] oder Pseudopodien.
[b] oder ausgeprägte Pseudopodien.

Pseudopodien weisen auf eine ausgeprägte Sensibilisierung hin.

Ein Vergleich zur Positiv- und Negativkontrolle ist angezeigt. Die Negativkontrolle darf nicht zu einer Quaddel führen. Ursachen für falsch-positive und falsch-negative Testergebnisse sind in Tab. 43.2 und Tab. 43.3 zusammengefasst. Ein positiver Kutantest sollte nicht isoliert zur Diagnostik verwendet werden, sondern immer zusammen mit Klinik und spezifischem IgE interpretiert werden (vgl. Abb. 43.1).

Risiko der kutanen Testverfahren

Bei jeder In-vivo-Diagnostik IgE-vermittelter Immunantworten besteht das Risiko einer anaphylaktischen Reaktion. Es ist wichtig, sich zu vergegenwärtigen, dass im Rahmen der In-vivo-Testung ein lokales Schockfragment ausgelöst wird, das bis hin zum systemischen allergischen Schock verstärkt werden kann. Das geringste Risiko besteht beim Reibetest und im Rahmen einer Atopieabklärung, das höchste beim Intrakutantest und einem anaphylaktischen Schock in der Anamnese.

Im Verlauf einer Testung kann es zu anaphylaktischen Reaktionen kommen, die umgehend adäquater Gegenmaßnahmen bedürfen (▶ Kap. 20, Anaphylaxie).

Wichtig ist, dass Patienten mit ≥ Grad-2-Reaktionen in der Anamnese mehrstündig ärztlich beobachtet werden, um biphasische Verläufe und später einsetzende Typ-I-Reaktionen, die bei etwa 5 % der Patienten auftreten, rechtzeitig behandeln zu können. Bei Grad-3- bis Grad-4-Reaktionen in der Anamnese ist sehr oft eine 24-stündige Überwachung angezeigt.

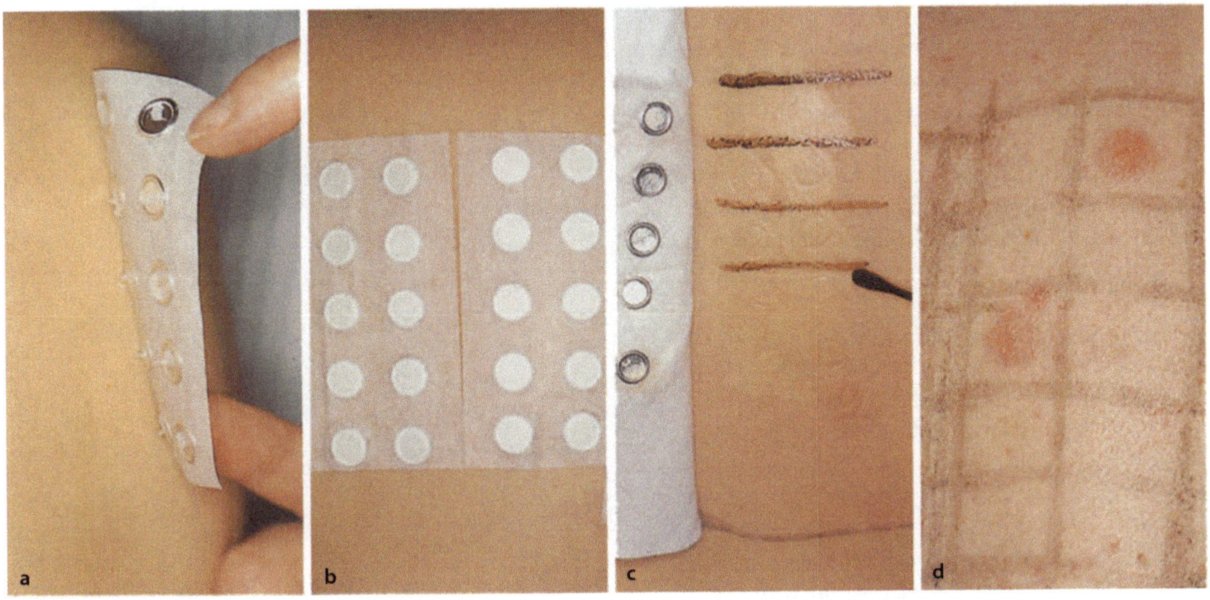

Abb. 43.6 Epikutantest. **a** Aufkleben der Teststreifen, **b** fixierte Teststreifen auf der Haut, **c** Abnahme der Teststreifen nach 48 h und Markierung der Festfelder, **d** 2 positive Epikutantests

43.4 Hauttestung bei Typ-IV-Allergien

43.4.1 Indikationen

Bei Verdacht auf eine Typ-IV-Allergie, die sich in Form eines Ekzems manifestiert, wird eine Sensibilisierung mittels Epikutantest abgeklärt (vgl. Abb. 43.1, Tab. 43.1). Eine Sonderform stellt die Photokontaktallergie dar, die mit einem Photo-Patch-Test abgeklärt wird.

Durch die intrakutane Applikation von Proteinantigenen und Spätablesung nach 24–72 h kann eine Typ-IV-Allergie oder die Immunitätslage gegenüber bakteriellen, mykotischen, viralen oder parasitären Glykoproteinen bestimmt werden.

43.4.2 Testort

Epikutan- und Photo-Patch-Test werden wegen der Sensitivität am oberen Rücken und in Ausnahmefällen am seitlichen Oberarm durchgeführt, der Intrakutantest an der Unterarminnenseite.

43.4.3 Testverfahren

Epikutantest

Beim Epikutantest werden standardisierte Allergenaufbereitungen entweder in weißer Vaseline oder in Wasser gelöst für 48 h unter einer Aluminiumkammer, der Finn-Chamber®, auf die Haut aufgetragen. Die Reaktion auf die Testsubstanzen wird sofort sowie nach 48 und 72 h abgelesen (Abb. 43.6). Die International Contact Dermatitis Research Group und der Informationsverbund der dermatologischen Kliniken etablieren Standardtests, die die 20–30 häufigsten Kontaktallergene zusammenfassen. Daneben stehen zahlreiche Testblöcke für spezielle Fragestellungen und Risikogruppen zur Verfügung. Die Testung nicht normierter und zugelassener Substanzen ist nur individuell möglich und bedarf besonderer Erfahrung und Vorsicht beim Einsatz. Voraussetzungen für einen Epikutantest sind:

- Eine ekzemfreie Haut im Bereich des Rückens ist obligat und am übrigen Körper dringend empfohlen (vgl. Tab. 43.3).
- Eine nicht zu stark gebräunte Haut, da nach Sonnenexposition und bei starker Bräune Tests vermehrt falsch-negativ ausfallen (vgl. Tab. 43.2).
- Eine Substanz soll nur im Epikutantest getestet werden, wenn sie nicht im Verdacht steht, eine Typ-I-Allergie auszulösen.
- Native Substanzen wie Arbeitsmaterialien bergen das Risiko, starke toxische Schäden und so falsch-positive Reaktionen hervorzurufen oder zu falsch-negativen Reaktionen zu führen.

Die Testung von patienteneigenem bzw. nicht als Arzneimittel zugelassenem Material ist nach der Neufassung von § 67 AMG unter rechtlich deutlich eingeschränkten Bedingungen nur möglich, wenn dafür eine Genehmigung der zuständigen Landesbehörde zur Herstellung von individuellen Testsubstanzen für den einzelnen Patienten vorliegt. Diese Genehmigung muss für die jeweilige Klinik oder Arztpraxis eingeholt werden, indem bei der Landesbehörde (z. B. in Bayern: Regierung von Oberbayern) eine »Anzeige gem. § 67 Abs. 1 und 2 AMG für die erlaubnisfreie Herstellung von Arzneimitteln durch Ärzte und zur Ausübung der Heilkunde bei Menschen befugte Personen« eingereicht wird.

Auswertung Nur eindeutige Ekzemreaktionen mit Papeln werden als positiv gewertet (vgl. Abb. 43.6d). Die genaue Wertung der Reaktionen ist Tab. 43.6 zu entnehmen. Schwierigkeiten kann die Differenzierung zwischen toxischen und allergischen Reaktionen bereiten, insbesondere bei Substanzen, die nahe der toxischen Schwelle getestet werden wie Metalle (vgl. Tab. 43.3). Es kann dann eine Nachtestung mit einer genauen Titration erforderlich werden. Neben Anamnese und Befund kann der Verlauf der Testreaktion bei der Einordnung helfen: Reaktionen, die in den Tagen nach der Pflasterabnahme zunehmen, sind hochverdächtig auf eine allergische Reaktion, jene, die schnell abklingen, sind nicht selten irritativer Natur.

»Angry back« oder »excited skin syndrome« bezeichnet multiple falsch-positive Testreaktionen als regionales Phänomen ausgelöst durch andere stark positive Reaktionen am Testort (im Allgemeinen anzunehmen bei mehr als 5 positiven simultanen Testreaktionen gegen nicht chemisch verwandte Allergene). Sequenzielles Testen der »positiven« Allergene klärt die Situation, ist jedoch zeitaufwändig.

Sonderformen des Epikutantests

- Bei einer fixen Arzneireaktion wird das angeschuldigte Medikament in einer geeigneten Grundlage direkt am Ort der Läsion okklusiv aufgetragen. Im Weiteren wird wie beim Patch-Testverfahren.
- Offener Epikutantest und »Use-Test«:
  - Im offenen Test werden zum einen Substanzen aufgetragen, die alternativ eine Typ-I-Reaktion hervorrufen können, sowie Substanzen, die schlecht definiert sind und auch toxische Reaktionen hervorrufen können. Sie müssen während der ersten 60 min genau verfolgt und nach 3 und 4 Tagen abgelesen werden. Testort ist die Unterarminnenseite. Fällt der Test negativ aus, folgt ein konventioneller Patchtest.
  - Beim »Use-Test« wird nach festgestellter Kontaktallergie die angeschuldigte allergenhaltige Substanz, meistens wie beim wiederholt offenen Epikutantest, aufgetragen, um die Relevanz des Testergebnisses zu überprüfen.

Tab. 43.7 Interpretation und Wertung von Patchtestreaktionen

Reaktion	Epikutantest	Photo-Patch-Test
Keine	–	–
Erythem	(+) fraglich	+
Erythem, Infiltrat, diskrete Papeln	+	++
Erythem, Infiltrat, Papulovesikel	++	+++
Dichtstehende Papulovesikel, Blasen	+++	+++
Irritative, toxische Reaktion	IR[a]	IR[a]

[a] Irritant Reaction.

- Der wiederholt offene Epikutantest (ROAT = »repeated open application test«) kann zur Testung bestimmter Umweltallergene in besonderen Situationen herangezogen werden. Hierbei wird in der Regel das Allergen 2-mal täglich auf einem ca. 5 × 5 cm großen Hautareal für bis zu 5 Tage aufgetragen.

Photo-Patch-Test

Das Allergen wird für 24 h aufgetragen und anschließend mit 5 oder 10 J/cm^2 UVA bestrahlt. Parallel muss ein konventioneller Patch-Test mit dem gleichen Kontaktallergen erfolgen. Die Ablesung erfolgt an Tag 2–5 sowie an Tag 7, da photoallergische Reaktionen besonders spät auftreten können.

Auswertung Im Gegensatz zum klassischen Patch-Test werden beim Photo-Patch-Test bereits deutliche Erytheme als einfach-positive Reaktion gewertet (vgl. Tab. 43.7).

Atopiepatchtest

Beim Atopie-Patch-Test werden in einem klassischen Epikutantestverfahren Aeroallergene oder Nahrungsmittel getestet, die als »Atopene« bei Atopikern häufig Typ-I-Allergien auslösen. Der Testablauf erfolgt wie beim klassischen Epikutantest. Die dem Test zugrunde liegende Theorie geht davon aus, dass bei Patienten mit atopischer Dermatitis spezifische T-Lymphozyten durch die Präsentation von Aeroallergenen im Patch-Test in die Haut eindringen und so Ekzeme auslösen können.

Auswertung Die Bewertung erfolgt ähnlich wie beim Epikutantest mit einem konsentierten Ableseschlüssel, da sich die Morphe der Reaktionen von jener des klassischen Epikutantests unterscheiden kann. Der Test ist aber weniger gut standardisiert als der klassische Epikutantest. Seine Bedeutung wird immer noch kontrovers diskutiert.

- **Risiko**

Die Epikutantestung beinhaltet 2 Risiken:

- Es kann sehr selten zu einer streuenden Ekzemreaktion kommen.
- Es kann, ebenfalls sehr selten, durch den Test zu einer Sensibilisierung kommen.

Eine durch einen Epikutantest bedingte Sensibilisierung ist dann anzunehmen, wenn die Ablesung negativ verläuft und 10–20 Tage später in einem Testareal eine positive Reaktion auftritt. Obwohl diese Komplikation sehr selten ist, kann sie für den im Test sensibilisierten Patienten schwerwiegende Folgen haben, da bestimmte Kontaktsensibilisierungen zu beruflichen Beeinträchtigungen mit einer entsprechenden Minderung der Erwerbsfähigkeit führen können.

43.4.4 Intrakutane Spätreaktion (DTH = »delayed type hypersensitivity«) und Tuberkulintest

Dieser Test wird in der Regel durchgeführt, um zu analysieren, ob gegen länger zurückliegende oder akut bestehende Infektionen eine normale Immunitätslage besteht. Bei speziellen Indikationen kann er dazu dienen, den Verdacht auf bestimmte Infektionen zu erhärten. Außerdem besteht die Möglichkeit Spättypreaktionen, z. B. auf Medikamente wie Betalactam-Antibiotika, mit dem Intrakutantest mit Spätablesung zu evaluieren. Der Vorteil hier ist, dass bei unklarer Anamnese eine Sofort- und Spätablesung erfolgen kann.

- **Technik**

Der Nachweis erfolgt im Intrakutantest, bei dem ≤ 50 µl einer definierten Lösung mit allergenem Material oder attenuiertem Material potenzieller Krankheitserreger streng intradermal injiziert werden, sodass kein Blut austritt. Bei vorangegangener Sensibilisierung oder Immunisierung im Rahmen einer Infektion oder Impfung tritt an der Einstichstelle eine Papel von mindestens 5 mm Größe auf.

- **Ablesung**

Die Ablesung erfolgt nach 48 und 72 h. Nur eine eindeutige Papel/Ekzem wird als positiv gewertet. Der Test sagt nur aus, ob eine Sensibilisierung/Immunität vorliegt. Er kann nicht zwischen einer frischen und einer alten, ausgeheilten Infektion oder dem Zustand nach Impfung unterscheiden. Der Test erlaubt auch nicht festzustellen, ob eine immunologische Überreaktion, die oft als »Allergie« interpretiert wird, vorliegt. Wichtiger noch: Eine wiederholt negative Reaktion sagt nichts darüber aus, ob jemals eine Immunisierung stattgefunden hat oder ob die Immunität als Folge einer Immunschwäche wie AIDS verloren ging.

Nur der eindeutige Verlust einer positiven Reaktion oder negative Tests im Anschluss an eine vorangegangene Immunisierung können als Hinweis auf eine Störung der Typ-IV-Immunantwort gewertet werden.

Literatur

Yuninger JW (1997) Diagnostic testing. In: Kaplan AP (Hrsg) Allergy, 2. Aufl. Saunders, Philadelphia, S 326–333

Weiterführende Literatur

Bergmann KC, Müsken H (2000) Kutane Tests. In: Przybilla B, Bergmann KC, Ring J (Hrsg) Praktische allergologische Diagnostik. Steinkopff, Darmstadt, S 9–22

Bernstein DI, Wanner M, Borish L, Liss GM; Immunotherapy Committee, American Academy of Allergy, Asthma and Immunology (2004) Twelve-year survey of fatal reactions to allergen injections and skin testing: 1990-2001. J Allergy Clin Immunol 113: 1129

Bernstein IL, Li JT, Bernstein DI, Hamilton R, Spector SL, Tan R, Sicherer S, Golden DB, Khan DA, Nicklas RA, Portnoy JM, Blessing-Moore J, Cox L, Lang DM, Oppenheimer J, Randolph CC, Schuller DE, Tilles SA, Wallace DV, Levetin E, Weber R; American Academy of Allergy, Asthma and Immunology; American College of Allergy, Asthma and Immunology (2008) Allergy diagnostic testing: an updated practice parameter. Ann Allergy Asthma Immunol 100(3 Suppl 3): S1–148

Brasch J, Becker D, Aberer W, Bircher A, Kränke B, Denzer-Fürst St, Schnuch A (2007) Kontaktekzem. Leitlinie der Deutschen Dermatologischen Gesellschaft (DDG). Allergo J 16: 176–185

Brockow K, Romano A, Blanca M, Ring J, Pichler W, Demoly P (2002) General considerations for skin test procedures in the diagnosis of drug hypersensitivity. Allergy 57: 45–55

Darsow U, Ring J (2011) Atopy patch testing with aeroallergens and food proteins. In: Johansen JD et al. (Hrsg) Contact Dermatitis, 5. Aufl. Springer, Heidelberg, S 465–474

Demoly P, Piette V, Bousquet J (2003) In vivo methods for study of allergy. In: Adkinson NF Jr, Yunginger JW, Busse WW, Bochner BS, Holgate ST, Simons FER (Hrsg) Middleton's Allergy – Principles and practice, 6. Aufl. Mosby, Philadelphia, S 43

Dreborg S (1996) The risk of general reactions to skin prick testing (SPT). Allergy 51: 60–61

Frosch PJ, Geier J, Uter W, Goossens A (2006) Patch testing with patients own products. In: Frosch PJ, Menné T, Lepoittevin JP (Hrsg) Contact Dermatitis, 4. Aufl. Springer, Berlin, S 929–942

Grevers G, Röcken M (2008) Taschenatlas Allergologie, 2. Aufl. Thieme, Stuttgart

Heinzerling L, Mari A, Bergmann KC, Bresciani M, Burbach G, Darsow U, Durham S, Fokkens W, Gjomarkaj M, Haahtela T, Bom AT, Wöhrl S, Maibach H, Lockey R (2013) The skin prick test - European standards. Clin Transl Allergy 3: 3

Lachapelle JM (1997) A proposed relevance scoring system for positive allergic patch test reactions:practical implications and limitations. Contact Dermatitis 36: 39–43

Malling HJ (1993) Methods of skin testing. Allergy 48 (Suppl 14): 55

Palmer RA, White IR (2006) Photopatch testing. In: Frosch PJ, Menné T, Lepoittevin JP (Hrsg) Contact Dermatitis, 4. Aufl. Springer, Berlin, S 433–440

Schnuch A, Aberer W, Agathos M, Brasch J, Frosch PJ, Fuchs Th, Richter G (2001) Leitlinien der Deutschen Kontaktallergie-Gruppe (DKG) zur Durchführung des Epikutantests mit Kontaktallergenen. Hautarzt 52: 864–866

Wahlberg JE, Lindberg M (2006) Patch testing. In: Frosch PJ, Menné T, Lepoittevin JP (Hrsg) Contact Dermatitis, 4. Aufl. Springer, Berlin, S 365–390

Nasaler und konjunktivaler Provokationstest

W. Heppt, M. Heppt

T. Biedermann et al. (Hrsg.), *Allergologie*,
DOI 10.1007/978-3-642-37203-2_44, © Springer-Verlag Berlin Heidelberg 2016

44.1 Einleitung

Der nasale und konjunktivale Provokationstest werden zur Bestätigung der klinischen Relevanz einer IgE-vermittelten Sensibilisierung der Nasenschleimhaut und der Konjunktiva eingesetzt.

44.2 Nasaler Provokationstest

44.2.1 Indikationen und Kontraindikationen

Da der Nachweis von Reaktionen im Hauttest und von erhöhtem spezifischem IgE bei etwa 1/4 der Patienten nicht mit der Klinik korreliert, andererseits lokale IgE-Reaktionen der Nasenschleimhaut ohne positiven Haut- und Bluttest vorkommen (Fokkens et al. 2000; Rondon et al. 2007), wird der nasale Provokationstest als Goldstandard zur Diagnostik der allergischen Rhinitis angesehen. Dies gilt v. a. für perenniale Allergene, weniger für Pollenallergien, die meist zuverlässig durch Anamnese und Hauttest nachgewiesen werden können. Weitere Indikationen sind der Nachweis der Bäckerrhinitis (Berufskrankheit 4301), die Verlaufskontrolle einer spezifischen Immuntherapie sowie die Diagnostik der allergischen Konjunktivitis (Pelikan 2012). Aufgrund der hohen Übereinstimmung der nasalen und bronchialen Provokationsergebnisse bei Pollen- und Milbenallergikern kann die nasale Provokation auch zum Nachweis eines allergischen Asthmas herangezogen werden. Bei Patienten, bei denen eine Hauttestung aufgrund von Neurodermitis, Urticaria factitia oder anderen entzündlichen Hauterkrankungen nicht durchführbar ist, sind die nasale und konjunktivale Provokation die einzig möglichen Verfahren der Provokationstestung. Zu den Kontraindikationen der nasalen Provokation zählen akute Infekte oder allergische Reaktionen, ein hohes Epistaxisrisiko und nicht eingehaltene Karenzfristen (Tab. 44.1). Der Abstand zu einer Impfung sollte mindestens 1 Woche, zu einer Nasenoperation etwa 3 Monate betragen. Besondere Vorsicht ist bei starker Sensibilisierung, Kleinkindern und Schwangeren geboten.

> **Aufgrund der möglichen Divergenz von Haut-, Bluttestergebnissen und Klinik gilt der nasale Provokationstest vor allem bei IgE-vermittelten Sensibilisierungen gegen perenniale Allergene als diagnostischer Goldstandard. Er weist die klinische Relevanz von Allergenen für einen Patienten nach.**

44.2.2 Praktische Durchführung

Klinisch relevante Inhalationsallergene besitzen durchschnittlich eine Größe von 5–35 µm und können ohne und mit Bindung an luftgetragene Partikel eine allergische Reaktion der Schleimhaut auslösen. Beim nasalen Provokationstest werden isotone, pH-neutrale Lösungen üblicherweise mit 0,5 % Phenol als Konservierungsstoff verwendet. Lyophilisate sind nach Auflösung mit einem Datum zu versehen und bei 4 °C 6–9 Monate haltbar. Die Konzentration der Testlösung zur nasalen Provokation entspricht etwa 1/10 der Prick-Testlösung. Sie sollte aufgrund des häufig zugesetzten irritativen Glycerins jedoch nicht einfach durch Verdünnung der Hauttestlösung hergestellt werden. Zur lokalen Provokation werden pro Sprühstoß 0,1 ml der auf Raumtemperatur angewärmten Testlösung mittels Dosierspray appliziert. Dies entspricht einer weit höheren Konzentration als derjenigen Allergenmenge, die bei natürlicher Exposition pro Tag inhaliert wird. Da die Allergenkonzentrationen der erhältlichen Extrakte nicht direkt vergleichbar sind, müssen Hersteller und verwendete Konzentrationen dokumentiert werden. Eine Vereinfachung durch allgemein gültige Standardisierung der Extrakte nach µg Majorallergen/ml ist in Aussicht und wird von der EU im CREATE Projekt (Development of Certified Reference Materials for Allergenic Products and Validation of Methods for their Quantification) gefördert (Chapman et al. 2008). Erste Standardisierungen sind für Birkenpollen (rBet v 1) und Timotheusgräser (Phl p 5a) veröffentlicht (Viehts et al. 2012). Der Patient sollte vor Beginn der Provokation 15 min an das Raumklima adaptieren. Um eine Kontamination im Untersuchungsraum zu vermeiden, wird empfohlen, Probepump-Sprühstöße gegen eine Kompresse zu richten und den Raum zwischenzeitlich zu lüften. Die Nasenschleimhaut wird endoskopisch auf Testfähigkeit und mögliche Kontraindikationen überprüft und mittels aktiver anteriorer Rhinomanometrie eine Probemessung bei Inspiration und Exspiration durchgeführt. Vor Beginn der Provokation erfolgt zum Ausschluss einer unspezifischen Überempfindlichkeit und gleichzeitig zur Leerwertmessung die Applikation einer allergenfreien isotonischen NaCl-Lösung mit Konservierungsmittelzusatz. Die Reaktion wird nach 10 min rhinomanometrisch und durch Erhebung des Symptomscores ermittelt. Danach kann die Allergenprovokation auf der weiteren Nasenseite begonnen werden.

Nach einem Probepumpstoß in eine Kompresse wird der Patient aufgefordert einzuatmen und die Luft anzuhalten. Hierdurch wird verhindert, dass das Allergen in die tieferen Atemwege gelangt. Es werden 2 Sprühstöße eines Dosiersprays in die Nase gegeben (Abb. 44.1). Um möglichst die gesamte Nasenschleimhaut zu erreichen, wird der erste Pumpstoß Richtung innerer Augenwinkel, der zweite Richtung unterer Nasengang gerichtet. Danach atmet der Patient normal weiter.

Tab. 44.1 Empfohlene Karenzfristen vor Durchführung eines nasalen Provokationstests

Arzneimittel	Darreichungsform	Wirkstoff	Karenzfrist
Mastzellstabilisatoren	Nasal, konjunktival	Cromone	1 Tag
	Oral	Ketotifenfumarat	7 Tage
Glukokortikoide	Nasal, konjunktival		7 Tage
	Oral		7 Tage
Antihistaminka	Nasal, konjunktival	Azelastin	1 Tag
		Levocabastin	3 Tage
	Oral	Azelastin	3 Tage
		Loratadin, Desloratadin, Levocetirizin, Cetirizin	3 Tage
		Clemastinfumarat	3 Tage
		Dimetindenmaleat	3 Tage
		Ebastin	3 Tage
		Rupatadinfumarat	8 Wochen
α-Adrenergika	Nasal		1 Tag
Inhalierte Bronchospasmolytika			Keine
Trizyklische Psychopharmaka			3 Tage

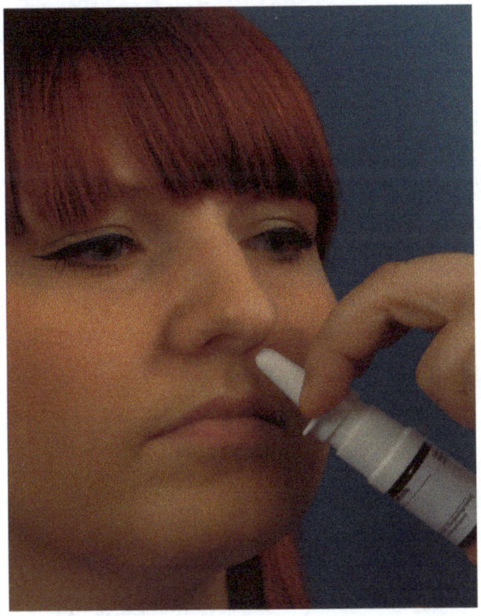

Abb. 44.1 Allergenapplikation bei der nasalen Provokation

44.2.3 Auswertung

10 min nach Allergenapplikation wird der Symptomscore aus Sekretion, Irritation und dem Auftreten okulärer, kutaner, bronchialer und anderer Fernreaktionen erhoben (Tab. 44.2), die Nase rhinoskopisch kontrolliert und mittels aktiver anteriorer Rhinomanometrie (Abb. 44.2) der nasale Flow gemessen.

Die Abnahme oder Zunahme des nasalen Volumenstroms bei 150 Pa errechnet sich nach der Formel

$$\Delta Flow[\%] = \left(\frac{Flow_{Leer} - Flow_{Provo}}{Flow_{Leer}} \right) \times -100\%.$$

Hat das Ergebnis ein negatives Vorzeichen, liegt eine Flowabnahme vor, bei Positivität eine Flowzunahme.

Ein nasaler Provokationstest gilt als positiv, wenn der Symptomscore > 3 ist oder der nasale Volumenstrom bei einer intranasalen Druckdifferenz von 150 Pa während der Inspiration (Abb. 44.3) um mindestens 40% abfällt. Werden diese Einzelkriterien nicht erfüllt, wird der Test nur als positiv bewertet, wenn mindestens eine Abnahme des nasalen Volumenstroms um 20 % und gleichzeitig ein Symptomscore > 2 erreicht wird.

Verläuft der Testablauf (Abb. 44.4) trotz klinischem Verdacht einer Sensibilisierung ohne Reaktion, erfolgt nach 15 Minuten eine erneute Messung. Bei nochmaliger negativer Messung besteht die Möglichkeit, eine titrierte

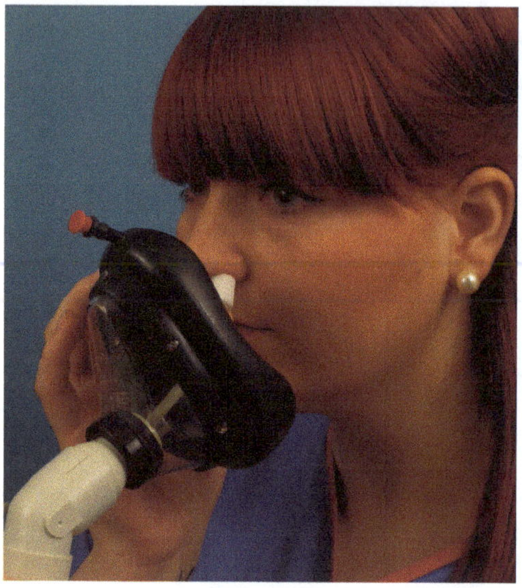

Abb. 44.2 Rhinomanometrische Messung des nasalen Volumenstroms

Tab. 44.2 Symptomscore zur Auswertung des nasalen Provokationstests

Symptome		Punkte
Sekretion	Kein Sekret	0 Punkte
	Wenig Sekret	1 Punkt
	Viel Sekret	2 Punkte
Irritation	0- bis 2-mal Niesen	0 Punkte
	3- bis 5-mal Niesen	1 Punkt
	> 5-mal Niesen	2 Punkte
Fernsymptome	Keine Fernsymptome	0 Punkte
	Tränenfluss und/oder Gaumenjucken und/oder Ohrenjucken	1 Punkt
	Konjunktivitis und/oder Chemosis und/oder Urtikaria und/oder Husten und/oder Luftnot	2 Punkte

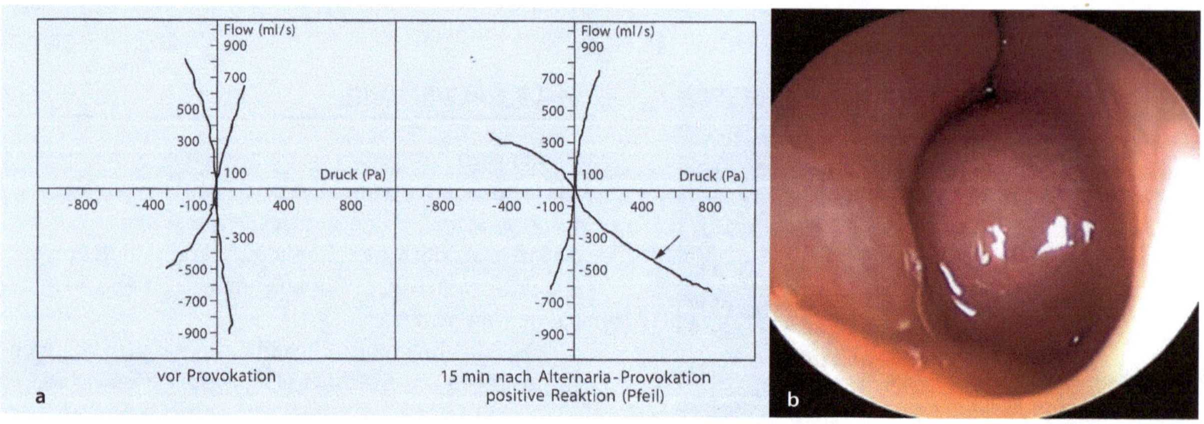

Abb. 44.3 Positiver nasaler Provokationstest mit Flowabfall > 40 % bei 150 Pa während der Inspiration (**a**). Starke Sekretion und Schleimhautschwellung bei der Rhinoskopie (**b**)

Provokation mit der Konzentration einer Prick-Testlösung durchzuführen. Wird die nasale Allergenprovokation auf beiden Seiten durchgeführt, errechnet sich die jeweilige Veränderung des Volumenstroms unter Berücksichtigung des beidseitigen Gesamtflows.

Der nasale Provokationstest wird als positiv gewertet, wenn der Symptomscore > 3 ist oder der nasale Flow bei der Rhinomanometrie um > 40 % abnimmt. Werden diese Einzelkriterien nicht erfüllt, wird der Test nur dann als positiv bewertet, wenn mindestens eine Abnahme des nasalen Volumenstroms um 20 % und gleichzeitig ein Symptomscore > 2 erreicht wird.

44.2.4 Fehlerquellen

Wichtige Fehlerquellen sind
- ungenügende Karenzfristen,
- unterschiedliche subjektive Beurteilung der Symptomscores,
- pathologische Veränderungen der Nasenschleimhaut einschließlich Septumperforation,
- ein fehlerhafter Ablauf der Messungen oder
- technische Defekte wie eine undichte Gesichtsmaske.

Auch die aus Zeitgründen oft durchgeführte beidseitige Allergenprovokation ist nicht unproblematisch, da die

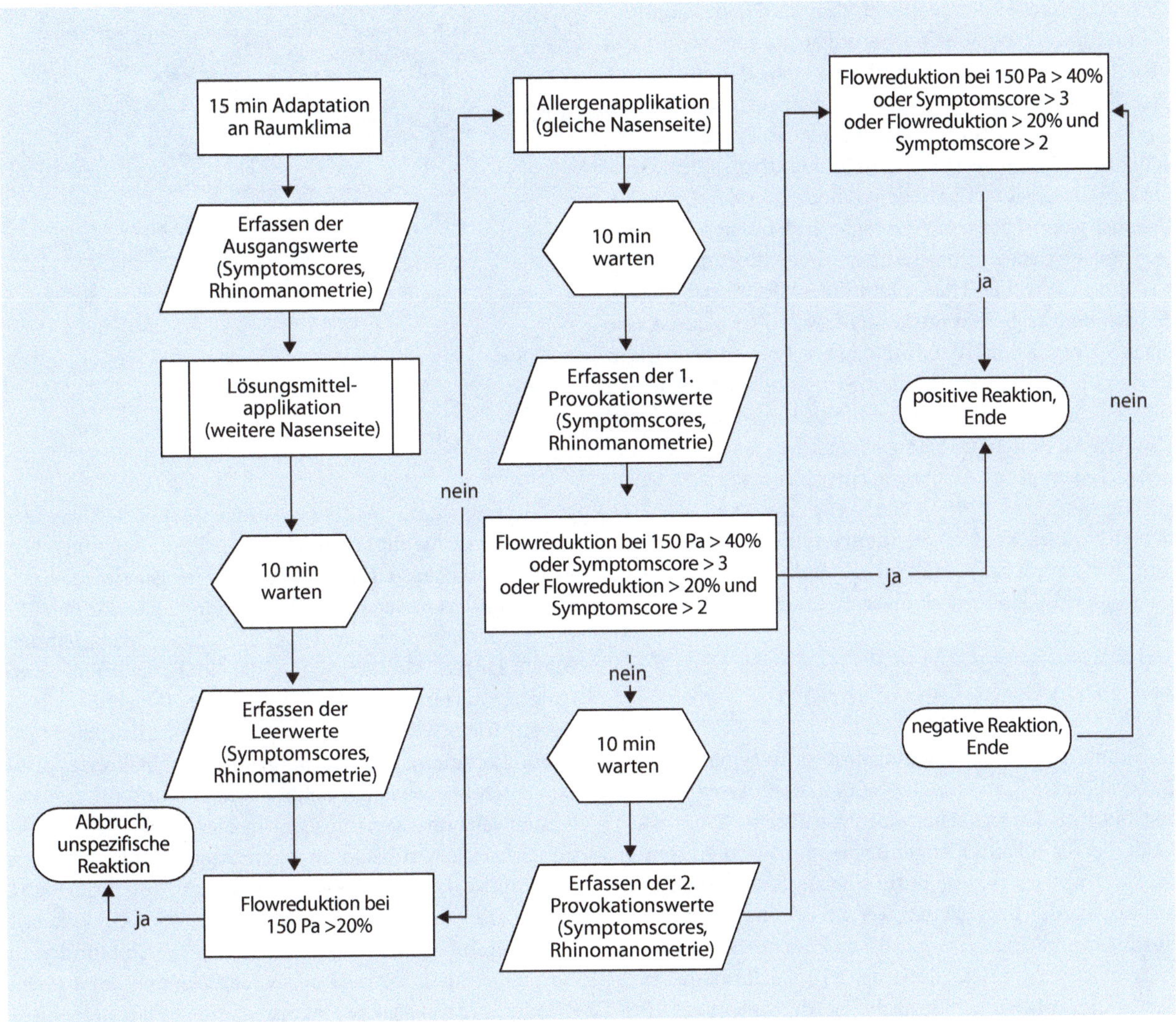

Abb. 44.4 Ablauf und Bewertung des nasalen Provokationstests. (Nach Riechelmann et al. 2002; Riechelmann u. Hauswald 2010)

Messergebnisse durch Reflexmechanismen verfälscht werden können. Werden mehrere Allergene in Folge getestet, kann durch einen Priming-Effekt eine falsch-positive Reaktion resultieren. Um falsch-negative Ergebnisse durch die fehlende Registrierung von Spätphasenreaktionen zu vermeiden, sollten die Patienten gebeten werden, auf Reaktionen 4–6 h nach der Provokation zu achten. Bei fraglicher Reaktionsfähigkeit der Nasenschleimhaut besteht die Möglichkeit einer lokalen Provokation mit Histamindihydrochloridlösung, wobei im Normalfall nach Gabe von 1 mg/ml eine Reaktion auftritt (Goldschmidt et al. 1998). Um Fehlbeurteilungen durch den Nasenzyklus zu vermeiden, hat es sich bewährt, die nichtprovozierte Seite ebenfalls rhinomanometrisch zu messen. Fällt der Volumenstrom auf der Testseite ab und ist gleichzeitig die Abnahme des Gesamtflows beider Seiten < 10 %, ist von einer Überlagerung durch den Nasenzyklus, d. h. das wechselseitige, periodische Anschwellen der Nasenschleimhaut, auszugehen. In diesen Fällen ist die Provokation zu wiederholen (Riechelmann u. Hauswald 2010).

44.3 Konjunktivaler Provokationstest

44.3.1 Indikationen und Kontraindikationen

Die konjunktivale Provokation ist ein einfacher, gut reproduzierbarer Test und dient zum Nachweis einer IgE-vermittelten Soforttypreaktion der Bindehaut (Gronemeyer 1994; Friedländer 2002; Radcliffe et al. 2006). Der besondere anatomische Aufbau mit einer dünnen Lage nichtverhornenden Plattenepithels, einem direkt darunter liegenden dichten Kapillarnetz und Lymphgefäßsystem sowie dem konjunktivaassoziierten lymphatischen System erklärt die schnelle Allergenpenetration und hohe Empfindlichkeit des Tests. Sensibilisierungen können selbst mit niedrigen Allergenkonzentrationen ausgelöst und durch die unmittelbar sichtbare Reaktion nachgewiesen werden.

Der Test ist nicht als Suchtest geeignet. Er dient zur Bestätigung einer IgE-vermittelten Konjunktivitis, Rhinokonjunktivitis, eines urtikariellen Lidödems oder Quincke-Ödems, wenn Hauttest, Serologie und nasaler Provokationstest unklare Ergebnisse liefern oder nicht durchführbar sind. Wie bei Hausstaubmilbenallergikern gezeigt werden konnte, besitzt die konjunktivale Provokation eine bis zu 90 %ige Konkordanz mit den Ergebnissen der nasalen Provokation, auch wenn okuläre Symptome klinisch fehlen (Riechelmann et al. 2003). Empfohlen wird sie auch bei Kindern zur Bestätigung einer allergischen Sensibilisierung bei Asthma und zur Abklärung einer Nahrungsmittelallergie (Ciprandi et al. 1994; Krane Kvenshagen et al. 2010). Zu den vielfältigen Kontraindikationen zählen die akute Konjunktivitis und das Glaukom. Kontaktlinsenträger sind über mögliche Einschränkungen zu informieren.

44.3.2 Praktische Durchführung

Der konjunktivale Provokationstest ist im symptomfreien Intervall unter Einhalten der beim nasalen Provokationstest gültigen Karenzfristen durchzuführen (■ Tab. 44.1). Glukokortikoidhaltige Augentropfen sind 7 Tage, cromonhaltige Tropfen 1 Tag vor Testung abzusetzen. Vergleichbar mit der nasalen Provokation werden isotone, pH-neutrale Lösungen üblicherweise mit 0,5 % Phenol als Konservierungsstoff verwendet, die einer 1:10 verdünnten Prick-Testlösung entsprechen. Je nach Erfordernis kann zur Provokation eine Titrationsreihe hergestellt werden. Hauttestlösungen eignen sich nicht zur konjunktivalen Provokation, da sie als Zusatz vielfach das schleimhautreizende Glycerin besitzen.

Es werden 100 µl der auf Raumtemperatur vorgewärmten Testlösung in den unteren Konjunktivalsack geträufelt. Um unspezifische Überempfindlichkeiten auszuschließen, beginnt man mit der allergenfreien, meist phenolhaltigen Kontrolllösung (Leertest). Ist nach 10 min keine Reaktion erkennbar, folgt die Gabe der Allergenlösung in das andere Auge, deren Reaktion wiederum nach 10 min beurteilt wird.

44.3.3 Auswertung

Die Reaktion wird als positiv gewertet, wenn wenige Minuten nach Allergenapplikation zusätzlich zu Rötung, Juckreiz und Fremdkörpergefühl Tränenfluss und eine deutliche konjunktivale Injektion auftreten (■ Tab. 44.3).

■ **Tab. 44.3** Kriterien zur Auswertung des konjunktivalen Provokationstests. (Nach Gronemeyer 1994)

Reaktionsstärke	Symptome
+	Juckreiz, Rötung, Fremdkörpergefühl
++	Zusätzlich Tränenfluss, Injektion der Conjunctiva bulbi
+++	Zusätzlich Rötung der Conjunctiva tarsi, Blepharospasmus
++++	Zusätzlich Ödem der Konjunktiva (Chemosis) und Lidschwellung

Eine als »stark positiv« gewertete Reaktion ist weniger durch Zunahme der Rötung und Gefäßinjektion als vielmehr durch ein glasig milchiges Ödem gekennzeichnet. Dies resultiert daher, dass die entzündliche Reaktion frühzeitig zur Kompression der Gefäße und Lymphbahnen führt. Durch Mitbeteiligung der lockeren, blut- und lymphgefäßreichen Subkutis kann es bei starker Sensibilisierung innerhalb von Minuten zu einem urtikariellen Lidödem kommen, welches aufgrund des Juckreizes und Druckgefühls sowie der Sehbeeinträchtigung für den Patienten sehr unangenehm ist. Um diese potenzielle Reaktion schon im Frühstadium abzustoppen, sollte man den Konjunktivalsack mit physiologischer Kochsalzlösung spülen und topische Antihistaminika oder Glukokortikoide verabreichen. Dies wirkt auch der nach Stunden in der Tränenflüssigkeit nachweisbaren Eosinophilie entgegen (Niederkorn 2008). Die Dokumentation des Testergebnisses erfolgt bei der konjunktivalen Provokation deskriptiv und optional durch zusätzliche Fotodokumentation (■ Abb. 44.5). Eine genauere Quantifizierung des Testergebnisses ist derzeit noch nicht möglich.

> **Der konjunktivale Provokationstest ist einfach durchführbar und gut reproduzierbar. Er dient zum Nachweis einer IgE-vermittelten Soforttypreaktion der Bindehaut bei allergischer Konjunktivitis, Rhinokonjunktivitis, urtikariellem Lidödem und Quincke-Ödem.**

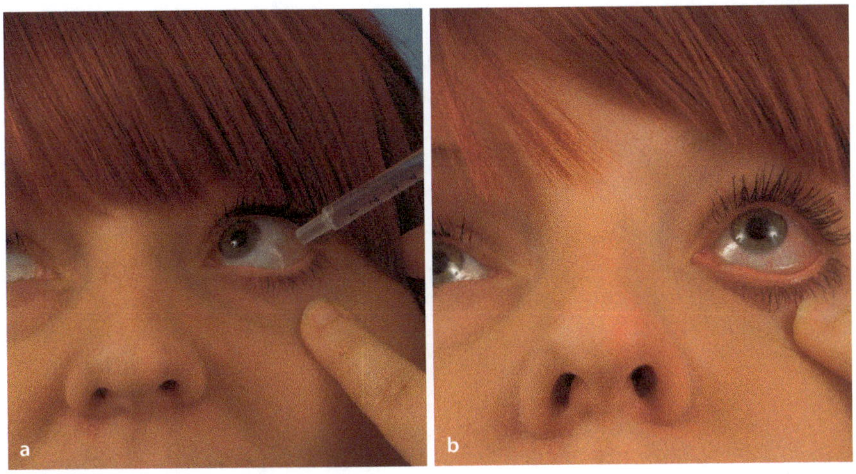

Abb. 44.5 Positiv gewerteter konjunktivaler Provokationstest. **a** Provokation, **b** Tränenfluss und Injektion der Conjunctiva (++-Reaktion) nach 10 min

Literatur

Chapman MD, Ferreira F, Villalba M et al. (2008) The European Union CREATE project: a model for international standardization of allergy diagnostics and vaccines. CREATE consortium. J Allergy Clin Immunol 122(5): 882–889

Ciprandi G, Tosca MA, Fasce L et al. (1994) Allergen-specific conjunctival challenge in children with allergic asthma: a clinical tool. Allergy 49: 489–491

Fokkens WJ, Vinke JG, KleinJan A (2000) Local IgE production in the nasal mucosa: a review. Am J Rhinol 14: 299–303

Friedländer MH (2002) Conjunctival provocation testing: overview of recent clinical trials in ocular allergy. Curr Opin Allergy Clin Immunol 2(5): 413–417

Goldschmidt O, Mösges R, Klimek L et al. (1998) Die Reaktion der Nasenschleimhaut bei gesunden Probanden auf Histaminprovokation. Allergologie 21: 141–149

Gronemeyer U (1994) Der konjunktivale Provokationstest. In: Fuchs E, Schulz KH (Hrsg) Manuale allergologicum. Dustri, Deisenhofen IV/6, S 1–6

Krane Kvenshagen B, Jacobsen M, Halvorsen R (2010) Can conjunctival provocation test facilitate the diagnosis of food allergy in children? Allergol Immunopathol (Madr) 38(6): 321–326

Niederkorn JY (2008) Immune regulatory mechanisms in allergic conjunctivitis: insights from mouse models. Curr Opin Allergy Clin Immunol 8(5): 472–476

Pelikan Z (2012) Cytological changes in tears during the secondary conjunctival response induced by nasal allergy. Br J Ophthalmol 96(7): 941–948

Radcliffe MJ, Lewith GT, Prescott P et al. (2006) Do skin prick and conjunctival provocation tests predict symptom severity in seasonal allergic rhinoconjunctivitis? Clin Exp Allergy 36(12): 1488–1493

Riechelmann H, Hauswald B (2010) Nasaler Provokationstest. In: Heppt W, Bachert C (Hrsg) Praktische Allergologie. Georg-Thieme-Verlag, Stuttgart, S 198–205

Riechelmann H, Bachert C, Goldschmidt O et al. (2002) Durchführung des nasalen Provokationstests bei Erkrankungen der oberen Atemwege. Positionspapier der Deutschen Gesellschaft für Allergologie und klinische Immunologie (Sektion HNO) gemeinsam mit der Arbeitsgemeinschaft Klinische Immunologie, Allergologie und Umweltmedizin der Deutschen Gesellschaft für Hals-Nasen-Ohrenheilkunde, Kopf- und Hals-Chirurgie. Allergo J 11: 29–36

Riechelmann H, Epple B, Gropper G (2003) Comparison of conjunctival and nasal provocation test in allergic rhinitis to house dust mite. Int Arch Allergy Immunol 130(1): 51–59

Rondon C, Romero JJ, Lopez S et al. (2007) Local IgE production and positive nasal provocation test in patients with persistent nonallergic rhinitis. J Allergy Clin Immunol 119: 899–905

Vieths S, Barber D, Chapman M et al. (2012) Establishment of recombinant major allergens Bet v 1 and Phl p 5a as Ph. Eur. reference standards and validation of ELISA methods for their measurement. Results from feasibility studies. Pharmeur Bio Sci Notes 2012: 118–134

Lungenfunktionsprüfung

P. Criée

T. Biedermann et al. (Hrsg.), *Allergologie*,
DOI 10.1007/978-3-642-37203-2_45,

45.1 Einleitung

Aufgabe des respiratorischen Systems ist die Oxygenierung des Blutes sowie die Elimination des Stoffwechselprodukts Kohlendioxid. Die beiden Kompartimente, die für diese Aufgaben notwendig sind, sind auf der einen Seite das gasaustauschende Organ Lunge und auf der anderen Seite das die Lunge belüftende Organ Atempumpe, welche wiederum aus dem Atemzentrum, den abführenden Nerven und der Atemmuskulatur besteht. Bei unzureichender Belüftung der Lunge durch die Atempumpe kommt es zu einem Anstieg des arteriellen Kohlendioxiddrucks (pCO_2), somit ist eine Hyperkapnie immer Ausdruck einer unzureichenden Atempumpleistung (ventilatorische Insuffizienz). Kommt es trotz ausreichender Belüftung der Lunge durch die Atempumpe (normaler arterieller Kohlendioxiddruck pCO_2) zu einer Hypoxie, welche erkennbar ist an einer Verminderung des arteriellen Sauerstoffdrucks pO_2, so liegt eine Störung im gasaustauschenden Organ Lunge vor, was man als Gasaustauschstörung bezeichnet.

Untersuchungen der Lungenfunktion haben zum Ziel, Störungen im gasaustauschenden Organ genau zu erkennen. Grob werden drei unterschiedliche Bereiche der Lungenfunktion unterschieden:

1. Die Ventilation, die den Transport der Außenluft bis zur Alveole und zurück beschreibt.
2. Die Diffusion, womit der Übertritt von Sauerstoff und Kohlendioxid über die alveolokapilläre Membran verstanden wird.
3. Die Perfusion, also die Durchblutung des gasaustauschenden Organs Lunge.

Beispiel für eine Ventilationsstörung ist die obstruktive Ventilationsstörung, welche z. B. bei Asthma bronchiale vorliegt. Beispiel für eine Diffusionsstörung ist die verminderte Diffusion von O_2 über die alveolokapilläre Membran bei Lungenfibrose. Eine Perfussionsstörung liegt vor, wenn Teile der Lunge belüftet, aber nicht mehr durchblutet werden, wie beispielsweise bei der Lungenembolie.

Die einfachste Methode, Ventilationsstörungen z. B. bei Asthma bronchiale zu diagnostizieren, ist die Spirometrie. Sie ist eine einfache, schnelle, nichtinvasive und preisgünstige Untersuchung zur Messung von Lungenvolumina und Atemstromstärken. Durch sie ist der Schweregrad von Atemwegs- und Lungenerkrankungen festzulegen, zudem erlaubt sie eine Beurteilung von Therapie, Krankheitsverlauf und Prognose geeignet. Allerdings sind Aussagen über andere Störungen der Lungenfunktion wie Gasaustausch oder Funktion der Atempumpe nicht bzw. nur eingeschränkt möglich. So können Patienten mit schwerster Ateminsuffizienz eine nahezu normale Spirometrie aufweisen. Mit der Spirometrie wird somit ein sehr wichtiger aber eingeschränkter Bereich der gesamten Lungenfunktion erfasst.

45.2 Spirometrie

Unter Spirometrie versteht man die Messung der Lungenvolumina sowie der Atemflüsse am Mund. Folgende Fragen können durch die Spirometrie beantwortet werden: Liegt eine Atemwegsobstruktion vor? Ist eine nachgewiesene Atemwegsobstruktion teilweise oder sogar vollständig reversibel (Reversibilitätstest mit Bronchodilatatoren)? Liegt eine relevante Verringerung der Lungenvolumina vor?

Indikationen für eine Spirometrie

- Dyspnoe
- Husten und/oder Auswurf
- Screening (Gesundheitsuntersuchung)
- Früherkennung von Schäden durch inhalative Noxen
- Verdacht auf Erkrankungen von Atemwegen, Lunge oder Herz sowie muskuloskelettale Erkrankungen mit Auswirkungen auf die Atmung
- Verdacht auf Erkrankungen der Atempumpe (Atemzentrum, zugehörige Nerven und Muskeln)
- Verlaufsbeobachtung bronchopulmonaler Erkrankungen
- Therapiekontrolle bronchopulmonaler Erkrankungen
- Arbeitsmedizinische Überwachung und Vorsorge (z. B. bei Exposition gegenüber Allergenen, anorganischen Stäuben, Rauchbelastungen usw.)
- Präoperative Diagnostik

Absolute Kontraindikationen für forcierte Manöver

- Akute lebensbedrohliche Krankheitsbilder jeglicher Art, z. B. akuter Myokardinfarkt, akute fulminante Lungenembolie, großes aszendierendes Aortenaneurysma, Spannungspneumothorax

Relative Kontraindikation für forcierte Manöver

- Ausgedehnter Pneumothorax (innerhalb der ersten 2 Wochen)
- Abdomen-/Thoraxoperation (je nach Befund 1–4 Wochen postoperativ)
- Augen-/Hirn-/Ohrenoperation (variabel, Rücksprache Operateur)
- Besondere Vorsicht bei Hämoptysen unklarer Genese

Messprinzip

Üblicherweise werden heute offene Spirometer auf der Basis der Pneumotachographie verwendet. Dabei wird der flussproportionale Druckabfall an einem definierten Widerstand gemessen und daraus in Analogie zum Ohmschen Gesetz der Atemfluss bestimmt. Anschießend wird durch Integration des Flusses über die Zeit das Atemvolumen berechnet. Ein Spirometer muss mit einfachen Mitteln durch Kalibrierung überprüfbar sein: Erforderlich ist die tägliche Kalibrierung, wobei das Kalibriervolumen (= Pumpenhub von 1–3 l) mit einem Fehler von unter 0,5 % bestimmt werden muss (Ausnahme: Spirometer, die auf Ultraschalllaufzeitmessung basieren). Sinnvoll ist auch die gelegentliche Überprüfung der Kalibrierung anhand der bekannten Lungenvolumina eines Mitarbeiters.

Bei der Spirometrie per Ultraschall basiert die Flussmessung auf der Beeinflussung des Ultraschallsignals durch den Atemfluss. Zwei diagonal gegenüberliegende Schallwandler senden und empfangen abwechselnd Ultraschallwellen. Ein Fluss im Atemrohr beschleunigt bzw. bremst die Schallwellen in der einen oder anderen Richtung. Die Größe der Differenz der Schalllaufzeiten korreliert hierbei mit der Flussgeschwindigkeit.

Messparameter

Man unterscheidet zwischen statischen und dynamischen Lungenvolumina. Unter den statischen Lungenvolumina versteht man Lungenvolumina, deren Messwerte nicht vom zeitlichen Ablauf des Spirogramms abhängen (z. B. VC). Unter dynamischen Lungenvolumina versteht man Lungenvolumina, deren Messwerte vom zeitlichen Verlauf abhängig sind (z. B. FEV1). Da offene Spirometer primär die Atemstromstärke messen, können zusätzlich zu den Lungenvolumina auch spezielle Atemstromstärken bestimmt werden (Abb. 45.1). Die wichtigsten Parameter sind in Tab. 45.1 aufgeführt.

Vitalkapazität (VC)

Die Vitalkapazität (VC) ist die Volumendifferenz, die am Mund zwischen vollständiger Inspiration (Totalkapazität TLC) und vollständiger Exspiration (Residualvolumen RV) gemessen werden kann. In Deutschland und einigen europäischen Ländern wird sie als »inspiratorische Vitalkapazität« (IVC) bestimmt. Aus normaler Ruheatmung heraus wird langsam bis zum RV ausgeatmet und anschließend zügig – aber nicht forciert – bis zur TLC eingeatmet. Die Vitalkapazität wird international aber auch während einer forcierten Exspiration (FVC) gemessen. Bei obstruktiven Lungenerkrankungen kann die IVC größer sein als die FVC.

Dynamische Lungenvolumina und maximale exspiratorische Atemstromstärken

Als forcierte Exspiration wird das Manöver bezeichnet, bei dem der Proband zügig bis zur TLC einatmet und sofort danach mit maximaler Anstrengung über mehrere Sekunden bis zum Residualvolumen ausatmet. Die maximale

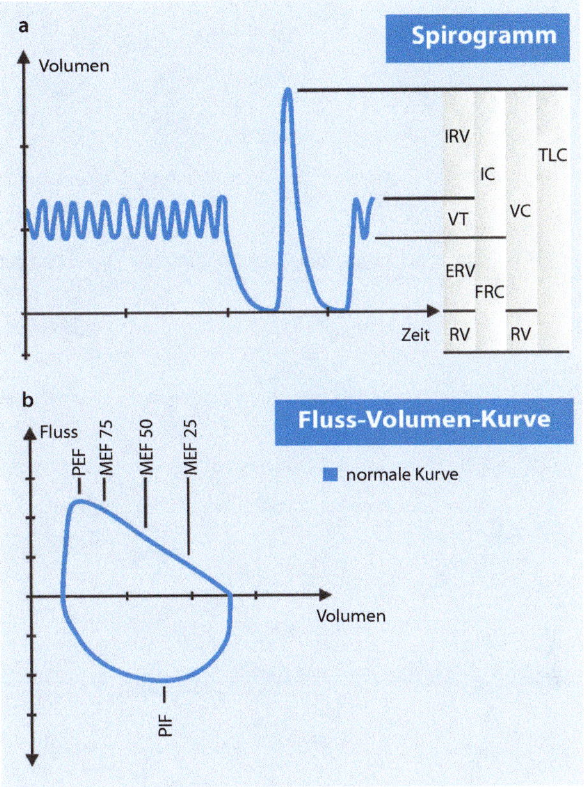

Abb. 45.1 **a** Übersicht der Volumina, **b** Übersicht der Atemflussparameter. (Aus Bösch u. Criée 2013)

Muskelkraft soll dabei »schlagartig« und nicht allmählich aufgebaut werden. Wird die forcierte Exspiration verzögert begonnen, sollte der Versuch wiederholt werden. Bei diesem – auch Tiffeneau-Test genannten – Manöver werden das exspirierte Volumen in der ersten Sekunde (forciertes Exspirationsvolumen, FEV_1) sowie die maximalen exspiratorischen Atemstromstärken bestimmt. Dabei wird sowohl das Volumen gegen die Zeit aufgetragen (Volumen-Zeit-Kurve) als auch die Atemstromstärke gegen das Lungenvolumen (Fluss-Volumen-Kurve) (Abb. 45.1). Diese Darstellung sollte routinemäßig gewählt werden.

Parameter zur Erfassung der forcierten Exspiration

Einsekundenkapazität, forciertes exspiratorisches Volumen in der ersten Sekunde (FEV_1) Das Volumen, welches nach maximaler Inspiration mittels forcierter Exspiration in der ersten Sekunde ausgeatmet werden kann, wird als (absolute) Einsekundenkapazität (FEV_1) bezeichnet. Die Einsekundenkapazität im Verhältnis zur Vitalkapazität wird Tiffeneau-Index oder relative Einsekundenkapazität genannt. In Deutschland und Frankreich wird üblicherweise die inspiratorische Vitalkapazität IVC in den Nenner gesetzt, hingegen im nordamerikanischen Raum zumeist die forcierte Vitalkapazität FVC.

Tab. 45.1 Statische und dynamische Volumina sowie Atemflussparameter

Akronym	Bedeutung	Beschreibung
Statische und dynamische Volumina		
VT	Atemzugvolumen/Tidalvolumen	Das pro (Ruhe-)Atemzug ein- bzw. ausgeatmete Volumen
		Der Wendepunkt zwischen Aus- und Einatmung bezeichnet die Atemmittellage
IRV	Inspiratorisches Reservevolumen	Volumen, das nach normaler Inspiration noch zusätzlich maximal eingeatmet werden kann
IC	Inspiratorische Kapazität	Volumen, das aus der Atemruhelage heraus noch maximal eingeatmet werden kann, also VT + IRV
ERV	Exspiratorisches Reservevolumen	Volumen, das nach normaler Exspiration noch zusätzlich maximal ausgeatmet werden kann
VC_{in} (IVC)	Inspiratorische Vitalkapazität	Volumen, das nach maximaler Exspiration maximal eingeatmet werden kann
VC_{ex} (EVC)	Exspiratorische Vitalkapazität	Volumen, das nach maximaler Inspiration maximal ausgeatmet werden kann
		Es kann zwischen einer langsamen (»relaxed«) Exspiration und einer forcierten Exspiration (FVC) unterschieden werden
		Bei gesunden Probanden besteht keine systematische Differenz zwischen IVC und EVC
		Nur bei obstruktiven Lungenerkrankungen kann die IVC größer sein als EVC und FVC
		EVC ist in der Regel größer als FVC
FVC	Forcierte Vitalkapazität	Das nach kompletter Inspiration unter stärkster Anstrengung schnellstmöglich ausgeatmete maximale Volumen (Tiffenau-Manöver)
FRC	Funktionelle Residualkapazität	Volumen, das sich nach normaler Exspiration (endexspiratorisch) noch in der Lunge befindet, also ERV + RV
		Bestimmung nur der ventilierten Anteile mittels Heliumdilutionsmethode
		Entspricht physiologisch dem TGV
TGV (ITGV)	(Intra-)Thorakales Gasvolumen	Volumen, das sich nach normaler Exspiration (endexspiratorisch) noch in der Lunge befindet, also ERV + RV
		Bestimmung mittels Bodyplethysmographie – neben den ventilierten Anteilen werden auch die gasgefüllten Anteile erfasst
		Entspricht physiologisch der FRC, die mittels Heliumdilution ermittelt wird, jedoch nur den ventilierten Anteil erfasst
		Bei intrathorakalen Lufteinschlüssen (z. B. »trapped air« oder Emphysembullae) kann die TGV größer sein als die FRC
RV	Residualvolumen	Volumen, das nach maximaler Exspiration noch in der Lunge verbleibt und nicht ausgeatmet werden kann
TLC	Totale Lungenkapazität	Volumen, das sich nach maximaler Inspiration in der Lunge befindet, also VC + RV
FEV_1	Einsekundenkapazität (forciertes exspiratorisches Volumen in 1 s)	Das nach maximaler Inspiration unter stärkster Anstrengung schnellstmöglich ausgeatmete Volumen der ersten Sekunde
FEV_1%	Relative Einsekundenkapazität	Das nach maximaler Inspiration unter stärkster Anstrengung schnellstmöglich ausgeatmete Volumen der ersten Sekunde im Verhältnis zur Vitalkapazität (FVC oder VC_{in}, s. oben)
		Ausgedrückt als Prozentanteil der FEV_1 an der FVC bzw. VC_{in}
Atemflussparameter		
PEF	»peak expiratory flow«	Maximale exspiratorische Atemstromstärke bzw. Flussgeschwindigkeit, die bei forcierter Exspiration nach kompletter Inspiration erreicht werden kann
PIF	»peak inspiratory flow«	Maximale inspiratorische Atemstromstärke bzw. Flussgeschwindigkeit, die bei forcierter Inspiration nach kompletter Exspiration erreicht werden kann

■ Tab. 45.1 (Fortsetzung)

Akronym	Bedeutung	Beschreibung
MEF_{75}	Maximale exspiratorische Atemstromstärke bzw. Flussgeschwindigkeit (flow)	Zu dem Zeitpunkt, bei dem noch 75 % der VC auszuatmen sind
MEF_{50}	Maximale exspiratorische Atemstromstärke bzw. Flussgeschwindigkeit (flow)	Zu dem Zeitpunkt, bei dem noch 50 % der VC auszuatmen sind
MEF_{25}	Maximale exspiratorische Atemstromstärke bzw. Flussgeschwindigkeit (flow)	Zu dem Zeitpunkt, bei dem noch 25 % der VC auszuatmen sind
MEF_{75-25}	Maximale exspiratorische Atemstromstärke bzw. Flussgeschwindigkeit (flow)	Im Volumenabschnitt 75–25 % der noch auszuatmenden FVC
FEF_{25}	Maximale (forcierte) exspiratorische Atemstromstärke bzw. Flussgeschwindigkeit (flow)	Zu dem Zeitpunkt, bei dem 25 % der VC ausgeatmet wurden (= MEF_{75})
FEF_{50}	Maximale (forcierte) exspiratorische Atemstromstärke bzw. Flussgeschwindigkeit (flow)	Zu dem Zeitpunkt, bei dem 50 % der VC ausgeatmet wurden (= MEF_{50})
FEF_{75}	Maximale (forcierte) exspiratorische Atemstromstärke bzw. Flussgeschwindigkeit (flow)	Zu dem Zeitpunkt, bei dem 75 % der VC ausgeatmet wurden (= MEF_{25})
FEF_{25-75}	Maximale exspiratorische Atemstromstärke bzw. Flussgeschwindigkeit (flow)	Im Volumenabschnitt 25–75 % der ausgeatmeten FVC (= MEF_{75-25})

Spitzenfluss (PEF) Der Spitzenfluss PEF (»peak expiratory flow«) ist die maximal erreichbare Atemstromstärke bei forcierter Exspiration. Er kann an der Fluss-Volumen-Kurve unmittelbar abgelesen werden. Das Messergebnis hängt wie bei allen Atemstromstärken stark von der Mitarbeit des Patienten ab.

Da der PEF gut mit dem Schweregrad der obstruktiven Ventilationsstörung einer asthmatischen Erkrankung korreliert, wird er zur Verlaufs- bzw. Therapiekontrolle genutzt. Hierzu misst der Patient mithilfe eines Peak-flow-Meters mehrmals täglich den PEF zu Hause, insbesondere bei akuter Atemnot oder Instabilität der Erkrankung. Es ist zu beachten, dass Peak-flow-Meter ihre Messergebnisse in $l \times min^{-1}$ und nicht in $l \times s^{-1}$ anzeigen. Außerdem ist das Atemmanöver bei alleiniger Bestimmung des PEF nicht identisch mit der beschriebenen forcierten Exspiration über mehrere Sekunden.

Forcierte exspiratorische Flüsse bei x % der Vitalkapazität (FEF_x%) Trägt man in die Fluss-Volumen-Kurve die Volumengrenzen ein, bei der jeweils 1/4 der forcierten Vitalkapazität ausgeatmet wurde, so kann man an diesen Stellen die zugehörigen maximalen Atemstromstärken ablesen. So erhält man Werte für die maximalen exspiratorischen Flüsse FEF_{25}, FEF_{50} und FEF_{75} (jeweils bezogen auf den Prozentsatz der FVC, der bereits ausgeatmet wurde). Die frühere Bezeichnung MEF bezog sich dagegen auf den Prozentsatz der FVC, der dann noch ausgeatmet werden kann. Somit ist die FEV_{75} identisch mit der früheren Bezeichnung MEF_{25}. Es wird nicht mehr empfohlen, die Volumengrenzen anhand der inspiratorischen Vitalkapazität festzulegen. Die maximalen exspiratorischen Flüsse sind sehr empfindliche Indikatoren für jede Art von Veränderungen in den kleinen Atemwegen. Der Bezug auf die jeweilige FVC schmälert allerdings ihre Verwendbarkeit für die Beurteilung des bronchodilatatorischen Effektes. Bei Patienten nach Transplantation kann ein im Verlauf abnehmender FEF_{75}-Wert ein Hinweis für eine Abstoßreaktion sein.

Die mittlere maximale (forcierte) exspiratorische Atemstromstärke, die zwischen 25 und 75 % der forcierten Vitalkapazität ausgeatmet wird, wird als FEF 25–75 % bezeichnet. Dieser Parameter gilt als sehr sensibel zur Erkennung einer beginnenden Atemwegsobstruktion, ein Vorteil gegenüber der Bestimmung von FEF_{50} oder FEF_{75} ist aber nicht belegt.

Durchführung der Untersuchung

- Der Patient sollte beengende Kleidungsstücke öffnen bzw. ablegen.
- Die Messung wird im Sitzen durchgeführt, da sich alle Normalwerte auf die sitzende Position beziehen.
- Die Nase wird mit einer Nasenklemme luftdicht verschlossen.
- Der Patient nimmt das Mundstück von dem Pneumotachographen zwischen die Zähne, die Zunge liegt unter dem Mundstück.
- Nachdem einige Male ruhig ein- bzw. ausgeatmet wurde, wird der Patient aufgefordert, langsam maximal auszuatmen. Danach erfolgt eine zügige vollständige Inspiration zur Bestimmung der inspiratorischen Vitalkapazität.
- An dieses Manöver schließt sich ohne Pause eine forcierte maximale Exspiration an. Der Patient muss dazu angehalten werden, das minimale bzw. das maximale Lungenvolumen (also erst RV, dann TLC und wieder RV) wirklich zu erreichen. Um das RV bei langsamer und v. a. bei forcierter Exspiration möglichst gut zu erreichen, kommt es darauf an, so lange wie möglich auszuatmen bis ein deutliches Plateau im zeitlichen Volumenverlauf sichtbar wird. Dies fällt insbesondere Patienten mit einer obstruktiven Ventilationsstörung schwer.

Kriterien für eine akzeptable Durchführung der Messung:

Das jeweilige Exspirationsmanöver des Erwachsenen sollte mindestens 6 s betragen und ist korrekt beendet, wenn sich das Volumen über mindestens 1 s um weniger als 25 ml ändert bzw. der kontinuierliche Fluss unter 0,1 $l \times s^{-1}$ abgesunken ist. Andere Kriterien, z. B. reine Zeitkriterien (mindestens 4 oder 6 s) sind für Kinder und Patienten mit Lungengerüsterkrankungen nicht realistisch und können trotzdem akzeptabel sein.

Um die Reproduzierbarkeit – und damit die Güte der Mitarbeit – bestimmen zu können, müssen mindestens drei Versuche durchgeführt werden, wobei sich die Ergebnisse der besten zwei Versuche für FEV_1 und FVC um weniger als 5 % (bei einer FVC < 1 l weniger als 100 ml) unterscheiden dürfen. Hohe Reduzierbarkeit ist trotz guter Mitarbeit nicht erreichbar, wenn durch die forcierten Manöver ein »Spirometerasthma« induziert wurde. Diese Komplikation ist bei zwei bis drei Versuchen selten, die Wahrscheinlichkeit steigt aber mit der Zahl der Versuche, weil jede forcierte Exspiration eine Art Provokationstest darstellt. Solange nicht drei akzeptable Atmungsmanöver dokumentiert und die Akzeptabilitätskriterien erfüllt sind, sollten weitere Atemmanöver durchgeführt werden, jedoch nicht mehr als insgesamt acht Versuche – Verstöße gegen die Akzeptanzkriterien müssen soweit möglich automatisch von der Messsoftware dokumentiert und die vom Untersucher abgeschätzte Güte der Mitarbeit muss auf dem Untersuchungsprotokoll notiert werden.

Auswertung

Die höchsten Werte für IVC, FEV_1, FVC werden aus allen Manövern ermittelt, die die o. g. Akzeptanz- und Reproduzierbarkeitskriterien erfüllen. Die maximalen exspiratorischen Atemstromstärken werden aus der optisch besten Fluss-Volumen-Kurve bzw. aus der mit der größten Summe aus FEV_1 und FVC bestimmt. Diese Kurve ist numerisch und grafisch zu dokumentieren.

Normalwerte

Die bisher gebräuchlichsten Normalwerte sind von der European Respiratory Society (ERS) publiziert worden. Es handelt sich um die sog. EGKS-(Europäische Gesellschaft für Kohle und Stahl-)Werte. Die Regressionsgleichungen zur Berechnung des Sollwertes sind in ◘ Tab. 45.2 angegeben. Die Streuung ist im Wesentlichen auf die lockere Korrelation zwischen Körperlänge und Lungenvolumen zurückzuführen. Diese Lungenfunktionswerte wurden durch Reihenuntersuchungen in den 60iger und 70iger Jahren ermittelt, die nicht den heutigen epidemiologischen und biostatischen Anforderungen entsprechen.

Basierend auf Messungen von 74 187 gesunden Probanden vom 3. bis 95. Lebensjahr wurden neue biometrische Referenzwerte im Dezember 2012 publiziert (Quanjer et al. 2012). Es handelt sich um die ersten multiethnischen spirometrischen Lungenfunktionsreferenzwerte. Für folgende Parameter wurden neue Referenzgleichungen erstellt: FVC, FEV_1, FEV_1/FVC, FEF_{25-75}, FEF_{75} und zusätzlich für den Altersbereich unter 10 Jahre: $FEV_{0,75}$, $FEV_{0,75}$/FVC. Diese neuen Referenzwerte (Global Lung Initiative, GLI 2012) weisen für FVC und FEV_1 im mittleren und höheren Lebensabschnitt ca. 10 % höhere Werte auf als nach den bisherigen in ◘ Tab. 45.2 genannten Referenzempfehlungen. Sie geben zudem die Unterschiede verschiedener ethnischen Gruppen wieder. Die Auswertungen der GLI 2012 zeigen, dass die Streuung der Messwerte weder einem fixen Wert noch einer einheitlichen relativen Abweichung vom Referenzwert entspricht, wie es in den in ◘ Tab. 45.2 EGKS-Werten angenommen wurde. Daher können die Normalwerte und der untere Grenzwert nicht mehr wie bei den EGKS-Werten über Regressionsgleichungen errechnet werden, sondern sie werden über ein Softwareprogramm errechnet. Die Software für die GLI-2012-Berechnungen kann kostenlos unter www.lungfunction.org heruntergeladen werden.

Sowohl bei den EGKS- als auch bei den GLI-Normalwerten wird der Mittelwert (Sollwert) sowie das 5. Perzen-

Tab. 45.2 Regressionsgleichungen (EGKS-Werte) für Lungenvolumina und exspiratorische Atemstromstärken für Erwachsene im Alter von 18–70 Jahren

Geschlecht	Parameter	Einheit	Mittelwertgleichung	1,64 × RSD
Männer	VC_{in}	l	(6,10 × KL)–(0,028 × A)–4,65	±0,92
	FVC	l	(5,76 × KL)–(0,026 × A)–4,34	±1,00
	FEV_1	l	(4,30 × KL)–(0,029 × A)–2,49	±0,84
	PEF	l/s	(6,14 × KL)–(0,043 × A)+0,15	±1,99
	MEF_{50}	l/s	(3,79 × KL)–(0,031 × A)–0,35	±2,17
	FEV_1/VC (%)		–0,18 × A+87,21	±11,8
Frauen	VC_{in}	l	(4,66 × KL)–(0,024 × A)–3,28	±0,69
	FVC	l	(4,43 × KL)–(0,026 × A)–2,89	±0,71
	FEV_1	l	(3,95 × KL)–(0,025 × A)–2,60	±0,62
	PEF	l/s	(5,50 × KL)–(0,030 × A)–1,11	±1,48
	MEF_{50}	l/s	(2,45 × KL)–(0,025 × A)+1,16	±1,81
	FEV_1/VC (%)		–0,19×A+89,10	±10,7

KL Körperlänge in m, *A* Alter in Jahren.
Zwischen 18 und 25 Jahren wird in der Gleichung das Alter 25 eingesetzt.
Das 5. Perzentil errechnet sich durch die Subtraktion von 1,64 × RSD (residuale Standardabweichung) vom errechneten Mittelwert.

til des Frequenzspektrums der in der Referenzpopulation gemessenen Werte bestimmt. Werte unterhalb des 5. Perzentils (unterer Grenzwert, LLN = »lower limit of normal«) gelten als pathologisch mit einer Irrtumswahrscheinlichkeit von unter 5 %. Anders ausgedrückt weisen weniger als 5 % der gesunden Bevölkerung einen Wert unterhalb des 5. Perzentils auf. Somit sind aber auch bis zu 5 % der unterhalb des Normbereichs liegenden Werte nicht krankheitsbedingt. Bei den GLI-Werten wird zusätzlich ein sog. Z-Score für den einzelnen Messwert durch Division der Differenz zwischen Messwert und Referenzmittelwert durch die Standardabweichung des Referenzkollektivs errechnet. Er gibt an, um wie viele Standardabweichungen ein Messwert vom Mittelwert abweicht. So entspricht Z = 0 genau dem Mittelwert und Z = –2 bedeutet, dass der Messwert 2 Standardabweichungen unterhalb vom Mittelwert liegt. Ein Z-Wert von 1,645 entspricht dem 5. Perzentil und damit dem unteren Grenzwert (LLN). Je weiter der Z-Score unterhalb von 1.645 liegt, desto wahrscheinlicher ist der Messwert pathologisch.

Auch ist das immer noch häufig geübte Vorgehen, FVC oder FEV_1 als pathologisch zu werten, wenn sie unterhalb von 80 % des Sollwerts liegen, nur bis zu einem Lebensjahr von ca. 40 Jahren zu vertreten. Mit zunehmendem Alter sinkt das 5. Perzentil kontinuierlich ab, so dass in höherem Alter der untere Grenzwert (LLN) sogar noch unterhalb von 70 % des Sollwerts liegt.

Solange die neuen Normalwerte der GLI-2012 nicht in die Software implementiert sind, sollten die alten EGKS-Werte (Tab. 45.2) weiterhin benutzt werden.

Natürlich kann auch ein im Normbereich liegender Wert pathologisch sein, wenn z. B. eine im Normbereich liegende Vitalkapazität durch einen Lungengerüstprozess von einem zuvor deutlich erhöhten Wert reduziert worden ist oder eine im Normbereich liegende FEV_1 durch einen Bronchodilatationstest ansteigt. Darum sollte man den individuellen Verlauf der Kenngrößen der Lungenfunktion verfolgen, um beurteilen zu können, ob die erhobenen Werte für den individuellen Patienten noch im Normbereich oder schon pathologisch sind.

Bewertung der Spirometrie

Mittels Spirometrie können unterschiedliche Ventilationsstörungen nachgewiesen und quantifiziert werden. Für die obstruktive Ventilationsstörung gelingt dies problemlos, für die restriktive Ventilationsstörung jedoch nur mit erheblichen Einschränkungen (Criѐe et al. 2015).

45.2.1 Obstruktive Ventilationsstörung

Eine obstruktive Ventilationsstörung ist durch eine Verminderung des altersabhängigen Tiffenau-Index (FEV_1/FVC) auf Werte unterhalb des 5. Perzentils definiert. Cha-

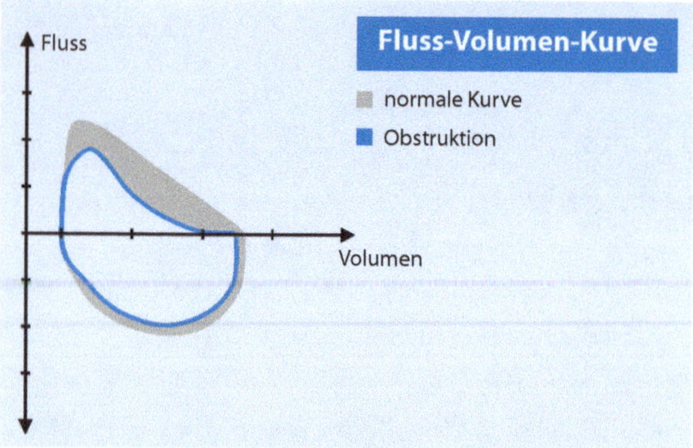

Abb. 45.2 Obstruktive Ventilationsstörung. (Aus Bösch u. Criée 2013)

rakteristisch ist die Abnahme der maximalen exspiratorischen Atemstromstärken, die zu einer typischen Innenkrümmung der Exspirationskurve in der Fluss-Volumen-Kurve führt (Abb. 45.2). Der spirometrische Schweregrad der obstruktiven Ventilationsstörung ergibt sich aus der Einschränkung der FEV_1, ausgedrückt in Prozent des Sollwerts. Ein leichter Schweregrad liegt bei einer Reduktion bis zu 60 % des Solls vor, ein mittelgradiger Schweregrad zwischen 40 und 60 % des Solls und eine schwere Einschränkung unter 40 % des Solls (Tab. 45.3).

Differentialdiagnosen der obstruktiven Ventilationsstörung

- Asthma bronchiale
- COPD
- Bronchiektasie
- Zystische Fibrose (Mukoviszidose)
- Silikose
- Stenose im Bereich der großen Atemwege (cave: Tumor)
- Lungenparenchymerkrankungen mit Obstruktion (z. B. Sarkoidose)

Der Schweregrad der Sollwerteinschränkung muss nicht mit dem klinischen Schweregrad der Erkrankung übereinstimmen z. B. COPD oder Asthma übereinstimmen. Die Spirometriedaten sind nur ein Teil der Surrogatparameter, die die Beurteilung des klinischen Schweregrad der Erkrankung übereinstimmen z. B. COPD oder Asthma. So wird z. B. beim Asthma bronchiale zur Unterscheidung von kontrolliertem und unkontrolliertem Status die Lungenfunktion nicht berücksichtigt. Somit kann selbst bei präbronchodilatatorisch gemessener normaler Spirometrie ein unkontrolliertes Asthma vorliegen, wenn der Patient häufig Anfälle hat. Bei der Schweregradeinteilung der COPD wird nach internationalen Empfehlungen (GOLD

Tab. 45.3 Schweregrade der obstruktiven Ventilationsstörung, definiert als FEV_1/FVC < 5. Perzentil des Sollwerts

Schweregrad		FEV_1
I	Leicht	> 60 % Soll
II	Mittelschwer	40–60 % Soll
III	Schwer	< 40 % Soll

2011) die postbronchodilatatorische FEV_1 gewählt, um die chronische (scheinbar irreversible) Lungenfunktionseinschränkung als Grundlage der Beurteilung heranzuziehen. Die postbronchodilatatorische FEV_1 in Prozent des Sollwerts wird neben der anamnestischen Exazerbationsrate und der subjektiven Symptomatik benutzt, um die unterschiedlichen Kollektive A–D zu bilden.

Bei den internationalen GOLD-Empfehlungen für die COPD wird eine obstruktive Ventilationsstörung nicht über das 5. Perzentil, sondern über eine altersunabhängige Reduktion der postbronchodilatatorischen FEV_1/FVC unter 70 % definiert. Da bei älteren Patienten über 60 Jahre das 5. Perzentil weit unter diesem Grenzwert liegt, kommt es potenziell zu falsch-positiven COPD-Diagnosen, genauso wie im jüngeren Lebensalter das 5. Perzentil oberhalb von 70 % liegt und damit die Diagnose einer COPD fälschlicherweise nicht gestellt wird. Die Befürworter dieser pathophysiologisch nicht korrekten altersunabhängigen Grenze von FEV_1/FVC von 70 % argumentieren, dass diese Grenze einfach und seit Jahren etabliert sei.

Weiterhin kann eine obstruktive Atemwegserkrankung auch bei einem normalen FEV_1/FVC-Quotienten bestehen, so dass sie spirometrisch nicht erfasst wird. So kann z. B. bei einer hochgradigen Lungenüberblähung die Vitalkapazität stark vermindert sein, die totale Lungenkapazität (TLC) ist aber normal oder erhöht, das Residualvolumen und die FRC sind erhöht, und der spezifische Atemwegswiderstand (SRAW) ist ebenfalls erhöht. Die Kombination von verminderter VC, normaler oder erhöhter TLC bei normalem Quotienten FEV_1/FVC wird auch als »small airways obstruction syndrome« beschrieben (Stanescu 1999). Sie ist Ausdruck einer massiven Lungenüberblähung, die auch unter dem Überbegriff Obstruktion subsumiert wird (Abb. 45.5).

Erkrankungen, die mit einer obstruktiven Ventilationsstörung einhergehen, sind in der Übersicht bei den Differentialdiagnosen aufgeführt. Stenosen in den oberen Atemwegen (z. B. tumorbedingte Trachealstenosen oder Stimmbandparesen) können zur Plateaubildung in der Fluss-Volumen-Kurve führen, d. h., große Atemströme werden regelrecht gekappt. Bei begründetem Verdacht auf eine zentrale Atemwegsstenose (Mundstück? Gebissposition? Stridor!) sollte auch die forcierte inspiratorische

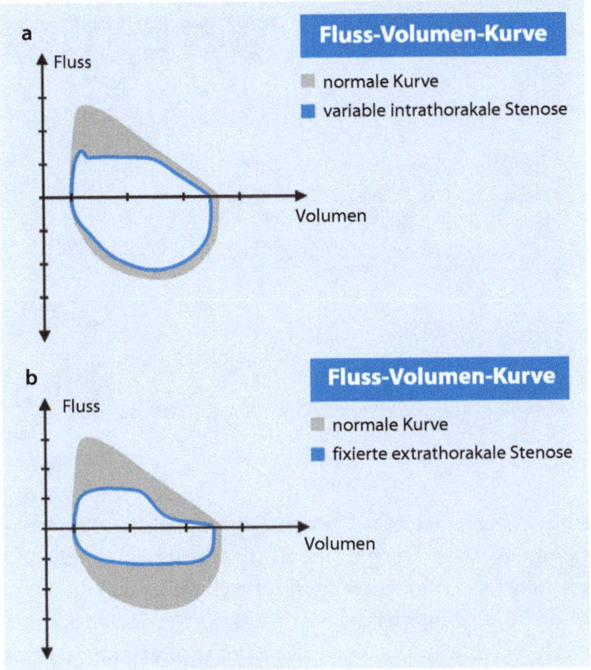

Abb. 45.3 **a** Variable intrathorakale Stenose, **b** fixierte extrathorakale Stenose. (Aus Bösch u. Criée 2013)

Fluss-Volumen-Kurve bestimmt werden, die ebenfalls eine Limitierung der Spitzenflüsse zeigt. Da die Strömungshindernisse oft mechanisch instabil sind, sind die Fluss-Volumen-Kurven dann allerdings schlecht reproduzierbar. Bei dem optischen Eindruck einer exspiratorischen Plateaubildung in der Fluss-Volumen-Kurve muss an einen Tumor oder eine Stenose im Bereich der großen Atemwege gedacht werden (Abb. 45.3).

Reversibilitätstest mit Bronchodilatatoren

Wird eine obstruktive Ventilationsstörung vermutet, sollte ein Bronchodilatationstest durchgeführt werden. Die Messungen der FEV_1 erfolgen vor und 15 Minuten nach Inhalation eines schnellwirksamen β-2-Sympathikomimetikums (z. B. bis zu 400 μg Salbutamol in 4 separaten Dosen) bzw. vor oder frühestens 30 Minuten nach Inhalation eines schnellwirksamen Anticholinergikums (z. B. 160 μg Ipratropiumbromid). Eine positive Reaktion liegt bei Anstieg der $FEV_1 > 12$ % des Ausgangswerts und Anstieg der FEV_1 um mehr als 10 % des Sollwerts und Anstieg der FEV_1 um mehr als 200 ml vor. Eine Normalisierung der Obstruktion spricht für die Diagnose Asthma, während ein positiver Reversibilitätstest ohne Normalisierung der Obstruktion zwar bei entsprechender Klinik die Diagnose eines Asthmas wahrscheinlich macht (je höher die Reversibilität, desto wahrscheinlicher liegt ein Asthma vor), aber eine COPD nicht ausschließt. Auch ein negativer Reversibilitätstest schließt ein Asthma bronchiale nicht aus, da ein Ansprechen zu einem späteren Untersuchungszeitpunkt möglich ist. Auch bei COPD-Patienten liegt häufig (bis zu 60 % im Stadium II) ein positiver Reversibilitätstest vor. Allerdings besteht bei den COPD-Patienten eine sehr große Variabilität. So kann bei bis zu 50 % der Patienten die Reaktion auf den Reversibilitätstest positiv bzw. negativ während nachfolgender Untersuchungen verändert sein.

Bei COPD wird das nach der Inhalation von Bronchodilatatoren bestimmte FEV_1 zur Schweregradeinteilung verwendet. Bei der Beurteilung der Reversibilität ist auf die vorausgegangene Karenz von Bronchodilatatoren zu achten (kurzwirksame Betamimetika und Anticholinergika 6 h, lang wirksame Betamimetika und retardierte Theophyllinpräparate 12 h, lang wirksame Anticholinergika 48 h).

Besonderheiten im Kindesalter

Die für Erwachsene gültigen Qualitätskriterien finden ab dem 10. Geburtstag Anwendung. Für die Altersgruppe 6–10 Jahre muss die Ausatmungszeit nur 3 s betragen. Für Kinder jünger als 6 Jahre kann die Spirometrie unabhängig von der Ausatmungszeit verwendet werden, wenn wenigstens eine technisch akzeptable Kurve vorliegt. Grundsätzlich gilt, dass eine visuelle Qualitätskontrolle der numerischen Bewertung überlegen ist.

Bei Kindern vor dem Schulalter müssen wegen der physiologisch/anatomischen Lungenentwicklung andere Lungenfunktionsparameter zusätzlich dokumentiert werden. Sie leeren ihre Lungen bei relativ großen Atemwegen im Vergleich zum Lungenvolumen in kürzester Zeit, sodass die Exspirationszeit deutlich unter 1 s betragen kann und somit die FEV_1 kein sinnvoller Parameter ist. Die zusätzliche Angabe von $FEV_{0,5}$ und $FEV_{0,75}$ wird daher empfohlen. Auch bei Ausatmungszeiten über 1 s liegt die normale FEV_1/FVC bei gesunden Kindern bis zum 6. Lebensjahr über 0,9 und kann daher nicht zur alleinigen Beurteilung einer Atemwegsobstruktion verwendet werden. Eine visuelle Inspektion der Fluss-Volumen-Kurve (Vorliegen einer konkaven Deformierung des abfallenden Schenkels der Fluss-Volumen-Kurve) ist deshalb obligat, um eine mögliche Obstruktion zu erkennen. Auch ältere Kinder mit persistierendem Asthma bronchiale haben häufig eine nach den Werten »normale« Lungenfunktion. Somit sollte bereits ein konkaver Verlauf in der Fluss-Volumen-Kurve trotz normaler Lungenfunktionswerte zu einem Bronchodilatationstest Anlass geben. Gerade bei Kindern kann bisweilen erst nach Bronchodilatation (oder Provokationstest) eine Aussage über das Vorliegen einer obstruktiven Ventilationsstörung getroffen werden. Die GLI-2012-Werte ermöglichen altersübergreifend eine Beurteilung ab dem 3. Lebensjahr. Ältere spirometrische Normwerte sollten nicht mehr verwendet werden.

Tab. 45.4 Schweregrade der restriktiven Ventilationsstörung, definiert als TLC < 5. Perzentil des Sollwerts

Schweregrad		VC
I	Leicht	> 60 % Soll
II	Mittelschwer	40–60 % Soll
III	Schwer	< 40 % Soll

45.2.2 Restriktive Ventilationsstörung

Eine restriktive Ventilationsstörung ist durch eine Behinderung der normalen Lungenausdehnung charakterisiert. Definiert ist sie durch eine Verminderung der Totalkapazität, die allerdings spirometrisch nicht gemessen werden kann. Eine verminderte Vitalkapazität allein kann nicht den Nachweis einer restriktiven Ventilationsstörung erbringen. Die Vitalkapazität kann inspiratorisch (IVC) oder bei forcierter Exspiration (FVC) bestimmt werden. Wenn der FEV_1/VC-Quotient normal oder erhöht ist, kann man bei verminderter Vitalkapazität eine restriktive Ventilationsstörung vermuten. Der spirometrische Schweregrad der restriktiven Ventilationsstörung ergibt sich aus der Einschränkung der FVC bzw. IVC, ausgedrückt in Prozent des Sollwerts (Tab. 45.4).

Differentialdiagnosen der restriktiven Ventilationsstörung

a. **Pulmonal**
   - Diffuse Lungenparenchymerkrankungen
   - Silikose
   - Pneumonie
   - Pneumonitis
   - Zystische Fibrose (Mukoviszidose)
   - Bronchiektasie
   - Linksherzinsuffizienz (oft mit Obstruktion)

b. **Extrapulmonal**
   - Pneumothorax
   - Atemmuskelschwäche (z.B. neuromuskuläre Erkrankungen, Myopathien, Steroide, Hyper/Hypothyreose etc.)
   - Kyphoskoliose
   - Instabiler Thorax
   - Pleuraerguss, Pleuraschwarte
   - Zwerchfellparese
   - Adipositas

c. **Zustand nach Pneumektomie**

Man unterscheidet prinzipiell eine pulmonale von einer extrapulmonalen Restriktion, die jeweiligen Ursachen sind in der Übersicht bei den Differentialdiagnosen zusammengefasst. Die pulmonale Restriktion ist durch eine vermehrte Steifigkeit (verminderte Compliance) der Lunge bedingt. Daher ist die »Entleerung« der Lunge bei forcierter Exspiration durch die erhöhte Retraktionskraft beschleunigt, der »peak flow« kaum erniedrigt und die Fluss-Volumen-Kurve exspiratorisch konkavbogig verformt. Bei Zustand nach Pneumektomie liegt eine restriktive Ventilationsstörung vor, wobei die Steifigkeit der verbliebenen Lungenhälfte normal ist. Bei extrapulmonaler Restriktion ist die Lungenausdehnung trotz normaler Lunge, z. B. durch Atemmuskelschwäche oder Thoraxdeformität vermindert. Dabei ist die Fluss-Volumen-Kurve kleiner und nicht verformt (Abb. 45.4). Zur Diagnostik der Atemmuskelschwäche als Ursache einer Restriktion ist die Bestimmung der maximalen Inspirationskraft notwendig (s. Empfehlungen der Deutschen Atemwegsliga zur Messung der inspiratorischen Muskelfunktion). Der Schweregrad der restriktiven Ventilationsstörung stimmt nicht mit dem Schweregrad der jeweiligen Erkrankung überein. So können z. B. Patienten mit schwerster Hypoxie bei Lungenfibrose lediglich eine leichte restriktive Ventilationsstörung aufweisen.

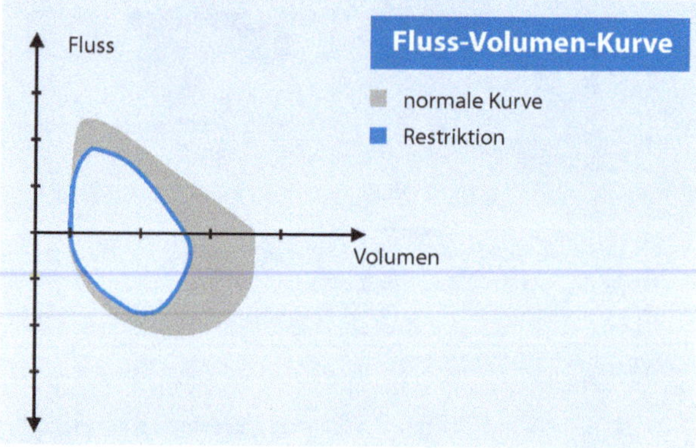

Abb. 45.4 Restriktive Ventilationsstörung. (Aus Bösch u. Criée 2013)

45.2.3 Differenzdiagnose bei verminderter Vitalkapazität

Eine verminderte Vitalkapazität ist bei verminderter Totalkapazität (TLC < 5. Perzentil) Ausdruck einer restriktiven Ventilationsstörung. Eine verminderte Vitalkapazität bei normaler oder erhöhter Totalkapazität ist Folge einer Lungenüberblähung, die durch eine Erhöhung des Residualvolumens und der funktionellen Residualkapazität (FRC) bodyplethysmographisch nachgewiesen wird. Erfahrungsgemäß ist bei einer obstruktiven Ventilationsstörung mit einem FEV_1/FVC-Quotienten unter 55 % die Verminde-

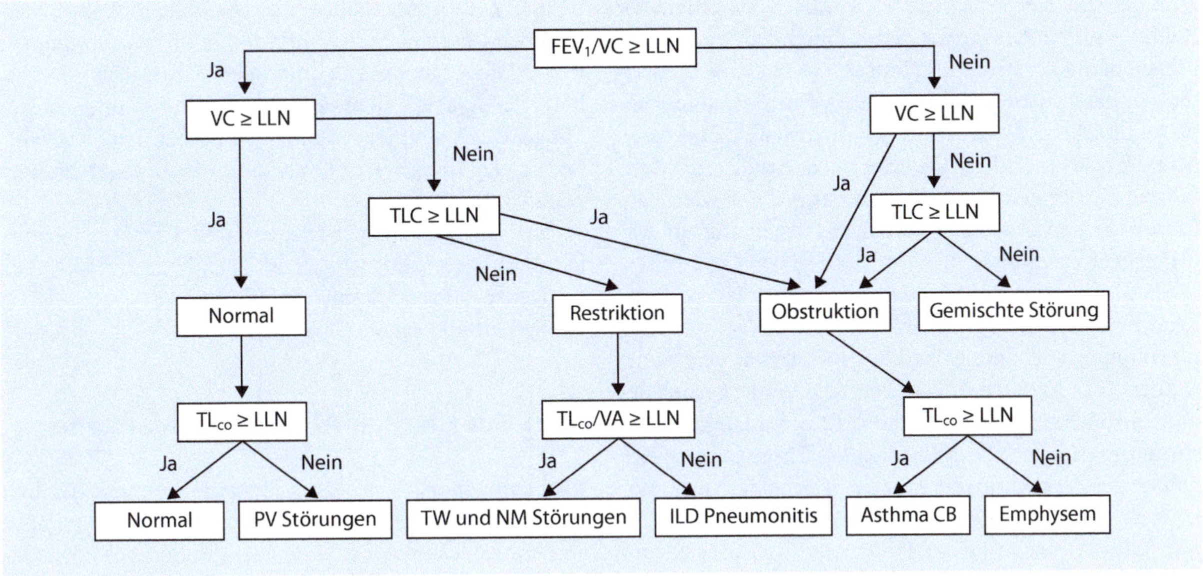

Abb. 45.5 Vereinfachter Lungenfunktionsalgorithmus für die klinische Praxis. *LLN* »lower limit of normal« (< 5. Perzentil), *PV* pulmonal vaskulär, *TW* Thoraxwand, *NM* neuromuskulär, *ILD* »interstitial lung disease«, *CB* chronische Bronchitis. (Mod. nach Pellegrino et al. 2005 mit freundlicher Genehmigung)

rung der Vitalkapazität fast immer durch eine Lungenüberblähung bedingt, wenn nicht andere Hinweise auf eine restriktive Ventilationsstörung bestehen (z. B. Herzinsuffizienz, Kyphoskoliose, Pleuraschwarte). Allerdings kann auch eine Lungenüberblähung ohne Verminderung des Quotienten FEV_1/FVC bestehen, z. B. »small airways obstruction syndrome«, wobei dann nach Behandlung mit Bronchodilatatoren durch Anstieg von FEV_1 und FVC eine Obstruktion nachweisbar sein kann. Jedenfalls wird diese Konstellation international als eine Art der obstruktiven Ventilationsstörung interpretiert (Abb. 45.5).

Es gibt allerdings Hinweise, dass bei der Konstellation normale TLC, verminderter FVC und normaler Quotient FEV_1/FVC auch nichtobstruktive Erkrankungen vorliegen können, so dass für diese Konstellation der Begriff »non specific pattern« (NSP) gewählt wurde.

Der früher häufig verwendete Terminus »kombinierte Ventilationsstörung« für die Kombination aus eingeschränkter FEV_1/FVC und verminderter Vitalkapazität unterschied nicht zwischen den Differentialdiagnosen Restriktion vs. Lungenüberblähung und sollte wegen dieser Ungenauigkeit nicht mehr verwendet werden. Wenn aber z. B. bei einer restriktiven Ventilationsstörung bei einer Lungengerüsterkrankung (TLC < 5. Perzentil) der FEV_1/FVC-Quotient durch gleichzeitig bestehende Obstruktion vermindert ist (FEV_1/FVC < 5. Perzentil), wie es z. B. bei der Sarkoidose II + III vorkommt, sollte eine simultan bestehende restriktive und obstruktive Ventilationsstörung diagnostiziert werden, die im angloamerikanischen Sprachgebrauch auch »mixed defect« genannt wird (Abb. 45.5).

Aus der Abb. 45.5 geht hervor, dass zur Diagnose der Restriktion und des »mixed defect« sowie zur Lungenüberblähung (unter Obstruktion subsumiert) die bodyplethysmographische Bestimmung der totalen Lungenkapazität notwendig ist. Wenn also eine verminderte Vitalkapazität vorliegt, sollte eine bodyplethysmographische Untersuchung mit Bestimmung von TLC, FRC und RV erfolgen, wobei die Bestimmung des Atemwegswiderstands und des spezifischen Atemwegswiderstands die Diagnostik komplettiert. Aus der Abb. 45.5 geht ebenfalls hervor, dass durch die zusätzliche Bestimmung der Diffusionskapazität weitere Rückschlüsse über die Grunderkrankung möglich sind.

45.3 Ganzkörperplethysmographie

Die Ganzkörperplethysmographie wird als »GOLD-Standard« der Atemwegswiderstands- und Lungenvolumenmessung angesehen. Die Vorteile dieser Methode liegen in den extrem geringen Anforderungen an die Mitarbeit des Patienten. Es ist lediglich die Registrierung der einfachen Ruheatmung notwendig, um klinisch informative Kenngrößen des Atemtrakts zu bestimmen. So können Patienten nahezu aller Altersgruppen unabhängig von der Schwere der Erkrankung untersucht werden. Ein Ganzkörperplethysmograph besteht aus einer 700–1 000 l fassenden Kabine, die von der Form und Größe her einer Telefonzelle ähnelt. Bis auf eine kleine, zur Stabilisierung des Kabinendrucks dienende Leckage wird die Kabine während der Untersuchung dicht verschlossen. Innerhalb der Kabine sind ein Sensor für den Kabinendruck sowie ein Messkopf mit Atemrohr und Mundstück angebracht. Letzteres umfasst einen Strömungssensor, eine Verschlusskappe (Shutter) zur Blockierung des Atemstroms und einen Munddrucksensor. Die Messung im Ganzkörperplethysmographen erfasst also die Änderung der Drücke am Mundrohr und des Kabinendrucks in Beziehung zur Änderung der Atemflüsse.

Die Inspiration aus der Atemruhelage erfolgt durch die Kontraktion der Inspirationsmuskulatur, so dass das Thoraxvolumen und damit das Lungenvolumen vergrößert werden. Im allerersten Augenblick nach Vergrößerung des Lungenvolumens ist noch keine Luft in die Lunge eingeströmt, so dass nach dem allgemeinen Gasgesetz eine Abnahme des Alveolardrucks entsteht, welche den inspiratorischen Atemstrom verursacht. Der Atemstrom vergrößert nun die Luftmenge in der Lunge, wodurch der Alveolardruck wieder auf den Umgebungsdruck ansteigen würde, wenn das Thoraxvolumen und Lungenvolumen nicht weiterhin zunehmen würden. Der »Antrieb« des Atemstroms ist also die ständige Vergrößerung des Thorax- und Lungenvolumens, welche die Veränderung des Alveolardrucks bewirkt. Diese Volumenbewegung nennt man Verschiebevolumen. Am Ende der Inspiration hält die Atemmuskulatur die Spannung kurzzeitig konstant, das Thorax- und Lungenvolumen hat dann um ein bestimmtes Atemzugvolumen zugenommen und der Alveolardruck ist wieder auf Null zurückgegangen. Wichtig ist die Erkenntnis, dass das Verschiebevolumen nichts mit dem Atemzugvolumen zu tun hat. Das Verschiebevolumen ist die in Kompression und Dekompression umgesetzte Thoraxbewegung; es beträgt weniger als 50 ml. Sobald die Thoraxmuskulatur erschlafft, kommt es durch die Lungenelastizität zu einem Absinken des Thoraxvolumens und folglich auch des Lungenvolumens. Im allerersten Augenblick bleibt die Luftmenge in der Lunge zuerst konstant. Sie wird jetzt komprimiert, so dass das Verschiebevolumen und damit der Alveolardruck positiv werden. Durch den positiven Alveolardruck wird der Ausatemstrom bewirkt, die Luftmenge in der Lunge nimmt mit einer geringen zeitlichen Verzögerung wieder ab. Der exspiratorische Atemstrom wird aufrechterhalten, bis die Atemruhelage erreicht ist, weil dann die Compliance das Thoraxvolumen nicht weiter verkleinern kann und damit auch das Verschiebevolumen und der Alveolardruck auf Null zurückgehen.

Die Ganzkörperplethysmographie beruht darauf, dass man das Verschiebevolumen in der Lunge außerhalb des Thorax messen kann, da die Kammer luftdicht abgeschlossen ist. Wenn bei der Inspiration die Luftmenge in der Lunge der Volumenzunahme hinterherhinkt, muss gleichzeitig die Luftmenge in der Kammer zu groß sein, denn die Zunahme des Thoraxvolumens verkleinert das Kammervolumen. In der Kammer gibt es also ebenfalls ein Verschiebevolumen – es ist genauso groß wie das Verschiebevolumen in der Lunge, aber es hat umgekehrte Vorzeichen: Es verhält sich spiegelbildlich zum Verschiebevolumen in der Lunge. Das Verschiebevolumen wird über den Druckverlauf in der Kammer und aus dem bekannten Kammervolumen bestimmt.

Primär werden folgende Kenngrößen der Lunge ermittelt:

1. Der spezifische Atemwegswiderstand
2. Das intrathorakale Gasvolumen

45.3.1 Spezifischer Atemwegswiderstand

Nachdem die Kabine über einen elektromagnetischen Schalter luftdicht verschlossen ist, atmet der Patient über ein Mundstück mit einer Nasenklemme bei ganz normaler Ruheatmung.

Dabei wird der Atemstrom am Mund und gleichzeitig das Verschiebevolumen in der Kammer bestimmt, welches durch die Thoraxbewegungen erzeugt wird. Mit der Messung des Verschiebevolumens einerseits und dem Atemstrom andererseits wird der spezifische Atemwegswiderstand (sRAW) bestimmt (Abb. 45.6). Der Verlauf der Beziehung zwischen Atemstromgeschwindigkeiten und Verschiebevolumen wird während der Messung direkt aufgezeichnet und als Atemschleife bezeichnet. Je flacher die Atemschleife verläuft, desto größer ist das Verschiebevolumen relativ zum Atemstrom und desto größer ist der sich daraus ergebende spezifische Atemwegswiderstand. Der Wert von sRAW ist also reziprok zur Steilheit der Atemschleife. Der spezifische Atemwegswiderstand ist sowohl durch die Lungengröße als auch durch den Atemwegswiderstand bestimmt. Wenn z. B. die Lunge eines Patienten A doppelt so groß ist wie die eines Patienten B, so muss Patient A seinen Thorax um das doppelte Volumen bewegen, um den gleichen Alveolardruck zu erzeugen, und somit ist das in der Kabine gemessene Verschiebevolumen doppelt so groß. Der spezifische Atemwegswiderstand ist dann also doppelt so groß, obwohl der Atemwegswiderstand beider Patienten identisch ist. Wenn allerdings die Patienten A und B gleich große Lungenvolumina aufweisen und Patient B einen doppelt so hohen Atemwegswiderstand hätte, müsste Patient B seinen Thorax um das doppelte Volumen bewegen, um den doppelten Alveolardruck zu erzeugen.

Daher ist zur Ermittlung des Atemwegswiderstands zusätzlich die Kenntnis des Lungenvolumens erforderlich. Diese wird mit dem Verschlussdruckmanöver bestimmt (▶ Abschn. 45.3.2), in dem das ITGV (intrathorakales Gasvolumen) bestimmt wird. Der Atemwegswiderstand RAW ergibt sich aus der Division des sRAW mit ITGV. Der spe-

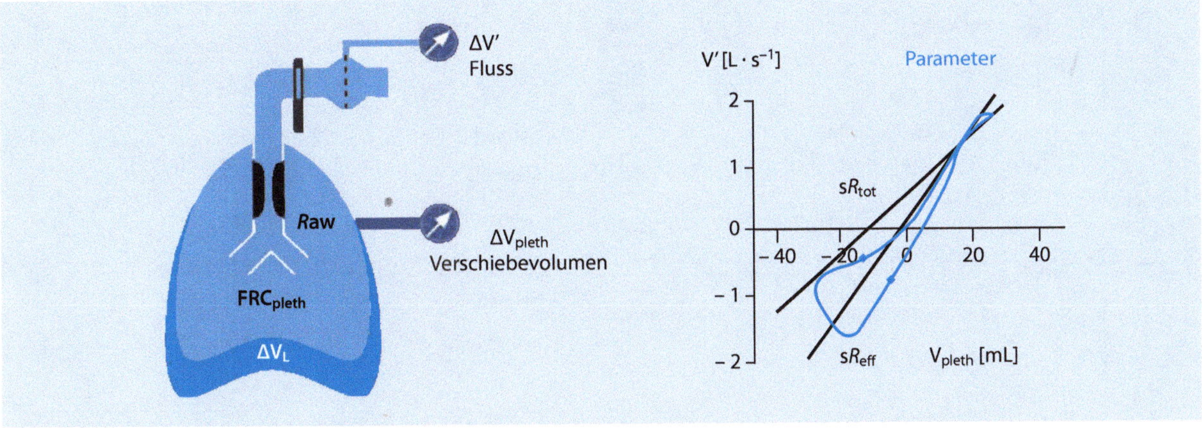

Abb. 45.6 Bestimmung des spezifischen Atemwegsstands sRAW. Das Verschiebevolumen (V_{pleth}) wird als Kammerdruck gemessen. Effektiver Atemwegswiderstand (sR_{eff}) und totaler Atemwegswiderstand (sR_{tot}) sind unterschiedliche Auswerteverfahren der Atemschleifen. (Aus Criée et al. 2009, mit frdl. Genehmigung)

zifische Atemwegswiderstand stellt den mit Abstand am wenigsten von der Mitarbeit abhängigen Wert dar, der mit dem Bodyplethysmographen ermittelt werden kann.

Die Form der Schleifen des spezifischen Atemwegswiderstands (sRAW) lässt wesentliche pathophysiologische Erkenntnisse zu. Eine steile Atemschleife schließt auf den ersten Blick eine Bronchialobstruktion aus. Weiterhin ist zu erkennen, ob eine Strömungsbehinderung sowohl in- als auch exspiratorisch oder primär in einer der beiden Phasen des Atemzyklus vorliegt. Eine Öffnung der Schleifen impliziert bei korrekter Durchführung der Messung eine Inhomogenität der Lungenbelüftung (»trapped air«, Pendelluft), die mehrere Ursachen haben kann. Ein s-förmiger Verlauf weist funktionell auf eine massive Strömungsbegrenzung im Bereich der oberen Atemwege hin, z. B. eine Stenose etwa im Bereich der Stimmbänder. Beispiele für typische Atemschleifen sind in Abb. 45.7 aufgeführt.

Es ist bekannt, dass beim spirometrisch gemessenen Bronchodilatationstest, gerade bei Patienten mit Bronchialkollaps, die Änderung der FEV_1 deutlich geringer ausfällt als die Abfälle von ITGV und RV. Die mit der Bronchodilatation einhergehende relative Abnahme des sRAW, die auch eine Änderung der Überblähung als Therapieeffekt mit einschließt, ist häufig erheblich größer als die relative Zunahme der FEV_1. Daher kann mittels der Bodyplethysmographie ein falsch-negativer Bronchodilatationstest vermieden werden. Eine Teilreversibilität beim Abfall des Atemwegswiderstands um mindestens 20 % ist wahrscheinlich, sicher jedoch erst beim Abfall von über 50 %.

Die Sollwerte der Atemwegswiderstände und die Schweregradeinteilung findet sich in Tab. 45.5.

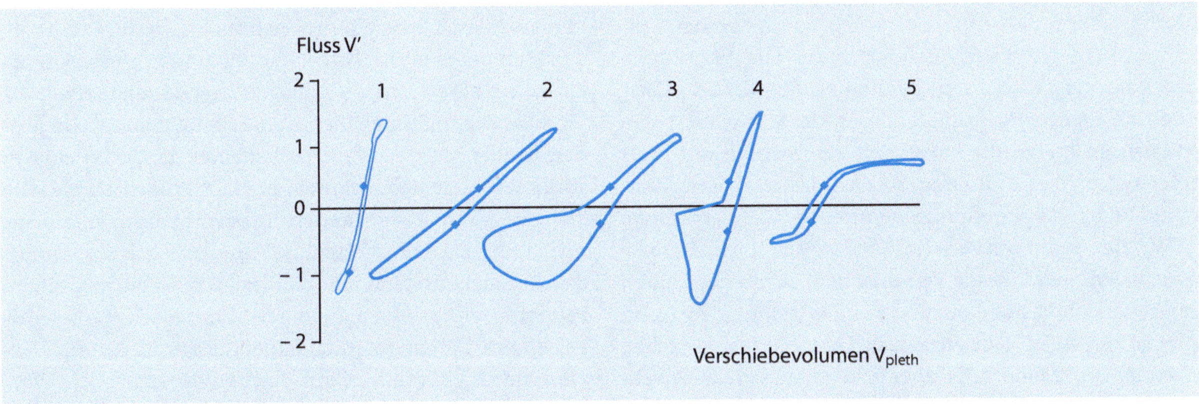

Abb. 45.7 Spezifischer Atemwegswiderstand (sRAW) bei Lungengesunden (*1*), schwerer homogener Obstruktion der großen Atemwege (*2*), inhomogener, mehr peripherer Obstruktion mit ausgeprägter spätexspiratorischer Atemstrombehinderung (COPD) (*3*), abruptem exspiratorischem Strömungsabfall als Ausdruck einer abrupten Strömungsbehinderung bei tiefem Lungenvolumen (Zwerchfellhochstand, Adipositas) (*4*) und bei ausgeprägter s-förmiger Deformierung mit auch inspiratorischer Flusslimitierung bei schon geringer Atemstromstärke (extrathorakale Stenose) (*5*). (Aus Criée et al. 2009, mit frdl. Genehmigung)

Tab. 45.5 Sollwerte der Atemwegswiderstände und die Schweregradeinteilung

	Atemwegswiderstände bei Erwachsenen	Schweregrade der Widerstandserhöhung	
sR_{eff} (kPa × s)	< 1,2 (Kinder < 1,0)	Leichtgradig	1,2–2,0
		Mittelgradig	2,0–4,0
		Schwergradig	> 4,0
R_{eff} (kPa × s/l)	< 0,3	Leichtgradig	3,0–0,5
		Mittelgradig	0,5–1,0
		Schwergradig	> 1,0

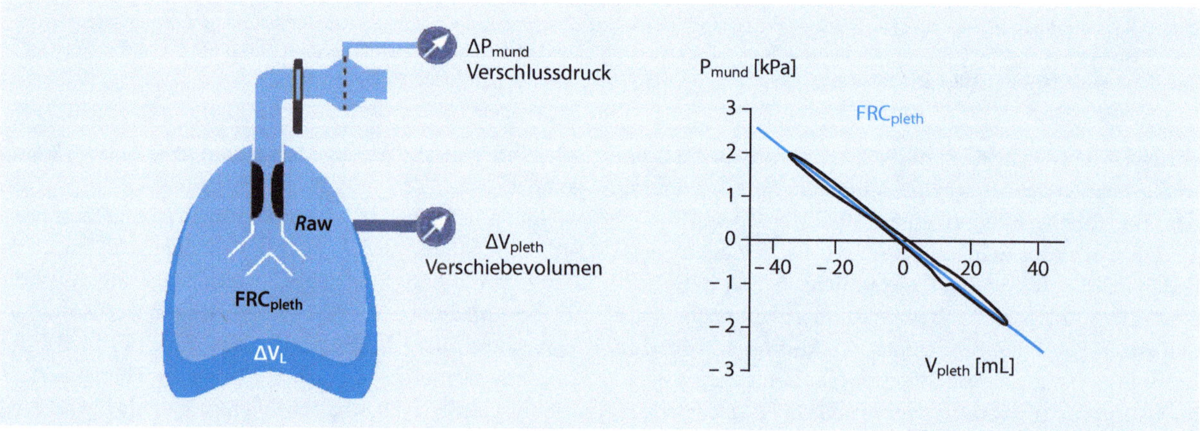

Abb. 45.8 Prinzip der Verschlussdruckmessung. Das Verschiebevolumen (V_{pleth}) wird über den Kammerdruck gemessen. Durch die Beziehung zwischen Munddruck (P_{mund}) und Verschiebevolumen wird die FRC_{pleth} (ITGV) bestimmt. (Aus Criée et al. 2009 mit frdl. Genehmigung)

45.3.2 Intrathorakales Gasvolumen

Nach Registrierung der Atemschleifen wird die Verschlussmessung durchgeführt. Dabei muss der Patient unbedingt unbeeinflusst spontan atmen, damit die Atemmittellage nicht artifiziell verändert wird. Die Verschlussdruckmessung wird durch Betätigung des Shutters (Verschlussklappe) vorgenommen. Das Gerät blockiert den Atemstrom hierzu für kurze Zeit automatisch am Ende einer normalen Ausatmung, so dass das zu diesem Zeitpunkt in der Lunge befindliche Volumen (IGTV, synonym TGV) der funktionellen Residualkapazität (FRC) entspricht. Während dieser Verschlusszeit atmet der Patient gegen den Widerstand ein und aus. Da in dieser Zeit kein Atemstrom fließt, tritt auch kein Druckverlust zwischen Alveolen und Mund auf. Daher übertragen sich die Alveolardruckschwankungen sowohl bei In- als auch bei Exspiration bis zur Verschlussklappe und können dort als Munddruckschwankungen registriert werden. Man erhält daher eine Beziehung zwischen Verschiebevolumen und Munddruck (Abb. 45.8). Diese Kurve gibt an, welche Alveolardruckänderungen welchem Verschiebevolumen entsprechen und damit auch, wie groß das Lungenvolumen ist. Die Bestimmung beruht auf der Tatsache, dass eine Druckänderung einen Rückschluss auf die Größe des Volumens zulässt, dessen Druck sich ändert. Bewegt man z. B. den Stempel in einem langen großen und in einem kurzen kleinen Kolben um die gleiche Strecke, dann fällt die Druckänderung im kleinen Kolben größer aus als im großen Kolben. Für die Lungen bedeutet dies, dass ein bestimmtes Verschiebevolumen in einer großen Lunge eine kleinere Alveolardruckänderung bewirkt als in einer kleinen Lunge. Da beim Verschluss Alveolardruck und Munddruck gleichzusetzen sind, ändert sich daher bei einem Patienten mit großer Lunge der Munddruck weniger als bei einem Patienten mit kleiner Lunge, d. h., die Verschlussdruckkurve verläuft flacher. Je steiler die Verschlussdruckkurve ist, desto geringer ist das Lungenvolumen, bei dem der Verschluss erfolgte. Und umgekehrt: Je flacher die Kurve, desto größer ist das Lungenvolumen.

Aus den Schwankungen des Verschiebevolumens in der Kabine ist bei bekanntem Kabinenvolumen das absolute Verschiebevolumen zu berechnen. Da man zugleich über die relativen Munddruckschwankungen auf die relativen Alveolardruckschwankungen schließen kann und diese nach dem Boyle-Mariott'schen Gesetz (P×V = konstant) den relativen Schwankungen des Verschiebevolumens der Lunge entsprechen, kann nun auf das absolute Lungenvolumen geschlossen werden. Eine detaillierte Erklärung und die physikalisch/mathematische Analyse sind den Empfehlungen zur Ganzkörperplethysmographie der Deutschen Atemwegsliga und der DGP zu entnehmen (Criée et al. 2009). Durch die bodyplethysmographische Bestimmung der FRC (ITGV) können nun die totale Lungenkapazität (TLC) und das Residualvolumen (RV) durch Kombination mit einem Vitalkapazitätsmanöver ermittelt werden (▫ Abb. 45.1).

Durch die Bestimmung der totalen Lungenkapazität (TLC) ist die Diagnose einer restriktiven Ventilationsstörung möglich. Weiterhin ist durch die Bestimmung von RV und RV/TLC der Schweregrad der Lungenüberblähung abzuschätzen. Eine Erhöhung des Residualvolumens bzw. des Quotienten RV/TLC über das 95. Perzentil, aber auf unter 140 % des Sollwerts wird als leichtgradige Lungenüberblähung eingeschätzt. Eine mittelgradige Überblähung liegt vor, wenn die Parameter zwischen 140 und 170 % des Sollwerts liegen und eine schwergradige wenn sie über 170 % des Sollwertes liegen. Neue Normalwerte für die bodyplethysmographisch bestimmbaren Lungenvolumina sind von Koch et al. (2013) kürzlich publiziert worden.

45.4 Diffusionskapazität für Kohlenmonoxid

Die Diffusionskapazität der Lunge für Kohlenmonoxid ($D_{L,CO}$) wurde in Europa in der Vergangenheit auch Transferfaktor für Kohlenmonoxid ($T_{L,CO}$) genannt. Die Diffusionskapazität kann unterteilt werden in eine Membrankomponente, welche die diffusive Leitfähigkeit der alveolokapillären Membran widerspiegelt (D_{MCO}) und eine Bindungskomponente, die die Bindungseigenschaften von CO und Hb zusammenfasst. Letztere ist das Produkt aus dem chemischen Reaktionsvermögen von CO und Hb, d. h. der spezifischen CO-Aufnahme durch das Blut und dem Volumen des Hb im alveolaren kapillären Blut (Vc). Somit spielt also neben der Leitfähigkeit der alveolokapillären Membran (Diffusionseigenschaften der Membran) die Leitfähigkeit der Blutkomponente eine große Rolle. Zusammenfassend wird der Gastransfer durch die Diffusionseigenschaften und durch die Blutkomponente bestimmt. Daher handelt es sich bei der sog. Diffusionsmessung vielmehr um eine Messung des Gastransfers mit seinen Einzelkomponenten.

Die Einatemzugmethode (Single-breath-Methode) hat sich aufgrund ihrer großen Praktikabilität gegenüber weiteren Methoden durchgesetzt. Hierbei wird ein Gasgemisch aus Kohlenmonoxid, Helium und Raumluft in sitzender Position (bei mit Nasenklammer verschlossener Nase) über ein Mundstück nach vorheriger kompletter Exspiration zügig eingeatmet. Der Patient hält anschließend 10 s die Luft an, in der die Gase in das Blut diffundieren (CO) bzw. sich in der Lunge verteilen (He). Anschließend atmet der Patient komplett aus, und das ausgeatmete Gasgemisch wird, nach Auswaschen des Totraumvolumens, in seine Konzentrationen (CO, He) analysiert und rechnerisch mit den Ausgangswerten verglichen.

Gemessen wird dabei die CO-Aufnahme der Lunge (K_{CO}). Sie wird als Konzentrationsabfall pro Zeiteinheit und in Abhängigkeit der alveolokapillären Druckdifferenz gemessen. Die K_{CO} wird auch Transferkoeffizient oder Krogh-Faktor genannt. K_{CO} wird dann mit dem Alveolarvolumen V_A multipliziert, so dass das Produkt $K_{CO} \times V_A$ entsteht, welches die Gesamtaufnahme von CO durch die Lunge beschreibt. Dieses Produkt wird Transferfaktor oder Diffusionskapazität genannt ($D_{L,CO}$ oder $T_{L,CO}$). Das Alveolarvolumen V_A (TLC-Totraumvolumen) wird mittels Heliumdilutionsmethode ermittelt.

Durch die Betrachtungen von K_{CO}, V_A und $D_{L,CO}$ lassen sich verschiedene Rückschlüsse auf Erkrankungen ziehen. Dabei ist es wichtig zu verstehen, dass die Beziehung zwischen diesen Werten nicht proportional ist, da eine Reduktion von V_A auch zu einer Reduktion von DL_{CO} führt, der Transferkoeffizient K_{CO} (= DL_{CO}/V_A) aber höher ausfällt, weil der Abfall der DL_{CO} relativ geringer als der Abfall von VA ist. Bei der Interpretation ist es daher wichtig, sich daran zu erinnern, dass K_{CO} und V_A die primären Messgrößen sind. Es sollten also die drei Größen K_{CO}, V_A und DL_{CO} grundsätzlich im Zusammenhang betracht werden.

1. Bei inkompletter Inspiration wie z. B. bei neuromuskulären Erkrankungen, Kyphoskoliose und Obesitas vermindert sich V_A. Die $D_{L,CO}$ verringert sich jedoch geringer als die V_A-Reduktion erwarten lässt, so dass der Transferquotient K_{CO} (=$D_{L,CO}/V_A$) ansteigt (▫ Abb. 45.5).
2. Bei Verlust des Alveolargewebes (Lobektomie, posttuberkulöses Syndrom, Infiltrate) ist die Reduktion von $D_{L,CO}$ ebenfalls geringer als der Verlust von V_A, so dass K_{CO} leicht ansteigt.
3. Bei diffusem Verlust von Alveolargewebe (Lungengerüsterkrankungen, Lungenödem) fällt zwar V_A ab, da aber der Transferquotient vermindert bzw. höchstens normal ist, nimmt die $D_{L,CO}$ ab (▫ Abb. 45.5).
4. Bei obstruktiven Lungenerkrankungen wird die CO-Aufnahme auch durch die Verteilung der Ventilation beeinflusst, da die CO-Aufnahme nur in den Lungen-

einheiten gemessen wird, die auch belüftet werden. So wird z. B. bei Patienten mit Lungenemphysem das inhalierte CO nur in die besser ventilierten Regionen der Lunge inhaliert, und die anschließend gemessene CO-Aufnahme ist somit Ausdruck der Aufnahmeeigenschaften in diesen Regionen. Unter diesen Bedingungen spiegelt die Aufnahme von Helium zur Bestimmung von VA nur die regionale Verdünnung wider, so dass das Lungenvolumen als Ganzes unterschätzt wird und sich somit vermindert. Weiterhin ist die K_{CO} durch Verlust der alveolokapillären Oberfläche vermindert, so dass insgesamt die $D_{L,CO}$ massiv absinkt. Demgegenüber ist bei asthmatischen Erkrankungen die $D_{L,CO}$ in der Regel normal (◘ Abb. 45.5).
5. Bei vaskulären Problemen ist das Alveolarvolumen normal, bei verminderter CO-Aufnahme (also verminderter K_{CO}) sinkt die $D_{L,CO}$ ab (◘ Abb. 45.5). Ein erhöhtes Blutvolumen (»high cardiac output« oder Links/rechts-Shunt) führt bei normalem V_A zu einer Erhöhung der Kohlenmonoxidaufnahme (K_{CO}) und damit zu einer Erhöhung von $D_{L,CO}$.
6. Eine alveoläre Blutung führt zu einer Verminderung des Alveolarvolumens (wegen Blutung in die Alveolen), aber trotzdem zu einer massiven Erhöhung von K_{CO}, da CO mit dem extravasalen Hb reagiert. Ein Anstieg des $K_{CO} > 30$ % über den Ausgangswert ist Zeichen einer akuten Blutung. Dies ist nach Sistieren der Blutung mit einer Halbwertzeit von 24 h rückläufig.

Somit können, wie aus ◘ Abb. 45.5 ersichtlich, durch die Messung der Diffusionskapazität die mechanischen Messungen (Spirometrie, Bodyplethysmographie) zur weiteren Differentialdiagnostik komplementiert werden.

Wichtig bei der Interpretation der Untersuchung ist, dass der aktuelle Hämoglobinwert und der aktuelle Raucherstatus bzw. der zeitliche Abstand zur zuletzt gerauchten Zigarette vermerkt werden, da sie die Messwerte maßgeblich beeinflussen bzw. verfälschen. In Abhängigkeit von der Menge der gerauchten Zigaretten (CO-Hb-Wert) wird eine Abstinenzphase von mindesten 4–6 h empfohlen, um die Messung nicht zu verfälschen. Diffusionswerte nach Zigarettenrauchen sind falsch-niedrig. Bei erniedrigtem Hb muss der Diffusionskapazitätswert korrigiert in die Sollwertformeln eingebracht werden. Leider gibt es keine Empfehlung zur Anwendung einer bestimmten Diffusionskapazität-Sollwertformel wegen der relativ hohen Variabilität zwischen den einzelnen Lungenfunktionslabors. Jedes Lungenfunktionslabor sollte möglichst eine gewisse Anzahl von gesunden Probanden messen und die ermittelten Werte mit denen unterschiedlicher Sollwertformeln vergleichen, um die für das jeweilige Labor geeignete Referenzformel zu finden.

Grundsätzlich gilt für den Schweregrad der Diffusionskapazitätseinschränkung, dass ein leichter Schweregrad vorliegt, wenn die Diffusionskapazität über 60 % des Sollwerts beträgt, ein mittelgradiger Schweregrad zwischen 40 und 60 % des Sollwerts und eine schwere Einschränkung bei unter 40 % des Sollwerts.

Literatur

Bösch D, Criée CP (2013) Lungenfunktionsprüfung. 3. Aufl. Springer, Berlin

Criée CP (2009) Ganzkörperplethysmographie. Pneumologe 6(5): 337–345

Criée CP, Berdel D, Heise D et al. (2009) Empfehlungen zur Ganzkörperbodyplethysmographie (Bodyplethysmographie). Atemwegs- und Lungenkrankheiten 35(6): 256–272

Criée CP, Baur X, Berdel D, Bösch D et al. (2015) Leitlinie zur Spirometrie. Pneumologie 69: 147-164

Koch B, Friedrich N, Völzke H, Jörres A et al. (2013) Static lung volumes and airway resistance reference values in healthy adults. Respirology 18: 170–178

Pellegrino R, Viegi G, Brusasco V et al. (2005) Series »ATS/ERS Task Force: Standardisation of Lung Function Testing«: Interpretative strategies for lung function tests. Eur Respir J 26: 948–968

Quanjer PH, Stanojevics, Cole TJ, Baur X et al. (2012) Multi-ethnic reference values for spiromerty for the 3-95-yr age range: the global lung function 2012 equations. Eur Respir J 40: 1324–1343

Stanescu D (1999) Small airways obstruction syndrome. Chest 116: 231–233

Inhalative Provokationsverfahren inklusive segmentaler Provokationen

J. Hohlfeld, N. Krug

T. Biedermann et al. (Hrsg.), *Allergologie*,
DOI 10.1007/978-3-642-37203-2_46,

46.1 Einleitung

Bronchiale Provokationsverfahren werden seit Jahrzehnten sicher und erfolgreich eingesetzt. Die Inhalation von direkt oder indirekt wirkenden bronchokonstriktorischen Stimuli oder Allergenen sowie die bronchoskopische Applikation von Substanzen (Allergene, Endotoxin) dient dem Hervorrufen einer bestimmten Reaktion, die zur klinischen Diagnostik und Therapiesteuerung, zur Beurteilung und Erforschung pathophysiologischer Zustände von Lungenerkrankungen sowie zur Bestimmung der Wirksamkeit neuer Medikamente herangezogen werden kann. Dieses Kapitel beschreibt für die unspezifischen und spezifischen bronchialen Provokationsverfahren die Voraussetzungen, die wesentlichen Aspekte der Durchführung sowie die klinische und wissenschaftliche Interpretation der Ergebnisse.

46.2 Unspezifische inhalative Provokation

Der unspezifische inhalative Provokationstest dient dem Nachweis einer bronchialen Hyperreagibilität. Mögliche Stimuli werden unterschieden in solche, die indirekt oder direkt auf die glatte Muskulatur der Atemwege wirken (Sterk et al. 1993). Zu den indirekten Stimuli zählen körperliche Belastung, hypertone Kochsalzlösung, Adenosin-5-Monophosphat (AMP) und Mannitol. Zu den direkten Stimuli gehören insbesondere Methacholin und mit abnehmendem Stellenwert Histamin.

46.2.1 Indikation

Die Untersuchung auf Vorliegen einer bronchialen Hyperreagibilität ist ein Kriterium für die Diagnosestellung eines Asthma bronchiale. Das Testverfahren kann auch für die Therapiesteuerung und Überwachung eines manifesten Asthma bronchiale eingesetzt werden, wobei sich diese Möglichkeit aufgrund des Kosten-Nutzen-Verhältnisses nicht in der klinischen Routine durchgesetzt hat. In der Forschung wird die Bestimmung der bronchialen Hyperreagibilität eingesetzt, um pathophysiologische Zusammenhänge der Erkrankung zu verstehen und um die Wirksamkeit neuer Medikamente zu prüfen. Schließlich wird die Bestimmung der bronchialen Hyperreagibilität für die Beurteilung berufsbezogener Atemwegserkrankungen (▶ Kap. 47, Arbeitsplatzbezogene inhalative Provokationen) herangezogen.

46.2.2 Kontraindikation

Eine unspezifische Provokation kann bei Patienten mit einer $FEV_1 \geq 65$ % vom Sollwert sicher durchgeführt werden, wenn das durchführende Personal entsprechend geschult und sicher im Umgang mit der Methodik ist. FEV_1-Werte < 65 % stellen eine relative Kontraindikation dar und bedürfen einer sehr strengen Indikationsstellung, z. B. im Rahmen eines Forschungsprotokolls. Weitere Kontraindikationen sind Schwangerschaft und Stillzeit, ein akuter Atemwegsinfekt in den letzten 4 Wochen, da hierdurch das Ergebnis falsch-positiv ausfallen kann, unkontrollierte arterielle Hypertonie (> 200/100 mmHg), ein Zustand nach Herzinfarkt oder Schlaganfall in den letzten 4 Wochen sowie ein bekanntes arterielles Aneurysma (Aorta, zerebral).

46.2.3 Voraussetzung

Jeder Patient ist vor der Durchführung über die Unannehmlichkeiten und Risiken der Untersuchung aufzuklären und hat, sofern nicht anders geregelt, eine schriftliche Einverständniserklärung abzugeben. Eine inhalative Provokation ist nur sinnvoll, wenn interferierende Medikamente ausreichend lange vor der Untersuchung pausiert bzw. abgesetzt werden. Eine Übersicht relevanter Medikamente und die Karenzzeiten finden sich in ◘ Tab. 46.1. Koffeinhaltige Getränke sollten am Tag der Untersuchung nicht eingenommen werden.

Um das durchführende Personal vor der Exposition gegenüber Provokationssubstanzen zu schützen, ist neben der Verwendung geeigneter Exhalatfilter mit geringem Widerstand auf einen ausreichenden Luftwechsel im Raum zu achten. Effiziente Absaugmaßnahmen durch Einhausung des Verneblers oder Versuchsaufbau unter dem Abzug sind wünschenswert, insbesondere bei Verwendung der Ruheatmungsmethode mit mehrminütiger Dauervernеblung.

46.2.4 Vorbereitung

Die Provokationssubstanzen liegen meist als lyophilisiertes Pulver vor und werden in einem Lösungsmittel, überwiegend physiologischer Kochsalzlösung, angesetzt. Die Aufbewahrung der Stammlösung im Kühlschrank erfolgt entsprechend den Herstellerangaben. Wegen der eingeschränkten Stabilität niedrig konzentrierter Lösungen sollte die Verdünnungsreihe mit Konzentrationen < 0,1 mg/ml täglich frisch angesetzt werden. Das Einfrieren portionierter Verdünnungslösungen hat für Methacholin eine akzeptable Stabilität über 4 Monate gezeigt, allerdings müssen arzneimittelrechtliche Vorschriften eingehalten wer-

Tab. 46.1 Karenzzeiten für Medikamente vor Provokationstestung

	Medikament	Karenzzeit
Vor unspezifischer Provokationstestung	Kurz wirksame β-2-Sympathomimetika	6–8 h
	Lang wirksame β-2-Sympathomimetika	12–24 h
	Kurz wirksame Anticholinergika	24 h
	Lang wirksame Anticholinergika	24–48 h
	Theophyllin	12–24 h
	Chromoglycinsäure	8 h
	Nedocromil	48 h
	Leukotrienantagonisten	24 h
Vor spezifischer Allergenprovokation zusätzlich	Antihistaminika	2 Tage (Astemizol 6 Wochen)
	Inhalative Glukokortikoide	2 Wochen
	Orale Glukokortikoide	2 Wochen
	Leukotrienantagonisten	1 Woche
	Trizyklische Antidepressiva	3 Wochen
	Zentral wirkende Antihypertensiva	3 Wochen
	Betablocker	24 h

den. Vor dem Einsatz sollten gekühlte Lösungen auf Raumtemperatur gebracht werden.

Generell sollten verwendete Inhalationsgeräte ein Partikelspektrum zwischen 1 und 5 μm generieren, da größere Partikel zu Verlusten in den oberen Atemwegen und im Vernebler führen und kleinere Partikel undeponiert exhaliert werden. Die Inhalationsgeräte werden je nach Provokationsprotokoll kontinuierlich betrieben (Ruheatmungsmethode) oder setzen intermittierend während der Einatmung einen Aerosolbolus frei (Bolusmethode). Beide Verfahren sind grundsätzlich gleich gut geeignet, liefern sehr ähnliche Ergebnisse und werden klinisch und wissenschaftlich unverändert gleichwertig eingesetzt. In Deutschland besteht darüber hinaus noch die sog. Reservoirmethode, bei der aufsteigende Mengen der Provokationssubstanz nicht allein mittels aufsteigender Verdünnungsreihe, sondern durch eine Kombination von ansteigender Konzentration der Provokationslösung und ansteigender Befüllung eines Reservoirbeutels mit dem Provokationsaerosol realisiert werden. Hierbei ist je nach Protokoll die Herstellung von nur 1 bzw. von 4 Konzentrationen der Provokationslösung erforderlich, sodass dieses Verfahren insbesondere in der Praxis und klinischen Routine Verwendung findet (Arbeitskreis Bronchiale Provokationstests 1998).

Aufgrund der potenziell variablen Ausbringungsrate unterschiedlicher Vernebler ist insbesondere bei wissenschaftlichen Fragestellungen mit sequenziellen Messungen der bronchialen Hyperreagibiltät darauf zu achten, dass die Vernebler kalibriert sind und optimalerweise derselbe Vernebler für einen Patienten Verwendung findet.

46.2.5 Durchführung

Direkte Provokation

Nach Messung einer Ausgangsspirometrie erfolgt zunächst die Inhalation des Lösungsmittels mit anschließender Lungenfunktionskontrolle. Es ist ratsam, die spirometrischen Messungen im Rahmen der Provokationsuntersuchung abweichend der ATS/ERS-Kriterien (Miller et al. 2005) mit einem 6-sekündigen Ausatemmanöver durch ein verkürztes Ausatemmanöver zu ersetzen. Für die Beurteilung der Änderung der FEV_1 ist eine etwa 2-sekündige Ausatmung ausreichend. Ebenfalls ausreichend ist 1 Messwiederholung pro Provokationsstufe.

Das nach Inhalation des Lösungsmittels gemessene FEV_1 dient als Referenz für die Berechnung der prozentualen Lungenfunktionsveränderung. Außerdem werden extrem hyperreagible Patienten entdeckt, bei denen keine weitere Provokation stattfinden soll (FEV1-Abfall > 20 % bereits nach Lösungsmittel).

Im Anschluss erfolgt die serielle Inhalation aufsteigender Konzentrationen der Provokationssubstanz. Diese erfolgt pro Stufe entweder während 2-minütiger Ruheatmung oder durch 5-malige Applikation eines Aerosolbolus während der Inspiration in Abhängigkeit der apparativen Ausstattung und des Provokationsprotokolls (Crapo et al. 2000). Für Methacholin werden Konzentrationen der Provokationslösung von 0,031–16 mg/ml in jeweils Verdopplungsschritten verwendet. Bei der Bolusmethode wird gelegentlich auf jede zweite Verdünnungsstufe verzichtet. Auch die Reservoirmethode kommt je nach Protokoll mit wenigen Lösungen aus.

Wichtig für eine exakte Testdurchführung, die reproduzierbare Ergebnisse liefert, ist die Verwendung kalibrierter Vernebler. Bei der Ruheatmungsmethode werden Vernebler mit einem kalibrierten Massenausstoß von 0,13 ml/min ± 10 % verwendet. Für die Bolusmethode werden in der Regel Verneblersysteme eingesetzt, die pro Aerosolbolusinhalation 9 µl ± 10 % freisetzen. Für das Bolusverfahren ist eine korrekte Kalibration sehr entscheidend.

Da die pharmakologische Wirkung der Provokationssubstanzen relativ kurz ist, wird die jeweilige Messung der Lungenfunktion innerhalb von 3 min nach Ende einer Inhalationsstufe durchgeführt. Das Intervall zwischen den einzelnen Provokationsstufen sollte ungefähr 5 min betragen.

Am Ende der Provokation erfolgt eine Bronchospasmolyse mit einem β-2-Sympathomimetikum, wenn der prozentuale FEV_1-Abfall > 10 % beträgt. Eine weitergehende Nachbeobachtung ist dann nicht erforderlich.

Um in der klinischen Routine das Messverfahren möglichst effizient einzusetzen, kann unter folgenden Voraussetzungen das Provokationsprotokoll durch Weglassen oder Überspringen von Schritten verkürzt werden: Bei anamnestisch und lungenfunktionell gesunden Personen kann zur Ausschlussdiagnostik mit einer Lösungskonzentration von 1 mg/ml begonnen werden. Dies gilt auch bei Personen mit leichtgradigem Asthma, wenn die Lungenfunktion normal ausfällt und lediglich eine Bedarfsmedikation besteht. Bei Patienten mit leichtem Asthma bronchiale und entweder normaler Lungenfunktion unter Glukokortikoiden oder leichter Einschränkung der Lungenfunktion ohne Glukokortikoidtherapie darf mit einer Lösungskonzentration von 0,125 mg/ml begonnen werden. Weiterhin gilt: Wenn nach einer Provokationsstufe der prozentuale FEV_1-Abfall < 5 % beträgt, kann die nächste Provokationsstufe übersprungen werden.

Indirekte Provokation

Eine indirekte Provokation kann nichtpharmakologisch entweder durch ergometrische Belastung erfolgen oder mittels Kaltluft, z. B. durch komprimierte medizinische Druckluft. Bei der Ergometerbelastung wird eine 8-minütige Belastung mit über 4 min ansteigender (50 – 65 – 75 %) und schließlich 80 % der altersentsprechenden Maximalbelastung durchgeführt. Durch wiederholte Lungenfunktionsmessung in der ersten halben Stunde nach Belastung wird eine belastungsinduzierte Obstruktion entdeckt. Diese tritt normalerweise 5– 12 min nach Belastungsende auf und gilt als positiv, wenn der prozentuale FEV_1-Abfall > 10 % beträgt (Crapo et al. 2000).

Neben der unmittelbaren körperlichen Belastung können auch indirekt wirkende Substanzen wie hypertone Kochsalzlösung (4,5 %) oder Mannitol eingesetzt werden, um das Vorliegen einer belastungsinduzierbaren Bronchokonstriktion zu prüfen. Beide Substanzen führen durch Erhöhung der Osmolarität in der Atemwegsflüssigkeit zur Mediatorfreisetzung und damit indirekt zur Auslösung einer Bronchokonstriktion.

Insbesondere für die indirekte Provokation mit Mannitol steht mit der Einführung einer konfektionierten, kapselbasierten Pulverinhalation (Aridol®, Pharmaxis) eine Methode zur Verfügung, die sich mit geringem Aufwand durchführen lässt. Das Mannitoltrockenpulver wird in aufsteigender Dosierung (0 mg – 5 mg – 10 mg – 20 mg – 40 mg – 80 mg – 160 mg – 160 mg – 160 mg) über einen wiederbefüllbaren Kapselinhalator inhaliert und das FEV_1 jeweils 1 min nach Inhalation gemessen, bis das FEV_1 um ≥ 15 % vom Ausgangswert abgefallen ist oder die Gesamtmenge Mannitol von 635 mg inhaliert wurde.

46.2.6 Auswertung

Die Beurteilung der Provokationsantwort erfolgt in der Regel durch spirometrische Messung der Lungenfunktion. Der klassische Parameter zur Beurteilung ist hierbei das FEV_1. In der klinischen Praxis wird auch der »peak expiratory flow« (PEF) als Alternative zum FEV_1 eingesetzt. Neben der Spirometrie kann die Messung der Lungenfunktion bodyplethysmographisch mit Bestimmung des spezifischen Atemwegwiderstands erfolgen. Das für die Bestimmung des Atemwegswiderstands (RAW) notwendige Manöver zur Bestimmung des intrathorakalen Gasvolumens kann allerdings den Atemwegswiderstand beeinflussen, welches bei der Beurteilung der Lungenfunktionsergebnisse berücksichtigt werden muss und den Vorteil gegenüber der FEV_1-Messung aufwiegt. Bei Verwendung des spezifischen Atemwegswiderstands gilt eine Zunahme um 100 %, mindestens jedoch auf 2,0 kPa × s als positives Testergebnis.

Wird für die Auswertung der prozentuale Abfall des FEV_1 herangezogen, ist die Bezugsgröße zur Beurteilung der prozentualen FEV_1-Abnahme die Ausgangsmessung des FEV_1 nach Inhalation von physiologischer Kochsalzlösung bzw. bei Mannitolprovokation das FEV_1 nach Inhalation der 0-mg-Kapsel. Alle nachfolgend gemessenen Lungenfunktionswerte werden auf diese Ausgangsgröße bezogen.

■ **Direkte Provokation**

Eine genaue Berechnung der bronchial deponierten Dosis der Provokationssubstanz ist häufig durch das unterschiedliche Atemmuster des Patienten und Abscheidungen der Provokationssubstanz im Vernebler nicht möglich, sodass für die Auswertung die Konzentration der Provokationssubstanz in der Inhalationslösung herangezogen wird. Darüber hinaus ist aufgrund der kurzen Wirkdauer die applizierte Dosis nicht wirklich kumulativ, sodass sich für das direkte Provokationsverfahren die Berechnung einer Provokationskonzentration (PC_{20}) gegenüber einer Provokationsdosis (PD_{20}) durchgesetzt hat.

Durch logarithmische Darstellung der Dosis-Wirkungs-Kurve also der inhalierten Lösungskonzentration über der prozentualen Veränderung des FEV_1, wird mittels linearer Interpolation die Lösungskonzentration abgelesen, bei der das FEV_1 um 20% abgefallen ist (PC_{20}). Rechnerisch kann die PC_{20} entsprechend den Empfehlungen der American Thoracic Society (Crapo et al. 2000) ermittelt werden als

$$PC_{20} = antilog\left[logC1 + \frac{(logC2 - logC1)(20 - R1)}{R2 - R1}\right]$$

wobei C1 die Konzentration der Provokationslösung vor Erreichen und C2 die Konzentration der Provokationslösung bei Erreichen des 20 %igen Abfalls des FEV_1 ist. R1 und R2 stellen die dazugehörigen prozentualen Veränderungen des FEV_1 bei C1 bzw. C2 dar.

■ **Indirekte Provokation**

Als positives Testergebnis wird ein Abfall des FEV_1 um ≥ 15 % vom Ausgangswert (0 mg) nach Inhalation von ≤ 635 mg Mannitol oder ein Abfall des FEV_1 um ≥ 10 % zwischen 2 Dosierungen angesehen. Da hier die Provokationssubstanz nicht als Konzentration (mg/ml) sondern als Dosis (mg) inhaliert wird, wird auch das Ergebnis als PD_{15} angegeben.

46.2.7 Interpretation

Bei Abfall des FEV_1 um ≥ 20 % (bzw. ≥ 15 % nach Mannitolprovokation) liegt ein positives Testergebnis vor. Da die glattmuskuläre Antwort in Abhängigkeit von der pharmakologischen Dosis erfolgt und bei ausreichend hoch konzentrierten Inhalationslösungen jeder Patient mit einem Abfall der FEV_1 reagiert, wird eine PC_{20} > 8 mg/ml als Normalbefund definiert. Für die Mannitolprovokation gilt entsprechend eine PD_{15} > 635 mg als Normalbefund.

Tab. 46.2 Schweregrade der bronchialen Hyperreagibilität (BHR) für Methacholin

Einteilung	PC_{20} (mg/ml)
Normalbefund	> 8
Leichte BHR	$2 \leq PC_{20} < 8$
Mittelschwere BHR	$0{,}125 \leq PC_{20} < 2$
Hochgradige BHR	< 0,125

■ **Direkte Provokation**

Entsprechend des PC_{20}-Wertes kann eine Einteilung der bronchialen Hyperreagibilität in Schweregrade erfolgen. Neben dem Normalbefund bei einer PC_{20} > 8 mg/ml spricht eine PC_{20} < 0,125 mg/ml für das Vorliegen einer hochgradigen bronchialen Hyperreagibilität. Eine genaue Einteilung der Schweregrade wird in Tab. 46.2 gegeben.

Bei einem PC_{20}-Schwellenwert für Methacholin von 8 mg/ml spricht ein positives Testergebnis mit einer Spezifität von 96 % und einer Sensitivität von 77 % für das Vorliegen eines Asthma bronchiale, wobei in bestimmten Bevölkerungsgruppen geringere Werte und bei atopischen Personen höhere Werte gefunden wurden (Sumino et al. 2012). Ein negativer unspezifischer Provokationstest ist nicht geeignet, um das Vorliegen eines Asthma bronchiale auszuschließen. Allerdings ist der negativ-prädiktive Wert des Testergebnisses sehr hoch, sodass eine Asthmadiagnose zumindest anzuzweifeln ist. Der Nachweis einer bronchialen Hyperreagibilität im Fall eines positiven unspezifischen Provokationstests muss ebenfalls mit Vorsicht interpretiert werden und ist kein Beweis für Asthma bronchiale, weil es auch unspezifische Ursachen für das Vorliegen einer bronchialen Hyperreagibilität gibt, z. B. nach einem Atemwegsinfekt. Der positiv-prädiktive Wert ist deutlich niedriger als der negative Vorhersagewert.

■ **Indirekte Provokation**

Indirekte Provokationsverfahren haben möglicherweise aufgrund einer pathophysiologisch relevanteren Beeinflussung der Lungenfunktion (keine glattmuskuläre Kontraktion, sondern indirekte Freisetzung krankheitsrelevanter Mediatoren) eine etwas höhere Wertigkeit. Ein positives Testergebnis spiegelt das Vorliegen einer Atemwegsentzündung wider. So liegt die Spezifität für das Vorliegen von Asthma bei positivem Testergebnis für Mannitol höher als für Methacholin. Insbesondere das Ansprechen einer Therapie mit inhalativen Glukokortikoiden lässt sich über ein indirektes Provokationsverfahren mit engerem zeitlichen Zusammenhang verfolgen, was für eine unmittelbare Abhängigkeit des Testergebnisses vom Grad der Atemwegsentzündung spricht.

46.2.8 Sicherheitsaspekte

Unspezifische inhalative Provokationen sind in der Regel sehr sicher. Nebenwirkungen sind in der Regel lediglich pharmakologisch durch die Provokationssubstanz vermittelt und rasch spontan reversibel. Wegen des Nebenwirkungsprofils von Histamin hat diese Substanz gegenüber Methacholin an Bedeutung verloren.

46.3 Spezifische inhalative Allergenprovokation

Die inhalative Allergenprovokation wird zum Nachweis einer spezifischen Antwort der Lunge auf das eingesetzte Allergen verwendet. Die Provokation erfolgt durch Inhalation des Allergens nach Verneblung einer flüssigen Lösung. Verfahren der inhalativen Allergenprovokation z. B. in einem Provokationsraum werden hier nicht dargestellt.

Bei der inhalativen Allergenprovokation entsteht neben einer Frühreaktion innerhalb von ca. 10–20 min nach Inhalation in 50 % der Fälle eine Spätreaktion nach 3–8 h. Die Frühreaktion kann bis zu 1 h anhalten, und die Lungenfunktion normalisiert sich in der Regel spontan auf das Ausgangsniveau innerhalb von 1,5–3 h.

46.3.1 Indikation

Die Indikation zur spezifischen inhalativen Provokation ist eng zu stellen, da das Verfahren mit Morbidität (intensivierte Glukokortikoidtherapie) und Mortalität (anaphylaktische Reaktion) einhergehen kann. Als invasives Verfahren ist der Stellenwert für die klinische Routine eher gering, weil eine Diagnosestellung in der Regel bereits gut durch eine detaillierte und differenzierte Anamnese zusammen mit einem Hautpricktest bzw. Nachweis von spezifischem IgE gelingt. Die inhalative Allergenprovokation ist dann klinisch indiziert, wenn sich hieraus wichtige Konsequenzen für die Therapie oder die Kostenübernahme ergeben. Für den Nachweis des Kausalzusammenhangs bei vermuteter Berufserkrankung hat die spezifische inhalative Allergenprovokation beweisenden Charakter (▶ Kap. 47, Arbeitsplatzbezogene inhalative Provokationen). Darüber hinaus spielt dieses Provokationsverfahren in der klinischen Forschung eine herausragende Rolle, um pathophysiologische Zusammenhänge bei der allergischen Atemwegsentzündung zu untersuchen und die Wirksamkeit neuer antientzündlicher Medikamente beim Asthma bronchiale zu prüfen (Diamant et al. 2013).

46.3.2 Kontraindikation

Folgende Kontraindikationen sind zusätzlich zu den oben genannten Erkrankungen zu beachten: Therapie mit Betablocker, Status asthmaticus in der Vorgeschichte, Hypoxämie und/oder Hyperkapnie. Weiterhin müssen die Karenzzeiten einer Begleittherapie eingehalten werden (◘ Tab. 46.1), um eine valide Beurteilung zu erlauben. Da Glukokortikoide isoliert die Spätreaktion nach Allergenprovokation beeinflussen, ist es im Einzelfall möglich, diese Medikation zur Führung eines Positivnachweises der Frühreaktion nicht abzusetzen (Gonsior et al. 2002).

46.3.3 Voraussetzung

Die technischen Voraussetzungen zur Durchführung eines inhalativen Provokationsverfahrens sind bei unspezifischer und spezifischer Provokation identisch und sind im vorausgegangenen Kapitel zur unspezifischen (direkten) inhalativen Provokation beschrieben worden. Es ist ausführlich aufzuklären, und die Einwilligung hat schriftlich zu erfolgen.

Für die inhalative Allergenprovokation ist wegen der potenziellen Gefahr einer anaphylaktischen Reaktion eine komplette Notfallausrüstung im Untersuchungsraum erforderlich. Eine engmaschige Überwachung des Patienten bis 2 h nach letzter Inhalation und die Möglichkeit der Beobachtung bis zur Spätreaktion ist erforderlich. Darüber hinaus muss der Patient nach Entlassung mit der ambulanten Kontrolle der Lungenfunktion (z. B. »peak flow«) sowie mit Maßnahmen und Grenzen der Selbstmedikation vertraut sein.

46.3.4 Vorbereitung

Die meisten Allergene für die inhalative Provokation liegen als zugelassene lyophilisierte Extrakte vor, die in dieser Form nahezu unbegrenzt haltbar sind. Nach Rekonstitution ist die Haltbarkeit der Stammlösung begrenzt. Stabilisatoren und Konservierungsmittel können die Haltbarkeit verlängern, allerdings ihrerseits Einfluss auf das Testergebnis nehmen, sodass idealerweise inerte Lösungsmittel zum Einsatz kommen und die Gebrauchslösungen täglich frisch angesetzt werden.

Zum Einsatz kommen Inhalationsgeräte mit einem Partikelspektrum zwischen 1 und 5 µm, die je nach Provokationsprotokoll kontinuierlich betrieben werden (Ruheatmungsmethode) oder intermittierend während der Einatmung einen Aerosolbolus freisetzen (Bolusmethode). Beide Verfahren sind grundsätzlich gleich gut geeignet, liefern sehr ähnliche Ergebnisse und werden klinisch und wissenschaftlich unverändert gleichwertig eingesetzt. Auf die Notwendigkeit der Verneblerkalibration sei hier erneut hingewiesen (▶ Abschn. 46.2.4).

46.3.5 Durchführung

Um die Sicherheit der inhalativen Allergenprovokation zu erhöhen, also einerseits nicht mit einer zu hohen Allergenkonzentrationsstufe zu beginnen und andererseits zügig eine Antwort auszulösen, empfiehlt sich eine individuelle Festlegung der Startdosis. Hierfür wird neben der unspezifischen Reagibilität der Atemwege (PC_{20}-Methacholin) die individuelle Reaktion auf das zu testende Allergen in einem Hautpricktest mit serieller Verdünnung herangezogen (Cockcroft et al. 1987). Aus diesem Grund sind wässrige Allergenextrakte optimal, weil sie sowohl für die Hauttestung als auch für die inhalative Provokation zur Verfügung stehen.

Für die Durchführung der inhalativen Provokation werden in der Leitlinie der Deutschen Gesellschaft für Allergologie und klinische Immunologie (DGAKI) sowie der Deutschen Gesellschaft für Pneumologie (DGP) 3 Protokolle näher beschrieben (Gonsior et al. 2002). Wie bei der unspezifischen Provokation erfolgt immer zunächst eine erste Inhalation mit Lösungsmittel allein, um daraufhin den Referenzwert des FEV_1 zu bestimmen. Abweichend zur Methacholinprovokation erfolgt die Inhalation der nächsten Inhalationsstufe nicht nach 5, sondern standardmäßig nach ca. 20 min. In ◘ Abb. 46.1 ist ein Algorithmus dargestellt, der die nächsthöhere Inhalationsstufe anhand der Lungenfunktion nach 10 min festlegt und durch die Abstufung zur Sicherheit des Verfahrens beiträgt und ggf. eine zeitliche Verkürzung erlaubt.

Die Allergenprovokation wird beendet, wenn nach Inhalation das FEV_1 um 20 % abgefallen (oder der sRAW um 100 % in den pathologischen Bereich von 2,0 kPa × s angestiegen) ist.

Für die Erfassung der Spätreaktion wird die Messung der Lungenfunktion in halbstündlichen bis stündlichen Abständen fortgesetzt bis 5–8 h nach Beginn der Allergenprovokation. Sofern die Spätreaktion nicht quantitativ erfasst werden muss (primärer Endpunkt in klinischen Prüfungen), sind weniger Messzeitpunkte der Lungenfunktion ausreichend. Anschließend kann der Patient mit einem β-2-Sympathomimetikum unter ambulanter Lungenfunktionskontrolle entlassen werden.

Wird die inhalative Allergenprovokation wiederholt eingesetzt, um die Wirksamkeit neuer Medikamente zu evaluieren, so muss strikt auf eine identische Versuchsdurchführung (Verneblerkalibration, Inhalationsstufen und dauer) geachtet werden, um eine akzeptable Reproduzierbarkeit der Lungenfunktionsantwort zu gewährleisten. Mittlerweile existieren sichere, reproduzierbare Bolusprotokolle, bei denen eine einzelne Allergendosis wiederholt für die Beurteilung der Therapiewirksamkeit inhaliert wird.

46.3.6 Auswertung

Eine positive Frühreaktion liegt vor, wenn der Abfall des $FEV_1 \geq 20$ % zum Ausgangswert beträgt. Für die Spätreaktion gilt dies analog, wobei auch ein prozentualer FEV_1-Abfall von ≥ 15 % als Positivkriterium betrachtet wird.

Bei quantitativer Bewertung der Frühreaktion ist das Ausmaß als maximaler FEV_1-Abfall in den ersten beiden Stunden definiert. Zusätzlich kann eine Berechnung der PC_{20}-Allergene erfolgen entsprechend den obigen Ausführungen der unspezifischen Provokation.

Der Verlauf der Spätreaktion nach inhalativer Allergenprovokation ist, sofern vorhanden, individuell sehr unterschiedlich. Intraindividuell ist der Verlauf der Spätreaktion hingegen gut reproduzierbar. Für die Auswertung der Spätreaktion ist daher ein integraler Parameter besser geeignet als ein einzelner Kurvenpunkt. Aus diesem Grund wird zur Beschreibung der Spätreaktion die Fläche unter der prozentualen FEV_1-Kurve (AUC) herangezogen, z. B. im Zeitraum 4–7 h nach letzter Inhalation (AUC_{47}). Zusätzlich kann der maximale prozentuale FEV_1-Abfall beschrieben werden.

46.3.7 Interpretation

Die inhalative Allergenprovokation mit Aeroallergenen ist für die klinische Routine entbehrlich, weil sie keine Zusatzinformation zur ausführlichen Anamnese und Hauttestung liefert und darüber hinaus mit einem relevanten Risiko verbunden ist. Für die Untersuchung der Relevanz und Kausalität berufsbezogener Allergene ist die inhalative Provokation bei Verfügbarkeit der Allergene neben einer Untersuchung am Arbeitsplatz indiziert (▶ Kap. 47, Arbeitsplatzbezogene inhalative Provokationen). Die inhalative Allergenprovokation hat sich insbesondere als Methodik in der klinischen Entwicklung neuer Medikamente gegen Asthma durchgesetzt.

Für die Bestimmung der Wirksamkeit eines neuen Medikamentes besitzt die inhalative Allergenprovokation einen moderaten positiv-prädiktiven Wert, jedoch einen ausgezeichneten negativ-prädiktiven Wert.

46.3.8 Sicherheitsaspekte

Bei der inhalativen Allergenprovokation besteht grundsätzlich das Risiko des Auftretens lebensbedrohlicher

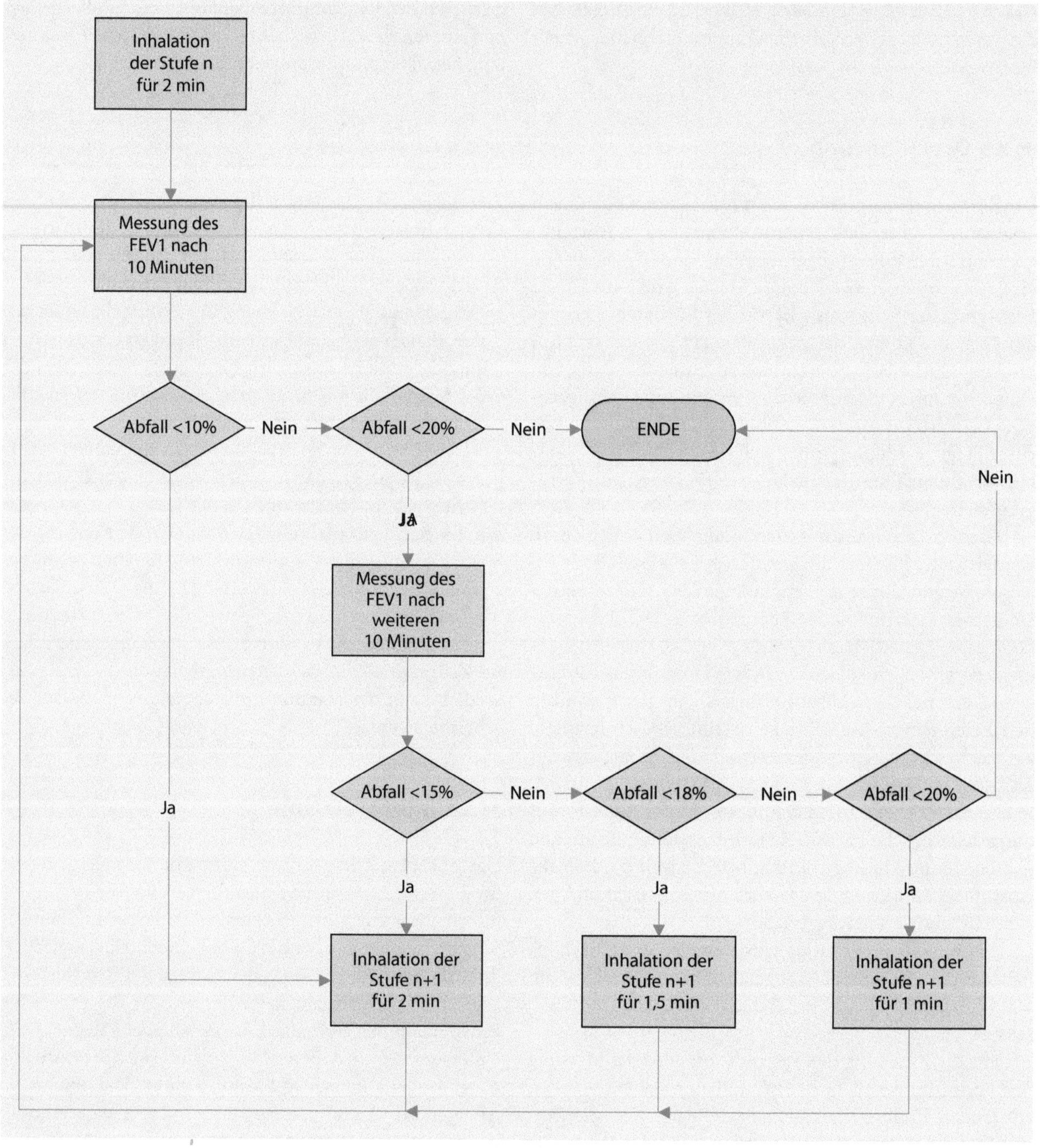

Abb. 46.1 Individuelle Stufenanpassung bei inhalativer Allergenprovokation (Ruheatmungsmethode)

Komplikationen. Aus diesem Grund gehört diese Methode in die Hand des erfahrenen und notfallmedizinisch geschulten Arztes. Bei sachgerechter Anwendung ist das Auftreten gefährlicher Komplikationen jedoch kontrollierbar und rechtfertigt den Einsatz der Methodik, selbst wenn kein unmittelbarer Nutzen für den Patienten vorliegt, z. B. im Rahmen der Medikamentenentwicklung.

Stärker ausfallende Frühreaktionen nach inhalativer Allergenprovokation sprechen in der Regel sehr gut auf die Gabe inhalativer β-2-Sympathomimetika an. Die Spätreaktion hingegen lässt sich manchmal nicht allein mit β-2-Sympathomimetika behandeln. Insbesondere nächtliche Symptome können über Tage anhalten, und die Intensität der Spätreaktion kann den Einsatz inhalativer oder systemischer Glukokortikoide erfordern.

46.4 Segmentale bronchoskopische Provokationen

Durch die Einführung der flexiblen fiberoptischen Bronchoskopie Mitte der 1980er Jahre wurde die Möglichkeit eröffnet, Provokationsverfahren auch lokal über das Bronchoskop vorzunehmen. Mit dieser Technik der segmentalen Provokation ist es über die letzten Jahrzehnte gelungen, wesentliche pathophysiologische Zusammenhänge der Atemwegsentzündung zu verstehen, indem sowohl die lokal entstehende Entzündungsantwort intensiv charakterisiert als auch gut standardisiertes humanes Material für die Forschung in vitro gewonnen werden konnte.

46.4.1 Segmentale Allergenprovokation

Die segmentale Allergenprovokation ist eine Provokationsmethode bei Patienten mit leichtem allergischem Asthma, bei der bronchoskopisch Allergenextrakte in ein oder mehrere Lungensegmente lokal appliziert werden. Zu bestimmten Zeitpunkten nach der Provokation erfolgt eine Probenahme aus dem gleichen Segment. Dies geschieht meistens in Form einer bronchoalveolären Lavage (BAL) oder als Bronchialbiopsie bzw. Bürstenabstrich. Die gewonnenen Zellen, Gewebe oder Flüssigkeiten werden anschließend im immunologischen Labor analysiert (▶ Abschn. 46.4.4). Eine Indikation zu diagnostischen klinischen Zwecken existiert für die segmentale Allergenprovokation nicht. Sie ist eine reine Forschungsmethode, um allergologische und immunologische Entzündungsvorgänge zu untersuchen. Sie wurde 1987 erstmals beschrieben (Metzger et al. 1987) und wird seitdem in den führenden Zentren der Asthmaforschung in Europa und den USA eingesetzt.

Die segmentale Allergenprovokation bietet den Vorteil, dass eine kontrollierte Menge Allergen in einen eng umschriebenen Lungenabschnitt appliziert werden kann, ohne dass die gesamte Lunge wie bei der inhalativen Provokation benetzt wird. Dies limitiert das provozierte Areal, erhöht die Dosiergenauigkeit und damit die Sicherheit für den Patienten. Dadurch können relativ hohe Allergenkonzentrationen in einzelne Lungenabschnitte appliziert werden, sodass eine schwere lokale allergische Entzündung sicher erreicht und analysiert werden kann. Dies ermöglicht die Gewinnung einer ausreichend großen Menge von Entzündungszellen und Mediatoren, sodass neben der primären Analyse des Probenmaterials auch In-vitro-Untersuchungen, z. B. auch mit sortierten Zellen, möglich werden. Da die Allergenprovokation segmental erfolgt, besteht die Möglichkeit, in weiteren Lungensegmenten entweder Kontrollprovokationen oder Provokationen mit unterschiedlichen Allergenkonzentrationen durchzuführen.

Die Spezifität der Untersuchungen bei allergischen Asthmatikern kann abgesichert werden durch identische Untersuchungen bei gesunden Kontrollpersonen oder bei nichtasthmatischen Allergikern. Typischerweise sind Fallzahlen von 15 Probanden bei Allergikern und 10 bei gesunden Kontrollpersonen ausreichend, um statistische Unterschiede in den biologischen Reaktionen zu zeigen.

46.4.2 Voraussetzung und Sicherheitsaspekte

Die segmentale Provokation ist eine invasive Provokationsmethode, die nur im Rahmen von klinischen Studien durchgeführt werden darf, die zuvor von einer Ethikkommission genehmigt worden sind. Der Patient muss nach ausführlicher Aufklärung über den Sinn und Zweck der Untersuchung sowie die damit verbundenen Risiken schriftlich einwilligen. Der durchführende Arzt muss mehrjährige Erfahrung in der Bronchoskopie und insbesondere mit Bronchoskopien zu Forschungszwecken haben. Das Bronchoskopieteam sollte weiterhin aus einer Bronchoskopieassistenz (z. B. Study Nurse) sowie einer Laborassistenz zur Entgegennahme der Proben bestehen. Zusätzlich ist zu empfehlen, eine weitere Person zu benennen, die sich als Anwalt des Patienten auf sein Wohlergehen konzentriert, um bei Überschreiten der tolerierbaren Belastung des Patienten das verbindliche Signal zum Abbruch der Bronchoskopie zu geben.

Zur Durchführung sind ein Bronchoskopieraum und ein Ruheraum zur Nachbeobachtung erforderlich. Die entsprechenden Hygienevorschriften bei endoskopischen Untersuchungen sind zu beachten. Eine Notfallausrüstung zur Behandlung allergologischer sowie kardiovaskulärer Notfälle ist erforderlich. Das Personal muss vertraut mit medizinischen Notfällen sein und regelmäßig darin geschult werden.

Bei der Nutzen-Risiko-Analyse der segmentalen Provokation ist grundsätzlich davon auszugehen, dass bei einem allergischen Asthmatiker durch die Allergenprovokation eine Bronchokonstriktion ausgelöst wird, die zu einer Verschlechterung des Gesundheitszustands führt. Durch sorgfältige Auswahl der Patienten, geeignete Prämedikation sowie die professionelle Durchführung der Untersuchung mit entsprechender Nachbetreuung ist das Risiko jedoch vertretbar gering, sodass es ethisch zu rechtfertigen ist. Seit Einführung des Verfahrens haben mehrere Forschungszentren über die Sicherheitsaspekte der segmentalen Provokation berichtet (Krug et al. 1996): Neben einem Hustenreiz kommt es zu einem passageren und moderaten Abfall der Lungenfunktion (FEV_1, »peak flow«) von 20–30 % sowie zu einem lokalen Giemen bei 30–40 % der Patienten. Als Einzelfall wurde bei wiederholter Allergenprovokation über eine krankenhauspflichtige Asthmaexazerbation berichtet. Weitere schwere Nebenwirkungen wurden nicht dokumentiert. Insgesamt wird die segmentale Allergenprovokation deshalb als sicher durchführbare Forschungsmethode bei Einhaltung entsprechender Sicherheitsvorkehrungen eingestuft (Busse et al. 2005).

46.4.3 Vorbereitung

Eine sorgfältige Auswahl der Patienten ist Voraussetzung für die sichere Durchführung der segmentalen Allergenprovokation. Grundsätzlich kommen aus Sicherheitsgründen nur Patienten mit leichtem Asthma infrage. Kontraindikationen für die Durchführung einer Bronchoskopie sind zu beachten. Da meist allergische Entzündungsmechanismen untersucht werden, ist in der Regel eine bestehende antientzündliche Asthmatherapie ein Ausschlusskriterium.

Mithilfe eines Hautpricktests und spezifischer IgE wird das Spektrum der allergischen Sensibilisierung festgestellt und in der Regel das Allergen mit der stärksten Reaktion für die segmentale Allergenprovokation ausgewählt. Als Provokationssubstanzen werden für die inhalative bronchiale Provokation zugelassene Allergenextraktlösungen möglichst ohne Konservierungsstoffe verwendet, die jeweils frisch angesetzt werden. Zur Ermittlung der individuellen Allergendosis, die segmental appliziert werden soll, hat sich entweder die Prickverdünnungsreihe (Krug et al. 1996) oder die stufenweise inhalative Allergenprovokation mit Bestimmung der PD_{20} bewährt (Julius et al. 2008).

Am Tag der Bronchoskopie ist eine Nahrungskarenz von 12 h erforderlich. Aktuelle Gerinnungsparameter, die nicht älter als 1 Woche zurückliegen sollten, müssen vorliegen. Nach einer Kontrolle der Lungenfunktion (FEV_1 > 70 % vom Sollwert) und dem Anlegen einer Venenverweilkanüle erfolgt die Prämedikation mit einem inhalativen β-2-Sympathomimetikum. Die intravenöse Gabe eines Sedativums (Midazolam 0,05 mg/kg KG) hat sich bewährt. Allerdings wird dies nicht von allen Zentren verwendet. EKG, Sauerstoffsättigung und der nichtinvasive Blutdruck werden während der Bronchoskopie und der Nachbeobachtungzeit von mindestens 2 h kontinuierlich überwacht.

46.4.4 Durchführung

Der bronchoskopische Zugang erfolgt entweder nasal oder oral, wobei der nasale Zugang wegen des verminderten Würgereizes für den Patienten angenehmer ist. Die lokale Anästhesie der Nasenschleimhaut erfolgt mithilfe eines Pumpsprays (Xylocain 10 %) und der Trachea und Bronchien über den Bronchoskopiekanal (Xylocain 2 %). Da das Lokalanästhetikum nach Resorption rasch systemisch wirksam ist, darf aus Sicherheitsgründen eine Höchstmenge von 8,2 mg/kg KG nicht überschritten werden (British Thoracic Society 2001).

Vor der segmentalen Allergenprovokation wird in einem separaten Lungensegment eine Ausgangsprobe entnommen. Dazu wird eine BAL mit z. B. 5 × 20 ml physiologischer isotonischer Kochsalzlösung durchgeführt. Je nach wissenschaftlicher Fragestellung werden zusätzlich Bronchialbiopsien bzw. Bürstenabstriche aus dem Segment entnommen. Danach wird das Bronchoskop z. B. in ein Lungensegment der linken Lunge (Lingula) geführt und eine Kontrollprovokation mit z. B. 10 ml physiologischer Kochsalzlösung über einen Katheter im Bronchoskopiekanal durchgeführt. Danach erfolgt die eigentliche Allergenprovokation in einem Segment auf der kontralateralen Lungenseite (z. B. Mittellappen) mit 10 ml Allergenlösung in physiologischer Kochsalzlösung. Provokationen in weiteren Segmenten sind möglich.

Nach der Bronchoskopie werden die Patienten für 2 h im Bronchoskopieraum überwacht. Danach können sie Nahrung zu sich nehmen und frühestens nach weiteren 2 h nach Kontrolle der Lungenfunktion entlassen werden. Bei Verwendung eines Sedativums müssen die erforderlichen Sicherheitsvorkehrungen (z. B. Begleitperson) beachtet werden.

Der Zeitpunkt der Probenahme nach Provokation richtet sich nach der wissenschaftlichen Fragestellung. Liegt das Interesse auf der Untersuchung akuter Entzündungsvorgänge, so erfolgt die Probenahme nach wenigen Minuten während der gleichen Bronchoskopie aus den Segmenten, die mit der Kochsalzlösung und mit der Allergenlösung provoziert wurden. Die Probenentnahme entspricht dabei der Probeentnahme der Ausgangprobe, um vergleichbare Proben vor und nach Provokation zu erhalten. Für die meisten wissenschaftlichen Untersuchungen ist die allergische Spätreaktion von Interesse. In diesem Fall erfolgt die Probenahme während einer zweiten Bronchoskopie z. B. am gleichen Tag nach 6 h oder typischerweise nach 24 h oder 48 h an den Folgetagen.

Neuere radiologische Untersuchungstechniken erlauben die Quantifizierung der segmental induzierten allergischen Entzündung auch ohne eine weitere Bronchoskopie: Die mittels PET nichtinvasiv gemessene regionale Aufnahmerate von (18)F-FDG zeigt eine hohe Korrelation zur Eosinophilie in der BAL nach segmentaler Allergenprovokation.

46.5 Immunologische und zellbiologische Untersuchungen

Als Probenmaterial für die Untersuchungen steht in der Regel die BAL aus der Ausgangsprobe sowie aus den allergen- und kontrollprovozierten Segmenten zur Verfügung. Insbesondere aus den allergenprovozierten Segmenten können hohe Zellzahlen von 10–100 Mio. Zellen mit einem hohen Anteil an eosinophilen Granulozyten gewonnen werden. Routinemäßig wird die Gesamtzellzahl sowie die Zelldifferenzierung bestimmt. Darüber hinaus werden durchflusszytometrisch Oberflächen- und intrazelluläre Marker analysiert sowie Genexpressionsanalysen durchgeführt. Die Untersuchungen können aus nativem Probenmaterial oder nach In-vitro-Zellkultivierung durchgeführt werden. Für spezielle Fragen ist auch eine Sortierung der Zellen im Zellsorter möglich.

In der Lavageflüssigkeit werden typischerweise Zytokine und Mediatoren entweder nativ oder nach Konzentrierung der Lavageflüssigkeit immunologisch gemessen. Die schlecht kontrollierbare Verdünnung der Substanzen durch die Lavagefüssigkeit stellt dabei ein inhärentes, bislang nicht gelöstes Problem bei der Normierung des Probenmaterials der BAL dar.

Aus den Gewebeproben und Bürstenabstrichen können immunhistologische bzw. zytologische Untersuchungen durchgeführt werden.

46.6 Weitere segmentale Provokationen

Für spezielle wissenschaftliche Fragestellungen können weitere umweltrelevante Substanzen bronchoskopisch appliziert und deren lokale Wirkung auf die Atemwege untersucht werden. Beispielsweise wurden Entzündungsvorgänge nach lokaler Gabe von Endotoxin beschrieben sowie die additive Wirkung von Endotoxin auf die allergische Entzündung untersucht. Untersuchungen über die lokale Wirkung von Feinstäuben, die eine Relevanz für die allergische Entzündung haben, erfolgten ebenfalls mithilfe der lokalen Provokationstechnik. Schließlich wurden Bakterienbestandteile lokal in die Lunge appliziert, um deren immunologische Wirkung zu untersuchen.

Literatur

Arbeitskreis Bronchiale Provokationstests (1998) Leitlinie für die Durchführung bronchialer Provokationstests mit pharmakologischen Substanzen. Pneumologie 52: 214–220

British Thoracic Society (2001) Guidelines on diagnostic flexible bronchoscopy. Thorax 56(suppl1): i1–i21

Busse WW, Wanner A, Adams K, Reynolds HY, Castro M et al. (2005) Investigative bronchoprovocation and bronchoscopy in airway diseases. Am J Respir Crit Care Med 172: 807–816

Cockcroft DW, Murdock KY, Kirby J, Hargreave F (1987) Prediction of airway responsiveness to allergen from skin sensitivity to allergen and airway responsiveness to histamine. Am Rev Respir Dis 135: 264–267

Crapo RO, Casaburi R, Coates AL, Enright PL, Hankinson JL, Irvin CG, MacIntyre NR, McKay RT, Wanger JS, Anderson SD, Cockcroft DW, Fish JE, Sterk PJ (2000) Guidelines for methacholine and exercise challenge testing-1999. This official statement of the American Thoracic Society was adopted by the ATS Board of Directors, July 1999. Am J Respir Crit Care Med 161(1): 309–329

Diamant Z, Gauvreau GM, Cockcroft DW, Boulet LP, Sterk PJ, de Jongh FH, Dahlén B, O'Byrne PM (2013) Inhaled allergen bronchoprovocation tests. J Allergy Clin Immunol 132(5): 1045–1055

Gonsior E, Henzgen M, Jörres RA, Kroidl RF, Merget R, Riffelmann FW, Wallenstein G; Deutsche Gesellschaft für Allergologie und klinische Immunologie und Deutsche Gesellschaft für Pneumologie (2002) Leitlinie für die Durchführung bronchialer Provokationstests mit Allergenen. Pneumologie 56: 187–198

Julius P, Lommatzsch M, Kuepper M, Bratke K, Faehndrich S, Luttmann W, Virchow JC (2008) Safety of segmental allergen challenge in human allergic asthma. J Allergy Clin Immunol 121: 712–717

Krug N, Teran LM, Redington AE, Gratziou C, Montefort S, Polosa R, Brewster H, Howarth PH, Holgate ST, Frew AJ, Carroll MP (1996) Safety aspects of local endobronchial allergen challenge in asthmatic patients. Am J Respir Crit Care Med 153: 1391–1397

Metzger WJ, Zavala D, Richerson HB, Moseley P, Iwamota P, Monick M, Sjoerdsma K, Hunninghake GW (1987) Local allergen challenge and bronchoalveolar lavage of allergic asthmatic lungs. Description of the model and local airway inflammation. Am Rev Respir Dis 135: 433–440

Miller MR, Hankinson J, Brusasco V, Burgos F, Casaburi R, Coates A, Crapo R,Enright P, van der Grinten CP, Gustafsson P, Jensen R, Johnson DC, MacIntyre N, McKay R, Navajas D, Pedersen OF, Pellegrino R, Viegi G, Wanger J; ATS/ERS Task Force (2005) Standardisation of spirometry. Eur Respir J 26: 319–338

Sterk PJ, Fabbri LM, Quanjer PH, Cockcroft DW, O'Byrne PM, Anderson SD, Juniper EF, Malo JL (1993) Airway responsiveness. Standardized challenge testing with pharmacological, physical and sensitizing stimuli in adults. Report Working Party Standardization of Lung Function Tests, European Community for Steel and Coal. Official Statement of the European Respiratory Society. Eur Respir J Suppl 16: 53–83

Sumino K, Sugar EA, Irvin CG, Kaminsky DA, Shade D, Wei CY, Holbrook JT, Wise RA, Castro M; American Lung Association Asthma Clinical Research Centers (2012) Methacholine challenge test: diagnostic characteristics in asthmatic patients receiving controller medications. J Allergy Clin Immunol 130: 69–75. Erratum ibid 130: 1084

Arbeitsplatzbezogene inhalative Provokationen

U. Ochmann, D. Nowak

T. Biedermann et al. (Hrsg.), *Allergologie*,
DOI 10.1007/978-3-642-37203-2_47,

47.1 Einleitung

Indikationen für eine arbeitsplatzbezogene inhalative Provokation können der Nachweis einer berufsbedingten allergischen Rhinitis, obstruktiven Atemwegserkrankung oder exogen-allergischen Alveolitis sein. Sie dient des Nachweises einer klinischen Relevanz einer im Hauttest oder serologisch nachgewiesenen Typ-I-Sensibilisierung (Rhinitis und Asthma), einer verzögert allergischen Reaktion (exogen-allergischen Alveolitis) oder kann auch bei fehlenden allergologischen Testmöglichkeiten zur Dokumentation eines Zusammenhangs zwischen Berufsallergen und Atemwegserkrankung sinnvoll eingesetzt werden.

Ungefähr 15 % aller Asthmaerkrankungen stehen in einem direkten Zusammenhang zu einer beruflichen Tätigkeit (Toren u. Blanc 2009). Die Prävalenz der arbeitsplatzassoziierten allergischen Rhinitis liegt um den Faktor drei höher (Moscato et al. 2011). In der internationalen Literatur wird die arbeitsplatzassoziierte Atemwegserkrankung (work-related asthma/rhinitis) unterteilt in die durch die Arbeit verursachte (occupational asthma/rhinitis) und in die durch die Arbeit verschlechterte Atemwegserkrankung (work-exacerbated asthma/rhinitis) (Moscato et al. 2011; Tarlo et al. 2008).

47.2 Epidemiologische und rechtliche Grundlagen

Etwa 80–90 % aller berufsbedingten Atemwegserkrankungen sind allergischer Genese. Obwohl mittlerweile mehr als 360 unterschiedliche Berufsallergene identifiziert worden sind, sind Mehle, Isocyanate, Latex, Persulfate, Aldehyde, Tierallergene, Holzstaub, Metallsalze und Enzyme für 50–90 % aller Berufsallergien verantwortlich (Vandenplas 2011). ◘ Tab. 47.1 führt Berufe bzw. Tätigkeiten mit hoher Allergenexposition auf.

Die exogen-allergische Alveolitis (EAA) ist mit einer Jahresinzidenz von ca. 0,5 Fällen/100 000 Einwohner eine seltene Erkrankung (vgl. ► Kap. 33, Exogen-allergische Alveolitis). Nach Diagnosestellung sollte jedoch bei der Ursachensuche auch immer an den Beruf gedacht werden. Häufige berufliche Allergene sind Schimmelpilze, Mikroorganismen (Farmerlunge, Befeuchterlunge) und Vogelallergene.

Gesetzliche Grundlage für ein Berufskrankheitenverfahren durch die Unfallversicherung ist das Sozialgesetzbuch VII. Die Berufskrankheiten sind in der Berufskrankheitenverordnung (BKV) gelistet. In dieser sind die allergische Rhinitis und das allergische Asthma bronchiale unter der Nr. 4301 subsumiert, im Jahr 2014 wurden 372 Erkrankungen unter dieser BK-Nummer neu anerkannt. Das Isocyanat-Asthma, der BK-Nr. 1315 zugeordnet, stellt eine Sonderform dar. Hier können sowohl immunologische als auch irritative Mechanismen pathogenetisch wirksam sein. Im Jahr 2014 sind 27 Isocyanat-bedingte Erkrankungen neu zur Anerkennung gekommen.

Zusätzlich kann auch ein irritativ-toxisches Asthma bronchiale als BK 4302 anerkannt werden. Im Jahr 2014 wurden 173 irritativ-toxisch ausgelöste Asthmaerkrankungen als Berufskrankheit anerkannt. Die exogen allergische Alveolitis ist unter der BK-Nr. 4201 eingeordnet, im Jahr 2014 wurden 23 Erkrankungen neu anerkannt.

Im Rahmen eines Berufskrankheitenverfahrens eines allergologischen Krankheitsbilds muss gezeigt werden, dass die Exposition gegenüber dem Berufsallergen in einem Kausalzusammenhang zu dem diagnostizierten Krankheitsbild zumindest im Sinn einer wesentlichen Teilursache steht. Hierfür gilt das Beweismaß der einfachen Wahrscheinlichkeit, es muss mehr dafür als dagegen sprechen.

Wenn der Verdacht auf eine berufsbedingte allergische Rhinitis vorliegt, wird im Fall einer bekannten Sensibilisierung die nasale Provokation mit dem Berufsallergen als Nachweis der klinischen Relevanz durchgeführt. In allen weiteren Fällen ist eine genaue Abgrenzung zu einer irritativen Rhinitis erforderlich, da letztere nicht Gegenstand der Berufskrankheitenliste ist.

47.3 Indikationen

Wenn eine inhalative Provokation bei der Diskussion einer berufsbedingten obstruktiven Atemwegserkrankung erwogen wird, sollte im Vorfeld das Asthma bronchiale im Vollbeweis diagnostiziert worden sein. Die inhalative Provokation kann für die Beweisführung notwendig sein, insbesondere wenn sich aus Arbeitsanamnese, allergologischen Befunden, Lungenfunktionsmonitoring am Arbeitsplatz, einer Messung der unspezifischen bronchialen Hyperreagibilität oder des exhalierten Stickstoffmonoxid mit und ohne Exposition und der Dokumentation einer anhaltenden Besserung nach Expositionsende zwar Hinweise auf eine arbeitsplatzassoziierte Atemwegserkrankung ergeben, aber der Kausalzusammenhang nicht eindeutig abzuleiten ist.

Ein positiver Provokationstest ist Bestandteil der Diagnosekriterien für eine exogen-allergische Alveolitis und kann somit gleichzeitig den Arbeitsplatzbezug belegen (Sennekamp et al. 2006). Hier ist einschränkend anzumerken, dass dies nur für einen akuten, nicht aber für einen chronischen Krankheitsverlauf einer EAA gilt. Die Indikation ist eng zu stellen, da ein schwerwiegender Krankheitsschub ausgelöst werden kann. Wenn die Diagnose einer EAA anhand der übrigen Diagnosekriterien eindeutig zu stellen ist und zusätzlich deutlich erhöhte spezifische IgG-Antikörper gegen ein Berufsallergen nachzuweisen sind, kann im Regelfall auf eine Provokationstestung verzichtet werden.

Tab. 47.1 Tätigkeiten und Expositionen mit besonderer Gefährdung für die Entstehung einer Berufsallergie der Atemwege

	Stoff/Allergen	Expositionsbeispiele
Tierische und menschliche Materialien	Haarstaub und Schuppen von Mensch und Tier	Friseurbetrieb, Landwirtschaft, Laboratorium, Veterinärwesen, Tierfarm, Zoologie
	Vogelfedern	Zoohandlung, Geflügelfarm, Verarbeitung von Federn
	Mäuse-, Rattenurin	Tierpflege, Versuchslaboratorien
	Insekten	Biologielabor
	Hausstaub- und Vorratsmilben	Landwirtschaft, Futtermittel
	Bienenmilben	Imkerei
	Fliegen, Küchenschaben, Heuschrecken, Mehlwurm, Mehlmotte, Reismehlkäfer	Forschungslabor, Zuchtbetrieb, Mehlverarbeitung, Futter- und Nahrungsmittelindustrie
	Zuckmücken	Zierfischfutter
	Bienen	Imkerei
	Rote Spinnmilben	Obstanbau
Pflanzliche Materialien	Mehle, Kleien	Bäckerei, Konditorei, Mühle
	Getreidestaub	Landwirtschaft, Mühle
	Sträucher- und Blumenpollen	Gärtnerei
	Tabakblätter, Tee	Anbau, Verarbeitung
	Grüne Kaffeebohne, Kakao-, Rizinusbohne	Plantagen, Dock- und Lagerarbeit
	Henna	Friseurbetrieb
	Schimmelpilze	Abfallwirtschaft; Landwirtschaft; Gärtnerei; Klima- und Befeuchtungsanlagen
	Ficus	Gärtnerei, Zimmerpflanze, Dekoration
	Latex	Pflege- und Gesundheitsberufe, Handschuhe
	Holzstäube	Tischlerei, Holzbearbeitung
Biologische Enzyme	Amylase, Xylanase, Zellulase	»Mehlberufe«
	Proteasen u. a. Enzyme	Waschmittelherstellung, Küchenbetriebe
	Papain, Subtilisin, Pankreatin, Trypsin	Labore, pharmazeutische Betriebe
	Pektinase	Obstverwertung
Niedermolekulare Substanzen	Isocyanate	Schaumstoffherstellung, Lacke, Klebstoffe, Füll- und Abdichtmassen, Härter
	Persulfate	Friseure, Haarbleichmittel
	Platinsalze	Edelmetallschneidereien, Katalysatorherstellung
	Aldehyde	Desinfektionsmittel
	Säureanhydride	Kunststoffe, Kunstharze, Härter, Farbstoffe
	Methylmethacrylate	Zahnprothesen, Knochenzement, künstliche Fingernägel, Klebstoffe
	Epoxidharze	Abdichtmassen, Kunstharze, Lacke, Klebstoffe
	Kolophonium	Löten

Die Expositionstestungen sollten nach der aktuellen Leitlinie zum arbeitsplatzbezogenen Inhalationstest der Deutschen Gesellschaft für Arbeits- und Umweltmedizin (DGAUM) durchgeführt werden (Baur et al. 2010). Auch sollte das neue Konsensuspapier der European Respiratory Society zur spezifischen Provokation mit Berufsstoffen beachtet werden (Vandenplas et al. 2014).

47.4 Kontraindikationen

Folgende Kontraindikationen sind zu beachten:
- Akuter Atemwegsinfekt
- Bronchiale Obstruktion: spezifischer Atemwegswiderstand > 1,5 kPa*s, FEV_1 < 70 % Soll
- Schwere sonstige Erkrankung
- Therapie mit Betablocker
- Schwangerschaft
- Hypoxämie und/oder Hyperkapnie
- Sehr hohes Risiko (status asthmaticus in Vorgeschichte)
- Mittels anderer Verfahren bereits ausreichende zuverlässige Beurteilung möglich

Weiterhin müssen eine schriftliche Einverständniserklärung des Betroffenen und eine komplette Notfallausrüstung vorhanden sein. Zu beachten sind die Mindestabsetzzeiträume vor Testung für verschiedene Medikamente (Tab. 47.2), um falsch-negative Testungen zu vermeiden. Eine Änderung der Medikation sollte immer unter Absprache mit und Kontrolle durch den behandelnden Pneumologen erfolgen und darf nicht zu einer Kontraindikation durch eine relevante bronchiale Obstruktion bereits vor Testung führen.

Tab. 47.2 Mindestabsetzzeiträume für atemwegswirksame Medikamente vor Provokationstestung

Medikament	Mindestabsetzdauer
β-2-kurzwirksam	6 h
β-2-kurzwirksam	1 Tag
Parasympathomimetika	1 Tag
Theophyllinderivate	1 Tag
Antihistaminika	2 Tage
Leukotrienantagonisten	7 Tage
Glukokortikoide	14 Tage
Zentrale Antihypertensiva, trizyklische Antidepressiva	21 Tage

47.5 Durchführungsmodalitäten

Wird eine ambulante Provokationstestung erwogen, muss ein Nachbeobachtungszeitraum von mindestens 6 h eingehalten werden, um eventuelle Spätreaktionen der Typ-I-Allergie zu erfassen. Bei Diagnostik einer EAA, bei nach anamnestischen Angaben zu erwartender ausgeprägter Atemwegsreaktion oder bei nächtlichen Asthmaanfällen sowie bei hochgradiger Sensibilisierung ist eine stationäre Unterbringung nach der Testung zu empfehlen.

Wird das angeschuldigte Allergen als standardisierte Provokationslösung angeboten, kann eine nasale Testung oder bronchiale Provokationstestung mit steigenden Allergenkonzentrationen erfolgen. Die nasale Provokation wäre zur Beweisführung einer allergischen Rhinitis bei ausschließlich nasalen Beschwerden ausreichend oder kann bei Kontraindikationen für eine bronchiale Provokation als mittelbarer Beweis der klinischen Relevanz einer Sensibilisierung erwogen werden. Die bronchiale Provokationstestung ist durch die Verdünnungsreihe gut kontrollierbar. Zu Beginn muss eine Referenzmessung mit Lösemittel des Allergens durchgeführt werden. Die Testung mit standardisierter Provokationsallergenlösung erfolgt an einem Tag, ggf. sollte am Nachmittag des Vortags sowie bei negativer Reaktion auf das Allergen am Nachmittag nach der Testung die unspezifische bronchiale Hyperreabilität (BHR) überprüft werden, um eine Änderung der Atemwegsempfindlichkeit zu dokumentieren. Für die meisten Berufsallergene gibt es jedoch keine fertigen Allergenlösungen, sodass die Testungen mit dem Nativstoff durchgeführt werden muss. Für die Testung mit Nativstoffen empfiehlt die European Respiratory Society (ERS) in ihrer Veröffentlichung aus 2014 ein 3-tägiges Programm (Vandenplas et al. 2014; Tab. 47.3). In diesem Fall ist eine Quantifizierung der Expositionshöhe nur durch ein Raumluftmonitoring möglich, was zumindest bei Isocyanat-Expositionen zu empfehlen ist.

Wenn der Nativstoff neben einer atemwegssensibilisierenden auch eine atemwegsirritative Wirkung hat, ist eine diesbezügliche Differenzierung des Pathomechanismus nicht möglich. Dies gilt z. B. für Persulfate und Methylmethacrylate. Bei Diskussion eines Berufsasthmas ist dies sekundär, da auch ein irritativ-toxisch verursachtes Asthma anerkannt werden kann. Bei staubförmigen Nativstoffen ist zuvor eine 30-minütige Referenztestung mit einem inerten Staub, z. B. Laktose, notwendig. Bei flüssigen und festen Stoffen ist der Dampfdruck zu beachten. Um eine passende Raumluftkonzentration zu bekommen, kann das Erhitzen der Stoffe erforderlich sein. Auch müssen Raumgröße und Belüftung so gewählt werden, dass eine relevante Exposition des Betroffenen gegeben ist. Optimal wäre eine spezielle Expositionskabine mit kontrollierter Absaugung, wie in Abb. 47.1 dargestellt.

Tab. 47.3 Programm für die Testung mit Nativstoffen. (Vandenplas et al. 2014)

	Vorgehen
Schema 1[a]	
Tag 1	Kontrolltag mit inerter Testsubstanz (z. B. Laktose als Staub, physiologische Kochsalzlösung als Aerosol)
	Anschließend Prüfung BHR
Tag 2	Exposition mit dem Berufsstoff
	Anschließend erneut Prüfung der BHR
Tag 3	Bei negativer Reaktion weiterer Expositionstag mit Berufsstoff
Tag 4	24 h nach letztem Expositionstag mit Berufsstoff erneut BHR
Schema 2 (verkürzt)[b]	
Tag 1	Am Nachmittag BHR
Tag 2	Exposition mit Berufsstoff und erneute BHR im Fall einer negativen Reaktion
Tag 3	Kontrolltag (nur bei positiver Reaktion auf Berufsstoff notwendig)

[a]Dieses aus wissenschaftlicher Sicht sinnvolle Schema ist sehr aufwändig. Bei Umsetzungsschwierigkeiten kann ein verkürztes Schema angewendet werden.
[b] Eine weitere Verkürzung des Ablaufs wäre möglich, wenn man die Testung mit der Kontrollsubstanz am Tag 2 für ca. 30 min vor der Testung mit dem Berufsstoff durchführt.

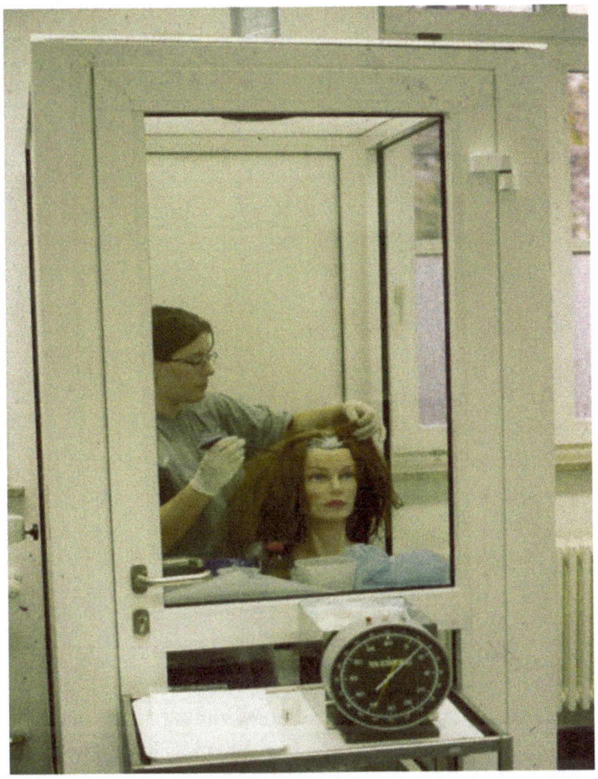

Abb. 47.1 Arbeitsplatzbezogene Expositionstestung mit Friseurstoffen in Expositionskabine

Vorteil einer Testung mit Nativstoff ist, dass zeitgleich mehrere Erfolgsorgane einer Typ-I-Sensibilisierung, neben oberen und unteren Atemwegen auch Konjunktiven und die Haut, exponiert sind. Zusätzlich kann evtl. das Auftreten eines aerogenen Kontaktekzems bei paralleler Typ-IV-Sensibilisierung (z. B. Epoxidharze) dokumentiert werden.

Die Dauer der Exposition mit dem Berufsstoff ist durch die erforderlichen Nachmessungen auf maximal 90 min begrenzt. Bei Atemwegsbeschwerden muss unmittelbar während der Exposition/Allergeninhalation, spätestens sofort nach Beendigung, eine Lungenfunktionsmessung erfolgen und ggf. über eine Bronchospasmolyse entschieden werden. Zwei weitere Messungen sind nach jeweils 15 min durchzuführen. Dann können in Abhängigkeit von der Atemwegssymptomatik die Messabstände schrittweise auf 1 h verlängert werden. Weitere Kontrollmessungen können bei Hinweisen auf beginnende bronchiale Obstruktion erforderlich werden. Nach Abschluss der Testung (6 h nach Exposition) sollte der verantwortliche Arzt eine Lungenauskultation und ein Abschlussgespräch durchführen.

Ist eine stationäre Unterbringung nach der Testung geplant, sollte eine Schulung für ein elektronisches Peakflow-Messgerät erfolgen, damit der Betroffene bis zum Einschlafen weitere Messungen in Eigenregie durchführen kann. Am Folgetag sollte morgens nochmals eine Kontrollmessung durchgeführt werden. Gegebenenfalls kann dann bei bis dato reaktionsfreiem Verlauf eine erneute unspezifische bronchiale Provokation ca. 24 h nach erfolgter spezifischer Provokation ergänzt werden.

Eine inhalative Provokation bei einer EAA mit akutem Verlauf kann grundsätzlich in Parallele zu den Protokollen bei einem Asthma bronchiale durchgeführt werden, nur müssen vor der Testung neben der Lungenfunktionsprüfung auch Messungen von Diffusion und Blutgasen, Leukozyten im Blut und der Körpertemperatur erfolgen, fakultativ auch ein Röntgen-Thorax. Nach der Testung sollten alle Parameter stündlich bis mindestens 8 h nach Testung kontrolliert werden. Nächtliche Beschwerden sollten möglichst präzise dokumentiert werden. Eine erneute Messung aller Parameter erfolgt nach 24 h. Zu diesem Zeitpunkt wäre ggf. auch eine erneute Röntgen-Thorax-Aufnahme zu veranlassen. Bei komplexen Fragestellungen, insbesondere bei noch nicht gesichertem Krankheitsbild, kann eine Bronchiallavage 48–72 h nach Exposition zum Nachweis einer lymphozytären Aleolitis erwogen werden.

47.6 Interpretation der Ergebnisse

Nasale Provokation

Als eine positive nasale Reaktion gilt nach Leitlinie (Bachert et al. 2003) ein Abfall des einseitigen nasalen Flows der provozierten Seite um mehr als 40 % bei 150 Pa und/oder das Auftreten von klinischen Symptomen mit Anstieg des Scores um mindestens 3 Punkte.

Bronchiale Provokation (Asthma)

Sie ist als positiv zu bewerten, wenn sich der spezifische Atemwegswiderstand im Vergleich zur Referenzmessung verdoppelt und gleichzeitig mindestens 2,0 kPa × s beträgt. Alternativ kann auch ein Abfall der Einsekundenkapazität (FEV_1) um mindestens 20 % herangezogen werden. Diesbezüglich muss jedoch immer der Verlauf der Vitalkapazität (VK) mit betrachtet werden. Wenn Berufsstoffe zusätzlich eine irritative Wirkung haben, kann es zu einer reflektorischen Inspirationshemmung mit flacherer Atmung kommen. In diesem Fall wäre das FEV_1 zwar absolut, jedoch nicht in Relation zur VK erniedrigt, und es läge keine bronchiale Obstruktion vor.

Bei nach diesen Kriterien positiver Testung muss die Durchführung eines Kontrolltages mit Tagesprofil diskutiert werden. Das vorherige Absetzen der atemwegswirksamen Medikation kann bereits einen relevanten FEV_1-Abfall über den Tagesverlauf induzieren, ohne dass der Berufsstoff ursächlich ist. Aus Kosten- und Zeitgründen ist dies oft nicht umsetzbar.

Im Statement der American Thoracic Society wird die Änderung der unspezifischen bronchialen Provokation nach spezifischer Expositionstestung als objektives Kriterium für den Arbeitsplatzbezug eines Asthma bronchiale diskutiert (Chan-Yeung et al. 2003). Eine um den Faktor 3 geringere Konzentration an Methacholin oder Histamin, die eine unspezifische bronchiale Hyperreagibilität auslöst, wird als signifikant angesehen. Weitere Studien belegen entsprechende Zusammenhänge. Es konnte u. a. bei Asthmapatienten, die nach einer spezifischen Expositionstestung einen Anstieg der bronchialen Empfindlichkeit um mindestens 2 Stufen haben, gezeigt werden, dass eine zweite zeitnah folgende Expositionstestung positiv ausfiel (Sastre et al. 2003).

Der Nachweis eines zeitlich verzögerten Anstiegs des exhalierten NO nach Expositionstestung ist ebenfalls einsetzbar, wird jedoch nicht durchgehend beobachtet. Das Maximum wird, falls es zu einem Anstieg kommt, allerdings erst nach 24 h erreicht. Während durch den Nachweis einer bronchialen Obstruktion während oder innerhalb von 6 h nach Exposition ein Kausalzusammenhang eindeutig belegt ist, können durch die Zunahme der bronchialen Empfindlichkeit und/oder Anstieg des exhalierten NO zumindest mittelbare Zusammenhänge zwischen Exposition und Atemwegserkrankung argumentiert werden.

Bronchiale Provokation (EAA)

Pulmonale und systemische Reaktionen beginnen meist 3–4 h nach Exposition und halten bis zu 12 h an.

Für die Annahme einer pulmonalen Reaktion gelten folgende Anhaltspunkte:

- Abfall der Vitalkapazität um mindestens 20 %
- Abfall der CO-Diffusionskapazität um mindestens 15 % oder Abfall des arteriellen Sauerstoffpartialdrucks um mindestens 7 mmHg
- Neu auftretende feuchte Rasselgeräusche über der Lunge
- Neu aufgetretenes EAA-typisches Milchglasphänomen in der Bildgebung

Hinweise auf eine signifikante systemische Beteiligung geben folgende Veränderungen:

- Anstieg der Leukozytenzahl im Blut um mindestens $2500/mm^3$
- Anstieg der Körpertemperatur um mindestens 1 °C
- Schüttelfrost, allgemeines Krankheitsgefühl und Gliederschmerzen

47.7 Limitationen

Oft kann die Expositionstestung nicht die realen Bedingungen am Arbeitsplatz in vollem Umfang, v. a. bezüglich Expositionshöhe und -dauer widerspiegeln. Es können keine komplexen Mischexpositionen nachgestellt werden, die Expositionshöhen am Arbeitsplatz sind meist nicht bekannt und können unter Laborexpositionsbedingungen auch nicht kontrolliert werden. Eine Exposition über einen gesamten Arbeitstag ist gleichfalls nicht möglich. Zusätzlich besteht durch die Arbeitsplatzsituation mit körperlicher Arbeit meist eine erhöhte Ventilation, die ebenso nicht in dieser Form simuliert werden kann. Auch kann nach längeren Karenzzeiten eine einmalige kurzzeitige Exposition gegenüber einem atemwegssensibilisierend wirkenden Arbeitsstoff nicht ausreichend sein, um eine Sofortreaktion an den Atemwegen mit bronchialer Obstruktion hervorzurufen. Des Weiteren kann eine nicht abzusetzende atemwegswirksame Medikation zu falsch-negativen Ergebnissen führen.

Literatur

Bachert C et al. (2003) Allergische Rhinokonjunktivitis Leitlinie der Deutschen Gesellschaft für Allergologie und klinische Immunologie (DGAI). Allergo J 12: 182–194

Baur X, Drexler H, Kraus T, Merget R, Nowak D, Schneider J, Triebig G, Thürauf J (2010) Arbeitsmedizinische Leitlinie der Deutschen Gesellschaft für Arbeitsmedizin und Umweltmedizin e.V. (DGAUM). Arbeitsplatzbezogener Inhalationstest (AIT). Arbeitsmed Sozialmed Umweltmed 45(7): 434–441

Chan-Yeung M, Malo JL, Tarlo SM, Bernstein L, Gautrin D, Mapp C, Newman-Taylor A, Swanson MC, Perrault G, Jaques L, Blanc PD, Vandenplas O, Cartier A, Becklake MR; American Thoracic Society (2003) Proceedings of the first Jack Pepys Occupational Asthma Symposium. Am J Respir Crit Care Med 167(3): 450–471

Moscato G, Rolla G, Siracusa A (2011) Occupational rhinitis: consensus on diagnosis and medicolegal implications. Curr Opin Otolaryngol Head Neck Surg 19: 36–42

Sastre J, Fernández-Nieto M, Ana Novalbos A, de las Heras M, Cuesta J, Quirce S (2003) Need for monitoring nonspecific bronchial hyperresponsiveness before and after isocyanate inhalation challenge. Chest 123: 1276–1279

Sennekamp J, Müller-Wening et al. (2006) Empfehlungen zur Diagnostik der exogen-allergischen Alveolitis Arbeitsgemeinschaft exogen-allergische Alveolitis der Deutschen Gesellschaft für Allergologie und Klinische Immunologie (DGAKI). Allergologie 29: 431–438

Tarlo SM, Balmes J, Balkissoon R et al. (2008) Diagnosis and management of work-related asthma: American College Of Chest Physicians Consensus Statement. Chest 134: 1S–41S

Toren K, Blanc PD (2009) Asthma caused by occupational exposures is common – a systematic analysis of estimates of the population-attributable fraction. BMC Pulm Med 9: 7

Vandenplas O (2011) Occupational asthma: etiologies and risk factors. Allergy Asthma Immunol Res 3: 157–167

Vandenplas O, Suojalehto H, Aasen TB, Baur X, Burge PS, de Blay F, Fishwick D, Hoyle J, Maestrelli P, Muñoz X, Moscato G, Sastre J, Sigsgaard T, Suuronen K, Walusiak-Skorupa J, Cullinan P; ERS Task Force on Specific Inhalation Challenges with Occupational Agents (2014) Specific inhalation challenge in the diagnosis of occupational asthma: consensus statement. Eur Respir J 43(6): 1573–1587

Nahrungsmittelprovokationen

B. Niggemann, K. Beyer

T. Biedermann et al. (Hrsg.), *Allergologie*,
DOI 10.1007/978-3-642-37203-2_48,

48.1 Einleitung

Zur Abklärung von vermuteten Nahrungsmittelallergien steht eine Reihe von diagnostischen Möglichkeiten zur Verfügung. Dazu zählen – neben einer genauen Anamnese und evtl. Symptom-Nahrungsmittel-Protokollen – v. a. die Bestimmung des spezifischen IgE im Serum (inklusive der Komponentendiagnostik, s. auch ▶ Kap. 51, In-vitro-Serumdiagnostik), der Hautpricktest (s. auch ▶ Kap. 43, Hauttestung: Typ-I- und Typ-IV-Testung) sowie orale Provokationstests. Eine untergeordnete Rolle spielen der Atopie-Patch-Test, Basophilenaktivierungstest und der Histamin-Release-Test oder andere Verfahren. Abzulehnen sind alternative Verfahren ohne Evidenz, zu denen auch die Bestimmung des spezifischen IgG im Serum gehört (Kleine-Tebbe et al. 2009).

Da ein einzelner beweisender Parameter weiterhin nicht zur Verfügung steht, ist ein mehrstufiges Vorgehen unter Berücksichtigung individueller Faktoren sinnvoll (Niggemann et al. 2011). Letztendlich bleibt in den meisten Fällen jedoch eine kontrollierte orale Provokation der einzig gültige diagnostische Test, der eine langfristige therapeutische Eliminationsdiät indizieren sollte. Dies gilt ganz besonders für verzögert auftretende Reaktionen nach Genuss eines Nahrungsmittels. Darüber hinaus müssen sichere anaphylaktische Reaktionen mit entsprechendem IgE-Nachweis nicht immer reproduziert werden.

Eine weitere Ausnahme bilden pollenassoziierte Nahrungsmittelallergien, bei denen meist eine hinweisende Anamnese in Verbindung mit dem entsprechenden Nachweis von spezifischem IgE gegen das Inhalationsallergen oder einem positivem Hautpricktest allein ausreicht, den Patienten zu beraten.

Orale Provokationen sollten – wenn immer möglich – als doppelblinde, plazebokontrollierte orale Provokationen (DBPCFC) durchgeführt werden. Nur so kann davon ausgegangen werden, dass subjektive Faktoren weitgehend ausgeschaltet sind. Doch selbst korrekt durchgeführte DBPCFC sind nicht ohne Fehlermöglichkeiten (Niggemann u. Beyer 2007a; Gellerstedt et al. 2007). Indikationen, Durchführung und Interpretation von oralen Provokationen im Rahmen der Abklärung von vermuteten Nahrungsmittelallergien werden hier dargestellt. Die Bedeutung von Augmentationsfaktoren für Anaphylaxien gerade gegenüber Nahrungsmitteln wird zunehmend erkannt und ist daher auch für die Abklärung wichtig. Dieser Teil wird im ▶ Kap. 21, Kokaktoren bei Soforttypreaktionen beschrieben.

48.2 Indikationen von oralen Provokationstestungen

Orale Provokationstestungen haben 2 Ziele:

1. Verursachende Nahrungsmittel zu entdecken, damit sie in der Folgezeit gemieden werden können und
2. zu beweisen, dass bestimmte Nahrungsmittel für die Symptomatik des Patienten keine Rolle spielen und somit unsinnige Einschränkungen verhindert werden können.

Darüber hinaus möchte man im Fall einer positiven Provokation wiederum 2 Fragen beantworten:

1. Liegt eine sichere Ja-Nein-Entscheidung vor?
   Die Antwort ist für die Frage einer therapeutischen Eliminationsdiät und ggf. einer Ersatznahrung sowie das Verordnen von Notfallmedikamenten wichtig.
2. Wie ausgeprägt ist die klinische Reaktion? Diese Antwort ist hilfreich, um einen sehr groben Anhalt für den individuellen Schwellenwert zu gewinnen.
   Hierbei muss allerdings der Einfluss von möglichen Augmentationsfaktoren im täglichen Leben berücksichtigt werden.

Bei der individuellen Indikation zu oralen Provokationstestungen sollten folgenden Aspekte hinzugezogen werden:

- Ernährungsphysiologische Notwendigkeit: Ist das Nahrungsmittel für die entsprechende Person wichtig? Das ist z. B. bei Kuhmilch im Säuglings- und Kindesalter der Fall.
- Vermeidbarkeit/Exposition: Wie leicht kann das Nahrungsmittel gemieden werden und wie viel Verzicht ist dafür notwendig? Hühnerei ist z. B. ernährungsphysiologisch nicht notwendig, aber schmackhaft und schwierig zu meiden.
- Gefährdungsgrad: Hier können als Beispiel Erdnüsse genannt werden, die aufgrund ihrer potenziellen Bedrohung im Hinblick auf ihre klinische Relevanz abgeklärt werden sollten.

Nicht zwingend notwendig sind orale Provokationstestungen bei Säuglingen und Kleinkindern mit Allergenen, die ernährungsphysiologisch nicht notwendig sind und bei denen eine Exposition mit dem entsprechenden Allergen unwahrscheinlich ist, z. B. bei einem 9 Monate alten erdnusssensibilisierten Säugling, der erst im Alter von 2 Jahren eine Kindertageseinrichtung besuchen soll. Ebenso kann man sich bei klar zuordenbarer Anaphylaxie mit einer dazu passenden Sensibilisierung zunächst gegen eine Provokationstestung entscheiden.

Tab. 48.1 Beispiel einer oligoallergenen Basisdiät jenseits des Säuglingsalters. (Niggemann et al. 2011)

Nahrungsgruppe	Nahrungsmittel
Getreide	Reis
Fleisch	Lamm, Pute
Gemüse	Blumenkohl, Brokkoli, Gurke
Fett	Raffiniertes Pflanzenöl, milchfreie Margarine
Getränke	Mineralwasser, schwarzer Tee
Gewürze	Salz/Zucker

Die Zusammenstellung der Kost sollte sich immer individuell an vorliegender Diagnostik und den Bedürfnissen des Betroffenen orientieren.

48.3 Vorgehen vor oraler Provokationstestung

Für den Fall, dass eine Zuordnung von Krankheitssymptomen und Aufnahme von bestimmten Nahrungsmitteln nicht möglich ist (z. B. bei schwerer atopischer Dermatitis mit multipler Sensibilisierung), sollte entweder

1. eine diagnostische Eliminationsdiät (gezieltes Weglassen eines angeschuldigten Nahrungsmittels) oder
2. eine diagnostische oligoallergene Basisdiät (Reduktion der Ernährung auf wenige, als gering allergen bekannte, Nahrungsmittel) für 1–2 Wochen durchgeführt werden. Bei Säuglingen besteht eine oligoallergene Basis aus einer extensiv hydrolysierten Formula auf Kuhmilchbasis (eHF) oder einer Aminosäurenformula (AAF). Jenseits des Säuglingsalters werden 1–2 verträgliche Lebensmittel aus jeder Nahrungsmittelgruppe verabreicht (Tab. 48.1).

Wenn unter einer 1- bis 2-wöchigen oligoallergenen Basisdiät keine Besserung des klinischen Bildes (z. B. des Ekzems) beobachtet wird, ist eine Nahrungsmittelallergie für die Symptomatik des Patienten wenig wahrscheinlich und in der Regel eine Provokationstestung und diätetische Einschränkungen nicht erforderlich. Wird dagegen eine Besserung der klinischen Symptome unter der diagnostischen Eliminationsdiät beobachtet, sollten orale Provokationstestungen angeschlossen werden.

Für den Fall, dass ein spezifischer Verdacht gegen ein Nahrungsmittel geäußert wird, erfolgt eine 1- bis 2-wöchige diagnostische Eliminationsdiät (d. h. gezieltes und vollständiges Weglassen eines Nahrungsmittels). Nach den diagnostischen Eliminationsdiäten schließen sich orale Provokationstestungen an. Die Zahl der zu testenden Nahrungsmittel überschreitet dabei meist drei Nahrungsmittel nicht (Crespo et al. 1995; Rancé et al. 1999; Niggemann et al. 1999).

Die Reihenfolge der zu provozierenden Nahrungsmittel richtet sich nach:

- allergologischen Befunden,
- individuellen Ernährungsgewohnheiten und
- ernährungsphysiologischen Notwendigkeiten.

48.4 Wahl der Provokationsbedingungen

Wenn immer möglich, sollten orale Nahrungsmittelprovokationen doppelblind, plazebokontrolliert (DBPCFC) durchgeführt werden. Offene orale Provokationen können gewertet werden, wenn sie im Ergebnis negativ sind. Positive offene Provokationen sollten durch DBPCFC abgesichert werden – insbesondere wenn es um die Ekzemverschlechterung bei Patienten mit atopischem Ekzem geht. Grenzen der offenen Provokation sind v. a. durch psychologische Faktoren, fehlende Objektivierung und bei zu erwartenden Spätreaktionen erfahrbar.

Nahezu alle oralen Nahrungsmittelprovokationen sollten unter stationären Bedingungen erfolgen. Ausnahmen sind möglich, wenn ein Patient das Nahrungsmittel vorher längere Zeit gegessen hat und keine oder milde Symptome erwartet werden können.

In den letzten Jahren sind verschiedene Bemühungen unternommen worden, orale Nahrungsmittelprovokationen zu standardisieren (Bindslev-Jensen et al. 2004; Niggemann u. Beyer 2007b; Niggemann et al. 2011, 2012a; Sampson et al. 2012).

48.5 Pharmakotherapie und Nahrungsmittelprovokation

Orale Nahrungsmittelprovokationen sollten im symptomarmen Intervall durchgeführt werden. Dauertherapien wie eine wirkstofffreie Lokaltherapie bei atopischem Ekzem oder eine antinflammatorische inhalative Dauertherapie bei Asthma bronchiale werden fortgeführt. Topische Steroide oder Calcineurinantagonisten an der Haut sollten auf ein Minimum reduziert und dann während der gesamten Provokationsdauer unverändert weiter verabreicht werden, um Schwankungen zu minimieren. Systemische Antihistaminika müssen je nach ihrer Halbwertszeit, mindestens aber 48 h vorher, abgesetzt werden. Eine Akutmedikation mit inhalativen Bronchodilatatoren sollte auf die Gabe von Einzeldosen bei Bedarf beschränkt werden.

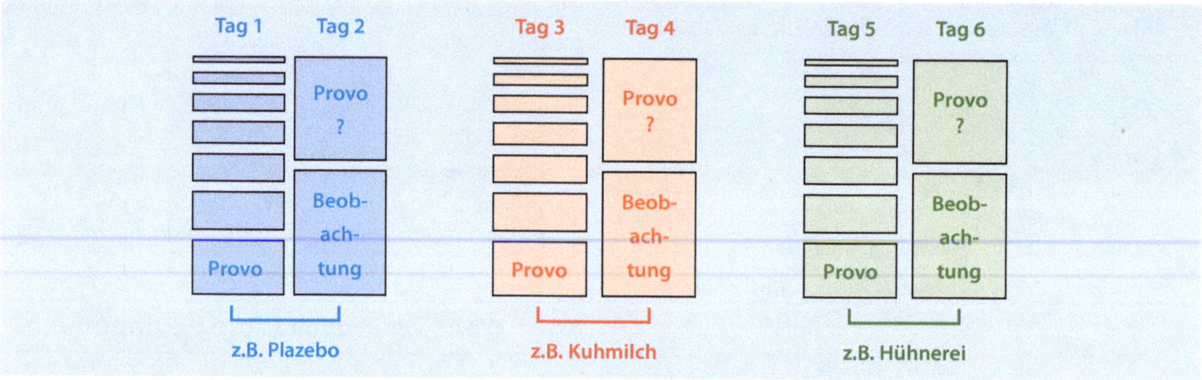

Abb. 48.1 Blockweises Vorgehen einer doppelblinden, plazebokontrollierten titrierten oralen Provokationstestung. Die kumulative Dosis kann auch an einem anderen Tag als dem darauffolgenden verabreicht werden. (Aus Niggemann et al. 2011)

48.6 Sicherheit und Nahrungsmittelprovokationen

Für orale Nahrungsmittelprovokationen sollte in der Regel ein intravenöser Zugang gelegt werden. Dies ist insbesondere bei schweren Reaktionen in der Vorgeschichte, bei Patienten mit persistierendem Asthma und bei potenziell gefährlichen Allergenen unumgänglich (Reibel et al. 2000). In jedem Fall sollte ein enges Monitoring gewährleistet sein und ein Notfallset bereitliegen.

48.7 Praktische Durchführung von Nahrungsmittelprovokationen

Orale Provokationen werden in titrierter Weise durchgeführt, wobei die Anzahl der aufsteigenden Dosierungen in der Regel 7 Einzeldosen, die an einem Tag verabreicht werden, betragen sollte. Tab. 48.2 gibt Beispiele für entsprechende Dosierungen. In der Regel werden als Gesamtdosis ungefähr 3–5 g Protein des Nahrungsmittels verabreicht. Ein Vorschlag für einen Provokationsblock ist in Abb. 48.1 aufgeführt. Das Verhältnis von Allergen zu Plazebo sollte 1:2 oder 1:1 betragen. Je subjektiver die angegebenen Symptome sind, desto mehr Plazebophasen sollten vorgesehen werden. Als Zeitabstand zwischen den einzelnen Dosen haben sich 30 min als ein guter Kompromiss zwischen einer ausreichenden Zeit für mögliche Reaktionen und dem Bedürfnis, die Provokationen in einem praktikablen Zeitraum abzuschließen, bewährt.

Eine kumulative Dosis am nächsten (oder einem anderen) Tag ist wichtig, da – unabhängig vom Nahrungsmittel – ungefähr 10 % aller oralen Nahrungsmittelprovokationen erst nach dieser wiederholten, späteren Gabe positiv sind (Niggemann et al. 2012b). Eine Begründung für dieses Phänomen ist, dass es durch die rasch aufeinanderfolgenden, steigenden Allergendosen zu einer kurzzeitigen Toleranzentwicklung gekommen sein kann, die durch die Pause während der Nacht und die höhere Dosis am nächsten Tag ausgesetzt wird.

Nahrungsmittel werden in der Regel in dem Zustand verabreicht, in dem sie auch im Alltag gegessen werden, aber am ehesten zu allergischen Reaktionen führen können. Dies bedeutet, dass meist die »rohe« Form des Nahrungsmittels verabreicht wird, wie im Fall von Kuhmilch (pasteurisierte Frischmilch) und Hühnerei (pasteurisiertes Frischei), aber auch bei pollenassoziierten Nahrungsmitteln. Da aber eine nennenswerte Anzahl von Patienten die stark erhitzte Variante desselben Nahrungsmittels verträgt, kann z. B. mit gebackenem Hühnerei provoziert werden (Lieberman et al. 2012). Es ist heute möglich, im Rahmen der Einzelkomponentendiagnostik Hinweise darauf zu erfassen, da das Sensibilisierungsprofil bei gegen Ei allergischen Personen unterschiedlich sein kann und die Proteine des Eies unterschiedlich beständig sind (Ovomucoid – hitzstabil; Ovalbumin, Conalbumin, Lysozym – eher hitzelabil; ▶ Kap. 51, In-vitro-Serumdiagnostik). Der Nachweis einer Verträglichkeit kann zu einer wesentlichen Erhöhung der Lebensqualität führen, wenn Kekse und Kuchen problemlos gegessen werden können.

48.8 Maskieren der Nahrungsmittel

Besondere Sorgfalt sollte auf das Maskieren (»Blinden«) der verabreichten Nahrungsmittel gelegt werden, wobei sowohl der Geschmack, die Farbe als auch die Konsistenz berücksichtigt werden müssen. Im Säuglingsalter haben sich Aminosäurenformula (AAF) oder extensiv hydrolysierte Formula auf Kuhmilchbasis (eHF) bewährt. Bei Kleinkindern kann ein Brei aus Johannisbrotkernmehl verwendet werden, bei älteren Kindern bis zum Erwachsenenalter können die Provokationsnahrungsmittel z. B. gesüßt, gekühlt oder mit einem Geschmacksstoff maskiert

Tab. 48.2 Beispiel von titrierten Provokationsdosen

	Kuhmilch		Hühnerei		Erdnuss		Haselnuss		Weizen		Soja	
	NM (ml)	Prot. (mg)	NM (mg)	Prot. (mg)	NM (mg)	Prot. (mg)	NM (mg)	Prot. (mg)	NM (mg)	Prot. (mg)	NM (ml)	Prot. (mg)
Dosis 1	0,1	3,4	40	5	6	3	10	3	4	4	0,1	4
Dosis 2	0,3	10	100	13	20	10	30	10	10	10	0,3	12
Dosis 3	1,0	34	400	51	60	30	70	20	40	40	1,0	41
Dosis 4	3,0	100	1 000	130	200	100	300	80	100	100	3,0	123
Dosis 5	10,0	340	4 000	510	600	300	700	200	400	400	10,0	410
Dosis 6	30,0	1 000	10 000	1 300	2 000	1 000	3 000	800	1 000	1 000	30,0	1 230
Dosis 7	100,0	3 400	40 000	5 100	6 000	3 070	7 000	2 000	4 000	4 000	100,0	4 100
Kumulativ	145	5 000	55 000	7 100	9 000	4 500	11 000	3 000	5 000	5 000	145	6 000

werden. Die Farbe der verabreichten Testlösung kann z. B. durch Karotten- oder Johannisbeersaft oder auch Kakao verändert bzw. angeglichen werden. Falls ein Maskieren nicht möglich ist, muss das Nahrungsmittel verdeckt verabreicht werden (z. B. Spritze mit Alufolie, blickdichte Flasche, Tragen einer dunklen Sonnenbrille, Nasenklemme o. Ä.). Zur Anpassung der Konsistenz kann je nach Verträglichkeit zwischen Weizenprotein, Mais oder Reisschleim gewählt werden.

48.9 Wann ist eine Nahrungsmittelprovokation positiv?

Klinische Reaktionen im Rahmen von kontrollierten oralen Nahrungsmittelprovokationen können vonseiten der Haut (Urtikaria, Flush, Erythem, Angioödem, Juckreiz, Ekzemverschlechterung), des Magen-Darm-Trakts (Erbrechen, Übelkeit, Durchfall, krampfartige Bauchschmerzen), der Atemwege (Rhinokonjunktivitis, Husten, Luftnot, Asthma, Stridor) oder des Herz-Kreislauf-Systems (Tachykardie, Blutdruckabfall, Schock) beobachtet werden. Im Kindesalter können Wesensveränderungen (ruhig werden, auf den Schoß der Mutter gehen) und ein imperatives Schlafbedürfnis (plötzliche Müdigkeit, bei der die Kinder kaum erweckbar sind) Frühsymptome darstellen.

Subjektive Symptome können sich z. B. in Form von Juckreiz, Übelkeit, Zittern, Brennen und Angst äußern. Selbst ein einmaliges kurzes Erbrechen (und damit ein objektives Symptom) kann auf einer Abneigung und nicht einer allergischen Reaktion beruhen. Bei dieser Art von Symptomen können Abneigungen, Nozebo-Effekte und Aufregung eine Rolle spielen.

Ein weiteres Problem bei der Einordnung einer oralen Nahrungsmittelprovokation als positiv oder negativ ist das Auftreten einer lokalen Urtikaria. Einige Kinder zeigen Symptome einer perioralen Kontakturtikaria (z. B. wenn ein Tropfen Milch über die Haut läuft), aber vertragen das Nahrungsmittel ohne Probleme, wenn es geschluckt wird. Tritt lediglich eine einzelne lokale Quaddel auf, spricht dies in der Regel nicht dagegen, die nächste Provokationsdosis zu verabreichen.

Die klinische Beurteilung erfolgt durch einen Arzt, der für mindestens je einen Block dieselbe Person sein sollte. Obwohl es nicht immer leicht ist, muss es das Ziel sein, eine klinische Reaktion einer klaren Ja- oder Nein-Antwort zuzuordnen. Eine Provokation sollte dann als positiv gewertet werden, wenn die Symptome ein oder mehrere der folgenden Kriterien erfüllen (Niggemann 2010):
- objektiv (sichtbar oder messbar) und/oder
- schwer und/oder
- reproduzierbar und/oder
- persistierend.

Aus ethischen Gründen wird nicht bis zur maximalen Ausprägung provoziert, sondern bis zu der Dosis, die eine klare Zuordnung zu positiv oder negativ erlaubt.

Bei atopischem Ekzem kann die Hautverschlechterung anhand eines Schweregradscores objektiviert werden. Es sollte eine Verschlechterung von z. B. mindestens 10 SCORAD-Punkten als Kriterium gefordert werden.

Je länger entfernt eine beobachtete klinische Reaktion von der letzten Gabe der Provokationsmahlzeit auftritt, desto schwieriger ist die Beurteilung, aber desto unwahrscheinlicher wird auch eine positive Reaktion sein.

Leichter ist die Situation, wenn mehr als ein Organsystem betroffen ist. In Abb. 48.2 sind die Möglichkeiten des

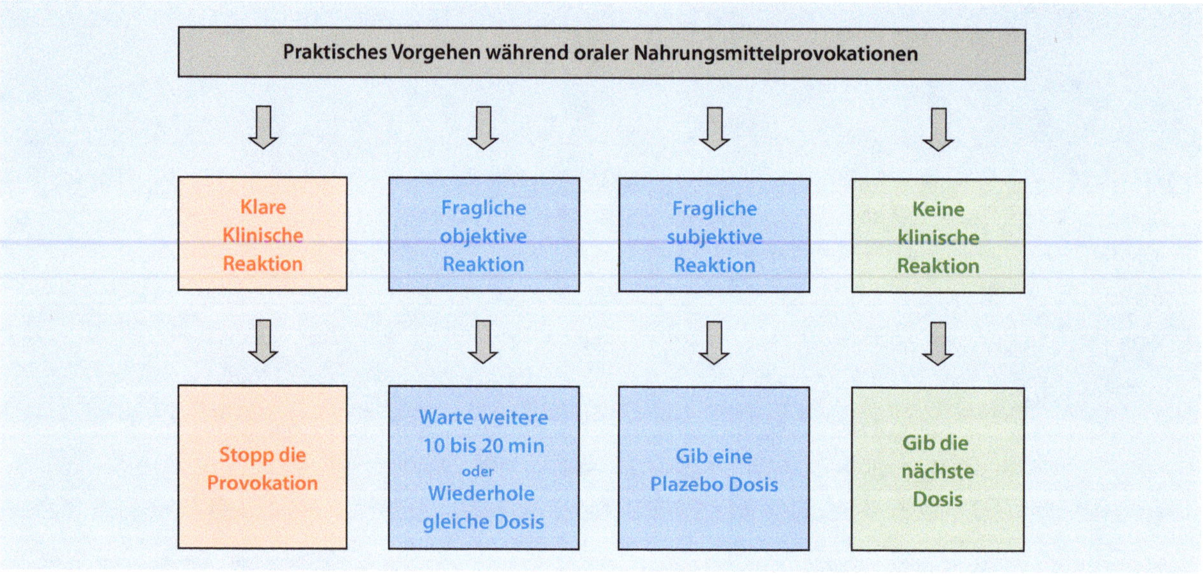

Abb. 48.2 Praktisches Vorgehen während oraler Nahrungsmittelprovokationen. (Aus Niggemann et al. 2011)

Tab. 48.3 Vorgehen nach Entblindung einer Nahrungsmittelprovokation. (Niggemann et al. 2011)

Verum	Plazebo	Prozedere
+	–	Eliminationsdiät
+	+	Testwiederholung
–	–	Keine Diät[a]
–	+	Keine Diät[a]

[a] Bei IgE-sensibilisierten Patienten sollte nach negativer oraler Provokation das entsprechende Nahrungsmittel regelmäßig (z. B. 3-mal pro Woche) verabreicht werden

Vorgehens bei unklaren Reaktionen aufgeführt. Das Vorgehen nach Entblindung zeigt Tab. 48.3.

Im Anschluss an orale Nahrungsmittelprovokationen muss darüber hinaus entschieden werden, ob ein Notfallset, das auch einen Adrenalinautoinjektor beinhaltet, indiziert ist (Niggemann u. Beyer 2012).

48.10 Reprovokationen

Bei Nahrungsmitteln, die eine gute Prognose aufweisen, wie z. B. Kuhmilch und Hühnerei im Säuglings- und Kleinkindesalter, sollten Reprovokationen ungefähr alle 12–18 Monate erfolgen. Bei Allergenen, die eine schlechtere Prognose aufweisen, wie z. B. Erdnüsse und Baumnüsse, sind Reprovokationen erst nach mehreren Jahren zu diskutieren, v. a. im Erwachsenenalter. Sind über mehrere Jahre keine akzidentellen Reaktionen aufgetreten, ist eine orale Nahrungsmittelprovokation z. B. mit der Einschulung oder im Teenageralter sinnvoll.

48.11 Schlussbemerkungen

Selbst mit anspruchsvollen Verfahren wie einer gut standardisierten oralen Provokationstestung ist die Frage nach dem Auslöser einer Nahrungsmittelallergie nicht immer vollständig zu klären. Dies liegt an den immer noch unzureichenden Möglichkeiten einer objektiven Beurteilung von Symptomen (besonders bei Spätreaktionen) sowie den nie auszuschließenden Interaktionen verschiedener auslösender Faktoren (mehrere Allergene, Augmentationsfaktoren wie körperliche Belastung, Aufregung usw.) (Niggemann et al. 2011).

Der bei einigen Patienten relativ große Aufwand, der durch die DBPCFC entsteht, ist jedoch in vielen Fällen gerechtfertigt und dringend notwendig, um Nahrungsmittel zu vermeiden, die klinisch manifeste Reaktionen hervorrufen, aber auch um ungesicherte oder gar unsinnige Diäten von unseren Patienten fernzuhalten, die

- die Patienten sinnlos beeinträchtigen,
- zu erheblichen Mangelzuständen führen können,
- Therapeuten ungerechtfertigt von der Verantwortung entheben und
- sinnvolle Therapiemaßnahmen verhindern (Niggemann et al. 2011).

Ärztlich verordnete Diätempfehlungen sollten nur in Form einer ausführlichen Beratung unter Mithilfe einer allergologisch erfahrenen Ernährungsfachkraft umgesetzt werden.

Literatur

Bindslev-Jensen C, Ballmer-Weber BK, Bengtsson U, Blanco C, Ebner C, Hourihane J, Knulst AC, Moneret-Vautrin DA, Nekam K, Niggemann B, Osterballe M, Ortolani C, Ring J, Schnopp C, Werfel T (2004) Standardization of food challenges in patients with immediate reactions to foods - position paper from the European Academy of Allergology and Clinical Immunology. Allergy 59: 690–697

Crespo JF, Pascual C, Burks AW, Helm RM, Esteban MM (1995) Frequency of food allergy in a pediatric population from Spain. Pediatr Allergy Immunol 6: 39–43

Gellerstedt M, Bengtsson U, Niggemann B (2007) Methodological issues in the diagnostic work-up of food allergy: A real challenge. J Investig Allergol Clin Immunol 17: 350–356

Kleine-Tebbe J, Reese I, Ballmer-Weber BK, Beyer K, Erdmann S, Fuchs T, Henzgen M, Heratizadeh A, Hutteger I, Jäger L, Jappe U, Lepp U, Niggemann B, Raithel M, Saloga J, Szepfalusi Z, Zuberbier T, Werfel T, Vieths S, Worm M (2009) Keine Empfehlung für IgG- und IgG4-Bestimmungen gegen Nahrungsmittel. Allergo J 18: 267–268

Lieberman JA, Huang FR, Sampson HA, Nowak-Wegrzyn A (2012) Outcomes of 100 consecutive open, baked-egg oral food challenges in the allergy office. J Allergy Clin Immunol 129: 1682–1684

Niggemann B (2010) When is an oral food challenge positive? Allergy 65: 2–6

Niggemann B, Beyer K (2007a) Pitfalls in double-blind, placebo-controlled oral food challenges. Allergy 62: 729–732

Niggemann B, Beyer K (2007b) Diagnosis of Food Allergy in Children: Toward a Standardization of Food Challenge. J Pediatr Gastroenterol Nutrit 45: 399–404

Niggemann B, Beyer K (2012) Adrenaline autoinjectors in food allergy: In for a Cent, in for a Euro? Pediatr Allergy Immunol 23: 506–508

Niggemann B, Sielaff B, Beyer K, Binder C, Wahn U (1999) Outcome of double-blind, placebo-controlled food challenge tests in 107 children with atopic dermatitis. Clin Exp Allergy 29: 91–96

Niggemann B, Beyer K, Erdmann S, Fuchs T, Kleine-Tebbe J, Lepp U, Raithel M, Reese I, Saloga J, Schäfer C, Szepfalusi Z, Vieths S, Zuberbier T, Werfel T, Worm M (2011) Standardisierung von oralen Provokationstests bei Verdacht auf Nahrungsmittelallergie. Leitlinie der Deutschen Gesellschaft für Allergologie und klinische Immunologie (DGAKI), des Ärzteverbandes Deutscher Allergologen (ÄDA) sowie der Gesellschaft für Pädiatrische Allergologie und Umweltmedizin (GPA). Allergo J 20: 149–160

Niggemann B, Ahrens P, Beyer K, Eberle P, Eigenmann P, Friedrichs F, Grübl A, Huttegger I, Lange L, Meister J, Mischo B, Scheewe S, Seidenberg J, Szczepanski R (2012a) Orale Nahrungsmittelprovokationen bei Verdacht auf eine Nahrungsmittelallergie im Säuglings- und Kindesalter. Pädiatr Allergol 15 (Sonderheft): 11–18

Niggemann B, Lange L, Finger A, Ziegert M, Müller V, Beyer K (2012b) Accurate oral food challenge requires a cumulative dose on a subsequent day. J Allergy Clin Immunol 130: 261–263

Rancé F, Kanny G, Dutau G, Moneret-Vautrin DA (1999) Food hypersensitivity in children: Clinical aspects and distribution of allergens. Pediatr Allergy Immunol 10: 33–38

Reibel S, Röhr C, Ziegert M, Sommerfeld C, Wahn U, Niggemann B (2000) What safety measures need to be taken in oral food challenges in children? Allergy 55: 940–944

Sampson HA, van Wijk RG, Bindslev-Jensen C, Sicherer S, Teuber SS, Burks AW, Dubois AEJ, Beyer K, Eigenmann PA, Spergel JM, Werfel T, Chinchilli VM (2012) Standardizing double-blind, placebo-controlled oral food challenges: American Academy of Allergy, Asthma and Immunology - European Academy of Allergy and Clinical Immunology PRACTALL consensus report. J Allergy Clin Immunol 130: 1260–1274

Provokationstestung mit Arzneimitteln

A. Trautmann

T. Biedermann et al. (Hrsg.), *Allergologie*,
DOI 10.1007/978-3-642-37203-2_49,

49.1 Einleitung

Provokationstestungen bei Arzneimittelallergie oder Arzneimittelintoleranz stehen am Ende der allergologischen Stufendiagnostik – nach vorheriger kritischer Bewertung der Ergebnisse von Anamnese, Labor- und Hauttests (Aberer et al. 2003; Aberer u. Kränke 2009). Leider haben die zurzeit zur Verfügung stehenden Labor- und Hauttests gerade bei Arzneimittelreaktionen nur eine begrenzte Sensitivität. Daher kann häufig eine Arzneimittelallergie/-intoleranz letztendlich nur durch einen positiven Provokationstest sicher nachgewiesen werden. Alle Provokationstestungen gehen daher grundsätzlich mit einem gewissen Risiko für den Patienten einher, und in jedem Einzelfall sind vor der Durchführung vom Allergologen zahlreiche Variablen zu berücksichtigen wie Klassifikation und Symptomatik der Reaktion, relevante Arzneimittelgruppe, Risikofaktoren und Kontraindikationen. Die entsprechenden Dosierungen und Zeitintervalle im Verlauf von Provokationstests müssen individuell festgelegt werden.

49.2 Voraussetzungen und Kontraindikationen

Arzneimittelreaktionen manifestieren sich mit unterschiedlichsten Symptomen und können zahlreiche Organe und Organsysteme betreffen. Symptome an der Haut sind dabei am häufigsten, einerseits die flüchtige akute Urtikaria mit oder ohne Angioödemen, andererseits persistierende, morphologisch sehr vielfältige Exantheme. Arzneimittelreaktionen sind aber immer auch Systemreaktionen, sie beinhalten höhergradige Anaphylaxiesymptome (z. B. Hypotonie und Beteiligung der Atemwege), Blutbildveränderungen, Lymphadenopathie, Arthralgie und subklinische oder klinisch manifeste Hepatitis oder Nephritis. Eine Klassifikation der infrage stehenden Arzneimittelreaktion ist daher sowohl für eine sichere und aussagekräftige Diagnostik als auch für die anschließende Provokationstestung besonders wichtig. Dabei hat der Allergologe die Arzneimittelreaktion meistens nicht selbst beobachtet und ist deshalb auf die anamnestischen Angaben des Patienten oder die Beobachtungen und Beschreibungen von – häufig diesbezüglich unerfahrenen – Kollegen angewiesen. Eine klinisch praktische Einteilung unterscheidet zunächst nur Sofort- und Spätreaktionen, ohne einen bestimmten Pathomechanismus anzunehmen (Tab. 49.1).

Sofortreaktionen manifestieren sich in der Regel innerhalb 1 h nach Exposition, wobei nichtallergische Intoleranzreaktionen auch längere Latenzzeiten haben können. Klinisch umfassen sie das Spektrum der Anaphylaxiesymptome, während Spätreaktionen sich als unkomplizierte makulopapulöse Exantheme bis hin zu schweren bullösen Hautreaktionen manifestieren. Bei Symptomen einer potenziell gefährlichen Arzneimittelreaktion (Scherer u. Bircher 2010) wie bullösen Hautreaktionen, einer Hepatitis, Nephritis oder Pneumonie sowie bei schwierigen Konstellationen nach höhergradigen Anaphylaxiereaktionen

Tab. 49.1 Klassifikation der Symptome einer Arzneimittelallergie/-intoleranz in Sofort- und Spätreaktionen. (Mod. nach Schnyder 2009)

	Sofortreaktionen	Spätreaktionen
Zeitintervall zwischen Exposition und Symptomen	≤ 1 h (Intoleranzreaktionen nach oraler Exposition: ≤ 6 h)	≥ 6 h
Dauer der Rückbildung	Wenige Stunden	Mehrere Tage bis Wochen
Symptome	Anaphylaxiespektrum: Urtikaria/Angioödem bis höhergradige Anaphylaxie	Unkomplizierte makulopapulöse Exantheme
		Morphologische Exanthemvarianten – Beugenlokalisierte Exantheme (SDRIFE) – Pustulöse Exantheme (AGEP) – Fixe Arzneimittelexantheme
		Arzneimittelinduziertes Hypersensitivitätssyndrom (DRESS, DIHS)
		Bullöse Hautreaktionen: SJS, TEN
		Andere – Lokalreaktionen nach s.c.-Injektion – Arzneimittelinduzierte Hepatopathie – Arzneimittelfieber

AGEP akute generalisierte exanthematische Pustulose, *DIHS* »drug-induced hypersensitivity syndrome«, *DRESS* »drug reaction with eosinophilia and systemic symptoms«, *SDRIFE* »symmetrical drug-related intertriginous and flexural exanthema«, *SJS* Stevens-Johnson-Syndrom; *TEN* toxische epidermale Nekrolyse (Lyell-Syndrom).

Tab. 49.2 Symptome einer potenziell gefährlichen Arzneimittelreaktion

	Symptome
Haut	Palpable Purpura, Nekrosen
	Konfluierende Erytheme und Hautschmerzen
	Pusteln, Kokarden, Blasen, Nikolski-Zeichen
Schleimhäute	Mund, Konjunktiva, Genitale: Blasen, Erosionen
Allgemeinsymptome	Höhergradige Anaphylaxiesymptome: Stridor, asthmatische Dyspnoe, Hypotonie
	Fieber ≥ 39 °C, Grippesymptome
Laborbefunde	Leber- und/oder Nierenwerte ↑
	LDH ↑
	Eosinophilie > 1 000/µl
	Zytopenien: Leukopenie, Lymphopenie

Derartige klinische oder laborchemische Hinweise finden sich bei höhergradigen Anaphylaxiesymptomen, beim arzneimittelinduzierten Hypersensitivitätssyndrom (»drug reaction with eosinophilia and systemic symptoms«) oder bei schweren bullösen Hautreaktionen (Stevens-Johnson-Syndrom, toxische epidermale Nekrolyse)

sind Provokationstests entweder kontraindiziert oder dürfen nur unter besonderen Vorsichtsmaßnahmen und mit Alternativ- oder Ausweichsubstanzen durchgeführt werden (Tab. 49.2).

Eine sorgfältige Nutzen-Risiko-Abwägung ist Voraussetzung für Provokationstests. Diese sollten routinemäßig lediglich bei wichtigen Arzneimitteln oder Arzneimittelgruppen erfolgen, die der Patient zukünftig sehr wahrscheinlich wieder einmal benötigt, wie die große Gruppe der β-Laktamantibiotika oder der nichtsteroidalen Analgetika. Eine ausführliche Information des Patienten oder bei Kindern der Eltern, inklusive einer schriftlichen Einverständniserklärung, bezüglich Notwendigkeit, praktischer Durchführung, möglicher Nebenwirkungen und deren Behandlung sowie allgemeiner Verhaltensinstruktionen ist unerlässlich.

49.3 Indikationen

Zahlreiche Studien zeigen, dass die stufenweise Durchführung von Haut-, Labor- und Provokationstests die sichere Diagnose einer Arzneimittelallergie/-intoleranz ermöglicht. Durch Haut- und Provokationstests wurden in keiner der Studien schwerwiegende iatrogene Reaktionen verursacht. Fast alle größeren Patientenserien bestätigen dabei die Diskrepanz zwischen anamnestischen Angaben und Untersuchungsergebnissen. Je nach Arzneimittelgruppe können in mehr als der Hälfte der Fälle vermutete Arzneimittelallergien/-intoleranzen ausgeschlossen werden (Wöhrl et al. 2006; Bousquet et al. 2008; Seitz et al. 2011). Anamnestische Angaben, ärztliche Beobachtungen oder eine unvollständige Diagnostik sind daher für die Diagnose Arzneimittelallergie/intoleranz unzureichend. Eine allergologische Diagnostik einschließlich kontrollierter Provokationstests identifiziert die Patienten mit einer Allergie oder Intoleranz, bei allen anderen wird die Qualität und Effizienz einer zukünftigen Arzneimitteltherapie entscheidend verbessert (Abb. 49.1).

Indikationen und praktische Durchführung von Provokationstests sind v. a. von dem zu testenden Arzneimittel abhängig. Daher werden im Folgenden beispielhaft zwei wichtige Substanzen bzw. Substanzklassen kurz dargestellt.

49.3.1 Amoxicillinassoziierte Exantheme

Die einzelnen Substanzen aus der großen Gruppe der β-Laktamantibiotika, d. h. die Penizilline und Cephalosporine, zeichnen sich alle durch ein sehr günstiges Nutzen-Nebenwirkungs-Profil aus. Daher sind β-Laktame auch heute noch bei vielen Indikationen die Antibiotika der ersten Wahl. Für Exantheme, die in zeitlichem Zusammenhang mit der Einnahme von Amoxicillin auftreten, wird von Patienten und Ärzten in der Regel das Amoxicillin verantwortlich gemacht. Neben einer Spättypallergie gegen Amoxicillin kann aber auch die fieberhafte Infektionskrankheit selbst, wegen der das Amoxicillin verordnet wurde, Exanthemursache sein. Haut- und Labortests mit Penizillinen und Cephalosporinen sowie anschließende Provokationstests sollten erst 6 Wochen nach Abheilung des Exanthems durchgeführt werden, idealerweise aber möglichst innerhalb 1 Jahres nach dem Ereignis.

In der Diagnostik eines amoxicillinassoziierten Exanthems kann man für die Provokationstests zwei unterschiedliche Indikationsgruppen unterscheiden.

1. Erste Gruppe: Patienten bei denen im Hauttest und/oder einem validierten Labortest (Lymphozytentransformationstest) eine Spättypallergie gegen die Aminopenizilline Amoxicillin und Ampicillin nachgewiesen wurde. Bei diesen Patienten können durch kontrollierte Provokationstests mit hauttestnegativen Substanzen alternative β-Laktamantibiotika mit differenten R1-Seitenketten identifiziert werden, die der Patient toleriert. Dadurch können z. B. Cefpodoxim, Cefuroxim und Ceftriaxon als Negativeintrag in einen Allergiepass mit dem Positiveintrag »Spättypallergie gegen Aminopenicilline: Amoxicillin, Ampicillin« eingetragen werden. Denn der gemeinsame

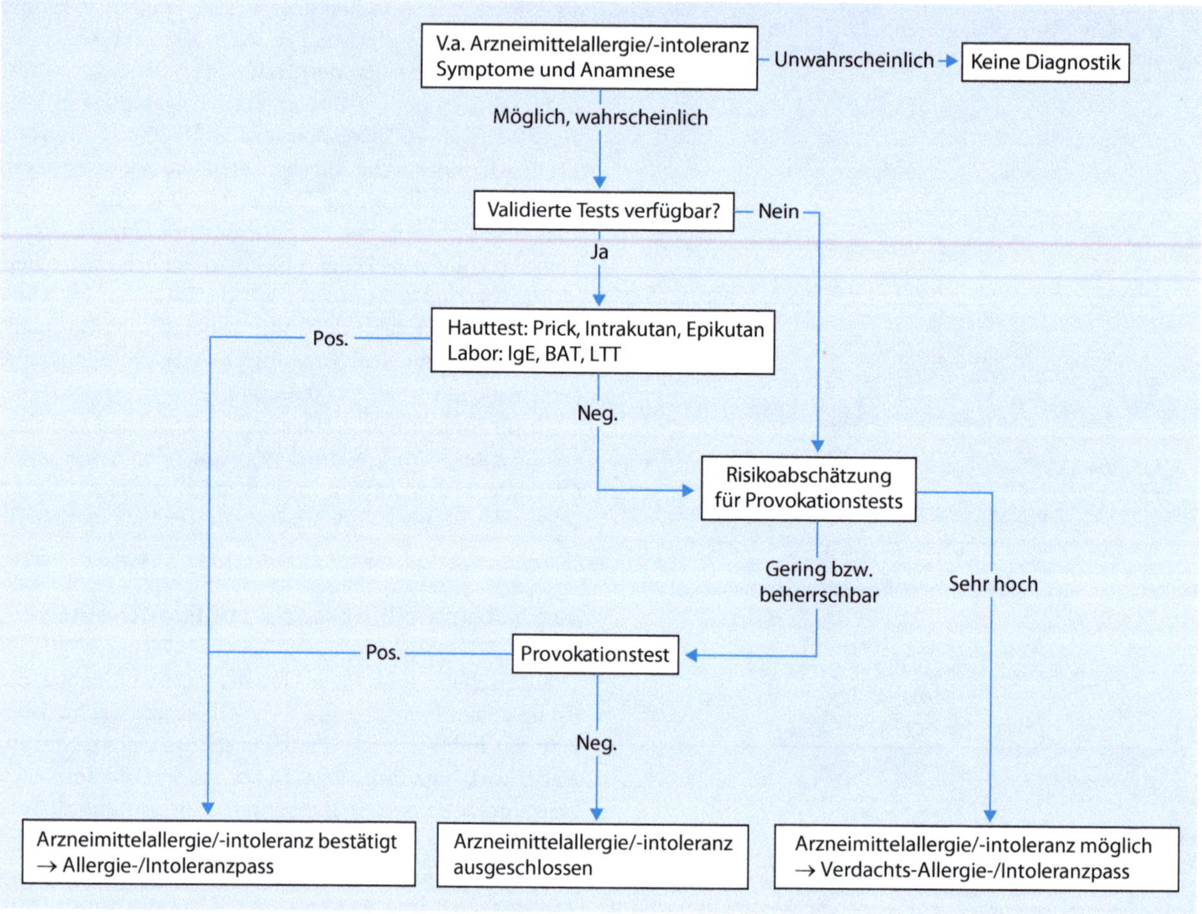

Abb. 49.1 Diagnosealgorithmus bei Arzneimittelallergie/-intoleranz. *BAT* Basophilenaktivierungstest, *LTT* Lymphozytentransformationstest

β-Laktamring gibt den β-Laktamantibiotika ihren pharmakologischen Namen. Bezüglich einer potenziellen allergologischen Kreuzreaktivität zwischen verschiedenen β-Laktamen sind aber die R-Seitenketten der Penizilline und die R1-Seitenketten der Cephalosporine die entscheidenden allergenen Determinanten (Trcka et al. 2007).

2. Zweite Gruppe: Patienten mit nichtreaktivem Haut- und/oder Labortests mit Amoxicillin und Ampicillin. Der negativ-prädiktive Wert einer korrekt durchgeführten Diagnostik mit den Aminopenizillinen ist größer als 95 %, sodass durch einen anschließenden komplikationslos vertragenen Provokationstest eine Allergie gegen Amoxicillin als Ursache für das aufgetretene Exanthem sicher ausgeschlossen werden kann.

49.3.2 Analgetika-Asthma-Syndrom

Vereinfacht ausgedrückt haben Patienten mit Analgetika-Asthma-Syndrom durch ein Überwiegen der Leukotriene und Leukotrienrezeptoren in der Atemwegsmukosa eine chronische Entzündung der oberen und unteren Atemwege. Nichtsteroidale Analgetika induzieren bzw. aggravieren die Synthese und Freisetzung von Leukotrienen, die dann eine charakteristische Asthmaexazerbation verursachen (Simon u. Namazy 2003). Wichtigste Voraussetzung für Provokationstests bei Patienten mit Verdacht auf ein Analgetika-Asthma-Syndrom ist ein therapeutisch kontrolliertes (= optimal behandeltes) Asthma, d. h. eine konsequente und regelmäßige Asthmatherapie mit inhalativen Glukokortikoiden, inhalativen langwirkenden β_2-Agonisten und ggf. auch oralen Glukokortikoiden. Inhalative kurzwirkende β_2-Agonisten und inhalative Anticholinergika sollten dagegen mindestens 1 Tag vor der Provokation abgesetzt werden.

In der Diagnostik eines Analgetika-Asthma-Syndroms kann man für die Provokationstests 2 unterschiedliche Indikationsgruppen unterscheiden.

1. Erste Gruppe: Patienten mit typischer Anamnese und den Symptomen eines Analgetika-Asthma-Syndroms. Hier können Provokationstests helfen, bestimmte

nichtsteroidale Analgetika mit schwacher COX-(Cyclooxygenase)-I-Inhibition oder selektiver/relativer COX-II-Inhibition als verträgliche Ausweichanalgetika zu identifizieren wie Paracetamol, Celecoxib, Meloxicam, Nabumeton oder Nimesulid.

2. Zweite Gruppe: Patienten ohne typische Anamnese oder Symptomatik eines Analgetika-Asthma-Syndroms. Nicht alle Patienten mit nichtallergischem Asthma haben ein Analgetika-Asthma-Syndrom. Mit kontrollierten Provokationstests kann nachgewiesen werden, dass Patienten nichtsteroidale Analgetika tolerieren. Durch die sukzessive Gabe von nichtsteroidalen Analgetika mit zunehmendem Intoleranzpotenzial, d. h. Paracetamol (Tag 1), Ibuprofen (Tag 2), Diclofenac (Tag 3) und Acetylsalicylsäure (Tag 4) kann eine Analgetikaintoleranz ausgeschlossen werden. Dabei ist zu beachten, dass Intoleranzreaktionen dosisabhängig sind. In der Provokationstestungen mit nichtsteroidalen Analgetika sind daher ausreichend hohe Dosierungen notwendig. In der Klinik des Autors wird mit folgenden kumulativen Gesamtdosen (aufgeteilt in 3–5 ansteigende Einzeldosen) provoziert: Paracetamol 1 875 mg, Ibuprofen 1 300 mg, Diclofenac 150 mg, Acetylsalicylsäure 1 900 mg. Dabei sind Risikofaktoren für gastroduodenale Blutungen streng zu beachten, ggf. ist eine begleitende Prophylaxe mit Pantoprazol 40 mg/Tag notwendig.

49.4 Praktische Durchführung

Provokationstestungen mit Arzneimitteln dürfen nur in Institutionen durchgeführt werden, die entsprechende Erfahrungen mit Arzneimitteltestungen haben, die eine entsprechende ärztliche Notfallausrüstung vorhalten und dabei die wichtigsten Notfallmedikamente sofort zur Verfügung haben. Ärztliches und nichtärztliches Personal muss auf Notfallsituationen vorbereitet sein. Symptomatik und Notfalltherapie, insbesondere von Anaphylaxiesymptomen und Asthmaexazerbation/-anfall, sollten regelmäßig, d. h. 3- bis 4-mal pro Jahr geübt werden. Diese Voraussetzungen sind in aller Regel nur in allergologischen Spezialabteilungen größerer Kliniken gegeben.

Vor den Provokationstestungen müssen Anwendungsbeschränkungen, Nebenwirkungen und Wechselwirkungen der zu testenden Arzneimittel sorgfältig überprüft werden. Aufgrund der sukzessiven Testung von mehreren Substanzen, des potenziellen Risikos von verzögerten oder biphasischen Reaktionen und der damit verbundenen Nachbeobachtungszeit ist in vielen Fällen von Soforttypreaktionen eine voll- oder teilstationäre Überwachung der Patienten notwendig. Die Patienten erhalten als Vorsichtsmaßnahme eine ausreichend großlumige Venenkanüle und eine langsam laufende Infusion, z. B. mit Ringer-Laktat-Lösung, damit die Kanüle durchgängig bleibt.

Bei der Planung der Testungen muss die Applikationsroute der Medikamente mit berücksichtigt werden, da Wirkstoffe je nach galenischer Präparation chemisch modifiziert sein können, bspw. um Löslichkeit zu gewährleisten. Weiterhin können in verschiedenen Arzneimittelzubereitungen andere Zusatzstoffe Verwendung finden. Methode der Wahl ist eine einfachblinde Provokationstestung, idealerweise in der Applikationsroute, die bei der klinischen Reaktion anamnestisch verwendet wurde. Am häufigsten wird eine orale Provokation mit Testkapseln durchgeführt. Ein Provokationsplan legt zu Beginn die Reihenfolge und Dosis der Testsubstanzen und ggf. der Plazebokapseln fest. Die Einnahme der Kapseln erfolgt unter Aufsicht, immer sollte ein halbes Glas Wasser zügig nachgetrunken werden. Für Soforttypreaktionen gilt: 1 Substanz/Tag, Intervalle 30–60 min, Sicherheitsintervall nach letzter Testdosis mindestens 4 h. Für Spätreaktionen gilt: 1 Substanz jeden 2. Tag, Intervalle 1 h, individuelle Nachbeobachtungszeit entsprechend der vermuteten Spättypreaktion. Im Provokationsplan sollten neben der Reihenfolge und Dosis der Testsubstanzen zusätzlich der verabreichende Arzt, die genaue Uhrzeit bei Einnahme sowie die Symptomatik und Latenzzeit einer potenziellen Reaktion detailliert dokumentiert werden.

In der Abklärung sogenannter fixer (d. h. lokalisierter) Arzneimittelreaktionen sind einige Besonderheiten zu beachten. Fixe Arzneimittelreaktionen sind pathogenetisch eine Sonderform der T-Lymphozyten-vermittelten Spättypreaktionen, da hier die medikamentenspezifischen T-Lymphozyten lokalisiert in der Haut verbleiben. Dies ist sowohl für die Hauttestung von Bedeutung (die daher möglichst innerhalb vorher befallener Hautareale, d. h. intrafokal oder in loco erfolgen sollte) als auch für die Provokationstestung. Die Symptome einer positiven Provokationstestung manifestieren sich an genau denselben, bereits früher befallenen Lokalisationen. Die ersten, manchmal nur subjektiven Beschwerden, wie z. B. ein Brennen der vormals bereits betroffenen Hautareale, treten meist früher in Erscheinung als bei generalisierten Spättypexanthemen, oft bereits nach 2–3 h.

49.5 Sensitivität und Spezifität der Provokationstestungen mit Arzneimitteln

Bis zur Entwicklung neuer Testmethoden bleibt der Provokationstest – trotz einiger Einschränkungen – der Goldstandard in der allergologischen Diagnostik von Arzneimittelallergien/intoleranzen. Eine mögliche Ursache für falsch-negative Provokationstests ist die Provokation mit dem falschen Arzneimittel wegen fehlerhafter Angaben oder Aufzeichnungen. Weitere Summations- oder Augmentationsfaktoren, die die Reaktion getriggert haben könnten wie physischer oder psychischer Stress, Infektionskrankheiten oder Alkohol, bleiben bei einer routinemäßigen Provokation unberücksichtigt. Es besteht aber die Möglichkeit, Augmentationsfaktoren wie körperliche Anstrengung in einem individuellen Provokationsplan zu berücksichtigen (vgl. ► Kap. 21, Kofaktoren bei Soforttypreaktionen). Weitere mögliche Ursachen für falsch-negative Provokationstests sind, dass die provozierte Gesamtdosis zu niedrig oder die Provokationsdauer zu kurz ist. Oder es wurde wie bei der therapeutischen Toleranzinduktion (vgl. ► Kap. 55, Allergenspezifische Toleranzinduktion) durch die ansteigenden Provokationsdosen eine spezifische Toleranz induziert. Hier ist eine sich anschließende erneute Provokation mit einer einmaligen therapeutischen Dosis zu erwägen. Weiterhin ist nach oraler Gabe die unsichere bzw. nichtreproduzierbare Resorption eines Arzneimittels aus dem Magen-Darm-Trakt als mögliche Ursache für falsch-negative Provokationstests zu bedenken.

Bei Kenntnis der zu erwartenden Symptomatik und entsprechenden Erfahrungen in der Durchführung und Beurteilung von Provokationstests ist die Spezifität sicher > 90 %. Objektive Symptome, z. B. einer Analgetikaintoleranz oder eines Arzneimittelexanthems, müssen von pharmakologischen Nebenwirkungen oder subjektiven/psychogenen Symptomen abgegrenzt werden. Dem Unerfahrenen können allerdings Angstsymptome, Hitzewallungen Übelkeit, Globussymptome, Hyperventilation mit Parästhesien usw. erhebliche Schwierigkeiten in der Beurteilung bereiten.

49.6 Zusammenfassung

Arzneimittelallergien oder nichtallergische Intoleranzreaktionen manifestieren sich entweder plötzlich mit geringgradigen (Urtikaria, Angioödem) bis bedrohlichen Anaphylaxiesymptomen (Sofortreaktionen) oder mehrere Stunden bis Tage später meist als Exantheme (Spätreaktionen).

Bei typischer Latenzzeit und Symptomatik einer Arzneimittelallergie/-intoleranz und eindeutig positiven Befunden validierter Haut- und/oder Labortests ist keine weitere Diagnostik (d. h. Provokation) notwendig.

Sind Haut- und Labortests nicht reaktiv, ist der nächste diagnostische Schritt eine kontrollierte Provokationstestung, bei Beachtung der Indikationen und Kontraindikationen eine aussagekräftige und sichere Methode.

Eine Allergiediagnostik kann einerseits das auslösende Arzneimittel identifizieren und ermöglicht dadurch die notwendige und gezielte Karenz, andererseits ist der Ausschluss einer Arzneimittelallergie/-intoleranz mindestens ebenso wichtig, weil dadurch die weitere Arzneimitteltherapie des Patienten entweder erleichtert oder überhaupt erst möglich wird.

Literatur

Aberer W, Kränke B (2009) Provocation tests in drug hypersensitivity. Immunol Allergy Clin N Am 29: 567–584

Aberer W, Bircher AJ, Romano A et al. (2003) Drug provocation testing in the diagnosis of drug hypersensitivity reactions: general considerations. Allergy 58: 854–863

Bousquet PJ, Pipet A, Bousquet-Rouanet L, Demoly P (2008) Oral challenges are needed in the diagnosis of beta-lactam hypersensitivity. Clin Exp Allergy 38: 185–190

Scherer K, Bircher AJ (2010) Danger signs in drug hypersensitivity. Med Clin N Am 94: 681–689

Schnyder B (2009)Approach to the patient with drug allergy.Immunol Allergy Clin N Am 29: 405–418

Seitz CS, Bröcker EB, Trautmann A (2011) Diagnosis of drug hypersensitivity in children and adolescents: discrepancy between physician-based assessment and results of testing. Pediatr Allergy Immunol 22: 405–410

Simon RA, Namazy J (2003) Adverse reactions to aspirin and nonsteroidal antiinflammatory drugs (NSAIDs). Clinical Reviews in Allergy and Immunology 24: 239–251

Trcka J, Seitz CS, Bröcker EB, Gross GE, Trautmann A (2007) Aminopenicillin-induced exanthema allows treatment with certain cephalosporins or phenoxymethyl penicillin. J Antimicrob Chemother 60: 107–111

Wöhrl S, Vigl K, Stingl G (2006). Patients with drug reactions – is it worth testing? Allergy 61: 928–934

Insektenstichprovokationen

F. Ruëff, B. Przybilla

T. Biedermann et al. (Hrsg.), *Allergologie*,
DOI 10.1007/978-3-642-37203-2_50, © Springer-Verlag Berlin Heidelberg 2016

50.1 Einführung

Insektengifte von Stechimmen (Teilordnung der Hymenopteren) sind im deutschsprachigen Raum der häufigste Auslöser schwerer anaphylaktischer Reaktionen bei Erwachsenen und stehen bei Kindern an zweiter Stelle (Worm u. Hompes 2012). Diagnostik und Therapie der Insektengiftallergie sind in diesem Buch in ▶ Kap. 22 beschrieben.

Hymenopterengift-spezifische Immuntherapie (HG-SIT) ist hochwirksam und schützt in durchschnittlich über 90 % die Behandelten vor neuerlichen Stichreaktionen (Boyle et al. 2012); bei Gabe einer erhöhten Erhaltungsdosis liegt die Erfolgsrate bei nahezu 100 % (Ruëff et al. 2001). Die Identifikation von Therapieversagen ist also wichtig, um gefährdete Patienten einer wirksamen Therapie zuzuführen. Auch kann der Nachweis eines klinischen Schutzes Entscheidungsgrundlage dafür sein, den Patienten in die gefährdende Exposition zurückzulassen, sodass für ihn bedeutsame Einschränkungen bei Outdooraktivitäten entfallen können.

Die Überprüfung der Reaktionslage kann nicht mit In-vitro- oder Hauttests erfolgen, und auch Provokationstests mit Insektengift sind nicht verlässlich (Hunt et al. 1978). Es ist eine Stichexposition erforderlich, die vorzugsweise als kontrollierte Stichprovokation unter ärztlicher Aufsicht zu geschehen hat.

Die Leitlinie der European Academy of Allergology and Clinical Immunology (EAACI) zur Stichprovokation (Ruëff et al. 1996) wird derzeit unter Mitwirkung der Autoren dieses Beitrags aktualisiert. Die hier dargestellten Empfehlungen zur Vorgehensweise orientieren sich an der neuen, zum Zeitpunkt der Drucklegung dieses Buches noch nicht publizierten Leitlinie (Ruëff et al. in Vorbereitung).

50.2 Überprüfung der klinischen Reaktionslage bei Insektengiftallergie

> **Zwar verändern sich viele diagnostische Parameter (Hauttestreaktivität, In-vitro-Tests) nach einer Stichreaktion und während oder nach der HG-SIT, aber weder vor noch während oder nach HG-SIT gibt es einen Testparameter, der bei insektengiftallergischen Patienten zuverlässig die klinische Reaktionslage anzeigen würde (Ruëff 2010).**

Um beim individuellen Patienten das Vorliegen einer klinischen Schutzwirkung zu überprüfen, ist ein neuerlicher Stich durch das krankheitsursächliche Insekt angezeigt. Ein solcher Stich kann zufällig als sog. Feldstich erfolgen oder als Provokationstest unter ärztlicher Überwachung.

Aus verschiedenen Gründen ist die Stichprovokation einem Feldstich vorzuziehen:

1. Es ist eine exakte entomologische Bestimmung des Insekts möglich.
2. Sofern Kontraindikationen gegen eine Stichprovokation bestehen, können diese Beachtung finden.
3. Der Patient kann optimal überwacht werden, und ausschließlich subjektive Symptome können von objektivierbaren abgegrenzt werden.
4. Sofern eine systemische anaphylaktische Reaktion auftritt, kann diese unverzüglich behandelt werden.

Weiter hat sich gezeigt, dass eine vertragene Stichprovokation in Hinblick die Dauer des Therapieeffekts nach Ende der HG-SIT von höherer Aussagekraft ist als ein vertragener Feldstich (Müller et al. 1991).

Stichprovokationen wurden zur Klärung verschiedener Fragestellungen eingesetzt, v. a. zur Klärung der Behandlungsbedürftigkeit bei Patienten mit Anamnese einer früheren allergischen Stichreaktion (Tab. 50.1) und zur Überprüfung der Reaktionslage während (Tab. 50.2) und nach Beendigung der HG-SIT. Stichprovokationen bei Patienten ohne bzw. nach HG-SIT sollten aber wegen ihres besonderen Risikos möglichst nicht zu Routinezwecken durchgeführt werden.

Stichprovokationen können die Sensibilisierung boostern und ein Wiederaufleben bei Patienten mit Anamnese einer systemischen Stichreaktion und ohne aktuelle HG-SIT bzw. eine Schweregradsteigerung der allergischen Reaktionslage gegen Insektengift bewirken. Ein Fünftel der Patienten mit Anamnese einer anaphylaktischen Stichreaktion ohne HG-SIT entwickelte erst bei der zweiten Stichprovokation anaphylaktische Symptome und dabei handelte es sich teilweise um schwere, adrenalinpflichtige Reaktionen (Franken et al. 1994). Ein anderer ungünstiger Effekt besteht darin, dass eine problemlos verlaufene Stichprovokation den Patienten in falscher Sicherheit wiegen könnte und dadurch Expositionskarenz und Mitnahme eines Notfallsets nicht mehr beachtet werden.

> **Es wird dringend davon abgeraten, außerhalb klinischer Studien eine Stichprovokation bei Patienten vor oder nach Beendigung der HG-SIT vorzunehmen. Ziel der Stichprovokation ist die Überprüfung der Reaktionslage bei Patienten während HG-SIT.**

50.3 Besonderheiten der Stichprovokation

50.3.1 Risiken der Stichprovokation

Bei der Stichprovokation ist im Unterschied zu anderen Provokationstests keine Plazebokontrolle möglich. Trotz

■ **Tab. 50.1** Ausgang einer Stichprovokation bei Patienten mit Vorgeschichte einer Stichanaphylaxie, insektengiftspezifische Immuntherapie nicht durchgeführt

Insekt	Erstautor	n	Altersgruppe	Systemische Stichreaktion	
				n	%
Biene	Blaauw u. Smithius[a] 1985	38	Kinder und Jugendliche, Erwachsene	19	50,0
	Engel et al. 1988	3	Jugendliche, Erwachsene	1	33,3
	van der Linden et al.[b] 1994	52	Kinder und Jugendliche, Erwachsene	27	51,9
	Day et al.[b] 1994	85	Kinder und Jugendliche, Erwachsene	31	36,5
	Blaauw et al.[a] 1996	136	n. v.	60	44,1
	Kampelmacher u. van der Zwan 1987	16	Kinder und Jugendliche, Erwachsene	7	43,8
Gepoolte Daten der Bienenstiche	Σ	330		145	43,9
Wespe	Kampelmacher u. van der Zwan 1987	75	Kinder und Jugendliche, Erwachsene	18	24,0
	Blaauw u. Smithius[a] 1985	50	Kinder und Jugendliche, Erwachsene	12	24,0
	Engel et al. 1988	11	Jugendliche, Erwachsene	1	9,1
	Franken et al.[a] 1994	228	n. v.	90	39,5
	van der Linden et al.[2] 1994	272	Kinder und Jugendliche, Erwachsene	69	25,4
	Blaauw et al.[a] 1996	343	n. v.	59	17,2
	Golden et al.[b] 2001*	192	n.v.	41	21,4
	Golden et al.[b] 2006*	111	Erwachsene	27	24,3
Gepoolte Daten der Wespenstiche	Σ	1282		317	24,7
Biene oder Wespe	Hunt et al.[c] 1978	12		7	58,3
	Parker et al.[b] 1982	16	Kinder und Jugendliche, Erwachsene	7	43,8
Gepoolte Daten der Biene- oder Wespenstiche	Σ	28		14	50,0
Ameise	Brown et al.[c] 2003	29	Erwachsene	21	74,4
Gepoolte Daten der Hymenopterenstiche	Σ	1669		497	29,8

*Patienten mit einer schweren Stichrektion in der Vorgeschichte wurden von der diagnostischen Stichprovokation ausgeschlossen.
n. v. nicht verfügbar.
Art der Studie: [a]retrospektiv, [b]prospektiv, [c]prospektiv, randomisiert .

des schrittweisen Vorgehens kann es wie bei allen anderen Provokationen zur Überprüfung einer Soforttypreaktion zu einer anaphylaktischen Reaktion auch mit schwerem Verlauf kommen.

Auch bei laufend fortgesetzter HG-SIT können gelegentlich schwere anaphylaktische Reaktionen auftreten.

Trotz optimalen Managements kann eine Anaphylaxie letal sein. Daher soll durch optimale Vorbereitung der Patienten alles getan werden, das Risiko schwerer Reaktionen zu minimieren.

Der nicht vertragene wie auch der vertragene Stich kann bei hyposensibilisierten Patienten die Reaktionslage so

Tab. 50.2 Ausgang einer Stichprovokation bei Patienten während insektengiftspezifischer Immuntherapie

Stichprovokation mit	Erstautor	n	Altersgruppe	Dosis	Dauer der HG-SIT	Systemische Stichreaktion	
						n	%
Biene	Yunginger et al. 1979	19	Kinder und Jugendliche, Erwachsene	200	Nach Erreichen der Erhaltungsdosis	11	57,9
	Gillmann et al.[b] 1980	18	Kinder und Jugendliche, Erwachsene	100	> 12 Monate	4	22,2
	Hoffman et al. 1981	25	n. v.	100	12 Monate	5	20,0
	Forck et al.[a] 1981	62	Kinder und Jugendliche, Erwachsene	100	Nach Erreichen der Erhaltungsdosis	14	22,6
	Bäuerle u. Schwarz[a] 1983	21	n. v.	100	> 4 Monate	0	0
	Nataf et al.[a] 1984	7	Jugendliche, Erwachsene	100–200	n. v.	0	0
	Urbanek et al. 1985	66	Kinder und Jugendliche	100	n. v.	4	6,1
	Müller et al.[a] 1992	148	Kinder und Jugendliche, Erwachsene	100–200	1–168 Monate	34	23,0
	Ruëff et al.[b] 2004	33	Erwachsene	100	6–12 Monate	6	18,2
	Goldberg u. Confino-Cohen[a] 2010	79	Kinder und Jugendliche, Erwachsene	100	Nach Erreichen der Erhaltungsdosis	5	6,3
	Goldberg et al.[a] 2011	55	Kinder und Jugendliche, Erwachsene	100	Nach Erreichen der Erhaltungsdosis	6	10,9
	Haeberli et al.[a] 2003	104	n.v.	100–200	3–5 Jahre	34	32,7
	Müller et al.[c] 2008	50	Erwachsene	100	4 Monate	8	16,0
	Ruëff et al.[a] 2014	348	Kinder und Jugendliche, Erwachsene	100–200	15 Monate (Median)	55	15,8
Gepoolte Daten von Bienenstichen	Σ	1035				186	18,0
Wespe	Gillmann et al.[b] 1980	1	Kinder und Jugendliche, Erwachsene	100	> 12 Monate	0	0
	Forck et al.[a] 1981	24	Kinder und Jugendliche, Erwachsene	100	Nach Erreichen der Erhaltungsdosis	1	4,2
	Bäuerle u. Schwarz[a] 1983	2	n.v.	100	> 4 Monate	0	0
	van der Zwan et al.[b] 1983	11	Erwachsene	100	> 1 Monate	0	0
	Nataf et al. 1984	7	Jugendliche, Erwachsene	100–200	n. v.	0	0
	Malling et al.[b] 1985	16	Erwachsene	100	4–12 Monate	0	0
	Mosbech et al.[b] 1986	19	Erwachsene	100	> 30 Monate	0	0

Tab. 50.2 (Fortsetzung)

Stichprovokation mit	Erstautor	n	Altersgruppe	Dosis	Dauer der HG-SIT	Systemische Stichreaktion	
						n	%
Wespe	Müller et al.[a] 1992	57	Kinder und Jugendliche, Erwachsene	100–200	34–121	5	8,8
	Haeberli et al.[a] 2003	57	n. v.	100	3–5 Jahre	7	12,3
	Ruëff et al.[a] 2014	1264	Kinder und Jugendliche, Erwachsene	100–200	15 Monate (Median)	49	3,9
Gepoolte Daten von Wespenstichen	Σ	1458				62	4,3
Biene oder Wespe	Hunt et al.[c] 1978	18	n. v.	100	Nach Erreichen der Erhaltungsdosis	1	5,6
	Chipps et al.[a] 1980	42	Kinder und Jugendliche	100	> 3	1	2,4
	Golden et al.[a,b] 1981	147	n. v.	100	n. v.	4	2,7
	Przybilla et al.[a] 1987	157	Kinder und Jugendliche, Erwachsene	100–200	6–18	32	20,4
	Graft et al.[a] 1987	49	Kinder und Jugendliche	100		2	4,1
Biene und/oder Wespe	Golden et al.[b] 1981	29	n. v.	100	Jahre	1	3,5
Gepoolte Daten von Bienen- und/oder Wespenstichen	Σ	442				41	9,3
Ameise	Brown et al.[c] 2003	35	Erwachsene	100	Nach Erreichen der Erhaltungsdosis	1	2,9
Gepoolte Daten der Hymenopterenstiche	Total Σ	2970				290	9,8

n. v. nicht verfügbar
Art der Studie: [a]retrospektiv, [b]prospektiv, [c]prospektiv, randomisiert

verändern, dass eine bislang problemlos vertragene HG-SIT plötzlich rezidivierend anaphylaktische Reaktionen auslöst. Dies ist allerdings bisher nur in einzelnen Fällen beschrieben worden (Goldberg u. Confino-Cohen 2010).

50.3.2 Grenzen der Stichprovokation

Bei Nahrungsmittelanaphylaxie sind Kofaktoren wie Acetylsalicylsäure, körperliche Anstrengung oder Alkohol reaktionsverstärkend. Über die Rolle solcher Kofaktoren bei Insektengiftallergie ist bislang wenig bekannt. Es ist denkbar, dass auch die Reaktionslage durch Kofaktoren beeinflusst wird. Werden solche Kofaktoren bei Insektengiftallergie nicht berücksichtigt, könnte dies zu einem falschnegativen Ausgang der Stichprovokation führen.

Eine technische Schwäche der Stichprovokation ist, dass das beim Stich abgegebene Gift weder quantitativ noch qualitativ bestimmt werden kann. Es ist bekannt, dass zwischen einzelnen Insekten nicht nur die Menge, sondern auch die proportionale Zusammensetzung der einzelnen Giftbestandteile variiert (Ferreira et al. 2010).

Die methodischen Probleme führen notwendig zur Frage nach der Zuverlässigkeit der Stichprovokation. Bislang gibt es wenige Daten über wiederholte Stichprovokationen bei Patienten während fortgesetzter HG-SIT. Wiederholte Stichprovokationen wurden vorwiegend bei Kindern und Jugendlichen durchgeführt und zeigten eine 100%ige Reproduzierbarkeit vertragener Stichprovokationen (Chipps et al. 1980; Graft et al. 1987; Mosbech et al. 1983; Urbanek et al. 1985). In einer eigenen Untersuchung an erwachsenen Patienten nach vertragener Stichprovokation wurde der Ausgang von Feldstichen während weiter fortgesetzter HG-SIT untersucht. Hierbei zeigte sich, dass etwa 2 % der vorher Geschützten eine – zumindest anamnestisch berichtete – objektivierbare Reaktion auf einen Feldstich entwickelten (Wagner et al. in Vorbereitung). Es handelte sich dabei vorwiegend um gegen Wespengift allergische multimorbide Patienten mit multiplen Begleitmedikamenten. Somit sind vertragene Stiche weitgehend, aber nicht vollständig prognostisch zuverlässig.

50.3.3 Risikofaktoren

Die Wirksamkeit der HG-SIT hängt von einer Reihe von Faktoren ab. Diese Faktoren sollen bei der Durchführung, bei Auswahl der Begleitmedikation und auch bei der Wahl des Zeitpunkts der Stichprovokation berücksichtigt werden.

Die HG-SIT mit Bienengift ist unter sonst gleichen Bedingungen deutlich schlechter wirksam als mit Wespengift (Müller et al. 1992; Haeberli et al. 2003; Ruëff et al. 2013, 2014). Wenn Daten aus auswertbaren Studien gepoolt wurden, so erwiesen sich 18,0 % von 1 035 bienengiftallergischen und 4,3 % von 1 458 wespengiftallergischen Patienten während HG-SIT mit 100–200 μg Gift bei Stichprovokation als nicht geschützt (Tab. 50.2).

Als starker Prädiktor für Therapieversagen erwiesen sich ACE-(»angiotensin converting enzyme«)-Hemmer während der HG-SIT (Ruëff et al. 2013, 2014). ACE ist eine Kininase. Wird ACE gehemmt, werden die bei Anaphylaxie freigesetzten Kinine nicht abgebaut. Damit wird eine physiologische Gegenreaktion in der Anaphylaxie verhindert, was schwerere wie auch in einem höheren Prozentsatz auftretende anaphylaktische Reaktionen erklärt.

Die Wirksamkeit der HG-SIT ist dosisabhängig und steigt mit höherer Dosis (Golden et al. 1981; Müller et al. 1992; Ruëff et al. 2001, 2014).

Bienen- und Wespengift weisen eine teilweise Sequenzhomologie einzelner Allergenbestandteile auf, was eine Allergenverwandtschaft bedingt. In einer retrospektiven Studie mit großer Fallzahl hatte die Doppeltherapie mit sowohl Bienen- als auch Wespengift einen vergleichbaren Effekt wie eine erhöhte Dosis mit dem Gift des zur Stichprovokation verwendeten Insekts (Ruëff et al. 2014). Somit erhöht eine Doppeltherapie auch die Wirksamkeit der HG-SIT mit dem jeweils anderen Gift.

Je länger die HG-SIT durchgeführt wird, desto höher ist die Schutzrate (Ruëff et al. 2014). Mit zunehmender Dauer nimmt der zusätzliche protektive Effekt aber ab.

Patienten mit rezidivierenden anaphylaktischen Reaktionen während HG-SIT haben keine Toleranz gegenüber dem Therapieallergen aufgebaut und sind auch bei natürlicher Allergenexposition gefährdet. Dies konnte in Einzelfallberichten (Bousquet et al. 1988) und einer retrospektiven Studie gezeigt werden (Ruëff et al. 2014).

Im Erwachsenenalter ist Mastozytose ein Risikofaktor für Therapieversagen und für besonders schwere Stichreaktionen (Niedoszytko et al. 2009). Wir konnten zeigen, dass ein das Therapieversagen erhöhendes Risiko auch mit einer Messung der basalen Serumtryptase und einer Hautinspektion erfasst werden kann (Ruëff et al. 2014).

> **ACE-Hemmer sollen bei Patienten mit Insektengiftallergie grundsätzlich abgesetzt werden. Es soll durch Vorsichtsmaßnahmen dafür Sorge getragen werden, dass die HG-SIT möglichst ohne rezidivierende allergische Allgemeinreaktionen vertragen wird. Falls sich Risikofaktoren nicht abstellen lassen, kann bei besonders gefährdeten Patienten von vorneherein die Erhaltungsdosis auf 200 μg erhöht werden, was besonders bei Bienengiftallergie angezeigt ist.**

50.4 Praktische Aspekte

50.4.1 Indikation

> **Eine Stichprovokation ist v. a. für durch Therapieversagen gefährdete Patienten wichtig, um bei nicht ausreichender Schutzwirkung die Therapie anzupassen. Bei erhöhter Exposition ist eine vertragene Stichprovokation eine wichtige Grundlage bei der Entscheidung, ob der Patient in die gefährdende Tätigkeit zurückkehren kann.**

Liegt das Risiko für Therapieversagen beim individuellen Patienten bei dem Prozentsatz, das die Allgemeinbevölkerung für systemische Suchreaktionen hat, und ist die Lebensqualität des Patienten durch die nicht geklärte Reaktionslage auf Stiche nicht eingeschränkt, so ist eine Stichprovokation verzichtbar.

50.4.2 Patientenvorbereitung, absolute und relative Kontraindikationen

Die wichtigsten Kriterien bei der Patientenvorbereitung sind in nachfolgender Übersicht aufgeführt.

Vorbereitungen des Patienten zur Stichprovokation

- Chronische Erkrankungen wie Asthma (FEV_1-Wert < 70 %) oder arterielle Hypertonie müssen möglichst optimal eingestellt sein
- Keine bedeutsamen akuten Erkrankungen
- Absetzen von Arzneistoffen, die möglicherweise mit den Ergebnissen der Stichprovokation interferieren (z. B. Antihistaminika, Glukokortikoide, Anti-IgE-Antikörper), sofern es sich nicht um eine Dauermedikation handelt
- Vorliegen eines schriftlichen Behandlungsprotokolls der HG-SIT, aus dem hervorgeht, dass der Patient die vorgesehene Erhaltungsdosis (mindestens 100 µg) in den zulässigen Injektionsintervallen erhalten und reaktionslos vertragen hat
- Keine objektivierbare Stichreaktion auf krankheitsursächliches Insekt während HG-SIT (vor Dosissteigerung)
- Keine wiederholten systemischen anaphylaktischen Reaktionen während der Erhaltungstherapie der HG-SIT kurz vor geplanter Stichprovokation
- Keine Schwangerschaft
- Nüchtern (bis 6 h zuvor keine feste Mahlzeit; erlaubt sind bis zu 2 h zuvor klare Säfte und Kaffee oder Tee ohne Milch)
- Die Basismedikation sollte nicht mit einer evtl. nötigen Beatmung interferieren
- Schriftliche Einverständniserklärung
- Liegender intravenöser Zugang mit ausreichend großem Durchmesser

Optimaler Zeitpunkt der Stichprovokation Insekten sind nicht das ganze Jahr verfügbar, sodass ein Zeitraum von 6–18 Monaten nach Erreichen der Erhaltungsdosis empfohlen wird. Wenn Patienten rasch in eine gefährdende Tätigkeit zurück wollen, sollte die Stichprovokation durchgeführt werden, bevor der Patient diese Tätigkeit wieder aufnimmt. Gegebenenfalls soll die Stichprovokation dann nochmals später wiederholt werden.

Der Patient sollte in den Monaten vor der Stichprovokation die Erhaltungsdosis von > 100 µg des krankheitsursächlichen Gifts alle 4–6 Wochen (bei Verwendung eines Depotpräparates bis maximal alle 8 Wochen) ohne Prämedikation vertragen haben.

Dauerhafte Begleitmedikationen sind fortzuführen, um falsch-negative Reaktionen zu vermeiden.

50.4.3 Insekten

Patienten mit einer ursprünglichen Stichreaktion auf Hummeln werden ersatzweise mit Bienengift behandelt, entsprechend bei Hornissengiftallergie mit Vespulagift. Besteht eine erhöhte Gefahr, dass der Patient künftig von Hummeln oder Hornissen gestochen wird – wie bspw. bei Gärtnern, die Hummeln in Gewächshäusern zur Bestäubung nutzen – dann sollte der Patient auch mit dem gefährdenden Insekt stichprovoziert werden. Ansonsten erfolgt die Stichprovokation mit dem Insekt, dessen Gift zur Behandlung verwendet wird.

Eine vorherige entomologische Identifizierung der Insekten ist wichtig. Es sollen nur Insekten, die bereits den Stock bzw. das Nest verlassen haben, für die Stichprovokation verwendet werden. Bei Honigbienen ist dies meistens einfach, da sie vom Stock (vorzugsweise Wächterbienen vom Eingang) genommen werden können. Wespen (*Vespula* sp.) werden entweder an ihren Futterplätzen gesammelt, oder die Insekten können in der Nähe des Nesteingangs gefangen werden.

Irritationen des Insekts können zu einem Giftverlust führen. Lange Gefangenschaft oder Transport sind zu vermeiden. Transport und Aufbewahrung können in einem sauberen Deckelglas erfolgen, in dessen Deckel Luftlöcher eingeschnitten sind. Wenn die Insekten doch aufbewahrt werden müssen, so soll dies bei Dunkelheit und einer Temperatur von 4–10 °C erfolgen. Allerdings müssen die Insekten dann mehrere Stunden vor der Stichprovokation wieder ins Warme geholt werden, da sie sonst nicht stichbereit sind. Fütterung ist möglich mit Zuckerwasser.

50.4.4 Ablauf

Die Stichprovokation wird unter Notfallbereitschaft durchgeführt und erfordert die dafür notwendige apparative und medikamentöse Ausstattung sowie dafür ausgebildetes Personal. Es muss sichergestellt sein, dass möglicherweise auftretende anaphylaktische Reaktionen unverzüglich adäquat behandelt werden. Die Behandlung der Anaphylaxie erfolgt dem Schweregrad angepasst (Ring et al. 2014). Um die im ▶ Abschn. 50.4.2 in der Übersicht aufgeführten Kontraindikationen der Stichprovokation auszuschließen, sind ggf. entsprechende Untersuchungen erforderlich. Ein entsprechend Alter und Körpergewicht ausreichend großlumiger peripherer Venenverweilkatheter wird vor der Stichprovokation gelegt und darf erst am Ende der Nachbeobachtungszeit entfernt werden. Die Vitalparameter (Puls, Blutdruck, Sauerstoffsättigung) sollen kontinuierlich gemessen werden; ein Monitor ist dafür hilfreich.

Für das Aufsetzen des Insekts auf die Haut gibt es verschiedene Methoden. Bei uns hat es sich bewährt, das In-

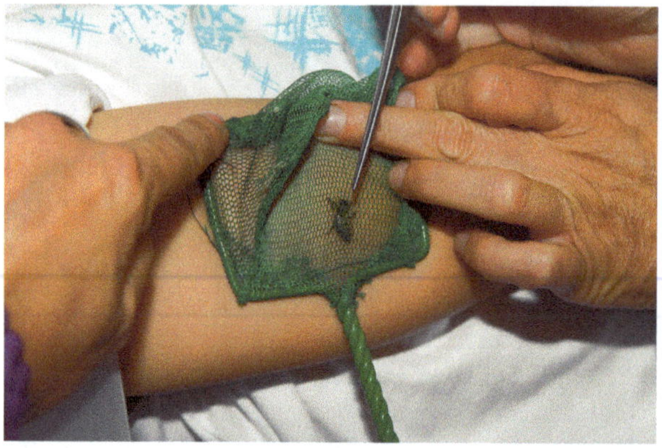

Abb. 50.1 Das Insekt wird mithilfe eines Netzes auf den Oberarm gesetzt. Durch Rollen und Zusammenziehen des Netzes kann man das Insekt in die gewünschte Position bringen und zum Stich motivieren

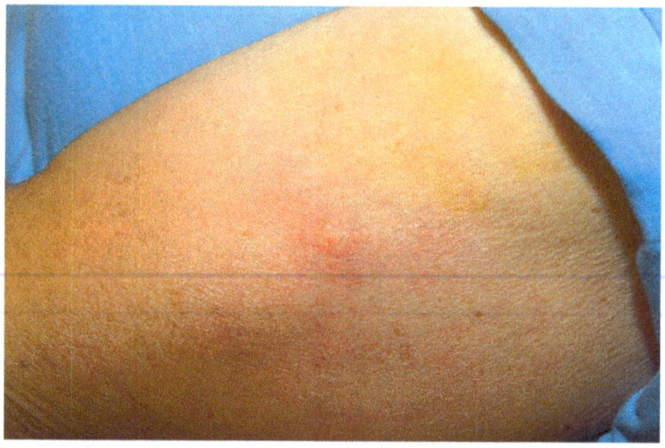

Abb. 50.2 Quaddel und Erythem nach Stich. (Aus Rueff u. Przybilla 2014)

sekt mit einem kleinen Schmetterlingsnetz (Kescher) auf die Haut zu setzen (Abb. 50.1). Durch Spannen des Netzes wird das Insekt dort festgedrückt und zum Stich stimuliert. Auch mittels Spritzen, in deren Zylinder Luftaustrittspforten geschnitten sind, kann das Insekt auf die Haut gedrückt werden.

Der Patient wird aufgefordert, Schmerzen während des Stechaktes anzugeben. Der Bienenstachel bleibt meist stecken, der Wespenstachel nicht selten auch. Das Gift ist erst innerhalb von 1 min komplett injiziert (Schumacher et al. 1994), weswegen der Giftsack oder das Insekt so lange belassen werden sollen. Nach 5, 15 und 60 min wird die Stichstelle untersucht und der Befund dokumentiert. Wenn weder eine Quaddel als Stichreaktion sichtbar ist (Abb. 50.2) noch der Patient subjektive Symptome verspürt hat, so ist fraglich, ob überhaupt ein Stich stattgefunden hat. Die Stichprovokation wird dann wiederholt.

Schwere Reaktionen treten meist innerhalb von Minuten auf, leichte Reaktionen, die aber auch progredient verlaufen können, entwickeln sich manchmal erst innerhalb von Stunden. Die Patienten werden mindestens 1 h in Notfallbereitschaft überwacht. Eine daran anschließende mehrstündige Nachbeobachtung unter ärztlicher Überwachung bis zum Folgetag ist angezeigt.

50.5 Praktische Konsequenzen

Da die bei einem Stich tatsächlich abgegebene Giftmenge unbekannt ist, ersetzt eine Stichprovokation nicht die therapeutische Giftinjektion. Die HG-SIT erfolgt daher mit den üblichen Abständen weiter. Auch wenn die empfohlene Behandlungsdauer bei Stichexposition schon erreicht wurde, sollte die HG-SIT noch mindestens für 6 Monate fortgesetzt werden, um das Risiko einer durch den Stich induzierten Boosterung zu reduzieren.

Von der überwiegenden Mehrheit der Patienten wird die Stichprovokation reaktionslos vertragen. Patienten, deren Lebensqualität durch die Insektengiftallergie stark eingeschränkt war, gewinnen diese durch die vertragene Stichprovokation wieder zurück (Fischer et al. 2013).

Eine vertragene Stichprovokation kann zusammen mit anderen Befunden eine Entscheidungsgrundlage dafür sein, den Patienten in eine gefährdende Exposition zurückzulassen. Sie ist auch ein wichtiger Parameter bei der Entscheidung, ob und wann die HG-SIT beendet werden kann (Bonifazi et al. 2005).

Nach vertragener Stichprovokation soll zwar auch weiter ein medikamentöses Notfallset mitgeführt werden, die präventive Einnahme von Antihistaminikum und Kortikosteroid unmittelbar nach Stich darf aber entfallen, und es muss nur noch im Fall wider Erwarten auftretender systemischer Reaktionen angewendet werden (Przybilla et al. 2011).

Ist es bei der Stichprovokation zu einer systemischen anaphylaktischen Reaktion gekommen, so hat dies therapeutische Konsequenzen. Zunächst ist der therapeutische Schutz herzustellen, was in aller Regel mit eine Erhöhung der Erhaltungsdosis auf 200 µg Gift oder mehr zu erreichen ist (Rueff et al. 2001). Dies gilt auch, wenn bei einem Feldstich durch das nachgewiesenermaßen krankheitsursächliche Insekt objektivierbare systemische Reaktionen auftraten. Die Stichprovokation soll unter der erhöhten Erhaltungsdosis wiederholt werden

Möglicherweise bilden die Patienten, die mit der Standarddosis zunächst nicht ausreichend geschützt waren, ein Risikokollektiv für einen Verlust der Toleranz nach Therapieende, auch wenn es nach Dosiserhöhung gelungen ist, eine Verträglichkeit des Stiches herbeizuführen.

Die Beendigung der HG-SIT soll auf individueller Basis erfolgen und neben dem Ausgang der Stichprovokation(en) die besonderen Lebensumstände und Risikofaktoren eines Patienten berücksichtigen.

Literatur

Bäurle G, Schwarz W (1983) Hymenopterengift-Allergie. Stellenwert des allergenspezifischen IgG bei der Therapie. Dtsch med Wschr 108:1351–1355

Bilò MB, Brianzoni MF, Garritani MS, Antonicelli L, Farabollini B, Bonifazi F (2003) The sting challenge test in Hymenoptera venom allergy: pros and cons. Eur Ann Allergy Clin Immunol 35: 377–381

Blaauw PJ, Smithuis LOMJ (1985) The evaluation of the common diagnostic methods of hypersensitivity for bee and yellow jacket venom by means of an in-hospital sting. J Allergy Clin Immunol 75: 556–562

Blaauw PJ, Smithuis OLMJ, Elbers ARW (1996) The value of an in-hospital sting challenge as a criterion for application or omission of venom immunotherapy. J Allergy Clin Immunol 98: 39–47

Bonifazi F, Jutel M, Biló BM, Birnbaum J, Muller U (2005) EAACI Interest Group on Insect Venom Hypersensitivity. Prevention and treatment of hymenoptera venom allergy: guidelines for clinical practice. Allergy 60: 1459–1457

Bousquet J, Ménardo J-L, Velasquez G, Michel F-B (1988) Systemic reactions during maintenance immunotherapy with honey bee venom. Ann Allergy 61: 63–68

Boyle RJ, Elremeli M, Hockenhull J, Cherry MG, Bulsara MK, Daniels M, Oude Elberink JN (2012) Venom immunotherapy for preventing allergic reactions to insect stings. Cochrane Database Syst Rev 10: CD008838

Brown SG, Wiese MD, Blackman KE, Heddle RJ (2003) Ant venom immunotherapy: a double-blind, placebo-controlled, crossover trial. Lancet 361: 1001–1006

Chipps BE, Valentine MD, Kagey-Sobotka A, Schuberth KC, Lichtenstein LM (1980) Diagnosis and treatment of anaphylactic reactions to Hymenoptera stings in children. J Pediatr 97: 177–184

Day JH, Buckeridge DL, Welsh AC (1994) Risk assessment in determining systemic reactivity to honeybee stings in sting-threatened individuals. J Allergy Clin Immunol 93: 691–705

Engel T, Heinig JH, Weeke ER (1988) Prognosis of patients reacting with urticaria to insect sting. Allergy 43: 289–293

Ferreira Junior RS, Sciani JM, Marques-Porto R, Junior AL, Orsi Rde O, Barraviera B, Pimenta DC (2010) Africanized honey bee (Apis mellifera) venom profiling: Seasonal variation of melittin and phospholipase A(2) levels. Toxicon 56: 355–362

Fischer J, Teufel M, Feidt A, Giel KE, Zipfel S, Biedermann T (2013) Tolerated wasp sting challenge improves health-related quality of life in patients allergic to wasp venom. J Allergy Clin Immunol 132: 489–490

Forck G, Schalke B, Kalveram KJ (1981) Die Bedeutung unterschiedlicher Therapieschemata bei der Hyposensibilisierungsbehandlung von Insektengiftallergikern im Hinblick auf das Verhalten des spezifischen IgE und IgG bei 170 Hyposensibilisierungen. In: Berichtsband RAST 3, Grosse Verlag, S 50–60

Franken HH, Dubois AEJ, Minkema HJ, van der Heide S, de Monchy JGR (1994) Lack of reproducibility of a single negative sting challenge response in the assessment of anaphylactic risk in patients with suspected yellow jacket hypersensitivity. J Allergy Clin Immunol 93: 431–436

Gillman SA, Cummins LH, Kozak PP, Hoffman DR (1980) Venom immunotherapy: Comparison of »rush« vs conventionall, schedules. Ann Allergy 45: 351–354

Goldberg A, Confino-Cohen R (2010) Bee venom immunotherapy – how early is it effective? Allergy. 65: 391–395

Goldberg A, Yogev A, Confino-Cohen R (2011) Three days rush venom immunotherapy in bee allergy: safe, inexpensive and instantaneously effective. Int Arch Allergy Immunol 156: 90–98

Golden DB, Kagey-Sobotka A, Valentine MD, Lichtenstein LM (1981) Dose dependence of Hymenoptera venom immunotherapy. J Allergy Clin Immunol 67: 370–374

Golden DB, Kagey-Sobotka A, Norman PS, Hamilton RG, Lichtenstein LM (2001) Insect sting allergy with negative venom skin test responses. J Allergy Clin Immunol 107: 897–901

Golden DB, Breisch NL, Hamilton RG, Guralnick MW, Greene A, Craig TJ et al (2006) Clinical and entomological factors influence the outcome of sting challenge studies. J Allergy Clin Immunol 117: 670–675

Graft DF, Schuberth KC, Kagey-Sobotka A, Kwiterovich KA, Niv Y, Lichtenstein LM, Valentine MD (1987) Assessment of prolonged venom immunotherapy in children. J Allergy Clin Immunol 80: 162–166

Haeberli G, Brönnimann M, Hunziker T, Müller U (2003) Elevated basal serum tryptase and hymenoptera venom allergy: relation to severity of sting reactions and to safety and efficacy of venom immunotherapy. Clin Exp Allergy 33: 1216–1220

Hoffman DR, Gillman SA, Cummins LH, Kozak PP, Oswald A (1981) Correlation of IgG and IgE antiboby levels to honey bee venom allergens with protection to sting challenge. Ann Allergy 46: 17–23

Hunt KJ, Valentine MD, Sobotka AK, Benton AW, Amodio FJ, Lichtenstein LM (1978) A controlled trial of immunotherapy in insect hypersensitivity. N Engl J Med 299: 157–161

Kampelmacher MJ, van der Zwan JC (1987) Provocation test with a living insect as a diagnostic tool in systemic reactions to bee and wasp venom: a prospective study with emphasis on the clinical aspects. Clinical Allergy 17: 317–327

Malling HJ, Djurup R, Søndergaard I, Weeke B (1985) Clustered immunotherapy with yellow jacket venom. Allergy 40: 373–383

Mosbech H, Malling H-J, Biering I, Böwadt H, Søborg M, Weeke B, Løwenstein H (1986) Immunotherapy with yellow jacket venom. Allergy 41: 95–103

Müller U, Berchtold E, Helbling A (1991) Honeybee venom allergy: Results of a sting challenge 1 year after stopping successful venom immunotherapy in 86 patients. J Allergy Clin Immunol 87: 702–709

Müller U, Helbling A, Berchtold E (1992) Immunotherapy with honeybee venom and yellow jacket venom is different regarding efficacy and safety. J Allergy Clin Immunol 89: 529–535

Müller U, Jutel M, Reimers A, Zumkehr J, Huber C, Kriegel C, Steiner U, Haeberli G, Akdis M, Helbling A, Schnyder B, Blaser K, Akdis C (2008) Clinical and immunologic effects of H1 antihistamine preventive medication during honeybee venom immunotherapy. J Allergy Clin Immunol 122: 1001–1007

Nataf P, Guinnepain MT, Herman D (1984) Rush venom immunotherapy: a 3-day programme for hymenoptera sting allergy. Clin Allergy 14: 269–275

Niedoszytko M, de Monchy J, van Doormaal JJ, Jassem E, Oude Elberink JN (2009) Mastocytosis and insect venom allergy: diagnosis, safety and efficacy of venom immunotherapy. Allergy 64: 1237–1245

Parker JL, Santrach PJ, Dahlberg MJE, Yunginger JW (1982) Evaluation of Hymenoptera-sting sensitivity with deliberate sting challenges: inadequacy of present diagnostic methods. J Allergy Clin Immunol 96: 200–207

Przybilla B, Ring J, Grießhammer B, Braun-Falco O (1987) Schnellhyposensibilisierung mit Hymenopterengiften. Verträglichkeit und Therapieerfolg. Dtsch Med Wochenschr 112: 416–424

Przybilla B, Ruëff F, Walker A, Räwer HC, Aberer W, Bauer CP, Berdel D, Biedermann T, Brockow K, Forster J, Fuchs Th, Hamelmann E, Jakob T, Jarisch R, Merk HF, Müller U, Ott H, Sitter W, Urbanek R, Wedi B (2011) Diagnose und Therapie der Bienen- und Wespengiftallergie. Leitlinie der Deutschen Gesellschaft für Allergologie und klinische Immunologie (DGAKI), des Ärzteverbandes Deutscher Allergologen (ÄDA), der Gesellschaft für Pädiatrische Allergologie und Umweltmedizin (GPA), der Deutschen Dermatologischen Gesellschaft (DDG) und der Deutschen Gesellschaft für Kinder- und Jugendmedizin (DGKJ) in Zusammenarbeit mit der Österreichischen Gesellschaft für Allergologie und Immunologie (ÖGAI) und der Schweizerischen Gesellschaft für Allergologie und Immunologie (SGAI). Allergo J 20: 318–339

Ring J, Beyer K, Biedermann T, Bircher A, Duda D, Fischer J, Friedrichs F, Fuchs Th, Gieler U, Jakob T, Klimek L, Lange L, Merk H, Niggemann B, Pfaar O, Przybilla B, Ruëff F, Rietschel E, Schnadt S, Seifert R, Sitter H, Varga E-M, Worm M, Brockow K (2014) Leitlinie zu Akuttherapie und Management der Anaphylaxie. S2-Leitlinie der Deutschen Gesellschaft für Allergologie und klinische Immunologie (DGAKI), des Ärzteverbands Deutscher Allergologen (AeDA), der Gesellschaft für Pädiatrische Allergologie und Umweltmedizin (GPA), der Deutschen Akademie für Allergologie und Umweltmedizin (DAAU), des Berufsverbands der Kinder- und Jugendärzte Deutschlands (BVKJ), der Österreichischen Gesellschaft für Allergologie und Immunologie (ÖGAI), der Schweizerischen Gesellschaft für Allergologie und Immunologie (SGAI), der Deutschen Gesellschaft für Anästhesiologie und Intensivmedizin (DGAI), der Deutschen Gesellschaft für Pharmakologie (DGP), der Deutschen Gesellschaft für Psychosomatische Medizin (DGPM), der Arbeitsgemeinschaft Anaphylaxie Training und Edukation (AGATE) und der Patientenorganisation Deutscher Allergie- und Asthmabund (DAAB). Allergo J Int 23: 96–112

Ruëff F (2010) Monitoring venom immunotherapy. In: Ollert M (Hrsg) Hymenoptera Venom Allergy: Allergy School Proceedings, Ancona, Italy, 2009. European Academy of Allergy and Clinical Immunology (EAACI), S 63–67

Ruëff F, Przybilla B (2014) Stichprovokation. Hautarzt 65: 796–801

Ruëff F, Przybilla B, Müller U, Mosbech H (1996) The sting challenge test in Hymenoptera venom allergy. Allergy 51: 216–225

Ruëff F, Wenderoth A, Przybilla B (2001) Patients still reacting to a sting challenge while receiving Hymenoptera venom immunotherapy are protected by increased venom doses. J Allergy Clin Immunol 108: 1027–1032

Ruëff F, Wolf H, Schnitker J, Ring J, Przybilla B (2004) Specific immunotherapy in honeybee venom allergy: a comparative study using aqueous and aluminium hydroxide adsorbed preparations. Allergy 59: 589–595

Ruëff F, Przybilla B, Biló MB, Müller U, Scheipl F, Seitz MJ, Aberer W, Bodzenta-Lukaszyk A, Bonifazi F, Campi P, Darsow U, Haeberli G, Hawranek T, Küchenhoff H, Lang R, Quercia O, Reider N, Schmid-Grendelmeier P, Severino M, Sturm GJ, Treudler R, Wüthrich B (2013) Clinical effectiveness of Hymenoptera venom immunotherapy. A prospective observational multicenter study of the European Academy of Allergology and Clinical Immunology Interest Group on Insect Venom Hypersensitivity. PlosONE 8(5): e63233

Ruëff F, Vos B, Oude Elberink J, Bender A, Chatelain R, Dugas-Breit S, Horny H-P, Küchenhoff H, Linhardt A, Mastnik S, Sotlar K, Stretz E, Vollrath R, Przybilla B, Flaig M (2014) Predictors of clinical effectiveness of Hymenoptera venom immunotherapy. Clin Exp Allergy 44(5): 736–746

Ruëff F, Antolin-Amerigo D, Biló MB, Bodzenta-Lukaszyk A, Forster J, Goldberg A, Golden DBK, Jakob T, Müller U, Niggemann B, Nittner-Marszalska M, Oude Elberink H, Przybilla B, Sargur R, Severino M, Sturm G (in Vorbereitung) EAACI Position Paper: Sting challenge tests in patients with Hymenoptera venom allergy.

Schumacher MJ, Tveten MS, Egen NB (1994) Rate and quantity of delivery of venom from honeybee stings. J Allergy Clin Immunol 93: 831–835

Urbanek R, Forster J, Kuhn W, Ziupa J (1985) Discontinuation of bee venom immunotherapy in children and adolescents. J Pediatr 107: 367–371

van der Linden P-WG, Hack CE, Struyvenberg A, van der Zwan JK (1994) Insect-sting challenge in 324 subjects with a previous anaphylactic reaction: Current criteria for insect-venom hypersensitivity do not predict the occurrence and the severity of anaphylaxis. J Allergy Clin Immunol 94: 151–159

van der Zwan JC, Flinterman J, Jankowski IG, Kerckhaert JAM (1983) Hyposensitisation to wasp venom in 6 hours. Brit Med J 287:1329–1331

Wagner N, Chatelain R, Liptak J, Walker A, Przybilla B, Ruëff F (in Vorbereitung) Reliability of sting challenge tests in patients on Hymenoptera venom immunotherapy.

Worm M, Hompes S (2012) Das deutschsprachige Anaphylaxie-Register – Aktueller Stand und Perspektiven. Bundesgesundheitsbl 55: 380–384

Yunginger JW, Paull ER, Jones RT, Santrach PJ (1979) Rush venom immunotherapy program for honeybee sting sensitivity. J Allergy Clin Immunol 63: 340–347

In-vitro-Serumdiagnostik

M. Ollert, T. Jakob, H. Renz

T. Biedermann et al. (Hrsg.), *Allergologie*,
DOI 10.1007/978-3-642-37203-2_51, © Springer-Verlag Berlin Heidelberg 2016

51.1 Einleitung: Entwicklung der In-vitro-Allergiediagnostik

Die In-vitro-Allergiediagnostik entwickelte sich sehr schnell, nachdem Immunglobulin E (IgE) als fünfte und letzte humane Immunglobulinklasse im Jahr 1967 als vermittelndes Reagin der Typ-I-Allergie entdeckt worden war (Ishizaka et al. 1967; Johansson u. Bennich 1967; Wide et al. 1967). Da die IgE-Konzentration im Serum im Vergleich zu IgG oder IgM vergleichsweise niedrig ist und das allergenspezifische IgE nur einen Teil des Gesamt-IgE ausmacht, war eine sehr sensitive Messmethode für den spezifischen IgE-Nachweis notwendig. Insofern wurde die erste Nachweismethode für allergenspezifisches IgE auf der Basis eines empfindlichen Radioimmmunoassays entwickelt. Dieser wurde als Radioallergosorbent-Test unter dem Akronym RAST bekannt (Ceska u. Lundkvist 1972). Als Allergenträger kamen aktivierte Papierscheiben zum Einsatz (▸ Kap. 1). Über die Jahre entwickelten sich die Methoden des spezifischen IgE-Nachweises in vielfältiger Weise weiter und erfuhren viele Verbesserungen im Detail. Diese Veränderungen betrafen sowohl den Allergenträger als auch die Mess- und Nachweismethoden und letztendlich auch den Grad der Automatisierung dieser Immunoassays (Hamilton u. Adkinson Jr. 2004).

Während die spezifische IgE-Diagnostik über vier Jahrzehnte nahezu ausschließlich mit Extrakten aus natürlichen Allergenquellen durchgeführt wurde, wurden in den letzten Jahren zunehmend rekombinante Allergene und Allergenkomponenten entwickelt und in die Routinediagnostik eingeführt. Diese Entwicklung kann bereits nach wenigen Jahren als wesentlicher Fortschritt auf dem Feld der In-vitro-Serumdiagnostik bezeichnet werden (Canonica et al. 2013; Ollert u. Mari 2015). Neben der Messung von allergenspezifischem IgE gibt es noch weitere serologische Laborverfahren, die parallel zur Entwicklung der allergenspezifischen IgE-Diagnostik einen Stellenwert für die Versorgung allergiekranker Patienten erlangt haben.

Etablierte Messparameter in der In-vitro-Serumdiagnostik von Allergien

- Gesamt-IgE (U/ml)
- Allergenspezifisches IgE (kU_A/l)
- Allergenspezifisches IgG/IgG1–4 (mg_A/l)
- Tryptase (µg/l)
- Eosinophiles kationisches Protein (ECP) (µg/l)

Eine wissenschaftliche Bewertung aller verfügbaren Testsysteme für die In-vitro-Allergiediagnostik erfolgt regelmäßig in Leitlinien und Stellungnahmen der maßgeblichen internationalen und nationalen Fachgesellschaften (Matsson et al. 2009; Hamilton u. Williams 2010; Renz et al. 2010; Canonica et al. 2013; Hamilton et al. 2015).

51.2 Methoden und Messverfahren in der In-vitro-Serumdiagnostik

51.2.1 Nachweis von allergenspezifischem IgE (sIgE)

Bestimmungsmethoden für sIgE

Ein Überblick über die heute zur Verfügung stehenden In-vitro-Verfahren zur IgE-Messung ist in ◘ Tab. 51.1 dargestellt. Der Allergiediagnostikmarkt ist fluktuierend, sodass Veränderungen von Anbietern oder Namen nicht unüblich sind und manche Tests infolgedessen sogar komplett vom Markt genommen werden. Die verschiedenen Methoden funktionieren nach sehr ähnlichen Prinzipien. Es werden Allergenextrakte, gereinigte Allergenkomponenten oder rekombinante Allergene entweder an eine Festphasematrix gekoppelt oder in der Flüssigphase eingesetzt, woran jeweils die allergenspezifischen IgE-Antikörper nach Inkubation binden. Nach Entfernen unspezifisch gebundener Antikörper werden im nächsten Schritt fluoreszenzmarkierte oder enzymgekoppelte Anti-IgE-Antikörper eingesetzt, welche heute die radioaktiven Verfahren weitestgehend abgelöst haben. Zur Amplifizierung der sIgE-Bindungssignale gelangen Chemilumineszenz-, Fluoreszenz-, Enzym- und Enzymfluoreszenzverfahren zum Einsatz, die das Signal direkt oder nach Zugabe eines Substrats über die induzierte Farbreaktion nachweisen. Die wichtigsten heute im Einsatz befindlichen Testverfahren zur spezifischen IgE-Messung sind entweder teil- oder sogar vollautomatisiert, wodurch personalabhängige Fehlerquellen minimiert werden (Hamilton u. Adkinson Jr. 2004; Matsson et al. 2009; Hamilton u. Williams 2010; Hamilton et al. 2015). Manche der sIgE-Testverfahren beinhalten noch mehrere manuelle Schritte, sodass die Ergebnisqualität sehr stark von der Qualität und dem Schulungsstand des technischen Laborpersonals abhängt.

Die Quantifizierung von sIgE erfolgt in Kilounits pro Liter (kU_A/l) entsprechend einer Standardkurve, die Messpunkte von 0–100 kU_A/l enthält. Zur Kalibrierung dient ein WHO-Standard für humanes IgE – ein »International Reference Reagent/IRR« (WHO IRR 75/502). Die führenden modernen Messverfahren sind in der Lage, unter Einbeziehung eines Nullstandards von 0 kU_A/l–100 kU_A/l allergenspezifisches IgE zu messen. Die allermeisten Verfahren benutzen für die sIgE-Quantifizierung eine heterologe Standardkurve von bekannten Gesamt-IgE-Konzentrationen, die eine sigmoidale Standardkurve aus 6 Messpunkten bilden: 0 kU_A/l, 0,35 kU_A/l, 0,70 kU_A/l, 3,5 kU_A/l, 17,5 kU_A/l und 100 kU_A/l. Diese Standardkurve wird im

Tab. 51.1 Testmethoden zur Bestimmung von allergenspezifischen IgE-Antikörpern

Anbieter, Ort, Internetadresse	Bezeichnung des Assays (Methode)	Allergene (Extrakte/CRD)	Fester/flüssiger Allergenträger	Markierung	Detektion	Standardkurve (Einheiten)	Kommentar
Bestbion Dx, Köln, www.bestbiondx.de www.hcdiagnostics.com	Hitachi Optigen (EIA-Pette)	Extrakte/–	Polystyrol Mikropette	aIgE-AP	Chemilumineszenz	Eigene Referenzkurve (CLA-Klassen)	Messbereich: Klassen 0–4
Dr. Fooke, Neuss, www.fooke-labs.de	Allerg-O-Liq (Reverser ELISA)	Extrakte/CRD (n/r)	a-IgE: Festphase Flüssigallergene	S	Photometrie (450/620 nm)	Standardkurve nach WHO-IgE-Standard (U/ml)	Messbereich: 0,35–100 kU_A/l
	ALFA Saisonal ALFA Perennial	Extrakte/–	Lateral Flow	aIgE-Farbstoff	Farbanreicherung	Qualitativ (visuell)	Schnelltest
DST, Schwerin www.dst-diagnostic.com	FastCheckPOC (Streifen)	Extrakte/–	Nitrocellulose-Streifen	aIgE-AP	Farbreaktion (chromogen)	Qualitativ (visuell)	Schnelltest
	LAS Kit sIgE (ELISA)	Extrakte/–	Flüssigallergene	aIgE-AP	Photometrie (450 nm)	Standardkurve nach WHO-IgE-Standard (U/ml)	Messbereich: 0,35–100 kU_A/l
Euroimmun, Lübeck www.euroimmun.de	EP Allercoat 6 (EAST)	Extrakte/–	CNBr-aktivierte Papierscheiben	aIgE-AP	Photometrie (450 nm)	Standardkurve nach WHO-IgE-Standard (U/ml)	Messbereich: 0,35–100 kU_A/l
	DP EUROLINE (EIA-Streifen)	Extrakte/CRD (n/r)	Nitrocellulose-Streifen	aIgE-AP	Farbreaktion (chromogen)	Semiquantitativ (Scanner)	Einteilung in Klassen
	DE EUROASSAY (EIA-Streifen)	Extrakte/CRD (n/r)	Multiplex-Nitrocellulose	aIgE-AP	Farbreaktion (chromogen)	Qualitativ (visuell)	Streifentest im Mikrotiterformat
HYCOR Biomedical, Kassel www.hycorbiomedical.com	HYTEC (EIA) HYTEC 288 Plus (EIA)	Extrakte/CRD (n/r)	CNBr-aktivierte Papierscheiben	aIgE-AP	Photometrie (405 nm)	Standardkurve nach WHO-IgE-Standard (U/ml)	Messbereich: 0–100 kU_A/l
Intex Diagnostika, Weil am Rhein www.intex-diagnostika.com	Allergoset (EIA-Streifen)	Extrakte/–	Nitrocellulose-Streifen	aIgE-HRP	Farbreaktion (chromogen)	Semiquantitativ (visuell)	Streifentest
Mediwiss Analytic, Moers www.mediwiss-analytic.de	AlleisaScreen (EIA-Blotstreifen)	Extrakte/–	Nitrocellulose-Streifen	aIgE-B, SAP	Farbreaktion (chromogen)	Semiquantitativ (visuell, Klassen)	Messbereich: 0–100 kU_A/l
	AllergyScreen (EIA-Blotstreifen)	Extrakte/–	Nitrocellulose-Streifen	aIgE-B, SAP	Farbreaktion (chromogen)	Semiquantitativ (visuell, Klassen)	Messbereich: 0–100 kU_A/l
Milenia Biotech, Giessen www.milenia-biotec.de	PolyCheck System (EIA Streifentest)	Extrakte/–	Nitrocellulose-Streifen	aIgE-B, SAP	Farbreaktion Scannerauswertung	Referenzkurve mit konjugiertem Rinderalbumin	Messbereich: 0,35–100 kU_A/l

Tab. 51.1 (Fortsetzung)

Anbieter, Ort, Internetadresse	Bezeichnung des Assays (Methode)	Allergene (Extrakte/CRD)	Fester/flüssiger Allergenträger	Markierung	Detektion	Standardkurve (Einheiten)	Kommentar
Omega Diagnostics, Reinbek www.omegadiagnostics.de	Allergodip (Streifen)	Extrakte/–	Patentierter Allergenstreifen	aIgE-AP	Farbreaktion (chromogen)	Qualitativ (visuell)	Streifentest
	Allergozyme (EAST)	Extrakte/CRD (n)	CNBr-aktivierte Papierscheiben	aIgE-AP	Photometrie (405 nm)	Standardkurve nach WHO-IgE-Standard (U/ml)	Messbereich: 0,35–100 kU_A/l
R-Biopharm, Darmstadt www.r-biopharm.com	RIDASCREEN Allergy (EAST)	Extrakte/–	CNBr-aktivierte Papierscheiben	aIgE-AP	Photometrie (405 nm)	Standardkurve nach WHO-IgE-Standard (U/ml)	Messbereich: 0,35–100 kU_A/l
	RIDA qLINE Allergy (Streifen)	Extrakte/–	CNBr-aktivierte Nitrocellulose	aIgE-AP	Farbreaktion (chromogen)	Qualitativ (visuell)	Streifentest
Siemens Healthcare Diagnostics, Eschborn www.healthcare.siemens.de	Immulite 2000 3gAllergy und 2000XPi (EIA)	Extrakte/CRD (n/r)	Flüssigallergene	aIgE-AP	Chemilumineszenz	Standardkurve nach WHO-IgE-Standard (kU_A/l)	Messbereich: 0–100 kU_A/l
Thermo Scientific (Phadia), Freiburg www.phadia.com/de	ImmunoCAP (FEIA)	Extrakte/CRD (n/r)	CNBr-aktivierte Zellulose	aIgE-βG	Fluorophotometer	Standardkurve nach WHO-IgE-Standard (kU_A/l)	Messbereich: 0–100 kU_A/l
	ImmunoCAP ISAC (FIA)	–/CRD (n/r)	Mikrochip (Array)	aIgE mit Fluoreszenz	Fluoreszenzmessung (Laserscanner)	Semiquantitativ (Scanner) 0,3–100 ISU	Referenzserum mit 1-Punkt-Kalibrierung (ISU)
	ImmunoCAP Rapid (Streifen)	Extrakte/–	CNBr-aktivierte Nitrocellulose	aIgE-AP	Farbreaktion (chromogen)	Qualitativ (visuell)	Schnelltest

Abkürzungen und Erklärungen: *aIgE* anti-IgE, *AP* alkalische Phosphatase, *B* Biotin, *βG* β-Glucuronidase, *CNBr* Cyanogenbromid, *CRD* »component-resolved diagnosis«, *EAST* Enzyme Allergosorbenstest, *EIA* Enzyme Immunoassay, *HRP* »horseradish peroxidase« (Meerrettichperoxidase), *ISU* ISAC Standardized Units, *n* natürlich, *r* rekombinant, *S* Streptavidin, *SAP* Streptavidin-alkalische Phosphatase, – nicht verfügbar.

Messsystem für alle allergenspezifischen IgE-Messungen unabhängig von der Spezifität verwendet. Die Standardkurve ist an den internationalen WHO-Standard für Gesamt-IgE-Messungen angelehnt. Es gibt jedoch auch einige Verfahren, die künstlich definierte sIgE-Einheiten ohne Anpassung an den WHO-Standard erzeugen. Von den führenden Herstellern der sIgE-Messverfahren wird eine Linearität der Messungen von 0,10–100 kU_A/l garantiert.

Es ist kritisch anzumerken, dass aufgrund der heterologen Standardisierung über Gesamt-IgE bis heute keine echte Quantifizierung des sIgE erfolgt. Technologisch wäre dies durchaus möglich, indem rekombinante Allergene und monoklonale humane allergenspezifische IgE-Antikörper als Standardparameter in ein Testsystem aufgenommen werden (Petersen et al. 2004; Braren et al., 2007; Hecker et al. 2012). An dieser Stelle ist es wichtig, darauf hinzuweisen, dass neben quantitativen Tests, die ihre Messwerte in Kilounits pro Liter (kU_A/l) entsprechend einer Kalibrationskurve ausgeben, eine Reihe von semiquantitativen und visuell auswertbaren Tests wie z. B. Blot-basierte Streifentests ohne entsprechende Standardkurve auf dem Allergiediagnostikmarkt verfügbar sind (◘ Tab. 51.1).

Assayqualität

Die meisten neu eingeführten Messverfahren für spezifisches IgE orientieren sich heute hinsichtlich der Messqualität am ImmunoCAP-Verfahren, welches weltweit für spezifische IgE-Messungen sehr verbreitet ist. Hinsichtlich der Messqualität in der In-vitro-Allergiediagnostik sind, wie in anderen Bereichen der Labormedizin auch, folgende Einflussgrößen entscheidend (Renz et al. 2010):

- Präanalytik,
- Analytik und
- Postanalytik.

Dies gilt auch für die Messung von spezifischem IgE.

In der **präanalytischen Phase** sind neben der Indikationsstellung die Abnahme, Aufbereitung, Lagerung und Handhabung der Blutprobe von großer Bedeutung.

In der **analytischen Phase** kommen neben der Auswahl der geeigneten Methode die Evaluierung der gewählten Messmethode hinsichtlich ihrer Reproduzierbarkeit, Sensitivität, Spezifität und technischen Durchführung zum Tragen. Aspekte der internen und externen Qualitätskontrolle sind dabei von grundlegender Bedeutung. Es existieren Standardempfehlungen, die von einem internationalen Expertengremium für die Qualität und die Durchführung von spezifischen IgE Messungen erarbeitet wurden (»Clinical and Laboratory Standards Institute Guideline«) (Matsson et al. 2009). Bei allen Testverfahren in der In-vitro-Allergiediagnostik gelten die allgemeinen Standards der »Guten Laborpraxis« (GLP).

In der **Postanalytik** erfolgt die allergologisch-relevante Befundung und Beurteilung der Testergebnisse und ihre Einordnung zum Krankheitsbild des Patienten. Dies setzt auf Seiten des befundenden Arztes ein spezialisiertes Wissen und entsprechende Erfahrung sowohl über die Testverfahren als auch ihre klinische Bedeutung voraus.

In Deutschland wird die Qualitätssicherung im Labor durch die Bundesärztekammer (BÄK) geregelt. Sie erlässt hierzu Richtlinien (RiLiBÄK), zuletzt veröffentlicht im Jahr 2014 (Mitteilungen der BÄK – RiliBÄK 2014), die für den Laboranwender absolut verbindlich sind. Für allergenspezifisches IgE besteht im Bereich der BÄK eine Verpflichtung zur internen (wöchentlich) und externen Qualitätskontrolle (halbjährliche Teilnahme am Ringversuch). Jeder Arzt, der allergiekranke Patienten behandelt und somit die In-vitro-Serumdiagnostik auf der Basis von allergenspezifischem IgE anbietet, sollte sich bei seinem Labor erkundigen, welche externen und internen Qualitätskontrollen das Labor unterhält und ob das Labor eine wissenschaftlich abgesicherte Labormethode für die In-vitro-Allergiediagnostik zum Einsatz bringt.

Assaysensitivität

Die modernen sIgE-Messverfahren der führenden Hersteller sind heute sehr sensitiv und orientieren sich auch an einem Nullstandard. Ursprünglich lag der untere Schwellenmesswert bei 0,35 kU_A/l. Heutige Messverfahren messen spezifisches IgE verlässlich bis 0,1 kU_A/l. Dieser Fortschritt in der Immunoassay-Sensitivität musste mit einer Verbesserung der Immunoassaypräzision einhergehen, was führenden Herstellern weitestgehend gelang, auch wenn die Systeme immer noch gewisse Abweichungen aufweisen (Ollert et al. 2005; Matsson et al. 2009; Hamilton u. Williams 2010; Hamilton et al. 2015).

Die Fortschritte in der Qualität von sIgE-Messungen waren für die Diagnostik bestimmter Patientengruppen wie den pädiatrisch-allergologischen Patienten und den Patienten mit Anaphylaxie besonders wichtig, weil bei diesen Patienten teils sehr niedrige sIgE-Konzentrationen von entscheidender diagnostischer Bedeutung sein können. Ein in den vergangenen Jahren häufiger praktiziertes Verfahren zur Steigerung der analytischen Sensitivität eines spezifischen IgE-Tests ist das Hinzufügen eines oder mehrerer rekombinanter Allergene zu den natürlichen Allergenextrakten, um eine zu geringe Repräsentation bestimmter klinisch bedeutsamer Komponenten oder Epitope aufzuheben. Dieser Vorgang wird als »Spiken« bezeichnet. Klinisch bedeutsame Beispiele, bei denen Extrakte durch das Spiken für den IgE-Nachweis im ImmunoCAP-System sensitiver gemacht wurden, sind im Bereich der Insektengiftallergie der Wespengiftextrakt (i3), zu dem rVes v 5 hinzugegeben wird, und im Bereich der Nahrungsmittelallergie Haselnussextrakt (f17), der mit dem Bet v 1-Homologen rCor a 1 angereichert wird und somit bei Birkenpollenallergikern zu vermehrten und höheren positiven Messergebnissen führt (Sicherer et al. 2008; Vos et al. 2013).

Vergleiche mit klinischen allergologischen Testverfahren

In der Vergangenheit gab es immer wieder Diskussionen darüber, ob der Hauttest oder der spezifische IgE-Nachweis als Sensibilisierungsnachweis bei IgE-vermittelter Allergie aussagekräftiger ist. Da beide Testverfahren über viele Jahrzehnte mit natürlichen Allergenextrakten durchgeführt wurden, waren derartige Fragen zur Äquivalenz dieser und anderer Testverfahren berechtigt. Während bis in die 1990er Jahre Hautteste in verschiedenen Studien als deutlich sensitiver bewertet wurden, so wandelte sich dieses Bild nach Einführung der Nullstandards für die Kalibrierung und weiterer technischer Verbesserungen auf den ersten vollautomatisierten Plattformen zugunsten der spezifischen IgE-Messung. Untersuchungen mit dieser neuen Gerätegeneration zeigten bei einer unteren Messgrenze von 0,1 kU_A/l eine verbesserte Konkordanz des sIgE-Tests mit dem Hauttest (Ollert et al. 2005). Auch wenn der Nutzen solcher vergleichender Studien für die klinische Routinediagnostik begrenzt ist, waren sie jedoch im Laufe der Jahre sehr wichtig, um die Äquivalenz von neu entwickelten Testverfahren und Methoden für die spezifische IgE-Diagnostik im Vergleich zu einem bewährten und anerkannten Standard wie dem Hauttest zu bemessen.

Dabei ist zu bedenken, dass alle spezifischen IgE-Tests in ihrer derzeitigen Konfiguration Sensibilisierungsnachweise bleiben und dem klinisch tätigen Allergologen bestenfalls ein Risiko für das Vorliegen einer allergischen Erkrankung anzeigen, jedoch nicht den Beweis einer solchen (Hamilton u. Williams 2010).

Vor diesem Hintergrund stellen die sogenannten IgE-Wahrscheinlichkeitskurven den Versuch eines Lösungsansatzes dar, um die klinische Relevanz eines sIgE-Messwerts besser interpretieren zu können. Dabei wird die Wahrscheinlichkeit einer klinischen Reaktion in Abhängigkeit von der gemessenen Konzentration an allergenspezifischem IgE dargestellt (Sampson 2001; Hamilton u. Adkinson Jr. 2004). Ziel dieser Studien ist es, eine sIgE-Konzentration zu ermitteln, bei der es mit einer sehr hohen Wahrscheinlichkeit (>90 %) zu einer klinischen Reaktion bei Provokation kommen wird (Abb. 51.1), um Provokationen bei besonders gefährdeten Patienten vermeiden zu können (▶ Kap. 48). Die Mehrzahl dieser Studien wurde bei Kindern mit Nahrungsmittelanaphylaxie durchgeführt, wobei die orale Provokationstestung mit den auslösenden Nahrungsmitteln als klinischer Goldstandard zugrunde liegt. Die meisten der initial durchgeführten Studien verwendeten für die spezifische IgE-Messung das ImmunoCAP-System mit den jeweiligen Nahrungsmittelextrakten.

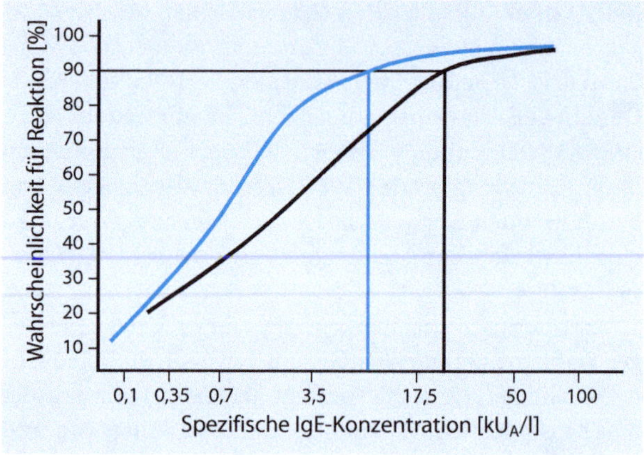

Abb. 51.1 90-%-IgE-Wahrscheinlichkeitskurven für zwei hypothetische Allergene. Aus diesen Kurven, die meist bei Kindern auf der Basis von klinischen Provokationstestungen mit Nahrungsmitteln (z. B. Erdnuss oder Milch) entwickelt werden, kann die spezifische IgE-Konzentration abgelesen werden, bei der es mit 90%iger Wahrscheinlichkeit (»Probability«) zu einer Reaktion kommen wird. Im gewählten Beispiel zeigen sich 90-%-Wahrscheinlichkeiten bei 10 kU_A/l für ein Allergen und bei 22,5 kU_A/l für das zweite Allergen. Diese Werte sollen möglicherweise gefährliche Provokationen in der Routinediagnostik vermeiden helfen

Kürzlich veröffentlichte Daten aus einer multizentrischen Studie weisen allerdings darauf hin, dass die sIgE-Messung mit rekombinanten Allergenen gegenüber der Extraktmessung vorzuziehen ist (Beyer et al. 2015). In dieser Studie wurden für Erdnuss- und Haselnuss-allergische Kinder 90-%-Wahrscheinlichkeiten für eine klinische Reaktion mit 14,4 kU_A/l für Ara-h-2-sIgE und mit 47,8 kU_A/l für Cor-a-14-sIgE ermittelt. Es ist jedoch einschränkend anzumerken, dass die ermittelten spezifischen IgE-Konzentrationen aus den IgE-Wahrscheinlichkeitskurven nur bedingt auf die Messwerte in anderen Systemen übertragbar und somit allgemein anwendbar sind. Dies lag in der Vergangenheit vor allem daran, dass Allergenextrakte für die IgE-Messung verwendet wurden, die entsprechend variieren können. Es bleibt daher zu hoffen, dass rekombinante Allergene durch die besseren Möglichkeiten der Standardisierung hierbei einen Fortschritt bringen werden.

Abschließend soll an dieser Stelle noch angemerkt werden, dass trotz aller Fortschritte im Bereich der In-vitro-IgE-Diagnostik kein »absoluter« oder »wahrer« Messwert für die spezifische IgE-Messung existiert.

Dies liegt daran, dass bis jetzt keine internationalen Standards für die allergenspezifische IgE-Messung verfügbar sind. Besondere Vorsicht, was die Vergleichbarkeit der Messergebnisse zwischen den verschiedenen Tests und

Tab. 51.2 Etablierte Bereiche und Indikationen für einen sinnvollen Einsatz der Komponentendiagnostik (CRD) mit dem Ziel einer präziseren klinischen Versorgung

Indikationsstellung und Differenzialdiagnostik vor einer allergenspezifischen Immuntherapie (ASIT)	Inhalationsallergie: Differenzierung bei Oligo- oder Monosensibilisierung (z. B. durch Ole e 1 in Gebieten mit Eschenpollenflug oder mit Ole e 7 oder Ole e 9 in Südeuropa)
	Polysensibilisierung bei Pollenallergie
	Hymenopterengiftallergie (Differenzialdiagnostik)
Anaphylaxie	Durch Kofaktoren ausgelöste Summationsanaphylaxie wie die weizenabhängige Anstrengungsanaphylaxie (WDEIA)
	Verzögerte Anaphylaxie auf rotes Fleisch/Innereien
	Idiopathische Anaphylaxie
Latexallergie	Pollenassoziierte Nahrungsmittel-Syndrome (Allergene mit Heveindomänen)
Polysensibilisierung und Kreuzallergie	Pollenassoziierte Nahrungsmittel-Syndrome (z. B. Profiline, nsLTP, Bet v 1-Homologe)
Nahrungsmittelallergie	Risikoabschätzung
	Identifizierung unerwarteter allergener Trigger

Herstellern anbelangt, ist daher bei Allergenextrakten geboten, die nicht zu den »Top 10« zählen.

51.2.2 Spezifische IgE-Diagnostik mit Hilfe von Allergenkomponenten

Die spezifische IgE-Diagnostik hat in den vergangenen Jahren durch die Einführung der Komponentendiagnostik (im Englischen als »component-resolved diagnosis« oder CRD bezeichnet) mit Einzelallergenen eine technologische und inhaltliche Revolution erfahren, die bereits heute Auswirkungen auf das klinische Management von Allergiepatienten hat (▶ Kap. 18). Rekombinante Allergene zeichnen sich dadurch aus, dass sie in den benötigten Mengen bei gleichbleibender Qualität und Standardisierung hergestellt werden können. Dadurch wurde nicht nur eine deutliche punktuelle Verbesserung in der analytischen Qualität des IgE-Nachweisverfahrens erreicht, weil sich diverse Probleme der spezifischen IgE-Diagnostik mit natürlichen Allergenextrakten durch die neue Technologie a priori vermeiden lassen, sondern es wurden dem klinischen Allergologen bisher nicht gekannte Entscheidungshilfen für die Betreuung von Allergiepatienten zur Verfügung gestellt. Einige wesentliche Vorteile des Einsatzes von Komponenten für den sIgE-Nachweis in der In-vitro-Serumdiagnostik (CRD) werden nachfolgend beschrieben.

Vorteile der sIgE-Diagnostik mit Komponenten (CRD)

Der spezifische IgE-Nachweis mit molekularen Allergenen bietet mehrere Vorteile gegenüber der Diagnostik mit natürlichen Allergenextrakten (▶ Kap. 17, ▶ Kap. 18). Wesentliche Fortschritte wurden durch den Einsatz molekularer Allergene vor allem in den Bereichen der Assaysensitivität, der Bewertung und Vorhersage von klinisch relevanten Risiken im Kontext der Anaphylaxie, bei der Beurteilung von Kreuzallergien und in der Differenzialdiagnostik zur Auswahl einer geeigneten allergenspezifischen Immuntherapie erzielt (Tab. 51.2).

Verbesserung der Sensitivität des sIgE-Nachweises durch CRD

Grundsätzlich gibt es mehrere Gründe, warum ein natürlicher Allergenextrakt bei positiver Patientenanamnese ein negatives Ergebnis in der spezifischen IgE-Diagnostik ergeben kann. Zum einen können bestimmte Allergene in der Allergenquelle natürlicherweise nur in sehr niedrigen Konzentrationen vorhanden und dementsprechend im Extrakt unterrepräsentiert sein. Ein Beispiel hierfür ist das Bienengift, in dem sich die Allergene Api m 1 (Phospholipase A_2) und Api m 4 (Melittin) in hohen Konzentrationen finden, wohingegen die Allergene Api m 3 (saure Phosphatase) und Api m 10 (Icarapin) deutlich niedriger konzentriert sind (Blank et al. 2011). Weitere Gründe für Sensitivitätsprobleme in der Extraktdiagnostik sind eine mangelnde Anreicherung bestimmter Allergene durch die gewählte Extraktions- oder Reinigungsmethode, ein Verlust bzw. der Abbau von Protein während der Aufreinigung oder Lagerung des Extraktes und schließlich die inhärente natürliche Labilität bestimmter Allergene. Als Beispiel für die Labilität eines Allergens sei Gly m 4 erwähnt, ein Bet v 1-homologes Allergen in Soja. Dieses Allergen kann bei Birkenpollenallergikern, die große Mengen an Sojamilch zum Beispiel nach sportlicher Betätigung konsumieren, sogar eine Anaphylaxie auslösen (Kleine-Tebbe et al.

2002) (▶ Kap. 20). Das Allergen ist jedoch aufgrund der beschriebenen labilen Eigenschaften im Sojaextrakt unterrepräsentiert oder gar nicht nachweisbar, sodass nur die spezifische IgE-Diagnostik mit rGly m 4 neben der Anamnese und einer Prick-Testung mit nativer Sojamilch bei diesen Patienten tatsächlich wegweisend ist.

Als weiteres Beispiel ist die mangelnde Anreicherung von ω-5-Gliadin (Tri a 19) in der wässrigen Fraktion des Weizenextrakts zu nennen. Diesem Allergen kommt eine essenzielle Rolle in der Diagnostik der durch den Konsum von weizenhaltigen Nahrungsmitteln ausgelösten Anstrengungs- oder Summationsanaphylaxie zu (»wheat-dependent exercise-induced anaphylaxis« – WDEIA) (Matsuo et al. 2005; ▶ Kap. 21). Ein Weizenextrakt (f4) zur spezifischen IgE-Diagnostik enthält in der Regel keine oder nur geringe Mengen an Gliadinen wie Tri a 19. Dies ist damit zu erklären, dass die Extraktion auf wässriger Basis erfolgt, Tri a 19 aber ein Teil der ethanolischen Fraktion bei der Weizenextraktion ist und somit durch wässrige Extraktionsverfahren nur ungenügend angereichert wird. Die rekombinante Herstellung von ω-5-Gliadin umgeht dieses Problem durch biotechnologische Gewinnung von rTri a 19. ω-5-Gliadin (Tri a 19) hat inzwischen eine große Bedeutung für die Diagnostik der WDEIA erlangt und wird heute als wichtigster Marker für die Diagnostik dieser Erkrankung eingestuft, auch wenn andere Allergene bei Tri-a-19-negativen Patienten ebenfalls zu berücksichtigen sind (Hofmann et al. 2012; Luengo u. Cardona 2014).

Kreuzsensibilisierung, Panallergene und kreuzreagierende Kohlenhydratepitope

Nicht selten zeigt sich, dass spezifische IgE-Tests mit Extrakten deutlich positiv ausfallen, ohne dass es hierfür ein klinisches Korrelat in Form einer positiven Anamnese gibt. Auch hier kann die Komponentendiagnostik wichtige Informationen liefern.

1. Zum einen kann es sich um eine klinisch stumme Sensibilisierung auf Majorallergene in einer Allergenquelle handeln, beispielsweise bei einem Birkenpollenallergiker, welcher auch sIgE-Reaktivitäten gegen Bet v 1-homologe Allergene in diversen Nahrungsmitteln wie Früchten oder Gemüse oder in Baumpollen aufweist (sog. Kreuzsensibilisierung). Ein solcher Patient kann bei Exposition mit den anderen Allergenquellen klinisch unauffällig bleiben. Der Hauttest mit diesen Allergenextrakten wäre bei einer derartigen Konstellation positiv.
2. Eine andere mögliche Konstellation ist, dass ein Patient, der entweder sehr milde oder gar keine Symptome aufweist, ebenfalls im Hauttest und im extraktbasierten sIgE-Test multiple positive Ergebnisse gegen Pollenextrakte und gegen Nahrungsmittelextrakte aufweist. In einem solchen Fall handelt es sich in der Regel um Patienten mit positivem sIgE gegen ubiquitäre Minorallergene (Panallergene) wie Profiline (z. B. Bet v 2, Phl p 12) oder Polcalcine (z. B. Bet v 4, Phl p 7).
3. Schließlich gibt es noch einen dritten Fall von breiter Kreuzreaktivität: die sIgE-Reaktivität auf CCD-Epitope (»cross-reactive carbohydrate determinants« – CCD), die in Pflanzen und Insekten vorkommen. Hierbei handelt es sich um den labortechnisch korrekten Nachweis von sIgE-Antikörpern, die jedoch nach derzeitigem Erkenntnisstand keinerlei klinische Relevanz besitzen. Dementsprechend sind Hautteste bei ausschließlicher sIgE-Sensibilisierung auf die CCD-Zuckerstrukturen auch negativ. Der Labornachweis einer sIgE-Sensibilisierung auf CCD-Epitope wird mit dem aus Bromelain abgeleiteten CCD-haltigen Glykopeptidallergen MUXF3 (o214) im Komponentenansatz durchgeführt. Alternativ können die CCD-reichen Indikatorallergene Meerrettichperoxidase (k225), Bromelain (k202) oder Ascorbatoxidase (k226) für den CCD-spezifischen sIgE-Nachweis eingesetzt werden. Die molekulare sIgE-Diagnostik mit Komponenten besitzt hier gegenüber der Extraktdiagnostik wesentliche Vorteile, weil durch die rekombinante Produktion der Allergene entweder gar keine posttranslationalen Modifikationen in Form von Zuckerstrukturen auf den Allergenen vorhanden sind (z. B. bei Herstellung der Allergene in *E.-coli*-Bakterienzellen) oder aber die Zuckerstrukturen so modifiziert werden, dass bei ansonsten intakter Glykosylierung die CCD-Epitope fehlen (z. B. bei Herstellung der Allergene in bestimmten Insektenzellen). Ein solches Vorgehen ist beispielsweise bei bestimmten Hymenopterengiftallergenen (z. B. Api m 1-3, Api m 5, Ves v 2, Ves v 3) notwendig (Blank et al. 2010; Seismann et al. 2010), da einige der konformationsabhängigen IgE-Epitope bei Herstellung in Bakterienzellen nicht gebildet werden.

Differenzierung mithilfe von CRD: Markerallergene und kreuzreaktive Allergene

Für den klinisch tätigen Allergologen ist die exakte Differenzierung der Allergenquelle, die für eine allergische Rhinitis bei Pollenallergie oder für eine Insektengiftanaphylaxie verantwortlich ist, oft von entscheidender Bedeutung, weil sich hieraus eine wesentliche therapeutische Konsequenz ergeben kann. Auch hier kann die CRD wichtige Informationen liefern, die weit über die Möglichkeiten der sIgE-Diagnostik mit Extrakten hinausreichen (Canonica et al. 2013).

Für viele der klinisch relevanten Allergenquellen existieren spezifische Markerallergene, die für die spezifische IgE-Antwort gegen eine Allergenquelle richtungwei-

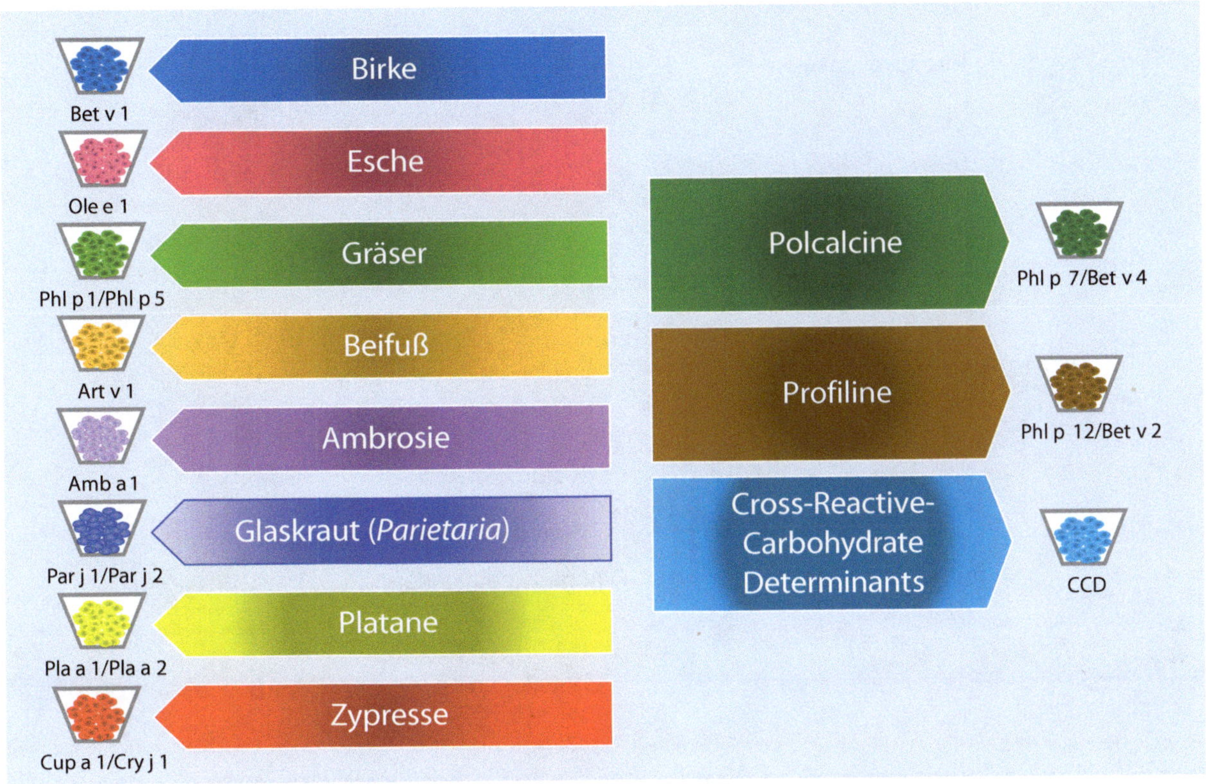

Abb. 51.2 Konzept der Markerallergene und der kreuzreaktiven Allergene bei der Pollenallergie: Markerallergene aus diversen Pollenspezies mit Bedeutung in Europa sind links dargestellt; die wichtigsten kreuzreaktiven Allergene bzw. Panallergene aus Pollen sind rechts abgebildet

send sind. Dieses Konzept von diagnostischen Markerallergenen und kreuzreaktiven Allergenen findet zum Beispiel bei der saisonalen Inhalationsallergie Anwendung. Mit Hilfe der Markerallergene Bet v 1 (Birkenpollen), Phl p 1/Phl p 5 (Wiesenlieschgraspollen), Ole e 1 (Eschenpollen – eigentlich Majorallergen aus Olivenpollen), Art v 1 (Beifußpollen) und Amb a 1 (Ambrosiapollen) können zum Beispiel bei Pollenallergikern mit Symptomen in überlappenden Pollenflugperioden in Mitteleuropa die wichtigsten Auslöser der allergischen Rhinitis voneinander differenziert werden (Abb. 51.2). Dabei ist Ole e 1 zwar ein Majorallergen aus Olivenpollen, kann aber wegen hoher Homologie und Kreuzreaktivität zum Hauptallergen in Eschenpollen als »Hilfsmarker« für diese Allergenquelle herangezogen werden (Ferreira et al. 2004; Luengo u. Cardona 2014). Sollten pollenallergische Patienten gegenüber den genannten Markerallergenen sIgE-negativ sein, so liegt mit großer Wahrscheinlichkeit eine Sensibilisierung gegen kreuzreaktive Allergene oder Panallergene wie Profiline (z. B. Bet v 2, Phl p 12) oder Polcalcine (z. B. Bet v 4, Phl p 7) vor. Werden weitere Pollenspezies wie *Parietaria* (Par j 1/Par j 2) und deren Markerallergene berücksichtigt, dann lässt sich dieses Konzept auch sehr gut auf den mediterranen Raum ausdehnen, wo sich die Pollenflüge meist deutlicher überlappen (Valenta et al. 2007) (Abb. 51.2). Sehr selten ist die Konstellation, dass andere, nicht von diesem Schema abgedeckte Allergene eine entscheidende Rolle für die klinische Symptomatik bei Pollenallergie spielen. Auch die CCD-Reaktivität ist hier wiederum in der Differenzialdiagnostik zu beachten.

Ein ähnliches Konzept wurde auch für die sIgE-Diagnostik in anderen klinisch bedeutenden Indikationsbereichen entwickelt, z. B. für die Insektengiftallergie (Abb. 51.3). Bei dieser Indikation ist die Identifizierung des allergieauslösenden Insekts mit Hilfe der Anamnese und der extraktbasierten Diagnostik in etwa der Hälfte der Fälle schwierig oder nicht eindeutig (Ollert u. Blank 2015) (► Kap. 22). Hier hilft die spezifische IgE-Diagnostik mit Allergenkomponenten eindeutig weiter und hat in wenigen Jahren bereits einen spürbaren Fortschritt in der Diagnostik gebracht (Müller et al 2009; Ollert u. Blank 2015). Für die Identifizierung einer Wespengiftallergie stehen die beiden *Vespula-vulgaris*-Hauptallergene Ves v 1 und Ves v 5 bereits für die In-vitro-sIgE-Diagnostik zur Verfügung (Canonica et al. 2013). Mit diesen beiden rekombinanten Allergenen lässt sich eine Wespengiftsensibilisierung mit einer diagnostischen Sensitivität von

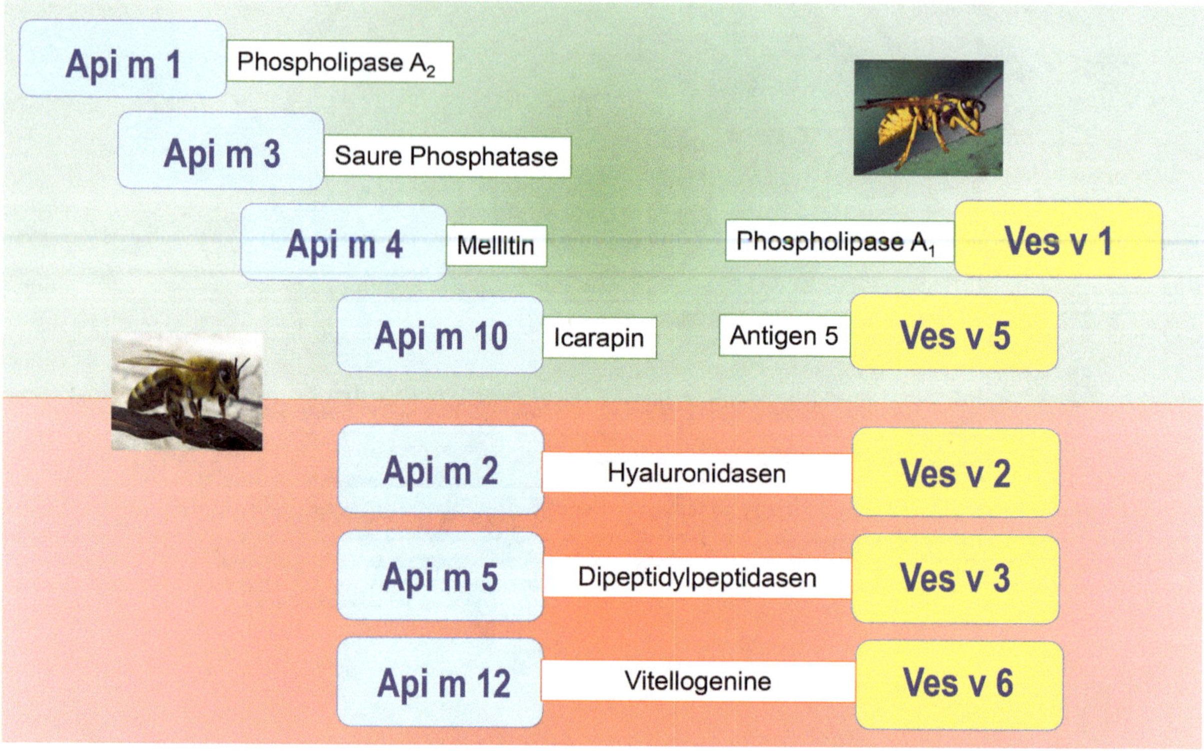

Abb. 51.3 Konzept der Markerallergene und der kreuzreaktiven Allergene für die Differenzialdiagnostik bei der Bienen- und Wespengiftallergie. Die für Biene oder Wespe hinweisenden Markerallergene sind im oberen Bereich (*grüner Hintergrund*), die kreuzreaktiven Allergene sind im unteren Bereich (*roter Hintergrund)* dargestellt

>95–100 % diagnostizieren (Müller et al. 2012; Ollert u. Blank 2015).

Als noch nicht optimal sind die derzeitigen Möglichkeiten der Differenzierung einer Bienengiftallergie mit rekombinanten Allergenen zu bezeichnen, da mit dem einzigen für die Routineanwendung derzeit zur Verfügung stehenden Allergen rApi m 1 nur etwa zwei Drittel der Patienten (zwischen 55 und 88 %, je nach Studie) mit Bienengiftallergie erfasst werden (Ollert u. Blank 2015) (Abb. 51.4). Eine Lösung für das Schließen dieser diagnostischen Lücke wäre die Anwendung eines größeren Panels von *Apis-mellifera*-Allergenen in der Differenzialdiagnostik. Durch den zusätzlichen Einsatz von Api m 2, Api m 3, Api m 4, Api m 5 und Api m 10 konnte in einer Studie an 144 Bienengiftallergikern die diagnostische Sensitivität für den Nachweis von sIgE bei Bienengiftallergie von 72 % bei alleiniger Verwendung von Api m 1 auf nahezu 95 % gesteigert werden (Köhler et al. 2014).

CRD: Relevante Allergene in der Anaphylaxiediagnostik und Risikomarker

In der öffentlichen Wahrnehmung werden allergische Erkrankungen häufig bagatellisiert, was weder den betroffenen Patienten noch der Schwere bestimmter allergischer Erkrankungen gerecht wird. Dies trifft besonders auf die schwerste Form einer IgE-vermittelten Allergie zu, die Anaphylaxie (▶ Kap. 20). Gerade für diese, mit einem hohen Risiko lebende Patientengruppe hat die molekulare oder Komponentendiagnostik sehr große Fortschritte gebracht, sodass heute bestimmte Formen der Anaphylaxie durch positive sIgE-Messungen gegen molekulare Allergenkomponenten sehr viel präziser diagnostiziert werden können (Wölbing u. Biedermann 2013). Als Beispiele seien hier genannt: positives sIgE gegen ω-5-Gliadin (Tri a 19) als pathognomonischer Laborwert für eine WDEIA (Ring et al. 2014; Brockow et al. 2015) und positives sIgE gegen die für den Menschen fremde Zuckerstruktur Galaktose-α-1,3-Galaktose (α-Gal) als Marker für eine verzögerte Anaphylaxie auf rotes Fleisch (Commins et al. 2009; Fischer et al. 2014). Zudem hat die molekulare Forschung auf dem Gebiet der spezifischen IgE-Diagnostik inzwischen eine beträchtliche Anzahl von Markerallergenen im Bereich der Nahrungsmittelallergie definiert, die bei entsprechender sIgE-Sensibilisierung eines Patienten mit einem hohen bis sehr hohen Risiko für schwere anaphylaktische Reaktionen verbunden sind. Im Einzelnen gilt das für Pflanzenspeicherproteine, die sich in Hülsenfrüchten und Nüssen finden, für nichtspezifische Lipidtransferproteine (nsLTP), die in Südeuropa ein häufiger Auslöser von nahrungsmittelbedingter Anaphylaxie sind, für Tropomyosin

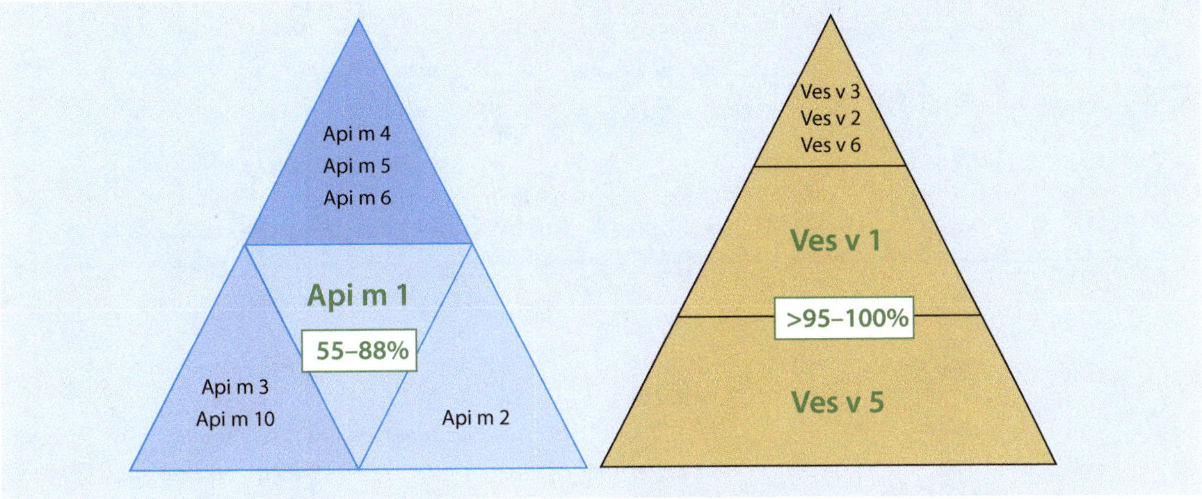

Abb. 51.4 Diagnostische Sensitivität der ersten Generation von rekombinanten Insektengiftallergenen für die Differenzialdiagnostik der Bienengiftallergie (Api m 1) (*links*) und der Wespengiftallergie (Ves v 1 und Ves v 5 kombiniert) (*rechts*). Die angegebenen Prozentwerte für die Sensitivität sind mehreren Studien der vergangenen Jahre entnommen (Übersicht bei Ollert u. Blank 2015)

in Schalen- und Krustentieren (z. B. Pen a 1) oder für Parvalbumin (z. B. Gad m 1) in Fischen (Luengo u. Cardona 2014). In Tab. 51.3 sind wichtige und heute für die sIgE-Diagnostik verfügbare Allergenkomponenten aus Nahrungsmitteln mit einem Nutzen für die Anaphylaxiediagnostik zusammengefasst.

Am Beispiel der Erdnussanaphylaxie, die bei Kindern und Jugendlichen heute immer häufiger diagnostiziert wird, lässt sich das Potenzial der molekularen sIgE-Diagnostik für mehr Präzision in der Diagnostik sehr gut beschreiben. Denn nicht jeder Patient, der in der extraktbasierten Diagnostik positiv im Prick-Test oder im sIgE-Test reagiert, hat das Risiko für eine schwere anaphylaktische Reaktion (Abb. 51.5). Ein positives Ergebnis in der Extraktdiagnostik kann durch eine positive sIgE-Reaktivität gegen CCD (MUXF3), Profilin (Ara h 5), PR-10-Protein (Ara h 8), nsLTP (Ara h 9) oder Speicherproteine (u. a. Ara h 1, Ara h 2, Ara h 3, Ara h 6) bedingt sein. Entsprechende Risiken für schwere und systemische klinische Reaktionen bestehen im Wesentlichen bei positivem sIgE gegen die Pflanzenspeicherproteine Ara h 1, Ara h 2, Ara h 3 und Ara h 6 und in geringerem Maße bei sIgE gegen das nsLTP Ara h 9. PR-10-Sensibilisierungen gegen Ara h 8 sind eine Folge einer Birkenpollensensibilisierung mit dem Leitallergen Bet v 1 und führen in der Regel nicht zu systemischen Reaktionen, sondern zu einem oralen Allergiesyndrom. Eine geringe oder gar keine klinische Symptomatik ist bei Profilinsensibilisierung (Ara h 5) und bei CCD-Sensibilisierung zu erwarten. Bei Berücksichtigung dieses sehr einfachen Schemas können Patienten mit Erdnusssensibilisierung sehr viel zielgerichteter beraten und therapiert werden. Dieses Schema lässt sich in sehr ähnlicher Weise auch auf andere Nahrungsmittel als Allergenquellen übertragen, z. B. bei Sensibilisierungen gegenüber Haselnuss oder Soja.

Allergenspezifische Immuntherapie und CRD

Rekombinante Allergene können in bestimmten Fällen für die Planung und Auswahl einer allergenspezifischen Immuntherapie (ASIT) sinnvoll eingesetzt werden, auch wenn die ASIT bis jetzt noch ausschließlich mit Extrakten erfolgt (▶ Kap. 54). Es sollen zwei praktische Beispiele hier angesprochen werden: zum einen die Auswahl der ASIT bei Patienten mit Insektengiftallergie und zum anderen das Beispiel der ASIT-Planung bei Pollenallergie in Mitteleuropa.

Bei Patienten mit Hymenopterengiftallergie zeigt die Diagnostik mit Giftextrakten in bis zu 50 % der Fälle eine Doppelsensibilisierung auf Bienengift- und auf Wespengiftextrakt (▶ Kap. 22). In etwa der Hälfte der Fälle ist die Anamnese nicht richtungweisend und das stechende Insekt konnte nicht identifiziert werden (Ollert u. Blank 2015). Hier haben sich die rekombinanten Allergene als sehr hilfreich erwiesen und es konnten Algorithmen entwickelt werden, die dem behandelnden Allergologen praktische Hilfe für die Auswahl der geeigneten Immuntherapie bieten (Abb. 51.6). Durch die Anwendung dieses Algorithmus lassen sich unnötige Doppeltherapien und daraus resultierende Gefährdungen für Patienten vermeiden. Die Entscheidung für die geeignete Immuntherapie entweder mit Wespengiftextrakt oder mit Bienengiftextrakt oder beidem lässt sich somit mit höherer Sicherheit treffen. Während die Entscheidung für eine Wespengiftimmuntherapie mit Hilfe von Ves v 1 und Ves v 5 mit >95%iger Sicherheit getroffen

Tab. 51.3 Beispiele von Nahrungsmitteln als auslösende Allergenquellen für eine Anaphylaxie: Differenzierung durch Allergenkomponenten

Nahrungsmittel	Molekulare Komponente/Allergen/Proteinfamilie	Indikationsstellung in der Diagnostik
Erdnuss	Ara h 1 Cupin, 7S-Globulin/Speicherprotein	Möglicher Auslöser für schwere Anaphylaxie
	Ara h 2 Conglutinin, 2S-Albumin/Speicherprotein	Möglicher Auslöser für schwere Anaphylaxie
	Ara h 3/Ara h 4 Cupin, 11S-Globulin/Speicherprotein	Mögliche Auslöser für schwere Anaphylaxie
	Ara h 6 Conglutinin, 7S-Globulin/Speicherprotein	Möglicher Auslöser für schwere Anaphylaxie
	Ara h 9 nsLTP	Möglicher Auslöser für schwere Anaphylaxie
Haselnuss	Cor a 9 11S-Globulin/Speicherprotein	Möglicher Auslöser für schwere Anaphylaxie
	Cor a 14 2S-Albumin/Speicherprotein	Möglicher Auslöser für schwere Anaphylaxie
	Cor a 8 nsLTP	Möglicher Auslöser für schwere Anaphylaxie
Pfirsich	Pru p 3 nsLTP	Möglicher Auslöser für schwere Anaphylaxie
Sojabohne	Gly m 4 PR10-Protein (Bet v 1-homolog)	Möglicher Auslöser für schwere Anaphylaxie beim Verzehr großer Mengen (evtl. mit Kofaktoren)
	Gly m 5 β-Conglycinin, 7S-Globulin/Speicherprotein	Möglicher Auslöser für schwere Anaphylaxie
	Gly m 6 Glycinin, 11S-Globulin/Speicherprotein	Möglicher Auslöser für schwere Anaphylaxie
Weizen	Tri a 19 ω-5-Gliadin/Speicherprotein	Markerallergen für die Food-/Wheat-dependent exercise-induced anaphylaxis (F/WDEIA)
	Tri a 14 sLTP	Markerallergen für F/WDEIA in mediterranen Ländern
Rotes Fleisch, Innereien (Rind, Schwein, etc.)	Galaktose-α -1,3-Galaktose (α-Gal) Zuckerstruktur	Markerallergen für die verzögerte Anaphylaxie auf rotes Fleich und Innereien; Sensibilisierung möglicherweise über Zecken
Hühnereiweiß	Gal d 1 Ovomucoid/Trypsininhibitor	Möglicher Auslöser für schwere Anaphylaxie
	Gal d 2 Ovalbumin/Serpin	Möglicher Auslöser für schwere Anaphylaxie
	Gal d 3 Ovotransferrin/Conalbumin	Möglicher Auslöser für schwere Anaphylaxie
	Gal d 4 Lysozym C	Möglicher Auslöser für schwere Anaphylaxie (selten)
Krusten- und Weichtiere	Pen a 1 Tropomyosin	Möglicher Auslöser für schwere Anaphylaxie (auch über Inhalation möglich)

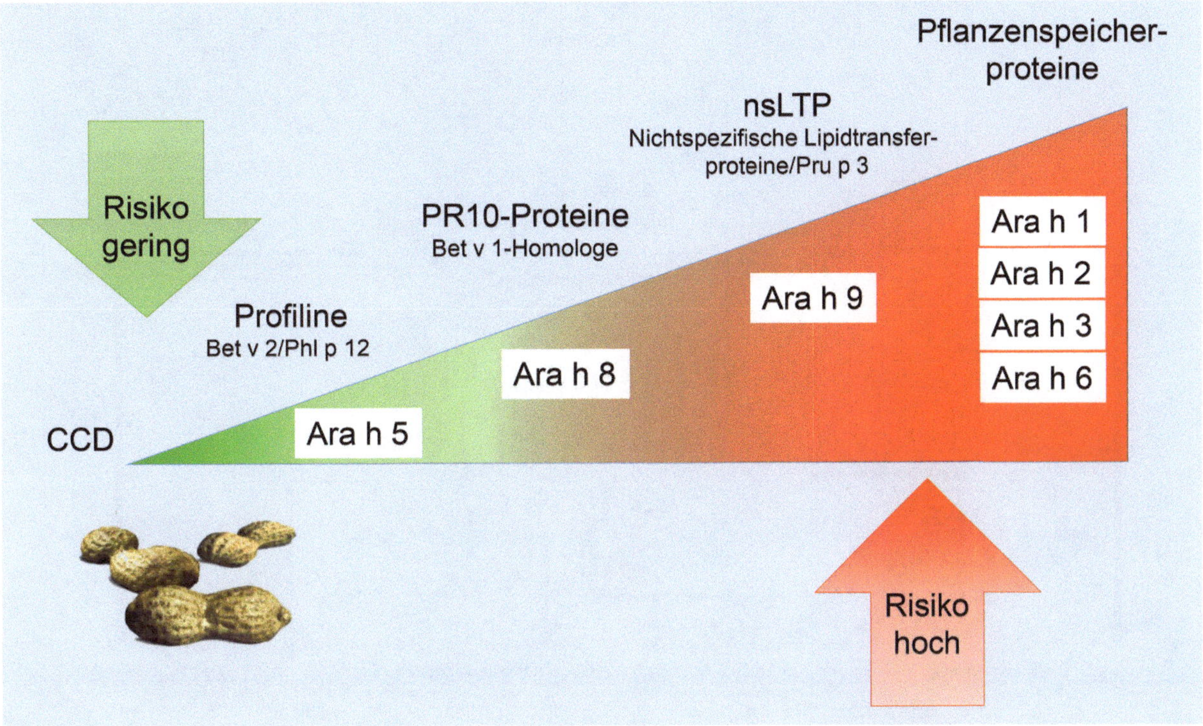

Abb. 51.5 In Nahrungsmitteln enthaltene Allergene und das damit assoziierte Risiko für die Auslösung einer Anaphylaxie. Der Risikograd steht in engem Zusammenhang mit den allergenen Strukturen bzw. Proteinfamilien. Im gezeigten Beispiel sind die verschiedenen Erdnussallergene bzw. Allergenstrukturen auf diesen Risikogradienten projiziert.

werden kann, ist die Entscheidung für eine Immuntherapie mit Bienengift noch eingeschränkt, weil mit Api m 1 bisher nur ein einziges Bienengiftmajorallergen für die Routineanwendung zur Verfügung steht (Köhler et al. 2014). Hier bleibt zu hoffen, dass die Entwicklung weiterer Bienengiftallergene wie Api m 2, Api m 3, Api m 4, Api m 5 und Api m 10 möglichst bald zu neuen sIgE-Tests führen wird, die diese diagnostische Lücke sukzessive schließen können (Abb. 51.6).

Durch die Anwendung der komponentenbasierten Diagnostik lässt sich auch eine Aussage darüber erzielen, ob eine ASIT bei Pollenallergikern überhaupt sinnvoll ist oder nicht. So wäre die ASIT z. B. bei einer Gräserpollensensibilisierung und entsprechenden Symptomen während des Gräserpollenflugs im Verbund mit einer sIgE-Reaktivität gegen die Majorallergene der Gruppen 1 und 5 (Phl p 1, Phl p 5) sinnvoller und wahrscheinlicher erfolgreicher als bei Patienten mit sIgE-Reaktivität nur gegen Profilin (Phl p 12). Auch bei polysensibilisierten Patienten mit Symptomen in teilweise überlappenden Pollenflugperioden, wie es vor allem im mediterranen Raum der Fall ist, können rekombinante Allergene in der Diagnostik und Auswahl der ASIT weiterhelfen (Abb. 51.2) (Valenta et al. 2007).

Allergenchip und andere Multiplexverfahren

Der unter dem Begriff ISAC (VBC Genomics, Wien, Österreich) entwickelte und inzwischen als ImmunoCAP-ISAC (Thermo-Fisher, Uppsala, Schweden) vermarktete Allergenchip stellt eine Entwicklung dar, die als logische Konsequenz der molekular orientierten Forschung auf diesem Sektor zu verstehen ist. Mit Hilfe dieser Forschung wurde eine Vielzahl von Allergenen aus den verschiedenen natürlichen Allergenquellen identifiziert, charakterisiert und letztendlich für eine innovative Form der In-vitro-Diagnostik von IgE-vermittelten Allergien in Form eines ersten Multiplex-Assays für die Routineanwendung verfügbar gemacht (Hiller et al. 2002). Inwischen sind auch andere Multiplexverfahren entweder im Chipformat oder im Mikrobeadformat in Entwicklung oder bereits für die Routineanwendung verfügbar (Earle et al. 2007; Pomponi et al. 2012).

Allen derartigen Assayentwicklungen im Multiplexbereich liegt die Idee zugrunde, dass eine generelle Umstellung der sIgE-Diagnostik von Extrakten auf rekombinante Allergene im klassischen Einzeltestansatz nicht realisierbar ist, weil zu hohe Kosten anfallen und zu viel Patientenserum benötigt würde. Es ist zwar heute schon unstrittig, dass die Bestimmung von sIgE gegen bestimmte rekombinante Allergene dem Kliniker zusätzliche und wertvolle

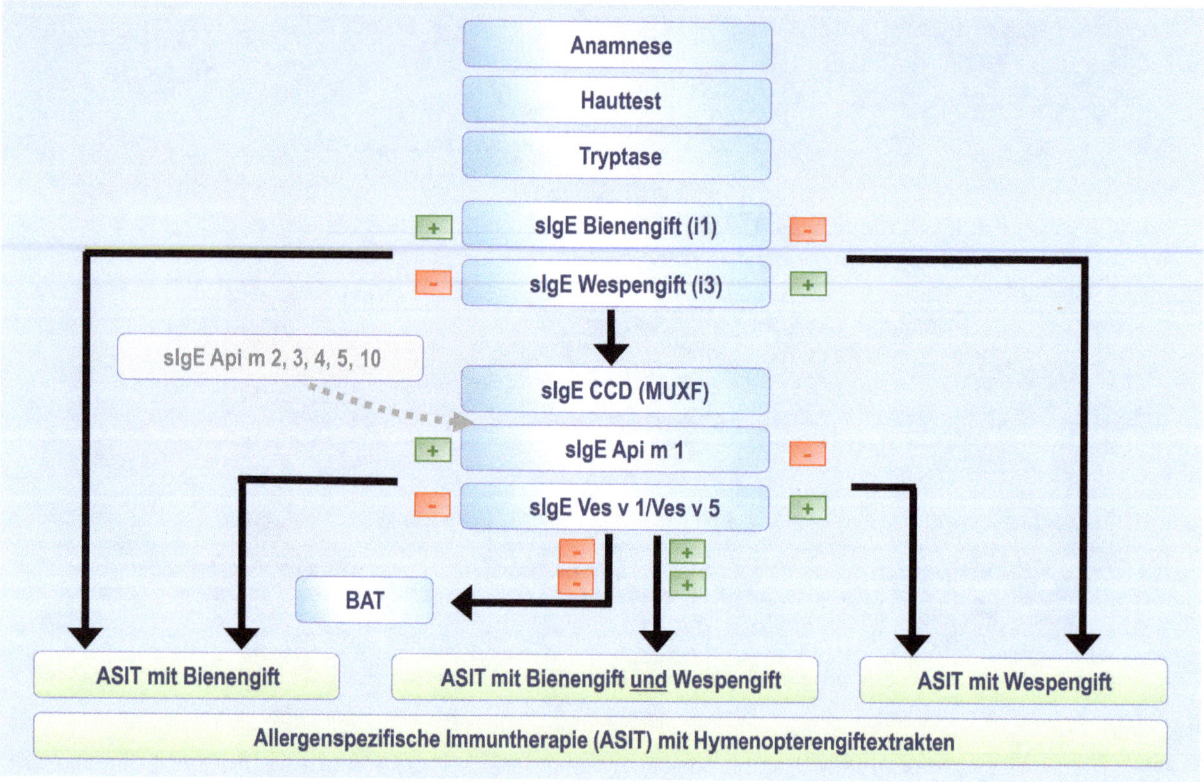

Abb. 51.6 Diagnostischer Algorithmus für den integrierten Einsatz von konventioneller und komponentenbasierter Diagnostik bei der Bienen- und Wespengiftallergie. Die Entscheidung für die geeignete Immuntherapie entweder mit Wespengift- oder Bienengiftextrakt oder mit beiden Extrakten lässt sich so mit höherer Sicherheit treffen. Die heute noch vorhandene diagnostische Lücke bei alleinigem Einsatz von Api m 1 könnte zukünftig durch die Entwicklung weiterer Bienengiftallergene wie Api m 2, Api m 3, Api m 4, Api m 5 und Api m 10 sukzessive geschlossen werden (*grau* dargestellt, da für die Routineanwendung derzeit noch nicht verfügbar)

Auskünfte liefern kann. Aber es wird noch darüber diskutiert, ob dies idealerweise mit dem Allergenchip in Form des ImmunoCAP-ISAC erfolgen soll oder aber besser mit krankheitsbezogenen Multiplexverfahren, die eine kleinere Auswahl an Allergenen enthalten (Heaps et al. 2014). Darüber hinaus gelten auch für diese neueren Immunoassays die identischen Anforderungen an die Qualität der sIgE-Messungen hinsichtlich Validität, Linearität, Parallelität, Sensitivität, Reproduzierbarkeit und Grad der Automatisierung, wie sie für die sogenannten Singleplex-Verfahren über nahezu vier Jahrzehnte entwickelt wurden. Der als ImmunoCAP-ISAC in den Markt eingeführte und derzeit 112 Allergene umfassende Allergenchip ist ein Screening-Test, der nur eine geringe Blutmenge erfordert (Heaps et al. 2014).

Als mögliche Anwendungen und Vorteile dieses Tests wurden das Screening von Patienten mit unklarer Anaphylaxie auf Nahrungsmittel, die Differenzierung von kreuzreaktiven Sensibilisierungsprofilen durch Panallergene und der schnelle Überblick über die wesentlichen Sensibilisierungen des Patienten im Sinne eines »allergologischen Fingerabdrucks« genannt. So konnte in einer kürzlich veröffentlichten Studie mit dem ISAC-Allergenarray (Version mit 103 Allergenen) ein wichtiger Beitrag des Tests für die Diagnostik von idiopathischen Anaphylaxien aufgezeigt werden (im Wesentlichen durch den Nachweis einer vorher unbekannten sIgE-Reaktion auf Shrimp/Pen a 1 und ω-5-Gliadin) (Heaps et al. 2014).

51.2.3 Gesamt-IgE-Nachweis

Schon sehr früh nach Entdeckung von IgE wurden die ersten Nachweismethoden für Gesamt-IgE in der Routinelabordiagnostik eingeführt (Renz et al. 2010). Diese Methode hat bis heute ihren Stellenwert behalten, auch wenn sie insgesamt im Vergleich zum sIgE-Nachweis, der durch die Einführung der Komponentendiagnostik eine deutliche Aufwertung in den letzten Jahren erfahren hat, etwas an Bedeutung verloren hat. Auch für die Gesamt-IgE-Diagnostik wird der WHO-Standard IRR 75/502 verwendet, womit eine absolute Konzentrationsbestimmung von Gesamt-IgE möglich wird.

Messmethoden und Referenzbereiche

Gesamt-IgE kann im Serum, im Plasma oder in anderen Sekreten durch Nephelometrie oder durch moderne, hochsensitive Immunoassayverfahren bestimmt werden. Letztere haben die früher üblichen Radioimmunoassays weitestgehend abgelöst. Die Referenzbereiche für Gesamt-IgE variieren je nach Messmethode, Alter und epidemiologischer Datenbasis. Am häufigsten wird in Mitteleuropa ein Messwert von <100 U/ml bei Erwachsenen als normal angesehen. Die größten Variationen des Gesamt-IgE-Wertes treten im Adoleszenzalter auf (Renz et al. 2010).

Nachweis von »freiem Gesamt-IgE«

Nach der Einführung und Zulassung des therapeutischen anti-IgE-Antikörpers Omalizumab für die Therapie des schweren therapierefraktären Asthmas und später für andere Indikationen zeigte sich, dass IgE-Messungen dadurch beeinträchtigt werden (Hamilton u. Williams 2010) (► Kap. 58). Um das biologisch verfügbare »freie« Gesamt-IgE unter Omalizumabtherapie zu bestimmen, ist die Durchführung eines Assays notwendig, der ausschließlich das freie Gesamt-IgE bestimmt (Braren et al. 2011; Baker et al. 2014). Methodisch wird die Detektion des nicht mit Omalizumab komplexierten IgE in einem Immunoassay durchgeführt, der entweder einen Antikörper gegen die Bindungsstelle von Omalizumab (z. B. Omalizumab selbst) oder ein rekombinantes Protein aus Bestandteilen der α-Kette des humanen IgE-Rezeptors (FceRIα) enthält (Braren et al. 2011). Hier wurden inzwischen entsprechende Verfahren für die Routineanwendung entwickelt (Baker et al. 2014; Zink et al. 2015). Auch wenn ein solches Vorgehen für die Dosierung und das longitudinale Biomonitoring der Anti-IgE-Behandlung derzeit weder vom Hersteller noch von den zulassenden Behörden empfohlen wird und dementsprechend nicht erstattet werden kann, so handelt es sich doch um das einzige Verfahren, die freie und biologisch aktive Fraktion des therapeutischen Zielparameters IgE unter einer solchen Therapie zu messen (Baker et al. 2014).

Indikationen

Allein mit dem Gesamt-IgE-Wert lässt sich eine IgE-vermittelte Allergie oder eine Atopie nicht ausreichend diagnostizieren. Der Wert ist aber wichtig für die Beurteilung und Einordnung von spezifischen IgE-Testergebnissen. Die Messung von Gesamt-IgE wird daher stets im Kontext von sIgE-Messungen empfohlen (Hamilton u. Williams 2010). Von Hamilton und Mitarbeitern konnte gezeigt werden, dass allergische Patienten mit niedrigen Gesamt-IgE-Konzentrationen sehr viel häufiger eine hohe Ratio der spezifischen IgE-Konzentration gegenüber der Gesamt-IgE-Konzentration aufwiesen. So ist bei einem Patienten ohne sonstige atopische Erkrankungen das Gewicht eines sIgE-Wertes von 68 kU_A/l gegen Wespengiftextrakt (52 kU_A/l gegen Ves v 5) bei einem Gesamt-IgE von 105 U/ml anders zu bewerten als ein sIgE-Ergebnis von 68 kU_A/l gegen Hundeextrakt (e2) bei einem Patienten mit atopischer Dermatitis und mit einem Gesamt-IgE-Wert von >5000 U/ml.

Seit Einführung der anti-IgE-Therapie mit Omalizumab für mittelschweres bis schweres therapierefraktäres Asthma hat der Gesamt-IgE-Wert auch einen Stellenwert für die initiale Therapieplanung und Dosierung von Omalizumab erhalten, nicht jedoch für das Therapiemonitoring (Renz et al. 2010; Baker et al. 2014).

Bewertung und Differenzialdiagnostik pathologischer IgE-Werte

Gesamt-IgE-Werte können bei einer ganzen Reihe von Erkrankungen erhöht sein, die in der Differenzialdiagnostik entsprechend berücksichtigt werden müssen (Ollert u. Ring 2004; Renz et al. 2010):

Erkrankungen mit erhöhten Gesamt-IgE-Konzentrationen und entsprechende Indikationen für die Bestimmung

- Bei atopischen Erkrankungen und anderen IgE-vermittelten Allergien zur Interpretationshilfe für die spezifischen IgE-Konzentrationen
- In besonderen Fällen zur ergänzenden Diagnostik von Erkrankungen, die mit Atopie oder Allergie assoziiert sein können: Urtikaria, Quincke-Ödem, eosinophile Erkrankungen des Gastrointestinaltrakts, unklare Exantheme, Arzneimittelallergien
- Zur Dosisfindung vor Beginn einer Anti-IgE-Therapie mit Omalizumab (Indikation Asthma)
- Bei weiteren Erkrankungen zur Differenzialdiagnose: eosinophile Lungeninfiltrationen, allergische Alveolitis (z. B. Farmerlunge, Taubenzüchterkrankheit), Systemvaskulitiden wie Wegener-Granulomatose und Churg-Strauss-Syndrom, allergische bronchopulmonale Aspergillose (ABPA), Hypereosinophiliesyndrom
- Zur Diagnostik und Therapiekontrolle: Parasitosen, besonders bei unklarer Bluteosinophilie mit negativem Parasitenbefund, z. B. bei Filariose, Trichinose, Toxokariasis, Capilariasis philippensis; tropische Eosinophilie
- Im Rahmen der Diagnostik angeborener oder erworbener Immundefekte: z. B. bei T-Zell-Defekten, dem Hyper-IgE-Syndrom oder seltenen kombinierten Immundefekten wie dem Omenn-Syndrom
- Im Rahmen der Diagnostik von hämatopoietischen oder lymphatischen Neoplasien

Die höchsten IgE-Werte bei den atopischen Erkrankungen treten in der Regel beim atopischem Ekzem mit Messwerten von über 10.000 U/ml auf (▶ Kap. 23). Für das Hyper-IgE-Syndrom, welches durch Gendefekte entweder im STAT3- oder im DOCK8-Gen hervorgerufen wird, sind IgE-Konzentrationen im peripheren Blut von bis zu 100.000 U/ml oder mehr zusammen mit einer Eosinophilie möglich (Boos et al. 2014) (▶ Kap. 39). Ein hoher Gesamt-IgE-Wert zusammen mit einer erhöhten Zahl an eosinophilen Granulozyten im peripheren Blutbild kann auch auf eine parasitäre Erkrankung oder auf ein Hypereosinophiliesyndrom hinweisen.

Gesamt-IgE-Werte zeigen neben den altersabhängigen Schwankungen auch saisonale Veränderungen. So ist der Gesamt-IgE-Wert beispielsweise bei pollenallergischen Patienten während der Zeit der Allergenexposition erhöht.

Der Gesamt-IgE-Wert allein ist zur Allergie- und Atopiediagnostik nicht ausreichend. Generell ist die Bestimmung von spezifischem IgE gegen häufige Umweltallergene als Atopiescreeningtest der Gesamt-IgE-Bestimmung vorzuziehen. Die Atopiediagnostik im Nabelschnurblut durch Bestimmung von Gesamt-IgE kann ebenfalls nicht zum prädiktiven Atopiescreening bei Neugeborenen allgemein empfohlen werden (Renz et al. 2010).

51.2.4 Allergenspezifisches IgG/IgG4

Allergenspezifische Antikörper anderer Isotypen (IgM, IgG, IgA) können sowohl bei Gesunden wie auch bei atopischen und allergischen Individuen auftreten (Renz et al. 2010). Sie sind Ausdruck einer normalen Immunantwort nach dem Kontakt mit Fremdstoffen, und es besteht keine positive Korrelation zu den klinischen Symptomen einer Soforttypallergie und somit kein Krankheitsbezug. Insofern stellt die häufig geübte Praxis der Bestimmung von allergenspezifischem IgG eine weder durch wissenschaftliche Daten noch durch allergologische Leitlinien abgedeckte Praxis in der Diagnostik jedweder Soforttypallergie dar (Stapel et al. 2009). Wenn den allergenspezifischen IgG-Antikörpern eine funktionelle Rolle in der Soforttypallergie eingeräumt werden kann, dann ist diese eher im Bereich einer Protektion vor klinischen Symptomen zu sehen. So zeigte sich in mehreren Studien, dass die Präsenz von allergenspezifischen Antikörpern der IgG4-Klasse Ausdruck einer natürlichen Toleranzentwicklung gegenüber der Exposition mit Katzen sein kann und dementsprechend mit weniger klinischen Symptomen korreliert (Platts-Mills et al. 2004) (▶ Kap. 55). Des Weiteren steigen allergenspezifische IgG-Antikörper, vor allem diejenigen der IgG4-Subklasse, unter einer allergenspezifischen Immuntherapie (ASIT) an (Vickery et al. 2013). Eine klinische Relevanz dieses Befundes wurde für lange Zeit als fraglich oder zumindest nicht eindeutig geklärt bewertet (Golden et al. 1992; Renz et al. 2010). So konnte für die sIgG-Werte gegen Bienen- oder Wespengiftextrakt keine prädiktive Wertigkeit in der Vorhersage des Behandlungserfolges einer ASIT mit Insektengiften ermittelt werden (Golden et al. 1992). Andererseits gibt es inzwischen Hinweise, dass der sIgG- bzw. sIgG4-Anstieg unter Immuntherapie auf Einzelallergenebene differenzierter betrachtet werden muss und dass eine solche CRD-Analyse möglicherweise mehr Potenzial für das Monitoring von Patienten unter ASIT besitzen könnte als die extraktbasierte Bestimmung (Köhler et al. 2014). Hier sind die Ergebnisse der weiteren klinisch-diagnostischen Forschung mit Interesse abzuwarten.

Nachweisverfahren für sIgG

Im Gegensatz zum allergenspezifischen IgE sind die Serumkonzentrationen von allergenspezifischem IgG deutlich höher (um den Faktor 100 bis 1000), sodass für den sIgG-Nachweis auch weniger sensitive Messverfahren ausreichend sind. Die meisten der gängigen sIgE-Messverfahren sind jedoch auch in der Lage, sIgG bzw. sIgG4 zu messen (Vickery et al. 2013).

Allergenspezifisches IgG bei allergischer Alveolitis

Der Nachweis von antigenspezifischem IgG spielt im diagnostischen Algorithmus der exogen-allergischen Alveolitis (EAA) eine wichtige Rolle (Sennekamp et al. 2007; Renz et al. 2010). Bei der EAA handelt es sich um eine entzündliche Erkrankung des Lungenparenchyms, die durch die wiederholte Inhalation von größeren Mengen organischen Staubs verursacht wird (▶ Kap. 33). Immunpathogenetisch ist die EAA eine Kombination der pathologischen Immunreaktionen vom Immunkomplextyp (Typ III) und vom zellulären Typ (Typ IV) nach Coombs und Gell (Sennekamp et al. 2007). Die Bildung von antigenspezifischen IgG-Antikörpern, die in der Lage sind, die Komplementkaskade zu aktivieren, spielt daher eine wichtige Rolle bei dieser interstitiellen Entzündung der Lunge. Bei längerer Antigenkarenz können die Konzentrationen der antigenspezifischen IgG-Antikörper im Serum wieder abfallen, manchmal sogar unter die Nachweisgrenze (Sennekamp et al. 2007).

Bei der allergischen bronchopulmonalen Aspergillose (ABPA) kommt es neben einer Erhöhung des Gesamt-IgE und des sIgE gegen *Aspergillus fumigatus* auch zu einer deutlichen Erhöhung des sIgG gegen *A. fumigatus* (▶ Kap. 32). Dies kann als differenzialdiagnostische Hilfe gegenüber Patienten mit allergischer Sensibilisierung gegen *A. fumigatus* eingesetzt werden, die einen solchen sIgG-Anstieg nicht aufweisen. In diesem Bereich haben sich rekombinante *A.-fumigatus*-Antigene wie Asp f 4 und

Asp f 6 inzwischen als effektive Differenzierungshilfe für die Unterscheidung zur *Aspergillus*-Sensibilisierung etabliert (Agarwal et al. 2013).

Ein weiteres Beispiel einer EAA ist die Farmerlunge, bei der sIgG gegen bakterielle Komponenten (z. B. von *Saccharopolyspora rectivirgula*) von entscheidender Bedeutung sind (Barrera et al. 2014). Der allergen-/antigenspezifische IgG-Nachweis stellt jedoch neben der Anamnese und diversen klinischen Untersuchungen nur einen Baustein auf dem Weg zur Diagnose einer EAA dar (Sennekamp et al. 2007).

51.2.5 Serologische Entzündungsparameter

Von den serologischen Entzündungsparametern hat sich insbesondere der Nachweis der Mastzelltryptase im Serum für mehrere Indikationen durchgesetzt. Ein weiterer Entzündungsparameter, der einen Stellenwert in der Allergiediagnostik erlangt hat, ist der Nachweis des eosinophilen kationischen Proteins (ECP) aus eosinophilen Granulozyten. In den letzten Jahren wurden neuere Parameter mit Potenzial für die Allergiediagnostik evaluiert, die zukünftig im Bereich der Präzisionsmedizin eine größere Bedeutung erlangen könnten.

Tryptasenachweis

Tryptasen sind Serinproteasen, die vor allem von Mastzellen nach allergenabhängiger Aktivierung neben anderen Mediatoren sezerniert werden (▶ Kap. 26). Im Gegensatz zu anderen sekretorischen Mastzellmediatoren ist die Tryptase jedoch mit einer Serumhalbwertszeit von etwa 2 h länger nachweisbar. Die menschliche Tryptase wird von 4 Genloci sowie verschiedenen Allelvarianten kodiert, sodass heute α-, β1-3-, δ- und γ-Tryptasen bekannt sind, α- und β-Tryptasen kommen als Pro-Peptide in löslicher Form vor und haben deshalb Bedeutung für die Diagnostik (▶ Kap. 6). Diese beiden letzteren Isoformen werden nämlich in einem sensitiven Immunoassay (ImmunoCAP-System) nachgewiesen, können aber bis dato nicht differenziert werden (Renz et al. 2010). Der Basiswert der Tryptase im Serum besteht aus der Pro-α- und zum Großteil der Pro-β-Tryptase und kann bei Patienten mit Mastozytose entsprechend erhöht sein. Ein Wert von >20 µg/l gilt dabei als Minorkriterium für die Diagnose einer systemischen Mastozytose (Valent et al. 2014). Als Normalwerte für Tryptase im Normalkollektiv ohne Mastozytose (95-%-Perzentile) wurden Werte bis zu 11,4 µg/l festgelegt.

Zunächst war der Nachweis von Tryptase im Serum als Parameter für eine gerade stattfindende oder vor kurzem abgelaufene anaphylaktische Reaktion entwickelt worden, um retrospektiv innerhalb von wenigen Stunden Ereignisse mit Mastzellbeteiligung aufdecken zu können (Schwartz et al. 1989). Ein Anstieg der Tryptasekonzentration im Serum ist dabei eher nach einer starken als nach einer milden anaphylaktischen Reaktion zu erwarten. Im klinischen Alltag werden Anaphylaxien jedoch meist über die klinische Symptomatik diagnostiziert, sodass in der Regel bei dieser Indikation keine Tryptasebestimmung erfolgt. Für bestimmte Indikationen ist dies aber unbedingt erforderlich. Dies ist unter anderem bei schweren Zwischenfällen während einer chirurgischen Intervention unter Narkose oder bei anderen ärztlichen Eingriffen der Fall. Bei diesen Ereignissen ist die Anaphylaxie nicht immer offensichtlich und somit nicht von anderen Auslösern einer medizinischen Komplikation zu differenzieren, sodass die Bestimmung der Serumtryptase ein wichtiges Hilfsmittel in der Diagnostik eines Zwischenfalls bei ärztlichen Eingriffen darstellt. Nach einer schweren Anaphylaxie kann es zu Anstiegen des Tryptasewerts bis auf >200 µg/l kommen. Eine Erhöhung des Tryptasewerts lässt sich noch mehrere Stunden nach einer Anaphylaxie nachweisen, weil die Halbwertszeit der Tryptase im Serum 2 h beträgt. Daher ist es möglich, den Serumtryptasenachweis auch bei fatal verlaufenen Anaphylaxien noch mehrere Stunden post mortem durchzuführen, um eine Anaphylaxie als wahrscheinliche Todesursache eines Patienten zu belegen (Brockow et al. 1999). Für die Bewertung der Tryptase bei anaphylaktischen Reaktionen ist der definierte Grenzwert von 11,4 µg/l nicht so entscheidend; hier sollte der gemessene Wert zu einem Basalwert desselben Patienten in Bezug gesetzt werden, ein Anstieg von z. B. 2,0 basal auf 8,0 µg/l nach einer Reaktion kann ein wichtiger Hinweis für eine Anaphylaxie sein. Häufig werden die Basalwerte im symptomfreien Intervall einige Zeit nach einer Reaktion erfasst.

Eine weitere Indikation und auch Neubewertung des Tryptasenachweises im Serum ergab sich durch die Arbeiten von Ludolph-Hauser et al. (2001) und später von Bonadonna et al. (2009), in denen die Bedeutung der Assoziation von Insektengiftanaphylaxie und gleichzeitiger Mastozytose bzw. einer Erhöhung des basalen Serumtryptasewertes herausgearbeitet wurde. Patienten mit Mastozytose und/oder erhöhter basaler Serumtryptase haben ein deutlich höheres Risiko, nach einem Stichereignis mit einer schweren oder sehr schweren Anaphylaxie zu reagieren als vergleichbare Patienten ohne Mastozytose oder ohne erhöhte basale Tryptasewerte. Eine Mastozytose und/oder ein erhöhter basaler Serumtryptasewert scheinen auch bei anaphylaktischen Reaktionen gegen andere Allergenquellen von Bedeutung zu sein (Brockow et al. 2008). In der klinischen Versorgung von Patienten mit Hymenopterengiftallergie fand diese Erkenntnis bereits frühzeitig Eingang in entsprechende Leitlinien, wo die Bestimmung der basalen Tryptase als notwendiger Routinelaborwert für diese Patienten in der Basisdiagnostik festgelegt ist. Die Tryptase kann auch in anderen Körpersekreten als Parameter für Mastzellaktivierung nachgewiesen werden, z. B. im Urin, im Seminalplasma oder in der Nasallavage.

Eosinophiles kationisches Protein (ECP)

Eosinophile Granulozyten sind entscheidend an der Pathogenese der allergischen Entzündungsreaktionen an den oberen und unteren Atemwegen (allergische Rhinitis, Asthma) und an der Haut (atopische Dermatitis) beteiligt (▶ Kap. 7). Die im Serum messbaren Mediatoren aus eosinophilen Granulzyten wie ECP korrelieren mit der Anzahl der Eosinophilen und deren Aktivierungszustand. Somit wird die Akuität des entzündlichen Geschehens durch den ECP-Wert widergespiegelt. ECP ist bei vielen Erkrankungen mit erhöhter Zahl von eosinophilen Granulozyten im peripheren Blut als Konsequenz erhöht und sollte daher stets im Kontext einer automatisierten oder manuellen Bestimmung der Eosinophilenzahl interpretiert werden. Bei einer erhöhten Anzahl von eosinophilen Granulozyten in entzündeten Geweben ohne eine nachweisbare periphere Eosinophilie kann zumindest ein erhöhter ECP-Wert in lokalen Gewebesekreten, wie z. B. im Nasensekret bei allergischer Rhinitis oder in der bronchoalveolären Lavageflüssigkeit bzw. im Sputum bei allergischem Asthma, nachgewiesen werden (Renz et al. 2010).

Für die Bestimmung von ECP ist die Präanalytik von entscheidender Bedeutung, weil nach Blutabnahme während der Gerinnung von Vollblut die Freisetzung von ECP aus den eosinophilen Granulozyten weiter anhält. Insofern ist eine exakte Einhaltung der pränalytischen Vorgaben zu gewährleisten, die eine Messung nach 1 h bei Raumtemperatur (18–22 °C) vorsehen. Die Werte für ECP liegen im ImmunoCAP-System (ThermoFisher, Uppsala, Schweden) bei <11,1 µg/l für die 90. Perzentile und bei <13,3 µg/l für die 95. Perzentile, sodass für Erwachsene ein Wert von >15 µg/l als pathologisch interpretiert wird.

ECP kann in bestimmten Fällen als Verlaufsparameter eingesetzt werden, wenn keine anderen Parameter zur Verfügung stehen. So wurde die ECP-Bestimmung bei Kindern mit Asthma bronchiale vor einigen Jahren noch als Laborwert für die Überprüfung der Therapie-Compliance empfohlen (Löwhagen et al. 2002) (▶ Kap. 31). In der Zwischenzeit werden aber andere diagnostische Verfahren (z. B. Fragebögen, Peak-Flow-Bestimmung, FeNO) bevorzugt, sodass die Bestimmung von ECP an Bedeutung verloren hat. Differenzialdiagnostisch ist bei erhöhten peripheren Eosinophilenzahlen mit erhöhtem ECP immer auch an andere Erkrankungen zu denken, insbesondere an das Hypereosinophiliesyndrom, an parasitäre Erkrankungen oder an Autoimmundermatosen wie das bullöse Pemphigoid.

Neue serologische Biomarker in der Allergiediagnostik

Die derzeitigen Entwicklungen im Bereich der klinischen Therapieforschung deuten darauf hin, dass mehrere neue Biologika für die Behandlung schwerer allergischer Erkrankungen zukünftig zur Verfügung stehen werden. So sind derzeit Antikörpertherapien für das Asthma bronchiale und das atopische Ekzem in der klinischen Prüfung, die sich gegen Mediatoren der Th_2-Entzündung oder deren Rezeptoren richten (u. a. IL4-/IL-13-Rezeptor, IL-5, IL-5-Rezeptor, IL-13, Thymic Stromal Lymphopoietin/TSLP). Diese Therapien sind kostenintensiv für die Gesundheitssysteme und sollten bei entsprechender Wirksamkeit daher möglichst optimiert und präzise eingesetzt werden. Dazu sind sogenannte Biomarker notwendig, die Patienten mit einem möglichen Therapieansprechen besser vorherbestimmen lassen.

Ein in den letzten Jahren für die allergische (eosinophile) Entzündung an den Atemwegen entwickelter systemischer Biomarker ist das Periostin (Jia et al. 2012). Der für die Asthmatherapie entwickelte Anti-IL-13-Antikörper Lebrikizumab zeigte in der klinischen Prüfung bei Patienten mit hohen prätherapeutischen Periostinkonzentrationen ein besonders gutes Ansprechen mit Verbesserung der Lungenfunktion (Corren et al. 2011). Dupilumab, ein gegen die α-Kette des IL-4-/IL-13-Rezeptors gerichteter Antikörper, war in klinischen Prüfungen ebenfalls in einer Subgruppe von asthmatischen Patienten mit ausgeprägter Eosinophilie besonders wirksam (Wenzel et al. 2013). In dieser Studie wurden Eotaxin und »Thymus and activation-regulated chemokine« (TARC) oder CCL17) als weitere Th_2-Biomarker vermessen. TARC wurde in anderen Studien bereits als möglicher Biomarker für das klinische Monitoring bei kindlichem Asthma und bei atopischem Ekzem eingesetzt (Leung et al. 2002, Zink et al. 2015). Ein weiterer therapeutischer Antikörper mit Potenzial für Wirksamkeit bei atopischem Ekzem und allergischem Asthma ist derzeit als Anti-TSLP-Therapie in Entwicklung (Gauvreau et al. 2014). Es bleibt abzuwarten, ob auch für diese Therapie zukünftig Biomarker zur Stratifizierung notwendig sein werden.

51.3 Perspektiven in der In-vitro-Serumdiagnostik

Viele Bereiche der In-vitro-Diagnostik unterliegen einer kontinuierlichen Weiterentwicklung, die durch technische und wissenschaftliche Fortschritte, aber auch durch therapeutische Innovationen und regulatorische Rahmenbedingungen vorangetrieben wird. Hieraus ergeben sich Chancen, Risiken und zu lösende Probleme, die in der abschließenden Übersicht dargestellt sind:

Chancen, Risiken und zu lösende Probleme in der In-vitro-Serumdiagnostik von allergischen Erkrankungen

- Weitere Entwicklung und Optimierung der sIgE-Diagnostik mit Allergenkomponenten (CRD)
- Entwicklung einer verbesserten Standardisierung für sIgE-Testsysteme (Entwicklung herstellerübergreifender Referenzmaterialien)
- Weitere Evaluierung der Wertigkeit von CRD für das Monitoring einer ASIT (allergenspezifisches IgG/IgG1-4)
- Entwicklung von geeigneten sIgE-/sIgG-Testverfahren als Komponentenbegleitdiagnostik für mögliche neue Immuntherapien mit rekombinanten Allergenen oder mit Peptiden
- Weitere Entwicklung von optimierten und auf bestimmte Diagnosen zugeschnittenen Multiplexverfahren für die CRD
- Entwicklung von geeigneten Biomarkern für die sich abzeichnende Präzisionsmedizin bei allergischen Erkrankungen
- Entwicklung von sIgE-Messverfahren zum Nachweis von krankheitsrelevanten IgE-Antikörpern gegen Autoantigene (z. B. bei atopischem Ekzem) oder bei Autoimmunerkrankungen (z. B. bullöses Pemphigoid)

Literatur

Agarwal R, Chakrabarti A, Shah A, Gupta D, Meis JF, Guleria R, Moss R, Denning DW; ABPA complicating asthma ISHAM working group (2013) Allergic bronchopulmonary aspergillosis: review of literature and proposal of new diagnostic and classification criteria. Clin Exp Allergy 43: 850–873

Baker DL, Peng K, Cheu M, Kadkhodayan Fischer S (2014) Evaluation of two commercial omalizumab/free IgE immunoassays: implications of use during therapy. Curr Med Res Opin 30: 913–922

Barrera C, Millon L, Rognon B, Quadroni M, Roussel S, Dalphin JC, Court-Fortune I, Caillaud D, Jouneau S, Fellrath JM, Zaugg C, Reboux G, Monod M (2014) Immunoreactive proteins of Saccharopolyspora rectivirgula for farmer's lung serodiagnosis. Proteomics Clin Appl 8: 971–981

Beyer K, Grabenhenrich L, Härtl M, Beder A, Kalb B, Ziegert M, Finger A, Harandi N, Schlags R, Gappa M, Puzzo L, Röblitz H, Millner-Uhlemann M, Büsing S, Ott H, Lange L, Niggemann B (2015) Predictive values of component-specific IgE for the outcome of peanut and hazelnut food challenges in children. Allergy 70: 90–98

Blank S, Seismann H, Bockisch B, Braren I, Cifuentes L, McIntyre M, Rühl D, Ring J, Bredehorst R, Ollert MW, Grunwald T, Spillner E (2010) Identification, recombinant expression, and characterization of the 100 kDa high molecular weight Hymenoptera venom allergens Api m 5 and Ves v 3. J Immunol 184: 5403–5413

Blank S, Seismann H, Michel Y, McIntyre M, Cifuentes L, Braren I, Grunwald T, Darsow U, Ring J, Bredehorst R, Ollert M, Spillner E (2011) Api m 10, a genuine A. mellifera venom allergen, is clinically relevant but underrepresented in therapeutic extracts. Allergy 66: 1322–1329

Bonadonna P, Perbellini O, Passalacqua G, Caruso B, Colarossi S, Dal Fior D, Castellani L, Bonetto C, Frattini F, Dama A, Martinelli G, Chilosi M, Senna G, Pizzolo G, Zanotti R (2009) Clonal mast cell disorders in patients with systemic reactions to Hymenoptera stings and increased serum tryptase levels. J Allergy Clin Immunol 123: 680–686

Boos AC, Hagl B, Schlesinger A, Halm BE, Ballenberger N, Pinarci M, Heinz V, Kreilinger D, Spielberger BD, Schimke-Marques LF, Sawalle-Belohradsky J, Belohradsky BH, Przybilla B, Schaub B, Wollenberg A, Renner ED (2014) Atopic dermatitis, STAT3- and DOCK8-hyper-IgE syndromes differ in IgE-based sensitization pattern. Allergy 69: 943–953

Braren I, Blank S, Seismann H, Deckers S, Ollert M, Grunwald T, Spillner E (2007) Generation of human monoclonal allergen-specific IgE and IgG antibodies from synthetic antibody libraries. Clin Chem 53: 837–844

Braren I, Greunke K, Pilette C, Mempel M, Grunwald T, Bredehorst R, Ring J, Spillner E, Ollert M (2011) Quantitation of serum IgE by using chimeras of human IgE receptor and avian immunoglobulin domains. Anal Biochem 412: 134–140

Brockow K, Vieluf D, Püschel K, Grosch J, Ring J (1999) Increased postmortem serum mast cell tryptase in a fatal anaphylactoid reaction to nonionic radiocontrast medium. J Allergy Clin Immunol 104: 237–238

Brockow K, Jofer C, Behrendt H, Ring J (2008) Anaphylaxis in patients with mastocytosis: a study on history, clinical features and risk factors in 120 patients. Allergy 63: 226–232

Brockow K, Kneissl D, Valentini L, Zelger O, Grosber M, Kugler C, Werich M, Darsow U, Matsuo H, Morita E, Ring J (2015) Using a gluten oral food challenge protocol to improve diagnosis of wheat-dependent exercise-induced anaphylaxis. J Allergy Clin Immunol 135: 977–984

Bundesärztekammer (BÄK) (2014) Mitteilungen der Bundesärztekammer (BÄK). Richtlinie der Bundesärztekammer zur Qualitätssicherung laboratoriumsmedizinischer Untersuchungen. Dtsch Ärztebl 111: A1583–A1618

Canonica GW, Ansotegui IJ, Pawankar R, Schmid-Grendelmeier P, van Hage M, Baena-Cagnani CE, Melioli G, Nunes C, Passalacqua G, Rosenwasser L, Sampson H, Sastre J, Bousquet J, Zuberbier T, WAO-ARIA-GA2LEN Task Force (2013) A WAO-ARIA-GA^{2}LEN consensus document on molecular-based allergy diagnostics. World Allergy Organ J 6: 17

Ceska M, Lundkvist U (1972) A new and simple radioimmunoassay method for the determination of IgE. Immunochemistry 9: 1021–1030

Commins SP, Satinover SM, Hosen J, Mozena J, Borish L, Lewis BD, Woodfolk JA, Platts-Mills TA (2009) Delayed anaphylaxis, angioedema, or urticaria after consumption of red meat in patients with IgE antibodies specific for galactose-alpha-1,3-galactose. J Allergy Clin Immunol 123: 426–433

Corren J, Lemanske RF, Hanania NA, Korenblat PE, Parsey MV, Arron JR, Harris JM, Scheerens H, Wu LC, Su Z, Mosesova S, Eisner MD, Bohen SP, Matthews JG (2011) Lebrikizumab treatment in adults with asthma. N Engl J Med 365: 1088–1098

Earle CD, King EM, Tsay A, Pittman K, Saric B, Vailes L, Godbout R, Oliver KG, Chapman MD (2007) High-throughput fluorescent multiplex array for indoor allergen exposure assessment. J Allergy Clin Immunol 119: 428–433

Ferreira F, Hawranek T, Gruber P, Wopfner N, Mari A (2004) Allergic cross-reactivity: from gene to the clinic. Allergy 59: 243–267

Fischer J, Hebsaker J, Caponetto P, Platts-Mills TA, Biedermann T (2014) Galactose-alpha-1,3-galactose sensitization is a prerequisite for pork-kidney allergy and cofactor-related mammalian meat anaphylaxis. J Allergy Clin Immunol 134: 755–759

Gauvreau GM, O'Byrne PM, Boulet LP, Wang Y, Cockcroft D, Bigler J, FitzGerald JM, Boedigheimer M, Davis BE, Dias C, Gorski KS, Smith L, Bautista E, Comeau MR, Leigh R, Parnes JR (2014) Effects of an anti-TSLP antibody on allergen-induced asthmatic responses. N Engl J Med 370: 2102–2110

Golden DB, Lawrence ID, Hamilton RH, Kagey-Sobotka A, Valentine MD, Lichtenstein LM (1992) Clinical correlation of the venom-specific IgG antibody level during maintenance venom immunotherapy. J Allergy Clin Immunol 90: 386–393

Hamilton RG, Adkinson NF Jr (2004) In vitro assays for the diagnosis of IgE-mediated disorders. J Allergy Clin Immunol 114: 213–225

Hamilton RG, Williams PB (2010) Specific IgE Testing Task Force of the American Academy of Allergy, Asthma & Immunology; American College of Allergy, Asthma and Immunology; Human IgE antibody serology: a primer for the practicing North American allergist/immunologist. J Allergy Clin Immunol 126: 33–38

Hamilton RG, Matsson PNJ, Chan S, van Cleve M, Hovanec-Burns D, Magnusson C, Kleine-Tebbe J, Renz H, Adkinson NF (2015) Analytical performance characteristics, quality assurance and clinical utility of immunological assays for human immunoglobulin E (IgE) antibodies of defined allergen specificities. Third Edition, I/LA20-A3, International CLSI-Guideline, in press

Heaps A, Carter S, Selwood C, Moody M, Unsworth J, Deacock S, Sumar N, Bansal A, Hayman G, El-Shanawany T, Williams P, Kaminski E, Jolles S (2014) The utility of the ISAC allergen array in the investigation of idiopathic anaphylaxis. Clin Exp Immunol 177: 483–490

Hecker J, Diethers A, Schulz D, Sabri A, Plum M, Michel Y, Mempel M, Ollert M, Jakob T, Blank S, Braren I, Spillner E (2012) An IgE epitope of Bet v 1 and fagales PR10 proteins as defined by a human monoclonal IgE. Allergy 67: 1530–1537

Hiller R, Laffer S, Harwanegg C, Huber M, Schmidt WM, Twardosz A, Barletta B, Becker WM, Blaser K, Breiteneder H, Chapman M, Crameri R, Duchêne M, Ferreira F, Fiebig H, Hoffmann-Sommergruber K, King TP, Kleber-Janke T, Kurup VP, Lehrer SB, Lidholm J, Müller U, Pini C, Reese G, Scheiner O, Scheynius A, Shen HD, Spitzauer S, Suck R, Swoboda I, Thomas W, Tinghino R, Van Hage-Hamsten M, Virtanen T, Kraft D, Müller MW, Valenta R (2002) Microarrayed allergen molecules: diagnostic gatekeepers for allergy treatment. FASEB J 16: 414–416

Hofmann SC, Fischer J, Eriksson C, Bengtsson Gref O, Biedermann T, Jakob T (2012) Added value of IgE-detection to α/β/γ-gliadin in wheat-dependent exercise-induced anaphylaxis, Allergy 67: 1457–1460

Ishizaka K, Ishizaka T, Terry WD (1967) Antigenic structure of gamma-E-globulin and reaginic antibody. J Immunol 99: 849–858

Jia G, Erickson RW, Choy DF, Mosesova S, Wu LC, Solberg OD, Shikotra A, Carter R, Audusseau S, Hamid Q, Bradding P, Fahy JV, Woodruff PG, Harris JM, Arron JR; Bronchoscopic Exploratory Research Study of Biomarkers in Corticosteroid-refractory Asthma (BOBCAT) Study Group (2012) Periostin is a systemic biomarker of eosinophilic airway inflammation in asthmatic patients. J Allergy Clin Immunol 130: 647–654

Johansson SG, Bennich H (1967) Immunological studies of an atypical (myeloma) immunoglobulin. Immunology 13: 381–394

Kleine-Tebbe J, Vogel L, Crowell DN, Haustein UF, Vieths S (2002) Severe oral allergy syndrome and anaphylactic reactions caused by a Bet v 1-related PR-10 protein in soybean, SAM22. J Allergy Clin Immunol 110: 797–804

Köhler J, Blank S, Müller S, Bantleon F, Frick M, Huss-Marp J, Lidholm J, Spillner E, Jakob T (2014) Component resolution reveals additional major allergens in patients with honeybee venom allergy. J Allergy Clin Immunol 133: 1383–1389

Leung TF, Wong CK, Chan IH, Ip WK, Lam CW, Wong GW (2002) Plasma concentration of thymus and activation-regulated chemokine is elevated in childhood asthma. J Allergy Clin Immunol 110: 404–409

Löwhagen O, Wever AM, Lusuardi M, Moscato G, De Backer WA, Gandola L, Donner CF, Ahlstedt S, Larsson L, Holgate ST (2002) The inflammatory marker serum eosinophil cationic protein (ECP) compared with PEF as a tool to decide inhaled corticosteroid dose in asthmatic patients. Respir Med 96: 95–101

Ludolph-Hauser D, Rueff F, Fries C, Schöpf P, Przybilla B (2001) Constitutively raised serum concentrations of mast-cell tryptase and severe anaphylactic reactions to Hymenoptera stings. Lancet 357: 361–362

Luengo O, Cardona V (2014) Component resolved diagnosis: when should it be used? Clin Transl Allergy 4: 28

Matsson PNJ, Hamilton RG, Esch RE, Halsey JF, Homburger HA, Kleine-Tebbe J, Mari A, Ownby DR, Reeves JP, Renz H, Vogt RF Jr, Williams PB (2009) Analytical performance characteristics and clinical utility of immunological assays for human IgE antibodies of defined allergen specificities. Approved Guideline. 2nd ed. Wayne (PA): Clinical Laboratory Standards Institute; CLSI document I/LA20-A2; 29: 1–145

Matsuo H, Kohno K, Niihara H, Morita E (2005) Specific IgE determination to epitope peptides of omega-5 gliadin and high molecular weight glutenin subunit is a useful tool for diagnosis of wheat-dependent exercise-induced anaphylaxis. J Immunol 175: 8116–8122

Müller UR, Johansen N, Petersen AB, Fromberg-Nielsen J, Haeberli G (2009) Hymenoptera venom allergy: analysis of double positivity to honey bee and Vespula venom by estimation of IgE antibodies to species-specific major allergens Api m1 and Ves v5. Allergy 64: 543–548

Müller U, Schmid-Grendelmeier P, Hausmann O, Helbling A (2012) IgE to recombinant allergens Api m 1, Ves v 1, and Ves v 5 distinguish double sensitization from crossreaction in venom allergy. Allergy 67: 1069–1073

Ollert M, Blank S (2015) Anaphylaxis to insect venom allergens: role of molecular diagnostics. Curr Allergy Asthma Rep 15:26. DOI 10.1007/s11882-015-0527-z

Ollert M, Mari A (2015) In vitro allergy diagnosis – molecules and component-resolved diagnosis. In: Akdis CA, Agache I (Hrsg) Global atlas of allergy. European Academy of Allergy and Clinical Immunology, Zürich, pp 168–170

Ollert MW, Ring J (2004) An welche Differenzialdiagnosen muss bei einer IgE-Erhöhung gedacht werden? DMW Praxis Plus/Fortbildung kompakt von der Deutschen Medizinischen Wochenschrift 2/2004: 77

Ollert MW, Weissenbacher S, Rakoski J, Ring J (2005) Allergen-specific IgE measured by a continuous random-access immunoanalyzer: interassay comparison and agreement with skin testing. Clin Chem 51: 1241–1249

Petersen AB, Gudmann P, Milvang-Grønager P, Mørkeberg R, Bøgestrand S, Linneberg A, Johansen N (2004) Performance evaluation of a specific IgE assay developed for the ADVIA centaur immunoassay system. Clin Biochem 37: 882–892

Platts-Mills TA, Woodfolk JA, Erwin EA, Aalberse R (2004) Mechanisms of tolerance to inhalant allergens: the relevance of a modified Th2

response to allergens from domestic animals. Springer Semin Immunopathol 25: 271–279
Pomponi D, Bernardi ML, Liso M, Palazzo P, Tuppo L, Rafaiani C, Santoro M, Labrada A, Ciardiello MA, Mari A, Scala E (2012) Allergen micro-bead array for IgE detection: a feasibility study using allergenic molecules tested on a flexible multiplex flow cytometric immunoassay. PLoS One 7: e35697
Renz H, Biedermann T, Bufe A, Eberlein B, Jappe U, Ollert M, Petersen A, Kleine-Tebbe J, Raulf-Heimsoth M, Saloga J, Werfel T, Worm M (2010) In-vitro allergy diagnostics. S1-guideline update 061/017, German Society of Allergology and Clinical Immunology (DGAKI, together with ÄDA, GPA, and DDG). J Lab Med 34: 177–195
Ring J, Beyer K, Biedermann T, Bircher A, Duda D, Fischer J, Friedrichs F, Fuchs T, Gieler U, Jakob T, Klimek L, Lange L, Merk HF, Niggemann B, Pfaar O, Przybilla B, Ruëff F, Rietschel E, Schnadt S, Seifert R, Sitter H, Varga E-M, Worm M, Brockow K (2014) Guideline for acute therapy und management of anaphylaxis. S2 guideline of DGAKI, AeDA, GPA, DAAU, BVKJ, ÖGAI, SGAI, DGAI, DGP, DGPM, AGATE and DAAB. Allergo J Int 23: 96–112
Sampson HA (2001) Utility of food-specific IgE concentrations in predicting symptomatic food allergy. J Allergy Clin Immunol 107: 891–896
Seismann H, Blank S, Braren I, Greunke K, Cifuentes L, Grunwald T, Bredehorst R, Ollert M, Spillner E (2010) Dissecting cross-reactivity in hymenoptera venom allergy by circumvention of alpha-1,3-core fucosylation. Mol Immunol 47: 799–808
Sennekamp J, Müller-Wening D, Amthor M, Baur X, Bergmann K-CH, Costabel U, Kirsten D, Koschel D, Kroidl R, Liebetrau G, Nowak D, Schreiber J, Vogelmeier C (2007) Guidelines for Diagnosing Extrinsic Allergic Alveolitis (Hypersensitivity Pneumonitis) (German Extrinsic Allergic Alveolitis Study Group) Pneumologie 61: 52–56
Sicherer SH, Dhillon G, Laughery KA, Hamilton RG, Wood RA (2008) Caution: the Phadia hazelnut ImmunoCAP (f17) has been supplemented with recombinant Cor a 1 and now detects Bet v 1-specific IgE, which leads to elevated values for persons with birch pollen allergy. J Allergy Clin Immunol 122: 413–414
Schwartz LB, Yunginger JW, Miller J, Bokhari R, Dull D (1989) Time course of appearance and disappearance of human mast cell tryptase in the circulation after anaphylaxis. J Clin Invest 83: 1551–1555
Stapel SO, Asero R, Ballmer-Weber BK, Knol EF, Strobel S, Vieths S, Kleine-Tebbe J (2008) EAACI Task Force. Testing for IgG4 against foods is not recommended as a diagnostic tool: EAACI Task Force Report. Allergy 63: 793–796
Valent P, Escribano L, Broesby-Olsen S, Hartmann K, Grattan C, Brockow K, Niedoszytko M, Nedoszytko B, Oude Elberink JN, Kristensen T, Butterfield JH, Triggiani M, Alvarez-Twose I, Reiter A, Sperr WR, Sotlar K, Yavuz S, Kluin-Nelemans HC, Hermine O, Radia D, van Doormaal JJ, Gotlib J, Orfao A, Siebenhaar F, Schwartz LB, Castells M, Maurer M, Horny HP, Akin C, Metcalfe DD, Arock M (2014) Proposed diagnostic algorithm for patients with suspected mastocytosis: a proposal of the European Competence Network on Mastocytosis. Allergy 69: 1267–1274
Valenta R, Twaroch T, Swoboda I (2007) Component-resolved diagnosis to optimize allergen-specific immunotherapy in the mediterranean area. J Investig Allergol Clin Immunol 17 (Suppl 1): 88–92
Vickery BP, Lin J, Kulis M, Fu Z, Steele PH, Jones SM, Scurlock AM, Gimenez G, Bardina L, Sampson HA, Burks AW (2013) Peanut oral immunotherapy modifies IgE and IgG4 responses to major peanut allergens. J Allergy Clin Immunol 131: 128–134
Vos B, Köhler J, Müller S, Stretz E, Ruëff F, Jakob T (2013) Spiking venom with rVes v 5 improves sensitivity of IgE detection in patients with allergy to Vespula venom. J Allergy Clin Immunol 131: 1225–1227
Wenzel S, Ford L, Pearlman D, Spector S, Sher L, Skobieranda F, Wang L, Kirkesseli S, Rocklin R, Bock B, Hamilton J, Ming JE, Radin A, Stahl N, Yancopoulos GD, Graham N, Pirozzi G (2013) Dupilumab in persistent asthma with elevated eosinophil levels. N Engl J Med 368: 2455–2466
Wide L, Bennich H, Johansson SG (1967) Diagnosis of allergy by an in-vitro test for allergen antibodies. Lancet 2: 1105–1107
Wölbing F, Biedermann T (2013) Anaphylaxis: opportunities of stratified medicine for diagnosis and risk assessment. Allergy 68: 1499–1508
Zink A, Gensbaur A, Zirbs M, Seifert F, Suarez IL, Mourantchanian V, Weidinger S, Mempel M, Ring J, Ollert M (2015) Targeting IgE in severe atopic dermatitis with a combination of immunoadsorption and omalizumab. Acta Derm Venereol 2015, doi: 10.2340/00015555-2165 (Epub ahead of print])

Zelluläre Diagnostik in der Allergologie

B. Eberlein, P. Thomas

T. Biedermann et al. (Hrsg.), *Allergologie*,
DOI 10.1007/978-3-642-37203-2_52,

52.1 Zelluläre Allergenstimulationstests für Typ-I-Allergien

52.1.1 Allgemeines

Zur spezifische Allergiediagnostik von Typ-I-Allergien können zelluläre In-vitro-Tests eingesetzt werden, die vorwiegend dem indirekten Sensibilisierungsnachweis von basophilen Granulozyten (aufgrund ihrer leichteren Verfügbarkeit gegenüber Mastzellen) dienen.

Zelluläre In-vitro-Testsysteme zur Soforttypallergie-Diagnostik nutzen den Nachweis von Mediatoren oder zellulären Antigenen, die bei erfolgreicher Aktivierung messbar sind. Angereicherte Blutleukozyten oder Vollblut werden mit Allergenen oder anderen Auslösern inkubiert. Die nach Allergenstimulation exprimierten Oberflächenmarker bzw. die freigesetzten Mediatoren der basophilen Granulozyten dienen als indirektes Maß für zellulär gebundenes spezifisches IgE (Abb. 52.1).

Ihr Einsatz ist dann sinnvoll, wenn bei der konventionellen Diagnostik Probleme auftreten, sei es bei der Interpretation (z. B. bei widersprüchlichen Resultaten) oder Durchführung, wenn z. B. Hauttestungen bei Ekzemen oder Urticaria factitia nicht durchführbar oder auswertbar sind. Auch steht im Fall von seltenen Allergenen die Bestimmung sIgE-Antikörper nicht zur Verfügung. Darüber hinaus können u. U. Provokationstestungen aufgrund pharmakologischer Eigenschaften von Medikamenten, aufgrund der Schwere der anamnestisch angegebenen Reaktion oder aus ethischen Bedenken (Gefahr der Neusensibilisierung) nicht durchgeführt werden.

52.1.2 Prinzipien der verschiedenen Testsysteme

Die Durchführung der zellulären Tests sollte mit möglichst frischen Zellen durchgeführt werden, da mit einem Aktivitätsverlust ab 4 h zu rechnen ist. Eine Aufbewahrung der Zellen bei 4 °C für maximal 24 h ist allerdings noch vertretbar, ein Versand allerdings schwierig. Je nach Testprotokoll kann mit Vollblut oder angereicherten Leukozytensuspensionen gearbeitet werden, wobei ca. 10 ml Blut benötigt werden.

Als Allergene sind grundsätzlich lösliche, nichtzytotoxische Substanzen einsetzbar. Diese sollten in verschiedenen Konzentrationen verwendet werden (Dosisreihe). Mitgeführt werden immer eine Negativkontrolle sowie Positivkontrollen (IgE-abhängige und/oder IgE-unabhängige Stimuli). Bei einigen Tests wird vor der Stimulation ein Priming mit Interleukin-3 durchgeführt, um die Releasability zu erhöhen. Um bei besonderen Allergenen eine unspezifische Aktivierung auszuschließen, sollten nichtsensibilisierte Kontrollpersonen untersucht werden. Basophile von ungefähr 5–15 % der Zellspender sind nicht in der Lage, nach IgE-vermittelter Stimulation aktiv zu werden (sog. Non-Responder), sodass in diesen Fällen diese Tests nicht verwertbar sind.

Neben der direkten Inkubation der Basophilen mit Allergenen ist auch die Inkubation von Serum allergischer/sensibilisierter Patienten mit IgE-depletierten Donorbasophilen möglich (passive Sensibilisierung von basophilen Granulozyten).

Der in den 80er Jahren des 20. Jh. noch durchgeführte Basophilendegranulationstest mit mikroskopischer Auszählung von Toluidin-gefärbten Basophilen ist aufgrund

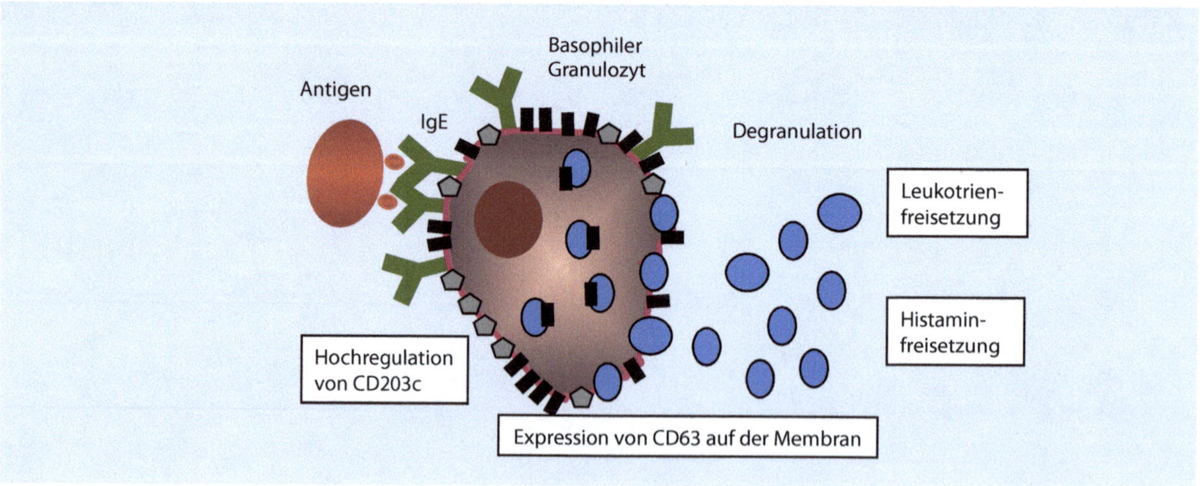

Abb. 52.1 Prinzip der zellulären Tests. Nach der Vernetzung des membrangebundenen IgE kommt es zur Freisetzung präformierter Mediatoren (Histamin), zur De-novo-Synthese von Leukotrienen und zur Hochregulation spezifischer Aktivierungsmarker wie CD63 und CD203c in basophilen Granulozyten

Tab. 52.1 Kommerziell erhältliche Basophilenaktivierungstests sowie Tests zum Nachweis von Histamin oder Leukotrienen in zellulären Tests

Name	Prinzip	Ergebnis
Allergenicity Kit, Beckmann Coulter, Krefeld, Deutschland	Vollblut – Stimulation und Färbung mit Anti-CRTH2-FITC, Anti-CD3-PC7 und Anti-CD203c-PE – Durchflusszytometrie	Basophilenaktivierung in % $CD203c^{bright}$
BasoFlowEx®Kit, EXBIO Praha, Vestec, Tschechische Republik	Vollblut – Stimulation – Färbung mit Anti-CD203c-PE und Anti-CD63-FITC – Durchflusszytometrie	Basophilenaktivierung in % $CD63^{+}$
BASOTEST™, GLYCOTOPE, Heidelberg, Deutschland	Vollblut – Stimulation – Färbung mit Anti-IgE-PE und Anti-CD63 gp53-FITC – Durchflusszytometrie	Basophilenaktivierung in % $CD63^{+}$
BD FastImmune™, BD Biosciences, San Jose, USA	Vollblut – Stimulation – Färbung mit Anti-CD123-PE, Anti-HLA-DR-PerCP und Anti-CD63-FITC –Durchflusszytometrie	Basophilenaktivierung in % $CD63^{+}$
CAST® ELISA, BÜHLMANN Laboratories, Allschwil, Schweiz	Leukozytenisolierung nach Dextransedimentation – Stimulation –Nachweis von Leukotrienen (LTC4, LTD4, LTE4) im Überstand mittels ELISA	Sulfidoleukotriene in pg/ml
Flow CAST®, BÜHLMANN Laboratories, Allschwil, Schweiz	Vollblut – Stimulation und Färbung mit Anti-CCR3-PE und Anti-CD63-FITC – Durchflusszytometrie	Basophilenaktivierung in % $CD63^{+}$
Flow CAST® highsens, BÜHLMANN Laboratories, Allschwil, Schweiz	Vollblut – Stimulation und Färbung mit Anti-CCR3-PE, Anti-CD63-PE-DY647 und Anti-CD203c-PE-DY647 – Durchflusszytometrie	Basophilenaktivierung in % $CD63^{+}CD203c^{pos}$
Histamine ELISA/EIA, Assay Kit, mehrere Anbieter	Vollblut oder isolierte Leukozyten – Stimulation – Nachweis von Histamin im Überstand mittels ELISA	Histamin in ng/ml
Leukotriene (B4, C4, D4, E4) ELISA/EIA Assay Kit, mehrere Anbieter	Isolierte Leukozyten – Stimulation – Nachweis von Leukotrienen im Überstand mittels ELISA	Leukotriene in ng/ml

CAST »cellular antigen stimulation test«, *EIA* Enzymimmunoassay, *ELISA* »enzyme linked immunosorbent assay«, *FITC* Fluoresceinisothiocyanat, *PE* Phycoerythrin, *PE-DY647* Phycoerythrin-Dyomics 647, *PerCP* Peridinin-Chlorophyll, *PC7* Phycoerythrin kovalent gebunden an Cyanin 7.

mangelnder Reproduzierbarkeit, einem großen Anteil nicht verwertbarer Testergebnisse und niedriger Sensitivität obsolet.

Der von der Gruppe von Lichtenstein in den 1970er Jahren etablierte Histaminfreisetzungstest beruht auf der Messung des aus den Granula basophiler Leukozyten freigesetzten präformierten Mediators Histamin. Er kann spektrofluorometrisch, enzym- oder radioimmunologisch gemessen werden. Die Histaminfreisetzung von einzelnen Proben wird als Prozent der Gesamthistaminkonzentration angegeben. Neuere Entwicklungen erlauben den durchflusszytometrischen Nachweis mittels Fluorochrom-konjugierter Diaminoxidase.

Beim Leukotrienfreisetzungstest, der unter dem Namen CAST (»cellular antigen stimulation test«) 1993 von de Weck als kommerziell erhältlicher Test eingeführt wurde, werden die in der Zellmembran basophiler Granulozyten neu synthetisierten Sulfidoleukotriene gemessen, die nach Präaktivierung mit Interleukin-3 und Allergenkontakt beim Sensibilisierten gebildet werden. Nach Beendigung der Allergeninkubation und Zentrifugation werden die Leukotriene in den Überständen mithilfe eines ELISA bestimmt und in pg/ml angegeben. (Tab. 52.1).

In den letzten Jahren wurde die Bestimmung der Leukotriene aufgrund der rascheren Analyse weitgehend durch Basophilenaktivierungstests (BAT) ersetzt. Die Bestimmung der Basophilenaktivierung beruht auf dem durchflusszytometrischen Nachweis von Aktivierungsmarkern auf basophilen Granulozyten. Für IgE-vermittelte Reaktionen wurden bisher v. a. die Marker CD63 und CD203c eingesetzt. CD63, Bestandteil der Granulamembranen, ist kein basophilenspezifischer Marker und wird auch auf anderen Blutzellen exprimiert. Daher ist eine weitere Markierung zur Identifizierung von Basophilen erforderlich. Infrage kommt die Markierung u. a. mit anti-CCR3, anti-IgE, anti-CRTH2 (unter Ausschluss von CD3-positiven Zellen), CD203c oder anti-CD123 (unter Ausschluss von HLA-DR positiven Zellen). Insbesondere hierhin unterscheiden sich die kommerziell erhältlichen Tests (Tab. 52.1). CD203c ist ein basophilenspezifischer Marker und wird konstitutiv exprimiert. CD203c und CD63 Marker werden nach IgE-Rezeptoraggregation

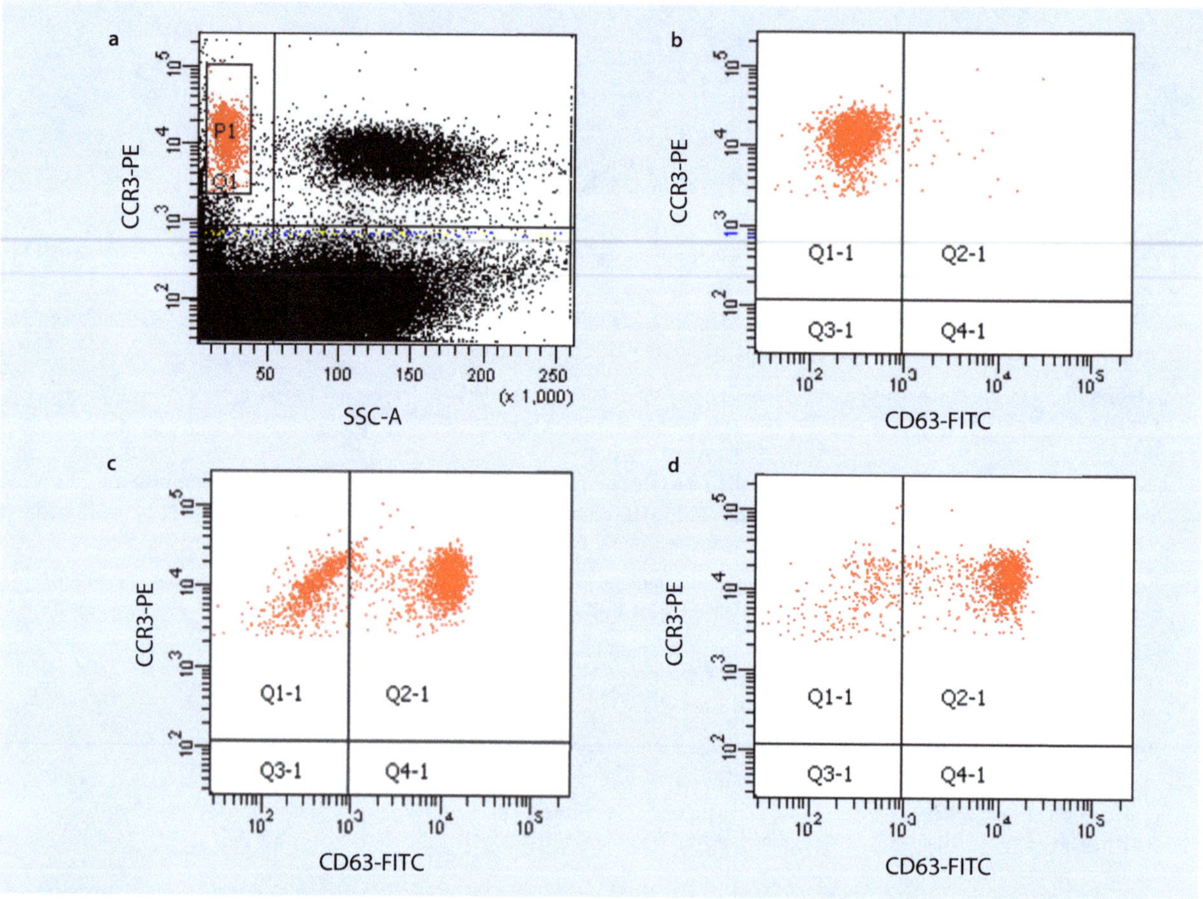

Abb. 52.2 Beispiel für die durchflusszytometrische Auswertung des Basophilenaktivierungstests. **a** Selektion der basophilen Granulozyten mittels CCR3^{pos}/»sideward scatter^{low}«. **b** Negativkontrolle (Background) bei einem Patienten mit Gräserpollenallergie – die CD63-Aktivierung liegt bei 1,5 % (Quadrant Q2-1). **c** Positivkontrolle (Stimulation über den FcεRI-Rezeptor) bei einem Patienten mit Gräserpollenallergie – die CD63-Aktivierung liegt bei 69 % (Quadrant Q2-1). **d** Stimulation mit Gräserpollenallergen bei einem Patienten mit Gräserpollenallergie – die CD63-Aktivierung liegt bei 82 % (Quadrant Q2-1)

hochreguliert, haben aber teilweise verschiedene Stoffwechselwege und folgen unterschiedlichen Kinetiken. Interleukin-3 potenziert die allergeninduzierte CD63-Expression, ohne selbst CD63 hoch zu regulieren, während es die CD203c-Expression auch ohne Allergen steigert (sog. Priming-Marker). Resultate der Basophilenaktivierungstests werden meist in Prozent aktivierte Basophile angegeben (Abb. 52.2), gelegentlich auch als MFI (»mean fluorescent intensity«; Dichte von Markern auf Zellen). Für die einzelnen Allergene werden in den kommerziell erhältlichen Tests Grenzwerte angegeben, ansonsten müssen diese mithilfe von ROC-(»receiver operator characteristic«)-Kurven errechnet werden.

Der BAT kann auch bei systemischer Gabe von Antihistaminika durchgeführt werden.

52.1.3 Einsatzmöglichkeiten der zellulären Allergenstimulationstests

Insektengiftallergie

Die Sensitivität liegt für diese Tests bei 50–82 % (Histaminfreisetzungstest), 68–100 % (CAST) und 85–100 % (BAT) bei Spezifitäten von 83–94 %, 77–100 % und 83–100 %.

Im Rahmen der Diagnostik können diese zellulären Tests dem Nachweis einer IgE-vermittelten Reaktion dienen, insbesondere wenn Hauttest und Nachweis spezifischer IgE-Antikörper negativ ausfallen, auch weil diagnostische Stichprovokationstests nicht durchführt werden. In bisher publizierten Studien gelang dies in bis zu 2/3 solcher Fälle. Beim Problem der Doppelsensibilisierung auf Bienen- und Wespengift und klinischer Reaktion auf nur eine Insektenart bzw. bei einem Stich von einer anamnestisch nicht klar zuzuordnenden Insektenart lassen sich durch die Berechnung der halbmaximalen Konzentration nach Inkubation der Zellen mit dem gesamten Bienen- und Wespengiftextrakt sowie Bildung einer Ratio oder durch Einsatz CCD-depletierter Insektengifte in etwa 1/3 der Fälle Hinweise auf das klinisch relevante Insekt beim BAT gewinnen. Auch können für diese Fragestellung CCD-freie rekombinante oder native Insektengiftallergene im BAT verwendet werden. Eine Korrelation zwischen BAT und Schwere der anamnestisch angegebenen Stichreaktion gibt es nicht. Fraglich ist auch der Zusammenhang zu Nebenwirkungen während der Immuntherapie. Der Erfolg der spezifischen Immuntherapie spiegelt sich erst nach mehrjähriger Therapie mit signifikant reduzierter Aktivierung bei submaximalen Stimulationsbedingungen wider. Ob im Einzelfall eine klare Vorhersage über den Erfolg der Immuntherapie getroffen werden kann, muss zurückhaltend beurteilt werden.

Inhalationsallergene

Die Sensitivität beim BAT für Hausstaubmilben, Pollen, Latex oder Katzenhaare liegt sowohl für Extrakte als auch für rekombinante Hauptallergene bei 91–100 %, die Spezifität zwischen 96 und 100 %. Beim Histaminfreisetzungstest sind die Werte meist etwas niedriger.

Aufgrund der guten Sensitivität der konventionellen Diagnostik werden die zellulären Tests weniger für diagnostische Zwecke in der Routine eingesetzt. Da die zellulären Tests aber hohe Freisetzungs- und Aktivierungsraten bei entsprechend sensibilisierten Patienten zeigen, werden sie gern für andere Fragestellungen genutzt. So kann damit der therapeutische Effekt des die zelluläre IgE-Bindung blockierenden Biologics Omalizumab überprüft werden. Darüber hinaus werden die zellulären Tests mit Inhalationsallergenen genutzt, um verschiedene Testprotokolle zu vergleichen und zu optimieren. Einflüsse von modulatorisch wirkenden Substanzen wie Umweltschadstoffen oder von hypoallergenen Derivaten auf die allergeninduzierte Aktivierung der basophilen Granulozyten können mit diesen Tests besser beantwortet werden.

Nahrungsmittelallergien

Die Sensitivität bei den Histamin- und Leukotrienfreisetzungstests variiert zwischen 53 und 85 %, die Spezifität zwischen 78 und 100 %. Für den BAT liegen die Werte je nach Allergen zwischen 62 und 90 % (Sensitivität) bzw. 80–100 % (Spezifität).

Im diagnostischen Bereich sind zelluläre Tests sinnvoll, um bei fehlendem Nachweis einer Sensibilisierung mit der konventionellen Diagnostik und einer zu erwartenden potenziell lebensbedrohlichen Provokationstestung Hinweise auf den Auslöser IgE-vermittelter Reaktionen auf Nahrungsmittel zu bekommen. Als Beispiel seien hier Fälle von Sesamallergie genannt.

In Einzelfällen bestätigte der BAT die Diagnose einer Allergie u. a. auf seltenere Nahrungsmittelallergene wie Koriander, Mandarine, den Farbstoff Annatto, Litschi, Rindfleisch, Macadamia, Pangasius, Matsutake uvm.

Bis zu einem gewissen Grad kann der BAT dazu beitragen, zwischen einer asymptomatischen Sensibilisierung und einer klinisch relevanten Allergie zu unterscheiden. Dies wurde für die Erdnuss-, Ei- und Milchallergie bei Kindern gezeigt. Für Kinder schien der BAT darüber hinaus zusammen mit anderen Parametern (sIgE, Prick-Test) eindeutige Hinweise zu geben, zu welchem Zeitpunkt eine orale Provokationstestung mit Ei oder Milch erfolgen sollte, um schwere klinische Reaktionen zu vermeiden. Bei Immuntherapien, z. B. mit Erdnüssen, konnte eine signifikante Abnahme der Aktivierung im BAT nachgewiesen werden.

Weiterhin kann die Allergenität genetisch modifizierter Nahrungsmittel oder hypoallergener Mutanten sowie rekombinant hergestellter Allergene mit dem BAT überprüft werden. Darüber hinaus können Spuren von Allergenen in Nahrungsmitteln (v. a. bei Erdnüssen) mit diesem Test überprüft werden.

Für Nahrungsmittelzusatzstoffe konnte insbesondere für Tartrazin, Benzoat und Nitrit eine Leukotrienfreisetzung bei Patienten mit atopischem Ekzem und nachgewiesener Verschlechterung durch Nahrungsmittelzusatzstoffe gemessen werden.

Medikamente

Die Sensitivität des BAT bei β-Laktam-Antibiotika liegt mit ca. 50 % deutlich unter der Sensitivität der bisher genannten Allergene. Um möglichst aussagekräftige Hinweise zur Sensibilisierung mittels dieses Tests zu bekommen, sollte der Testzeitpunkt möglichst innerhalb eines halben Jahres nach der klinischen Reaktion liegen, da danach die Reagibilität der Zellen auf die Antibiotika abnimmt.

Für NSAID finden sich im BAT Sensitivitäten von 42–57 % und Spezifitäten von 83–100 %, aber dosisabhängig fanden sich Aktivierungen von Basophilen auf ASS, Diclofenac und Naproxen auch bei Gesunden. Für die Messung von Leukotrienen fallen die Werte insgesamt niedriger aus.

Die Sensitivität für Muskelrelaxanzien variiert zwischen 54 und 92 % für den BAT. Für den Histaminfreisetzungstest findet sich eine Sensitivität von 38 % (Spezifität für beide Tests 100 %).

Die bisherigen Studien zeigen, dass die zellulären Tests mit Medikamenten bisher nur ergänzend zur bisherigen Diagnostik eingesetzt werden sollten, sie stellen keinen Ersatz für Provokationstestungen dar.

Chronische Urtikaria

Untergruppen von Patienten mit chronischer Urtikaria, die im autologen Serumhauttest positiv waren, zeigten eine erhöhte patientenseruminduzierte Histamin- und Sulfido-

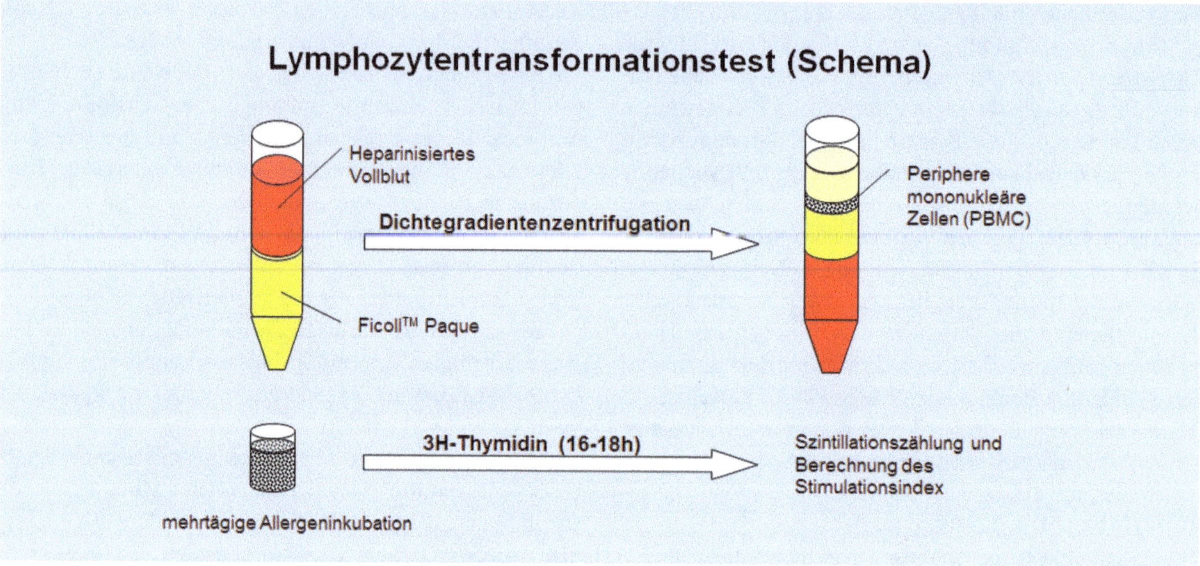

Abb. 52.3 Schema des Lymphozytentransformationstests

leukotrienfreisetzung sowie eine verstärkte Basophilenaktivierung unter Verwendung von Donorbasophilen.

52.1.4 Kombination von verschiedenen zellulären Tests

Mehrere Studien zeigten auch, dass die Kombination von Hauttest, Bestimmung spezifischer IgE-Antikörper und verschiedener zellulärer Tests (BAT und Leukotrienbestimmung und/oder Histaminfreisetzungstest) die Wahrscheinlichkeit erhöht, eine IgE-vermittelte Sensibilisierung nachzuweisen im Vergleich zu den Einzeltests.

Zelluläre Tests eignen sich für patientenbezogene diagnostische Fragestellungen sowie für wissenschaftliche Forschungsansätze im Bereich IgE-vermittelter Reaktionen.

52.2 Zelluläre Allergenstimulationstests für Typ-IV-Allergien

52.2.1 Lymphozytentransformationstest als zelluläres Testsystem

Im Lymphozytentransformationstest (LTT) – auch Lymphozytenstimulationstest (LST) genannt – werden aus dem peripheren Blut isolierte Lymphozyten und Monozyten enthaltende PBMC (periphere mononukleäre Zellen des Blutes) in vitro mehrere Tage in Gegenwart von Allergenen kultiviert. Die einsetzende Proliferationsantwort der das Antigen erkennenden Lymphozyten wird als Ausdruck der Sensibilisierung gemessen. Meist wird der Einbau von tritiummarkiertem Thymidin (3H-Thymidin) als Messparameter benützt. Das Ergebnis wird als Stimulationsindex (SI) angegeben. Dieser SI resultiert aus dem Verhältnis von inkorporierter Radioaktivität in der allergenstimulierten Kultur zur unstimulierten Kultur. Als positiv wird ein SI > 3 angesehen, fraglich ein SI zwischen 2 und 3. Für die Ergebnisbewertung müssen Kontrollen eingeschlossen werden und das klinische Bild der hinterfragten, vermuteten Spättypallergie einbezogen werden. Kontrollansätze umfassen die Vergleichsstimulation mit pan-T-Zellstimulatoren wie PHA (Phytohämaglutinin), mit einem Recallantigen wie Tetanus-Toxoid (TT) sowie das Mitführen von Blutproben gesunder Kontrollblutspender. Auf ein Vermeiden von Endotoxinkontamination der Allergene muss geachtet werden, da dies zu einer unspezifischen Reaktionssteigerung führt. Schließlich muss berücksichtigt werden, dass die Proliferationsantwort ein Hinweis auf Sensibilisierung, aber nicht mit »Allergie« gleichzusetzen ist.

Zu den Varianten des LTT gehören: Einsatz höherer Zellzahlen, Monozytenreduktion, Proliferationsbeurteilung über Farbstoffeinbau oder Farbstoffverdünnung (»CFSE-Verdünnungsassay«), Analyse der Zytokinantwort, durchflusszytometrische Beurteilung der Expression von Lymphozytenaktivierungsmarkern und ELISPOT-Verfahren zur Visualisierung zytokinproduzierender Zellen. Letzteres Verfahren wurde erfolgreich bei der Sichtbarmachung IFN-γ-sezerniernder Zellen bei nickelsensibilisierten Blutspendern eingesetzt.

In Abb. 52.3 ist der schematische Ablauf des LTT widergegeben.

Einsatzbereiche des LTT

Bei der Diagnostik einer Arzneimittelunverträglichkeit kann der LTT eine »diagnostische Lücke« füllen, da Haut- und andere In-vitro-Testungen oft nur begrenzt Ergebnisse liefern. Der LTT sollte möglichst in den ersten Wochen bis Monaten nach der Arzneimittelreaktion durchgeführt werden, da hier die Reaktivität der Patientenzellen am höchsten ist. Die beste »Treffsicherheit« besteht für β-Laktam-Antibiotika, Sulfonamide, Carbamazepin und Phenytoin. Positive LTT-Reaktionen wurden aber auch für andere Arzneistoffe wie Diuretika, nichtsteroidale Antirheumatika, Nystatin oder Lokalanästhetika beschrieben.

Auch auf Nahrungsmittelproteinextrakte oder Einzelallergene können LTT-Antworten gesehen werden, jedoch wird diese Diagnostik bspw. bei Exazerbation von atopischem Ekzem durch Nahrungsmittel oder Aeroallergene fast nur in wissenschaftlichen Fragestellungen eingesetzt.

Kontaktallergene wie Nickel, Chrom oder Paraphenylendiamin können auch im LTT eingesetzt werden. Bei der Beurteilung einer Sensibilisierung auf Kontaktallergene sind in den letzten Jahren vielfach kommerzielle Ansätze etabliert worden, es ist aber nur eine begrenzte Anzahl von Kontaktallergenen damit hinterfragbar. So hat auch das Robert-Koch-Institut in seiner Stellungnahme darauf hingewiesen, dass nur wenige aussagekräftige Ansätze existieren – so zu Nickel und Beryllium. Für Nickelsulfat ist eine gute Übereinstimmung zwischen Epikutantest und LTT beschrieben. Da eine Validierung für die meisten Kontaktallergene fehlt, sollte der LTT vornehmlich für wissenschaftliche Fragestellungen eingesetzt werden. Dementsprechend kritisch wird auch die Variante »MELISA« (teils mit höheren Zellzahlen, aber vermindertem Monozytenanteil) beurteilt.

Stellenwert des LTT in der Diagnostik

Da der LTT in unterschiedlichen Labors mit teils verschiedener Methodik durchgeführt wird, können Ergebnisse wegen fehlender Standardisierung nicht wirklich verglichen werden. Für die Befundinterpretation müssen Kontrollen mitgeführt, die Möglichkeit falsch-positiver oder negativer Resultate bedacht und die Sinnhaftigkeit der Assoziation »Symptome und LTT-Reaktion« hinterfragt werden. So kann der LTT in der Allergologie durchaus eine Rolle spielen, wenn die Methode kritisch eingesetzt wird. Hilfreich ist der LTT speziell dann, wenn andere Routinetestmethoden wie der Hauttest nicht einsetzbar sind oder nicht weiterhelfen. Der Haupteinsatzbereich ist weiterhin die Bearbeitung von wissenschaftlichen Fragestellungen.

Weiterführende Literatur

Asero R, Ballmer-Weber BK, Beyer K, Conti A, Dubakiene R, Fernandez-Rivas M, Hoffmann-Sommergruber K, Lidholm J, Mustakov T, Oude Elberink JN, Pumphrey RS, Stahl Skov P, van Ree R, Vlieg-Boerstra BJ, Hiller R, Hourihane JO, Kowalski M, Papadopoulos NG, Wal JM, Mills EN, Vieths S (2007) IgE-mediated food allergy diagnosis: Current status and new perspectives. Mol Nutr Food Res 51: 135–147

Eberlein B (2009) Basophil activation test in the diagnosis of insect venom allergies. Clin Exp Allergy 39: 1633–1634

Eberlein B, Krischan L, Darsow U, Ollert M, Ring J (2012) Double positivity to bee and wasp venom: improved diagnostic procedure by recombinant allergen-based IgE testing and basophil activation test including data about cross-reactive carbohydrate determinants. J Allergy Clin Immunol 130: 155–161

Ebo DG, Bridts CH, Hagendorens MM, Aerts NE, De Clerck LS, Stevens WJ (2008) Basophil activation test by flow cytometry: present and future applications in allergology. Cytometry B Clin Cytom 74: 201–210

Ebo DG, Hagendorens MM, Bridts CH, Stevens WJ (2012) In vitro diagnosis of IgE-mediated allergy: breakthroughs in the last decade. Expert Rev Clin Immunol 8: 9–11

Empfehlung des Robert Koch Institutes (2008) Qualitätssicherung beim Lymphozytentransformationstest. Bundesgesundheitsbl 51: 1070–1076

Kano Y et al. (2007) Utility of the lymphocyte transformation test in the diagnosis of drug sensitivity: dependence on its timing and the type of drug eruption. Allergy 62: 1439–1444

Lochmatter P et al. (2009) Drug-specific in vitro release of IL-2, IL-5, IL-13 and IFN-gamma in patients with delayed-type drug hypersensitivity. Allergy 64: 1269–1278

Martin M et al. (2010) In vitro detection and characterization of drug hypersensitivity using flow cytometry. Allergy 65: 32–39

Mayorga C, Sanz ML, Gamboa PM, García BE, Caballero MT, García JM, Labrador M, Lahoz C, Longo Areso N, López Hoyos M, Martínez Quesada J, Monteseirín FJ; Immunology Committee of the Spanish Society of Allergology and Clinical Immunology of the SEAIC (2010) In vitro diagnosis of immediate allergic reactions to drugs: an update. J Investig Allergol Clin Immunol 20: 103–109

Mikkelsen S, Bibby BM, Dolberg MK, Dahl R, Hoffmann HJ (2010) Basophil sensitivity through CD63 or CD203c is a functional measure for specific immunotherapy. Clin Mol Allergy 16: 8

Pichler WJ et al. (2004) The lymphocyte transformation test in the diagnosis of drug hypersensitivity. Allergy 59: 809–820

Renz H et al. (2010) In-vitro Allergiediagnostik. Leitlinie der DGAKI unter Beteiligung von ÄDA, GPA und DDG. Allergo J 19: 110–28

Schmidt M et al. (2010) Crucial role for human Toll-like receptor 4 in the development of contact allergy to nickel. Nat Immunol 11: 814–819

Spiewak R et al. (2007) Allergic contact dermatitis to nickel: modified in vitro test protocols for better detection of allergen-specific response. Contact Dermatitis 56: 63–69

Tsuge I et al. (2007) Allergen-specific T-cell response in patients with phenytoin hypersensitivity; simultaneous analysis of proliferation and cytokine production by carboxyfluorescein succinimidyl ester (CSFE) dilution assay. Allergol International 56: 149–155

Valentin-Thon E et al. (2007) A novel lymphocyte transformation test LTT-MELISA®) for Lyme borreliosis. Diagn Microbiol Infectious Dis 57: 27–34

de Weck AL, Sanz ML, Gamboa PM, Aberer W, Bienvenu J, Blanca M, Demoly P, Ebo DG, Mayorga L, Monneret G, Sainte Laudy J (2008) Diagnostic tests based on human basophils: more potentials and perspectives than pitfalls. Int Arch Allergy Immunol 146: 177–189

Wedi B, Kapp A (2010) Zelluläre In-vitro-Allergiediagnostik. Hautarzt 11: 954–960

Therapie allergischer Erkrankungen

Allergenkarenz und Klimatherapie

S. Lau

T. Biedermann et al. (Hrsg.), *Allergologie*,
DOI 10.1007/978-3-642-37203-2_53, © Springer-Verlag Berlin Heidelberg 2016

53.1 Einleitung

Allergien im Sinn einer IgE-vermittelten Soforttypreaktion entstehen nach Allergenkontakt und bei entsprechender genetischer Prädisposition für eine allergische Immunantwort. Insofern ist das Konzept der Allergenvermeidung sicherlich im Sinn der Primärprävention (Vermeidung einer Sensibilisierung) bzw. Sekundär- und Tertiärprävention (Vermeidung einer allergischen Reaktion bei schon vorhandener Sensibilisierung bzw. Erkrankung) immer ein Bestandteil der Therapie bzw. Prävention gewesen. Leider ist jedoch die Primärprävention nur bei 100 % Allergenkarenz denkbar, die aber de facto nicht erreichbar ist. Selbst bei Meidung bestimmter allergener Lebensmittel wie Hühnerei oder Erdnuss werden immer wieder und zunehmend Sensibilisierungen bei sehr jungen Säuglingen beobachtet, obwohl keine wissentliche orale Exposition vorlag. Sensibilisierungen gegen Nahrungsmittel können aber auch durch inhalative oder kutane Aufnahme erfolgen, und hier scheinen geringste Mengen schon ausreichend zu sein.

53.2 Inhalationsallergene

Schulkinder in Deutschland und England mit Asthma bronchiale weisen in ca. 75 % der Fälle eine spezifische Sensibilisierung gegen Inhalationsallergene auf. Interessanterweise liegen die Sensibilisierungsraten bei norwegischen Kindern nur bei ca. 50 %, obwohl die Asthmaprävalenz mit der Prävalenz in Deutschland vergleichbar ist. Da eine Karenz gegenüber Außenraumallergenen wie bspw. Pollen nicht vollständig möglich ist, bleibt nur die Empfehlung, Fenster geschlossen zu halten in der entsprechenden Saison und längere Aufenthalte bzw. sportliche Belastung im Freien zu vermeiden. Wenn möglich und bei therapierefraktären Beschwerden, können pollenarme Gegenden, z. B. Südeuropa, während der Birkenpollensaison aufgesucht werden. Pollenflugvorhersagen in Zeitungen, Rundfunk, Internet weisen auf die zu erwartende Belastung hin und helfen, das Risiko einer potenziellen Beschwerdesymptomatik abzuschätzen und ggf. rechtzeitig die symptomatische Therapie zu eskalieren.

53.2.1 Innenraumallergene

Eine hohe Exposition gegenüber Milben- und Katzenallergenen führt bei sensibilisierten Kindern zu einer schlechteren Lungenfunktion als bei nichtsensibilisierten bzw. Sensibilisierten mit niedriger Allergenexposition im häuslichen Milieu, wie sich in der multizentrischen Allergiestudie MAS zeigte (Illi et al. 2006). Eine hohe Hausstaubmilben- bzw. Katzenallergenexposition begünstigt eine Sensibilisierung, und eine Sensibilisierung ist wiederum mit einem erhöhten Risiko für Asthma assoziiert (Wahn et al. 1997; Lau et al. 2000). Trotzdem waren Ergebnisse von Primärpräventionsstudien zur Innenraumallergenkarenz enttäuschend. In der Manchester Asthma and Allergie Study (MAAS) wurde erfolgreich die Milbenallergenexposition verringert. Die Kinder hatten zum 3. Geburtstag auch weniger obstruktive Bronchitis und einen niedrigeren Atemwegswiderstand, aber sie wiesen häufiger eine Milbensensibilisierung auf (Woodcock et al. 2004). Die holländische PIAMA-Studie zeigte in einer randomisierten plazebokontrollierten Studie mit milbendichten Matratzenbezügen weniger Hausstaubmilbenallergien sowohl im 1., 3. und 8. Lebensjahr in der Behandlungsgruppe, jedoch nur etwas weniger »Asthma« mit 3 Monaten und 3 Jahren und keinen Unterschied mit 8 Jahren (Gehring et al. 2012). Daher können wir zum momentanen Zeitpunkt nicht zur primären Innenraumallergenvermeidung raten, jedoch durchaus zur sekundären, wenn das Kind bereits sensibilisiert ist.

53.2.2 Hausstaubmilben und Allergenkarenz

Aus Beobachtungen an milbenallergischen, asthmatischen Patienten, die in milbenfreie Klimazonen in die Alpen zur Kur geschickt wurden und eine Verbesserung ihrer Lungenfunktion sowie den Rückgang ihrer asthmatischen Symptome erfuhren (Boner et al. 1993), schloss man, dass die häusliche Allergenreduktion im therapeutischen Management sinnvoll sein kann.

Allergene der Hausstaubmilbenspezies *Dermatophagoides pteronyssinus* und *farinae* (z. B. Der p 1 und Der f 1, Der p 2 und Der f 2) sind bzgl. Exposition und Risiko für atopische Individuen am besten untersucht (vgl. ◘ Tab. 53.1).

Das Milbenwachstum ist an bestimmte exogene Faktoren gebunden, wie z. B. Temperatur und Luftfeuchtigkeit. Das Optimum liegt bei ca. 25 °C und 75–80 % Luftfeuchtigkeit für die Spezies Dermatophagoides. Diese Bedingungen findet man zunehmend in Neubauten durch sog. Niedrigenergiebauweise und geringe Luftaustauschraten. In der Regel weisen Matratzen die höchsten Hausstaubmilbenkonzentrationen auf. Hierbei ist das Material der Matratze kein spezifischer Risikofaktor, sondern lediglich das Alter. Weitere Risikofaktoren für eine hohe Milbenallergenkonzentration sind niedrige Stockwerke (Erdgeschoss und 1. Stock), Kondensation an den Fenstern und Alter des Teppichbodens. Somit kann man auch auf Teppichen und älteren Polstermöbeln manchmal beträchtliche Milbenallergenkonzentrationen finden. Die Erhöhung der Luftaustauschraten (Stoßlüften) sowie die Senkung der Innenraumluftfeuchtigkeit auf 50 % oder niedriger ist eine wirk-

Tab. 53.1 Allergenkonzentrationen in Innenräumen. (Nach Lau et al. 1989; Ingram et al. 1995; Kühr et al. 1994; Munir 1995; Marks 1995; Wahn et al. 1997)

Ort	Art der Staubprobe	Konzentration in µg/g Staub
5 deutsche Städte der MAS*	Teppich (Zeitpunkt 6 Lebensmonate) nichtsensibilisiert mit 3 Jahren	0,21 Der p 1 + Der f 1, 0,06 Fel d 1
	Teppich (Zeitpunkt 6 Monate) Sensibiliserte Kinder mit 3 Jahren	0,87 Der p 1 + Der f 1, 0,15 Fel d 1
Freiburg	Matratze (Schulkinder)	1,5 Der p 1
Los Alamos, USA	Höchster Wert mehrerer Proben: mit Katze	50 Fel d 1
	Ohne Katze	4 Fel d 1
	Hund im Haus	100 Can f 1
	Kein Hund im Haus	2 Can f 1
Berlin (Querschnitt-studie)	Matratze: Kinder ohne Milbenallergie	0,9 Der p 1 + Der f 1
	Matratze: Kinder mit Milbenallergie und Asthma	12,6 Der p 1 + Der f 1
Guatemala City	Matratze: Kinder milbensensibilisiert und Asthma	37 Der p 1 + Der f 1
Sydney, Australien	Matratze Schulkinder	38,9 Der p 1
Schweden	Höchster Wert im Haus (Kita)	0,16 Der p + Der f 1

Der p 1,Der f 1 Majorallergene der Hausstaubmilbe, * *MAS* Multizentrische Allergie Studie, *Fel d 1* Majorallergen der Katze, *Can f 1* Majorallergen des Hundes.

same Maßnahme das Milbenwachstum zu erschweren. Luftbefeuchter und viele Grünpflanzen sind daher tabu für Milbenallergiker. Der Einsatz von Luftfiltern wie HEPA-Filtern ist weniger effektiv (Sulser et al. 2009).

Die erfolgreichste Milbensanierung hinsichtlich Allergenreduktion und Verbesserung von klinischer Symptomatik gelang bisher durch die Anwendung polyurethan- oder kunststoffbeschichteter milbendichter Matratzenüberzüge (Encasings). In der Regel genügt es, die Matratze zu umhüllen, Deckbett und Kopfkissen sollten bei 60 °C vierteljährlich waschbar sein und spielen hinsichtlich der Milbenallergenbelastung dann eine untergeordnete Rolle. Zu bedenken ist jedoch, dass auch Geschwisterbetten (z. B. Etagenbett) im selben Raum überzogen werden sollten. Gleiches gilt für elterliche Betten, wenn das Kind hier häufig schläft. Zu beachten ist, dass die unterschiedlichen Produkte von unterschiedlicher Qualität sind. Neben dem Staubrückhaltevermögen spielt auch die Wasserdampfdurchlässigkeit eine Rolle, um einen Feuchtigkeitsstau und die Bildung von Schimmelpilzen zu vermeiden. Wichtig ist, dass auch Matratzen-Encasings regelmäßig alle ca. 8 Wochen bei 60 °C gewaschen werden, da auch sie besiedelt werden können.

Eine Studie zur Tertiärprävention bei milbenallergischen asthmatischen Kindern ergab, dass die effektive Milbenallergenreduktion auf Werte unterhalb einer Konzentration von 2 µg Der p 1 + Der f 1/g Staub nach 4–6 Monaten auch zu einer Reduktion der unspezifischen bronchialen Hyperreaktivität führen kann (Ehnert et al. 1992). Einige Cochrane Reviewartikel bezweifeln die Wirksamkeit von Encasings. Allerdings sind die eingeschlossenen Studien heterogen gewesen, z. B. wurde in einigen Studien der Erfolg der Allergenelimination nicht gemonitort, oder es wurden polysensibilisierte Patienten eingeschlossen, bei denen mehrere Allergene eine Rolle spielten (Gøtzsche u. Johansen 2008).

Eine andere Studie mit 25 erwachsenen asthmatischen Patienten untersuchte ebenfalls randomisiert Encasings für Matratze und Kopfkissen im Hinblick auf die Abnahme der Allergenexposition (Der p 1) und den minimalen Peak-Flow sowie NO in der Ausatmungsluft (»exhaled NO«) und einen klinischen Score. Innerhalb eines Jahres hatten die Patienten in der Behandlungsgruppe einen besseren Peak-Flow und mit dem Ausmaß der Allergenreduktion auch einen niedrigeren NO-Wert in der Ausatmungsluft (Tsurikisawa et al. 2013).

Als weitere Maßnahmen der Milbenallergenreduktion sind Akarizide und Chemikalien zu nennen. Viele Akarizide, die in vitro Milben abtöten, zeigen in Studien eine deutlich schlechtere Wirkweise, da die Penetration des zu sanierenden Gewebes zu gering ist. Als Beispiel für Akarizide sind Benzylbenzoat, Pyretroide, Benzyltannat und Eukalyptusöl zu nennen. Gerade für Matratzen zeigen viele Studien schlechte Ergebnisse mit ungenügender und nur kurz anhaltender Allergenreduktion. Zu wünschen ist immer eine über 90 %ige Allergenreduktion. Die ist insofern von Bedeutung, als dass bei atopisch prädisponierten Kindern schon geringe Konzentrationen von Milbenallergen zu einer Sensibilisierung führen können (Tab. 53.1). Untersuchungen in Allergikerhaushalten zeigten, dass die Anwendung von Benzylbenzoat bzw. proteindenaturierendem Tannat auf Teppichen bzw. Wolldecken eine für ca. 2 Wochen andauernde befriedigende Allergenreduktion erzielte (Lau et al. 2002; Green et al. 1989).

Eine weitere physikalische Maßnahme, die zu einer erfolgreichen Allergenreduktion führt, ist das Einfrieren auf 20 °C von Kuscheltieren über 48 h, wenn diese nicht bei 60 °C waschbar sind. Zusammenfassend lässt sich sagen, dass Maßnahmen der Milbenallergenreduktion als Primärprävention eher nicht ergriffen werden sollten, weil man wahrscheinlich parallel dazu auch tolerogene Expositionen, z. B. gegenüber Bakterien, reduziert.

Bei Kindern mit Monosensibilisierung gegen Dermatophagoides und Asthma ist in jedem Fall eine Milbenallergenreduktion sinnvoll. Hierbei spielen Encasings für die Matratze und die Entfernung von Staubfängern wie Teppiche und alte Polstermöbel eine Rolle. Des Weiteren sollte die Luftfeuchtigkeit gesenkt werden.

Im Hinblick auf den Effekt einer Hausstaubmilbenreduktion bei Patienten mit atopischem Ekzem kommt ein 2015 publizierter Cochrane Review zu dem Schluss, dass es nur bescheidene Hinweise auf einen Behandlungserfolg in der Gruppe der Patienten mit Sensibilisierung gegen Inhalationsallergene gibt (Nankervis et al. 2015).

53.2.3 Tierallergenexposition und Karenz

Sensibilisierungen gegen Tierallergene weisen ca. ein Drittel der allergischen Asthmatiker auf. In westlichen Industrienationen werden in 35–55 % der Haushalte Haustiere gehalten, dabei am liebsten Katzen und Hunde. Es gibt in der multizentrischen Allergiestudie und in der englischen Isle-of-Wight-Studie eine klare Assoziation zwischen Tierepithelsensibilisierung (Felltiere) und allergischer Atemwegserkrankung. Auch zeigt sich in der MAS eine Assoziation zwischen Katzenallergenexposition im 1. Lebensjahr und späterer Sensibilisierung, allerdings ist diese Assoziation schwächer als für die Hausstaubmilbe. Einige Publikationen suggerieren auch eine protektive Wirkung von Tierhaltung und Allergieentstehung (Ownby et al. 2002; Erwin et al. 2011). Diese scheint besonders häufig für Familien mit Hunden zu beobachten zu sein (Chen et al. 2010). Australische prospektive Daten bei Hochrisikokindern und eine gemeinsame Auswertung in verschiedenen europäischen Kohorten zeigten aber weder einen positiven noch einen negativen Effekt der Haustierhaltung früh im Leben auf die spätere Asthma- oder Allergieentstehung (Lodge et al. 2012; Lodrup et al. 2012).

Als Beispiel der Gen-Umwelt-Interaktion sei zu nennen, dass Säuglinge mit einer Filaggrinmutation bei frühem häuslichen Katzenkontakt ein erhöhtes Risiko haben, ein atopisches Ekzem zu entwickeln, verglichen mit Säuglingen ohne Exposition (Bisgaard et al. 2008).

53.2.4 Schimmelpilze, Feuchtigkeitsschäden, Tabakrauch

Schimmelpilzbefall in Wohnungen deutet auf ein Feuchtigkeitsproblem bzw. Kältebrücken und somit auf schlechte Wohnbedingungen hin. Es gibt zunehmend Daten, die bestätigen, dass eine Schimmelpilzexposition zu Hause ein Risiko für die Entstehung von Asthma bzw. allergischer Rhinitis im frühen Kindesalter sein kann (Jaakkola et al. 2010; Iossofova et al. 2009; Tischer et al. 2011). Ähnliche Assoziationen gibt es hinsichtlich der Tabakrauchexposition, insbesondere intrauterin, und des Risikos sich zu sensibilisieren und im Kindesalter an Asthma zu erkranken (Keil et al. 2009; Iossofova et al. 2009).

53.3 Nahrungsmittelallergene

Muttermilch ist in der Regel die beste und sicherste Ernährung für junge Säuglinge. Finnische Studien der frühen 1980er Jahre suggerierten einen stark allergieprotektiven Effekt des Stillens (Saarinen et al. 1979), der sicher relativiert werden muss. Stillen schützt nicht so stark vor atopischem Ekzem, Allergie und Asthma, wie wir gedacht haben. Allerdings scheint ein Zeitraum von 4-monatiger Ernährung mit Muttermilch im Gegensatz zu einer kürzeren Stilldauer das Asthmarisiko zu senken, wie die schwedische Studie »Barn (Kinder), Allergie, Milieu, Stockholm, Epidemiologie (BAMSE)« zeigte (Kull et al. 2010). Stillen ist besser als die Frühfütterung einer normalen kuhmilchbasierten Säuglingsmilch, aber auch nicht besser als eine stark hydrolysierte Milch, insbesondere bei Babys mit atopischen Eltern. In der dänischen Studie »Copenhagen study on asthma in childhood« (COPSAC) mit Neugeborenen von asthmatischen Müttern zeigte sich sogar ein leicht erhöhtes Risiko für ein atopisches Ekzem, je länger die Mütter stillten. Zum Zeitpunkt des 2. Geburtstags trat Asthma seltener auf, je länger gestillt wurde (Giwercman et al. 2010). Hier kann es sich allerdings um den »reverse causation effekt« handeln. Auch in der deutschen multizentrischen Allergiestudie (MAS) zeigte sich, dass mit den ersten Zeichen des atopischen Ekzems meist der Reflex auftritt, möglichst lange zu stillen und erst spät Beikost einzuführen (Bergmann et al. 2002).

53.3.1 Hydrolysate und frühkindliche Einführung von Beikost

In der deutschen GINI-Studie wurden randomisiert verschiedene Hydrolysate bei Säuglingen mit Allergierisiko untersucht (von Berg et al. 2008). In den ersten 4 Monaten wurden die Säuglinge entweder gestillt oder verschiedenen Hydrolysaten bzw. einer nichthydrolysierten Kuhmilchnahrung zugewiesen. Das lange Follow-up und saubere Studiendesign macht diese Studie zum Goldstandard. Der präventive Effekt des partiell hydrolysierten Molkehydrolysats und des extensiv hydrolysierten Caseinhydrolysats hinsichtlich des atopischen Ekzems lässt sich bis zum 6. Geburtstag nachweisen. Kinder, deren Eltern an atopischem Ekzem leiden, profitieren nur vom Caseinhydrolysat. Interessanterweise ergibt sich kein Effekt auf die Nahrungsmittelsensibilisierung.

Trotz der früheren Empfehlungen, Beikost bei allergiegefährdeten Kindern spät (nach dem 6. Lebensmonat) einzuführen, war das nie ausreichend durch wissenschaftliche Daten unterlegt. In einer australischen Querschnittstudie (HealthNuts) konnte gezeigt werden, dass Kindern, denen erst nach dem 10. Lebensmonat Hühnerei gefüttert wurde, ein 3-fach höheres Sensibilisierungsrisiko aufwiesen als Kinder, die Ei zwischen dem 4. und 6. Lebensmonat erstmals gefüttert bekamen. Die Stilldauer hatte hierbei keinen Einfluss (Koplin et al. 2010). Die belgische PIPO-Studie berichtet ebenfalls, dass die Einführung von Beikost in den ersten 4 Lebensmonaten invers assoziiert war mit dem Auftreten von atopischem Ekzem bei Kindern mit allergischen Eltern. Ohne familiäre Atopiebelastung spielte der Zeitpunkt der Beikosteinführung keine Rolle (Sariachvili et al. 2010). Diese Erkenntnis fand auch Eingang in die 2009 publizierte S3-Leitlinie »Allergieprävention«, die 2014 aktualisiert wurde (Schäfer et al. 2014).

53.3.2 Meidung von Nahrungsmitteln als Therapie

Ist ein Nahrungsmittel durch systematische Diagnostik (doppelblinde plazebokontrollierte orale Provokation, evtl. zusätzlich Symptomtagebuch) als Ursache einer allergischen Sofort- oder Spätreaktion identifiziert, so sollte unter Anleitung einer Diätassistentin ein Speiseplan erarbeitet werden, in dem das Nahrungsmittel streng gemieden wird. Eine Reprovokation ist je nach Allergen frühestens in 1 weiteren Jahr wieder sinnvoll, bei Hühnerei und Nüssen eher nach 2–3 Jahren. Je nach Allergen und Reaktion sollten entsprechende Notfallmaßnahmen besprochen und Medikamente rezeptiert werden, falls ein versehentlicher Allergenkontakt vorkommt (Adrenalinautoinjektor, Anaphylaxieschulung, Antihistaminika, Glukokortikoide).

53.4 Klimatherapie

Deutschland ist das einzige Land, in dem man bei bestimmten chronischen Erkrankungen regelmäßig mit Kostenübernahme zur Kur fahren darf. Der Effekt und die Verbesserung der Gesundheit sind unklar, da es keine objektiven oder kontrollierten Untersuchungen dazu gibt. Der Benefit zu Zeiten der industriellen Revolution, wo die Hygiene und die Luftqualität in den großen Städten schlecht waren und Menschen auf engstem Raum zusammenleben mussten, beruhte darauf, dass die Luft und die Ernährung in Kurorten besser waren. Tuberkulosekranke in Davos profitierten von der UV-Bestrahlung und dem erhöhten Vitamin-D-Spiegel. Wie vorher schon erwähnt, gab es auch objektive Verbesserungen wie die Abnahme der bronchialen Hyperreaktivität bei Asthmatikern mit Milbenallergie, wenn sie sich längere Zeit im Hochgebirge, wo es kein Milbenwachstum gibt, aufhielten. Verglichen mit dem Flachland gibt es weniger Laubbäume, dafür mehr Nadelbäume, deren Pollen kaum allergene Potenz haben.

Kuraufenthalte an der Ost- oder Nordsee mit potenziellem »Reizklima«, d. h. niedrige Temperaturen, große Temperaturwechsel, rascher Witterungswechsel, evtl. mehr UV-Bestrahlung haben hinsichtlich ihres Nutzens nur einen geringen Evidenzgrad. Manchmal führt die Kohortierung von vielen jungen Kindern (Mutter-Kind-Kur) auch zur vermehrten Übertragung von viralen Infekten der Atemwege und erreichen eher eine Verschlechterung der Situation.

Literatur

Bergmann R, Diepgen TL, Kuss O et al. (2002) Breast-feeding duration is a risk factor for atopic eczema. Clin Exp Allergy 32: 205–209

Bisgaard H, Simpson A, Palmer C, Bonnelykke K et al. (2008) Gene-environment interaction in the onset of eczema in infancy: filaggrin loss-of-function mutations enhanced by neonatal cat exposure. PLoS Medicine 5(6): e131

Boner AL, Peroni D, Sette L, Valetta EA, Piacentini G (1993) Effects of allergen exposure avoidance on inflammation in asthmatic children. Allergy 48: 119–124

Chen C, Tischer C, Schnappinger M, Heinrich J (2010) The role of cats and dogs in asthma and allergy – systemic review. Int J Hyg Environ. Health 213: 1–31

Sulser C, Schulz G, Wagner P, Sommerfeld C, Reich A, Wahn U, Lau S (2009) Effect of HEPA filter air cleaners (IQ Air®/icleen®) in homes of asthmatic children and adolescents sensitised to cat and dog allergens. Int Arch Allergy appl Immunology 148: 23–30

Ehnert B, Lau S, Weber A, Buettner P, Schou C, Wahn U (1992) Reducing domestic exposure to dust mite allergen reduces bronchial hyperreactivity in sensitive children with asthma. J Allergy Clin Immunol 90: 135–138

Erwin EA, Woodfolk JA, Ronmark E, Perzanowski M, Platts-Mills TAE (2011) The long-term protective effects of domestic anmals in the home. Clin Exp Allergy 41: 920–922

Gehring U, de Jongste JC, Kerkhof M, Oldewening M, Postma D et al. (2012) The 8-year follow-up of the PIAMA intervention study assessing the effect of mite-impermeable mattress covers. Allergy 67: 248–256

Giwercman C, Halkjaer LB, Jensen SM, Bonnelykke K, Lauritzen L, Bisgaard H (2010) Increased risk of eczema but reduced risk of early wheezey disorder from exclusive breast-feeding in high-risk infants. J Allergy Clin Immunol 125: 866–871

Gøtzsche PC, Johansen HK (2008) House dust mite control measures for asthma: systematic review. Allergy 63(6): 646–659

Green WF, Nicolas NR, Saome CM, Woolcock AJ (1989) Reduction of house dust mites and mite allergens: effects of spraying carpets and blankets with Allersearch DMS, an caricide combined with an allergen reducing agent. Clin Exp Allergy 19: 203–207

Illi S, von Mutius E, Lau S, Niggemann B, Grüber C, Wahn U (2006) Perennial sensitisation early in life and chronic asthma in children. Lancet 368: 763–770

Ingram JM, Sporik R, Rose G, Honsinger R, Cahpman MD, Platts-Mills TAE (1995) Quantitative assessment of exposure to dog (Can f 1), and cat (Fel d1) allergens. Relation to sensitization and asthma among children living in Los Alamos, New Mexico. J Allergy Clin Immunol 96: 449–456

Iossifova Y, Reponen T, Ryan P, Levin L, Bernstein D, Lockey J et al. (2009) Mold exposure during infancy as a predictor of potential asthma development. Ann Allergy Asthma 102: 131–137

Jaakkola JJ, Hwang BF, Jaakkola MS (2010) Home dampness and molds as determinants of allergic rhinitis in childhood: a 6-year, population-based cohort study. Am J Epidemiol 172: 451–459

Keil T, Lau S, Roll S, Grüber C, Nickel R, Niggemann B, Wahn U, Willich SN, Kulig M (2009) Maternal smoking increases the risk of allergic sensitization and wheezing only in children with allergic predisposition: longitudinal analysis from birth to 10 years. Allergy 64: 445–451

Koplin JJ, Osborne NJ, Wake M, Martin PE et al. (2010) Can early introduction of egge prevent egg allergy in infants? J Allergy Clin Immunol 126: 807–813

Kühr J, Frischer T, Meinert R et al. (1994) Mite allergen exposure is a risk factor fort he incidence of specific sensitization. J Allergy Clin Immunol 94: 44–52

Kull I, Melen E, Alm J, Hallberg J, Svartengren M, van Hage M, Pershagen G, Wickman M, Bergström A (2010) Breast-feeding in relation to asthma, ling function, and sensitization in young schoolchildren. J Allergy Clin Immunol 125: 1013–1019

Lau S, Falkenhorst G, Weber A, Werthmann I, Lind P, Wahn U (1989) High mite allergen exposure increases the risk of sensitization in atopic children. J Allergy Clin Immunol 84: 718–725

Lau S, Wahn J, Schulz G, Wahn U (2002) Placebo-controlled study of the mite allergen reducing effect of tannic acid plus benzyl benzoate on carpets in homes of children with house dust mite sensitisation and asthma. Ped Allergy Immunol 13: 31–36

Lau S, Illi S, Sommerfeld C, Niggemann B, Bergmann R, von Mutius E, Wahn U (2000) Early exposure to house dust mite and cat allergens and the development of childhood asthma. Lancet 356: 1392–1397

Lodge CJ, Lowe AJ, Gurrin LC, Matheson MC, Balloch A, Axelrad C et al. (2012) Pets at birth do not increase allergic disease in at-risk children. Clin Exp Allergy 42: 1377–1385

Lodrup-Carlsen KC, Roll S, Carlsen KH, Mowinckel P, Wijga AH, Brunekreef B, Torrent M, Roberst G, Arshad SH, Kull I, Krämer U, von Berg A, Eller E, Host A, Kuehni C, Spycher B, Sunyer J, Chen CM, Reich A, Asarnoj A, Puig C, Herbarth O, Mahachie JM, van Steen K, Willich SN, Wahn U, Lau S, Keil T (2012) Does pet ownership in infancy lead to asthma or allergy at school age. PLoS 7: e43214

Marks GB, Tovey ER, Green W, Shearer M, Salome CM, Woolcock A (1995) The effect of changes in house dust mite allergen exposure on the severity of asthma. Clin Exp Allergy 25: 114–118

Munir AK, Einarsson R, Dreborg SK (1995) Mite (Der p1 + Der f 1), cat (Fel d 1) and dog (Can f 1) allergens in dust from Swedish day-care centres. Clin Exp Allergy 25: 119–226

Nankervis H, Pynn EV, Boyle RJ, Rushton L, Williams HC, Hewson DM, Platts-Mills TAE (2015) House dust mite reduction and avoidance measures for treating eczema. Cochrane Database Syst Rev 19(1): CD008426

Ownby DR, Johnson CC, Peterson EI (2002) Exposure to dogs and cats in the first year of life and risk of allergy sensitization at 6 to 7 years of age. JAMA 288: 963–972

Saarinen UM et al. (1979) Prolonged breast feeding as prophylaxis for atopic disease. Lancet 28: 163–166

Sariachvili M, Droste J, Dom S et al. (2010) Early exposure to solid foods and the development of eczema in children up to 4 years of age. Pediatr Allergy Immunol 21: 74–81

Schäfer T, Bauer CP, Beyer K, Bufe A, Friedrichs F, Gieler U, Gronke G et al. (2014) S3-Leitlinien 061/016: Allergieprävention – Update 2014. Leitlinie der Deutschen Gesellschaft für Allergologie und klinische Immunologie (DGAKI) und der Deutschen Gesellschaft für Kinder- und Jugendmedizin (DGKJ). http://www.awmf.org/uploads/tx_szleitlinien/061-016l_S3_Allergiepr%C3%A4vention_2014-07.pdf. Zugegriffen: 13.02.2015

Tsurikisawa N, Saito A, Oshikata C, Nakazawa T, Yasueda H, Akiyama K (2013) Encasing bedding in covers made of microfine fibers reduces exposure to house dust mite allergens and improves disease management in adut atopic asthmatics. Allergy Asthma Clin Immunol 9(1): 44

Tischer CG, Hohmann C, Thiering E, Herbarth O, Müller A, Henderson J, Granell R, Fantini MP, Luciano L, Bergström A, Kull I, Link E, von Berg A, Kuehni CE,Strippoli MP, Gehring U, Wijga A, Eller E, Bindslev-Jensen C, Keil T, Heinrich J; ENRIECO consortium (2011) Meta-analysis of mould and dampness exposure on asthma and allergy in eight European birth cohorts: an ENRIECO initiative. Allergy 66: 1570–1579

von Berg A, Filipiak-Pittroff B, Krämer U, Link E, Bollrath C, Brockow I, Koletzko S, Grübl A, Heinrich J, Wichmann HE, Bauer CP, Reinhardt D, Berdel D; GINIplus study group (2008) Preventive effect of hydrolyzed infant formulas persists until age 6 years:long-term results from the German Infant Nutritional Intervention Study (GINI). J Allergy Clin Immunol 121(6): 1442–1447

Wahn U, Lau S, Bergmann R, Kulig M, Bergmann K, Bauer CP, Guggenmoos-Holzmann I (1997) Indoor allergen exposure is a risk factor for sensitization during the first years of life. J Allergy Clin Immunol 99: 763–769

Woodcock A, Lowe LA, Murray CS, Simpson BM, Pipis SD, Kissen P, Simpson A, Custovic A; NAC Manchester Asthma and Allergy Study Group (2004) Early life environmental control: effect on symptoms, sensitization, and lung function at age 3 years. Am J Respir Crit Care Med 170(4): 433–439

Spezifische Immuntherapie (Hyposensibilisierung)

J. Kleine-Tebbe

T. Biedermann et al. (Hrsg.), *Allergologie*,
DOI 10.1007/978-3-642-37203-2_54, © Springer-Verlag Berlin Heidelberg 2016

54.1 Einleitung

54.1.1 Definition

Die spezifische Immuntherapie mit Allergenen beruht auf der wiederholten Applikation von Allergenpräparaten mit dem Ziel einer anhaltenden Toleranzentwicklung.

54.1.2 Entwicklung der spezifischen Immuntherapie

Im Verlauf ihrer hundertjährigen Geschichte (Durham u. Leung 2011) (◻ Abb. 54.1) hat sich die spezifische Immuntherapie (SIT) mit Allergenen (Syn.: allergenspezifische Immuntherapie, Allergieimpfung, Hyposensibilisierung, früher auch Desensibilisierung) als international etabliertes Verfahren zur kausalen Behandlung IgE-vermittelter allergischer Reaktionen und Erkrankungen etabliert.

In der ersten Hälfte des letzten Jahrhunderts wurde die SIT überwiegend empirisch und ohne genaue Kenntnis ihrer Wirkmechanismen in wenigen Zentren in England und in den USA erprobt. Erst nach 1950 mit dem Erfolg der modernen, klinischen Medizin und dem Einsatz kontrollierter Studien endete das »Mittelalter« der Hyposensibilisierung. In den letzten Jahrzehnten wurden zunehmend kontrollierte Studien zum Wirkmechanismus, zur Wirksamkeit und Sicherheit der SIT publiziert.

Ihr Einsatzgebiet sind systemische Reaktionen bei Insektengiftallergie (▶ Kap. 22, Insektengiftallergie) sowie allergische Atemwegserkrankungen (allergische Rhinokonjunktivitis, allergisches Asthma bronchiale).

> **Die spezifische Immuntherapie vermag als einzige Maßnahme neben der Allergenkarenz den natürlichen Verlauf der allergischen Erkrankung langfristig zu modifizieren und gilt daher neben der Allergenkarenz und der symptomatischen Therapie als wichtige, integrierte Säule bei der Betreuung allergischer Patienten.**

54.1.3 Behandlungsziele und Konzept der SIT

Die regelmäßige, hochdosierte Applikation von Allergenprodukten induziert immunologische Toleranz (Akdis u. Akdis 2011). Sie bleibt auf die Allergenquellen beschränkt, deren Proteine/Peptide bei der Therapie berücksichtigt

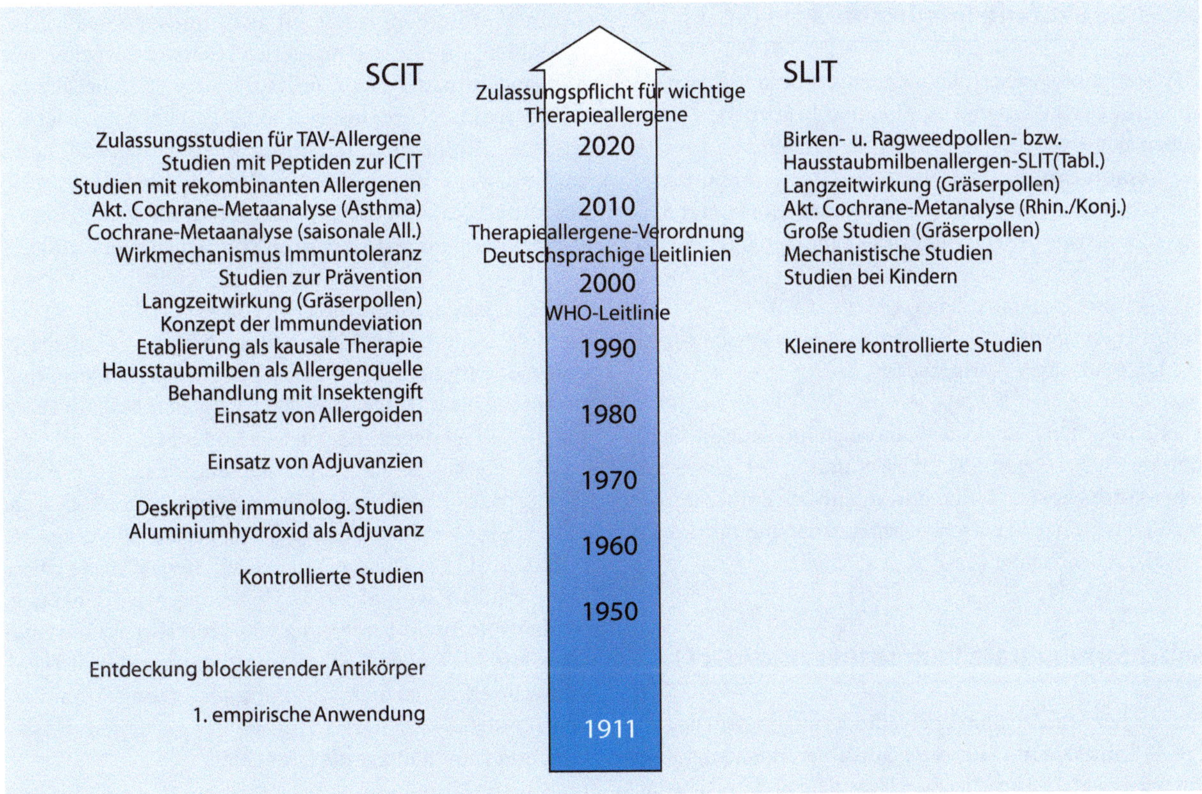

◻ **Abb. 54.1** Entwicklung der spezifischen Immuntherapie mit Allergenen. *SCIT* subkutane spezifische Immuntherapie, *SLIT* sublinguale spezifische Immuntherapie, *TAV* Therapieallergene Verordnung

wurden und führt zur Reduktion allergischer Symptome und zu einem verminderten Medikamentenverbrauch bei zukünftiger Allergenexposition.

Die klinischen Effekte der SIT halten auch nach Behandlungsende an. Dies ist sowohl für die subkutane Injektionsbehandlung (SCIT) (Durham et al. 1999) als auch für die sublinguale Tablettenapplikation (SLIT) mit Gräserpollenallergenen gezeigt worden (Durham et al. 2012).

Darüber hinaus verfügt die SIT über vorbeugende Eigenschaften: Die Risiken für die Entwicklung eines Asthma bronchiale (Jacobsen et al. 2007) sowie von Neusensibilisierungen (Des Roches et al. 1997; Purello-D‹Ambrosio et al. 2001) werden durch die SIT offenbar gesenkt.

54.2 Wirkmechanismus

Im Verlauf der letzten Jahrzehnte wurden verschiedene Modelle zum Wirkmechanismus der SIT entwickelt, die den aktuellen Stand der Wissenschaft widerspiegeln und unser Verständnis zur Wirkungsweise der SIT erheblich verbessert haben (Akdis 2012).

54.2.1 Subkutane Immuntherapie (SCIT)

Die immunologischen Veränderungen unter SIT wurden zunächst bei subkutaner Applikation beschrieben. Dabei ließen sich 3 wichtige Bausteine identifizieren:

1. Immundeviation: T-Helfer-(Th)-Typ-2-Immunantwort zugunsten einer Th1-Immunantwort unter SIT
2. Allergenspezifische Immuntoleranz durch regulatorische T-Lymphozyten (Treg) (▶ Kap. 2, Epidemiologie allergischer Erkrankungen) (Akdis 2012)
3. Allergenspezifische »Impfantwort« mit Anstieg von IgG4- und IgA-Antikörpern

Parallel wurden reduzierte Reaktionen im Hauttest (Früh- und verzögerte Reaktion), eine Hemmung der IgE-vermittelten Antigenpräsentation und veränderte Zytokinmuster im Verlauf einer klassischen Immuntherapie mit Pollenextrakten beobachtet (Francis et al. 2008).

54.2.2 Sublinguale Immuntherapie (SLIT)

Inzwischen wurden ähnliche Veränderungen (Anstieg von IgG4-Antikörpern, Hinweise auf Toleranzentwicklung) auch bei der SLIT beschrieben (Novak et al. 2011), bei der außerdem eine lokale Toleranzentwicklung über dendritische Zellen (DZ) in der Mundschleimhaut beteiligt ist (Allam et al. 2010; Moingeon u. Mascarell 2012). Das orale Immunsystem verfügt über verschiedene spezialisierte antigenpräsentierende Zellen: Langerhans-Zellen, myeloide und plasmazytoide DZ, lokalisiert in der Mukosa, entlang der Lamina propria und im subepithelialen Gewebe. Bei fehlenden Gefahrensignalen entfalten diese DZ tolerogene Eigenschaften und unterstützen bei einer SLIT vermutlich die Differenzierung von Th1- und IL10-produzierenden regulatorischen T-Zellen (Übersicht bei Allam et al. 2010; Moingeon u. Mascarell 2012).

54.3 Verfahren, Daten zur Wirksamkeit und klinische Dokumentation

Zur Behandlung mit Aeroallergenen wurden neben der seit Langem praktizierten subkutanen Applikation (SCIT) in den vergangenen 20 Jahren die sublinguale, häusliche Einnahme von Allergenpräparaten (SLIT) entwickelt.

Weniger Symptome und ein geringerer Medikamentenverbrauch spiegeln die klinische Wirkung einer erfolgreichen SIT wider. Beide Größen bilden in Form kombinierter Symptom-Medikations-Scores heutzutage den primären Endpunkt bestätigender Phase-III-Studien.

Zahlreiche Studien, vereinzelt auch mit großen Probandenzahlen, sind in systematischen Übersichtsarbeiten mit Metaanalyse in der Cochrane Library zur SCIT bei allergischem Asthma (Abramson et al. 2010), bei saisonaler allergischer Rhinokonjunktivitis (Calderon et al. 2007) und auch zur SLIT bei allergischer Rhinitis (Radulovic et al. 2010) und Konjunktivitis (Calderon et al. 2011) zusammengefasst worden. In einem ausführlichen, frei verfügbaren Health-Technology-Assessment-Report mit umfangreicher Literaturauswertung (Meadows et al. 2013) wurden die Ergebnisse einiger Metaanalysen bestätigt, aktualisiert und die Kosteneffektivität von SCIT und SLIT ermittelt (▶ Abschn. 54.8.2). Der indirekte Vergleich brachte keine schlüssige Überlegenheit von SCIT oder SLIT.

Der überlegene Effekt (je nach Studie ca. 50–70 %) im Vergleich zur Plazebobehandlung (je nach Applikation ca. 20–30 % im Vergleich zur Baseline), beruht allerdings bei SCIT und SLIT auf heterogenen Resultaten (aktuelle Übersicht bei Meadows et al. 2013). Heutzutage wird daher eine produktspezifische Bewertung statt generalisierender Aussagen zur SCIT oder SLIT gefordert, da sich die Allergenpräparate erheblich in ihrer Zusammensetzung, Modifikation (◻ Abb. 54.2), Stärke, Angabe der Einheiten, Dosierung und Handhabung unterscheiden.

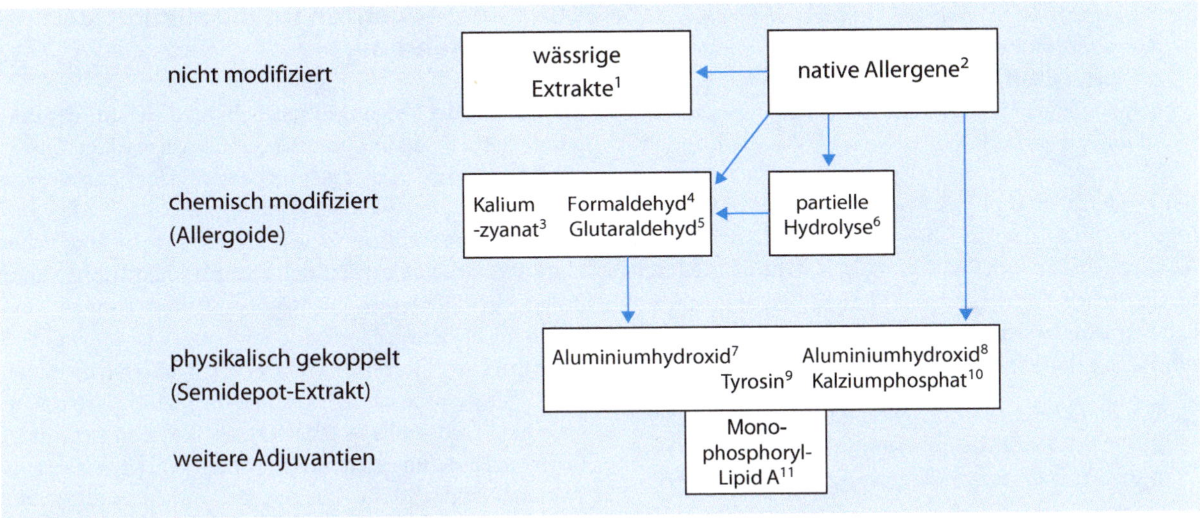

Abb. 54.2 Verfügbare Präparate zur allergenspezifischen Immuntherapie und ihre Modifikationen. *1* a für rasche Steigerungen mit der SCIT (Ultrarush-Verfahren, z. B. mit Insektengift), b zur SLIT mit wässrigen Extrakten. *2* entspricht nichtmodifizierten Allergenextrakten, vorwiegend mit kristalloiden Adjuvantien als Depotextrakte (s. *8*), *3* modifizierte Allergenprodukte (sog. Monoide) zur SLIT (z. B. Lais®), *4* modifizierte Allergenprodukte (Allergoide) zur SCIT (z.B. Allergovit®, Acaroid®), *5* modifizierte Allergenprodukte (Allergoide) zur SCIT (z. B. Clustoid®, Purethal®, Roxoid®, TA Bäume/Gräser/Kräuter®), *6* modifizierte Allergenprodukte (sog. Depigmentierung, Zwischenstufe vor Allergoidisierung, siehe *5*), *7* sog. Depigoide® (mild hydrolysierte, allergoidisierte Präparate, adjuvantiert mit Aluminiumhydroxid), *8* nichtmodifizierte, mit Aluminiumhydroxid adjuvantierte Depotextrakte (z. B. ALK SQ depot®, ALK7®, Avanz®, Alustal®, Deposit®, Depot-Hal®, Novo-Helisen-Depot®), *9* modifizierte Allergoid-Produkte, gekoppelt an Tyrosin (z. B. Tyrosin TU®), *10* nichtmodifizierte Depotextrakte (Phostal®), *11* modifizierte Allergoid-Produkte, gekoppelt an Tyrosin und mit Adjuvanz versehen (Pollinex Quattro®)

54.3.1 SCIT mit Aeroallergenen

Bei 3-jähriger Behandlung und nicht-modifizierten Präparaten zur SCIT sind ein Langzeiteffekt (Durham et al. 1999), eine vorbeugende Wirkung auf die Asthmaentwicklung (Jacobsen et al. 2007) und seltenere Neusensibilisierungen (Des Roches et al. 1997, Purello-D‹Ambrosio et al. 2001) demonstriert worden. Zunehmende Daten stehen auch für die Kurzzeittherapie mit nicht-modifizierten und modifizierten Präparaten (Allergoide) zur Verfügung, deren Therapietauglichkeit sich somit zukünftig besser beurteilen lässt.

54.3.2 SLIT mit Aeroallergenen

Große Studien mit Erwachsenen (Didier et al. 2007; Durham et al. 2006) und Kindern (Bufe et al. 2009; Wahn et al. 2009) zeigen für verschiedene Gräserpollen Tablettenpräparate und ein Flüssigpräparat (Wahn et al. 2012) zur SLIT der allergischen Rhinokonjunktivitis eine überzeugende Wirksamkeit. Auch für die SLIT existieren Hinweise für einen anhaltenden Effekt nach 3-jähriger Behandlung (Durham et al. 2012; Marogna et al. 2010).

Andere Tablettenprodukte für Allergenquellen wie Ambrosiapollen (a: Ragwitek®; Nolte et al. 2014) oder Hausstaubmilben (b: Acarizax®; Demoly et al. 2015) wurden ebenfalls in großen Studien untersucht und sind in den USA (a) bzw. in Europa (b) für die SLIT zur Behandlung allergischer Atemwegserkrankungen zugelassen.

54.4 Neue Rahmenbedingungen für Produkte zur Immuntherapie

54.4.1 Leitlinien der europäischen Zulassungsbehörde (EMA)

Die Europäische Arzneimittelbehörde (EMA = European Medicines Agency) hat in den letzten Jahren neue Standards für Allergenpräparate und ihre klinische Entwicklung eingeführt. Auf Initiative des Paul-Ehrlich-Instituts entstanden 2 Leitlinien, die die Entwicklung der SIT in Europa in den folgenden 10 Jahren maßgeblich bestimmen werden:

1. Leitlinie für Allergenprodukte: Produktion und Qualitätsaspekte (GUIDELINE ON ALLERGEN PRODUCTS: PRODUCTION AND QUALITY ISSUES) (European Medicines Agency 2009a)
2. Leitlinie zur klinischen Entwicklung von Produkten für die spezifische Immuntherapie zur Behandlung allergischer Erkrankungen (GUIDELINE ON THE CLINICAL DEVELOPMENT OF PRODUCTS FOR SPECIFIC IMMUNOTHERAPY FOR THE TREATMENT OF ALLERGIC DISEASES) (European Medicines Agency 2009b).

Die technische Leitlinie (1) (European Medicines Agency 2009a) ergänzt das bisher bei Allergenverwandtschaft übliche Prinzip taxonomischer Familien durch das Konzept strukturell verwandter Allergene zur Definition homologer Gruppen.

Bei vergleichbaren physikochemischen und biologischen Eigenschaften des Ausgangsmaterials und struktureller Ähnlichkeit der Proteinallergene mit dadurch bedingter serologischer Kreuzreaktivität können Präparate als ähnlich betrachtet werden, sofern sie identisch formuliert und produziert worden sind.

Die klinische Leitlinie (2) (European Medicines Agency 2009b) bezieht sich auf die notwendigen kontrollierten Studien bei der Entwicklung von Präparaten zur SIT.

Dazu sind

A. Dosisfindungsstudien für die Sicherheit zur Definition einer maximal tolerierbaren Dosis, anschließend
B. Dosisfindungsstudien zur Wirksamkeit und schließlich
C. große, bestätigende Studien (n ≥ 200) zur Überlegenheit gegenüber Plazebo gefordert.

Damit bekommen die Zulassungsbehörden und Hersteller erstmalig verlässliche Kriterien, anhand derer die Zulassung von vorhandenen oder neuen Präparaten beurteilt und entschieden werden kann.

54.4.2 Therapieallergene-Verordnung (TAV)

Zeitgleich wurden in Deutschland neue Vorschriften zur Zulassung von Allergenpräparaten zur SIT und ihrer Chargenprüfung erlassen, die sog. Therapieallergene-Verordnung (TAV, vgl. Bundesministerium für Gesundheit 2008). Damit wird für sämtliche Präparate bzw. ihre Vorstufen eine behördliche Chargenprüfung eingeführt und die Zulassung von Produkten oder Mischungen aus den wichtigsten Allergenquellen obligatorisch.

Allergenquellen der Therapieallergene-Verordnung (TAV) (Englert et al. 2012)

- Spezies aus der Familie Poaceae außer *Poa mays* (Süßgräser außer Mais)
- *Betula* sp. (Arten der Gattung Birke)
- *Alnus* sp. (Arten der Gattung Erle)
- *Corylus* sp. (Arten der Gattung Hasel)
- *Dermatophagoides* sp. (Arten der Gattung Hausstaubmilbe)
- Bienengift
- Wespengift

54.4.3 Konsequenzen für die zukünftige Anwendung

Während in der Vergangenheit mehr als die Hälfte der Präparate zur SIT als Individualrezeptur vermarktet wurde, wird zukünftig nach entsprechenden Übergangsfristen (voraussichtlich ab 2023/24) für die wichtigen Allergenquellen die behördliche Zulassung aufgrund erfolgreicher klinischer Studien gemäß den europäischen (EMA) Leitlinien verpflichtend. Zusätzliche Anforderungen sind durch die bei Kindern geforderten Langzeitstudien über 3 Jahre mit einer Nachbeobachtung von 2 Jahren entstanden (sog. PIP = »paediatric investigation plan«). Diese vom »paediatric commitee« (PDCO) der EMA entworfenen Prüfkonzepte sind in jedem Fall vorzulegen, auch wenn die Präparate zunächst für Erwachsene und Jugendliche zur Anwendung kommen sollen.

Um die erheblichen, für die klinischen Studienprogramme notwendigen Investitionen aufbringen zu können, haben die Allergenhersteller Schwerpunkte gesetzt und ihr bisheriges breites Angebot reduziert. So hat sich das Angebot von Mischpräparaten seit 2011 erheblich verringert. Für die praktische Allergologie bedeutet dieses, dass manches bisher verwendete Produkt nicht mehr zur Verfügung steht.

54.4.4 Zwischen Innovation und Entwicklungsaufwand

Einige Allergenhersteller (ALK-Abello, Hørsholm, Dänemark; Stallergenes, Antony, Frankreich) haben die skizzierten klinischen Entwicklungsschritte für ihre neuen Produkte unabhängig von der TAV bereits berücksichtigt: In ambitionierten, stufenweise aufgebauten Entwicklungsprogrammen wurden Gräserpollen- und Hausstaubmilbenextrakte zur sublingualen Applikation in Tablettenform geprüft. Sowohl in Studiengröße und Designqualität haben diese Untersuchungen neue Standards gesetzt, die sich an den für Pharmatherapeutika üblichen Entwicklungsplänen orientieren.

54.5 Klinischer Einsatz der SIT

Ärzte, die zur Diagnostik und Therapie allergischer Erkrankungen befähigt sind oder über die Zusatzbezeichnung Allergologie verfügen, stellen die Indikation zur spezifischen Immuntherapie. Meist wird sie ambulant von Fachärzten für Dermatologie, HNO-Heilkunde, Pädiatern, Pneumologen und in Einzelfällen in spezialisierten klinischen Abteilungen durchgeführt.

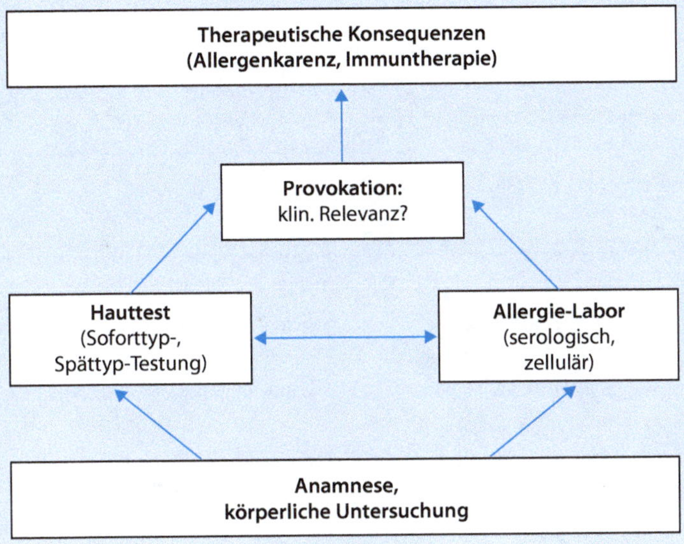

Abb. 54.3 Allergologische Diagnostik vor einer spezifischen Immuntherapie

54.5.1 Indikation und Kontraindikationen

Regelmäßig aktualisierte Leitlinien zur SIT (Kleine-Tebbe et al. 2009; Pfaar et al. 2014) enthalten Empfehlungen zur Diagnostik (Abb. 54.3), Indikation (▶ Übersicht) und Kontraindikation (Tab. 54.1).

Indikation zur spezifischen Immuntherapie (SIT) mit Allergenen[a] (gemäß aktueller deutschsprachiger Leitlinie, Pfaar et al. 2014)

- Nachweis einer Immunglobulin-E-(IgE)-vermittelten Sensibilisierung (vorzugsweise[b] mit Hauttest und[c]/oder[d] In-vitro-Diagnostik) und eindeutiger Zusammenhang mit klinischer Symptomatik (ggf. Provokationstestung)
- Verfügbarkeit von standardisierten bzw. qualitativ hochwertigen Allergenextrakten
- Wirksamkeitsnachweis der geplanten SIT für die jeweilige Indikationen und Altersgruppe
- Allergenkarenz nicht möglich oder nicht ausreichend
- Alter der Patienten ≥ 5 Jahre

[a]Alle Punkte sollten erfüllt sein. [b]Sensibilisierungsnachweis in der Schweiz vorzugsweise mit dem Hauttest. [c]»Und« bezieht sich auf seltene Allergene bzw. diagnostisch unsichere Ergebnisse. [d]»Oder« bezieht sich auf Bedingungen, die keinen Hauttest zulassen und die Diagnostik bei Kinder unter 5 Jahren.

Betablocker gelten nur bei der subkutanen Applikation bzw. ACE-Hemmer bei der Insektengiftallergie als Kontraindikation und nicht bei sublingualer Therapieform (Fach- und Gebrauchsinformation beachten). Ebenso sind schwere Herz-Kreislauf-Erkrankungen und andere Gründe für eine schlechte Adrenalinverträglichkeit nur bei SCIT kontraindiziert, da die SLIT mit deutlich geringerem Risiko für eine systemische Reaktion belastet ist.

In begründeten Einzelfällen ist trotz Vorliegens einer Kontraindikation eine SIT möglich, wenn zuvor Nutzen und Risiken individuell für den Patienten berücksichtigt werden.

Ausschlaggebend sind allerdings Vorgaben der Fachinformation zum jeweiligen Präparat. Sie haben eher bindenden Charakter als die »Kann-Empfehlungen« der Leitlinie. Dies betrifft auch eine Schwangerschaft, für die Umsicht für die Indikation und Durchführung zur SIT zu beachten sind (Pfaar et al. 2014).

54.5.2 Allergologische Anamnese und Untersuchung

In der allergologischen Anamnese werden alle relevanten Angaben des Patienten erfasst, bevor die Indikation zur SIT gestellt werden kann.

Tab. 54.1 Kontraindikationen[a, d] bei SIT mit Allergenen

Subkutane Applikation (SCIT)	Sublinguale Applikation (SLIT)
Teil- oder unkontrolliertes Asthma bronchiale (Einteilung nach neuen GINA-Guidelines 2007 bzw. nach NVL)	Teil- oder unkontrolliertes Asthma bronchiale (Einteilung nach neuen GINA-Guidelines 2007 bzw. nach NVL)
Erkrankungen, bei denen die Gabe von Adrenalin kontraindiziert ist (außer bei Insektengiftallergie)	Keine Kontraindikation
Behandlung mit Betablockern (lokal, systemisch)[b]	Präparatespezifische Unterschiede, s. Fach- und Gebrauchsinformationen
Schwere Autoimmunerkrankungen[c], Immundefekte, Immundefizienz, Immunsuppression	Schwere Autoimmunerkrankungen[c], Immundefekte, Immundefizienz, Immunsuppression
Maligne neoplastische Erkrankung mit aktuellem Krankheitswert	Maligne neoplastische Erkrankung mit aktuellem Krankheitswert
Schwerwiegende systemische Reaktionen bei durchgeführter SIT in der Vergangenheit	Schwerwiegende systemische Reaktionen bei durchgeführter SIT in der Vergangenheit
	Akute Entzündungen der Mundhöhle mit schweren Symptomen
Unzureichende Compliance	Unzureichende Compliance

GINA global initiative for Asthma; *NVL* nationale Versorgungsleitlinie; *SIT* spezifische Immuntherapie.
[a]In begründeten Einzelfällen ist auch bei Vorliegen der genannten Kontraindikationen unter Abwägung von Nutzen und Risiko eine spezifische Immuntherapie möglich.
[b]In Deutschland wird derzeit auch eine Therapie mit ACE-(angiotensinkonvertierendes Enzym)-Hemmern als Kontraindikation einer subkutanen Immuntherapie (SCIT) mit Insektengift genannt.
[c]Zu den schweren Autoimmunerkrankungen, die eine Kontraindikation für die SIT darstellen, sind nicht zu zählen: Hashimoto-Thyreoditis, rheumatoide Arthritis, Colitis ulcerosa und Morbus Crohn, Diabetes Mellitus Typ 1 u. a.
[d]Bei der Beurteilung der Kontraindikationen sind die jeweiligen Fach- und Gebrauchsinformationen der jeweiligen Produkte zu berücksichtigen.

Wichtige Informationen zur allergologischen Anamnese

- Beginn, Art und Ausprägung der Symptome (konjunktival, nasal, bronchial)
- Saisonaler Bezug (Abb. 54.4, Trend während der letzten Jahre – Zunahme, Abnahme)
- Bisherige Behandlungen und individuelles Ansprechen (Besserung, z. B. in %)
- Erwartungen des Patienten an eine zukünftige Therapie
- Zusätzliche (allergische) Erkrankungen, Medikamenteneinnahme und verträglichkeit
- Familien- und Sozialanamnese (Beruf, Familie, Hobbies, Tiere)

Das Erstgespräch im Rahmen der allergologischen Anamnese etabliert ein tragfähiges, gegenseitiges Vertrauensverhältnis zwischen Arzt und Patient. Schließlich sind Vertrauen, Verlässlichkeit (auf beiden Seiten) und potenzielle Therapietreue wichtige Voraussetzungen für den Therapieerfolg. Die körperliche Untersuchung berücksichtigt neben den anamnestisch vermuteten Befunden wichtige Differenzialdiagnosen an den Atemwegen (▶ Kap. 31–33 zur Pneumologie).

54.5.3 Allergenspezifische Diagnostik

Die erforderliche Diagnostik (Abb. 54.3) beruht auf einem Prick-Test (▶ Kap. 43, Hauttestung: Typ-I- und Typ-IV-Allergien) bzw. einem allergenspezifischen IgE-Nachweis im Serum (Renz et al. 2010) (▶ Kap. 51, In-vitro-Serumdiagnostik). Bei 10–15 % der saisonalen Sensibilisierungen kann IgE gegen Pollen-Panallergene (Profiline, z. B. Bet v 2 und Phl p 12; Polcalcine, z. B. Bet v 4 und Phl p 7) wegen zahlreicher Kreuzreaktionen eine »Multisensibilisierung« beim Patienten vortäuschen. Letztere lässt sich nur durch den IgE-Nachweis gegen genuine Majorallergene nachweisen (Abb. 54.5).

Bei zahlreichen Pollensensibilisierungen (z. B. im Prick-Test) ohne klaren klinischen Bezug sind daher zusätzliche IgE-Tests gegen genuine Majorallergene geeignet, die allergenspezifische Diagnose zu sichern.

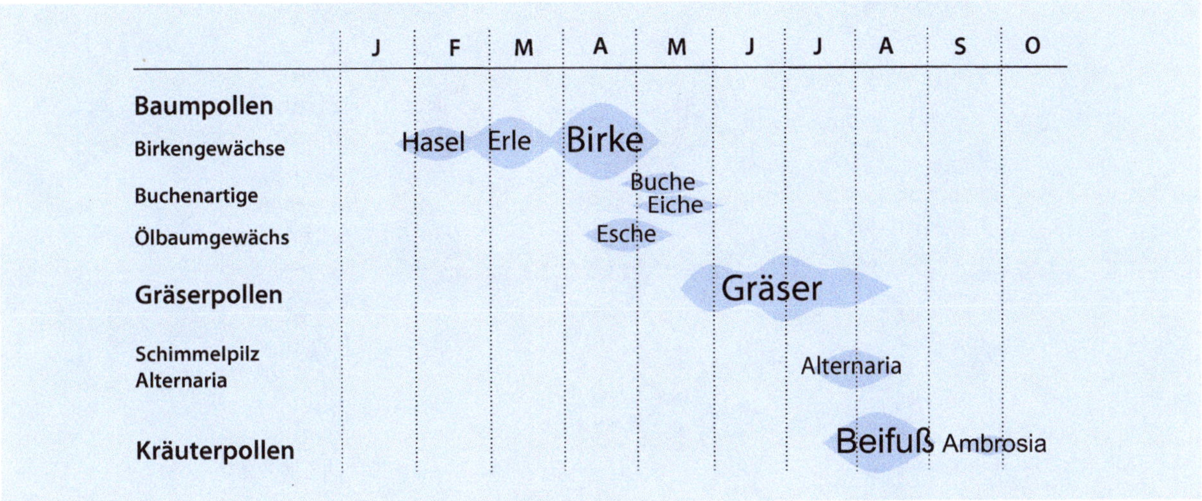

Abb. 54.4 Vereinfachter Pollenflugkalender. Relevante Allergenquellen zur spezifischen Immuntherapie und ihre relative Bedeutung als saisonale Allergieauslöser

Wichtige Majorallergene als Stellvertreter allergologisch relevanter Pflanzenfamilien u. -spezies (in Klammern) (Abb. 54.5)
- Bet v 1: Birkengewächse (Hasel, Erle, Birke, Hainbuche), Buchengewächse (Buche, Eiche)
- Ole e 1: Ölbaumgewächse (Esche, Ölbaum)
- Phl p 1 und Phl p 5: Süßgräser (Lieschgras usw., inkl. Roggen)
- Art v 1: Beifuß
- Amb a 1: Ambrosia (Traubenkraut/Ragweed)

Wichtige saisonale Allergenquellen in Mitteleuropa (Abb. 54.4)
- Pollen früh blühender Bäume (Hasel, Erle, Birke, Hainbuche, Buche, Eiche)
- Pollen von Süßgräsern (zahlreiche Spezies inkl. Roggen)
- Pollen der Ölbaumgewächse inkl. Esche
- Pollen der Wildkräuter Beifuß und zukünftig Traubenkraut (Ambrosia, Ragweed)
- Sporen des Schimmelpilzes Alternaria

Konjunktivale oder nasale Provokationen (▶ Kap. 44, Nasaler und konjunktivaler Provokationstest) mit geeigneten Allergenpräparaten können helfen, in fraglichen Fällen die klinische Relevanz von Aeroallergenen zu bestätigen.

Reaktionen im Hauttest- und positive IgE-Ergebnisse als Indikator für eine IgE-vermittelte Sensibilisierung sind nur bei korrespondierenden Symptomen klinisch relevant.

54.5.4 Häufige Allergenquellen zur SIT

Je nach klimatischer und geografischer Region und damit einhergehender natürlicher Exposition unterscheiden sich die Allergenquellen in Europa und anderen Teilen der Welt erheblich.

Gemäß dem Prinzip der homologen Gruppen kann die häufigste Form der Baumpollenallergie in unseren Breiten entweder mit einem Monopräparat aus 100 % Birkenpollen oder mit einem Kombinationspräparat aus gleichen Teilen Hasel-, Erlen- und Birkenpollen behandelt werden. Nur bei zusätzlicher Eschenpollenallergie ist diese den Ölbaumgewächsen zuzurechnende Allergenquelle für die SIT getrennt zu berücksichtigen.

Die hohe Kreuzreaktivität der Gräserpollenallergene erlaubt sowohl die SIT mit einem Monopräparat mit Pollen aus nur einer Gräsersorte (z. B. Lieschgras, *Phleum pratense*) oder einer Mischung aus diversen Süßgräserpollen (homologe Gruppe).

Beide Möglichkeiten haben sich in kontrollierten klinischen Studien zur SCIT und zur SLIT erfolgreich bewährt. Pollen des Roggen, einem kultivierten Süßgras, werden in unseren Breiten – eher aus historischen als immunologischen Gründen – häufig ebenfalls im Gräserpollenextrakt zur SIT berücksichtigt. Der nachlassende Trend der som-

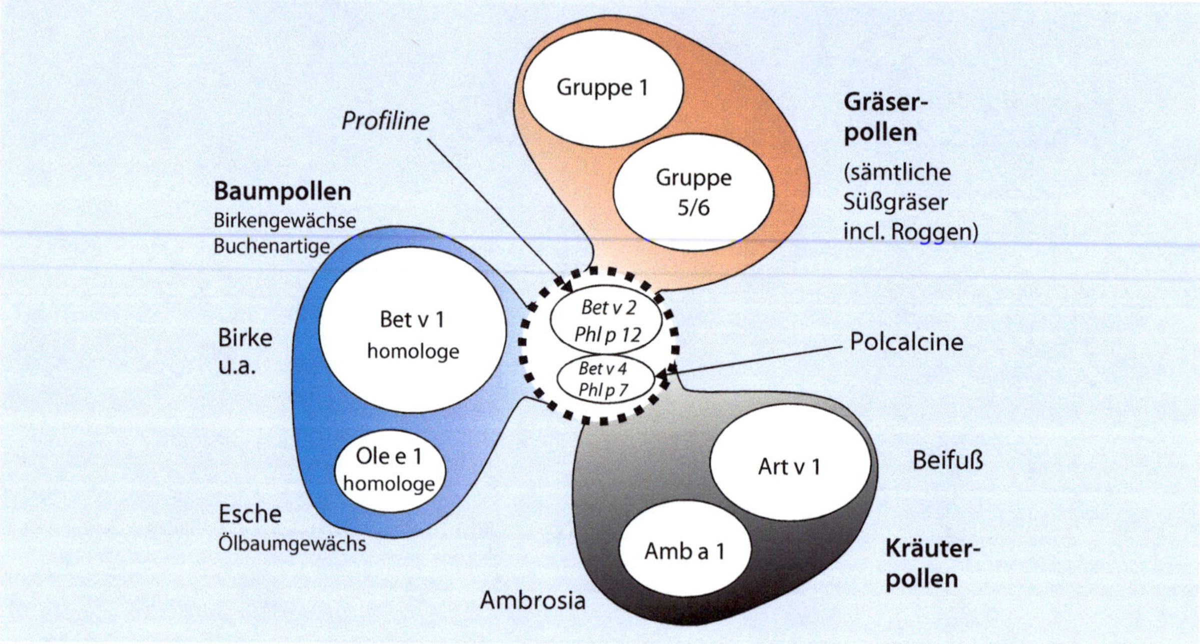

Abb. 54.5 Abklärung multipler Pollensensibilisierungen. Unterscheidung speziesspezifischer (Propellerflügel) Majorallergene und kreuzreaktiver (Propellerzentrum) Minorallergene mithilfe der In-vitro-Diagnostik

merlichen Roggenpollenbelastung, wahrscheinlich durch abnehmende landwirtschaftliche Nutzung unserer Böden, rechtfertigt es zusätzlich, bei einer Therapie der Gräserpollenallergie auf Roggenpollen im SIT-Extrakt zu verzichten.

Hausstaubmilben sind die wichtigsten Allergenquellen für ganzjährige allergische Symptome, kommen allerdings nur bei erfolglosen oder parallelen Karenzmaßnahmen (Encasings und staubarmer Schlaf- und Wohnbereich) für eine SIT in Betracht. Durch außerordentlich hohe Kreuzreaktivität der Majorallergene werden die Extrakte der bei uns vorkommenden Hausstaubmilben Dermatophagoides pteronyssinus und farinae häufig in einem Präparat im Verhältnis 50:50 gemischt.

! Obwohl häufig von den Betroffenen gewünscht, ist eine Behandlung von Tierallergikern mit herkömmlichen Proteinextrakten nicht zu empfehlen, da eher mit unerwünschten (z. B. asthmatischen) Reaktionen im Rahmen einer SIT zu rechnen ist, wenn das Tier noch zu Hause gehalten wird und z. B. bereits eine bronchiale Hyperreaktivität besteht.

54.5.5 Auswahl und Kombination der Präparate

Grundsätzlich kommen eine Reihe von Behandlungsschemata für die SIT infrage:

- kontinuierlich, ganzjährig (perennial, sowohl für SCIT als auch SLIT),
- präsaisonal (vor der Saison; häufig SCIT)
- kombiniert prä-/kosaisonal (z. B. 4 Monate vor und während der Saison, SLIT) oder
- als sog. Kurzzeittherapie mit wenigen Injektionen (SCIT).

Systematische Übersichten mit Metaanalysen belegen eindeutig die Wirksamkeit von SCIT und SLIT für bestimmte Allergene und Altersgruppen. Die Daten der vorliegenden kontrollierten Studien unterscheiden sich allerdings hinsichtlich ihres Umfangs, ihrer Qualität und Dosierungsschemata und erfordern eine produktspezifische Bewertung. Die 2014 aktualisierte S2k-Leitlinie zur SIT (Pfaar et al. 2014) empfiehlt daher die Beurteilung der Einzelpräparate nach klar definierten Kriterien. Somit verbietet sich die früher übliche verallgemeinernde Übertragung der Wirksamkeit von Einzelpräparaten auf alle Präparate einer Applikationsform.

Auf der Internetseite der Deutschen Gesellschaft für Allergologie und klinische Immunologie (www.dgaki.de/Leitlinien/s2k-Leitlinie-sit) wurden daher mit dem Erscheinen der Leitlinie (Pfaar et al. 2014) Tabellen mit präparatespezifischen Informationen der in Deutschland sowie in der Schweiz und Österreich auf dem Markt befindlichen SIT-Produkte veröffentlicht. Die halbjährlich aktualisierten Tabellen listen

- Studien für Erwachsene und Kinder auf,
- das Jahr der Zulassung,
- den als Endpunkt verwendeten Symptom- und Medikamentenscore,
- die Anzahl der randomisierten und ausgewerteten Patienten,
- das Auswertungsverfahren (ITT, FAS, PP) für Gräser- und Birkenpollen- sowie Hausstaubmilbenallergene sowie
- den Genehmigungsstatus für die Durchführung (zukünftiger) klinischer Studien.

Damit wurde ein lang gehegter Wunsch der Allergologen umgesetzt, die belegte Wirksamkeit der verfügbaren SIT-Präparate transparenter darzustellen.

> Bei der Auswahl des Präparats (SCIT vs. SLIT, nicht-modifizierte Allergene vs. Allergoide) und des Behandlungsschemas (prä-kosaisonal vs. ganzjährig, langsamer Start vs. Clusterschema) werden die dokumentierte Evidenz zur Wirksamkeit und Sicherheit des Produktes, die Symptome, das Alter des Patienten, der Zeitfaktor (Dauer, Zeitpunkt des möglichen Starts der SIT), die Kosten und die Präferenz des Patienten mit berücksichtigt.

Durch die TAV sind zukünftig Therapieallergene und (echte) Individualrezepturen strikt getrennt zu behandeln. Dadurch entfällt die früher übliche freie Rezeptur, zumindest mit den Therapieallergenen. Bei polysensibilisierten Patienten, die mit mehr als einer Therapielösung behandelt werden sollen, ergeben sich verschiedene Optionen, wie Therapieallergene und Individualrezeptur parallel verordnet und angewandt werden können.

> Beispiele für die SCIT bei therapiebedürftigen polysensibilisierten Patienten:
> - Birke, Hasel und Erle/Esche: 1. Birke, Hasel, Erle^{TA} Summe 100 %, 2. Esche^{IR} 100 %
> - Birke/Gräser: 1. Birke^{TA} 100 %, 2. Gräser^{TA} 100 %
> - Gräser/Beifuß: 1. Gräser^{TA} 100 %, 2. Beifuß^{IR} 100 %
> - Gräser/Alternaria: 1. Gräser^{TA} 100 %, 2. Alternaria^{IR} 100 %
> - Beifuß/Ambrosia: Beifuß^{IR} 50 % + Ambrosia^{IR} 50 %
>
> *TA* Therapieallergen, *IR* Individualrezeptur

54.6 Praktische Durchführung

Vor der Therapie ist der Patient über Wirkungsweise, Erfolgsaussichten, Durchführung, Nebenwirkungen, Risiken und therapeutische Alternativen aufzuklären. Die Therapie wird sowohl bei der SCIT (Alvarez-Cuesta et al. 2006) als auch bei der SLIT (Canonica et al. 2009, 2013) mindestens 3 Jahre durchgeführt (Pfaar et al. 2014).

54.6.1 SCIT mit Aeroallergenen

Je nach Hersteller und Produkt werden die Produkte zur SCIT unterschiedlich konfektioniert: Die Allergenpräparate enthalten 1–4 Flaschen, die bei mehr als 1 Flasche jeweils 10-mal seriell verdünnt sind.

> **Wichtige Fragen an den Patienten vor Applikation der SCIT**
> - Verträglichkeit der letzten Dosis
> - Infekt oder andere Erkrankungen
> - Neue Medikamente mit potenzieller Kontraindikation
> - Aktuelle Symptome, insbesondere unkontrolliertes Asthma

Die jeweilige Dosis wird mit feingraduierter 1-ml-Spritze am streckseitigen Oberarm ca. 10 cm oberhalb des Ellenbogens unter wiederholter Aspiration langsam tief subkutan appliziert (◻ Abb. 54.6) und dokumentiert. Bei guter Verträglichkeit wird sie gemäß der Fachinformation ge-

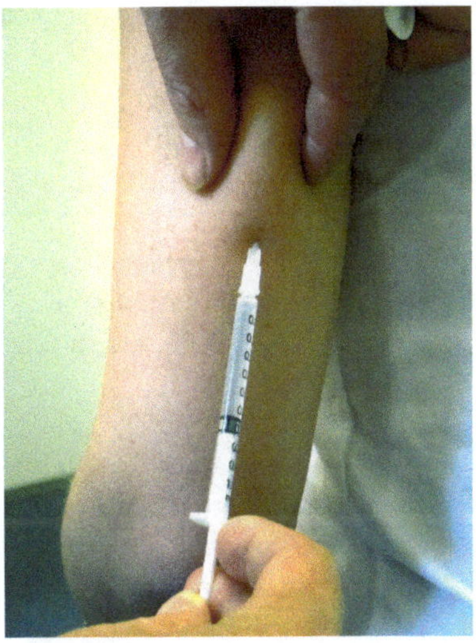

◻ **Abb. 54.6** Subkutane Injektion zur spezifischen Immuntherapie. Injektionsort ca. 10 cm oberhalb des Ellenbogens mit wiederholter Aspiration zur Vermeidung intravasaler Applikation der Allergene

steigert, in der Regel um maximal das Doppelte der vorherigen Dosis.

Bei der SCIT wird anschließend die vom Hersteller empfohlene oder die individuell erreichte Höchstdosis im Abstand von 4–6 (je nach Hersteller bis zu 8) Wochen gegeben.

54.6.2 SLIT mit Aeroallergenen

Bei der SLIT sind sowohl Steigerungsphasen von einigen Tagen als auch Kurzschemata von wenigen Stunden etabliert. Andere Präparate werden bereits bei Beginn der SLIT als Höchstdosis (in Form von Allergentabletten) verabreicht. Die erste Dosis ist unter ärztlicher Aufsicht einzunehmen und beinhaltet eine Wartezeit von 30 min.

54.6.3 Verlaufskontrolle und erneute SIT

Abnehmende klinische Symptome und ein verringerter Medikamentenverbrauch in der Beschwerdezeit sind im Einzelfall als Hinweis auf die Wirksamkeit der durchgeführten SIT zu bewerten. Nach wie vor stehen keine anderen Erfolgsparameter zur Verfügung, die eine individuelle Aussage zum Therapieerfolg erlauben. Die Zunahme allergenspezifischer IgG4-Antikörper ist mit dem individuellen klinischen Erfolg nicht assoziiert und daher als Routineparameter zum Monitoring nicht geeignet.

Bei nachlassendem klinischen Effekt, z. B. nach 2–10 Jahren, kann eine SIT erneut indiziert sein. Auch wenn diesbezügliche Daten fehlen, wird nach erneuter Diagnostik eine Wiederholung empfohlen (Pfaar et al. 2014).

54.7 Sicherheitsaspekte und unerwünschte Reaktionen

Da zur SIT ausschließlich Allergenquellen mit aktueller klinischer Relevanz für den Patienten berücksichtigt werden, sind nach Applikation grundsätzlich unerwünschte allergische Reaktionen möglich.

Sorgfältige Aufklärung des Patienten, Berücksichtigung von Risikofaktoren und Erfahrung im Umgang mit vom Patienten berichteten oder direkt nach Applikation aufgetretenen allergischen Reaktionen besitzen einen wichtigen Stellenwert.

54.7.1 SCIT mit Aeroallergenen

Nach einer SCIT können verschiedene Lokalreaktionen auftreten:

a. Quaddel an der Einstichstelle (Sofortreaktion innerhalb von 30 min)
b. Überwärmte und juckende Schwellungen in Umgebung der Einstichstelle (verzögerte Entzündungsreaktion (»late phase response«) einige Stunden oder 1 Tag nach der Injektion)
c. Kleine, derbe subkutan gelegene Fremdkörpergranulome (besonders bei zu oberflächlicher Injektion) bei Verwendung Aluminiumhydroxid-haltiger Extrakte (Spätreaktion nach Tagen, z. T. Wochen bis Monate persistierend)

Übermäßige Schwellungen lassen sich durch Kühlen, Einnahme von Antihistaminika, Dosiswiederholung bei der nächsten Injektion oder Verteilung der Dosis auf beide Arme lindern und vermeiden. Sie stellen kein Risiko für eine systemische Reaktion dar.

Systemische Reaktionen, häufig milder Ausprägung und innerhalb der ersten 30 min, können im Einzelfall auch bedrohlichen Charakter annehmen und müssen daher ohne Verzögerung stadiengerecht behandelt werden (► Kap. 20, Anaphylaxie).

Risikofaktoren für systemische Reaktionen während der SIT (Pfaar et al. 2014)

- Aktuelle allergische Symptome und potenzielle Allergenbelastung
- Akute Infekte
- Mastzellerkrankungen
- Hyperthyreose
- Instabiles bzw unzureichend behandeltes Asthma
- Hoher Sensibilisierungsgrad des Patienten
- Inadäquate Dosissteigerung während der Einleitungstherapie
- Medikamentenanwendung (Betablocker)
- Unangemessene Kreislaufbelastungen, übermäßiger Alkoholkonsum, starke körperliche Anstrengung, Sauna (kurz vor und für den Rest des Tages nach der Injektion sollten Augmentationsfaktoren gemieden werden)
- Ungeeignete Injektionstechnik
- Überdosierung des Allergenextrakts
- Vom Hersteller empfohlene Dosisreduktion bei Wechsel auf neue Packung (Produktionscharge) übersehen

Tab. 54.2 Einteilung der Lokalreaktionen bei SLIT

Typ	Symptome
Juckreiztyp	Oraler Juckreiz
	Reizgefühl im Rachen
	Juckreiz an/unter der Zunge
	Juckreiz in den Ohren
Schwellungstyp	Lippenschwellung/ödem
	Ödem der Mundschleimhaut
	Ödem am Gaumen
	Zungenschwellung/ödem
	Rachenschwellung ggf. mit Engegefühl

Auch wenn potenzielle Risikofaktoren (▶ Kap. 56, Adaptive Desaktivierung bei Analgetikaintoleranz) vermieden werden, bleibt bei subkutaner Injektion ein unvorhersehbares Restrisiko. Der durchführende Arzt und sein Assistenzpersonal müssen daher jederzeit zur Therapie des allergologischen Notfalls in der Lage sein.

54.7.2 SLIT mit Aeroallergenen

Bei sublingualer Applikation (Allergentropfen oder -tabletten) hochdosierter Präparate werden häufig oropharyngeale Symptome beschrieben, die nachvollziehbar den Symptomen eines oralen Allergiesyndroms ähnlich sind. Klinisch lassen sie sich einem Juckreiz- oder einem Schwellungstyp zuordnen (Tab. 54.2).

Reaktionen vom Juckreiztyp sind besonders häufig bei Beginn der Behandlung, treten rasch auf und sind meist nach 20 min abgeklungen. Die Intensität lässt bei vielen Betroffenen nach wenigen Tagen deutlich nach.

Reaktionen vom Schwellungstyp können auch im späteren Verlauf einer SLIT und mit einer Verzögerung auftreten. Sie sind insgesamt seltener, können länger persistieren und im Einzelfall zum Therapieabbruch führen.

Systemische Reaktionen, z. T. schwere Atemwegsobstruktionen, im Rahmen der SLIT gelten als Rarität und sind wesentlich seltener als bei der SCIT. Der Patient sollte dennoch darüber aufgeklärt werden und ärztliche Hilfe im Notfall ersuchen.

54.8 Herausforderungen und Perspektiven

Als anerkannte Therapieform besitzt die SIT international einen wichtigen Stellenwert zur Behandlung allergischer Reaktionen und Erkrankungen. Die Zukunft der SIT, die Auswahl der verfügbaren Produkte, ihre Eignung und wissenschaftliche Bewertung wird maßgeblich davon bestimmt, inwieweit die notwendigen klinischen Entwicklungsprogramme – sofern noch nicht etabliert – von den Allergenherstellern finanziert und erfolgreich durchgeführt werden.

Dies gilt insbesondere für Neuentwicklungen, die auf biotechnologischen Innovationen beruhen und zentrale Zulassungsverfahren bei der EMA durchlaufen.

54.8.1 Trends beim Einsatz der spezifischen Immuntherapie

Die Kosten für die Behandlung und die Präparate zur SIT werden von den Krankenversicherungsträgern uneingeschränkt übernommen. Gesundheitsökonomische Modelle legen nahe, dass SCIT und SLIT im Vergleich zur symptomatischen Therapie bezogen auf einen Grenzwert von 20.000–30.000 £ pro »quality-adjusted life-year« (QALY) nach 5 Jahren (nach Beginn der SCIT) bzw. 6 Jahren (nach Beginn der SLIT) kosteneffektiv werden (Meadows et al. 2013). Potenzielle Ersparnisse durch eine geringere Rate an Asthmafällen wurden in dieser Kosten-Nutzen-Berechnung noch nicht einbezogen.

Seit einigen Jahren wird die »klassische«, ganzjährige SIT mit subkutaner Allergenapplikation nichtmodifizierter Präparate in Deutschland zunehmend seltener eingesetzt. Die häufigen Injektionen zur Einleitung der Therapie und knappe Vergütung sind Faktoren, warum derzeit Präparate mit kurzer Steigerungsphase bzw. präsaisonale Therapieschemata (Kurzzeittherapien) bevorzugt werden. Diese Entwicklung ist eher durch die Vergütungssituation und nicht durch die wissenschaftliche Dokumentation begründet.

Die SLIT wird derzeit auch für weitere Allergenquellen neben den Gräserpollen entwickelt und zukünftig zusätzliche Optionen zur erfolgreichen Behandlung allergischer Patienten bieten.

54.8.2 Zukünftige Entwicklungen

Die SIT mit Allergenen war und ist ein entscheidender Motor für Neuentwicklungen auf dem Gebiet der Allergologie. Nirgendwo sind derartig viele Innovationen sichtbar. Sie betreffen die eingesetzten Allergenpräparate, rekombinante Produkte, ihre Modifikation, zugesetzte Adjuvanzien und neue Applikationen. Es bleibt zu wünschen, dass diese vielversprechenden Neuentwicklungen nicht nur präklinisch getestet werden, sondern auch in klinische Entwicklungsprogramme einfließen. Damit ist auch in Zukunft eine nachhaltige und erfolgreiche Behandlung von allergischen Patienten mit diesem Behandlungsprinzip gewährleistet.

■ Danksagung

Wir danken Frau Doris Ruhland und Frau Vera Wisliceny für die Erstellung des Manuskripts sowie Frau Ursula Meysel und Frau Sophie Wirth für sorgfältige Korrekturen.

Literatur

Abramson MJ, Puy RM, Weiner JM (2010) Injection allergen immunotherapy for asthma. Cochrane Database Syst Rev 8: CD001186

Akdis CA (2012) Therapies for allergic inflammation: refining strategies to induce tolerance. Nat Med 18: 736–749

Akdis CA, Akdis M (2011) Mechanisms of allergen-specific immunotherapy. J Allergy Clin Immunol 127: 18–27; quiz 28–19.

Allam JP, Duan Y, Winter J, Stojanovski G, Fronhoffs F, Wenghoefer M, Bieber T, Peng WM, Novak N (2010) Tolerogenic T cells, Th1/Th17 cytokines and TLR2/TLR4 expressing dendritic cells predominate the microenvironment within distinct oral mucosal sites. Allergy 66(4): 532–539

Alvarez-Cuesta E, Bousquet J, Canonica GW, Durham SR, Malling HJ, Valovirta E (2006) Standards for practical allergen-specific immunotherapy. Allergy 61(Suppl 82): 1–20

Bufe A, Eberle P, Franke-Beckmann E, Funck J, Kimmig M, Klimek L, Knecht R, Stephan V, Tholstrup B, Weisshaar C, Kaiser F (2009) Safety and efficacy in children of an SQ-standardized grass allergen tablet for sublingual immunotherapy. J Allergy Clin Immunol 123: 167–173 e167

Bundesministerium für Gesundheit (2008) Verordnung über die Ausdehnung der Vorschriften über die Zulassung der Arzneimittel auf Therapieallergene, die für einzelne Personen auf Grund einer Rezeptur hergestellt werden, sowie über Verfahrensregelungen der staatlichen Chargenprüfung (Therapieallergene-Verordnung). Bundesgesetzbl 1(51): 2177–2178, http://www.bgbl.de/banzxaver/bgbl/start.xav?startbk=Bundesanzeiger_BGBl&jumpTo=bgbl108s2177.pdf. Zugegriffen: 15.01.2015

Calderon MA, Alves B, Jacobson M, Hurwitz B, Sheikh A, Durham S (2007) Allergen injection immunotherapy for seasonal allergic rhinitis. Cochrane Database Syst Rev CD001936

Calderon MA, Penagos M, Sheikh A, Canonica GW, Durham SR (2011) Sublingual immunotherapy for allergic conjunctivitis: Cochrane systematic review and meta-analysis. Clin Exp Allergy 41: 1263–1272

Canonica GW, Bousquet J, Casale T, Lockey RF, Baena-Cagnani CE, Pawankar R, Potter PC, Bousquet PJ, Cox LS, Durham SR, Nelson HS, Passalacqua G, Ryan DP, Brozek JL, Compalati E, Dahl R, Delgado L, van Wijk RG, Gower RG, Ledford DK et al. (2009) Sublingual immunotherapy: World Allergy Organization Position Paper 2009. Allergy 64 Suppl 91: 1–59

Canonica GW, Cox L, Pawankar R, Baena-Cagnani CE, Blaiss M, Bonini S, Bousquet J, Calderón M, Compalati E, Durham SR, van Wijk RG, Larenas-Linnemann D, Nelson H, Passalacqua G, Pfaar O, Rosário N, Ryan D, Rosenwasser L, Schmid-Grendelmeier P, Senna G, Valovirta E, Van Bever H, Vichyanond P, Wahn U, Yusuf O (2013) Sublingual immunotherapy: World Allergy Organization position paper 2013 update. World Allergy Organ J 7(1): 6. doi: 10.1186/1939-4551-7-6

Demoly P, Emminger W, Rehm D, Backer V, Tommerup L, Kleine-Tebbe J (2015 im Druck) Effective treatment of house dust mite-induced allergic rhinitis with 2 doses of the SQ HDM SLIT-tablet: Results from a randomized double-blind, placebo-controlled phase III trial. J Allergy Clin Immunol (doi: 10.1016/j.jaci.2015.06.036)

Des Roches A, Paradis L, Menardo JL, Bouges S, Daures JP, Bousquet J (1997) Immunotherapy with a standardized Dermatophagoides pteronyssinus extract. VI. Specific immunotherapy prevents the onset of new sensitizations in children. J Allergy Clin Immunol 99: 450–453

Didier A, Malling HJ, Worm M, Horak F, Jager S, Montagut A, Andre C, de Beaumont O, Melac M (2007) Optimal dose, efficacy, and safety of once-daily sublingual immunotherapy with a 5-grass pollen tablet for seasonal allergic rhinitis. J Allergy Clin Immunol 120: 1338–1345

Durham SR, Emminger W, Kapp A, de Monchy JG, Rak S, Scadding GK, Wurtzen PA, Andersen JS, Tholstrup B, Riis B, Dahl R (2012) SQ-standardized sublingual grass immunotherapy: confirmation of disease modification 2 years after 3 years of treatment in a randomized trial. J Allergy Clin Immunol 129: 717–725 e715

Durham SR, Leung DY (2011) One hundred years of allergen immunotherapy: time to ring the changes. J Allergy Clin Immunol 127: 3–7

Durham SR, Walker SM, Varga EM, Jacobson MR, O'Brien F, Noble W, Till SJ, Hamid QA, Nouri-Aria KT (1999) Long-term clinical efficacy of grass-pollen immunotherapy. N Engl J Med 341: 468–475

Durham SR, Yang WH, Pedersen MR, Johansen N, Rak S (2006) Sublingual immunotherapy with once-daily grass allergen tablets: a randomized controlled trial in seasonal allergic rhinoconjunctivitis. J Allergy Clin Immunol 117: 802–809

Englert L, May S, Kaul S, Vieths S (2012) Die Therapieallergene-Verordnung – Hintergrund und Auswirkungen. Bundesgesundheitsbl 55: 351–357

European Medicines Agency (2009a) EMA GUIDELINE ON ALLERGEN PRODUCTS: PRODUCTION AND QUALITY ISSUES. http://www.ema.europa.eu/docs/en_GB/document_library/Scientific_guideline/2009/09/WC500003333.pdf. Zugegriffen: 15.01.2015

European Medicines Agency (2009b) EMA GUIDELINE ON THE CLINICAL DEVELOPMENT OF PRODUCTS FOR SPECIFIC IMMUNOTHERAPY FOR THE TREATMENT OF ALLERGIC DISEASES. http://www.ema.europa.eu/docs/en_GB/document_library/Scientific_guideline/2009/09/WC500003605.pdf. Zugegriffen: 15.01.2015

Francis JN, James LK, Paraskevopoulos G, Wong C, Calderon MA, Durham SR, Till SJ (2008) Grass pollen immunotherapy: IL-10 induction and suppression of late responses precedes IgG4 inhibitory antibody activity. J Allergy Clin Immunol 121: 1120–1125 e1122.

Jacobsen L, Niggemann B, Dreborg S, Ferdousi HA, Halken S, Host A, Koivikko A, Norberg LA, Valovirta E, Wahn U, Moller C (2007) Specific immunotherapy has long-term preventive effect of seasonal and perennial asthma: 10-year follow-up on the PAT study. Allergy 62: 943–948

Kleine-Tebbe J, Bufe A, Ebner C, Eigenmann P, Friedrichs F, Fuchs T, Huttegger I, Jung K, Klimek L, Kopp M, Lässig W, Merk H, Niggemann B, Rabe U, Saloga J, Schmid-Grendelmeier P, Sitter H, Virchow J-C, Wagenmann M, Wedi B, et al. (2009) Die spezifische Immuntherapie (Hyposensibilisierung) bei IgE-vermittelten allergischen Erkrankungen. Leitlinie der Deutschen Gesellschaft für Allergologie und klinische immunologie (DGAKI), des Ärzteverbandes Deutscher Allergologen (ÄDA), der Gesellschaft für Pädiatrische Allergologie und Umweltmedizin (GPA), der Österreichischen Gesellschaft für Allergologie und Immunologie (ÖGAI) und der Schweizerischen Gesellschaft für Allergologie und Immunologie (SGAI). Allergo J 18: 509–537

Marogna M, Spadolini I, Massolo A, Canonica GW, Passalacqua G (2010) Long-lasting effects of sublingual immunotherapy according to its duration: a 15-year prospective study. J Allergy Clin Immunol 126: 969–975

Meadows A, Kaambwa B, Novielli N, Huissoon A, Fry-Smith A, Meads C, Barton P, Dretzke J (2013) A systematic review and economic evaluation of subcutaneous and sublingual allergen immunotherapy in adults and children with seasonal allergic rhinitis. Health Technol Assess 17: 1–336

Moingeon P, Mascarell L (2012) Induction of tolerance via the sublingual route: mechanisms and applications. Clin Dev Immunol 2012: 623474

Nolte H, Amar N, Bernstein DI, Lanier BQ, Creticos P, Berman G, Kaur A, Hébert J, Maloney J (2014) Safety and tolerability of a short ragweed sublingual immunotherapy tablet. Ann Allergy Asthma Immunol 113: 93–100

Novak N, Bieber T, Allam JP (2011) Immunological mechanisms of sublingual allergen-specific immunotherapy. Allergy 66: 733–739

Pfaar O, Bachert C, Bufe A, Buhl R, Ebner C, Eng P, Friedrichs F, Fuchs T, Hamelmann E, Hartwig-Bade D, Hering T, Huttegger I, Jung K, Klimek L, Kopp MV, Merk H, Rabe U, Saloga J, Schmid-Grendelmeier P, Schuster A, Schwerk N, Sitter H, Umpfenbach U, Wedi B, Wöhrl S, Worm M, Kleine-Tebbe J (2014) Guideline on allergen-specific immunotherapy in IgE-mediated allergic diseases – S2k Guideline of the German Society for Allergology and Clinical Immunology (DGAKI), the Society for Pediatric Allergy and Environmental Medicine (GPA), the Medical Association of German Allergologists (AeDA), the Austrian Society for Allergy and Immunology (ÖGAI), the Swiss Society for Allergy and Im munology (SGAI), the German Society of Dermatology (DDG), the German Society of Oto-Rhino-Laryngology, Head and Neck Surgery DGHNO-KHC), the German Society of Pediatrics and Adolescent Medicine (DGKJ), the Society for Pediatric Pneumology (GPP), the German Respiratory Society (DGP), the German Association of ENT Surgeons (BVHNO), the Professional Federation of Paediatricians and Youth Doctors (BVKJ), the Federal Association of Pulmonologists (BDP) and the German Dermatologists Association (BVDD). Allergo J Int 23: 282–319. doi: 10.1007/s40629-014-0032-2

Purello-D'Ambrosio F, Gangemi S, Merendino RA, Isola S, Puccinelli P, Parmiani S, Ricciardi L (2001) Prevention of new sensitizations in monosensitized subjects submitted to specific immunotherapy or not. A retrospective study. Clin Exp Allergy 31: 1295–1302

Radulovic S, Calderon MA, Wilson D, Durham S (2010) Sublingual immunotherapy for allergic rhinitis. Cochrane Database Syst Rev CD002893

Renz H, Biedermann T, Bufe A, Eberlein B, Jappe U, Ollert M, Petersen A, Kleine-Tebbe J, Raulf-Heimsoth M, Saloga J, Werfel T, Worm M (2010) In-vitro-Allergiediagnostik. Leitlinie der Deutsche Gesellschaft für Allergologie und klinische Immunologie (DGAKI), gemeinsam mit dem Ärzteverband deutscher Allergologen (ÄDA), der Gesellschaft für pädiatrische Allergologie (GPA) und der Deutschen Dermatologischen Gesellschaft (DDG). Allergo J 19: 110–128

Wahn U, Klimek L, Ploszczuk A, Adelt T, Sandner B, Trebas-Pietras E, Eberle P, Bufe A, Group SS (2012) High-dose sublingual immunotherapy with single-dose aqueous grass pollen extract in children is effective and safe: a double-blind, placebo-controlled study. J Allergy Clin Immunol 130: 886–893 e885

Wahn U, Tabar A, Kuna P, Halken S, Montagut A, de Beaumont O, Le Gall M (2009) Efficacy and safety of 5-grass-pollen sublingual immunotherapy tablets in pediatric allergic rhinoconjunctivitis. J Allergy Clin Immunol 123: 160–166 e163

Prinzip der temporären Toleranzinduktion

U. Darsow, J. Ring

T. Biedermann et al. (Hrsg.), *Allergologie*,
DOI 10.1007/978-3-642-37203-2_55,

55.1 Warum Toleranzinduktion?

Bei nachgewiesener Unverträglichkeit von Nahrungsmitteln oder Medikamenten werden üblicherweise Karenzempfehlungen gegeben. Ein Grund hierfür ist, dass allergologisch fundierte Ausweichempfehlungen aufgrund einer Vielzahl von nicht kreuzallergenen Alternativen in der Regel möglich sind. Bei einem kleinen Teil der Patienten mit Nahrungsmittelallergie ist die Allergenkarenz allerdings sehr problematisch, wenn bei hochgradiger Reaktionsbereitschaft bereits Spuren des Allergens zu schweren anaphylaktischen Reaktionen führen, bspw. durch versteckte Allergene wie Milch- oder Erdnussproteine. Auch bei Allergie gegenüber einem alternativlosen oder lebensnotwendigen Medikament ist eine Karenz nicht zielführend. Eine allergenspezifische Immuntherapie wäre hier indiziert, allerdings ist für Nahrungsmittel oder Medikamente eine allergenspezifische Immuntherapie (ASIT, Hyposensibilisierung) im strengeren Sinn nicht etabliert. Unter ASIT versteht man die wiederholte Applikation von zunehmenden Mengen des relevanten Allergens bis zum Erreichen einer sog. Erhaltungsdosis bzw. bis zur Symptomfreiheit (Karl u. Ring 1999; Ring 2004). Das Verfahren findet in der klinischen Routine für IgE-vermittelte Soforttyp-(Typ I)-Allergien seit über 100 Jahren unter dem Begriff »Spezifische Hyposensibilisierung« Verwendung (vgl. ▶ Kap. 54, Spezifische Immuntherapie). Die Wirksamkeit der ASIT als Therapie für die Insektengiftallergie, die allergische Rhinitis und das allergische Asthma bronchiale ist in multiplen Studien gezeigt und die ASIT daher in diesen Indikationen zugelassen (vgl. ▶ Kap. 54, Spezifische Immuntherapie; ▶ Kap. 22, Insektengiftallergie; ▶ Kap. 35, Allergische Erkrankungen in der Hals-Nasen-Ohren-Heilkunde; ▶ Kap. 31, Bronchiale Hyperreagibilität und Asthma bronchiale). In diesen Indikationen ist gezeigt, dass ein langanhaltender mit immunologischer Toleranz einhergehender Therapieerfolg, der die Behandlungszeit überdauert, erreicht werden kann. Die wiederholte Applikation von zunehmenden Mengen des relevanten Allergens bis hin zur Symptomfreiheit des betroffenen Patienten ist auch für zahlreiche Arzneistoffe gelungen. Im Unterschied zur ASIT ist allerdings hier der Mechanismus nicht geklärt, und es wird in der Regel keine echte langanhaltende immunologische Toleranz, die die Behandlungszeit überdauert, erreicht, sondern lediglich eine temporäre Toleranz erzeugt (▫ Tab. 55.1).

Dennoch hat sich zur Unterscheidung von der klassischen ASIT/Hyposensibilisierung der Begriff »Toleranzinduktion« (oder »adaptive Desaktivierung«) für diese Therapieform der Medikamentenunverträglichkeit eingebürgert (engl. auch »drug desensitization«) (▶ s. Übersicht »Definitionen«). Gemeint ist hier also weniger die immunologische, als die kurzfristige pharmakologische Toleranz.

Auch für Nahrungsmittelallergien ist die wiederholte Aufnahme von zunehmenden Mengen des relevanten Nahrungsmittels (Allergens) bis hin zur Verträglichkeit der zuletzt verabreichten Menge gelungen. Obwohl in Tiermodellen eine anhaltende Toleranz in ähnlichen Protokollen nachweisbar ist, sind die Studien beim Menschen diesbezüglich noch unbefriedigend, verkompliziert durch eine hohe Rate an Spontantoleranzen gerade im Kindesalter.

▫ Tab. 55.1 Arzneimittelunverträglichkeit: Toleranzinduktion oder Hyposensibilisierung erfolgreich. (Mod. nach Ring 2004; Scherer et al. 2013)

Arzneimittelgruppe	Arzneimittel
Antibiotika	Penizillin
	Piperacillin
	Tazobactam
	Ceftazidim
	Meropenem
	Aztreonam
	Tobramycin
	Ciprofloxacin Clindamycin
	Tetracyclin
	Ethambutol
	Isoniazid
	Streptomycin
	Rifampicin
	Trimethoprim / Sulfamethoxazol
	Vancomycin
	Dapson
Antimykotika	Itraconazol
	Fluconazol
Antiparasitaria	Pyrimethamin
	Pentamidin
Virostatika	Zidovudin
	Nevirapin
	Efavirenz
	Amprenavir
Antikonvulsiva	Carbamazepin / Oxcarbazepin
	Phenobarbital
Zytostatika	Azathioprin
	6-Mercaptopurin
	Carboplatin

Tab. 55.1 (Fortsetzung)

Arzneimittelgruppe	Arzneimittel
Sonstige	Allopurinol
	Insulin
	Heparin
	Clopidogrel bisulfat
	Methylphenidat
	Sulfadiazin / Sulfasalazin / Mesalazin
	D-Penicillamin
	Leflunomid
	Epoetin alpha
	Acetylsalicylsäure/Lysinacetylsalicylat
	Tetanus toxoid
	Deferoxamin
	Monoklonale Antikörper

Außerdem ist es sehr wahrscheinlich, dass in der verfügbaren Literatur nicht erfolgreiche Desensibilisierungsprozeduren zu selten mitgeteilt wurden (Scherer et al. 2013). Plazebokontrollierte Studien mit ausreichender Nachbeobachtungszeit sind daher für die Toleranzinduktion mit Nahrungsmitteln zu fordern. Das Therapieprinzip der temporären Toleranzinduktion bei Medikamentenunverträglichkeit und Nahrungsmittelallergie ist daher nicht als Routineverfahren zu betrachten. Die Indikation wird jeweils im Einzelfall nach Risiko/Nutzenabwägung gestellt, umfangreiche Aufklärung der Patienten und größtmögliche Vorsichtsmaßnahmen sind erforderlich.

Definitionen (mod. nach Karl u. Ring 1999; Ring 2004; Scherer et al. 2013)

- **Allergenspezifische Immuntherapie/Hyposensibilisierung:** Wiederholte Applikation von zunehmenden Mengen des relevanten Allergens bis zum Erreichen einer sog. Erhaltungsdosis bzw. bis zur Symptomfreiheit
- **Medikamentöse Toleranz** (»drug tolerance«): Zustand, in dem ein Patient mit Medikamentenüberempfindlichkeit dieses Medikament (wieder) ohne Unverträglichkeitsreaktion toleriert. Dieser Begriff impliziert weder, dass ein permanenter Zustand erreicht wird noch dass der Mechanismus dem einer immunologischen Toleranz entspricht
- **Medikamentendesensibilisierung, Hyposensibilisierung, Toleranzinduktion, adaptive Desaktivierung:** Prozeduren zur Induktion einer klinischen Verträglichkeit eines Medikaments, welches für eine vorangehende Überempfindlichkeitsreaktion verantwortlich ist. Die klinische Toleranz meint in diesem Zusammenhang eine eher vorübergehende pharmakologische Toleranz in Abgrenzung zur dauerhafteren immunologischen Toleranz

55.2 Arzneimittelunverträglichkeit

Unter Beachtung einer Reihe von Vorsichtsmaßnahmen ist das Prinzip der temporären Toleranzinduktion bei Arzneimittelunverträglichkeit in spezialisierten Zentren ein erfolgreiches Verfahren, welches auf viele Medikamente angewendet werden kann. Unterschiedliche Ansprechraten bei der Toleranzinduktion sind u. a. auf Unterschiede in Methoden und Schemata zurückführbar sowie auch auf die individuelle Reaktionsbereitschaft und Grunderkrankungen der Patienten.

Medikamentenüberempfindlichkeit wird für mehr als 15 % der unerwünschten Arzneimittelreaktionen verantwortlich gemacht (Ring 2004; Bircher 2000; Sullivan 1982). Die häufigsten Reaktionsmuster sind einerseits anaphylaktische Reaktionen mit Allgemeinreaktionen und urtikariellen Exanthemen (Soforttyp- [Demoly et al. 2008])/Typ-I-Reaktion oder Idiosynkrasie, also IgE- oder nicht-IgE-vermittelt [Johansson et al. 2004]) oder andererseits makulopapulöse bis bullöse Arzneimittelexantheme und fixe (lokalisierte) Arzneimittelexantheme (Spättyp, Typ IV nach Coombs und Gell). Zur Indikationsstellung ist immer die Notwendigkeit einer Toleranzinduktion zu prüfen, z. B. wenn eine Ausweichtherapie unmöglich oder der unverträgliche Wirkstoff zwingend nötig ist (zur Indikationsstellung Tab. 55.2). Im Fall einer Insulinallergie muss also zunächst entschieden werden, ob der Patient wirklich insulinpflichtig ist oder ob andere Insuline vertragen werden. Im Fall von schweren Reaktionen auf Zytostatika sind mit den behandelnden Onkologen alternative Schemata zu erwägen. Eine adäquate Allergiediagnostik muss die Diagnose der Arzneimittelunverträglichkeit bestätigen und darauf abzielen, den Reaktionsmechanismus zu klären. Dies ist u. a. zur Risikoabschätzung erforderlich. Leider ist in der Literatur häufig eine »erfolgreiche« Toleranzinduktion beschrieben, ohne dass die vorbestehende Sensibilisierung durch Hauttestungen oder durch Provokationen untersucht worden ist. Daher ist es möglich, dass erfolgreiche »Desensibilisierungen« von Medikamenten bei nichtsensibilisierten Patienten beschrieben wurden und folglich hier nicht das Prinzip der temporären Toleranzinduktion untersucht wurde. Der Sonderfall der vielfach dokumentierten

Tab. 55.2 Indikationen und Kontraindikationen für die Toleranzinduktion bei Medikamentenunverträglichkeit. (Mod. nach Ring 2004; Scherer et al. 2013; Cernadas et. 2010)

Indikationen		Essenzielle medikamentöse Therapie
		Medikament unersetzbar, effektiver als Alternativen, einzigartiger Wirkmechanismus
		Nichtkreuzreaktives Medikament nicht erhältlich
		Gut dokumentierte, nicht sehr schwere Unverträglichkeitsreaktion mit möglichst bekannter Pathophysiologie (Allergiediagnostik!)
		Potenzieller Vorteil bei Risiko-Nutzen-Abwägung
Kontraindikationen	Absolut	Schwere oder lebensbedrohliche medikamenteninduzierte Erkrankung wie SJS/TEN, DHS/DRESS, kutane oder systemische Vaskulitis, ausgeprägte Schleimhautulzerationen
		Typ-II- und Typ-III-Reaktionen
		Arzneimittelinduzierte Autoimmunerkrankung
		Medikamenteninduzierte schwere Allgemeinsymptome wie »drug fever«, Arthritis, generalisierte Lymphadenopathie
		Medikamenteninduzierte Organbeteiligung wie Hepatitis, Nephritis, Pneumonie, Zytopenie, ausgeprägte Eosinophilie
	Relativ (besonders strenge Indikationsstellung)	AGEP
		Autoimmungrunderkrankung
		Vorbestehende renale oder hepatische Schädigung
		Schwere kardiale Erkrankung/Kreislaufinstabilität
		Gleichzeitige Behandlung mit potenziell interferierenden Medikamenten
		Asthma bronchiale (insbesondere FEV_1 < 70 %)
		Schwere Anaphylaxie
		Betablocker/ACE-Hemmer (bei Soforttypreaktion)

adaptiven Desaktivierung bei Acetylsalicysäure-Idiosynkrasie zur Behandlung der Symptomatik des sog. Samter-Syndroms wird in einem anderen Kapitel dieses Buches dargestellt (vgl. ► Kap. 56, Adaptive Desaktivierung bei Analgetikaintoleranz). Kürzlich wurden Expertenempfehlungen einer EAACI-Arbeitsgruppe für das Management von Soforttyp- (Cernadas et al. 2010) und Spättyp-Arzneimittelunverträglichkeiten (Scherer et al. 2013) publiziert.

55.2.1 Methoden und Mechanismen

Besonders gut dokumentiert sind Erfahrungen mit dem Prinzip der temporären Toleranzinduktion mit Antibiotika und Insulin, weshalb das Vorgehen mit diesen Medikamenten hier exemplarisch aufgeführt wird. Bei anderen Medikamenten wurde aber z. T. analog vorgegangen. Je nach Darreichungsform kann die orale, subkutane oder intravenöse Route gewählt werden. Schnellschemata bei anaphylaktischer Symptomatik beinhalten die Dosissteigerung in 15- bis 30-minütigen Intervallen, wobei es häufig zu unerwünschten Reaktionen kommt. Startdosis ist je nach Schweregrad der ursprünglichen Reaktion 0,1–1 ‰ einer üblichen Einzeldosis (Tab. 55.3 und Abb. 55.1 zeigen erfolgreiche Schemata für Penizillin und Insulin). Bei schwerer Anaphylaxie wird die Initialdosis zwischen 1/1 000 000 und 1/10 000 liegen. Die kumulative Tagesdosis sollte die empfohlene obere Tagesdosis nicht überschreiten. Bei IgE-vermittelter Allergie müssen Betablocker und ACE-Hemmer wie bei klassischer ASIT vor Therapiebeginn auf unbedenkliche Wirkstoffe umgesetzt werden (Risiko-Nutzen-Abwägung). Bei Spättypreaktionen scheinen hingegen langsamere Protokolle effektiver zu sein, die über Stunden bis Tage oder Wochen Dosissteigerungen beinhalten (Scherer et al. 2013). Unter bestimmten Umständen waren Toleranzinduktionen bei Spättypüberempfindlichkeit besonders erfolgreich: Eine Reihe von Berichten liegt vor für die Therapie von HIV-positiven Patienten mit Trimethoprim/Sulfamethoxazol, für Tuberkulostatika, für etliche Antibiotika, Epilepsiemedikamente

Tab. 55.3 Arzneimittelunverträglichkeit: orale Toleranzinduktion bei Penizillinallergie. (Ring 2004)

Schritte	Dosis (I. E.)
1	100
2	200
3	400
4	800
5	1 600
6	3 200
7	6 400
8	12 000
9	24 000
10	48 000
11	80 000
12	160 000
13	320 000
14	640 000
15	1 000 000

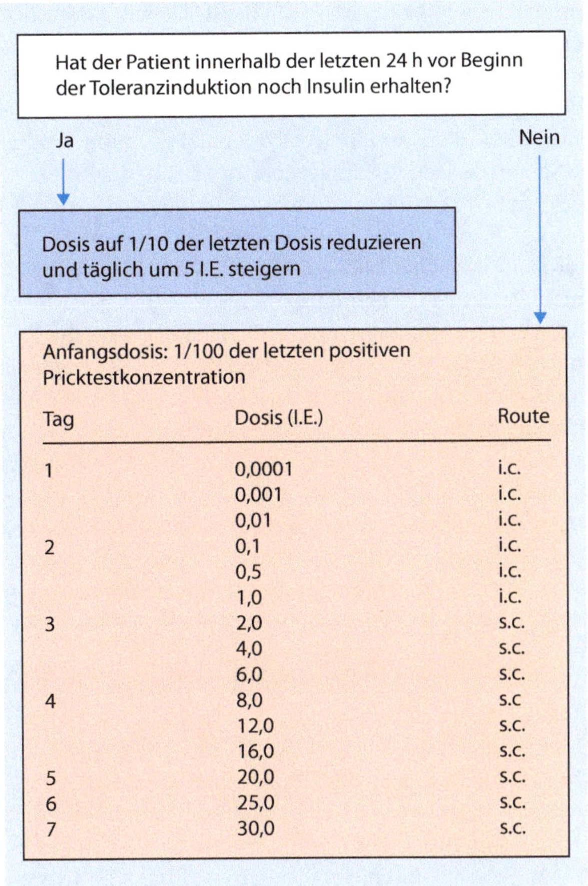

Abb. 55.1 Arzneimittelunverträglichkeit: stationäre subkutane Toleranzinduktion bei Insulinallergie

und bestimmte antientzündliche Wirkstoffe. Eine Übersicht bietet Tab. 55.1.

Vor der Einleitung einer Toleranzinduktionsbehandlung sollte beim Patienten ein stabiler Allgemeinzustand bestehen, eine sorgfältige Risiko-Nutzen-Abwägung ist erforderlich. Auch bei schwer erkrankten Patienten kann die Indikation zur temporären Toleranzinduktion gestellt werden, wenn zu einem wirksamen Medikament keine oder keine gleichwertigen Alternativen bestehen (z. B. Biologika bei schweren Autoimmunkrankheiten, Zytostatika in der Onkologie). In jedem Fall ist ein vollständiger klinischer Status mit Haut- und Schleimhautbefund, Untersuchung innerer Organe und Lymphknotenbefund zu erheben. Ein Mindestmaß an Laboruntersuchungen beinhaltet ein großes Blutbild, Leber- und Nierenwerte und Entzündungsparameter (Scherer et al. 2013). Haut- und Schleimhautstatus, Körpertemperatur und Kreislaufparameter müssen vor und regelmäßig während der Toleranzinduktion dokumentiert werden, um Reaktionen frühzeitig zu erkennen. Wenn Unterschiede in der Pharmakokinetik berücksichtigt werden, scheint ein Wechsel der Applikationsroute während der Prozedur nicht problematisch zu sein. Die intravenöse Gabe kann bisher nicht als sicherer gelten als die orale Route (Scherer et al. 2013), wenngleich die bessere Steuerbarkeit für die Durchführung und Überwachung Vorteile bietet. Bei Typ-I-Reaktionen wird von manchen Zentren aus Sicherheitsgründen die orale Route bevorzugt (Cernadas et al. 2010). Toleranzinduktionen werden meist in stationärer Krankenhausumgebung durchgeführt, in manchen Zentren bei Vorliegen bestimmter Risikofaktoren auf Intensivstationen (Castells 2012). Intravenöser Zugang und kontinuierliches Monitoring sind zumindest bei Soforttypreaktionen obligat. Der Wert einer antiallergischen Prämedikation vor und während der Toleranzinduktion ist umstritten – Durchbruchreaktionen können dadurch nicht immer verhindert werden (Scherer et al. 2013), und ein Einfluss auf die Wirksamkeit der Prozedur ist ebenfalls unklar. Durchbruchreaktionen scheinen dosisabhängig aufzutreten und müssen sofort behandelt werden. Zunächst erfolgt die Unterbrechung der Antigenzufuhr, wonach ca. 90 % der Reaktionen spontan abklingen (Castells et al. 2008). Danach wird oft mit Dosisreduktion fortgesetzt. Es gibt hier aber keine einheitlichen Regeln (Abbruch ► Abschn. 55.2.2). Im Gegensatz zu den Verhältnissen bei Toleranzinduktion bei Soforttypreaktionen können Komplikationen bei der Spättypreaktion noch nach vielen Stunden oder sogar Tagen auftreten.

Zur temporären Toleranzinduktion bei Typ-I-Allergie gegenüber Medikamenten gibt es Erkenntnisse zum Wirkmechanismus (Cernadas et al. 2010). Da aus Mastzellen und Basophilen Mediatoren während einer Typ-I-Allergie und auch während der Toleranzinduktion freigesetzt werden, gelten Mastzellen und basophile Granulozyten als Zielzellen einer temporären Toleranzinduktion. Wahrscheinlich tragen verschiedene Mechanismen zum Effekt der temporären Toleranzinduktion in diesen Effektorzellen bei. Einer könnte die Hapteninhibition sein. Sie beschreibt, dass die Gabe von kleinen Molekülen lediglich monovalent Antigenbindungsstellen blockiert, aber nicht für das »cross linking« von IgE-Molekülen ausreicht. Darüber hinaus ist eine Regulation auf der Ebene der Signaltransduktion über inhibitorische Signale möglich, die durch eine geringe dauerhafte Aktivierung induziert werden, aber nur temporär wirken können (Cernadas et al. 2010). Castells et al. (2012) weisen darauf hin, dass bei erfolgreicher Desensibilisierung mit Chemotherapeutika die vorher positive Hauttestreaktivität abklingt. Diese Autoren sehen auch Hinweise für eine Antigenspezifität, was gegen die Hypothese einer »Erschöpfung« der Signalwege während der Toleranzinduktion spräche. Bei Idiosynkrasien wie der ASS-Unverträglichkeit wird die Abnahme der Produktion von Leukotrienen und Tryptase angenommen (Cernadas et al. 2010; Szczeklik et al. 2004). Bei Typ-II und Typ-III-Reaktionen ist eine Toleranzinduktion kontraindiziert. Bei Typ-IV-Reaktionen gibt es kaum Daten zum Wirkmechanismus der Toleranzinduktion (Scherer et al. 2013), Berichte sind meist anekdotisch. Eine orale temporäre Toleranzinduktion ist bei systemischer Nickelallergie versucht worden (Veien 2011). Bei fixen Arzneiexanthemen können CD25+ CD4+ regulatorische T-Zellen während der Toleranzinduktion in die betroffenen Hautareale einwandern und dort möglicherweise einen suppressiven Effekt auf die Effektorfunktion von CD8+ T-Zellen ausüben (Teraki u. Shiohara 2004).

Die komplette – also erfolgreiche – Toleranzinduktion ist erreicht, wenn der Patient die volle therapeutische Dosis erreicht und wiederholt toleriert, bis der Therapiezyklus abgeschlossen ist.

Da meist keine dauerhafte Verträglichkeit entsteht, müssen im Fall der wiederholten Gabe von Medikamenten – wie typischerweise im Rahmen von 4-wöchigen Chemotherapiezyklen mit Zytostatika – die Prozeduren entsprechend jedes Mal wiederholt werden. Gerade bei diesen Chemotherapeutika sind die Unverträglichkeitsraten besonders hoch: Bis zu 30 % der Patienten entwickelten akute Infusionsreaktionen auf Taxane. Cisplatin-Unverträglichkeiten zeigen sich in 5–20 %, auch auf monoklonale spezifische Antikörper wie Rituximab (5–10 %) oder Infliximab (2–3 %) werden zunehmend klinisch Soforttypreaktionen beschrieben (Castells et al. 2012). Castells et al. haben 12-stufige standardisierte Desensibilisierungsprotokolle für Zytostatika und monoklonale Antikörper entwickelt (Castells et al. 2012, 2008; Castells 2007). Die Rate von unerwünschten Reaktionen während 413 Schnelldesensibilierungen betrug hier 26,9 % milde und 5,8 % schwere anaphylaktische Reaktionen. 75 % der Reaktionen ereigneten sich bei den letzten (größten) Schritten der Prozeduren. 67 % der Schnelldesensibilisierungen verliefen ohne Nebenwirkungen (Castells et al. 2008). Sowohl bei Erwachsenen als auch bei Kindern war die Effizienz von nach erfolgreicher Toleranzinduktion gegebenen Chemotherapeutika nicht herabgesetzt im Vergleich zur Situation ohne vorherige Toleranzinduktion (Castells et al. 2008).

55.2.2 Perspektiven

Unter Beachtung einer Reihe von Vorsichtsmaßnahmen ist das Prinzip der temporären Toleranzinduktion mit besonders indizierten Medikamenten in spezialisierten Zentren ein erfolgreiches Verfahren, welches auf viele Medikamente angewendet werden kann und auch onkologischen Patienten die Behandlung mit der »First-line-Therapie« sichern kann (Castells et al. 2008; Ruggiero et al. 2013). In den vergangenen 12 Jahren wurden keine Todesfälle unter der Toleranzinduktion mit Chemotherapeutika oder Mitteln zur Behandlung chronisch-entzündlicher Erkrankungen berichtet (Cernadas et al. 2010). Da sich meist keine bleibende Toleranz einstellt, muss bei erneutem Einsatz des Wirkstoffs jeweils das Prozedere erneut durchgeführt werden. Kontraindikationen (Tab. 55.2) und Abbruchgründe sind schwere, potenziell irreversible Reaktionen wie bullöse Exantheme, Schleimhautbefall, Vaskulitis, Nekrosen, schwere Organbeteiligung (Leber, Niere), und zytotoxische Reaktionen (Agranulozytose, Thrombopenie) sowie das Vorliegen einer schweren Grundkrankheit (Ausnahmen bei Zytostatika-Toleranzinduktion). Unterschiedliche Ansprechraten bei der Toleranzinduktion sind u. a. auf Unterschiede in Methoden und Schemata zurückführbar. Zukünftig hilft eine Datenbank zur Medikamentendesensibilisierung der EAACI bei der Standardisierung der Prozeduren.

55.3 Nahrungsmittelallergie

Klinische Studien und Fallberichte zeigen bei Patienten mit IgE-vermittelten Nahrungsmittelallergien, die eine orale (SOTI = spezifische orale Toleranzinduktion) oder sublinguale (SLIT) Therapie mit relevanten Allergenpräparationen erhalten, eine erhöhte Toleranz in Nahrungsmittelprovokationstestungen. SOTI zeigte in verschiedenen Studien die erfolgversprechendsten Ergebnisse, während SLIT in einigen Studien ein günstigeres Nebenwirkungsprofil aufwies (Beyer 2012). Diese Therapieformen gelten bei Nahrungsmittelallergie derzeit als experimentell (Cox et al. 2011, 2007).

Nahrungsmittelallergien sind v. a. im Kindesalter häufig. Allergenkarenz ist aktuell die übliche Behandlungsempfehlung bei Nahrungsmittelunverträglichkeiten. Einige Nahrungsmittelallergien (gegen Kuhmilch, Hühnerei, Weizen und Soja) klingen in der Mehrzahl der betroffenen Kinder spontan ab. Man geht von einer spontanen Induktion einer immunologischen Toleranz aus. Andere (Erdnuss, Baumnüsse, Fisch) persistieren oftmals lebenslang (Beyer 2012). Nach akzidenteller Ingestion können schwere anaphylaktische Reaktionen resultieren. Aus klinischen Untersuchungen kann geschlossen werden, dass durch orale und sublinguale Verabreichung von kleinen, ansteigenden Allergendosen Toleranz induziert werden kann (Beyer 2012; Cox et al. 2011, 2007; Wüthrich 1996). Meist ist der Therapieeffekt eine Reduktion der entstehenden Symptome nach erneutem Allergenkontakt. Viele Patienten mit schweren Typ-I-Allergien und ihre Eltern sind mit diesem Ergebnis zufrieden, denn eine erhöhte Schwellendosis schützt sie vor Anaphylaxie nach Aufnahme kleiner Mengen. Experimentelle Therapieansätze mit nativen oder modifizierten Nahrungsmittelallergenen nutzten die subkutane (Oppenheimer et al. 1992), orale (Beyer u. Wahn 2008), sublinguale (Kim et al. 2011) und epikutane (Dupont et al. 2010; Nowak-Wegrzyn u. Sampson 2011) Applikationsroute. Die meisten Studien mit erfolgversprechenden Resultaten liegen für die orale Applikationsroute vor, für die Brozek et al. (2012) in einer Metaanalyse eine 10-fach erhöhte Wahrscheinlichkeit der Toleranzentwicklung gegenüber Kuhmilch im Vergleich zur Therapie durch Karenz errechneten. Allerdings gibt es noch keine standardisierten Protokolle, und die Studien können nur schwer miteinander verglichen werden. Die Diagnose der jeweiligen Allergie wurde oftmals nicht durch Provokationstestung verifiziert, was insbesondere angesichts des Spontanverlaufs bei Kindern zu Überinterpretation der Resultate beigetragen hat. Eine Langzeiteffizienz der Methoden ist nicht etabliert. Frühe Studien berichteten über eine hohe Wirksamkeit bei umstrittenem Sicherheitsprofil (Calvani et al. 2010; Fisher et al. 2011). Nebenwirkungen reichen von lokalen milden Reaktionen bis zu adrenalinpflichtiger Anaphylaxie (Brozek et al. 2012). Die orale Applikation von Erdnuss bei Erdnussallergie weist vergleichbare Effizienz und Risiken auf wie bei Milch und Ei, obwohl die ursprünglichen Reaktionsmuster schwerer waren (Beyer 2012; Sheikh et al. 2012). Eine Metaanalyse von SOTI-Studien bei Ei- und Kuhmilchallergie (Fisher et al. 2011) wies auf unterschiedliche Effizienz in verschiedenen Altersgruppen hin. Bei jüngeren Kindern erschwert die natürliche günstige Toleranzentwicklung den Vergleich mit der Plazebogruppe. Möglicherweise ist der therapeutische Einsatz des Prinzips der temporären Toleranzinduktion mittels oraler Applikation von Nahrungsmitteln deshalb eher für Patientengruppen oberhalb des Kleinkindalters geeignet (Beyer 2012). Hiervon abzutrennen sind frühzeitige prophylaktische Allergengaben, um in Risikopopulationen eine dauerhafte immunologische Toleranz zu induzieren. Dieses Konzept der Primärprophylaxe konnte mit Erdnüssen in der Learning Early about Peanut Allergy (LEAP) Studie bestätigt werden (Du Toit et al. 2015).

55.3.1 Methoden, Toleranz und Biomarker

Studien und Fallberichte weisen weite Variationen in der Methodik auf. Die einzige Gemeinsamkeit vieler publizierter Protokolle und Schemata ist die tägliche Ingestion des Therapieallergens (Beyer 2012; Brozek et al. 2012). Startdosen werden individuell unter der Reaktionsschwelle eines vorherigen Provokationstests oder allgemein festgelegt. Nach schneller Dosissteigerung wird eine tägliche Erhaltungsdosis erreicht, die Patienten vor Reaktionen bei akzidenteller Ingestion schützt und im Erfolgsfall eine wohl temporäre Toleranz bewirkt. Eine Gegenüberstellung von konventionellen und Rush-(Dosissteigerung mehrmals täglich)-SOTI- und SLIT-Protokollen aus Europa und USA findet sich für die Erdnussallergie bei Beyer (Beyer 2012).

Keet et al. (2012) verglichen verschiedene Applikationsmodalitäten bei 30 Kindern mit Kuhmilchproteinallergie randomisiert auf 3 Gruppen verteilt: Nur SLIT bis zu einer Erhaltungsdosis von 7 mg, initiale SLIT gefolgt von oraler Immuntherapie (SOTI) mit 2 Erhaltungsdosen (1 oder 2 g). Nach 12 und 60 Wochen Erhaltungsdosis wurden orale Provokationstestungen durchgeführt. Bei Toleranz bei der letzteren Provokation wurde die Therapie für 1–6 Wochen unterbrochen, um die Toleranz ohne tägliche Therapie zu beurteilen. Die Provokation mit 8 g Milch wurde in der nur SLIT-Gruppe von 1 Kind vertragen, während in der niedriger dosierten SOTI-Gruppe 6 und in der höher dosierten SOTI-Gruppe 8 Patienten »bestanden«. Jedoch stellte sich die Reaktivität bei 6 Kindern ohne die Therapie im Verlauf wieder ein (bei 2 bereits nach 1 Woche). Damit gelten die Ergebnisse der SOTI zwar als besser als bei SLIT, aber eine anhaltende Toleranz konnte meist nicht erreicht werden. Außerdem traten unter SOTI während der Therapie mehr Nebenwirkungen auf. Immunologische Biomarker (milchspezifisches IgE und IgG4, Basophilenaktivierung und Hauttestreaktivität) zeigten in dieser Studie jeweils Hinweise auf zunehmende Toleranz. Kulis et al. (Kulis et al. 2012) zeigten bei Erdnussallergikern eine Korrelation von ansteigendem spezifischem Speichel-IgA und klinischem Erfolg unter 1-jähriger SLIT.

Im Fall einer Patientin mit kiwiassoziierter Anaphylaxie, die mit einem Kiwifruchtfleischextrakt sublingual behandelt wurde, zeigten sich nach 5-jähriger kontinuierlicher Behandlung im Western Blot verminderte IgE-Reaktivität und korrespondierend erhöhte IgG4-Reaktivität auf das Kiwimajorallergen Act c 1 (Mempel et al. 2003; Kerzl et al. 2007). Nach 4-monatiger Therapieunterbrechung tolerierte die Patientin die Wiederaufnahme der SLIT, woraus auf die Entstehung eines persistierenden Toleranz zustands geschlossen werden kann. Klinische SLIT-Studien demonstrieren gesteigerte Toleranz in oralen Provokationstestungen mit Haselnuss (Enrique et al. 2008, 2005) und Kuhmilch (de Boissieu u. Dupont 2006). Weitere klinische Studien zur oralen Immuntherapie mit Erdnuss (Jones et al. 2009), Ei (Buchanan et al. 2007; Staden et al. 2007) und Milch (Staden et al. 2007; Narisety et al. 2009) zeigen ebenfalls verbesserte Toleranz gegenüber dem korrespondierenden Nahrungsmittel. In einer offenen Studie mit Erdnussallergikern konnten 93 % der behandelten Kinder nach 4- bis 22-monatiger Behandlungsdauer eine Zieldosis von 3,9 g Erdnuss vertragen (Jones et al. 2009). Der Behandlungserfolg ging mit einer signifikanten Abnahme der titrierten Hauttestreaktivität und Basophilenaktivierung sowie mit weiteren humoralen und zellulären immuntoleranzassoziierten Veränderungen einher.

55.3.2 Verträglichkeit

Ein bekanntes Problem bei oralen Immuntherapien von Nahrungsmittelallergie ist die hohe Frequenz lokaler und systemischer allergischer Reaktionen unter der Therapie. Hierzu zeigte sich in einer Studie mit 28 Erdnussallergikern, dass die meisten Reaktionen am 1. Behandlungstag in der Steigerungsphase am oberen Respirationstrakt (79 %) und mit abdominellen Symptomen (68 %) auftraten (Hofmann et al. 2009). Die Wahrscheinlichkeit unerwünschter Reaktionen nach der Dosissteigerungsphase betrug 46 % (29 % obere Atemwege, 24 % Haut). Bei 59 Nahrungsmittelallergikern, die über 18 Monate eine orale Immuntherapie durchführten, traten mildere Nebenwirkungen bei 51 % der Patienten auf (Patriarca et al. 2003). Bisher konnten keine prognostischen Marker etabliert werden, um Patienten mit hoher Wahrscheinlichkeit für Toleranzentwicklung oder Nebenwirkungen zu identifizieren.

Auch in einer Studie mit subkutaner Applikationsroute bei Erdnussallergie, die ebenfalls über verbesserte orale Toleranz bei allen behandelten Patienten berichtete, wurden bei den meisten Patienten wiederholte systemische Reaktionen sogar unter der Erhaltungsdosis beobachtet. Die Autoren schlugen daher vor, zukünftig modifizierte Erdnussextrakte zu verwenden (Nelson et al. 1997). Einen Ausweg könnte auch die orale Toleranzinduktion unter initialem Schutz durch anti-IgE bieten (Nadeau et al. 2011): Bei 9 von 11 Patienten mit Kuhmilchproteinallergie, die bis zur 16. Therapiewoche anti-IgE erhielten, war eine SOTI bis zur Toleranz von 220 ml Milch nach 24 Wochen erfolgreich. Dennoch kam es hier auch unter anti-IgE zu schweren anaphylaktischen Reaktionen (Nadeau et al. 2011). Neuere Sicherheitsaspekte der Langzeittherapie betreffen auch das Risiko, evtl. eine eosinophile Ösophagitis durch SOTI auszulösen (Sanchez-Garcia et al. 2012). Das Problem der oftmals heftigen anaphylaktischen Reaktionen bei oraler Applikationsroute von Nahrungsmitteln bei Nahrungsmittelallergien, Unklarheit über optimierte Therapieschemata und der bisher fehlende Nachweis von Langzeiteffekten scheinen in der Praxis und nach Ansicht von Metaanalysen (Nurmatov et al. 2012; Calvani et al. 2010) die größten Hindernisse für einen Routineeinsatz zu sein, während die kurzfristige Wirksamkeit anerkannt wird.

55.3.3 Perspektiven

Zusammenfassend scheinen für eine temporäre Toleranzinduktion bei Nahrungsmittelallergie die orale Applikationsroute und SLIT die am meisten erfolgversprechenden Therapieoptionen der Zukunft zu sein. Kontrollierte Langzeitstudien mit höheren Patientenzahlen, definierten Standardisierungen und Zielvariablen sowie adäquater statistischer Power sind erforderlich, um zu überprüfen, ob die bisher für die häufigsten Nahrungsmittelallergene gewonnenen Erkenntnisse auf seltenere Nahrungsmittelallergien übertragen werden können. Durch viele regulatorische Hürden wird die Durchführung derartiger Studien in vielen Ländern erschwert (Beyer 2012).

Literatur

Beyer K (2012) A European perspective on immunotherapy for food allergies. J Allergy Clin Immunol 129: 1179–1184

Beyer K, Wahn U (2008) Oral immunotherapy for food allergy in children. Curr Opin Allergy Clin Immunol 8: 553–556

Bircher AJ (2000) Hyposensibilisierung bei Arzneimittelallergie. In: Ring J, Darsow U (Hrsg) Allergie 2000. Dustri, München, S 219–228

de Boissieu D, Dupont C (2006) Sublingual immunotherapy for cow's milk protein allergy: a preliminary report. Allergy 61: 1238–9

Brozek JL, Terracciano L, Hsu J, Kreis J, Compalati E, Santesso N et al. (2012) Oral immunotherapy for IgE-mediated cow's milk allergy: a systematic review and metaanalysis. Clin Exp Allergy 42: 363–374

Buchanan AD, Green TD, Jones SM et al. (2007) Egg oral immunotherapy in nonanaphylactic children with egg allergy. J Allergy Clin Immunol 119: 199–205

Calvani M, Giorgio V, Miceli Sopo S (2010) Specific oral tolerance induction for food. A systematic review. Eur Ann Allergy Clin Immunol 42: 11–19

Castells M (2007) Drug Hypersensitivity. In: Pichler W (Hrsg) Drug desensitization in oncology: chemotherapy agents and monoclonal antibodies. Karger Verlag, Bern, S 413–425

Castells M, Tennant NM, Sloane DE, Hsu FI, Barrett NA, Hong DI et al. (2008) Hypersensitivity reactions to chemotherapy: outcomes and safety of rapid desensitization in 413 cases. J Allergy Clin Immunol 122: 574–580

Castells M, Sancho-Serra Mdel C, Simarro M (2012) Hypersensitivity to antineoplastic agents: mechanisms and treatment with rapid desensitization. Cancer Immunol Immunother 61: 1575–1584

Cernadas JR, Brockow K, Romano A, Aberer W, Torres MJ, Bircher A, Campi P, Sanz ML, Castells M, Demoly P, Pichler WJ (2010) for the European Network of Drug Allergy and the EAACI interest group on drug hypersensitivity. General considerations on rapid desensitization for drug hypersensitivity – a consensus statement. Allergy 65: 1357–1366

Cox L, Li JT, Nelson H, Lockey R (2007) Allergen immunotherapy: a practice parameter second update. J Allergy Clin Immunol 120: S25–85

Cox L, Nelson H, Lockey R, Calabria C, Chacko T, Finegold I, Nelson M, Weber R, Bernstein DI, Blessing-Moore J, Khan DA, Lang DM, Nicklas RA, Oppenheimer J, Portnoy JM, Randolph C, Schuller DE, Spector SL, Tilles S, Wallace D (2011) Allergen immunotherapy: a practice parameter third update. J Allergy Clin Immunol 127(1 Suppl): S1–55

Demoly P, Pichler W, Pirmohamed M, Romano A (2008) Important questions in Allergy: 1–drug allergy/hypersensitivity. Allergy 63: 616–619

Dupont C, Kalach N, Soulaines P, Legoue-Morillon S, Piloquet H, Benhamou PH (2010) Cow's milk epicutaneous immunotherapy in children: a pilot trial of safety, acceptability, and impact on allergic reactivity. J Allergy Clin Immunol 125: 1165–1167

Du Toit G, Roberts G, Sayre PH, Bahnson HT, Radulovic S, Santos AF, Brough HA, Phippard D, Basting M, Feeney M, Turcanu V, Sever ML, Gomez Lorenzo M, Plaut M, Lack G (2015) LEAP Study Team. Randomized trial of peanut consumption in infants at risk for peanut allergy. N Engl J Med 372: 803–13

Enrique E, Malek T, Pineda F et al. (2008) Sublingual immunotherapy for hazelnut food allergy: a follow-up study. Ann Allergy Asthma Immunol 100: 283–284

Enrique E, Pineda F, Malek T et al. (2005) Sublingual immunotherapy for hazelnut food allergy: a randomized, double-blind, placebo-controlled study with a standardized hazelnut extract. J Allergy Clin Immunol 116: 1073–1079

Fisher HR, Du TG, Lack G (2011) Specific oral tolerance induction in food allergic children: is oral desensitisation more effective than allergen avoidance?: a metaanalysis of published RCTs. Arch Dis Child 96: 259–264

Hofmann AM, Scurlock AM, Jones SM et al. (2009) Safety of a peanut oral immunotherapy protocol in children with peanut allergy. J Allergy Clin Immunol 124: 286–291

Johansson SGO, Bieber T, Dahl R, Friedmann PS, Lanier BQ, Lockey RF et al. (2004) Revised nomenclature for allergy for global use: Report of the Nomenclature Review Committee of the World Allergy Organization, October 2003. J Allergy Clin Immunol 113: 832–836

Jones SM, Pons L, Roberts JL et al. (2009) Clinical efficacy and immune regulation with peanut oral immunotherapy. J Allergy Clin Immunol 124: 292–300

Karl S, Ring J (1999) Pro and contra of specific hyposensitization. Eur J Dermatol 9: 325–331

Keet CA, Frischmeyer-Guerrerio PA, Thyagarajan A, Schroeder JT, Hamilton RG, Boden S et al. (2012) The safety and efficacy of sublingual and oral immunotherapy for milk allergy. J Allergy Clin Immunol 129: 448–455

Kerzl R, Simonowa A, Ring J, Ollert M, Mempel M (2007) Life-threatening anaphylaxis to kiwi fruit: protective sublingual allergen immunotherapy effect persists even after discontinuation. J Allergy Clin Immunol 119: 507–508

Kim EH, Bird JA, Kulis M, Laubach S, Pons L, Shreffler W et al. (2011) Sublingual immunotherapy for peanut allergy: clinical and immunologic evidence of desensitization. J Allergy Clin Immunol 127: 640–646

Kulis M, Saba K, Kim EH, Bird JA, Kamilaris N, Vickery BP et al. (2012) Increased peanut-specific IgA levels in saliva correlate with food challenge outcomes after peanut sublingual immunotherapy. J Allergy Clin Immunol 129: 1159–1162

Mempel M, Rakoski J, Ring J, Ollert M (2003) Severe anaphylaxis to kiwi fruit: immunologic changes related to successful sublingual allergen immunotherapy. J Allergy Clin Immunol 111: 1406–1409

Nadeau KC, Schneider LC, Hoyte L, Borras I, Umetsu DT (2011) Rapid oral desensitization in combination with omalizumab therapy in patients with cow's milk allergy. J Allergy Clin Immunol 127: 1622–1624

Narisety SD, Skripak JM, Steele P et al. (2009) Open-label maintenance after milk oral immunotherapy for IgE-mediated cow's milk allergy. J Allergy Clin Immunol 124: 610–612

Nelson HS, Lahr J, Rule R, Bock A, Leung D (1997) Treatment of anaphylactic sensitivity to peanuts by immunotherapy with injections of aqueous peanut extract. J Allergy Clin Immunol 99: 744–751

Nowak-Wegrzyn A, Sampson HA (2011) Future therapies for food allergies. J Allergy Clin Immunol 127: 558–573

Nurmatov U, Venderbosch I, Devereux G, Simons FER, Sheikh A (2012) Allergen-specific oral immunotherapy for peanut allergy. Cochrane Database Syst Rev 9: CD009014

Oppenheimer JJ, Nelson HS, Bock SA, Christensen F, Leung DY (1992) Treatment of peanut allergy with rush immunotherapy. J Allergy Clin Immunol 90: 256–262

Patriarca G, Nucera E, Roncallo C et al. (2003) Oral desensitizing treatment in food allergy: clinical and immunological results. Aliment Pharmacol Ther 17: 459–465

Ring J (2004) Angewandte Allergologie. 3. Aufl. Urban & Vogel, München, S 254–259, 322

Ruggiero A, Triarico S, Trombatore G, Battista A, Dell'acqua F, Rizzari C, Riccardi R (2013) Incidence, clinical features and management of hypersensitivity reactions to chemotherapeutic drugs in children with cancer. Eur J Clin Pharmacol 69(10): 1739–1746

Sanchez-Garcia S, Rodriguez DR, Escudero C, Martinez-Gomez MJ, Ibanez MD (2012) Possible eosinophilic esophagitis induced by milk oral immunotherapy. J Allergy Clin Immunol 129: 1155–1157

Scherer K, Brockow K, Aberer W, Gooi JH, Demoly P, Romano A, Schnyder B, Whitaker P, Cernadas JS, Bircher AJ; ENDA, the European Network on Drug Allergy and the EAACI Drug Allergy Interest Group (2013) Desensitization in delayed drug hypersensitivity reactions – an EAACI position paper of the Drug Allergy Interest Group. Allergy 68(7): 844–852

Sheikh A, Nurmatov U, Venderbosch I, Bischoff E (2012) Oral immunotherapy for the treatment of peanut allergy: systematic review of six case series studies. Prim Care Respir J 21: 41–49

Staden U, Rolinck-Werninghaus C, Brewe F, Wahn U, Niggemann B, Beyer K (2007) Specific oral tolerance induction in food allergy in children: efficacy and clinical patterns of reaction. Allergy 62: 1261–9

Sullivan TJ (1982) Antigen-specific desensitization of patients allergic to penicillin. J Allergy Clin Immunol 69: 500–508

Szczeklik A, Sanak M, Nizankowska-Mogilnicka E, Kiełbasa B (2004) Aspirin intolerance and the cyclooxygenase-leukotriene pathways. Curr Opin Pulm Med 10: 51–56

Teraki Y, Shiohara T (2004) Successful desensitization to fixed drug eruption: the presence of CD25+ CD4+ T cells in the epidermis of fixed drug eruption lesions may be involved in the induction of desensitization. Dermatology 209: 29–32

Veien NK (2011) Systemic contact dermatitis. Int J Dermatol 50: 1445–1456

Wüthrich B (1996) Oral desensitization with cow's milk in cow's milk allergy. Pro! Monogr Allergy 32: 236–240

Adaptive Desaktivierung bei Analgetikaintoleranz

O. Pfaar, L. Klimek, C. Harai

T. Biedermann et al. (Hrsg.), *Allergologie*,
DOI 10.1007/978-3-642-37203-2_56, © Springer-Verlag Berlin Heidelberg 2016

56.1 Einleitung

1922 erschien von Widal et al. (1993) der erste Bericht über Intoleranzreaktionen auf Azetylsalizylsäure (ASS) und andere nichtsteroidale antiinflammatorisch wirksame Medikamente (NSAIDs). Das klinische Bild der Analgetikaintoleranz (AI), 1967 beschrieben durch Samter und Beers (Samter u. Beers 1967; Pfaar et al. 2005), ist durch die sog. Samter-Trias charakterisiert, bestehend aus

1. Sensitivität gegenüber NSAIDs
2. chronisches Asthma bronchiale mit Exazerbationen nach NSAID-Einnahme und
3. (sinu-)nasale Polypen

(Übersichten in Stevenson 2009; Pfaar u. Klimek 2006b; Umbreit et al. 2010; Szczeklik et al. 2001; Klimek et al. 2014a; Kirsche et al. 2013).

In der englischsprachigen Literatur wurde für das Krankheitsbild der AI der Begriff »aspirin-exacerbated respiratory disease« (AERD) geprägt. Oftmals besteht auch eine chronische hyperplastische eosinophile Sinusitis (CHES). Davon abzugrenzen ist die nichtallergische Rhinitis mit Eosinophiliesyndrom (NARES) (Jacobs et al. 1981), eine Untergruppe von Patienten mit perennialen Symptomen und Eosinophilie im Nasensekret, die jedoch negative Allergietestungen aufweisen. Auch sind rein kutane Ausprägungen der AI beschrieben, bspw. in Form von rezidivierenden Angioödemen sowie die häufig durch ASS oder andere NSAIDS getriggerte Urtikaria (»aspirin-exacerbated cutaneous disease«) (Wedi u. Kapp, 2000; Sanchez-Borges et al. 2013).

Die Inzidenz der AI in der Bevölkerung liegt zwischen 0,6 und 2,5 %, während sie unter Asthmapatienten sogar 4,4–11 % beträgt (Szczeklik et al. 2000; Hedman et al. 1999).

56.2 Pathomechanismus der Analgetikaintoleranz

Es handelt sich bei der AI nicht um eine immunologisch vermittelte Allergie im Sinn einer IgE-mediierten Typ-I-Reaktion, sondern um eine erworbene Idiosynkrasie mit einer genetischen Prädisposition (Umbreit et al. 2010).

Nach gegenwärtigem Verständnis beruht die Pathophysiologie der AI, erstmals beschrieben von Szczeklik (Szczeklik et al. 2004; Stevenson u. Kowalski 2013), auf Dysbalancen im Arachidonsäuremetabolismus, wodurch es v. a. nach Einnahme von ASS und anderen NSAIDs zu einem Überwiegen proinflammatorischer Leukotriene kommt (Abb. 56.1; nach Szczeklik et al. 2004), (Übersichten in Umbreit et al., 2010; Forster u. Olze 2008; Gosepath u. Pfaar 2013). Die 1999 von Schäfer und Baenkler be-

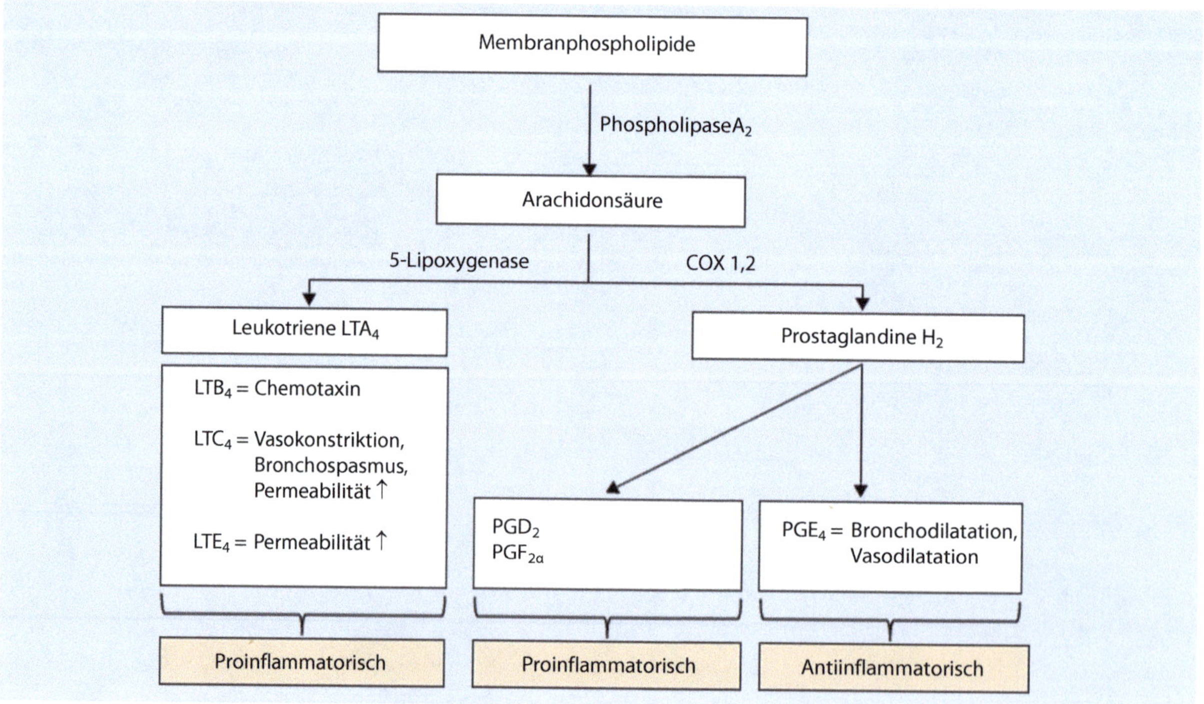

Abb. 56.1 Arachidonsäuremetabolismus. Verstärkte Expression von proinflammatorischen Zytokinen (in erster Linie Leukotriene) durch unselektive Hemmung der Cyclooxygenase (COX) 1 und 2 durch NSAID (nach Szczeklik et al. 2004; Schäfer et al. 1999). (Aus Umbreit et al. 2010)

Tab. 56.1 In-vitro-Tests bei der Diagnostik der AI. (Aus Dollner et al. 2014)

Verfahren	Probenmaterial	Zielmolekül(e)	Methodik	Sensitivität/Spezifität (%)	Referenzen
CAST	Basophile (Blutprobe)	Sulfidoleukotriene (LTC_4, LTD_4, LTE_4)	ELISA	21–100/83–100	(Dollner et al. 2007)
FET	Leukozyten (Blutprobe)	Prostaglandin E_2, Sulfidoleukotriene	ELISA	96/98	(Baenkler 2008)
ASPITest	Leukozyten (Blutprobe)	15-HETE	ELISA	83/82	(Kowalski et al. 2005)
BAT	Basophile (Blutprobe)	CD63, CD203c	FACS	66–75/93	(Sanz et al. 2008)
Flow-CAST	Basophile (Blutprobe)	Sulfidoleukotriene + CD63 (evtl. CD203c)	ELISA + FACS	73/71	(Sanz et al. 2005)

schriebene PGE2-LT-Imbalance im Rahmen des »Analgetika-Shifts«(Schäfer et al. 1999, Übersicht u. a. in Kirsche et al. 2013) besteht bei vielen Patienten dauerhaft, was das Fortschreiten und die Chronifizierung der Erkrankung auch bei Meidung der entsprechenden NSAIDs erklärt (Umbreit et al. 2010).

56.3 Klinisches Bild

In einer multizentrischen europäischen Studie des European Network on Aspirin-Induced Asthma (AIANE Investigators) mit 500 ASS-intoleranten Patienten wurde als Frühzeichen dieser Erkrankung die chronische Rhinosinusitis beschrieben, oftmals hervorgerufen durch rezidivierende virale Infektionen mit persistierender Rhinorrhoe und Hyposmie als typische (frühe) Symptome der Erkrankung (Szczeklik et al. 2000). Im weiteren Verlauf entwickeln Patienten mit einer AI meist nach einigen Jahren eine Hyperreagibilität der unteren Atemwege und schließlich ein chronisches Asthma bronchiale, welches unter der Einnahme der entsprechenden NSAIDs exazerbieren kann (Forster u. Olze 2008). Darüber hinaus findet sich bei diesen Patienten eine signifikant höhere Rezidivrate der (para) nasalen Polypen nach Operationen der Nasennebenhöhlen im Vergleich zu toleranten Patienten (Stuck et al. 2012; Klimek et al. 2014a). So fand sich in einer aktuellen retrospektiven Auswertung von über 500 Patienten, an denen eine operative Polypenentfernung durchgeführt worden ist, eine signifikant höhere Rezidivbildung der nasalen/paranasalen Polypen bei Patienten mit dem typischen Vollbild einer Samter-Trias im Vergleich zu den Kontrollpatienten (ohne Asthma oder mit Asthma, aber ohne weitere Symptome der Analgetikaintoleranz (Mendelsohn et al. 2011). Diese Daten unterstreichen die Bedeutung der adaptiven Desaktivierung (AD) als »kausale« Therapie bei der AI (Klimek et al. 2014a; Pfaar u. Klimek 2006a).

56.4 Diagnostik

Die anamnestischen Angaben der Patienten können bei der Diagnosefindung hilfreich sein. Das Vollbild der Samter-Trias findet sich allerdings nicht bei allen Patienten (Kirsche et al. 2013). Daher wird im aktuellen Positionspapier der EAACI/GA2LEN die (orale) Provokation als diagnostischer Goldstandard bewertet und die standardisierte Durchführung desselben ausführlich beschrieben (Nizankowska-Mogilnicka et al. 2007). Auch die nasale Provokation wird in diesem Positionspapier aufgeführt. Sie wird von den Autoren bei Patienten erwogen, bei welchen die nasale Ausprägung der Erkrankung im Vordergrund steht (Nizankowska-Mogilnicka et al. 2007; Übersicht in Umbreit et al. 2010; Kirsche et al. 2013).

Darüber hinaus sind verschiedene In-vitro-Tests entwickelt worden, von denen allerdings bis zum jetzigen Zeitpunkt kein Verfahren durchgängig validiert worden ist (Tab. 56.1, aktuelle Übersicht von Dollner et al. 2014) und als alleinige diagnostische Maßnahme empfohlen werden kann (Nizankowska-Mogilnicka et al. 2007; Umbreit et al. 2010). Eine aktuelle Studie an 43 Patienten mit einer chronischen Rhinosinusitis (hiervon 19 Patienten mit einer AI) konnte aufzeigen, dass das Beschwerdebild der Patienten (nasale Obstruktion, nasale Sekretion und Riechminderung) gut mit den Ergebnissen des »funktionellen Eikosanoid-Tests« korreliert (Förster et al. 2013).

56.5 ASS-Desaktivierung bei Patienten mit einer AI

Auf der Grundlage des zunehmenden Verständnisses über den Pathomechansimus der AI ist in den letzten 20 Jahren eine Reihe therapeutischer Optionen für die AI beschrieben worden (Übersichten in Stevenson 2009; White u. Stevenson 2013; Pfaar u. Klimek 2006a; Klimek u. Pfaar 2009; Kirsche et al. 2013; Klimek et al. 2014b).

Selbst durch die konsequente Vermeidung von ASS und anderen NSAIDs, welche die COX-1 hemmen, und kreuzreaktiven unselektiven COX-Inhibitoren lässt sich ein Fortschreiten der Erkrankung meist nicht aufhalten (Umbreit et al. 2010). Positive Effekte von diätetischen Maßnahmen sind von einzelnen Arbeitsgruppen beschrieben worden (Baenkler 2008). Unselektive und zu restriktive Diätempfehlungen sind allerdings unserer Meinung nach nicht sinnvoll und können die Lebensqualität der Patienten erheblich und gemessen am Nutzen unnötig beeinträchtigen (Klimek et al. 2014a).

Die adaptive Desaktivierung (AD) ist erstmalig in den 1980er Jahren von der Arbeitsgruppe um Donald Stevenson am Scripps-Institut in La Jolla, Kalifornien, USA, beschrieben worden (Pleskow et al. 1982; Stevenson et al. 1984). Dieses Verfahren beruhte auf der Entdeckung von Zeiss u. Lockey (1976), welche bei betroffenen Patienten bis zu 72 h nach ASS-Einnahme eine Refraktärphase fanden, in der nicht oder zumindest mit weniger starken systemischen und respiratorischen Symptomen auf eine erneute ASS-Einnahme reagiert wird. Daraus ergibt sich die Möglichkeit, diese Refraktärphase im Rahmen einer AD therapeutisch zu nutzen. Etabliert wurden Protokolle, in denen die AD eingeleitet wird durch schrittweise ansteigende Dosen von ASS, bis eine individuelle Refraktionsdosis erreicht ist, gefolgt von einer nachfolgenden Erhaltungsphase mit täglicher Einnahme (White u. Stevenson 2013; Stevenson 2009; Baenkler 2008; Klimek et al. 2014a).

Diverse Einleitungsprotokolle und Wege der Administration wurden für die AD von verschiedenen Forschungsgruppen etabliert (Übersichten in Pfaar u. Klimek 2006a; Klimek u. Pfaar 2009; Kirsche et al. 2013). Klassischerweise wird die Einleitungsphase oral mit täglich ansteigenden Dosen ASS unter stationären Bedingungen durchgeführt (Stevenson 1986). Auch die Möglichkeit einer intravenösen Aufdosierung über mehrere Tage ist von uns beschrieben worden (Pfaar et al. 2006) und könnte zukünftig eine Alternative zur klassischen peroralen Anfangsbehandlung der AD darstellen (Pfaar u. Klimek 2006a). Allerdings liegen derzeit keine publizierten Studien zum direkten Vergleich dieser zwei Applikationswege vor.

Wenn die Refraktärphase durch die initiale Therapie sicher erreicht worden ist, schließt sich die langfristige Erhaltungsphase an, während welcher die Patienten täglich Aspirin einnehmen müssen, um die Toleranz aufrechtzuerhalten. Mittlerweile findet sich gute Evidenz dafür, dass die AD mit anschließender täglicher ASS-Einnahme die Symptome der Patienten insgesamt signifikant verbessert, ihre Lebensqualität steigert und sowohl die Neubildung von Polypen und die Häufigkeit von Sinusitiden verringert als auch den Bedarf an Glukokortikoiden und operativen Eingriffen (Stevenson et al. 1996; Berges-Gimeno et al. 2003; Lee u. Stevenson 2011).

Zur optimalen effektiven Dosis der ASS-Langzeittherapie gibt es jedoch international keine einheitlichen Empfehlungen, was auch an den unterschiedlichen Protokollen und »Schulen« liegt (Lee et al. 2007; Rozsasi et al. 2008; Gosepath et al. 2002, Übersichten in Pfaar u. Klimek 2006a; Klimek u. Pfaar 2009; Gosepath u. Pfaar 2013; Kirsche et al. 2013; Umbreit et al. 2010). Stevenson et al. (1996) werteten in einer großen Langzeitstudie die klinischen Auswirkungen der regelmäßigen Einnahme von 1 300 mg ASS täglich (2 Tabletten der in den USA handelsüblichen Dosis von 650 mg) über einen Zeitraum von bis zu 6 Jahren aus. Diese Arbeitsgruppe konnte bei gegenüber ASS intoleranten Patienten nach AD eine signifikante Reduktion sowohl der Rezidivrate der sinunasalen Polypen nach operativen Eingriffen als auch der Anzahl benötigter sinunasaler Operationen belegen. Dieselben Autoren konnten 2003 diese Ergebnisse durch eine weitere prospektive Studie bestätigen und fanden eine über 50 %ige Verminderung der akuten eitrigen Sinusitiden pro Jahr unter Langzeiteinnahme von ASS (Berges-Gimeno et al. 2003).

Die langfristige Einnahme dieser hohen Dosen ASS rief jedoch in einer klinischen Studie von Stevenson (2009) Magen-Darm-Beschwerden bei bis zu 40 % der Patienten hervor. Aufgrund dieser hohen Rate an Nebenwirkungen und der damit verbundenen hohen Zahl von Therapieabbrüchen empfahl die Arbeitsgruppe später, die Erhaltungsdosis der AD mit einer Dosis von 2-mal 650 mg täglich zu beginnen und anschließend die Dosis bis zur niedrigsten effektiven Dosis zu senken (meist 325 mg 2-mal täglich) (Lee et al. 2007). In einer Risiko-Nutzen-Analyse von Baker u. Quinn (2011) konnten Faktoren identifiziert werden, die die Gefahr von gastrointestinalen Beschwerden durch ASS-Einnahme erhöhen, wie z. B. höheres Lebensalter, anamnestisch stattgehabte Ulzera oder GI-Blutungen, gleichzeitige Therapie mit Glukokortikoiden und evtl. auch eine Infektion mit Helicobacter pylori.

Zur Vermeidung von GI-Komplikationen durch eine ASS-Desaktivierung wird v. a. bei Vorliegen von Risikofaktoren eine prophylaktische Gabe u. a. von Protonenpumpeninhibitoren (PPI) empfohlen (Baker u. Quinn 2011). In einer veröffentlichten deutschen Studie führte die Einnahme von 300 mg ASS täglich in der Erhaltungsphase über 1 Jahr zu einer signifikanten Verbesserung der untersuchten Symptome, wohingegen sich die Gabe von 100 mg täglich als unzureichend erwies, um nasale und bronchiale Symptome effektiv zu reduzieren und der Rezidivbildung nasaler Polypen vorzubeugen (Rozsasi et al. 2008). Im Widerspruch dazu stehen die Ergebnisse einer weiteren prospektiven und kontrollierten, aber offenen Studie mit 30 ASS-sensitiven Patienten mit chronischer Rhinosinusitis, bei denen sich niedrig dosiertes ASS (100 mg täglich) als wirksam erwies (Gosepath et al. 2001, 2002). Die gleiche Arbeitsgruppe hat in einer nachfolgenden doppelblind, plazebokontrollierten (DBPC-)Studie gewisse klinische Effekte nach einer 36-monatigen Therapie mit 100 mg ASS täglich, wie bspw. eine verbesserte Lebensqualität, belegen können (Fruth et al. 2013). Allerdings fand sich in dieser Studie eine hohe Abbrecherquote von mehr als 50 % der 70 initial eingeschlossenen AERD-Patienten (Fruth et al. 2013).

Zusammenfassend ist festzuhalten, dass global verschiedene Arbeitsgruppen die klinische Wirksamkeit der AD bei Patienten mit einer AI herausstellen konnten, allerdings steht die Festlegung auf eine optimale Dosis für die tägliche Erhaltungstherapie noch aus (Umbreit et al. 2010; Klimek et al. 2014a). Multizentrische, plazebokontrollierte Dosisfindungsstudien sind zur Klärung dieser Frage erforderlich (Gosepath u. Pfaar 2013).

Literatur

Baenkler HW (2008) Salicylate intolerance: pathophysiology, clinical spectrum, diagnosis and treatment. Dtsch Ärztebl Int 105: 137–142

Baker TW, Quinn JM (2011) Aspirin therapy in aspirin-exacerbated respiratory disease: a risk-benefit analysis for the practicing allergist. Allergy Asthma Proc 32: 335–340

Berges-Gimeno MP, Simon RA, Stevenson DD (2003) Long-term treatment with aspirin desensitization in asthmatic patients with aspirin-exacerbated respiratory disease. J Allergy Clin Immunol 111: 180–186

Dollner R, Hörmann K, Stuck BA, Pfaar O, Klimek L (2014) In-vitro-Diagnostik des ASS-Intoleranz-Syndroms (Aspirin-exacerbated Respiratory Disease: AERD). Allergologie 37: 11–19

Dollner R, Klimek L, Pfaar O, Stuck BA, Hörmann K (2007) In-vitro-Testverfahren bei Analgetikaintoleranz. Allergologie 30: 240–248

Förster U, Olze H (2008) Analgetika-Intoleranz: Schlüsselposition von HNO-Ärzten bei der Früherkennung des Krankheitsbildes. HNO 56: 443–450; quiz 51

Förster U, Strathmann S, Schafer D, Szczepek AJ, Olze H (2013) Eicosanoid imbalance correlates in vitro with the pattern of clinical symptoms of Samter's triad. Rhinology 51: 61–69

Fruth K, Pogorzelski B, Schmidtmann I, Springer J, Fennan N, Fraessdorf N, Boessert A, Schaefer D, Gosepath J, Mann WJ (2013) Low-dose aspirin desensitization in individuals with aspirin-exacerbated respiratory disease. Allergy 68(5): 659–665

Gosepath J, Pfaar O (2013) Chronic Rhinosinusitis with and without Nasal Polyps. In: Georgalas C, Fokkens F (Hrsg) Rhinology and Skull Base Surgery. Thieme, Stuttgart, S 276–282

Gosepath J, Schaefer D, Amedee RG, Mann WJ (2001) Individual monitoring of aspirin desensitization. Arch Otolaryngol Head Neck Surg 127: 316–321

Gosepath J, Schäfer D, Mann WJ (2002) Analgetika-Intoleranz: Langzeitergebnisse bis zu 3 Jahren bei adaptiver Desaktivierung mit einer täglichen Erhaltungsdosis von 100 mg Aspirin. Laryngo-Rhino-Otol 81: 732–738

Hedman J, Kaprio J, Poussa T, Nieminen MM (1999) Prevalence of asthma, aspirin intolerance, nasal polyposis and chronic obstructive pulmonary disease in a population-based study. Int J Epidemiol 28: 717–722

Jacobs RL, Freedman PM, Boswell RN (1981) Nonallergic rhinitis with eosinophilia (NARES syndrome). Clinical and immunologic presentation. J Allergy Clin Immunol 67: 253–262

Kirsche HP, Pfaar O, Olze H, Förster U (2013) Analgetikaintoleranz. Allergo J 22: 33–42

Klimek L, Pfaar O (2009) Aspirin intolerance: does desensitization alter the course of the disease? Immunol Allergy Clin North Am 29: 669–675

Klimek L, Pfaar O, Kirsche H (2014a) Die adaptive Desaktivierungsbehandlung bei Patienten mit ASS-Intoleranz-Syndrom: Übersicht über ein ursächlich-orientiertes Therapieprinzip. Allergologie 37: 26–33

Klimek L, Dollner R, Pfaar O, Mullol J (2014b) Aspirin desensitization: useful treatment for chronic rhinosinusitis with nasal polyps (CRSwNP) in aspirin-exacerbated respiratory disease (AERD)? Curr Allergy Asthma Rep 14(6): 441

Kowalski ML, Ptasinska A, Jedrzeiczak M, Bienkiewicz B, Cieslak M, Grzegorczyk J, Pawliczak R, Dubuske L (2005) Aspirin-triggered 15-HETE generation in peripheral blood leukocytes is a specific and sensitive Aspirin-Sensitive Patients Identification Test (ASPITest). Allergy 60: 1139–1145

Lee RU, Stevenson DD (2011) Aspirin-exacerbated respiratory disease: evaluation and management. Allergy Asthma Immunol Res 3: 3–10

Lee JY, Simon RA, Stevenson DD (2007) Selection of aspirin dosages for aspirin desensitization treatment in patients with aspirin-exacerbated respiratory disease. J Allergy Clin Immunol 119: 157–164

Mendelsohn D, Jeremic G, Wright ED, Rotenberg BW (2011) Revision rates after endoscopic sinus surgery: a recurrence analysis. Ann Otol Rhinol Laryngol 120: 162–166

Nizankowska-Mogilnicka E, Bochenek G, Mastalerz L, Swierczynska M, Picado C, Scadding G et al. (2007) EAACI/GA2LEN guideline: aspirin provocation tests for diagnosis of aspirin hypersensitivity. Allergy 62: 1111–1118

Pfaar O, Klimek L (2006a) Aspirin desensitization in aspirin intolerance: update on current standards and recent improvements. Curr Opin Allergy Clin Immunol 6: 161–166

Pfaar O, Klimek L (2006b) Eicosanoids, aspirin-intolerance and the upper airways--current standards and recent improvements of the desensitization therapy. J Physiol Pharmacol 57 (Suppl 12): 5–13

Pfaar O, Spielhaupter M, Klimek L (2005) Max Samter – ein Pionier und Wegbereiter der modernen Allergologie und Rhinologie. Allergo J: 630–634

Pfaar O, Spielhaupter M, Wrede H, Barth C, Schäfer D, Stuck BA, Mösges R, Hanschmann H, Hacksteden K, Hörmann K, Klimek L (2006) Adaptive Desaktivierung bei ASS-intoleranten Patienten mit Polyposis nasi et sinuum – Möglichkeiten eines neuen Therapieprinzips mit intravenöser Applikation. Allergologie 29: 322–331

Pleskow WW, Stevenson DD, Mathison DA, Simon RA, Schatz M, Zeiger RS (1982) Aspirin desensitization in aspirin-sensitive asthmatic patients: clinical manifestations and characterization of the refractory period. J Allergy Clin Immunol 69: 11–19

Rozsasi A, Polzehl D, Deutschle T, Smith E, Wiesmiller K, Riechelmann H et al. (2008) Long-term treatment with aspirin desensitization: a prospective clinical trial comparing 100 and 300 mg aspirin daily. Allergy 63: 1228–1234

Samter M, Beers RF Jr (1967) Concerning the nature of intolerance to aspirin. J Allergy 40: 281–293

Sanchez-Borges M, Caballero-Fonseca F, Capriles-Hulett A (2013) Aspirin-exacerbated cutaneous disease. Immunol Allergy Clin North Am 33: 251–262

Sanz ML, Gamboa P, de Weck AL (2005) A new combined test with flowcytometric basophil activation and determination of sulfidoleukotrienes is useful for in vitro diagnosis of hypersensitivity to aspirin and other nonsteroidal anti-inflammatory drugs. Int Arch Allergy Immunol 136: 58–72

Sanz ML, Gamboa PM, De Weck AL (2008) Cellular tests in the diagnosis of drug hypersensitivity. Curr Pharm Des 14: 2803–2808

Schäfer D, Schmid M, Göde UC, Baenkler H (1999) Dynamics of eicosanoids in peripherial blood cells during bronchial provocation in aspirin-intolerant asthmatics. Eur Respir J: 638–646

Stevenson DD (1986) Aspirin desensitization. N Engl Reg Allergy Proc 7: 101–104

Stevenson DD (2009) Aspirin sensitivity and desensitization for asthma and sinusitis. Curr Allergy Asthma Rep 9: 155–163

Stevenson DD, Kowalski ML (2013) A dedication to Andrew Szczeklik, MD. Immunol Allergy Clin North Am 33: xi–xii

Stevenson DD, Pleskow WW, Simon RA, Mathison DA, Lumry WR, Schatz M et al. (1984) Aspirin-sensitive rhinosinusitis asthma: a double-blind crossover study of treatment with aspirin. J Allergy Clin Immunol 73: 500–507

Stevenson DD, Hankammer MA, Mathison DA, Christiansen SC, Simon RA (1996) Aspirin desensitization treatment of aspirin-sensitive patients with rhinosinusitis-asthma: long-term outcomes. J Allergy Clin Immunol 98: 751–758

Stuck BA, Bachert C, Federspil P, Hosemann W, Klimek L, Moesges R et al. (2012) Leitlinie «Rhinosinusitis"-Langfassung. Allergo J 21: 165–186

Szczeklik A, Nizankowska E, Duplaga M (2000) Natural history of aspirin-induced asthma. AIANE Investigators. European Network on Aspirin-Induced Asthma. Eur Respir J 16: 432–436

Szczeklik A, Nizankowska E, Sanak M, Swierczynska M (2001) Aspirin-induced rhinitis and asthma. Curr Opin Allergy Clin Immunol 1: 27–33

Szczeklik A, Sanak M, Nizankowska-Mogilnicka E, Kielbasa B (2004) Aspirin intolerance and the cyclooxygenase-leukotriene pathways. Curr Opin Pulm Med 10: 51–56

Umbreit C, Virchow JC, Thorn C, Hormann K, Klimek L, Pfaar O (2010) Analgetikaintoleranz. Ein häufiges interdisziplinäres Krankheitsbild. Internist 51: 1196–1198

Wedi B, Kapp A (2000) Aspirin induced adverse skin reactions: new pathophysiological aspects. Thorax 55 (Suppl 2): S70–71

White AA, Stevenson DD (2013) Aspirin desensitization in aspirin-exacerbated respiratory disease. Immunol Allergy Clin North Am 33: 211–222

Widal F, Abrami P, Lermoyez J (1993) Anaphylaxie et idiosyncrasie. 1992 [Anaphylaxis and idiosyncrasy. 1992]. Allergy Proc 14: 373–6; discussion 1–2

Zeiss CR, Lockey RF (1976) Refractory period to aspirin in a patient with aspirin-induced asthma. J Allergy Clin Immunol 57: 440–448

56

Antiallergische und antientzündliche Pharmakotherapie

A. Pautz

T. Biedermann et al. (Hrsg.), *Allergologie*,
DOI 10.1007/978-3-642-37203-2_57,

57.1 Einleitung

Zur Behandlung von allergischen Erkrankungen stehen als kausale Therapien die Kontaktvermeidung mit dem Allergen (▶ Kap. 53, Allergenkarenz und Klimatherapie) und die allergenspezifische Immuntherapie (vgl. ▶ Kap. 54, Spezifische Immuntherapie) zur Verfügung. Daneben gibt es verschiedene pharmakologische Therapieoptionen für die symptomorientierte Behandlung.

Die Allergenkarenz ist eine wichtige prophylaktische Maßnahme, die allerdings voraussetzt, dass das auslösende Allergen bekannt ist. Je nach Art des Allergens kann sich die Durchführung als schwierig erweisen. Dies gilt insbesondere bei ubiquitär vorkommenden und aerogenen Allergenen. Das Ziel der allergenspezifischen Immuntherapie (ASIT) oder Hyposensibilisierung ist, durch kontinuierliche Gabe von kleinen Allergendosen die fehlgesteuerte, überschießende Reaktion des Immunsystems auf das Allergen zu reduzieren. Die Mechanismen, die hierbei zu einer Änderung der Immunantwort führen, sind allerdings immer noch nicht vollständig verstanden.

Die Pharmakotherapie von allergischen Erkrankungen ist eine symptomatische Therapie. Die verwendeten Medikamente richten sich hierbei nach den allergischen Reaktionstypen (Einteilung beruhend auf Coombs und Gell 1963), die sich in der Pathogenese und Typ der beteiligten Immunzellen voneinander unterscheiden (vgl. ▶ Kap. 10, Immunologische Grundprinzipien der allergischen Entzündung). Die meisten Allergien sind allergische Reaktionen des Typ I, also IgE-abhängige Sofortreaktionen. Die Allergenexposition führt hier zu einer IgE-vermittelten Freisetzung von präformierten Mediatoren (Histamin, Bradykinin usw.) aus Mastzellen und basophilen Granulozyten sowie zur Neubildung von Entzündungsmediatoren (Leukotriene, Prostaglandine usw.) in diesen Zellen. Die klinischen Symptome sind allergische Rhinitis, allergische Konjunktivitis, allergisches Asthma, Urtikaria, Angioödeme bis hin zum Larynxödem, einer bisweilen schwerwiegenden Komplikation, oder der anaphylaktische Schock. Zur Behandlung werden daher Pharmaka verwendet, die die Synthese, Ausschüttung oder Wirkung dieser Mediatoren hemmen.

In zytotoxischen Immunreaktionen des Typ II oder Typ IVa werden allergentragende Zellen über eine antikörpervermittelte Aktivierung des Komplementsystems oder über zytotoxische T-Zellen eliminiert. Behandlungsmöglichkeiten sind eine Allergenkarenz oder eine Therapie mit immunsuppressiven Medikamenten. Bei allergischen Reaktionen des Typ III und IVb ist eine symptomorientierte antientzündliche Therapie mit nichtsteroidalen Antiphlogistika oder Glukokortikoiden indiziert. Je nach Schweregrad kann aber auch der Einsatz von anderen immunsuppressiven Medikamenten notwendig werden.

57.2 Histamin-Rezeptor-Antagonisten (Antihistaminika)

57.2.1 Einführung

Bei der durch IgE vermittelten Typ-I-Reaktion wird Histamin aus Mastzellen und basophilen Granulozyten freigesetzt. Die physiologischen Effekte von Histamin werden über 4 verschiedene Rezeptoren vermittelt (H_1-H_4-Rezeptor). Für allergische Reaktionen des Typ I sind v. a. H_1-Rezeptoren von Bedeutung, deren Aktivierung

- zur Kontraktion von glatten Muskelzellen (u. a. der Bronchien),
- zur Vasodilatation,
- zur Erhöhung der Gefäßpermeabilität und
- zur Sensibilisierung von afferenten Nervenenden (Juckreiz)

führt. Wahrscheinlich ist auch der H_4-Rezeptor bei allergischen Reaktionen mit Histaminfreisetzung involviert. Er kommt auf T-Zellen, eosinophilen Granulozyten und Mastzellen vor, und seine Aktivierung trägt zur Aufrechterhaltung der Entzündungsreaktion bei, indem er die Rekrutierung von Immunzellen (Leukozyten, Monozyten) vermittelt (de Esch et al. 2005). In der klinischen Entwicklung befinden sich verschiedene Antagonisten des H_4-Rezeptors, die in präklinischen Studien vielversprechende Erfolge gezeigt haben (Dunford et al. 2007).

57.2.2 H_1-Rezeptor-Antagonisten

Diese Medikamente sind kompetitive Antagonisten am H_1-Rezeptor und heben dort die Wirkung von Histamin auf. Sie werden bei allen Erkrankungen eingesetzt, an deren Pathogenese eine Freisetzung von Histamin beteiligt ist. Dazu zählen u. a. allergische Rhinitis und Konjunktivitis, Urtikaria und Angioödem, Pruritus, Arzneimittelallergien vom Typ I und alle Schweregrade der Anaphylaxie.

Man unterscheidet heute zwischen Substanzen der 1. und der 2. Generation. Die Verbindungen der 1. Generation sind ZNS-gängig und blockieren häufig auch muskarinerge Rezeptoren. Die zentrale H_1-Rezeptorblockade führt zu einer starken Sedierung. Die Substanzen der 2. Generation sind weniger lipophil oder polarer und penetrieren die Blut-Hirn-Schranke schlecht. Daher blockieren sie fast ausschließlich periphere H_1-Rezeptoren. Einige Verbindungen der 2. Generation (Azelastin, Cetirizin oder Ketotifen) stabilisieren zusätzlich die Membran von Mastzellen und tragen so zu einer Verminderung der Histaminausschüttung bei (Lambiase et al. 2009; Lytinas et al. 2002). Zudem sind sie in der Lage, die Synthese und Freisetzung von Entzündungsmediatoren, wie von Leukotrienen oder

Tab. 57.1 H_1-Rezeptor-Antagonisten der 1. Generation

Substanz	Anwendung	Halbwertszeit	Handelsname	Dosierung
Dimetinden	allergische Rhinitis, Urtikaria (oral), anaphylaktischer Schock (i.v.), Juckreiz (topisch)	6 h	Fenistil®	3–8 mg oral, i.v.
				1 mg Gel
Clemastin	Allergische Rhinitis, Urtikaria (oral), anaphylaktischer Schock (i.v.)	35–40 h	Tavegil®	1–2 mg, oral, i.v.
Hydroxyzin	Urtikaria (oral)	7–20 h	Atarax®, AH3®N	25–75 mg

inflammatorischen Zytokinen, zu unterbinden (Kempuraj et al. 2003; Kusters et al. 2002). Der molekulare Mechanismus, der dieser Wirkung zugrunde liegt, ist bei den einzelnen Substanzen noch nicht vollständig verstanden.

Zu den unerwünschten Wirkungen der Substanzen der 1. Generation zählt die Sedierung, die zur Beeinträchtigung des Reaktionsvermögens führen kann. Durch die unspezifische Blockade von muskarinergen Rezeptoren durch H_1-Rezeptor-Antagonisten können Magen-Darm-Beschwerden, Mundtrockenheit oder Miktionsstörungen verursacht werden. Ein weiteres Problem ist, dass einige Verbindungen das Potenzial haben, Herzrhythmusstörungen auszulösen. Da viele Substanzen, insbesondere die der 2. Generation, einer Biotransformation in der Leber unterliegen, kann eine eingeschränkte Leberfunktion die Wirkung der Medikamente beeinflussen. Des Weiteren kann es über Interaktionen mit Cytochrom-P450-Enzymen, wie CYP3A4, zu Wechselwirkungen mit anderen Medikamenten kommen. Verbindungen, die gleichzeitig muskarinerge Rezeptoren blockieren, sollten bei Patienten mit Glaukom oder Blasenfunktionsstörungen nicht eingesetzt werden.

H_1-Rezeptor-Antagonisten der 1. Generation

Zur Behandlung von allergischen Erkrankungen haben die Verbindungen der 1. Generation aufgrund des schlechteren Nebenwirkungsprofils an Bedeutung verloren. In der Klinik werden Clemastin (Tavegil®) und Dimetinden (Fenistil®) in Kombination mit H_2-Rezeptor-Antagonisten allerdings noch zur Vermeidung von histaminbedingten klinischen Reaktionen, bei der Gabe von radiologischen Kontrastmitteln oder Narkotika, eingesetzt. Eine weitere Indikation stellt die Behandlung des anaphylaktischen Schocks dar, wo sie als Injektionslösungen appliziert werden. In der oralen Applikationsform zur Behandlung von allergischen Reaktionen werden sie nur noch dann benutzt, wenn ein sedierender Effekt beim Patienten gewünscht ist. Ansonsten stehen Substanzen der 1. Generation wie Bamipin (Soventol®) und Chlorphenoxamin (Systral®) als Gel zur topischen Behandlung von Pruritus zur Verfügung.

Aufgrund des stark sedierenden Effekts werden Substanzen der 1. Generation wie Diphenhydramin oder Doxylamin als Schlafmittel eingesetzt. Verbindungen der 1. Generation, die gleichzeitig durch Blockade von muskarinergen Rezeptoren auch einen anticholinergen Effekt haben, z. B. Dimenhydrinat, werden als Antiemetika zur Behandlung von Kinetosen verwendet. Die Substanz Hydroxyzin wird hauptsächlich als Beruhigungsmittel und Anxiolytikum eingesetzt (Tab. 57.1).

H_1-Rezeptor-Antagonisten der 2. Generation

Aufgrund der geringeren ZNS-Gängigkeit haben die H_1-Rezeptor-Antagonisten der 2. Generation kaum sedierende Effekte und werden daher bevorzugt zur Behandlung von allergischen Symptomen eingesetzt. Nach oraler Applikation werden die Substanzen gut resorbiert. Mit Ausnahme von Cetirizin und Fexofenadin unterliegen die Verbindungen in der Leber einer Biotransformation.

Zu den am häufigsten eingesetzten Verbindungen zählen Cetirizin und dessen (R)-Enantiomer Levocetirizin. Obwohl Levocetirizin in Bindungsstudien eine höhere Affinität zu dem H_1-Rezeptor zeigt als Cetirizin (Gillard et al. 2002), konnte eine Überlegenheit von Levocetirizin gegenüber Cetirizin in klinischen Studien noch nicht eindeutig belegt werden (Devalia et al. 2001; Lee et al. 2009).

Loratadin unterliegt nach der Resorption aus dem Magen-Darm-Trakt einem starken First-Pass-Metabolismus, der hauptsächlich über die Cytochrom-P450-Enzyme CYP3A4 und CYP2D6 verläuft. Der Hauptmetabolit ist das pharmakologisch aktive Desloratadin, das in erster Linie für die klinische Wirkung verantwortlich ist und daher auch als Monopräparat angewandt wird. Im Vergleich zur Muttersubstanz hat Desloratadin eine höhere Affinität zum H_1-Rezeptor und eine längere Plasmahalbwertszeit. Desloratadin soll durch Inhibition der Mastzelldegranulation und Verminderung der Expression von Adhäsionsmolekülen auf Endothelzellen zusätzlich Symptome, die aus allergischen und entzündlichen Reaktionen resultieren, reduzieren (Canonica u. Blaiss 2011; Molet et al. 1997).

Terfenadin wird bei der ersten Leberpassage fast vollständig metabolisiert. Dabei entsteht der aktive Metabolit Fexofenadin, der die Wirkung von Histamin am H_1-Rezeptor antagonisiert. Bei der Anwendung von Terfenadin

Tab. 57.2 H1-Rezeptor-Antagonisten der 2. Generation

Substanz	Anwendung	Halbwertszeit	Handelsname	Dosierung
Cetirizin/Levocetirizin	Allergische Rhinitis, Urtikaria (oral)	7 h	Cetirizin AL®	10 mg oral
			Xusal®	5 mg oral
Loratadin	Allergische Rhinitis, Urtikaria (oral)	3–20 h	Loratadin-CT®	10 mg oral
Desloratadin	Allergische Rhinitis, Urtikaria (oral)	27 h	Aerius®	5 mg oral
Fexofenadin	Allergische Rhinitis, Urtikaria (oral)	11–15 h	Telfast®	120–180 mg oral
Rupatadin	Allergische Rhinitis, Urtikaria (oral)	6 h	Rupafin®	10 mg oral
Ebastin	Allergische Rhinokonjunktivitis, Urtikaria (oral)	15–19 h	Ebastel®	10–20 mg
Mizolastin	Allergische Rhinokonjunktivitis, Urtikaria (oral)	13 h	Zolim®	10 mg
Azelastin	Allergische Rhinokonjunktivitis (oral, nasal, okulär)	20 h, Metabolit 45 h	Allergodil®	4 mg oral, 0,3 mg nasal, 0,03 mg okulär
Levocabastin	Allergische Rhinokonjunktivitis (nasal, okulär)	35–40 h	Livocab®	0,5–1 mg nasal, 0,1–0,2 mg okulär

kann es in seltenen Fällen zu QT-Verlängerungen mit der Gefahr von lebensbedrohlichen Herzrhythmusstörungen (Torsardes de pointes) kommen (McTavish et al. 1990; Rangno 1997). Dieser Effekt ist auf die Muttersubstanz Terfenadin zurückzuführen, die in der Lage ist, bestimmte Kaliumkanäle am Herzen zu blockieren (Lu et al. 2012). Eine eingeschränkte Leberfunktion und die Inhibition des Cytochrom-P450-Enzyms CYP3A4 erhöhen das Nebenwirkungsrisiko, da es unter diesen Bedingungen zu einer Akkumulation von Terfenadin kommen kann. In diesen Fällen sollte auf den Einsatz der Substanz verzichtet werden. Besser geeignet ist Fexofenadin, das in der Anwendung sicherer ist. Ähnlich wie Terfenadin besitzt auch Mizolastin ein schwaches Potenzial, QT-Verlängerungen auszulösen (Taglialatela et al. 2000).

Die antiallergischen Effekte von Rupatadin beruhen nicht allein auf der Blockade des H_1-Rezeptors, zusätzlich wird der Rezeptor des plättchenaktivierenden Faktors (PAF) gehemmt (Merlos et al. 1997). PAF ist ein Entzündungsmediator, der u. a. aus Mastzellen freigesetzt wird und ähnlich wie Histamin durch Vasodilatation und Erhöhung der Gefäßpermeabilität zur Entstehung der typischen Allergiesymptome beiträgt (Alfaro 2004). Darüber hinaus inhibiert Rupatadin auch die Degranulation von Mastzellen. Bei der Metabolisierung der Substanz entstehen weitere aktive Metabolite wie Desloratadin, die die Wirkung unterstützen.

Auch Ebastin unterliegt einem hohen First-Pass-Metabolismus. Hierbei entsteht der aktive Metabolit Carebastin, der eine Plasmahalbwertszeit von 15–19 h besitzt. Da Ebastin in seiner chemischen Struktur Terfenadin ähnelt, besteht die Möglichkeit, dass es bei Patienten mit Leber- oder Nierenfunktionstörungen oder durch Arzneimittelinteraktionen zu kardiotoxischen Nebenwirkungen kommen könnte. Bei der Verwendung von Ebastin in den therapeutischen Konzentrationen von 10 und 20 mg zeigen klinische Daten allerdings keinen auffälligen Anstieg von kardiovaskulären Komplikationen (Sastre 2008). Des Weiteren zeigt der Metabolit Carebastin in präklinischen Studien antiangiogene Effekte (De Luisi et al. 2009).

Azelastin und dessen aktiver Metabolit Desmethylazelastin werden häufig als Nasenspray oder Augentropfen zur Behandlung der allergischen Rhinokonjunktivitis eingesetzt. Azelastin hat mit ca. 20 h und Desmethylazelastin mit ca. 45 h eine relative lange Plasmahalbwertszeit. Neben der Blockade des H_1-Rezepors werden beiden Substanzen ebenfalls mastzellstabilisierende Effekte zugesprochen (Tab. 57.2).

57.3 Glukokortikoide

57.3.1 Einführung

Glukokortikoide gehören zu der Gruppe der Steroidhormone und vermitteln ihre Effekte über einen intrazellulären Glukokortikoidrezeptor. Eine ihrer wichtigsten physiologischen Funktionen ist die Regulation des Kohlenhydrat-, Fett- und Eiweißstoffwechsels. Da sie aber auch mit dem Mineralkortikoidrezeptor interagieren, beeinflussen Glukokortikoide auch den Elektrolyt- und Wasserhaushalt. Daneben haben sie in höheren Konzentrationen antientzündliche und immunsuppressive Eigenschaften, die sie zu einer der erfolgreichsten Medikamentengruppen in diesen Indikationsgebieten machen.

Die antiinflammatorischen und immunsuppressiven Wirkungen der Glukokortikoide beruhen auf einer verminderten Expression von inflammatorischen Mediatoren wie Zytokinen (TNF-α, IL-6 usw.) und entzündlichen Enzymen (COX-2, PLA_2, iNOS usw.). Diese Effekte werden durch verschiedene molekulare Mechanismen vermittelt (Barnes 2011; Rhen u. Cidlowski 2005). Im inaktiven Zustand ist der Glukokortikoidrezeptor im Zytosol der Zelle an das Hitzeschockprotein 90 (HSP 90) gebunden. In Anwesenheit von Glukokortikoiden wird der Rezeptor aktiviert, dissoziiert von HSP 90 ab und bildet ein Homodimer, das in den Zellkern transloziert. Dort bindet das Homodimer an spezifische Sequenzelemente der DNA, die als »glucocorticoid-responsive elements« (GRE) bezeichnet werden. Handelt es sich dabei um ein sog. negatives GRE, führt dies dazu, dass die Transkription von Genen inhibiert wird. Bindet das Homodimer des Glukokortikoidrezeptors an ein positives GRE, wird die Synthese von Proteinen induziert, die antientzündliche Effekte vermitteln. Ein prominentes Beispiel hierfür ist die glukokortikoidinduzierte Synthese des Inhibitors des Transkriptionsfaktor NFκB (IκB). Die vermehrte Expression von IκB führt zur Reduktion der Aktivität des Transkriptionsfaktors NFκB, der für die Expression von zahlreichen inflammatorischen Mediatoren verantwortlich ist (vgl. ▶ Kap. 4, Natürliche Immunität und ihre Bedeutung für das Mikrobiom). Allerdings regulieren Glukokortikoide über die Interaktion mit GRE auch die Expression von Genen, die für metabolische Effekte verantwortlich sind. Dies bedingt die vielen unerwünschten Wirkungen der Glukokortikoide bei einer Langzeittherapie, die häufig unter dem Begriff des Cushing-Syndroms zusammengefasst werden.

Ein weiterer Mechanismus der Glukokortikoidwirkung wird über das aktive Monomer des Glukokortikoidrezeptors vermittelt. Dieses interagiert im Zytosol der Zelle mit dort vorliegenden Transkriptionsfaktoren (NFκB; STAT usw.), die für die Synthese von zahlreichen inflammatorischen Mediatoren (TNF-α, IL-6, COX2, iNOS usw.) benötigt werden. Diese Interaktion führt dazu, dass der Komplex aus Transkriptionsfaktor und Glukokortikoidrezeptor nicht mehr in den Zellkern translozieren kann, wo daraufhin die Expression von Entzündungsmediatoren unterbleibt. Dieser Vorgang, der als Transrepression bezeichnet wird, ist wahrscheinlich hauptverantwortlich für die antientzündlichen Effekte der Glukokortikoide.

Die Veränderungen der Genexpression führen zu einer verminderten Reaktivität von Immunzellen und inhibieren deren Migration zum Ort der allergischen Reaktion. Dies fördert natürliche Regenerationsprozesse und verbessert Hyperreagibilitätserscheinungen. Des Weiteren verhindern Glukokortikoide die Ausschüttung von präformierten Mediatoren wie Histamin. Dies trägt zu ihrer antiallergischen Reaktivität bei. Da die Wirkungen der Glukokortikoide in der Regel über eine Änderung der Genexpression verlaufen, können therapeutische Effekte frühestens wenige Stunden nach Erstapplikation erwartet werden.

Unabhängig von den oben beschriebenen genomischen Effekten sollen Glukokortikoide bei der Gabe von hohen Dosen (500–1000 mg), wie sie zur Behandlung der Anaphylaxie eingesetzt werden, eine unspezifische, zellmembranstabilisierende Wirkung haben, die innerhalb von wenigen Minuten auftritt. Einige Forschergruppen postulieren sogar die Existenz eines membranständigen Glukokortikoidrezeptors, bei dem es sich um einen G-Protein-gekoppelten Rezeptor handeln könnte (Stahn et al. 2007; Tasker et al. 2006).

In Rahmen einer Pharmakotherapie werden Glukokortikoide in höheren Konzentrationen als der physiologischen eingesetzt. Neben den antientzündlichen Wirkungen werden daher auch die metabolischen Wirkungen der Glukokortikoide verstärkt, die für die unerwünschten Wirkungen wie das Cushing-Syndrom verantwortlich sind. Die Schwere der Nebenwirkungen hängt von Art, Dauer und Dosis der Glukokortikoidbehandlung ab. Das sog. Cushing-Syndrom umfasst Stammfettsucht, Striae, Haut- und Muskelatrophie, Osteoporose, eine diabetogene Stoffwechsellage und Wachstumsstörungen bei Kindern. Außerdem können gelegentlich psychische Störungen auftreten. Je nachdem wie stark der mineralokortikoide Effekt der Substanz ausgeprägt ist, kommt es zur Bildung von Ödemen oder einer Hypertonie. Beides begünstigt das Entstehen einer Herzinsuffizienz. Die langfristige Anwendung kann zu einer Nebenniereninsuffizienz führen, die unbedingt eine ausschleichende Dosierung erfordert (Schacke et al. 2002). Um diese unerwünschten Wirkungen zu minimieren, sollte bei einer langfristigen systemischen Anwendung die Cushing-Schwelle, die klassischerweise als 7,5 mg Prednisolonäquivalent/Tag definiert ist, nicht überschritten werden. In anderen Definitionen wird der Wert in Bezug auf das Körpergewicht gesetzt. Demnach sollte die Dosis nicht über 0,1 mg/kg Körpergewicht Prednisolonäquivalent pro Tag liegen. Mit dem Bezug auf Prednisolon soll die Vergleichbarkeit der verfügbaren Glukokortikoide hinsichtlich ihrer Wirkstärke und ihres Nebenwirkungsrisikos erleichtert werden. Da Patienten individuell unterschiedlich auf die Gabe von Glukokortikoiden reagieren, können diese Schwellenwerte nur als Anhaltspunkte dienen (◘ Tab. 57.3).

57.3.2 Topische Anwendung von Glukokortikoiden bei Hauterkrankungen

Zu den Hauterkrankungen, bei denen topische Glukokortikoide ein wichtiger Teil der Therapie sind, zählen das

Tab. 57.3 Relative glukokortikoide und mineralokortikoide Potenz ausgewählter Glukokortikoide bei systemischer Anwendung. (Mod. nach Aktories et al. 2009)

Substanz	Relative glukokortikoide Potenz	Relative mineralokortikoide Potenz	Cushing-Schwelle (mg/kg/KG)	Cushing-Schwelle (mg/Tag)
Kortisol	1	1	0,4	30
Kortison	0,8	0,8	0,5	40
Prednisolon	4	0,6	0,1	7,5
Dexamethason	30	0	0,013	1,5
Budesonid	> 30 000	0	$1{,}3 \times 10^{-5}$	0,001
Fluticason	> 90 000	0	$4{,}4 \times 10^{-6}$	0,0003

KG Körpergewicht

toxische, irritativ-toxische und allergische Kontaktekzem (vgl. ▶ Kap. 24, Allergisches Kontaktekzem, ▶ Kap. 30, Berufsallergosen/Berufsdermatologie) und die atopische Dermatitis (vgl. ▶ Kap. 23, Atopische Dermatitis), die durch starke Entzündungsreaktionen charakterisiert sind. Durch die antiinflammatorischen, immunsuppressiven und antiproliferativen Wirkungen der Glukokortikoide kommt es zu einer Verbesserung der verschiedenen Krankheitsbilder. Weiterhin unterstützen die antipruriginösen Effekte der Substanzen den Heilungsprozess.

Aufgrund der topischen Applikation und den pharmakokinetischen Eigenschaften (geringe Bioverfügbarkeit, kurze Eliminationshalbwertszeit) der eingesetzten Verbindungen ist das Risiko für unerwünschte systemische Glukokortikoideffekte gering. Häufiger kommt es zu lokalen Nebenwirkungen wie Striae, Hautatrophien, Teleangiektasien, periorale Dermatitis, Pigmentverschiebungen, Sekundärinfektionen und seltener zu Purpura oder Kontaktallergien (Charman u. Williams 2003). Das Auftreten der meisten Nebenwirkungen ist von der Wirkstärke des Glukokortikoids und der Behandlungsdauer abhängig. Systemische Nebenwirkungen sind bei der Verwendung von hochpotenten Glukokortikoiden, großflächiger Anwendung oder Okklusivverbänden und Schädigung der Hautbarriere möglich. Die Resorption der Glukokortikoide hängt von der galenischen Zubereitung ab und ist bei Salben höher als bei Cremes.

In diesem Zusammenhang muss bei der topischen Anwendung auf der Haut die unterschiedliche Empfindsamkeit gegenüber Glukokortikoiden beachtet werden. Nach der Einteilung von Feldmann u. Maibach (1967) gelten das Gesicht, hier v. a. die Periorbitalregion, intertriginöse Haut und die Genitalregionen, insbesondere die Scrotalhaut, als besonders empfindlich. Aufgrund der Gefahr von unerwünschten Wirkungen sollten in diesen Hautarealen keine hochwirksamen Verbindungen eingesetzt werden. Die behaarte Kopfhaut, die Handflächen und Fußsohlen sind wegen der gut ausgebildeten Epidermis sehr unempfindlich. Aus diesem Grund können Entzündungen in diesen Bereichen oft nur mit hochwirksamen Glukokortikoiden und Okklusivverbänden behandelt werden.

Grundsätzlich gilt daher für die Behandlung von entzündlichen Hauterkrankungen mit topischen Glukokortikoiden, dass immer die geringste mögliche Wirkstärke verwendet werden und man schnellstmöglich von einer kontinuierlichen Behandlung auf eine Intervalltherapie wechseln sollte. Nach ihrer Wirkstärke werden Glukokortikoide, die topisch angewandt werden, in 4 verschiedene Klassen unterteilt (Tadicherla et al. 2009) (Tab. 57.4).

Für die in Deutschland am häufigsten topisch angewandten Verbindungen wurde zudem eine Einteilung nach dem Nutzen-Risiko-Verhältnis vorgenommen. Der Quotient, der sich aus erwünschten zu unerwünschten Wirkungen ergibt, wird als therapeutischer Index (TIX) bezeichnet (Luger et al. 2009). Ein therapeutischer Index im Bereich von 1 bedeutet, dass die Substanzen ein ausgeglichenes Verhältnis zwischen therapeutisch erwünschten und unerwünschten Effekten besitzen. Zu diesen Verbindungen zählen Hydrokortison (TIX: 1), Triamcinolonacetonid (TIX: 1), Betamethasonvalerat (TIX: 1,2) und Clobetasolpropionat (TIX: 1,5). Überwiegen die therapeutischen Vorteile die Nachteile, wird ein therapeutischer Index von ≥ 2 vergeben. Zu dieser Gruppe gehören Hydrokortisonbutyrat, Mometasonfuroat, Methylprednisolonaceponat und Prednicarbat. Aus pharmakologischer Sicht ist der Begriff ungünstig, da der therapeutische Index hier als Maß für die Sicherheit eines Medikaments definiert ist und er sich aus dem Verhältnis der letalen Dosierung zu der wirksamen Dosierung errechnet.

Tab. 57.4 Einteilung der topisch angewandten Glukokortikoide nach der Wirkstärke

Substanz	Wirkstärke	Handelsname (Beispiele)	Dosierung (%)
Hydrokortison	Klasse I	Hydrogalen®	1,0
Triamcinolonacetonid	Klasse II	Triamgalen®	0,1
Hydrokortisonbutyrat	Klasse II	Alfason®	0,1
Methylprednisolonaceponat	Klasse II	Advantan®	0,1
Flumetasonpivalat	Klasse II	Cerson®	0,02
Prednicarbat	Klasse II–III	Dermatop®	0,25
Flupredniden	Klasse II	Decoderm®	0,1
Betamethasonvalerat	Klasse III	Soderm®	0,1
Fluocinolonacetonid	Klasse III	Jellin®	0,025
Mometasonfuroat	Klasse III	Ecural®	0,1
Diflucortolon-21-valerat	Klasse III	Nerisona®	0,1
Clobetasolpropionat	Klasse IV	Karison®	0,05

Klasse I schwache, *II* mittelstarke, *III* starke, *IV* sehr starke Wirkung.

57.3.3 Anwendung von Glukokortikoiden bei allergischer Rhinitis/Konjunktivitis

Saisonale und perenniale Allergene können zu einer IgE-vermittelten Entzündungsreaktion der Nasenschleimhaut und der Bindehaut führen (vgl. ► Kap. 35, Allergische Erkrankungen in der Hals-Nasen-Ohren-Heilkunde). Zur Behandlung der Rhinitis eignen sich neben H_1-Rezeptor-Antagonisten, Cromoglicinsäure und Nedocromil auch Glukokortikoide, die lokal als Nasenspray appliziert werden. Sie verringern aufgrund der in ► Abschn. 57.3.2 beschriebenen Mechanismen die lokale Entzündung und führen so zu einer Besserung der Symptome. In der Monotherapie scheinen die Glukokortikoide hierbei den anderen Medikamenten überlegen zu sein (Yanez u. Rodrigo 2002). Es sollten Verbindungen eingesetzt werden, die eine geringe Bioverfügbarkeit haben, um die Gefahr von systemischen Nebenwirkungen zu reduzieren. Da dies bei Dexamethason-Präparaten wie Dexa-Rhinospray® nicht gegeben ist, sollte auf deren Einsatz verzichtet werden (Fuchs et al. 1999). Der Patient muss über den verzögerten Wirkeintritt der Substanzen informiert werden. Daher sollte die Therapie auch möglichst vor dem Auftreten von allergischen Symptomen begonnen werden. Bei Kindern sollte erst auf nasale Glukokortikoide zurückgegriffen werden, wenn andere Therapieoptionen ausgeschöpft sind.

Seit Kurzem befindet sich mit dem Nasenspray Dymista® ein Kombinationspräparat aus dem H_1-Rezeptor-Antagonist Azelastinhydrochlorid und dem Glukokortikoid Fluticasonpropionat auf dem Markt. Aufgrund der Kombination der zwei unterschiedlichen Angriffspunkte kommt es bei der Behandlung der Rhinokonjunktivitis zu synergistischen Effekten, die dem Kombinationspräparat eine Überlegenheit gegenüber den jeweiligen Monopräparaten verleiht. So kam es bei der Verwendung von Dymista® innerhalb von kürzeren Zeiträumen zu einer besseren Reduktion der klinischen Symptome als mit den vergleichbaren Einzelsubstanzen (Carr et al. 2012).

Die nasale Applikation von Glukokortikoiden in Form von Sprays kommt auch bei weiteren entzündlichen Erkrankungen der Schleimhäute der oberen Atemwege erfolgreich zum Einsatz wie Polyposis nasi, NARES oder anderen Rhinopathien (vgl. ► Kap. 35, Allergische Erkrankungen in der Hals-Nasen-Ohren-Heilkunde) (Tab. 57.5).

Glukokortikoide können auch zur Behandlung der allergischen Konjunktivitis verwendet werden. Man muss allerdings beachten, dass sie den Augeninnendruck erhöhen und bei längerer Anwendung ein Katarakt oder Glaukom entstehen kann. Durch die immunsuppressive Wirkung erhöht sich die Infektionsgefahr für Bakterien, Viren oder Pilzen.

57.3.4 Inhalative Glukokortikoide bei der Therapie des allergischen Asthma bronchiale

Inhalative Glukokortikoide werden zur langfristigen Behandlung der Entzündungssymptome des allergischen Asthma bronchiale eingesetzt (vgl. ► Kap. 31, Bronchiale

Tab. 57.5 Glukokortikoide zur Behandlung der allergischen Rhinitis und Konjunktivitis

	Substanz	Handelsname (Beispiele)
Allergische Rhinitis	Mometasonfuroat	Nasonex®
	Budesonid	Budes® Nasenspray
	Triamcinolonacetonid	Rhinisan®
	Fluticasonfuroat	Avamys®
	Beclometason	Beclometason-ratiopharm®
	Fluticasonpropionat/Azelastinhydrochlorid	Dymista®
Konjunktivitis	Dexamethason	Dexa-Ophtal®
	Prednisolon	Predni-POS®
	Hydrokortison	Hydrokortison-POS N

Hyperreagibilität und Asthma bronchiale). Sie vermindern die Freisetzung von präformierten Entzündungsmediatoren und die Infiltration von Immunzellen in das Gewebe. Dies verringert die Entzündungsreaktion und Ödembildung. Des Weiteren werden die bronchiale Hyperreagibilität und die Sekretproduktion vermindert und die mukoziliäre Clearance verbessert. Zusätzlich wird die Ansprechbarkeit der Atemwege auf β_2-Sympathomimetika erhöht (Barnes 1995).

Die Inhalation ist eine topische Applikation, die eine lokale Wirkung der Glukokortikoide in den Atemwegen ermöglicht. Da beim Inhalieren allerdings ca. 80 % der Substanz verschluckt wird, werden als inhalative Glukokortikoide solche Verbindungen eingesetzt, die einen sehr hohen First-Pass-Metabolismus haben. Dies vermindert die Bioverfügbarkeit und damit das Auftreten von systemischen Glukokortikoidwirkungen. Werden große Wirkstoffmengen inhaliert, kommt es zu einer direkten Resorption aus den Atemwegen, und die Gefahr von systemischen Wirkungen steigt. Da Beclometason (Ventolair®) und Ciclesonid (Alvesco®) als Prodrugs erst durch Esterasen in der Lunge aktiviert werden, besitzen sie ein geringeres Nebenwirkungspotenzial als Budesonid (Novopulmon®), Fluticason (Flutide®) und Mometason (ASMANEX®) (Tab. 57.6).

Bei Kindern und Jugendlichen sollte beachtet werden, dass Glukokortikoide das Längenwachstum beeinflussen. Daher sollten nicht mehr als 400 µg Beclometason-Äquivalent pro Tag eingesetzt werden. Dies ist eine Konzentration, die zur Behandlung von leichten bis mäßigen Asthmabeschwerden ausreichend ist (Pedersen 2006).

Ein Problem der Therapie mit inhalativen Glukokortikoiden ist das Auftreten von lokalen Nebenwirkungen im Mund- und Rachenbereich, die hohen Wirkstoffkonzentrationen ausgesetzt sind. Es kann zu Heiserkeit, Mundtro-

Tab. 57.6 Tagesdosen inhalativer Glukokortikoide zur Langzeitanwendung bei Asthma bronchiale. (Bundesärztekammer et al. 2013)

Wirkstoff	Niedrige Dosis		Mittlere Dosis		Hohe Dosis	
	Erwachsene (µg)	Kinder/Jug. (µg)	Erwachsene (µg)	Kinder/Jug. (µg)	Erwachsene (µg)	Kinder/Jug. (µg)
Beclometason[a]	200–500	100–200	500–1 000	200–400	1 000–2 000	> 400
Budesonid	200–400	100–200	400–800	200–400	800–1 600	> 400
Ciclesonid (ab 12 Jahren)	80	80	160	160	–	–
Fluticason	100–250	< 200	250–500	200–250	500–1 000	> 250
Mometason (ab 12 Jahren)	200	200	200–400	200–400	400–800	400–800

Jug. Jugendliche.
[a] Die Angaben beziehen sich auf Beclometasondipropionat mit normalverteilter Partikelgröße.

ckenheit und Kandidosen kommen. Bei Heiserkeit sollte eine Dosisreduktion oder ein vorübergehendes Aussetzen der Therapie erfolgen. Durch das Spülen des Mundes nach der Inhalation kann das Risiko für das Auftreten unerwünschter Wirkungen reduziert werden.

Erfordert der Schweregrad des allergischen Asthmas den langfristigen Einsatz von hohen Glukokortikoidkonzentrationen, kann es zu systemischen Nebenwirkungen wie Osteoporose und Nebennierenrindenatrophie kommen. Zur Prophylaxe von glukokortikoidinduzierter Osteoporose sollte dann Kalzium und Vitamin D gegeben werden.

57.3.5 Systemische Anwendung von Glukokortikoiden

Nur wenn ein Patient nicht ausreichend auf andere therapeutische Maßnahmen anspricht, sollte man auf eine orale systemische Applikation der Glukokortikoide ausweichen. Im Rahmen des allergischen Asthma bronchiale sollte unter diesen Umständen die inhalative Applikation beibehalten werden, da dies den Bedarf an oralen Glukokortikoiden reduzieren kann. Häufig wird Prednisolon in einer Dosierung von 5–10 mg eingesetzt. Bei einer Langzeitanwendung sollte die verwendete Dosis möglichst unter der Cushing-Schwelle liegen, um die Gefahr von unerwünschten Wirkungen zu minimieren.

57.4 Calcineurininhibitoren

57.4.1 Einführung

Calcineurininhibitoren gehören zu der Gruppe der Immunsuppressiva. Sie hemmen die Aktivität des Immunsystems und vermindern die Synthese von proinflammatorischen Zytokinen. Die Substanzen binden im Zytosol der Zelle an Immunophiline. Dieser Komplex inhibiert die kalziumabhängige Phosphatase Calcineurin. Dies hat zur Folge, dass ein Transkriptionsfaktor, der als nukleärer Faktor aktivierter T-Zellen (NFAT) bezeichnet wird, nicht mehr aktiviert werden kann. Die Konsequenz ist eine Blockade der Synthese von IL-2. Da IL-2 ein wichtiger Wachstumsfaktor für T-Zellen ist, wird die Proliferation dieser Immunzellen inhibiert, was zu einer Abschwächung der Immunantwort führt.

57.4.2 Topische Anwendung von Calcineurininhibitoren bei Hauterkrankungen

Topisch können Calcineurininhibitoren zur Behandlung der leichten oder mittelschweren atopischen Dermatitis eingesetzt werden. Sie sind Mittel der Wahl, wenn ein Einsatz von topischen Glukokortikoiden nicht möglich ist, wie z. B. bei Unverträglichkeit, mangelndem Ansprechen oder bei Läsionen im Gesicht und Halsbereich. Die Substanzen können bei Patienten ab dem 2. Lebensjahr verwendet werden. Die Calcineurininhibitoren sind ähnlich wirksam wie Glukokortikoide, verursachen bei einer Langzeitanwendung aber keine Hautatrophie, Hypopigmentierung oder periorale Dermatitis.

Bei der topischen Applikation kommt es anfangs häufig zu einem Gefühl des Brennens auf der Haut. Bei der Substanz Tacrolimus kann Juckreiz auftreten, während bei Pimecrolimus häufiger von einem unangenehmen Wärmegefühl berichtet wird. Ob die topische Anwendung von Calcineurininhibitoren das Risiko für Hautinfektionen oder Hauttumoren beeinflusst, kann anhand der verfügbaren klinischen Datenlage nicht abschließend beantwortet werden (Carr 2013).

Im Rahmen einer topischen Applikation ist die Gefahr von systemischen Nebenwirkungen gering, da die Substanzen die Haut schlecht permeieren. Bei der Anwendung von Okklusivverbänden kann es allerdings zum Übertritt des Wirkstoffs in den Körper kommen.

57.4.3 Systemische Anwendung von Calcineurininhibitoren bei Hauterkrankungen

Eine systemische Anwendung von Calcineurininhibitoren sollte nur bei schweren, therapieresistenten Formen der atopischen Dermatitis bei Erwachsenen erfolgen. Mittel der Wahl ist hier Ciclosporin. Ciclosporin wird durch CYP3A4 metabolisiert. Daher ist die Gefahr von Arzneimittelinteraktionen groß. Zudem ist die Verbindung nephrotoxisch, was in anderen Indikationsgebieten eine regelmäßige Kontrolle der Serumspiegel erfordert. Dies ist bei der Therapie der atopischen Dermatitis jedoch nicht unbedingt notwendig. Allerdings sollte in regelmäßigen Abständen der Serum-Kreatinin-Spiegel überwacht werden (Mrowietz et al. 2006). Die Anfangsdosis sollte zwischen 2,5 und 3,5 mg/kg Körpergewicht pro Tag liegen und verteilt auf 2 Einzeldosen verabreicht werden. Tritt unter diesen Bedingungen kein Therapieerfolg auf, kann die Dosis maximal auf 5 mg/kg Körpergewicht pro Tag erhöht werden. Bei einer Verbesserung des Krankheitsverlaufs sollte auf jeden Fall eine Dosisreduktion um 0,5–1,0 mg/Körpergewicht pro Tag erfolgen, bis eine individuelle Erhaltungsdosis erreicht oder ein Absetzen des Medikaments möglich ist.

Bei Kindern und Jugendlichen ist Ciclosporin nicht zur Behandlung der schweren, therapieresistenten atopischen Dermatitis zugelassen. Es besteht nur eine Off-label-Therapieoption, die allerdings eine gründliche Bestimmung der Nierenfunktion voraussetzt (Tab. 57.7).

Tab. 57.7 Calcineurininhibitoren zur Behandlung der atopischen Dermatitis

Substanz	Anwendung	Handelsname (Beispiele)	Dosierung
Pimecrolimus	Topisch	Elidel®	1 % Creme
Tacrolimus	Topisch	Protopic®	0,03–0,1 % Salbe
Ciclosporin	Oral	Sandimmun®Optoral	2,5 mg/kg

57.5 Mastzellstabilisatoren

57.5.1 Einführung

Diese Verbindungen verhindern nach Antigenexposition die IgE-vermittelte Freisetzung von präformierten Entzündungsmediatoren aus Mastzellen und anderen Immunzellen wie Granulozyten und Monozyten. Zusätzlich bewirken sie eine verminderte Neubildung von Prostaglandinen und Leukotrienen. Der genaue Wirkmechanismus ist bis heute noch nicht vollständig aufgeklärt, aber die Degranulation scheint über eine Blockade von Kalziumkanälen inhibiert zu werden.

Die Substanzen eignen sich nur für eine prophylaktische Behandlung, da bis zum Wirkeintritt Tage bis Wochen vergehen. Insgesamt hat ihre Bedeutung in der Therapie von Typ-I-vermittelten allergischen Erkrankungen aufgrund therapeutischer Alternativen deutlich abgenommen.

57.5.2 Cromoglicinsäure und Nedocromil

Die Cromoglicinsäure wird wegen ihrer pharmakokinetischen Eigenschaften schlecht resorbiert und muss daher topisch appliziert werden. Ein weiterer Nachteil ist die relativ kurze Wirkdauer von 2–3 h, die eine mehrmalige tägliche Applikation notwendig macht.

Eine Indikation ist das allergische Asthma bronchiale bei Kindern, in der die Cromoglicinsäure inhalativ verabreicht wird. Weiterhin wird die Substanz als Spray oder Tropfen zur Behandlung der allergischen Rhinokonjunktivitis eingesetzt. Bei Nahrungsmittelallergien, die nicht durch eine Allergenkarenz behandelt werden können, kann Cromoglicinsäure oral verabreicht werden, ebenso bei Mastozytosen mit gastrointestinaler Symptomatik (vgl. ▶ Kap. 26, Mastozytose).

Nedocromil ist das Nachfolgeprodukt der Cromoglicinsäure und unterscheidet sich in seinen pharmakokinetischen und pharmakodynamischen Eigenschaften nicht wesentlich von dieser. Es wird zur Behandlung der allergischen Konjunktivitis verwendet.

57.5.3 Lodoxamid

Lodoxamid zählt ebenfalls zu der Gruppe der mastzellstabilisierenden Substanzen und findet Anwendung in der Therapie der allergischen Konjunktivitis. Als unerwünschte Wirkung treten Augenbrennen und -trockenheit auf (Tab. 57.8).

57.6 Cysteinyl-Leukotrien-1-Rezeptor-Antagonisten

Die Cysteinyl-Leukotriene sind Entzündungsmediatoren, die besonders aus Mastzellen und eosinophilen Granulozyten freigesetzt werden und u. a. bei der Pathogenese des allergischen Asthma bronchiale von Bedeutung sind. Sie

Tab. 57.8 Mastzellstabilisatoren

Substanz	Anwendung	Handelsname (Beispiele)	Dosierung
Cromoglicinsäure	Inhalativ	Intal®	1 % Inhalationslösung
	Nasal	Allergocrom®	20 mg/ml
	Okulär	Allergo-COMOD®	20 mg/ml
	Oral	Colimune®	100–200 mg
Nedocromil	Okulär	Irtan®	20 mg/ml
Lodoxamid	Okulär	Alomide®	1 mg/ml

bewirken eine Verengung der Bronchien, erhöhen die Mukusproduktion und die Gefäßpermeabilität und führen zur Infiltration von Immunzellen. Der Cysteinyl-Leukotrien-1-Rezeptor-Antagonist Montelukast hebt kompetitiv die Wirkung dieser Entzündungsmediatoren auf.

Montelukast (Singulair®) wird als Zusatztherapeutikum verwendet, wenn inhalative Glukokortikoide allein zur Kontrolle des allergischen Asthmas nicht ausreichen. Es ist nicht geeignet für die Behandlung des schweren Asthma bronchiale und des akuten Asthmaanfalls. Es wird bevorzugt bei Kindern und Jugendlichen eingesetzt, ist aber den inhalativen Glukokortikoiden unterlegen (Chauhan u. Ducharme 2012).

Die Substanz wird oral appliziert und gut resorbiert. Bei der Anwendung muss auf Arzneimittelwechselwirkungen geachtet werden, da Montelukast über CYP3A4 metabolisiert wird. Als unerwünschte Wirkungen gelten Kopf- und Bauchschmerz, Schwindel sowie eine erhöhte Infektanfälligkeit der oberen Atemwege. Darüber hinaus können gelegentlich psychiatrische Nebenwirkungen wie Angstgefühle oder Halluzinationen auftreten.

57.7 Anti-IgE-Therapie (Xolair®)

Die allergischen Reaktionen des Typ I werden durch IgE-Antikörper vermittelt, die an hochaffine FCε-R-I-Rezeptoren auf Mastzellen und basophilen Granulozyten binden und diese bei Allergenkontakt durch Quervernetzung der Rezeptoren aktivieren.

Omalizumab ist ein rekombinanter, humanisierter, monoklonaler Antikörper, der an den Fc-Teil von zirkulierenden IgE-Antikörpern bindet und so deren Interaktion mit den FCε-R-I-Rezeptoren verhindert. Die Menge von IgE-Antikörpern, die eine allergische Reaktion auslösen können, wird so im Blut um bis zu 95 % vermindert. Des Weiteren scheint bei einer Langzeitapplikation die Dichte von FCε-R-I-Rezeptoren auf Entzündungszellen zurückzugehen (Zaidi et al. 2010), was zur antiallergischen Wirkung des Antikörpers beiträgt. Außerdem gibt es Anzeichen, dass es unter der Therapie mit Omalizumab zu einer Verringerung der Ausschüttung von Histamin kommt (Noga et al. 2008). Neue Therapieansätze mit IgE als Zielmolekül werden in diesem Buch in einem eigenen Kapitel dargestellt (vgl. ▶ Kap. 58, IgE als Zielstruktur für therapeutische Interventionen).

Omalizumab ist zurzeit als Zusatztherapie für das IgE-vermittelte schwere, persistierende, allergische Asthma bronchiale mit Sensibilisierungen gegenüber perennialen Aeroallergenen zugelassen, bei dem es trotz Behandlung mit hochdosierten, inhalativen Glukokortikoiden und langwirksamen inhalativen β_2-Mimetika noch zu schweren Exazerbationen kommt. Ein Erfolg der Therapie mit Omalizumab besteht darin, dass der Verbrauch von inhalativen Glukokortikoiden reduziert werden kann.

Es ist für Kinder ab dem 6. Lebensjahr zugelassen. Da es sich um einen therapeutischen Antikörper handelt, muss dieses Präparat subkutan appliziert werden. Die Dosierung richtet sich nach dem IgE-Basiswert (I.E./ml). Daher muss vor Behandlungsbeginn das Gesamtserum IgE bestimmt werden. Bei Patienten, deren IgE-Basiswert unter 76 I.E. liegt, ist fraglich, ob sie von der Therapie profitieren. Der Antikörper muss alle 2–4 Wochen injiziert werden.

Omalizumab ist seit März 2014 zur Therapie der chronisch-spontanen Urtikaria (CSU) zugelassen. Bisher publizierte Studien zeigen ein sehr gutes und schnelles Ansprechen bei CSU-Patienten (Maurer et al. 2013). Der genaue Wirkmechanismus für diese Therapie ist noch nicht geklärt. Heilversuche im Off-label-Bereich zeigen zudem eine Wirksamkeit bei anderen durch IgE vermittelten Erkrankungen wie Nahrungsmittelanaphylaxie oder Polyposis nasi (Gevaert et al. 2013).

Da Omalizumab ein humanisierter Antikörper ist, enthält er noch bis zu 5 % Mausprotein. Daher kann es in seltenen Fällen bei der Applikation zu einem anaphylaktischen Schock kommen. Der Anteil an Fremdprotein begünstigt überdies die Bildung von körpereigenen IgG-Antikörpern gegen Omalizumab, die die therapeutische Wirkung aufheben können. Als unerwünschte Wirkungen wurden bisher Kopfschmerzen, Schwellungen und Schmerzen an der Injektionsstelle beschrieben. Die Gefahr von Wechselwirkungen mit anderen Medikamenten ist gering. Da IgE-Antikörper allerdings auch zur Abwehr von Parasiten benötigt werden, kann es theoretisch unter Omalizumab zu einem erhöhten Infektionsrisiko kommen.

57.8 Bronchodilatatoren

57.8.1 Theophyllin

Theophyllin hat eine Reihe von pharmakologischen Wirkungen, die zur Verbesserung des Asthma bronchiale führen. Es vermittelt eine Bronchodilatation, verbessert die mukoziliäre Clearance, hemmt die Freisetzung von Histamin und hat wahrscheinlich direkte antientzündliche Effekte.

Der Wirkmechanismus ist aber nicht vollständig verstanden. Die Substanz ist u. a. ein unspezifischer Inhibitor von Phophodiesterasen und führt so zu einer Erhöhung der intrazellulären cAMP Konzentration. Des Weiteren soll sie einen antagonistischen Effekt auf Adenosinrezeptoren haben.

Die Serumkonzentration von Theophyllin sollte den Bereich von 5–20 µg/ml nicht überschreiten, da es sonst zu unerwünschten Wirkungen wie zentralnervösen Störungen, Tachykardien oder Tachyarrhythmien kommen kann. Daher sollte bei Patienten mit Herzrhythmusstörungen oder Kardiomyopathien die Substanz nur mit Vorsicht angewandt werden. Aufgrund der geringen therapeutischen Breite und interindividuellen Unterschiede in der Plasmahalbwertszeit ist eine regelmäßige Kontrolle des Serumspiegels sinnvoll. In der Asthmatherapie hat Theophyllin aus diesen Gründen weitestgehend an Bedeutung verloren.

Theophyllin wird oral oder bei Status asthmaticus intravenös appliziert. Durch die Verwendung von Retardformulierungen kann das Risiko für das Überschreiten der therapeutischen Breite verringert werden.

57.8.2 β_2-Sympathomimetika

β_2-Sympathomimetika sind Bronchospasmolytika und werden zur symptomatischen Therapie des Asthma bronchiale eingesetzt. Die Aktivierung des β_2-Adrenorezeptors führt über einen intrazellulären Anstieg von cAMP und die Aktivierung der Proteinkinase A zur Relaxation der Bronchialmuskulatur. Zu den weiteren Wirkungen der β_2-Sympathomimetika zählen eine Verbesserung der mukoziliären Clearance und eine verminderte Freisetzung von bronchokonstriktorisch wirksamen Mediatoren aus Entzündungszellen. In der Peripherie führt die Aktivierung von β_2-Rezeptoren der Gefäßwand zur Vasodilatation, die reflektorisch eine Steigerung der Herzfrequenz zur Folge hat. Darüber hinaus hat die Stimulation der β_2-Rezeptoren vielfältige metabolische Effekte, wie z. B. Anstieg von Insulin und Glukose im Blut. Da β_2-Sympathomimetika nicht vollständig selektiv für β_2-Rezeptoren sind, können bei hohen Dosen auch unerwünschte Effekte durch die unspezifische Aktivierung von β_1-Rezeptoren auftreten.

Um unerwünschte systemische Wirkungen wie Tremor, Übelkeit, Unruhe, Tachykardie, Tachyarrhythmie oder Blutdruckstörungen zu vermeiden, werden β_2-Sympathomimetika in der Asthmatherapie inhalativ appliziert. Zudem verfügen die Substanzen über eine geringe orale Bioverfügbarkeit. In der Dauertherapie werden sie aufgrund einer fehlenden antientzündlichen Aktivität mit Glukokortikoiden kombiniert.

Einteilung der β_2-Sympathomimetika

- **RABA (»rapid acting beta$_2$-agonist«)**

Zur Gruppe der RABA werden β_2-Sympathomimetika gezählt, die einen raschen Wirkungseintritt haben. Sie werden zur Behandlung eines akuten Bronchialkrampfs eingesetzt. Die Wirkung tritt innerhalb weniger Minuten ein und hält für einen Zeitraum von ca. 3–6 h an. Innerhalb der RABA wird noch einmal zwischen Substanzen unterschieden, die einen schnellen Wirkeintritt und eine kurze Wirkdauer haben (SABA = »short acting beta$_2$-agonist«) oder einen schnellen Wirkeintritt und eine lange Wirkungsdauer. Zu der ersten Gruppe zählen Fenoterol, Salbutamol und Terbutalin, während Formoterol eine rasch und langwirksame Substanz ist.

- **LABA (»long acting beta$_2$-agonist«)**

In die Gruppe der LABA gehören Verbindungen, die mit 12–24 h über eine lange Wirkdauer verfügen und daher zur Anfallsprophylaxe verwendet werden. Sie sollten immer in Kombination mit einem inhalativen Glukokortikoid angewendet werden. Aus diesem Grund gibt es Präparate, die eine feste Kombination aus einem LABA und einem Glukokortikoid enthalten. Der Nachteil dieser fixen Kombinationen liegt in der geringen Dosierungsflexibilität. Sie eignen sich daher nicht für die Ersteinstellung eines Patienten.

- **uLABA (»ultra long acting beta$_2$-agonist«)**

Zu den uLABA zählt man Substanzen, die aufgrund ihrer sehr langen Wirkdauer nur 1-mal pro Tag eingenommen werden müssen. Für die Behandlung des Asthma bronchiale befinden sich diese Verbindungen noch in der klinischen Prüfung. Zur Behandlung der COPD wurden die ersten Präparate wie Indactrol (Onbrez®, Breezhale®) zugelassen. Auch ein Kombinationspräparat aus dem uLABA Vilanterol mit dem langwirksamen Glukokortikoid Fluticasonfuroat befindet sich zurzeit im Zulassungsverfahren (Tab. 57.9).

Systemische Anwendung von β_2-Sympathomimetika

Eine systemische Therapie mit β_2-Sympathomimetika sollte nur dann durchgeführt werden, wenn mit der inhalativen Applikation keine ausreichenden Effekte erzielt werden. Das Risiko für das Auftreten der oben genannten unerwünschten Wirkungen steigt bei dieser Therapieform stark an. Um dem entgegenzuwirken, werden hauptsächlich langwirksame Substanzen eingesetzt, die das Einstellen eines konstanten Plasmaspiegels erleichtern. Zu diesen Verbindungen zählt Bambuterol, bei dem es sich um ein Prodrug mit dem wirksamen Metabolit Terbutalin handelt. Auch hier gilt, dass diese Medikamente immer mit inhalativen Glukokortikoiden kombiniert werden sollten.

57.8.3 Muskarin-Rezeptor-Antagonisten

Die Blockade von muskarinergen Acetylcholinrezeptoren vermittelt eine Dilatation der Bronchien. Die am häufigsten eingesetzte Substanz ist Ipratropiumbromid (Atrovent®), eine quartäre Ammoniumverbindung, die schlecht resorbierbar und nicht zentralgängig ist und daher wenig

Tab. 57.9 β_2-Sympathomimetika

	Substanz	Anwendung	Wirkdauer (h)	Handelsname (Beispiele)	Dosierung
Schnell- und Kurzwirksame β_2-Agonisten (SABA)	Fenoterol	Inhalativ	3–6	Berotec®N	100 µg
	Terbutalin	Inhalativ	4–6	Aerodur®	0,5 mg
		Oral (retard)	Bis zu 12	Bricanyl-Duriles®	7,5 mg
		Subkutan	3–4	Bricanyl®	0,5 mg/ml
	Salbutamol	Inhalativ	3–4	Salbutamol-ratiopharm®, Inhalationslösung	5 mg/ml
				Salbutamol-ratiopharm®, Fertiginhalat	1,25 mg/2,5 ml
Schnell- und langwirksame β_2-Agonisten (RABA)	Formoterol	Inhalativ	5–17	Formatris®	6–12 µg
Langwirksame β_2-Agonisten (LABA)	Salmetrol	Inhalativ	2–12	Serevent®	25–50 µg
Orale langwirksame β_2-Agonisten (LABA)	Bambuterol	Oral	24	Bambec®	10 mg
	Clenbuterol	Oral	34	Spiropent®	0,02 mg
Kombinationspräparate aus inhalativen Glukokortikoiden und langwirksamen β_2-Agonisten	Beclometason/Formoterol	Inhalativ	12	Foster®	100/6 µg
	Budesonid/Formoterol	Inhalativ	12	Symbicort®	80/4,5–320/9 µg
	Salmeterol/Fluticason	Inhalativ	12	Viani®	50/50–250 µg

unerwünschte Effekte vermittelt. Die Applikation erfolgt auch hier wieder inhalativ. Der Wirkeintritt ist schnell und die durchschnittliche Wirkdauer beträgt 4–6 h. Die Substanz kann daher zur Akutbehandlung oder bei mehrmals täglicher Einnahme auch zur Anfallsprophylaxe eingesetzt werden. Als Nebenwirkungen können Mundtrockenheit oder eine erhöhte Herzfrequenz auftreten. Insgesamt haben die Muskarin-Rezeptor-Antagonisten gegenüber den β_2-Sympathomimetika jedoch an Bedeutung verloren.

Es gibt eine Fixkombination von Ipratropium/Fenoterol (Berodual®), die aber mit einer antientzündlichen Therapie kombiniert werden muss.

Als Neuentwicklung befinden sich mit Tiotropiumbromid (SPIRIVA®) oder Aclidiniumbromid (Genuair®) langwirksame Verbindungen auf dem Markt, die bisher allerdings nur zur Behandlung der COPD zugelassen wurden. Ergebnisse aus präklinischen Studien deuten darauf hin, dass beide Substanzen wahrscheinlich auch antiinflammatorische und antiproliferative Effekte besitzen und die Mukusproduktion beeinflussen. Diese Wirkungen werden vermutlich durch die Blockade von Muskarinrezeptoren des Typ M3 vermittelt, die zu dem nichtneuronalen cholinergen System gehören. Da in fast jedem Zelltyp der Atemwege muskarinerge Rezeptoren bzw. Acetylcholin nachgewiesen werden können, scheint dieses System für die Pathogenese von chronisch-entzündlichen Lungenerkrankungen von Bedeutung zu sein (Pieper 2012).

57.9 Neue Entwicklungen

57.9.1 Phosphodiesterase-4-Inhibitoren

Ein neuer Ansatzpunkt zur Behandlung des allergischen Asthma bronchiale könnten die neuen Inhibitoren der Phosphodiesterase-4-Isoenzyme sein. Diese Enzyme kommen in allen inflammatorischen Zellen, aber auch in glatten Muskelzellen der Atemwege vor. Zur Behandlung der COPD ist der Phosphodiesterase-4-Inhibitor Roflumilast (Daxas®) bereits zugelassen. Er hat eine antiinflammatorische, aber keine bronchodilatatorische Wirkung. Durch Inhibition der Phosphodiesterase 4 kommt es in den Zellen zu einem Anstieg des sekundären Botenstoffes cAMP. Dies verhindert die Aktivierung von Immunzellen und führt zu einer verminderten Ausschüttung von proinflammatorischen Mediatoren aus Neutrophilen, Monozyten, Makrophagen oder Lymphozyten. In Folge davon wird die Einwanderung von Entzündungszellen in die Atemwege reduziert. Es gibt bereits klinische Studien mit

Roflumilast zur Behandlung des Asthma bronchiale, die Ergebnisse stehen aber noch aus (Huang u. Mancini 2006). Ein derzeitiges Problem ist, dass die Substanz nur oral appliziert werden kann und es darüber zu systemischen Wirkungen kommt, die Nebenwirkungen wie Gewichtsverlust, Diarrhö, Übelkeit und Kopfschmerz verursacht. Um diese unerwünschten Wirkungen zu reduzieren, wäre es wichtig, eine Formulierung des Wirkstoffs zu finden, die eine topische inhalative Applikation erlaubt.

57.9.2 Blockade von krankheitsrelevanten Zytokinen

Mit dem immer tiefer gehenden Verständnis der immunologischen Vorgänge bei den allergischen Reaktionen bietet sich eine Vielzahl von neuen therapeutischen Angriffspunkten. Ein vielversprechender Ansatz stellt die Blockade von Zytokinen dar, die wichtig in der Entstehung und Aufrechterhaltung von allergischen Reaktionen sind. So befinden sich in verschiedenen Phasen von klinischen Studien Antikörper, die gegen IL-4, IL-13, IL-5, GM-CSF oder den IL-4-Rezeptor gerichtet sind (Gauvreau et al. 2011; Krinner et al. 2007; Pavord et al. 2012; Wenzel et al. 2013). Welche Präparate letztendlich zugelassen werden oder zufriedenstellende Wirksamkeit zeigen, muss bis zum Abschluss der klinischen Testungen offen bleiben. Gerade IL-4 erscheint als interessantes Zielmolekül, da es in B-Zellen für den Isotypenwechsel hin zu IgE-Antikörpern verantwortlich ist. Außerdem spielt IL-4 in der Initialphase der atopischen Dermatitis eine zentrale Rolle (vgl. ► Kap. 59, Neue Entwicklungen bei antiallergischen Therapien und Therapiekonzepten).

Aber auch die Blockade von IL-25, IL-33, TSLP oder die Entwicklung von spezifischen Inhibitoren, die durch Blockade von Proteinkinasen die Aktivität von Mastzellen beeinflussen, sind neue therapeutische Ansätze, die im Moment verfolgt werden (Kamekura et al. 2012; Moy et al. 2013; Petersen u. Lukacs 2012).

57.9.3 Neue Entwicklungen auf dem Gebiet der Bronchodilatatoren

Als ein neues Therapiekonzept zur Bronchodilatation stehen Kaliumkanalöffner zur Diskussion, da sie die Kontraktilität der glatten Muskelzellen der Atemwege kontrollieren können (Cazzola et al. 2012). Als Problem stellt sich die Entwicklung von Substanzen dar, die selektiv auf die Atemwege wirken. Eine unspezifische systemische Aktivierung von Kaliumkanälen führt nämlich zu einer starken Senkung des Blutdrucks. Die einzige Substanz in diesem Gebiet, die sich zurzeit in einer klinischen Testphase befindet, ist Senicapoc. Sie soll durch die Blockade eines spezifischen Kaliumkanals der u. a. in Mastzellen und glatten Muskelzellen der Atemwege vorkommt, die bronchiale Hyperreagibilität verbessern.

Darüber hinaus würde man gern Analoga des vasoaktiven intestinalen Peptides (VIP) einsetzen. VIP ist ein Peptidtransmitter des zentralen und des peripheren Nervensystems, der eine starke bronchodilatatorische Wirkung hat. Eine mögliche klinische Anwendung wird im Moment in erster Linie durch die kurze Plasmahalbwertszeit und die starke blutdrucksenkende Wirkung bei systemischer Applikation limitiert.

Da gezeigt werden konnte, dass Rho-Kinasen in Signalwegen involviert sind, die zur Kontraktion von glatten Muskelzellen führen, ist man auf der Suche nach spezifischen Inhibitoren für diese Proteine.

Eine weitere Neuentwicklung stellt ein Kombinationspräparat aus dem Glukokortikoid Budesonid und einem Stickstoffmonoxid-Donor dar, das unter der Bezeichnung TPI 1020 in einer klinischen Studie der Phase II getestet wird. Neben den antientzündlichen Effekten des Glukokortikoids bewirkt die Freisetzung von Stickstoffmonoxid eine Bronchodilatation.

57.10 Behandlung schwerer allergischer Reaktionen

57.10.1 Behandlung des Status asthmaticus

Man unterscheidet verschiedene Schweregrade von Asthmaanfällen, die aber alle einer sofortigen Behandlung bedürfen (vgl. ► Kap. 31, Bronchiale Hyperreagibilität und Asthma bronchiale). Gemäß der Nationalen Versorgungsleitlinie Asthma (Bundesärztekammer et al. 2013) sollte wie folgt verfahren werden. Bei leichten bis mittleren Schweregraden sind die Gabe eines SABA (vgl. ◘ Tab. 57.9) und die systemische Applikation von Glukokortikoiden, wie z. B. von 25–100 mg Prednisolon oral oder intravenös, indiziert. Die schwerste Form des Asthmaanfalls ist der Status asthmaticus, bei dem die sonst üblichen therapeutischen Maßnahmen der Asthmatherapie nur bedingt wirken. Daher handelt es sich in jedem Fall um einen medizinischen Notfall. Die Symptome, die auf die starke Verengung der Bronchialmuskulatur zurückzuführen sind, sind u. a. Dyspnoe und Zyanose. Durch die Einschränkung der Atemtätigkeit kommt es zur Hypoxie, die reflektorisch zu Herzrhythmusstörungen führen kann. Eine wichtige Maßnahme ist daher die Zufuhr von Sauerstoff (2–4 l/min). Zur Spasmolyse der Bronchialmuskulatur wird ein SABA (vgl. ◘ Tab. 57.9) alle 10–15 min wiederholt appliziert. Dies kann durch den Einsatz des Muskarin-Rezeptor-Antagonisten Ipratropiumbromid unterstützt werden, der auch die Mukusproduktion reduziert. Sollten diese Maßnahmen nicht ausreichen, kann bei Bedarf zur Dilatation der Bronchien ein β_2-Sympathomimetikum wie Terbutalin (0,25–0,5 mg) subkutan injiziert werden. Überdies ist die intravenöse Gabe von Glukokortikoiden indiziert, um entzündlichen Prozessen entgegenzuwirken. Es sollten hier 50–100 mg Prednisolon-Äquivalent injiziert werden. Die Gabe kann in 4- bis 6-stündigen Abständen wiederholt werden. Es wurde gezeigt, dass der Einsatz von Glukokortikoiden die Mortalität und die Rückfallquote senkt (Rowe et al. 2001).

Bei Bedarf kann auch Theophyllin mit einer Initialdosis von 5 mg/kg Körpergewicht intravenös gegeben werden. Die Erhaltungsdosis liegt dann bei 0,5–0,7 mg/kg/h. Vor dieser Maßnahme muss aber unbedingt abgeklärt werden, ob der Patient mit Theophyllin vorbehandelt wurde, da es sonst aufgrund der geringen therapeutischen Breite der Substanz zu Überdosierungen kommen kann. Eine weitere Option zur Bronchodilatation stellt die intravenöse Gabe von Magnesiumsulfat (2 g in 20 min) dar.

57.10.2 Akuttherapie der Anaphylaxie

Die Anaphylaxie ist eine akute, systemische, überschießende allergische Reaktion des Immunsystems. Die anaphylaktische Reaktion kann in verschiedenen Schweregraden verlaufen. Die Spannbreite reicht von einer leichten Symptomatik mit Hautreaktionen wie Quaddel- oder Erythembildung bis hin zu einem schweren anaphylaktischen Schock, der durch Organ- und Kreislaufversagen eine lebensbedrohliche Situation darstellt, die intensivmedizinische Maßnahmen erfordert (vgl. ► Kap. 20, Anaphylaxie). Die wichtigsten Auslöser von anaphylaktischen Reaktionen sind Arzneimittel, Insektengifte und Nahrungsmittelallergene.

Die Behandlung eines Notfalls sollte gemäß den Leitlinien Akuttherapie anaphylaktischer Reaktionen (Ring et al. 2014) durchgeführt werden. Eines der wichtigsten Medikamente zur Behandlung des anaphylaktischen Schocks ist demnach nach wie vor das Adrenalin, dessen Applikation intramuskulär oder intravenös erfolgen kann. Über Aktivierung der α-Adrenozeptoren wird der periphere Widerstand und damit der Blutdruck erhöht. Außerdem wird die Gefäßpermeabilität vermindert, was der Ödembildung entgegensteuert. Durch die Stimulation der β-Adrenozeptoren am Herzen wird die Herzfrequenz und die Kontraktilität des Herzmuskels gesteigert. Die Aktivierung der β_2-Adrenozeptoren führt zur Bronchodilatation. Da bei der intravenösen Applikation von Adrenalin mit erheblichen kardialen Komplikationen zu rechnen ist, sollte – wenn möglich – die intramuskuläre Injektion vorgezogen werden. Bei einer intravenösen Infusion sollte 1 mg Adrenalin in 10 ml NaCl 0,9 % verdünnt eingesetzt werden. Da Adrenalin aber immer proarrhythmogen wirken kann, besteht die Gefahr, dass bei Patienten mit koronarer Vorerkrankung eine Angina pectoris oder ein Herzinfarkt ausgelöst wird. Alternativ können Dopamin, Noradrenalin oder Vasopressin angewandt werden, deren Einsatz aber ein intensives Monitoring erfordert. Dopamin führt über eine Aktivierung von α- und β_1-Adrenozeptoren zu einer Blutdrucksteigerung, und durch einen partialagonistischen Effekt am β_2-Adrenozeptor wird eine Bronchodilatation bewirkt. Die übliche Dosierung beträgt 2–15 µg/kg/min. Bei Noradrenalin überwiegt der Effekt auf den Blutdruck, da es nur ein schwacher Agonist am β_2-Adrenozeptor ist. Die übliche Dosierung beträgt 0,02–0,15 µg/kg/min.

Die kardiovaskulären Komplikationen und die Obstruktion der Lunge machen häufig die Gabe von Sauerstoff notwendig.

Die Hypovolämie ist eine weitere schwerwiegende Komplikation des anaphylaktischen Schocks. Daher ist in der Regel eine Volumensubstitution von 1–3 l über einen intravenösen Zugang notwendig. In erster Linie sollte hier eine physiologische Kochsalzlösung (NaCl 0,9 %) verwendet werden. Zusätzlich kann der Einsatz von kolloidalen Lösungen wie Dextran oder HES-Präparaten in Erwägung gezogen werden, wobei dies nach neuerer Literatur eher kritisch zu betrachten ist (Myburgh et al. 2012).

Da Histamin ein wichtiger Mediator allergischer Reaktionen ist, werden zur Behandlung des anaphylaktischen Schocks intravenös die H_1-Rezeptor-Antagonisten der 1. Generation Dimetinden und Clemastin verwandt. Deren Wirkungen auf den Kreislauf und die Bronchokonstriktion konnte allerdings nicht sicher gezeigt werden (Sheikh et al. 2007). Es werden 2–6 mg der Substanz intravenös appliziert. Für die Wirksamkeit von H_2-blockierenden Antihistaminika in der Therapie von akuten anaphylaktischen Reaktionen gibt es keine ausreichende klinische Evidenz.

Obwohl die antientzündlichen und immunsuppressiven Effekte der Glukokortikoide erst mehrere Stunden nach der Applikation auftreten, wird in Abhängigkeit vom Alter des Patienten der Einsatz von 100 mg Prednisolon-Äquivalent intravenös in der Akuttherapie des anaphylaktischen Schocks empfohlen. Vorstellbar wäre, dass in dieser Situation neben den entzündungshemmenden Wirkungen schnelle menbranstabilisierende Effekte der Glukokortikoide zum Tragen kommen. Liegt ein Bronchospasmus vor, wird in Abhängigkeit von Schweregrad und der Vorbehandlung des Patienten entweder Theophyllin intravenös (250 mg) oder Salbutamol inhalativ verabreicht.

57.11 Fazit

Das Spektrum der antiallergischen Pharmakotherapie umfasst lang etablierte Substanzen, die symptomatisch bedeutsame Konsequenzen allergischer Reaktionen inhibieren. Kontinuierlich wurden Vertreter der verschiedenen Substanzklassen weiterentwickelt, um ihre Verträglichkeit und Wirkung zu verbessern. Darüber hinaus können wir heute Präparate unterschiedlicher Wirkdauer und Wirkstärke auswählen und kombinieren, um eine individuell passende Therapieeinstellung vorzunehmen. Die Ära der Biologicals und der »targeted therapy« hat auch die Allergologie erreicht und nach den ersten Präparaten erwarten wir hier in Zukunft eine Weiterentwicklung für die Patientenversorgung auch mit ganz neuen Substanzgruppen.

Literatur

Aktories K, Förstermann U, Hofmann FB, Starke K (2009) Allgemeine und Spezielle Pharmakologie und Toxikologie: Begründet von W. Forth, D. Henschler, W. Rummel, 10. Aufl. Elsevier, München

Alfaro V (2004) Role of histamine and platelet-activating factor in allergic rhinitis. J Physiol Biochem 60(2): 101–111

Barnes PJ (1995) Inhaled glucocorticoids for asthma. N Engl J Med 332(13): 868–875

Barnes PJ (2011) Glucocorticosteroids: current and future directions. Br J Pharmacol 163(1): 29–43

Bundesärztekammer (BÄK), Kassenärztliche Bundesvereinigung (KBV), Arbeitsgemeinschaft der Wissenschaftlichen Medizinischen Fachgesellschaften (AWMF) (2013) Nationale VersorgungsLeitlinie Asthma – Kurzfassung, 2. Auflage. Version 5. 2009, zuletzt geändert: August 2013 http://www.leitlinien.de/nvl/asthma/mdb/downloads/nvl/asthma/asthma-2aufl-vers5-lang.pdf. Zugegriffen: 20.02.2015

Canonica GW, Blaiss M (2011) Antihistaminic, anti-inflammatory, and antiallergic properties of the nonsedating second-generation antihistamine desloratadine: a review of the evidence. World Allergy Organ J 4(2): 47–53

Carr W, Bernstein J, Lieberman P, Meltzer E, Bachert C, Price D, Munzel U, Bousquet J (2012) A novel intranasal therapy of azelastine with fluticasone for the treatment of allergic rhinitis. J Allergy Clin Immunol 129(5): 1282–1289 e1210

Carr WW (2013) Topical calcineurin inhibitors for atopic dermatitis: review and treatment recommendations. Paediatr Drugs 15(4): 303–310

Cazzola M, Page CP, Calzetta L, Matera MG (2012) Pharmacology and therapeutics of bronchodilators. Pharmacol Rev 64(3): 450–504

Charman C, Williams H (2003) The use of corticosteroids and corticosteroid phobia in atopic dermatitis. Clin Dermatol 21(3): 193–200

Chauhan BF, Ducharme FM (2012) Anti-leukotriene agents compared to inhaled corticosteroids in the management of recurrent and/or chronic asthma in adults and children. Cochrane Database Syst Rev 5: CD002314

De Luisi A, Mangialardi G, Ria R, Acuto G, Ribatti D, Vacca A (2009) Anti-angiogenic activity of carebastine: a plausible mechanism affecting airway remodelling. Eur Respir J 34(4): 958–966

Devalia JL, De Vos C, Hanotte F, Baltes E (2001) A randomized, double-blind, crossover comparison among cetirizine, levocetirizine, and ucb 28557 on histamine-induced cutaneous responses in healthy adult volunteers. Allergy 56(1): 50–57

Dunford PJ, Williams KN, Desai PJ, Karlsson L, McQueen D, Thurmond RL (2007) Histamine H4 receptor antagonists are superior to traditional antihistamines in the attenuation of experimental pruritus. J Allergy Clin Immunol 119(1): 176–183

de Esch IJ, Thurmond RL, Jongejan A, Leurs R (2005) The histamine H4 receptor as a new therapeutic target for inflammation. Trends Pharmacol Sci 26(9): 462–469

Feldmann RJ, Maibach HI (1967) Regional variation in percutaneous penetration of 14C cortisol in man. J Invest Dermatol 48(2): 181–183

Fuchs M, Wetzig H, Kertscher F, Taschner R, Keller E (1999) [Iatrogenic Cushing syndrome and mutatio tarda caused by dexamethasone containing nose drops]. Hno 47(7): 647–650

Gauvreau GM, Boulet LP, Cockcroft DW, Fitzgerald JM, Carlsten C, Davis BE, Deschesnes F, Duong M, Durn BL, Howie KJ, Hui L, Kasaian MT, Killian KJ, Strinich TX, Watson RM, Y N, Zhou S, Raible D, O'Byrne PM (2011) Effects of interleukin-13 blockade on allergen-induced airway responses in mild atopic asthma. Am J Respir Crit Care Med 183(8): 1007–1014

Gevaert P, Calus L, Van Zele T, Blomme K, De Ruyck N, Bauters W, Hellings P, Brusselle G, De Bacquer D, van Cauwenberge P, Bachert C (2013) Omalizumab is effective in allergic and nonallergic patients with nasal polyps and asthma. J Allergy Clin Immunol 131(1): 110–116 e111

Gillard M, Van Der Perren C, Moguilevsky N, Massingham R, Chatelain P (2002) Binding characteristics of cetirizine and levocetirizine to human H(1) histamine receptors: contribution of Lys(191) and Thr(194). Mol Pharmacol 61(2): 391–399

Huang Z, Mancini JA (2006) Phosphodiesterase 4 inhibitors for the treatment of asthma and COPD. Curr Med Chem 13(27): 3253–3262

Kamekura R, Kojima T, Takano K, Go M, Sawada N, Himi T (2012) The role of IL-33 and its receptor ST2 in human nasal epithelium with allergic rhinitis. Clin Exp Allergy 42(2): 218–228

Kempuraj D, Huang M, Kandere-Grzybowska K, Basu S, Boucher W, Letourneau R, Athanassiou A, Theoharides TC (2003) Azelastine inhibits secretion of IL-6, TNF-alpha and IL-8 as well as NF-kappaB activation and intracellular calcium ion levels in normal human mast cells. Int Arch Allergy Immunol 132(3): 231–239

Krinner EM, Raum T, Petsch S, Bruckmaier S, Schuster I, Petersen L, Cierpka R, Abebe D, Molhoj M, Wolf A, Sorensen P, Locher M, Baeuerle PA, Hepp J (2007) A human monoclonal IgG1 potently neutralizing the pro-inflammatory cytokine GM-CSF. Mol Immunol 44(5): 916–925

Kusters S, Schuligoi R, Huttenbrink KB, Rudert J, Wachs A, Szelenyi I, Peskar BA (2002) Effects of antihistamines on leukotriene and cytokine release from dispersed nasal polyp cells. Arzneimittelforschung 52(2): 97–102

Lambiase A, Micera A, Bonini S (2009) Multiple action agents and the eye: do they really stabilize mast cells? Curr Opin Allergy Clin Immunol 9(5): 454–465

Lee CF, Sun HL, Lu KH, Ku MS, Lue KH (2009) The comparison of cetirizine, levocetirizine and placebo for the treatment of childhood perennial allergic rhinitis. Pediatr Allergy Immunol 20(5): 493–499

Lu HR, Hermans AN, Gallacher DJ (2012) Does terfenadine-induced ventricular tachycardia/fibrillation directly relate to its QT prolongation and Torsades de Pointes? Br J Pharmacol 166(4): 1490–1502

Luger TA, Loske KD, Elsner P, Kapp A, Kerscher M, Korting HC, Krutmann J, Niedner R, Röcken M, Ruzicka T, Schwarz T (2009) Topische Dermatotherapie mit Glukokortikoiden – Therapeutischer Index. Leitlinien der Deutschen Dermatologischen Gesellschaft Nr. 013/034: 12

Lytinas M, Kempuraj D, Huang M, Kandere K, Boucher W, Letourneau R, Jeudy S, Fitzgerald K, Spear K, Athanasiou A, Theoharides TC (2002) Azelastine's inhibition of histamine and tryptase release from human umbilical cord blood-derived cultured mast cells as well as rat skin mast cell-induced vascular permeability: comparison with olopatadine. Allergy Asthma Proc 23(1): 45–51

Maurer M, Rosen K, Hsieh HJ, Saini S, Grattan C, Gimenez-Arnau A, Agarwal S, Doyle R, Canvin J, Kaplan A, Casale T (2013) Omalizumab for the treatment of chronic idiopathic or spontaneous urticaria. N Engl J Med 368(10): 924–935

McTavish D, Goa KL, Ferrill M (1990) Terfenadine. An updated review of its pharmacological properties and therapeutic efficacy. Drugs 39(4): 552–574

Merlos M, Giral M, Balsa D, Ferrando R, Queralt M, Puigdemont A, Garcia-Rafanell J, Forn J (1997) Rupatadine, a new potent, orally active dual antagonist of histamine and platelet-activating factor (PAF). J Pharmacol Exp Ther 280(1): 114–121

Molet S, Gosset P, Lassalle P, Czarlewski W, Tonnel AB (1997) Inhibitory activity of loratadine and descarboxyethoxyloratadine on histamine-induced activation of endothelial cells. Clin Exp Allergy 27(10): 1167–1174

Moy LY, Jia Y, Caniga M, Lieber G, Gil M, Fernandez X, Sirkowski E, Miller R, Alexander JP, Lee HH, Shin JD, Ellis JM, Chen H, Wilhelm A, Yu H, Vincent S, Chapman RW, Kelly N, Hickey E, Abraham WM, Northrup A, Miller T, Houshyar H, Crackower MA (2013) Inhibition of spleen tyrosine kinase (SYK) attenuates allergen-mediated airway constriction. Am J Respir Cell Mol Biol 49(6): 1085–1092

Mrowietz U, Czech W, Huber J, Mensing H, Ruzicka T, Schöpf E, Schopf R, Wahn U (2006) Therapie mit Ciclosporin in der Dermatologie. Leitlinien der Deutschen Dermatologischen Gesellschaft Nr. 013/013

Myburgh JA, Finfer S, Bellomo R, Billot L, Cass A, Gattas D, Glass P, Lipman J, Liu B, McArthur C, McGuinness S, Rajbhandari D, Taylor CB, Webb SA (2012) Hydroxyethyl starch or saline for fluid resuscitation in intensive care. N Engl J Med 367(20): 1901–1911

Noga O, Hanf G, Kunkel G, Kleine-Tebbe J (2008) Basophil histamine release decreases during omalizumab therapy in allergic asthmatics. Int Arch Allergy Immunol 146(1): 66–70

Pavord ID, Korn S, Howarth P, Bleecker ER, Buhl R, Keene ON, Ortega H, Chanez P (2012) Mepolizumab for severe eosinophilic asthma (DREAM): a multicentre, double-blind, placebo-controlled trial. Lancet 380(9842): 651–659

Pedersen S (2006) Clinical safety of inhaled corticosteroids for asthma in children: an update of long-term trials. Drug Saf 29(7): 599–612

Petersen BC, Lukacs NW (2012) IL-17A and IL-25: therapeutic targets for allergic and exacerbated asthmatic disease. Future Med Chem 4(7): 833–836

Pieper MP (2012) The non-neuronal cholinergic system as novel drug target in the airways. Life Sci 91(21-22): 1113–1118

Rangno R (1997) Terfenadine therapy: can we justify the risks? Cmaj 157(1): 37–38

Rhen T, Cidlowski JA (2005) Antiinflammatory action of glucocorticoids – new mechanisms for old drugs. N Engl J Med 353(16): 1711–1723

Ring J, Beyer K, Biedermann T, Bircher A, Duda D, Fischer et al. (2014) Guideline for acute therapy und management of anaphylaxis. S2 guideline of DGAKI, AeDA, GPA, DAAU, BVKJ, ÖGAI, SGAI, DGAI, DGP, DGPM, AGATE and DAAB. Allergo J Int 23: 96–112

Rowe BH, Spooner C, Ducharme FM, Bretzlaff JA, Bota GW (2001) Early emergency department treatment of acute asthma with systemic corticosteroids. Cochrane Database Syst Rev(1): CD002178

Sastre J (2008) Ebastine in allergic rhinitis and chronic idiopathic urticaria. Allergy 63 Suppl 89: 1–20

Schacke H, Docke WD, Asadullah K (2002) Mechanisms involved in the side effects of glucocorticoids. Pharmacol Ther 96(1): 23–43

Sheikh A, Ten Broek V, Brown SG, Simons FE (2007) H1-antihistamines for the treatment of anaphylaxis: Cochrane systematic review. Allergy 62(8): 830–837

Stahn C, Lowenberg M, Hommes DW, Buttgereit F (2007) Molecular mechanisms of glucocorticoid action and selective glucocorticoid receptor agonists. Mol Cell Endocrinol 275(1-2): 71–78

Tadicherla S, Ross K, Shenefelt PD, Fenske NA (2009) Topical corticosteroids in dermatology. J Drugs Dermatol 8(12): 1093–1105

Taglialatela M, Pannaccione A, Castaldo P, Giorgio G, Annunziato L (2000) Inhibition of HERG1 K(+) channels by the novel second-generation antihistamine mizolastine. Br J Pharmacol 131(6): 1081–1088

Tasker JG, Di S, Malcher-Lopes R (2006) Minireview: rapid glucocorticoid signaling via membrane-associated receptors. Endocrinology 147(12): 5549–5556

Wenzel S, Ford L, Pearlman D, Spector S, Sher L, Skobieranda F, Wang L, Kirkesseli S, Rocklin R, Bock B, Hamilton J, Ming JE, Radin A, Stahl N, Yancopoulos GD, Graham N, Pirozzi G (2013) Dupilumab in persistent asthma with elevated eosinophil levels. N Engl J Med 368(26): 2455–2466

Yanez A, Rodrigo GJ (2002) Intranasal corticosteroids versus topical H1 receptor antagonists for the treatment of allergic rhinitis: a systematic review with meta-analysis. Ann Allergy Asthma Immunol 89(5): 479–484

Zaidi AK, Saini SS, Macglashan DW, Jr. (2010) Regulation of Syk kinase and FcRbeta expression in human basophils during treatment with omalizumab. J Allergy Clin Immunol 125(4): 902–908 e907

IgE als Zielstruktur für therapeutische Intervention

T. Jakob, E. Spillner, M. Lamers

T. Biedermann et al. (Hrsg.), *Allergologie*,
DOI 10.1007/978-3-642-37203-2_58, © Springer-Verlag Berlin Heidelberg 2016

58.1 Einleitung

Therapieprinzipien, die IgE, IgE-Rezeptorbindung oder IgE-Signaltransduktion als Zielstruktur nutzen, greifen am Ende der immunologischen Reaktionskaskade ein und verhindern die IgE-vermittelte Aktivierung von Effektorzellen der allergischen Entzündung. Hier sind unterschiedliche Ansätze verfolgt worden, von denen manche schon fest im klinischen Alltag etabliert sind, während sich andere noch in der klinischen oder präklinischen Entwicklung befinden. Im folgenden Abschnitt werden zunächst die molekularen Bausteine beschrieben (▶ Abschn. 58.2) und im Anschluss die aktuell interessantesten Therapieansätze erklärt (▶ Abschn. 58.3).

58.2 IgE, IgE-Rezeptoren und Signaltransduktion

58.2.1 IgE – Molekulare Struktur

Immunoglobulin E (IgE) wurde als letzte Immunglobulinklasse 1966 vom Ehepaar Ishizaka entdeckt. Im Gegensatz zu anderen Immunglobulinen kommt IgE nur in sehr geringen Mengen im Serum vor. IgE ist evolutionär konserviert, und es wird angenommen, dass es vor ca. 160 Mio. Jahren aus einer Genduplikation entstanden ist, wobei die anaphylaktischen und opsonisierenden Eigenschaften des IgY der Vögel zwischen den IgE- bzw. IgG-Immunglobulinklassen aufgeteilt wurden.

IgE ist aufgebaut aus zwei schweren und zwei leichten Ketten. Die schweren Ketten haben je eine variable Domäne und vier konstante Domänen (◘ Abb. 58.1). Molekulargenetisch verhält sich IgE wie andere Immunglobulinklassen: Unter Einfluss von Interleukinen, insbesondere IL-4, wird auf DNS-Ebene ein rekombiniertes variables Segment vor die konstanten Segmente des Epsilon-Gens verlagert. Nach diesem »class switch« ist die B-Zelle in der Lage, entweder lösliches IgE (Serum-IgE, ◘ Abb. 58.2a) zu sezernieren oder membrangebundenes IgE herzustellen (mIgE, ◘ Abb. 58.2b). Welche der zwei Formen produziert wird, wird durch differenzielles »Splicing« des primären mRNA-Transkripts bestimmt. Für das sezernierte IgE wird eine Polyadenylierungsstelle zwischen dem Exon 4 der schweren Kette und dem ersten Membranexon benutzt. Für mIgE wird eine Polyadenylierungsstelle am 3′ Ende des Gens benutzt. Hierdurch entsteht eine besondere extrazelluläre, membranproximale Proteinsequenz (CemX) (◘ Abb. 58.2b), die nicht im löslichen IgE vorkommt. Die Signalübertragung, vermittelt durch Antigenbindung an das mIgE, ist essenziell für den weiteren Reifungsprozess der B-Zellen in den Keimzentren und die Rekrutierung von IgE-produzierenden B-Zellen in einer Immunantwort. In diesem Prozess können die B-Zellen sich dann weiter entwickeln zu IgE-Gedächtniszellen oder zu langlebigen IgE-produzierenden Plasmazellen.

Die Struktur von IgE weicht ab von der anderer Immunglobuline: IgE ist als Molekül stark und asymmetrisch gekrümmt, mit einem Biegepunkt zwischen der zweiten und dritten konstanten Domäne (◘ Abb. 58.2a). Bei der Bindung an den hochaffinen IgE-Rezeptor FcεRI krümmt sich das IgE-Molekül noch weiter und erlaubt hierdurch einen stabilen Kontakt zwischen den aminoterminalen Enden der cε3-Domänen und den ersten beiden Domänen der α-Kette des FcεRI (◘ Abb. 58.3a). Durch diese Bindung wird das IgE Molekül stabilisiert. Dies erklärt u. a. die verlängerte Halbwertzeit von FcεRI-gebunden IgE. Die cε3- und cε4-Domänen jeder schweren Kette bilden eine Art plastische Ringstruktur, deren Konformation bei Bindung von IgE an den hochaffinen FcεRI oder an den niedrigaffinen FcεRII/CD23 sich derart ändert, dass die gleichzeitige Bindung an beide Rezeptoren verhindert wird (Holdom et al. 2011).

58.2.2 IgE-Rezeptoren

Die Wirkung von IgE auf die Effektorfunktion erfolgt hauptsächlich durch Bindung an den hochaffinen IgE-Rezeptor, FcεRI. FcεRI existiert entweder als tetramerer Komplex aus einer α-Kette, einer β-Kette und zwei γ-Ketten

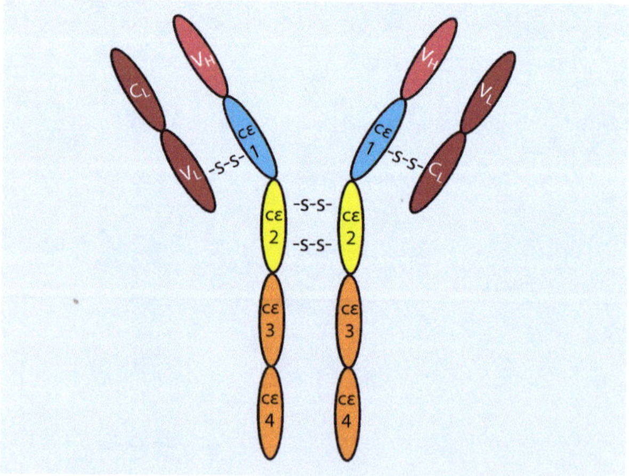

◘ **Abb. 58.1** Aufbau und Struktur von IgE. IgE ist aufgebaut aus 2 schweren Ketten, die durch Disulfidbrücken (*S-S*) verbunden sind. Jede schwere Kette ist zudem durch Disulfidbrücken mit einer leichten Kette (kappa oder lambda) verbunden. Die schwere Kette hat 5 Domänen: 4 konstante Domänen (*cε1*, *cε2*, *cε3*, und *cε4*) und 1 variable Domäne (*VH*), die zusammen mit der variablen Domäne der leichten Kette (*VL*) die Antigen-/Allergenbindungsstelle bildet. Die leichte Kette besteht aus einer variablen (*VL*) und einer konstanten Domäne (*CL*)

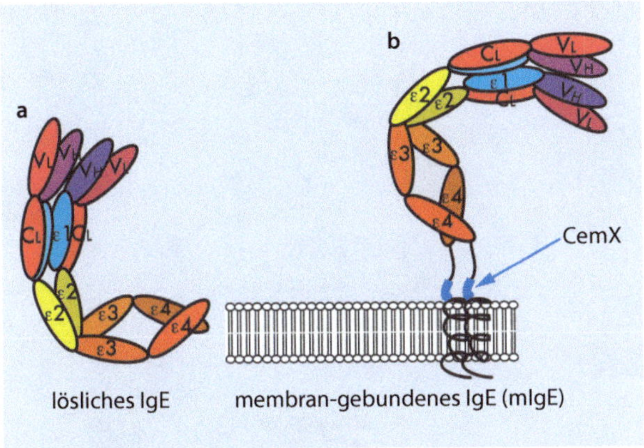

Abb. 58.2 **a** Modell des IgE, das die starke, asymmetrische Krümmung und die Ringstruktur der cε3- und cε4-Domänen zeigt. **b** Aufbau und Struktur des membrangebundenen IgE auf einer B Zelle. Die extrazelluläre, membranproximale Proteinsequenz, die nicht im löslichen IgE vorkommt, ist gekennzeichnet (*CemX*)

(Abb. 58.3a) oder als trimerer Komplex mit einer α-Kette und zwei γ-Ketten. Der tetramere Rezeptor wird auf Mastzellen und basophilen Granulozyten gefunden, der trimere Rezeptor auf Monozyten, dendritischen Zellen und Langerhans-Zellen. Die α-Kette dient der Bindung von IgE. Sie hat zwei extrazelluläre Domänen (α1 und α2), die für diese IgE-Bindung verantwortlich sind, eine Transmembrandomäne und eine kurze intrazelluläre Domäne ohne ein erkennbares Motiv für die Signalübertragung. Die γ-Ketten sind für Signalübertragung zuständig und bilden ein Disulfid-gebundenes Dimer mit je einem aktivierenden Motiv, dem sog. ITAM (»immunoreceptor tyrosine–based activation motif«). Die fakultativ exprimierte β-Kette hat vier Transmembrandomänen und ein ITAM und ist mit weiteren intrazellulären Signaltransduktionselementen verbunden (z. B. Lyn-Kinase).

Die Zahl der FcεRI auf einer Zelle wird bestimmt durch ihre Transkriptionsrate, die Expression der β-Kette und den Liganden (IgE). Der Rezeptor hat ohne Ligandbindung eine kurze Halbwertzeit (ca. 24 h für Mastzellen in vitro). Die IgE-Bindung stabilisiert den Rezeptor, sodass die Halbwertszeit der Lebenszeit der Zellen gleichen kann. Eine geringgradige Aktivierung von FcεRI auf Mastzellen und Basophilen ist wesentlich für das Weiterleben der Zellen. Bei stärkerer Stimulation kommt es zur Aktivierung von Signaltransduktionskaskaden, die in einer schnellen Degranulation von in Granula gespeicherten Mediatoren (z. B. Histamin) resultieren und die Neusynthese von weiteren Mediatoren (Zytokinen, Chemokinen, Lipidmediatoren) anstoßen. Auf myeloiden Zellen wie Monozyten, dendritischen Zellen und Langerhans-Zellen erleichtert der trimere FcεRI die Antigen-, bzw. Allergenpräsentation (Kraft u. Kinet 2007).

Eine weiterer Rezeptor für IgE ist der niedrigaffine FcεRII/CD23 (Abb. 58.3b). Er gehört zur Gruppe der Lektinrezeptoren und bindet IgE mit niedriger Affinität über eine kalziumabhängige Lektindomäne. FcεRII/CD23 bindet hierbei IgE an der Nahtstelle zwischen den cε3- und cε4-Domänen, aber nicht die Bindungsstellen für den FcεRI (Abb. 58.3c). Jedoch führt die Rezeptorbindung zu Konformationsänderungen des IgE, die die Bindung von IgE an den FcεRI verhindern (Dhaliwal et al. 2012). FcεRII/CD23 ist ein Type-II-Membranprotein, das von Zellen als Homotrimer exprimiert wird. Die Avidität wird erhöht durch die trimere Struktur und mehrfache Bindung. FcεRII kommt auf B-Zellen, T-Zellen, Langerhans-Zellen, Makrophagen, Monozyten, follikulären dendritischen Zellen, Eosinophilen und Thrombozyten vor. Der lange extrazelluläre »Stiel« des FcεRII/CD23 mit der Lektindomäne kann von endogenen und exogenen Proteasen (z. B. Der p 1, Majorallergen der Hausstaubmilbe) zerlegt und als löslicher monomerer oder trimerer Rezeptor freigesetzt werden. FcεRII/CD23 spielt eine Rolle in der Regulation der IgE-Synthese und Antigenpräsentation und wird in letzter Zeit in Verbindung gebracht mit transepithelialem Allergentransport, der zur Perpetuierung von allergischen Entzündungen im gastrointestinalen und respiratorischen System beitragen soll (Gould u. Sutton 2008).

Neben FcεRI und FcεRII/CD23 spielen noch andere Rezeptoren eine Rolle in der Effektorphase einer IgE-vermittelten Aktivierung von Mastzellen oder Basophilen. Hier ist besonders der inhibierende IgG-Rezeptor FcγRIIb zu erwähnen, weil er physiologisch für ein Dämpfen der Aktivierung verantwortlich ist. FcγRIIb ist ein monomerer Rezeptor, der mit niedriger Affinität IgG, aber auch IgE binden kann (Takai et al. 1996). FcγRIIb trägt intrazellulär ein ITIM (»immunoreceptor tyrosine-based inhibition motif«), über das er hemmend auf die Signaltransduktion einwirkt (vgl. ► Abschn. 58.2.3), eine Eigenschaft, die ihn interessant macht als Zielstruktur für therapeutische Ansätze (vgl. ► Abschn. 58.3.8).

58.2.3 IgE/FcεRI-Signaltransduktion

Wird FcεRI auf Mastzellen oder Basophilen kreuzvernetzt, sei es durch Bindung von Allergen an das rezeptorgebundene IgE oder durch Autoantikörper, die IgE oder die α-Kette des FcεRI erkennen, kommen Signalkaskaden in Gang, die zur transkriptionellen Aktivierung und Degranulation der Zellen führen.

Vereinfacht dargestellt aktiviert die Kreuzvernetzung die Lyn-Kinase, die ITAM-Motive auf der β- und den γ-Ketten der FcεRI phosphoryliert. Dies wiederum setzt weitere Phosphorylierungen in Gang. Zuerst wird die Syk-Kinase aktiviert, dann die Phosphatidylinositol

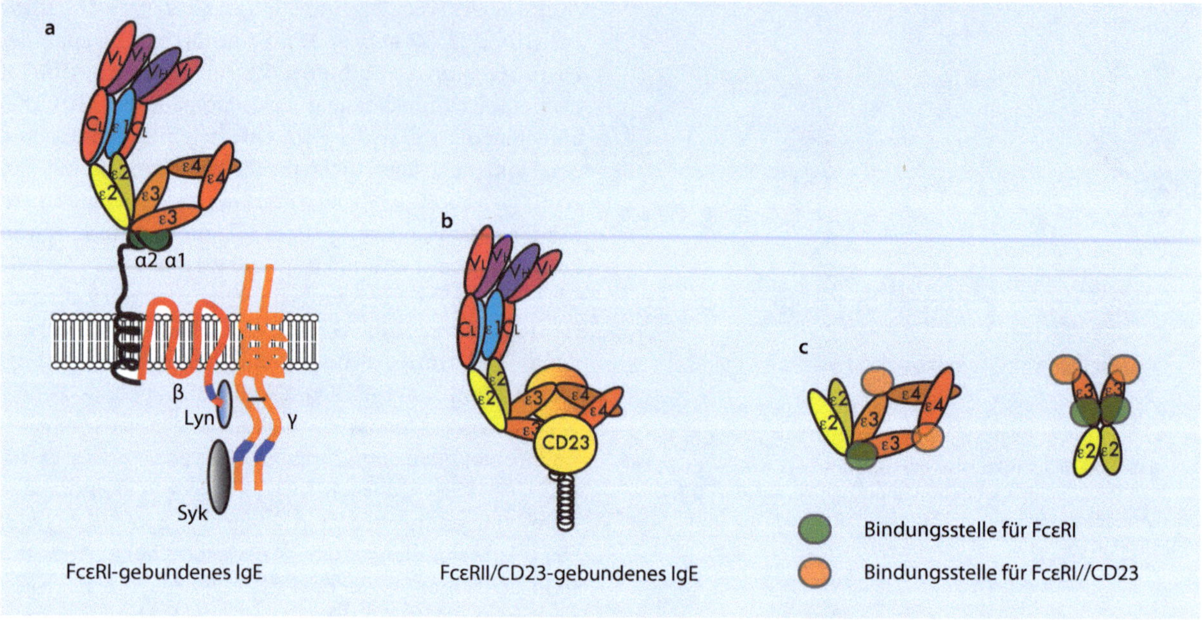

Abb. 58.3 **a** Bindung von IgE an den hochaffinen IgE-Rezeptor, FcεRI. IgE bindet mit seinen beiden dritten Domänen (*Cε3*) der schweren Ketten an die α-Kette des FcεRI. Die Bindung weist eine 1:1-Stöchiometrie auf. Weiter ist der Signalmodulator β dargestellt und die beiden signalkompetenten γ-Ketten des FcεRI. Die Kinasen *Lyn* und *Syk* werden als erste in der Signalkaskade einbezogen. **b** Bindung von IgE an den niedrigaffinen IgE-Rezeptor, FcεRII/CD23. Die Lektindomäne von CD23 bindet zwischen den cε3- und cε4-Domänen, kontaktiert aber nicht die Bindungsstellen für den FcεRI. Die Bindung weist eine 2:1-Stoichiometrie auf. **c** Bindungsstellen am IgE für FcεRI und FcεRII/CD23. Die Bindungsstellen für FcεRI sind mit *grünen, transparenten Kreisen* gekennzeichnet, die für FcεRII/CD23 mit *orangenen Kreisen*

3′-Kinase (PI3K). Letztere überführt Phosphatidylinositol-4,5-bisphosphat (PIP2) in Phosphatidylinositol-3,4,5-Trisphosphat (PIP3). Es folgt die Rekrutierung von Phospholipase Cγ (PLCγ), die PIP2 in Inositol-1,4,5-Trisphosphat (IP3) und Diacylglycerol (DAG) umsetzt. IP3 initiiert die Ca-Freisetzung aus intrazellulären Depots und ist essenziell für die Degranulation. DAG aktiviert die Proteinkinase C (PKC) und darüber die transkriptionellen Prozesse in der Zelle (Abb. 58.4a).

Wird der FcγRIIb in die Signalkaskade einbezogen, wird das ITIM-Motiv phosphoryliert und die Phosphatasen SHIP-1 (SH2-containing inositol-5′-phosphatase) und in geringerem Ausmaß SHP1/2 (SH2 domain–containing protein tyrosine phosphatase) rekrutiert, die Komponenten der Kaskade wieder dephosphorylieren und so die Aktivierung unterbrechen können (Abb. 58.4b). Auf diesem Mechanismus basieren Therapieansätze, die versuchen, FcεRI und FcγRIIb quer zu vernetzen (▶ Abschn. 58.3.8) (Kraft u. Kinet 2007; Lowell 2011).

58.3 Zielstrukturen für IgE-gerichtete Therapieansätze

IgE bietet als Zielstruktur für therapeutische Intervention verschiedene Möglichkeiten: Hierzu gehören

1. Blockade der IgE-vermittelten Aktivierung von Effektorzellen durch Reduktion des freien IgE, und/oder Verhinderung der Bindung an den IgE-Rezeptor,
2. Hemmung der IgE-Bildung durch gezielte Elimination von IgE-positiven B-Zellen,
3. Hemmung der IgE/FcεRI-vermittelten Signaltransduktion.

58.3.1 Monoklonale Antikörper gegen freies, zirkulierendes IgE

Der monoklonale Antikörper Omalizumab ist ein weitgehend humanisierter Antikörper (d. h., er besteht zu 95 % aus humanen und zu 5 % aus Mausanteil), der gegen die konstante Fc-Region von humanem IgE gerichtet ist. Omalizumab erkennt gezielt den Abschnitt (Cε3 Domäne; Abb. 58.1, Abb. 58.3c) am zirkulierenden IgE, der für die Bindung von IgE an den hochaffinen IgE-Rezeptor (FcεRI) verantwortlich ist. Omalizumab blockiert hierdurch die Bindung von zirkulierendem IgE an FcεRI-positive Effektorzellen (basophile Granulozyten, Mastzellen) und verhindert somit deren IgE/FcεRI-vermittelte Aktivierung. Omalizumab bindet nur freies, nicht rezeptorgebundenes IgE und führt zu einer raschen Reduktion von freiem IgE im peripheren Blut. IgE reguliert den eige-

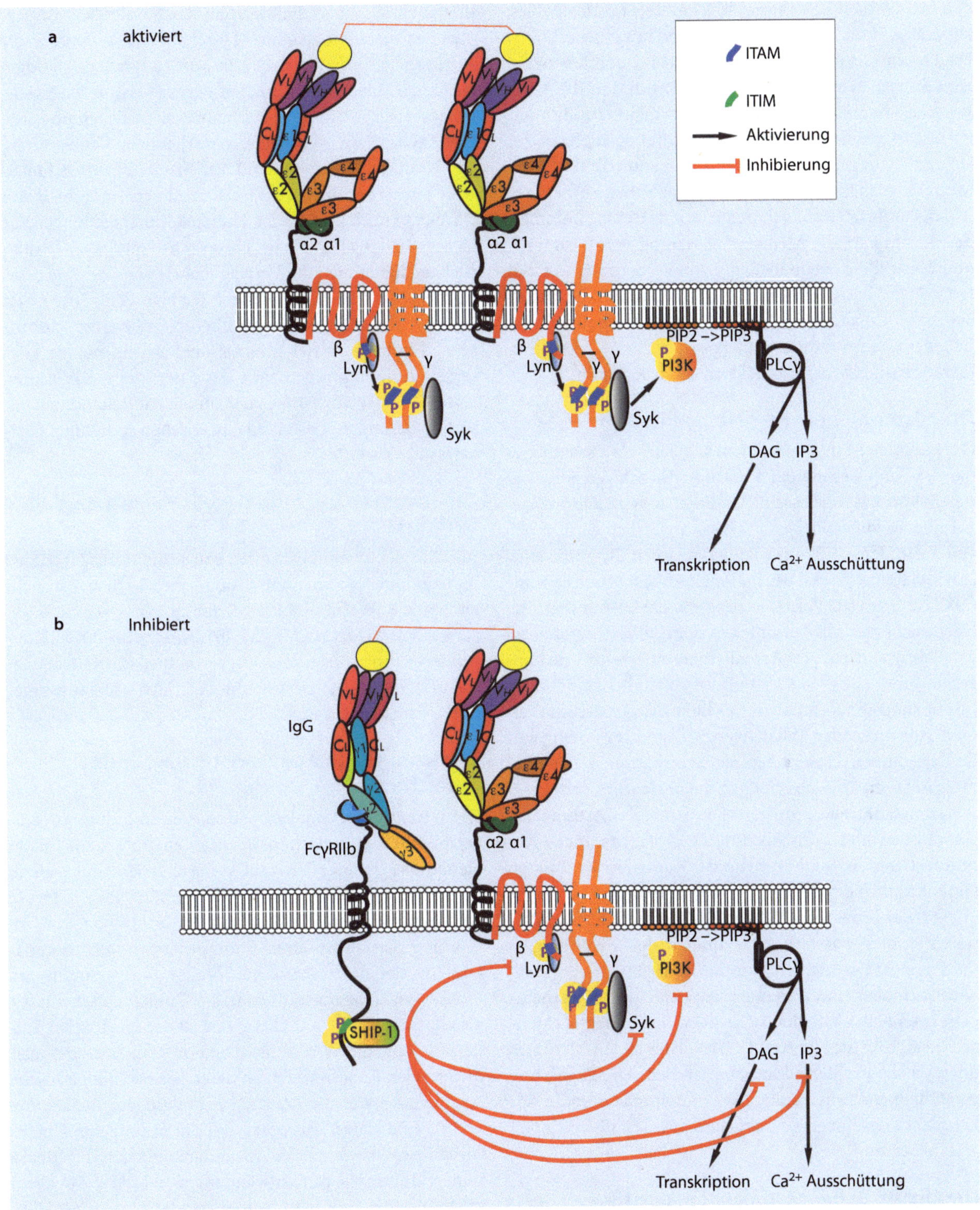

Abb. 58.4 **a** Aktivierungskaskade nach Kreuzvernetzung von IgE gebunden an FcεRI. Die Darstellung ist stark vereinfacht und gibt einige wichtige Schaltstellen der Signalübertragung wieder, die einerseits in Ca^{2+} und Granulafreisetzung resultiert und andererseits zu Transkription und Proteinsynthese führt. **b** Inhibition der Aktivierung durch Kreuzvernetzung des hochaffinen IgE-Rezeptors FcεRI mit dem niedrigaffinen IgG-Rezeptor FcγRIIb. Quervernetzung von FcεRI und FcγRIIb verursacht die Phosporylierung des ITIM-Motivs im intrazellulären Teil des FcγRIIb und die Aktivierung der Phosphatase SHIP-1 (und im geringeren Ausmaß SHP1/2), die eine Dephosphorylierung der durch FcεRI aktivierten Kinasen bewirken und so die Signalübertragung bremsen bzw. unterbrechen

nen hochaffinen Rezeptor (FcεRI) mittels positiver Rückkopplung. Hohe IgE-Serumspiegel sind mit einer erhöhten FcεRI-Expression auf Mastzellen und Basophilen assoziiert. Entsprechend verursacht eine Reduktion des freien IgE eine Abnahme der FcεRI-Rezeptordichte auf Basophilen und Mastzellen. Dies reduziert die Bereitschaft der Zellen, auf Allergenstimulation zu degranulieren. Weitere Mechanismen für die Wirksamkeit von Omalizumab werden diskutiert. Hierzu gehören u. a. eine direkte hemmende Wirkung auf die Mediatorfreisetzung von Basophilen und Mastzellen, die unabhängig von Reduktion des freien IgE und der FcεRI-Dichte sein soll, und die Omalizumab-bedingte Abnahme der FcεRI-Dichte auf dendritischen Zellen, die eine veränderte allergenspezifische T-Zell-Proliferation und Zytokinproduktion bewirken soll.

Omalizumab bei allergischem Asthma

Omalizumab ist in Deutschland seit 2005 als Zusatztherapie zur Verbesserung der Kontrolle des schweren allergischen Asthmas zugelassen. Omalizumab wird leitliniengemäß bei unkontrolliertem Asthma zusätzlich zu inhalativen Steroiden (ICS) und langwirksamen Betamimetika (LABA) entsprechend der nationalen Versorgungsleitlinie (NVL) eingesetzt. Voraussetzung für die Therapie ist der Nachweis einer IgE-vermittelten Sensibilisierung auf ein ganzjährig auftretendes Aeroallergen, eine reduzierte Lungenfunktion (FEV_1 < 80 %) und trotz täglicher Therapie mit hochdosierten inhalativen Glukokortikoiden und einem langwirkenden inhalativen β_2-Agonisten mehrmals dokumentierte, schwere Asthmaexazerbationen. Die Therapie mit Omalizumab ermöglicht eine deutlich verbesserte Asthmakontrolle, reduziert die Anzahl der Asthmaexazerbationen und asthmabedingten Notaufnahmen, vermindert die für eine suffiziente Kontrolle benötigten Glukokortikosteroide und verbessert deutlich die Lebensqualität der Patienten – Wirkungen, die nicht nur in klinischen Studien, sondern auch unter realen Bedingungen dokumentiert wurden (Braunstahl et al. 2013). Vereinzelt wird auch über eine Wirkung von Omalizumab bei therapieresistentem, nichtallergischem Asthma berichtet (Menzella et al. 2011; de Llano et al. 2013). Hier fehlen allerdings noch gut kontrollierte klinische Studien. Die Dosierung von Omalizumab beim allergischen Asthma erfolgt in Abhängigkeit des Körpergewichts und des Gesamt-IgE-Spiegels im Serum.

Omalizumab bei chronischer spontaner Urtikaria

Fallberichte von Patienten mit allergischem Asthma, die unter Therapie mit Omalizumab eine dramatische Verbesserung ihrer chronischen Urtikaria erfuhren, haben zur systematischen Untersuchung der Wirksamkeit bei chronischer Urtikaria geführt. Nachdem die ersten kleinen doppelblinden, plazebokontrollierten Studien vielversprechende Ergebnisse zeigten (Maurer et al. 2011), wurden die Wirksamkeit und Sicherheit in großen Phase-III-Studien bestätigt (Maurer et al. 2013). Knapp die Hälfte der Patienten war nach 3 Gaben von Omalizumab erscheinungsfrei, und 2/3 der Patienten zeigten eine deutliche Verbesserung der Krankheitsaktivität und Lebensqualität. Beachtenswert war das schnelle Ansprechen zumeist innerhalb von 2 Wochen nach Beginn der Therapie. Untersuchungen zur Sicherheit der Therapie bei chronischer spontaner Urtikaria bestätigten die gute Verträglichkeit der Therapie ohne nennenswerte Nebenwirkungen (Kaplan et al. 2013). Seit 2008 wird Omalizumab bei therapieresistenter chronischer Urtikaria in der internationalen Leitlinie als Therapieoption empfohlen. Auf Basis der Phase-III-Studien wurde im Frühjahr 2014 Omalizumab zur Behandlung der Antihistaminika-resistenten chronischen spontanen Urtikaria zugelassen.

Omalizumab bei induzierbaren Formen der Urtikaria

In Fallberichten und Fallserien wurde die Wirksamkeit bei induzierbaren Formen der chronischen Urtikaria berichtet, wie z. B. Wärme-, Kälte-, Reibe-, Licht- oder cholinerger Urtikaria (Metz u. Maurer 2012; Metz et al. 2011). Kontrollierte klinische Studien werden aktuell für Kälteurtikaria und Urtikaria factitia durchgeführt (Details unter http://clinicaltrails.gov).

Erfahrungen in anderen Anwendungsbereichen

Die Wirkung von Omalizumab zur Verhinderung von IgE-vermittelten allergischen Reaktionen unterschiedlicher Genese ist in einer Vielzahl von Fallserien und kleinen kontrollierten Studien belegt. Der primäre Nutzen liegt in der Verhinderung anaphylaktischer Reaktionen, z. B. im Rahmen der spezifischen Immuntherapie bei Risikopatienten oder der spezifischen oralen Toleranzinduktion (SOTI) bei Nahrungsmittelallergie. Zusätzlich scheint die gleichzeitige Gabe von Omalizumab bei spezifischer Immuntherapie die Wirksamkeit zu erhöhen. Auch bei rezidivierenden Anaphylaxien unklarer Genese (idiopathische Anaphylaxie) oder bei Mastzellerkrankungen mit Anaphylaxien ohne klaren Auslöser kann der Einsatz von Omalizumab zur Abnahme der Anzahl anaphylaktischer Reaktionen führen. Weitere Anwendungen, die derzeit in klinischen Studien überprüft werden, ist der Einsatz bei Nahrungsmittelallergie (Erdnuss, Milch), bei allergischer Rhinitis und SIT, bei eosinophiler Gastroenteritis, eosinophiler Ösophagitis, nasaler Polyposis, bullösem Phemphigoid, allergischer bronchopumonaler Aspergillose, etc. (Details unter http://clinicaltrails.gov).

Nebenwirkungsprofil und Anwendungsempfehlungen

Das Nebenwirkungsprofil von Omalizumab im Vergleich zu anderen Biologika ist ausgezeichnet. Details sind in der Fachinformation dargestellt. Initiale Daten zu einer geringgradig erhöhten Rate an Malignomen konnten in groß angelegten Folgestudien nicht bestätigt werden. Vereinzelte Berichte über das Auftreten des Churg-Strauss-Syndroms unter Omalizumabtherapie wurden am ehesten auf eine Dosisreduktion der systemischen Glukokortikoide zurückgeführt und als Demaskierung eines vorbestehenden CSS interpretiert. Jedoch sind bei sonst guter Verträglichkeit anaphylaktische Reaktionen bei 0,1–0,2 % der behandelten Patienten beobachtet worden (Shankar u. Petrov 2013). Aus klinischen Studien und Überwachung nach Markteinführung wurde für Anaphylaxien nach Omalizumab in der Therapie des allergischen Asthmas eine Prävalenz von 0,2 % errechnet. 78 % der Reaktionen erfolgten innerhalb der ersten 2 h nach Omalizumab und innerhalb der ersten 3 Injektionen. Vereinzelt wurde allerdings auch über Anaphylaxien nach mehr als 1-jähriger Therapie berichtet. Hieraus leitet sich für den Einsatz beim allergischen Asthma die Empfehlung ab, nach den ersten 3 Injektionen Patienten für 2 h und nach den weiteren Injektionen für 30 min zu überwachen. Da bisher keine derartigen Reaktionen in der Behandlung der chronischen spontanen Urtikaria beobachtet wurden, sind die meisten Anwender dazu übergegangen, die Patienten lediglich 30 min nach Injektion zu überwachen.

Weiterentwicklungen

Derzeit ist ein weiterer Anti-IgE-mAK (QGE031) mit höherer Affinität für humanes IgE in der klinischen Testung zur Behandlung von allergischem und nichtallergischem Asthma sowie dem bullösen Pemphigoid (Details unter http://clincaltrails.gov).

58.3.2 Lösliche FcεRI-Fusionsproteine

Statt IgE durch monoklonale Antikörper abzufangen, lässt es sich auch durch lösliche Varianten des hochaffinen Rezeptors binden und neutralisieren. Dieser Ansatz wurde mit einem Fusionsmolekül verfolgt, das aus den extrazellulären Teilen der IgE-bindenden α-Kette des hochaffinen FcεRI und der schweren Kette des humanen IgG bestand (Haak-Frendscho et al. 1993). Der Vorteil eines solchen Ansatzes bestand in einer klar kompetitiven, hochaffinen Interaktion und konnte sowohl in vitro wie auch in vivo bestätigt werden (Saban et al. 1994). Allerdings blieben diese parallel zur Entwicklung von anti-IgE-Antikörpern durchgeführten Ansätze zugunsten von Omalizumab zurück.

58.3.3 Dissoziation des IgE-FcεR1-Komplexes durch DARPins

Aktuelle Ansätze zur Inhibition beruhen auf einem verbesserten Verständnis der IgE/IgE-Rezeptor-Interaktion. Die hohe konformationelle Flexibilität des IgE-Fc-Teiles, der in rezeptorgebundenem und freiem Zustand deutliche Unterschiede aufweist, bietet die Möglichkeit, konformationelle Änderungen durch geschickt lokalisierte Liganden zu bewirken und dabei sogar eine Dissoziation des IgE von seinem Rezeptor zu induzieren. Von dieser Möglichkeit wurde durch Generierung von Anti-IgE-DARPins erfolgreich Gebrauch gemacht. DARPins (»designed ankyrin repeat proteins«) sind synthetische Affinitätsmoleküle, die in Anlehnung an Ankyrine eine molekulare Erkennung auf der Basis sich wiederholender Proteineinheiten gewährleisten. Sie lassen sich unter Anwendung kombinatorischer Prinzipien aus komplexen Molekülbibliotheken selektieren und bieten Produktionsvorteile gegenüber klassischen, strukturell komplexeren Antikörpern (Binz et al. 2004). Erste DARPins befinden sich zur Neutralisierung von VEGF (Anti-VEGF) bereits in klinischen Studien. Die ersten Anti-IgE-DARPins wurden ursprünglich gegen den Fc-Teil des IgE-Moleküls selektiert und anschließend als Fusionsprotein mit dem Fc-Teil von IgG1 als bispezifisches Molekül zur Vernetzung von FcεR1 und dem inhibierenden FcγRIIb eingesetzt (vgl. ▶ Abschn. 58.3.8) (Eggel et al. 2011; Baumann et al. 2010). Ganz aktuell wurde ein neues Anti-IgE-DARPin beschrieben mit einen Bindungsverhalten, das im Gegensatz zur klassischen Inhibition allosterisch eine Lösung des IgE von seinem Rezeptor bewirkt (Kim et al. 2012). Dieses neue Wirkprinzip könnte die Grundlage bieten für die Weiterentwicklung einer neuen Klasse von Anti-IgE-Therapeutika für die klinische Anwendung.

58.3.4 Alternative Affinitätsmoleküle

Neben DARPins seien auch IgE-spezifische Affibodies und »Single-domain-Antikörper« erwähnt, über deren Einsatz zur Neutralisation von IgE jedoch bislang noch nicht publiziert wurde (Gunneriusson et al. 1999). Weiterhin sind auch nukleinsäurebasierte Affinitätsmoleküle wie RNA- oder DNA-Aptamere zur Bindung von IgE denkbar. Solche Aptamere bieten primär synthetische Vorteile, was ihren Einsatz in diagnostischen Verfahren erleichtert. So existieren IgE-spezifische Aptamere schon seit geraumer Zeit (Mendonsa u. Bowser 2004; Wiegand et al. 1996) und wurden extensiv in Verfahren zum Nachweis von IgE eingesetzt. Allerdings bedarf der therapeutische Einsatz von Aptameren oft zusätzlicher Stabilisierungen durch chemische Modifikationen. Bislang konnte dies nur für wenige solcher Moleküle realisiert werden.

58.3.5 Niedermolekulare Inhibitoren der IgE-FcεR1-Bindung

Als niedermolekulare Moleküle, die eine inhibitorische Wirkung auf die Interaktion von IgE mit seinem Rezeptor zeigen, sind bislang v. a. Peptide beschrieben. Hierbei sind Motive, die vom IgE oder vom IgE-Rezeptor abgeleitet wurden, vertreten, aber auch artifizielle Peptidliganden ohne Ableitung von bekannten Aminosäuresequenzen (Rigby et al. 2000).

58.3.6 Aktive Immunisierung mit IgE-Peptiden

Ein weiterer Ansatz, IgE zu neutralisieren, nutzt die aktive Immunisierung mit peptidischen Mimetika des IgE, d. h. mit synthetischen IgE Peptiden, die zur endogenen Antikörperantwort gegen IgE führen. Hierbei wurden IgE-basierte Epitopstrukturen so gewählt, dass resultierende Antikörper funktionelle Anti-IgE-Antikörper mit definierter Spezifität darstellen (Scheppler et al. 2005; Stadler et al. 1999; Rudolf et al. 1998). In der Tat konnte über diesen Ansatz eine Etablierung einer Anti-IgE-Antwort dokumentiert werden.

58.3.7 Membranständiges IgE auf B-Zellen als Zielstruktur

Kreuzvernetzung von membrangebundenen Immunglobulinen auf B-Zellen ohne die zusätzliche Stimulierung durch T-Zellen oder Anwesenheit von Wachstumsfaktoren führt zu einem Absterben der betroffenen B-Zellen aufgrund fehlender Überlebenssignale. Das Vorhandensein einer besonderen Proteinsequenz (CemX) im membranproximalen Segment des mIgEs (◘ Abb. 58.2b) eröffnet den Weg für ein derartiges Ausschalten von mIgE-positiven B-Zellen, noch bevor diese Zellen zu Gedächtnis- oder Plasmazellen heranreifen können. Tatsächlich ist die Wirksamkeit dieses Ansatzes in einem Mausmodel und einem partiell humanisierten Mausmodel erfolgreich gezeigt worden (Feichtner et al. 2008; Brightbill et al. 2010). Allerdings sind im menschlichen Immunsystem in dem Bereich, der für das membranproximale Segment kodiert, zahlreiche Splicing-Varianten beschrieben. Für erfolgreiche klinische Anwendungen müssten daher Reagenzien generiert werden, die möglichst viele dieser Varianten erkennen (Chowdhury et al. 2012).

58.3.8 Blockade der FcεRI-Signaltransduktion durch FcγRII

Ein Ansatz zur Blockade der Signaltransduktion der FcεRI besteht in der Aktivierung inhibitorischer Rezeptoren, so z. B. des niedrigaffinen IgG-Rezeptors FcγRIIb (◘ Abb. 58.4b). Verwirklichung fand dieses Konzept zunächst in einer Fusion der natürlichen Liganden der beiden Rezeptoren, IgE und IgG, genauer durch Fusion der beiden an der Bindung beteiligten Fc-Teile des IgE und des IgG1 (Zhu et al. 2002; Kepley et al. 2004; Zhang et al. 2004). Dieses Molekül zeigte klare hemmende Eigenschaften in einer Vielzahl von Untersuchungen, einschließlich der passiven kutanen Anaphylaxie. Eine spezifischere Umsetzung fand das Konzept durch Fusion eines IgE-bindenden Allergens mit dem IgG1-Fc-Teil. Die Bindung via rezeptorgebundenem IgE und den IgG1-Fc-Teil erlaubt eine allergenspezifische Anwendung, die zunächst für Katzenallergie unter Verwendung von Fel d 1 (Zhu et al. 2005), für Hausstaubmilbenallergie unter Verwendung von Der f 2 (Lin et al. 2012) und jüngst für Erdnussallergie unter Verwendung von Ara h 2 gezeigt werden konnte (Liu et al. 2013). Hierbei konnte eine klare Hemmung erdnussspezifischer IgE-vermittelter Reaktionen gezeigt werden.

Die Nutzung von IgE-spezifischen DARPins (▶ Abschn. 58.3.1) als Affinitätsmolekül in IgG1-Fc-Fusionsproteinen zeigte, dass auch artifizielle Strukturen eine allergenunabhängige, spezifische Quervernetzung des FcεRI mit inhibitorischen FcγRIIb erlauben (Eggel et al. 2011). Dieses Molekül zeigte eine klare inhibitorische Aktivität in der allergeninduzierten Basophilenaktivierung. Weiterhin konnte durch gezielte Optimierung der Interaktion des Fc-Bereichs mit dem FcγRIIb die Effektivität des Ansatzes zusätzlich gesteigert werden (Cemerski et al. 2012).

Gerade moderne rekombinante Strategien wie sie in Antikörpertechnologien Anwendung finden, erlauben es, das Potenzial dieses Ansatzes für einen therapeutischen Einsatz effizient zu nutzen. Zusammengenommen bietet die Rekrutierung inhibitorischer Signale eine effektive Möglichkeit, IgE-vermittelte allergische Reaktionen zu unterbinden.

58.3.9 IgE-Plasmapherese

Schießlich stellt die selektive IgE-Plasmapherese ein weiteres, völlig anderes Anti-IgE-Prinzip dar, das nicht auf der Blockade, sondern auf der extrakorporalen Entfernung von IgE aus der Zirkulation beruht. Unter Verwendung hochaffiner Anti-IgE-mAK (Laffer et al. 2008) ließe sich eine selektive IgE-Depletion durchführen. Ob die bisher berichteten Erfolge der nichtselektiven Plasmapherese bei IgE-vermittelten Erkrankungen (Kerzel et al. 2011) sich auch auf eine IgE-Plasmapherese übertragen lassen, werden zukünftige Untersuchungen zeigen müssen.

Literatur

Baumann MJ, Eggel A, Amstutz P, Stadler BM, Vogel M (2010) DARPins against a functional IgE epitope. Immunol Lett 133: 78–84

Binz HK, Amstutz P, Kohl A, Stumpp MT, Briand C, Forrer P, Grütter MG, Plückthun A (2004) High-affinity binders selected from designed ankyrin repeat protein libraries. Nat Biotechnol 22: 575–582

Braunstahl GJ, Chen CW, Maykut R, Georgiou P, Peachey G, Bruce J (2013) The eXpeRience registry: the 'real-world' effectiveness of omalizumab in allergic asthma. Respir Med 107: 1141–1151

Brightbill HD, Jeet S, Lin Z, Yan D, Zhou M, Tan M, Nguyen A, Yeh S, Delarosa D, Leong SR, Wong T, Chen Y, Ultsch M, Luis E, Ramani SR, Jackman J, Gonzalez L, Dennis MS, Chuntharapai A, DeForge L, Meng YG, Xu M, Eigenbrot C, Lee WP, Refino CJ, Balazs M, Wu LC (2010) Antibodies specific for a segment of human membrane IgE deplete IgE-producing B cells in humanized mice. J Clin Invest 120: 2218–2229

Cemerski S, Chu SY, Moore GL, Muchhal US, Desjarlais JR, Szymkowski DE (2012) Suppression of mast cell degranulation through a dual-targeting tandem IgE-IgG Fc domain biologic engineered to bind with high affinity to FcγRIIb. Immunol Lett 143(1): 34–43

Chowdhury PS, Chen Y, Yang C, Cook KE, Nyborg AC, Ettinger R, Herbst R, Kiener PA, Wu H (2012) Targeting the junction of CεmX and ε-migis for the specific depletion of mIgE-expressing B cells. Mol Immunol 52: 279–288

Dhaliwal B, Yuan D, Pang MOY, Henry AJ, Cain K, Oxbrow A, Fabiane SM, Beavil AJ, McDonnell JM, Gould HJ, Sutton BJ (2012) Crystal structure of IgE bound to its B-cell receptor CD23 reveals a mechanism of reciprocal allosteric inhibition with high affinity receptor FcεRI. Proc Natl Acad Sci USA 109: 12686–12691

Eggel A, Buschor P, Baumann MJ, Amstutz P, Stadler BM, Vogel M (2011) Inhibition of ongoing allergic reactions using a novel anti-IgE DARPin-Fc fusion protein. Allergy 66: 961–968

Feichtner S, Inführ D, Achatz-Straussberger G, Schmid D, Karnowski A, Lamers M, Rhyner C, Crameri R, Achatz G (2008) Targeting the extracellular membrane-proximal domain of membrane-bound IgE by passive immunization blocks IgE synthesis in vivo. J Immunol 180: 5499–5505

Gould HJ, Sutton BJ (2008) IgE in allergy and asthma today. Nat Rev Immunol 8: 205–217

Gunneriusson E, Samuelson P, Ringdahl J, Grönlund H, Nygren PA, Ståhl S (1999) Staphylococcal surface display of immunoglobulin A (IgA)- and IgE-specific in vitro-selected binding proteins (affibodies) based on Staphylococcus aureus protein A. Appl Environ Microbiol 65: 4134–4140

Haak-Frendscho M, Ridgway J, Shields R, Robbins K, Gorman C, Jardieu P (1993) Human IgE receptor α-chain IgG chimera blocks passive cutaneous anaphylaxis reaction in vivo. J Immunol 151: 351–358

Holdom MD, Davies AM, Nettleship JE, Bagby SC, Dhaliwal B, Girardi E, Hunt J, Gould HJ, Beavil AJ, McDonnell JM, Owens RJ, Sutton BJ (2011) Conformational changes in IgE contribute to its uniquely slow dissociation rate from receptor FcεRI. Nat Struct Mol Biol 18: 571–576

Kaplan A, Ledford D, Ashby M, Canvin J, Zazzali JL, Conner E, Veith J, Kamath N, Staubach P, Jakob T, Stirling RG, Kuna P, Berger W, Maurer M, Rosén K (2013) Omalizumab in patients with symptomatic chronic idiopathic/spontaneous urticaria despite standard combination therapy. J Allergy Clin Immunol 132: 101–109

Kepley CL, Taghavi S, Mackay G, Zhu D, Morel PA, Zhang K, Ryan JJ, Satin LS, Zhang M, Pandolfi PP, Saxon A. (2004) Co-aggregation of FcγRII with FcεRI on human mast cells inhibits antigen-induced secretion and involves SHIP-Grb2-Dok complexes. J Biol Chem 279: 35139–35149

Kerzel S, Zemlin M, Rogosch T, Ollert M, Renz H, Klaus G, Maier RF. (2011) Plasmapheresis prior to omalizumab administration in a 15-year-old boy with severe asthma and very high IgE levels: sustained effect over 2 years. Klin Padiatr 223: 356–359

Kim B, Eggel A, Tarchevskaya SS, Vogel M, Prinz H, Jardetzky TS (2012) Accelerated disassembly of IgE-receptor complexes by a disruptive macromolecular inhibitor. Nature 491: 613–617

Kraft S, Kinet JP (2007) New developments in FcεRI regulation, function and inhibition. Nat Rev Immunol 7: 365–378

Laffer S, Lupinek C, Rauter I, Kneidinger M, Drescher A, Jordan JH, Krauth MT, Valent P, Kricek F, Spitzauer S, Englund H, Valenta R (2008) A high-affinity monoclonal anti-IgE antibody for depletion of IgE and IgE-bearing cells. Allergy 63: 695–702

Lin LH, Zheng P, Yuen JW, Wang J, Zhou J, Kong CQ, Peng X, Li J, Li L (2012) Prevention and treatment of allergic inflammation by an Fcγ-Der f2 fusion protein in a murine model of dust mite-induced asthma. Immunol Res 52: 276–283

Liu Y, Sun Y, Chang LJ, Li N, Li H, Yu Y, Bryce PJ, Grammer LC, Schleimer RP, Zhu D (2013) Blockade of peanut allergy with a novel Ara h 2-Fcγ fusion protein in mice. J Allergy Clin Immunol 131: 213–221

de Llano LP, Vennera Mdel C, Álvarez FJ, Medina JF, Borderías L, Pellicer C, González H, Gullón JA, Martínez-Moragón E, Sabadell C, Zamarro S, Picado C; Spanish Registry (2013) Effects of omalizumab in non-atopic asthma: results from a Spanish multicenter registry. J Asthma 50: 296–301

Lowelll CA (2011) Src-family and Syk kinases in activating and inhibitory pathways in innate immune cells: signaling cross talk. Cold Spring Harb Perspect Biol 3: a002352

Maurer M, Altrichter S, Bieber T, Biedermann T, Bräutigam M, Seyfried S, Brehler R, Grabbe J, Hunzelmann N, Jakob T, Jung A, Kleine-Tebbe J, Mempel M, Meurer M, Reich K, Ruëff F, Schäkel K, Sengupta K, Sieder C, Simon JC, Wedi B, Zuberbier T, Mahler V, Staubach P (2011) Efficacy and safety of omalizumab in patients with chronic urticaria who exhibit IgE against thyroperoxidase. J Allergy Clin Immunol 128: 202–209

Maurer M, Rosén K, Hsieh HJ, Saini S, Grattan C, Gimenéz-Arnau A, Agarwal S, Doyle R, Canvin J, Kaplan A, Casale T (2013) Omalizumab for the treatment of chronic idiopathic or spontaneous urticaria. N Engl J Med 368: 924–935

Mendonsa SD, Bowser MT (2004) In vitro selection of high-affinity DNA ligands for human IgE using capillary electrophoresis. Anal Chem 76: 5387–5392

Menzella F, Piro R, Facciolongo N, Castagnetti C, Simonazzi A, Zucchi L (2011) Long-term benefits of omalizumab in a patient with severe non-allergic asthma. Allergy Asthma Clin Immunol 7: 9

Metz M, Maurer M (2012) Omalizumab in chronic urticaria. Curr Opin Allergy Clin Immunol 12: 406–411

Metz M, Altrichter S, Ardelean E, Kessler B, Krause K, Magerl M, Siebenhaar F, Weller K, Zuberbier T, Maurer M (2011) Anti-immunoglobulin E treatment of patients with recalcitrant physical urticaria. Int Arch Allergy Immunol 154: 177–180

Rigby LJ, Trist H, Snider J, Hulett MD, Hogarth PM, Rigby LJ, Epa VC (2000) Monoclonal antibodies and synthetic peptides define the active site of FcεRI and a potential receptor antagonist. Allergy 55: 609–619

Rudolf MP, Vogel M, Kricek F, Ruf C, Zürcher AW, Reuschel R, Auer M, Miescher S, Stadler BM (1998) Epitope-specific antibody response to IgE by mimotope immunization. J Immunol 160: 3315–3321

Saban R, Haak-Frendscho M, Zine M, Ridgway J, Gorman C, Presta LG, Bjorling D, Saban M, Jardieu P (1994) Human FcεRI-IgG and humanized anti-IgE monoclonal antibody MaE11 block passive sensitization of human and rhesus monkey lung. J Allergy Clin Immunol 94: 836–843

Scheppler L, Vogel M, Marti P, Müller L, Miescher SM, Stadler BM (2005) Intranasal immunisation using recombinant Lactobacillus johnsonii as a new strategy to prevent allergic disease. Vaccine 23: 1126–1134

Shankar T, Petrov AA (2013) Omalizumab and hypersensitivity reactions. Curr Opin Allergy Clin Immunol 13: 19–24

Stadler BM, Zürcher AW, Miescher S, Kricek F, Vogel M (1999) Mimotope and anti-idiotypic vaccines to induce an anti-IgE response. Int Arch Allergy Immunol 118: 119–121

Takai T, Ono M, Hikida M, Ohmori H, Ravetch JV (1996) Augmented humoral and anaphylactic responses in FcγRII-deficient mice. Nature 379: 346–349

Wiegand TW, Williams PB, Dreskin SC, Jouvin MH, Kinet JP, Tasset D (1996) High-affinity oligonucleotide ligands to human IgE inhibit binding to Fc epsilon receptor I. J Immunol 157: 221–230

Zhang K, Kepley CL, Terada T, Zhu D, Perez H, Saxon A (2004) Inhibition of allergen-specific IgE reactivity by a human Ig Fc gamma-Fc epsilon bifunctional fusion protein. J Allergy Clin Immunol 114: 321–327

Zhu D, Kepley CL, Zhang M, Zhang K, Saxon A (2002) A novel human immunoglobulin Fcγ–Fcε bifunctional fusion protein inhibits FcεRI-mediated degranulation. Nat Med 8: 518–521

Zhu D, Kepley CL, Zhang K, Terada T, Yamada T, Saxon A (2005) A chimeric human-cat fusion protein blocks cat-induced allergy. Nat Med 11: 446–449

58

Neue Entwicklungen bei antiallergischen Therapien und Therapiekonzepten

T. Biedermann, M. Röcken, H. Renz

T. Biedermann et al. (Hrsg.), *Allergologie*,
DOI 10.1007/978-3-642-37203-2_59,

59.1 Einleitung

Viele der Prinzipien, die den heute verwendeten antiallergischen Therapien zugrunde liegen, sind uns bereits lange bekannt (▶ Kap. 53–58). Andere Therapiekonzepte basieren auf überzeugenden Hypothesen, zeigen im Modell eine Wirkung, aber können aus verschiedenen Gründen nicht translational bis zum Einsatz am durch Allergien erkrankten Menschen nachverfolgt werden. Das folgende Kapitel hat daher zum Ziel, überwiegend diejenigen Therapieansätze darzustellen, für die sich bereits in klinischen Studien eine Wirksamkeit und Verträglichkeit nachweisen ließ. Verständlicherweise stellen die dargestellten Konzepte und Therapeutika eine Auswahl dar.

59.2 Urtikaria, Angioödem, Anaphylaxie und Mastozytose

Für Urtikaria und Anaphylaxie gibt es einige neue Therapieansätze, die derzeit in Studien überprüft werden. Aber auch herkömmliche Therapiekonzepte werden um neue Substanzen ergänzt, bspw. in Form neuer Antihistaminika wie Bilastin, Bepotastine oder Epinastine für die Behandlung der Urtikaria oder Typ-I-allergischer Reaktionen. Der Zusatznutzen einer um das 4-Fache der zugelassenen Standarddosis erhöhten Dosierung mehrerer Antihistaminika erbrachte für die Urtikaria unterschiedliche Resultate, eine verbesserte Wirkung konnte nicht in allen Studien und angewendeten Präparaten nachgewiesen werden. Für eine intravenöse Applikation wird in Kanada die Wirkung des H1-Antihistaminikums JDP-205 in Phase-III-Studien untersucht. Kleine Fallserien berichten über einen Nutzen einer antikoagulatorischen Therapie bei einer überschaubaren Anzahl von Patienten mit chronischer Urtikaria (Tedeschi A et al. 2014). Omalizumab, das eine Zulassung für die chronische spontane Urtikaria hat, wurde bzw. wird derzeit in Studien bezüglich der Wirksamkeit für die Kälteurtikaria, der akuten therapieresistenten Urtikaria, der idiopathischen Anaphylaxie und der Mastozytose überprüft. In Erweiterung dieses Konzepts wird der IgE-B-Lymphozyten-depletierende Antikörper Quilizumab in Studien evaluiert. Für die Kälteurtikaria gibt es zudem teilweise schon abgeschlossene Studien über die Wirkung der IL-1-antagonisierenden Medikamente Anakinra und Rilonacept – ein Therapiekonzept, was sich an den Erfolgen der Behandlung der autoinflammatorischen Syndrome orientiert, zu denen auch die familiäre Kälteurtikaria zählt. Auch das IL-1β-antagonisierende Canakinumab wurde mit Erfolg bei Urtikaria-Vaskulitis und Schnitzler-Syndrom in Studien eingesetzt, und für die »cryopyrin-associated periodic syndromes« (CAPS; auto-inflammatorische Syndrome) ist es zugelassen. Weitere experimentelle Ansätze zur Behandlung der Urtikaria betreffen den CRTH2-Antagonist AZD1981. CRTH2 ist als Marker für Immunzellen einer durch Th_2-Zellen dominierten Entzündung beschrieben und der Rezeptor für aus Mastzellen freigesetztes Prostaglandin D2 (PGD2). Die Blockierung von CRTH2 wird daher als Konzept für eine Reihe allergischer und atopieassoziierter Erkrankungen evaluiert.

Für das hereditäre Angioödem gibt es neben den bei uns zugelassenen Medikamenten eine Zulassung in den USA für Ecallantid (DX-88), einem rekombinanten Plasma-Kallikrein-Inhibitor. Eine Studie weist die Wirksamkeit von humanem C1-Esterase-Inhibitor bei subkutaner Gabe nach.

Für die Therapie der Anaphylaxie gibt es nur wenige in Studien durchgeführte Ansätze. Die meisten konzentrieren sich auf die orale Toleranzinduktion bei Nahrungsmittelanaphylaxie, insbesondere neuerdings auch mit sublingualer Allergenapplikation, und auf die Anwendung von Omalizumab bei idiopathischer Anaphylaxie oder, in Fallberichten, auch zur Vermeidung von Anaphylaxien im Rahmen der spezifischen Immuntherapie bei Mastozytose. Eine Phase-II-bis-III-Studie mit Adrenalin in anderer Applikationsart als intramuskulär (z. B. als Tablette) ist immer noch nicht registriert. Zurzeit wird der Einfluss einer Schulungsmaßnahme auf die Lebensqualität, das fachspezifische Wissen und das praxisrelevante Verhalten von Patienten und/oder Kindern überprüft (▶ Kap. 62, Schulungen).

▪ Mastozytose

Experimentelle Therapieansätze wurden bisher vorwiegend für aggressive Mastozytoseformen und Patienten mit Mastozytose und rezidivierenden Anaphylaxien untersucht. Bei Letzteren hat sich praktisch (off label) eine Behandlung mit Omalizumab (zumeist 300 mg) bewährt. Aktuell wird in der Schweiz die Anwendung von Omalizumab bei Patienten mit Mastozytose und systemischen Symptomen im Rahmen einer Studie untersucht. Topische Präparate wie Miltefosincreme konnten bei kutaner Mastozytose nicht ausreichend überzeugen.

Basierend auf der Pathogenese der Mastozytose werden Tyrosinkinaseinhibitoren evaluiert und zwar bei aggressiver Mastozytose, Mastozytose mit assoziierter hämatologischer Erkrankung und Mastzellleukämie. Der Tyrosinkinaseinhibitor Imatinib wirkt aufgrund sterischer Wechselwirkung nicht bei Patienten mit der für die Mastozytose typischen D816V-KIT-Mutationen, jedoch bei Patienten mit ungewöhnlichen Mutationen in anderen kit-Regionen. Die tägliche Gabe von Dasatinib, einem Src/Abl-Kinaseinhibitor, führte nur bei 33 % der Patienten mit systemischer Mastozytose, die mit dem Tyrosinkinaseinhibitor AMN107 bei 17 % zu einem Ansprechen. Die Tyrosinkinaseinhibitoren Masatinib und Midostaurin sind zur-

Tab. 59.1 Weiterentwicklung der derzeitigen SCIT. Verwendung erhältlicher Extrakte

Untersuchungsansatz	Studien/Ergebnisse
Reduktion der IgE-Spiegel	Kombination klassischer ASIT mit Anti-IgE erhöhte die Sicherheit der ASIT bei allergischer Rhinitis (Casale et al. 2006) und Asthma bronchiale (Massanari et al. 2010)
	Derzeit Studien zur Langzeiteffizienz
Reduktion allergenspezifischer IL-4-produzierender Zellen	Kombination klassischer ASIT mit anti-IL-4-verminderten »Late-phase-Reaktionen«
	Kein signifikanter Unterschied zu ASIT allein (ClinicalTrials.gov Identifier NCT01018693)
Alternative Routen	Sublingual (SLIT), nasal/bronchial, oral (inkl. Mikroverkapselung)
	Intralymphatische ASIT (Allergen-SIT) direkt in einen Lymphknoten (Senti 2008, 2012b)
	Epikutane ASIT (Pilotstudien) (Senti et al. 2012a)
Adjuvanzien (Moingeon 2012)	–

zeit in der klinischen Prüfung, wobei sich schon andeutet, dass sich mit Midostaurin aktuell die besten, wenn auch zumeist nur temporären, Erfolge erzielen lassen.

Als weitere Therapieansätze bei Patienten mit aggressiven Mastozytoseformen wurden Thalidomid, Lenalidomid und Denileukin Diftitox bei einzelnen Patienten und in Fallserien angewendet, konnten jedoch nicht einheitlich überzeugen. Eine nichtablative Knochenmarktransplantation führte bei einzelnen Patienten zu partiellem oder komplettem Ansprechen und steht als Therapieoption zur Verfügung.

Es gibt Hinweise aus In-vitro-Experimenten, dass eine Kombination verschiedener Medikamente, z. B. den Tyrosinkinaseinhibitoren Dasatinib und Midostaurin, ein verbessertes Ansprechen auf die Reduktion der Mastzellzahlen zeigt, klinische Evaluationen stehen hier aber noch aus.

59.3 Allergenspezifische Immuntherapie (ASIT)

Derzeit beschäftigt sich eine Reihe von Studien mit der Verbesserung der Sicherheit und der Wirksamkeit der allergenspezifischen Immuntherapie (ASIT) unter Beibehaltung der erreichten Erfolge der subkutanen Immuntherapie (SCIT). Auf der Basis bereits existierender Allergenextrakte sind Verbesserungen u. a. durch hochgradige Standardisierung bei Berücksichtigung von Dosis-Wirkungs-Beziehungen der Majorallergene für optimale Effizienz zu erwarten. Systemische Typ-I-allergische Reaktionen während der Immuntherapie konnten bei hochgradig sensibilisierten Individuen durch Vorbehandlung mit dem monoklonalen Anti-IgE-Antikörper Omalizumab reduziert werden – eine experimentelle Option für ausgewählte Risikopatienten. Die Verwendung innovativer Adjuvantien zur Stimulation verschiedener Aspekte der innaten Immunität trägt bereits jetzt zur Entwicklung effizienterer Therapieschemata (Kurzzeit-SCIT) bei (Tab. 59.1 und Tab. 59.3). Andere Ansätze sind ein gezieltes T-Zell-Targeting unter Umgehung der IgE-Bindung, die Rekonstitution natürlicher Extrakte mittels einer Mixtur aus multiplen rekombinanten Allergenen und neuen Applikationsrouten für Allergene (Akdis u. Akdis 2007).

Die Anwendung gentechnischer Verfahren (»rekombinante Technologien«) erlaubt eine Modifikation der Allergene, um ihre Allergenität zu reduzieren, ohne ihre Immunogenität zu gefährden. Derartige, natürlichen Allergenen gleichende rekombinante Allergene sind für diagnostische und therapeutische Zwecke entwickelt worden. Daneben existieren modifizierte Versionen mit dem Ziel IgE-vermittelten Nebenwirkungen während der Immuntherapie zu reduzieren (Tab. 59.2, Tab. 59.3, ▶ Übersicht »Vorteile rekombinanter Allergene für die ASIT«).

Mit der Anwendung definierter rekombinanter Allergene kann die Behandlung theoretisch exakt auf die Sensibilisierungsprofile der Patienten zugeschnitten werden – obwohl diese Profile oft heterogener sind als vermutet (Jutel et al. 2013, Darsow et al. 2014). Erste Studien mit der SCIT mit rekombinanten Allergenen (Birken- und Gräserpollenallergie) zeigten, dass diese Therapie klinisch effizient ist. Eine andere erfolgversprechende Strategie ist der Einsatz von rekombinanten Einzelallergenen (Bet v 1) zur ASIT von Nahrungsmittelkreuzallergie (Sojaallergen Gly m 4) (BASALIT-Studie; derzeit zur Publikation vorbereitet). Es eröffnen sich nun neue Behandlungsstrategien und Möglichkeiten sogar für die prophylaktische Vakzinierung (vgl. ▶ Kap. 18, Bedeutung rekombinanter Allergene und Mutanten für die Allergologie).

Allergene können mit immunstimulatorischen DNA-Sequenzen verbunden zu einer modifizierten In-vivo-Prozessierung führen, die in einer verstärkten nicht-IgE-vermittelten Immunantwort resultiert. Andere Ansätze ver-

Tab. 59.2 Veränderte experimentelle Allergenmoleküle zur ASIT: T-Zell-Targeting unter Umgehung der IgE-Bindung

Art	Beschreibung und Mechanismus
Fusion von Majorallergenen (Kussebi et al. 2005)	Fusion von verschiedenen Majorallergenen (Api m 1, Api m 2) zu einem rekombinanten Protein. Folge: Verminderte IgE-Bindung bei erhaltener T-Zell-Reaktivität (Mausmodell)
Chimerische Allergene (Karamloo et al. 2005)	Fusion von Fragmenten von Majorallergenen (Api m 1, Api m 2, Api m 3) zu einem rekombinanten Protein. Folge: Verminderte IgE-Bindung bei erhaltener T-Zell-Reaktivität (experimentell bei Mäusen)
Fragmente (Niederberger et al. 2004)	Zerteilung eines Majorallergens (Bet v 1) in nicht-IgE-bindende Fragmente. Folge: Verminderte IgE-Bindung bei erhaltener T-Zell-Reaktivität (Klinische Studie)
»Unrefolded native allergens« (Pree et al. 2007)	Rekombinante Majorallergene (Api m 1, Bet v 1) ohne native Konformation. Folge: Verminderte oder verhinderte IgE-Bindung bei erhaltener T-Zell-Reaktivität (klinische Studie)
Polymerisierte Majorallergene (Niederberger et al. 2004)	Trimerisiertes Majorallergen (Bet v 1). Folge: reduzierte Mastzell-/Basophilendegranulation. T-Zell-Reaktivität erhalten (klinische Studie)
Peptide von Majorallergenen (Larche 2006, Worm et al. 2011)	Nicht-IgE-bindende T-Zell-Epitop-Peptide (Fel d 1, Api m 1) bei Katzen- und Bienengiftallergie (z. T. verzögerte systemische unerwünschte Reaktion; klinische Studie)
»Contiguous overlapping peptides« (Spertini et al. 2014)	Durch COP alle möglichen T-Zell-Epitope ohne IgE-Bindung. Bei Birkenpollenallergie deutliche IL-10-/IgG_4-Immunantwort (klinische Studie)

Tab. 59.3 Weitergehende Modifikationen

Art	Beschreibung und Mechanismus
Allergene gekoppelt an virusartige Partikel (Kündig et al. 2006) oder Hepatitis B Pre S (Niespodziana et al. 2011)	Der p 1-Peptide gekoppelt an hochrepetitive »virus capsid-like recombinant particles« induzierten hochspezifische IgG-Titer
	Rekombinante Fusionsproteine (Katze, Gräserpollenallergene) zeigen reduzierte allergene Aktivität (Basophilenaktivierung, IgE; klinische Studie)
CpG-Oligodeoxynukleotid-konjugierte Allergene (Creticos et al. 2006; Simons et al. 2004)	Majorallergen (Amb a 1) gebunden an TLR9-triggerndes CpG-Oligonukleotid
	Allergen und Stimulation der innaten Immunantwort in einem Molekül verbunden
	Phase II erfolgreich, Phase III kein relevanter Effekt vs. Plazebo
Mischung rekombinanter Majorallergene (Jutel et al. 2005)	Klinische Effizienz: Mixtur aus 5 rekombinanten Gräserpollenallergenen (Phl p 1, Phl p 2, Phl p 5a, Phl p 5b, Phl p 6) reduzierte Symptome und Medikamentenbedarf bei Patienten mit Gräserpollenallergie
»Modular antigen translocation« (MAT) (Senti et al. 2012b)	Koexpression rekombinanter Majorallergene mit »Transactivator-of-transcription-(Tat)-Peptid« und einem Teil der invarianten Kette
	Induzierte Toleranz bei Katzenallergie

folgen die Anwendung von Fusionsproteinen mit inhibitorischen Eigenschaften für Mastzellen und Basophile. Auch die Verwendung synthetischer Peptidfragmente von Allergenmolekülen hat ein Potenzial für eine effektive Immuntherapie ohne IgE-vermittelte Nebenwirkungen. Die Induktion allergischer Symptome nach Peptidimmuntherapie früherer Studien war offenbar eine Folge der Aktivierung allergenspezifischer Effektor-T-Zellen bei hohen Dosen der verabreichten Peptide. Neue Studien mit niedrigeren Peptiddosen haben zu besseren klinischen Ergebnissen geführt. Auch in diesem Bereich sind jedoch weitere größere Studien mit Peptiden von verschiedenen Allergenen erforderlich. Kritische Fragen nach der Evidenz für die bessere Wirksamkeit der neuen Methoden und nach eventuellen neuen Nebenwirkungsprofilen legen zugleich die Planung von Studien mit längeren Beobachtungszeiträumen nahe.

Perspektiven Die Zukunft der ASIT liegt in methodologischen Weiterentwicklungen und neuen immunologischen Ansätzen. Ziele sind dabei bessere Ansprechraten und Wirksamkeit, neue Therapiechancen für sog. Non-Responder, kürzere Behandlungsschemata, höhere Sicherheit und Wirtschaftlichkeit sowie Verbesserungen der Patientencompliance.

Vorteile rekombinanter Allergene für die ASIT. (Mod. nach: Valenta u. Niederberger 2007)

- Moleküle mit definierten immunologischen Eigenschaften, zur Verstärkung vorteilhafter Eigenschaften modifizierbar
- Reine Moleküle: können einfach auf Basis von Masseneinheiten kontrolliert werden, Dosis und Verhältnis einstellbar
- Exakter Zuschnitt auf das Sensibilisierungsprofil der Patienten
- Entsprechen den internationalen Qualitätsstandards für Impfstoffe
- Präzise Vergleichsmöglichkeiten für konsistente und reproduzierbare Produkte/Chargen
- Präzisere Therapiekontrolle und Untersuchung der Therapiemechanismen
- Reproduzierbare Modifikationen für verschiedene Therapiestrategien

59.4 Atopische Dermatitis

Insbesondere seit den Erfolgen mit der direkten Zytokinsuppression bei der Psoriasis (Biologika) und den Misserfolgen mit den meisten der an Psoriasis erprobten Medikamente bei der atopischen Dermatitis werden akademisch und in vielen pharmazeutischen Unternehmen große Anstrengungen unternommen, diesem »unmet need« bei der atopischen Dermatitis zu begegnen. Dabei wird von der Pathogenese ausgehend nach »Targets« gesucht, die man spezifisch inhibieren oder modulieren kann, um eine Besserung für die Patienten zu erzielen. Hier sollen v. a. die Systemtherapien dargestellt werden, die für die Patienten mit mittelschwerer bis schwerer Erkrankung infrage kommen würden (neue Ansätze ◻ Tab. 59.4). Der Anfang der 2000er Jahre noch vielfach verfolgte Ansatz der allergenspezifischen Immuntherapien wird dabei aktuell kaum noch in Studien verfolgt. Einige Studien verfolgen Konzepte, die nach bisherigen Untersuchungen wenig eigenständige Erfolge verbuchen konnten wie bspw. Histamin-1-Rezeptor-blockierende Substanzen bei atopischer Dermatitis oder der Einsatz von Anti-IgE-Antikörpern in unselektionierten Patienten. Allerdings bleibt das Ergebnis für neue Substanzen abzuwarten. Histamin auf anderem Wege »auszuschalten«, wird weiter verfolgt – entweder durch Blockade der Freisetzung oder Histamin-4-Rezeptor-blockierenden Substanzen, welche allein oder in Kombination von Bedeutung sein könnten (JNJ39758979, H4R-Antagonist bei Pruritus/AD, Phase II). Phosphodiesterase-4-Hemmer wurden bereits vor einigen Jahren in ersten Studien untersucht ohne zu überzeugen, aber auch hier sollten weitere Studien abgewartet werden. Bei Phosphodiesterase-4-Hemmern ist von einer weitgehend unspezifischen quantitativen Hemmung der Entzündung als wichtigstem Wirkprinzip auszugehen. Etwas spezifischer sind da der IL-12 und IL-23 inhibierende Antikörper Ustekinumab aus der Psoriasistherapie und der das IL-6 blockierende Antikörper Tofacitinib, der an einer Patientenserie gute Effekte, aber auch Infekte zeigte. Dem IL-22 wurden sogar neue Th-Zell-Subtypen zugeordnet (Th_{22}) und in atopischer Dermatitis nachgewiesen. Allerdings sind für Anti-IL-22 Antiköroper noch keine klinischen Effekte dokumentiert (Eyerich et al. 2009).

Erste Analysen mit dem Neurokinin-1-Rezeptor-Antagonist Aprepitant für Juckreiz weisen auf eine Wirkung bei Patienten mit atopischer Dermatitis hin. Ob die neuroimmunologische Achse der Entzündung bei atopischer Dermatitis durch einen auf Neurokinin-1 zielenden Therapieansatz 1. von kritischer Bedeutung für die Erkrankung ist und 2. durch die Blockade dieses einen Mediators aus diesem Bereich genügend blockiert wird, bleibt abzuwarten. Von größtem Interesse sind Substanzen, die spezifisch gegen die von einer Th_2-Immunantwort dominierte kutane Entzündung gerichtet sind. IL-31 wurde in verschiedenen Modellen in Verbindung mit einer Th_2-dominierten Entzündung gefunden und als Zytokin beschrieben, welches u. a. für Juckreiz verantwortlich ist. Dieses Zytokin bei atopischer Dermatitis als »Target« zu blockieren, scheint auf jeden Fall hochinteressant zu sein.

Frühere Strategien, die gegen IL-5 oder IL-4 gerichtet waren, waren nicht sehr erfolgreich. Jetzt wurden 4 erste Studien mit einem Antikörper, der die α-Kette des IL-4- und IL-13-Rezeptors antagonisiert (Dupilumab), publiziert, die die Sicherheit dieser Therapie zeigen, ihr schnelles Ansprechen und eine Rückführung der Entzündung auf »normale« Werte (Beck et al. 2014). Weitere experimentelle Ansätze zur Behandlung der atopischen Dermatitis zielen auf den bereits genannten CRTH2. CRTH2 ist als Marker für Th_2-Zellen bekannt und ist der Rezeptor für aus Mastzellen freigesetztes Prostaglandin D2 (PGD2). Die Blockierung von CRTH2 wird daher als Konzept auch für die atopischen Dermatitis evaluiert, und erste Ergebnisse sind vielversprechend. Als weitere Indikationen für die Antagonisierung von CRTH2 werden allergische Rhinitis, Asthma bronchiale und COPD untersucht. Chymase ist eine Protease, die selektiv aus Mastzellen freigesetzt wird, und Chymase kann bei einer Reihe von unterschiedlichen physiologischen wie auch pathologischen Entzündungsreaktionen nachgewiesen werden. Die Entwicklung und der Einsatz von Chymase-Inhibitoren für allergische/atopieassoziierte Erkrankungen sind daher konsequent, überzeugende Ergebnisse sind dazu aber bisher nicht publiziert worden.

Tab. 59.4 Systemtherapien für atopische Dermatitis. Auswahl der Studien nach Wirkung, Konzept, Erstnennung

Produkt	Firma/Institut	Phase	Rationale	Kategorie
Lactofiltrum	Avva Rus	II	Enterosorbent	A
Vitamine D_3	NIAID	II	Antimikrobielle Wirkung	A
QGE031	Novartis	II	Anti-IgE	B
Allegra	Sanofi	III	Anti-Histaminikum für Kinder	B
ILV-094	Rockefeller University	II	Anti-IL-22	C
Ustekinumab	Rockefeller University	II	Anti-IL-12/23p40	C
Probiotics	University of Polo	III	»Influence of microbiome«	A
VLY-686	Vanda	II	Neurokinin-I-Rezeptor-Antagonist	C
S-777469	Shionogi	II	CB2-Cannabinoid-Rezeptor-Agonist	C
JNJ39758979	Janssen	II	H4R-Antagonist	C
Apremilast	Celgene	II	PDE4-Antagonist	C
FURESTEM	Kang Stem Biotech	II	Injektion von Stammzellen	C
Advagraf	UMC Utrecht	II	Calcineurininhibitor	C
DS107G	Dignity	II	»Linoleic acid«	D
SUN13834	Asubio	II	Chymase-Inhibitor	B
SLIT	Zheijang University	II	Der f SLIT	E
Probiotic pur	Yuzuncu Yil University	III	Abgeschlossen	A
ASB17061	Asubio	II	Chymase-Inhibitor	B
Aeroderm/Pitrakinra	Aerovance/Bayer	II	Anti-IL4R-Antagonist	B
QAW039	Novartis	II	CRTH2-Inhibitor	B
CIM331	Chugai	II	Anti-IL-31	B
KM110329	Kyunghee University	II	»Probiotics supplement«	A
OC000459	Atopix	II	CRTH2-Antagonist	B
ALK-depot SQ mites	ALK-Abello	III	SCIT	B
Dupilumab (formerly REGN668)	Regeneron	III	IL-4/IL-13-Rezeptor-Antagonist	B
KHK4577	Kyowa Hakko Kirin	II	»Anti-inflammatory small molecule«	C
WAL 801 CL	Boehringer Ingelheim	III	»Epinastine hydrochloride« (»histamine release inhibitor«)	B
GOS/PDX	Federico II University	III	Präbiotikum	A
VPD-737	Tigercat	II	Neurokinin-1-Antagonist (prurigo)	C
Probiotic	University Singapore	II	Bifidobacterium longum [BL999] und Lactobacillus rhamnosus [LPR]	A
MK-4117	Merck	III	Antihistaminikum	A

A Hemmung Inflammation, *B* Hemmung Th_2-Immunantwort, *C* Veränderung mikrobieller Besiedelung/antimikrobielle Therapie, *D* Barrierewiederherstellung, *E* Immuntherapien.

Die bahnbrechenden Untersuchungen zum Mikrobiom der Haut haben den Einsatz von Substanzen, die in dieses Mikrobiom eingreifen, Mechanismen des »Vertragens« oder der Toleranz ausnutzen oder pathogene Keime in ihrer Wirkung oder ihrer Kolonisierung hemmen, sehr attraktiv gemacht. In einer früheren klinischen Phase-II-Studie wurde durch Applikation eines Lysates eines nichtpathogenen Keims bei Patienten mit milder atopischer Dermatitis eine Besserung beobachtet (Gueniche et al. 2008). Als Wirkmechanismus wurde kürzlich eine durch IL-10 vermittelte Toleranz nachgewiesen (Volz et al. 2014). Ein Fokus der Studien im Umfeld des »Mikrobioms« liegt in der topischen oder systemischen Applikation von Pre-/Prä-/Probiotika, und es werden autologe Transplantationen von bspw. protektiven Staphylokokkenstämmen untersucht. Ob es sich hier lediglich um einen »Hype« handelt oder aber um eine tragfähige therapeutische Strategie, bleibt abzuwarten. Bei den topischen Therapien liegt der Fokus primär in der Wiederherstellung der genetisch oder entzündlich bedingt geschwächten Hautbarriere. Daneben werden synthetische und selektive Glukokortikoid-Rezeptoragonisten (SEGRA) entwickelt und für Haut und Auge evaluiert (Cavet et al. 2013), die bei gleicher antientzündlicher Wirkung ein geringeres Nebenwirkungsspektrum versprechen.

59.5 Allergische Rhinitis und Asthma

In den letzten Jahren sind wesentliche Fortschritte erzielt worden in der Verbesserung der Therapie von Rhinitis und Asthma. Diese Fortschritte beruhen auf folgenden Meilensteinen, die dann näher ausgeführt werden sollen:

- Definition von sog. Endotypen,
- Entwicklung neuer Biologika, die in das molekulare und zelluläre Netzwerk der Fehlregulationen gezielt eingreifen,
- Entwicklung neuer Biomarker.

Die Mehrzahl der Patienten mit Asthma und Rhinitis lassen sich durch die konventionelle leitlinienbasierte antiinflammatorische Therapie gut kontrollieren. Dennoch verbleibt ein nicht unerheblicher Anteil an Asthma- und Rhinitispatienten, die trotzdem nicht symptomfrei werden. Hierunter verbirgt sich eine heterogene Patientenpopulation. Es zählen dazu Patienten mit besonders schweren Verlaufsformen, steroidresistente Patienten sowie Patienten mit Pathomechanismen, die von der konventionellen Therapie nicht oder nur schlecht adressiert werden. Hinzu kommt, dass gerade die schweren Verläufe und Exazerbationen, die mit erheblichen Einschränkungen in der Lebensqualität verbunden sind, häufig zu Hospitalisationen führen und schließlich für einen erheblichen Anteil der direkten und indirekten Krankheitskosten bei Asthma und Rhinitis verantwortlich sind. Von daher ist es nicht verwunderlich, dass von vielen pharmazeutischen Unternehmen Anstrengungen unternommen werden, sich insbesondere diesen Patienten (schätzungsweise ¼–⅓) besonders zuzuwenden.

Diese pharmakologischen Bemühungen werden ergänzt durch Fortschritte auf dem Gebiet des Verständnisses der Pathomechanismen. Im Asthma- und Rhinitisfeld wird zunehmend deutlich, dass sich hinter einer vergleichbaren Klinik mit z. B. anfallweise Obstruktionen, schlechtem FEV_1 und wiederkehrenden Exazerbationen von Patient zu Patient unterschiedliche zelluläre und molekulare Fehlregulationen verbergen können. Die modernen Techniken der Biomedizin erlauben es heute, diese Fehlregulationen sehr viel genauer, breiter und auch konsekutiv zu erfassen. Beispiele sind Multi-Parameter-Analytik der Zytokinproduktion, Array-Technologien zur Erfassung der differenziellen Genexpression, die Verfügbarkeit von lokalen Biomaterialien wie induziertem Sputum, epithelialen »brushings«, Biopsien aus den Atemwegen, Lavageflüssigkeiten aus Nase und Lunge.

Die Ergebnisse dieser Forschungsrichtung haben in den letzten Jahren den Begriff der sog. Endotypen geprägt. Endotypen werden definiert als zelluläre und molekulare Netzwerke, die mit einem bestimmten Subtyp der Erkrankung assoziiert werden. Der am besten untersuchte Endotyp ist die Fehlregulation vom Typ-2. Die Immunbiologie des Typ-2 ist charakterisiert durch eine erhöhte Produktion der klassischen Typ-2-Zytokine wie IL-4, IL-5, IL-9, IL-13. Ferner ist dieser Typ assoziiert mit einer Eosinophilie (lokal und systemisch im Blut), einer vermehrten Aktivität und Präsenz von Mastzellen sowie bei manchen Patienten mit der Anwesenheit von allergenspezifischem IgE (allergischer Typ-2). Dieser Typ der Fehlregulation ist allerdings nicht beschränkt auf eine zentrale Rolle von CD4-positiven T-Helferzellen, sondern in jüngster Zeit wurden auch Typ-2-Zellen beschrieben, die nicht den klassischen CD4-positiven Helferzellen zuzuordnen sind. Hierbei handelt es sich um die sog. »innate lymphocytes« (ILCs) oder Lymphozyten des angeborenen Immunsystems, die in Bezug auf ihre Effektorproteine eine ähnliche Biologie aufweisen wie die Th-2-Zellen, aber keinen T-Zell-Rezeptor exprimieren, der zur klassischen Allergenerkennung befähigt ist. Aus diesem Grund wird auch nicht mehr vom Th-2-Typ gesprochen, sondern vom Typ-2.

Klinische Untersuchungen gehen heute davon aus, dass ca. 50 % der Patienten mit Asthma und Rhinitis diesem pathogenetischen Endotyp zuzuordnen sind. Die andere Hälfte wiederum erscheint heterogen und wird gegenwärtig als der »Non-Typ-2-Endotyp« bezeichnet. Hierunter fallen sicherlich Patienten, bei denen eher eine Th1-/Typ-I-Antwort im Mittelpunkt steht. Allerdings gibt es auch Patienten, bei denen eher eine Th-17-Antwort das Krankheitsbild dominiert, und möglicherweise gibt es auch noch weitere Non-Typ-2-Endotypen. Dieser molekulare Phänotyp ist deutlich schlechter verstanden und weniger beforscht, als der klassische Typ-2-Endotyp.

Woran erkennen wir einen Typ-2-Asthmatiker? Hier spielen zunächst klassischerweise Messungen der Eosinophilen eine zentrale Rolle, die entweder im induzierten Sputum oder im peripheren Blut nachgewiesen werden. Obwohl normalerweise dieser Endotyp gut auf inhalative Steroide anspricht, findet sich aber hier auch ein nicht unerheblicher Teil von Patienten, die nicht optimal von der leitlinienbasierten Therapie profitieren. Neben der Eosinophilie gelten als weitere Biomarker der Nachweis von allergenspezifischem IgE (soweit es sich um einen allergischen Patienten handelt). Demgegenüber werden die Non-Typ-2-Asthmatiker häufig durch eine Neutrophilie im induzierten Sputum erfasst, aber dieser Marker ist nicht prädiktiv.

Die meisten Anstrengungen, die Therapie für spezielle Asthma- und Rhinitisendotypen zu optimieren, richten sich an Patienten mit Typ-2. Nach anfänglichen Misserfolgen und negativen Studienergebnissen hat dieses klinische Studienfeld jetzt wieder an Bedeutung gewonnen. Dieses ist im Wesentlichen darauf zurückzuführen, dass Patienten entsprechend ihrem Endotyp stratifiziert und nur solche Patienten in die Studien eingeschlossen werden, die mittels entsprechender Biomarker als Typ-2-Patienten klar zugeordnet werden können. Diese Zuordnung erfolgt im Wesentlichen aufgrund der klinischen Schwere der Erkrankung, der Häufigkeit an Exazerbationen, der Anzahl von Eosinophilen im Sputum und/oder Blut, dem Nachweis spezifischer IgE-Antikörper und Sensibilisierungen und andere Parameter. In Tab. 59.5 sind einige ausgewählte jetzt erfolgreiche Ansätze dargestellt.

Diese Therapien richten sich gegen wesentliche Moleküle im Typ-2-Signalweg. Hierzu zählen zunächst die Th_2-Zytokine selbst (IL-4, IL-5, IL-9 und IL-13), welche z. B. mittels monoklonaler Antikörper, die mehr oder weniger ausgeprägt humanisiert sind, neutralisiert werden. Daneben existieren Strategien zur Blockade der entsprechenden Rezeptoren. Interessant ist hierbei der Ansatz mit Antikörpern gegen die IL-4-Rezeptor-α-Kette, weil diese sowohl im IL-4-Rezeptor als auch im IL-13-Rezeptor gleichermaßen gebraucht wird. Mit einem Antikörper gegen IL-4-Rezeptor-α wird also sowohl der IL-4-, als auch der IL-13-Rezeptor blockiert. Diese monoklonalen Antikörper werden gespritzt (entweder subkutan oder intravenös). Da es sich um klassische Biologika handelt, muss auch hier mit einschlägigen entsprechenden Reaktionen und Nebenwirkungen gerechnet werden.

Ein besonders neuer und innovativer Ansatz richtet sich gegen den Schlüsseltranskriptionsfaktor der Typ-2-Reaktion GATA-3. GATA-3 ist ein Transkriptionsfaktor, der an die DNA bindet und zur Aktivierung der nachgeschalteten Typ-2-Zytokine führt. Ohne eine Aktivierung durch GATA-3 können weder Th-2-Zellen gebildet noch gebildete Th-2-Zellen aufrechterhalten werden. Ferner ist GATA-3 essenziell verantwortlich für die Produktion der Th-2-Zytokine. GATA-3 ist darüber hinaus noch exprimiert in eosinophilen Granulozyten, Mastzellen und Epithelzellen. Damit nimmt GATA-3 eine Schlüsselrolle in der gesamten Entwicklung der allergischen Entzündungsreaktionen ein. Hiergegen wurde kürzlich ein DNAzym entwi-

Tab. 59.5 Neue Strategien bei Asthma und Rhinitis – einige ausgewählte klinische Beispiele

Target	Moleküle	Referenzen
IL-4	mAB gegen IL-4	Wenzel et al. 2007, 2013
	IL-4 Mutante (Pitrakinra)	
	mAB gegen IL-4 Rα (Dupilumab)	
IL-5	mAb gegen IL-5 (Mepolizumab)	Pavord et al. 2012; Castro et al. 2011; Ghazi et al. 2012; Oh et al. 2013
	mAb gegen IL-5 (Reslizumab)	
	mAb gegen IL-5 Rα (Benralizumab)	
IL-9	mAb gegen IL-9 (MEDI-528)	Oh et al. 2013
IL-13	mAb gegen IL-13 (Tralokinumab)	Piper et al. 2012; Corren et al. 2011; Zeskind 2011; Noonan et al. 2013; Gauvreau et al. 2011, Corren 2013
	mAb gegen IL-13 (Lebrikizumab)	
GATA-3	DNAzyme (SB010)	Sel et al. 2008
CRTH2	Small molecule	Barnes et al. 2012
IgE	mAb gegen IgE (Omalizumab)	Garcia et al. 2013

ckelt, eine Art Antisendstrategie, die auf einem synthetischen DNA-Molekül beruht, in dessen Mitte eine sog. katalytische Domäne integriert ist. Es kommt also nicht nur zur hochselektiven und spezifischen Bindung des Antisensmoleküls an die GATA-3 mRNA, sondern diese mRNA wird zudem noch geschnitten und damit schnell enzymatisch degradiert. Kürzlich konnte erfolgreich eine klinische Phase-2-Studie an Patienten mit mildem Asthma bronchiale abgeschlossen werden.

Der einzige monoklonale Antikörper, der gegenwärtig zugelassen ist für bestimmte Formen des Asthmas, ist der monoklonale Antikörper gegen IgE (Omalizumab). Hier sind zwischenzeitlich eine Reihe von klinischen Daten in diversen Indikationsgebieten und Krankheitstypen veröffentlicht worden. Die klinischen Effekte werden im ► Kap. 58, IgE als Zielstruktur für therapeutische Interventionen, näher beschrieben.

Zusammenfassend kann festgehalten werden, dass im Bereich der Rhinitis- und Asthmatherapie die personalisierte Medizin sehr vielversprechend ist. Es wird zukünftig darauf ankommen, die Patienten zu identifizieren, die ganz besonders von einer solchen neuen innovativen zielgerichteten Therapie profitieren.

Literatur

Akdis M, Akdis CA (2007) Mechanisms of allergen-specific immunotherapy. J Allergy Clin Immunol 119: 780–791

Barnes N, Pavord I, Chuchalin A et al. (2012) A randomized double-blind, placebo-controlled study of the CRTH2 antagonist OC000459 in moderate persistent asthma. Clin Exp Allergy 42(1): 38–48

Beck LA, Thaçi D, Hamilton JD, Graham NM, Bieber T, Rocklin R, Ming JE, Ren H, Kao R, Simpson E, Ardeleanu M, Weinstein SP, Pirozzi G, Guttman-Yassky E, Suárez-Fariñas M, Hager MD, Stahl N, Yancopoulos GD, Radin AR (2014) Dupilumab treatment in adults with moderate-to-severe atopic dermatitis. N Engl J Med 371: 130–139

Casale TB, Busse WW, Kline JN, Ballas ZK, Moss MH, Townley RG et al. (2006) Omalizumab pretreatment decreases acute reactions after rush immunotherapy for ragweed-induced seasonal allergic rhinitis. J Allergy Clin Immunol 117: 134–140

Castro M, Mathur S, Hargreave F et al. (2011) Reslizumab for poorly controlled, eosinophilic asthma. A randomized, placebo-controlled study. Am J Respir Crit Care Med 184: 1125–1132

Cavet ME, Volhejn S, Harrington KL, Zhang JZ (2013) Anti-allergic effects of mapracorat, a novel selective glucocorticoid receptor agonist, in human conjunctival fibroblasts and epithelial cells. Mol Vis 19: 1515–1525

Corren J (2013) Anti-interleukin-13 antibody therapy for asthma: one step closer. Eur Respir J 41: 255–256

Corren J, Lemaske RF, Hanania NA et al. (2011) Lebrikizumab treatment in adults with asthma. N Engl J Med 365: 1088–1098

Creticos PS, Schroeder JT, Hamilton RG, Balcer-Whaley SL, Khattignavong AP, Lindblad R et al. (2006) Immunotherapy with a ragweed-toll-like receptor 9 agonist vaccine for allergic rhinitis. N Engl J Med 355: 1445–1455

Darsow U, Brockow K, Pfab F, Jakob T, Petersson CJ, Borres M, Ring J, Behrendt H, Huss-Marp J (2014) Heterogeneity of molecular sensitization profiles in grass pollen allergy – implications for immunotherapy? Clin Exp Allergy 44: 778–786

Eyerich S, Eyerich K, Pennino D, Carbone T, Nasorri F, Pallotta S, Cianfarani F, Odorisio T, Traidl-Hoffmann C, Behrendt H, Durham SR, Schmidt-Weber CB, Cavani A (2009) Th22 cells represent a distinct human T cell subset involved in epidermal immunity and remodeling. J Clin Invest 119: 3573–3585

Garcia G, Magnan A, Chiron R et al. (2013) A proof-of-concept, randomized, controlled trial of omalizumab in patients with severe, difficult-to-control, nonatopic asthma. Chest 144: 411–419

Gauvreau GM, Boulet L-P, Cockcroft DW et al. (2011) Effects of Interleukin-13 blockade on allergen-induced airway responses in mild atopic asthma. Am J Resp Crit Care Med 183: 1007–1014

Ghazi A, Trikha A, Calhoun WJ (2012) Benralizumab – a humanized mAb to IL-5Rα with enhanced antibody-dependent cell-mediated cytotoxicity – a novel approach for the treatment of asthma. Expert Opin Biol Ther 12: 113–118

Gueniche A, Knaudt B, Schuck E, Volz T, Bastien P, Martin R, Röcken M, Breton L, Biedermann T (2008) Effects of nonpathogenic gram-negative bacterium Vitreoscilla filiformis lysate on atopic dermatitis: a prospective, randomized, double-blind, placebo-controlled clinical study. Br J Dermatol 159(6): 1357–1363

Jutel M, Jaeger L, Suck R, Meyer H, Fiebig H, Cromwell O (2005) Allergen-specific immunotherapy with recombinant grass pollen allergens. J Allergy Clin Immunol 116: 608–613

Jutel M, Van de Veen W, Agache I, Azkur KA, Akdis M, Akdis CA (2013) Mechanisms of allergen-specific immunotherapy and novel ways for vaccine development. Allergol Int 62: 425–433

Karamloo F, Schmid-Grendelmeier P, Kussebi F, Akdis M, Salagianni M, von Beust BR et al. (2005) Prevention of allergy by a recombinant multi-allergen vaccine with reduced IgE binding and preserved T cell epitopes. Eur J Immunol 35: 3268–3276

Kündig TM, Senti G, Schnetzler G, Wolf C, Prinz Vavricka BM, Fulurija A et al. (2006) Der p 1 peptide on virus-like particles is safe and highly immunogenic in healthy adults. J Allergy Clin Immunol 117: 1470–1476

Kussebi F, Karamloo F, Rhyner C, Schmid-Grendelmeier P, Salagianni M, Mannhart C et al. (2005) A major allergen gene-fusion protein for potential usage in allergen-specific immunotherapy. J Allergy Clin Immunol 115: 323–329

Larche M (2006) Immunoregulation by targeting T cells in the treatment of allergy and asthma. Curr Opin Immunol 18: 745–750

Massanari M, Nelson H, Casale T et al. (2010) Effect of pretreatment with omalizumab on the tolerability of specific immunotherapy in allergic asthma. J Allergy Clin Immunol 125: 383–389

Moingeon P (2012) Adjuvants for allergy vaccines. Hum Vaccin Immunother 8(10): 1492–1498

Niederberger V, Horak F, Vrtala S, Spitzauer S, Krauth MT, Valent P et al. (2004) Vaccination with genetically engineered allergens prevents progression of allergic disease. Proc Natl Acad Sci USA 101(suppl 2): 14677–14682

Niespodziana K, Focke-Tejkl M, Linhart B et al. (2011) A hypoallergenic cat vaccine based on Fel d 1-derived peptides fused to hepatitis B PreS. J Allergy Clin Immunol 127: 1562–1570

Noonan M, Korenblat P, Mosesova S et al. (2013) Dose-ranging study of lebrikizumab in asthmatic patients not receiving inhaled steroids. J Allergy Clin Immunol 132: 567–574

Oh CK, Leigh R, McLaurin KK et al. (2013) A randomized, controlled trial to evaluate the effect of an anti-interleukin-9 monoclonal antibody in adults with uncontrolled asthma. Respir Res 14: 93

Pavord ID, Korn S, Howarth P et al. (2012) Mepolizumab for severe eosinophilic asthma (DREAM): a multicenter, double-blind, placebo-controlled trial. Lancet 380: 651–659

Piper E, Brightling C, Niven R et al. (2012) A phase II placebo-controlled study of tralokinumab in moderate-to-severe asthma. Eur Resp J 41: 330–338

Pree I, Reisinger J, Focke M et al. (2007) Analysis of epitopespecificimmune responses induced by vaccination with structurally folded and unfolded recombinant Bet v 1 allergen derivatives in man. J Immunol 179: 5309–5316

Sel S, Wegmann M, Dicke T et al. (2008) Effective prevention and therapy of experimental allergic asthma using a GATA-3-specific DNAzyme. J Allergy Clin Immunol 121: 910–916

Senti G, Prinz Vavricka BM, Erdmann I et al. (2008) Intralymphatic allergen administration renders specific immunotherapy faster and safer: a randomized controlled trial. Proc Natl Acad Sci USA 105: 17908–17912

Senti G, von Moos S, Tay F et al. (2012a) Epicutaneous allergen-specific immunotherapy ameliorates grass pollen-induced rhinoconjunctivitis: A double-blind, placebo-controlled dose escalation study. J Allergy Clin Immunol 129: 128–35

Senti G, Crameri R, Kuster D et al. (2012b) Intralymphatic immunotherapy for cat allergy induces tolerance after only 3 injections. J Allergy Clin Immunol 129: 1290–1296

Simons FE, Shikishima Y, Van Nest G, Eiden JJ, HayGlass KT (2004) Selective immune redirection in humans with ragweed allergy by injecting Amb a 1 linked to immunostimulatory DNA. J Allergy Clin Immunol 113: 1144–1151

Spertini F, Perrin Y, Audran R, Pellaton C, Boudousquié C, Barbier N, Thierry AC, Charlon V, Reymond C (2014) Safety and immunogenicity of immunotherapy with Bet v 1-derived contiguous overlapping peptides. J Allergy Clin Immunol 134: 239–240

Tanaka A, Konno M, Muto S, Kambe N, Morii E, Nakahata T, Itai A, Matsuda H (2ßß5) A novel NF-kappaB inhibitor, IMD-0354, suppresses neoplastic proliferation of human mast cells with constitutively activated c-kit receptors. Blood 105: 2324–2331

Tedeschi A, Kolkhir P, Asero R, Pogorelov D, Olisova O, Kochergin N, Cugno M (2014) Chronic urticaria and coagulation: pathophysiological and clinical aspects. Allergy 69(6): 683–691

Valenta R, Niederberger V (2007) Recombinant allergens for immunotherapy. J Allergy Clin Immunol 119: 826–830

Volz T, Skabytska Y, Guenova E, Chen KM, Frick JS, Kirschning CJ, Kaesler S, Röcken M, Biedermann T (2014) Nonpathogenic bacteria alleviating atopic dermatitis inflammation induce IL-10-producing dendritic cells and regulatory Tr1 cells. J Invest Dermatol 134(1): 96–104

Wenzel S, Wilbraham D, Fuller R et al. (2007) Effect of an interleukin-4 variant on late phase asthmatic response to allergen challenge in asthmatic patients: results of two phase 2a studies. Lancet 370: 1422–1431

Wenzel S, Ford L, Pearlman D et al. (2013) Dupilumab in persistent asthma with elevated eosinophil levels. N Engl J Med 368(26): 2455–2466

Worm M, Lee HH, Kleine-Tebbe J et al. (2011) Development and preliminary clinical evaluation of a peptide immunotherapyvaccine for cat allergy. J Allergy Clin Immunol 127: 89–97

Zeskind B (2011) Lebrikizumab treatment in adults with asthma. N Engl J Med 365: 2432–2434

Weiterführende Literatur

Akin C, Brockow K, D'Ambrosio C, Kirshenbaum AS, Ma Y, Longley BJ, Metcalfe DD (2003) Effects of tyrosine kinase inhibitor STI571 on human mast cells bearing wild-type or mutated c-kit. Exp Hematol 31: 686–692

Akin C, Fumo G, Yavuz AS, Lipsky PE, Neckers L, Metcalfe DD (2004) A novel form of mastocytosis associated with a transmembrane c-kit mutation and response to imatinib. Blood 103: 3222–3225

Brockow K, Grosber M, Hölzle K, Behrendt H, Ring J (2009) Neues zur Therapie der Mastozytose. Akt Dermatol 12: 491–495

Carter MC, Robyn JA, Bressler PB, Walker JC, Shapiro GG, Metcalfe DD (2007) Omalizumab for the treatment of unprovoked anaphylaxis in patients with systemic mastocytosis. J Allergy Clin Immunol 119: 1550–1551

Damaj G, Bernit E, Ghez D, Claisse JF, Schleinitz N, Harle JR, Canioni D, Hermine O (2008) Thalidomide in advanced mastocytosis. Br J Haematol 141: 249–253

Gleixner KV, Mayerhofer M, Sonneck K, Gruze A, Samorapoompichit P, Baumgartner C, Lee FY, Aichberger KJ, Manley PW, Fabbro D, Pickl WF, Sillaber C, Valent P (2007) Synergistic growth-inhibitory effects of two tyrosine kinase inhibitors, dasatinib and PKC412, on neoplastic mast cells expressing the D816V-mutated oncogenic variant of KIT. Haematologica 92: 1451–1459

Gotlib J, Berube C, Growney JD, Chen CC, George TI, Williams C, Kajiguchi T, Ruan J, Lilleberg SL, Durocher JA, Lichy JH, Wang Y, Cohen PS, Arber DA, Heinrich MC, Neckers L, Galli SJ, Gilliland DG, Coutre SE (2005) Activity of the tyrosine kinase inhibitor PKC412 in a patient with mast cell leukemia with the D816V KIT mutation. Blood 106: 2865–2870

Hartmann K, Siebenhaar F, Belloni B, Brockow K, Eben R, Hartmann B, Ruëff F, Schoepke N, Staubach P, Weber A, Maurer M (2010) Effects of topical treatment with the raft modulator miltefosine and clobetasol in cutaneous mastocytosis: a randomized, double-blind, placebo-controlled trial. Br J Dermatol 162(1): 185–190

Kluin-Nelemans HC, Ferenc V, van Doormaal JJ, van Iperen C, Peters WG, Akin C, Valent P (2009) Lenalidomide therapy in systemic mastocytosis. Leuk Res 33(3): e19–22

Kontou-Fili K (2008) High omalizumab dose controls recurrent reactions to venom immunotherapy in indolent systemic mastocytosis. Allergy 63: 376–378

Nakamura R, Chakrabarti S, Akin C, Robyn J, Bahceci E, Greene A, Childs R, Dunbar CE, Metcalfe DD, Barrett AJ (2006) A pilot study of nonmyeloablative allogeneic hematopoietic stem cell transplant for advanced systemic mastocytosis. Bone Marrow Transplant 37: 353–358

Quintas-Cardama A, Kantarjian H, Verstovsek S (2007) Treatment of systemic mastocytosis with denileukin diftitox. Am J Hematol 82: 1124

Schatz M, Verhoef G, Gattermann N, Ottmann OG, Schimansky T, Alland L, Rafferty T, Gratwohl A, Follows G, Hochhaus A (2006) A phase II study of AMN107, a novel tyrosine kinase inhibitor, administered to patients (pts) with systemic mastocytosis (SM). J Clin Oncol 24: 6588 (Abstr.)

Siebenhaar F, Kuhn W, Zuberbier T, Maurer M (2007) Successful treatment of cutaneous mastocytosis and Meniere disease with anti-IgE therapy. J Allergy Clin Immunol 120: 213–215

Soriano Gomis V, Gonzalez Delgado P, Niveiro Hernandez E (2008) Failure of omalizumab treatment after recurrent systemic reactions to bee-venom immunotherapy. J Investig Allergol Clin Immunol 18: 225–226

Valent P, Akin C, Escribano L, Fodinger M, Hartmann K, Brockow K, Castells M, Sperr WR, Kluin-Nelemans HC, Hamdy NA, Lortholary O, Robyn J, van Doormaal J, Sotlar K, Hauswirth AW, Arock M, Hermine O, Hellmann A, Triggiani M, Niedoszytko M, Schwartz LB, Orfao A, Horny HP, Metcalfe DD (2007) Standards and standardization in mastocytosis: consensus statements on diagnostics, treatment recommendations and response criteria. Eur J Clin Invest 37: 435–453

Verstovsek S, Akin C, Manshouri T, Quintas-Cardama A, Huynh L, Manley P, Tefferi A, Cortes J, Giles FJ, Kantarjian H (2006) Effects of AMN107, a novel aminopyrimidine tyrosine kinase inhibitor, on human mast cells bearing wild-type or mutated codon 816 c-kit. Leuk Res 30: 1365–1370

Verstovsek S, Tefferi A, Cortes J, O'Brien S, Garcia-Manero G, Pardanani A, Akin C, Faderl S, Manshouri T, Thomas D, Kantarjian H (2008) Phase II study of dasatinib in Philadelphia chromosome-negative acute and chronic myeloid diseases, including systemic mastocytosis. Clin Cancer Res 14: 3906–3915

Prävention

Primär- und Sekundärprävention

T. Schäfer für die Leitliniengruppe Allergieprävention[1]

1 T. Schäfer, C. P. Bauer, K. Beyer, A. Bufe, F. Friedrichs, U. Gieler, G. Gronke, E. Hamelmann, M. Hellermann, A. Kleinheinz, L. Klimek, S. Koletzko, M. V. Kopp, S. Lau, H. Müsken, I. Reese, S. Schmidt, S. Schnadt, H. Sitter, K. Strömer, J. Vagts, C. Vogelberg, U. Wahn, T. Werfel, M. Worm, C. Muche-Borowski

T. Biedermann et al. (Hrsg.), *Allergologie*,
DOI 10.1007/978-3-642-37203-2_60,

60.1 Einleitung

Allergische Erkrankungen wie allergisches Asthma, Heuschnupfen und das atopische Ekzem haben auch in den letzten Jahren in den westlichen Industrienationen weiter zugenommen (Asher et al. 2006). Die Ursachen für die Entwicklung und Zunahme sind nach wie vor weitgehend ungeklärt. Da die kausalen Therapieansätze beschränkt sind, kommt der Prävention besondere Bedeutung zu, wenn man dem ansteigenden Trend begegnen will (Hamelmann et al. 2008). Mit Unterstützung des Bundesministeriums für Gesundheit und soziale Sicherung wurde im Rahmen des Aktionsbündnisses Allergieprävention (abap) im Jahr 2004 die erste S3-Leitlinie zur Allergieprävention veröffentlicht und 5 Jahre später erstmals überarbeitet. Diese wurde nun zum 2. Mal, der Methodik für evidenzbasierte und konsentierte Leitlinien folgend, überarbeitet (Schäfer et al. 2014). Die aktuelle Leitlinienversion und die zugrunde liegende Methodik werden im Folgenden dargestellt.

60.2 Methodik

Die Methodik der Erstellung und Überarbeitung dieser Leitlinie folgt nationalen und internationalen Standards zur Entwicklung evidenzbasierter und konsentierter Leitlinien (AWMF u. ÄZQ 2001; Grimshaw et al. 1995; Sackett et al. 1997). Die primären Zielgrößen der Leitlinie sind die wesentlichen atopischen Erkrankungen: das atopische Ekzem, die allergische Rhinokonjunktivitis und das allergische Asthma.

Die Leitlinie bezieht sich ausschließlich auf Maßnahmen der Primärprävention.

Die elektronische Literaturrecherche wurde in den Datenbanken MEDLINE und COCHRANE zuletzt für den Zeitraum Mai 2008 bis Mai 2013 durchgeführt. Eingeschlossen wurden Studien am Menschen, die in deutscher oder englischer Sprache publiziert wurden und nach zwei Screeningprozessen den Einschlusskriterien genügten. Neben der Vergabe formaler Evidenzlevel (1a–4; Tab. 60.1) fand die Bewertung der Studien durch methodenkritisches Lesen nach vordefinierten Kriterien (u. a. Fallzahl, zeitliche Abfolge zwischen Exposition und Erkrankung, Berücksichtigung weiterer Einflussfaktoren) und das Ausfüllen entsprechender Extraktionstabellen statt.

Auf der Grundlage der aufgefundenen und bewerteten Arbeiten wurde ein Vorschlag für die überarbeiteten Präventionsempfehlungen erstellt und in der Leitlinien- und Konsensusgruppe zirkuliert. Die Empfehlungen wurden in der Konsensusgruppe verabschiedet. Als formales Konsentierungsverfahren wurde der nominale Gruppenprozess gewählt. Die einzelnen Empfehlungen wurden von der Konsensusgruppe mit Empfehlungsklassen (A, B, C; Tab. 60.2) verabschiedet. Zu Themenbereichen zu denen sich keine Präventionsempfehlungen ableiten ließen, wurden z. T. Stellungnahmen verfasst und diese mit den Evidenzgraden versehen.

60.3 Ergebnisse

Die elektronische Literatursuche erbrachte 3.284 Treffer. Nach den Selektionsprozessen wurden letztendlich 173 Originalarbeiten eingeschlossen. Diese setzen sich aus 1 Metaanalyse (MA), 15 Systematic Reviews (SR), 31 randomisierten kontrollierten Studien (RCT), 65 Kohortenstudien (KS), 12 Fall-Kontroll-Studien (FK) und 41 Querschnittstudien (QS) zusammen.

Die konsentierten Empfehlungen zur Primärprävention von Asthma, Heuschnupfen und atopischem Ekzem

Tab. 60.1 Evidenzgrade. (Nach Agency for Health Care Policy and Research u. Department of Health and Human Services 1992)

Stufe	Evidenztyp
1a	Systematischer Review von RCTs
1b	Einzelne RCTs
1c	alle oder keiner Prinzip
2a	Systematischer Review von Kohortenstudien
2b	Einzelne Kohortenstudien und RCTs von geringerer Qualität
2c	(»outcome research«, ökologische Studien)
3a	Systematischer Review von Fall-Kontroll-Studien
3b	Einzelne Fall-Kontroll-Studien
4	(Fallserien und) Fall-Kontroll-Studien oder Kohortenstudien von geringerer Qualität

Tab. 60.2 Empfehlungsklassen basierend auf den Evidenzgraden

Empfehlungsklasse	Evidenzgrad	AHCPR (Agency for Health Care Policy and Research)
A	I	Schlüssige Literatur guter Qualität mit mindestens 1 RCT
B	II	Gut durchgeführte, nicht randomisierte klinische Studie
C	III	Berichte/Meinungen von Expertenkreisen, Konsensuskonferenzen, klinische Erfahrungen anerkannter Autoritäten

gelten für Risiko- und Nichtrisikopersonen, sofern nicht explizit unterschieden bzw. darauf hingewiesen wird und lauten, wie im ► Abschn. 60.3.1 ausgeführt.

60.3.1 Empfehlungen

Stillen

Stillen hat viele Vorteile für Mutter und Kind.[2]

Die aktuelle Datenlage unterstützt die Empfehlung, dass für den Zeitraum der ersten 4 Monate voll[3] gestillt werden soll (A).

Mütterliche Ernährung in der Schwangerschaft und/oder Stillzeit

Während Schwangerschaft und Stillzeit wird eine ausgewogene und nährstoffdeckende Ernährung empfohlen.

Diätetische Restriktionen (Meidung potenter Nahrungsmittelallergene) während der Schwangerschaft oder Stillzeit sollen aus Gründen der Primärprävention nicht erfolgen (A).

Es gibt Hinweise, dass Fisch in der mütterlichen Ernährung während der Schwangerschaft und/oder Stillzeit einen protektiven Effekt auf die Entwicklung atopischer Erkrankungen beim Kind hat. Fisch sollte Bestandteil der mütterlichen Ernährung während der Schwangerschaft und Stillzeit sein (B).

Muttermilchersatznahrung bei Risikokindern

Wenn nicht oder nicht ausreichend gestillt wird, soll hydrolysierte Säuglingsnahrung bei Risikokindern gegeben werden. Die aktuelle Datenlage stützt diese Empfehlung für den Zeitraum der ersten 4 Lebensmonate (A). Sojabasierte Säuglingsnahrungen sind zum Zweck der Allergieprävention nicht zu empfehlen (A).[4,5]

2 s. auch Empfehlungen der Ernährungskommission der DGKJ und Schack-Nielsen L, Michaelsen KF (2007) J Nutr 137: 503S–510S

3 Entspricht der WHO-Definition »predominant breastfeeding«: »Predominant breastfeeding« means that the infant's predominant source of nourishment has been breast milk (including milk expressed or from a wet nurse as the predominant source of nourishment). However, the infant may also have received liquids (water and water-based drinks, fruit juice) ritual fluids and ORS, drops or syrups (vitamins, minerals and medicines). http://www.who.int/nutrition/topics/infantfeeding_recommendation/en/index.html

4 Unabhängig davon wurde bislang die Indikation für Säuglingsanfangsnahrungen auf Sojabasis von ernährungswissenschaftlichen Gesellschaften aus teilweise gesundheitsbedenklichen Gründen sehr eng gestellt (ESPGHAN Committee on Nutrition1, Agostoni C, Axelsson I, Goulet O, Koletzko B, Michaelsen KF, Puntis J, Rieu D, Rigo J, Shamir R, Szajewska H, Turck D (2006) Soy protein infant formulae and follow-on formulae: a commentary by the ESPGHAN Committee on Nutrition. J Pediatr Gastroenterol Nutr 42: 352–361)

5 Es gibt derzeit keine Belege für eine allergiepräventive Wirkung anderer Tiermilchen wie Ziegen-, Schafs- oder Stutenmilch.

Einführung von Beikost und Ernährung des Kindes im 1. Lebensjahr

Die zu der Zeit in Deutschland existierende Empfehlung[6], Beikost nach dem vollendeten 4. Lebensmonat einzuführen, ist aus Gründen eines steigenden Nährstoffbedarfs sinnvoll.

Eine Verzögerung der Beikosteinführung soll aus Gründen der Allergieprävention nicht erfolgen (A).

Für einen präventiven Effekt einer diätetischen Restriktion durch Meidung potenter Nahrungsmittelallergene im 1. Lebensjahr gibt es keine Belege. Sie sollte deshalb nicht erfolgen (B).

Für einen präventiven Effekt durch die Einführung potenter Nahrungsmittelallergene vor dem vollendeten 4. Lebensmonat gibt es derzeit keine gesicherten Belege.

Es gibt Hinweise darauf, dass Fischkonsum des Kindes im 1. Lebensjahr einen protektiven Effekt auf die Entwicklung atopischer Erkrankungen hat. Fisch sollte mit der Beikost eingeführt werden (B).

Körpergewicht

Es gibt Belege, dass ein erhöhter Body-Mass-Index (BMI) mit Asthma positiv assoziiert ist.

Bei Kindern soll Übergewicht/Fettleibigkeit auch aus Gründen der Asthmaprävention vermieden werden (A).

Haustierhaltung

Personen ohne erhöhtes Allergierisiko sollten die Haustierhaltung nicht einschränken.

Bei Risikokindern gilt:

- Familien mit erhöhtem Allergierisiko sollten keine Katzen anschaffen.
- Hundehaltung ist nicht mit einem höheren Allergierisiko verbunden (B).

Hausstaubmilben

Zur Primärprävention[7] können spezifische Maßnahmen, z. B. milbenallergendichter Matratzenüberzug (»encasing«), zur Reduktion der Exposition gegenüber Hausstaubmilbenallergenen nicht empfohlen werden (B).

Schimmel und Feuchtigkeit

Ein Innenraumklima, das Schimmelpilzwachstum begünstigt (hohe Luftfeuchtigkeit, mangelnde Ventilation), sollte vermieden werden (B).

Exposition gegenüber Tabakrauch

Aktive und passive Exposition gegenüber Tabakrauch erhöhen das Allergierisiko (insbesondere das Asthmarisiko)

6 s. auch Empfehlungen der Ernährungskommission der DGKJ und des FKE

7 Dies betrifft nicht Maßnahmen zur Sekundär- und Tertiärprävention.

und sind zu vermeiden. Dies gilt bereits während der Schwangerschaft (A).

- **Innenraumluftschadstoffe**

Es gibt Hinweise darauf, dass Innenraumluftschadstoffe das Risiko für atopische Erkrankungen und insbesondere Asthma erhöhen können (z. B. Formaldehyd, flüchtige organische Komponenten, wie sie besonders durch neue Möbel und bei Maler- und Renovierungsarbeiten freigesetzt werden können).

Die Exposition gegenüber Innenraumluftschadstoffen sollte gering gehalten werden (B).

- **Kfz-Emission**

Die Exposition gegenüber Stickoxiden und kleinen Partikeln ($PM_{2,5}$) ist mit einem erhöhten Risiko, besonders für Asthma, verbunden.

Die Exposition gegenüber kraftfahrzeugbedingten Emissionen sollte gering gehalten werden (B).

- **Impfungen**

Es gibt keine Belege, dass Impfungen das Allergierisiko erhöhen, aber Hinweise, dass Impfungen das Allergierisiko senken können.

Es wird empfohlen, dass alle Kinder, auch Risikokinder, nach den STIKO-Empfehlungen geimpft werden sollen (A).

- **Kaiserschnitt**

Es gibt Hinweise darauf, dass Kinder, die durch Kaiserschnitt auf die Welt kommen, ein erhöhtes Allergierisiko haben.

Dies sollte bei der Wahl des Geburtsverfahrens berücksichtigt werden, sofern keine medizinische Indikation für einen Kaiserschnitt besteht. (B)

60.3.2 Kommentar Empfehlungen

Die Empfehlungen zur Ernährung wurden im Licht der aktuellen Literatur intensiv diskutiert. Die Empfehlung zum Stillen in den ersten 4 Lebensmonaten aus Gründen der Allergieprävention wurde beibehalten und nur die Formulierung des »ausschließlichen« Stillens in »voll« stillen als die lebensnähere Form geändert, da sie die Gabe von anderen Flüssigkeiten und Medikamenten zulässt. Für Deutschland liegen u. a. allgemeinen Stillempfehlungen der DGKJ (Ernährungskommission DGKJ 2014) und des Netzwerks Junge Familie (Koletzko et al. 2013) vor. Danach stellt Stillen die bevorzugte, natürliche Ernährungsform für Säuglinge dar. Weiterhin wird hier Stillen ohne Zufütterung für die Dauer der ersten 4–6 Lebensmonate empfohlen und ausgeführt, dass auch nach der Einführung der Beikost weiter gestillt werden kann und soll (www.dgkj.de, www.gesund-ins-leben.de). Nach wie vor werden präventive Effekte auf allergische Erkrankungen durch das Stillen berichtet. Insgesamt schwächen sich diese Effekte allerdings ab. Die Auffassung, dass durch längeres, insbesondere ausschließliches Stillen die präventiven Effekte verstärkt würden, ist im Hinblick auf die Allergieprävention nicht evidenzbasiert (Kramer 2011; Morales et al. 2012). Zahlreiche Studien deuten darauf hin, dass eine Beikosteinführung ab Beginn des 5. Lebensmonats mit einer geförderten Toleranzentwicklung assoziiert ist. Entsprechend gibt es Hinweise, dass längeres ausschließliches Stillen auch mit einer Risikoerhöhung für Allergien verbunden sein kann (Giwercman et al. 2010; Pohlabeln et al. 2010). Naturgemäß leiten sich Ergebnisse zum Stillen aus Beobachtungsstudien ab. Methodische Verzerrungen, z. B. durch »reverse causality«, sollten hier kritisch beachtet werden. Zukünftig wird die elterliche Vorbelastung auch differenziert zu betrachten sein, zumal deutsche Untersuchungen darauf hindeuten, dass längeres Stillen das Allergierisiko des Kindes insbesondere dann erhöht, wenn die Mutter selbst von Allergien betroffen ist. Die aktuelle Datenlage unterstützt allerdings weiterhin die Empfehlung, dass für den Zeitraum der ersten 4 Monate voll – im Sinne der WHO-Definition von »predominant breastfeeding – gestillt werden soll.

Für Risikokinder wird weiterhin ersatzweise für die ersten 4 Lebensmonate eine Hydrolysatnahrung empfohlen, wenn nicht gestillt oder teilgestillt wird. Dabei ist zu beachten, dass die in den Studien getesteten hydrolysierten Säuglingsnahrungen auf dem deutschen Markt z. T. nicht mehr erhältlich sind (von Berg et al. 2013). Die Evidenzlage und die Größe der berichteten Effekte sind für die in Deutschland getesteten Präparate BebaHA (Nestle, Vevey, Schweiz), Hipp-HA (Hipp, Pfaffenhofen), Nutramigen (Mead Johnson, Diezenbach) und Nutrilon Premium (Nutricia/Numico, Zoetermeer, Niederlande) ebenfalls unterschiedlich. Für sojabasierte Säuglingsnahrungen fehlt weiterhin der Hinweis auf einen präventiven Effekt. Zusätzlich bestehen gesundheitliche Bedenken (Agostoni et al. 2006; Westmark 2014), die in jüngster Zeit diskutiert wurden (Vandenplas 2014). An der Empfehlung, dass sich sojabasierte Säuglingsnahrungen nicht zur Allergieprävention eignen, ändert dies allerdings nichts.

Die bisherigen Empfehlungen, keine vorbeugenden diätetischen Restriktionen (Meidung potenter Nahrungsmittelallergene) durchzuführen, aber Fisch aus Gründen der Allergieprävention in die mütterliche Ernährung während Schwangerschaft und Stillzeit zu integrieren, wurden aufgrund weiterer unterstützender Hinweise für beide Aussagen (Maslova et al. 2012; Maslova et al. 2013) beibehalten. Selbstverständlich gelten die Empfehlungen zum Fischkonsum nicht für Personen mit bekannter oder vermuteter Fischunverträglichkeit.

Aus Gründen der Allergieprävention ist eine Verzögerung der Beikosteinführung über den Beginn des 5. Lebensmonats hinaus nicht sinnvoll. Dies wird in der aktuellen Formulierung der Präventionsempfehlung zum Ausdruck gebracht, die besagt, dass eine Verzögerung der Beikosteinführung nicht erfolgen soll. Dies schließt eine parallele Fortsetzung des Stillens nicht aus. Für einen präventiven Effekt durch vorbeugende Meidung potenter Nahrungsmittelallergene im 1. Lebensjahr gibt es keine Belege. Allerdings gibt es bisher auch für einen protektiven Effekt durch gezielte Einführung potenter Nahrungsmittelallergene vor dem vollendeten 4. Lebensmonat keine gesicherten Belege (Sausenthaler et al. 2011).

Für einen protektiven Effekt durch einen frühzeitigen Fischkonsum gibt es weitere Belege (Alm et al. 2009; Goksör et al. 2013; Magnusson et al. 2013), sodass an der Empfehlung zur Einführung von Fisch im Rahmen der Beikost festgehalten wird.

Die Empfehlung, dass bei Kindern Übergewicht/Fettleibigkeit auch aus Gründen der Allergieprävention vermieden werden soll, wird durch die aktuelle Studienlage weiter gestützt. Dieser Effekt ist insbesondere für das Asthma beschrieben und eine aktuelle Metaanalyse zeigt ein höheres Asthmarisiko bei Übergewichtigkeit bei Buben verglichen mit Mädchen (Chen et al. 2013). Entscheidend ist es, die Übergewichtigkeit bereits im frühen Kindesalter zu vermeiden.

Die aktuelle Studienlage zur Haustierhaltung bestätigt im Wesentlichen die bisherigen Empfehlungen. Weiterhin werden diesbezüglich keine Einschränkungen für Nichtrisikokinder empfohlen. Die Ergebnisse für Hunde- und Katzenhaltung sind weiterhin unterschiedlich. Hundehaltung ist nach aktuellen Metaanalysen mit einer signifikanten Risikoreduktion von 28 % für das atopische Ekzem und einer nichtsignifikanten Risikoreduktion von 23 % für Asthma verbunden (Lødrup et al. 2012; Pelucchi et al. 2013). Katzenhaltung geht nach diesen Metaanalysen, bei heterogener Einzelstudienlage, nicht mit einem erhöhten oder erniedrigten Risiko für atopische Erkrankungen einher. Allerdings geben Einzelstudien bei Risikokindern z. B. mit einer »Loss-of-function-Mutation« im Filaggrinen ein deutlich erhöhtes Ekzemrisiko bei Katzenhaltung an (Bisgaard et al. 2008). Entsprechend wurde an einer einschränkenden Empfehlung bei Risikokindern festgehalten. Dabei wurden die Empfehlungen konkreter und anwenderorientierter ausformuliert. So wird empfohlen, bei Risikokindern keine Katze anzuschaffen. Da die Studienlage aber insgesamt widersprüchlich ist, wurde keine Empfehlung zur Abschaffung einer bereits im Haushalt lebenden Katze gegeben. Dies sollte im Einzelfall entschieden werden.

Wenig verändert hat sich die Studienlage zur Reduktion des Hausstaubmilbenallergengehalts als primärpräventive Einzelmaßnahme. Ein Cochrane-Review aus dem Jahr 2009, der 3 interventionelle Kohortenstudien zusammenfasst, zeigt keinen präventiven Effekt (Maas et al. 2009). Entsprechend wurde formuliert, dass derartige Maßnahmen zur Primärprävention nicht empfohlen werden können. Dies betrifft nicht Maßnahmen zur Sekundär- und Tertiärprävention, wo durchaus Belege der Wirksamkeit existieren.

Hinsichtlich der Einflüsse durch Luftschadstoffe in Innen- und Außenräumen, einschließlich der Tabakrauchexposition, werden die bisherigen Empfehlungen durch die aktuelle Studienlage weiter gestützt (Mitchell et al. 2012; Carlsten et al. 2011). Die Empfehlungen wurden lediglich dem AWMF-Sprachgebrauch für Empfehlungen angepasst.

Auch die Empfehlung zur Impfung wurde beibehalten.

Eine neue Empfehlung wurde zum Kaiserschnitt verabschiedet. Dies trägt der Evidenzlage Rechnung, die ein erhöhtes Risiko insbesondere für Asthma bei Kindern zeigt, die durch Kaiserschnitt auf die Welt kamen (Thavagnanam et al. 2008; Roduit et al. 2009). Die mangelnde Immunstimulation durch die Exposition im natürlichen Geburtskanal wird hier u. a. als ursächlich diskutiert. Entsprechend wurden andere immunologische Phänotypen bei Kindern beobachtet, die durch Kaiserschnitt auf die Welt kamen (Hyde et al. 2012). Auch Veränderungen der Lungen- und Leberfunktion und des Stressverhaltens wurden bei diesen Kindern beschrieben. Vor dem Hintergrund, dass derzeit in Deutschland rund jedes 3. Kind durch Kaiserschnitt auf die Welt kommt, sollte dieser Umstand bei der Auswahl des Geburtsverfahrens berücksichtigt werden.

60.3.3 Stellungnahmen

Zu den folgenden Themen wurden Stellungnahmen (Evidenzlevel in Klammern), jedoch keine Empfehlungen verabschiedet.

▪ Ernährung allgemein und Vitamin D

Es gibt Hinweise, dass der Konsum von Gemüse und Früchten, einer sog. mediterranen Kost, von ω-3-FS (bzw. ein günstiges ω-3:ω-6-Verhältnis) sowie von Milchfett einen präventiven Effekt auf atopische Erkrankungen hat.

Bezüglich der Bedeutung von Vitamin D für die Entstehung allergischer Erkrankungen ist die Studienlage derzeit widersprüchlich.

Insgesamt ist die Datenlage derzeit nicht ausreichend um eine Empfehlung zu formulieren (1b–3b).

▪ Einfluss von Probiotika

Ein präventiver Effekt von Probiotika konnte bislang nur für das atopische Ekzem dargestellt werden.

Eine Empfehlung hinsichtlich konkreter Präparate, Applikationsformen und Dauer und Zeitpunkt der Gabe kann aufgrund der Heterogenität der Bakterienstämme und der Studiendesigns nicht gegeben werden (1a–2b).

▪ Einfluss von Präbiotika

Ein präventiver Effekt von Präbiotika konnte bislang nur für das atopische Ekzem dargestellt werden.

Eine Empfehlung kann aufgrund der geringen Anzahl und der Heterogenität der Studien nicht gegeben werden (1b–2b).

▪ Unspezifische Immunmodulation

Es gibt Belege, dass eine frühzeitige unspezifische Immunstimulation vor der Entwicklung allergischer Erkrankungen schützt. Hierzu zählen z. B. das Aufwachsen auf einem Bauernhof, der Besuch einer Kindertagesstätte in den ersten 2 Lebensjahren und eine höhere Anzahl älterer Geschwister (2b–3b).

▪ Medikamente

Die beschriebenen Zusammenhänge zwischen der Einnahme von Antibiotika, Paracetamol oder Acetaminophen und atopischen Erkrankungen sind aufgrund potenziell verzerrender Einflussfaktoren nicht sicher zu interpretieren. Bislang fehlt der Nachweis eines ursächlichen Zusammenhangs zwischen entsprechender Medikamenteneinnahme und der Entwicklung von atopischen Erkrankungen (2a–3b).

▪ Psychosoziale Faktoren

Es gibt Hinweise, dass ungünstige psychosoziale Faktoren (z. B. schwerwiegende Lebensereignisse) während der Schwangerschaft und Kindheit zur Manifestation von atopischen Erkrankungen beitragen können (2b).

60.3.4 Kommentar Stellungnahmen

Während der Schwangerschaft und Stillzeit wird wie bisher eine ausgewogene und nährstoffdeckende Ernährung empfohlen. In einer Stellungnahme wurde den Beobachtungen Rechnung getragen, dass der Konsum von Gemüse und Früchten, einer sog. mediterranen Kost, von langkettigen ω-3-Fettsäuren bzw. einem günstigen Verhältnis von ω-3- zu ω-6-Fettsäuren sowie Milchfett mit einer geringeren Allergieprävalenz assoziiert ist (Waser et al. 2007; Arvaniti et al. 2011; Chatzi et al. 2013; Saadeh et al. 2013). Der Konsum von Gemüse und Obst wird mit Blick auf die Aufnahme von Antioxidantien, aber auch aufgrund der Aufnahme von prebiotischen Nahrungsinhaltsstoffen als günstig angesehen. Letztere spielen möglicherweise eine vorteilhafte Rolle bei der Ausbildung einer komplexen intestinalen Mikroflora, die wiederum einen günstigen Einfluss auf die orale Toleranzentwicklung hat (Hörmannsperger et al. 2012). Die Zufuhr von ω-3-Fettsäuren, insbesondere von langkettigen ω-3-PUFAs (DHA/EPA), führt offenbar zu einer veränderten Immunantwort, die mit einem Schutz vor Allergien assoziiert ist (Harbige 2003; Calder et al. 2010). Im Milchfett werden vor allem die wiederkäuertypischen Trans-Fettsäuren für den protektiven Effekt verantwortlich gemacht (Jaudszus et al. 2008; Thijs et al. 2011; Wijga et al. 2006). Bezüglich der durch industrielle Fetthärtung entstehenden Trans-Fettsäureestern bestehen zahlreiche gesundheitliche Bedenken und für Säuglingsnahrung und Olivenöl ein entsprechender Grenzwert auf EU-Ebene (Bundesamt für Risikobewertung 2006). Während für die Zufuhr von ω-3-Fettsäuren unterstützende Daten aus einzelnen kontrollierten Interventionsstudien vorliegen, wurden positive Effekte von Obst und Gemüse sowie von Milchfett lediglich in Beobachtungsstudien berichtet. Eine Empfehlung wurde zu diesem Thema nicht ausgesprochen. Hinweise auf eine geringere Allergieprävalenz bei einer ω-3-Fettsäuren-haltigen, mediterranen Ernährung, einem günstigen ω-3:ω-6-Fettsäurenverhältnis bzw. für Milchfett in der Ernährung finden sich auch für das Säuglings- und Kindesalter (Garcia-Marcos et al. 2013; Saadeh et al. 2013).

Die Studienlage bezüglich Vitamin-D-Spiegeln bzw. Vitamin-D-Supplementierung und allergischen Erkrankungen ist widersprüchlich. Eine deutsche Untersuchung zeigte auch eine höhere Ekzemprävalenz bei hohen Vitamin-D-Spiegeln (Heimbeck et al. 2013). Die Datenlage wurde entsprechend als nicht ausreichend angesehen, um Empfehlungen zu verabschieden.

Die Gabe von Probiotika zur Allergieprävention wird in Deutschland weiterhin kontrovers diskutiert. Dem entsprechend wurde wiederum auch nur eine Stellungnahme zu diesem Thema verabschiedet. Aktuelle Metaanalysen zeigen eine signifikante Reduktion des Ekzemrisikos um 21 % (Tang et al. 2010; Pelucchi et al. 2012), allerdings mit deutlichen Unterschieden zwischen den verwendeten Präparaten/Bakterienstämmen. Insbesondere die jüngeren Studien zeigen einen konsistenten präventiven Effekt. Der signifikante Präventionseffekt ist auf das atopische Ekzem beschränkt. Dies trifft allerdings u. a. auch auf die Gabe von Hydrolysatnahrung zu und erklärt sich am ehesten dadurch, dass nur das Ekzem in dieser Altersgruppe eine ausreichend Prävalenz erreicht, um Effekte auch als signifikant darstellen zu können. Tatsächlich konnte aber bis dato dieser Effekt nicht in Deutschland reproduziert werden. Die Ableitung einer konkreten Empfehlung wird dadurch erschwert, dass sich die Studiendesigns hinsichtlich der verwendeten Bakterienstämme, der gegebenen Menge sowie hinsichtlich des Zeitpunkts und der Dauer der Gabe unterscheiden. Stratifizierte Analysen legen nahe, dass

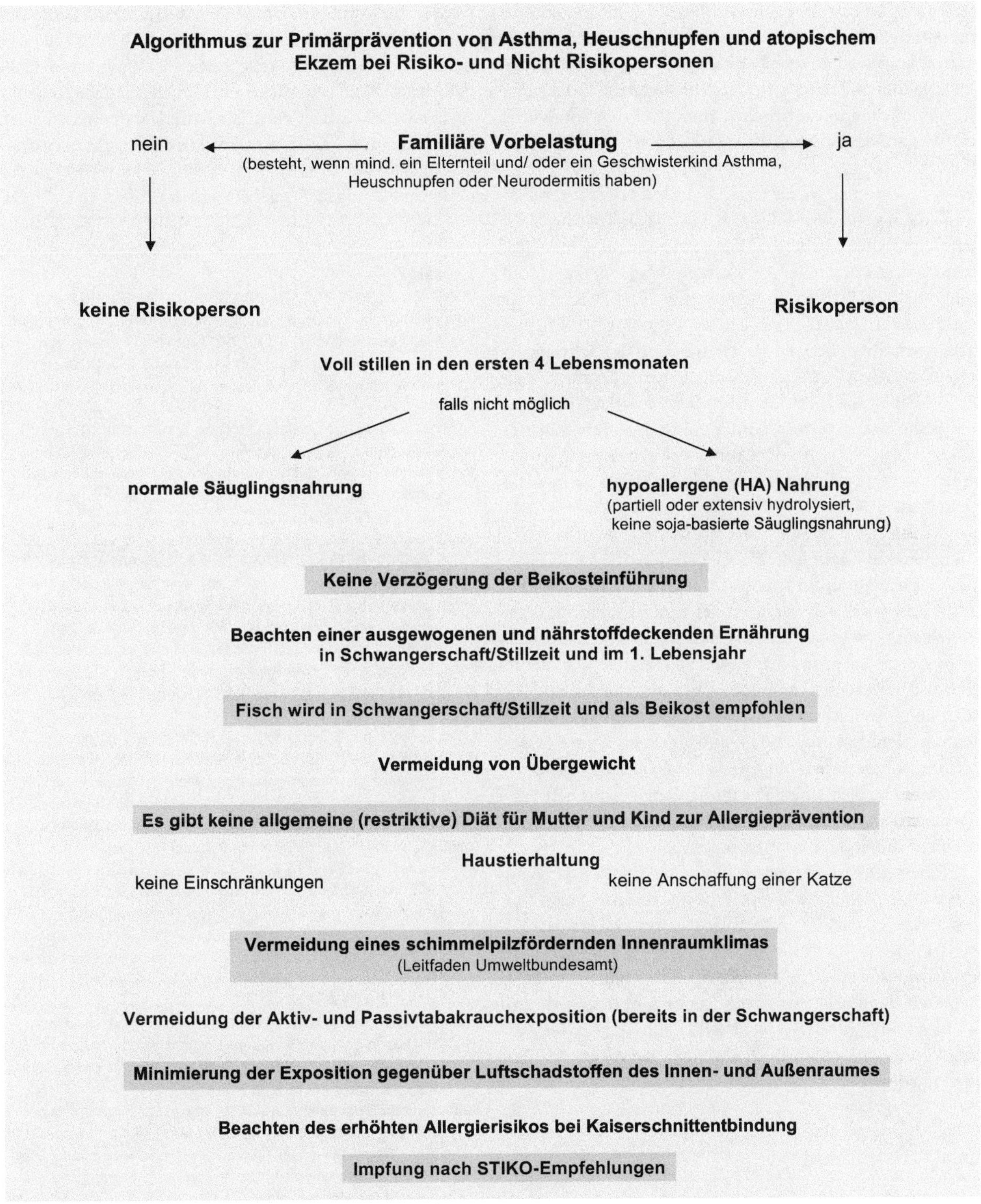

Abb. 60.1 Algorithmus zur Primärprävention von Asthma, Heuschnupfen und atopischem Ekzem bei Risiko- und Nichtrisikopersonen

eine Gabe in der Schwangerschaft größere Effekte zeigt als die nachgeburtliche, dass aber hinsichtlich der Dauer, der Menge und der Anzahl bzw. des Typs der Bakterienstämme keine signifikanten Effektunterschiede bestehen.

Für Präbiotika berichtet der aktuelle Cochrane-Review eine signifikante Risikoreduktion für das atopische Ekzem um 32 % (Osborn u. Sinn 2013). Die Evidenzgrundlage ist mit 4 ausgewerteten Studien allerdings relativ schwach, und die Ergebnisse der Einzelstudien sind heterogen. Aus diesem Grund wurde diese Beobachtung in einer Stellungnahme aufgegriffen, aber keine Empfehlung verabschiedet.

Die Stellungnahme zu den günstigen Effekten einer frühkindlichen unspezifischen Immunstimulation wurde im Wesentlichen beibehalten. Der Hinweis auf die ebenfalls mit einer geringeren Allergieprävalenz assoziierten Wurminfektionen wurde mangels derzeit praktischer Umsetzbarkeit gestrichen. Eine aktuelle Metaanalyse bestätigt eine signifikante Risikoreduktion um rund 30 % für Asthmasymptome durch das Aufwachsen auf einem Bauernhof (Genuneit 2012). Nach Ergebnissen der PASTURE-Studie sinkt das kindliche Ekzemrisiko mit steigender Anzahl von Tierarten, mit denen die Mutter während der Schwangerschaft auf dem Bauernhof Kontakt hatte (Roduit et al. 2011). Die Studie zur präventiven Gabe von Bakterienlysaten zeigte für den primären Endpunkt keinen Effekt. In der Untergruppe mit einfacher elterlicher Vorbelastung wurde eine signifikante Reduktion des Ekzemrisikos beobachtet (Lau et al. 2012).

Zahlreiche Studien legen Assoziationen zwischen Medikamenteneinnahmen, insbesondere von Antibiotika und Paracetamol, und atopischen Erkrankungen nahe. Aufgrund potenziell verzerrender Einflussfaktoren (»reverse causality«) sind diese Ergebnisse mit Vorsicht zu interpretieren. Subgruppenanalysen von Studien, die diesen Einfluss minimieren, konnten zeigen, dass in diesen Studien keine signifikanten Assoziationen mehr beobachtet wurden (Penders et al. 2011). Entsprechend wurde in der Stellungnahme darauf hingewiesen, dass bislang der Nachweis eines ursächlichen Zusammenhangs zwischen entsprechender Medikamenteneinnahme und der Entwicklung von atopischen Erkrankungen fehlt.

Eine neue Stellungnahme wurde bezüglich psychosozialer Einflüsse verabschiedet. Eine wachsende Anzahl von Studien zeigt, dass das Erleben sog. schwerwiegender Lebensereignisse (Trennung der Eltern, Tod eines Elternteils etc.) sowohl in der Schwangerschaft als auch in der frühen Kindheit das Risiko für nachfolgende atopische Erkrankungen erhöht (de Marco et al. 2012). Ein präventiver Ansatz könnte sich durch die frühzeitige therapeutische Begleitung dieser Kinder ergeben.

60.4 Diskussion

Die Evidenzgrundlage für die Überarbeitung der Leitlinie kann mit 165 berücksichtigten und bewerteten Einzelpublikationen als umfangreich angesehen werden. Dabei birgt eine Präventionsleitlinie methodische Besonderheiten, die sie insbesondere von Therapieleitlinien unterscheidet. Zum einen werden multiple Zielgrößen wie Asthma, allergische Rhinitis und atopisches Ekzem untersucht, zum anderen werden multiple Einflussgrößen betrachtet. Eine Beschränkung auf einen bestimmten Studientyp (z. B. RCT) ist nicht möglich, da viele der zu untersuchenden Präventionsmaßnahmen sich nicht in einem randomisierten Design untersuchen lassen (z. B. Stillen, Rauchen). Daher mussten auch Kohorten- und Fall-Kontroll-Studien herangezogen werden und aus beschriebenen Assoziationen indirekt Präventionsempfehlungen abgeleitet werden (Abb. 60.1).

Literatur

Agency for Health Care Policy and Research (AHCPR), Department of Health and Human Services (1992) Acute pain management: operative or medical procedures and trauma. Clinical practice guideline no. 1. AHCPR Publication 92–0032. Rockville, MD, USA, 100–107

Agostoni C, Axelsson I, Goulet O, Koletzko B, Michaelsen KF, Puntis J, Rieu D, Rigo J, Shamir R, Szajewska H, Turck (ESPGHAN Committee on Nutrition) (2006) Stellungnahme zur Verwendung von Säuglingsnahrungen auf Sojaeiweißbasis. Monatsschr Kinderheilkd 154(9): 913–916

Alm B, Aberg N, Erdes L, Möllborg P, Pettersson R, Norvenius SG, Goksör E, Wennergren G (2009) Early introduction of fish decreases the risk of eczema in infants. Arch Dis Child 94(1): 11–15

Arvaniti F, Priftis KN, Papadimitriou A, Papadopoulos M, Roma E, Kapsokefalou M, Antracopoulos MB, Panagiotakos DB (2011) Adherence to the Mediterranean type of diet is associated with lower prevalence of asthma symptoms, among 10–12 years old children: the PANACEA study. Pediatr Allergy Immunol 22(3): 283–289

Asher M, Montefort S, Björkstén B, Lai CK, Strachan D, Weiland S, Williams H, Group IPTS (2006) Worldwide time trends in the prevalence of symptoms of asthma, allergic rhinoconjunctivitis, and eczema in childhood: ISAAC Phases One and Three repeat multicountry cross-sectional surveys. Lancet 368: 733–743

AWMF, ÄZQ (2001) Das Leitlinienmanual. ZaeFQ 95 (Suppl. 1)

von Berg A, Filipiak-Pittroff B, Krämer U, Hoffmann B, Link E, Beckmann C, Hoffmann U, Reinhardt D, Grübl A, Heinrich J, Wichmann HE, Bauer CP, Koletzko S, Berdel D for the GINIplus study group (2013) Allergies in high-risk schoolchildren after early intervention with cow's milk protein hydrolysates: 10-year results from the German Infant Nutritional Intervention (GINI) study. J Allergy Clin Immunol 131: 1565–1573

Bisgaard H, Simpson A, Palmer CNA, Bønnelykke K, Mclean I et al. (2008) Gene-environment interaction in the onset of eczema in infancy: Filaggrin loss-of-function mutations enhanced by neonatal cat exposure. PLoS Med 5(6): e131

Bundesamt für Risikobewertung (2006) Trans-Fettsäuren sind in der Ernährung unerwünscht – zu viel Fett auch. Stellungnahme Nr. 015/2006 des BfR vom 30. Januar 2006. http://www.bfr.bund.de/cm/343/trans_fettsaeuren_sind_in_der_ernaehrung_unerwuenscht_zu_viel_fett_auch.pdf. Zugegriffen: 12.03.2015

Calder PC, Kremmyda LS, Vlachava M, Noakes PS, Miles EA (2010) Is there a role for fatty acids in early life programming of the immune system? Proc Nutr Soc 69(3): 373–380

Carlsten C, Dybuncio A, Becker A, Chan-Yeung M, Brauer M (2011) Traffic-related air pollution and incident asthma in a high-risk birth cohort. Occup Environ Med 68: 291–295

Chatzi L, Garcia R, Roumeliotaki T, Basterrechea M, Begiristain H, Iñiguez C, Vioque J, Kogevinas M, Sunyer J (2013) Mediterranean diet adherence during pregnancy and risk of wheeze and eczema in the first year of life: INMA (Spain) and RHEA (Greece) mother-child cohort studies. Br J Nutr 17: 1–11

Chen YC, Dong GH, Lin KC, Lee YL (2013) Gender difference of childhood overweight and obesity in predicting the risk of incident asthma:a systematic review and meta-analysis. obesity reviews 14: 222–231

Ernährungskommission der Deutschen Gesellschaft für Kinder- und Jugendmedizin (2014) Empfehlungen zur Ernährung gesunder Säuglinge. Monatsschr Kinderheilk, im Druck

Garcia-Marcos L, Castro-Rodriguez JA, Weinmayr G, Panagiotakos DB, Priftis KN, Nagel G (2013) Influence of Mediterranean diet on asthma in children: A systematic review and meta-analysis. Pediatr Allergy Immunol 24(4): 330–338

Genuneit J (2012) Exposure to farming environments in childhood and asthma and wheeze in rural populations: a systematic review with metaanalysis. Pediatr Allergy Immunol 23: 509–518

Giwercman C, Halkjaer LB, Jensen SM, Bønnelykke K, Lauritzen L, Bisgaard H (2010) Increased risk of eczema but reduced risk of early wheezy disorder from exclusive breast-feeding in high-risk infants.J Allergy Clin Immunol 125(4): 866–871

Goksör E, Alm B, Pettersson R, Möllborg P, Erdes L, Aberg N, Wennergren G (2013) Early fish introduction and neonatal antibiotics affect the risk of asthma into school age. Pediatr Allergy Immunol 24(4): 339–344

Grimshaw J, Eccles M, Russell I (1995) Developing clinically valid practice guidelines. J Eval Clin Pract 1: 37–48

Hamelmann E, Beyer K, Gruber C, Lau S, Matricardi P, Nickel R, Niggemann B, Wahn U (2008) Primary prevention of allergy: avoiding risk or providing protection? Clin Exp Allergy 38: 233–245

Harbige LS (2003) Fatty acids, the immune response, and autoimmunity: a question of n-6 essentiality and the balance between n-6 and n-3. Lipids 38(4): 323–341

Heimbeck I , Wjst M, Apfelbacher CJ (2013) Low vitamin D serum level is inversely associated with eczema in children and adolescents in Germany. Allergy 68(7): 906–910

Hörmannsperger G, Clavel T, Haller D (2012) Gut matters: microbe-host interactions in allergic diseases. J Allergy Clin Immunol 129(6): 1452–1459

Hyde MJ, Mostyn A, Modi N, Kemp PR (2012) The health implications of birth by Caesarean section. Biol Rev Camb Philos Soc 87(1): 229–243

Jaudszus A, Krokowski M, Möckel P, Darcan Y, Avagyan A, Matricardi P, Jahreis G, Hamelmann E (2008) Cis-9,trans-11-conjugated linoleic acid inhibits allergic sensitization and airway inflammation via a PPARgamma-related mechanism in mice. J Nutr 138(7): 1336–1342

Koletzko B, Bauer CP, Brönstrup A, Cremer M, Flothkötter M, Hellmers C, Kersting M, Krawinkel M, Przyrembel H, Schäfer T, Vetter K, Wahn U, Weißenborn A (2013) Säuglingsernährung und Ernährung der stillenden Mutter. Aktualisierte Handlungsempfehlungen des Netzwerks Gesund ins Leben – Netzwerk Junge Familie, ein Projekt von IN FORM. Monatsschr Kinderheilk 161: 237–246

Kramer MS (2011) Breastfeeding and Allergy: The Evidence Ann Nutr Metab 59(suppl 1): 20–26

Lau S, Gerhold K, Zimmermann K, Ockeloen CW, Rossberg S, Wagner P, Sulser C, Bunikowski R, Witt I, Wauer J, Beschorner J, Menke G, Hamelmann E, Wahn U (2012) Oral application of bacterial lysate in infancy decreases the risk of atopic dermatitis in children with 1 atopic parent in a randomized, placebo-controlled trial. J Allergy Clin Immunol 129(4): 1040–1047

Lødrup Carlsen KC, Roll S, Carlsen K-H, Mowinckel P, Wijga AH, Brunekreef B, Torrent M, Roberts G, Arshad SH, Kull I, Krämer U, von Berg A, Eller E, Høst A, Kuehni C, Spycher B, Sunyer J, Chen C-M, Reich A, Asarnoj A, Puig C, Herbarth O, John JMM, Van Stehen K, Willich SN, Wahn U, Lau S, Keil T, as part of the GA2LEN WP 1.5 'Birth Cohorts' working group (2012) Does Pet Ownership in Infancy Lead to Asthma or Allergy at School Age? Pooled Analysis of individual Participant Data from 11 European Birth Cohorts. PLoS One 7(8): e43214

Maas T, Kaper J, Sheikh A, Knottnerus JA, WesselingG, Dompeling E, Muris JWM, van Schayck CP (2009) Mono and multifaceted inhalant and/or food allergen reduction interventions for preventing asthma in children at high risk of developing asthma. Cochrane Database Syst Rev 3: CD006480

Magnusson J, Kull I, Rosenlund H, Håkansson N, Wolk A, Melén E, Wickman M, Bergström A (2013) Fish consumption in infancy and development of allergic disease up to age 12 y. Am J Clin Nutr 97(6): 1324–1330

de Marco R, Pesce G, Girardi P, Marchetti P, Rava M, Ricci P, Marcon A (2012) Foetal exposure to maternal stressful events increases the risk of having asthma and atopic diseases in childhood. Pediatr Allergy Immunol 23(8): 724–729

Maslova E, Granstrom C, Hansen S, Petersen SB, Strøm M, Willett WC, Olsen SF (2012) Peanut and tree nut consumption during pregnancy and allergic disease in children—should mothers decrease their intake? Longitudinal evidence from the Danish National Birth Cohort. J Allergy Clin Immunol 130: 724–732

Maslova E, Strøm M, Oken E, Campos H, Lange C, Gold D, Olsen SF (2013) Fish intake during pregnancy and the risk of child asthma and allergic rhinitis - longitudinal evidence from the Danish National Birth Cohort. Br J Nutr 110(7): 1313–1325

Mitchell EA, Beasley R, Keil U, Montefort S, Odhiambo J. ISAAC Phase Three Study Group (2012) The association between tobacco and the risk of asthma, rhinoconjunctivitis and eczema in children and adolescents: analyses from Phase Three of the ISAAC programme. Thorax 67(11): 941–949

Morales E, García-Esteban R, Guxens M, Guerra S, Mendez M, Moltó-Puigmartí C, Lopez-Sabater MC, Sunyer J (2012) Effects of prolonged breastfeeding and colostrum fatty acids on allergic manifestations and infections in infancy. Clin Exp Allergy 42(6): 918–928

Osborn DA, Sinn JK (2013) Prebiotics in infants for prevention of allergy. Cochrane Database Syst Rev 3: CD006474

Pelucchi C, Chatenoud L, Turati F, Galeone C, Moja L, Bach JF, La Vecchia C (2012) Probiotics supplementation during pregnancy or infancy for the prevention of atopic dermatitis: a meta-analysis. Epidemiology 23(3): 402–414

Pelucchi C, Galeone C, Bach JF, La Vecchia C, Chatenoud L (2013) Pet exposure and risk of atopic dermatitis at the pediatric age: A meta-analysis of birth cohort studies JACI 132: 616–622

Penders J, Kummeling I, Thijs C (2011) Infant antibiotic use and wheeze and asthma risk: a systematic review and meta-analysis. Eur Respir J 38(2): 295–302

Pohlabeln H, Mühlenbruch K, Jacobs S, Böhmann H (2010) Frequency of Allergic Diseases in 2-Year-Old Children in Relationship to Parental History of Allergy and Breastfeeding. J Investig Allergol Clin Immunol 20(3): 195–200

Roduit C, Scholtens S, de Jongste JC, Wijga AH, Gerritsen J, Postma DS, Brunekreef B, Hoekstra MO, Aalberse R, Smit HA (2009) Asthma at 8 years of age in children born by caesarean section. Thorax 64(2): 107–113

Roduit C, Wohlgensinger J, Frei R, Bitter S, Bieli C, Loeliger S, Büchele G, Riedler J, Dalphin JC, Remes S, Roponen M, Pekkanen J,

Kabesch M, Schaub B, von Mutius E, Braun-Fahrländer C, Lauener R; PASTURE Study Group (2011) Prenatal animal contact and gene expression of innate immunity receptors at birth are associated with atopic dermatitis. J Allergy Clin Immunol 127(1): 179–185
Saadeh D, Salameh P, Baldi I, Raherison C (2013) Diet and Dieseases among population ages 0-18 years: myth or reality? Nutrients 5: 3399–3423
Sackett D, Rosenberg W, Gray J, Haynes R (1997) Evidence-Based Medicine. How to Practice and Teach EbM. Churchill Livingstone, New York
Sausenthaler S, Heinrich J, Koletzko S; GINIplus and LISAplus Study Groups (2011) Early diet and the risk of allergy: what can we learn from the prospective birth cohort studies GINIplus and LISAplus? Am J Clin Nutr 94(6 Suppl): 2012S–2017S
Schäfer T, Bauer CP, Beyer K, Bufe A, Friedrichs F, Gieler U, Gronke G, Hamelmann E, Hellermann M, Kleinheinz A, Klimek L, Koletzko S, Kopp MV, Lau S , Müsken H, Reese I, Schmidt S, Schnadt S, Sitter H, Strömer K, Vagts J, Vogelberg C, Wahn U, Werfel T, Worm M, Muche-Borowski C (2014) S3-Leitlinie Allergieprävention – Update 2014 (AWMF 061/016). Allergo J 23: 32–47
Tang ML, Lahtinen SJ, Boyle RJ (2010) Probiotics and prebiotics: clinical effects in allergic disease Curr Opin Pediatr 22: 626–634
Thavagnanam S, Fleming J, Bromley A, Shields MD, Cardwell CR (2008) A meta-analysis of the association between Caesarean section and childhood asthma. Clin Exp Allergy 38(4): 629–633
Thijs C, Müller A, Rist L, Kummeling I, Snijders BE, Huber M, van Ree R, Simões-Wüst AP, Dagnelie PC, van den Brandt PA (2011) Fatty acids in breast milk and development of atopic eczema and allergic sensitisation in infancy. Allergy 66(1): 58–67
Vandenplas Y, Castrellon PG, Rivas R, Jimenez Gutiérrez C, Diaz Garcia L, Estevez Jimenez J, Anzo A, Hegar B, Alarcon P (2014) Safety of soya-based infant formulas in children. Br J Nutr 10: 1–21
Waser M, Michels KB, Bieli C, Flöistrup H, Pershagen G, von Mutius E, Ege M, Riedler J, Schram-Bijkerk D, Brunekreef B, van Hage M, Lauener R, Braun-Fahrländer C; PARSIFAL Study team (2007) Inverse association of farm milk consumption with asthma and allergy in rural and suburban populations across Europe. Clin Exp Allergy 37(5): 661–670
Westmark CJ (2014) Soy infant formula and seizures in children with autism: a retrospective study. PLoS One 9(3): e80488
Wijga AH, van Houwelingen AC, Kerkhof M, Tabak C, de Jongste JC, Gerritsen J, Boshuizen H, Brunekreef B, Smit HA (2006) Breast milk fatty acids and allergic disease in preschool children: the Prevention and Incidence of Asthma and Mite Allergy birth cohort study. J Allergy Clin Immunol 117(2): 440–447

Tertiärprävention und Rehabilitation

W. Nürnberg

T. Biedermann et al. (Hrsg.), *Allergologie*,
DOI 10.1007/978-3-642-37203-2_61, © Springer-Verlag Berlin Heidelberg 2016

61.1 Einleitung

In der Bundesrepublik Deutschland lässt sich weiterhin eine Erhöhung der Prävalenz von Asthma bronchiale feststellen, wohingegen bei allergischer Rhinitis, atopischem Ekzem und Nahrungsmittelallergien sich die Krankheitshäufigkeit auf hohem Niveau stabilisiert hat (Langen et al. 2013). Hierbei sind die Ursachen, die für diese Entwicklung verantwortlich sind, weiterhin weitgehend ungeklärt. Da kausale Therapieansätze nur in beschränktem Maß zur Verfügung stehen und Allergien die soziale und berufliche Teilhabe an einem Leben in der Gesellschaft beeinträchtigen (Deutsche Rentenversicherung 2010, 2012), kommt präventiven Behandlungsansätzen eine besondere Bedeutung in der Versorgung von Allergiepatienten zu (Schäfer et al. 2014; Bundesarbeitsgemeinschaft für Rehabilitation 2013).

61.2 Konzeptionelle Grundlagen der Rehabilitation

Grundsätzlich wird zwischen Primär-, Sekundär- und Tertiärprävention unterschieden. Leistungen der medizinischen Rehabilitation werden entsprechend dem deutschen Sozialrecht und gemäß den Vorgaben der Sozialleistungsträger primär der Sekundär- und Tertiärprävention zugeordnet, wobei in der Praxis ebenfalls Ziele und Inhalte der Primärprävention berücksichtigt werden (Deutsche Rentenversicherung 2009; Medizinischer Dienst des Spitzenverbandes Bund der Krankenkassen e.V. 2012). Durch Implementierung des sog. Krankheitsfolgenmodells im Rahmen der Internationalen Klassifikation der Funktionsfähigkeit, Behinderung und Gesundheit (ICF) der WHO aus dem Jahr 2001 hat sich die Konzeption der Rehabilitation in der Bundesrepublik Deutschland an international gültigen und wissenschaftlich fundierten Standards und Arbeitsmodellen orientiert (Deutsches Institut für Medizinische Dokumentation und Information 2005). Bei der Erarbeitung des neunten Buches der Sozialgesetzgebung (SGB IX) wurden unter Berücksichtigung der historisch gewachsenen Besonderheiten in der Sozialgesetzgebung in Deutschland wesentliche Aspekte der ICF im deutschen Sozialrecht berücksichtigt. Mit dem Inkrafttreten des SGB IX am 01. Juli 2001 steht daher der Partizipationsgedanke von Menschen mit Behinderung klar im Vordergrund. Zudem wurde der Präventionsansatz der Rehabilitation explizit in das Sozialgesetzbuch aufgenommen (§ 3 SGB IX: »Die Rehabilitationsträger wirken darauf hin, dass der Eintritt einer Behinderung einschließlich einer chronischen Krankheit vermieden wird«).

61.3 Die funktionale Gesundheit

Grundbegriff der ICF ist die funktionale Gesundheit, welche auf dem Konzept der Körperfunktionen und -strukturen, der Aktivitäten und der Teilhabe sowie der Kontextfaktoren beruht (Schuntermann 2007; ◘ Abb. 61.1). Das Modell der funktionalen Gesundheit berücksichtigt nicht nur die rein bio-medizinischen Aspekte von Krankheit und Behinderung, sondern erweitert den Gesundheitsbegriff um den Aspekt des selbstbestimmt und gleichberechtigt handelnden Menschen in Gesellschaft und Umwelt (Bundesarbeitsgemeinschaft für Rehabilitation 2008a).

Eine Person gilt als funktional gesund, wenn

- deren körperliche Funktionen und körperlichen Strukturen allgemein anerkannten Normen entsprechen (Konzept der Körperfunktionen und -strukturen),
- sie alles tut oder tun kann, was von einem Menschen ohne Gesundheitsprobleme erwartet wird (Konzept der Aktivitäten),
- sie ihr Dasein entsprechend den individuellen Bedürfnissen so entfalten kann, wie es von Menschen ohne Beeinträchtigung auf Ebene der Körperfunktionen oder -strukturen sowie der Aktivitäten erwartet wird (Konzeption der Teilhabe).

Das Konzept der Körperfunktionen bezieht sich auf den menschlichen Organismus in seiner Gesamtheit und berücksichtigt die physiologischen und psychologisch-mentalen Funktionen von Körpersystemen und Körperstrukturen. Beeinträchtigungen von normentsprechenden Körperfunktionen bzw. -strukturen werden als Schädigung definiert.

Das Konzept der Aktivitäten zielt auf die Durchführung einer Handlung oder von Aufgaben ab. Beeinträchtigungen von Aktivitäten treten dann auf, wenn die individuelle Leistungsfähigkeit krankheitsbedingt eingeschränkt oder konkrete Leistungen nicht mehr erbracht werden können. Hierbei ist zu berücksichtigen, dass die konkrete Leistungsfähigkeit und individuelle Leistung des handelnden Subjektes von dem jeweiligen Kontext abhängig ist.

Das Teilhabekonzept sieht den Menschen als Subjekt in der Gesellschaft und Umwelt, wobei sich Beeinträchtigungen immer auf konkrete Lebenssituationen oder Lebensbereiche beziehen. Beeinflusst wird die Teilhabe u. a. durch den Zugang zu bestimmten Lebensbereichen und von subjektiv erfahrbaren Qualitäten, wie z. B. Zufriedenheit, Lebensqualität, Wertschätzung. In Deutschland stellt die Teilhabe zudem einen Rechtsbegriff mit Anspruchscharakter dar, der seine Verankerung im SGB IX findet.

Von zentraler Bedeutung für die moderne ICF-basierte Rehabilitation ist, dass bei der Analyse der funktionalen Gesundheit zusätzlich Kontextfaktoren zu berücksichtigen

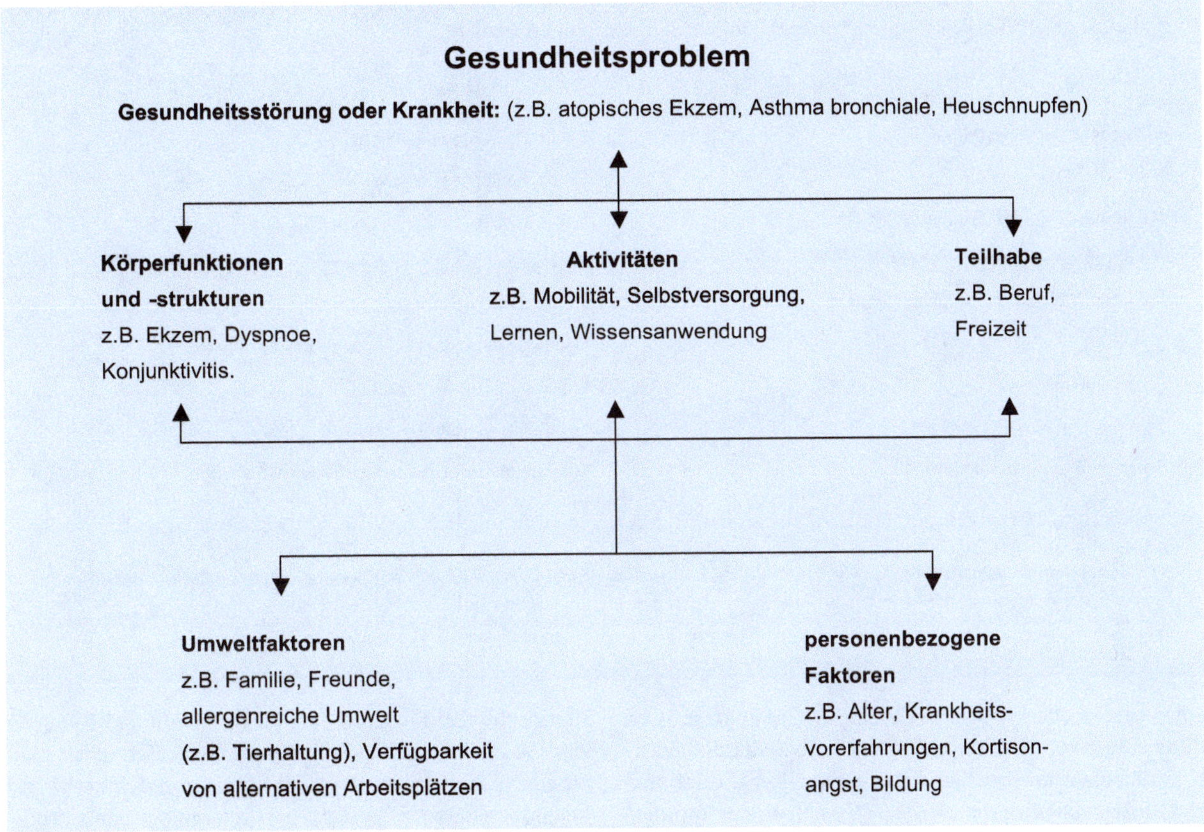

Abb. 61.1 Das biopsychosoziale Modell der »Internationalen Klassifikation der Funktionsfähigkeit, Behinderung und Gesundheit« (ICF) am Beispiel des atopischen Ekzems, Asthma bronchiale und Rhinokonjunktivitis allergica. (Nach Nürnberg u. Vieluf 2010)

sind, wie z. B. Alter, Geschlecht, Ausbildung, Wohnort, Ausgestaltung des Arbeitsplatzes oder soziale Unterstützung. Eine Beeinträchtigung der funktionalen Gesundheit ergibt sich nach diesem Modell immer dann, wenn eine negative Wechselwirkung zwischen einem Gesundheitsproblem (z. B. allergisches Asthma bronchiale) einer Person und ihren Kontextfaktoren (z. B. allergenreicher Arbeitsplatz) besteht. Grundsätzlich können sich Kontextfaktoren individuell positiv oder negativ auswirken.

Mit der Einführung der ICF sollte primär ein international gültiges Instrument geschaffen werden, welches nicht nur die Denkweise und Begrifflichkeiten der funktionalen Gesundheit korrekt abbildet, sondern auch zukünftig ein Klassifikationsmodell darstellen könnte, mit dem auf Basis allgemeingültiger Begrifflichkeiten und Definitionen Daten erfasst und wissenschaftlich ausgewertet werden können.

61.4 Rechtsnormen

Patienten mit drohenden oder manifesten Behinderungen haben gemäß § 1 SGB IX einen Rechtsanspruch auf Leistungen zur Rehabilitation. Entsprechende Leistungen können immer dann beantragt werden, wenn durch die Leistungen

- Behinderung oder Einschränkungen der Erwerbsfähigkeit oder Pflegebedürftigkeit abgewendet, beseitigt, gemindert, ihre Verschlimmerung verhütet oder ihre Folgen abgemildert werden,
- der vorzeitige Bezug anderer Sozialleistungen vermieden oder laufende Sozialleistungen gemindert werden,
- die Teilhabe am Arbeitsleben und die Teilhabe am Leben in der Gesellschaft entsprechend den individuellen Ressourcen und Neigungen dauerhaft gesichert werden und
- eine möglichst selbstständige und selbstbestimmte Lebensführung ermöglicht oder erleichtert werden soll.

Anträge auf rehabilitative Maßnahmen müssen durch den Versicherten selbst oder dessen gesetzlichen Vertreter beantragt werden. Um den Entscheidungsprozess bei dem zuständigen Kostenträger zu erleichtern empfiehlt es sich, den behandelnden Arzt bei der Beantragung zu integrieren. Werden Anträge auf medizinische Rehabilitation bei

Tab. 61.1 Zuständigkeiten bei der Trägerschaft von medizinischer Rehabilitation[a]

Personengruppe	Zuständige Träger
Arbeitnehmer/Angestellte	Deutsche Rentenversicherung[b]
Beamte	Deutsche Rentenversicherung[b], Beihilfe
Hausfrauen, Schüler, Studenten, Kinder	Krankenkasse
Bei Berufskrankheit/Arbeitsunfall	Gesetzliche Unfallversicherung
Soldaten, Wehrpflichtige, Zivildienstleistende	Träger der Kriegsopferversorgung
Rentner	Deutsche Rentenversicherung[b], Krankenkasse
Arbeitssuchende	Bundesagentur für Arbeit
Bezieher von Sozialleistungen	Sozialämter, Jugendämter
Bei Entwöhnungsbehandlungen	Krankenkasse, Deutsche Rentenversicherung[b]

[a] Hierbei ist zu berücksichtigen, dass individuelle Besonderheiten bei den Zugangsvoraussetzungen zu Veränderungen bei der Kostenträgerschaft führen können.
[b] Deutsche Rentenversicherung umfasst: Deutsche Rentenversicherung Bund sowie die entsprechenden Regionalträger der Deutschen Rentenversicherung, Knappschaft-Bahn-See, Alterssicherung der Landwirte, berufsständische Versorgungswerke.

einer gesetzlichen Krankenversicherung gestellt, müssen durch den verordnenden Arzt spezielle sozialmedizinische Kompetenzen entsprechend der neuen Rehabilitationsrichtlinie nachgewiesen werden (Gemeinsamer Bundesausschuss 2004, letzte Änderung 2014). Im Gegensatz dazu verzichtet die Deutsche Rentenversicherung in Deutschland und die gesetzliche Unfallversicherung auf entsprechende Nachweise der vertragsärztlich tätigen Haus- und Fachärzte und ermöglicht damit einen niedrigschwelligen Zugang zur Rehabilitation.

Sowohl bei der Beantragung als auch bei dem Entscheidungsprozess durch den entsprechenden Kostenträger müssen zudem die Grundsätze »Rehabilitation vor Pflege«, »Rehabilitation vor Rente« und »ambulant vor stationär« berücksichtigt werden.

61.5 Träger der Rehabilitation

Medizinisch rehabilitative Leistungen werden durch eine Vielzahl von Kostenträgern erbracht (Tab. 61.1). Die überwiegende Mehrzahl aller Leistungen wird durch die Deutsche Rentenversicherung (DRV) und die gesetzliche Krankenversicherung (GKV) getragen. Die rehabilitative Versorgung von Berufsallergosen obliegt vordergründig den Berufsgenossenschaften als Träger der gesetzlichen Unfallversicherung (▶ Kap. 30, Berufsallergosen/Berufsdermatologie).

Entsprechend der Statistikerhebung der Deutschen Rentenversicherung (Deutsche Rentenversicherung 2014) stehen bei ca. 1,8 % aller rehabilitativen Leistungen eine allergische Erkrankung im Vordergrund (17 771 von 988 380 medizinischen Rehabilitationen). Betrachtet man hingegen isoliert die Rehabilitation von Kindern und Jugendlichen, so zeigt sich, dass allergologische Erkrankungen bei annähernd 27 % aller Fälle rehabilitationsbegründend waren (8 231 von insgesamt 30 812 abgeschlossenen Kinderheilmaßnahmen).

Die Zuständigkeit der Leistungsträger, die Zugangsvoraussetzungen, Art, Dauer und Umfang der Rehabilitation sind in den entsprechenden Sozialgesetzbüchern geregelt. Üblicherweise ist derjenige Leistungsträger für die Durchführung der Maßnahme zuständig, der das finanzielle Risiko bei einem Scheitern der Maßnahme trägt. Ein Sonderfall stellt die Rehabilitation von Kindern dar. Entsprechende Leistungen werden gleichrangig von der gesetzlichen Kranken- oder Rentenversicherung erbracht. Voraussetzung hierfür ist, dass ungeachtet der späteren Erwerbsprognose eine voraussichtlich erhebliche Gefährdung der Gesundheit beseitigt oder eine beeinträchtigte Gesundheit wesentlich gebessert oder wiederhergestellt werden kann (§ 15 Abs. 1 und § 31 Abs. 4 SGB VI). Der zuerst angegangene Leistungsträger entscheidet i. d. R. über die Bewilligung.

61.6 Angebote und Versorgungsstrukturen

Basierend auf den gesetzlichen Anforderungen (§ 19 Abs. 2 SGB IX) werden neben den seit Jahrzehnten etablierten stationären Versorgungsangeboten in den letzten Jahren zunehmend ambulante Rehabilitationsangebote gefördert und ausgebaut (Bundesarbeitsgemeinschaft für Rehabilitation 2004, 2008b; Deutsche Rentenversicherung 2009). Ambulante Rehabilitationsangebote sollen insbesondere dann erwogen werden, wenn

- spezifische ortsgebundene arbeitsplatz- und berufsbezogene Aspekte eingebunden werden sollen,
- die Einbindung von Betreuungs- und Bezugspersonen einer ortsfernen Rehabilitation entgegen stehen,
- eine Vernetzung mit wohnortnahen medizinischen (Spezialkliniken) oder anderweitigen Versorgungsstrukturen (z. B. Selbsthilfe) ermöglicht werden soll,
- eine berufsbegleitende Rehabilitation intendiert wird.

Berücksichtigt werden muss allerdings, ob für eine ambulante Rehabilitation eine ausreichende Motivation, Rehabilitationsfähigkeit, Belastbarkeit und Mobilität vorliegt. So stellt die Erreichbarkeit einer Rehabilitationseinrichtung durch öffentliche Verkehrsmittel in einer angemessenen Zeit ein wichtiges Kriterium für die Auswahl des Versorgungsangebots dar.

Für eine stationäre Maßnahme sprechen,

- wohnortnah bestehende psychosoziale Belastungen, die den Rehabilitationserfolg einer ambulanten Maßnahme gefährden,
- bestimmte Versorgungsangebote die im ambulanten Setting nicht angeboten werden (krankheitsspezifische Konzeptionen),
- Ortspezifika, die berücksichtigt werden sollen (Klima).

Die Entscheidung »ambulant oder stationär« muss sich grundsätzlich nach den individuellen Voraussetzungen, den persönlichen Lebensbedingungen und den konkret vorhandenen Versorgungsstrukturen richten. So stehen spezifische allergologisch ausgerichtete ambulante Rehabilitationsangebote nicht (ambulante Kinderrehabilitation) oder nicht in dem erforderlichen Maß (ambulante dermatologische Rehabilitation) zur Verfügung. Grundsätzlich sollen bei der Auswahl des Versorgungsangebotes die berechtigten Wünsche der Leistungsberechtigten berücksichtigt werden (Wunsch- und Wahlrecht nach § 9 SGB IX).

61.7 Indikationen für eine Rehabilitation

Eine Indikation für eine rehabilitative Maßnahme sollte bei allen unter Allergien leidenden Patienten erwogen werden, die nicht nur vorübergehende Beeinträchtigungen in den Aktivitäten und in der Teilhabe angeben. Das Versorgungsangebot der klassischen medizinischen Rehabilitation umfasst dabei immer eine multimodale Komplextherapie. Ziel ist dabei nicht primär die Beseitigung körperlicher Krankheitsaspekte, sondern vielmehr steht die Beseitigung bzw. Abmilderung der Krankheitsfolgen sowohl auf physischer als auch auf psychischer und sozialer Ebene im Vordergrund.

Typische Indikationen zur Durchführung einer medizinischen Rehabilitation bei allergischen Erkrankungen

- Linderung von Krankheitsbeschwerden, wobei ein komplexer, interdisziplinärer und multimodaler Behandlungsansatz notwendig ist
- Erhebliche Gefährdung der Erwerbsfähigkeit (typischer Indikator: längerfristige bzw. häufige Arbeitsunfähigkeit)
- Probleme bei der Wiedereingliederung in Beruf und Alltag nach einer schweren Akuterkrankung oder einer chronischen Krankheit
- Überlagernde psychosomatische Komorbiditäten
- Vermeidung von Pflegebedürftigkeit
- Schulungsbedarf mit und ohne Begleitpersonen
- Complianceprobleme

Ungeachtet der Trägerschaft gilt es festzustellen, ob ein entsprechender Rehabilitationsbedarf und eine Rehabilitationsfähigkeit besteht. Zudem müssen grundsätzlich alltagsrelevante Rehabilitationsziele definierbar sein, welche bei einer zu erwartenden positiven Rehabilitationsprognose auch realistisch erreichbar erscheinen.

61.8 Rehabilitationskonzepte

Steht bei der Akutbehandlung eine möglichst völlige Wiederherstellung der Gesundheit im Vordergrund (Prinzip des Heilens), so zielt die Rehabilitation auf eine Vermeidung oder Besserung von individuellen Aktivitäts- und Teilhabestörungen ab. Basierend auf den individuell im Vordergrund stehenden Einschränkungen und Gefährdungen müssen daher am Beginn einer Maßnahme gemeinsam mit dem Patienten individuelle Rehabilitationsziele definiert werden. Im Folgenden gilt es festzulegen, welche diagnostischen und therapeutischen Elemente verwendet und miteinander kombiniert werden sollen bzw. müssen, um das Rehabilitationsziel zu erreichen (▶ Übersicht). Bereits am Anfang der Maßnahme sollte der Patient darüber informiert werden, dass am Schluss der Maßnahme ein sozialmedizinischer Abschlussbericht abgefasst werden muss (sozialmedizinische Epikrise), welcher den Rehabilitationsverlauf und das -ergebnis beschreibt und aufgrund des darin beschriebenen Leistungsbilds und der sich ergebenden Empfehlungen zur Nachsorge für die Sozialleistungsträger Gutachtenqualität aufweist.

Basiselemente der multimodalen, interdisziplinären Rehabilitation des Asthma bronchiale und des atopischen Ekzems

(AWMF-Leitlinie 2002, 2013; Bundesärztekammer (BÄK) et al. 2009, zuletzt geändert August 2013; Bundesarbeitsgemeinschaft für Rehabilitation 2013)

- Diagnosespezifizierung (u. a. Rehabilitationsdiagnostik auf der Ebene von Aktivität und Partizipation, Erfassung somatischer und psychischer Komorbiditäten, Assessment der Lebensqualität)
- Überprüfung und ggf. Optimierung der medikamentösen Therapie (innerlich und bei dermatologischen Indikationen auch äußerlich)
- Patientenschulung/Patientenverhaltenstraining inkl. Beratung im Hinblick auf Noxen (z. B. Tabak), Allergien bzw. Triggerfaktoren (Arbeitsschutz)
- Medizinische Trainingstherapie, Physio-/Sporttherapie
- Ergotherapie inkl. Hilfsmittelberatung und Erprobung von Hautschutzprodukten
- Psychologische und ggf. psychotherapeutische Hilfen; Erlernen von Entspannungsmaßnahmen
- Ernährungsberatung, Diätetik
- Sozial- und Berufsberatung
- Expositionskarenz, Klimatherapie
- Sozialmedizinische Begutachtung

Um Aussagen über die Leistungsfähigkeit eines Menschen treffen zu können, wird während einer Rehabilitation ein Schwerpunkt auf funktionsdiagnostische Maßnahmen gelegt, welche Hilfestellungen bei der Beurteilung des qualitativen und quantitativen Leistungsbilds geben können. Typische Beispiele für eine entsprechende Diagnostik ist die Spiroergometrie oder der 6-min-Gehtest bei chronischen Atemwegserkrankungen. Da der Rehabilitationsprozess grundsätzlich eine hohe Dynamik aufweist, müssen im Rahmen von regelmäßigen Arztkonsultationen und Teambesprechungen nicht nur der Rehabilitationsprozess dokumentiert, sondern auch regelmäßig individuelle Zielüberprüfungen und ggf. Rehabilitationszielanpassungen vorgenommen werden.

61

Der nachhaltige Rehabilitationserfolg ist wesentlich davon abhängig, ob und wie erfolgreiche Strategien im Sinn der Hilfe zur Selbsthilfe und der Prävention vermittelt werden konnten. Entsprechend ist die Teilnahme für Allergiepatienten bzw. deren Betreuungspersonen an krankheitsspezifischen Schulungen ein zentrales Behandlungselement in der medizinischen Rehabilitation (► Kap. 62, Schulungen).

61.9 Rehabilitation von Kindern

Rehabilitationsleistungen finden für Kinder bis zum 8. Lebensjahr grundsätzlich in Begleitung eines Erwachsenen statt. Unter bestimmten Voraussetzungen kann die Begleitung durch ein Elternteil oder eine Bezugsperson auch darüber hinaus genehmigt werden (Bundesarbeitsgemeinschaf für Rehabilitation 2008c). Die Begleitung eines Elternteils ist insbesondere dann notwendig, wenn durch Schulungs- und Informationsmaßnahmen die Nachhaltigkeit der Leistung gesichert werden soll. Um den entwicklungsspezifischen Besonderheiten von Kindern auch rehabilitativ zu entsprechen, wird im Gegensatz zu Erwachsenen bei Kindern eine Rehabilitationsdauer von primär 4–6 Wochen vorgesehen. Zudem werden an die Rehabilitationseinrichtungen besondere Anforderungen (infrastrukturelle und personelle Voraussetzungen) gestellt (AWMF-Leitlinie 2002, 2013).

61.10 Qualitätssicherung und ökonomische Aspekte

Sämtliche Erbringer von Leistungen der Rehabilitation sind nach § 20 SGB IX zur Durchführung interner und externer Qualitätssicherungsprogramme verpflichtet. Zusätzlich besteht seit dem 01.10.2012 bei stationären Rehabilitationseinrichtungen eine Zertifizierungspflicht nach § 20 SGB IX Abs. 2.

Der objektiv nachweisbare Nutzen und die positiven volkswirtschaftlichen Effekte der medizinischen Rehabilitation ließen sich erstmalig 2009 im Rahmen der PROGNOS-Studie nachweisen (Prognos AG 2009). Im Vordergrund der Untersuchung standen die 5 häufigsten Rehaindikationen der Deutschen Rentenversicherung des Jahres 2005, welche neben der Kardiologie, Orthopädie (Rückenschmerzen), Psychosomatik und Sucht auch die Pneumologie umfassten. Im Rahmen dieser Untersuchung, die ca. 45 % aller Leistungen der medizinischen Rehabilitation der DRV berücksichtigte, konnte ein volkswirtschaftlicher Nettoeffekt von 5,8 Mrd. Euro bei 1,1 Mrd. Gesamtkosten für die Rehabilitation errechnet werden. Unter Berücksichtigung bestimmter Szenarien konnte zudem berechnet werden, dass sich unter realistischen Bedingungen der volkswirtschaftliche Nutzen bis zum Jahr 2015 auf ca. 23,1 Mrd. Euro vervierfachen kann.

Der generelle volkswirtschaftliche Nutzen der Rehabilitation kann allerdings nicht darüber hinwegtäuschen, dass die Evidenzlage zur Wirksamkeit von rehabilitativen Maßnahmen zu den spezifischen Krankheitsbildern Asthma bronchiale und atopisches Ekzem eher lückenhaft ist (Nürnberg u. Vieluf 2010; Bundesärztekammer (BÄK) et al. 2009, zuletzt geändert August 2013).

Literatur

AWMF-Leitlinie (2002) Leitlinien der Fachgesellschaft Rehabilitation in der Kinder- und Jugendmedizin: Neurodermitis (Atopische Dermatitis). AWMF-Leitlinien-Register Nr. 070/005. http://www.awmf.org/uploads/tx_szleitlinien/070-005.pdf. Zugegriffen: 04.03.2015

AWMF-Leitlinie (2013) Stationäre dermatologische Rehabilitation AWMF Reg.-Nr. 013/083. http://www.awmf.org/uploads/tx_szleitlinien/013-083l_S1_Stationäre_dermatologische_Rehabilitation_2013-05.pdf. Zugegriffen: 04.03.2015

Bundesärztekammer (BÄK), Kassenärztliche Bundesvereinigung (KBV), Arbeitsgemeinschaft der Wissenschaftlichen Medizinischen Fachgesellschaften (AWMF) (2009, zuletzt geändert August 2013) Nationale VersorgungsLeitlinie Asthma. Langfassung, 2. Auflage. Version 5. http://www.versorgungsleitlinien.de/them en/asthma. Zugegriffen: 04.03.2015

Bundesarbeitsgemeinschaft für Rehabilitation (BAR) (2004) Rahmenempfehlungen zur ambulanten dermatologischen Rehabilitation. http://www.bar-frankfurt.de/fileadmin/dateiliste/publikationen/empfehlungen/downloads/Rahmenempfehlung_dermatologische_Rehabilitation.pdf. Zugegriffen: 04.03.2015

Bundesarbeitsgemeinschaft für Rehabilitation (BAR) (2008a) ICF-Praxisleitfaden 2. Trägerübergreifende Informationen und Anregungen für die praktische Nutzung der Internationalen Klassifikation der Funktionsfähigkeit, Behinderung und Gesundheit (ICF) in medizinischen Rehabilitationseinrichtungen. http://www.bar-frankfurt.de/fileadmin/dateiliste/publikationen/icf-praxisleitfaeden/downloads/ICF2.pdf. Zugegriffen: 04.03.2015

Bundesarbeitsgemeinschaft für Rehabilitation (BAR) (2008b) Rahmenempfehlungen zur ambulanten pneumologischen Rehabilitation. http://www.bar-frankfurt.de/fileadmin/dateiliste/publikationen/empfehlungen/downloads/Rahmenempfehlung_pneumologische_Reha.pdf. Zugegriffen: 04.03.2015

Bundesarbeitsgemeinschaft für Rehabilitation (BAR) (2008c) Gemeinsames Rahmenkonzept der Gesetzlichen Krankenkassen und der Gesetzlichen Rentenversicherung für die Durchführung stationärer medizinischer Leistungen der Vorsorge und Rehabilitation für Kinder und Jugendliche. http://www.bar-frankfurt.de/fileadmin/dateiliste/publikationen/arbeitsmaterialien/downloads/Gemeinsames_Rahmenkonzept.pdf. Zugegriffen: 04.03.2015

Bundesarbeitsgemeinschaft für Rehabilitation (BAR) (2013): Arbeitshilfe für die Rehabilitation von Menschen mit allergischen Hauterkrankungen. http://www.bar-frankfurt.de/fileadmin/dateiliste/publikationen/arbeitshilfen/downloads/BAR.AH.Haut.web.pdf. Zugegriffen: 04.03.2015

Deutsche Rentenversicherung (2009) Rahmenkonzept zur medizinischen Rehabilitation in der gesetzlichen Rentenversicherung. http://www.deutsche-rentenversicherung.de/cae/servlet/contentblob/207036/publicationFile/2127/rahmenkonzept_medizinische_reha.pdf. Zugegriffen: 04.03.2015

Deutsche Rentenversicherung (2010) Leitlinie für die sozialmedizinische Begutachtung. Rehabilitationsbedürftigkeit bei Krankheiten der Atmungsorgane. http://www.deutsche-rentenversicherung.de/cae/servlet/contentblob/208314/publicationFile/12758/leitlinien_rehabeduerftigkeit_atmungsorgane_langfassung_pdf.pdf. Zugegriffen: 04.03.2015

Deutsche Rentenversicherung (2012) Leitlinien für die sozialmedizinische Begutachtung. Leitlinie zur Rehabilitationsbedürftigkeit bei Krankheiten der Haut. http://www.deutsche-rentenversicherung.de/cae/servlet/contentblob/208318/publicationFile/32341/leitlinien_rehabeduerftigkeit_dermatologie_pdf.pdf. Zugegriffen: 04.03.2015

Deutsche Rentenversicherung (2014) Statistik der Deutschen Rentenversicherung: Rehabilitation 2013. http://www.deutsche-rentenversicherung.de/cae/servlet/contentblob/238782/publicationFile/50128/statistikband_reha_2011.pdf. Zugegriffen: 04.03.2015

Deutsches Institut für Medizinische Dokumentation und Information, DIMDI (2005) Internationale Klassifikation der Funktionsfähigkeit, Behinderung und Gesundheit .http://www.dimdi.de/dynamic/de/klassi/downloadcenter/icf/endfassung/icf_endfassung-2005-10-01.pdf. Zugegriffen: 04.03.2015

Gemeinsamer Bundesausschuss (2004, letzte Änderung 2014) Richtlinien des Gemeinsamen Bundesausschusses über Leistungen zur medizinischen Rehabilitation (Rehabilitations-Richtlinie). https://www.g-ba.de/downloads/62-492-882/RL-Reha_2014-04-17.pdf. Zugegriffen: 04.03.2015

Langen U, Schmitz R, Steppuhn H (2013) Häufigkeit allergischer Erkrankungen in Deutschland. Bundesgesundheitsbl 56: 698–706

Medizinischer Dienst des Spitzenverbandes Bund der Krankenkassen e.V. (2012) Begutachtungs-Richtlinie Vorsorge und Rehabilitation. Grundlagen der Begutachtung. http://www.gkv-spitzenverband.de/media/dokumente/krankenversicherung_1/rehabilitation/richtlinien_und_vereinbarungen/begutachtungs_richtlinie/2012_02_06_Reha_BG-Richtlinien.pdf. Zugegriffen: 04.03.2015

Nürnberg W, Vieluf D (2010) Die ICF-basierte Rehabilitation von chronisch atopischen Erkrankungen. Allergologie 33(6): 271–278

Prognos Ag (2009) Studie: Die medizinische Rehabilitation Erwerbstätiger – Sicherung von Produktivität und Wachstum. Basel. http://www.prognos.com/fileadmin/pdf/publikationsdatenbank/Prognos_Medizinische_Rehabilitation_Langfassung.pdf. Zugegriffen: 04.03.2015

Schäfer T, Bauer CP, Beyer K, Bufe A, Friedrichs F, Gieler U, Gronke G, Hamelmann E, Hellermann M, Kleinheinz A, Klimek L, Koletzko S, Kopp MV, Lau S , Müsken H, Reese I, Schmidt S, Schnadt S, Sitter H, Strömer K, Vagts J, Vogelberg C, Wahn U, Werfel T, Worm M, Muche-Borowski C (2014) S3-Leitlinie Allergieprävention – Update 2014 (AWMF 061/016). Allergo J 23: 32–47

Schuntermann MF (2007) ICF-Grundkurs. In: Schuntermann MF (Hrsg) Einführung in die ICF: Grundkurs, Übungen, offene Fragen, 2 Aufl. Ecomed Medizin, Landsberg/Lech, S 17–88

Schulungen

D. Staab, S. Scheewe, J. Ring, K. Brockow

T. Biedermann et al. (Hrsg.), *Allergologie*,
DOI 10.1007/978-3-642-37203-2_62,

62.1 Interdisziplinäres Schulungskonzept

D. Staab, S. Scheewe, J. Ring, K. Brockow

62.1.1 Entstehung

Konzepte der interdisziplinären Patientenschulung haben sich als integraler und weithin akzeptierter Bestandteil der Versorgung chronisch kranker Kinder und Jugendlicher etabliert und wurden inzwischen auch auf Erwachsene übertragen. Die ersten Programme entstanden in der pädiatrischen Diabetologie.

In den 1980er Jahren wurden erste Asthmaschulungsprogramme in Skandinavien und in den USA etabliert. Basierend auf diesen Erfahrungen entstand Ende der 1980er Jahre die interdisziplinäre strukturierte Asthmaschulung in Deutschland. Zunächst entwickelten einige Zentren unabhängig voneinander Schulungsprogramme. Es kam dann zu einer raschen Ausbreitung und Koordinierung dieser Initiativen. In der Folge entstanden nach ähnlichem Konzept in einer konzertierten Aktion mit Pädiatern, Dermatologen, Psychologen und Ernährungsfachkräften Schulungsprogramme zu weiteren atopischen und allergischen Erkrankungen wie atopische Dermatitis und Anaphylaxie.

62.1.2 Zielsetzung

Primär hatten diese Programme das Ziel, die »Compliance« von Patienten und Familien zu verbessern. Dieser klassische Begriff der Compliance definierte das Ausmaß, in dem das Verhalten eines Patienten mit den Empfehlungen und Ratschlägen eines Arztes übereinstimmt, ist jedoch heute überholt: An seiner Stelle steht das Konzept des »Empowerment«: Dieser Begriff umfasst ein partnerschaftlich-kooperatives Arzt-Patienten-Verhältnis (»shared decision making«), in dem beide Partner gleichermaßen dafür zuständig sind, die Herausforderungen durch eine chronische Erkrankung im Alltag zu meistern (Tab. 62.1). Nur wenn Patient und Familie die Zusammenhänge von Krankheitsursachen und Therapieauswirkungen verstanden haben und bereit sind, die Verantwortung in der Therapiesteuerung zu übernehmen, können wir von einer konsequenten Durchführung einer langfristigen präventiven Maßnahme ausgehen. Das Konzept der Patientenschulung basiert auf der »social learning theory« von Bandura, die im Wesentlichen die therapeutischen Ziele formuliert.

Schulungsziele für Schulungsinterventionen bei chronischen Erkrankungen:

a. Training kognitiver und praktischer Bewältigungsstrategien, die es ermöglichen, auf unterschiedliche Phasen im Verlauf einer chronischen Krankheit zu reagieren
b. Verstärkung der Selbstwirksamkeitserwartung durch Formulierung kleiner Schritte, die einen spürbaren Erfolg wahrscheinlich werden lassen
c. Aufmerksamkeit erzeugen für Auslöser von Verschlechterung und deren Vermeidung sowie aktive Suche nach sozialer Unterstützung im persönlichen Umfeld

Patientenschulung bedeutet also eine pädagogische und psychologische Intervention, bei der medizinische Inhalte vermittelt, Selbstwahrnehmung und hilfreiches Verhalten trainiert werden. Das Ziel ist eine weitestgehende Autonomie trotz und mit der chronischen Erkrankung, eine möglichst große Kompetenz bei Patient und Familie und dadurch insgesamt eine Steigerung der Lebensqualität.

62.1.3 Situationsbezogene Inhalte

Die Schulung wird standardisiert durchgeführt, d. h., es existiert ein Manual mit definierten Sitzungsinhalten je nach Schulung. Während der Sitzungen werden nach dem Manual sowohl allergologisch-fachliche, praktische, psychologische und diätetische Aspekte vermittelt und eingeübt. Dies geht über eine reine Wissensvermittlung weit hinaus. Zu einer Patientenschulung gehören neben dem handlungsrelevanten Wissen über die Erkrankung auch die Wahrnehmung von Früh- und Warnsymptomen, das Umgehen mit psychosozialen Folgebelastungen und das Annehmen der Erkrankung verbunden mit der Entwicklung realistischer Ziele. Da hierbei v. a. auch emotionale Aspekte eine Rolle spielen (Ängste bzgl. Auswirkung der Krankheit, Nebenwirkungen durch Medikamente, Lebensplanung, Berufswahl, Schuldgefühle bzgl. des Entstehens der chronischen Erkrankung usw.), sind diese Aspekte so-

Tab. 62.1 Verschiedene Arten der Patientenschulung

Art	Ziel
Information	Der aufgeklärte Patient
Complianceverbesserung	Der folgsame Patient
Training	Der fähige Patient
Empowerment	Der mündige Patient

wie ihre Auswirkungen auf die Erkrankung und die Patienten/ihre Familien besonders zu berücksichtigen. Unter dem Motto »Niemand ist allein krank« sind bei Schulungsprogrammen für Kinder und Jugendliche regelhaft Eltern oder konstante Bezugspersonen in die Schulung einzubeziehen. Dies empfiehlt sich insbesondere deshalb, weil Kinder und Jugendliche ihre Eltern als die wesentlichen Ratgeber in Fragen der Gesundheit ansehen.

Der unmittelbare Bezug zu den persönlichen Problemen der zu Schulenden soll bei jeder einzelnen Schulung gewahrt bleiben.

Dafür ist auf eine frontale Vortragsform zu verzichten und die Themeninhalte durch Besprechung von Patientenerfahrungen und durch Rollenspiele sowie durch Korrektur sachlicher Fehlinformationen zu vermitteln. Das Prinzip orientiert sich an der Hilfe zur Selbsthilfe und vermittelt Sicherheit durch Wissen und Schulungserfahrung.

62.1.4 Schulungsstruktur

Für die Erstellung der Schulungsmanuale, die Überarbeitung der Inhalte analog der Therapieleitlinien, die Ausbildungscurricula für die Patiententrainer und die strukturelle Qualitätssicherung sind die jeweiligen Arbeitsgemeinschaften zuständig (Arbeitsgemeinschaft Asthmaschulung AGAS, Arbeitsgemeinschaft Neurodermitisschulung AGNES und Arbeitsgemeinschaft Anaphylaxieschulung AGATE). Die Anforderungen sind in einem Qualitätsmanagementhandbuch festgelegt, welches die Struktur- und Prozessqualität regelt. Bei jeder Schulung ist ein interdisziplinäres qualifiziertes Trainerteam aus verschiedenen Berufsgruppen erforderlich. Die Ausbildung zum Trainer umfasst eine Hospitation, ein fachlich-theoretisches Seminar und eine Supervision. Akademien überwachen die Ausbildung von Trainern und qualifizierten Dozenten.

62.1.5 ModuS

Mit dem Ziel, Patientenschulung schneller auch für andere Indikationen zu entwickeln und zu fördern, wurde 2008 das Kompetenznetz Patientenschulung (KOMPAS) gegründet. Durch die Modularisierung der Schulungsinhalte in generische und krankheitsspezifische Module ist ein Raster entstanden, mit dessen Hilfe Schulungsprogramme für neue und seltenere Indikationen deutlich leichter entwickelt werden können. »ModuS« steht für modularisierte Schulungsprogramme, die sich im Rahmen eines Projekts des Bundesgesundheitsministeriums etabliert haben. Die Bundesregierung hatte sich im »Strategiepapier zur Kindergesundheit« dazu bekannt, seltene Erkrankungen bei Kindern mehr zu beachten und Kinder aus benachteiligten Bevölkerungsschichten mit chronischen Krankheiten besser in ihrem Krankheitsmanagement zu fördern. Daraus entstanden Schulungsmodule, die einerseits die krankheitsspezifische Vorbeugung und Behandlung zum Thema hatten, andererseits jedoch krankheitsübergreifende Schulungsmodule wie »Leben mit einer chronischen Erkrankung«, »Ressourcen zur Bewältigung«, »Motivation, die Krankheit in Freizeit, Schule und Beruf zu integrieren« und »soziale Kompetenz« beinhalten.

Anhand des Themas »Asthmaschulung« wurde die modulare Schulungsform erforscht. Da sich die Inhalte nicht vom ursprünglichen Programm der Arbeitsgemeinschaft Asthmaschulung unterscheiden, ergaben sich zwischen den Programmen keine Unterschiede. Die Umverteilung der Themen in krankheitsspezifische und krankheitsübergreifende Themen dient nur einer direkten Übertragung der krankheitsübergreifenden Module auf andere (seltene) Erkrankungen. Derzeit werden Programme u. a. für Hämophilie, Immundefekte, Frühgeburtlichkeit, nephrotisches Syndrom, chronisch-entzündliche Darmerkrankungen, Zöliakie, Harninkontinenz entwickelt oder bestehen bereits als Schulungsprogramme nach »ModuS«.

Aufgrund zunehmender Schulungsindikationen ist inzwischen ein indikationsunabhängiges Theorieseminar möglich, wenn sich Trainer für verschiedene Indikationen ausbilden lassen wollen. Sie können dann mittels eines »Basiskompetenz-Patiententrainer-Seminars«, in dem es um Organisation von Schulungen, Didaktik der Gruppenschulung und Trainerressourcen geht, die Grundvoraussetzung schaffen, zu dem sich dann jeweils ein indikationsspezifischer Theorieblock ergänzen lässt (Ernst u. Szczepanski 2011, 2014). Insbesondere Trainer von selteneren Erkrankungen (z. B. Morbus Crohn, Immundefekte, nephrotisches Syndrom) können sich auf diese Weise vernetzen und von den langjährigen Schulungserfahrungen von u. a. Asthmatrainern profitieren (Scheewe u. Szczepanski 2009).

62.1.6 Fazit

In Ergänzung zum Arzt-Patienten-Gespräch haben sich didaktisch aufgearbeitete etablierte Gruppenschulungsprogramme bei Asthma bronchiale, atopischem Ekzem und Anaphylaxie als außerordentlich wirksam erwiesen, Patienten zum Verständnis und zur selbstverantwortlichen Behandlung ihrer Erkrankung auszubilden und damit die Herausforderungen durch diese chronische Erkrankung im Alltag zu meistern.

62.2 Neurodermitis

D. Staab

62.2.1 Hintergrund

Zu Epidemiologie, Krankheitsverlauf und Therapie der Neurodermitis wird in diesem Buch an anderer Stelle ausführlich informiert (▶ Kap. 23, Atopische Dermatitis). Das Krankheitsbild ist durch quälenden Juckreiz und chronische, sich z. T. superinfizierte Ekzeme gekennzeichnet. Sie tritt bei Kindern und Erwachsenen auf und ist bei Kindern besonders häufig. Dem Bedürfnis der Eltern nach umfassender Information über zugrunde liegende ätiologische, diagnostische und therapeutische Konzepte kann in der Sprechstunde häufig nicht entsprochen werden. Vor diesem Hintergrund werden aus latenter Unzufriedenheit mit den Behandlungsergebnissen von vielen Eltern therapeutische Angebote aufgegriffen, die nicht nur unkonventionell sind, sondern oft ungesicherte Therapieansätze verfolgen. Um die langfristige Prognose der kindlichen Neurodermitis zu verbessern, erscheint es erforderlich, neben der Behandlung der Symptome der Kinder auch die Eltern im Umgang mit der chronischen Erkrankung zu unterstützen, insbesondere da es Hinweise dafür gibt, dass die Schwere der Symptome von Stress und familiärem Umfeld beeinflusst wird. Schulungsprogramme für Eltern können hier einen wesentlichen Beitrag zum Krankheitsmanagement leisten (Gil 1987, Broberg 1990, Gieler 1992, Ehlers 1995). Für die Kinder, deren Neurodermitis persistiert, ist im Schulalter eine Patientenschulung für die Entwicklung der Eigenverantwortung bezüglich der Therapie und zur Selbstsicherheit im Umgang mit dieser stigmatisierenden Erkrankung wichtig. Auch für Erwachsene gibt es das Angebot zur Neurodermitisschulung, neue Module werden derzeit im Rahmen von Studien überprüft. Die Neurodermitisschulung als Teil der Betreuung von Kindern ist bereits länger etabliert und wird hier dargestellt.

62.2.2 Entwicklung der Neurodermitisschulung

Nachdem in verschiedenen Bereichen chronischer Erkrankung im Kindesalter gute Erfahrungen mit Schulungsprogrammen gewonnen werden konnten (z. B. Asthma, Diabetes) und an mehreren Kliniken erste Ansätze zur Neurodermitisschulung ausprobiert wurden, wurde zunächst von 1996 bis 1999 in Berlin ein Schulungsprogramm für Eltern neurodermitiskranker Kinder entwickelt und evaluiert (Wenninger et al. 2000; Staab et al. 2002). Während dieser Evaluationsphase wurde auf Initiative des Bundesministeriums für Gesundheit eine Konsensuskonferenz zur Neurodermitisschulung ins Leben gerufen, die die vielerorts unterschiedlichen Konzepte diskutieren und vereinen sollte und die Grundlage zu einem bundesweiten Modellprojekt schuf. In mehreren Arbeitsgruppen wurden Curricula für eine strukturierte Schulung von Eltern, Kindern und Jugendlichen erarbeitet (s. Konsensuspapiere). Inhalte und Struktur entsprechen auch dem neuen modularisierten Schulungskonzept, das die einheitliche Grundlage für alle strukturierten Schulungsprogramme für Kinder und Jugendliche mit chronischen Erkrankungen und deren Eltern bildet (▶ Kompetenznetz Patientenschulung KOMPAS, www.patientenschulung-kompas.de)

62.2.3 Ziele der Neurodermitisschulung für Patienten und ihre Familien

In der Diskussion mit den Teilnehmern der Konsensuskonferenzen zur Neurodermitisschulung und der Auseinandersetzung mit den bisher publizierten Erfahrungen im Ausland wurden folgende Ziele formuliert (Konsensuspapiere 1998):

- Langfristige Besserung der Hauterkrankung
- Reduktion stationärer Maßnahmen
- Verringerung der Inanspruchnahme ineffektiver und ungesicherter Therapiemaßnahmen
- Steigerung der Therapiemotivation im Sinn der Umsetzung von Behandlungserfordernissen
- Förderung einer adäquaten Bewältigung der somatischen und psychosozialen Aspekte der atopischen Dermatitis
- Stärkung der Selbstwirksamkeitserwartung des Einzelnen durch den Aufbau von Selbstmanagementfertigkeiten
- Frühzeitigere Betonung positiver eigener und sozialer Ressourcen
- Reduktion von Folgekosten im psychosozialen Bereich und durch falsche Berufswahl

Die Teilnehmer sollen durch die Schulung in die Lage versetzt werden, Inhalte und Hintergründe sicherer Erkenntnisse über Pathogenese und Therapien zu verstehen, zu werten und für sich zu nutzen.

62.2.4 Struktur der Schulung

Das Programm für die ambulante Schulung von Eltern, Kindern und Jugendlichen erstreckt sich über 6-mal 2 h. Die Kurse werden 1-mal pro Woche abgehalten, damit in der Zwischenzeit Möglichkeiten zur Erprobung des Transfers in den Alltag bestehen.

62.2.5 Inhalte der Schulung

Die Inhalte orientieren sich an den von den Teilnehmern der Konsensuskonferenzen und der Arbeitsgemeinschaft Neurodermitisschulung im Kindesalter erstellten Konsensuspapieren (Wahn, 1998). Die erstellten Manuale, die jedem im Rahmen der Trainerausbildung zur Verfügung gestellt werden, befinden sich derzeit in einer Überarbeitung und werden nach Revision der Deutschen Behandlungsleitlinie fertig gestellt werden.

- Medizinische Informationen
- Informationen zur stadiengerechten Behandlung
- Einübung und Transfer in den Alltag (z. B. Eincremeverfahren)
- Kenntnisse über mögliche Auslöser und deren Vermeidung
- Kenntnisse über geeignete diagnostische Maßnahmen zur Vermeidung von Exazerbationen
- Einblick und Erprobung in Entspannungsverfahren (z. B. progressive Muskelentspannung, Fantasiereisen, autogenes Training)
- Erarbeiten und Erproben von Strategien im Umgang mit psychosozialen Belastungen von Kindern und Eltern
- Möglichkeit zur Besprechung familiärer Belastungen im Zusammenhang mit der Erkrankung
- Umgang mit Juckreiz und Erarbeiten von Kratzalternativen, kindgerechte Ernährung und Diagnostik von Nahrungsmittelallergien

62.2.6 Rahmenbedingungen

Gruppengröße

Es wird eine Gruppengröße von 6 Patienten empfohlen. In den Elterngruppen kann entsprechend mit 6 Elternpaaren bzw. Alleinerziehenden gearbeitet werden. Es empfiehlt sich, die Väter gezielt mit einzuladen. Die Gruppen der Kinder und Jugendlichen sollten möglichst altershomogen zusammengesetzt sein, da sich Inhalte und Didaktik altersspezifisch leicht unterscheiden.

Interdisziplinarität

Das Schulungsteam sollte sich aus folgenden Berufsgruppen zusammensetzen:

- 1 Arzt/Ärztin: Neben der ärztlichen Qualifikation ist klinische Erfahrung in der Behandlung von Neurodermitis, d. h. eine pädiatrisch-allergologische oder auch dermatologisch-allergologische Ausbildung, notwendig und wichtig für eine qualifizierte Beratung
- 1 Psychologe/Psychologin bzw. psychotherapeutischer Mediziner/in für die Durchführung des Entspannungstrainings, der verhaltenstherapeutischen Interventionen sowie der Familienberatung
- 1 Schulungspädagoge/in, soweit in dem Schulungszentrum vorhanden
- 1 speziell ausgebildete Pflegekraft, die die Kinder und Jugendlichen durch den Kurs begleitet und die praktische Übungen der Hautbehandlung durchführen kann
- 1 im Umgang mit Nahrungsmittelallergien erfahrene(r) Ernährungsberater/in/Diätassistentin

Trainerausbildung

Die Qualifizierung der Schulenden (Trainerausbildung) erfolgt durch eigene Trainingsprogramme der Arbeitsgemeinschaft für Neurodermitisschulung (Wahn 1998). Entsprechende Akademien zur Trainerausbildung werden an verschiedenen Stellen in Deutschland angeboten. Das Qualitätshandbuch garantiert einen fortlaufenden Prozess der Qualitätssicherung für Schulungen im Rahmen der Arbeitsgemeinschaft Neurodermitisschulung (AGNES). Es ist unter www.neurodermitisschulung.de einsehbar. Auf dieser Internetseite sind auch Schulungsteams in der Nähe über ein Postleitzahlenregister auffindbar.

62.2.7 Effizienz

Im Rahmen dieses Modellprojekts wurde die Effizienz der beschriebenen Schulungsmaßnahme in einem randomisierten Kontrollgruppendesign evaluiert. Wie in diesem Bericht vorgelegt, hatte die Schulung einen positiven Effekt auf alle untersuchten somatischen und psychologischen Outcomeparameter. Dies gilt für alle Altersgruppen. Eine Übersicht über die wichtigsten Ergebnisse ist in Tab. 62.2 dargestellt. Von der ökonomischen Seite lässt sich erwartungsgemäß in diesem kurzen Zeitraum keine wesentliche Kosteneinsparung aufzeigen, jedoch wird deutlich, dass für den gleichen Betrag eine bessere Versorgungsqualität angeboten werden kann. Inzwischen gibt es einen Cochrane-Review zu psychoedukativen Maßnahmen bei Neurodermitis, in dem dieses deutsche Projekt als 1 von 3 den Qualitätsmaßstäben der evidenzbasierten Medizin entsprechend bewertet wird (Ersser et al. 2007).

Die Schulung für Erwachsene Patienten mit Neurodermitis wird derzeit in einem nationalen multizentrischen Projekt unter der Leitung von U. Gieler, T. Werfel und A. Heratizadeh in einem randomisierten Kontrollgruppendesign evaluiert (Heratizadeh et al. 2011, 2012). Mit ersten publizierten Ergebnissen ist 2015 zu rechnen.

Tab. 62.2 Übersicht über die Effekte (gemessen nach 1 Jahr im Vergleich zur Kontrollgruppe)

	Kriterien	0–7 Jahre	8–12 Jahre	13–18 Jahre
Hautzustand	SCORAD	++	++	++
	Objektiver SCORAD	++	++	++
	Hautdetektiv	++	++	++
Elternfragebogen	Aggression bzgl. Kratzen	++	++	–
	Kratzkontrolle	++	+	–
	Negative Behandlungserfahrung	++	+	–
	Protektives Verhalten	++	ns	–
	Akzeptanz der Erkrankung	++	+	–
	Emotionaler Umgang mit Neurodermitis	++	++	–
	Auswirkung auf Sozialleben	++	ns	–
	Psychosomatisches Wohlbefinden	++	ns	–
	Zufriedenheit mit med. Versorgung	++	++	–
	Wissen Hautzustand	++	++	–
Kinder- und Jugendfragebogen	Hautdetektiv	–	++	++
	Juckreizbewältigung	–	+	ns
	Katastrophisieren bzgl. Juckreiz	–	++	++
	Lebensqualität	–	++	ns
	Wissen Hautzustand	–	++	+
	Wissen Verhalten bei Juckreiz	–	++	++
	Wissen Verhalten bei Rötung	–	++	++
	Wissen Verhalten bei Nässen/Schwellung	–	++	++
	Soziale Ängste	–	++	++
	Juckreiz-Kratz-Zirkel	–	++	–
	Belastung durch Erkrankung	–	–	++

62.3 Asthma

S. Scheewe

62.3.1 Einleitung

In diesem Abschnitt werden mit dem Thema »Asthmaschulung« die Schulungsinhalte des strukturierten Schulungsprogramms der Arbeitsgemeinschaft Asthmaschulung e. V. (AGAS) beschrieben. Es stellt eine Schulung in altershomogenen Kinder- und Jugendgruppen sowie ein Elternschulungsprogramm dar. Im Vergleich zu Beratungen und Instruktionen, wie sie in der niedergelassenen Praxis oder pneumologischen Ambulanz möglich sind, wird in der Gruppenschulung die Dynamik der Gruppe als prinzipiell hilfreiches vorantreibendes Mittel genutzt, um Wissenserweiterung über Asthma, Nachdenken über Bewältigungsstrategien und Üben von Behandlungsstandards, z. B. Inhalationstechniken und Selbstwahrnehmung, zu ermöglichen.

Der Anerkennung des Gruppenschulungsprogramms im Jahr 2005 durch die Gesetzlichen Krankenversicherungen im Rahmen der Disease-Management-Programme (DMP) gingen wissenschaftliche Evaluationen und laufende Qualitätssicherungsmaßnahmen voraus (Arbeitsgemeinschaft Asthmaschulung im Kindes- und Jugendalter e.V. 2013). Diese beziehen sich sowohl auf die Schulungsinhalte als auch auf die Ausbildung von Asthmatrainern und deren regelmäßige Fortbildung. Jahrestagungen und die Internetseite der AGAS geben aktuelle Informationen, wenn sich Behandlungsleitlinien und Empfehlungen der Fachgesellschaften (GPP, GPA), rechtliche Aspekte, Abrechnungsrichtlinien oder auch Traineradressen, Akademiestandorte oder Asthmateams verändern. Das Asthmaschulungsprogramm der AGAS ist für das DMP anerkannt und beim Bundesversicherungsamt dokumentiert.

62.3.2 Ziele

Ziel der Asthmaschulung ist es, als ein Mosaikstein im Behandlungskonzept den Gesundheitszustand des Kindes und Jugendlichen zu verbessern und das Verhaltensrepertoire der Familie im Umgang mit Asthma zu erweitern. Das Team der Asthmatrainer ist ein interdisziplinär agierender Partner auf Zeit für Patient und Eltern und wirkt auf verschiedenen Kommunikationsebenen. Es dient mit der Entwicklung angepasster Materialien dazu, die täglichen Vorbeugemaßnahmen und günstige Verhaltensweisen zu fördern. So kann der Chronifizierung entgegengewirkt und das Leben mit Asthma erleichtert werden.

Die Darstellung der Asthmaschulung erfolgt hier als Überblick, einzelne typische Beispiele werden in ihrer didaktischen Durchführung geschildert, damit eine konkrete Vorstellung im Kopf des Lesers, der sich nicht aktiv im Schulungsalltag befindet, entsteht.

62.3.3 Voraussetzung

Voraussetzung für die Durchführung einer Asthmaschulung ist das interdisziplinäre Team, das aus Arzt, Physiotherapeut und Psychologe bzw. Pädagoge besteht. Weitere Berufsgruppen wie Gesundheits- und Kinderkrankenpfleger/in, medizinische Fachangestellte, Erzieher und Lehrer sind erwünscht bzw. zugelassen. Eine berufliche Erfahrung über 1–2 Jahre mit chronisch allergiekranken Kindern ist für jede dieser Berufsgruppen festgelegt. Eine Lehrkommission entscheidet über Sonderfälle.

Mindestens eines der Pflichtteammitglieder muss das Asthmatrainerzertifikat besitzen und aktiv mitschulen. Das Trainerzertifikat wird nach einem Train-the-Trainer-Curriculum an einer Asthmaakademie verliehen. Das Curriculum besteht aus einem Theorieblock, einer Hospitationsphase und einer erfolgreichen Supervision.

Die homogene Alterseinteilung in der Kinder- und Jugendschulung und eine festgelegte Gruppengröße in der Gruppenschulung ermöglichen die Verbindung von Theorie- und Praxisvermittlung. Die Alterseinteilung ist 5–7 Jahre für die Kleinkinder, 8–12 Jahre für die Schulkinder, 13–18 Jahre für die Jugendlichen. Bei den ersten beiden Altersgruppen ist die Elternschulung fester Bestandteil des Programms, bei der dritten Gruppe wird ein Elternmodul fakultativ für 3–4 h angeboten. Bei Kindern unter 5 Jahren werden nur die Eltern geschult, bzw. es finden Schulungen

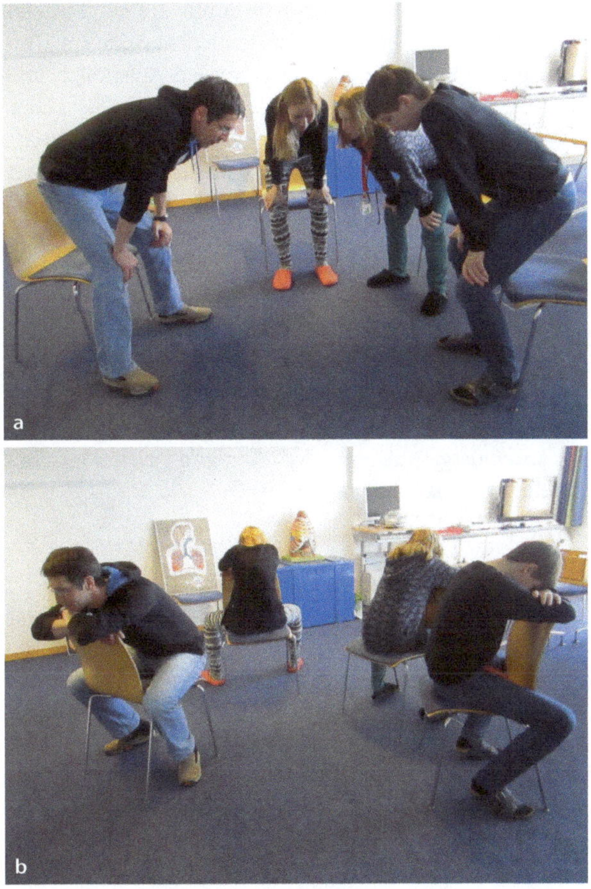

Abb. 62.1 Atemerleichternde Stellungen

während stationärer Aufenthalte mit Eltern und Kindern, z. B. in der Reha, statt mit praktischen Einheiten zum Thema atemerleichternde Stellungen, Hustentechniken, Sekrettransportübungen (Abb. 62.1).

Die Gruppengröße ist auf 7 Kinder begrenzt. Der Zeitumfang ist 18 Unterrichtseinheiten (UE) für Kinder, 12 UE für Eltern. Wenn gemeinsamer Unterricht durchgeführt wird, müssen 2 Asthmatrainer anwesend sein. Die Schulung wird im Kindesalter in mindestens 4 Blöcken mit ausreichenden Bewegungs- und Ausruhpausen durchgeführt, die den Patienten innerhalb von 4 Monaten das gesamte Programm vermittelt.

Der methodisch-didaktische Ansatz ist kognitiv-affektiv-behavioral, was insbesondere vom Trainer eine hohe Konzentration auf die Gruppenprozesse erfordert, bedenkt man die internationale Herkunft der pädiatrischen Klientel und die damit verbundenen unterschiedlichen Krankheitskonzepte. Dem wird inzwischen durch ein spezielles Ausbildungsmodul »interkulturelle Kompetenz in der Schulung« der Trainerausbildung Rechnung getragen.

Der Patient und seine Eltern, die bei Diagnosestellung und in darauffolgenden Gesprächen Wissen über das

Asthma erworben haben, sollen durch die langfristiger wirkenden affektiven und behavioralen Aspekte im Umgang mit der Erkrankung gefestigt werden. Jugendliche mit einer chronischen Erkrankung sollen ihrem Ziel, ihr Leben selbst in die Hand zu nehmen (Mammen u. Rhee 2012), durch selbstwirksames Vorausschauen und Handeln näher kommen und gleichzeitig das Asthma als zu ihnen gehörig anerkennen. Nicht hilfreiche Bewältigungsstrategien sollen verhindert und psychischen Störungen als Folge der Erkrankung vorgebeugt werden, um die ungestörte Teilnahme an Schule, Ausbildung und Freizeitaktivitäten zu gewährleisten (Bruzzese et al 2004).

Um diese Ziele zu erreichen bzw. an die Gegebenheiten anzupassen, gehört ein Eingangsgespräch bzw. -runde und ein Abschlussgespräch mit dem Arzt und Psychologen des Schulungsteams zum Programm.

62.3.4 Nachschulung

Diese umfasst mit den zentralen Themen Notfallmanagement, Selbstwahrnehmung, Auslösermeidung, Peak-Flow-Bewertung, Medikamentenplan und Inhalationstechniken ca. 3–4 h und kann auch als von der AGAS akkreditiertes internetgestütztes Programm, z. B. als »my-air.tv«, in Anspruch genommen werden.

62.3.5 Inhalte der Asthmaschulung im Kindesalter

Um sich der Inhalte zu nähern, werden im Folgenden die Unterrichtseinheiten 5 Oberbegriffen zugeordnet:

1. Symptomprävention
2. Symptommonitoring
3. Akutintervention
4. Kommunikation mit wichtigen Bezugspersonen
5. Praktische Anwendung der Medikamente

Der 4. Oberbegriff, wenn auch nicht asthmatypisch, ist gerade beim Asthma von großer Bedeutung. So zeigen Untersuchungen zur Therapieadhärenz, dass die Motivation zur Medikamenteneinnahme auf das 7,3-fache erhöht ist, wenn eine Pflegekraft die Schulung und Instruktion übernimmt. Die Motivation zur Behandlung steigt um das 5,2-Fache, wenn Eltern, Arzt und Familie den Patienten motivieren. Hier kommt also den professionellen und familiären Bezugspersonen eine große Bedeutung zu und letztlich sind es auch diese Menschen, die sich in Schulungen für das asthmakranke Kind interessieren und es weiter fördern wollen (Kyngas u. Rissanen 2001).

62.3.6 Medizinische Inhalte

Die medizinischen Inhalte der Asthmaschulung entsprechen den Empfehlungen der kinder- und jugendspezifischen Anteile der Nationalen Versorgungsleitlinie Asthma (www.asthma.versorgungsleitlinien.de). Das Thema »Asthmakontrolle tritt gegenüber der früher gebrauchten Nomenklatur des »Schweregrads« in den Vordergrund, ► Kap. 31, Bronchiale Hyperreagibilität und Asthma bronchiale, in diesem Buch. Das Thema »Symptommonitoring« beschreibt deshalb die Einschätzung der Asthmakontrolle bzw. die daraus entstehenden Konsequenzen für die Behandlung nach Stufenplan. Für die Asthmamedikamente werden in der Schulung Symbole verwendet, um die medikamentöse Asthmatherapie auch optisch zu strukturieren und die Unterscheidung Akutmedikament (roter Kreis) vs. vorbeugendes Medikament (grünes Quadrat) zu vereinfachen. Rot bedeutet: Stopp (wie das rote Kreislicht der Ampel), Aktivitäten unterbrechen und sofort reagieren. Der »grüne Baustein« der Therapie bedeutet: Eine Basis (Baustein) ist geschaffen, man kann sich darauf verlassen, weitergehen, weitermachen ist möglich, es gibt keine Hindernisse, »grüner Bereich«.

62.3.7 Methodik/Didaktik

Die Methodik-Didaktik in der Asthmaschulung erfordert eine der Entwicklung des Kindes angepasste Materialauswahl und Vorgehensweise. Der Trainer erwirbt, vorausgesetzt er ist kein Pädagoge oder Psychologe, bei denen diese Grundfertigkeiten berufsbedingt vorausgesetzt werden können, das didaktische Grundwissen in der Trainerausbildung. Dieses muss er durch Fortbildungen im interdisziplinären Team oder durch externe Weiterbildung sowie durch die eigene Erfahrung als Trainer laufend erweitern. Wie für Kinder werden für die Elternschulung ebenfalls praktisch anzuwendende Materialien einer rein kognitiven Vermittlung über Arbeitsblätter vorgezogen. Ausreichend große Räume für eine Gruppe mit maximal 15 Teilnehmern (7 Familien, 1 Trainer) sind für das Lernen im angenehmen Rahmen erforderlich. Die Zielsetzung bestimmter Materialien sollte für die Teilnehmer transparent gemacht werden, um das Lernen nicht durch Zweifel oder Abwehr zu behindern. Ambulante Schulungen können an 2 oder mehreren Wochenenden, halben Tagen in wöchentlichen Abständen oder mittels tagesstationärer 1-wöchiger Schulungen angeboten werden. Pausen werden genutzt für Hausaufgaben und Übungen, um die vermittelten Inhalte und Techniken zu festigen. Viele Schulungen finden in Rehakliniken statt. Dort erstrecken sich die Schulungen über einen Zeitraum von 3–4 Wochen. Außerdem gibt es Asthmacamps an Wochenenden mit Eventcharakter. Aus den

USA wird von Programmen innerhalb des Schulalltags (Bruzzese et al. 2004) und von durch »peers« gestalteten Schulungen berichtet (Rhee et al. 2010).

Auch im deutschsprachigen Raum gibt es vielgestaltige Programme mit unterschiedlichen Stundenplänen und inhaltlicher Reihung, um für das jeweilige Team eine schlüssige Arbeit zu ermöglichen. Probleme in Aufbau, Logik oder Inhalten – sollten sie sich im Rahmen der im Handbuch festgelegten Qualitätskontrollen durch die Lehrkommission der AGAS zeigen – werden durch entsprechende Beratung hinterfragt und bei Bedarf korrigiert.

In einer Metaanalyse von 870 Studien wurden »Symptomprävention«, »Symptomwahrnehmung«, »Akutintervention« und »Kommunikation« mit wichtigen Bezugspersonen (Mammen u. Rhee 2012) als die relevantesten Oberbegriffe für das Selbstmanagement von Asthma bei Jugendlichen identifiziert. Die Themen sind deshalb auch seit Beginn der Asthmaschulung in Deutschland fester Bestandteil des Programms. Zur besseren Übersicht werden die Schulungsinhalte zu diesen Themen in tabellarischer Form dargestellt.

Schulungsinhalte im Detail

▪ Symptomprävention

Das Bedürfnis, nach Ursachen und Auslösern von Asthmabeschwerden zu forschen, ist eine präventive Maßnahme, die in der ärztlichen Sprechstunde ihren Raum hat, in aller Ausführlichkeit durch die Gruppenarbeit jedoch neue Erkenntnisse und individuelle Verhaltenserweiterung ermöglicht. Das aktive Mitwirken beim Thema »Symptomprävention«, aber auch das Erkennen der eigenen Grenzen dabei können mit interaktiven didaktischen Mitteln erarbeitet werden (◘ Tab. 62.3).

Kindern und Jugendlichen wird durch bunte Utensilien, die sie in die Hand nehmen können, Wissen vermittelt und das Gefühl gegeben, Asthmabeschwerden vorbeugend handhaben zu können (◘ Tab. 62.3).

Präventive Medikation wird in Zusammenhang mit den pathophysiologischen Besonderheiten der Hyperreagibilität vorgestellt (◘ Abb. 62.2). Der Erfahrungsaustausch zum Erfolg der medikamentösen Therapie und Möglichkeiten, Zweifel und Ängste bezüglich der Dauermedikation zu äußern, sind erwünschte Vorgänge in der Gruppenschulung (◘ Tab. 62.3).

Der Sport und die Atemtherapie als heilendes Element werden in der Sporthalle praktisch durchgeführt. Der Sport als Auslöser und »Ausgrenzer« ist im Rollenspiel oder mit anderer Methodik gut in der Gruppe zu bearbeiten.

▪ Symptommonitoring

Veränderung im Innern des Körpers sind beim Asthma nach außen nur indirekt wahrnehmbar, deshalb wurde der

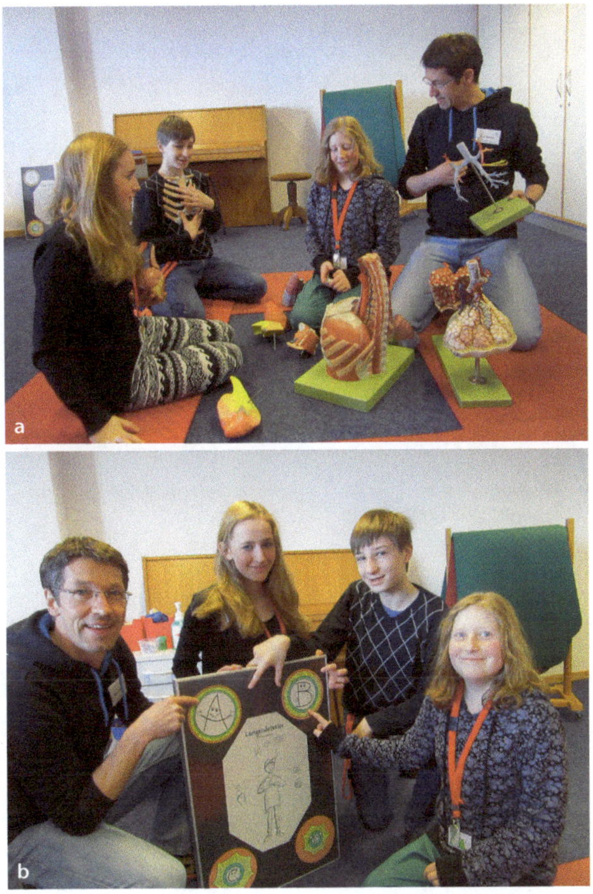

◘ **Abb. 62.2** Lernen, was wo im Körper bei Atemnot passiert

»Lungendetektiv« zum Symbol einer »Suche nach einem verborgenen Geschehen« mittels »Indizien« (Pfeifen, unbeweglicher Brustkorb, Husten), die auf eine pathologische Veränderung hinweisen bzw. deren Nichtvorhandensein, was auf ein gesundes Bronchialsystem hindeutet (◘ Tab. 62.4).

Als technisches Mittel wird das Peak-Flow-Meter eingeführt, über den gesamten Schulungsverlauf als Selbstkontrolle ausprobiert und als nützlich zur Anpassung der individuellen Therapie bei Abweichungen oder starken Schwankungen des PEF-Wertes dargestellt.

▪ Akutintervention

Das Üben der Notfallsituation und die schnelle Hilfe sind eine der Kerninhalte der Asthmaschulung und in Kurzform auch Thema in der kinderpneumologischen Ambulanz oder Praxis. Die Gruppensituation ermöglicht das Eingehen auf die komplexen Emotions- und Gedankenmuster, die im Moment akuter Atemnot beim Patienten und seiner Umgebung entstehen. Der Asthmaschüler hat hier die Aufgabe, eine möglichst minimalistische schriftliche Anweisung in 3–4 kurzen Verhaltensschritten

Tab. 62.3 Übersicht zur Umsetzung der »Symptomprävention« in der Asthmaschulung

Inhalte	Beispiele für Didaktik: Kind/Jugendliche	Beispiel für Didaktik: Eltern
Auslöser und deren Vermeidung	Sammlung von Auslösern wie Reizstoffe, Allergene (Pollen, Tierhaare, Nahrungsmittel, Schimmelpilze), Stress, Belastung etc. mittels: – Gegenständen in einem Korb, – Ratespiel: Activity – Bilder malen	– Fotos mit Auslösern – Zwei-Gruppenarbeit: Erarbeiten von Flipcharts zu Auslösern (Gruppe 1) und deren Vermeidung (Gruppe 2); Erläuterung durch Trainer z. B. von »Augmentationsfaktoren« (bei Kreuzallergien, seelischer Belastung etc.)
	Erarbeiten von Vermeidungsstrategien mittels z. B.: – Memoryspiel mit Paaren von Auslösern und deren Vermeidung – Ratespiel: Activity – Bilder malen – Bewegungsspielen (»Ich schütze dich mit ...«)	
Pathophysiologie, vorbeugende Medikamente	– Anatomiemodell Lunge, Alveolen, Bronchien (Abb. 62.2) – Arbeitsblatt über Bronchien, »Scheibenmodell« – Kriechtunnel – Mitgebrachte Medikamente (»grünes Quadrat«)	– Anatomiemodell – Atmen mit Strohhalm – Arbeitsblatt Lunge, Bronchien – Sammlung und Unterscheidung von Medikamentenschachteln mittels Roundtablegespräch oder Flipchartarbeit
Asthmasport	– Intervalltraining nach »Lungendetektiv-Übung« mit Steigerung der Belastungen im Sportunterricht (z. B. nach Aufwärmen nur intervallmäßige Belastungen, Ausklingphase am Ende der Sportstunde) – Selbstständige Mit-, Ent- und Einnahme der Prämedikation (Sporttasche!) – Thematisierung der Bedingungen »draußen« in Schule und Verein inklusive stressauslösender Situationen, ggf. im Rollenspiel, Zielsetzung hier Lösung durch Verhaltenserweiterung in Schritten	– Betonung der Notwendigkeit und Wichtigkeit von Sport als Prävention mittels z. B. Trainervortrag – Üben einzelner Atemtechniken zur Vorbeugung (z. B. Lippenbremse, Hustentechniken) – Thema »Ausgrenzung im Sport« mit Lösungsansätzen in Kleingruppenarbeit z. B. mittels Technik der »stummen Diskussion« (vorbereitete Texte auf Karten, Zirkulieren von Niederschriften der Teilnehmer dazu, Diskussion). Zielsetzung hier konzentrierte Auseinandersetzung und Kommunikation von Ideen, Vermeidung von spürbarer Dominanz einzelner Teilnehmer (rhetorisch oder emotional)
Atemtherapie	– Wahrnehmen der gesunden Atemmuster im symptomfreien Intervall: Bauch-/Zwerchfell-/Flankenatmung/Atmen durch Nase – Im Bedarfsfall »Abrufen« der Entspannungsatmung – Nasenatmung üben – Notfallübung: Lippenbremse, atemerleichternde Stellungen, Kutschersitz, Seiten- und Hängebauchlage, Torwartstellung, »coole Stellung« (Sporthalle, Matten), Atemerleichterung erfahrbar machen	– Eltern: Erlernen Lippenbremse, Torwartstellung, Kutschersitz, Seitenlage, Hängebauchlage, Beruhigen durch eigene ruhige Atmung zur Notfallvermeidung – Kontrollierte Räuspertechnik zum schonenden Schleimabhusten – Direktes Einwirken mit Atemtechnik zur Vorbeugung: Übungen von Entspannungsatmung

in einer pseudorealistischen Situation umzusetzen (Tab. 62.5).

Jeder Patient, jedes Elternteil der Gruppe soll mindestens 1-mal das Notfallspray geübt haben und mindestens 1-mal eine atemerleichternde Stellung eingenommen haben. Am Ende der Intervention sollten die oben aufliegenden Emotionen dieser Situation durch die Gruppe aufgefangen worden sein.

Zur Veranschaulichung der Arbeitsweise eines Asthmatrainers wird die didaktisch-methodische Planung beispielhaft an diesem Thema dargestellt (Tab. 62.6).

Kommunikation mit wichtigen Bezugspersonen

Bei dem Thema »Kommunikation« geht es bei Kindern und Jugendlichen v. a. um Entwicklungsschritte und Autonomiebestrebungen, in der Elternschulung um das Thema »Angst vor dem Loslassen« und um Ressourcenstärkung. Die in Tab. 62.7 aufgelisteten Situationen stehen als häufig genannte Konfliktfelder exemplarisch für die unterstützende Beschäftigung damit in der Gruppe.

Es werden in der Schulung keine Ratschläge erteilt, sondern die kreative Kraft der Gruppe genutzt, Denkmuster und ggf. Vorurteile zwischen beteiligten Berufs- und

Tab. 62.4 Übersicht der Umsetzung von »Symptommonitoring« in der Asthmaschulung

Thema	Beispiele für Didaktik: Kind/Jugendliche	Beispiel für Didaktik: Eltern
Selbstkontrolle 1, Körperwahrnehmung	»Lungendetektiv-Übung« (Arbeitsblatt), »Scheibenmodell« der Asthmaschulung, Symptome am Körper: – Fühlen der Thoraxbeweglichkeit (durch Handauflegen gegen die Handinnenflächen einatmen) – Pfeifen wahrnehmen (mit Fingern die Ohren verschließen, dabei nach innen lauschen) – Husten/Schleim checken (forciertes Ausatmen gegen die Handinnenfläche (Abb. 62.3)	Eltern üben Lauschen auf Geräusche der Umgebung (Augenschluss) – »In sich hineinfühlen«, »Geschmack« erleben, Sammeln von Wahrgenommenem an Flipchart – Erkennen von Beeinflussung der Körperwahrnehmung durch innere und äußere Einflüsse/ Störgrößen – Dem Kind eine Übephase zugestehen, um Asthmasymptome richtig deuten zu lernen
Selbstkontrolle 2	– Einführung: Peak-Flow-Meter, Eintragen ins Peak-Flow-Tagebuch – Hausaufgabe: 14 Tage Peak-Flow morgens und abends – Ausrechnen des individuellen Durchschnittswerts – Abweichungen nach unten > 20 % (gelb! Achtung! Individuelle Maßnahmen besprechen) – Geringere Bedeutung des Peak Flows gegenüber der eigenen Körperwahrnehmung thematisieren	– Einführung des Peak-Flow-Messens bewusst machen und Erklären von geschlechtsbedingten, anatomisch bedingten oder trainingsbedingten Unterschieden – Errechnen des Individualnormwertes (s. Hausaufgabe der Kinder) – Vermittlung von Verhaltensweisen bei Abweichungen nach unten oder erhöhter Variabilität – Geringere Bedeutung des Peak Flows gegenüber der eigenen Körperwahrnehmung thematisieren

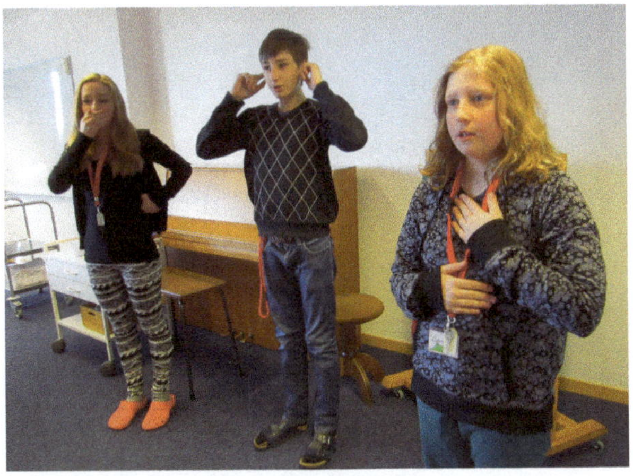

Abb. 62.3 »Lungendetektiv« als Möglichkeit der Selbstwahrnehmung (von Frühsymptomen des Asthmas)

Personengruppen durchschauen zu helfen und zu einem positiven Miteinander zu führen (Cicutto et al. 2014).

Praktische Anwendung der Medikamente

Die Anwendung der inhalativen Medikation mittels Dosieraerosol, Pulverinhalator (Multidosis: Turbohaler, Diskus, Easyhaler, Novolizer oder Einzeldosis: Spinhaler, Handihaler, Aerolizer, onBreeze), Kompressionsvernebler, Inhalierhilfen, Spacer wird in praktischer Übung vermittelt und ist auch Inhalt einer speziellen 3-stündigen Zusatzausbildung (»Instruktion«) für medizinische Fachangestellte und Pflegekräfte, um dieses nicht nur im Rahmen von Asthmaschulungen sondern auch in der Einzelschulung in der Praxis gut zeigen zu können (Burkhart et al. 2012). Diese Inhalierinstruktion ist fester Bestandteil des DMP für Asthma, jedoch auch ein wichtiger und Spaß machender Teilaspekt der Asthmaschulung. Hier können sich Kinder und Erwachsene auch »haptisch« mit der Erkrankung auseinandersetzen und erleben sich als selbstwirksam und kompetent, da in der Regel die Inhalationstechniken leicht erlernbar sind. Für die Asthmatrainer/in, in der Regel die Krankenschwester oder medizinische Fachangestellte, ist es eine gute Möglichkeit, engeren Kontakt mit dem Patienten und dessen Eltern aufzunehmen und von deren Nöten und Ängsten zu erfahren (Kyngas u. Rissanen 2001). Wichtige Aspekte bei der Vermittlung dieser körpernahen Therapie, die sich mit dem Atmen befasst, sind die Beachtung der Fähigkeiten des Patienten. Es stellen sich folgende Fragen:

a. Ist der Patient bzw. seine Eltern fähig, die Anweisungen umzusetzen, wie bspw. das Erzeugen eines schnellen inspiratorischen Flusses beim Pulverinhalat?
b. Kann ein Kind die Lippen fest um die Spaceröffnung schließen?
c. Hat der Patient evtl. Ängste, etwas falsch zu machen und konzentriert sich nicht auf das Vermittelte?
d. Wählen wir als Schüler die richtigen Worte?
e. Erschreckt sich der Patient bei der selbstständigen Auslösung des Autohalers?

Für diese Themen ist in der Asthmaschulung gewöhnlich ausreichend Zeit, meist 2 Unterrichtseinheiten (Tab. 62.8). Die Instruktion muss in der Praxis die gleichen The-

Tab. 62.5 Übersicht der Umsetzung von »Akutintervention« in der Asthmaschulung

Thema	Beispiel für Didaktik: Kind/Jugendliche	Beispiel für Didaktik: Eltern
Medikamente für den Notfall	– Mitgebrachte Medikamente würdigen – Notfallmedikament mit einem roten Punkt (»Helfermedikament«) versehen – Andere Medikamente gemeinsam mit Patienten nach »Helfer- und »Schützer-Medikamenten« (grünes Quadrat) sortieren – Anwendung mit Plazebos üben, ggf. verbessern – Wirkung anhand des Scheibenmodells erklären. (Bilder, Kriechtunnel, Haargummi) – Wiederholung »Grünes Quadrat-Medikament« und warum es die Asthmaanfälle verhindern oder abmildern hilft	– Auf Flipchart Notfallmedikamente sammeln – Erklärung der Wirkung im Vergleich zu vorbeugenden Medikamenten durch Trainer
Verhalten beim Asthmanotfall	– Schriftlicher Plan zum Ablauf der Therapie in der Notfallsituation besprechen, dann im Rollenspiel üben – Beschreibung eines Stundenablaufs (Tab. 62.6)	– Besprechen des Notfallplans – Üben einzelner Schritte im Rollenspiel – Ziel: Sich sicher »bewegen« können im Notfall

Tab. 62.6 Beispiel einer didaktischen Planung einer Unterrichtseinheit

Planung	Inhalte	
Methodisch-Didaktischer Stundenaufbau	Kinder	
Thema	Asthmanotfall	
Material	Videokamera, Notfallspray, Arztkittel, Stethoskop, Handy, Peak Flow, Prednisolontabletten/Zäpfchen	
Zielstellung	Kinder in der Handhabung der Atemnot befähigen, die ersten Schritte der Atemerleichterung selbst vorzunehmen	
	Kinder befähigen, Hilfe zu holen und konkrete Handlungsweisen dafür zu üben	
Zeitdauer		45 min
Vorgehen	Der Trainer stellt die Kamera in den Raum, und es werden die Rollen vergeben: Kind mit Asthmaanfall, Arzt, Freund/Freundin, Mutter/Vater, Sportlehrer, evtl. Kameramann	5 min
	1. Das Drehbuch wird besprochen, d. h., der Trainer unterrichtet die Kinder zunächst in der Wiederholung des schriftlichen Notfallplans und kann Unklarheiten des vorher gelernten aus dem Weg schaffen	15 min
	2. Es wird besprochen: – Selbstwahrnehmung, Notfallspray nehmen und Lippenbremse. Wer kommt zu Hilfe? – Brauchen wir außer der Akuthilfe mit Notfallspray und atemerleichternden Stellungen noch andere Dinge? Wenn ja:	
	3. den 2. Schritt des Plans planen: Notfallspray und Prednisolontabletten nehmen und Arzt und Eltern anrufen, z. B. wenn gespielt wird, dass Asthmaanfall auf einem entfernten Fußballplatz passiert ist	
	4. Man geht in die Rolle. Das Video wird gedreht	10 min
	5. Die Rollen werden wieder »abgegeben« und eine kurze Reflexion, wie man sich gefühlt hat in seiner Rolle	Ca. 5 min
	6. Das Video wird angeschaut, besprochen und vom Trainer belobigt	Ca. 10 min
Praktische Hinweise	Wenn im Spiel Unsicherheiten auftreten, darf der Trainer in eine fiktive Rolle schlüpfen, z. B. anderes Kind mit Asthma, das sich auch auskennt, und leichte »Korrekturen« einbringen	

Tab. 62.7 Übersicht der Umsetzung von »Kommunikation mit wichtigen Bezugspersonen« in der Asthmaschulung

Thema	Beispiel Für Didaktik: Kinder/Jugendliche	Beispiel für Didaktik: Eltern
Reden mit dem Sportlehrer (Sportlehrer sagt: »Entweder ich kann dich voll benoten oder du bringst ein Attest, dass du vom Sport befreit bist«)	Rollenspiel (Talkshow): – Moderator (Asthmatrainer), »Redner« der Institutionen (Jugendliche): Sportbund, Schülervertretung, Elternvertreter, Parteienvertreter – Vorbereitete Namensschilder für eine Talkrunde	Gesprächsrunde zum Thema: Wie kann ich eine positiv gestimmte Information an den Sportlehrer geben?
	Ziele: – Durch großen Aufforderungscharakter der Utensilien schneller Einstieg ins Thema – Intensive Auseinandersetzung mit dem Thema – Verständnis für die »andere« Seite – Üben adäquater Kommunikation mit z. B. Lehrer.	
Rauchen in der Clique, Streitpunkt in der Familie	Vorbereitetes kurzes Referat durch einen Teilnehmer, anschließend Meinungsbild zum Thema: »Welchem Vorbild möchte ich folgen?«	Gesprächsrunde: Wie stehe ich als Eltern zum Rauchen meines Kindes, wenn ich selbst rauche?
Schulausflug: Fahrradtour im Mai	– Mein Asthma zum Thema in der Klasse machen oder nicht? – Pro- und Kontradiskussion (Vorbereitung in 2 Kleingruppen)	Erfahrungen austauschen
Ständig wird die Inhalation »vergessen«	– Bilder malen oder Kollagen herstellen zum Thema Lebensziele und »wobei mich mein Asthma am meisten stört« – Nonverbale Gefühlsäußerungen über eigene Erkrankung	– Zuständigkeiten in der Familie beleuchten – Förderliches oder hinderliches Verhalten in der Gruppe spiegeln (Arbeit mit Karten: »Verantwortung«, »Pflicht«, »Gelassenheit«, »Zuspruch«, »Aggression«, »Desinteresse«, »Freude«) – Diskussion und Rollenspiel: Wer braucht was für seine Balance ?
Arzt-Patienten-Gespräch	Rollenspiel Arzt-Patient mit dem Ziel: Was kann ich selbst tun, um meine Fragen/Sorgen zum Asthma bei meinem Arzt zur Sprache zu bringen? (Abb. 62.4)	Gesprächsrunde und Thematisieren: – Was »brauchen« Eltern von ihrem Arzt – Was erwartet der Arzt von den Eltern
		Evtl. kurzes Rollenspiel zum Thema: – »Könnten Sie nicht mal dies oder jenes untersuchen, Herr Doktor?« – Ziele: Erfassen der emotionalen Ebene beider Seiten, Reflektieren im Sinn einer langjährigen guten Zusammenarbeit

men in kürzerer Zeit umsetzen, da sie dazu dient, eine neu eingeführte Therapie innerhalb der Praxissprechstunde zu demonstrieren und einzuüben. Weniger wirksam erweisen sich videogestützte Instruktionen, auch wenn sich eine kurzfristige Verbesserung der Inhaliertechnik zeigte (Carpenter et al. 2015).

62.3.8 Fazit

Nicht für jeden Patienten sind Gruppenasthmaschulungen sinnvoll. Beispielsweise kann eine psychiatrische Erkrankung einem Eingliedern in die Gruppendynamik einer Asthmaschulung entgegenstehen, oder unüberwindliche Sprachbarrieren liegen vor, oder nur einzelne Aspekte der Asthmaerkrankung wie eine Sozialberatung sind erforderlich. Die Therapieadhärenz eines Patienten und seiner Eltern ist immer von der vorhandenen Energie und Willenskraft aller Beteiligten abhängig (Naimi et al. 2009). Dies kann durch eine Gruppenschulung und die dort entstehende Dynamik wirkungsvoll gefördert werden. Die Asthmaschulung nach den Kriterien der Arbeitsgemeinschaft Asthmaschulung wurde in zahlreichen wissenschaftlichen Untersuchungen als effektiv beschrieben und international

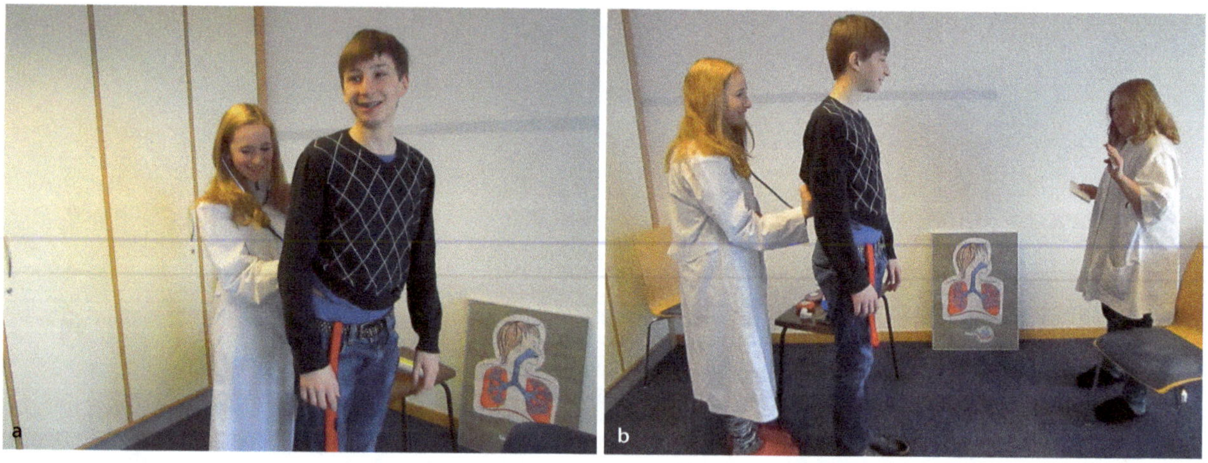

Abb. 62.4 Rollenspiel »Beim Arzt«

Tab. 62.8 Übersicht der Umsetzung »Praktische Anwendung der Medikamente« in der Asthmaschulung

Thema	Beispiel für Didaktik: Kinder/Jugendliche	Beispiel für Didaktik: Eltern
Anwendung Dosier-aerosol/Pulverinhalation	– Pantomime zur Inhaliertechnik durch Trainer – Imitation durch Kinder zunächst ohne, dann mit Plazebogerät – Trainerlob für richtige Schritte – Korrektur bei zu verbessernder Technik mittels geräuschbetriebener (Plazebo)Geräte, akustischer Rückmeldung über richtige Technik	– Vorstellung der verschiedenen Geräte mit ihren Vor-und Nachteilen – Beantwortung von Fragen dazu – Üben mit Plazebos: Vormachen durch Trainer, Nachahmen durch Eltern
Sinn der Inhalierhilfen (Spacer)	– Malen der Verteilung der Aerosolteilchen mit und ohne Spacer durch die Kinder an Flipchart oder Tafel – Thema: Nebenwirkungen des ICS ohne Spacer – Schulung der Mundhygiene	– Elterninformationen zu Inhalierhilfen (z. B. Anheben der intrabronchialen Dosis um 30 % bei Anwendung einer Inhalierhilfe, Reduktion lokaler Nebenwirkungen der inhalativen Steroide) – Beantwortung weiterer Fragen

gewürdigt (Guevera et al. 2003). Chronisch lungenkranke Kinder und ihre Eltern haben eine höhere Selbstverantwortung für ihr Gesundsein, als es Patienten mit akuten Erkrankungen haben. Die Selbstverantwortung annehmen und sich von Professionellen akzeptiert und unterstützt zu erleben, ist auch ein Ziel der Asthmaschulung. Sich bewusst zu werden, was für einen richtig ist und abzulehnen, was nur andere für einen für richtig halten, wäre der ideale Entwicklungsschritt während und nach einer Asthmaschulung. Das Gelingen hängt sowohl von der Erfahrung und Intuition der Trainer als auch von der Offenheit des Patienten bzw. dessen Eltern ab.

Schulung als Einzelbaustein der Asthmatherapie wird sich als hilfreich erweisen, wenn sie im Praxissetting des (Kinder)Pneumologen als stützendes Element genutzt wird und die gewonnene Selbstverantwortung des Patienten und dessen Eltern gewürdigt wird. Dem (Kinder)Pneumologen in der Praxis dient die Asthmaschulung dazu, das Basisfundament einer erfreulichen Arzt-Patienten-Beziehung mit bunten Erkenntnisbausteinen bereichern zu können.

62.4 Anaphylaxie

K. Brockow, J. Ring

62.4.1 Einführung

Anaphylaxie ist als schwere lebensbedrohliche generalisierte oder systemische Überempfindlichkeitsreaktion definiert und damit die Maximalvariante einer allergischen Sofortreaktion (Ring et al. 2004). Auch wenn exakte epidemiologische Zahlen fehlen, kann man von einer Punktprävalenz von etwa 0,3 % Betroffener in der Bevölkerung ausgehen (Panesar 2013). Die Häufigkeit von Krankenhausaufnahmen aufgrund von Anaphylaxie hat in den letzten Jahren zugenommen.

Nahrungsmittel, Insektengifte und Arzneimittel sind die häufigsten Auslöser von Anaphylaxien.

Kinder erleiden zumeist eine Nahrungsmittelanaphylaxie, während Erwachsene häufiger auf Insektengifte oder Arz-

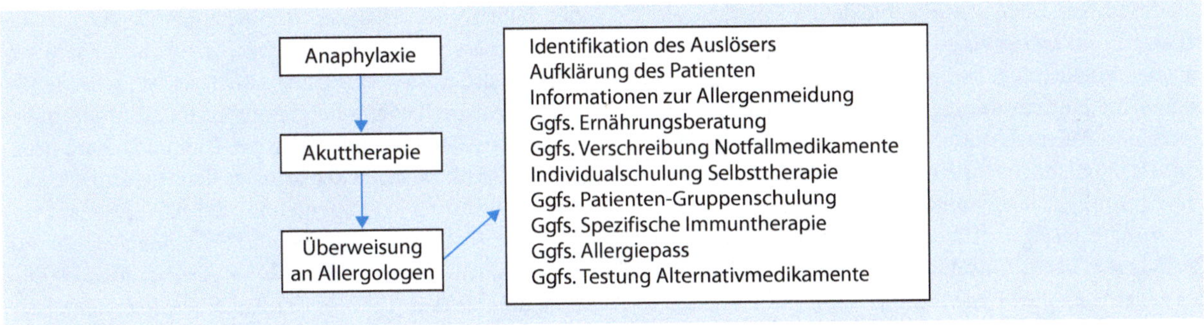

Abb. 62.5 Anaphylaxiemanagement

neimittel anaphylaktisch reagieren (Brockow u. Ring 2006; Hompes et al. 2011).

Anaphylaxie wird in der Praxis von Betroffenen und Ärzten klinisch diagnostiziert durch akutes Auftreten von Symptomen an verschiedenen Organen:

- der Haut (Urtikaria, Flush, Juckreiz, Angioödem),
- am Atemtrakt (Heiserkeit, Husten, Atemnot, Atemstillstand),
- am Magen-Darm-Trakt (Übelkeit, Erbrechen, Diarrhö, Bauchschmerzen) sowie
- am Herz-Kreislauf-System (Tachykardie, Hypotonie, später Arrhythmie bis hin zum Herzstillstand) (Ring u. Messmer 1977).

Durch adäquate Akuttherapie können die meisten Fälle schwerer Anaphylaxien erfolgreich behandelt werden. Die entsprechenden Sofortmaßnahmen sind in nationalen und internationalen Leitlinien beschrieben und umfassen allgemeine Maßnahmen (z. B. Lagerung) und die medikamentöse Therapie mit Adrenalin, Antihistaminika, Glukokortikoiden, inhalativen Bronchodilatoren, Sauerstoff und Volumenersatz (Ring et al. 2014; Simons et al. 2011).

Die Betreuung von Patienten, die eine Anaphylaxie erlitten haben, erfordert nach erfolgreichen Akutbehandlungsmaßnahmen (Abb. 62.5) eine Allergiediagnostik zur Ermittlung der auslösenden Substanz, ggf. die Austestung verträglicher Alternativen bei Arzneimittelreaktionen, individuelle Empfehlungen zur gezielten Allergenmeidung und zur Selbstmedikation im Notfall durch den behandelnden Arzt sowie die Empfehlung zur allergenspezifischen Immuntherapie, wenn eine solche möglich ist (insbesondere bei Insektengiftanaphylaxie). Die Patienten sollen ein Notfallset bestehend aus einem Adrenalinautoinjektor, einem Antihistaminikum, einem Glukokortikoidpräparat und bei aufgetretener Atemwegssymptomatik oder bestehendem Asthma bronchiale zusätzlich einen Bronchodilatator als Dosieraerosol erhalten (Ring et al. 2007).

62.4.2 Probleme bei Auslösermeidung und Anwendung von Notfallmedikamenten

Studien zur Meidung von Allergenen durch Patienten oder Sorgeberechtigte, z. B. der Erdnuss bei Nahrungsmittelallergie, belegen, dass eine komplette Meidung des Auslösers und die Anwendung von Notfallmedikamenten durch den Patienten bzw. die Sorgeberechtigten schwierig ist und häufig nicht gelingt (Clark et al. 2004). Vielen Patienten mit nahrungsmittelbedingter Anaphylaxie war ihre Nahrungsmittelallergie bereits vorher bekannt (Clark et al. 2004; Vander Leek 2000). Auch bei tödlichen Nahrungsmittelanaphylaxien wussten alle Patienten bereits von der Allergie, waren aber nicht in der Lage das Nahrungsmittel zu meiden (Bock et al. 2001). In einer britischen Studie, in der 2/3 der Patienten mit Anaphylaxie von ihrer Nahrungsmittelallergie und dem auslösenden Nahrungsmittel wussten, war es mehr als der Hälfte der Patienten unbekannt, dass das zugeführte Nahrungsmittel das Allergen auch tatsächlich enthielt (Uguz et al. 2005). Zumeist treten Nahrungsmittelanaphylaxien zu Hause auf, und nur wenige sind einer direkten medizinischen Versorgung zugänglich (Mehl et al. 2005). Bei schwersten Anaphylaxien liegt das mittlere Zeitintervall vom Kontakt zum Auslöser bis zum klinischen Tod bei Nahrungsmittelallergie bei etwa 30 min, bei Insektengiftallergie bei etwa 15 min und bei Arzneimittelanaphylaxie bei etwa 5 min. Um diese Reaktionen unmittelbar behandeln zu können, ist eine sofortige Selbsttherapie des Patienten dringend notwendig (Pumphrey 2000). Leider erfordert die Selbsttherapie komplexeres Wissen und Fertigkeiten, die häufig in einer Individualaufklärung und Demonstration des Notfallsets durch den behandelnden Arzt nicht ausreichend vermittelt werden können. Es kommt zu einer wesentlichen Sicherheitslücke durch das fehlende Verständnis der Patienten bezüglich der Notwendigkeit des Mitführens ihrer Notfallausrüstung – inklusive Adrenalinautoinjektor – sowie durch fehlende Kenntnisse zur adäquaten Anwendung des Autoinjektors (Pumphrey 2000). Patienten sind oft überfordert mit der Aufgabe, den Schweregrad der Anaphylaxie einzuschätzen und haben emotionale Hemmungen den Autoinjektor einzusetzen, sodass bei anaphylaktischen Reaktionen oft eine notwendige Anwendung von Adrenalin durch den Patienten unterlassen wird. Sowohl das Wissen um alle mögliche Auslöser und deren Meidung, die Kenntnisse zur möglichen Symptomatik der Anaphylaxie in Abgrenzung zu Angstreaktionen als auch die praktischen Fertigkeiten in der Anwendung der Selbstmedikation sind bei vielen Patienten ungenügend.

62.4.3 Anaphylaxieschulung

Eine ausführliche Schulung kann helfen Patienten mit erhöhtem Risiko für weitere Anaphylaxien besser zu schützen. Es gehört zur notwendigen Aufgabe jedes behandelnden und/oder diagnostizierenden Arztes sicherzustellen, dass bei jedem Patienten mit Anaphylaxie je nach Bedarf und Möglichkeit eine individuelle Einzelschulung durchgeführt wurde, die eine Aufklärung über

- die Auslöser der Anaphylaxie,
- deren Meidung,
- ggf. Vermittlung an eine Ernährungsfachkraft,
- die Symptomatik einer Anaphylaxie sowie
- die theoretische und praktische Anwendung von Notfallmedikamenten (mit Demonstration) und weitere Handlungen bei erneuten Anaphylaxien umfasst.

In der täglichen Routine eines Arztes fehlt oft ausreichend Zeit für diese Maßnahme. Es hat sich gezeigt, dass es insbesondere eine große Hemmschwelle gibt, sich den Adrenalinautoinjektor in den Muskel zu spritzen. Dies erfordert eine emotionale Überwindung, die nur durch praktisches/symbolhaftes Üben überwunden werden kann.

62.4.4 AGATE-Anaphylaxieschulung

Ein strukturiertes Gruppenschulungsprogramm für Patienten mit Anaphylaxie und für Sorgeberechtigte von Kindern und Jugendlichen (z. B. Eltern) wurde von Mitgliedern der Arbeitsgemeinschaft Anaphylaxie Training und Edukation e. V. (AGATE) erstellt und wird angeboten. Das Schulungsprogramm soll den Betroffenen den Umgang mit dieser Erkrankung erleichtern und die Karenz der Auslöser ebenso wie die korrekte Anwendung der Notfalltherapie gewährleisten.

Indikation

Eine Indikation zur Anaphylaxiegruppenschulung besteht bei Patienten bzw. Sorgeberechtigten von betroffenen Kindern, die einen Adrenalinautoinjektor verordnet bekommen haben und bei denen der behandelnde Arzt davon ausgeht, dass weiterhin ein hohes Anaphylaxierisiko besteht, da die Auslösermeidung schwierig ist (z. B. idiopathische Anaphylaxie, Allergie auf Erdnüsse und andere versteckte Allergene) und/oder die Therapie nicht erfolgreich ist (z. B. positive Reaktion in der Stichprovokation oder im Feldstich bei Patienten mit Insektengiftanaphylaxie) (► Übersicht »Indikationen zur AGATE-Anaphylaxieschulung«). Patienten, bei denen davon ausgegangen werden kann, dass sie den Auslöser der Anaphylaxie meiden können, wie z. B. Arzneimittelallergiker nach Testung mit Allergieausweis, werden nicht in die Gruppenschulung eingeschlossen.

Die Anaphylaxieschulung erfolgt in folgenden Zielgruppen:

- Sorgeberechtigte von Kindern und Jugendlichen (0–18 Jahre)
- Kinder (6–12 Jahre, parallele Schulung der Sorgeberechtigten)
- Jugendliche (13–18 Jahre) (im Aufbau)
- Erwachsene

Indikationen zur AGATE-Anaphylaxieschulung

Patienten, die aufgrund einer Anaphylaxie oder eines sehr hohen primären Anaphylaxierisikos eine Notfallmedikation inklusive Adrenalinautoinjektor ständig bei sich führen müssen.

- Erwachsene, Jugendliche oder Kinder, die eine Anaphylaxie mit Kreislauf- oder Atemwegsbeteiligung auf Nahrungsmittel erlitten haben
- Patienten mit vorhergehenden systemischen allergischen Reaktionen auf potente Allergene wie Erdnüsse, Baumnüsse, Fisch oder Krustentiere, insbesondere bei Reaktionen auf kleinste Mengen
- Patienten, die eine Anaphylaxie ohne erkennbaren Auslöser entwickelt haben
- Patienten mit systemischen oder generalisierten Symptomen, denen die Meidung eines Auslösers welcher zur Anaphylaxie führt, nicht gelingt (insbesondere bei zunehmendem Schweregrad)
- Erwachsene mit Mastozytose und Anaphylaxie

Struktur der AGATE-Anaphylaxieschulung

Die AGATE-Anaphylaxieschulung beinhaltet ein an 2 Tagen stattfindendes genau definiertes Schulungsprogramm in 1-wöchigem Abstand mit jeweils 3-stündigen Unterrichtseinheiten. Nach dem modularen System finden die Schulungen als Gruppenschulungen für 6 Patienten bzw. bis zu 12 Sorgeberechtigten von betroffenen Kindern statt. Die Schulung wird in Einrichtungen durchgeführt, die im Rahmen von Qualitätssicherungsmaßnahmen der Arbeitsgemeinschaft Anaphylaxie Training und Edukation e. V. (AGATE) überprüft werden. Die Zertifizierung setzt voraus, dass eine Anaphylaxieschulungseinrichtung über ein multiprofessionelles Team und eine vorgegebene Struktur (Räume, Unterrichtsmaterialien, Schulungsmaterial) verfügt. Es muss zumindest 1 zertifizierter Arzt mit der Zusatzbezeichnung Allergologie (oder vergleichbarer Berufserfahrung) und praktischer Erfahrung in der Diagnostik und Therapie der Anaphylaxie vorhanden sein. Im interdisziplinären Team kommt zwingend noch 1 Psychologe, Pädagoge oder ärztlicher Psychotherapeut mit möglichst fundierten Kenntnissen in der Verhaltenstherapie sowie bei Nahrungsmittelallergie 1 Ernährungsfachkraft hinzu. Fakultativ kann das Team um 1 Pflegekraft erweitert werden. Mindestens der Arzt des Schulungsteams muss als Anaphylaxietrainer zertifiziert sein. Bei den anderen Schulenden wird zumindest die Teilnahme am Theorieseminar dringend empfohlen. Die Ausbildung zum AGATE-Trainer umfasst eine Hospitation, ein Theorieseminar sowie eine Supervision. Ein Qualitätshandbuch beschreibt detailliert alle strukturellen Aspekte der Schulung (Arbeitsgemeinschaft Anaphylaxie Training und Edukation AGATE 2012). Ähnlich wie bei der Asthma- und Neurodermitisschulung wurden auch für die Anaphylaxieschulung Anaphylaxieakademien »gegründet«, die die Prozessqualität überwachen.

Inhalte der AGATE-Anaphylaxieschulung

Die Schulung erfolgt nach einem standardisierten Manual (▫ Tab. 62.9). Neben Standardmodulen gibt es auslöserspezifische Module für Patienten mit erhöhtem Anaphylaxierisiko auf Nahrungsmittel, Insektengifte, Arzneimittel, Naturlatex und für Patienten mit Mastozytose, die je nach Gruppenzusammensetzung eingesetzt werden. Aus didaktischen Gründen wird die persönliche Situation des Patienten an die erste Stelle gestellt und das Thema diesbezüglich aufgearbeitet. Diese Individualisierung erfolgt vor dem Hintergrund der erfassten individuellen Probleme und Erwartungen. Zu den Inhalten des Schulungsprogramms gehört die Vermittlung von Wissen zu Symptomatik, Mechanismen und Auslösern einer Anaphylaxie sowie Wirkweise der im Notfallset enthaltenen Medikamente. Zusätzlich wird die praktische Anwendung des Notfallsets mit Trainingsautoinjektoren demonstriert und selbst geübt sowie in Rollenspielen das Verhalten in verschiedenen Notfallsituationen analysiert und korrigiert. Es beinhaltet auch eine Übungsphase zwischen den Schulungsterminen (Hausaufgabe) und die Weitervermittlung der Injektionstechnik an andere Menschen im Umfeld des Patienten. Hilfsmittel wie ein Anaphylaxiepass sowie ein Notfallplan werden ausgegeben und besprochen. Durch diese Schulung sollen das handlungsrelevante Wissen, die Kompetenz in der Selbstbehandlung, die Fähigkeit zur Auslösermeidung und die psychologische und soziale Situation der Patienten verbessert werden (▸ Übersicht »Ziele der Anaphylaxieschulung«). Anhand einer Uhr und nach Einordnung der Notfallmedikamente nach Wirkstoffen wird die Bedeutung des Adrenalins für die Therapie anhand des Zeitintervalls bis zum Wirkungseintritt verdeutlicht.

Ziele der Anaphylaxieschulung

- Handlungsrelevante Grundlagen kennenlernen
- Notfall(selbst)behandlung beherrschen
- Praktisches Üben und Diskussion emotionaler Hemmungen bei Adrenalinanwendung
- Auslösermeidung fördern
- Sicherheit gewinnen, Sicherungsebenen kennenlernen
- Unterstützung und Erfahrungsaustausch
- Eigenes Risikomanagement fördern

Effektivität der AGATE-Anaphylaxieschulung

Die Anaphylaxieschulung wurde als multizentrische randomisierte (durch Wartekontrollgruppe) Untersuchung bundesweit an 12 Anaphylaxiezentren mit 100 erwachsenen Patienten und Sorgeberechtigten von 96 Kindern evaluiert. Drei Monate vor und nach der Schulung wurden Erfolgsparameter mit Fragebögen abgefragt, relevantes Wissen mit einem Wissensfragebogen erfasst, und das Verhalten im Notfall wurde durch einen standardisierten Praxistest überprüft. Dieser Praxistest, in dem die Teilnehmer anhand einer fiktiven Situation mit Anaphylaxie zeigen und berichten mussten, was sie tun und wie sie ihre Umgebung informieren würden, wurde in einer Validierungsstudie überprüft. Zudem wurden die Lebensqualität und psychologische Variablen abgefragt. Die Ergebnisse der Schulungen, nicht aber in den Kontrollgruppen, zeigten eine signifikante Zunahme von handlungsrelevantem Wissen und eine signifikante Verbesserung des Verhaltens im Notfall im Vergleich zu der Situation vor der Schulung (Brockow et al. 2015).

Tab. 62.9 Inhalte der Anaphylaxieschulung

	Thema	Ziel	Dauer (min)	Schulungsmaterial
Seminar 1	Begrüßung	Vorstellungsrunde, Kennenlernen der Teilnehmer	10–15	Flipchart, Karteikarten, Namensschilder, Pinnwand
	Einstieg	Erwartungen der Teilnehmer	20	Flipchart, Pinnwand
	Grundlagen	Definition Anaphylaxie, Diagnostik, Symptome, Kofaktoren	20–30	Flipchart, Folien, Overhead Projektor
	Grundlagen	Angstreaktionen erkennen und unterscheiden können	15–20	Flipchart
	Pause		10	–
	Prävention und Therapie der Anaphylaxie	Vorbeugung und Überblick über Therapieoptionen	30	Folien, Overheadprojektor, Flipchart, Karteikarten
	Notfallset	Medikamente kennenlernen inkl. Dauer bis Wirkungseintritt	15–20	Patientenmedikamente, Sortierungsschilder, Zeitstrahl
	Notfallmanagement	Sicherheit durch konkreten Handlungsplan für den Notfall	15–20	Folien, Overheadprojektor, Notfallpass, -plan
	Autoinjektoranwendung	Training und Sicherheit im Umgang mit dem Autoinjektor	15	Autoinjektortrainer, Autoinjektor, Demonstrations-CD
	Hausaufgaben	Handhabung Autoinjektor, Notfallplan mitbringen	10	Flipchart
Seminar 2	Begrüßung	Stimmungsbild erfassen, Hausaufgabenkontrolle	5–15	Flipchart, Brief an sich selbst (Kopiervorlage)
	Akuttherapie	Rollenspiel Akutsituation, Ängste nehmen, Kompetenz	45	Matte/Decke, Bilder, Autoinjektortrainer, Notfallmedikamente, Telefon
	Auslöserbezogene Präventionsmaßnahmen	Lebensmittel	20	Folien, Flipchart
	Auslöserbezogene Präventionsmaßnahmen	Arzneimittel	10–15	Folien, Flipchart
	Auslöserbezogene Präventionsmaßnahmen	Insektengifte	20	Folien, Flipchart
	Auslöserbezogene Präventionsmaßnahmen	Latex	10–15	Folien, Flipchart
	Pause		10	–
	Alltagsstrategien	Hilfsmittel für Umgang mit Anaphylaxie im Alltag	15	Flipchart, Anaphylaxiepass, Notfallplakette/armband/kette, Transporttasche, Notfalltelefon, Attest Flugreisen
	Alltagsstrategien	Handlungsoptionen, Sicherheit zum Umgang mit Anaphylaxie im sozialen Umfeld	20-30	Handout mit Organisation, Ressourcen
	Abschluss	Bewertung der Schulung, Feedback	10	Flipchart, Zeugnis und Evaluationsbogen

Literatur

Interdisziplinäres Schulungskonzept

Ernst G, Szczepanski R (2011) Ergebnisse der Sachstandsanalyse und Programmentwicklung (Teil A und B) des Projekts: Fit für ein besonderes Leben: Modulares Schulungsprogramm für chronisch kranke Kinder und Jugendliche sowie deren Familien »ModuS«. http://www.bmg.bund.de/fileadmin/dateien/Publikationen/Gesundheit/Sonstiges/Projektbericht_Fit_fuer_ein_besonderes_Leben_Modulares_Schulungsprogramm_fuer_chronisch_kranke_Kinder_und_Jugendliche_sowie_deren_Familien_-_ModuS.pdf. Zugegriffen: 04.03.2015

Ernst G, Szczepanski R (2014) Überprüfung der Wirksamkeit von modularen Schulungen nach dem ModuS-Konzept. Kinderärztliche Praxis 85 (1): 53–54

Scheewe S, Szczepanski R (2009) Kompetenznetz Patientenschulung arbeitet für chronisch kranke Kinder und Jugendliche. Kinder- und Jugendarzt 40 (4): Nr. 1–2

Neurodermitis

Ersser SJ, Latter S, Sibley A, Satherley PA, Welbourne S (2007) Psychological and educational interventions for atopic eczema in children (Review). Cochrane Database Syst Rev 3: CD004054

Heratizadeh A, Werfel T, Gieler U (2011) AGNES und ARNE – Konzept der Neurodermitisschulung für Erwachsene. Prävention Rehabil 23: 41–42 [Abstract]

Heratizadeh A, Werfel T, Kupfer J, Gieler U (2012) Neurodermitis-Erwachsenenschulung (ARNE) – Inhalte und Aspekte der Trainerausbildung. Prävention Rehabil 24(1): 26–27 [Abstract]

Staab D, von Rueden U, Kehrt R, Erhart M, Wenninger K, Kamtsiuris P, Wahn U (2002) Evaluation of a parental training program for the management of childhood atopic dermatitis. Pediatr Allergy Immunol 13(2): 84–90

Wahn U (1998) Editorial: Standards der Neurodermitis-Schulung (1998). Prävention Rehabil 4: 186–187

Wenninger K, Kehrt R, von Rüden U, Lehmann C, Binder C, Wahn U, Staab D (2000) Structured parent education in the management of childhood atopic dermatitis: the Berlin model. Patient Educ Couns 40: 253–261

Asthma

Arbeitsgemeinschaft Asthmaschulung im Kindes-und Jugendalter e.V. (2013) Qualitätsmanagement in der Asthmaschulung von Kindern und Jugendlichen, 4. Aufl. iKuh Verlag, Wangen

Carpenter DM, Lee C, Blalock SJ, Weaver M, Reuland D, Coyne-Beasley T, Mooneyham R, Loughlin C, Geryk LL, Sleath BL (2015) Using videos to teach children inhaler technique: a pilot randomized controlled trial. J Asthma 52(1): 81–87

Cicutto L, Gleason M, Szefler SJ (2014) Establishing school-centered asthma programs. J Allergy Clin Immunol 134(6): 1223–1230

Guevera JP, Wolf FM, Grum CM, Clark NM (2003) Effects of educational interventions for self management of asthma in children and adolescents: systemic review and metaanalysis.BMJ 326(7402): 1308–1309

Bruzzese JM, Bonner S, Vincent EJ, Sheares BJ, Mellins RB, Levison MJ, Wiesemann S, Du Y, Zimmerman BJ, Evans D (2004)Asthma education: the adolescent experience. Patient Educ Couns 55(3): 396–406

Burkhart PV, Rayens MK, Oakley MG (2012) Effects of Peak Flow Monitoring on child asthma quality of life. J Pediatr Nurs 27(1): 18–25

Kyngas H, Rissanen M (2001) Support as a crucial predictor of good compliance of adolescents with a chronic disease. J Clin Nurs 10(6): 767–774

Mammen J, Rhee H (2012) Adolescent Asthma Self-Management: A Concept Analysis and Operational Definition. Pediatr Allergy Immunol Pulmonol 25(4): 180–189

Naimi DR, Freedman TG, Ginsburg KR, Bogen D, Rand CS, Apter AJ (2009) Adolescents and Asthma: Why Bother with Our Meds? J Allergy Clin Immunol 123(6): 1335–1341.

Rhee H, Belyea MJ, Brasch J (2010) Family Support and Asthma Outcomes in Adolescents: Barriers to Adherence as a Mediator. J Adolesc Health 47(5): 472–478

Rhee H, Belyea MJ, Hunt JF, Brasch J (2011) Effects of a peer-led asthma self-management program for adolescents. Arch Pediatr Adolesc Med 165(6): 513–519

Anaphylaxie

Arbeitsgemeinschaft Anaphylaxie Training und Edukation AGATE (2012) Qualitätsmanagement in der Anaphylaxie-Schulung von Kindern/Jugendlichen und ihren Eltern sowie Erwachsenen. http://www.anaphylaxieschulung.de/Sites/QM%20AGATE%2029%203%2012.pdf. Zugegriffen: 04.03.2015

Bock SA, Munoz-Furlong A, Sampson HA (2001) Fatalities due to anaphylactic reactions to foods. J Allergy Clin Immunol 107: 191–193

Brockow K, Ring J (2006) Auslöser lebensbedrohlicher und tödlicher Anaphylaxien. MMW Fortschr Med 148: 28–31

Brockow K, Schallmayer S, Beyer K, Biedermann T, Fischer J, Gebert N, Grosber M, Jakob T, Klimek L, Kugler C, Lange L, Pfaar O, Przybilla B, Rietschel E, Rueff F, Schnadt S, Szczepanski R, Worm M, Kupfer J, Gieler U, Ring J; working group on anaphylaxis training and education (AGATE) (2015) Effects of a structured educational intervention on knowledge and emergency management in patients at risk for anaphylaxis. Allergy 70(2): 227–235

Clark S, Bock SA, Gaeta TJ, Brenner BE, Cydulka RK, Camargo CA (2004) Multicenter study of emergency department visits for food allergies. J Allergy Clin Immunol 113: 347–352

Hompes S, Köhli A, Nemat K, Scherer K, Lange L, Rueff F, Rietschel E, Reese T, Szepfalusi Z, Schwerk N, Beyer K, Hawranek T, Niggemann B, Worm M (2011) Provoking allergens and treatment of anaphylaxis in children and adolescents – data from the anaphylaxis registry of German-speaking countries. Pediatr Allergy Immunol 22: 568–574

Mehl A, Wahn U, Niggemann B (2005) Anaphylactic reactions in children – a questionnaire-based survey in Germany. Allergy 60: 1440–1445

Panesar SS, Javad S, de Silva D, Nwaru BI, Hickstein L, Muraro A, Roberts G, Worm M, Bilò MB, Cardona V, Dubois AE, Dunn Galvin A, Eigenmann P, Fernandez-Rivas M, Halken S, Lack G, Niggemann B, Santos AF, Vlieg-Boerstra BJ, Zolkipli ZQ, Sheikh A; EAACI Food Allergy and Anaphylaxis Group (2013) The epidemiology of anaphylaxis in Europe: a systematic review. Allergy 68(11): 1353–1361

Pumphrey RS (2000) Lessons for management of anaphylaxis from a study of fatal reactions. Clin Exp Allergy 30: 1144–1150

Ring J, Messmer K (1977) Incidence and severity of anaphylactoid reactions to colloid volume substitutes. Lancet 1: 466–469

Ring J, Brockow K, Behrendt H (2004) History and classification of anaphylaxis. Novartis Found Symp 257: 6–16

Ring J, Beyer K, Biedermann T, Bircher A, Duda D, Fischer J, Friedrichs F, Fuchs T, Gieler U, Jakob T, Klimek L, Lange L, Merk HF, Niggemann B, Pfaar O, Przybilla B, Ruëff F, Rietschel E, Schnadt S, Seifert R, Sitter H, Varga EM, Worm M, Brockow K (2014) Akuttherapie und Management der Anaphylaxie. Allergo J Int 23: 1–17

Simons FE, Ardusso LR, Bilo MB, El-Gamal YM, Ledford DK, Ring J et al. (2011) World Allergy Organization anaphylaxis guidelines: summary. J Allergy Clin Immunol 127: 587–593 e1-22

Vander Leek TK, Liu AH, Stefanski K, Blacker B, Bock SA (2000) The natural history of peanut allergy in young children and its association with serum peanut-specific IgE. J Pediatr 137: 749–755

Uguz A, Lack G, Pumphrey R, Ewan P, Warner J, Dick J et al. (2005) Allergic reactions in the community: a questionnaire survey of members of the anaphylaxis campaign. Clin Exp Allergy 35: 746–750

Weiterführende Literatur

Interdisziplinäres Schulungskonzept

Aujoulat I, d'Hoore W, Deccache A (2007) Patient empowerment in theory and practice: Polysemy or cacophony? Pat Educ Couns 66: 13–20

Bandura A (1986) Social foundations of thought and action: a social cognitive theory. Prentice-Hall, Englewood Cliffs, NJ

Parcel GS, Baranowski T (1981) Social learning theory and health education. Health Educ 12: 14–18

Neurodermitis

Broberg A, Kalimo K, Lindblad B, Swanbeck G (1990) Parental education in the treatment of childhood atopic eczema. Acta Derm Venereol (Stockh) 70: 495–499

Clausen K, Ciesla R, Köhnlein B, Schon M, Wenninger K, Werfel T (1998) Methodik und Didaktik der Neurodermitisschulung. Prävention Rehabil 4: 198–202

Ehlers A, Stangier U, Gieler U (1995) Treatment of atopic dermatitis: a comparison of psychological and dermatological approaches to relapse prevention. J Consult Clin Psychol 63: 624–635

Gieler U, Koehnlein B, Schauer U, Freiling G, Stangier U (1992) Eltern-Beratung bei Kindern mit atopischer Dermatitis. Hautarzt 43(S11): 37–42

Gil KM, Keefe FJ, Sampson HA, McCaskill CC, Rodin J, Crisson JE (1987) The relation of stress and family environment to atopic dermatitis symptoms in children. J Psychosom Res 31: 673–684

Melin L, Fredericksen T, Noren P, Swebilius BG (1986) Behavioral treatment of scratching in patients with atopic dermatitis. Br J Dermatol 115: 467–474

Petermann F, Kupfer J, Abeck D, Fartasch M, Gieler U, Keins P, Ring J, von Rüden U, Wahn U (1998) Evaluation von Schulungsprogrammen für Kinder und Jugendliche mit Neurodermitits. Prävention Rehabil 4: 203–207

Staab D, Diepgen TL, Fartasch M, Kupfer J, Lob-Corzilius T, Ring J, Scheewe S, Scheidt R, Schmid-Ott G, Schnopp C, Szczepanski R, Werfel T, Wittenmeier M, Wahn U, Gieler U (2006) Age-related, structured education programmes improve the management of atopic dermatitis in children and adolescents: Results of the German Atopic Dermatitis Intervention Study (GADIS). Brit Med J 332: 933–938

Szczepanski R, Diepgen TL, Brockow K, Scheewe, S (1998) Arbeitsgemeinschaft Neurodermitisschulung – Arbeitsgruppe »Medizinische Inhalte«. Prävention Rehabil 4: 188–193

Warschburger P, Schmid-Ott G, Schon M, Wolf P, Wenninger K, Stangier U, Petermann F (1998) Psychologische Inhalte der Neurodermitisschulung für Kinder und Jugendliche. Prävention Rehabil 4: 194–197

Serviceteil

T. Biedermann et al. (Hrsg.), *Allergologie*,
DOI 10.1007/978-3-642-37203-2, © Springer-Verlag Berlin Heidelberg 2016

Stichwortverzeichnis

A

B

C

D

E

F

G

H

I

N

O

P

Q

R

S

T

U

V

W

X

Z